CASCIATO

Manual de oncología clínica

CASCIATO
Manual de oncología clínica

8.ª EDICIÓN

Editores

Bartosz Chmielowski, MD, PhD
Associate Clinical Professor
Jonsson Comprehensive Cancer Center
Division of Hematology and Oncology
University of California, Los Angeles
Los Angeles, California

Mary Territo, MD
Emeritus Professor of Medicine
Division of Hematology and Oncology
David Geffen School of Medicine
University of California, Los Angeles
Los Angeles, California

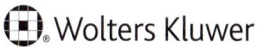
Wolters Kluwer

Philadelphia • Baltimore • New York • London
Buenos Aires • Hong Kong • Sydney • Tokyo

Av. Carrilet, 3, 9.ª planta – Edifici D
08902 L'Hospitalet de Llobregat.
Barcelona (España)
Tel.: 93 344 47 18
Fax: 93 344 47 16
e-mail: lwwespanol@wolterskluwer.com

Traducción
Imagen Editorial

Revisión científica
Dr. Jaime G. de la Garza-Salazar
Exdirector e Investigador Clínico del Instituto Nacional de Cancerología-México
Emeritus Member of ASCO
Distingushed Achivement Award 2014 of ASCO

Dirección editorial: Carlos Mendoza
Editora de desarrollo: Núria Llavina
Gerente de mercadotecnia: Juan Carlos García
Composición: Alfonso Romero Vargas
Diseño de portada: Sonia Bocharán
Impresión: Impreso en China

Se han adoptado las medidas oportunas para confirmar la exactitud de la información presentada y describir la práctica más aceptada. No obstante, los autores, los redactores y el editor no son responsables de los errores u omisiones del texto ni de las consecuencias que se deriven de la aplicación de la información que incluye, y no dan ninguna garantía, explícita o implícita, sobre la actualidad, integridad o exactitud del contenido de la publicación. Esta publicación contiene información general relacionada con tratamientos y asistencia médica que no debería utilizarse en pacientes individuales sin antes contar con el consejo de un profesional médico, ya que los tratamientos clínicos que se describen no pueden considerarse recomendaciones absolutas y universales.

El editor ha hecho todo lo posible para confirmar y respetar la procedencia del material que se reproduce en este libro y su copyright. En caso de error u omisión, se enmendará en cuanto sea posible. Algunos fármacos y productos sanitarios que se presentan en esta publicación solo tienen la aprobación de la *Food and Drug Administration* (FDA) para un uso limitado al ámbito experimental. Compete al profesional sanitario averiguar la situación de cada fármaco o producto sanitario que pretenda utilizar en su práctica clínica, por lo que aconsejamos la consulta con las autoridades sanitarias competentes.

Derecho a la propiedad intelectual (C. P. Art. 270)
Se considera delito reproducir, plagiar, distribuir o comunicar públicamente, en todo o en parte, con ánimo de lucro y en perjuicio de terceros, una obra literaria, artística o científica, o su transformación, interpretación o ejecución artística fijada en cualquier tipo de soporte o comunicada a través de cualquier medio, sin la autorización de los titulares de los correspondientes derechos de propiedad intelectual o de sus cesionarios.

Reservados todos los derechos.
Copyright de la edición en español © 2018 Wolters Kluwer
ISBN edición en español: 978-84-17033-13-2
Depósito legal: M-30964-2017

Edición en español de la obra original en lengua inglesa *Manual of clinical oncology, 8th ed.*, de Bartosz Chmielowski y Mary Territo, publicada por Wolters Kluwer.

Copyright © 2017 Wolters Kluwer

Two Commerce Square
2001 Market Street
Philadelphia, PA 19103
ISBN edición original: 978-1-4963-4957-6

Colaboradores

Russell K. Brynes, MD
Professor of Clinical Pathology
Chief, Hematopathology Service
Department of Pathology
Keck School of Medicine
University of Southern California
Los Angeles, California

Pranatharthi H. Chandrasekar, MD, FACP, FIDSA
Professor, Internal Medicine and Infectious Diseases
Chief, Division of Infectious Diseases
Wayne State University
Chief, Infectious Diseases
Karmanos Cancer Institute
Detroit, Michigan

Howard A. Chansky, MD
Professor and Chair
Department of Orthopaedics and Sports Medicine
University of Washington School of Medicine
Seattle, Washington

Bartosz Chmielowski, MD, PhD
Associate Clinical Professor
Jonsson Comprehensive Cancer Center
Division of Hematology and Oncology
University of California, Los Angeles
Los Angeles, California

Darin J. Davidson, MD, MHSc, FRCSC
Assistant Professor
Musculoskeletal Oncology Service
Program Director, Musculoskeletal Oncology Fellowship
Department of Orthopaedics and Sports Medicine
University of Washington School of Medicine
Seattle, Washington

Lisa M. DeAngelis, MD
Professor of Neurology
Weill Cornell Medical College
Chair, Department of Neurology
Memorial Sloan Kettering Cancer Center
New York, New York

Chaitanya R. Divgi, MD
Professor of Radiology
Executive Vice-Chair, Research
Chief of Nuclear Medicine and Molecular Imaging
Department of Radiology
Columbia University
New York, New York

Alexandra Drakaki, MD, PhD
Assistant Professor of Medicine and Urology
Director—Genitourinary Medical Oncology Program
Division of Hematology and Oncology
Institute of Urologic Oncology
University of California, Los Angeles
Los Angeles, California

Martin J. Edelman, MD, FACP
Professor of Medicine
Head, Section of Solid Tumor Oncology
Associate Director, Division of Hematology and Oncology
University of Maryland Greenebaum Cancer Center
University of Maryland School of Medicine
Baltimore, Maryland

Lawrence H. Einhorn, MD
Distinguished Professor of Medicine
Department of Medicine—Hematology/Oncology
Indiana University
Indianapolis, Indiana

Herbert Eradat, MD, MS
Assistant Clinical Professor of Medicine
UCLA Lymphoma Program
Division of Hematology and Oncology
David Geffen School of Medicine at UCLA
Los Angeles, California

Robert A. Figlin, MD, FACP
Steven Spielberg Family Chair in Hematology Oncology
Professor of Medicine and Biomedical Sciences
Director, Division of Hematology and Oncology
Deputy Director
Samuel Oschin Comprehensive Cancer Institute
Cedars-Sinai Medical Center
Los Angeles, California

Charles A. Forscher, MD
Medical Director, Sarcoma Program
Samuel Oschin Cancer Center
Cedars-Sinai Medical Center
Assistant Clinical Professor
David Geffen School of Medicine at UCLA
Los Angeles, California

David R. Gandara, MD
Professor of Medicine
Director, Thoracic Oncology Program
Senior Advisor to the Director
UC Davis Comprehensive Cancer Center
Sacramento, California

COLABORADORES

Patricia A. Ganz, MD
Distinguished Professor Health Policy and
  Management and Medicine
UCLA Fielding School of Public Health
David Geffen School of Medicine at UCLA
Director, Cancer Prevention and Control
  Research
Jonsson Comprehensive Cancer Center
Los Angeles, California

Axel Grothey, MD
Professor of Oncology
Department of Oncology
Mayo Clinic College of Medicine
Rochester, Minnesota

Shireen N. Heidari, MD
Fellow in Palliative Medicine
UCLA Department of Medicine, Palliative
  Care Service
Los Angeles, California

Siwen Hu-Lieskovan, MD, PhD
Assistant Clinical Professor
Division of Hematology and Oncology
Department of Medicine
David Geffen School of Medicine at UCLA
Los Angeles, California

Carole G. H. Hurvitz, MD
Emeritus Director Pediatric Hematology Oncology
Cedars Sinai Medical Center
Samuel Oschin Comprehensive Cancer Institute
Emeritus Professor of Pediatrics
David Geffen School of Medicine
University of California, Los Angeles
Los Angeles, California

Amy A. Jacobson, RN, NP-BC
Clinical Research Nurse, Nurse Practitioner
UCLA-LIVESTRONG™ Survivorship Center
  of Excellence
Jonsson Comprehensive Cancer Center
Los Angeles, California

Pashtoon Murtaza Kasi, MD
Assistant Professor
College of Medicine/Oncology
Mayo Clinic, Florida
Jacksonville, Florida

Hyung L. Kim, MD
Medallion Chair in Urology
Director, Academic Programs, Urology
Co-director, Urologic Oncology
Associate Director, Samuel Oschin
  Comprehensive Cancer Center
Cedars Sinai Medical Center
Los Angeles, California

Mira Kistler, MD
Fellow in Hematology Oncology
Division of Hematology and Oncology
David Geffen School of Medicine at UCLA
Los Angeles, California

Rekha A. Kumbla, MD
Division of Hematology and Oncology
Olive View–UCLA Medical Center and
  Cedars Sinai Medical Center
Los Angeles, California

Sarah M. Larson, MD
Assistant Professor
Division of Hematology and Oncology
Department of Medicine
University of California, Los Angeles
Los Angeles, California

Steve P. Lee, MD, PhD
Professor of Clinical Radiation Oncology
Department of Radiation Oncology
David Geffen School of Medicine at UCLA
Los Angeles, California

Margaret I. Liang, MD
Gynecologic Oncology Fellow
Division of Gynecologic Oncology
Department of Obstetrics and Gynecology
University of California, Los Angeles
Los Angeles, California

Sandy T. Liu, MD
Hematology/Oncology Fellow
Division of Hematology and Oncology
David Geffen School of Medicine at UCLA
Los Angeles, California

Alison W. Loren, MD, MS, FACP
Director, Hematology/Oncology Fellowship
Associate Professor of Medicine
Division of Hematology and Oncology
Perelman School of Medicine of the University
  of Pennsylvania
Perelman Center for Advanced Medicine
Philadelphia, Pennsylvania

Sonia Mahajan, MD
Visiting Scientist
Department of Radiology
Columbia University
New York, New York

Carolyn Maxwell, MD
Assistant Professor of Medicine
Stony Brook University School of Medicine
Division of Endocrinology
Department of Medicine
Stony Brook Medicine
Stony Brook, New York

Sanaz Memarzadeh, MD, PhD
Professor
UCLA Division of Gynecologic Oncology
Department of Obstetrics and Gynecology
Department of Biological Chemistry
David Geffen School of Medicine
Los Angeles, California

Ronald T. Mitsuyasu, MD
Professor of Medicine
Director, UCLA Center for Clinical AIDS
  Research and Education
David Geffen School of Medicine at UCLA
University of California, Los Angeles
Los Angeles, California

Theodore B. Moore, MD, MS
Professor and Chief
Division of Pediatric Hematology/Oncology
Department of Pediatrics
David Geffen School of Medicine at UCLA
Los Angeles, California

Bhagyashri Navalkele, MBBS, MD
Infectious Diseases Fellow
Division of Infectious Diseases
Department of Internal Medicine
Wayne State University School of Medicine
Detroit, Michigan

Andrew Huy Cao Nguyen, MD
Clinical Research Assistant
UCLA Department of Family Medicine
University of California, Los Angeles
Los Angeles, California

Ronald L. Paquette, MD
Blood and Marrow Transplant Program
Cedars-Sinai Medical Center
Samuel Oschin Comprehensive Cancer
  Institute
Los Angeles, California

Mark D. Pegram, MD
Director of Breast Oncology Program
Medical Oncology
Stanford University
Stanford, California

Lauren C. Pinter-Brown, MD, FACP
Health Sciences Professor of Medicine
Chao Family Comprehensive Cancer Center
University of California, Irvine
Irvine, California

Antoni Ribas, MD, PhD
Professor of Medicine
Professor of Surgery
Professor of Molecular and Medical
  Pharmacology
Director, Tumor Immunology Program, Jonsson
  Comprehensive Cancer Center (JCCC)
David Geffen School of Medicine
Chair, Melanoma Committee at SWOG
University of California, Los Angeles (UCLA)
Los Angeles, California

Kathryn J. Ruddy, MD, MPH
Associate Professor of Oncology
Mayo Clinic
Rochester, Minnesota

Jordan E. Rullo, PhD, ABPP
Assistant Professor
Board Certified Clinical Health Psychologist
Department of Psychology and Psychiatry and
  Division of General Internal Medicine
Mayo Clinic
Rochester, Minnesota

Gary Schiller, MD
Professor of Medicine
Director, Aramont Program for Clinical
  Translational Research in Human
  Malignancies
Hematological Malignancy/Stem Cell
  Transplantation Unit
David Geffen School of Medicine at UCLA
Los Angeles, California

Mary E. Sehl, MD, PhD
Assistant Professor
Division of Hematology and Oncology
Department of Medicine
Department of Biomathematics
David Geffen School of Medicine
University of California, Los Angeles
Los Angeles, California

Maie A. St. John, MD, PhD
Associate Professor-in-Residence
Samuel and Della Pearlman Chair in Head
  and Neck Surgery
Co-Director, UCLA Head and Neck Cancer
  Program
Department of Head and Neck Surgery
University of California, Los Angeles
Los Angeles, California

Mary Territo, MD
Emeritus Professor of Medicine
Division of Hematology and Oncology
David Geffen School of Medicine
University of California, Los Angeles
Los Angeles, California

Yoshie Umemura, MD
Fellow
Department of Neurology
Memorial Sloan Kettering Cancer Center
New York, New York

Maria E. Vergara-Lluri, MD
Assistant Professor of Clinical Pathology
Hematopathology Service
Department of Pathology
Keck School of Medicine
University of Southern California
Los Angeles, California

Richard F. Wagner, Jr., MD
E.B. Smith Professor of Dermatology
Director of Mohs Surgery and Cutaneous
  Oncology
The University of Texas Medical Branch
Galveston, Texas

David Wallenstein, MD
UCLA Department of Family Medicine
UCLA Family Medicine Ambulatory Palliative
  Care and Pain Clinic
UCLA Palliative Care Service
Medical Director
Skirball Hospice Program, Los Angeles Jewish
  Home
Los Angeles, California

Deborah J. Wong, MD, PhD
Assistant Clinical Professor of Medicine
Division of Hematology and Oncology
Department of Medicine
David Geffen School of Medicine
University of California, Los Angeles
Los Angeles, California

Rodolfo Zamora, MD
Acting Instructor
Department of Orthopaedics and Sports
  Medicine
University of Washington School of
  Medicine
Fellow, Orthopaedic Oncology
University of Washington
Seattle, Washington

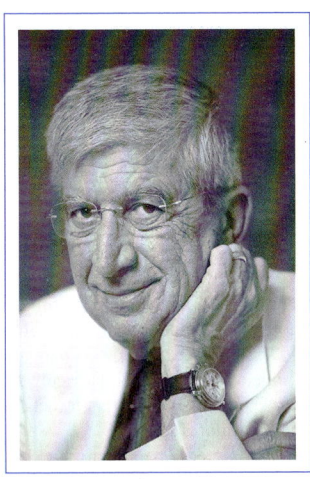

En Memoria

Doctor Dennis Casciato
Mayo 7, 1939–Diciembre 6, 2013

Esta edición del *Manual de oncología clínica* se dedica al Dr. Dennis Casciato, quien falleció en 2013.

Dennis obtuvo su licenciatura en biofísica de la Universidad de Berkley en 1960 y se graduó en medicina en 1964 en la Universidad de San Francisco. Inició su formación en medicina interna en el centro hospitalario del condado de Orange (1964-1966). De 1966 a 1969 sirvió como mayor en la Armada de Estados Unidos. Después de esta experiencia, regresó para completar su residencia y trabajar como investigador en hematología en el Centro Médico de la Asociación de Veteranos en Wadsworth, de la UCLA (1969-1971). Más tarde, continuó en el hospital Wadsworth VA, donde fue investigador asociado en hematología y enfermedades infecciosas (1972-1974); jefe de entrenamiento de posgrado de 1974 a 1977 y jefe de hematología de 1978 a 1983. Fue miembro de la facultad de medicina de la UCLA de 1973 a 2012. En 1983, incursionó en la práctica privada y siguió como jefe de medicina en diversos hospitales en el Valle de San Fernando, California, donde vivió con su esposa Joy, y crió a sus hijos, Frank y Andrew.

El *Manual de oncología clínica* fue una obra de amor para el Dr. Casciato, y a través de los años se consagró a mantenerlo como un recurso de calidad para la comunidad oncológica. Dennis fue un consumado clínico/maestro y un devoto sobre la importancia de los aspectos humanísticos de la medicina.

Prefacio

Oncology patient education manual se publicó por primera vez en 1983 como una guía concisa del manejo clínico de los pacientes con cáncer. Fue una colaboración entre los doctores Dennis Casciato y Barry Lowitz, quienes fueron los autores principales de todos los capítulos. Debido a su popularidad, se hizo una segunda edición en 1988 con un cambio de nombre al de *Manual of clinical oncology*, para reflejar con más precisión su contenido. Los doctores Casciato y Lowitz siguieron juntos e hicieron las ediciones 3 y 4 y, dada la complejidad de la oncología, comenzaron a invitar a expertos en diversas áreas para que ayudaran a elaborar algunos capítulos. El Dr. Casciato fue el único editor de la 5.ª edición e invitó a la Dra. Mary Territo como editora asociada en las ediciones 6 y 7 en el área de las enfermedades malignas hematológicas. El Dr. Casciato empezó a organizar la 8.ª edición, pero en ese transcurso descubrió que padecía una grave enfermedad y ya no pudo continuar, de modo que invitó al Dr. Bartosz Chmielowski para que colaborara como coeditor con la Dra. Territo. El Dr. Chmielowski trabaja en la Facultad de Medicina de la UCLA y contribuyó en las ediciones 6 y 7 por su experiencia en melanoma y sarcomas, además de su conocimiento y experiencia en tumores sólidos.

Con el paso de los años, el manual creció para abarcar el desarrollo y los avances de la oncología, y en esta 8.ª edición se han incorporado los mayores logros que se han alcanzado en inmunoterapia, biología y tratamientos dirigidos a objetivos moleculares. Los autores se esforzaron por continuar con los principales objetivos que el Dr. Casciato tuvo con el manual desde su creación: presentar así una referencia integral, concisa y actual para el tratamiento del paciente con cáncer, y poder reafirmar la relación del médico con los pacientes.

Bartosz Chmielowski
Mary Territo

Contenido

Colaboradores v
En Memoria del Doctor Dennis Casciato ix
Prefacio x

SECCIÓN I ASPECTOS GENERALES

1 Biología del cáncer e implicaciones de la oncología clínica   2
Bartosz Chmielowski

2 Medicina nuclear   19
Sonia Mahajan y Chaitanya R. Divgi

3 Oncología radioterápica   34
Steve P. Lee

4 Fármacos sistémicos   50
Bartosz Chmielowski

5 Inmunoterapia del cáncer   114
Siwen Hu-Lieskovan, Bartosz Chmielowski y Antoni Ribas

6 Cuidados paliativos en oncología: manejo de los síntomas y objetivos del tratamiento   125
David Wallenstein, Shireen N. Heidari y Andrew Huy Cao Nguyen

7 Supervivencia en cáncer   140
Mary E. Sehl, Amy A. Jacobson y Patricia A. Ganz

SECCIÓN II TUMORES SÓLIDOS

8 Tumores de cabeza y cuello   152
Steve P. Lee, Maie A. St. John y Deborah J. Wong

9 Neoplasias de pulmón 181
Martin J. Edelman y David R. Gandara

10 Cáncer del aparato digestivo 202
Pashtoon Murtaza Kasi y Axel Grothey

11 Cáncer de mama 261
Mark D. Pegram

12 Neoplasias ginecológicas malignas 294
Margaret I. Liang y Sanaz Memarzadeh

13 Cáncer testicular 325
Lawrence H. Einhorn

14 Neoplasias malignas de las vías urinarias 334
Rekha A. Kumbla, Hyung L. Kim y Robert A. Figlin

15 Tumores neurológicos 365
Yoshie Umemura y Lisa M. DeAngelis

16 Tumores endocrinos 376
Carolyn Maxwell

17 Cáncer de piel 400
Bartosz Chmielowski, Richard F. Wagner Jr. y Antoni Ribas

18 Sarcomas 419
Charles A. Forscher

19 Cáncer en la infancia 433
Carole G. H. Hurvitz y Theodore B. Moore

20 Otras neoplasias 445
Bartosz Chmielowski

21 Cáncer de sitio primario desconocido 454
Bartosz Chmielowski

SECCIÓN III NEOPLASIAS HEMÁTICAS

22 Linfoma de Hodgkin y no hodgkiniano 467
Lauren C. Pinter-Brown

23 Discrasias de células plasmáticas y macroglobulinemia de Waldenström 513
Sarah M. Larson

24 Leucemias crónicas 542
Herbert Eradat y Ronald L. Paquette

25 Neoplasias mieloproliferativas 567
Ronald L. Paquette

26 Leucemia aguda y síndromes mielodisplásicos 586
Mira Kistler y Gary Schiller

SECCIÓN IV COMPLICACIONES

27 Función sexual, fecundidad y cáncer durante el embarazo 608
Jordan E. Rullo, Kathryn J. Ruddy y Alison W. Loren

28 Complicaciones metabólicas 620
Carolyn Maxwell

29 Complicaciones cutáneas 637
Bartosz Chmielowski y Richard F. Wagner Jr

30 Complicaciones torácicas 649
Bartosz Chmielowski

31 Complicaciones abdominales 670
Bartosz Chmielowski

32 Complicaciones renales 682
Sandy T. Liu y Alexandra Drakaki

33 Complicaciones neuromusculares 698
Yoshie Umemura y Lisa M. DeAngelis

34 Complicaciones óseas y articulares 715
Rodolfo Zamora, Darin J. Davidson y Howard A. Chansky

35 Complicaciones hemáticas 731
Mary Territo

36 Complicaciones infecciosas 757
Bhagyashri Navalkele y Pranatharthi H. Chandrasekar

37 Neoplasias relacionadas con el sida y con otros estados de inmunodeficiencia 790
Ronald T. Mitsuyasu y Mary Territo

38 Trasplante de células madre hematopoyéticas 803
Mary Territo

Apéndices

Apéndice A Glosario de nomenclatura citogenética 814
Bartosz Chmielowski

Apéndice B Identificadores tumorales y clasificación de las neoplasias hematolinfocíticas de la OMS 2016 815

B1–B5: Maria E. Vergara-Lluri y Russell K. Brynes
B6: Mary Territo

Apéndice B1: Algoritmos diagnósticos inmunohistoquímicos 816

Apéndice B2: Inmunofenotipos esperados de los tumores 818

Apéndice B3: Inmunofenotipos discriminatorios de neoplasias linfocíticas 824

Apéndice B4: Clasificación de las neoplasias hematopoyéticas y linfocíticas de la Organización Mundial de la Salud (OMS) (2016) 827

Apéndice B5: Leucemias agudas: citología, inmunofenotipo y clasificación de la Organización Mundial de la Salud (OMS) (2016) 833

Apéndice B6: Revisión de la clasificación de los síndromes mielodisplásicos (SMD) de la OMS (2016) 837

Apéndice C Pautas de poliquimioterapia para los linfomas 838
Lauren C. Pinter-Brown and Mary Territo

Apéndice C1: Pautas para el linfoma de Hodgkin (LH) 839

Apéndice C2: Pautas para el linfoma no hodgkiniano (LNH) 840

Apéndice C3: Pautas de rescate para el linfoma de Hodgkin y no hodgkiniano 841

Índice alfabético de materias 843

Aspectos generales

1 Biología del cáncer e implicaciones de la oncología clínica

Bartosz Chmielowski

I. ASPECTOS DESTACADOS DEL CÁNCER

Todos los cánceres se originan de células sanas del huésped. Por consiguiente, una célula sana sufrirá una serie de cambios hasta convertirse en tumorígena y acabar por ser maligna. El tumor no sólo está compuesto de células malignas, sino también de un número de células sanas que fueron reclutadas y se requieren para el crecimiento tumoral. La comprensión de la biología del cáncer no debe limitarse sólo al estudio de las células malignas, sino también debe tomarse en cuenta el análisis de su ambiente.

Se han descrito numerosas capacidades diferentes que caracterizan al proceso para lograr las ventajas de crecimiento de las células cancerosas y la tumorigenia.

A. **Sostenimiento de la señalización proliferativa.** El crecimiento de las células sanas es en homeostasis, lo que asegura el mantenimiento de la integridad de los órganos. Las células malignas tienen la capacidad de proliferar de manera descontrolada. Los cánceres utilizan múltiples mecanismos para sostener su proliferación:

1. Los tumores pueden producir factores de crecimiento de manera autocrina para los cuales tienen receptores.
2. Los tumores pueden estimular los tejidos sanos circundantes y éstos proveerle factores de crecimiento al tumor.
3. El tumor puede volverse hipersensible a los factores de crecimiento a través de una regulación al alza de los receptores de crecimiento o alteraciones de la estructura de estos receptores.
4. Por último, pueden volverse independientes de los factores de crecimiento por la presencia de mutaciones somáticas que activan vías corriente abajo, por ejemplo, mutaciones BRAF activadoras de la vía de la cinasa de proteína mitógena activada (MAPK, *mitogen-activated protein kinase*) o mutaciones en la 3-cinasa de fosfoinosítido (PI3K, *phosphoinositide-3-kinase*) que activan la vía PI3K/Akt/mTOR, o por alteración de las asas de retroalimentación negativas.
5. Los tumores pueden estimular los tejidos normales circundantes y éstos les proporcionan factores de crecimiento.

B. **Evasión de los supresores del crecimiento.** Las células sanas utilizan múltiples mecanismos para regular la proliferación celular de forma negativa. La mayor parte de tales procesos se produce a través de productos de activación de genes supresores tumorales. La falta o pérdida de función de estos productos génicos permite a las células tumorales evadir los mecanismos inhibidores. Múltiples genes han sido implicados, pero la mayor parte de sus productos actúan como parte de la red de procesos, y afortunadamente las células pueden compensar con frecuencia la falta de función de un solo gen; lo anterior significa que la falta de función de un supresor tumoral no es suficiente para inducir la oncogenia.

1. La proteína **RB** determina el control del ciclo celular y el cambio del estado de reposo al de división celular, sobre todo en respuesta a los estímulos externos a la célula. Las células que carecen de la proteína RB no tienen este mecanismo de control. El gen del retinoblastoma (RB1) fue el primero de estos genes anómalos que se descubrió. Más tarde, se encontraron otros genes supresores de otras

anomalías de los genes supresores, en particular en enfermedades hereditarias excepcionales o raras. Los ejemplos incluyen el tumor de Wilms (WT1), la poliposis familiar (APC), el melanoma familiar (CDKN20) y los cánceres familiares de mama y ovario (BRCA-1 y BRCA-2).

2. La proteína **p-53** (TP-53) es también una proteína de control del ciclo celular, pero responde sobre todo a los estresantes intracelulares, y puede detener el ciclo celular hasta que los procesos anómalos se corrijan. Puede detectar anomalías del ADN, como la falta de correspondencia de los nucleótidos y roturas de la cadena de ADN, como las causadas por radiación y quimioterapia. Se piensa que la función de p-53 es crítica en la preservación de la integridad del genoma celular.

   a. Cuando se detectan las lesiones del ADN, la proteína p-53 detiene las células en las fases quiescentes G_1 y G_2 del ciclo celular, evitando que las células ingresen en la fase sintética del ADN (S) de este ciclo. Por tanto, la proteína p-53 puede inducir proteínas de mecanismos de reparación o proteínas desencadenantes, causando apoptosis.

   b. A falta de una apoptosis intacta, las células cancerosas pueden continuar a través de divisiones celulares secuenciales y acumular la falta de correspondencia entre los nucleótidos y mutaciones progresivas del ADN.

   c. Los estudios *in vitro* han demostrado que la quimioterapia y la radiación matan células cancerosas a través del daño del ADN, desencadenando la apoptosis inducida por la proteína p-53. En contraste, los timocitos y los linfocitos en reposo de ratón con deficiencia de proteína p-53 permanecen viables después de la radiación.

   d. Se ha encontrado que muchos cánceres humanos tienen genes supresores p-53 mutantes. Este es característico del síndrome de Li-Fraumeni, un síndrome autosómico dominante hereditario de cánceres de tejidos blando y epitelial de múltiples sitios que se inician a una edad temprana.

3. El gen *NF-2* y su producto **Merlin**. El Merlin es responsable de mantener la inhibición por contacto a través de las cadherinas E. Las células sanas detienen su estado proliferante cuando se alcanza la densidad de células deseada. Este proceso está alterado en el cáncer (falta de inhibición por contacto).

4. La proteína de polaridad epitelial **LKB-1** contribuye al mantenimiento de la integridad de los tejidos y al fenómeno de la inhibición por contacto. Incluso, la LKB-1 funcional puede superar señales que se originan en oncogenes fuertes como el *Myc*.

5. El factor de crecimiento tumoral β (**TGF-β**, *tumor growth factor-β*) se desempeña como un supresor del crecimiento tumoral, pero en las enfermedades malignas avanzadas su función puede modificarse y llevar a un incremento de la agresividad del cáncer al promover la transformación del epitelio en mesénquima.

C. **Resistencia a la muerte celular**

1. **Apoptosis**. Bajo condiciones normales, las células dañadas sufren la muerte celular programada en el proceso de apoptosis. Las células cancerosas tienen la capacidad de evitar este proceso a pesar de la existencia de estresantes inductores de la apoptosis como el daño del ADN o la hiperseñalización de los oncogenes. La apoptosis es equilibrada por la actividad de moléculas antiapoptósicas de la familia Bcl-2 (Bcl-2, Bcl-x_L, Bcl-w, Mcl-1, A-1) y de las moléculas proapoptósicas Bax y Bak. Las células cancerosas pueden expresar niveles más altos de moléculas antiapoptósicas o niveles más bajos de moléculas proapoptósicas. La TP-53 puede inducir la apoptosis; las células cancerosas que carecen de este oncogén están libres de la TP-53.

   a. La **apoptosis se produce durante la reabsorción de los tejidos normales.** Durante la embriogenia, la apoptosis también produce la desaparición de las membranas interdigitales de los primates, lo que permite la formación de dedos individuales. La apoptosis es el producto de la eliminación de las células senescentes normales cuando se envejecen y quedan sin función alguna,

y de las células tímicas T que reconocen «lo propio» evitando así formar ataques inmunitarios por parte de estas células frente al huésped.
- b. La **apoptosis elimina células con ADN** anómalo causado por daño irreparable de éste o por la transcripción inexacta, incompleta o redundante del ADN. La apoptosis es un mecanismo importante para mantener el número de cromosomas de la célula de una especie en particular y prevenir la aneuploidía. Este proceso asegura que sólo las células que replican su ADN de forma total y exacta pueden entrar en mitosis.
- c. Las **células apoptósicas pueden reconocerse mediante el microscopio**. Las células apoptósicas muestran aglomeraciones de organelos intracelulares en ausencia de necrosis. Los núcleos están condensados y fragmentados; las estructuras intracelulares están degeneradas y compartimentalizadas. A medida que la célula se desintegra, los fagocitos se hacen cargo de sus fragmentos. A diferencia del proceso de necrosis celular, la apoptosis no causa una respuesta inflamatoria. La apoptosis requiere la síntesis de proteínas específicas que se han mantenido muy conservadas a lo largo de la evolución.
- d. **Caspasas**. El estadio final de varias vías que conducen a la muerte es mediada a través de la activación de las caspasas, las cuales representan una familia de proteasas de cisteína. Las vías intrínseca y extrínseca de la apoptosis determinan la activación de las caspasas. La vía intrínseca depende de las mitocondrias y es mediada por la familia de proteínas Bcl-2. La exposición al estrés citotóxico produce la alteración de la membrana mitocondrial, lo que conduce a la liberación de activadores de las proteasas. De manera subsecuente, la caspasa 9 es activada, lo cual desencadena una cascada de acontecimientos que comprometen a la célula a sufrir apoptosis. La vía extrínseca es mediada por la unión del ligando a la familia de receptores del factor de necrosis tumoral (TNF, *tumor necrosis factor*), el cual incluye al ligando inductor de la apoptosis relacionada con el TNF y a ciertas proteínas adaptadoras esenciales. Éstas reclutan diversas proteasas que escinden el dominio N-terminal de la caspasa 8, condicionando la activación de la cascada de la caspasa.
2. La **autofagia** es un proceso natural que permite a las células destruir los organelos intracelulares al exponerse a estresantes con ayuda de los lisosomas y reciclar nutrientes. Lo anterior también constituye un proceso protector en caso de transformación neoplásica. Este proceso es regulado por la cinasa PI-3, AKT, por la vía mTOR y por la proteína Beclina 1. Las células del cáncer pueden utilizar la autofagia para reciclar sus nutrientes y escapar a los agentes dañinos.
3. La **necrosis** es otro proceso de muerte celular en el cual las células aumentan de tamaño y estallan, liberando múltiples citocinas proinflamatorias. Las células inmunitarias son atraídas hacia las áreas de necrosis para eliminar los restos celulares. El cáncer puede emplear este proceso para inducir un ambiente inflamatorio proneoplásico, estimulando la angiogenia e incluso utilizar estas citocinas para provocar su propio crecimiento.

D. **Habilitación de la inmortalidad replicativa.** Las células sanas son capaces de dividirse un número limitado de veces antes de sufrir uno de los dos sucesos siguientes: **senescencia** (las células permanecen inactivas, sin dividirse, pero su estado es posible de revertir) o **crisis/apoptosis** (proceso irreversible que conduce a la muerte celular). Este proceso es gobernado por la presencia de telómeros al final de los cromosomas. En condiciones fisiológicas, los telómeros se acortan con cada división y en consecuencia hacen que las células sean más susceptibles a la apoptosis/senescencia. El acortamiento de los telómeros también es un mecanismo de defensa natural frente al desarrollo de cáncer: las células potencialmente neoplásicas se dividen y pierden parte de los telómeros con cada división hasta que su ADN queda sin protección y entra en un estado de crisis. Las células que son capaces de mantener la actividad de la telomerasa, una enzima que produce el agrandamiento de los telómeros, pueden proliferar de manera potencialmente incontrolable y convertirse en cáncer. En algunos casos, las células precancerosas tienen en realidad un nivel bajo de telomerasa y pueden volverse más vulnerables a la apoptosis, pero simultáneamente, en presencia de otros efectos prooncógenos, su ADN es más susceptible a la rotura y formación de múltiples productos de fusión nuevos, los cuales acaban por dar ventajas de crecimiento a tales células, lo que asegura la transformación neoplásica.

E. Inducción de la angiogenia. El crecimiento de las células sólo puede suceder cuando se aportan los nutrientes requeridos y se retiran los metabolitos de desecho del ambiente celular. Este proceso necesita la presencia de vasos sanguíneos. Es posible que lesiones microscópicas dependan de la ósmosis para la liberación de nutrientes, pero se ha demostrado que el «cambio angiógeno» que promueve la formación de nuevos vasos sanguíneos ocurre en un estadio inicial de la carcinogenia. El factor de crecimiento endotelial vascular A (VEGF-A, *vascular endothelial growth factor-A*) es la principal proteína que determina la neoangiogenia. Su acción es contraequilibrada por la actividad de la trombospondina 1 (TSP-1). Como hecho interesante, la vasculatura tumoral no es de aspecto normal; los vasos sanguíneos están distorsionados, ramificados y se observan áreas agujereadas y hemorrágicas. Los diferentes cánceres dependen de la neovascularización en grados diferentes; por ejemplo, el carcinoma de célula renal es muy vascularizado, pero el adenocarcinoma pancreático puede tener escasez de nuevos vasos sanguíneos. La angiogenia es inducida no sólo por las células cancerosas, sino también por las células del ambiente tumoral como las células inmunitarias infiltrativas (macrófagos, mastocitos o células cebadas, neutrófilos, progenitoras mieloides) y las células progenitoras vasculares derivadas de la médula ósea.

1. El VEGF induce receptores para sí mismo en las células endoteliales de los vasos sanguíneos maduras y no proliferantes. Estas células endoteliales sanas, en reposo no tienen el receptor hasta que se exponen al VEGF.
2. El VEGF induce la producción y actividad de muchos otros factores de crecimiento que contribuyen a la formación de vasos sanguíneos.
3. El VEGF puede ser inducido por el *c-ras* y otros oncogenes y factores de crecimiento, los cuales inducen la producción adicional del VEGF.
4. El VEGF parece evitar la apoptosis en células endoteliales inducidas.

F. Activación de la invasión y metástasis. Las células cancerosas se caracterizan por una capacidad única de invasión local y formación de metástasis distantes. La cadherina E es una de las moléculas de adhesión en la superficie celular más importante que determina el mantenimiento de la integridad tisular. Múltiples cánceres expresan cadherina E a un nivel bajo y expresan moléculas implicadas en la migración celular como la cadherina N a niveles muy altos.

La formación de metástasis distantes es un proceso de pasos múltiples y consiste en lo siguiente:

1. Invasión local.
2. Migración por los vasos linfáticos y sanguíneos.
3. Diseminación de las células cancerosas a través de la vasculatura.
4. Extravasación de las células sanguíneas dentro de tejidos de órganos remotos.
5. Crecimiento de las células cancerosas en el nuevo ambiente para formar tumores macroscópicos.

Los acontecimientos moleculares que ocurren durante el proceso de formación de las metástasis se asemeja a los pasos de la morfogenia embrionaria. Por sí mismo, el proceso se denomina **transición epitelial-mesenquimatosa** (EMT, *epithelial-mesenchymal transition*) e incluye la participación de los genes en funciones embrionarias como lo hacen *Snail, Slug, Twist* y *Zeb1/2*. Estos genes son regulados por acontecimientos oncógenos intracelulares, pero también pueden ser influenciados por estímulos microambientales. El potencial invasor y metastásico del cáncer depende en gran medida de la interrelación entre las células neoplásicas y el estroma.

Algunos cánceres se caracterizan más por su capacidad de invasión local que por la formación de metástasis distantes. Éstos pueden invadir el tejido adyacente («invasión colectiva»), lo cual se ve con frecuencia en los carcinomas de células escamosas de cabeza y cuello, y pueden causar morbilidad significativa. Otros cánceres pueden diseminarse a lo largo de los espacios de la matriz extracelular («invasión ameboidea»).

La invasión tisular y la formación de metástasis distantes son dos procesos diferentes. Cuando se ven metástasis macroscópicas, implica que las células cancerosas fueron capaces de adaptarse al ambiente del nuevo tejido, que es muy diferente del ambiente del sitio primario. Lo más probable es que las metástasis utilizan las mismas características de crecimiento y supervivencia del sitio primario. Éste representa un proceso aleatorio y en consecuencia es habitual ver que las metástasis pueden diagnosticarse muchos años después del tratamiento del tumor primario. La dificultad con la adaptación al ambiente de los nuevos tejidos también explica por qué no todos los pacientes con células tumorales circulantes terminan por sufrir una enfermedad metastásica.

G. **Reprogramación del metabolismo energético.** En condiciones normales, el metabolismo celular depende sobre todo de la glucólisis aerobia, en la cual la glucosa se metaboliza en piruvato en el citoplasma y acaba por convertirse en dióxido de carbono en las mitocondrias. Las células cancerosas cambian su metabolismo de glucólisis aerobia a anaerobia, la cual es una forma menos eficiente de producir trifosfato de adenosina (ATP). Las células cancerosas lo compensan con un incremento en el uso de la glucosa para obtener el mismo nivel de ATP. Esto suele conseguirse mediante la regulación al alza de los transportadores de glucosa como GLUT-1. Las condiciones hipóxicas del ambiente tumoral acentúan más el proceso. Las células cancerosas utilizan los procesos glucolíticos intermedios para generar nucleósidos y aminoácidos que son esenciales para la proliferación y crecimiento del tumor. Además, realmente, algunos cánceres tienen una población mixta de células: algunas dependen del metabolismo de la glucosa y otras usan lactato. El lactato se produce durante la glucólisis anaerobia y puede proveer el combustible de las células vecinas. Se ha encontrado que los gliomas y otros cánceres contienen mutaciones activadoras en el gen de la deshidrogenasa de isocitrato 1-2 (IDH); los clones que contienen estas mutaciones tienen una ventaja en el crecimiento gracias al metabolismo alterado.

H. **Evasión de la destrucción inmunitaria.** La función del sistema inmunitario en el control del crecimiento de las células anómalas es insuperable. Las células inmunitarias mantienen la supervisión del cuerpo y eliminan agentes patógenos y las células cancerosas potenciales. Para que las células del cáncer sobrevivan, deben evadir esta supervisión e incapacitar a los componentes del sistema inmunitario. La descripción detallada sobre las interacciones del tumor con el sistema inmunitario se encuentra en el cap. 5.

II. ESTABLECIMIENTO DE LAS CARACTERÍSTICAS CANCEROSAS

Los sellos distintivos del cáncer son un conjunto de características que permiten a las células malignas proliferar, sobrevivir y producir metástasis. Estas capacidades se adquieren a través del desarrollo de varias características habilitantes.

A. **Inestabilidad genómica y mutación.** El proceso de progresión de una célula sana a una célula premaligna y por último a una célula maligna se alcanza debido a la inestabilidad del genoma: las células proliferantes generan nuevas mutaciones de una forma estocástica y sólo los clones que adquieren características que les permiten evadir los mecanismos defensivos pueden sobrevivir. Esta observación implica que las células premalignas deberían contener menor cantidad de mutaciones que las lesiones metastásicas, suposición que ha sido demostrada como cierta en la mayoría de los cánceres. No todos los cambios se pueden conseguir por cambios mutacionales; cambios epigenéticos como la metilación del ADN o una modificación de las histonas también pueden cambiar la expresión de los oncogenes.

Bajo condiciones normales, los mecanismos que determinan la estabilidad del genoma (mecanismos reparadores) garantizan que cualquier mutación creada al azar se repare o que la célula sana se elimine. En presencia de mutágenos externos o factores de susceptibilidad hereditarios como mutaciones en los genes supresores tumorales, los mecanismos reparadores funcionan mal y permiten que las células anómalas sobrevivan.

Los genes que participan en la supervisión de estos procesos han sido denominados «**genes cuidadores**». A ellos se debe:
1. La detección del ADN dañado y la activación de los mecanismos reparadores.
2. La reparación directa del ADN dañado.
3. La inactivación de los factores mutágenos.

La inactivación de los genes cuidadores conduce a una tasa incrementada de mutaciones y a una mayor inestabilidad del genoma.

Los «**genes porteros**» son responsables de inhibir el crecimiento tumoral o de promover la muerte. Una mutación en tales genes puede facilitar el desarrollo de cáncer al reducir la ventana de reparación del ADN desde la fase G_1 a la S (*v.* sec. III).

B. **Inflamación promotora de tumores.** Se ha reconocido que los tumores consisten en células neoplásicas y también en una variedad de células del sistema inmunitario innato y adaptativo. La densidad de células inmunitarias y su localización dentro del tumor son diferentes según la enfermedad maligna de la que se trate. De manera inicial, se propuso que la presencia de estas células refleja un intento de erradicación de un tumor por parte del sistema inmunitario. En la actualidad, se sabe que en realidad tales infiltrados inflamatorios pueden promover la tumorigenia y el crecimiento del cáncer al proporcionar citocinas y factores de crecimiento, y supervivencia al tumor al estimular la angiogenia y facilitar la invasión y las metástasis. La inflamación puede iniciar la transición desde un estado premaligno a un estado de total malignidad, por ejemplo, al liberar especies reactivas de oxígeno que encierran potencial mutágeno.

III. PRINCIPIOS DEL CRECIMIENTO DE LA CÉLULA CANCEROSA
A. **Reproducción de la célula sana**
1. El **ciclo celular** se muestra en la figura 1-1. La replicación celular tiene lugar a través de diferentes fases que, desde el punto de vista bioquímico, se inician por estímulos externos y se modulan por controles del crecimiento externo e interno. Ciertos oncogenes y proteínas específicas del ciclo celular se activan y desactivan de manera simultánea a medida que la célula progresa a través de las fases del ciclo celular. La mayoría de las células debe entrar en el ciclo celular para ser destruidas por la quimioterapia o la radioterapia. Muchos fármacos citotóxicos actúan en más de una fase del ciclo celular, incluidos aquellos que se clasifican como *específicos de fase*.
   a. En la **fase G_0** (fase 0 o de reposo), las células suelen programarse para efectuar funciones especializadas. Un ejemplo de fármacos que son activos en esta fase son los glucocorticoides para los linfocitos maduros.
   b. En la **fase G_1** (fase 1 o interfase), se sintetizan proteínas y ARN para funciones celulares especializadas. En la fase G_1 tardía, se produce un estallido en la síntesis de ARN y también muchas de las enzimas necesarias para la sínte-sis de ADN. Un ejemplo de fármacos que son activos en esta fase es la L-asparaginasa.
   c. En la **fase S** (síntesis de ADN), el contenido celular de ADN se duplica. Ejemplos de fármacos que son activos en esta fase son la procarbacina y los antimetabolitos.

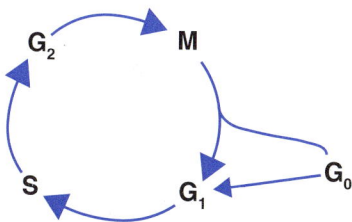

Figura 1-1 Fases del ciclo celular.

d. En la **fase G_2** (fase 2) cesa la síntesis de ADN, mientras continúa la síntesis de proteína y ARN, y se producen los precursores microtubulares del huso mitótico. Ejemplos de fármacos que son activos en esta fase son la bleomicina y los alcaloides vegetales.
   e. En la **fase M** (mitosis), las tasas sintéticas de proteína y ARN disminuyen bruscamente, mientras que el material genético se segrega hacia las células hijas. Tras completarse la mitosis, las nuevas células ingresan en la fase G_0 o G_1. Ejemplos de fármacos que son activos en esta fase son los alcaloides de origen vegetal.
2. Las **ciclinas** activan las diferentes fases del ciclo celular. La mayoría de las células sanas susceptibles de reproducirse proliferan en respuesta a estímulos externos, como los factores de crecimiento, ciertas hormonas y los complejos de histocompatibilidad antigénica, los cuales afectan a los receptores de la superficie celular. Luego, estos receptores actúan como transductores de la señal que acaba por producir la división celular. Las tirosinas cinasas (TK, *tyrosine kinase*) son una parte esencial de la cascada de señales de proliferación, desde los factores de crecimiento extracelulares hasta el núcleo. Las ciclinas se combinan, activan y dirigen la acción de TK especiales, llamadas cinasas dependientes de ciclina.
3. *Puntos de control* del ciclo celular. Las células que tienen la capacidad de reproducirse suelen detenerse en fases específicas del ciclo celular denominadas *puntos de control*. Los más importantes de éstos son los que se anticipan de manera inmediata al inicio de la síntesis de ADN y el acto de la mitosis. Con toda probabilidad, estos periodos de quiescencia histológica están mediados por la disminución de la actividad de las cinasas relacionadas con ciclinas y las proteínas supresoras de tumor. De hecho, las células de estas fases presentan actividad bioquímica ya que preparan a las proteínas para entrar en la siguiente fase del ciclo celular y corrigen cualquier defecto genético antes de que continúe la reproducción.
   a. Las **células sanas cuentan con mecanismos que detectan anomalías en las secuencias del ADN.** Cuando el ADN está dañado, varios mecanismos reparadores reemplazan a los nucleótidos dañados con moléculas normales. Tales mecanismos son más importantes durante la reproducción celular para asegurar que el nuevo material genético de las células hijas sea una copia exacta de la célula progenitora.
   b. El **primer punto de control** se verifica al final de la fase G_1, justo antes de que las células entren en la fase S. Incluso si se reciben las señales extracelulares apropiadas y toda la maquinaria está lista para la síntesis de ADN, éste debe presentar un estado aceptable, sin lesiones, antes de que la célula pueda dejar la fase G_1. Si se detectan lesiones, deben repararse o la célula sufrirá apoptosis. Este punto de detención es una de las acciones de la proteína p-53.
   c. El **segundo punto de control** tiene lugar justo antes de que la célula entre en la fase M. Los inhibidores del ciclo celular detienen la célula hasta que se determine la nueva descendencia aceptable, con copias genéticas exactas a las progenitoras. Una célula que no replica de manera completa y exacta todo su ADN o que no cuenta con todos los complementos de proteínas, materiales del huso y otras sustancias para completar la mitosis es detenida en este punto de control hasta que todo esté en orden y antes de que pueda iniciarse la fase M.
4. **Cinética del crecimiento tumoral.** El crecimiento tumoral depende del tamaño del grupo de células proliferantes y del número de células que mueren de manera espontánea. A medida que la masa tumoral aumenta, también crece el porcentaje de células que no se dividen y mueren, tardando así más tiempo en dividirse.
   a. Fase de demora. Durante la fase inicial del desarrollo del tumor, una pequeña masa tumoral no se agranda demasiado. Las hipótesis acerca de esta fase de demora es que «las células precancerosas» se encuentran en división, pero la tasa de nacimientos de nuevas células es compensada por la de muerte celular. Durante esta fase, las células en división acumulan varias mutaciones. Estas mu-

taciones ayudan a las células supervivientes a mejorar su adaptabilidad al aporte de nutrientes, a incrementar la tasa a la cual las células mutadas se dividen, a disminuir el índice de respuesta a la apoptosis, a proveerlas de propiedades invasoras, a convertir a las células mutadas en más sensibles a los factores del huésped y a producir factores angiógenos. Antes de que los factores angiógenos se expresen, el pequeño tumor carece de vascularización propia y depende de factores locales para obtener los nutrientes necesarios. Los modelos animales sugieren que estas diminutas neoplasias pueden permanecer sin cambios de tamaño e indetectables durante muchos años antes de que entren en la fase logarítmica y se hagan lo suficientemente grandes como para ser detectables.
- **b. La fase logarítmica.** Ahora, el tumor muestra un crecimiento exponencial rápido de la masa tumoral. Hay una proporción relativamente elevada de células que entran en división, con tasas de muerte celular rápidamente decrecientes, y la *fracción de crecimiento* (proporción de células en división con respecto a las totales) es elevada. Este rápido crecimiento también refleja la adaptabilidad de las células y la producción de factores angiógenos por parte de las células tumorales, los cuales inducen a los tejidos circundantes a formar nuevos vasos sanguíneos que «alimentan» la masa tumoral. Cuando la fracción de crecimiento del tumor está en su nivel más alto aún puede ser clínicamente indetectable. Aunque la reducción en el número de células es pequeño, la destrucción celular fraccionaria que induciría una dosis de quimioterapia efectiva sería significativamente mayor que en un momento más avanzado de la evolución del tumor.
- **c. Fase de meseta.** El crecimiento tumoral se reduce porque el porcentaje de células en división disminuye y un porcentaje mayor de células muere. Las hipótesis señalan que las velocidades de crecimiento acaban por entrar en la fase de meseta debido a las restricciones de espacio y de disponibilidad de nutrientes, de la limitación de la vascularización y de mutaciones genéticas, toda las cuales provocan una tasa de muerte celular más elevada. La curva se vuelve asintótica, con algún máximo.

IV. EL AMBIENTE TUMORAL

Como se ha explicado anteriormente, el tumor no sólo consiste en células cancerosas sino también en numerosas células que son importantes en el crecimiento y la supervivencia del cáncer. Las células de apoyo interactúan con las células cancerosas, pero también interactúan unas con otras, lo que asegura la ventaja de crecimiento para el tumor. Esta interacción recíproca es esencial para la tumorigenia. El ambiente tumoral no es una estructura estable: se modifica a medida que las células progresan desde células potencialmente cancerosas a cánceres invasores; los diferentes estadios del cáncer presentan diferentes poblaciones de células no cancerosas. Las diferentes células del ambiente tumoral son un objetivo potencial para los tratamientos frente al cáncer.

- **A. Las células cancerosas,** como resulta obvio, son la parte más importante de cualquier tumor y también las responsables finales del daño causado al huésped.
- **B. Células madre cancerosas (CSC,** *cancer stem cells*)**.** La presencia de CSC es todavía un concepto controvertido y difiere de tumor a tumor. Representan el menor porcentaje de las células cancerosas y se caracterizan por la capacidad para reproducirse y autorrenovarse, y ser las responsables de la generación de una nueva descendencia de células cancerosas. Se cree que son más resistentes a los tratamientos estándar y la fuente de la recurrencia tumoral después de alcanzar la remisión inicial. Las CSC se relacionan de manera cercana con las células madre sanas y comparten muchos de los comportamientos y características de éstas. Algunas teorías sugieren que las CSC pueden originarse de células madres de tejidos sanos, mientras que otros afirman que se forman por transdiferenciación de células malignas. El hecho de que algunos tumores puedan permanecer inactivos durante muchos años después de la cirugía inicial o de la radioterapia puede explicarse por la presencia de CSC. Éstas se describieron en primer lugar en las enfermedades malignas hemáticas.

C. **Las células endoteliales** son las células que forman la vasculatura relacionada con el tumor. En presencia de VEGF, angiopoyetina y factor de crecimiento de los fibroblastos (FGF, *fibroblast growth factor*) estas células son capaces de entrar en el tumor y formar nuevos vasos sanguíneos que son cruciales para el aporte de los nutrientes necesarios para el crecimiento tumoral. Las células endoteliales relacionadas con el tumor pueden tener diferentes marcadores de superficie con respecto a las células endoteliales normales y son un objetivo potencial para los fármacos terapéuticos.
D. **Los pericitos** son células mesenquimatosas que son parte esencial de los vasos sanguíneos; proporcionan soporte estructural y paracrino. Son una fuente de Ang-1, que puede hacer más lenta la formación de vasos sanguíneos nuevos. Es posible que los tumores con una densidad de pericitos baja tengan una mayor propensión a la invasión y la diseminación.
E. **Las células inmunitarias** pueden desempeñar una función dual en el ambiente tumoral: algunas de ellas son parte de la respuesta antitumoral del sistema inmunitario y algunas promueven el crecimiento tumoral al causar inflamación crónica. Diversas células inmunitarias han sido implicadas en la tumorigenia, como los mastocitos, macrófagos, neutrófilos e incluso los linfocitos T y B. Éstas pueden promover la angiogenia, la invasión del tumor y la diseminación metastásica. De manera adicional, hay un subgrupo de células derivadas de la médula ósea (células mieloides supresoras) y un subgrupo de linfocitos T, denominados linfocitos T reguladores, que tienen la propiedad de suprimir la respuesta inmunitaria del huésped frente al cáncer.
F. **Los fibroblastos** son las principales células que forman el estroma tumoral. Un subgrupo de fibroblastos —miofibroblastos— aumentan la proliferación del cáncer, la angiogenia, la invasión y las metástasis.
G. **Las células estromales** se reclutan con frecuencia de los tejidos sanos circundantes. La médula ósea es una fuente de muchas células estromales del mesénquima canceroso.
H. **Nicho metastásico** es un término utilizado para describir un ambiente permisivo hacia las células cancerosas que se diseminan a través de los vasos sanguíneos. Si tal nicho está presente, las células cancerosas no deben inducir el apoyo estronal, sino que pueden usar el estroma de tejido normal preexistente, natural. El cáncer puede promover la creación de tales nichos al secretar citocinas dentro del torrente sanguíneo.

V. PRUEBAS MOLECULARES Y GENÉTICAS

En la actualidad, se usan múltiples técnicas moleculares y genéticas en la investigación del cáncer y en la oncología clínica. Son de ayuda en la detección de procesos, diagnóstico y pronóstico o para valorar la respuesta, y con frecuencia permiten al médico seleccionar a los pacientes apropiados para efectuarles el tratamiento más conveniente.

A. **Detección de mutaciones.** Ésta suele ser una prueba con un objetivo específico, que es detectar una mutación sospechada con base en la presentación clínica. Las mutaciones pueden incluir uno o múltiples genes.
   1. La **reacción en cadena de la polimerasa** (**PCR**, *polymerase chain reaction*) es tal vez la herramienta molecular más importante en las pruebas de investigación y en las pruebas moleculares clínicas. Permite la amplificación rápida de incluso cantidades mínimas o exiguas de ADN. Deben diseñarse dos cebadores, de manera que puedan flanquear la secuencia de interés para permitir que la amplifica-ción se produzca. Esta técnica no sólo es rápida sino también muy sensible (el ADN puede amplificarse a partir de una sola célula), específica (puede detectarse incluso la variación de un nucleótido), robusta (incluso puede utilizarse una calidad de ADN inferior al valor estándar) y de costo accesible. La PCR tiene una amplia utilidad clínica:
      a. La **genotipificación** de una localización genómica particular permite la detección de mutaciones puntuales, inserciones, deleciones, polimorfismos de un solo nucleótido (SNP, *single nucleotide polymorphism*) y algunas variables estructurales. Puede utilizarse para detectar la predisposición genética al cáncer, por ejemplo, mutaciones en el gen *BRCA-1* en mujeres con cáncer mamario

familiar o mutaciones en los genes que reparan la falta de correspondencia en el síndrome de Lynch.
- b. La **detección de secuencias raras**, por ejemplo, la detección de la secuencia del virus del herpes 8 en muestras de sarcoma de Kaposi.
- c. La **cuantificación de la cantidad de una secuencia de ácido nucleico** puede ser importante para vigilar la presencia de enfermedad residual, por ejemplo, la vigilancia del nivel de bcr-abl en pacientes con leucemia mielógena crónica que se encuentran en tratamiento con imatinib.
- d. Los **perfiles de expresión génica** se usan en pruebas pronósticas de recurrencia de la enfermedad en pacientes con cáncer de mama, próstata y melanoma uveal.
- e. La **medición del ADN o ARN viral** en pacientes infectados con el VIH, hepatitis B o C, u otros virus.
2. La **digestión por enzimas de restricción** es un método que usa enzimas bacterianas con la capacidad de escindir una secuencia muy específica de ADN. Si una mutación altera la secuencia del ADN, la digestión no ocurre y partes del ADN obtenido después de la digestión varían en su tamaño. Este método no puede usarse en trastornos que se caracterizan por mutaciones múltiples o cuando éstas suceden en sitios no reconocibles por las enzimas de restricción. Se usa con menos frecuencia en la oncología clínica.
3. El **sistema amplificador de mutaciones refractarias (ARMS,** *amplification refractory mutation system*) es un método basado en la PCR en el cual dos conjuntos de cebadores se incluyen en un solo tubo de ensayo. Los cebadores de la prueba se diseñan de manera tal que éstos se unan o no al ADN que contiene la mutación de interés. El segundo conjunto de cebadores es un control interno de la calidad de la PCR. Puede usarse en la detección de mutaciones puntuales como la mutación V600E BRAF del melanoma, cáncer pulmonar o cáncer de colon. Es un método rápido y permite realizar pruebas a muestras múltiples simultáneamente, pero no se usa en los cánceres con mutaciones múltiples, y los cebadores únicos deben diseñarse para cada mutación, incluso si están en la misma localización, es decir, para la detección de V600E frente a la mutación V600E BRAF.
4. La **hibridación de oligonucleótido específico de alelo (ASO,** *allele-specific oligonucleotide*) es un método basado en la PCR que utiliza dos membranas, en el cual se aplica e hibrida un producto PCR con sondas marcadas que son específicas para una mutación en la primera membrana y para una secuencia de ADN normal en la segunda membrana. Puede analizarse un panel de mutaciones para un solo paciente, pero sólo se puede detectar una mutación, de manera que solo puede utilizarse en el análisis de tumores con un número escaso de mutaciones.
5. Los **microordenamientos de genotipificación** pueden utilizarse para realizar pruebas de mutaciones múltiples en un paciente o de una mutación en muestras de múltiples pacientes simultáneamente. Ésta es una técnica automatizada de elevada productividad con un análisis de muestra automatizado; es costosa e inadecuada para pruebas de un pequeño número de muestras en el contexto experimental (*v.* sec. V.).
- B. **Los estudios citogenéticos** son de ayuda en cánceres que no están caracterizados por mutaciones puntuales o deleciones cortas, pero sí por cambios estructurales más grandes de los cromosomas como las translocaciones, duplicaciones e isocromosomas (*v.* ap. A).
  1. **Análisis cromosómico.** Las células se detienen en la metafase de su división y los cromosomas individuales se identifican con base en su tamaño y bandeo. Puede identificar anomalías en el número de cromosomas y anomalías estructurales grandes, pero no detecta pequeñas pérdidas o ganancias de ADN.
  2. La **hibridación fluorescente** *in situ* **(FISH,** *fluorescence* in situ *hybridization*) puede detectar anomalías cromosómicas grandes, pero las sondas también pueden diseñarse para detectar microdeleciones o duplicaciones menores. Las sondas conectadas con un colorante fluorescente hibridan con una secuencia de ADN

de interés y bajo el microscopio aparecen como una mancha fluorescente. La presencia de cromosomas sanos se visualizan como dos manchas por cada par de cromosomas. Si sólo se ve una, equivale a la pérdida de un cromosoma; si están presentes más de dos, significa la presencia de cromosomas adicionales. La FISH puede usarse para detectar translocaciones, por ejemplo, EWSR-FLI1 en el sarcoma de Ewing. Se utilizan sondas de dos colores diferentes: una para cada gen de interés. De manera habitual, se deben situar en dos cromosomas diferentes. Las translocaciones se muestran como manchas superpuestas. La FISH se puede utilizar para detectar un amplio espectro de anomalías estructurales con propósitos diagnósticos y como una herramienta en la detección de enfermedad residual después del tratamiento.

3. La **cariotipificación espectral** (**SKY**, *spectral karyotyping*) es una técnica basada en la FISH en la que se usan sondas de múltiples colores simultáneamente para marcar los 22 pares de autosomas y los cromosomas X y Y. La lectura se ha computarizado. La técnica es muy cara y no puede detectar cambios dentro de un solo cromosoma ni tampoco reordenamientos pequeños.

4. La **hibridación genómica comparativa** (**CGH**, *comparative genomic hybridization*) puede detectar amplificaciones y deleciones de regiones de ADN más pequeñas a lo largo de todo el genoma. El ADN sometido a prueba se compara con el normal para identificar las áreas de ganancias y pérdidas de ADN. El ensayo SNP es una forma de CGH dirigido a un objetivo que puede ser de ayuda en la detección de ausencia o pérdida de la heterocigosidad. El método no puede detectar translocaciones equilibradas, inversiones o inserciones debido a que éstas no se acompañan de un cambio en el número de copias.

C. **Las pruebas genotípicas** se usan cuando no se seleccionan mutaciones objetivo antes de realizar la prueba. Éstas incluyen una parte más grande del genoma y, además, permiten la detección de variaciones desconocidas o impredecibles.

1. El **análisis heterodúplex** y el **análisis de conformación de una cadena** (**SSCA**, *single-strand conformation analysis*) son métodos usados para detectar la presencia de mutaciones puntuales en una cadena de ADN, pero no pueden detectar su localización.

2. El método de **secuenciación automatizada** utiliza cebadores marcados con fluorescencia o finalizadores de cadena para detectar la secuencia exacta de ADN. Puede utilizarse para identificar con precisión no sólo las mutaciones conocidas hospedadas sino también las mutaciones desconocidas.

3. La **secuenciación de todo el genoma** no requiere la identificación de una región de interés. Analiza la secuencia completa del ADN. Aunque el método es el más exhaustivo, identifica un número creciente de mutaciones, con la posibilidad de que no sean patógenas, las así llamadas variantes de significado desconocido (VUS, *variants of unknown significance*). La diferenciación entre las VUS y las mutaciones patógenas puede ser muy difícil.

4. El *Southern blotting* es una técnica que usa diferentes enzimas de restricción para digerir el ADN en fragmentos de diferente longitud, los cuales se transfieren sobre una membrana y se hibridan con una sonda radiactiva. La localización de las bandas sobre la membrana corresponde a su tamaño. Puede detectar un amplio espectro de mutaciones, pero se requiere una gran cantidad de ADN.

D. **Secuenciación de nueva generación** (**NGS**, *next-generation sequencing*). La mejora en las tecnologías condujo al desarrollo de la NGS, con la cual se secuencian en paralelo múltiples fragmentos pequeños de ADN; esta técnica altera más rápido el proceso y disminuyen sus costos. El ADN purificado de los pacientes debe amplificarse y luego fragmentarse de manera que pueda producirse su secuenciación. A continuación, los datos se analizan mediante computadoras y se alinean frente al ADN de referencia, de manera que la secuencia total puede restaurarse a partir de los fragmentos. La secuenciación de tercera generación utiliza el mismo concepto, pero con una sola molécula de ADN como un molde con la intención de reducir la frecuencia de errores que se introducen con la amplificación. La NGS puede aplicarse a todo el genoma (ADN codificante y no codificante), exomas (sólo se incluye el ADN codificante de proteínas, el 85% de las mutaciones están incluidas en estas regiones), o incluso áreas específicas de un número limitado de genes (10 a 300 genes). La secuenciación dirigida a un objetivo es más rápida, menos cara y reduce la posibilidad de identificación de VUS.

La aplicación clínica de los resultados de la secuenciación debe hacerse con precaución: se identifica un número significativo de genes no patógenos y deben diferenciarse con mucho cuidado de los genes patógenos. Con frecuencia, los resultados se comparan con los resultados disponibles en las bases de datos de las mutaciones, pero en la actualidad las bases de datos disponibles no son tan completas como sería deseable. Un número cada vez mayor de instituciones médicas posee listados de tumores moleculares que intentan interpretar los resultados de la secuenciación en el contexto del conocimiento disponible. La NGS es la prueba molecular más avanzada utilizada en el contexto clínico, pero solicitar estas pruebas no siempre es apropiado, en especial cuando es improbable que los resultados modifiquen el diagnóstico o el paradigma terapéutico y cuando una prueba diagnóstica más simple conduciría al mismo resultado.

E. **Perfilado de la expresión génica.** Los procesos de transcripción, en el cual se genera el ARN sobre un molde de ADN, y de traducción, en el cual se producen las proteínas basadas en el código del ARN mensajero (ARNm), determinan la transferencia de la información codificada en el ADN del cáncer a las proteínas, de las moléculas efectoras. El análisis molecular de la expresión génica ha sido usado cada vez con más frecuencia para la clasificación, diagnóstico, pronóstico y selección del tratamiento de la enfermedad. La mayor parte de las pruebas de expresión génica se basa en la medición del ARN que participa entre el ADN y las proteínas, y se usa la tecnología de microordenamientos. Sobre todo, el perfil de expresión génica brinda información de los niveles de expresión génica más altos y más bajos, pero no ofrece información acerca de mutaciones o cambios estructurales.

1. Los **microordenamientos (ordenamientos de oligonucleótidos)** usan laminillas que tienen sondas cortas sintetizadas directamente sobre el vidrio. El ARNm del paciente se aísla, se transcribe en sentido inverso en ADNc, se amplifica mediante la PCR, se transcribe en un ARNc marcado con biotina, y se hibrida con sondas sobre el vidrio. A continuación, se aplica un fluoróforo y se digitaliza mediante un escáner de láser computarizado. Esto permite la obtención de información en un nivel relativo de expresión de miles de genes simultáneamente; los genes pueden identificarse mediante su localización sobre el vidrio.
2. La **secuenciación del transcriptoma** es otro método para determinar el perfil de la expresión génica que utiliza la secuenciación directa del ARN sobre el vidrio.
3. **Aplicabilidad clínica.** En la actualidad, en el campo clínico se usan numerosas pruebas de expresión génica. La puntuación de la recurrencia de 21 genes (*RS-Dx Oncotype*) en pacientes con cáncer de mama puede identificar a los pacientes que tienen más y menos probabilidad de beneficiarse con la quimioterapia adyuvante. En el cáncer de mama, también pueden emplearse otros ensayos pronósticos (*EndoPredict, Predictor Analysis of Microarray 50 PAM 50, Breast Cancer Index*). Pruebas RS similares también están disponibles para pacientes con cáncer de colon en estadios II y III y para pacientes con cáncer de próstata. Las pruebas basadas en la expresión génica que predicen el riesgo de metástasis distantes también están disponibles en pacientes con melanoma uveal y melanoma cutáneo en estadios I y II. El número de pruebas disponibles continuará en crecimiento, pero sólo deben prescribirse si han sido validadas y sus resultados pueden cambiar el tratamiento del paciente. Los ensayos deben analizarse con un escrutinio igual al de los nuevos medicamentos antes de que acaben por aceptarse en el contexto clínico.

VI. MEDICINA DE PRECISIÓN

La medicina de precisión (también conocida como medicina personalizada) es un método emergente para el tratamiento y prevención de la enfermedad que toma en cuenta la variabilidad individual en genes, ambiente y estilo de vida de cada persona. Lanzada con una inversión de 215 millones de dólares en el presupuesto de 2016 del presidente Obama, esta iniciativa fue pionera de un nuevo modelo de investigación impulsada por el paciente que promete acelerar las detecciones biomédicas y proveer a los médicos de nuevas herramientas, conocimientos y terapia para seleccionar qué tratamientos serán más convenientes en cada paciente. Este concepto se basa en la asunción de que una mejor comprensión de la influencia biológica, ambiental y de comportamiento puede conducir a mejores opciones terapéuticas.

A. **¿Por qué la medicina de precisión es una idea nueva?** Cuando alguién oye acerca de la medicina de precisión, es posible que suponga que, en el pasado, los médicos no reconocían que todos los tumores eran diferentes y todos los pacientes distintos. Como es obvio, lo anterior no es cierto. Los médicos no tratan un cáncer pulmonar y un cáncer de mama de la misma forma. Los médicos reconocen que los cánceres de mama con receptor de estrógeno positivo y Her-2/neu-amplificado son enfermedades diferentes y ofrecen tratamientos distintos para cada uno. Los médicos y científicos han intentado ser tan precisos como el estado actual del conocimiento lo permite. La iniciativa de la medicina de precisión aporta algo nuevo, con los siguientes objetivos:
   1. Se han desarrollado nuevas tecnologías y por tanto las pruebas de cáncer son más detalladas y más completas.
   2. Los factores ambientales y genéticos se incluyen en la selección del tratamiento.
   3. Se supone que se facilitará el acceso a los medicamentos aprobados y sin aprobar por la FDA. Esto puede requerir la modernización de la legislación.
   4. Los datos sobre la eficacia de los medicamentos serán accesibles y compartidos con otros investigadores. Esto asegurará el éxito a través de la colaboración.
   5. Los pacientes participarán más en las decisiones que se tomen, lo cual incrementará su satisfacción.
   6. Será posible reducir los costos de los cuidados de la salud, debido a que los pacientes no se tratarán con medicamentos de beneficios dudosos.

B. **Principios de protección de la privacidad y construcción de la confianza.** Debido a que se anticipa un enorme intercambio de información, que incluye información potencial sobre la salud privada, debe establecerse el conjunto de valores centrales y de estrategias responsables para sostener la confianza pública y para maximizar los beneficios de la medicina de precisión.
   1. **Gobernanza.** Es el conjunto de reglas para asegurar la supervisión de los programas, su diseño, implementación y evaluación, incluida la revaloración regular de los participantes, métodos y resultados. La privacidad de los participantes necesitará protegerse y el proceso completo deberá estar de acuerdo con las leyes vigentes.
   2. **Transparencia.** Los participantes estarán informados en relación con todos los pasos, beneficios y riesgos relacionados con el proceso.
   3. **En relación con las preferencias de los participantes.** Los participantes decidirán el nivel al cual puede compartirse la información y podrán suspender su consentimiento en cualquier momento.
   4. El **empoderamiento a través del acceso a la información.** Deben desarrollarse vías innovadoras, responsables y amigables de compartir los datos de investigación con los participantes.
   5. **Garantizar la compartición, acceso y uso de los datos responsable.** Sólo las personas autorizadas tendrán acceso a la información.
   6. **Calidad elevada e integridad de los datos.** Las normas vigentes de precisión, relevancia y calidad deben mantenerse y actualizarse hasta la fecha.

C. **Creación de una cohorte nacional voluntaria de investigación.** Se anticipa que más de un millón de estadounidenses contribuirá con información sobre su salud, estilo de vida, factores ambientales y otras variables a la base de datos. Ellos también se someterán a caracterizaciones extensas de especímenes biológicos (poblaciones celulares,

proteínas, metabolitos, ARN y ADN, con secuenciación de todo el genoma). La base de datos estará disponible para los investigadores.
D. **Nuevos diseños de ensayos clínicos.** Los ensayos clínicos «canasta» se caracterizan por el uso de un solo fármaco en pacientes con diversidad de cánceres que comparten la misma anomalía molecular. Los ensayos clínicos «sombrilla» se diseñan para demostrar el impacto de diferentes fármacos en mutaciones distintas en un solo tipo de cáncer. Un ejemplo es el ensayo clínico NCI-MATCH, que agrupó pacientes con cualquier histología cancerosa que presentarán una de las siguientes mutaciones: reordenamiento ALK, translocación ROS1, mutación V600 BRAF, mutación EGFR (*Epidermal growth factor receptor*), mutaciones o amplificación *HER2*, mutaciones NF-1, pérdida de NF-2, mutaciones cKIT, mutaciones o deleciones PTEN, mutaciones SMO y mutación o amplificación PIK-3CA. De acuerdo con las mutaciones, los pacientes se tratan con crizotinib, trametinib con o sin dabrafenib, afatinib, osimertinib, ado-trastuzumab emtansina, defactinib, sunitinib, taselisib, o vismodegib. Hasta la fecha, éste es el ensayo más extenso que intenta determinar la efectividad del tratamiento de los cánceres de acuerdo con sus anomalías moleculares es efectivo.
E. **Posibles limitaciones:**
   1. La prueba usada para identificar las anomalías moleculares debe ser confiable y válida para disminuir la posibilidad de resultados falsopositivos o falsonegativos.
   2. Las mutaciones conductoras (la causa del crecimiento del cáncer) y las mutaciones espectadoras deben ser difíciles de diferenciar.
   3. Pese a los intentos de facilitarlo, el acceso a los medicamentos puede seguir siendo difícil debido a leyes y regulaciones.
   4. Es posible que no existan medicamentos disponibles para las mutaciones detectadas.
   5. El significado clínico de las mutaciones identificadas en un cáncer puede ser diferente del de otro cáncer. Los inhibidores BRAF son fármacos innovadores en el tratamiento del melanoma con el BRAF mutado, pero tienen una actividad limitada en el cáncer colorrectal con el BRAF mutado. El ensayo clínico inicial en el cual el tratamiento se seleccionó con base en los resultados de la secuenciación —el ensayo SHIVA— mostró que sólo el 40 % de los pacientes con cánceres que contienen mutaciones frente a las cuales existían tratamientos disponibles no obtuvo ningún beneficio clínico cuando se trató con fármacos seleccionados por sus características moleculares comparados con el tratamiento estándar.
   6. En la actualidad, los médicos carecen de un conocimiento de la genética y de la biología molecular lo suficientemente elevado como ser capaces de aplicar los resultados en la práctica clínica de rutina.

VII. FILOSOFÍA DE LA PRÁCTICA MÉDICA DE LA ONCOLOGÍA CLÍNICA

Los doctores Dennis Casciato y Barry Lowitz, cofundadores del Manual de oncología clínica, pusieron especial atención en los aspectos filosóficos del cuidado médico. Ambos aplaudieron los nuevos logros de la oncología, pero jamás olvidaron tomar en cuenta las limitaciones y el aspecto humano del cuidado. Los siguientes son los principios filosóficos que asume el autor en la práctica de la oncología clínica.
A. **Ver una persona en cada paciente.** Como resulta obvio, los autores son conscientes de que proporcionan atención médica a seres humanos, pero también saben que la práctica diaria es demasiado exigente y demandante, y que no consiste sólo en interactuar con los pacientes sino también en interactuar con colegas, supervisores, personal administrativo, compañías de seguros y el público. Los médicos pueden estar tan ocupados con estas interacciones que comienzan a tratar a los pacientes de una forma más mecánica y olvidan que éstos tienen sus propios sentimientos y que el diagnóstico del cáncer, así como su tratamiento, son estresantes significativos. Es necesario reconocer que el médico puede quedar atrapado en esta característica de la práctica diaria, pero

cuando entre a la sala de examen a ver paciente, hay que hacer conciencia y tratar de dedicar toda la capacidad y saber en el paciente.

El médico debe aplicar los principios bioéticos convencionales en su práctica:

1. **Autonomía** (*Voluntas aegroti suprema lex*, los pacientes son la ley suprema). Los pacientes pueden tomar sus propias decisiones sin coerción después de entender los riesgos y beneficios relacionados con el tratamiento. Tienen el derecho de elegir o rechazar el tratamiento.
2. **Justicia** (*Iustitia*). Los beneficios del tratamiento deben distribuirse por igual entre los grupos sociales. Este principio no puede aplicarse sin considerar la distribución de los escasos recursos, las necesidades de competir, los derechos y las leyes.
3. **Beneficencia** (*Salus aegroti suprema lex*, la salud del paciente es la ley suprema). El tratamiento se proporciona con la intención de que sea benéfico para los pacientes. Esto requiere que los proveedores de cuidados de la salud tengan las habilidades y conocimientos necesarios para aplicar este principio.
4. **No causar daño** (*Primum non nocere*). El tratamiento no debe causar daño al paciente ni a otros miembros de la sociedad.

B. **Esforzarse por aprender.** El campo de la medicina está en constante cambio. Es deber de los médicos hacer avanzar el conocimiento científico y producir información relevante disponible para los pacientes. El médico debe estar convencido de que la profesión médica es una de las mejores profesiones: combina un deseo científico con el del servicio a la gente.

C. **Promover el cuidado más eficaz, pero sopesar los beneficios frente a la posibilidad de efectos colaterales.** Cuando se toman decisiones sobre la elección del tratamiento, el médico siempre debe reconocer las prioridades del paciente que lo recibirá; por ejemplo, un 5% de mejora en la supervivencia total puede considerarse significativo por un paciente pero no por otro, en especial cuando el tratamiento se acompaña de efectos secundarios.

De manera adicional, los médicos deben ser capaces de interpretar el significado clínico de los avances médicos. Los ensayos clínicos acostumbran a mostrar una mejora estadística significativa, pero esto no se traduce en un beneficio clínico. ¿Es una mejora de dos semanas de media estadísticamente significativa para la supervivencia total de los pacientes? Por otro lado, el médico debe comprender que los beneficios de tales datos estadísticos reflejan a un paciente promedio hipotético. Con mucha frecuencia, hay subgrupos de pacientes que pueden beneficiarse mucho más y subgrupos que no se beneficiarán tanto, pero el médico no es capaz de identificar estos subgrupos antes de iniciar el tratamiento.

Los médicos también tienen la responsabilidad de no proporcionar tratamientos de beneficio dudoso a un paciente. Cuando el médico habla con el paciente de otra línea de quimioterapia que tiene un 2% de probabilidad de controlar el tumor, el paciente no oye que el tratamiento tiene un 98% de probabilidad de no proporcionarle ningún beneficio. Es responsabilidad de los médicos ofrecer cuidado de apoyo sólo si la siguiente línea de quimioterapia no ofrece un beneficio clínico significativo, y no deben considerar una decisión así como un fallo personal.

D. **Reconocer las diferencias culturales y sociales entre los pacientes.** Los médicos viven en una sociedad más o menos diversa y tratan a pacientes de diferentes culturas y antecedentes sociales. La educación del médico y el desarrollo personal delinean el conjunto de valores y prioridades propias del médico, que pueden ser muy diferentes de los que tienen los pacientes. En muchos países, el cáncer todavía se considera un estigma, y estos pacientes pueden cerrarse a compartir sus síntomas y comprometer a los miembros de su familia en su cuidado. Estos pacientes también pueden optar por prescindir del cuidado preventivo. Los médicos tienden a notificar a sus pacientes su diagnóstico y pronóstico. Según sus antecedentes culturales, éstos pueden preferir desconocer su diagnóstico y los resultados previstos y designar a un miembro de su familia o incluso a un médico para que tome las decisiones que más le convengan. La comunicación exitosa entre el proveedor de cuidados de la salud y el paciente también depende de la capacidad de comprender los lenguajes por parte de ambos. Los médicos deben reconocer que el uso de miembros de la familia para interpretar al paciente, aunque muy conveniente, puede causar la pérdida de información importante y los intérpretes médicos profesionales pueden constituir una mejor opción. Además, los médicos tratan pacientes con diferentes antecedentes sociales. Por ello, el médico debe ser capaz de reconocer las necesidades de pacientes LGTB con cáncer (comunidad lésbica-gay-bisexual-transgénero) adolescentes y adultos jóvenes, de personas mayores, mujeres embarazadas y otros grupos especiales. Aunque pueden tener enfermedades malignas similares, su ambiente social influye en el cuidado.

E. Respetar a los colegas. Los médicos proporcionan la atención médica con un grupo de colegas, practicantes de enfermería, profesionales de enfermería, auxiliares médicos y personal administrativo. Todos ellos se esfuerzan por proveer una atención excelente y deben interactuar entre sí con un alto grado de profesionalidad, así como de reconocimiento de sus valores y necesidades.

F. Cuidarse a sí mismos y evitar el agotamiento. Los médicos estadounidenses sufren más agotamiento que otros trabajadores del mismo país. Lo anterior suele definirse como una pérdida de entusiasmo para trabajar, sentimientos de cinismo y una baja sensación de logro personal. Primero, los médicos deben reconocer de manera individual que todos están en riesgo de agotarse y que esto puede influir negativamente en el cuidado del paciente. Lo anterior puede originarse de un número mayor de horas de trabajo, una mayor carga de tareas burocráticas, insumos insuficientes, modificaciones en las políticas del cuidado de la salud, e incluso un aumento de la computarización. El cambio hacia el uso de registros de salud electrónicos ha tenido un impacto significativo en la reducción de la calidad de vida de los médicos; las tareas que antes realizaba otro personal se han convertido en actividades que quedan bajo la responsabilidad de los médicos. Por ello, los médicos deben utilizar técnicas que reduzcan el riesgo de agotamiento. Llevar un estilo de vida saludable, que incluya el control de peso y el ejercicio regular; disponer de un soporte social fuerte (familia, compañeros, amigos); efectuar actividades fuera del lugar de trabajo; realizar esfuerzos para mejorar las habilidades organizativas; contar con un entrenamiento mental que permita atender los aspectos de la experiencia diaria de una manera que no sea prejuiciosa ni reactiva y que contribuya a cultivar un pensamiento claro, ecuánime, compasivo y generoso.

G. Tener en cuenta los costos del cuidado médico. Es importante pensar en los diferentes tipos de costos relacionados con el cuidado del cáncer y la carga vinculada con este aspecto para el paciente y la sociedad. Los pacientes deben ser conscientes de que el costo del cuidado no sólo se relaciona con el costo de los medicamentos, estudios de imagen, pruebas de laboratorio y visitas médicas, sino que el tratamiento de su enfermedad también se vincula con costos mayores de transporte, la posible necesidad de un cuidador o instalaciones de cuidado a largo plazo, la posible pérdida del empleo y gastos mayores para los miembros de su familia. La decisión de optar por un tratamiento no debe excluir la carga económica del mismo; por ejemplo, los pacientes pueden optar por obtener el tratamiento que se administra cada 3 semanas en lugar de 2, o recibir el tratamiento en una instalación que esté más cerca de su domicilio.

El costo del cuidado del cáncer ha aumentado con rapidez. En 2014, los estadounidenses gastaban 374 000 millones de dólares en prescripciones; el 9% de este gasto (32 600 millones de dólares) se destinó a fármacos oncológicos. Una cantidad de 11 100 millones adicionales se gastó en los tratamientos del cuidado de apoyo. Lo anterior se acompañó de la mejora en la extensión y calidad de vida de los pacientes con cáncer. ¿Puede el médico hacer algo para minimizar los costos y no comprometer la calidad? Los oncólogos pueden aplicar los algoritmos/opciones de tratamiento que los ayudarán a usar las alternativas de mayores beneficios y no ofrecer tratamientos de beneficio dudoso. Esto puede reducir el uso del cuidado de apoyo. Los diferentes fármacos quimioterápicos tienen un potencial emetógeno distinto y no todos los pacientes requieren antieméticos con cada infusión. No todos los quimioterápicos causan neutropenia grave y por tanto, en muchos casos, pueden omitirse los factores de crecimiento. En tiempos recientes, se ha demostrado que los bisfosfonatos utilizados cada tres meses en pacientes con metástasis óseas reducen la frecuencia de las complicaciones esqueléticas en el mismo grado que cuando se administran con frecuencia mensual. Los estudios de imagen frecuentes, en especial en pacientes que están en remisión, no prolongan su vida y, más todavía, los populares estudios de tomografía por emisión de positrones/tomografía computarizada (PET-TC) son más costosos que los estudios de TC estándar y rara vez agregan una gran ventaja al cuidado del paciente. Los médicos tienden a ordenar pruebas sanguíneas excesivas, aunque su intención no es usar los resultados para cambiar el tratamiento. Las pruebas de imagen y de laboratorio deben ordenarse de manera razonable. Éstos son sólo algunos ejemplos de acciones que pueden reducir el costo y conservar la calidad del cuidado.

AGRADECIMIENTO

El autor desea expresar su agradecimiento a los Dres. Dennis A. Casciato y Barry B. Lowitz, quienes contribuyeron de manera significativa en las versiones previas de este capítulo.

Lecturas recomendadas

Collins FS, Varmus H. A new initiative on precision medicine. *N Engl J Med* 2015;372:793.
Coote JH, Joyner MJ. Is precision medicine the route to a healthy world? *Lancet* 2015;385:1617.
Easton DF, Pharoah PD, Antoniou AC, et al. Gene-panel sequencing and the prediction of breast-cancer risk. *N Engl J Med* 2015;372:2243.
Evan GI, Vousden KH. Proliferation, cell cycle and apoptosis in cancer. *Nature* 2001;411:342.
Hanahan D, Weinberg RA. Hallmarks of cancer: the next generation. *Cell* 2011;144 (5):646.
Moore PS, Chang Y. Detection of herpesvirus-like ADN sequences in Kaposi's sarcoma in patients with and without HIV infection. *N Engl J Med* 1995;332:1181.
Waddell N, Pajic M, Patch AM, et al. Whole genomes redefine the mutational landscape of pancreatic cancer. *Nature* 2015;518:495.

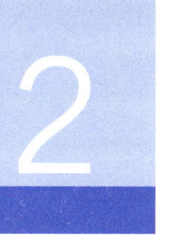

2 Medicina nuclear
Sonia Mahajan y Chaitanya R. Divgi

I. CARACTERÍSTICAS

A. **La medicina nuclear (MN)** utiliza marcadores radioactivos en forma de radiofármacos no sellados para el diagnóstico, el tratamiento y la realización de pruebas de laboratorio de enfermedades humanas. Los radionúclidos más usados en MN se listan en la tabla 2-1; los radiofármacos más comúnmente utilizados en los estudios de imágenes diagnósticas y de tratamiento se listan en la tabla 2-2.

B. **Radioactividad, radioisótopos y radionúclidos.** El núcleo del radiofármaco que se utiliza contiene partículas subatómicas, como los protones y neutrones, que se mantienen unidas por fuerzas de corto alcance altamente potentes. El **número atómico** (Z) de un átomo es el número de protones que hay en el núcleo, y es característico de un elemento concreto. El **número de masa** de un átomo es la suma de los protones y de los neutrones (A); con este número nos referiremos en esta sección, salvo que se especifique otra cosa. Los elementos radioactivos aparecen cuando el equilibrio de partículas subatómicas en el núcleo es inherentemente inestable.

1. El **periodo de semidesintegración** ($t_{1/2}$) es el tiempo que necesitan la mitad de los átomos para sufrir una descomposición radioactiva. La vida media de la mayoría de los radioisótopos de relevancia clínica es corta y, por tanto, no existen en la naturaleza. Algunos elementos naturales son radioactivos; por ejemplo, el ^{40}K constituye el 0.1 % del potasio que se encuentra en el cuerpo humano, y posee un periodo de semidesintegración de 1.26×10^9 años. Todos los elementos con peso atómico mayor al del ^{209}Bi son radioactivos. Los elementos transuránicos pueden tener periodos de semidesintegración de 10 000 años o más.

2. **Formas de emisiones radioactivas**

   a. **Rayos γ.** Energía fotoeléctrica que es capaz de penetrar un metro o más a través del tejido humano.

   b. **Rayos β.** Emisiones corpusculares con la masa de un electrón y una carga negativa, capaces de penetrar desde unos milímetros hasta unos centímetros en el tejido.

   c. **Positrones.** Emisiones corpusculares con la masa de un electrón y una carga positiva, que se desplazan unos milímetros en el tejido e interactúan con un electrón para formar radiación de aniquilación.

   d. **Radiación de aniquilación.** Dos fotones gama de 511 keV de energía que se desplazan en un ángulo de 180° entre sí, que se han creado cuando se combinan un electrón y un positrón.

   e. **Partículas α.** Dos neutrones y dos protones (un núcleo de helio) que son capaces de viajar unos 10-20 diámetros celulares en los tejidos.

   f. **Rayos X.** Resultado de la reordenación de electrones en órbita alrededor del núcleo.

   g. **Electrones de Auger.** Electrones de baja energía que se emiten desde las órbitas que rodean el núcleo, desplazándose en los tejidos tan sólo unos micrómetros.

   h. **Aplicaciones.** Los rayos γ y la radiación de aniquilación, en particular, poseen varias aplicaciones de diagnóstico por la imagen. Las partículas de menor alcance, como las partículas α, los rayos β y los electrones de Auger, se usan en aplicaciones terapéuticas.

TABLA 2-1	Núclidos que se utilizan en medicina nuclear		
C	Carbono (^{11}C)	P	Fósforo (^{32}P)
F	Flúor (^{18}F)	Ra	Radio (^{223}Ra)
Ga	Galio (^{67}Ga)	Rb	Rubidio (^{82}Rb)
I	Yodo (^{123}I, ^{124}I, ^{125}I, ^{131}I)	S	Azufre (^{35}S)
In	Indio (^{111}In)	Sr	Estroncio (^{89}Sr)
Kr	Kriptón (^{81}Kr)	Tc	Tecnecio (^{99m}Tc); m = metaestable
Lu	Lutecio (^{177}Lu)	Tl	Talio (^{201}Tl)
Mo	Molibdeno (^{99}Mo)	U	Uranio (^{235}U, ^{238}U)
N	Nitrógeno (^{13}N)	Xe	Xenón (^{127}Xe, ^{133}Xe)
O	Oxígeno (^{15}O)	Y	Ytrio (^{90}Y)

3. **Cantidad de radioactividad**
   a. **Becquerelio (Bq).** Una desintegración por segundo (dps) se define como 1 Bq de radioactividad, unidad nombrada en honor al descubridor de la radioactividad, Antoine Henri Becquerel. Las dosis típicas que se usan en los estudios de imagen se sitúan en el rango del milicurio (mCi), donde 1 mCi equivale a 37 megabecquerelios (MBq). Un curio (Ci), así llamado en honor a uno de los descubridores de la radioactividad, Marie Curie, es igual a 37 gigabecquerelios.
   b. **Curios (Ci).** La unidad del curio se basa en la cantidad de radioactividad en 1 g de radio, o 3.7×10^{10} dps. Las dosis diagnósticas típicas oscilan entre 1 mCi (37 MBq) y 30 mCi (1 110 MBq).
4. **Cantidad de radiación absorbida**
   a. **Rad.** Cuando las emisiones radioactivas interactúan con la materia, se absorbe una fracción de la energía total. Un rad equivale a un ergio (erg) de energía absorbida por cada gramo de tejido.
   b. **Un gray** equivale a 100 rads; 1 centiGray (cGy) equivalen a 1 rad.
   c. **Rem** (R), o roentgen, fue introducida como una unidad porque no toda la radiación emitida posee una potencia biológica equivalente a una determinada dosis de radiación absorbida. Para los fotones Gama y los rayos X, la dosis rad y la dosis rem son iguales. Para partículas de mayor tamaño (p. ej., la partícula α), la dosis rem es la dosis rad multiplicada por un «factor de calidad». Para las partículas α, el factor de calidad es más elevado, de modo que, para una determinada dosis rad, la dosis rem para la exposición a partículas α es mucho mayor que para la exposición gama; se discute cuál es el valor exacto, pero se supone generalmente que es, al menos, 20 veces mayor.
   d. **Sievertio (Sv).** Un Sv equivale a 100 rem.
C. **¿Qué cantidad de exposición a la radiación resulta inocua?** La respuesta es «la menor que pueda alcanzarse razonablemente» (ALARA).
   1. En el **lugar de trabajo** se permite un máximo de 5 000 milirem (mR) al año; el objetivo es que sólo sea el 25 % de esta dosis (1 250 mR). Las directrices para las trabajadoras embarazadas permiten 5 milliSv (mSv) durante el periodo gestacional de 9 meses.
   2. La **población general** en Estados Unidos recibe un promedio de 2.9 mSv/año de radiación natural. El nivel actual para la población general se establece en 1 mSv/año.
   3. La **exposición diagnóstica**, cuyo objetivo es el tratamiento del paciente, no posee límites porque las dosis utilizadas son relativamente bajas, y se piensa en general que los beneficios superan a los riesgos asociados a los estudios indicados.
   4. La administración de **radioisótopos terapéuticos** requiere, en ocasiones, el ingreso hospitalario del paciente. En Estados Unidos la *Nuclear Regulatory Commission* ha establecido directrices, de modo que el tratamiento debe administrarse de forma

TABLA 2-2 Radiofármacos que se utilizan en medicina nuclear

Núclido	Producto farmacéutico	Farmacología	Dosis	Preparación del paciente	Uso
^{11}C	Colina	Fosfolípido de la membrana celular	8-10 mCi	Ninguna	Recurrencia de cáncer prostático
^{18}F	FDG	Glucólisis	10 mCi	Ayunas	Viabilidad del tumor
^{18}F	Fluoruro de sodio	Mineralización ósea	10 mCi	Ninguna	Enfermedades óseas
^{67}Ga	Citrato	Receptor de transferrina	10 mCi	Laxantes	Linfoma, inflamación
^{131}I	Yoduro de sodio	Hormona tiroidea	5-10 µCi RAIU	Libre de hormona tiroidea y yodo	Disfunción tiroidea, cáncer tiroideo
^{131}I	MIBG	Captación de catecolaminas	0.5 mCi	Sin agonistas α, β, labetalol, ATC, reserpina, BCC, cocaína	Tumor neuroendocrino
^{123}I	Yoduro de sodio	Hormona tiroidea	25 µCi	Sin hormonas tiroideas ni yoduro	Disfunción tiroidea
^{111}In	Leucocitos	Inflamación diana	5 mCi	Ninguna	Flemón
^{111}In	Forma de quelato de pentetreotida	Receptores de somatostatina	5 mCi	Sin esteroides; ni laxantes	Neoplasia endocrina
^{111}In	Pendetida de capromab de ^{111}In	AcMo anti-PSMA	6 mCi	Laxantes, enema	Recurrencia de cáncer de próstata
^{223}Ra	Dicloruro	Mineralización ósea	1.3 µCi/kg	Ninguna	Cáncer de próstata resistente a la castración
^{153}Sm	Lexidronam	Hidroxiapatita	1 mCi/kg	Gammagrafía ósea positiva	Dolor óseo en cáncer de próstata, de mama o de pulmón
^{89}Sr	Cloruro de estroncio-89	Mineralización ósea	4 mCi/70 kg	Gammagrafía ósea positiva	Dolor óseo en cáncer de próstata
^{99m}Tc	Fosfonatos	Mineralización ósea	25 mCi	Ninguna	Enfermedad ósea
^{99m}Tc	Dispersión coloidal de azufre	Eliminación linfática	0.2-0.5 mCi	Ninguna	Identificación del ganglio centinela
^{99m}Tc	Albúmina	Eliminación linfática	1 mCi	Ninguna	Drenaje linfático
^{99m}Tc	Agregados de albúmina	Bloqueo capilar	5 mCi	Ninguna	Embolia pulmonar
^{99m}Tc	Eritrocitos	Marcadores vasculares	30 mCi	Sin bloqueantes β	Medición de la FEVI
^{99m}Tc	Pertecnetatos	Inducido NIS Atrapamiento de yodo tiroideo	10 mCi	Sin tiroxina ni yoduro, contraste radiográfico reciente, ni fármacos antitiroideos	Nódulo tiroideo
^{99m}Tc	MIBI	Unión intracelular y lipofilia	20 mCi	Ayunas; interrupción de xantinas	Viabilidad del tumor, perfusión cardiaca tejido/nódulo paratiroideo hiperfuncional
^{99m}Tc	Gammagrafía para detectar CEA	AcMo anti-CEA	20-30 mCi	Laxantes	Cáncer colorrectal
^{201}Tl	Cloruro	Bomba de Na^+-K^+	5 mCi	Ninguna	Viabilidad del tumor
^{90}Y	Ibritumomab tiuxetano	AcMo anti-CD20	0.3-0.4 mCi/kg	v. texto	Linfoma resistente

Clave: AcMo, anticuerpo monoclonal; CEA (*carcinoembryonic antigen*), antígeno carcinoembrionario; CT, dosis corporal total; FDG, fluorodesoxiglucosa; FEVI, fracción de eyección ventricular izquierda; MIBG, metayodobencilguanidina; MIBI, isonitrilo de metoxiisobutilo; PSMA (*prostate-specific membrane antigen*), antígeno prostático específico de membrana; ATC, antidepresivos tricíclicos; BCC, bloqueadores de los canales de calcio; NPO, Nil per oral (nada por vía oral); HMPO, hexametilpropilenamino oxima.

ambulatoria siempre que la dosis de radiación para la población general se encuentre dentro de unos límites aceptables (*v.* anteriormente), calculados generalmente en función de la magnitud y del tiempo de residencia eficaz de la radioactividad administrada; si no se dispone de datos para realizar estas determinaciones, es necesaria la hospitalización con toma de precauciones de aislamiento de la radiación, hasta que los niveles de ésta desciendan a 5-7 mR/h a una distancia de 1 m de la persona tratada. A partir de este punto el paciente no necesita precauciones especiales.

D. Instrumental

1. **Contadores de pozo.** Se dispone un cristal sensible a la radiación (generalmente, yoduro sódico), de modo que pueda colocarse en una cavidad un pequeño tubo de ensayo que contiene un líquido corporal. Para cada desintegración, la energía de la radiación emitida se deposita en el cristal, y a éste se le induce a que emita un impulso luminoso. Este impulso luminoso pasa por un tubo fotoeléctrico convertido en una señal eléctrica débil (*PhotoMultiplier Tube* o PMT). La amplificación adicional produce una señal que puede leerse como un «recuento» individual. La cantidad del marcador radioactivo presente es proporcional a la cantidad total (cpm) detectada. Tomando como referencia patrones de actividad conocida puede detectarse la cantidad absoluta del marcador.

2. Los **aparatos de gammacámara** son los aparatos de obtención de imágenes más utilizados con los radiofármacos ampliamente disponibles, como ^{99m}Tc, ^{111}In y ^{131}I. La gammacámara detecta fotones mediante un cristal de yoduro de sodio incluido en un escudo de plomo y acoplado a los PMT. Un colimador (escudo grueso de plomo con orificios) actúa como una lente para enfocar la radiación. Tras ser emitidos por el radiomarcador, los rayos γ administrados al paciente atraviesan los orificios del colimador y chocan con el cristal sensible a la radiación. Esto genera un pulso luminoso en el cristal que los PMT amplifican. Un ordenador calcula dónde golpea el fotón al cristal, de manera que la señal más intensa se encuentra en el punto más cercano al lugar en que el fotón golpea el detector. La resolución es de 1 cm, aproximadamente, en la mayoría de las gammacámaras planares.

3. **Tomografía computarizada por emisión de fotón único (SPECT,** *single photon emission computerized tomography*). Las imágenes tomográficas de la gammacámara se obtienen al hacerla rotar alrededor del paciente (cada vez se utilizan más de dos o tres cámaras en el mismo pórtico); los datos se reconstruyen como imágenes tomográficas tridimensionales —transaxil, coronal y sagital—. La SPECT se utiliza cada vez más para proporcionar una delimitación más precisa, en particular de las lesiones profundas; los dispositivos híbridos más recientes incorporan la TC (SPECT/TC).

4. **Tomografía por emisión de positrones (PET).** Es la técnica de obtención de imágenes que ofrece mayor resolución y sensibilidad dentro de la medicina nuclear. Por razones relacionadas con la física de la desintegración de la emisión de positrones, la imagen puede convertirse en una distribución tridimensional, exacta y cuantitativa de la radioactividad, con una resolución de unos 3 mm a 5 mm de profundidad dentro del organismo. El radiomarcador para PET de mayor uso en la clínica es el ^{18}F, de manera típica como ^{18}F-fludesoxiglucosa o FDG. El amoníaco marcado con ^{13}N (^{13}NH$_3$) cuenta con aprobación clínica para valorar la perfusión miocárdica. Los compuestos marcados con ^{11}C se usan con frecuencia en la investigación; el carbono radioactivo puede sustituir al carbono estable de una molécula y de ese modo no altera sus propiedades químicas ni biológicas. Estos elementos pueden incorporarse con facilidad en las moléculas biológicas. En vista de sus breves vidas medias (20 y 10 min), el carbono 11 y el nitrógeno 13, respectivamente, necesitan producirse en un ciclotrón situado en la proximidad de la cámara PET. La vida media de 108 min del ^{18}F estimuló el desarrollo de fabricantes de radiofármacos comerciales que son capaces de producirlos a granel y enviarlos a los centros donde se realizan estudios de imagen ubicados a distancias cercanas (distancias de alrededor de 2 horas).

También se hallan en estudio otros emisores de positrones de vidas medias más largas. El radioyodo ha sido el hito de la medicina nuclear; el yodo 124 es un emisor de positrones con una vida media de 4.2 días que lo convierten en el sustituto ideal del ^{131}I; en el cáncer tiroideo se le ha estudiado como yoduro y como marcador de anticuerpos frente a los antígenos propios del tumor. El zirconio 89 (^{89}Zr) es un radiometal que se ha empleado con propósitos similares junto a proteínas que se unen a antígenos de interés en la investigación del cáncer.

5. **Dispositivos híbridos**
   a. **SPECT/TC.** Adición de un TC a una SPECT. Dispositivo que permite el uso de la TC para calcular la atenuación de los fotones con la resultante mejora en la localización anatómica de la señal radioactiva, potencialmente permite la posibilidad de cuantificar la señal. Las unidades comerciales de SPECT se encuentran disponibles con un TC.
   b. **PET/TC.** El número de dispositivos de PET/TC se multiplicó en el presente siglo XXI. La mayoría de los instrumentos PET disponibles en los comercios son PET/TC. Los avances logrados con los dispositivos PET/TC han permitido mejores correlaciones morfológicas (al introducir mejoras en el componente TC, basadas en el incremento del número de detectores TC); simultáneamente, las mejoras a la tecnología PET, en especial en lo que se refiere a las imágenes del «tiempo de vuelo» (TV), dieron lugar a una mayor calidad de la cuantificación y al contraste de imagen.
   c. **PET/RM.** El éxito de la PET/TC estimuló la exploración de la PET con la RM combinadas. En la actualidad, hay un número limitado de dispositivos híbridos PET/RM en uso; su costo y el no haber podido demostrar una MAYOR ventaja clínica en relación con la PET/TC han limitado su utilización más amplia (además posee restricciones actuales en su reembolso).

6. **Producción de radioactividad**
   a. **Ciclotrón.** El ciclotrón acelera partículas subatómicas (p. ej., protones, deuterones, núcleos de helio, partículas α) a velocidades cercanas a las de la luz. Los radionúclidos emisores de un solo fotón aprobados por la FDA y que son relevantes para los estudios de imagen oncológicos son los isótopos del yodo ^{123}I y ^{131}I y los radiometales ^{67}Ga y ^{111}In. Hoy en día, los radiofármacos emisores de positrones aprobados por la FDA y de relevancia para los estudios de imagen oncológicos son el fluoruro de sodio marcado con ^{18}F (Na^{18}F) para imágenes óseas, la desoxiglucosa (^{18}FDG, fludesoxiglucosa) para imágenes tumorales, y la colina marcada con ^{11}C para imágenes del cáncer de próstata.
   b. **Reactores.** El reactor se abastece de elementos pesados, como ^{238}U y ^{235}U, que sufren una fisión espontánea. Se emiten neutrones desde el núcleo y, cuando se encuentran en cantidades suficientes, «escinden» los átomos de uranio, con la consiguiente liberación de grandes cantidades de energía. En este proceso, se genera toda una cadena de elementos radioactivos, denominados *productos de fisión,* como son: ^{99}Mo (del que deriva el ^{99m}Tc), ^{131}I, ^{125}I, ^{32}P y ^{35}S. En algunos casos, un elemento diana se bombardea con neutrones para producir el elemento radioactivo utilizado en medicina (p. ej., ^{89}Sr). En otros casos, la separación de los productos de fisión puede originar el isótopo radioactivo (^{131}I, ^{125}I).

II. ESTUDIOS DE DIAGNÓSTICO POR LA IMAGEN DE TUMORES

A. **Gammagrafía ósea**
   1. Las **indicaciones** de la gammagrafía ósea son la determinación de la presencia y la extensión de tumores primarios y metastásicos que afectan al hueso (en especial, en el cáncer de próstata y en el de mama). Algunas neoplasias que producen metástasis óseas no provocan un aumento del recambio de hidroxiapatita, y en ellas las gammagrafías óseas no son muy útiles (mieloma múltiple, cáncer tiroideo, algunas neoplasias de mama negativos al receptor de hormona).

2. **Radiofármaco.** Un pirofosfato u otro derivado del grupo de los fosfonatos se marca con ^{99m}Tc.
3. **Principio.** El tumor primario o metastásico provoca una reacción en el hueso adyacente que remodela el cristal óseo y, en el proceso, capta el fármaco óseo ^{99m}Tc.
4. **Observaciones sobre el procedimiento.** Las gammagrafías óseas corporales totales suelen realizarse con gammacámaras con campos de visión amplia. La SPECT se practica en regiones en las que existe sospecha y es de particular ayuda en columna vertebral. La SPECT/TC puede ser de utilidad en el diagnóstico diferencial, sobre todo para establecer la localización de la captación incrementada y su correlación con el cambio osteoblástico observado con la TC. La PET/TC con NaF reúne la ventaja de la valoración morfológica obtenida con la TC combinada con la valoración de la captación de la PET, que se consigue mucho más rápido y con mayor exactitud que con una SPECT/TC comparable. La dosis de radiación del Na^{18}F es también mucho menor que la del fosfonato de ^{99m}Tc.
5. **Interpretación.** Sobre un fondo de recambio óseo, un foco metastásico destaca como una captación ávida. Las gammagrafías óseas son más sensibles que la tomografía computarizada (TC) y la resonancia magnética (RM) para detectar metástasis en el hueso cortical. La RM puede detectar metástasis en la médula ósea antes de que el hueso cortical se vea afectado.

B. **PET con ^{18}F-FDG**
   1. **Indicaciones**
      a. Distinguir la necrosis por radiación del glioblastoma recurrente.
      b. Evaluar el grado de diferenciación del tumor cerebral desde tumor de bajo grado a tumor de alto grado.
      c. Diferenciar los nódulos pulmonares benignos y malignos.
      d. Evaluar el estadio, reestadificar si es necesario y evaluar la respuesta al tratamiento, en pacientes con neoplasias primarias o metastásicas.
   2. **Radiofármaco.** [^{18}F]-2-fluoro-2-desoxi-d-glucosa (o FDG) es un análogo de la glucosa.
   3. **Principio.** Casi todos los tumores muestran glucólisis muy acelerada conocida como el «efecto Warburg» comparados con los tejidos en los que se originan. La ^{18}F-fluorodesoxiglucosa (^{18}F-FDG) refleja la glucólisis —la captación celular facilitada de esta sustancia es análoga a la de la glucosa, del mismo modo que su fosforilación posterior. A pesar de que la FDG-6-fosfato no es fosforilanada y en consecuencia su acumulación en la célula es un reflejo del transporte de la glucosa y la actividad de la hexocinasa, características distintivas del efecto Warburg. La mayoría de los tejidos sanos, excepto el cerebro y el corazón, poseen glucosa-6-fosfatasa y depuran con celeridad la FDG. Así, la FDG se convirtió en la molécula modelo de los estudios de imagen para el diagnóstico y la estadificación de alrededor del 80 % de los tumores. La FDG PET se emplea como una herramienta diagnóstica y como un biomarcador farmacodinámico para valorar la extensión de la enfermedad y la viabilidad del tumor antes y después del tratamiento con radiación o fármacos.
   4. **Observaciones sobre el procedimiento.** La ^{18}FDG se inyecta en un paciente euglucémico, en ayunas, 45-60 min antes de realizar la PET. Los pacientes con glucemias de > 200 mg/dL no se estudian; aquellos que han recibido insulina inmediatamente antes del estudio pueden tener una alteración de la biodistribución, lo que los excluye de una interpretación óptima.
   5. **Interpretación**
      a. En los **tumores cerebrales primarios**, se obtiene el cociente con la sustancia blanca «contralateral»; un tumor hiperactivo posee un cociente de concentración de FDG de 1.4 veces mayor. El aumento de captación es característico de las neoplasias primarias y metastásicas de alto grado. Las áreas de disminución de la captación se observan en tumores de bajo grado y en la necrosis por radiación.
      b. Los **nódulos pulmonares solitarios** suelen evaluarse por medio de biopsias de escisión debido a la falta de certeza sobre su naturaleza benigna o maligna.

Cuanto más alto sea el cociente de captación de ^{18}FDG PET entre un nódulo y la región de control normal, más elevada es la probabilidad de que la lesión sea maligna.

    c. Los **estudios falsamente negativos** son más frecuentes en las neoplasias que carecen de las vías constitutivas para utilizar la glucosa como fuente de energía (p. ej., el carcinoma bronquioloalveolar, el carcinoma tiroideo bien diferenciado y el carcinoma de próstata sensible a la castración).

    d. Los **estudios falsos positivos** se producen como resultado del aumento de la concentración del marcador en regiones no malignas que poseen un incremento del metabolismo de la glucosa. Las alteraciones falsamente positivas (para las neoplasias) más habituales son los focos infecciosos. La captación falsa positiva del músculo provocada por la tensión o el movimiento y la del tejido adiposo pardo suele ser aparente en la PET/TC, y puede disminuirse al alentar la relajación del paciente, optimizar la temperatura ambiental o administrar benzodiazepinas de acción corta.

    e. El **concepto de «respuesta metabólica»** está evolucionando. La mayoría de los grupos han aceptado que la respuesta metabólica completa (RMC) es representativa del tumor no viable, y varios estudios han demostrado la existencia de una relación entre la RMC y la supervivencia en diversas enfermedades, particularmente en el linfoma y el cáncer de mama. Se encuentran definiendo las respuestas parciales, pero actualmente se utilizan criterios numéricos análogos a los utilizados en los **Criterios de Evaluación de la Respuesta en los Tumores Sólidos (RECIST,** *Response evaluation criteria in solid tumor*) y otras pruebas de respuesta similares. En fecha reciente, RECIST fue modificado para incluir la interpretación cualitativa de FDG PET, y ahora un número cada vez mayor de métodos de evaluación de la enfermedad en el caso del linfoma (p. ej., Cheson, Lugano) incorpora la FDG PET.

    f. El **Valor estándar de captación (VEC)** es un índice semicuantitativo de la velocidad de la glucólisis. Es el cociente entre la concentración de la radioactividad en el tejido/órgano de interés (C_{org}) y la concentración en todo el cuerpo de la radioactividad inyectada (que se expresa como actividad inyectada/peso corporal, C_{inj}).

Suele calcularse con base al peso corporal del paciente como sigue:

VEC = (radioactividad en el tejido/masa)/(actividad inyectada/peso corporal)

    Los VEC altos son una característica distintiva de las enfermedades malignas. Rara vez, los valores VEC son tan elevados en los focos infecciosos. Debe tenerse en cuenta que el VEC depende del método de generación de imagen y del tiempo que sigue a la inyección entre otros factores, y es probable que su mayor utilidad se obtenga con las comparaciones del mismo paciente. Asimismo, conviene recordar que el VEC es un índice y que por consiguiente no debe reemplazar a la interpretación cualitativa de un observador entrenado.

C. **Imágenes de ^{67}Ga.** El uso de imágenes con gaglio radioactivo se redujo de forma significativa desde la introducción de la FDG PET.

D. **Linfogammagrafía**

    1. **Indicaciones.** Determinar la dirección del drenaje de los ganglios linfáticos desde lesiones cutáneas del tronco (p. ej., en el melanoma, carcinoma de mama), o el estado de los vasos linfáticos en regiones de linfedema.

    2. **Radiofármaco.** Azufre coloidal o albúmina marcados con ^{99m}Tc.

    3. **Observaciones sobre el procedimiento.** Se inyecta típicamente en las membranas interdigitales de las manos y de los pies, para evaluar las extremidades pélvicas y torácicas. Las imágenes con gammacámara permiten evaluar la dirección del drenaje y orientar qué región ganglionar linfática debe someterse a exploración quirúrgica.

    4. **Interpretación.** Una atención meticulosa a las imágenes detalladas en las tomas iniciales de algunos pacientes puede mostrar los puntos de interrupción del drenaje linfático y utilizarse como base para corregir el problema.

E. **Linfogammagrafía: detección del ganglio centinela**
 1. **Indicación.** Detección del ganglio linfático centinela en pacientes en los que está programada una resección quirúrgica de un carcinoma de mama primario o un melanoma.
 2. **Radiofármaco.** Azufre coloidal marcado con ^{99m}Tc (en muchos casos, particularmente en el melanoma, pasado a través de un filtro de 0.22 μm, para disminuir el tamaño de las partículas). Cuando se utiliza el radiofármaco filtrado, los conductos linfáticos se observan con mayor frecuencia, y los ganglios centinelas se ven antes. Diversos grupos en Estados Unidos, utilizan este radiofármaco sin filtrar, para permitir una mayor flexibilidad desde el momento de la inyección hasta la detección intraoperatoria, puede que se visualice una menor proporción de ganglios centinelas hasta 2 h después de la inyección, aunque sigue siendo posible la detección durante la intervención quirúrgica mediante sondas γ intraoperatorias.
 3. **Observaciones sobre el procedimiento.** Tras la inyección intradérmica alrededor de la lesión (o en otro punto optimizado para la delimitación de los ganglios de drenaje) del coloide radioactivo, se obtienen imágenes seriadas con la gammacámara (anteriores y laterales) para determinar el drenaje linfático e identificar el primer ganglio que concentra el marcador. Suele complementarse con la detección intraoperatoria de radioactividad ganglionar mediante una sonda γ.
 4. **Interpretación.** Las imágenes seriadas permiten detectar el primer ganglio donde se concentra radioactividad. Se ha propuesto que el estado de afectación de este ganglio es representativo del estado ganglionar global.
F. **Imágenes del transportador de noradrenalina con metayodobenzilguanidina (MIBG)**
 1. **Indicación:** identificar los sitios metastásicos y del tumor primario en el feocromocitoma/paraganglioma y el neuroblastoma.
 2. **Radiofármaco.** Sulfato de yobenguano, sulfato de MIBG marcado con ^{131}I o con ^{123}I.
 3. **Principio.** La MIBG suele concentrarse en los tejidos adrenérgicos y en los gránulos de depósito citoplasmáticos que también contienen otras catecolaminas. Todo aquello que bloquee la captación o promueva la liberación de estos gránulos puede producir resultados falsamente negativos (v. sec. II.F.6).
 4. **Observaciones sobre el procedimiento**
    a. La **dosis típica** para el estudio de imagen para un adulto es de 0.5 mCi de ^{131}I y 10 mCi de ^{123}I. En menores de 18 años se realiza un ajuste de dosis por el área de superficie corporal, suponiendo que la dosis de un adulto está ajustada para una persona con 1.7 m². Se trata previamente a los pacientes con yodo estable (en los adultos, 10 gotas diarias de una solución de 1 g/mL, que se inician justo antes de la inyección y se continúan hasta el último día de la prueba).
    b. **Técnica:** Se toman las imágenes del paciente con la cámara de cuerpo completo a las 24 h y a las 48 h (cuando se administra ^{131}I), si es necesario, y se presta atención especial al retroperitoneo y a la región suprarrenal. En la mayoría de los casos puede realizarse una SPECT de las regiones de interés al día siguiente de la inyección de ^{123}I-MIBG.
    c. **Advertencia.** En los pacientes con un feocromocitoma, son raras las crisis hipertensivas después de inyectar una dosis diagnóstica de MIBG. El embarazo no es una contraindicación absoluta, pero deben evaluarse cuidadosamente los posibles riesgos para el feto.
 5. **Interpretación.** La MIBG se elimina del plasma por filtración glomerular, y se incorpora rápidamente a los gránulos de almacenamiento de las catecolaminas en aquellas zonas tisulares que contienen nervios simpáticos o focos de almacenamiento adrenérgico. Así, se produce captación en corazón, riñones, hígado y glándulas suprarrenales en la mayoría de los momentos de obtención de imágenes. Los tumores aparecen como áreas de aumento de captación.

6. **Interacciones farmacológicas.** Los fármacos que se señalan a continuación pueden interferir con la captación de MIBG por el neuroblastoma y el feocromocitoma, y deberá interrumpirse su administración unos días o unas semanas antes de la prueba de diagnóstico por la imagen, según su farmacología.
   a. Antihipertensores: labetalol, reserpina, antagonistas del calcio.
   b. Amitriptilina, imipramina y derivados.
   c. Doxepina.
   d. Aminas simpaticomiméticas.
   e. Cocaína.
7. **MIBG como tratamiento.** Numerosos grupos han usado ^{131}I-MIBG como tratamiento de los tumores neuroendocrinos. Las dosis típicas llegan hasta 200 mCi de ^{131}I. Los efectos adversos hematopoyéticos limitan las dosis; la mayoría de los pacientes recuperan totalmente los valores del hemograma completo y pueden volverse a tratar si no existe progresión alguna de la enfermedad en fases de 3 a 6 meses. En los estudios terapéuticos suele realizarse saturación con solución saturada de yoduro potásico (SSKI) 1 semana después del tratamiento.

G. **Gammagrafía con pentetreotida (octreotida)**
1. **Indicación.** Estudio diagnóstico de tumores neuroendocrinos que poseen receptores de somatostatina.
2. **Radiofármaco.** La pentetreotida es un conjugado de octreotida con ácido dietilentriaminopentaacético (DTPA), que es un análogo de acción prolongada de la somatostatina humana. El ^{111}In se une al quelato.
3. **Principio.** El compuesto ^{111}In-pentetreotida se une a receptores de somatostatina (RST), en particular el subtipo 2 del RST, en todo el cuerpo. Los tumores neuroendocrinos expresan abundantemente estos receptores y, por tanto, concentran cantidades suficientes del compuesto radioactivo para que sea visible en la gammagrafía.
4. **Observaciones sobre el procedimiento.** Se realizan al paciente técnicas de imagen planares y SPECT diarias hasta que se determina si el fármaco es útil. Las imágenes suelen obtenerse al cabo de 4 h, 24 h y 48 h de la inyección. Como la sustancia se elimina por vía intestinal, deberá administrarse al paciente un laxante suave la noche anterior a la toma de imágenes, programada para las 24 h y las 48 h tras la inyección.
   a. Pueden observarse **resultados falsamente negativos** en los pacientes tratados en ese momento con acetato de octreotida para el control de los síntomas relacionados con tumores neuroendocrinos.
5. **Interpretación.** Pueden observarse el hígado, la glándula tiroides y la hipófisis sanos. En los tumores con receptores de somatostatina empieza a observarse la captación al cabo de 4 h, y se obtiene el mayor contraste tisular en las imágenes obtenidas a las 24 h y las 48 h. La sensibilidad para la detección de tejido tumoral depende de la frecuencia de los receptores de somatostatina. Es más probable que los pacientes con estudios positivos se beneficien con el tratamiento basado en el acetato de octreotida.
   a. Casi en el 30% de los pacientes en los que se utilizó ^{111}In-pentetreotida se identificaron **nuevas lesiones que estaban previamente ocultas,** a pesar de haberse realizado amplios estudios. Se detectaron tumores carcinoides, neuroblastomas, feocromocitomas, paragangliomas, carcinomas microcíticos de pulmón y meningiomas en alrededor del 90% de los casos.
   b. Las **lesiones granulomatosas** y otros tipos de lesiones inflamatorias también dieron resultados positivos, entre ellas la tuberculosis, la sarcoidosis, la artritis reumatoide y la oftalmopatía de la enfermedad de Graves.

H. **Diagnóstico por la imagen de los tumores prostáticos**
1. **Indicaciones.** Detección del cáncer de próstata fuera del lecho prostático y del cáncer de próstata recurrente en el lecho prostático. Como fue suplantada por la RM, esta prueba ya casi no se usa.
2. **Radiofármaco.** La pendetida de capromab marcada con ^{111}In es un anticuerpo monoclonal, al que se le une ^{111}I mediante un quelato, que se fija al antígeno de membrana específico prostático (PSMA, *prostate-specific membrane antigen*).

3. **Principio.** El anticuerpo reacciona con un antígeno que se encuentra específicamente en los linfocitos neoplásicos prostáticos. Tras la administración i.v., el anticuerpo libre se elimina gradualmente de la circulación, mientras se localiza en el tejido tumoral.
4. **Observaciones sobre el procedimiento.** Se obtienen imágenes anteriores y posteriores de todo el cuerpo; a continuación, se realiza una SPECT (de preferencia, SPECT/TC) de la parte infrahepática del abdomen y de la pelvis, donde se obtienen imágenes comparativas 4 días después de la inyección. Dado que la radioactividad puede concentrarse en el hígado y suele excretarse por vía intestinal, es importante la preparación de esta vía de eliminación con un laxante oral administrado la noche anterior.
5. **Interpretación.** Las imágenes de captación se pueden observar en las cuencas ganglionares abdominopélvicas, así como en el lecho prostático. La SPECT es importante para la región del lecho prostático y los ganglios obturadores. Se debe comparar en conjunto las imágenes iniciales posteriores a la administración del marcador y las tardías para asegurarse de que la captación anómala de las imágenes tardías no correspondan a una región vascular. Algunos grupos no realizan las series iniciales de imágenes y obtienen, en su lugar, imágenes con «isótopo doble», mediante eritrocitos marcados con ^{99m}Tc para delimitar las estructuras vasculares. Cada vez más se está empezando a utilizar la combinación SPECT/TC, de forma que la TC pueda proporcionar la localización anatómica de la distribución de la radioactividad. En tales circunstancias, las imágenes iniciales no son necesarias. También es importante asegurarse de que el paciente vacíe su vejiga tanto como le sea posible antes de tomar las imágenes.

I. **Imágenes de viabilidad tumoral: cloruro de ^{201}Tl y ^{99m}Tc-sestaMIBI**
   1. **Indicaciones.** En lugar de estos fármacos, cada vez se utiliza más la combinación FDG PET/TC, fundamentalmente en zonas fuera del encéfalo.
      a. Se utiliza en el diagnóstico diferencial de masas mamarias.
      b. En la evaluación de la viabilidad de tumores óseos primarios tras la quimioterapia.
      c. Seguimiento de la viabilidad del carcinoma tiroideo bien diferenciado.
      d. Diagnóstico por la imagen de adenomas paratiroideos.
      e. Diagnóstico por la imagen de tumores cerebrales (SPECT).
   2. **Radiofármaco**
      a. El **isonitrilo de ^{99m}Tc-metoxiisobutilo** (MIBI) es una forma catiónica monovalente del ^{99m}Tc que posee una gran liposolubilidad. Se forma como un átomo central de ^{99m}Tc rodeado por seis moléculas de nitrilo de isobutirilo; por esta razón, a veces, se le denomina *sestaMIBI*.
      b. El **cloruro de ^{201}Tl (talioso)** es un radioisótopo del talio, que se encuentra en la serie de elementos actínidos y se comporta *in vivo* como un análogo del potasio.
   3. **Principio.** El **cloruro de ^{201}Tl** es un fármaco que se utiliza para evaluar la perfusión cardiaca, la mayor parte de las células viables lo captan como un análogo del potasio y es transportado por la bomba de Na$^+$-K$^+$. El **^{99m}Tc-sestaMIBI** también se utiliza para seguir la perfusión cardiaca, además, cuando es captado por la célula por un mecanismo diferente, puede utilizarse como marcador de la viabilidad celular. Tras la introducción en el torrente circulatorio, ambos productos se eliminan rápidamente de la circulación en proporción al gasto cardiaco.
   4. **Observaciones sobre el procedimiento.** El marcador se inyecta por vía i.v., y se empiezan a obtener imágenes de la zona de interés a los 20 min de la inyección, con frecuencia en un momento más temprano y en otro tardío con respecto a la misma (p. ej., 5 min y 60 min después de la inyección). Para obtener imágenes de la mama, un aparato especial permite la realización de imágenes planares laterales de la misma en decúbito prono, lo que parece constituir un avance técnico. Para obtener imágenes del encéfalo y de otras localizaciones se realiza una SPECT.
   5. **Interpretación**
      a. **Masas mamarias.** Alrededor del 25 % de las pacientes a las que se realiza una mamografía de detección selectiva poseen mamas «densas» que dificultan la

interpretación de las imágenes. Si estas pacientes también muestran masas palpables en las mamas, puede surgir el dilema clínico sobre si deben biopsiarse o no estas lesiones. Se ha comunicado que la captación de ^{201}Tl es negativa en la enfermedad fibroquística, y que es positiva en el 96% de los nódulos mamarios neoplásicos. Se han observado resultados similares en pacientes con masas mamarias de las cuales se han obtenido imágenes con MIBI. Es probable que el valor predictivo negativo para el cáncer de mama con estos estudios mejore la especificidad de la mamografía, y puede aplicarse tanto a las mamas densas como a las sanas.
- b. Los **tumores óseos primarios** se tratan frecuentemente con quimioterapia antineoplásica antes de la intervención quirúrgica. Estos tumores y los sarcomas de las extremidades captan con gran sensibilidad tanto el ^{201}Tl como el ^{99m}Tc-sestaMIBI. El condrosarcoma constituye una excepción. La captación de MIBI se pierde en los tumores que responden a los antineoplásicos, y también se ha demostrado que se relaciona bien con la respuesta al tratamiento.
- c. **Tumores cerebrales.** El cloruro de ^{201}Tl parece ser el fármaco de elección para evaluar los tumores intracraneales primarios supratentoriales cuando no se dispone de PET con FDG. La SPECT muestra una gran precisión en la evaluación de la viabilidad de los tumores cerebrales. Según nuestra experiencia, se prefiere el ^{201}Tl al ^{99m}Tc-sestaMIBI porque la captación en el plexo coroideo no es tan intensa.
- d. **Gammagrafía en el cáncer tiroideo.** Las imágenes de todo el cuerpo con ^{201}Tl constituyen una buena forma de seguir la actividad del carcinoma tiroideo bien diferenciado durante la fase en el que el paciente carece totalmente de hormonas tiroideas. La captación total, como porcentaje de la captación corporal total, es un control de la viabilidad celular del tumor y puede utilizarse para evaluar la eficacia del tratamiento del cáncer primario.
- e. **Imágenes paratiroideas.** Con una comparación cuidadosa de las imágenes obtenidas con ^{201}Tl y con ^{99m}Tc-sestaMIBI pueden detectarse, en ocasiones, adenomas paratiroideos en el cuello o en el mediastino superior cuando los resultados son negativos con otras modalidades. Aun así, la sensibilidad de estas técnicas es decepcionantemente baja (alrededor del 50%) en aquellos pacientes con las glándulas paratiroideas intactas, y mucho mayor (alrededor del 80%) para la detección de la recurrencia. No se ha observado que la PET con FDG sea útil para obtener imágenes de las glándulas paratiroideas.

III. OTROS ESTUDIOS DE DIAGNÓSTICO POR LA IMAGEN UTILIZADOS EN ONCOLOGÍA

- A. Estudios funcionales cardiacos. Las imágenes de la sangre en equilibrio (sincronizadas) se utilizan para evaluar una posible **insuficiencia** cardiaca y para seguir los cambios tras el **tratamiento** con fármacos cardiotóxicos.
  1. **Radiofármaco.** El pirofosfato estannoso (1 mg) se administra 20 min antes de inyectar el pertecnetato de ^{99m}Tc. Los eritrocitos atrapan el pirofosfato estannoso de manera inmediata una vez ingresado en la circulación. El pertecnetato de ^{99m}Tc se difunde en los eritrocitos y se une a la hemoglobina. Los eritrocitos quedan marcados con alrededor del 75% de la dosis.
  2. **Interpretación.** Las imágenes obtenidas en reposo se interpretan de forma cualitativa para determinar áreas con alteración del movimiento parietal, el tamaño de las cavidades cardiacas, la presencia de compresión intrínseca o extrínseca de la silueta cardiaca, y el tamaño y la forma de los tractos de salida. Las imágenes se interpretan de forma cuantitativa para realizar una evaluación fisiológica de la cantidad de sangre expulsada desde el ventrículo izquierdo con cada latido (fracción de eyección del ventrículo izquierdo [FEVI]).
- B. Los estudios de flujo vascular y del sangrado pueden utilizarse para detectar la permeabilidad del acceso venoso en las extremidades superiores (p. ej., tumefacción tras la colocación de un catéter en la subclavia, síndrome de la vena cava superior), para evaluar la presencia de un hemangioma como una lesión expansiva o para determinar

un punto de hemorragia. Pueden utilizarse el pertecnectato de ^{99m}Tc o el azufre coloidal marcado con ^{99m}Tc como marcadores transitorios de los vasos sanguíneos. Al marcar *in vivo* los eritrocitos con ^{99m}Tc, pueden utilizarse como marcadores vasculares a largo plazo (*v.* sec. III.A.1).

C. **Pueden utilizarse macroagregados de albúmina y ^{99m}Tc para la perfusión pulmonar** en la evaluación de pacientes con una presunta embolia pulmonar, y para determinar la capacidad funcional pulmonar antes de la resección pulmonar. Se inyectan por vía i.v., macroagregados de albúmina marcados con ^{99m}Tc (30-60 μm de diámetro), que son atrapados en el lecho prearteriolar durante su primer paso por la circulación pulmonar. La distribución de la radioactividad es proporcional al flujo sanguíneo pulmonar.

D. **Los estudios de ventilación pulmonar** pueden usarse para determinar si existe un «desequilibrio» entre ventilación y perfusión, como ayuda en el diagnóstico diferencial de la embolia pulmonar y para evaluar la capacidad ventilatoria de los pulmones humanos. Para marcar el aire inspirado, se utilizan imágenes de los gases ^{133}Xe, ^{127}Xe, ^{81m}Kr y un aerosol de ^{99m}TcDTPA para reemplazar al aire inspirado. Cuando el paciente respira, una gammacámara obtiene una imagen de la distribución de la radioactividad. Se necesitan varios minutos de respiración para alcanzar el equilibrio si hay ampollas y trayectos fistulosos.

E. **Imágenes de focos infecciosos**
1. Las **células próximas a la región de la infección parecen captar citrato de ^{67}Ga.** Se necesitan varios días para completar la obtención de imágenes con ^{67}Ga, y la captación fisiológica normal (especialmente en el abdomen) interfiere con la interpretación. Con esta técnica se puede realizar el diagnóstico de neumonía por *P. neumocystis carinii* en un estadio relativamente inicial.
2. Los **leucocitos marcados (con ^{111}In o ^{99m}Tc)** se acumulan progresivamente en el foco de la infección. Este método necesita una manipulación externa y el marcaje de la sangre del paciente. Las imágenes obtenidas con leucocitos marcados con ^{111}In muestran la captación en el hígado, el bazo y la médula ósea, pero no en otras localizaciones abdominales. La sensibilidad para las infecciones agudas se aproxima al 90 %.
3. La **PET con FDG** posee una gran sensibilidad para la detección de infecciones. Su utilidad en los pacientes con neoplasias está limitada por su sensibilidad comparable para la detección de neoplasias viables, con la consiguiente incapacidad para diferenciar la infección del cáncer recurrencial.

IV. RADIOISÓTOPOS TERAPÉUTICOS

A. **^{131}I en el carcinoma tiroideo bien diferenciado**
1. **Radiofármaco.** Yoduro sódico (^{131}I), solución oral.
2. **Selección de los pacientes.** Los pacientes considerados para el tratamiento con ^{131}I radioactivo son los que muestran un riesgo elevado de recurrencia de un carcinoma tiroideo bien diferenciado, ya sea papilar o folicular (*v.* cap. 16).
3. **Observaciones sobre el procedimiento.**
   a. Algunos especialistas simplemente tratan con > 100 mCi de ^{131}I a todos los pacientes con un riesgo elevado tras la cirugía. Si existe, se realiza la ablación de un resto tiroideo con la administración de una dosis suficiente para aplicar, al menos 300 Gy a la glándula tiroidea sana.
   b. En la mayoría de los casos se realiza algún tipo de prueba con el fin de observar la capacidad del tumor para concentrar yodo radioactivo, y se trata a los pacientes si existe tejido residual que concentre ^{131}I en el cuello. En el momento de la prueba se espera que los pacientes tengan hipotiroidismo (concentración de tirotropina > 30 UI/mL) y que presenten una concentración plasmática de yodo baja (< 5 μg/dL). Se prepara a los pacientes retirando las hormonas tiroideas (tiroxina durante 6 semanas y triyodotironina a lo largo de 3 semanas) y con una dieta baja en yodo (durante las 3 semanas anteriores al tratamiento).
   c. La reciente aprobación de la tirotropina recombinante (TSHrh) ha permitido la evaluación y tratamiento de los pacientes eutiroideos. La dosis recomendada

de TSHrh es de 0.9 mg i.m. diarios, durante 2 días. Típicamente, ^{131}I para tratamiento se da al tercer día.
4. **Selección de la dosis:** 150 mCi para tratar la captación en los ganglios linfáticos del cuello y el mediastino, 150 a 200 mCi a los pacientes con metástasis pulmonares, 200 mCi a pacientes con enfermedad esquelética u otra metástasis distante.
5. **Respuesta al tratamiento.** Los pacientes responden mejor al tratamiento cuando el tumor es pequeño (masa tumoral total, < 200 g) y se encuentra limitado a zonas locales o regionales del cuerpo.
6. **Seguimiento.** La evaluación de los pacientes suele realizarse en fases anuales. La consideración de un nuevo tratamiento exige la supresión en el paciente de las hormonas tiroideas, permitiendo que aparezca hipotiroidismo, y el tratamiento con una dosis elevada de ^{131}I hasta que no se aprecie tejido con ^{131}I («pizarra limpia»). La pauta anterior se simplificó mucho mediante la administración de TSHrh. Como se establece antes, se administran 0.9 mg diarios de TSHrh por vía intramuscular durante 2 días. A continuación, se administra una dosis diagnóstica de yodo radioactivo (5 a 10 mCi de ^{123}I o 1 a 2 mCi de ^{131}I) 4 horas después de la segunda inyección o al día siguiente. El aumento de los valores de tiroglobulina (que se miden durante el estado hipotiroideo o 3 días después de la segunda inyección de TSHrh). El aumento de las concentraciones de tiroglobulina indica que existe una gran probabilidad de recurrencia de cáncer tiroideo, en pacientes con cáncer tiroideo bien diferenciado. En aquellos pacientes con neoplasias tiroideas inusualmente agresivas puede considerarse la posibilidad de un nuevo tratamiento en una fase más corta (generalmente, alrededor de 6 meses).
7. **Complicaciones del tratamiento.** La complicación más frecuente del tratamiento con dosis elevadas de ^{131}I es la sialoadenitis, que se observa en alrededor del 20 % de los pacientes al utilizar dosis > 200 mCi; algunos pacientes mostrarán sialoadenitis crónica. El ^{131}I no incrementa de modo significativo el riesgo de leucemia. Sin embargo, siempre debe tenerse presente la posibilidad de leucemia o de un síndrome mielodisplásico cuando se administran grandes dosis de radioactividad terapéutica a pacientes con neoplasias relativamente indolentes.

B. **Paliación del dolor óseo metastásico con isótopos radioactivos**
  1. **Radiofármaco.** Cloruro de ^{89}Sr, 4 mCi; o ^{153}Sm-ácido etilenodiaminatetrametilenofosfónico EDTFM 1 mCi/kg. El ^{153}Sm emite rayos γ y, por tanto, puede evaluarse para observar la distribución de la radioactividad.
  2. **Principio.** Varios tumores humanos producen una intensa reacción osteoblástica, que da lugar al depósito de radionúclidos que muestran avidez por los huesos en el cristal de hidroxiapatita en la región del tumor. Cuando se administra una cantidad suficiente, el radionúclido irradia las regiones óseas activas junto a las metástasis lo bastante como para aliviar el dolor. No está claro si los beneficios del tratamiento se deben a la radiación del hueso o del propio tumor. Se piensa que la dosis habitual debe ser de unos 7 Gy a 10 Gy.
  3. **Observaciones sobre el procedimiento.** Los recuentos de plaquetas de los pacientes deben ser > 60 000/µL, y los recuentos de leucocitos > 2 500/µL, y las lesiones óseas dolorosas deben tener positividad en la gammagrafía ósea realizada, preferiblemente, a las 3 semanas de tratamiento. Los pacientes no deben tratarse con ^{89}Sr salvo que su expectativa de vida sea de al menos 3 meses. Los pacientes con recuentos de plaquetas > 150 000/µL pueden tratarse con la dosis recomendada; los que muestran recuentos de plaquetas inferiores deben tratarse con dosis menores, y debe vigilarse cuidadosamente la posible toxicidad hematopoyética.
     a. Cada 2 semanas, y durante 4 meses, debe realizarse un hemograma completo. Los recuentos de plaquetas y de leucocitos suelen disminuir un 30 %, y el recuento menor se observa de 12 a 16 semanas después de la inyección.
     b. Como la radioactividad se elimina fundamentalmente por la orina, el paciente no debe mostrar incontinencia o ha de estar sondado con el fin de reducir al mínimo la contaminación de la ropa y del entorno domiciliario del paciente.
  4. **Respuesta al tratamiento.** Se ha tratado a los pacientes con neoplasias de próstata de mama y de pulmón con estos radiofármacos pero en principio puede tratarse

cualquier tumor con un componente osteoblástico en la gammagrafía ósea. El inicio del alivio del dolor suele producirse 7-21 días después de la administración (o antes, si se trata de ^{153}Sm-EDTMF). Deberá advertirse a los pacientes sobre la posibilidad de que aparezca una «respuesta de reagudización», en la que el dolor aumenta durante un periodo que dura días a semanas después del tratamiento. Una importante proporción de pacientes (75-80%) muestra un alivio significativo del dolor, y la duración típica de la respuesta es de 3 a 4 meses.

5. **Contraindicaciones y precauciones.** El embarazo es una contraindicación absoluta, y las mujeres en edad de procrear deben realizarse una prueba del embarazo el día anterior a la administración de un radiofármaco. Podrá considerarse un nuevo tratamiento, generalmente a los 90 días, si los pacientes han respondido bien al tratamiento inicial, y siempre que los efectos adversos hematopoyéticos no sean excesivamente graves. La mayoría de los pacientes tolera múltiples inyecciones sin que aparezcan efectos secundarios importantes.

C. **Tratamiento del cáncer de próstata metastásico resistente a la castración con ^{223}RaCl$_3$.**

1. **Radiofármaco.** Cloruro de ^{223}Ra, 50 KBq/kg (o 1.3 micro-Ci/kg) cada 4 semanas en seis administraciones.

2. **Principio.** El cáncer de próstata metastásico es una enfermedad maligna con tropismo por el hueso, y las metástasis óseas suelen provocar una reacción osteoblástica marcada que condiciona el depósito de radionúclidos osteofílicos en los cristales de hidroxiapatita de la región tumoral. La transferencia de energía lineal elevada, las emisiones α de corta distancia de ^{223}Ra, se supone que alcanzan las células malignas adyacentes a la corteza simultáneamente que preservan a las células de la médula ósea sana. En pacientes con cáncer de próstata resistente a la castración (CPRC), se encontró que este radionúclido incrementa la supervivencia de forma significativa, y cuenta con la aprobación de la FDA para esta afección.

3. **Observaciones sobre el procedimiento.** Los pacientes deben tener una enfermedad de predominio óseo (es decir, metástasis óseas sintomáticas y ninguna enfermedad visceral), sin ninguna linfadenopatía abultada (> 3 cm); el recuento plaquetario debe ser > 60 000/μL y la cuenta leucocitaria > 2 400/μL; por último, las lesiones óseas dolorosas deben demostrarse como positivas en los estudios de imágenes óseas. Los pacientes no deben recibir tratamiento a menos que su expectativa de vida sea como mínimo de 6 meses (duración del tratamiento).

    a. Los hemogramas completos han de repetirse cada 4 semanas. Aunque resulte sorprendente, este tratamiento es seguro, con una mielosupresión leve y reversible.

    b. Debido a que el producto es un emisor α, el tratamiento puede aplicarse bajo el esquema de paciente ambulatorio, y observación de las precauciones universales.

4. **Respuesta al tratamiento.** En estos pacientes, es difícil evaluar la respuesta, y la mayoría de los médicos usa la sintomatología del paciente como la base para continuar el tratamiento. En particular, los valores del PSA pueden llamar a engaño. Algunos grupos preconizan las TC a mitad del tratamiento (3 meses), en primer lugar para descartar la enfermedad visceral progresiva. Algunos datos sugieren que los cambios en las cifras de la fosfatasa alcalina son útiles para conocer la respuesta.

    Los pacientes deben ser informados de la posible aparición de una respuesta acentuada, durante la cual el dolor aumenta por un periodo de días a semanas posteriores al tratamiento. La diarrea es invariable, y se inicia alrededor de 3 días después del tratamiento, para persistir por 3 a 5 días. La náusea es menos común y de mostrarse lo hace junto con la diarrea. Una proporción variable de pacientes (50-80%) experimenta un alivio significativo del dolor.

5. **Contraindicaciones y precauciones.** La linfadenopatía voluminosa, las metástasis parenquimatosas y una expectativa de vida < 6 meses son contraindicaciones absolutas. Casi todos los pacientes toleran las múltiples inyecciones sin efectos colaterales de consideración.

D. ^{32}P coloidal en los derrames malignos
   1. **Radiofármaco.** Suspensión coloidal de fosfato crómico marcado con ^{32}P.
   2. **Dosis.** En un paciente de 70 kg se usan 6-12 mCi para la administración intrapleural, y 10-20 mCi para la intraperitoneal. Hay que ir con especial cuidado para asegurarse de que toda la radioactividad se deposita en la cavidad que se pretende. Las grandes masas tumorales o los derrames loculados son contraindicaciones relativas para el tratamiento.
   3. **Respuesta al tratamiento.** La mayoría de los pacientes obtienen algún beneficio del tratamiento en el control de los derrames. Cada vez es mayor el interés en el uso del ^{32}P para el tratamiento del cáncer ovárico de pequeño volumen.
E. **Anticuerpo anti-CD20 marcado con ^{90}Y para el tratamiento del linfoma.**
   1. **Radiofármaco.** Ibritumomab tiuxetano marcado con ^{90}Y.
   2. **Indicaciones**. El ibritumomab tiuxetano marcado con ^{90}Y, está indicado para el tratamiento de pacientes con LNH de linfocitos B, folicular o transformado, de bajo grado, recurrente o que no responde al tratamiento, incluidos los pacientes con LNH folicular resistente al rituximab.
   3. **Dosis.** El ibritumomab es un anticuerpo murino que reacciona con CD20, un receptor de superficie celular que se encuentra en la mayoría de los linfomas de linfocitos B. El tiuxetano es un quelato patentado que une metales radioactivos a anticuerpos. La dosis de ibritumomab tiuxetano en los pacientes con recuentos plaquetarios > 150 000/µL es de 0.4 mCi/kg de peso corporal, y en los pacientes con recuentos de plaquetas entre 100 000/µL y 149 000/µL, es de 0.3 mCi/kg. En ambos casos, la dosis máxima administrada no debe superar los 32 mCi de ^{90}Y. Los pacientes con > 25 % de afectación linfomatosa de la médula ósea no deben tratarse con este radiofármaco.
      a. **Evaluación de la biodistribución.** El paciente recibe inicialmente 250 mg/m^2 de rituximab, anti-CD20. El rituximab irá seguido por la administración de 5 mCi de ibritumomab tiuxetano marcado con ^{111}In. Se obtienen imágenes con ^{111}In en todo el cuerpo entre 2 h y 24 h, y de 48 h a 72 h después de la inyección para valorar la biodistribución. La evaluación visual de una biodistribución favorable se define por la captación de radioactividad por el tumor: fácilmente detectable en la sangre en la imagen del primer día, con una disminución posterior; la captación es moderada en el hígado y el bazo sanos, y escasa en los riñones y el intestino sanos.
      b. El **tratamiento** se lleva a cabo de modo idéntico a la infusión diagnóstica. El paciente se trata entre 7 y 9 días después de esta primera infusión y recibe 250 mg/m^2 de rituximab, seguido por la administración de ibritumomab tiuxetano marcado con ^{90}Y en una dosis de 0.3-0.4 mCi/kg de peso corporal (hasta un máximo de 32 mCi), administrados generalmente en 10 min.
   4. **Efectos adversos.** Los efectos secundarios agudos son raros. Aparecen efectos adversos hemáticos de grado 3 o superior en casi la mitad de todos los pacientes tratados, y se necesita un tratamiento complementario (factor estimulador de colonias de granulocitos [G-CSF] para la neutropenia, transfusiones en el caso de la trombocitopenia), cerca del 10 % al 30 % de los casos. Los momentos en los que los efectos adversos hemáticos son máximos se producen entre 7 y 9 semanas después del tratamiento, y duran unas 3 semanas. Deberá realizarse un control minucioso de los efectos adversos hemáticos de los pacientes durante al menos 8 semanas, o hasta la recuperación (generalmente, a las 12 semanas).
   5. **Eficacia.** El ibritumomab tiuxetano en combinación con el rituximab logra índices de respuesta global significativamente mayores que la utilización del rituximab en monoterapia (80 % frente a 56 %). El índice de respuesta completa con ibritumomab tiuxetano también es mayor que el del rituximab (30-34 % frente a 16-20 %). Los criterios de valoración secundarios, la duración de la respuesta y el tiempo hasta la progresión no son significativamente diferentes entre los dos grupos de tratamiento; sin embargo, existe una tendencia hacia un tiempo más prolongado hasta la progresión en los pacientes con LNH folicular (15 meses con ibritumomab tiuxetano frente a 10 meses con rituximab) y en aquellos pacientes que han logrado una respuesta completa (25 meses frente a 13 meses, respectivamente).

3 Oncología radioterápica

Steve P. Lee

I. INTRODUCCIÓN

A. **La oncología** radioterápica es una disciplina especializada en el uso de la radiación con fines terapéuticos. La **radioterapia** (RT) es una modalidad terapéutica en la que se usa la radiación ionizante para pacientes con cáncer y otras enfermedades. Entre las principales modalidades terapéuticas del cáncer, la RT y la cirugía intentan conseguir un control tumoral local —regional—, mientras que la quimioterapia se dirige a las metástasis sistémicas, además de actuar frecuentemente como fármaco sensibilizador a la radiación.

B. **El especialista en oncología radioterápica (oncólogo radiólogo)** analiza y explica los beneficios y riesgos de la RT, diseña y controla el proceso del tratamiento, trata los efectos secundarios inducidos por éste y realiza un seguimiento continuo del estado de la enfermedad del paciente. Para la administración de la RT se necesita la participación de otros profesionales con grado y título de técnico superior en radioterapia y dosimetría.

   1. Los **especialistas en física médica** se aseguran de que las máquinas productoras de radiación funcionen adecuadamente, y mantienen el *hardware* y el *software* en condiciones necesarios para la planificación del tratamiento.
   2. Los **especialistas en dosimetría** y los físicos planifican el tratamiento para cada paciente, según las especificaciones de los especialistas en oncología radioterápica.
   3. Los **especialistas en radioterapia** manejan los aparatos del tratamiento para irradiar a los pacientes según los planes específicos.
   4. **Colaboradores.** Para tratar un problema oncológico en un paciente, el especialista en oncología radioterápica también debe colaborar estrechamente con especialistas en radiodiagnóstico, anatomo patólogos, cirujanos y oncólogos médicos, médicos de otras especialidades incluyendo profesionales de enfermería, dietistas, dentistas, fisioterapeutas, genetistas, psiquiatras o psicólogos clínicos, trabajadores sociales y auxiliares administrativos, entre otros.

II. BASES FÍSICAS, QUÍMICAS Y BIOLÓGICAS DE LA ACCIÓN DE LA RADIACIÓN

A. **Radiaciones ionizantes.** Las radiaciones del espectro de energía que se utiliza en la RT pueden causar la expulsión de electrones orbitarios, y producir la ionización de átomos o moléculas. La cantidad de energía depositada en una superficie determinada de tejido se define como la dosis absorbida con una unidad Gray (Gy; 1 Gy = 1 J/kg). La antigua unidad, el **rad**, es equivalente a 1 centigray (cGy; 1 rad = 1 cGy). Los tipos de radiación que suelen utilizarse clínicamente son los siguientes:

   1. **Fotones.** Son idénticos a las *ondas electromagnéticas*. La fase de energía que se utiliza en la RT corresponde a los **rayos X**, que se producen habitualmente por un *acelerador lineal* (ACLIN), o a los **rayos γ**, que son emitidos por isótopos radioactivos. Los fotones de diferentes energías interactúan con las materias de forma distinta: en orden creciente de energía, el mecanismo de absorción oscila desde el *efecto fotoeléctrico* y el *efecto Compton* a la *producción de pares*. Los aparatos terapéuticos modernos producen rayos de fotones con energía del orden de *megavoltaje* (o *millón de electronvoltios,* MeV), en lugar de *kilovoltaje* (*kiloelectronvoltios,* keV), como se usa en radiodiagnóstico. En general, cuanto mayor sea la energía de los fotones, más profunda será su penetración en el cuerpo y mayor será el efecto de «conservación cutánea», con menor dermatitis inducida por la radiación.

   2. Los **electrones** disipan su energía con rapidez a medida que entran en el tejido. Así, su profundidad de penetración es relativamente corta, y por lo general se uti-

lizan para tratar lesiones superficiales. El espectro de eficacia en el tejido también depende de la energía.
3. **Otras partículas de radiación** utilizadas en la RT son los **protones, neutrones** y los **iones pesados**, como los aniones de carbono. Estas partículas se caracterizan por la denominada **transferencia lineal de energía** (TLE), una cantidad que mide la velocidad de pérdida de energía por longitud recorrida. Los iones pesados poseen una TLE elevada y, por tanto, son «densamente ionizantes», comparado con los fotones y los electrones de baja TLE, que son «escasamente ionizantes».
   a. La **efectividad biológica relativa** (EBR) se define como el cociente de las dosis necesarias para producir el mismo criterio de valoración biológica entre un haz de fotones estándar de baja TLE (por convención, rayos X de 250 keV) y otra radiación de diferente TLE. Cuanto mayor sea la TLE de las partículas, más grande será la EBR, hasta un determinado nivel (~100 keV/µ), más allá del cual la EBR disminuye realmente debido a la «pérdida» de transferencia de energía adicional.
   b. Otro factor que depende de la TLE es la eficacia de las moléculas de oxígeno para fomentar la destrucción celular por la radiación (mediada por la formación de radicales de oxígeno). La radiación de menor TLE, en comparación con las partículas de mayor TLE, tiende a depender más de la presencia de oxígeno para lesionar las células y, por tanto, tiene mayor **cociente de intensificación del oxígeno** (CIO), definido como el cociente de las dosis necesarias para que una radiación concreta produzca la misma supervivencia celular entre condiciones anóxicas y buena oxigenación.
   c. Los **protones** poseen un nivel de TLE o de EBR similar al de los fotones y, por tanto, no muestran ninguna ventaja biológica significativa sobre los fotones o electrones de energía elevada. Sin embargo, un rayo de protones tiene la propiedad física especial de liberar muy poca energía al atravesar un tejido hasta alcanzar una profundidad fija, donde se deposita casi toda la dosis denominada *máximo de Bragg*. La profundidad de este punto máximo puede manipularse electrónicamente para que coincida con la diana mediante la variación de la energía incidente de los protones. Así pues, la radiación protónica tiene una ventaja dosimétrica cuando se trata un tumor profundo que se encuentra junto a una estructura vital normal.
   d. Los **neutrones** no cuentan con la ventaja dosimétrica de los protones porque no poseen la característica de la dosis en profundidad de un máximo de Bragg. Pero sí poseen una TLE elevada y un CIO bajo; es decir, su función de destrucción celular no depende significativamente de la presencia del oxígeno. Por tanto, los neutrones, poseen la ventaja biológica de tratar tumores que son relativamente resistentes a los fotones a causa de la presencia de una hipoxia importante (*v.* sec. III.C.1).
   e. Los **iones pesados** poseen una TLE elevada y un CIO bajo, así como un máximo de Bragg. Por tanto, si se utilizan adecuadamente muestran las ventajas biológicas y físicas que se observan respectivamente con los neutrones y los protones.
B. **Mecanismo de lesión de los objetivos celulares.** Donde abunda el agua pueden formarse radicales hidroxilo de vida corta (10^{-10} a 10^{-12} s) por la acción de la radiación ionizante (a través de un proceso denominado *radiólisis*) al impactar sobre una macromolécula próxima (~100 Å) —como el ADN—, y lesionar sus enlaces químicos (**acción indirecta**). De manera alternativa, la lesión de los enlaces químicos puede producirse directamente por el depósito de la energía de la radiación (**acción directa**). Los datos sugieren que el ADN es el principal objetivo de la acción de la radiación en las células. Las «lesiones elementales» son: *lesiones de las bases, de los enlaces cruzados, por roturas de una cadena y roturas bicatenarias*. Los estudios recientes muestran que tras la irradiación se producen «lesiones agrupadas complejas» o «puntos multilesionados», cada uno de los cuales muestra múltiples lesiones elementales que abarcan unos pocos nanómetros, o unos 20 pares de bases del ADN. Estas lesiones permanecen sin reparar y pueden dar lugar finalmente a daño celular letal,

que se define, desde el punto de vista operativo, como la *pérdida de la integridad reproductora* (es decir, imposibilidad de mantener la clonogenia). Se considera que esta forma de *muerte mitótica* es un mecanismo predominante de destrucción por la radiación, aunque otros procesos, como la *muerte en interfase* y la *apoptosis* (muerte celular programada), también desempeñan papeles importantes.
C. **Respuesta celular y tisular a la lesión por radiación.** Se han identificado algunos mecanismos moleculares que dirigen una respuesta celular a la lesión producida por la radiación, con una intrincada red de vías de transducción de señales que conducen a la muerte o a la supervivencia celular. El resultado final es una serie de eventos complejos en cadena dictados no sólo por la interacción biofísica entre las partículas de la radiación y el ADN, sino también por determinantes moleculares y genéticos, como los oncogenes, los *genes* supresores tumorales y los reguladores del ciclo celular. Además, algunos trastornos extracelulares y tisulares, como la hipoxia, las interacciones intercelulares y la matriz extracelular, pueden modificar también la expresión final de los efectos de la radiación sobre las células y los tejidos.

III. BASE BIOLÓGICA DE LA RADIOTERAPIA

A. **Hipótesis de la célula diana.** Puede realizarse una interpretación biofísica del mecanismo de la radiación entre una dosis, *D,* y la fracción de células clonógenas supervivientes observadas, la fracción de supervivencia (FS). La suposición básica es que existen objetivos esenciales en el interior de cada célula; cuando las partículas de radiación ionizante golpean estos objetivos, puede producirse la pérdida de esta clonogenia. Esto constituye la esencia de la denominada *hipótesis de la célula diana* o *teoría de golpe*.

B. **Curvas de supervivencia celular.** Cuando se representan en una gráfica semilogarítmica de $\log SF$ frente a *D,* casi todas las curvas de supervivencia tras la radiación en todos los mamíferos muestran una forma muy similar, con una «joroba curva» en la región de dosis baja, junto a un extremo o una cola, relativamente lineal hacia la región de dosis elevada. Esto indica que al menos dos mecanismos biofísicos parecen actuar simultáneamente para producir un resultado como éste (denominada «teoría de los dos componentes»):

   1. El **componente lineal** significa que la acción de la radiación sobre la diana crítica en el interior de una célula es un proceso *aleatorio* (en concreto, sigue una distribución de *Poisson*), que produce una disminución *logarítmica* de la supervivencia, de modo que iguales incrementos de la dosis producen una proporción logarítmica constante de muertes celulares. Se describe habitualmente como destrucción de un *solo golpe,* que produce una lesión irreparable que lleva a la muerte celular directa.
   2. La **joroba curva,** refleja una situación mucho más compleja, en la que actúa más de una lesión diana para producir muerte celular final (descrita, por tanto, como una destrucción *multidiana*). Antes de que se produzcan más episodios de interacción, puede repararse la lesión inicial. Así, la expresión final de esta forma de destrucción celular depende de la cinética y la eficacia del proceso de reparación (*v.* sec. III.C.3).
   3. **Modelos cuantitativos.** Los procesos duales ya mencionados que caracterizan a la curva de supervivencia observada se han formulado como el **modelo de impacto único, objetivos múltiples (MIUOM).** Sin embargo, su expresión matemática es demasiado engorrosa para utilizarla en aplicaciones clínicas habituales. Otra teoría de orientación mecanicista, el **modelo lineal cuadrático (LC),** se ha hecho muy popular debido a su matemática relativamente sencilla. Según este modelo, la FS, tras sólo un tratamiento de una dosis *D* de radiación, puede caracterizarse por la siguiente ecuación:

   $$SF = exp\,(-\alpha D - \beta D^2)$$

   donde α y β son parámetros específicos de tejido que gobiernan la sensibilidad intrínseca a la radiación. El modelo LC puede utilizarse para explicar la diferencia de sensibilidad entre los tumores malignos y los tejidos sanos ante la RT *fraccionada* (se divide el tratamiento total en varias fracciones de radiación de dosis pequeñas).

El **cociente α/β** (con una unidad de dosis, el Gy) se usa clínicamente para caracterizar el modo en que los diferentes tejidos responden al tratamiento fraccionado.
  a. Los **tejidos que responden con rapidez,** como las neoplasias y las células sanas en división rápida, suelen tener un cociente α/β elevado (~8 a 10 Gy), y tras la irradiación sufren **efectos agudos** o inmediatos (p. ej., reducción del tumor, dermatitis, mucositis, etc.).
  b. Los **tejidos de respuesta tardía** (células sanas que rara vez proliferan, pero que pueden sufrir **efectos tardíos,** como la fibrosis y una lesión nerviosa y vascular) poseen un cociente α/β bajo (~2 a 5 Gy).
  c. Debe señalarse que en una curva de supervivencia típica el modelo LC parece predecir bien el resultado de supervivencia observado con la fase de dosis baja, hasta cerca de 6 a 8 Gy. Con una dosis mucho mayor el modelo LC sobrestima la letalidad celular, mientras que se considera que la fracción superviviente se ajusta mejor con el modelo de IUOM (v. sec. V.F.7).
  d. Tras el fraccionamiento, utilizando una pequeña dosis por fracción de manera repetida, se genera una curva de supervivencia «efectiva» por la repetición de la joroba curva inicial debido principalmente a la reparación de las lesiones celulares (v. sec. III.C.3). Finalmente se observa que se destruyen predominantemente las células de respuesta rápida, mientras que los tejidos de respuesta tardía se conservan relativamente a causa de su mayor capacidad de reparación.
C. **Radiobiología de fraccionamiento**. Los procesos biológicos que se producen entre las fracciones de tratamiento se han resumido en las ***4 Rs de la radiobiología del fraccionamiento***:
  1. **Reoxigenación.** La lesión tisular causada por la radiación depende en gran medida de la formación de radicales hidroxilo, que, a su vez, dependen de la disponibilidad de moléculas de oxígeno muy próximas. El fraccionamiento permite que el oxígeno difunda hacia el centro, habitualmente hipóxico, de un tumor en expansión en la fase entre las fracciones y, por tanto, facilita una mayor destrucción de células tumorales durante el siguiente tratamiento.
  2. **Repoblación.** Durante un curso de radioterapia fraccionada, el tumor y las células progenitoras del tejido sano supervivientes pueden continuar la repoblación por crecimiento mitótico. Además, en las células que producen una respuesta aguda, la **repoblación acelerada** puede estimularse vía iatrogénica por intervenciones citotóxicas como la radiación. Por ello, para maximizar la posibilidad de control del tumor, debe evitarse la prolongación innecesaria del *tiempo total de tratamiento* (v. sec. III.E.2).
  3. **Reparación.** El sistema de reparación en el interior de las células puede revertir la lesión parcial inicial causada por una fracción relativamente pequeña de la dosis de radiación. Las células morirían si no se pudiera reparar lo suficiente esa lesión, a la vez que se acumulan por posteriores agresiones por la radiación. Estos mecanismos de reparación se denominan **reparación de lesiones subletales (RLSL)**. A medida que disminuye la dosis por fracción y la fase entre las fracciones aumenta lo suficiente como para permitir la reparación de lesiones sub-letales completas. Así, el fraccionamiento puede ayudar a evitar la destrucción celular por radiación, en comparación con la radiación en dosis únicas. Además, los tejidos de respuesta tardía, que poseen una capacidad mayor de RLSL, podrían preservarse preferentemente en relación con las células malignas de respuesta rápida, las cuales podrían carecer de mecanismos de reparación adecuados.
  4. **Redistribución.** Las células muestran diferentes sensibilidades a la radiación en las distintas fases del ciclo celular. La mayoría de las células de los mamíferos son más sensibles en la unión entre las fases G2 y M. Tras una fracción de dosis inicial, las células en una fase más resistente (p. ej., al final de la fase S) pueden sobrevivir, pero luego progresan finalmente hasta las fases sensibles, lo que permite una destrucción más eficaz durante la siguiente fracción. Así, las células con ciclos rápidos (como las células epiteliales o de las mucosas, y la mayoría de las células neoplásicas) pueden destruirse más con la radiación que aquellas de ciclo lento o durmientes (como las células de tejido conectivo).

D. Efecto de la velocidad de la dosis. El efecto biológico de una determinada dosis de radiación también depende de la velocidad a la que se administra. Al disminuir la velocidad de la dosis la supervivencia celular aumenta, a causa de la reparación de lesiones subletales. La supervivencia celular también aumenta debido a la repoblación, cuando el ciclo terapéutico se prolonga hasta que se alcanza un límite (caracterizado por la destrucción irreparable de un solo golpe). Más allá de este límite, la disminución adicional de la velocidad de la dosis causará, de hecho, una mayor muerte celular *(efecto inverso de la velocidad de la dosis)* a causa de la detención del ciclo celular en la fase G_2, en la que las células son más vulnerables a la destrucción por la RT.

1. La RT fraccionada una vez al día utiliza, típicamente, una velocidad de dosis cercana a 1 Gy/min.
2. En la **braquiterapia continua a dosis baja** (o *implante; v.* sec. V.A.4), se insertan implantes radioactivos en el cuerpo del paciente durante un periodo prolongado, y se emite una dosis de radiación a una velocidad de alrededor de 1 cGy/min.
3. La **braquiterapia a dosis elevada** ha alcanzado una gran popularidad; se emplea una velocidad de dosis cercana a 1 Gy/min, similar a la *teleterapia* externa.

E. Alteración del fraccionamiento. El esquema de fraccionamiento utilizado en la RT convencional suele usar 1.8 a 2 Gy por fracción hasta la dosis total necesaria para una determinada neoplasia (p. ej., unos 70 Gy para las neoplasias epiteliales macroscópicas, o mucho menos para tumores más radiosensibles, como los linfomas). Sin embargo, si se aprovechan los principios radiobiológicos mencionados, el beneficio terapéutico puede aumentarse con pautas de *fraccionamiento alterado*.

1. Como el fraccionamiento preserva preferentemente los tejidos sanos de respuesta tardía, puede utilizarse una estrategia de **hiperfraccionamiento** para aumentar la destrucción de células tumorales mientras se mantiene el mismo grado de lesión tardía sobre los tejidos sanos. Se administran más fracciones (generalmente, 2 veces al día) y se utiliza una dosis menor por fracción hasta alcanzar una dosis total mayor, mientras el tiempo del tratamiento total se mantiene aproximadamente igual al del fraccionamiento convencional.
2. Para superar el posible obstáculo del control tumoral debido a la repoblación acelerada (*v.* sec. III.C.2) de las células neoplásicas, puede utilizarse la estrategia del **fraccionamiento acelerado** para administrar una dosis total convencional, a la vez que se acorta el tiempo total del tratamiento con patrones de fraccionamiento más intenso. Se administra una dosis menor por fracción, de 2 a 3 veces diarias.
3. Según el modelo LC, se ha demostrado que una cantidad denominada **dosis biológicamente eficaz (DBE)** resulta adecuada a la hora de cuantificar los efectos radiobiológicos y ha permitido realizar comparaciones entre varios estudios clínicos que utilizan diferentes esquemas de fraccionamiento. Para los tejidos de respuesta tardía,

$$DBE = D \cdot \{1+[d/(\alpha/\beta)]\}$$

dónde D es la dosis total y d es la dosis por fracción. La DBE es versátil porque es «linealmente aditiva», es decir, pueden sumarse directamente todos los valores de DBE para los tratamientos parciales con varias pautas de fraccionamiento o técnicas especiales, como la braquiterapia, para predecir el efecto biológico neto sobre un tejido caracterizado por un cociente α/β específico.
4. En los planes de tratamiento convencionales que sólo se basan en la dosimetría física puede descuidarse el impacto biológico del fraccionamiento (*v.* sec. IV.B.2). El problema se conoce como el efecto del «**conflicto doble**»: el primer conflicto se origina en la diferencia entre la dosis física prescrita y la dosis real recibida en cualquier punto anatómico, mientras que el segundo conflicto es la consecuencia de la variación de los efectos biológicos con dosis diferentes por fracción («el calor calienta más, el frío enfría más»). Los médicos que sólo cuentan con planes

de dosimetría de la dosis física suelen estimar los efectos biológicos desde una perspectiva exclusivamente cualitativa. Directrices más completas que busquen la «optimización biológica» con base en la DBE pueden ser de ayuda.
5. Pese a la ventaja terapéutica de incrementar el fraccionamiento (dosis más bajas por fracción con un número mayor de fracciones) como lo demuestran décadas de observaciones clínicas, los tratamientos en **dosis única** y el **hipofraccionamiento** (dosis más elevadas por fracción en un número menor de fracciones) han ganado popularidad en años recientes debido a los avances físicos y tecnológicos que facilitaron las técnicas de radiación orientada con ultra precisión (*v.* sec. V.A a V.F).

F. **Curvas de dosis-respuesta.** Pueden utilizarse los términos **probabilidad de control tumoral (PCT)** y **probabilidad de complicaciones en el tejido sano (PCTS)** para evaluar las consecuencias clínicas de la RT cuantitativamente como funciones de la dosis.
1. Definida como la probabilidad de destruir todas las células tumorales de modo que no sobreviva ni una sola, la PCT se expresa, utilizando como base la estadística de Poisson, como:

$$PCT = exp\,(-M \cdot SF)$$

M indica el número de células clonógenas y SF es una función explícita de la dosis, tal y como se discutió en la sección III.B.3.
2. De manera similar, se puede formular la PCTS si se supone que una complicación se origina debido a la depresión inducida por la radiación de las denominadas **subunidades funcionales (SUF**; es decir, las unidades estructurales que dan lugar a una actividad fisiológica particular del tejido sano). Por consiguiente,

$$PCTS = exp\,(-N \cdot SF)$$

N indica el número de SUF. En realidad, la organización estructural de estas SUF puede introducir una importante complejidad en la determinación del resultado clínico final (*v.* sec. III.G y III.H, más adelante).
3. Al ser curvas de supervivencia, tanto la PCT como la PCTS corresponden a curvas sigmoideas crecientes desde 0 % hasta 100 % cuando se representan inicialmente en función de dosis crecientes. Cuanto mayor sea el número de células o de SUF, la curva de dosis-respuesta más se desvía hacia la derecha (región de dosis más elevada).
4. Sólo cuando la curva PCTS alcance una situación suficiente a la derecha de la PCT se justifica la radiación clínica. Casi todas las innovaciones en oncología radiológica clínica se han basado en intentos de separar estas dos curvas.
5. Con una forma sigmoide de aumento pronunciado, la PCT establece que, una vez que se cree que es necesaria una dosis determinada para alcanzar un control tumoral adecuado, el tratamiento no debe finalizarse prematuramente porque casi no se observa ningún tipo de beneficio terapéutico hasta que esté a punto de completarse la pauta entera (es decir, se trata de una respuesta de «todo o nada»).
6. Para una enfermedad maligna determinada o un tejido sano, los factores que pueden «aplanar» (es decir, disminuir la inclinación) las curvas sigmoideas respectivas de PCT o PCTS son la amplia variación de la radiosensibilidad en una población de pacientes.
7. En el control preventivo de metástasis subclínicas en un órgano determinado (p. ej., el cerebro) mediante la radiación, la curva de dosis-respuesta se aplana a causa de la distribución heterogénea de la masa tumoral metastásica en el volumen diana. Así, incluso una pequeña dosis puede ser beneficiosa, a diferencia de las dosis notablemente superiores que se necesitan para el control de tumores voluminosos.

G. **Organización tisular.** La organización estructural de las SUF en un tejido sano puede ser esencial para determinar la cinética de la expresión de su lesión, así como el efecto de la distribución heterogénea de la dosis en su volumen.
 1. A partir de razonamientos fisiológicos y de cinética celular, algunos tejidos sanos pueden clasificarse, desde el punto de vista estructural, en tejidos de **tipo H (jerárquicos)** o de **tipo F (flexibles)**.
    a. Los tejidos **de tipo H** (p. ej., médula ósea, piel y tubo digestivo) contienen células madre destinadas a madurar para dar células funcionales. Al perder la capacidad clonógena en el proceso, estas células se vuelven radio resistentes, porque sólo las células madre mitóticamente activas que se encuentra en rápida proliferación pueden ser sensibles a la destrucción por la radiación.
    b. Los tejidos **de tipo F** (p. ej., pulmón, hígado y riñones) contienen células que pueden mantener simultáneamente su capacidad de proliferación (por tanto, son radiosensibles) y realizar su función fisiológica normal.
    c. Con la radiación, los tejidos de tipo F pueden mostrar una cinética dependiente de la dosis de la expresión de la lesión (cuanto mayor sea la dosis, más precoz será el momento de expresión). Por el contrario, la cinética de la lesión en los tejidos de tipo H es relativamente independiente de la dosis.
 2. La orientación especial del tejido sano puede dividirse en estructuras en **paralelo** y en **serie**. Las estructuras en paralelo se encuentran representadas por los riñones, hígado, pulmones y tumores, mientras que las estructuras en serie comprenden el tubo digestivo, la médula espinal y la envoltura peritoneal. La mayoría de los tejidos sanos poseen características mixtas. La organización observada de las subunidades funcionales se ha propuesto el concepto de *secuencialidad relativa*.
H. **Distribución heterogénea de la dosis.** Se ha procurado que los médicos estén familiarizados con el efecto general de la radiación (p. ej., PCTS) sobre un tejido sano o un órgano en riesgo (OER), que se está irradiando con una distribución *uniforme* de la dosis. Sin embargo, las técnicas terapéuticas modernas que utilizan una planificación inversa y RT de intensidad modulada (IMRT) (*v.* sec. V.A.2) suelen resultar en una distribución *heterogénea* de la dosis.
 1. Se denomina **efecto de volumen** a los efectos biológicos acumulados de irradiaciones de volumen parcial que podrían no equivaler al efecto previsto basado en la misma dosis física total si se asume que se deposita de manera uniforme en todo el órgano.
 2. El grado de heterogeneidad de la dosis a través del volumen completo del órgano en riesgo se puede ilustrar a través de su **histograma de dosis-volumen (HDV)**. Dicho histograma acumulativo adopta la forma de una curva escalonada que disminuye de forma monotónica en un volumen fraccionario *frente* a la gráfica de la dosis.
 3. Los tejidos *en paralelo* se han modelado junto con el argumento del denominado «volumen crítico». La radiación de un volumen significativo a tejidos como los pulmones o el hígado, incluso con dosis moderadas, puede ser más perjudicial que la administración de una dosis muy elevada a sólo un volumen pequeño del órgano.
 4. Los tejidos *en serie* poseen «elementos críticos» dispuestos en cadenas en los que la radiación de incluso un pequeño volumen de la estructura con una dosis suficientemente elevada produciría alguna complicación. El principal ejemplo es la médula espinal, que sólo necesita una zona de gran radiación en un segmento determinado para manifestar una mielitis transversa.
 5. Se ha definido la **dosis uniforme equivalente (DUE)**, para convertir la distribución de una dosis que de manera original era heterogénea en una dosis que, si se distribuye de manera uniforme a través de todo el órgano, produce el mismo efecto biológico.

IV. UTILIDAD CLÍNICA DE LA RADIOTERAPIA

A. **Consulta.** Con base en los antecedentes oncológicos, los datos del diagnóstico y la exploración física del paciente, el oncólogo radiólogo determina y muestra al paciente las indicaciones de la RT y sus efectos colaterales a corto y largo plazo.

1. **Indicaciones.** La RT puede emplearse sola o en combinación con otros métodos como el componente principal del tratamiento o como una modalidad adyuvante o neo adyuvante (*v.* sec. V).
    a. Utilizada de manera apropiada, la intención de la RT para la mayoría de los pacientes con cáncer es *curativa*, es decir, contribuir a la extensión de la supervivencia. Este enfoque recurre a dosis más elevadas; por consiguiente, los riesgos de secuelas negativas son mayores que con tratamiento paliativo.
    b. Para los que se consideran incurables con cualquier método actual de tratamiento, el enfoque *paliativo* de la RT puede mantener o mejorar la calidad de vida del paciente. Los ejemplos incluyen el alivio del dolor o la prevención de las fracturas patológicas a causa de las metástasis óseas, la mejora de las disfunciones neurológicas provocadas por metástasis intracraneales o vertebrales, y el alivio de las obstrucciones de los vasos mayores, las vías aéreas o el tubo digestivo.
2. **Efectos secundarios negativos.** La mayor parte de los efectos de la RT sobre los tejidos sanos se relacionan con la destrucción celular, y se espera que se produzcan sólo en el volumen irradiado. Algunos efectos, como las náuseas, los vómitos, la astenia y la somnolencia, siguen sin explicación, aunque pueden tener relación con las citocinas inducidas por la radiación. Por conveniencia y de manera arbitraria, los efectos colaterales relacionados con el tiempo de RT pueden dividirse como sigue:
    a. **Toxicidades agudas** suelen aparecer de 2 a 3 semanas después del inicio del tratamiento, como la mucositis y la diarrea, se deben a la depleción de las células madre (especialmente, en los tejidos de tipo H; *v.* sec. III.G.1), y se espera que desaparezcan gradualmente a medida que las células supervivientes maduren y se conviertan en células funcionales.
    b. **Toxicidades subagudas,** como el *síndrome de Lhermitte* (una sensación parecida a un choque eléctrico hacia la periferia tras la flexión brusca del cuello, probablemente debido a la desmielinización) o el *síndrome de somnolencia,* se observan al cabo de varios meses y son, casi siempre, transitorias.
    c. **Toxicidades tardías** son secundarias a la depleción de células o SUF de proliferación lenta, y casi siempre son permanentes. Suelen ser las estructuras críticas que limitan la dosis prescrita por el especialista en oncología radioterápica.
B. **Preparación y administración del tratamiento**
1. **Simulación.** Se requiere una orden específica para determinar cómo dirigir los rayos de RT según la anatomía del paciente y las localizaciones de las lesiones diana, así como los órganos en riesgo. El paciente se coloca en un sofá *simulador* con ciertas medidas de *inmovilización*, ya que el posicionamiento debe ser reproducible en las siguientes sesiones del tratamiento diario. Acto seguido, se obtienen las radiografías diagnósticas que constituyen la base para planificar el tratamiento posterior con orientación tridimensional (3-D).
2. **Planificación del tratamiento.** El proceso requiere los esfuerzos integrados de oncólogos radiólogos y expertos en física médica y dosimetría.
    a. El primer paso para la planificación del tratamiento es la identificación de estructuras anatómicas esenciales que resultan importantes para el objetivo del tratamiento. Pueden trazarse los contornos en 3-D de cada estructura de interés, corte a corte, en las imágenes topográficas.
    b. Se incorporan los conceptos de **volumen tumoral macroscópico**, que representa la extensión detectable del tumor diana, **volumen diana clínico**, que incluye las extensiones microscópicas del tumor, y **volumen diana planificado**, que incluye bordes alrededor del volumen diana clínico para tener en cuenta la incertidumbre de la posición.
    c. Las estructuras normales de interés también se identifican, delimitan y designan como órganos en riesgo. Las dosis a estas estructuras deben minimizarse sin comprometer la cobertura de los volúmenes diana. Se encuentran disponibles restricciones de HDV publicados sólo para usar como directrices gene-

rales, ya que cada caso clínico puede justificar excepciones basadas en la valoración individual del riesgo-beneficio.
   d. Los expertos en física médica y dosimetría realizan la planificación de la dosis terapéutica basados en el principio general de administrar las dosificaciones prescritas por el médico a los volúmenes clínicos diana, simultáneamente al minimizar las dosis a los órganos en riesgo identificados.
3. **Ejecución del tratamiento.** Los oncólogos radiólogos ejecutan el tratamiento real, ya que son el personal más competente en la operación de las máquinas terapéuticas. En fases regulares, los físicos practican medidas meticulosas para garantizar la calidad y de ese modo asegurar el funcionamiento correcto del equipo terapéutico. En el contexto clínico específico, personal médico y de enfermería atiende a los pacientes en caso de efectos colaterales excesivos o de cualquier otro inconveniente médico.
4. Las valoraciones del **seguimiento posterior al tratamiento** son fundamentales, tanto para vigilar el control del cáncer como para atender cualquier secuela del tratamiento duradera o de reciente aparición.

V. TÉCNICAS MODERNAS DE RADIOTERAPIA

A. **Radioterapia orientada con precisión.** La planificación y administración computarizada del tratamiento permite actualmente la ultraprecisión.
   1. **RT conformada (RTC).** De manera tradicional, se han diseñado y fabricado bloques de aleación metálicos adaptados al consumidor mediante un proceso rudimentario de planificación del tratamiento con dosimetría 2D para adaptar el campo de radiación a las estructuras de interés, que suelen ser de formas irregulares. La RTC se desarrolló para que la cobertura de la dosis se ajustara de forma estrecha al volumen diana de una manera realmente 3D.
      a. La RTC fue factible después que la prestación 3D de las estructuras anatómicas estuvo disponible —basada en imágenes de TC/RM de cortes transversales—. Aunque al principio el proceso resultó muy laborioso, la tecnología digital lo simplificó.
      b. Desde hace poco, las máquinas terapéuticas se encuentran equipadas con un dispositivo motorizado en forma de viga denominado **colimador multilaminar (CML)**, el cual divide un bloque de metal en una serie de hojas delgadas en línea, cada una de las cuales se acciona con rapidez mediante automatización electrónica para limitar la radiación que escapa de los límites del volumen diana.
   2. La **radioterapia de intensidad modulada (IMRT)** es una técnica moderna que permite que la intensidad del rayo de fotones se module con el fin de administrar dosis específicas a volúmenes diana de forma irregular, mientras preserva a los órganos en riesgo cercanos. La modulación del rayo se logra mediante la combinación de un grupo de pequeños segmentos de campo, cada uno formado por el CML, y con una diferente dosis de radiación liberada.
      a. La esencia de la IMRT es la **planificación inversa**, de modo que se pueda *optimizar* el resultado del tratamiento. El físico o el dosimetrista reúnen la información anatómica de los tumores y órganos en riesgo que detalló el oncólogo radiólogo, organizan las direcciones de acceso del rayo, especifican el resultado dosimétrico deseado y sus prioridades por cada estructura de interés (de manera habitual, en términos de los parámetros específicos del HDV), y luego permiten que la computadora busque el mejor patrón de intensidad del rayo sobre los campos de tratamiento (llamado «mapa de fluencia») para lograr el objetivo.
      b. El plan de la IMRT permite una conformación aún más estrecha de la dosis alrededor del borde diana irregular, por lo que puede administrar una dosis diana más elevada mientras protege a los tejidos sanos adyacentes.
      c. Pueden administrarse dosis mayores con IMRT como un «refuerzo» en el lecho tumoral primario *secuencialmente* tras un campo de tratamiento inicial que contribuye para ofrecer una cobertura más amplia de la región anatómica.

Esto sigue la práctica tradicional de la **técnica de reducción del campo**, con las dosis prescritas de varias estructuras incluido el tumor en diferentes tiempos y sitios.

d. La IMRT suele utilizarse actualmente desde que se inicia la pauta terapéutica con la técnica denominada **refuerzo integrado simultáneo (RIS)**. Para cada fracción, la diseminación subclínica de las células neoplásicas en la zona amplia se trata con una dosis relativamente menor, mientras que el tumor primario se irradia *simultáneamente* con una dosis mayor. Es necesario tomar en cuenta los problemas radiobiológicos que surgen como consecuencia de los esquemas de fraccionamiento diferencial (*v.* sec. III.B a III.E).

e. La IMRT puede introducir *heterogeneidad de dosis* (*v.* sec. III.H) dentro de una estructura específica, a causa de la modulación de la intensidad. No se conoce aún la consecuencia biológica a pesar de los esfuerzos colectivos por proponer directrices para la planificación del tratamiento como (análisis cuantitativo de los efectos en los tejidos sanos en el campo clínico **QUANTEC** *[Quantitative Analysis of Normal Tissue Effects in the Clinic]*) para muchos órganos en riesgo. En cuanto a las dianas tumorales, la subdosis de volumen parcial («punto frío») representa por lejos el problema limitante más crítico de la PCT en lugar de qué sobredosis («punto caliente»), o «dosis pintura», podría mejorarla.

f. Otra desventaja adicional de la IMRT es la «dosis integral» ligeramente excesiva —la suma de la dosis corporal total que resulta en el depósito de dosis indeseables de radiación fuera de los volúmenes de tratamiento que se pretendían—, puede ser una causa de preocupación ante la posibilidad de provocar una segunda enfermedad maligna en pacientes curados de su cáncer original.

g. La técnica tradicional de la IMRT utiliza un enfoque de «**campo fijo**», el cual emplea un número limitado de ángulos de radiación para la optimización del proceso. Otra opción consiste en adquirir un sistema de tratamiento capaz de efectuar un **tratamiento con arco volumétrico modulado (TAVM)**, la cual genera arcos isocéntricos con los haces de radiación y puede suministrar mayores grados de libertad para planificar la optimización de la IMRT. Además, al requerir menos modulación del rayo, la TAVM puede proporcionar un tratamiento mucho más rápido que una técnica típica de campo fijo.

3. **Tratamiento con partículas.** La planificación del tratamiento con partículas cargadas (*protones* y *iones* pesados; *v.* sec. II.A.3) puede hacerse de manera inversa, con modulación de la intensidad equivalente a la «dosis pintura». Esto puede representar la forma más complicada de RT orientada con precisión, que pretende una dosis de caída casi nula más allá del borde distal del volumen diana a lo largo de la trayectoria del haz (debido al fenómeno del «máximo de Bragg»; *v.* sec. II.A.3.c). De manera adicional, los iones pesados y los *neutrones* poseen la característica biológica de una EBR (sec. II.A.3.a) y un CIO (sec. II.A.3.b) mucho más altos que podrían explotarse para beneficio terapéutico.

   a. Los usos clínicos especialmente ventajosos del tratamiento con partículas son los tumores oculares y las neoplasias malignas infantiles adyacentes a tejidos críticos como la médula espinal.

   b. La principal desventaja del tratamiento con partículas ha sido su costo extremadamente alto de producción y aplicación, que exige un apoyo de físicos e ingenieros muy intenso.

   c. Debido a los continuos avances en la tecnología de ingeniería y la comercialización, el tratamiento con protones ha pasado a estar más accesible en los últimos años, cuando se han establecido nuevos centros terapéuticos en todo el mundo.

4. **Braquiterapia (implantes).** Se trata de otra forma de radiación de precisión.

   a. Las fuentes radiactivas se fabrican como pequeñas semillas metálicas y se insertan dentro de la zona donde se aloja el tumor, ya sea por vía *intersticial* (p. ej., tejido blando poblado de células tumorales), *intraluminal* (p. ej., esófago, tráquea, o recto) o *intracavitaria* (p. ej., cérvix, bóveda vaginal).

b. Los radioisótopos de uso más extendido son iridio (Ir-192), yodo (^{125}I), paladio (^{103}Pd), cesio (^{137}Cs) y estroncio (^{90}Sr). En ocasiones se usan cobalto (^{60}Co) y oro (^{198}Au). Las fuentes de radio (^{226}Ra) son de interés histórico. Cada radioisótopo se caracteriza por su constante de desintegración específica (o «vida media»), las clases y energía de las partículas de radiación que emiten (fotones, electrones o partículas α), y su actividad inicial al momento de su inserción.

c. Dependiendo de la velocidad de liberación de la dosis radioactiva (*v.* sec. III.D), habitualmente se dispone de dos tipos generales de **braquiterapia: velocidad de dosis baja (VDB)** y **velocidad de dosis elevada (VDE)**.

d. Las semillas VDB pueden insertarse en forma manual mediante un instrumento con aguja en el caso de un **implante permanente**, cuya radioactividad se reduce de manera espontánea en el tiempo. La dosimetría precisa se hace con base en la posición radiográfica real de cada semilla.

e. Para los **implantes temporales**, utilizando la denominada técnica de la «carga diferida», primero se introducen uno o varios catéteres huecos o aparatos especiales dentro de la zona del cuerpo, lo que permite la planificación y la optimización de la dosimetría previa al implante. Después se cargan los implantes con las fuentes de acuerdo con el plan previsto para la irradiación a corto plazo, habitualmente con una técnica manual en el caso del tratamiento con VDB.

f. Mediante un implante que sólo tiene un propósito temporal, el tratamiento VDE se realiza mediante una técnica de poscarga que utiliza una unidad con control electrónico que contiene una sola semilla muy radioactiva dentro de un contenedor blindado.

g. Debido a la rápida «caída» de la dosis a medida que se aleja de cualquier semilla fuente, la principal ventaja de la braquiterapia es la dosis integral relativamente baja comparada con la radiación con rayo externo. Sus principales desventajas son los riesgos operativos inherentes a las inserciones de catéteres invasores (en especial, los intersticiales) y la necesidad de someter al personal clínico y los pacientes a las estrictas precauciones frente a la radiación.

h. Siguiendo argumentos radiobiológicos comparables a favor del aumento del fraccionamiento, se podría considerar que el tratamiento con VDB es teóricamente más beneficioso que el tratamiento con VDE (*v.* sec. III.D). Pero el tiempo de irradiación prolongado es un factor que puede llegar a disuadir del uso de implantes transitorios con VDB. La VDE habitualmente se realiza con un esquema de hipofraccionamiento, práctica que se sigue considerando segura debido al escaso volumen irradiado (*v.* una discusión similar en sección V.B.3.d).

B. Radiación estereotáctica. La planificación del tratamiento orientada por la precisión pierde su significado si las posiciones de la diana y de los órganos en riesgo se desvían durante el tratamiento real a causa de la incertidumbre sobre el montaje o por el movimiento. La inmovilización del paciente es, por tanto, esencial, fundamentalmente en los tumores localizados en encéfalo, cabeza y cuello.

1. **Radiocirugía estereotáctica (RCE).** Para tumores relativamente escasos y pequeños, puede estar indicada la *ablación* de cada lesión de forma precisa con un nivel de radiación excepcionalmente elevado, mediante la técnica de RCE.

   a. Originalmente desarrollada por neurocirujanos para localizar lesiones encefálicas con precisión mediante un sistema de coordenadas en 3-D con respecto a una estructura rígida que se fija al cráneo del paciente, la técnica de la localización estereotáctica se emplea cuando se utiliza una dosis elevada de radiación para sustituir la resección quirúrgica cruenta.

   b. Existen en el mercado formas diferentes de producir la radiación para la RCE. Para sistemas como el bisturí de rayos γ, se orientan unas 200 fuentes del radioisótopo cobalto 60 que emiten rayos γ en una disposición hemisférica, u otra disposición geométrica similar, para enfocar todos los rayos en un punto central llamado el *foco central*. Por otro lado, una radiación enfocada de esta

manera puede producirse con un ACLIN, que genera un haz de rayos X como única fuente, y puede girarse o moverse alrededor de un foco central.
- c. Las dianas accesibles mediante RCE deben ser pequeñas (generalmente, cerca de 3 cm de diámetro), y las lesiones a tratar han de ser escasas.
- d. La RCE se ha hecho muy popular para tratar tumores del sistema nervioso central (SNC) (tanto benignos como malignos) y, a veces, trastornos neurológicos del tipo de la neuralgia del trigémino.
- e. También se encuentran en estudio para tratamiento con RCE algunos tumores situados fuera del SNC (como el pulmón o el hígado), bajo el precepto de que sólo se consideren necesarias una o pocas fracciones de radiación de dosis elevadas, con las que se pueda resolver el problema de la incertidumbre del movimiento (p. ej., para el caso de lesiones en el tronco, con innovaciones técnicas que compensen el movimiento respiratorio; *v.* sec. V.D.3 y V.F).
2. **Radioterapia estereotáctica (RTE).** En muchas neoplasias, el tamaño del tumor primario suele ser mayor de lo que la RCE puede abarcar y, lo que es más importante, sus bordes se mezclan, a menudo, con los tejidos sanos. En estos casos, la técnica estereotáctica puede combinarse con las ventajas biológicas del *fraccionamiento convencional* (es decir, alrededor de 2 Gy por fracción) para proporcionar RTE (ya que es un tratamiento biológico de buena fe como la RT ordinaria, y no emula la ablación física) como una opción de tratamiento.
3. **Selección de la RCE o la RTE** (directrices):
   - a. La RTE mostrará, en general, una ventaja biológica teórica sobre la RCE en la mayoría de las neoplasias malignas. A menudo se prefiere esta última por razones logísticas, más que por consideraciones biológicas *per se*, o con el objetivo de extirpar la lesión diana cuando sea apropiado.
   - b. Siempre que un tumor agresivo esté muy cerca de un tejido sano esencial, la RTE será, probablemente, más beneficiosa que la RCE, porque puede utilizarse la ventaja biológica del fraccionamiento.
   - c. Si no existe una gran diferencia biológica entre el tumor (p. ej., una lesión benigna o de bajo grado) y el tejido sano circundante, puede ser perfectamente válido tratar al paciente con RCE, que actúa igual que una herramienta quirúrgica.
   - d. Quizá a causa de la gran aceptación de la RCE, o porque la RTE es sencillamente un procedimiento tedioso, existe el deseo omnipresente de minimizar el número de fracciones (es decir, el *hipofraccionamiento*, con dosis fraccionarias bastante más elevadas de 2 Gy) para el tratamiento del paciente (*v.* sec. V.F). Sin embargo, sólo es seguro hacerlo con una técnica de radiación orientada con precisión.
- C. **Radioterapia funcional guiada por la imagen.** La aparición de estudios funcionales de diagnóstico por imagen, como la *tomografía por emisión de positrones* (PET) o la *espectroscopia por resonancia magnética* (ERM), ha permitido que los médicos contemplen si el incremento de la dosis en puntos metabólicamente activos o resistentes a la radiación en el interior de un tumor podría ayudar a aumentar el control local del tumor. Estas sofisticadas técnicas de imagen pueden unir la biología molecular moderna con la oncología radioterápica clínica mediante el uso de IMRT o de rayos de partículas a fin de realizar «pintado con la dosis».
- D. **Radioterapia guiada por la imagen (RTGI).** La RTGI se preocupa por el trazado preciso de la diana de la radiación para compensar las incertidumbres diarias de la configuración y el movimiento, tanto en las fases (*inter*) como durante (*intra*) las sesiones del tratamiento fraccionado. Las imágenes radiográficas se obtienen con regularidad para precisar el posicionamiento. Hoy en día, una aplicación más general de la RTGI es frente a cualquier lesión diana que se mueve de un día para otro a través del largo curso de la RT.
  1. Se pueden añadir dispositivos de imagen especiales, como un par perpendicular de sistemas de rayos X diagnósticos «tomador de imágenes a bordo» (TIB), o uno de «TC de haz en cono» (AC); a los aceleradores lineales (ACLIN) existentes para los fines de la RTGI. También se pueden utilizar sistemas de ultrasonido dis-

ponibles en el comercio (adecuados para la obtención de imágenes de estructuras de tejidos blandos) para la guía diaria de imágenes.
2. Para dianas de escasa variabilidad por su fijeza, los puntos de referencia óseos internos son fáciles de reconocer y de usar para el posicionamiento de los rayos X. Para estructuras de tejidos blandos que en general son imperceptibles para la detección radiográfica, se las puede destacar por otros medios. Por ejemplo, es posible insertar semillas metálicas en el volumen diana como «marcadores confiables» para que las imágenes de rayos X los detecten.
3. Con el fin de controlar el movimiento intrafraccionario, la *compartimentación respiratoria* de los tumores del tronco se puede obtener mediante la sincronización precisa de la cobertura del campo del tratamiento sobre un objetivo que se mueve con la respiración. Entre los dispositivos más complejos que se utilizan se encuentra la señal infrarroja para captar el movimiento de la superficie o la onda de radiofrecuencia para rastrear el movimiento en tiempo real de un transpondedor de baliza que se inserta antes.

E. **Radioterapia adaptativa (RTA).** A menudo, los tumores voluminosos al inicio pueden reducirse de tamaño rápidamente durante el largo ciclo de RT y quimioterapia. La incertidumbre anatómica no se muestra, por tanto, debido a los movimientos del paciente o a los errores de configuración, sino a causa de las desviaciones anatómicas significativas de estructuras internas importantes producidas por el cambio progresivo del volumen tumoral (o la pérdida de peso significativa del paciente). La RT adaptativa pretende seguir con atención esta situación dinámica y aplicar las medidas de compensación adecuadas lo antes posible. El objetivo es modificar secuencialmente el plan de tratamiento basado en el estudio de imagen de simulación inicial y las posteriores verificaciones diarias de las imágenes, mediante un sofisticado algoritmo matemático para mitigar las incongruencias y las variaciones geométricas, sin repetir realmente la laboriosa simulación y el plan de tratamiento.

F. **Radioterapia corporal estereotáctica (RTCE).**
1. Aunque RCE y RTE siguen siendo terminologías válidas para el tratamiento radioterápico de los tumores del SNC, RTCE se refiere al tratamiento de neoplasias fuera del encéfalo y la columna.
2. Los datos fundamentales de la RTCE son guía con estudios de imagen mediante localización estereotáctica, accesorios de colimación de rayo fino, e **hipofraccionamiento** (habitualmente se define como cinco o menos fracciones).
3. Con una irradiación muy exacta en el volumen a tratar, llega a ser posible el aumento de la dosis sin el costo de complicaciones intolerables del tejido sano. Al igual que la RCE, la dosis biológicamente equivalente administrada con los esquemas de hipofraccionamiento de la RTCE habitualmente supera a la de las pautas fraccionados convencionales.
4. Como parece que por su naturaleza el objetivo terapéutico de la RTCE es la ablación del tumor, se ha propuesto otro término como sustituto: **RT corporal ablativa estereotáctica (RTCAE).**
5. Hasta ahora la RTCAE se ha podido aplicar principalmente a tumores del tronco (pulmones e hígado), y en el cáncer de próstata. Otras zonas anatómicas del cuerpo se han tratado de manera similar o se encuentran actualmente en fase de investigación clínica.
6. Con los resultados clínicos favorables de la RTCAE, pero con la contradicción aparente del hipofraccionamiento en contraposición con la preferencia radiobiológica tradicional por un mayor fraccionamiento (*v.* sec. III.C y III.E), se ha propuesto una nueva justificación biológica. Por ejemplo, se ha propuesto que la lesión del endotelio vascular es un mecanismo significativo, además de la interferencia con la mitosis y de otros mecanismos de muerte celular. Otras secuelas hipotéticas inducidas por la radiación más allá del principio tradicional de la radiobiología celular incluyen la inmunomodulación o respuestas inflamatorias, así como efectos genéticos o transducción de señales moleculares.
7. También se han propuesto nuevos modelos cuantitativos para explicar el aparente éxito de la RT hipofraccionada que no se predicen con el popular modelo LC.

a. La mayoría de los investigadores reconocen la inadecuación del modelo LC para predecir la supervivencia celular con una dosis única en la región de dosis elevada (*v.* sec. III.B.3.d).
  b. Se han propuesto algunos nuevos modelos como «híbridos» entre los modelos LC y de MIUOM; es decir, se han construido para mantener la aplicabilidad del modelo LC (con su sencillez matemática) en la región de dosis baja, a la vez que se añade una versión modificada para la región de dosis elevada, según la predicción del modelo de MIUOM. También se ha revisado la formulación de la DBE basada en la teoría LC (*v.* sec. III.E.3).
  c. Algunos autores han modificado el mecanismo teórico subyacente a la «joroba curva» de la curva de supervivencia celular (*v.* sec. III.B.2) en sus modelos propuestos. Estos nuevos modelos se suelen acompañar de una mayor complejidad matemática, lo que dificulta su aplicación sistemática en la práctica clínica.

VI. UTILIDAD DE LA RADIOTERAPIA EN EL TRATAMIENTO GENERAL DEL CÁNCER

A. Se deben reiterar aquí algunos principios oncológicos básicos:
  1. El cáncer se caracteriza por un proceso patógeno común: comenzando con la transformación neoplásica de células únicas hasta agregados tumorales, que pueden invadir y extenderse localmente, hasta la diseminación metastásica y por último el asentamiento de agregados clonógenos en focos distantes.
  2. Por tanto, el dato fundamental de las neoplasias malignas más frecuentes es la expansión *espacial* de la población de células tumorales por todo el cuerpo del paciente, en un proceso que avanza a lo largo del *tiempo*.
  3. Un problema fundamental es que aunque un tumor se diagnostique en un estadio «localizado» desde el punto de vista clínico, ya podrían haberse producido metástasis *sub*clínicas o *micro*metástasis; como la resolución limitante de la detección de un tumor sigue siendo del orden de 1 cm³, esto representa mil millones (10^9) de células.
  4. La curación de un cáncer en un estadio avanzado y metastásico es a menudo mucho más difícil que cuando está en un estadio temprano y localizado.
  5. A pesar de la importancia del control sistémico de todas las neoplasias, el control local del tumor primario sigue siendo una condición *sine qua non* (es decir, indispensable) para la curación.

B. Utilidad de la resección quirúrgica
  1. Los tumores malignos a menudo son infiltrativos o invasores, con bordes poco diferenciados.
  2. Toda resección tumoral se debe dirigir a la erradicación de *todas* las células tumorales; es decir, no debe quedar ningún tumor macroscópico y los bordes de la resección deben ser negativos en el estudio microscópico. Por tanto, la resección *radical* o *en bloque* es muchas veces la técnica de elección en cirugía oncológica.
  3. Se debe observar que teóricamente una «resección del 90%» deja detrás 100 millones (10^8) de células para un tumor de 1 cm³. Por tanto, con fines curativos, la «resección parcial» o «reducción de volumen» de los tumores debe estar seguida por un tratamiento «complementario» o postoperatorio adicional.
  4. Una resección radical a menudo puede producir secuelas indeseables, como el sacrificio de órganos, el deterioro de funciones fisiológicas o defectos estéticos inaceptables.

C. Utilidad de la radioterapia
  1. En el caso de un tumor primario incluido en tejidos u órganos sanos fundamentales, o rodeado por los mismos, la RT tiene la ventaja *biológica* (especialmente debido al *fraccionamiento, v.* sec. III.C) de conservar estas estructuras a la vez que tiene el objetivo de erradicar *todas* las células malignas dentro del volumen a irradiar.
  2. Un tumor epitelial típico de 1 cm³ precisa cerca de 70 Gy en 7 semanas para conseguir una PCT (es decir, la probabilidad de matar *todas* las células cancerosas de

modo que no sobrevivirá ninguna; *v.* sec. III.F.1) del 90 % o más. Este objetivo de erradicar hasta el *logaritmo* 10+ de células tumorales se alcanza de manera habitual mediante la RT convencional.
3. A menudo se utiliza la RT para complementar a la cirugía, porque permite mitigar los factores limitantes a la resección de tumores malignos.
   a. La RT *primaria* tiene como objetivo sustituir totalmente a la resección quirúrgica.
   b. La RT *postoperatoria* (o «adyuvante») tiene como objetivo complementar a la resección quirúrgica (ya sea radical o conservadora), para producir una erradicación adicional de la enfermedad residual.
   c. La RT *de inducción* (o «neoadyuvante») tiene como objetivos «reducir» la extensión del tumor antes de una operación planificada e incrementar la probabilidad de éxito de la resección (p. ej., consiguiendo bordes libres de tumor). Puede intentar convertir un tumor por lo demás irresecable en un tumor resecable, o permitir la cirugía conservadora de órganos en lugar de una intervención radical.
4. A menudo, se utiliza la RT alrededor de la cirugía limitada como una estrategia de «preservación de órganos» alternativa a la resección radical. Por principio, se puede recurrir a esta propuesta sin comprometer la tasa de control del cáncer que logra la cirugía radical sola. Los ejemplos incluyen los siguientes:
   a. Cáncer de mama: mastectomía radical modificada, linfadenectomía + RT
   b. Cáncer de laringe avanzado: laringectomía total, y RT primaria + quimioterapia
   c. Cáncer del conducto anal: resección abdominoperineal con colostomía terminal, y RT primaria + quimioterapia
   d. Cáncer vesical con invasión muscular: cistectomía radical con derivación urinaria, y RT primaria + quimioterapia
   e. Cáncer esofágico: esofagectomía, y RT primaria + quimioterapia
   f. Melanoma ocular: enucleación ocular, y RT primaria
   g. Sarcoma de partes blandas de una extremidad: amputación, y resección con rescate del miembro + RT
5. En relación con la diseminación «regional» del cáncer a través de las cadenas linfáticas de drenaje, la RT también puede ser muy útil a sustituir o complementar a la disección ganglionar quirúrgica.
6. Como la RT orientada con precisión (*v.* sec. V.A) emula la función ablativa de la cirugía del cáncer, se enfrentaría a la misma limitación de esta última, es decir, la incertidumbre sobre el borde de la «ablación». Además, esta RT primaria carecería de la información fundamental que ofrece la evaluación anatomopatológica postoperatoria. Por tanto, su uso sistemático se debe aplicar con prudencia, especialmente si se utiliza sola, sin RT de campo amplio complementaria.

D. Utilidad de la quimioterapia
1. La quimioterapia tiene como objetivo principalmente el control de la diseminación sistémica de las células malignas (es decir, las metástasis). Debido a la toxicidad que podría limitar la dosis aplicable, la mayor parte de las pautas de quimioterapia para las neoplasias epiteliales podría eliminar sólo unos pocos *logaritmos* del número de células tumorales. Por tanto, es factible controlar casi todas las enfermedades subclínicas (cada una entre límites de 1 a 10^9 células), pero puede ser insuficiente para controlar tumores macroscópicos o voluminosos.
2. Algunas neoplasias malignas primarias, especialmente las que se originan en líneas celulares hematopoyéticas, como las leucemias y los linfomas, y determinados tumores de células germinales, son muy sensibles a algunos fármacos antineoplásicos. Por tanto, se tratan principalmente con dichos medicamentos aunque la enfermedad se manifieste en un estadio localizado.
3. Algunos antineoplásicos, como el cisplatino y el 5-fluorouracilo, pueden generar efectos sinérgicos si se combinan con RT. Estos fármacos «radiosensibilizantes» son muy útiles para ayudar a la RT a conseguir mejor su objetivo previsto del control locorregional del tumor, además de facilitar los abordajes conservadores de órganos (*v.* sec. VI.C.4).

4. Se sabe que otros fármacos sistémicos, como las antraciclinas, son «radiomiméticos»: cuando se administran *después* de la finalización de la RT, estos fármacos pueden volver a producir los efectos adversos agudos que previamente había producido la RT, como dermatitis o mucositis, lo que se describe como fenómeno de «recuerdo». Por tanto, el ciclo completo de dichos fármacos habitualmente se administra *antes* de iniciar la RT prevista.

Lecturas recomendadas

Alpen EL. Theories and models for cell survival. In: Alpen EL, ed. *Radiation Biophysics*. 2nd ed. San Diego, CA: Academic Press, 1998:132.

Ang KK, Thames HD, Peters LJ. Altered fractionation schedules. In: Perez CA, Brady LW, eds. *Principles and Practice of Radiation Oncology*. 3rd ed. Philadelphia, PA: Lippincott, 1998:119.

Brahme A. Optimized radiation therapy based on radiobiological objectives. *Semin Radiat Oncol* 1999; 9:35.

Emami B, Lyman J, Brown A., et al. Tolerance of normal tissue to therapeutic irradiation. *Int J Radiat Oncol Biol Phys* 1991; 21:109.

Fowler JF. The linear-quadratic formula and progress in fractionated radiotherapy. *Br J Radiol* 1989; 62:679.

Fowler JF. Intercomparisons of new and old schedules in fractionated radiotherapy. *Semin Radiat Oncol* 1992; 2:67.

Lee SP. Fractionation in radiobiology: classical concepts and recent development. In: De Salles AAF, et al., eds. *Shaped Beam Radiosurgery*. Berlin/Heidelberg: Springer, 2011:61.

Lee SP, Withers HR, Fowler JF. Radiobiological considerations. In: Slotman BJ, Solberg T, Wurm R, eds. *Extracranial Stereotactic Radiotherapy and Radiosurgery*. New York: Taylor & Francis, 2006:131.

Wheldon TE, Michalowski A, Kirk J. The effect of irradiation on function in self-renewing normal tissues with differing proliferative organisation. *Br J Radiol* 1982;55:759.

Withers HR. The 4R's of radiotherapy. In: Lett JT, Alder H, eds. *Advances in Radiation Biology*. Vol. 5. New York: Academic, 1975:241.

Withers HR, Peters LJ. Biological aspects of radiation therapy. In: Fletcher GH, ed. *Textbook of Radiotherapy*. 3rd ed. Philadelphia, PA: Lea and Febiger, 1980:103.

Withers HR, Taylor JMG, Maciejewski B. Treatment volume and tissue tolerance. *Int J Radiat Oncol Biol Phys* 1988;14:751.

4 Fármacos sistémicos
Bartosz Chmielowski

I. Alquilantes
- B. Altretamina
- C. Bendamustina
- D. Busulfano
- E. Carboplatino
- F. Carmustina
- G. Ciclofosfamida
- H. Cisplatino
- I. Clorambucilo
- J. Dacarbazina
- K. Estreptozocina
- L. Ifosfamida
- M. Lomustina
- N. Melfalán
- O. Mostaza nitrogenada
- P. Oxaliplatino
- Q. Procarbazina
- R. Temozolomida
- S. Tiotepa
- T. Trabectedina

II. Antibióticos antitumorales e inhibidores de topoisomerasa
- B. Actinomicina D
- C. Bleomicina
- D. Daunorubicina hidrocloruro
- E. Doxorubicina
- F. Doxorubicina liposómica
- G. Epirubicina
- H. Etopósido
- I. Idarubicina
- J. Irinotecán
- K. Irinotecán, liposómica
- L. Mitomicina
- M. Mitoxantrona
- N. Tenipósido
- O. Topotecán

III. Antimetabolitos
- B. 5-fluorouracilo
- C. 6-mercaptopurina
- D. 6-tioguanina
- E. Azacitidina
- F. Capecitabina
- G. Citarabina
- H. Cladribina
- I. Clofarabina
- J. Decitabina
- K. Fludarabina
- L. Gemcitabina
- M. Hldroxiurea
- N. Metotrexato
- O. Nelarabina
- P. Pemetrexed
- Q. Pentostatina
- R. Pralatrexato
- S. Trifluridina/tipiracilo

IV. Fármacos que actúan sobre el huso mitótico
- B. Cabazitaxel
- C. Docetaxel
- D. Eribulina
- E. Estramustina
- F. Ixabepilona
- G. Paclitaxel
- H. Paclitaxel unido a proteínas
- I. Vinblastina
- J. Vincristina
- K. Vincristina liposómica
- L. Vindesina
- M. Vinorelbina

V. Otros fármacos citotóxicos de quimioterapia
- A. Asparaginasa (L-asparaginasa)
- B. Asparaginasa, *Erwinia chrysanthemi*
- C. Asparaginasa, pegilada
- D. Mepesuccinato de omacetaxina

VI. Productos dirigidos a moléculas
- A. Alectinib
- B. Ceritinib
- C. Crizotinib

Inhibidores BCL-2
- D. Venetoclax

Inhibidores de RCB-ABL
- E. Bosutinib
- F. Dasatinib
- G. Imatinib
- H. Nilotinib
- I. Ponatinib

Inhibidores BRAF, MEK
- J. Cobimetinib
- K. Dabrafenib
- L. Trametinib
- M. Vemurafenib

Inhibidores BTK (tirosina cinasa de Bruton)
- N. Ibrutinib

Inhibidores de la CDK (cinasa dependiente de ciclina) 4/6
- O. Palbociclib

Inhibidores del receptor del factor de crecimiento epidérmico (EGFR)
- P. Afatinib
- Q. Erlotinib
- R. Gefitinib
- S. Osimertinib

Inhibidores HDAC (desacetilasa de histona)
- T. Belinostat
- U. Panobinostat
- V. Romidepsin
- W. Vorinostat

Inhibidores HER2 (receptor 2 del factor de crecimiento epidérmico humano)
- X. Lapatinib

Inhibidores JAK (cinasa relacionada con Jano)
- Y. Ruxolitinib

Inhibidores DmR (diana mamífera de la rapamicina)
- Z. Everolimús
- AA. Temsirolimús

Inhibidores PARP (polimerasa de poli-(ADP-ribosa)
- BB. Olaparib

Inhibidores PI3Kδ (3-cinasa de fosfatidilinositol)
- CC. Idelalisib

Inhibidores del proteasoma
- DD. Bortezomib
- EE. Carfilzomib
- FF. Ixazomib

Inhibidores SMO («suavizada»)/vía de Hedgehog
- GG. Sonidegib
- HH. Vismodegib

| Inhibidores del receptor del factor de crecimiento del endotelio vascular (VEGF) | II. Axitinib
JJ. Cabozantinib
KK. Lenvatinib | LL. Malato de sunitinib
MM. Pazopanib | NN. Regorafen
OO. Sorafenib
PP. Vandetanib |

VII. Anticuerpos monoclonales
- B. Ado-trastuzumab emtansina
- C. Alemtuzumab
- D. Atezolizumab
- E. Bevacizumab
- F. Blinatumomab
- G. Brentuximab vedotina
- H. Cetuximab
- I. Daratumumab
- J. Dinutuximab
- K. Elotuzumab
- L. Ipilimumab
- M. Necitumumab
- N. Nivolumab
- O. Obinutuzumab
- P. Ofatumumab
- Q. Panitumumab
- R. Pembrolizumab
- S. Pertuzumab
- T. Ramucirumab
- U. Rituximab
- V. Siltuximab
- W. Trastuzumab

VIII. Fármacos diversos
- A. Aldesleukin
- B. Anagrelida
- C. Bexaroteno
- D. Denileucina diftitox
- E. Interferón α-2b
- F. Lanreotida
- G. Lenalidomida
- H. Pomalidomida
- I. Sipuleucel-T
- J. Talidomida
- K. Talimogeno laherparepvec
- L. Tretinoína
- M. Trióxido de arsénico
- N. Ziv-aflibercept

IX. Fármacos hormonales
- A. Agonistas de la hormona liberadora de gonadotropina (GnRH)
- B. Andrógenos
- C. Antiandrógenos
- D. Antiestrógenos
- E. Estrógenos
- F. Glucocorticoides
- G. Inhibidores de la aromatasa
- H. Inhibidores suprarrenales: mitotano
- I. Progestágenos

I. ALQUILANTES
A. **Farmacología general de los alquilantes.** Los alquilantes actúan a través de sus intermediarios reactivos, que se unen de forma covalente al ADN, careciendo de especificidad en relación con algún ciclo o fase celular.
1. Los alquilantes alteran la función celular al transferir grupos alquilo a grupos amino, carboxilo, sulfihidrilo o fosfato de moléculas biológicamente importantes. Lo fundamental es que se alquilan los ácidos nucleicos (ADN y ARN) y las proteínas. La posición número 7 (N-7) de la guanina del ADN y del ARN es el lugar que sufre la mayor alquilación; las nitrosoureas alquilan el grupo O-6 de la guanina. La alquilación de la guanina produce secuencias anómalas de nucleótidos, errores de codificación del ARN mensajero, cadenas entrecruzadas que no pueden replicarse y roturas de cadenas en el ADN y otras alteraciones en la transcripción y en la traducción del material genético.
2. El principal modo de acción de la mayoría de los alquilantes es a través de la formación de enlaces cruzados o el surgimiento de roturas en el ADN. En tales condiciones, el ADN anómalo no puede completar el ciclo de replicación y se produce la citotoxicidad.
3. La resistencia tumoral a estos fármacos parece estar relacionada con la capacidad de las células para reparar el daño de ácido nucleico y para inactivar los fármacos por conjugación con glutatión.

B. **Altretamina**
1. **Indicaciones.** Carcinoma ovárico recurrente.
2. **Farmacología**
   a. **El mecanismo se desconoce.** Su estructura se asemeja a la de los alquilantes, pero el mecanismo exacto de su actividad se desconoce.
   b. **Metabolismo.** El sistema microsómico hepático P-450 la desmetila e hidroxila con rapidez. Sus metabolitos se excretan por la orina y las vías biliares.
3. **Efectos adversos**
   a. **Limitantes de la dosis.** Náusea y vómito, que pueden empeorar con el tratamiento continuo.

b. **Habituales.** Neurotoxicidad (25%), que se expresa como parestesias, hipoestesia, hiperreflexia, debilidad motora, agitación, confusión, alucinaciones, letargia, depresión, coma; mielosupresión (leve) y 3-4 semanas después de iniciar el tratamiento se muestra el nadir de los recuentos de las células sanguíneas; náusea y vómito.
c. **Ocasionales.** Pruebas funcionales hepáticas anómalas (PFH), síndrome gripal; cólicos abdominales, diarrea.
d. **Poco frecuentes.** Alopecia, exantemas, cistitis.

C. **Bendamustina**
1. **Indicaciones.** Leucemia linfocítica crónica (LLC), linfoma no hodgkiniano (LNH) de linfocitos B de bajo grado que ha progresado en los 6 meses siguientes al tratamiento con una pauta que contenía rituximab.
2. **Farmacología.** La bendamustina es un derivado bifuncional de la mecloretamina que contiene un anillo benzoimidazólico similar a una purina. Alrededor del 90% del fármaco se excreta en las heces.
3. **Efectos adversos**
    a. **Limitantes de la dosis.** Mielodepresión.
    b. **Habituales.** Náusea, vómito, diarrea; fiebre, astenia, cefalea, estomatitis, exantema, reacciones a la infusión (considere administrar profilácticamente un antihistamínico, acetaminofén y corticosteroides).
    c. **Ocasionales.** Reacciones anafilácticas, reacciones cutáneas graves, insuficiencia renal aguda; edema periférico, taquicardia, hipotensión, mareo; mielodisplasia; disgeusia.

D. **Busulfano**
1. **Indicaciones.** Parte de la pauta de preparación para el trasplante de médula ósea, paliación de la leucemia mielógena crónica (LMC).
2. **Farmacología.** Actúa directamente; se cataboliza a productos inactivos que se eliminan por la orina.
3. **Efectos adversos**
    a. **Limitantes de la dosis.** Mielodepresión reversible e irreversible, con recuperación lenta; los valores del hemograma descienden unas 2 semanas después de la interrupción de la administración del fármaco.
    b. **Habituales.** Molestias gastrointestinales (leves), esterilidad.
    c. **Ocasionales.** Hiperpigmentación cutánea, alopecia, exantema; ginecomastia, cataratas, alteración de las pruebas de función hepática (PFH); convulsiones.
    d. **Poco frecuentes.** Fibrosis pulmonar («lesión pulmonar provocada por busulfano»; v. cap. 30), fibrosis retroperitoneal, fibrosis endocárdica, astenia similar a la de la enfermedad de Addison (sin signos bioquímicos de insuficiencia suprarrenal); hipotensión, impotencia, cistitis hemorrágica, neoplasias secundarias.

E. **Carboplatino**
1. **Indicaciones.** Una amplia variedad de neoplasias malignas.
2. **Farmacología**
    a. **Mecanismos.** Se trata de un fármaco del tipo de los metales pesados alquilantes, con mecanismos muy similares a los del cisplatino, aunque con un perfil diferente de efectos adversos.
    b. **Metabolismos.** Posee una semivida plasmática de sólo 2-3 h. Se excreta en la orina como fármaco sin modificar (70%) y metabolitos.
3. **Efectos adversos**
    a. **Limitantes de la dosis.** La mielodepresión es importante y acumulativa, en especial la trombocitopenia. La mediana del punto más bajo de la mielodepresión es a 21 días; existe una mielodepresión mayor en los pacientes con disminución del aclaramiento de creatinina o a los que se ha tratado anteriormente con quimioterapia antineoplásica.
    b. **Habituales.** Náusea, vómito, mialgias, debilidad y neurotoxicidad (menos intensa y frecuente que con el cisplatino), dolor en el punto de inyección. Desequilibrio de electrólitos catiónicos.

c. **Ocasionales.** Alteración reversible de las PFH, hiperazoemia; neuropatía periférica (5%), trastornos visuales, reacciones de hipersensibilidad; amenorrea, azoospermia, impotencia y esterilidad.
d. **Poco frecuentes.** Alopecia, exantema, síndrome seudogripal, hematuria, hiperamilasemia; hipoacusia, neuritis óptica; alopecia.

F. **Carmustina** (biscloroetil-nitrosourea)
  1. **Indicaciones.** Tumores cerebrales, mieloma, linfoma de Hodgkin y LNH. En dosis elevadas, para el trasplante de médula ósea. En forma de obleas implantables, para el glioblastoma multiforme.
  2. **Farmacología**
     a. **Mecanismos.** Formas enlaces cruzados intercatenarios en el ADN que impiden su replicación y transcripción. También se une y modifica (carbomailatos) muchas proteínas.
     b. **Metabolismos.** Fármacos muy liposolubles que entran en el encéfalo. Se descomponen rápida y espontáneamente en productos activos e inertes. La mayor parte del fármaco intacto y los productos metabólicos se excretan en la orina.
  3. **Efectos adversos**
     a. **Limitantes de la dosis.** La mielodepresión es prolongada y acumulativa, y se agrava notablemente por la radioterapia coincidente.
     b. **Habituales.** La náusea y el vómito pueden durar de 8 h a 24 h. Causa dolor local durante la inyección e hipotensión si la inyección es demasiado rápida o concentrada.
     c. **Ocasionales.** Estomatitis, esofagitis, diarrea, alteración de las PFH; alopecia, enrojecimiento facial, coloración parda de la piel; neumopatía intersticial con fibrosis pulmonar (con tratamiento prolongado y dosis mayores, especialmente con dosis acumuladas > 1 400 mg/m^2); mareo, neuritis óptica, ataxia, síndrome psiquiátrico de causa orgánica; insuficiencia renal.
     d. **Poco frecuentes.** Neoplasias secundarias.

G. **Ciclofosfamida**
  1. **Indicaciones.** Se usa en una amplia variedad de afecciones, como la enfermedad de Hodgkin, linfoma linfocítico, linfoma de células de tipo mixto, linfoma histiocítico y linfoma de Burkitt; mieloma múltiple, leucemias, micosis fungoides, neuroblastoma, adenocarcinoma de ovario, retinoblastoma, carcinoma de mama, pauta de preparación para el trasplante de médula ósea.
  2. **Farmacología.** El fármaco natural es inactivo y necesita que lo active el sistema de la oxidasa del citocromo P450 microsómico hepático para formar un aldehído, el cual se descompone en el plasma y en los tejidos periféricos para proporcionar acroleína y un metabolito alquilante (p. ej., la mostaza fosforamida). El sistema P450 también metaboliza metabolitos y produce compuestos inactivos. Los metabolitos activos e inactivos se eliminan en la orina.
  3. **Efectos adversos**
     a. **Limitantes de la dosis**
        1. **Mielodepresión.** Aparece leucopenia entre 8 y 14 días después de la administración del fármaco. También se observa trombocitopenia, aunque casi nunca es importante.
        2. **Efectos sobre la vejiga urinaria.** Los productos de degradación causan cistitis hemorrágica, que puede evitarse si se mantiene una diuresis abundante. Esta afección resulta más frecuente y puede ser grave con dosis masivas (p. ej., en el trasplante de médula ósea); en estas circunstancias, el uso de mesna puede servir de prevención. Puede producirse fibrosis de la vejiga urinaria con telangiectasias en la mucosa (generalmente, despues de un tratamiento oral prolongado), sin episodios de cistitis. Se han producido casos de carcinoma vesical.
     b. **Efectos secundarios**
        1. **Habituales.** Alopecia, estomatitis, aspermia, amenorrea y cefalea (de inicio rápido y corta duración). Despues de dosis de 700 mg/m^2 o mayores, son frecuentes la náusea y el vómito.

2. **Ocasionales.** Hiperpigmentación de la piel o de las uñas de las manos; sabor metálico durante la inyección; estornudos o sensación fría en la nariz tras la inyección; alteración de las PFH, mareo, alergia, fiebre.
3. **Poco frecuentes.** Síndrome de secreción inapropiada de vasopresina (SIADH; *syndrome of inappropiate secretion of antidiuretic hormone;* se produce especialmente si se administra con un gran volumen de líquido), hipotiroidismo, cataratas, ictericia, fibrosis pulmonar; necrosis cardiaca y miopericarditis aguda (con dosis elevadas); neoplasias secundarias (leucemia aguda, carcinoma vesical).

H. Cisplatino [cis-diaminodicloroplatino (CDDP)]
1. **Indicaciones.** Una gran diversidad de neoplasias.
2. **Farmacología**
   a. **Mecanismos.** Es un metal pesado que alquila el ADN. Se une covalentemente a proteínas, ARN y, especialmente, el ADN, estableciendo enlaces cruzados a base de platino. El isómero trans carece prácticamente de actividad antitumoral. La resistencia adquirida al cisplatino conlleva alteraciones en el transporte de fármacos a través de la membrana, las concentraciones intracelulares de glutatión (GSH) o proteínas que contienen sulfihidrilo y la capacidad para reparar lesiones del ADN causadas por el cisplatino.
   b. **Metabolismos.** Se distribuye ampliamente en el organismo, excepto en el SNC. Tiene una semivida plasmática prolongada (hasta 3 días) y puede permanecer en los tejidos durante meses. La excreción biliar supone < 10 % de la excreción total del fármaco. Alrededor del 15 % se excreta, sin modificación alguna, en la orina, y del 10 % al 40 % restante se excreta en la orina en 24 h.
3. **Efectos adversos**
   a. **Limitantes de la dosis**
      (1) **Insuficiencia renal acumulativa.** La incidencia de insuficiencia renal es cerca de un 5 %, si se adoptan medidas adecuadas de hidratación, y del 25 % al 45 % sin estas medidas.
      (2) **Neuropatía sensitiva periférica.** Está aparece tras la administración de 200 mg/m^2 y puede llegar a ser un limitante de la dosis cuando la dosis acumulada de cisplatino supera los 400 mg/m^2. Los síntomas pueden progresar tras la interrupción del tratamiento, entre ellos se encuentran la pérdida de la sensibilidad vibratoria y propioceptiva, la hiperreflexia y el signo de Lhermitte. Los síntomas pueden desaparecer lentamente después de muchos meses.
      (3) **Ototoxicidad.** Con acúfenos e hipoacusia de frecuencia elevada en el 5 % de los pacientes. La ototoxicidad aparece con mayor frecuencia en pacientes tratados con dosis superiores a 100 mg/m^2 en infusión rápida o con dosis elevadas acumulativas.
   b. **Habituales.** En todos los pacientes tratados se observa náusea y vómito intensos (inmediatos y tardíos); es necesario administrar una pauta de antieméticos como prevención. Con mucha frecuencia se produce hipopotasemia, hipomagnesemia (en ocasiones, difícil de corregir) y mielodepresión leve, anorexia y sabor metálico de los alimentos, alopecia, azoospermia, esterilidad e impotencia.
   c. **Ocasionales.** Alopecia, ageusia, irritación venosa, alteración transitoria de las PFH, SIADH, hipofosfatemia, mialgias, fiebre, neuritis óptica.
   d. **Poco frecuentes.** Alteración de la percepción de los colores y encefalopatía focal reversible que, a menudo, causa ceguera cortical. Fenómeno de Raynaud, bradicardia, bloqueo de rama, insuficiencia cardiaca congestiva; anafilaxia, tetania.

I. Clorambucilo
1. **Indicaciones.** LLC, macroglobulinemia de Waldenström, linfomas.

2. **Farmacología.** Actúa directamente; se hidroliza espontáneamente y da lugar a productos inactivos y activos (p. ej., mostaza del ácido fenilacético), también se metaboliza ampliamente por el sistema P450 microsómico hepático. El fármaco y los metabolitos se excretan en la orina.
3. **Efectos adversos.** Es el fármaco alquilante con menos efectos tóxicos.
   a. **Limitantes de la dosis.** Mielodepresión.
   b. **Ocasionales.** Molestias gastrointestinales (mínimas o ausentes con las dosis habituales), ligera alteración de las PFH, esterilidad, exantema
   c. **Poco frecuentes.** Exantema, alopecia, fiebre, caquexia, fibrosis pulmonar, toxicidad neurológica u ocular, cistitis, leucemia aguda.

J. **Dacarbazina** (dimetiltriazenoimidazol carboxamida [DTIC], imidazol carboxamida [DIC])
1. **Indicaciones.** Linfoma de Hodgkin, melanoma maligno, sarcomas, neuroblastoma.
2. **Farmacología**
   a. **Mecanismos.** La dacarbazina actúa como un análogo de la purina e inhibe la síntesis de ADN; también es un alquilante y, como tal, interactúa con los grupos SH.
   b. **Metabolismos.** Es activado en el hígado, por *N*-metilación oxidativa, por el sistema P450 microsómico hepático. Se excreta fundamentalmente en la orina (el 50 % del fármaco no se modifica); la excreción hepatobiliar y pulmonar es escasa.
3. **Efectos adversos**
   a. **Limitantes de la dosis.** Mielodepresión; los valores más bajos del hemograma se observan de 2 a 4 semanas después del tratamiento.
   b. **Habituales.** Náusea y vómito (a menudo intensos), anorexia; dolor en el lugar de la inyección.
   c. **Ocasionales.** Alopecia, rubefacción, fotosensibilidad, alteración de PFH. Síndrome seudogripal (malestar, mialgias, escalofríos y fiebre), que aparece 1 semana después del tratamiento y dura varios días.
   d. **Poco frecuentes.** Diarrea, estomatitis, disfunción cerebral, enfermedad venooclusiva hepática, necrosis hepática, hiperazoemia, anafilaxia.

K. **Estreptozocina** (estreptozotocina)
1. **Indicaciones.** Cáncer de células de los islotes del páncreas, tumores carcinoides
2. **Farmacología**
   a. **Mecanismos.** Alquilante. Análogo de la nitrosourea inespecífico del ciclo celular. Inhibe la síntesis del ADN y la enzima reparadora de éste, la guanina-O^6-metiltransferasa; afecta al metabolismo de las pirimidinas e inhibe las enzimas que intervienen en la gluconeogenia. Actúa selectivamente sobre las células pancreáticas β, probablemente por la fracción de glucosa de la molécula.
   b. **Metabolismos.** Se trata de un tipo de nitrosourea que se metaboliza ampliamente por el hígado, produciendo metabolitos activos y que tiene una vida media plasmática corta (< 1 h). Atraviesa la barrera hematoencefálica. El fármaco sin modificar y los metabolitos se excretan en la orina.
3. **Efectos adversos**
   a. **Limitantes de la dosis.** La nefrotoxicidad aparece inicialmente en forma de proteinuria y, si se continúa con la administración del fármaco, progresa hasta glucosuria, aminoaciduria, acidosis tubular renal proximal, diabetes insípida nefrógena e insuficiencia renal.
   b. **Habituales.** Náusea y vómito (a menudo intensos), mielodepresión (leve, aunque puede acumularse), hipoglucemia tras la infusión, irritación venosa durante la infusión, alteración del metabolismo de la glucosa, con hipoglucemia o hiperglucemia.
   c. **Ocasionales.** Diarrea, espasmos intestinales, alteraciones de las PFH.
   d. **Poco frecuentes.** Efectos adversos sobre el SNC, fiebre, neoplasias secundarias.

L. **Ifosfamida**
1. **Indicaciones.** Linfomas, sarcomas, tumores testiculares recurrentes y varios carcinomas.

2. Farmacología

a. Mecanismos. Produce fosfotriésteres como los productos predominantes de la reacción. El tratamiento de los núcleos intactos también puede inducir la formación de enlaces cruzados entre las cadenas de ADN.

b. Metabolismos. El sistema de la oxidasa de función mixta del retículo endoplásmico liso del hepatocito activa la ifosfamida al metabolizarla, el fármaco sufre activación hepática para dar una forma de aldehído que se descompone en el plasma y los tejidos periféricos, con lo que proporciona acroleína y su metabolito alquilante. La acroleína produce un gran efecto tóxico sobre la mucosa urotelial. El metabolito cloroacetaldehído puede ser responsable de gran parte de los efectos neurotóxicos, sobre todo en aquellos pacientes con alteración del funcionamiento renal. El fármaco y los metabolitos se excretan en la orina.

3. Efectos adversos

a. Limitantes de la dosis. Mielodepresión, cistitis hemorrágica, encefalopatía (el mesna inyectable es un fármaco desintoxicante efectivo para inhibir la cistitis hemorrogica inducida por la ifosfamida; siempre debe utilizarse simultáneamente.).

b. Habituales. Alopecia, anorexia, estreñimiento, náusea y vómito; amenorrea, oligospermia y esterilidad.

c. Neurotoxicidad (especialmente cuando hay disfunción hepática o renal, hipoalbuminemia, concentraciones bajas de bicarbonato o con una infusión rápida): somnolencia, confusión, depresión, alucinaciones, mareo, alteración de pares craneales y ataxia. Estos efectos habitualmente desaparecen en los 3 días siguientes a la interrupción del fármaco.

d. Ocasionales. Salivación, estomatitis, diarrea, estreñimiento, urticaria, hiperpigmentación, estrías ungueales, alteración de las PFH, flebitis, fiebre, hipotensión, hipertensión, hipopotasemia, acidosis tubular renal (con dosis elevadas), SIADH.

e. Poco frecuentes. Coma, acidosis tubular renal, o síndrome de Fanconi.

M. Lomustina (ciclohexilclormetilnitrosourea).

1. Indicaciones. Tumores cerebrales y enfermedad de Hodgkin.

2. Farmacología (como carmustina, *v.* Sec. F).

N. Melfalán

1. Indicaciones. Mieloma múltiple. La forma inyectada se usa en el trasplante de médula ósea.

2. Farmacología

a. Mecanismos. Un derivado fenilalanínico de la mostaza nitrogenada, un alquilante bifuncional.

b. Metabolismos. Actúa directamente. El 90 % del fármaco se une a las proteínas plasmáticas, y sufre una rápida hidrólisis en el torrente circulatorio para dar lugar a productos inertes. El fármaco sin modificar y sus metabolitos se excretan en la orina (alrededor del 30 %); el resto se elimina por las heces.

3. Efectos adversos

a. Limitantes de la dosis. a mielodepresión puede acumularse, y la recuperación puede ser prolongada.

b. Ocasionales. Anorexia, náusea, vómito, mucositis, esterilidad

c. Poco frecuentes. Alopecia, prurito, exantema, hipersensibilidad, neoplasias secundarias (leucemia aguda), fibrosis pulmonar, vasculitis, cataratas.

O. Mostaza nitrogenada (mecloretamina)

1. Indicaciones. Linfoma de Hodgkin; uso tópico en el linfoma de linfocitos T.

2. Farmacología

a. Mecanismos. Un alquilante prototipo.

b. Metabolismos. En agua o en los líquidos corporales, la mecloretamina sufre una transformación química rápida y se combina con agua o con compuestos reactivos de las células, de modo que el fármaco ya no está presente en forma activa pocos minutos después de la administración. Los metabolitos se excretan fundamentalmente en la orina.

3. **Efectos adversos**
   a. **Limitantes de la dosis.** Mielodepresión.
   b. **Habituales.** Náusea y vómito intensos, que se inician 1 h después de la administración; necrosis cutánea, si se produce extravasación (puede probarse el tiosulfato sódico); sensación urente en el punto de inyección y enrojecimiento facial; sabor metálico; cambio de color de la vena infundida; alteración de las PFH en la semana siguiente al tratamiento (hasta el 90 % de los pacientes).
   c. **Ocasionales.** Alopecia, esterilidad, diarrea, tromboflebitis, ginecomastia.
   d. **Poco frecuentes.** Neurotoxicidad (incluso hipoacusia), angioedema, neoplasias secundarias.

P. **Oxaliplatino** (platino diaminociclohexano)
   1. **Indicaciones.** Cáncer colorrectal, pancreático y gástrico.
   2. **Farmacología**
      a. **Mecanismos.** Se une de forma covalente al ADN, con preferencia por la unión en la posición N-7 de la guanina y la adenina; establece enlaces cruzados entre las cadenas y dentro de ellas.
      b. **Metabolismo.** Sufre una amplia conversión no enzimática en sus especies activas citotóxicas; más del 50 % del fármaco se elimina por vía renal. Tan sólo el 2 % se excreta en las heces.
   3. **Efectos adversos**
      a. **Limitantes de la dosis**
         (1) En unas horas o hasta 2 días después de la administración del fármaco aparecen **disestesias agudas** en manos, pies, región peribucal y garganta, que pueden precipitarse o empeorar por la exposición al frío (aire o bebidas frías); suelen desaparecer en 2 semanas; con frecuencia reaparecen con dosis posteriores, y pueden disminuirse si se prolonga la infusión hasta 6 h. Puede observarse también disfagia, disnea sin estridor ni sibilancias, espasmos mandibulares, disartria, alteraciones de la voz o presión torácica. A diferencia del cisplatino, rara vez produce ototoxicidad.
         (2) **Neuropatía sensitiva periférica persistente,** generalmente caracterizada por parestesias, disestesias e hipoestesias, incluido el déficit de sensibilidad propioceptiva, que suele ser reversible durante los 4 meses siguientes a la interrupción del oxaliplatino.
      b. **Habituales.** Anorexia, náusea y vómito, estreñimiento, diarrea; dolor abdominal; fiebre, astenia; mielodepresión leve a moderada; alteraciones leves a moderadas de las PFH.
      c. **Ocasionales.** Reacciones alérgicas, neurotoxicidad leve, cefalea, estomatitis, alteración del gusto; dolor lumbar, artralgias.
      d. **Poco frecuentes.** Fibrosis pulmonar.

Q. **Procarbazina** (*N*-metilhidralazina)
   1. **Indicaciones.** Linfoma de Hodgkin.
   2. **Farmacología**
      a. **Mecanismos.** La procarbazina inhibe la transmetilación de los grupos metilo de la metionina en el ARNt. La consecuencia es que las proteínas se dejan de sintetizar. También puede dañar el ADN de forma directa.
      b. **Metabolismos.** Tiene lugar en el hígado, donde sucede de manera rápida y extensa, y quizá en células tumorales a causa de una variedad de especies de radicales libres y alquilantes. Se necesita la activación metabólica del fármaco. Penetra velozmente en el líquido cefalorraquídeo, se degrada en el hígado y produce compuestos inactivos, que se excretan en la orina (70 %). Menos del 10 % del fármaco se excreta sin sufrir cambios.
   3. **Efectos adversos**
      a. **Limitantes de la dosis.** Mielodepresión, que es más pronunciada 4 semanas después de iniciar el tratamiento.
      b. **Habituales.** Náusea y vómito, que disminuyen con el uso continuo; síndrome seudogripal (generalmente, con el tratamiento inicial); sensibiliza los tejidos a la radiación; amenorrea y azoospermia, esterilidad.

c. **Ocasionales.** Dermatitis, hiperpigmentación, fotosensibilidad, estomatitis, disfagia, diarrea, hipotensión, taquicardia, polaquiuria, hematuria, ginecomastia.
d. **Neurológicos.** La procarbazina produce trastornos de la conciencia o neuropatías periféricas leves en alrededor del 10% de los casos. Estas alteraciones son reversibles y rara vez resultan lo suficientemente importantes como para alterar la dosis del fármaco. Son manifestaciones de estos efectos adversos: sedación, depresión, agitación, psicosis, hiperreflexia, parestesias, mialgias y ataxia.
e. **Poco frecuentes.** Xerostomía, hemorragia retiniana, fotofobia, edema de papila; neumonitis por hipersensibilidad, neoplasia secundaria.

R. **Temozolomida**
1. **Indicaciones.** Tumores cerebrales, melanoma metastásico.
2. **Farmacología.** Es estructural y funcionalmente similar a la dacarbazina.
   a. **Mecanismos.** En los tumores, la hidrólisis no enzimática lo activa a su compuesto reactivo (MTIC, monometil triaceno imidazil carboxamida). El fármaco metila los residuos de guanina en el DNA e inhibe la síntesis de DNA, RNA y proteínas, pero no entrecruza las cadenas de DNA. Es un fármaco alquilante no clásico, inespecífico del ciclo celular.
   b. **Metabolismos.** Se excreta principalmente por los túbulos renales. Como es un fármaco lipófilo, atraviesa la barrera hematoencefálica.
3. **Efectos adversos**
   a. **Limitantes de la dosis.** Mielodepresión.
   b. **Habituales.** Náusea y vómito leves o moderadamente intensos, diarrea, cefalea, astenia, ligero aumento de las aminotransferasas.
   c. **Ocasional.** Fotosensibilidad, mialgias, fiebre.
   d. **Poco frecuentes.** Citopenia prolongada, síndrome mielodisplásico (SMD).

S. **Tiotepa** (trietilenotiofosforamida)
1. **Indicaciones.** Administración intracavitaria para derrames malignos, intravesical para la vejiga urinaria e intratecal por metástasis meníngeas; trombocitosis grave. Puede utilizarse también en el linfoma, el cáncer de mama y ovario, y para el trasplante de células madre hematopoyéticas autólogas.
2. **Farmacología.** Es un análogo de la etilenimina, relacionado químicamente con la mostaza nitrogenada.
   a. **Mecanismos.** Alquila la posición N-7 de la guanina, lo que provoca el corte del enlace entre la base púrica y el azúcar, y libera guaninas alquiladas.
   b. **Metabolismos.** Se descompone rápidamente en el plasma y se excreta en la orina. Es metabolizado ampliamente en el hígado por el sistema P450 microsómico y produce metabolitos activos e inactivos.
3. **Efectos adversos**
   a. **Limitantes de la dosis.** Mielodepresión, que puede ser acumulativa.
   b. **Habituales** (con la administración intravesical). Cistitis química, dolor abdominal, hematuria, disuria, polaquiuria, tenesmo vesical, obstrucción ureteral; náusea y vómito 6 h después del tratamiento.
   c. **Ocasionales.** Molestias digestivas, alteración de las PFH, exantema, urticaria; hipersensibilidad.
   d. **Poco frecuentes.** Alopecia, fiebre, angioedema, neoplasias secundarias.

T. **Trabectedina**
1. **Indicaciones.** Liposarcoma o leiomiosarcoma después de una pauta con antraciclina.
2. **Farmacología**
   a. **Mecanismos.** Se une a los residuos de guanina en el surco menor del ADN donde forma aductos y da lugar a una flexión de la hélice del ADN hacia el surco principal. Afecta la unión de los factores de transcripción y la reparación del ADN.
   b. **Metabolismos.** Se metaboliza en el hígado y sólo se excreta una cantidad ínfima por la orina. El fármaco se administra en una infusión continua de 24 h.

3. **Efectos adversos**
   a. **Limitantes de la dosis.** Rabdomiólisis (vigilar los niveles de la fosfocinasa de creatinina antes de cada dosis), cardiomiopatía grave y fatal (obtener un ecocardiograma inicial y después cada 2-3 meses mientras dure el tratamiento), neutropenia grave (40%), neutropenia febril (5%).
   b. **Habituales.** Aumento de las enzimas hepáticas, trombocitopenia, anemia, náusea, fatiga, vómito, estreñimiento, disminución del apetito, diarrea, edema periférico, disnea y cefalea.
   c. **Poco frecuentes.** Insuficiencia hepática, neuropatía periférica.

II. ANTIBIÓTICOS ANTITUMORALES E INHIBIDORES DE TOPOISOMERASA

A. **Farmacología**
   1. Por lo general, los **antibióticos antitumorales** son fármacos que derivan de bacterias y que en la naturaleza proporcionan defensa frente a otros microorganismos hostiles. Actúan a través de una diversidad de mecanismos. Varios de estos fármacos interfieren con el ADN mediante la intercalación, una reacción por la que el fármaco se inserta entre los pares de bases del ADN. La intercalación en el ADN evita la replicación de éste, la producción de ARN mensajero, o ambas. Otros fármacos tienen otras acciones.
   2. Los **inhibidores de la topoisomerasa** son productos naturales o semisintéticos. Las topoisomerasas del ADN son enzimas que alteran la topología de este ácido al provocar y reparar roturas de las cadenas de ADN. Las topoisomerasas se unen a dominios de ADN con los que forman un «complejo escindible», que permite que el ADN se desenrolle en preparación para la división celular. La topoisomerasa I distiende el ADN superenrollado para una variedad de procesos celulares cruciales. La topoisomerasa II cataliza la rotura de la doble cadena y la reparación del ADN y de ese modo permite el paso de un segmento helicoidal doble de ADN a través del otro. Ambas distienden las vueltas superhelicoidales, interconvierten anillos anudados e intertuercen secuencias virales complementarias en el ADN. Las topoisomerasas son esenciales para eventos celulares como la transcripción, la replicación y la mitosis.

B. **Actinomicina D** (dactinomicina)
   1. **Indicaciones.** Neoplasias trofoblásticas, sarcomas, carcinoma testicular, tumor de Wilms.
   2. **Farmacología**
      a. **Mecanismos.** Se intercala entre pares de bases del ADN e impide la síntesis de ARN mensajero; inhibe la topoisomerasa II.
      b. **Metabolismos.** Se fija ampliamente a los tejidos, con lo que la semivida plasmática y tisular resulta prolongada. Se excreta en la bilis y la orina como fármaco sin modificar.
   3. **Efectos adversos**
      a. **Limitantes de la dosis.** Mielodepresión.
      b. **Habituales.** Náusea y vómito (empeoran, a menudo, tras dosis diarias sucesivas y duran varias horas); alopecia, acné, eritema, descamación, hiperpigmentación; reacción de recuerdo de la radiación. Es un fármaco vesicante que puede causar necrosis si se produce extravasación.
      c. **Ocasionales.** Estomatitis, queilitis, glositis, proctitis, diarrea; antagonismo de la vitamina K, aumento de las PFH.
      d. **Poco frecuentes.** Hepatitis, anafilaxia, hipocalcemia, letargo.

C. **Bleomicina**
   1. **Indicaciones.** Linfomas, carcinomas epidermoides, carcinoma testicular, derrames malignos.
   2. **Farmacología**
      a. **Mecanismos.** Es una mezcla de glucopéptidos que se une con el ADN y forma complejos con el Fe^{2+}. La oxidación del Fe^{2+} lleva a la generación de radicales superóxido e hidroxilo.

b. **Metabolismos.** Se activa por reducción microsómica; se une a los tejidos, pero no a las proteínas plasmáticas; sufre una importante degradación por hidrólisis en casi todos los tejidos. Tanto el fármaco libre como los productos metabólicos se excretan en la orina.

3. **Efectos adversos**
   a. **Limitantes de la dosis.** La neumonitis por bleomicina, con disnea, tos seca, estertores húmedos, signos intersticiales radiográficos, disminución de la capacidad de difusión, hipoxia e hipercapnia, puede ser mortal. Se observa fibrosis pulmonar e insuficiencia respiratoria en el 1 % de los pacientes tratados con dosis acumulativas < 200 U/m^2 y en el 10 % de los tratados con dosis mayores. La edad avanzada, las neumopatías subyacentes, la radioterapia torácica previa o coincidente y la exposición anterior a la bleomicina predisponen a los pacientes a sufrir efectos adversos pulmonares. Los pacientes se vigilan mediante las pruebas funcionales pulmonares y una disminución de la capacidad pulmonar de difundir el monóxido de carbono (DLCO, *diffusing capacity of the lung for carbon monoxide*) es el indicador más temprano de toxicidad.
   b. **Habituales.**
      (1) Son frecuentes las reacciones de hipersensibilidad, con escalofríos leves o intensos, y las reacciones febriles (en el 25 % de los pacientes), que aparecen frecuentemente entre 4-10 h después de la inyección. Sin embargo, en las siguientes administraciones disminuye la incidencia y la intensidad.
      (2) Sensibiliza el tumor y los tejidos sanos a la radiación.
      (3) Efectos dermatológicos (en el 50 % de los pacientes): hiperpigmentación de áreas de zonas cutáneas de extensión (p. ej., nudillos, codos), estrías hiperpigmentadas; endurecimiento, dolor a la presión o pérdida de uñas de las manos; hiperqueratosis de las palmas y los dedos de las manos, alteraciones del tipo de la esclerodermia; hipersensibilidad cutánea, prurito, urticaria, eritrodermia, descamación, alopecia.
      (4) Anorexia, mucositis; olor rancio («como de calcetines viejos»), que aparece unos 10 s después de la inyección.
   c. **Ocasionales.** Náusea, vómito, sabores inusuales; mielodepresión leve reversible, fenómeno de Raynaud, flebitis, dolor en el lugar de la inyección.
   d. **Poco frecuentes**
      (1) Hepatotoxicidad, pleuropericarditis, arteritis.
      (2) Reacción anafilactoide, que se manifiesta en forma de confusión, debilidad, fiebre, escalofríos y sibilancias, que pueden evolucionar hacia hipotensión, insuficiencia renal y síncope cardiovascular.

D. **Daunorubicina hidrocloruro** (daunomicina). También se dispone de citrato de daunomicina lisosómico.
   1. **Indicaciones.** Leucemias agudas, sarcoma de Kaposi.
   2. **Farmacología.** Es un antibiótico antitumoral antraciclínico. Se distribuye en forma rápida y amplia en los tejidos, con valores más altos en el corazón, riñones, hígado, pulmones y bazo. No atraviesa la barrera hematoencefálica, pero parece que cruza la placenta. Se elimina a través del sistema hepatobiliar, con un aclaramiento renal que supone < 20 % de la eliminación del fármaco.
   3. **Efectos adversos.** Los mismos que la doxorubicina. Puede causar también una miocardiopatía mortal de evolución rápida unos meses después de interrumpir el tratamiento; la incidencia se vuelve inaceptable tras haber acumulado una dosis total de 550 mg/m^2.

E. **Doxorubicina** (hidroxidaunorubicina)
   1. **Indicaciones.** Es eficaz en una gran variedad de tumores.
   2. **Farmacología**
      a. **Mecanismos.** Antibiótico antitumoral antraciclínico. Se intercala entre pares de bases del ADN, forma radicales libres, altera las membranas celulares,

induce la lesión del ADN dependiente de la topoisomerasa II, inhibe el ADN prerribosómico y el ARN.
- **b. Metabolismos.** Alrededor del 70 % del fármaco se fija a las proteínas plasmáticas. Se metaboliza rápidamente en el hígado. La velocidad de liberación desde los puntos de fijación tisular es lenta, en comparación con la capacidad del hígado para el metabolismo, lo que da lugar a unas concentraciones plasmáticas relativamente prolongadas del fármaco y de los metabolitos.
- **c. Excreción.** Los metabolitos y el fármaco libre se excretan abundantemente en la bilis; sin embargo, la eliminación conocida supone tan sólo la mitad del fármaco.

3. Efectos adversos
- **a. Limitantes de la dosis**
  - **(1)** Mielodepresión, particularmente leucocitopenia.
  - **(2)** Miocardiopatía con insuficiencia cardiaca congestiva, que puede llegar a ser resistente al tratamiento (*v.* cap. 30, Sec. VII.D, para más detalles). Hay que cuantificar la fracción de eyección del ventrículo izquierdo con una angiografía con radionúclidos antes de iniciar el tratamiento, fundamentalmente cuando la dosis acumulada es mayor de 300 mg/m^2, y periódicamente a partir de aquí. Deben tenerse en cuenta los riesgos y los beneficios cuando la dosis total acumulada es de 550 mg/m^2 (400 mg/m^2, si hay antecedentes de radiación mediastínica), o cuando se observan alteraciones electrocardiográficas (reducción del voltaje, arritmias significativas, cambios en la onda ST-T). Puede considerarse la administración de dexrazoxano, un protector cardiaco, cuando la dosis acumulada supera los 300 mg/m^2.
- **b. Habituales**
  - **(1)** Alopecia; náusea y vómito (leves a severos); estomatitis.
  - **(2)** La doxorubicina es un fármaco vesicante; la extravasación produce ulceración grave y necrosis.
  - **(3)** Cuando se inicia la administración del fármaco, las zonas cutáneas que se han irradiado previamente pueden mostrar eritema y descamación; esta *reacción de recuerdo de la radiación* puede aparecer años después de que se haya administrado la radiación.
- **c. Ocasionales.** Diarrea; hiperpigmentación de los lechos ungueales y los pliegues cutáneos, enrojecimiento facial, enrojecimiento a lo largo de la vena inyectada, exantema; conjuntivitis, lagrimeo; orina de color rojo.
- **d. Poco frecuentes.** Activación de la fibrinólisis, neumonitis intersticial, debilidad muscular, fiebre, escalofríos, anafilaxia.

F. Doxorubicina liposómica
1. **Indicaciones.** Sarcoma de Kaposi con sida, cáncer de ovario, mieloma.
2. **Farmacología.** La doxorubicina se encapsula en liposomas de circulación prolongada (vesículas microscópicas compuestas de una bicapa fosfolipídica). El aclaramiento plasmático es más lento que el de la doxorubicina habitual.
3. **Efectos adversos**
   - **a. Limitantes de la dosis.** Hematodepresión.
   - **b. Habituales.** Cansancio; mucositis, diarrea, náusea, vómito; alopecia; reacciones a la infusión (7 %, escalofríos, tumefacción facial, cefalea, hipotensión, disnea), que se resuelven con la interrupción de la infusión y que no impiden un tratamiento continuado; eritrodisestesia palmoplantar (ulceración, eritema y descamación de las manos y los pies, con dolor e inflamación).
   - **c. Ocasionales.** Miocardiopatía con dosis acumuladas de doxorubicina mayores de 550 mg/m^2, dolor en el lugar de la inyección, reacción de recuerdo de la radiación; astenia, dolor, fiebre; coloración rojo-anaranjada de la orina.
   - **d. Poco frecuentes.** Reacción alérgica, hiperglucemia, ictericia y neuropatía óptica.

G. **Epirubicina** (4′-epidoxorubicina, pidorubicina) es el 4′-epímero de la doxorubicina y es un derivado semisintético de la daunorubicina.
  1. **Indicaciones.** Cáncer de mama y gástrico.
  2. **Farmacología.** Véanse los mecanismos y el metabolismo en *doxorubicina*.
  3. **Efectos adversos.** Los mismos que la doxorubicina, pero con más náusea y vómito. El riesgo de sufrir miocardiopatía aumenta notablemente tras una dosis total de 900 mg/m^2 (sin irradiación mediastínica ni tratamiento con otras antraciclinas).
H. **Etopósido** (la forma oral es el fosfato de etopósido)
  1. **Indicaciones.** Carcinoma testicular, cáncer de pulmón microcítico, linfoma y otras neoplasias.
  2. **Farmacología.** Es una epipodofilotoxina extraída de la planta solanácea *Podophyllum peltatum*.
     a. **Mecanismos.** Es un inhibidor de la topoisomerasa II. Causa un paro G2 marcado.
     b. **Metabolismo.** Se une intensamente a las proteínas plasmáticas (fundamentalmente a la albúmina); la disminución de las concentraciones de albúmina produce unos efectos adversos potencialmente mayores. Se metaboliza en el hígado, por glucuronidación, a metabolitos menos activos. Se excreta en la orina (40 %) como fármaco intacto y degradado; se desconoce el mecanismo de excreción del 60 % restante.
  3. **Efectos adversos**
     a. **Limitante de la dosis.** Mielodepresión.
     b. **Habituales.** Náusea y vómito (con dosis orales, pero poco frecuente con la administración intravenosa); alopecia (habitualmente, leve); hipotensión, si se infunde rápidamente; malestar, sabor metálico durante la infusión del fármaco.
     c. **Ocasionales.** Anemia, trombocitopenia, dolor en el lugar de la inyección, flebitis, alteración de las PFH, diarrea, escalofríos, fiebre.
     d. **Poco frecuentes.** Estomatitis, disfagia, diarrea, estreñimiento, parotiditis, exantema, reacción de recuerdo de la radiación, hiperpigmentación; anafilaxia, hipertensión transitoria, arritmias; somnolencia, vértigo, ceguera cortical transitoria; neuropatía periférica, reacción anafilactoide.
I. **Idarubicina** (4-demetoxidaunorubicina)
  1. **Indicaciones.** Leucemia aguda.
  2. **Farmacología.** Antibiótico antitumoral antraciclínico; es un análogo de la daunorubicina. Muestra mayor lipofilia y mejor captación celular que otros antibióticos antraciclínicos; por lo demás, es similar a la doxorubicina.
  3. **Efectos adversos.** Similares a los de la doxorubicina. Se espera que aparezca mielodepresión. Aunque la idarubicina es menos cardiotóxica que la doxorubicina y la daunorubicina, se aplican los mismos criterios de control.
J. **Irinotecán**
  1. **Indicaciones.** Cáncer colorrectal; cáncer de colon.
  2. **Farmacología.** Es un análogo hidrosoluble de la camptotecina, que es un profármaco relativamente inactivo, el cual se convierte en el fármaco activo. La camptotecina se aisló originalmente de extractos de un árbol chino.
     a. **Mecanismos.** Inhibe la topoisomerasa I; tiene especificidad por fases del ciclo celular.
     b. **Metabolismo.** La conversión al metabolito activo, SN-38, se produce fundamentalmente en el hígado, aunque también sucede en el plasma y en la mucosa intestinal. Las principales vías de eliminación son la bilis y las heces, y el aclaramiento renal sólo desempeña un pequeño papel.
        (1) La forma activa del fármaco se metaboliza por la enzima polimorfa UGT1A1. Alrededor del 10 % de la población estadounidense es homocigota para el alelo UGT1A1*28 y tiene una actividad reducida de la enzima UGT1A1, por lo que muestra un mayor riesgo de sufrir neutropenia de grado 4.

3. **Efectos adversos**
   a. **Limitantes de la dosis.** Diarrea abundante (especialmente, en pacientes de 65 años o más) y mielodepresión.
   b. **Habituales.** Neutropenia; náusea leve, vómito, dolor abdominal cólico; rubefacción durante la administración; alopecia leve, debilidad, sudoración.
   c. **Ocasionales.** Alteraciones de las PFH, cefalea, fiebre, disnea, dolor lumbar.
   d. **Poco frecuentes.** Reacción anafilactoide, insuficiencia renal aguda.
K. **Irinotecan, liposómico**
   1. **Indicaciones.** Adenocarcinoma del pancreas.
   2. **Farmacología.** Irinotecan encapsulado en el liposoma.
      a. **Mecanismos.** Inhibe la topoisomerasa I; específico de fase del ciclo celular.
      b. **Metabolismos.** Véase *irinotecan*.
   3. **Efectos adversos.** Véase *irinotecan*.
L. **Mitomicina** (mitomicina C)
   1. **Indicaciones.** Adenocarcinomas de estómago o páncreas.
   2. **Farmacología**
      a. **Mecanismo.** Antibiótico antitumoral. Tras la activación intracelular, actúa como un fármaco alquilante; establecimiento de enlaces cruzados del ADN, despolimerización del ADN y formación de radicales libres.
      b. **Metabolismo.** Se metaboliza predominantemente en el hígado, por el sistema P450 y la DT-diaforasa. Se excreta principalmente a través del sistema hepatobiliar.
   3. **Efectos adversos**
      a. **Limitante de la dosis.** Mielodepresión acumulativa, que puede ser grave y prolongada (fundamentalmente, trombocitopenia).
      b. **Habituales.** Náusea y vómito leves, anorexia; alopecia, descamación; es un fármaco vesicante que puede causar necrosis si se inyecta por vía subcutánea (pueden observarse eritema y ulceración cutáneos algunas semanas o varios meses después de la administración y pueden aparecer en un lugar distante al de la inyección).
      c. **Ocasionales.** Alopecia, estomatitis, exantemas, fotosensibilidad, dolor en el lugar de la inyección, flebitis; insuficiencia cardiaca congestiva; síndrome del tipo hemolítico-urémico (SHU).
      d. El **SHU** habitualmente se produce después de 6 meses de tratamiento con dosis acumuladas de al menos 60 mg. La evolución puede ser crónica o fulminante. Las transfusiones sanguíneas pueden empeorar los síntomas. Puede estar indicada la plasmaféresis para el tratamiento (*v.* cap. 35, Sec. V.C.).
      e. **Poco frecuentes.** Alteración del funcionamiento hepático y renal (acumulativa), parestesias, visión borrosa, fiebre; neumonitis intersticial aguda.
M. **Mitoxantrona** (dihidroxiantracenodiona)
   1. **Indicaciones.** Cáncer de mama y próstata, linfoma, leucemia aguda.
   2. **Farmacología.** La mitoxantrona es sintética y pertenece a la clase de compuestos de la antracenediona, que son análogos de las antraciclinas. Su mecanismo de acción y sus vías metabólicas son similares, aunque no idénticos, a los de la doxorubicina.
      a. **Mecanismo.** Intercalación en el ADN, rotura del ADN monocatenario y bicatenario, inhibición de la topoisomerasa II.
      b. **Metabolismo.** Se metaboliza en el hígado por el sistema P450; <1% del fármaco se excreta en la orina.
   3. **Efectos adversos.** En comparación con las antraciclinas, la mitoxantrona se asocia a menor cardiotoxicidad, menos náusea y vómito, y menor posibilidad de lesión por extravasación.
      a. **Limitante de la dosis.** Mielodepresión (valor mínimo a los 10-14 días).
      b. **Habituales.** Náusea y vómito leves, mucositis; alopecia (generalmente leve); edema, astenia; coloración azulada de la orina, la esclerótica, las uñas de las manos y sobre la zona de inyección venosa, que puede durar 48 h.

c. **Ocasionales.** Miocardiopatía (más definida en pacientes que han sido tratados anteriormente con otras antraciclinas, ciclofosfamida o irradiación mediastínica, o que tienen una enfermedad cardiovascular preexistente); parece ser menos cardiotóxica que la doxorubicina. Prurito, alteración de las PFH, reacciones alérgicas.
d. **Poco frecuentes.** Ictericia, convulsiones, toxicidad pulmonar, anafilaxia.

N. **Tenipósido** (VM-26)
1. **Indicaciones.** Leucemia linfoblástica aguda (LLA).
2. **Farmacología**
   a. **Mecanismos.** Derivados semisintéticos de podofilotoxina; inhibidor de la topoisomerasa II.
   b. **Metabolismos.** Prácticamente la totalidad del fármaco se une a proteínas. El metabolismo sistémico es importante, aunque no se han identificado metabolitos. La excreción renal constituye sólo una pequeña fracción de su eliminación.
3. **Efectos adversos**
   a. **Limitantes de la dosis.** Neutropenia.
   b. **Habituales.** Trombocitopenia, hipotensión con una infusión excesivamente rápida.
   c. **Ocasionales.** Náusea y vómito, alopecia, alteración de las PFH, flebitis.
   d. **Poco frecuentes.** Diarrea, estomatitis; exantema, anafilaxia; hiperazoemia, fiebre; parestesias, convulsiones.

O. **Topotecán**
1. **Indicaciones.** Cáncer ovárico tras la falta de respuesta a otros tratamientos (basados en cisplatino); cáncer cervical en combinación con cisplatino; cáncer microcítico de pulmón recurrente.
2. **Farmacología**
   a. **Mecanismos.** Es un derivado de la camptotecina e inhibe la actividad de la topoisomerasa I; muestra especificidad por fases del ciclo celular.
   b. **Metabolismo.** Se convierte rápidamente, en el plasma, en la forma activa lactónica. Alrededor del 60 % del fármaco se excreta en la orina.
3. **Efectos adversos**
   a. **Limitante de la dosis.** Mielodepresión.
   b. **Habituales.** Náusea y vómito; diarrea, estreñimiento, dolor abdominal; alopecia; cefalea, cansancio, fiebre; artralgias y mialgias.
   c. **Ocasionales.** Aumento transitorio de los valores de las PFH; parestesias; exantema; hematuria microscópica (30 %).

III. ANTIMETABOLITOS

A. **Farmacología general de los antimetabolitos**
1. Estas sustancias producen un efecto antitumoral porque su estructura es similar a la de los precursores de las purinas o pirimidinas, o debido a que interfieren en la síntesis de las pirimidinas. Su actividad, por tanto, es mayor en la fase S del ciclo celular. En general, estos fármacos han sido más eficaces cuando la proliferación celular es rápida.
2. La farmacocinética de estos fármacos se caracteriza por curvas de dosis-respuesta no lineales; a partir de una determinada dosis, no se destruirán más células con el aumento de las dosis (el fluorouracilo es una excepción). A causa de la entrada de nuevas células en el ciclo, el tiempo durante el cual las células se encuentran expuestas al fármaco es directamente proporcional a la posibilidad de su destrucción.

B. **5-fluorouracilo** (5-FU)
1. **Indicaciones.** Carcinomas digestivos, de mama, pancreáticos, y de cabeza y cuello.
2. **Farmacología.** Es un análogo de fluoropirimidinas.
   a. **Mecanismos.** Es un antimetabolito. Necesita activarse a los metabolitos citotóxicos. Interfiere en la síntesis del ADN bloqueando la timidilato sintetasa, una enzima que interviene en la conversión del ácido desoxiuridílico en ácido timidílico. Los metabolitos (p. ej., FUTP) se incorporan en varios tipos de

ARN, con lo que interfieren en las funciones de éste y en la síntesis proteica. La incorporación de otro metabolito (FdUTP) al ADN produce la inhibición de la síntesis y el funcionamiento del ADN. Es específico de la fase S del ciclo celular, aunque actúa en otros estadios del mismo y se caracteriza por tener una acción lineal logarítmica de destrucción celular.
   b. **Metabolismos.** El 5-FU entra rápidamente en todos los tejidos, entre ellos el líquido cefalorraquídeo y los derrames malignos. Sufre una amplia activación intracelular por la acción de una serie de enzimas fosforilantes y la fosforribosiltransferasa, particularmente la dihidropirimidina deshidrogenasa. La mayor parte de la degradación del fármaco tiene lugar en el hígado. Los tumores que responden al fármaco parecen carecer de enzimas de degradación. El metabolismo elimina el 90 % del 5-FU, mientras los metabolitos inactivos se excretan en la orina, la bilis y la respiración (en forma de dióxido de carbono). La semivida de eliminación es corta y oscila entre los 10-20 min.
3. **Efectos adversos.** Son más frecuentes y más graves en los pacientes con déficit de dihidropirimidina deshidrogenasa.
   a. **Limitantes de la dosis.** Mielodepresión (menos frecuente con la infusión continua); mucositis (más habitual con infusión de 5 días); diarrea.
   b. **Habituales.** Rinorrea; irritación ocular y lagrimeo excesivo, debido a dacriocistitis y estenosis del conducto lagrimal; piel seca, fotosensibilidad y pigmentación de la vena infundida.
   c. **Neurológicos.** Se observa disfunción cerebelosa reversible, somnolencia, confusión o convulsiones en cerca del 1 % de los pacientes. Los síntomas suelen desaparecer entre 1 y 6 semanas después de la interrupción del fármaco, pero disminuyen tras reducir la dosis o, incluso, si se mantiene la misma.
   d. **Ocasionales.** Esofagitis; síndrome de mano-pie (eritrodisestesia palmoplantar) con la infusión prolongada (parestesias, eritema e hinchazón de las palmas y plantas); vasoespasmo coronario (particularmente, en pacientes con antecedentes de esta afección); tromboflebitis; náusea y vómito.
   e. **Poco frecuentes.** Alopecia, dermatitis, pérdida de uñas, bandas ungueales oscuras; visión borrosa, «lengua negra y pilosa» (hipertrofia de papilas filiformes), anafilaxia, fiebre.
C. **6-mercaptopurina** (6-MP)
   1. **Indicaciones.** Leucemia linfoblástica aguda (tratamiento de mantenimiento).
   2. **Farmacología**
      a. **Mecanismo.** Es un análogo de las purinas con actividad en la fase S del ciclo celular. Inhibe la síntesis *de novo* de las purinas mediante la inhibición del 5-fosforribosil-1-pirofosfato. El fármaco original es inactivo. Necesita la fosforilación intracelular, por la acción de la hipoxantina-guanina-fosforribosiltransferasa (HGFRT), para dar la forma monofosfato, que se metaboliza, finalmente, al metabolito trifosfato. Compite con los ribótidos por las enzimas responsables de la conversión del ácido inosínico en ribótidos de adenina y de xantina. Su incorporación al ADN o ARN tiene una importancia dudosa.
      b. **Metabolismos.** La mercaptopurina se degrada lentamente en el hígado, fundamentalmente por la acción de la xantina oxidasa. El alopurinol, un inhibidor de esta enzima, produce un importante aumento de sus efectos adversos. La eliminación es principalmente hepática con las dosis convencionales.
   3. **Efectos adversos**
      a. **Limitantes de la dosis.** Mielodepresión.
      b. **Habituales.** Náusea y vómito leves, anorexia (25 %); colestasis generalmente reversible (30 %); sequedad cutánea, fotosensibilidad; inmunodepresión.
      c. **Poco frecuentes.** Estomatitis, diarrea, dermatitis, fiebre, hematuria, síndrome de tipo Budd-Chiari, necrosis hepática.
D. **6-tioguanina** (6-TG, 6-tioguanina, aminopurina-6-tiol-hemihidrato)
   1. **Indicaciones.** Leucemia mielógena aguda.

2. **Farmacología**
   a. **Mecanismos.** Es un análogo de las purinas, con especificidad por el ciclo celular y actividad en la fase S. Necesita la fosforilación intracelular por la HGFRT para dar la forma citotóxica monofosfato, que finalmente se metaboliza al metabolito trifosfato (*v.* «6-Mercaptopurina»). El fármaco se incorpora ampliamente al ADN (causando una codificación errónea de la transcripción y de la replicación del ADN), así como al ARN.
   b. **Metabolismo.** La tioguanina no se degrada por la xantina oxidasa y, a diferencia de la mercaptopurina, puede administrarse en dosis completas con alopurinol. La eliminación del fármaco es fundamentalmente hepática, pero también renal.
3. **Efectos adversos**
   a. **Limitante de la dosis.** Mielodepresión.
   b. **Habituales.** Estomatitis, diarrea.
   c. **Ocasionales.** Náusea y vómito, alteración del funcionamiento hepático, enfermedad venooclusiva hepática; disminución de la sensibilidad vibratoria, marcha inestable.

E. **Azacitidina** (5-azacitidina)
   1. **Indicaciones.** Síndromes mielodisplásicos (SMD).
   2. **Farmacología**
      a. **Mecanismos.** Es un antimetabolito (análogo de la citidina). Se fosforila rápidamente y se incorpora al ADN y el ARN, con lo que inhibe la síntesis proteica; también inhibe la síntesis de pirimidinas y la metilación del ADN.
      b. **Metabolismo.** Se activa por fosforilación y se desactiva por desaminación; es similar a la citarabina. Se excreta en la orina (un 20% sin modificar).
   3. **Efectos adversos**
      a. **Limitantes de la dosis.** Mielodepresión; náusea y vómito.
      b. **Habituales.** Alteración del funcionamiento hepático, cansancio, cefalea, diarrea, alopecia, fiebre, eritema en la zona de inyección.
      c. **Ocasionales.** Neurotoxicidad (mareo, inquietud, confusión), hiperazoemia (transitoria), artralgias, hipofosfatemia con mialgias, estomatitis, flebitis, exantema.
      d. **Poco frecuentes.** Letargo progresivo y coma, acidosis tubular renal, rabdomiólisis, hipotensión.

F. **Capecitabina**
   1. **Indicaciones.** Carcinoma de mama o colon.
   2. **Farmacología.** La capecitabina es un carbamato de fluoropirimidina, que es un profármaco sistémico de la 5′-desoxi-5-fluorouridina (5′-DFUR), que se convierte *in vivo* en 5-FU.
      a. **Mecanismo.** Véase «5-Fluorouracilo».
      b. **Metabolismo.** Hepático. Se cataboliza, predominantemente, por acción de la dihidropirimidina deshidrogenasa, que se encuentra en el hígado, los leucocitos, los riñones y otros tejidos extrahepáticos. Más del 90% se elimina en la orina (*v.* «5-Fluorouracilo»).
   3. **Efectos adversos.** Similares a los del 5-FU.
      a. **Limitante de la dosis.** Diarrea (50%), eritrodisestesia palmoplantar.
      b. **Habituales.** La eritrodisestesia palmoplantar (síndrome de mano-pie o eritema de partes acras inducido por la quimioterapia) aparece en el 15 al 50% de los pacientes; náusea, vómito, mielodepresión, astenia
      c. **Ocasionales.** Alteración de las PFH, neurotoxicidad; isquemia cardiaca en pacientes con antecedentes de coronariopatía; estenosis del conducto lagrimal, conjuntivitis, blefaritis; confusión, ataxia cerebelosa.

G. **Citarabina** (arabinósido de citosina, ara-C)
   1. **Indicaciones.** Leucemia aguda, LMC, linfoma, afectación meníngea por el tumor.
   2. **Farmacología.** Es un análogo de la desoxicitidina.

a. **Mecanismo.** Es un antimetabolito. Necesita la activación intracelular a su derivado fosforilado (ara-CTP), el cual inhibe las ADN polimerasas que intervienen en la conversión de la citidina en desoxicitidina; una parte se incorpora al ADN. El ara-CTP inhibe la ribonucleótido reductasa, lo que disminuye los niveles de desoxirribonucleótidos para la síntesis de ADN y su función.
b. **Metabolismo.** Necesita la activación a ara-CTP por una cinasa; se inactiva por la acción de una desaminasa; el ara-C se desamina total y rápidamente en el hígado, el plasma y los tejidos periféricos. La actividad antitumoral del ara-C depende de las cantidades relativas de cinasa y desaminasa en las células. En los pacientes con insuficiencia renal, un metabolito (arabinósido de uracilo) tiene la capacidad de producir elevadas concentraciones de ara-CTP, lo que puede causar efectos adversos sobre el SNC. Se excreta en la orina, en forma de metabolitos inactivos.

3. **Efectos adversos**
   a. **Limitante de la dosis.** Mielodepresión.
   b. **Habituales.** Náusea, vómito, mucositis, diarrea (potenciada por la adición de antraciclina); conjuntivitis (generalmente, en los primeros 3 días de pautas con dosis elevadas, pero se reduce con la aplicación profiláctica de colirios de glucocorticoesteroides); hidradenitis, aracnoiditis con la administración intratecal.
   c. **Neurotoxicidad** (ataxia cerebelosa, letargo, confusión): se inicia al cuarto o quinto día de la infusión, y suele resolverse en unos 7 días. La incidencia y la gravedad de los efectos adversos se relacionan con la dosis administrada (especialmente, con una dosis total mayor de 48 g/m^2), la velocidad de la infusión (la incidencia es menor si la infusión es continua), la edad (particularmente, en los mayores de 60 años), el sexo (hombres, sobre todo) y el grado de alteración de las funciones hepática y renal (fundamentalmente, con aclaramientos de creatinina < 60 mL/min). En algunos casos, es irreversible o mortal.
   d. **Ocasionales.** Alopecia, estomatitis, sabor metálico, esofagitis, alteración del funcionamiento hepático (leve y reversible), pancreatitis, ulceración gastrointestinal grave; tromboflebitis; cefalea, exantema, eritema cutáneo transitorio sin exfoliación. El *síndrome del ara-C*, descrito en niños, es una reacción alérgica que se manifiesta con fiebre, síndrome seudogripal, mialgias, dolor óseo, exantema maculopapuloso, conjuntivitis y, en ocasiones, dolor torácico (los corticoesteroides son eficaces).
   e. **Poco frecuentes.** Dificultad respiratoria repentina, que progresa rápidamente hacia edema pulmonar no cardiógeno; pericarditis, cardiomegalia, taponamiento cardiaco; retención urinaria.

H. **Cladribina** [2-clorodesoxiadenosina (2-CdA)]
   1. **Indicaciones.** Tricoleucemia
   2. **Farmacología.** Es un análogo de la purina desoxiadenosina.
      a. **Mecanismo.** Es un antimetabolito. El análogo se acumula en las células (particularmente, los linfocitos), bloquea la adenosina desaminasa, e inhibe la síntesis de ARN y ADN. Inhibe la nucleótido reductasa, produce depleción de ATP, induce la apoptosis y es activo frente a las células en división y en reposo.
      b. **Metabolismo.** Se metaboliza y se elimina rápidamente a través de los riñones.
   3. **Efectos adversos.** Los pacientes tienen más riesgo de sufrir infecciones oportunistas.
      a. **Limitante de la dosis.** Mielodepresión.
      b. **Habituales.** Inmunodepresión con disminución de células CD4+ y CD8+; náusea, reacciones cutáneas en el lugar de la inyección; fiebre en el 50 % de los pacientes (debido, con mayor probabilidad, a citocinas y pirógenos liberados por el tumor), escalofríos, síndrome seudogripal.
      c. **Ocasionales.** Neurotoxicidad (cefaleas, mareo), reacciones de hipersensibilidad, cansancio.
      d. **Poco frecuentes.** Neurotoxicidad grave, pancreatitis.

I. **Clofarabina** (2-cloro-2′-fluorodesoxi-9-β-D-arabinofurosiladenina)
   1. **Indicaciones.** Leucemia linfoblástica aguda recurrente o refractaria.
   2. **Farmacología.** Antimetabolito purínico.
   3. **Efectos adversos**
      a. **Limitantes de la dosis.**
         (1) Puede producirse síndrome de fuga capilar (SFC)/síndrome de respuesta inflamatoria sistémica (SRIS) después de la liberación de citocinas, y se manifiesta con hipotensión, taquicardia, taquipnea y edema pulmonar.
         (2) Mielodepresión (90 %).
         (3) Hepatotoxicidad y nefrotoxicidad.
      b. **Habituales.** Taquicardia, hipotensión, sofocos; cefalea, fiebre, escalofríos, astenia; prurito, exantema; náusea, vómito, diarrea; alteraciones de las PFH (80 %; aumento de la creatinina (50 %), dolor en las extremidades.
      c. **Ocasionales.** Hipertensión, edema, disnea, derrame pleural o pericárdico; mucositis; mialgias, artralgias; irritabilidad, somnolencia, agitación; tiflitis; SFC (4 %), SRIS (2 %).
      d. **Poco frecuentes.** Enfermedad veno-oclusiva hepática, síndrome de Stevens-Johnson, alucinaciones.
J. **Decitabina** (5-aza-2′-desoxicitidina)
   1. **Indicaciones.** SMD.
   2. **Farmacología.** La decitabina ejerce efectos antineoplásicos por inhibición de la metiltransferasa del ADN, causando hipometilación del ADN y diferenciación o apoptosis celular.
      a. **Mecanismos.** La decitabina ejerce efectos antineoplásicos por inhibición de la metiltransferasa del ADN, causando hipometilación del ADN y diferenciación o apoptosis celular.
      b. **Metabolismos.** Desaminación por citidina-desaminasa encontrada principalmente en el hígado pero también en granulocitos, epitelio intestinal y en toda la sangre.
   3. **Efectos adversos**
      a. **Limitantes de la dosis.** Mielodepresión (valor mínimo a los 35 días, recuperación a los 35-50 días).
      b. **Habituales.** Mielodepresión, cansancio, fiebre; náusea, estreñimiento (35 %), diarrea; cefalea, artralgias, escalofríos, edema, tos; hipoglucemia, hipopotasemia, hipomagnesemia.
K. **Fludarabina** (arabinósido-5-fosfato de 2-fluoroadenina)
   1. **Indicaciones.** LLC, linfomas de bajo grado.
   2. **Farmacología.** Es el análogo 5′-monofosfato de ara-A (arabinofuranosiladenosina). El grupo 2-fluoro en el anillo de adenosina hace que este fármaco sea resistente a la escisión por la adenosina desaminasa (compárese con la citarabina).
      a. **Mecanismo.** Es un antimetabolito con una gran especificidad por los linfocitos. Su metabolito activo, el 2-fluoro-ara-A, parece actuar inhibiendo la extensión de la cadena de ADN, la ADN polimerasa α y la ribonucleótido reductasa. Es activo frente a las células en división y en reposo, e induce la apoptosis.
      b. **Metabolismo.** Los metabolitos y el fármaco sin modificar (25 %) se excretan en la orina.
   3. **Efectos adversos**
      a. **Limitante de la dosis.** Mielodepresión, que puede ser acumulativa; anemia hemolítica autoinmunitaria grave que puede o no responder a los corticoesteroides.
      b. **Habituales.** Inmunodepresión con descensos de CD4+ y CD8+, en la mayoría de los pacientes, y asociada a un aumento del riesgo de sufrir infecciones oportunistas (la recuperación puede tardar más de 1 año); náusea y vómito débiles; fiebre con síndrome seudogripal asociado (25 %); tos, debilidad, artralgias/mialgias.

c. **Ocasionales.** Alopecia (leve), alteración de las PFH, síndrome de lisis tumoral.
d. **Poco frecuentes.**
   (1) Estomatitis, diarrea, dermatitis, dolor torácico, hipotensión, infiltrados pulmonares (especialmente cuando se combina con pentostatina).
   (2) Efectos hemáticos de mecanismo inmunitario (anemia hemolítica autoinmunitaria, púrpura trombocitopénica inmunitaria, hemofilia adquirida, enfermedad de rechazo inverso asociada a la transfusión).
   (3) Efectos neurológicos graves, incluyendo ceguera, estado de coma y muerte (especialmente en pacientes tratados con dosis muy elevadas).

L. **Gemcitabina**
  1. **Indicaciones.** Carcinoma de páncreas, vejiga, pulmón y ovario; sarcomas de tejidos blandos.
  2. **Farmacología.** Es un análogo de una desoxicitidina con flúor sustituido.
     a. **Mecanismos.** Muestra especificidad por el ciclo celular, destruyendo células fundamentalmente en la fase S y bloqueando también la progresión de células por la fase G_1 al límite de la fase S. Es metabolizado en el interior celular y produce difosfato y trifosfato activos. Inhibe la nucleótido reductasa; compite con el trifosfato de desoxicitidina (dCTP) para la incorporación al ADN.
     b. **Metabolismo.** Se metaboliza ampliamente, por desaminación, en el hígado, el plasma y los tejidos periféricos. Se excreta casi totalmente en la orina como fármaco activo y sus metabolitos.
  3. **Efectos adversos**
     a. **Limitante de la dosis.** Mielodepresión.
     b. **Habituales.** Náusea, vómito, diarrea, estomatitis; fiebre con síntomas seudogripales (40%); exantema maculoso o papulomaculoso; aumento transitorio de la PFH; proteinuria y hematuria leves.
     c. **Ocasionales.** Alopecia, exantema, edema.
     d. **Poco frecuentes.** Síndrome hemolítico-urémico; efectos adversos pulmonares; reacciones de hipersensibilidad; alopecia.

M. **Hidroxiurea** (hidroxicarbamida)
  1. **Indicaciones.** Trastornos mieloproliferativos, cáncer de ovario resistente al tratamiento, enfermedad drepanocítica.
  2. **Farmacología.** Es un análogo de la urea.
     a. **Mecanismo.** Es un antimetabolito. Impide la síntesis de ADN inhibiendo la nucleótido reductasa, la enzima que convierte ribonucleósidos en desoxirribonucleósidos. Inhibe la reparación del ADN y la incorporación de timidina al mismo. Muestra especificidad por la fase S del ciclo celular, pero también actúa en otras fases del mismo.
     b. **Metabolismo.** Atraviesa la barrera hematoencefálica. La mitad del fármaco se degrada rápidamente en compuestos inactivos en el hígado. Los productos inactivos y el fármaco sin modificar (50%) se excretan en la orina.
  3. **Efectos adversos**
     a. **Limitante de la dosis.** Mielodepresión, de la que el paciente se recupera rápidamente cuando se interrumpe el tratamiento (megaloblastosis importante).
     b. **Ocasionales.** Náusea, vómito, diarrea; exantema, eritema facial, hiperpigmentación; hiperazoemia, proteinuria; alteración transitoria de las PFH; reacción de recuerdo de la radiación.
     c. **Poco frecuentes.** Alopecia, mucositis, diarrea, estreñimiento; alteraciones neurológicas; edema pulmonar; síndrome seudogripal; úlceras dolorosas peribucales; posibles leucemia aguda y síndromes mieloproliferativo.

N. **Metotrexato** (ametopterina, MTX)
  1. **Indicaciones.** Una gran diversidad de afecciones.
  2. **Farmacología**
     a. **Mecanismos.** Bloquea la enzima dihidrofolato reductasa, evitando la formación de ácido (tetrahidro-) fólico reducido; el ácido tetrahidrofólico es esencial para la transferencia de unidades de carbono en diversas reacciones bioquímicas. El MTX bloquea la formación de timidilato desde el desoxiuridilato y evita

la síntesis de ADN. El fármaco también inhibe la síntesis de ARN y proteínas, e impide que las células entren en la fase S del ciclo celular.
- b. **Metabolismo.** La especie humana metaboliza mínimamente el MTX. Se convierte, en el hígado y otras células, en formas poliglutamato superiores. Se distribuye por el agua del organismo; los pacientes con pérdidas importantes eliminan el fármaco con mucha mayor lentitud. Como del 50 al 70 % del fármaco está unido a las proteínas plasmáticas, el desplazamiento por otros fármacos (p. ej., ácido acetilsalicílico, sulfamidas) puede producir un aumento de los efectos adversos. Cerca del 20 % del fármaco se elimina en la bilis; se excreta en la orina como fármaco sin modificar (del 80-90 % en 24 h). Si hay una alteración del funcionamiento renal, las concentraciones sanguíneas de MTX son peligrosas y se puede producir una afectación renal adicional. La semivida del MTX es de 8-10 horas.
3. **Efectos adversos.** El ácido folínico puede revertir los efectos citotóxicos inmediatos del MTX; generalmente se administra 1 mg de ácido folínico por cada 1 mg de MTX.
    - a. **Limitantes de la dosis.** Mielodepresión, estomatitis, insuficiencia renal.
    - b. **Pautas con dosis elevadas.** Náusea, vómito, necrosis tubular renal, ceguera cortical.
    - c. **Áreas previamente radiadas.** Eritema cutáneo, fibrosis pulmonar, mielitis transversa, encefalitis.
    - d. **Tratamiento crónico.** Cirrosis hepática (se produce una alteración reversible del funcionamiento hepático con el tratamiento intermitente a corto plazo); osteoporosis (en los niños).
    - e. **Neuroefectos adversos.** La neurotoxicidad del MTX depende de la dosis y la vía de administración. Unas horas después de la administración intratecal el MTX puede causar una meningitis aséptica aguda que suele resolverse espontáneamente; también puede producirse una encefalopatía y una mielopatía subagudas. La administración sistémica de dosis elevadas puede causar una encefalopatía reversible de inicio y resolución rápidos, que dura de varios minutos hasta horas (episodios parecidos a un accidente cerebrovascular). La administración intratecal crónica combinada con la administración sistémica de dosis elevadas puede causar una leucoencefalopatía más grave e irreversible, que aparece meses después del tratamiento; es más probable que esta se produzca tras la irradiación del encéfalo y cause demencia, convulsiones, espasticidad y ataxia.
    - f. **Ocasionales.** Náusea, vómito, diarrea (si se continúa el tratamiento tras la aparición de ésta, pueden producirse ulceraciones gastrointestinales, hemorragia y perforación); dermatitis, fotosensibilidad, alteración de la pigmentación, forunculosis; conjuntivitis, fotofobia, lagrimeo excesivo, cataratas; fiebre, oligospermia reversible, dolor en el flanco (con la infusión intravenosa rápida).
    - g. **Poco frecuentes.** Alopecia, neumonitis por MTX (*v.* cap. 29, Sec. IV.A).
O. **Nelarabina**
1. **Indicaciones.** Leucemia linfoblástica aguda (LLA) de linfocitos T recurrentes o resistentes al tratamiento y linfoma linfoblástico de linfocitos T.
2. **Farmacología**
    - a. **Mecanismos.** La nelarabina, un profármaco de ara-G, es desmetilada por la adenosina desaminasa para dar ara-G, y después se convierte en ara-GTP, que se incorpora al ADN de los blastos leucémicos, lo que produce inhibición de la síntesis del ADN e induce la apoptosis. Ara-GTP se acumula a mayores concentraciones en los linfocitos T, lo cual se correlaciona con la respuesta clínica.
    - b. **Metabolismo.** Sufre desmetilación e hidrólisis; el fármaco y sus metabolitos se excretan por la orina.

3. **Efectos adversos**
   a. **Limitantes de la dosis.** Neurotoxicidad grave que puede no volver a la situación inicial después de la interrupción del tratamiento (suspender el fármaco en caso de efectos tóxicos de grado ≥ 2).
   b. **Habituales.** Neurológicos (70%; somnolencia, confusión, mareo, ataxia, temblor, neuropatía periférica; se ha descrito neurotoxicidad grave como estado de coma, desmielinización, convulsiones, etc.); mielodepresión, fiebre, astenia, náusea, vómito, diarrea, estreñimiento, tos, edema.
   c. **Ocasionales.** Mialgias/artralgias, dolor abdominal, dolor en las extremidades; estomatitis, disnea, tos; aumento de las transaminasas o de la creatinina, hiperglucemia/hipoglucemia.

P. **Pemetrexed**
1. **Indicaciones.** Mesotelioma (con cisplatino) y cáncer no microcítico de pulmón.
2. **Farmacología**
   a. **Mecanismos.** Es un análogo antifolato de la pirrolopirimidina con actividad en la fase S del ciclo celular. El principal punto de acción es la inhibición de la timidilato sintetasa, una enzima dependiente del folato. También inhibe la dihidrofolato reductasa y dos formiltransferasas.
   b. **Metabolismo.** Se metaboliza en el interior de las células para dar poliglutamatos, que son mucho más potentes que el monoglutamato original. Se elimina principalmente por vía renal. Alrededor del 90% del fármaco se excreta, sin modificar, en la orina en 24 horas.
3. **Efectos adversos.** Los pacientes con un aporte insuficiente de folato pueden tener un mayor riesgo de sufrir efectos adversos. Una concentración basal de homocisteina > 10 predice la aparición de efectos adversos de grado 3-4.
   a. **Limitante de la dosis.** Mielodepresión. Todos los pacientes reciben 350 µg/d v.o. de ácido fólico y 1 000 mg de vitamina B_{12} SC cada 3 semanas para reducir la toxicidad del fármaco.
   b. **Habituales.** Exantema (generalmente del tipo de eritrodisestesia palmoplantar), mucositis, náusea, vómito, diarrea; disnea leve, cansancio; aumento transitorio de las PFH.
   c. **Ocasionales.** Mialgias/artralgias, fiebre.

Q. **Pentostatina** [2′-desoxicoformicina (dCF)]
1. **Indicaciones.** LLC, tricoleucemia y linfoma cutáneo de linfocitos T.
2. **Farmacología.** Es un producto de la fermentación de *Streptomyces antibioticus*.
   a. **Mecanismo.** Se trata de un antimetabolito, tanto con especificidad por el ciclo celular como sin ella. Es un inhibidor de la adenina desaminasa, una enzima importante en el metabolismo de las purinas. Inhibe también la ribonucleótido reductasa (lo que produce inhibición de la síntesis y la función del ADN) y la S-adenosil-L-homocisteína hidrolasa (lo que produce inhibición de reacciones de metilación dependientes de moléculas con un átomo de carbono).
   b. **Metabolismo.** La mayor parte de la dCF se excreta, sin modificar, en la orina.
3. **Efectos adversos**
   a. **Limitantes de la dosis.** Mielodepresión.
   b. **Habituales.** Inmunodepresión; náusea y vómito leves, diarrea, alteración del gusto; cansancio, fiebre; exantemas eritematosos, papulosos y vesicoampollosos.
   c. **Ocasionales.** Escalofríos, mialgias, artralgias; alteración de las PFH; queratoconjuntivitis, fotofobia; tos, insuficiencia renal.
   d. **Poco frecuentes.** Hepatitis; infiltrados pulmonares e insuficiencia respiratoria.

R. **Pralatrexato**
1. **Indicaciones.** Linfoma de linfocitos T periférico recurrente o resistente al tratamiento.
2. **Farmacología.** Análogo de folato con actividad antineoplásica.
   a. **Mecanismos.** Inhibe competitivamente la dihidrofolato reductasa y la poliglutamilación por la enzima folilpoliglutamil sintetasa.

b. **Metabolismo.** Cerca del 33% del fármaco se excreta sin modificaciones por la orina.
3. **Efectos adversos**
   a. **Limitantes de la dosis.** Trombocitopenia, neutropenia y mucositis.
   b. **Habituales.** Anorexia, náusea, vómito, diarrea, estreñimiento; astenia, fiebre, edema; exantema.
S. **Trifluridina/tipiracilo**
1. **Indicaciones.** Cáncer colorectal.
2. **Farmacología**
   a. **Mecanismos.** Una combinación de la trifluridina, un inhibidor metabólico de los nucleósidos y del tipiracilo, un inhibidor de la fosforilasa de timidina. La inclusión del tipiracilo aumenta la exposición a la trifluridina, ya que la fosforilasa de timidina no la puede metabolizar.
   b. **Metabolismos.** Las enzimas del sistema P-450 (CYP) no se encargan de degradar la trifluridina ni el tipiracilo. La principal encargada de eliminar la trifluridina es la fosforilasa de timidina, que la transforma en un metabolito inactivo. Se excreta por la orina.
3. **Efectos adversos**
   a. **Limitantes de la dosis.** Mielosupresión.
   b. **Habituales.** Anemia, neutropenia, astenia/fatiga, náusea, trombocitopenia, pérdida parcial del apetito, diarrea, vómito, dolor abdominal y pyrexia.

IV. FÁRMACOS QUE ACTÚAN SOBRE EL HUSO MITÓTICO

A. **Farmacología general de las sustancias que actúan en el huso mitótico.** Microtúbulos que se encuentran compuestos de multímeros de tubulina α y β se ensamblan para formar el huso mitótico. Los alcaloides de la vinca (p. ej., la vincristina) se unen al dímero de la tubulina, con lo que inhiben el ensamblaje de éstos (fase M del ciclo celular), y se produce la disolución de la estructura del huso mitótico. Los taxanos (paclitaxel y docetaxel) no sólo se unen a los microtúbulos, sino que también promueven el ensamblaje de éstos y la resistencia a la despolimerización, que causa la producción de microtúbulos no funcionales.

B. **Cabazitaxel**
1. **Indicaciones.** Cáncer de próstata resistente al tratamiento hormonal y tratado previamente con una pauta que contenía docetaxel.
1. **Farmacología**
   a. **Mecanismos.** Un inhibidor de los microtúbulos se une a la tubulina y favorece su ensamblado para formar microtúbulos, a la vez que inhibe simultáneamente el desensamblado, lo que da lugar a la inhibición de las funciones celulares mitóticas y de la interfase.
   b. **Metabolismos.** Experimenta un metabolismo hepático extenso, principalmente por la isoenzima CYP3A4/5. Se excreta principalmente por las heces en forma de numerosos metabolitos (la excreción renal es <5%).
2. **Efectos adversos**
   a. **Limitantes de la dosis.** Reacciones de hipersensibilidad graves (no se debe administrar a pacientes con antecedentes de reacciones de hipersensibilidad a otros fármacos formulados con polisorbato 80), neutropenia grave.
   b. **Habituales.** Pancitopenia (>90%); diarrea, náusea, vómito, dolor abdominal; neuropatía periférica, disgeusia; fiebre, astenia, alopecia (10%), disnea, artralgias.
   c. **Ocasionales.** Insuficiencia renal, arritmias, mucositis.

C. **Docetaxel**
1. **Indicaciones.** Cáncer de mama, pulmón, estómago, esófago, cabeza y cuello; cáncer de próstata resistente al tratamiento hormonal.
2. **Farmacología.** El fármaco se prepara por semisíntesis, que se inicia con un precursor que se extrae de las agujas del tejo europeo.

a. **Mecanismos.** Es un inhibidor de la despolimerización de los microtúbulos. La unión del docetaxel a los microtúbulos no altera el número de protofilamentos de éstos, por lo que difiere de la mayoría de los fármacos que afectan al huso y que tienen utilidad clínica actualmente.
b. **Metabolismos.** Ampliamente metabolizado por el sistema microsómico P450 hepático. Más del 75 % se excreta en las heces y un pequeño porcentaje en la orina.
3. **Efectos adversos**
   a. **Limitantes de la dosis.** Mielodepresión.
   b. **Habituales.** Alopecia (80 %, salvo con la pauta de administración semanal), exantema maculopapuloso, piel seca y pruriginosa, cambio de color de uñas de las manos; mucositis, diarrea; cansancio, fiebre.
   c. **Ocasionales**
      (1) Reacciones de hipersensibilidad graves (<5 %) a pesar de la medicación previa. Administre dexametasona, 4 mg v.o. b.i.d. El día anterior, el día de la administración y un día después del docetaxel
      (2) La retención de líquidos, que es acumulativa en cuanto a incidencia y a gravedad (especialmente, tras una dosis acumulada de 705 mg/m^2), es reversible (generalmente, en 8 meses); suele afectar a las extremidades inferiores, pero también puede causar ascitis, o derrames pericárdico o pleural.
      (3) Molestias gastrointestinales, intensas reacciones ungueales; hipotensión; aumento transitorio de las PFH.
      (4) Neuropatía periférica, menos frecuente que con el paclitaxel, y principalmente sensitiva, aunque también se han observado neuropatía motora o autónoma, y efectos sobre el SNC.
   d. **Poco frecuentes.** Alteraciones cardiacas.
D. **Eribulina**
   1. **Indicaciones.** Cáncer de mama metastásico y liposarcoma.
   2. **Farmacología**
      a. **Mecanismos.** Es un inhibidor de los microtúbulos que no pertenece a la familia de los taxanos, y es un análogo de la halicondrina B. Inhibe la formación de los husos mitóticos porque produce detención del ciclo celular en la fase G_2/M; suprime la polimerización de los microtúbulos sin afectar a su despolimerización.
      b. **Metabolismo.** Despreciable; más del 80 % se excreta por las heces sin modificaciones.
   3. **Efectos adversos**
      a. **Limitantes de la dosis.** Mielodepresión; neuropatía periférica.
      b. **Habituales.** Neutropenia (>80 %), anemia; náusea, vómito, estomatitis, estreñimiento, diarrea, aumento de la ALT; alopecia (45 %); astenia, fiebre, cefalea; neuropatía periférica que puede ser prolongada (35 %), artralgias/mialgias, dolor óseo, dolor en las extremidades; prolongación de la fase QT.
      c. **Ocasionales.** Exantema, lagrimeo, disgeusia.
      d. **Poco frecuentes.** Dolor faringolaríngeo.
E. **Estramustina**
   1. **Indicaciones.** Cáncer de próstata progresivo.
   2. **Farmacología.** Desde el punto de vista estructural, la estramustina es una combinación de fosfato de estradiol y mostaza nitrogenada.
      a. **Mecanismo.** Es un fármaco con especificidad por el ciclo celular, con actividad en la fase de mitosis (M), a través de la unión a proteínas asociadas a los microtúbulos.
      b. **Metabolismos.** Es desfosforilada rápidamente en el tracto gastrointestinal y metabolizada en el hígado. Alrededor del 20 % del fármaco se excreta en la orina.
   3. **Efectos adversos.** Similares a los estrógenos.

a. **Limitantes de la dosis.** Tromboembolia. Contraindicado en pacientes con tromboflebitis activa o trastornos tromboembólicos.
b. **Habituales.** Diarrea; náusea y vómito (generalmente, leves); exantema. Ginecomastia hasta en un 50 % de los pacientes (puede evitarse con radiación profiláctica).
c. **Poco frecuentes.** Mielodepresión, complicaciones cardiovasculares.

F. **Ixabepilona**
1. **Indicaciones.** Cáncer de mama localmente avanzado o metastásico resistente al tratamiento en monoterapia o combinado (p. ej., con capecitabina).
2. **Farmacología.** El fármaco es un análogo de la epotilona B.
   a. **Mecanismos.** Se une a la subunidad β-tubulina del microtúbulo, con lo que se detiene el ciclo celular en la fase G_2/M y se induce la apoptosis.
   b. **Metabolismo.** Se metaboliza fundamentalmente en el hígado, por la CYP3A4 y produce metabolitos inactivos. Se excreta principalmente en las heces, < 10 % en forma de fármaco sin modificar. El fármaco tiene una excreción renal mínima.
3. **Efectos adversos.** Pueden producirse alteraciones cognitivas (debido al contenido en etanol del diluyente) o reacciones de hipersensibilidad (relacionada con el aceite de ricino polioxietilado en el diluyente).
   a. **Limitantes de la dosis.** Mielodepresión (fundamentalmente, neutropenia; grado 4 del 15-25 %) y neuropatía periférica (60 %).
   b. **Habituales.** Alopecia (50 %), cefalea, cansancio, mucositis, alteraciones gastrointestinales, mialgias/artralgias (50 %).
   c. **Ocasionales.** Edema, fiebre, mareo, eritrodisestesia palmoplantar (síndrome mano-pie), alteraciones cutáneas y ungueales, hiperpigmentación, neuropatía motora, disgeusia, aumento del lagrimeo, disnea.

G. **Paclitaxel**
1. **Indicaciones.** Carcinomas de mama, ovario, pulmón, esófago y otras localizaciones; sarcoma de Kaposi asociado al sida.
2. **Farmacología.** Se aísla de la corteza del tejo del Pacífico, *Taxus brevifolia*.
   a. **Mecanismos.** Estabiliza los microtúbuloss (v. Sec. IV.A).
   b. **Metabolismos.** Se metaboliza ampliamente en el hígado, por el sistema P450 microsómico. Más del 75 % del fármaco se excreta en las heces.
3. **Efectos adversos**
   a. **Limitantes de la dosis**
      (1) Neutropenia. El carboplatino, el cisplatino y la ciclofosfamida reducen la depuración del paclitaxel y de esa manera incrementan la mielosupresión; todos ellos deben administrarse después del paclitaxel.
      (2) Hipersensibilidad (40 %), que se manifiesta por enrojecimiento cutáneo, hipotensión, broncoespasmo, urticaria, diaforesis, dolor o angioedema. Las reacciones suelen aparecer durante los siguientes 10 min al inicio del tratamiento; el 90 % de las reacciones de hipersensibilidad aparecen tras la primera o la segunda dosis. Se recomienda la premedicación con corticosteroides. Se produce anafilaxia en cerca del 3 % de los pacientes. Las reacciones pueden estar producidas por el Cremophor EL o por el propio fármaco.
      (3) Neuropatía periférica, particularmente con las pautas terapéuticas de dosis más elevadas y en pacientes con etiologías concomitantes de neuropatía periférica. La neurotoxicidad aparece con menos frecuencia cuando el fármaco se infunde durante 24 h (5 %) que cuando se hace durante 3 h (25-75 %). La distribución típica es en «guantes y calcetines», y consiste en disestesias, parestesias y pérdida de la sensibilidad propioceptiva, que habitualmente se resuelven en pocos meses.
   b. **Habituales.** Alopecia (90 %, generalmente, total y repentina, en las 3 semanas siguientes al inicio del tratamiento); trombocitopenia (no suele ser grave); artralgias y mialgias transitorias durante los siguientes 3 días al tratamiento y

dura cerca de 1 semana (mejoran con antiinflamatorios no esteroideos y prednisona); diarrea, bradicardia transitoria (generalmente, asintomática).
   c. **Ocasionales.** Náusea, vómito, alteraciones del gusto, mucositis (acumulativa), diarrea; defectos de la conducción auriculoventricular, taquicardia ventricular, angina de pecho; necrosis, si hay extravasación; intoxicación si se infunde en 1 h (debido al elevado contenido de alcohol de la preparación); onicólisis, aumento de las PFH.
   d. **Poco frecuentes.** Íleo paralítico, debilidad generalizada, convulsiones; infarto de miocardio, neumonía intersticial.
H. **Paclitaxel unido a proteínas** (paclitaxel nab, paclitaxel unido a albúmina).
   1. **Indicaciones.** Cáncer de mama metastásico, cáncer de páncreas, cancer pulmonar de células no pequeñas.
   2. **Farmacología.** Esta suspensión inyectable contiene partículas de paclitaxel unidas a proteínas.
      a. **Mecanismo.** Véase «Paclitaxel».
      b. **Metabolismo.** Véase «Paclitaxel».
   3. **Efectos adversos**
      a. **Limitante de la dosis.** Neutropenia.
      b. **Habituales.** Mielodepresión, neuropatía sensitiva, artralgias/mialgias (generalmente transitorias), alteraciones digestivas, alopecia, cansancio.
      c. **Ocasionales.** Alteración de las PFH, retención de líquidos. No se requiere la premedicación con corticosteroides para prevenir reacciones de hipersensibilidad para Abraxane.
I. **Vinblastina** (leucoblastina de la vinca)
   1. **Indicaciones.** Linfomas, carcinoma testicular, sarcoma de Kaposi.
   2. **Farmacología**
      a. **Mecanismo.** Es un alcaloide vegetal de la *Vinca minor*. Se une a proteínas microtubulares. Inhibe la síntesis del ARN actuando sobre las ARN polimerasas dependientes del ADN. Es específico de las fases del ciclo celular; detiene las células en la separación entre las fases G_2 y M.
      b. **Metabolismo.** Muy unido a las proteínas plasmáticas y a algunos elementos de la sangre, sobre todo las plaquetas. Es metabolizado por el sistema microsómico hepático P450 y produce metabolitos activos e inactivos. Se excreta predominantemente en la bilis. En la orina se recupera una mínima parte del fármaco libre.
   3. **Efectos adversos**
      a. **Limitante de la dosis.** Neutropenia.
      b. **Habituales.** Espasmos o dolor intenso en mandíbula, faringe, espalda o extremidades inferiores tras la inyección.
      c. **Ocasionales.** Trombocitopenia, anemia, alopecia (10 %); SIADH, hipertensión, fenómeno de Raynaud, neuropatía.
      d. **Poco frecuentes.** Náusea, vómito, diarrea, mucositis, dolor cólico, hemorragia digestiva; neumonitis intersticial aguda (especialmente, cuando se administra con mitomicina C); cardiotoxicidad isquémica.
J. **Vincristina** (leurocristina)
   1. **Indicaciones.** Una gran variedad de neoplasias.
   2. **Farmacología**
      a. **Mecanismo.** El mismo que en la vinblastina.
      b. **Metabolismo.** El mismo que en la vinblastina.
   3. **Efectos adversos**
      a. Se observa, en todos los casos, una **neuropatía periférica dependiente de la dosis.** Los pares craneales y el sistema nervioso autónomo también pueden resultar afectados. Las neuropatías suelen desaparecer en varios meses. El dolor mandibular, de garganta o de la cara anterior del muslo, que aparece durante las h siguientes a la inyección, desaparece en unos días y no suele ser recurrente.

(1) **Limitantes de la dosis.** Parestesias graves, ataxia, pie péndulo (marcha atáxica), parálisis de pares craneales con atrofia muscular progresiva, íleo paralítico, estreñimiento crónico, dolor abdominal, atrofia óptica, ceguera cortical, convulsiones.
(2) **No limitantes de la dosis.** Hipoestesia y parestesias leves, dolor mandibular transitorio (y síndromes similares), pérdida de reflejos osteotendinosos, estreñimiento.
  b. **Habituales.** Alopecia (20-50 %).
  c. **Ocasionales.** Ligera leucocitopenia (carece de efecto significativo sobre los eritrocitos y las plaquetas); exantema; poliuria, retención urinaria; dolor mandibular o articular agudo, atrofia del nervio óptico.
  d. **Poco frecuentes.** Náusea, vómito, pancreatitis; fiebre, SIADH.
K. **Vincristina liposómica**
  1. **Indicaciones.** Leucemia linfoblástica aguda.
  2. **Farmacología.** La misma que en la vincristina.
  3. **Efectos adversos**
    a. **Una neuropatía periférica dependiente de la dosis** como vincristine.
    b. **Habituales.** Mielosupresión.
    c. **Ocasionales.** Estreñimiento, obstrucción intestinal y/o íleo paralítico; fatiga, síndrome de lisis tumoral, pyrexia.
    d. **Poco frecuentes.** Hepatotoxicidad, paro cardiaco.
L. **Vindesina** (sulfato de la amida desacetilvinblastina).
  1. **Indicaciones.** Leucemia linfocítica aguda, carcinomas de pulmón, cáncer de mama, CML, cáncer colorectal.
  2. **Farmacología.** La misma que en la vinblastina.
  3. **Efectos adversos.** Los mismos que en la vinblastina, aunque la alopecia es más frecuente con la vindesina. La neurotoxicidad es similar a la de la vinblastina, pero suele ser menos grave.
M. **Vinorelbina**
  1. **Indicaciones.** NSCLC, cáncer de ovario, mama, y linfoma.
  2. **Farmacología.** Es un alcaloide semisintético derivado de la vinblastina.
    a. **Mecanismos.** Inhibe la polimerización tubular, interrumpe la formación de túbulos durante la mitosis.
    b. **Metabolismo.** La mayor parte del fármaco se metaboliza en el hígado, por la acción del sistema microsomal CTY. El fármaco y los metabolitos se excretan en la bilis.
  3. **Efectos adversos**
    a. **Limitantes de la dosis.** Mielodepresión, especialmente neutropenia.
    b. **Habituales.** Cansancio, neuropatía periférica leve a moderada, náusea, vómitos, estreñimiento, diarrea.
    c. **Ocasionales.** Estomatitis, dolor mandibular, mialgias/artralgias, reacciones pulmonares de tipo alérgico; náusea y vómito, neuropatía periférica, alteraciones transitorias de las PFH.
    d. **Poco frecuentes.** Trombocitopenia, cistitis hemorrágica, SIADH, neumonía intersticial.

V. OTROS FÁRMACOS CITOTÓXICOS DE QUIMIOTERAPIA

A. **Asparaginasa** (L-asparaginasa)
  1. **Indicaciones.** Leucemia linfoblástica aguda.
  2. **Farmacología.** El fármaco se purifica a partir de *Escherichia coli* y/o *Erwinia chrysanthemi*.
    a. **Mecanismos.** Esta enzima hidroliza la asparagina en ácido aspártico y en menor medida la glutamina en ácido glutámico. Causa la inhibición de la síntesis proteica. Destruye células que no pueden sintetizar la asparagina destruyendo depósitos extracelulares de ésta. Muestra especificidad por la fase posmitótica G_1 del ciclo celular.

b. **Metabolismo.** La semivida plasmática (de 8 a 30 h) no depende de la dosis. El metabolismo es independiente del funcionamiento renal y hepático. En la orina sólo se encuentran cantidades insignificantes.
3. **Efectos adversos**
   a. **Limitantes de la dosis.**
   (1) Lo más frecuente son las **reacciones alérgicas** (entre ellas, escalofríos, urticaria, exantemas, fiebre, constricción laríngea, asma y choque anafiláctico). Aparecen durante la hora siguiente a la administración del fármaco y es más probable que se produzcan tras administrar varias dosis, particularmente si la última se recibió más de 1 mes antes y si el fármaco se administra por vía intravenosa, en lugar de por vía intramuscular. Los pacientes que responden a la asparaginasa de *E. coli* pero muestran reacciones alérgicas pueden tratarse con relativa tranquilidad con una enzima de un origen distinto (p. ej., pegaspargasa, aislada a partir de *Erwinia*).
   (2) **Defectos de la coagulación** asociados a disminución de la síntesis del fibrinógeno, factor V, factor VIII, proteína C, antitrombina III y de manera variable de los factores VII y IX. Las manifestaciones habitualmente son subclínicas, aunque pueden producir trombosis del SNC o embolia pulmonar manifiestas.
   (3) **Pancreatitis aguda** (15 %).
   b. **Habituales**
   (1) **Efectos inmediatos** (50-60 %). Fiebre, escalofríos, náusea, vómito, dolor cólico abdominal.
   (2) **Encefalopatía**, en el 25 % al 50 % de los pacientes. Durante los primeros días de tratamiento tiende a observarse letargo, somnolencia y confusión, que desaparecen tras completarse el mismo y que rara vez constituyen una causa para interrumpirlo. Más adelante aparecen episodios hemorrágicos y trombóticos en el SNC, que se asocian a trastornos inducidos en los sistemas de coagulación y fibrinolítico.
   (3) **Hepatitis.** Las PFH se encuentran alteradas en más del 50 % de los pacientes tratados, aunque rara vez se trata de alteraciones graves.
   (4) **Azotemia prerrenal** (65 %); un aumento de los niveles de amoníaco y nitrógeno ureico en sangre no es un signo de toxicidad.
   (5) **Hiperglucemia.**
   (6) Interfiere con las **pruebas de función tiroidea** hasta durante 1 mes, probablemente a causa de una importante disminución de la globulina fijadora de tiroxina.
   c. **Poco frecuentes.** Mielodepresión leve a moderada, diarrea, insuficiencia renal grave, hipertermia, síntomas parkinsonianos, aumento del amoníaco plasmático.
B. **Asparaginasa,** *Erwinia chrysanthemi*
   1. **Indicaciones.** LLA en pacientes que desarrollan hipersensibilidad a la asparaginasa derivada de la *E. Coli.*
   2. **Farmacología.** Véase asparaginasa.
   3. **Efectos adversos**
      a. **Limitantes de la dosis.** Reacciones de hipersensibilidad serias como la anafilaxis
      b. **Habituales (> 1 %).** Pancreatitis, transaminasas anómalas, anomalías de la coagulación del tipo de la trombosis y la hemorragia, náusea y vómito, e hiperglucemia.
C. **Asparaginasa, pegilada** (PEG-L-asparaginasa, polietilenglicol-L-asparaginasa, pegaspargasa)
   1. **Indicaciones.** Leucemia linfoblástica aguda (particularmente en pacientes que han tenido reacciones de hipersensibilidad a la asparaginasa original). La pegaspargasa está *contraindicada* en pacientes con antecedentes de cualquiera de las siguientes reacciones con el tratamiento previo con L-asparaginasa: pancreatitis, episodios hemorrágicos graves, trombosis grave.

2. **Farmacología.** Véase «Asparaginasa», más arriba. El fármaco se purifica a partir de *E. coli.*
3. **Efectos adversos.** La administración i.v. se asocia a mayor incidencia de efectos adversos que la administración i.m.
    a. **Limitantes de la dosis.** Reacciones alérgicas (particularmente cuando se administra por vía i.v.), en el 1% al 10% sin hipersensibilidad previa a la asparaginasa y en el 32% con hipersensibilidad previa a la asparaginasa.
    b. **Habituales.** Edema, fiebre, malestar, exantema; coagulopatía (7%); aumento de las transaminasas (10%).
    c. **Ocasionales (1-5%).** Hipotensión, taquicardia, trombosis; molestias gastrointestinales, pancreatitis (1-2%), cefalea, convulsiones, trombosis o hemorragia del SNC (3%), parestesias, hiperglucemia, hipoglucemia, artralgias, mialgias.

D. **Mepesuccinato de omacetaxina**
1. **Indicaciones.** Leucemia mieloide crónica (LMC) en fase crónica o acelerada, con resistencia y/o intolerancia a dos o más inhibidores de la tirosina cinasa.
2. **Farmacología**
    a. **Mecanismos.** Inhibe la traducción de las proteínas. Interactúa con el sitio ribosómico A y evita el posicionamiento correcto de las cadenas laterales de aminoácidos de los aminoacil-ARN-t listos para entrar.
    b. **Metabolismos.** Las esterasas plasmáticas se encargan de su hidrólisis primaria, y en el hígado acontece su metabolismo posterior, que es escaso. Se desconoce su principal vía de eliminación; se secretan pequeñas cantidades en la orina.
3. **Efectos adversos**
    a. **Limitantes de la dosis.** Mielosupresión: trombocitopenia grave y fatal. Hemorragia cerebral fatal y hemorragia digestiva grave que no llega a ser fatal en los pacientes trombocitopénicos.
    b. **Habituales.** Anemia, neutropenia, diarrea, náusea, fatiga, astenia, reacción en el sitio de la inyección, pirexia, infección, hiperglucemia y linfopenia.
    c. **Poco frecuentes.** Lagrimeo, dolor óseo, mialgia, dolor faringolaríngeo, congestión nasal, disfonía.

VI. PRODUCTOS DIRIGIDOS A MOLÉCULAS

Inhibidores de la cinasa del linfoma anaplásico (ALK, *anaplastic lymphoma kinase*)

A. **Alectinib**
1. **Indicaciones.** CPCNP ALK positivo metastásico o localmente avanzado que progresa pese al crizotinib.
2. **Farmacología**
    a. **Mecanismos.** Inhibidor de la tirosina cinasa que se dirige a la ALK y al RET, y que incluso muestra actividad frente a tumores resistentes al crizotinib.
    b. **Metabolismos.** La CYP3A4 lo metaboliza en el hígado y 98% se excreta en las heces.
3. **Efectos adversos**
    a. **Limitantes de la dosis.** Neumonitis/enfermedad pulmonar intersticial (0.4%), mialgia grave y aumento de la fosfocinasa de creatina (CPK).
    b. **Habituales.** Fatiga, estreñimiento, edema y mialgia.
    c. **Ocasionales.** Hepatotoxicidad, bradicardia, que puede ser sintomática.
    d. **Poco frecuentes.** Trastornos visuales.

B. **Ceritinib**
1. **Indicaciones.** CPCNP ALK positivo metastásico o localmente avanzado que progresa pese al crizotinib. El cáncer pulmonar con la mutación ROS-1 también puede responder al tratamiento.
2. **Farmacología**
    a. **Mecanismos.** Inhibidor de la tirosina cinasa que se dirige a la ALK, al receptor del factor de crecimiento similar a la insulina 1 (IGF-1R, insulinlike crecimiento

factor 1 receptor), al receptor de insulina (InsR, *insulin receptor*), y a la ROS-1, y que incluso muestra actividad frente a tumores resistentes al crizotinib.
- b. **Metabolismos.** La CYP3A lo metaboliza en el hígado y 93% se excreta en las heces.
3. **Efectos adversos**
   - a. **Limitantes de la dosis.** Neumonitis/enfermedad pulmonar intersticial (4%), hepatotoxicidad, bradicardia sintomática.
   - b. **Habituales.** Diarrea, náusea, vómito, dolor abdominal, aumento de las pruebas funcionales hepáticas (PFH), hiperglucemia, aumento de la amilasa y la lipasa, neuropatía, trastornos visuales.
   - c. **Ocasionales**. Prolongación del QTc, bradicardia.
   - d. **Poco frecuentes.** Pancreatitis.

C. Crizotinib
1. **Indicaciones.** Cáncer de pulmón no microcítico (CPNMC) positivo para ALK, metastásico o localmente avanzado.
2. **Farmacología**
   - a. **Mecanismos.** Inhibidor del receptor de TK, que inhibe la cinasa del linfoma anaplásico (ALK), el receptor del factor de crecimiento de hepatocitos (HGFR, c-MET) y el receptor *Recepteur d'Origine Nantais* (RON). Las alteraciones del gen de ALK pueden dar lugar a la expresión de proteínas y fusión oncógenas (p. ej., proteína de fusión de ALK). Cerca del 5% de los pacientes con CPNMC tienen alteraciones del gen de la proteína similar a la proteína 4 asociada a los microtúbulos de equinodermos, o EML4-ALK. Este gen tiene mayor prevalencia en pacientes con adenocarcinoma y en no fumadores y fumadores ligeros. El crizotinib inhibe selectivamente la TK de ALK y reduce la proliferación de las células que expresan la alteración genética. El cáncer de pulmón con mutación ROS1 también puede responder a crizotinib.
   - b. **Metabolismos.** Es metabolizado en el hígado por la isoenzima CYP3A4/5.
3. **Efectos adversos**
   - a. **Limitantes de la dosis.** Mielodepresión.
   - b. **Habituales.** Trastornos visuales (60%); náusea, vómito, diarrea, estreñimiento, trastornos esofágicos; linfocitopenia, alteraciones de las PFH; edema, astenia, mareo, neuropatía.
   - c. **Ocasionales.** Neutropenia, bradicardia, cefalea, exantema (10%), artralgias, tos.
   - d. **Poco frecuentes.** Trombocitopenia, prolongación de QTc.

Inhibidores BCL-2
D. Venetoclax
1. **Indicaciones.** LLC con deleción 17p.
2. **Farmacología**
   - a. **Mecanismos.** Inhibe a BCL-2, una proteína antiapoptósica. Se ha demostrado la sobreexpresión de BCL-2 en las células de la LLC, donde media la supervivencia de la célula tumoral; además, se le relaciona con la resistencia a los quimioterápicos.
   - b. **Metabolismos.** La CYP3A4/5 la metaboliza en el hígado y se elimina por las heces.
3. **Efectos adversos**
   - a. **Limitantes de la dosis.** Neutropenia.
   - b. **Habituales.** Neutropenia, diarrea, náusea, anemia, infección de vías respiratorias superiores, trombocitopenia y fatiga.
   - c. **Ocasionales.** Neumonía, neutropenia febril, pirexia, anemia hemolítica autoinmunitaria (AIHA, *autoimmune hemolytic anemia*), anemia, hipopotasemia, edema periférico, cefalea, tos.
   - d. **Poco frecuentes.** Síndrome de lisis tumoral (premedicar con antihiperuricémicos y garantizar una hidratación adecuada).

Inhibidores de RCB-ABL

E. Bosutinib
1. **Indicaciones.** LMC Ph+ crónica, acelerada o en fase blástica, con resistencia o intolerancia al tratamiento previo.
2. **Farmacología**
   a. **Mecanismos.** Inhibe la cinasa de RCB-ABL; también es un inhibidor de cinasas de la familia de SRC, como Src, Lyn y Hck.
   b. **Metabolismos.** La CYP3A4 lo metaboliza en el hígado y su vía de eliminación principal son las heces.
3. **Efectos adversos**
   a. **Limitantes de la dosis.** Mielosupresión.
   b. **Habituales.** Diarrea, náusea, vómito, dolor abdominal, exantema, fatiga, trombocitopenia, anemia y neutropenia.
   c. **Ocasionales.** Aumento de las PFH, retención de líquidos (derrame pericárdico, derrame pleural, edema pulmonar y/o edema periférico).

F. Dasatinib
1. **Indicaciones.** Fase crónica, acelerada o blástica de la LMC, LLA cromosoma Filadelfia+.
2. **Farmacología**
   a. **Mecanismos.** Es un inhibidor de múltiples TK, entre ellas la de BCR-ABL, la familia SRC (SRC, LCK, YES, FYN), c-KIT, EPHA-2, y RFCDPβ. Basado en estudios de modelado, se predice que el dasatinib se une a múltiples conformaciones de la cinasa de ABL.
   b. **Metabolismos.** Se metaboliza en el hígado y se excreta en las heces.
3. **Efectos adversos**
   a. **Limitantes de la dosis.** Hematodepresión; episodios hemorrágicos relacionados con trombocitopenia, aunque posiblemente también con una alteración del funcionamiento plaquetario inducida por el fármaco.
   b. **Habituales.** Retención de líquidos relacionada con la dosis (que puede ser importante), especialmente derrames pleurales, diarrea, varias dermatosis, cefalea, astenia, exantema, disnea; hipocalcemia, hipofosfatemia.
   c. **Ocasionales.** Trastornos neurológicos y musculares, prolongación de la fase QT, fiebre, artralgias/mialgias.

G. Imatinib
1. **Indicaciones.** LMC; tumores del estroma gastrointestinal (TEGI) que expresan TK *c-kit;* se considerará la utilización en otras afecciones que expresen *c-kit* o la activación del receptor del factor de crecimiento derivado de las plaquetas β. El imatinib también se ha aprobado para el tratamiento del dermatofibrosarcoma protuberante (DFSP), enfermedades mielodisplásicas/mieloproliferativas (EMD/EMP), mastocitosis sistémica agresiva (MSA), síndrome hipereosinófilo/leucemia eosinófila crónica (SHE/LEC) y leucemias linfoblásticas agudas con cromosoma Filadelfia positivo (LLA Ph$^+$) recurrentes y resistentes al tratamiento.
2. **Farmacología**
   a. **Mecanismos.** BCR-ABL codifica la proteína P_{210}BCR-ABL. El imatinib ocupa el sitio de unión del ATP de la proteína BCR-ABL y a otras TK relacionadas, con lo que se produce la subsiguiente inhibición de la fosforilación del sustrato. El imatinib es un potente inhibidor selectivo de la TK de P_{210}BCR-ABL, lo que produce la inhibición de la clonogenia y la carcinogenia, además de la inducción de la apoptosis de las células BCR-ABL y Ph$^+$. También inhibe otras TK de ABL activadas (entre ellas P_{185}BCR-ABL) y otras TK de receptores para RFCD, factor de las células madre (SCF, *stem cell factor*) y *c-kit.*
   b. **Metabolismo.** Se elimina fundamentalmente en las heces. La semivida del fármaco original es de 18 h y la de los principales metabolitos, de 40 h.
3. **Efectos adversos**
   a. **Limitante de la dosis.** Mielodepresión.

b. **Habituales.** Edema maleolar y periorbitario transitorio, que suele ser leve o moderado; náusea, vómito (especialmente, cuando no se toma con alimentos), diarrea; astenia, cefalea, exantema, dolor osteomuscular, fiebre.
c. **Ocasionales.** Retención de líquidos, con derrame pleural, edema pulmonar, ascitis (en ancianos); sudores nocturnos, alteraciones de las PFH, tos.
d. **Poco frecuentes.** Reacciones cutáneas graves.

H. **Nilotinib**
1. **Indicaciones.** Fase crónica, acelerada o explosiva de la LMC.
2. **Farmacología**
   a. **Mecanismos.** Es un inhibidor de RCB-ABL, pero también exhibe actividad frente a RFCDP, c-KIT, RFEC-1 y DDR1.
   b. **Metabolismos.** Se metaboliza extensamente en el hígado por CYP3A4 y la glucoproteína P, y se excreta en las heces.
3. **Efectos adversos.** Deben realizarse ECG para controlar la fase QT en situación inicial, 7 días después del inicio del tratamiento, y a partir de aquí han de efectuarse periódicamente, así como tras realizar cualquier ajuste en la dosis. También deben determinarse periódicamente las concentraciones de los electrólitos, los cationes divalentes y otros datos bioquímicos que se sugieren a continuación.
   a. **Limitantes de la dosis.** Mielodepresión. Prolongación de la fase QT, que puede causar un tipo de taquicardia ventricular denominada *torsade de pointes*, que puede producir un síncope, convulsiones o muerte súbita.
   b. **Habituales.** Prolongación de la fase QT; exantema, prurito; cansancio, cefalea; dolor osteomuscular; náusea, vómito, estreñimiento, diarrea; insomnio, mareo; hipomagnesemia, hiperpotasemia, hiperglucemia; alteración de las PFH; aumento de lipasa/amilasa plasmáticas.
   c. **Ocasionales.** Hipofosfatemia, hipopotasemia, hiponatremia, hipocalcemia; hipertiroidismo; neumopatía intersticial; pancreatitis; polaquiuria; gynecomastia.

I. **Ponatinib**
1. **Indicaciones.** LMC Ph+ en fase crónica, acelerada o blástica con resistencia o intolerancia al tratamiento previo. LLA positiva al cromosoma Filadelfia (LLA Ph+) que es resistente o intolerante al tratamiento previo con un inhibidor de la tirosina cinasa.
2. **Farmacología**
   a. **Mecanismos.** Inhibe la cinasa de RCB-ABL, como la mutante T315I de ABL; también es un inhibidor de los receptores de VEGF (*vascular endothelial growth factor*), RFCDP, RFCF, EPH y de las cinasas de las familias SRC, así como de KIT, RET, TIE2 y FLT3.
   b. **Metabolismos.** La CYP3A4 lo metaboliza en el hígado y su eliminación principal es por heces. Las esterasas y/o amidasas también lo metabolizan.
3. **Efectos adversos**
   a. **Limitantes de la dosis.** La trombosis cardiovascular, cerebrovascular y vascular periférica, entre otras el infarto miocárdico y un accidente cerebrovascular, hepatotoxicidad.
   b. **Habituales.** Hipertensión, pancreatitis, exantema, dolor abdominal, fatiga, cefalea, piel reseca, estreñimiento, artralgia, náusea y pirexia
   c. **Ocasionales.** Insuficiencia cardiaca congestiva (4%), síndrome de lisis tumoral, perforación GI, hemorragia, cicatrización de la herida afectada.

Inhibidores BRAF, MEK

J. **Cobimetinib**
1. **Indicaciones.** Melanoma con una mutación BRAF V600E o V600K, combinado con vemurafenib.
2. **Farmacología**
   a. **Mecanismos.** Inhibidor reversible de la cinasa de proteína activada por un mitógeno (MAPK, *mitogen-activated protein kinase*)/cinasa regulada por una señal extracelular 1 (MEK-1) y MEK-2.

b. **Metabolismos.** Su metabolismo es hepático y consiste en la oxidación por la CYP3A y la glucuronidación por la UGT2B7; su eliminación principal tiene lugar a través de las heces y 18 % por la orina.
3. **Efectos adversos**
   a. **Limitantes de la dosis.** Cardiomiopatía y retinopatía serosa, y oclusión de la vena retiniana.
   b. **Habituales.** Anomalías en las pruebas hepáticas de laboratorio, aumento de la CPK, diarrea, reacción de fotosensibilidad, náusea, exantema, pirexia y vómito.
   c. **Ocasionales.** Desarrollo de una nueva enfermedad maligna, hemorragia, rabdomiólisis.

K. **Dabrafenib**
  1. **Indicaciones.** Melanoma con una mutación BRAF V600E.
  2. **Farmacología**
     a. **Mecanismos.** Un inhibidor de algunas formas mutadas de cinasas BRAF: enzimas BRAF V600E, BRAF V600K y BRAF V600D. Dabrafenib también inhibe las cinasas BRAF y CRAF de tipo natural y otras cinasas como SIK1, NEK11 y LIMK1.
     b. **Metabolismos.** Las enzimas CYP2C8 y CYP3A4 lo metabolizan en el hígado y sobre todo se elimina por las heces.
  3. **Efectos adversos**
     a. **Limitantes de la dosis.** Reacciones febriles serias, uveítis, iritis.
     b. **Habituales.** Hiperqueratosis, cefalea, pirexia, artralgia, papiloma, alopecia y síndrome de eritrodisestesia palmoplantar.
     c. **Ocasionales.** Desarrollo de una nueva enfermedad maligna, hiperglucemia, nefritis, pancreatitis.
     d. **Poco frecuentes.** *In vitro*, incrementa la proliferación celular en las células BRAF de tipo natural. Puede causar anemia hemolítica en pacientes con deficiencia de deshidrogenasa de glucosa-6-fosfato (G6PD).

L. **Trametinib**
  1. **Indicaciones.** Melanoma con una mutación BRAF V600E o V600K.
  2. **Farmacología**
     a. **Mecanismos.** Inhibidor de la proteincinasa activada por un mitógeno (MAPK)/cinasa regulada por una señal extracelular 1 (MEK-1) y MEK-2.
     b. **Metabolismos.** Se metaboliza por desacetilación sola o por monooxigenación o combinada con glucuronidación. Enzimas hidrolíticas median la desacetilación.
  3. **Efectos adversos**
     a. **Limitantes de la dosis.** Cardiomiopatía y oclusión venosa retiniana, desprendimiento del epitelio pigmentario retiniano.
     b. **Habituales.** Exantema, dermatitis, erupción tipo acné, síndrome de eritrodisestesia palmoplantar, eritema.
     c. **Ocasionales**. Diarrea, insuficiencia renal, rabdomiólisis, xerostomía, disgeusia, mareos.
     d. **Poco frecuentes.** Enfermedad pulmonar intersticial (1.8 %).

M. **Vemurafenib**
  1. **Indicaciones**. Melanoma con una mutación BRAF V600E.
  2. **Farmacología**
     a. **Mecanismos.** Inhibidor de BRAF V600E. También muestra actividad frente a CRAF, ARAF, BRAF tipo natural, SRMS, ACK1, MAP4K5 y FGR.
     b. **Metabolismos.** Los sistemas enzimáticos CYP3A4, CYP1A2 o CYP2D6 del hígado lo metabolizan y su principal vía de eliminación es la fecal.
  3. **Efectos adversos**
     a. **Limitantes de la dosis.** Uveítis, iritis.
     b. **Habituales.** Fotosensibilidad, aumento de las enzimas hepáticas, artralgia, exantema, alopecia, fatiga, náusea, prurito, papiloma cutáneo, síndrome de eritrodisestesia palmoplantar, queratosis pilar.

c. **Ocasionales.** Prolongación del QTc.
   d. **Poco frecuentes.** Nuevos melanomas malignos primaries.

Inhibidores BTK (tirosina cinasa de Bruton)
N. Ibrutinib
   1. **Indicaciones.** Pacientes con linfoma de células del manto (LCM) que recibieron un tratamiento previo como mínimo, LLC, macroglobulinemia de Waldenstrom (MW).
   2. **Farmacología**
      a. **Mecanismos.** Forma un enlace covalente con un residuo de cisteína en el sitio activo de la BTK que inhibe la actividad enzimática de esta enzima. La BTK es una molécula señalizadora del receptor de antígenos del linfocito B (RCB) y de las vías relacionadas con el receptor de citocinas.
      b. **Metabolismos.** En primer lugar la CYP3A y en menor extensión la CYP2D6 lo metabolizan en el hígado y su principal vía de eliminación es la fecal.
   3. **Efectos adversos**
      a. **Limitantes de la dosis.** Mielosupresión.
      b. **Habituales.** Hipertensión (6-17%), fibrilación y flúter auriculares (6-9%), trombocitopenia, diarrea, neutropenia, anemia, fatiga, dolor musculoesquelético, edema periférico, infección de vías respiratorias altas, náusea, hematomas, disnea, estreñimiento, exantema, dolor abdominal, vómito y disminución del apetito.
      c. **Ocasionales.** Síndrome de lisis tumoral. Se muestran episodios hemorrágicos (hemorragia intracraneal [incluido el hematoma subdural], sangrado digestivo, hematuria y hemorragia postoperatoria) hasta en 6% de los pacientes.
      d. **Poco frecuentes.** Otras enfermedades malignas (límites, 5-16%), como los carcinomas de sitios diferentes a la piel (límites, 1-4%).

Inhibidores de la CDK (cinasa dependiente de ciclina) 4/6
O. Palbociclib
   1. **Indicaciones.** Cáncer de mama avanzado RE positivo, *HER2* negativo como tratamiento endocrino inicial para su enfermedad metastásica, combinado con letrozol.
   2. **Farmacología**
      a. **Mecanismos.** Es un inhibidor de las CDK 4 y 6. La ciclina D1 y las CDK 4/6 son vías de señalización corriente abajo que conducen a la proliferación celular.
      b. **Metabolismos.** La CYP3A y la enzima SULT2A1, una sulfotransferasa (SULT), la metabolizan en el hígado; su principal vía de eliminación es la fecal, pero 17% lo hace por orina.
   3. **Efectos adversos**
      a. **Limitantes de la dosis.** Neutropenia.
      b. **Habituales.** Neutropenia, leucopenia, fatiga, anemia, infección respiratoria alta, náusea, estomatitis, alopecia, diarrea, trombocitopenia, disminución del apetito, vómito, astenia, neuropatía periférica y epistaxis.
      c. **Ocasionales.** Diarrea. Se ha informado que se produce una tasa más elevada de embolismo pulmonar.

Inhibidores del receptor del factor de crecimiento epidérmico (EGFR)
P. Afatinib
   1. **Indicaciones.** Como tratamiento de primera línea del cáncer pulmonar no microcítico (CPNMC) metastásico que tiene deleciones en el exón 19 o mutaciones sustitutas en el exón 21 (L858R) del receptor del factor de crecimiento epidérmico (EGFR, *epidermal growth factor receptor*).
   2. **Farmacología**
      a. **Mecanismos.** Se une a los dominios de la cinasa de EGFR (ErbB-1), *HER2* (ErbB-2) y HER-4 (ErbB-4) e inhibe de forma irreversible la autofosforilación

de la tirosina cinasa, lo que provoca la regulación negativa de la señalización ErbB. También exhibe actividad frente a mutaciones secundarias del EGFR como T790M.
- b. **Metabolismos.** El metabolismo enzimático del afatinib es mínimo y los aductos covalentes a las proteínas son sus principales metabolitos circulantes. Sobre todo se excreta por las heces (85%)
3. **Efectos adversos**
  - a. **Limitantes de la dosis.** Diarrea.
  - b. **Habituales.** Diarrea, exantema/dermatitis tipo acné, estomatitis, paroniquia, piel reseca, apetito disminuido, prurito.
  - c. **Ocasionales.** Queratitis, aumento de las PFH, deshidratación, epistaxis, pyrexia.
  - d. **Poco frecuentes.** Enfermedad pulmonar intersticial (1.5%); bullas graves, formación de ampollas y lesiones exfoliativas (0.15%); disfunción ventricular izquierda sintomática.

Q. Erlotinib
1. **Indicaciones.** El CPNMC localmente avanzado o metastásico que no ha progresado después de cuatro ciclos de una quimioterapia de primera línea basada en platino. El CPNMC localmente avanzado o metastásico después del fracaso de al menos una pauta de quimioterapia previa. Tratamiento de primera línea del cáncer de páncreas, en combinación con gemcitabina. No se recomienda erlotinib en pacientes con CPNMC con mutaciones de *KRAS* (o con amplificación del gen del receptor del factor de crecimiento epidérmico [EGFR, *epidermal growthbfactor receptor*]) porque tienen poca probabilidad de beneficiarse del tratamiento con erlotinib. Las mutaciones de EGFR, en concreto a las deleciones del exón 19 y las mutaciones del exón 21 (L858R), se asocian a mejor respuesta al erlotinib en pacientes con CPNMC.
2. **Farmacología**
   - a. **Mecanismos.** Molécula pequeña que inhibe selectivamente la TK del EGFR, que causa inhibición de la proliferación, el crecimiento de metástasis y la angiogenia.
   - b. **Metabolismos.** Se metaboliza en el hígado, fundamentalmente por la enzima microsómica CYP3A4 y, en menor medida, por CYP1A2. Más del 90% de los metabolitos se excreta en la bilis.
3. **Efectos adversos**
   - a. **Limitantes de la dosis.** Diarrea (55%) y exantema (75%).
   - b. **Habituales.** Exantema acneiforme pustuloso (pueden ser útiles las formas orales o en gel de clindamicina, el gel tópico de eritromicina 2 veces al día al 2%, o 100 mg/12 h de minociclina durante 5 días), disnea leve, tos.
   - c. **Ocasionales.** Neumopatía intersticial (<1% de los pacientes), queratoconjuntivitis.
   - d. **Poco frecuentes.** Neumopatía intersticial, anemia hemolítica microangiopática cuando se combina con gemcitabina.

R. Gefitinib
1. **Indicaciones.** Como tratamiento de primera línea en el CPNMC metastásico que tiene deleciones del exón 19 o mutaciones de sustitución del exón 21 (L858R) del receptor del factor de crecimiento epidérmico (EGFR).
2. **Farmacología**
   - a. **Mecanismos.** Inhibe de manera reversible la actividad de la cinasa de tipo natural y ciertas mutaciones activadoras del EGFR. La afinidad de gefitinib por las mutaciones del EGFR, como la deleción del exón 19 o la mutación puntual L858R del exón 21, es más elevada que su afinidad por el EGFR de tipo natural.
   - b. **Metabolismos.** La enzima CYP3A lo metaboliza en el hígado y su excreción principal es por las heces (86%).
3. **Efectos adversos**
   - a. **Limitantes de la dosis.** Diarrea, exantema.

b. **Habituales.** Reacciones cutáneas (47 %) y diarrea (29 %).
c. **Ocasionales.** Queratitis, aumento de las PFH, cistitis hemorrágica, náusea astenia, pirexia, boca seca, deshidratación.
d. **Poco frecuentes.** Enfermedad pulmonar intersticial (1.3 %), perforación GI (0.1 %), lesiones bullosas graves y exfoliativas.

S. **Osimertinib**
1. **Indicaciones.** CPNMC con la mutación T790M positiva del receptor del factor de crecimiento epidérmico (EGFR).
2. **Farmacología**
    a. **Mecanismos.** Es un inhibidor de la cinasa del receptor del factor de crecimiento epidérmico (EGFR) que se une de manera irreversible a ciertas formas mutantes del EGFR (T790M, L858R, y deleción del exón 19) a cerca de nueve concentraciones más bajas que con el tipo natural.
    b. **Metabolismos.** Se metaboliza en el hígado por oxidación (predomina la enzima CYP3A) y desalquilación y su vía de excreción principal es la fecal (68 %).
3. **Efectos adversos**
    a. **Limitantes de la dosis.** Diarrea, cardiomiopatía.
    b. **Habituales.** Diarrea (42 %), exantema (41 %), piel reseca y toxicidad en las uñas.
    c. **Ocasionales.** Prolongación del QTc, neutropenia, fatiga, tos, cefalea, hiponatremia, hypomagnesemia.
    d. **Poco frecuentes.** Enfermedad pulmonar intersticial (3.3 %), cardiomiopatía (1.4 %).

Inhibidores HDAC (desacetilasa de histona)

T. **Belinostat**
1. **Indicaciones.** Linfoma periférico de linfocito T recurrente o resistente al tratamiento.
2. **Farmacología**
    a. **Mecanismos.** Inhibidor de la HDAC. Las HDAC catalizan la escisión de los grupos acetilo de los residuos de lisina de las histonas y de algunas proteínas que no son histonas.
    b. **Metabolismos.** La UGT1A1 en primer lugar, y CYP2A6, CYP2C9 y CYP3A4 en un grado menor, lo metabolizan en el hígado; sobre todo se excreta por la orina.
3. **Efectos adversos**
    a. **Limitantes de la dosis.** Trombocitopenia, neutropenia.
    b. **Habituales.** Náusea, linfopenia, fatiga, pirexia, disnea, exantema, anemia y vómito.
    c. **Ocasionales.** Hepatotoxicidad, síndrome de lisis tumoral, tos, edema periférico, prurito, escalofríos, flebitis, cefalea.
    d. **Poco frecuentes.** Infecciones serias y fatales.

U. **Panobinostat**
1. **Indicaciones.** Mieloma múltiple combinado con bortezomib y dexametasona.
2. **Farmacología**
    a. **Mecanismos.** Inhibidor de la HDAC. Las HDAC catalizan la escisión de los grupos acetilo de los residuos de lisina de las histonas y de algunas proteínas que no son histonas.
    b. **Metabolismos.** La CYP3A lo metaboliza en el hígado; sobre todo se excreta por las heces.
3. **Efectos adversos**
    a. **Limitantes de la dosis.** Trombocitopenia, neutropenia
    b. **Habituales.** Diarrea, fatiga, náusea, edema periférico, disminución del apetito, pirexia, vómito, hipofosfatemia, hipopotasemia, hiponatremia, creatinina aumentada, trombocitopenia, linfopenia, leucopenia, neutropenia y anemia.

c. **Ocasionales.** Hepatotoxicidad, infecciones, hipotiroidismo, hiperglucemia, deshidratación, exantema, hinchazón de las articulaciones, fatiga.
d. **Poco frecuentes.** Casos serios y fatales de hemorragia digestiva y pulmonar, accidentes cardiacos isquémicos.

V. Romidepsin
1. **Indicaciones.** Linfoma cutáneo de linfocito T (LCLT), linfoma periférico de linfocito T (LPLT).
2. **Farmacología**
   a. **Mecanismos.** Inhibidor de la HDAC. Las HDAC catalizan la escisión de los grupos acetilo de los residuos de lisina de las histonas y de algunas proteínas que no son histonas.
   b. **Metabolismos.** La CYP3A4 lo metaboliza en el hígado.
3. **Efectos adversos**
   a. **Limitantes de la dosis.** Trombocitopenia, leucopenia (neutropenia y linfopenia) y anemia.
   b. **Habituales.** Infecciones, náusea, fatiga, vómito, anorexia, anemia y cambios en la onda T del ECG.
   c. **Ocasionales.** Arritmia supraventricular, infección de catéter central, hipotensión, hiperuricemia, edema (5%), arritmia ventricular, náusea, deshidratación, pirexia, aminotransferasa de aspartato aumentada, sepsis, hipofosfatemia y disnea (4%), síndrome de lisis tumoral.
   d. **Poco frecuentes.** Reactivación de virus de ADN (Epstein-Barr y hepatitis B), neumonitis.

W. Vorinostat
1. **Indicaciones.** Linfoma cutáneo de linfocito T (LCLT).
2. **Farmacología**
   a. **Mecanismos.** Inhibe la actividad enzimática de las desacetilasas de histona HDAC-1, HDAC-2 y HDAC-3 (Clase I) y de la HDAC-6 (Clase II). Las HDAC catalizan la escisión de los grupos acetilo de los residuos de lisina de las histonas y de algunas proteínas que no son histonas.
   b. **Metabolismos.** Se somete a glucuronidación e hidrólisis y luego a oxidación β; dichas vías metabólicas prácticamente lo eliminan, aunque < 1% de la dosis se recupera con el fármaco sin cambios en orina.
3. **Efectos adversos**
   a. **Limitantes de la dosis.** Trombocitopenia, anemia.
   b. **Habituales.** Diarrea, fatiga, náusea, trombocitopenia, anorexia, disgeusia.
   c. **Ocasionales.** Vómito, hiperglucemia, sangrados digestivos, espasmos musculares, alopecia, boca seca, nivel de creatinina más alto, mareos, edema periférico.
   d. **Poco frecuentes.** Embolismo pulmonar y trombosis venosa profunda.

Inhibidores HER2 (receptor 2 del factor de crecimiento epidérmico humano)

X. Lapatinib
1. **Indicaciones.** Combinado con la capecitabina, para el tratamiento de pacientes con neoplasias mamarias metastásicas que sobreexpresan el receptor epidérmico humano de tipo 2 (HER2, *human epidermal receptor type 2*) y que han sido tratadas anteriormente, incluyendo una antraciclina, un taxano y trastuzumab. Además, combinado con letrozol para el tratamiento de mujeres posmenopáusicas con cáncer de mama metastásico con positividad de receptores hormonales que sobreexpresa el receptor de HER2 en las que está indicado un tratamiento hormonal.
2. **Farmacología**
   a. **Mecanismos.** El lapatinib es un inhibidor de la 4-anilinoquinazolina cinasa de los dominios de TK intracelulares tanto de EGFR (ErbB1) como de HER2 (ErbB2). En estudios *in vitro* ha tenido un efecto aditivo con el 5-FU, el metabolito activo de la capecitabina.

b. **Metabolismos.** Se metaboliza en gran parte en el hígado, fundamentalmente por la acción de CYP3A4, CYP3A5 y glucoproteína P. La excreción renal es insignificante.
3. **Efectos adversos** del lapatinib junto con la capecitabina.
   a. **Limitante de la dosis.** Diarrea, eventos adversos graves.
   b. **Habituales.** Diarrea (65%), náusea, vómito; astenia, eritrodisestesia palmoplantar (50% debida a capecitabina), exantema; aumento de las PFH (40%); mielodepresión (20%); prolongación de la fase QT.
   c. **Ocasionales.** Disminución de la fracción de eyección ventricular izquierda (FEVI, 2%).
   d. **Poco frecuentes.** Toxicidad pulmonar, hepatotoxicidad (se han descrito muertes).

Inhibidores JAK (cinasa relacionada con Jano)
Y. Ruxolitinib
1. **Indicaciones**. Mielofibrosis de riesgo intermedio o alto, como la mielofibrosis primaria, la mielofibrosis pospolicitemia vera y la mielofibrosis postrombocitemia esencial.
2. **Farmacología**
   a. **Mecanismos.** Inhibe a JAK-1 y JAK-2. La señalización JAK involucra el reclutamiento de transductores de señal y activadores de la transcripción (STAT, *signal transducers and activators of transcription*) para los receptores de citocinas y la activación y localización posterior de los STAT en el núcleo que conduce a la modulación de la expresión génica.
   b. **Metabolismos.** La CYP3A lo metaboliza en el hígado, la principal vía de eliminación es la orina (74%) y el resto abandona el cuerpo por las heces.
3. **Efectos adversos**
   a. **Limitantes de la dosis.** Trombocitopenia (reversible, se trata mediante la reducción de la dosis o interrupción temporal del fármaco).
   b. **Habituales.** Trombocitopenia, anemia, neutropenia, hematomas, mareos y cefalea.
   c. **Ocasionales.** Sobrepeso, flatulencia, reactivación de herpes zóster, infecciones de vías urinarias.
   d. **Poco frecuentes.** Aumento de enzimas hepáticas y del colesterol.

Inhibidores DmR (diana mamífera de la rapamicina)
Z. Everolimús
1. **Indicaciones.** Cáncer mamario con receptor de hormona positivo, *HER2* negativo combinado con exemestano, tumores neuroendocrinos de origen pancreático (TNEP), tumores neuroendocrinos (NET) de origen GI o pulmonar, carcinoma avanzado de célula renal, angiomiolipoma renal y esclerosis tuberosa compleja.
2. **Farmacología**
   a. **Mecanismos.** Inhibidor de mTOR (diana de rapamicina en mamíferos), una serina-treonina cinasa distal en la vía de P13K/AKT. El everolimús se une a una proteína intracelular, lo que da lugar a un complejo que inhibe la actividad cinásica de mTOR y a efectores de mTOR en sentido distal que participan en la síntesis proteica. Además, el fármaco reduce la expresión de los factores inducibles por la hipoxia (HIF-1) y del VEGF.
   b. **Metabolismos.** Metabolismo hepático extenso por la isoenzima CYP3A4. Los metabolitos se excretan con las heces.
3. **Efectos adversos**
   a. **Limitantes de la dosis.** Inmunodepresión, que produce infecciones bacterianas o micóticas.

b. **Habituales.** Estomatitis, molestias gastrointestinales; astenia; mielodepresión; hiperglucemia, hiperlipemia, hipofosfatemia, aumento de las transaminasas; fiebre; edema periférico; nefrotoxicidad; tos, disnea, anemia, trombocitopenia, leucopenia.
   c. **Ocasionales.** Epistaxis, neumonía intersticial, trastornos ungueales, eritrodisestesia palmoplantar; hipertensión, cefalea, temblor.
   d. **Poco frecuentes.** Angioedema, insuficiencia renal.
AA. **Temsirolimús**
   1. **Indicaciones.** Carcinoma de célula renal avanzado.
   2. **Farmacología**
      a. **Mecanismos.** Inhibidor de la diana de mamífero de la rapamicina (DmR) que controla la división celular, lo que provoca la detención del crecimiento en la fase G1 del ciclo celular y niveles reducidos de factores inducibles de hipoxia (HIF-1 y HIF-2) y del factor de crecimiento del endotelio vascular (VEGF).
      b. **Metabolismos.** Sufre un metabolismo extenso por parte de la enzima CYP 3A4 en el sistema microsómico hepático, de donde emerge convertido en sus metabolitos, entre otros el sirolimús (el principal metabolito activo). Su eliminación principal acontece a través de las heces.
   3. **Efectos adversos**
      a. **Limitantes de la dosis.** Reacciones de hipersensibilidad o de daño de órgano final (*v.* más adelante).
      b. **Habituales.** Mielosupresión, anorexia; disgeusia; mucositis, diarrea, estreñimiento; exantema, astenia, edema; cicatrización de heridas retardada; hiperglucemia, hiperlipidemia (puede requerir sustancias que disminuyen el colesterol), hipopotasemia, hipofosfatemia, creatinina sérica elevada, PFH alteradas.
      c. **Ocasionales**. Enfermedad pulmonar intersticial, cefalea, lagrimeo, artralgias/mialgias, dolor precordial, hemorragia intracerebral (con metástasis cerebral o tratamiento anticoagulante).
      d. **Poco frecuentes.** Enfermedad pulmonar intersticial fatal, perforación intestinal o insuficiencia renal aguda.

Inhibidores PARP (polimerasa de poli-(ADP-ribosa)
BB. **Olaparib**
   1. **Indicaciones.** Pacientes con cáncer de ovario, o su sospecha, avanzado y mutación deletérea del BRCA en la línea germinal que han sido tratados con tres o más pautas de quimioterapia previas.
   2. **Farmacología**
      a. **Mecanismos.** Inhibe a PARP-1, PARP-2 y PARP-3. Las enzimas PARP intervienen en la homeostasis celular normal, como la transcripción del ADN, la regulación del ciclo celular y la reparación del ADN.
      b. **Metabolismos.** La CYP3A4 lo metaboliza en el hígado y se excreta por orina (44 %) y heces (42 %).
   3. **Efectos adversos**
      a. **Limitantes de la dosis**. Anemia.
      b. **Habituales.** Anemia, náusea, fatiga (con inclusión de la astenia), vómito diarrea, disgeusia, dispepsia, cefalea, disminución del apetito, nasofaringitis/faringitis/infecciones respiratorias altas (IRA), tos, artralgias/dolor musculoesquelético, mialgia, dolor lumbar, dermatitis/exantema, dolor abdominal/malestar, aumento de la creatinina, aumento del volumen corpuscular medio, anemia, linfopenia, neutropenia, trombocitopenia.
      c. **Ocasionales.** Estomatitis, neuropatía periférica, pirexia, hipomagnesemia, hiperglucemia, ansiedad, depresión, insomnio, disuria, incontinencia urinaria, trastorno vulvovaginal, piel reseca/eccema, prurito, hipertensión, trombosis venosa (incluido el embolismo pulmonar) y sofocos.
      d. **Poco frecuentes.** Neumonitis, SMD/LMA.

Inhibidores PI3Kδ (3-cinasa de fosfatidilinositol)
CC. Idelalisib
1. **Indicaciones.** Recaída de LLC, combinado con rituximab, recaída de LNH folicular de linfocito B (LF), recaída de linfoma linfocítico pequeño (LLP).
2. **Farmacología**
   a. **Mecanismos.** Inhibe la PI3Kδ y varias vías de señalización celular, como la señalización del receptor del linfocito B (RCB) y la señalización CXCR4 y CXCR5, las cuales participan en el tráfico y retorno de las linfocitos B a los ganglios linfáticos y la médula ósea.
   b. **Metabolismos.** La aldehidooxidasa y la CYP3A lo metabolizan en el hígado y se excreta por orina (49%) y heces (44%).
3. **Efectos adversos**
   a. **Limitantes de la dosis.** Hepatotoxicidad (la hepatotoxicidad fatal y/o seria se produjo en 14% de los pacientes), diarrea (la diarrea grave o la colitis ocurrieron en 14%).
   b. **Habituales.** Diarrea, pirexia, fatiga, náusea, tos, neumonía, dolor abdominal, escalofríos, exantema, neutropenia, hipertrigliceridemia, hiperglucemia, aumentos de ALT y AST.
   c. **Ocasionales.** Edema periférico, infecciones respiratorias altas, cefalea, insomnia.
   d. **Poco frecuentes.** Neumonitis, perforación intestinal.

Inhibidores del proteasoma
DD. Bortezomib
1. **Indicaciones.** Mieloma múltiple, linfoma de células del manto.
2. **Farmacología.**
   a. **Mecanismos.** Inhibidor reversible de la actividad de tipo quimotripsina del proteosoma 26S, que es un gran complejo proteico que degrada proteínas ubiquitinadas, las cuales intervienen en la regulación de la concentración intracelular de proteínas específicas. La interrupción de esta vía afecta a muchas rutas de transducción de señales en el interior de la célula, lo que conduce a la muerte celular. Inhibe la vía de NK-kB, lo que produce la inhibición del crecimiento celular.
   b. **Metabolismos.** Las enzimas hepáticas del citocromo P450 metabolizan el fármaco. No se ha determinado bien su mecanismo de eliminación.
3. **Efectos adversos**
   a. **Limitantes de la dosis.** Neuropatía periférica.(predominantemente sensitiva), mielodepresión (especialmente trombocitopenia relacionada con la dosis, con un valor mínimo el día 11).
   b. **Habituales.** Cansancio, fiebre (hasta el 40%); cefalea; alteraciones gastrointestinales (anorexia, náusea, vómito, diarrea, estreñimiento); artralgias, neuralgia, vómito, linfopenia, neutropenia.
   c. **Ocasionales.** Hipotensión ortostática (10%); neuropatía motora, visión borrosa, mialgias; insuficiencia cardiaca congestiva; necrólisis epidérmica tóxica.
   d. **Poco frecuentes.** Neumonía intersticial y síndrome de dificultad respiratoria aguda, síndrome de leucoencefalopatía posterior reversible, insuficiencia hepática aguda.

EE. Carfilzomib
1. **Indicaciones.** Mieloma multiple.
2. **Farmacología**
   a. **Mecanismos.** Un tetrapéptido epoxicetona inhibidor del proteasoma que se une de manera irreversible a los sitios activos que contienen treonina en el N-terminal del proteasoma 20S, la partícula proteolítica central del proteasoma 26S.
   b. **Metabolismos.** Se metaboliza en el hígado por escisión de una peptidasa e hidrólisis de un epóxido; se elimina en gran medida fuera del hígado, 25% se excreta por la orina.

3. **Efectos adversos**
   a. **Limitantes de la dosis.** Trombocitopenia.
   b. **Habituales.** Anemia, fatiga, trombocitopenia, náusea, pirexia, disnea, diarrea, cefalea, tos, edema periférico, reacciones a la infusión.
   c. **Ocasionales.** Insomnio, espasmos musculares, tos, infección de las vías respiratorias altas, hipopotasemia, insuficiencia cardiaca, hipertensión, hipotensión, trombosis venosa (se recomienda la tromboprofilaxis).
   d. **Poco frecuentes.** Insuficiencia renal aguda, síndrome de lisis tumoral, toxicidad pulmonar, hipertensión pulmonar, síndrome de leucoencefalopatía posterior reversible, insuficiencia hepática aguda, microangiopatía trombótica.

FF. **Ixazomib**
1. **Indicaciones.** Mieloma multiple.
2. **Farmacología**
   a. **Mecanismos.** Inhibidor reversible del proteasoma. El ixazomib se une de forma preferencial e inhibe la actividad tipo quimotripsina de la subunidad β 5 del proteasoma 20S.
   b. **Metabolismos.** Lo metabolizan en el hígado múltiples enzimas, algunas de las cuales son proteínas CYP y otras no; su principal vía de excreción es la orina (62 %), pero una buena parte también se elimina por las heces (22 %).
3. **Efectos adversos**
   a. **Limitantes de la dosis.** Trombocitopenia, neuropatía periférica, diarrea.
   b. **Habituales.** Diarrea, estreñimiento, trombocitopenia, neutropenia, neuropatía periférica, exantema, náusea, edema periférico, vómito y dolor lumbar.
   c. **Ocasionales.** Aumento de enzimas hepáticas, visión borrosa, conjunctivitis.
   d. **Poco frecuentes.** Dermatosis neutrofílica febril aguda (síndrome de Sweet), síndrome de Stevens-Johnson, mielitis transversa, síndrome de encefalopatía posterior reversible, síndrome de lisis tumoral y púrpura trombocitopénica trombótica.

Inhibidores SMO («Suavizada»)/vía de Hedgehog

GG. **Sonidegib**
1. **Indicaciones.** Carcinoma de células basales (CCB) localmente avanzado.
2. **Farmacología**
   a. **Mecanismos.** Es un inhibidor de la vía de Hedgehog. Sonidegib se une e inhibe a «suavizada», una proteína transmembrana implicada en la transducción de la señal de Hedgehog.
   b. **Metabolismos.** La CYP3A lo metaboliza en el hígado y se excreta por las heces (70 %) y por la orina (30 %).
3. **Efectos adversos**
   a. **Limitantes de la dosis.** Espasmo muscular, disgeusia.
   b. **Habituales.** Espasmos musculares, alopecia, disgeusia, fatiga, náusea, dolor musculoesquelético, diarrea, pérdida de peso, disminución del apetito, mialgia, dolor abdominal, cefalea, dolor, vómito, prurito; creatinina, CPK, lipasa y amilasa aumentadas; PFH alteradas, hiperglucemia.
   c. **Ocasionales.** Anemia, linfopenia.
   d. **Poco frecuentes.** Puede causar la muerte embriofetal o defectos graves del nacimiento (verificar el estado del embarazo, usar barreras anticonceptivas). No deben donar sangre por cuando menos 20 meses después de la última dosis.

HH. **Vismodegib**
1. **Indicaciones.** Carcinoma de células basales (CCB) metastásico o localmente avanzado.
2. **Farmacología**
   a. **Mecanismos.** Es un inhibidor de la vía de Hedgehog. Vismodegib se une e inhibe a «suavizada», una proteína transmembrana implicada en la transducción de la señal de Hedgehog.

b. **Metabolismos.** La CYP2C9 y la CYP3A4/5 lo metabolizan en el hígado y se excreta sobre todo por las heces (84 %).
3. **Efectos adversos**
   a. **Limitantes de la dosis.** Espasmo muscular, disgeusia.
   b. **Habituales.** Espasmos musculares, alopecia, disgeusia, pérdida de peso, fatiga, náusea, diarrea, disminución del apetito, estreñimiento, artralgias, vómito y ageusia.
   c. **Ocasionales.** Hiponatremia, azoemia, hipopotasemia, amenorrea.
   d. **Poco frecuentes.** Puede causar la muerte embriofetal o defectos graves del nacimiento (verificar el estado del embarazo, usar barreras anticonceptivas). No deben donar sangre por cuando menos 7 meses después de la última dosis.

Inhibidores del receptor del factor de crecimiento del endotelio vascular (VEGF)

II. **Axitinib**
1. **Indicaciones.** Carcinoma avanzado de célula renal después del fracaso de un tratamiento sistémico.
2. **Farmacología**
   a. **Mecanismos.** Inhibe a VEGF-1, VEGF-2 y VEGF-3.
   b. **Metabolismos.** La CYP3A4/5 es la principal protagonista de su metabolismo en el hígado; se excreta por las heces (41 %) y la orina (23 %).
3. **Efectos adversos**
   a. **Limitantes de la dosis.** Hipertensión (incluso se han observado hasta crisis hipertensivas).
   b. **Habituales.** Diarrea, hipertensión, fatiga, disminución del apetito, náusea, disfonía, síndrome de eritrodisestesia palmoplantar (mano-pie), pérdida de peso, vómito, astenia y estreñimiento.
   c. **Ocasionales.** Hipotiroidismo, aumento de enzimas hepáticas, proteinuria, mareos, mialgia, dolor abdominal, anemia, hemorroides, hematuria, acúfenos, nivel incrementado de la lipasa.
   d. **Poco frecuentes.** Episodios trombóticos arteriales y venosos, sangrado, perforación GI y formación de fístulas, síndrome de leucoencefalopatía posterior reversible.

JJ. **Cabozantinib**
1. **Indicaciones.** Cabometyx: carcinoma avanzado de célula renal después del fracaso de un tratamiento sistémico previo. Cometriq: cáncer tiroideo medular, progresivo, metastásico.
2. **Farmacología**
   a. **Mecanismos.** Inhibe la actividad tirosina cinasa de RET; MET; VEGF-1, VEGF-2 y VEGF-3; KIT; TRKB; FLT-3; AXL y TIE-2.
   b. **Metabolismos.** La principal enzima implicada en su metabolismo hepático es CYP3A4; luego se excreta por las heces (54 %) y la orina (27 %).
3. **Efectos adversos**
   a. **Limitantes de la dosis.** Accidentes trombóticos (interrumpir cabozantinib ante un infarto miocárdico, infarto cerebral, u otras complicaciones tromboembólicas arteriales serias), hipertensión.
   b. **Habituales.** Diarrea, estomatitis, síndrome de eritrodisestesia palmoplantar (SEPP), pérdida de peso, disminución del apetito, náusea, fatiga, dolor oral, cambios de color del pelo, disgeusia, hipertensión, dolor abdominal, estreñimiento, AST aumentada, ALT aumentada, linfopenia, fosfatasa alcalina incrementada, hipocalcemia, neutropenia, trombocitopenia, hipofosfatemia e hiperbilirrubinemia.
   c. **Ocasionales.** Proteinuria, hipotiroidismo, deshidratación.
   d. **Poco frecuentes.** Dehiscencia de la herida, osteonecrosis de la mandíbula, síndrome de leucoencefalopatía posterior reversible.

KK. Lenvatinib

1. **Indicaciones.** Cáncer tiroideo recurrente o metastásico, progresivo, resistente al yodo radioactivo, diferenciado; carcinoma de célula renal (combinado con everolimús).
2. **Farmacología**
   a. **Mecanismos.** Inhibe las actividades de cinasa del VEGF-1 (FLT-1); VEGF-2 (KDR); VEGF-3 (FLT-4); de los receptores del factor de crecimiento de los fibroblastos (FGR, *fibroblast growth factor*) RFCF 1, 2, 3 y 4; del RFCDP α (RFCDPα); de KIT y RET.
   b. **Metabolismos.** La CYP3A es la principal enzima protagonista del metabolismo hepático; se excreta por las heces (64%) y la orina (25%).
3. **Efectos adversos**
   a. **Limitantes de la dosis.** Hipertensión, insuficiencia cardiaca.
   b. **Habituales.** Hipertensión, fatiga, diarrea, artralgias/mialgias, disminución del apetito, pérdida de peso, náusea, estomatitis, cefalea, vómito, proteinuria, síndrome de eritrodisestesia palmoplantar, dolor abdominal, disfonía.
   c. **Ocasionales.** Hepatotoxicidad, deterioro renal, hipocalcemia, hipotiroidismo, prolongación del QTc.
   d. **Poco frecuentes.** Accidentes tromboembólicos arteriales, perforación y fístula GI, complicaciones hemorrágicas, síndrome de leucoencefalopatía posterior reversible.

LL. Malato de sunitinib

1. **Indicaciones.** Carcinoma de células renales metastásico; TEGI tras la progresión durante el tratamiento con imatinib; tumores neuroendocrinos pancreáticos progresivos.
2. **Farmacología**
   a. **Mecanismos.** Inhibe a los receptores RFCDP (RFCDPα y RFCDPβ); VEGF-1, VEGF-2, y VEGF-3; al receptor SCF (KIT); a la tirosina cinasa tipo Fms 3 (FLT3); al receptor del factor estimulante de colonias tipo 1 (RFEC-1), y al receptor del factor neurotrófico derivado de la línea celular glial (RET).
   b. **Metabolismos.** El fármaco y su metabolito activo se metabolizan, fundamentalmente, por la enzima CYP3A4. Más del 80% del fármaco se elimina a través de las heces.
3. **Efectos adversos**
   a. **Limitantes de la dosis.** Hematodepresión, hemorragia
   b. **Habituales.** Episodios hemorrágicos (epistaxis y en otros puntos); hipertensión; anorexia, diarrea, mucositis, náusea/vómito; cansancio, alteraciones del gusto; coloración amarillenta de la piel (un tercio de los pacientes), exantema
   c. **Ocasionales.** Neuropatía periférica, anorexia, edema periorbitario, lagrimeo; prolongación de la fase QT en el ECG; disfunción ventricular izquierda, trombosis venosa profunda; hipotiroidismo, insuficiencia suprarrenal, hipoglucemia, hipocalcemia, hipofosfatemia, hiponatremia, hipernatremia, hipopotasemia, concentraciones plasmáticas aumentadas de lipasa y amilasa; hiper-potasemia, dolor osteomuscular, despigmentación reversible del cabello, alopecia; fiebre.
   d. **Poco frecuentes.** Insuficiencia suprarrenal, hemorragia grave, anemia hemolítica microangiopática (con bevacizumab).

MM. Pazopanib

1. **Indicaciones.** Carcinoma de células renales avanzado, sarcoma de tejido blando avanzado que ha recibido quimioterapia previa.
2. **Farmacología**
   a. **Mecanismos.** El pazopanib inhibe al VEGF-1, VEGF-2, VEGF-3, a los RFCDP-α y β, a los receptores del factor de crecimiento del fibroblasto (RFCF) 1 y 3, al receptor de citocinas (Kit), a la cinasa del linfocito T inducible por el receptor de la interleucina 2 (Itk), a la proteína tirosina cinasa específica de leucocitos (Lck), y a la glucoproteína transmembrana del receptor de la tirosina cinasa (cFms).

b. **Metabolismos.** El fármaco experimenta un metabolismo extenso en el hígado por CYP3A4, y se elimina principalmente por las heces; <4% se elimina por la orina.
3. **Efectos adversos**
   a. **Limitantes de la dosis.** Hepatotoxicidad, prolongación de la fase QT y taquicardia ventricular polimorfa en entorchado *(torsade de pointes)*, perforación gastrointestinal, episodios hemorrágicos, episodios trombóticos arteriales.
   b. **Habituales.** Aumento de las transaminasas séricas (18%, particularmente durante los primeros 4 meses de tratamiento); anorexia, náuses, vómito, diarrea; hipertensión (40%); astenia; cambios del color del cabello; mielodepresión (cerca del 33%), hipomagenesemia.
   c. **Ocasionales.** Alopecia, disestesia palmoplantar, exantema; disgeusia, dispepsia; prolongación de la fase QT y taquicardia ventricular polimorfa en entorchado (<2%), episodios hemorrágicos (13%), episodios trombóticos arteriales, retraso de la cicatrización de las heridas, perforación gastrointestinal (1%); hipotiroidismo, proteinuria.
   d. **Poco frecuentes.** Eventos tromboembólicos arteriales, microangiopatía trombótica, perforación y fístula GI, eventos hemorrágicos, enfermedad pulmonar intersticial, síndrome de leucoencefalopatía posterior reversible.

NN. **Regorafenib**
1. **Indicaciones.** Cáncer colorrectal (CCR) metastásico que ya recibió tratamiento quimioterápico con fluoropirimidina, oxaliplatino e irinotecan, un tratamiento anti-VEGF, y, si el KRAS era de tipo natural, un tratamiento anti-EGFR; un TEGI localmente avanzado, irresecable o metastásico que ya recibió tratamiento con mesilato de imatinib y malato de sunitinib.
2. **Farmacología**
   a. **Mecanismos.** Inhibe a RET, VEGF-1, VEGF-2, VEGF-3, KIT, RFCDP-α, RFCDP-β, RFCF1, RFCF2, TIE-2, DDR-2, TrkA, Eph-2A, RAF-1, BRAF, BRAFV-600E, SAPK-2, PTK-5 y Abl.
   b. **Metabolismos.** La CYP3A4 y la UGT1A9 lo metabolizan en el hígado; se excreta por las heces (71%) y la orina (19%).
3. **Efectos adversos**
   a. **Limitantes de la dosis.** Hipertensión, isquemia cardiaca e infarto.
   b. **Habituales.** Astenia/fatiga, reacción en la piel palmoplantar, diarrea, disminución del apetito/alimentación, hipertensión, mucositis, disfonía, infección, dolor (no especificado de otra forma), pérdida de peso, dolor GI y abdominal, exantema, fiebre y náusea.
   c. **Ocasionales.** Hepatotoxicidad, aumento de la amilasa y la lipasa, hipopotasemia, hipofosfatemia, hiponatremia, leucopenia, trombocitopenia, prolongación del QTc.
   d. **Poco frecuentes.** Problemas con la cicatrización de la herida, perforación y fístula GI, hemorragias, síndrome de leucoencefalopatía posterior reversible.

OO. **Sorafenib**
1. **Indicaciones.** Carcinoma de células renales metastásico; carcinoma hepatocelular irresecable.
2. **Farmacología**
   a. **Mecanismos.** Inhibe múltiples cinasas intracelulares (CRAF, BRAF y BRAF mutante) y de la superficie celular (KIT, FLT-3, RET, VEGF-1, VEGF-2, VEGF-3, y RFCDP β).
   b. **Metabolismos.** Se metaboliza por CYPA34 y glucuronidación hepática por UGT1A9. Alrededor del 80% del fármaco y sus metabolitos se excretan en las heces, y el 20%, en la orina.
3. **Efectos adversos**
   a. **Limitantes de la dosis.** Reacciones cutáneas o efectos adversos inadmisibles.

b. **Habituales.** Exantema/descamación, eritrodisestesia palmoplantar; hipertensión; diarrea, alopecia, mielodepresión, anemia; fatiga.
   c. **Ocasionales.** Granulocitopenia, trombocitopenia; episodios hemorrágicos, vómito, isquemia miocárdica, aumento de las concentraciones plasmáticas de lipasa y amilasa; neuropatía sensitiva, cefalea; artralgias/mialgias.
   d. **Poco frecuentes.** Hipotiroidismo, pancreatitis.
PP. **Vandetanib**
   1. **Indicaciones.** Cáncer medular tiroideo en pacientes con enfermedad localmente avanzada o metastásica irresecable.
   2. **Farmacología**
      a. **Mecanismos.** Inhibe al VEGF.
      b. **Metabolismos.** La CYP3A4, FMO1 y FMO3 lo metabolizan en el hígado; se excreta por las heces (44%) y la orina (25%).
   3. **Efectos adversos**
      a. **Limitantes de la dosis.** Prolongación del QTc (ocurren casos de taquicardia helicoidal y muerte súbita), hipertensión.
      b. **Habituales.** Diarrea/colitis, exantema, dermatitis tipo acné, hipertensión, náusea, cefalea, infecciones de vías respiratorias altas, disminución del apetito y dolor abdominal.
      c. **Ocasionales.** Hipotiroidismo, astenia, fatiga, pirexia, creatinina elevada, disgeusia.
      d. **Poco frecuentes.** Enfermedad pulmonar intersticial, accidentes cerebrovasculares isquémicos, hemorragias, insuficiencia cardiaca, síndrome de leucoencefalopatía posterior reversible.

VII. ANTICUERPOS MONOCLONALES

A. **Los anticuerpos monoclonales** son proteínas que secreta un clon de células inmunitarias y cada tipo tiene especificidad única. En la actualidad se usan como parte del tratamiento anticáncer sistémico, pero también se les utiliza en los procesos diagnósticos.
   1. **Mecanismos**
      a. **Unión directa a los antígenos de las células cancerosas,** p. ej., CD20 en la célula del linfoma (rituximab), Her-2 en las células cancerosas de mama (trastuzumab, pertuzumab), y EGFR en las células cancerosas de colon (cetuximab, panitumumab).
      b. **Unión a antígenos solubles** que afectan el crecimiento/supervivencia tumoral, p. ej., bevacizumab se une al VEGF soluble o el siltuximab se une a la interleucina 6.
      c. **Unión a antígenos de las células inmunitarias** para mejorar las respuestas inmunitarias anticáncer, p. ej., CTLA4 (ipilimumab) o PD-1 (pembrolizumab, nivolumab).
      d. **Liberación de toxinas en las células cancerosas,** p. ej., ado-trastuzumab emtansina que es un portador de DM-1 (un inhibidor del microtúbulo) que reconoce Her-2, lo que le permite la liberación específica del DM-1 a células que son Her-2+.
      e. **Anticuerpos biespecíficos.** Son anticuerpos de dos especificidades en lugar de una. El acoplador biespecífico del linfocito T (ABet) es un ejemplo del uso de anticuerpos biespecíficos. El blinatumomab se une al CD19 de las células leucémicas y al CD3 de los linfocitos T y dirige a estas últimas a la proximidad de las células leucémicas.
   2. **Estructura**
      a. **Los anticuerpos quiméricos** (p. ej., rituximab, cetuximab) son anticuerpos que se elaboran mediante la fusión del antígeno con la región de unión (dominios variables de las cadenas pesada y ligera, VH y VL) de una especie como el ratón con el dominio humano constante.
      b. **Los anticuerpos humanizados** (p. ej., trastuzumab, pembrolizumab) son aquellos anticuerpos donde sólo se toman los segmentos codificantes CDR

(donde asientan las propiedades de unión deseadas) del ratón y se insertan en la estructura básica de un anticuerpo totalmente humano.
- c. **Los anticuerpos humanos** (p. ej., nivolumab, panitumumab) son proteínas completamente humanas que producen ratones transgénicos, cuyos genes codificantes de anticuerpos son genes humanos reemplazantes de los genes murinos.

B. **Ado-trastuzumab emtansina**
1. **Indicaciones.** Cáncer mamario *HER2* positivo, metastásico que ya recibió tratamiento con trastuzumab y un taxano.
2. **Farmacología**
    a. **Mecanismos.** Ado-trastuzumab emtansina es un conjugado de anticuerpo y fármaco dirigido frente al *HER2*. El anticuerpo es el trastuzumab, una IgG1 humanizada anti-*HER2*. La pequeña molécula de citotoxina, DM-1, es un inhibidor del microtúbulo. Al unirse al subdominio IV del receptor *HER2*, el adotrastuzumab emtansina sufre la internalización mediada por el receptor y la posterior degradación del lisosoma, lo que produce la liberación intracelular de los catabolitos citotóxicos que contienen DM-1.
    b. **Metabolismos.** La CYP3A4/5 hepática es la principal enzima que se encarga de su metabolismo. La vida media de eliminación (t1/2) es cercana a los 4 días.
3. **Efectos adversos**
    a. **Limitantes de la dosis.** Hepatotoxicidad e insuficiencia cardiaca
    b. **Habituales.** Fatiga, náusea, dolor musculoesquelético, hemorragias, trombocitopenia, cefalea, transaminasas aumentadas, estreñimiento y epistaxis.
    c. **Ocasionales.** Neumonitis, reacciones a la infusión, sangrados, neuropatía periférica, hipopotasemia.
    d. **Poco frecuentes.** Han ocurrido casos de insuficiencia hepática y muerte.

C. **Alemtuzumab**
1. **Indicaciones.** Leucemia prolinfocítica de linfocitos T; leucemia linfocítica crónica de linfocitos B recurrente o resistente al tratamiento.
2. **Farmacología**
    a. **Mecanismos.** Se une al CD52, un antígeno presente en la superficie de los linfocitos B y T, en la mayoría de los monocitos, macrófagos, células NK y en una subpoblación de granulocitos. El mecanismo de acción propuesto es la lisis de mediación celular dependiente de anticuerpo, seguida por la unión del alemtuzumab a la superficie celular de las células leucémicas.
    b. **Metabolismos.** La vida media es de cerca de 12 días, con una eliminación mínima por los riñones y el hígado. Hacia la sexta semana se alcanzan las concentraciones estables. Los recuentos de CD4+ y CD8+ pueden tardar más de 1 año en regresar a sus valores normales.
3. **Efectos adversos**
    a. **Limitantes de la dosis.** Inmunodepresión importante, con aumento de la incidencia de infecciones oportunistas; mielodepresión.
    b. **Habituales.** La reacción de la infusión suele aparecer SLRCI (*v.* Sec. VII.A.3). Hipertensión, exantema, fiebre, escalofríos.
    c. **Ocasionales.** Pancitopenia, taquicardia supraventricular; náusea, vómito y diarrea.
    d. **Poco frecuentes.** Anafilaxia.

D. **Atezolizumab**
1. **Indicaciones.** Carcinoma urotelial y cáncer pulmonar microcítico localmente avanzado o metastásico.
2. **Farmacología**
    a. **Mecanismos.** El atezolizumab es un anticuerpo monoclonal humanizado con ingeniería del Fc que se une al PD-L1 y bloquea las interacciones con los receptores PD-1 y B7-1. El PD-L1 puede expresarse en las células tumorales y/o células inmunitarias infiltrantes del tumor y puede contribuir a la inhibición de la respuesta inmunitaria antitumoral en el microambiente del tumor.
    b. **Metabolismos.** La vida media de eliminación es cercana a los 27 días.

3. **Efectos adversos**
   a. **Limitantes de la dosis.** Eventos adversos de mediación inmunitaria como la neumonitis, colitis, endocrinopatías, encefalitis, hepatitis, pancreatitis, miastenia grave.
   b. **Habituales.** Fatiga, disminución del apetito, náusea, infecciones de vías urinarias, pirexia y estreñimiento.
   c. **Ocasionales.** Meningitis, encefalitis, neuropatía motora y sensorial, dolor abdominal, tromboembolismo venoso, obstrucción de vías urinarias.
   d. **Poco frecuentes.** Reacciones a la infusión.

E. **Bevacizumab**
   1. **Indicaciones.** Cáncer colorrectal avanzado, NSCLC no escamoso, glioblastoma, cáncer de cuello uterino, cáncer de ovario, cáncer de trompa de Falopio, carcinoma peritoneal primario.
   2. **Farmacología.** El bevacizumab es un anticuerpo monoclonal humanizado a partir de células manipuladas genéticamente, destinado a bloquear la acción del factor de crecimiento endotelial vascular (VEGF, *vascular endotelial growth factor*). El VEGF es una proteína secretada por células hipóxicas malignas y no malignas, y estimula la formación de nuevos vasos sanguíneos al unirse a receptores específicos. El metabolismo del bevacizumab no se ha caracterizado.
   3. **Efectos adversos**
      a. **Limitantes de la dosis.** Tromboembolia (p. ej., accidente isquémico transitorio, accidente cerebrovascular, angina de pecho, infarto de miocardio), perforación gastrointestinal, dehiscencia de suturas.
      b. **Habituales.** Hipertensión (grave en el 15 %), proteinuria, hemorragia (especialmente, epistaxis y gastrointestinal), SLRCI, astenia, dolor abdominal, retraso de la cicatrización de las heridas, estreñimiento, diarrea.
      c. **Ocasionales.** Leucocitopenia, trombocitopenia, hipersensibilidad, trastornos del gusto, neuropatía sensitiva.
      d. **Poco frecuentes.** Perforación intestinal, síndrome de leucoencefalopatía posterior reversible (SLPR), síndrome nefrótico, crisis hipertensiva.

F. **Blinatumomab**
   1. **Indicaciones.** LLA recaída o refractaria del precursor del linfocito B negativo al cromosoma Filadelfia.
   2. **Farmacología**
      a. **Mecanismos.** Blinatumomab es un acoplador biespecífico del linfocito T CD3 dirigido frente al CD19; se une al CD19 que se expresa en la superficie de células cuyo linaje de origen es B y al CD3 que se expresa en la superficie de los linfocitos T. Activa los linfocitos T endógenas al conectarse al CD3 del receptor del linfocito T (RCT) y formar un complejo con el CD19 de los linfocitos B benignas y malignas. El blinatumomab media la formación de una sinapsis entre el linfocito T y la célula tumoral, con regulación al alza de las moléculas de adhesión celular, producción de proteínas citolíticas, liberación de citocinas inflamatorias y proliferación de linfocitos T, lo que produce la lisis redirigida de las células CD19+.
      b. **Metabolismos.** La vida media promedio es de 2 horas.
   3. **Efectos adversos**
      a. **Limitantes de la dosis.** El síndrome de liberación de citocinas (SLC), que puede poner en peligro la vida y hasta ser fatal. En alrededor de 50 % de los pacientes, se producen toxicidades neurológicas (encefalopatía, convulsiones, trastornos del habla, alteraciones de la conciencia, confusión y desorientación, trastornos de la coordinación y equilibrio). La mayoría de estos cuadros se resuelve después de interrumpir el fármaco.
      b. **Habituales.** Pirexia, cefalea, edema periférico, neutropenia febril, náusea, hipopotasemia, temblor, exantema, estreñimiento.

c. **Ocasionales.** Aminotransferasas de alanina y aspartato elevadas, bilirrubina total aumentada, anemia, trombocitopenia, neutropenia, infecciones, anomalías electrolíticas.
d. **Poco frecuentes.** Síndrome de lisis tumoral, leucoencefalopatía.

G. **Brentuximab vedotina**
   1. **Indicaciones.** Linfoma de Hodgkin y linfoma de linfocitos grandes anaplásicos sistémico resistentes al tratamiento.
   2. **Farmacología**
      a. **Mecanismos.** Un conjugado de anticuerpo-fármaco formado por un anticuerpo IgG1 quimérico dirigido frente al CD30, un fármaco desorganizador de los microtúbulos (monometilauristatina E, MMAE) y un conector dipeptídico susceptible de escisión por proteasas que une covalentemente MMAE al anticuerpo. MMAE desorganiza la red de microtúbulos celular e induce la detención del ciclo celular en la fase G_2/M.
      b. **Metabolismos.** Experimenta un metabolismo mínimo, principalmente en el hígado mediante oxidación por CYP3A4/5. Una vida media terminal de cerca de 4-6 días.
   3. **Efectos adversos**
      a. **Limitantes de la dosis.** Neutropenia, neuropatía.
      b. **Habituales.** Hematodepresión; reacciones a la infusión; astenia, fiebre; neuropatía sensitiva periférica, artralgias/mialgias, cefalea, mareo, insomnio, ansiedad; anorexia, náusea, vómito, diarrea, estreñimiento; infecciones respiratorias altas; exantema, prurito.
      c. **Ocasionales.** Neuropatía motora periférica, dolor bucofaríngeo; alopecia; escalofríos, dificultad respiratoria; arritmias supraventriculares, edema; formación de anticuerpos anti-brentuximab.
      d. **Poco frecuentes.** Anafilaxia, leucoencefalopatía multifocal progresiva, síndrome de Stevens-Johnson, síndrome de lisis tumoral.

H. **Cetuximab**
   1. **Indicaciones.** Cáncer de colon metastásico que expresa EGFR, tras el fracaso de las pautas antineoplásicas basadas tanto en el irinotecán como en el oxaliplatino; carcinoma epidermoide de cabeza y cuello. En estudios de cáncer colorrectal metastásico no se ha demostrado ningún efecto beneficioso del tratamiento con inhibidores del EGFR en pacientes cuyos tumores tienen mutaciones de *KRAS* (codones 12 o 13); no se recomienda el uso de cetuximab en estos pacientes. Se han visto hallazgos y conclusiones similares relativos a la mutación puntual V600E del gen *BRAF* y a la amplificación del gen del EGFR.
   2. **Farmacología**
      a. **Mecanismos.** Es un anticuerpo monoclonal que se une a EGFR (HER1, ErbB-1), la cual es una glucoproteína transmembranaria de la familia de receptores del factor de crecimiento de TK y que, por tanto, inhibe la autofosforilación de TK inducida por el ligando, lo que afecta a múltiples mecanismos de acción (crecimiento celular, apoptosis, producción de factor de crecimiento del endotelio vascular, producción de metaloproteinasa de la matriz). No hay signos que indiquen que el nivel de expresión de EGFR pueda predecir la actividad clínica del fármaco.
      b. **Metabolismos.** El metabolismo de este fármaco no ha sido caracterizado. En estado de equilibrio, la vida media plasmática del cetuximab es de cerca de 5 días.
   3. **Efectos adversos**
      a. **Limitantes de la dosis.** Reacciones severas a la infusión caracterizadas por un rápido inicio de obstrucción de las vías respiratorias, hipotensión y/o parada cardiaca (fundamentalmente durante la primera infusión); las reacciones leves o moderadas se controlan mediante la disminución de la velocidad de la infusión durante las dosis posteriores. Las reacciones graves obligan a la interrup-

ción inmediata y permanente del tratamiento con cetuximab. En el 90% de los pacientes aparece una erupción acneiforme (grave en el 12%), normalmente 2 semanas después del inicio del tratamiento. El tratamiento del exantema incluye antibióticos tópicos y orales, pero no corticoesteroides tópicos.
- b. **Habituales.** Astenia/malestar general; sequedad cutánea y aparición de fisuras; dolor abdominal, diarrea, náusea, vómito; hipomagnesemia (que se acompaña de hipopotasemia e hipocalcemia) durante las infusiones o después de las mismas, cefalea.
- c. **Ocasionales.** Estomatitis, fiebre, anemia leve, depresión.
- d. **Poco frecuentes.** Neumopatía intersticial, reacciones severas a la infusión (hasta el 3%).

I. Daratumumab
1. **Indicaciones.** El mieloma múltiple que ya recibió un mínimo de tres pautas terapéuticas previas.
2. **Farmacología**
   a. **Mecanismos.** Daratumumab es un anticuerpo monoclonal (mAb, *monoclonal antibody*) humano IgG1k que se une al CD38 e inhibe el crecimiento de las células tumorales que expresan CD38 al inducir la apoptosis directa a través de enlaces cruzados mediados por Fc, así como la lisis de la célula tumoral de mediación inmunitaria mediante citotoxicidad dependiente del complemento (CDC), citotoxicidad celular dependiente de anticuerpos (CCDA) y fagocitosis celular dependiente de anticuerpos (FCDA). Las células supresoras derivadas de la médula (CSDM) y un subgrupo de linfocitos T reguladores (Treg CD38+) expresan CD38 y son susceptibles de lisis celular mediada por el daratumumab.
   b. **Metabolismos.** La vida media terminal promedio (SD) estimada que se vincula con una depuración lineal cercana a 18 días.
3. **Efectos adversos**
   a. **Limitantes de la dosis.** Reacciones graves a la infusión (broncoespasmo, disnea, hipoxia e hipertensión). Por ello, se debe premedicar con corticoesteroides, antipiréticos y antihistamínicos.
   b. **Habituales.** Reacciones a la infusión (46% con la primera infusión, 5% con la segunda), fatiga, náusea, dolor lumbar, pirexia, tos e infección de vías respiratorias altas.
   c. **Ocasionales.** Congestión nasal, escalofríos, disnea, artralgia, neumonía, diarrea, estreñimiento, cefalea, disminución del apetito, anemia, trombocitopenia y neutropenia.
   d. **Poco frecuentes.** Reactivación de herpes zóster. Se recomienda la profilaxis para la reactivación del virus.

J. Dinutuximab
1. **Indicaciones.** El neuroblastoma de alto riesgo, después de cuando menos una respuesta parcial a un tratamiento previo de primera línea con múltiples fármacos y varias modalidades.
2. **Farmacología**
   a. **Mecanismos.** El dinutuximab se une al glucolípido GD-2. Este glucolípido se expresa en las células del neuroblastoma y en células sanas de origen neuroectodérmico, como las del sistema nervioso central y los nervios periféricos. El dinutuximab se une al GD-2 de la superficie celular e induce la lisis de las células que expresan el GD-2 a través de citotoxicidad celular dependiente de anticuerpos (CCDA) y citotoxicidad dependiente del complemento (CDC).
   b. **Metabolismos.** La vida media terminal es de 10 días.
3. **Efectos adversos**
   a. **Limitantes de la dosis.** Reacciones graves a la infusión. Síndrome de fuga capilar (SFC) e hipotensión: administrar la prehidratación necesaria y vigilar a los pacientes en forma estrecha mientras dure el tratamiento.

b. **Habituales.** Dolor (dolor neuropático grave en la mayoría de los pacientes; administrar opioides intravenosos antes, durante y hasta 2 h después de finalizar la infusión), pirexia, infecciones, trombocitopenia, linfopenia, reacciones a la infusión, hipotensión, hiponatremia, aminotransferasa de alanina elevada, anemia, vómito, diarrea, hipopotasemia, SFC, neutropenia, urticaria, hipoalbuminemia, aminotransferasa de aspartato aumentada e hypocalcemia.
c. **Ocasionales.** Supresión de médula ósea, anomalías electrolíticas.
d. **Poco frecuentes.** Trastornos neurológicos del ojo, síndrome urémico hemolítico atípico.

K. **Elotuzumab**
1. **Indicaciones.** Mieloma múltiple, combinado con lenalidomida y dexametasona.
2. **Farmacología.** Puede interferir con ensayos que se utilizan para vigilar la proteína M.
    a. **Mecanismos.** El elotuzumab es un anticuerpo monoclonal IgG1 humanizado que se dirige de modo específico a la proteína SLAMF-7 (miembro 7 de la familia de moléculas de activación linfocítica de señalización [*Signaling Lymphocytic Activation Molecule Family member 7*]). La SLAMF-7 se expresa en las células de mieloma de manera independiente a la existencia de anomalías citogénicas. La SLAMF-7 también se expresa en las células asesinas naturales, células plasmáticas y, a niveles más bajos, en subgrupos de células inmunitarias específicas de células diferenciadas pertenecientes al linaje hematopoyético. El elotuzumab activa en forma directa las células asesinas naturales tanto por la vía de la SLAMF-7 como de los receptores Fc. El elotuzumab también se dirige a la SLAMF-7 de las células de mieloma y facilita su interacción con las células asesinas naturales para mediar la destrucción de las células de mieloma a través de la citotoxicidad celular dependiente de anticuerpos (CCDA).
    b. **Metabolismos.** Se prevé que 97 % se elimine en 82 días.
3. **Efectos adversos**
    a. **Limitantes de la dosis.** Reacciones graves a la infusión (se requiere premedicación).
    b. **Habitu**a**les.** Fatiga, diarrea, pirexia, estreñimiento, tos, neuropatía periférica, nasofaringitis, infección de vías respiratorias altas, disminución del apetito y neumonía.
    c. **Ocasionales.** Hepatotoxicidad.
    d. **Poco frecuentes.** Segundas enfermedades malignas primarias.

L. **Ipilimumab**
1. **Indicaciones.** Melanoma irresecable o metastásico en adultos, tratamiento adyuvante para melanoma en estadio III.
2. **Farmacología.** Un anticuerpo monoclonal de tipo inmunoglobulina IgG1 humano recombinante que se une al antígeno 4 asociado a los linfocitos T citotóxicos (CTLA-4). Se ha demostrado que el bloqueo de CTLA-4 aumenta la activación y proliferación de linfocito T, incluida la activación y proliferación de los linfocitos T efectoras infiltrantes del tumor. La inhibición de la señalización CTLA-4 también puede reducir la función del linfocito T regulador, lo que puede contribuir al incremento general en la tasa de respuesta del linfocito T, incluida la respuesta inmunitaria antitumoral.
3. **Efectos adversos**
    a. **Limitantes de la dosis.** Pueden producirse efectos adversos de mecanismo inmunitario graves y mortales debidos a la activación de los linfocitos T, y pueden afectar a *cualquier* órgano. Las reacciones generalmente se producen durante el tratamiento, aunque algunas reacciones se han producido varias semanas o varios meses después de la interrupción del tratamiento. Los efectos adversos frecuentes incluyen dermatitis, trastornos endocrinos, enterocolitis, hepatitis y neuropatía. Se recomienda el tratamiento con corticoesteroides para las reacciones de mecanismo inmunitario.

b. **Habituales.** Astenia; prurito, exantema; anorexia, náusea, vómito, diarrea, estreñimiento y dolor abdominal.
   c. **Ocasionales.** Cefalea, fiebre, enterocolitis; anemia, eosinofilia; hepatotoxicidad; nefritis; hipopituitarismo, hipotiroidismo, hipertiroidismo, hipofisitis, insuficiencia suprarrenal ($\leq 2\%$ cada uno de ellos); toxicidad ocular (epiescleritis, iritis, uveítis).
   d. **Poco frecuentes.** En estudios poscomercialización y descripciones de casos se han observado, entre otros, síndrome de dificultad respiratoria aguda, síndrome de Guillain-Barré, neuropatía motora o sensitiva, vasculitis leucocitoclástica, miastenia grave y mielofibrosis.

M. **Necitumumab**
   1. **Indicaciones.** Tratamiento de primera línea del CPCNP escamoso metastásico combinado con gemcitabina y cisplatino.
   2. **Farmacología**
      a. **Mecanismos.** Anticuerpo monoclonal humano recombinante IgG1 que se une al EGFR y bloquea la unión de éste con sus ligandos.
      b. **Metabolismos.** La vida media de eliminación es cercana a los 14 días.
   3. **Efectos adversos**
      a. **Limitantes de la dosis.** Reacciones graves a la infusión.
      b. **Habituales.** Hipomagnesemia (83%), exantema (44%), vómito (29%), diarrea (16%) y dermatitis tipo acné (15%).
      c. **Ocasionales.** Complicaciones venosas y tromboembólicas, hemoptisis, paroniquia, cefalea, conjunctivitis.
      d. **Poco frecuentes.** En 3% de los pacientes se produce el paro cardiopulmonar y/o la muerte súbita. Vigilar los electrólitos séricos, entre otros el magnesio, el potasio y el calcio séricos, antes de cada dosis y por un mínimo de 8 semanas después de la última dosis. Ofrecer una restitución agresiva, si es necesario.

N. **Nivolumab**
   1. **Indicaciones.** Melanoma irresecable o metastásico como fármaco único o combinado con ipilimumab, CPCNP metastásico, carcinoma de célula renal avanzado y linfoma de Hodgkin clásico.
   2. **Farmacología**
      a. **Mecanismos.** Nivolumab es un anticuerpo monoclonal IgG4 kappa que bloquea la interacción entre PD-1 y sus ligandos, PD-L-1 y PD-L-2. La unión de los ligandos del PD-1, PD-L-1 y PD-L-2, al receptor PD-1 que se encuentra en el linfocito T inhibe la proliferación de éstas y la producción de citocinas. En algunos tumores, la regulación a la alza de los ligandos de PD-1 y de la señalización a través de esta vía puede contribuir a la inhibición de la vigilancia inmunitaria de los tumores por parte del linfocito T activo.
      b. **Metabolismos.** La vida media de eliminación es cercana a los 27 días.
   3. **Efectos adversos**
      a. **Limitantes de la dosis.** Eventos adversos de mediación inmunitaria como neumonitis, colitis, endocrinopatías, encefalitis, hepatitis y nefritis. La combinación de ipilimumab y nivolumab va seguida de un espectro similar de efectos colaterales, pero son de frecuencia y gravedad mayor.
      b. **Habituales.** Fatiga, exantema, dolor musculoesquelético, prurito, diarrea y náusea.
      c. **Ocasionales.** Amilasa y lipasa aumentadas, iridociclitis, mareos, neuropatía periférica y sensorial, dermatitis exfoliativa, eritema multiforme, vitiligo, psoriasis, dolor en la extremidad, dolor musculoesquelético, edema periférico.
      d. **Poco frecuentes.** Reacciones a la infusión.

O. **Obinutuzumab**
   1. **Indicaciones.** LLC, combinado con clorambucilo.
   2. **Farmacología**
      a. **Mecanismos.** Anticuerpo monoclonal humanizado anti-CD20 de la subclase IgG1. Al unirse al CD20, el obinutuzumab media la lisis del linfocito B a

través del acoplamiento de células efectoras inmunitarias, que producen la activación directa de las vías de señalización de la muerte intracelular y/o la activación de la cascada del complemento. Los mecanismos de las células efectoras inmunitarias son la citotoxicidad celular dependiente de anticuerpos y la fagocitosis celular dependiente de anticuerpos.
- b. **Metabolismos.** La vida media de eliminación es cercana a los 28 días.
3. **Efectos adversos**
   - a. **Limitantes de la dosis.** Reacciones a la infusión. Premedicar a los pacientes con glucocorticoides, paracetamol y antihistamínicos.
   - b. **Habituales.** Neutropenia, trombocitopenia, anemia, pirexia, tos y trastornos musculoesqueléticos.
   - c. **Ocasionales.** Síndrome de lisis tumoral, hiperpotasemia, hipopotasemia, aumento de enzimas hepáticas e hypocalcemia.
   - d. **Poco frecuentes.** Leucoencefalopatía multifocal progresiva (LMP), la cual puede conducir a la muerte; reactivación del virus de la hepatitis B (VHB), que en algunos casos acaba en hepatitis fulminante, insuficiencia hepática y muerte.

P. **Ofatumumab**
1. **Indicaciones.** LLC refractaria a fludarabina y alemtuzumab.
2. **Farmacología.** Es un anticuerpo monoclonal citolítico dirigido frente al CD20 generado mediante tecnología de ratón transgénico e hibridoma.
   - a. **Mecanismos.** Es un anticuerpo monoclonal humano IgG1κ que se une de manera específica a las asas extracelulares corta y larga de la molécula CD20, la cual se expresa en los linfocitos B sanos y de la LLC. El dominio Fab del ofatumumab se une a la molécula CD20 y el dominio Fc media la función efectora inmunitaria que produce la lisis del linfocito B.
   - b. **Metabolismos.** La semivida media es de cerca de 14 días después de las primeras tres dosis.
3. **Efectos adversos**
   - a. **Limitantes de la dosis.** Neutropenia grave y prolongada (40%) y trombocitopenia.
   - b. **Habituales.** Reacciones a la infusión en el 40% de los pacientes en la primera infusión, en el 30% en la segunda y con menos frecuencia en las posteriores. Premedicar a los pacientes con glucocorticoides, acetaminofén y antihistamínicos. Fiebre, tos, infecciones respiratorias superiores, disnea; náusea, diarrea y exantema.
   - c. **Ocasionales.** Obstrucción intestinal.
   - d. **Poco frecuentes.** Leucoencefalopatía multifocal progresiva (PML), que puede resultar en la muerte; reactivación del virus de hepatitis B (VHB), en algunos casos resultando en hepatitis fulminante, insuficiencia hepática y muerte.

Q. **Panitumumab**
1. **Indicaciones.** Cáncer colorrectal metastásico que expresa EGFR y que ha progresado durante el tratamiento con pautas que contienen 5-FU, oxaliplatino e irinotecán. El panitumumab no es eficaz en tumores que tienen mutaciones de *KRAS* o BRAF.
2. **Farmacología**
   - a. **Mecanismos.** El panitumumab es un anticuerpo monoclonal humano recombinante IgG2 kappa que se une de manera específica al EGFR de las células sanas y tumorales e inhibe en forma competitiva la unión de ligandos al EGFR. La interacción del EGFR con sus ligandos activa una serie de TK intracelulares.
   - b. **Metabolismos.** Las concentraciones de panitumumab alcanzan un estado de equilibrio con la tercera infusión. Su vida media es de cerca de 1 semana.
3. **Efectos adversos**
   - a. **Limitantes de la dosis.** Reacciones a la infusión, efectos adversos cutáneos graves (que pueden complicarse por una infección y causar la muerte por septicemia); infiltrados pulmonares.

b. Habituales. Erupción cutánea (90 % de los pacientes, graves 5 %), paroniquia, cansancio, dolor abdominal; náusea, diarrea, estreñimiento; hipomagnesemia/hipocalcemia; efectos adversos oculares (conjuntivitis, irritación ocular).
   c. Ocasionales. Mucositis.
   d. Poco frecuentes. Fibrosis pulmonar (< 1 %)
R. **Pembrolizumab**
   1. **Indicaciones.** Melanoma irresecable o metastásico, CPCNP metastásico y positivo para la expresión de PDL-1 y cáncer de cabeza y cuello.
   2. **Farmacología**
      a. Mecanismos. El pembrolizumab es un anticuerpo monoclonal humanizado IgG4 kappa que bloquea la interacción entre PD-1 y sus ligandos, PD-L 1 y PD-L-2. La unión de los ligandos del PD-1, PD-L-1 y PD-L-2, al receptor PD-1 que se encuentra en los linfocitos T inhibe la proliferación de estas células y la producción de citocinas. En algunos tumores se observa la regulación a la alza de los ligandos de PD-1 y la señalización a través de esta vía puede contribuir a la inhibición de la vigilancia inmunitaria de los tumores por parte del linfocito T activo.
      b. Metabolismos. La vida media de eliminación es cercana a los 27 días.
   3. **Efectos adversos**
      a. Limitantes de la dosis. Eventos adversos de mediación inmunitaria como neumonitis, colitis, endocrinopatías, hepatitis y nefritis.
      b. Habituales. Fatiga, prurito, exantema, disnea, estreñimiento, diarrea, tos, náusea y disminución del apetito.
      c. Ocasionales. Hipertrigliceridemia, hipercolesterolemia, enzimas hepáticas elevadas.
      d. Poco frecuentes. Reacciones a la infusión.
S. **Pertuzumab**
   1. **Indicaciones.** Cáncer de mama metastásico *HER2* positivo, combinado con trastuzumab y docetaxel. En el cáncer de mama localmente avanzado, inflamatorio, o en estadio inicial *HER2* positivo, combinado con trastuzumab y docetaxel, como tratamiento neoadyuvante.
   2. **Farmacología**
      a. Mecanismos. Pertuzumab es un anticuerpo monoclonal humanizado que se dirige al dominio de dimerización extracelular (subdominio II) de *HER2* y, así, bloquea la heterodimerización de *HER2* dependiente de ligando con otros miembros de la familia HER, como EGFR, HER-3 y HER-4. La consecuencia es que inhibe la señalización intracelular que inicia el ligando por medio de la cinasa de MAP y la 3-cinasa de fosfoinosítido (PI3K). La inhibición de estas vías de señalización puede llevar a la detención del crecimiento celular y la apoptosis. Por último, el pertuzumab media la CCDA.
      b. Metabolismos. La vida media de eliminación es cercana a los 18 días.
   3. **Efectos adversos**
      a. Limitantes de la dosis. Disfunción ventricular izquierda (evaluar la función cardiaca antes y durante el tratamiento).
      b. Habituales. Diarrea, alopecia, neutropenia, anemia, trombocitopenia, náusea, fatiga, exantema y neuropatía periférica.
      c. Ocasionales. Paroniquia, derrame pleural y cefalea.
      d. Poco frecuentes. Reacciones a la infusión.
T. **Ramucirumab**
   1. **Indicaciones.** Adenocarcinoma gástrico o de la unión gastroesofágica avanzado, CPCNP metastásico, cáncer colorrectal metastásico.
   2. **Farmacología**
      a. Mecanismos. Ramucirumab es un anticuerpo monoclonal humano recombinante IgG1 que se une de manera específica al VEGF-2 y bloquea la unión de los ligandos al VEGF, VEGF-A, VEGF-C, VEGF-D; de este modo, inhibe

la proliferación y migración de las células endoteliales humanas que induce el ligando.
  b. **Metabolismos.** La vida media de eliminación es cercana a los 14 días.
3. **Efectos adversos**
  a. **Limitantes de la dosis.** Hemorragias y perforación GI.
  b. **Habituales.** Hipertensión, diarrea, fatiga, neutropenia, epistaxis, estomatitis, disminución del apetito.
  c. **Ocasionales.** Episodios trombóticos arteriales, deterioro en la cicatrización de la herida, proteinuria, lagrimeo, edema periférico.
  d. **Poco frecuentes.** Reacciones a la infusión, síndrome de leucoencefalopatía posterior reversible.

U. Rituximab
1. **Indicaciones.** LNH de linfocitos B, positivo para CD20, arrtritis reumatoide, poliangiitis microscópica, granulomatosis con poliangitis (granulomatosis de Wegener).
2. **Farmacología**
  a. **Mecanismos.** Rituximab es un anticuerpo monoclonal murino/humano quimérico IgG1 κ que se dirige frente al antígeno CD20 que se encuentra en la superficie de los linfocitos B sanos y malignos. Al unirse al CD20, el rituximab media la lisis del linfocito B. Los posibles mecanismos de lisis celular incluyen la citotoxicidad dependiente del complemento (CDC) y la citotoxicidad celular dependiente de anticuerpos (CCDA).
  b. **Metabolismos.** El rituximab ha podido detectarse en el suero entre 3 y 6 meses después de completarse el tratamiento. La administración produce una depleción rápida y sostenida de los linfocitos B circulantes y tisulares. Los niveles de linfocitos B regresan a los valores normales 12 meses después de finalizado el tratamiento.
3. **Efectos adversos**
  a. **Limitantes de la dosis.** Reacciones de hipersensibilidad, reacciones mucocutáneas graves, arritmias cardiacas graves.
  b. **Habituales.** Se produce reacciones a la infusión en el 25 % de los casos, particularmente durante la primera infusión (su incidencia disminuye mucho en las infusiones posteriores).
  c. **Ocasionales.** Granulocitopenia o trombocitopenia graves; artralgias/mialgias, malestar general; diarrea, dispepsia, alteración del gusto; hipertensión, hipotensión postural, taquicardia, bradicardia, disnea; lagrimeo, parestesias, hipoestesia, agitación, insomnio; hiperglucemia, hipocalcemia; dolor torácico, lumbar, abdominal o en la localización del tumor; exantema, sudores nocturnos, angioedema, síndrome de lisis tumoral, obstrucción intestinal.
  d. **Poco frecuentes.** Arritmias, angina; anemia aplásica, anemia hemolítica; reacciones mucocutáneas (p. ej., síndrome de Stevens-Johnson); neumonía; leucoencefalopatía multifocal progresiva relacionada con infecciones por el virus de Creutzfeldt-Jakob hasta 1 año después del tratamiento, reactivación de la infección por el virus de la hepatitis B.

V. Siltuximab
1. **Indicaciones.** Enfermedad multicéntrica de Castleman (EMC).
2. **Farmacología**
  a. **Mecanismos.** Siltuximab es un anticuerpo monoclonal quimérico humano-murino que se une a la interleucina 6 (IL-6) y evita la unión de ésta a los receptores de la IL-6 soluble y fijo a la membrana. Se sabe que la IL-6 participa en diversos procesos fisiológicos sanos como el de inducir la secreción de inmunoglobulinas. La sobreproducción de IL-6 se ha relacionado con manifestaciones sistémicas en pacientes con EMC.
  b. **Metabolismos.** La vida media terminal del siltuximab es de 21 días.

3. **Efectos adversos**
   a. **Limitantes de la dosis.** Infecciones graves.
   b. **Habituales.** Prurito, aumento de peso, exantema, hiperuricemia e infección de vías respiratorias altas.
   c. **Ocasionales.** Trombocitopenia, piel reseca, eccema, edema, hipertrigliceridemia, hipercolesterolemia, deterioro renal, cefalea, hipotensión.
   d. **Poco frecuentes.** Perforación GI.

W. **Trastuzumab**
   1. **Indicaciones.** Cáncer de mama metastásico y adenocarcinomas metastásicos del estómago o de la unión gastroesofágica (UGE) que sobreexpresan la proteína HER2.
      a. **Indicación como tratamiento postoperatorio en el cáncer de mama.** En combinaciones en cánceres de mama negativos para ER/PR o positivos para ER/PR de riesgo elevado (tamaño tumoral > 2 cm, o edad < 35 años, o grado tumoral > 1).
      b. **Indicación en el cáncer de mama metastásico.** En monoterapia o en combinaciones.
      c. **Indicación en el adenocarcinoma gástrico/de la UGE metastásico.** Combinado con cisplatino y capecitabina o 5-FU en pacientes que no han recibido tratamiento previo por enfermedad metastásica.
   2. **Farmacología.** El protooncogén *HER2/neu* (o *c-erb-B2*) codifica una proteína receptora transmembranaria que está relacionada estructuralmente con el EGFR. El trastuzumab es un anticuerpo monoclonal humanizado recombinante derivado del ADN, que se une selectivamente al dominio extracelular de *HER2*. El anticuerpo IgG-κ humanizado dirigido frente a *HER2* es producido por un cultivo en suspensión de células de mamífero (ovario de hámster chino). Inhibe la proliferación de células tumorales que sobreexpresan *HER2*. No se conoce bien el metabolismo del trastuzumab.
   3. **Efectos adversos.** Durante la gestación puede producir oligohidramnios y secuencia de oligohidramnios.
      a. **Limitante de la dosis.** Miocardiopatía.
      b. **Habituales.** Se produce reacción a la infusión en el 40 % de los casos durante la primera infusión (las reacciones pueden ser graves).
      c. **Ocasionales.** Astenia, cefalea, exantema, náusea y vómito, artralgias, dolor, fiebre.
      d. **Poco frecuentes.** Anemia, leucocitopenia; toxicidad pulmonar grave, reacción de hipersensibilidad, síndrome nefrítico (4 a 18 meses después del tratamiento).

VIII. FÁRMACOS DIVERSOS
A. **Aldesleukin**
   1. **Indicaciones.** Carcinoma metastásico de célula renal y melanoma.
   2. **Farmacología**
      a. **Mecanismos.** Es una interleucina 2 humana recombinante que mejora la citotoxicidad y poder destructivo del linfocito y la actividad de la célula asesina natural e induce la producción de interferón γ.
      b. **Metabolismos.** Se caracteriza por concentraciones plasmáticas elevadas después de una infusión intravenosa breve, distribución rápida en el espacio extravascular, y eliminación del cuerpo por metabolismo renal, con excreción de una proteína escasamente o nada bioactiva en la orina.
   3. **Efectos adversos.** El tratamiento con aldesleukin se vincula con efectos colaterales significativos, y por ello sólo debe usarse en centros médicos con experiencia. Los pacientes deben tratarse en el contexto de una unidad de cuidados intensivos.

a. **Limitantes de la dosis.** El SFC comienza inmediatamente después que se inicia el tratamiento con aldesleukin y se caracteriza por el incremento marcado de la permeabilidad capilar a las proteínas y líquidos así como por el tono vascular reducido. En la mayor parte de los pacientes, lo anterior condiciona la caída concomitante de la presión sanguínea arterial media entre 2 y 12 h después de iniciar el tratamiento. Si el tratamiento es continuo, sobrevienen hipotensión significativa e hipoperfusión. De manera adicional, la extravasación de proteínas y líquidos en el espacio extravascular conduce a la formación de edema y a la generación de nuevos derrames.
b. **Habituales.** Escalofríos, fiebre, malestar, astenia, infecciones, hipotensión, taquicardia, arritmias, creatinina aumentada, hiperbilirrubinemia, aumento de las enzimas hepáticas, confusión, somnolencia, diarrea, náusea, vómito, trombocitopenia, anemia, disnea, tos, exantema.
c. **Poco frecuentes.** Hipertermia maligna; paro cardiaco; infarto del miocardio; embolia pulmonar; accidente cerebrovascular; perforación intestinal; insuficiencia hepática o renal; depresión grave que lleva al suicidio; edema pulmonar; paro respiratorio; insuficiencia respiratoria.

B. **Anagrelida**
 1. **Indicaciones.** Trombocitosis en trastornos mieloproliferativos.
 2. **Farmacología**
    a. **Mecanismos.** La anagrelida reduce el recuento plaquetario por mecanismos que no se conocen bien. No afecta al recuento leucocítico ni a la síntesis de ADN.
    b. **Metabolismos.** El fármaco se metaboliza ampliamente por CYP1A2 y también inhibe esta enzima; < 1 % se excreta en la orina sin modificar.
 3. **Efectos adversos.** Se tratan de forma sintomática y suelen desaparecer con la interrupción transitoria del tratamiento. Pueden surgir complicaciones cardiovasculares que suelen estar relacionadas con enfermedades subyacentes.
    a. **Limitantes de la dosis.** Trombocitopenia (el recuento plaquetario vuelve a la normalidad en los 4 días siguientes a la interrupción del fármaco).
    b. **Habituales.** Cefalea (45 %), astenia, palpitaciones, taquicardia, retención de líquidos, diarrea, meteorismo, dolor abdominal y mareo.
    c. **Ocasionales.** Náusea, vómito, otras alteraciones gastrointestinales; disnea, dolor torácico, parestesias, exantema, prurito, fiebre, malestar.

C. **Bexaroteno**
 1. **Indicaciones.** Linfoma de linfocitos T cutáneo resistente al tratamiento a al menos un tratamiento sistémico previo.
 2. **Farmacología**
    a. **Mecanismos.** Se une selectivamente a los receptores X de ácido retinoico (RXR) y los activa; estos receptores forman heterodímeros con otros diversos receptores, como los receptores de ácido retinoico (RAR), los receptores de vitamina D y los receptores tiroideos. Los receptores activados funcionan como factores de transcripción y regulan la expresión de diversos genes implicados en el control de la diferenciación, el crecimiento y la proliferación celulares.
    b. **Metabolismo.** Experimenta un metabolismo extenso por el sistema del citocromo P450 microsómico hepático para dar metabolitos tanto activos como inactivos. Se elimina principalmente por el sistema hepatobiliar y por las heces.
    c. **Efectos adversos**
       (1) Fotosensibilidad, xerodermia, exantema, dermatitis exfoliativa.
       (2) Hipotiroidismo (hasta el 50 % de los pacientes), hipoglucemia, hipertrigliceridemia, hipercolesterolemia.
       (3) Problemas oculares: complicaciones retinianas, cataratas, xeroftalmía, conjuntivitis, blefaritis, edema periorbitario.
       (4) Cefalea, astenia.
       (5) Leucocitopenia leve dependiente de la dosis.

D. **La denileucina diftitox** es una proteína de fusión recombinante que está compuesta por secuencias de aminoácidos de la interleucina 2 (IL-2) humana y los dominios enzimático y de translocación de la toxina diftérica. La proteína se une específicamente al componente CD25 del receptor de la IL-2 y pasa al interior por endocitosis. Se inhibe la síntesis proteica celular y se produce la apoptosis al liberarse la toxina diftérica al citosol.
   1. **Indicaciones.** Linfomas cutáneos de linfocitos T persistentes o recurrentes cuyas células neoplásicas expresan el componente CD52 del receptor IL-2 (debe confirmarse en la biopsia del tumor).
   2. **Efectos adversos**
      a. Se observan **reacciones de hipersensibilidad** casi en el 70 % de los pacientes en las primeras 24 h después de la infusión y se resuelven en las 48 h siguientes a la última infusión de un ciclo. Se producen reacciones de hipersensibilidad graves en el 8 % de los pacientes.
      b. **Habituales.** Síndrome de filtración vascular, que se caracteriza por edema, hipotensión y/o hipoalbuminemia y que normalmente se resuelve espontáneamente, pero puede ser grave e incluso llevar a la muerte (el inicio puede ser hasta 2 semanas después de la infusión); astenia, síntomas seudogripales leves y transitorios; diarrea (puede ser prolongada), exantema, alteraciones de las PFH; hipoalbuminemia (85 %, con el valor mínimo a las 2 semanas).
      c. **Ocasionales.** Pérdida de agudeza visual, generalmente con pérdida de visión de los colores, que puede ser persistente; hipertiroidismo, náusea, vómito, estreñimiento; taquicardia, dolor torácico; parestesias, confusión; artralgias/mialgias; hematodepresión.
E. **Interferón α-2b.** Los interferones ejercen sus actividades celulares al unirse a receptores específicos de membrana en la superficie celular. Una vez que se unen a la membrana celular, los interferones inician una secuencia compleja de acciones intracelulares. Entre éstas se hallan la inducción de ciertas enzimas, supresión de la proliferación celular, actividades de inmunomodulación como la mejora de la actividad fagocítica de los macrófagos y el aumento de la citotoxicidad específica de los linfocitos frente a células diana y la inhibición de la replicación viral en células infectadas con virus. El Sylatron es una versión pegilada de interferón que se caracteriza por una vida media prolongada y su administración semanal.
   1. **Indicaciones.** Leucemia de célula peluda, melanoma, sarcoma de Kaposi, linfoma follicular.
   2. **Efectos adversos**
      a. **Limitantes de la dosis.** Puede causar o agravar trastornos neuropsiquiátricos, autoinmunitarios, isquémicos e infecciosos fatales o que pueden llegar a serlo.
      b. **Habituales.** Síntomas gripales, en particular fiebre, cefalea, escalofríos, mialgia, fatiga, neutropenia, anorexia, vómito/náusea, aumento de enzimas hepáticas, depresión, diarrea, alopecia, disgeusia, mareos/vértigo y anemia. Por lo general, las toxicidades más serias se observan con las dosis más elevadas, que pueden ser difíciles de tolerar por el paciente.
      c. **Ocasionales.** Depresión grave con comportamiento suicida, accidente cerebrovascular isquémico y hemorrágico, hipotensión, arritmias, taquicardia, disminución o pérdida de la visión, retinopatía, hipotiroidismo o hipertiroidismo, disnea, infiltrados pulmonares, neumonía, bronquiolitis obliterante, neumonitis intersticial, hipertensión pulmonar, sarcoidosis, vasculitis, fenómeno de Raynaud, artritis reumatoide, lupus eritematoso y rabdomiólisis.
F. **Lanreotida**
   1. **Indicaciones.** Tumores neuroendocrinos gastroenteropancreáticos irresecables, bien o moderadamente diferenciados, localmente avanzados o metastásicos.
   2. **Farmacología**
      a. **Mecanismos.** Se trata de un octapéptido sintético con actividad biológica similar al de la somatostatina natural. Muestra gran afinidad por los receptores

de la somatostatina (RST) humanos 2 y 5, y una afinidad de unión reducida por los RST-1, RST-3 y RST-4 humanos. La lanreotida inhibe la secreción basal de motilina, del péptido inhibidor gástrico y del polipéptido pancreático, pero carece de efecto significativo en la secreción de secretina.
- **b. Metabolismos.** Las concentraciones del estado equilibrado se obtuvieron después de cuatro a cinco inyecciones.

3. **Efectos adversos**
   - **a. Limitantes de la dosis.** Diarrea.
   - **b. Habituales.** Dolor abdominal, dolor musculoesquelético, vómito, cefalea, reacción en el sitio de la inyección, hiperglucemia, hipertensión y colelitiasis.
   - **c. Ocasionales.** Hipoglucemia, anomalías de la función tiroidea, flatulencia.
   - **d. Poco frecuentes.** Bradicardi.

G. Lenalidomida
1. **Indicaciones.** Mieloma multiple; SMD con anomalía por deleción de 5q, mielofibrosis.
2. **Farmacología**
   - **a. Mecanismos.** La lenalidomida es un análogo de la talidomida con propiedades inmunorreguladoras, antiangiógenas y antineoplásicas.
   - **b. Metabolismos.** La mayor parte del fármaco se excreta, sin modificar, en la orina.
3. **Efectos adversos.** La lenalidomida es un análogo de la talidomida, que es un teratógeno humano conocido que causa malformaciones congénitas potencialmente mortales en el ser humano.
   - **a. Limitantes de la dosis.** Neutropenia y trombocitopenia.
   - **b. Habituales.** Fatiga, diarrea, anemia, náusea, tos, pirexia, erupción cutánea, disnea, prurito, estreñimiento, edema periférico y leucopenia.
   - **c. Ocasionales.** Trombosis venosa profunda; mialgias/artralgias, neuropatía periférica, mareo, cefalea, fiebre; hipopotasemia, hipomagnesemia; hipertensión, hipotiroidismo y reacciones tumorales de llamaradas.
   - **d. Poco frecuentes.** Reacciones adversas cardiacas serias y fatales, hepatotoxicidad, angioedema.

H. Pomalidomida
1. **Indicaciones.** Mieloma múltiple que ha sido tratado con un mínimo de dos tratamientos previos que incluyeron lenalidomida y un inhibidor del proteasoma.
2. **Farmacología**
   - **a. Mecanismos.** La pomalidomida es un análogo de la talidomida con propiedades inmunomoduladoras y antineoplásicas. La pomalidomida inhibe la proliferación de líneas celulares de mieloma múltiple resistentes a la lenalidomida.
   - **b. Metabolismos.** La CYP1A2 y la CYP3A4 la metabolizan en el hígado y su excreción principal es por la orina.
3. **Efectos adversos.** La pomalidomida es un análogo de la talidomida, que es un conocido teratógeno humano causante de defectos al nacimiento que ponen en riesgo la vida.
   - **a. Limitante de la dosis.** Neutropenia, trombocitopenia.
   - **b. Habituales.** Fatiga y astenia, neutropenia, anemia, estreñimiento, náusea, diarrea, disnea, infecciones de vías respiratorias altas, dolor lumbar y pirexia.
   - **c. Ocasionales.** Síndrome de lisis tumoral, trombosis venosa profunda, embolia pulmonar, infarto del miocardio, accidente cerebrovascular (se recomienda la tromboprofilaxis), mareos, confusión, neuropatía, hiperpotasemia e hiponatremia.
   - **d. Poco frecuentes.** Angioedema, reacciones dermatológicas graves, insuficiencia hepática.

I. Sipuleucel-T
1. **Indicaciones.** Cáncer de próstata metastásico resistente a la castración (resistente a la hormona) asintomático o con síntomas mínimos.

2. **Farmacología.** El sipuleucel-T consiste en células mononucleares autólogas de sangre periférica, como las células presentadoras de antígeno (CPA), que han sido activadas durante un periodo de cultivo específico con una proteína humana recombinante, PAP-FECGM, consistente en fosfatasa ácida prostática (PAP, un antígeno que se expresa en el tejido del cáncer de próstata), enlazada al factor estimulante de colonias de granulocitos y macrófagos (FECGM, un activador de las células inmunitarias). Las células mononucleares de la sangre periférica del paciente se obtienen mediante un procedimiento de leucoféresis estándar alrededor de 3 días antes de la fecha de infusión. El sipuleucel-T se clasifica como una inmunoterapia celular autóloga; se diseñó para inducir una respuesta inmunitaria dirigida frente a la PAP.
3. **Efectos adversos**
   a. **Limitantes de la dosis.** Reacciones agudas a la infusión.
   b. **Habituales.** Escalofríos, fatiga, fiebre, dolor lumbar, náusea, dolor articular y cefalea.
   c. **Ocasionales.** Parestesia, dolor muscular, exantema, sudoración, temblor.
   d. **Poco frecuentes.** Accidente cerebrovascular, ya sea de tipo hemorrágico o isquémico.

J. Talidomida
1. **Indicaciones.** Mieloma; SMD.
2. **Farmacología**
   a. **Mecanismos.** No se encuentran aclarados totalmente; inhibe el factor de necrosis tumoral α (FNT-α), disminuye determinadas moléculas de adhesión superficial y puede ejercer un efecto antiangiógeno.
   b. **Metabolismos.** No está bien definido.
3. **Efectos adversos.** El efecto teratógeno de la talidomida constituye el más grave de todos los efectos. Antes de empezar el tratamiento con este fármaco debe realizarse una determinación basal de gonadotropina coriónica humana β a todas las mujeres en edad fértil. Durante el tratamiento las mujeres deben utilizar dos métodos anticonceptivos: uno de gran eficacia (DIU, anticonceptivos hormonales, vasectomía de la pareja) y uno adicional de barrera. Los hombres tratados con este fármaco deben utilizar preservativos de látex en todas las relaciones sexuales con una mujer en edad de procrear, ya que el fármaco puede encontrarse en el semen.
   a. **Limitantes de la dosis.** Efectos secundarios neurológicos (70 %, relacionados con la dosis), entre ellos cansancio, neuropatía sensitiva y motora, sedación, mareo, confusión, temblor, agitación, hipotensión ortostática, etc. Las manifestaciones pueden desaparecer lentamente o pueden ser irreversibles.
   b. **Habituales.** Estreñimiento, anorexia, exantema (maculopapuloso o urticarial), tromboembolia venosa, edema.
   c. **Ocasionales.** Leucocitopenia, hipersensibilidad, fiebre, hipotensión, alteraciones de las PFH.
   d. **Poco frecuentes.** Síndrome de Stevens-Johnson.

K. Talimogeno laherparepvec
1. **Indicaciones.** Lesiones cutáneas, subcutáneas y ganglionares irresecables en pacientes con melanoma recurrente después de la cirugía inicial.
2. **Farmacología.** El talimogeno laherparepvec es un VHS-1 vivo y atenuado que sufrió una modificación genética para expresar el FECGM humano; puede proliferar en células tumorales, pero no en células sanas. Causa la lisis tumoral, y a continuación libera antígenos derivados del tumor, los cuales junto con el FECGM que producen los virus promueven una respuesta inmunitaria antitumoral.
3. **Efectos adversos.**
   a. **Limitantes de la dosis.** Ninguno. Todos los pacientes que muestran lesiones fáciles de inyectar son tratables.

b. **Habituales.** Fatiga, escalofríos, pirexia, náusea, enfermedad tipo influenza y dolor en el sitio de la inyección.
c. **Ocasionales.** Cefalea, mareos, diarrea.
d. **Poco frecuentes.** No debe administrarse a pacientes con inmunocompromiso.

L. **Tretinoína** (ácido todo-trans-retinoico [ATRA])
1. **Indicaciones.** Leucemia promielocítica aguda (LPA).
2. **Farmacología**
   a. **Mecanismos.** Tras entrar en las células, la tretinoína se une a la proteína fijadora del ácido retinoico celular y este complejo se transporta hasta el núcleo, donde se une a los RAR o los RXR. Este proceso induce la diferenciación de células promielocíticas agudas en mielocitos sanos y la apoptosis por mecanismos que no se han aclarado totalmente.
   b. **Metabolismo.** Se metaboliza ampliamente en el hígado por el sistema microsómico P450. Se excreta tanto en la orina como en las heces.
3. **Efectos adversos**
   a. **Efectos adversos de la vitamina A** (en casi todos los pacientes). Cefalea (que mejora al cabo de 1 semana), fiebre, sequedad de piel y de las mucosas, erupción cutánea, mucositis, conjuntivitis y retención de líquido.
   b. **Síndrome del ácido retinoico** (en el 25 % de los pacientes). Fiebre, leucocitosis, disnea, aumento de peso, infiltrados pulmonares difusos, y derrames pleural y pericárdico. El síndrome suele observarse durante el primer mes de tratamiento y puede limitar la dosis. La aparición de manifestaciones del síndrome obliga a interrumpir el fármaco y a administrar tratamiento con dexametasona (10 mg/12 h i.v.) durante 3 días o hasta que el síndrome se haya resuelto completamente. En la mayoría de los casos el tratamiento puede reiniciarse una vez que se haya resuelto totalmente el síndrome.
   c. **Otros efectos adversos habituales.** Astenia y debilidad, hiperlipemia (60 %), síntomas gastrointestinales; dolor óseo, mialgias, molestia torácica, arritmias, sofocos, alteraciones de las PFH (50 %), molestias en los oídos (25 %), trastornos visuales.
   d. **Efectos poco frecuentes.** Alopecia, fotosensibilidad; isquemia cardiaca o insuficiencia cardiaca, miocarditis, pericarditis, hipertensión, hipertensión pulmonar; insuficiencia renal; diversos efectos sobre el SNC, como encefalopatía.
   e. **Poco frecuentes.** Trombosis venosa o arterial, vasculitis, ulceración genital.

M. **Trióxido de arsénico**
1. **Indicaciones.** LPA refractaria o recurrente que se caracteriza por la presencia de la translocación $t(15;17)$ o por la expresión del gen de PML/RAR-α.
2. **Farmacología**
   a. **Mecanismos.** No se conoce su mecanismo de acción.
   b. **Metabolismos.** Supone la reducción del arsénico pentavalente a arsénico trivalente por la arsenato reductasa y la metilación del arsénico trivalente a ácido monometilarsónico y del ácido monometilarsónico a ácido dimetilarsónico por metiltransferasas, que aparentemente se localizan principalmente en el hígado. El arsénico trivalente es metilado en su mayor parte y se excreta por la orina.
3. **Efectos adversos.** Este fármaco se asocia a múltiples efectos adversos; pueden consultarse los detalles en la ficha técnica. Los siguientes son los más importantes:
   a. **Limitantes de la dosis. La prolongación de la fase QT** puede producir taquicardia ventricular polimorfa en entorchado y bloqueo cardiaco completo, y se produce en el 40 % de los pacientes.
   b. **Habituales.** Leucocitosis, síntomas gastrointestinales, astenia, fiebre, edema, tos, disnea, hipotensión; exantema, prurito; cefalea, insomnio, parestesias, mareo; artralgias, mialgias; hipopotasemia, hiperpotasemia, hipomagnesemia, hiperglucemia.

c. Se produce **síndrome de diferenciación de la LPA** en cerca del 25% de los pacientes y se caracteriza por fiebre, disnea, infiltrados pulmonares, derrames pleurales o pericárdicos y aumento de peso, con o sin leucocitosis (este tema se discute con más detalle en el capítulo 25, «Leucemia aguda»). Se administra dexametasona a dosis elevadas cuando se producen signos clínicos.

N. **Ziv-aflibercept**
  1. **Indicaciones.** Cáncer colorrectal metastásico.
  2. **Farmacología**
      a. **Mecanismos.** Constituye un receptor soluble que se une al VEGF-A, VEGF-B y al FCPL. Al unirse a estos ligandos endógenos, ziv-aflibercept puede inhibir la unión y activación de sus receptores afines. Esta inhibición puede causar una neovascularización menor y una permeabilidad vascular disminuida.
      b. **Metabolismos.** La vida media de eliminación es cercana a los 6 días.
  3. **Efectos adversos.**
      a. **Limitantes de la dosis.** Hemorragias graves, a veces fatales, perforación GI.
      b. **Habituales.** Leucopenia, diarrea, neutropenia, proteinuria, incremento de la AST, estomatitis, fatiga, trombocitopenia, incremento de la ALT, hipertensión, pérdida de peso, disminución del apetito, epistaxis, dolor abdominal, disfonía, aumento de la creatinina sérica y cefalea.
      c. **Ocasionales.** Deshidratación, proteinuria, accidentes tromboembólicos, nasofaringitis.
      d. **Poco frecuentes.** Deterioro en la cicatrización de la herida, formación de fístula.

IX. FÁRMACOS HORMONALES

A. **Agonistas de la hormona liberadora de gonadotropina (GnRH)** (leuprolide, goserelin)
  1. **Indicaciones.** Cáncer de próstata y de mama.
  2. **Farmacología.** Los análogos agonistas de GnRH son potentes inhibidores de la secreción de gonadotropinas. Su administración continua reduce la concentración plasmática de lutropina y de hormona estimuladora de los folículos (FSH) y producen concentraciones compatibles con la castración de testosterona en hombres y de estradiol en mujeres tras 2-4 semanas de tratamiento.
  3. **Efectos adversos y efectos secundarios.** Se ha observado un aumento pequeño pero estadísticamente significativo del riesgo de diabetes mellitus y de enfermedad cardiovascular en hombres que reciben tratamiento con agonistas de GnRH.
      a. **Habituales.** Sofocos, disminución de la libido; impotencia y ginecomastia en hombres; amenorrea y metrorragia en mujeres; osteoporosis, depresión.
      b. **Ocasionales.** Hipercolesterolemia, molestias locales en el punto de la inyección.
      c. **Poco frecuentes.** Molestias gastrointestinales, exantema, hipertensión, azotemia, cefalea, depresión.

B. **Andrógenos**
  1. **Indicaciones.** Carcinoma de mama, efecto anabólico de duración corta, estimulación de la eritropoyesis.
  2. **Efectos adversos y secundarios.** Varían según los preparados. Con algunos de ellos es frecuente la aparición de virilización, retención de líquidos y hepatotoxicidad (LFT o colestasis anómalas), que se caracteriza por alteración de las PHF o colestasis, y que suele ser reversible. Pueden causar hipercalcemia en pacientes inmovilizados.
  3. **Administration.** Se utilizarán con precaución en pacientes con cardiopatías, hepatopatías o nefropatías.
      a. **Fluoximestrona:** (Halorestin y otros) 10-40 mg/día en 2-4 dosis fraccionadas (se proporciona en comprimidos de 2 mg, 5 mg y 10 mg).
      b. **Metiltestosterona:** (Android y otros) 50-200 mg/día en 2-3 dosis fraccionadas (se proporciona en comprimidos de 10 mg y 25 mg).

C. **Antiandrógenos** (bicalutamida, flutamida, nilutamida, enzalutamida, abiraterona).
   1. **Indicaciones.** Cáncer de próstata, en combinación con tratamiento médico u orquiectomía, que reduce la producción testicular de andrógenos, pero no la suprarrenal.
   2. **Farmacología**
      a. **Bicalutamida, flutamida, nilutamida:** bloqueadores del receptor de andrógeno, se unen a los receptores de andrógeno del citosol e inhiben de manera competitiva la captación o unión de los andrógenos en los tejidos diana y no evitan la translocación nuclear del receptor de andrógeno.
      b. **Enzalutamida:** inhibe la unión del andrógeno a sus receptores e inhibe la translocación nuclear del receptor de andrógeno y su interacción con el ADN.
      c. **Abiraterona:** inhibe la 17 α-hidroxilasa/lisado de C17,20 y detiene la síntesis de andrógeno en los testículos, glándula suprarrenal y tejido prostático.
   3. **Efectos adversos**
      a. **Habituales.** Impotencia, ginecomastia y otras manifestaciones de hipogonadismo; diarrea.
      b. **Ocasionales.** Náusea y vómito, mialgias, depresión; hipertensión leve o afectación pulmonar (bicalutamida, nilutamida).
      c. **Poco frecuentes.** Hepatitis, incluida ictericia colestásica (los tres fármacos), anemia hemolítica o metahemoglobinemia (flutamida), anemia ferropénica (bicalutamida), neumonitis intersticial, o alteraciones visuales (nilutamida).
D. **Antiestrógenos** (tamoxifeno, toremifeno, fulvestrant)
   1. **Indicaciones.** Carcinoma de mama.
   2. **Farmacología.** El tamoxifeno y el toremifeno son fármacos no esteroideos que se unen a receptores estrogénicos y pueden ejercer actividad antiestrogénica, estrogénica o ambas. El fulvestrant es un antagonista de los receptores de estrógenos sin efectos agonistas conocidos.
   3. **Efectos adversos**
      a. **Habituales.** Sofocos, alteraciones menstruales, flujo vaginal, hemorragia uterina; disminución del colesterol plasmático (especialmente el unido a lipoproteínas de baja densidad); trombocitopenia (leve y transitoria).
      b. **Ocasionales.** Retinopatía o queratopatía (reversible), cataratas; leucocitopenia, anemia; náusea, vómito; caída del cabello (leve), exantema; «empeoramiento» durante el primer mes de tratamiento en pacientes con metástasis óseas; tromboflebitis o tromboembolia, fundamentalmente en pacientes con cofactores de trombosis (p. ej., herencia del factor V^{Leiden}).
      c. **Poco frecuentes.** Alteración de las PFH, alteración del estado mental; ligero aumento de la incidencia del adenocarcinoma endometrial con el uso prolongado del fármaco.
      d. **Efectos adversos del fulvestrant.** Dolor transitorio en el lugar de la inyección, síntomas gastrointestinales, cefalea, dolor lumbar y vasodilatación.
E. **Estrógenos** [dietilestilbestrol (DES)]
   1. **Indicaciones.** Carcinoma de mama, cáncer de próstata.
   2. **Farmacología.** Actúa como un estrógeno en el nivel del hipotálamo y disminuye la producción de la hormona luteinizante hipotalámica (LH).
   3. **Efectos adversos.** Náusea, hemorragia uterina; «reacción» hipercalcémica; trastornos tromboembólicos; alteración de las PFH, ictericia colestásica (poco frecuente); melasma, neuritis óptica, trombosis retiniana; exantema, prurito; retención de líquidos, hipertensión, cefalea, mareo, hipertrigliceridemia.
F. **Glucocorticoides**
   1. **Indicaciones.** Amplia variedad de problemas oncológicos que incluyen los siguientes:
      a. Componente de pautas de quimioterapia combinadas para los trastornos linfoproliferativos y las discrasias de células plasmáticas.
      b. Carcinomatosis pulmonar linfangítica sintomática; obstrucción bronquial por tumor.

c. Metástasis cerebrales sintomáticas con o sin edema cerebral; compresión de la médula espinal.
d. Metástasis hepáticas dolorosas.
e. Citopenias de mediación inmunitaria.
f. Prevención del vómito inducido por la quimioterapia.
g. Estimulante del apetito y elevador del humor en pacientes con cáncer terminal.
h. Tratamiento de eventos adversos relacionados con la inmunidad de los tratamientos con inhibidores de los puntos de control.
2. **Efectos adversos y efectos secundarios** (suelen relacionarse con los tratamientos a largo plazo).
   a. Enfermedad de úlcera péptica.
   b. Retención de sodio (edema, insuficiencia cardiaca, hipertensión).
   c. Pérdida de potasio (hipopotasemia, alcalosis, debilidad muscular).
   d. Intolerancia a la glucosa, acumulación de grasa en tronco y cara, sobrepeso.
   e. Miopatía proximal.
   f. Cambios de la personalidad, como euforia y psicosis.
   g. Osteoporosis, necrosis aséptica de la cadera.
   h. Adelgazamiento y fragilidad de la piel.
   i. Supresión del eje hipofisario-suprarrenal.
   j. Susceptibilidad a la infección.

G. **Inhibidores de la aromatasa** (anastrozol, letrozol, exemestano, aminoglutetimida).
   1. **Indicaciones.** Cáncer de mama metastásico en mujeres posmenopáusicas con receptores hormonales positivos (ademas se utiliza como tratamiento adyuvante y neo-adyuvante).
   2. **Farmacología.** Estos inhibidores no esteroideos interfieren con la aromatasa, la enzima que convierte los andrógenos de las glándulas suprarrenales y los tejidos periféricos en estrógenos. El anastrozol y letrozol son inhibidores competitivos, mientras que el exemestano se une permanentemente a la aromatasa y la inactiva de forma irreversible. Ninguno de estos fármacos inhibe la biosíntesis suprarrenal de corticoesteroides ni de aldosterona. Todos son inhibidores de la aromatasa significativamente más potentes que la aminoglutetimida, la cual inhibe también la biosíntesis de corticoesteroides y de aldosterona, necesita dosis cada 6 h con hidrocortisona, es más tóxica que las alternativas más recientes y de la cual actualmente ya no se recomienda su uso.
   3. **Efectos adversos.** Efectos antiestrogénicos, edema periférico, tromboembolia, osteopenia, hemorragia vaginal.

H. **Inhibidores suprarrenales: mitotano**
   1. **Indicaciones.** Carcinoma suprarrenal, síndrome de Cushing ectópico.
   2. **Farmacología**
      a. **Mecanismos.** Produce atrofia de la corteza suprarrenal; se desconoce el mecanismo de acción exacto. Bloquea la síntesis de corticoesteroides en las células sanas y en las neoplásicas. No altera la síntesis de aldosterona.
      b. **Metabolismos.** Se degrada lentamente en el hígado y se distribuye ampliamente en el tejido adiposo. La espironolactona antagoniza su acción, por lo que estos fármacos no deben administrarse juntos. Los metabolitos se excretan en la bilis y en la orina.
   3. **Efectos adversos**
      a. **Limitantes de la dosis.** Depresión, letargo, exantema maculopapuloso.
      b. **Ocasionales.** Hipotensión ortostática; alteración de las PFH; cefalea, irritabilidad, confusión, temblores; diplopía, retinopatía, cataratas; mialgias; cistitis hemorrágica, fiebre.
      c. **Poco frecuentes.** Su uso crónico (> 2 años) puede producir lesión o deterioro funcional del encéfalo.

I. **Progestágenos**
 1. **Indicaciones.** Carcinomas endometriales y mamarios; o como estimulantes del apetito en la caquexia maligna, o por sofocos en pacientes con carcinoma de mama.
 2. **Efectos adversos y efectos secundarios**
    a. Cambios menstruales, metrorragia, sofocos, ginecomastia, galactorrea.
    b. Retención de líquidos, tromboflebitis, tromboembolia.
    c. Nerviosismo, somnolencia, depresión, cefalea.
 3. **Fármacos**
    a. **Acetato de medroxiprogesterona**
    b. **Megestrol** (Megace).

RECONOCIMIENTO

El autor desea agradecer al Dr. Dennis A. Casciato quien contribuyó significativamente a versiones anteriores de este capítulo.

5 Inmunoterapia del cáncer

Siwen Hu-Lieskovan, Bartosz Chmielowski y Antoni Ribas

I. INMUNOLOGÍA TUMORAL

A. **Inmunovigilancia del cáncer.** Paul Ehrlich propuso el concepto de vigilancia inmunitaria del cáncer en 1957. Sugirió que la aparición de clones malignos de células es un hecho frecuente, pero que en la mayoría de la población éstas son suprimidas por la inmunidad natural de los huéspedes. Cuando tal inmunidad se debilita por la edad avanzada u otras condiciones, el cáncer se vuelve prevalente. En 1971, Burnet y Thomas agregaron que los linfocitos fueron los determinantes de este proceso. Desde entonces, este concepto ha sido demostrado de forma directa e indirecta en modelos animales con inmunidad deficiente y en seres humanos con afecciones que suprimen la inmunidad.

B. **La inmunoedición del cáncer** es una hipótesis que introdujeron Schreiber y colaboradores en 2001. Establecieron que la inmunidad del huésped puede tener la función dual de supresor tumoral extrínseco y de facilitador del crecimiento y progresión tumoral. Lo anterior se apoyó en un estudio que usó sarcomas inducidos por un carcinógeno generado a partir de ratones genéticamente intactos y de ratones RAG-2$^{-/-}$ (ratón carente de linfocitos T, B y NK) y que de manera ulterior se implantaron en huéspedes de tipo natural o RAG-2$^{-/-}$. Las células tumorales generadas a partir de los ratones del primer grupo crecieron de manera progresiva cuando se implantaron en huéspedes de ambos tipos. Los tumores generados a partir de los ratones RAG-2$^{-/-}$ también crecieron de manera progresiva en los huéspedes RAG-2$^{-/-}$, pero casi la mitad de los tumores implantados en los ratones genéticamente intactos con inmunocompetencia fueron rechazados, lo que indicó que los tumores que se originan de huéspedes inmunocompetentes son menos inmunógenos que los de los huéspedes inmunodeficientes.

El proceso de inmunoedición consta de tres fases:

1. **Eliminación.** El sistema inmunitario reconoce y destruye los tumores antes de que se vuelvan evidentes en el terreno clínico.
2. **Equilibrio.** Las células tumorales comienzan a mutar/escapar y simultáneamente el sistema inmunitario trata de adaptarse y controlar el crecimiento tumoral.
3. **Escape.** La selección constante de los tumores de inmunogenicidad más baja determina que las células tumorales evolucionen hasta un estado que ya no puede reconocerse más tiempo ni ser controlado por el sistema inmunitario, y el tumor se vuelve evidente en el terreno clínico.

C. **Mecanismos de respuesta antitumoral**
  1. **Linfocitos T e interferón γ (IFN-γ)**
      a. **Timo.** El timo proporciona un ambiente inductor para el desarrollo de los linfocitos T (células derivadas del timo) a partir de células progenitoras hematopoyéticas, y las células del estroma tímico permiten la selección a partir de un repertorio de linfocitos T funcionales (a través de la selección positiva) y un repertorio de linfocitos T autotolerantes (a través de la selección negativa). Este proceso asegura que el sistema inmunitario propio del huésped no reconozca autoantígenos.

      La importancia del timo se destacó en primer lugar en la década de 1960 cuando se usaron ratones timectomizados en época neonatal para estudiar la leucemia linfocítica inducida por el virus de la leucemia de Gross, que debe producirse en el nacimiento. La timectomía al primer mes de vida podría evitar el desarrollo de la leucemia. Este fenómeno no se observa en el ratón timec-

tomizado en la edad adulta e indica que el virus requiere, para multiplicarse, células que sólo están presentes en el timo del recién nacido. Los injertos de un timo extraño podrían inducir la tolerancia a los injertos de piel del mismo donador.
- b. **Activación del linfocito T.** Los linfocitos T reconocen antígenos a través de un proceso que requiere una regulación muy estrecha. El **receptor de los linfocitos T** (TCR, *T-cell receptor*) sólo reconoce antígenos mostrados por moléculas del **complejo mayor de histocompatibilidad** (CMH) sobre la superficie de las **células presentadoras de antígeno** (CPA) de células infectadas con virus. La activación del linfocito T requiere dos señales, el reconocimiento mostrado del péptido derivado del antígeno sobre las moléculas del CMH y la interacción de las moléculas coestimulantes CD28 sobre los linfocitos T con los ligandos B7 sobre las CPA. Los linfocitos T con alta afinidad por los autoantígenos son eliminados por selección negativa en el timo. Se han identificado numerosos **subgrupos de linfocitos T,** como los linfocitos T colaboradores CD4, los linfocitos T citotóxicos CD8, los linfocitos T citolíticos naturales (NKT, *natural killer T cells*), y los linfocitos T reguladores (*Treg*). Las células Treg son linfocitos T inmunosupresores de la periferia diseñadas para reducir la autoinmunidad y promover la autotolerancia.
- c. **IFN-γ.** No sólo los linfocitos sino también el IFN-γ es importante en el proceso de inmunovigilancia y protección del huésped frente al crecimiento tumoral. El IFN-γ regula al alza a la maquinaria presentadora de antígenos clase I del CMH en las células tumorales, tiene efectos antiproliferativos proapoptósicos, inhibe la angiogenia, y puede influir en las células del huésped al polarizar las células CD4 en las células Th-1.

  Se descubrió que los ratones insensibles al IFN-γ (IFNGR-1$^{-/-}$ o STAT-1$^{-/-}$), IFN-γ$^{-/-}$ o RAG-2$^{-/-}$ (falta de linfocitos T, B y NKT) tienen una tasa significativamente más alta de tumores inducidos por carcinógenos o espontáneos que sus contrapartes genéticamente intactos. Se encontró que esto último depende de un efecto directo frente a las células tumorales debido al crecimiento agresivo de una línea de células tumorales muy inmunógenas que se vuelve insensible al IFN-γ debido a la introducción de un IFNGR-1 dominante negativo en ratones inmunocompetentes, mientras que las células genéticamente intactas fueron rechazadas por el sistema inmunitario murino.
- d. Los **pacientes con deficiencia inmunitaria congénita o adquirida** tienen un riesgo más elevado de desarrollar cáncer (tumores del colon, pulmón, vejiga, riñón, uréter, endocrinos, páncreas, piel), y esto es una evidencia indirecta de la importancia de la inmunovigilancia en los seres humanos. Todavía no está claro si la inmunosupresión promueve el crecimiento tumoral *de novo* o permite que un tumor existente se desarrolle. Por el contrario, se encontró que la presencia de linfocitos infiltrantes del tumor (LIT) constituye un factor pronóstico independiente de supervivencia en diversos tipos tumorales, como el melanoma, cáncer de ovario, cáncer colorrectal, carcinoma esofágico de tipo escamoso, o adenocarcinoma.
2. **Respuesta inmunitaria innata.** El sistema inmunitario innato puede discriminar las células cancerosas y las células sanas y participar en el proceso de inmunovigilancia del cáncer. Cuando las células tumorales se vuelven malignas y adquieren un crecimiento descontrolado, la disgregación y remodelación constante del tejido, así como la angiogenia, podrían alertar y activar al sistema inmunitario innato. En ese momento, se liberan citocinas y quimiocinas proinflamatorias y se reclutan linfocitos NK, NKT, T γδ, células dendríticas y macrofágicas hacia el sitio, las cuales generan una retroalimentación positiva y producen IFN-γ, que es el factor final que acaba por matar a las células tumorales mediante procesos dependientes o independientes de él mismo.

   Los linfocitos NK y NKT son componentes de la respuesta inmunitaria innata y han mostrado ser efectores críticos de la inmunovigilancia del cáncer. Los ratones sin linfocitos NK (tratamiento antiasialo-GM-1), linfocitos NKT invariables (Jα281$^{-/-}$)

o ambos (tratamiento NK1.1mAb) fueron todos más susceptibles a la formación de tumores inducidos por carcinógenos y al desarrollo de una incidencia más alta de tumores que sus contrapartes genéticamente intactos. Los estudios han mostrado que la infiltración de linfocitos NK en los tumores es un factor pronóstico positivo en los cánceres gástricos, en el carcinoma pulmonar escamoso, y en los cánceres colorrectales. La proteína relacionada con la cadena clase I del CMH (MIC) tiene expresión limitada en el epitelio digestivo sano, pero se expresa de manera constitucional en muchos carcinomas primarios humanos. La MIC es reconocida por el receptor activante NKG-2D en las células efectoras y de manera posterior desencadena las señalización corriente abajo y la muerte tumoral. Por otro lado, se encontró que la expresión de NKG-2D es reducida por células inmunitarias infiltrantes de tumores MIC+, lo que indica un mecanismo de escape tumoral de la inmunovigilancia.

3. **Respuesta inmunitaria adaptativa**
   a. **Mecanismo.** Los antígenos tumorales se liberan y son recogidos por células dendríticas (DC, *dentritic cells*) activadas, para después migrar hacia los ganglios linfáticos que drenan la región donde activan células vírgenes Th-1 CD4+ específicas de tumor y linfocitos T citotóxicos CD8+ (CTL, *cytotoxic T lymphocytes*) a través del CMH de restricción clase I. Las células CD4+ facilitan la activación de las CTL CD8 específicas de tumor, las cuales matan las células tumorales por vía directa o indirecta mediante el IFN-γ.
   b. **Antígenos específicos de tumor.** A lo largo de los años, con el avance de las técnicas para detectar respuestas inmunitarias *in vitro* y la clonación de genes, se han identificado numerosas clases de antígenos tumorales que pueden ser reconocidos por los linfocitos T o los anticuerpos entre los cuales están los antígenos de diferenciación, los antígenos mutacionales, antígenos sobreexpresados, antígenos virales y antígenos de cáncer testicular. De éstos, el antígeno de cáncer testicular ha adquirido mucho interés debido a su expresión limitada en los tejidos de los adultos humanos sanos y a un espectro amplio de expresión en tipos tumorales diferentes, por lo que son objetivos potenciales de la inmunoterapia.
   c. Los **trastornos neurológicos paraneoplásicos (TNP)** proporcionan evidencia de la respuesta inmunitaria adaptativa frente a las células tumorales. En los TNP, la respuesta inmunitaria del huésped frente a los tumores reacciona de manera cruzada con células sanas, con frecuencia del sistema nervioso. Pueden identificarse títulos elevados de anticuerpos reactivos frente a las neuronas en tales pacientes y, como hecho curioso, la presencia de estos anticuerpos se relaciona con una mejora en la supervivencia de los pacientes.
4. **Microambiente tumoral.** El tumor tiene un microambiente complejo constituido no sólo por células y desechos tumorales sino también por células inmunitarias, fibroblastos, citocinas y quimiocinas, estroma, etc. Todos ellos interactúan con las células tumorales e influyen en su crecimiento y supervivencia, así como en su potencial metastásico e inmunógeno. Por otro lado, las células tumorales pueden manipular el microambiente donde residen y transformar un ambiente hostil en uno más permisivo. Aunque los LIT se encuentran con frecuencia en los tumores, el abrumador microambiente inmunitario supresivo los debilita a menudo, como lo demuestran la regulación a la baja del antígeno específico de tumor o de la maquinaria presentadora de antígenos; el reclutamiento de células inmunosupresoras como las Treg, los macrófagos asociados al tumor (MAT), o las células supresoras de origen mieloide (CSOM), y la producción de citocinas inmunosupresoras como IL-8, IL-10, TGF-β, VEGF (*vascular endothelial growth factor*) y factores como el ligando para la muerte programada 1 (PD-L1, *programmed death-ligand 1*).
5. **Microbiota.** Los microbios están implicados en muchas enfermedades malignas humanas y la relación íntima de la microbiota del huésped y la carcinogenia está bien establecida pero poco comprendida. Cuando las barreras mucosas se rompen, la agresión ambiental y el proceso de reparación desencadenan un estado inflamatorio crónico de bajo grado que puede facilitar la influencia de los mi-

crobios en el crecimiento tumoral y las metástasis. Muchos de estos procesos incluyen la activación de NF-kB, un regulador de la inflamación vinculado con el cáncer, y pueden activarse tanto la respuesta inmunitaria innata como adaptativa. Un ejemplo es la modulación de la tumorigenia del colon por la microbiota intestinal con independencia de consideraciones genéticas. Un estado inmunodeficiente inducido por microbios también puede incrementar el riesgo de cáncer, como en el caso de los individuos infectados por el VIH. La cuestión de si la microbiota puede influir en la susceptibilidad del huesped a la inmunoterapia ha adquirido mucho interés en los últimos tiempos debido al excitante éxito de las inmunoterapias modernas frente al cáncer. Datos recientes muestran un deterioro de la respuesta al tratamiento con el oligonucleótido CpG en ratones tratados con antibióticos, lo que sirve de apoyo a esta hipótesis.

II. INMUNOTERAPIA

Las observaciones iniciales de que ciertas infecciones bacterianas podían inducir la regresión de los cánceres se remontan al 1700 y a la década de 1890, cuando un cirujano de Nueva York, el doctor William B. Coley, reconoció el poder del sistema inmunitario del huésped para erradicar el cáncer y se convirtió en pionero de la toxina de Coley, una mezcla de *Streptococcus* grampositivos y *Serratia* gramnegativos, ambos inactivados por calor, los cuales pueden inducir una tasa de respuesta del 10 % mediante inyecciones locales en pacientes con sarcomas avanzados, según los informes. De manera posterior, a lo largo del último siglo, se desarrollaron citocinas, vacunas y células efectoras inmunitarias transferidas de manera adoptiva con un intento por activar la inmunidad antitumoral del paciente, con tasas pequeñas pero consistentes de éxito. Sólo en tiempos recientes, con el avance del conocimiento de la inmunobiología, se desarrollaron inmunoterapias exitosas y se observaron beneficios consistentes en múltiples histologías tumorales. Han habido respuestas tumorales objetivas a la inmunoterapia en cánceres que por tradición no se consideraban «sensibles a la inmunoterapia», como los cánceres de pulmón, cabeza y cuello, uroteliales, etc., y esta lista se ha mantenido en expansión continua. En 2013, la revista *Science* consideró la inmunoterapia frente al cáncer el «avance del año».

A. **Moduladores inmunitarios innatos**
   1. La **interleucina 2 (IL-2)** constituyó la primera inmunoterapia aprobada para el tratamiento de los cánceres humanos. La IL-2 es un factor de crecimiento del linfocito T que permite su expansión simultáneamente que mantiene su actividad funcional. El gen de la IL-2 fue clonado en 1983, y de manera posterior se ha usado IL-2 recombinante (**Aldesleukin**) en la práctica clínica, que se administra en dosis de un bolo cada 8 h hasta que se producen toxicidades de grado 3 a 4. Con este esquema, se observó una tasa de respuesta objetiva (TRO) baja, pero regresiones durables de la enfermedad en la mayoría de quienes muestran una respuesta completa (RC) en el carcinoma de célula renal (TRO = 20 %, RC = 9 %) y en el melanoma maligno (TRO = 16 %, RC = 6 %), lo que condujo a la aprobación de este método por la *Food and Drug Administration* de Estados Unidos (FDA) en 1992 y 1998, respectivamente. La administración de dosis altas de IL-2 se vincula con toxicidades significativas debido al síndrome de fuga capilar subyacente que causa extravasación líquida en órganos viscerales y afecta sus funciones. Estas toxicidades son reversibles después de suspender el tratamiento, y la mortalidad relacionada es menor de 1 %.

B. **Vacunas frente al cáncer**
Pese a décadas de intentos por desarrollar vacunas terapéuticas específicas frente a tumores con la esperanza de activar el sistema inmunitario del huésped frente a cánceres que no son inmunógenos o que muestran baja inmunogenicidad, la experiencia general no ha sido fructífera. El problema fundamental radica en el diseño subóptimo del antígeno de la vacuna y en el microambiente tumoral inmunosupresor de la función efectora activada por la vacuna. Los neoantígenos dirigidos a un objetivo particular que son consecuencia de mutaciones específicas del tumor representan una

nueva modalidad inmunoterapéutica personalizada y prometedora que se hizo posible con el avance reciente en la secuenciación de nueva generación y las técnicas de predicción de epítopos.

1. La **vacuna con el bacilo de Calmette-Guérin (BCG)** se basa en una cepa atenuada de *Mycobacterium bovis* y se administra por vía intravesical como parte del tratamiento adjunta para los cánceres de vejiga superficiales (*v.* cap. 14).
2. La **Sipuleucel-T** es una vacuna de células dendríticas (CD) diseñada para mejorar la respuesta del linfocito T frente a la fosfatasa ácida prostática. CD tomadas del paciente se expanden *in vitro* y se cargan con antígeno específico del tumor, antes de administrarse de nuevo a los pacientes. El ensayo en hombres con cánceres de próstata resistentes a la castración sin metástasis viscerales mostró una pequeña mejora en la supervivencia general (26 frente a 22 meses) cuando se comparó con placebo (*v.* cap. 14).
3. La **GVAX** es una vacuna de células completas a la que componen dos líneas celulares de cáncer prostático radiado que expresan al factor estimulante de colonias de granulocitos-macrófagos (GM-CSF, *granulocyte–macrophage colony-stimulating factor*) que promueve la activación de los linfocitos T con baja afinidad por los autoantígenos expresados por los tumores. Las pruebas clínicas no han mostrado un beneficio en la supervivencia en ensayos aleatorizados. Además de los desafíos habituales relacionados con la vacuna frente al cáncer, la inmunización con células alogénicas frente a antígenos tomadas del tumor de los propios pacientes puede ser engañosa.
4. La **vacuna gp-100** es una vacuna peptídica con un antígeno de diferenciación del melanocito, la glucoproteína 100 (gp-100). Cuando se usó en combinación con IL-2 en dosis altas en pacientes con melanoma mejoró la TRO y la supervivencia libre de progresión (SLP) cuando se comparó con la IL-2 sola en dosis altas en un ensayo clínico de fase III.

C. **Tratamiento de transferencia de células adoptivas (TCA)**
1. **Linfocitos infiltrantes del tumor (LIT).** El número de LIT está correlacionado positivamente con la supervivencia del paciente con cáncer. Un nuevo método de tratamiento del cual fueron pioneros Steven Rosenberg y colaboradores en la década de 1980 se basó en el aislamiento de LIT del espécimen del melanoma quirúrgico de los pacientes, se expandió *in vitro* bajo condiciones de cultivo estimulantes, y se infundió con citocinas sistémicas (IL-2) en el paciente al que se le habían agotado los linfocitos. La tasa de respuesta fue del 50 % de los melanomas, y la mayoría de las respuestas fue duradera. Del 20 % que alcanzó una RC, el 95 % tuvo más de 5 años de supervivencia. Sin embargo, este método requiere grandes muestras quirúrgicas, está restringido a centros académicos con experiencia, y sólo se ve que sea aplicable al melanoma, donde pueden encontrarse grandes números de linfocitos antitumorales T en los tumores, hecho que resulta excepcional en otros tipos tumorales.
2. **Ingeniería del receptor del linfocito T.** El avance de la tecnología de transferencia de genes y la ingeniería de linfocitos T han permitido un método más versátil y confiable, la transferencia adoptiva de los linfocitos T periféricos del propio paciente, que se modifican en su constitución genética a antígenos específicos del cáncer y luego se vuelven a administrar al mismo paciente, que recibe una preparación adecuada tras haberlo agotado de sus formas linfáticas.
    a. **Transducción viral del TCR fisiológico.** Un TCR fisiológico suele clonarse a partir de LIT específicos frente a un antígeno canceroso, como NY-ESO-1, un antígeno del cáncer testicular con una expresión muy limitada en los tejidos adultos sanos, pero que se expresa en algunos cánceres. Contiene cadenas α y β variables que identifican al antígeno tumoral mostrado en el contexto del CMH. Se ha documentado el éxito clínico a través del uso de linfocitos T autólogos transducidos con el TCR de NY-ESO-1 para tratar el melanoma, sarcomas y mieloma múltiple. La ventaja del método del TCR es que el antígeno objetivo puede ser intracelular, pero está restringido al CMH, y en consecuencia sólo está disponible en pacientes con el subtipo de antígeno leu-

cocitario humano (ALH) que le corresponda, y puede exponer a la falla del tratamiento en tumores que muestran una regulación a la baja de su expresión superficial del CMH.

b. De manera inicial, la **tecnología del receptor de antígeno quimérico (RAQ)** se desarrolló por ingeniería genética de linfocitos T con genes quiméricos que unían anticuerpos de una cadena (scFv, *single-chain antibodies*) frente a antígenos superficiales de la célula tumoral objetivo a adaptadores de la señalización intracelular del RCT, la cadena ζ del complejo CD3 (primera generación), una cadena específica del linfocito T que tiene una función activadora de los linfocitos T. La modificación posterior del diseño con la incorporación de los dominios intracelulares de moléculas coestimulantes, CD28 (segunda generación) y el agonista 41BB (tercera generación), ha permitido la expansión de los linfocitos T a la retención de la función tras la exposición repetida al antígeno. El tratamiento con los linfocitos T RAQ de ingeniería no requiere la restricción del CMH ya que reconoce por completo una proteína de superficie que no necesita la presentación del CMH. En consecuencia, este método puede aplicarse a pacientes con independencia de su tipificación del ALH o si el tumor tiene autoantígenos alterados y puede someterse a ingeniería para mejorar la función del linfocito T. Pese a ello, el repertorio de antígenos potenciales es mucho más restringido.

Datos clínicos recientes en los que se usaron linfocitos T autólogos transducidos con el RAQ dirigido a CD19 para tratar enfermedades malignas de la célula B CD19+, con el linfoma de célula B grande difuso (LCBGD), la leucemia linfocítica crónica (LLC) y la leucemia linfoblástica aguda (LLA), han mostrado resultados impresionantes. Se reportó una remisión completa (RC) notable del 90% en 30 pacientes con LLA recaídos o resistentes al tratamiento, y dos terceras partes de estos pacientes permanecieron en remisión después de 6 meses.

El mayor desafío que enfrenta el campo del TCA es la identificación de los antígenos del tumor objetivo que no se expresan en los tejidos sanos para maximizar la especificidad y eficacia y minimizar la toxicidad. Una toxicidad que suele verse en el tratamiento TCA es el síndrome de liberación de citocinas, el cual se maneja mediante esteroides y anticuerpos frente al receptor de IL-6 (tocilizumab) y que puede poner en riesgo la vida.

D. **Acoplador biespecífico del linfocito T (ABeT).** El ABeT representa una nueva forma de inmunoterapia. Los ABeT son anticuerpos monoclonales específicos capaces de formar un enlace entre un linfocito T y una célula cancerosa y activar al linfocito T de manera que pueda ejercer su actividad citotóxica. El **blinatumomab** es un anticuerpo biespecífico que se une al antígeno CD19, expresado en las células B sanas y malignas, y al CD3, una molécula que se localiza sobre los linfocitos T. El fármaco permite llevar los linfocitos T a la proximidad de las células cancerosas. El blinatumomab está aprobado para el tratamiento de la célula B precursora de la LLA (*v.* cap.26).

E. **Inhibidores de los puntos de control.** La activación del linfocito T no sólo requiere el reconocimiento por el RCT del antígeno mostrado por la molécula del CMH en la superficie de la CPA, sino también la interacción con moléculas coestimulantes CD28 y B7. En ese momento, los linfocitos T activados son regulados por inhibidores de los puntos de control para evitar el daño colateral y la autoinmunidad.

1. El **ALTC-4 (proteína asociada con el linfocito T citotóxico)** es un receptor de los linfocitos T efectoras activadas y Treg descubierto por Pierre Goldstein en la década de 1980. El trabajo seminal efectuado por James Addison y colaboradores mostró que ALTC-4 compite con CD28 por los ligandos B7 y transmite señales inhibidoras a la función del linfocito T efector atenuado en la fase de inicio Vde la activación del linfocito T, y que los anticuerpos bloqueadores de ALTC-4 podría tratar tumores en modelos de animales inmunocompetentes. Como hecho destacable, las células Treg inmunosupresoras expresan niveles elevados de ALTC-4, el cual aumenta de manera paradójica la actividad de estas células.

En ratones, la deficiencia de ALTC-4 en las células Treg resulta en enfermedades autoinmunitarias espontáneas, y la pérdida de ALTC-4 también potencia la inmunidad tumoral. El ipilimumab es un anticuerpo bloqueador de ALTC-4 y es el primer inhibidor de puntos de control aprobado (2011). Los ensayos clínicos mostraron que el tratamiento con ipilimumab lleva a la mejora en la supervivencia general en pacientes con melanoma avanzado (*v.* cap. 17). Un análisis reciente de seguimiento de largo plazo mostró un 15 % de respuesta favorable a los 5 años. El ipilimumab también fue aprobado por la FDA como un tratamiento adyuvante para el melanoma localmente avanzado. Debido a la activación inmunitaria en el estadio temprano de la activación del linfocito T, ha sido observada una toxicidad significativa relacionada con la inmunidad, ya sea en la piel como en el intestino, hígado, tiroides, hipófisis, etc., que puede tratarse mediante esteroides sistémicos. La evaluación del tratamiento anti-ALTC-4 en otros tipos de cáncer está en curso.

2. La **muerte programada 1 (PD-1,** *programmed death 1*) es otro punto de control en la fase efectora de la activación del linfocito T. La PD-1 fue clonada en 1992 por Tasuku Honjo, y su ligando PD-L1 fue caracterizado por Lieping Chen y Gordon Freeman en 1999 y 2000. Los linfocitos T activados expresan el PD-1, y la expresión del PD-L1 puede ser inducida por muchas células tumorales en su superficie en respuesta al IFN-γ para evadir el ataque inmunitario. Los anticuerpos que bloquean el eje inhibidor PD-1/L1 pueden liberar a los linfocitos T reactivos al tumor activados para que proliferen y ataquen a las células tumorales y en ensayos clínicos se ha demostrado que inducen respuestas antitumor durables en números cada vez mayores de tumores de diferentes histologías, como los tipos de tumores que de manera tradicional no se consideraban «sensibles a la inmunoterapia», como es el caso del cáncer de pulmón, de vejiga, y los cánceres de cabeza y cuello, la enfermedad de Hodgkin, cánceres con inestabilidad en los microsatélites, hepatocelulares, etcétera.

Se han aprobado dos anticuerpos anti-PD-1, **pembrolizumab** y **nivolumab**, para el tratamiento del melanoma avanzado con alrededor del 30 % al 40 % de tasa de respuesta y para el cáncer pulmonar de células no pequeñas (CPCNP) avanzado con el 20 % al 30 % de tasa de respuesta. El nivolumab también fue aprobado para el tratamiento de pacientes con carcinoma de célula renal y enfermedad de Hodgkin. El **atezolizumab**, un anticuerpo anti-PD-L1, está probado para el tratamiento del cáncer vesical. Otros anticuerpos anti-PD-1/PD-L1 se encuentran en varios estadios de pruebas clínicas. El tratamiento puede vincularse con efectos colaterales relacionados con la inmunidad, pero también puede deberse a que el punto de control PD-1/L1 se encuentra en el último estadio de la activación del linfocito T, con reactividad del linfocito T más restringida hacia las células tumorales, y con una frecuencia de efectos colaterales mucho más baja que en el caso del ipilimumab.

3. **Combinación de ipilimumab y nivolumab.** Debido al mecanismo de acción no sobrepuesto de los anticuerpos anti-ALTC-4 y anti-PD-1, las pruebas clínicas combinadas de estas dos clases de inhibidores de los puntos de control se condujeron con respuestas clínicas mejoradas (hasta del 60 %) en el melanoma a expensa de toxicidades significativamente incrementadas. Esta combinación de ipilimumab y nivolumab ha sido aprobada para los pacientes con melanoma (*v.* cap. 17).

F. **Virus oncolíticos**

El **talimogene laherparepvec** (T-VEC, conocido formalmente como OncoVEXGM-CSF) es un virus oncolítico, primero en la clase de fármacos aprobados para el tratamiento del cáncer. El T-VEC es un virus del herpes simple modificado tipo 1 (VHS-1) que se diseñó para replicarse de manera selectiva en el tejido tumoral y estimular la respuesta inmunitaria sistémica antitumor. Los genes virales VHS-1 que son responsables de la replicación en las células sanas fueron eliminados. Además, se insertó la secuencia codificante del GM-CSF humano para expandir la respuesta inmunitaria a los antígenos del tumor liberados durante la oncólisis. La administración intralesional de T-VEC produce la oncólisis de las células y la liberación local de la progenie del virus, así como de antígenos de las células tumorales. Esta estrategia provocó la destrucción de los tumores infectados así como de los sitios de la enfermedad que no se infectaron (como las micrometástasis) a través de la respuesta inmunitaria sistémica antitumoral. El éxito del T-VEC en el ensayo pivote de fase 3 (OPTiM) para el melanoma indicó que este tratamiento podría inducir una respuesta inmunitaria sistémica frente al melanoma con un perfil de toxicidad favorable. Estos datos en combinación con los inhibidores de los puntos de control sugieren una TRO mucho más alta y completa; los ensayos de confirmación están en curso.

G. **Otros fármacos inmunomoduladores**
Se han estudiado agonistas o antagonistas dirigidos a otros objetivos inmunomoduladores y se hallan en pruebas clínicas, como el anticuerpo estimulante inmunitario frente a 41BB/CD137, OX40, y GITR (el gen relacionado con la familia TNFR inducido por glucocorticoides); inhibidores de CSF-1R (el receptor del factor estimulante de colonias 1) dirigidos frente al TAM inmunosupresor; la inyección intratumoral de agonistas del receptor tipo toll (TLR, *toll-like receptor*); inhibidores de la 2.3-dioxigenasa de indolamina (IDO, *indoleamine 2,3-dioxygenase*), el cual es un mecanismo crítico resistente a la inmunidad en el microambiente tumoral, e inhibidores frente a otros moduladores de los puntos de control inmunitarios de la superficie celular como TIM-3, LAG-3, etc.

H. **Criterios de respuesta relacionados con la inmunidad (CRri).** Los patrones de respuesta a los inhibidores de los puntos de control pueden diferir de los que se ven en pacientes tratados con la quimioterapia tradicional o con fármacos dirigidos por medio de moléculas. Se han destacado los patrones siguientes de respuesta:
   1. La **respuesta convencional** en las lesiones iniciales con una reducción en el tamaño medible de la enfermedad. Este patrón es idéntico al que se ve con la quimioterapia tradicional.
   2. La **enfermedad estable prolongada** seguida por una reducción gradual en el tamaño medible de la enfermedad. Este tipo de respuesta puede verse con la quimioterapia tradicional y con el tratamiento dirigido por moléculas. En caso de inmunoterapia, la reducción estable de la carga tumoral puede continuar aunque el tratamiento se suspendió debido a la toxicidad o porque la pauta terapéutica se completó (p. ej., se administran cuatro dosis totales de ipilimumab).
   3. **Respuesta después del incremento inicial del volumen tumoral total.** Los estudios iniciales de reestadificación muestran un incremento en la carga tumoral, pero estudios posteriores exhiben una mejora en el volumen tumoral.
   4. **Reducción de la carga tumoral total después de la aparición de nuevas lesiones.** Por tradición, la aparición de una nueva lesión es consistente con la falta de eficacia de la quimioterapia. Cuando se usa la inmunoterapia, pueden aparecer lesiones, simultáneamente las lesiones iniciales se reducen o incrementan de tamaño. Al final, todas las lesiones comienzan a disminuir de tamaño.
   5. **Cuándo cambiar el tratamiento.** Los médicos deben ser conscientes de estos diferentes patrones de respuesta para no suspender la inmunoterapia de forma prematura. De manera usual, los pacientes que están destinados a alcanzar una respuesta muestran un desempeño estable y con frecuencia experimentan una mejora en los síntomas. Si los estudios de imagen muestran un empeoramiento de la carga tumoral y la condición del paciente se deteriora, es muy poco probable una respuesta retardada. A estos pacientes se les deben ofrecer tratamientos alternativos. Los patrones atípicos de respuesta a la inmunoterapia son mucho menos comunes que los tradicionales, y se ven en cerca del 1% de los pacientes con melanoma tratados con ipilimumab y en cerca del 5% de los pacientes tratados con anticuerpos anti-PD-1.

I. **Acontecimientos adversos relacionados con la inmunidad (EAri).** El tratamiento con inhibidores de los puntos de control se acompaña de un espectro único de toxicidades que se relacionan con la activación inespecífica del linfocito T y una mejora inmunitaria general. Los efectos colaterales recuerdan a los de las enfermedades autoinmunitarias, pero las pruebas inmunológicas estándar usadas en reumatología son casi todas negativas. En algunos pacientes, tales efectos secundarios pueden ser peligrosos para la vida o fatales, en especial cuando no se reconocen y tratan desde el principio. Por lo general, la mayoría afecta piel, tubo digestivo, hígado, glándulas endocrinas y pulmones, pero pueden mostrarse en casi cualquier órgano.

1. **EAri dermatológicos:**
   a. Vitiligo.
   b. Exantema —de manera típica, es reticular, maculopapular y algo eritematoso.
   c. Síndrome de necrólisis epidérmica tóxico de Stevens-Johnson —raro, pero puede poner en riesgo la vida.

2. **EAri digestivos:**
   a. Diarrea —alrededor del 30% de los pacientes son tratados con ipilimumab, y el 10% de los pacientes experimenta diarrea grave.
   b. Colitis —definida como una diarrea con dolor, cólicos abdominales, tal vez fiebre, o imágenes y/o evidencia endoscópica de inflamación crónica. La colitis recuerda a la enfermedad de Crohn. Las biopsias colónicas muestran infiltrados linfocíticos y neutrofílicos con criptitis y, en algunos casos, abscesos de las criptas y granuloma.
   c. Perforación intestinal —la colitis, cuando no se trata, puede conducir a la perforación intestinal.

3. **EAri endocrinos:**
   a. Hipotiroidismo —más común que el hipertiroidismo; la TSH debe vigilarse durante el tratamiento.
   b. Hipertiroidismo —suele ser autolimitado; pueden usarse bloqueadores β para aminorar los síntomas; el metimazol se prescribe cuando la T4 libre continúa alta.
   c. Insuficiencia suprarrenal —se caracteriza por el cortisol bajo y los niveles de ACTH elevados; con frecuencia, los síntomas/signos son inespecíficos y consisten en fatiga e hipotensión ortostática; esta situación puede conducir a la deshidratación, hipotensión y trastornos electrolíticos.
   d. Hipofisitis con insuficiencia hipofisaria —los síntomas/signos suelen ser inespecíficos, como cefalea, fatiga, presión sanguínea disminuida, trastornos visuales, debilidad muscular, náusea y estreñimiento; la RM de la glándula hipofisaria puede mostrar un agrandamiento/edema hipofisarios; las pruebas de laboratorio revelan una disminución de TSH, ACTH, LH y FSH; en ocasiones, sólo una línea está afectada; se requiere la restitución tiroidea y suprarrenal.

4. **EAri hepáticos:**
   a. Hepatitis de origen inmunitario —se caracteriza por un aumento inexplicable de los niveles séricos de la aminotransferasa de alanina hepática o de la aspartato aminotransferasa hepática; deben excluirse otras causas de lesión hepática como obstrucción e infección biliar; los estudios séricos para determinar ANA, anticuerpos antimúsculo liso, anticuerpo microsómico renal antihepático tipo 1, y anticitosol hepático tipo 1 suelen ser negativos.
   b. Insuficiencia hepática —muy rara; puede ser fatal.

5. **EAri pulmonares**: la neumonitis es excepcional en pacientes tratados con anticuerpos bloqueadores de ALTC-4, más comunes con anticuerpos bloqueadores de PD-1/PD-L1; se muestra con tos seca, acortamiento progresivo de la respiración, y estertores inspiratorios finos; si no se trata, puede progresar a la hipoxia y a la insuficiencia respiratoria; los estudios de imagen revelan opacidades en vidrio esmerilado y/o infiltrados nodulares diseminados, con predominio en los lóbulos inferiores.

6. **EAri oftalmológicos**: epiescleritis, conjuntivitis, uveítis e inflamación orbitaria.

7. **EAri neurológicos**: neuropatía, síndrome de Guillain-Barré, meningitis o meningoencefalitis aséptica o linfocítica, síndrome de encefalopatía posterior reversible y mielitis transversa.

8. **EAri renales**: excepcionales, pero a veces se dan en pacientes tratados con anticuerpos bloqueadores de PD-1/PD-L1; nefritis intersticial con agrandamiento

inflamatorio de la corteza renal o nefritis granulomatosa y la nefropatía glomerular tipo lúpica; algunos pacientes pueden requerir hemodiálisis temporal.
9. **EAri pancreáticos:** han sido descritos casos de insuficiencia endocrina y exocrina. La insuficiencia pancreática exocrina debe considerarse en pacientes que se muestran con diarrea crónica maloliente y pérdida de peso. La restitución de las enzimas pancreáticas conduce a una mejora rápida de los síntomas.
10. **EAri hematológicos:** muy raros, aplasia de eritrocitos, neutropenia o pancitopenia autoinmunitaria y hemofilia A adquirida.
11. **EAri musculoesqueléticos:** se ha notificado poliartritis y artralgia en alrededor del 5% de los pacientes con bloqueo inmunitario de los puntos de control.
12. **Tratamiento de los EAri:** los esteroides son el pilar del tratamiento de los EAri. Hay un solo estudio retrospectivo institucional de 254 pacientes tratados con ipilimumab y seguimiento corto que no muestra ningún impacto de la inmunosupresión en la eficacia y la supervivencia del paciente, pero no hay estudios prospectivos a largo plazo para demostrar la hipótesis.
    a. **Gravedad leve.** El tratamiento con un inhibidor de los puntos de control puede ser continuo, y debe ofrecerse el tratamiento sintomático. El paciente debe ser instruido; los síntomas/signos pueden empeorar.
    b. **Gravedad moderada.** El tratamiento con un inhibidor de los puntos de control debe ser continuo y el tratamiento sintomático ha de estar al alcance del paciente. Si los síntomas persisten de 5 a 7 días, debe iniciarse el tratamiento con metilprednisolona o un equivalente oral a la dosis de 0.5 a 1 (mg/kg)/día. Después que los síntomas mejoran, los esteroides se reducen de manera gradual durante un periodo de 1 mes o más. Para las infecciones oportunistas, deben considerarse los antibióticos profilácticos en pacientes que serán tratados con 20 mg de prednisona diarios o un equivalente durante cuando menos 4 semanas. La profilaxis frente a *Pneumocystis* con trimetoprima-sulfametoxazol, atovacuona o pentamidina se recomienda ampliamente; los beneficios de la profilaxis antiviral y antimicótica son menos claros.
    c. **Toxicidad grave.** El tratamiento con un inhibidor de los puntos de control debe suspenderse de manera permanente o definitiva. Debe iniciarse la metilprednisolona o un equivalente oral a la dosis de 1 a 2 (mg/kg)/día. Si el paciente es muy sintomático, se prefiere la hospitalización para administrar esteroides intravenosos. Deben tomarse en cuenta los antibióticos profilácticos para las infecciones oportunistas. Después que los síntomas mejoran, los esteroides se reducen de manera gradual durante un periodo de un mes o más o mayor.
    d. **Toxicidad persistente/recurrente.** Si la toxicidad no se resuelve con los esteroides, los pacientes pueden tratarse con una dosis de 5 mg/kg de infliximab (puede repetirse en dos semanas si los síntomas mejoraron, en especial es de ayuda en el manejo de los EAri digestivos, y está contraindicado en los EAri hepáticos) o micofenolato de mofetilo a la dosis de 1 g dos veces al día (en especial es de ayuda en el tratamiento de los EAri hepáticos).
J. **Dirección futura.** A pesar de los avances recientes en el desarrollo de inhibidores de los puntos de control para tratar el melanoma avanzado y otros cánceres, un número significativo de pacientes no responde al bloqueo PD-1/PD-L1, y un número representativo de pacientes experimenta progresión de la enfermedad después de una respuesta inicial. La evidencia que emerge sugiere que la respuesta a los tratamientos basados en anti-PD-1/L1 depende de la capacidad de los pacientes de montar una respuesta específica frente al tumor, la cual luego se desvanece por los acoplamientos PD-1/PD-L1. Tal vez, la falla del tratamiento obedece a la falta de activación inmunitaria suficiente frente al cáncer o a un microambiente tumoral supresor de vasto poder como para ser superado, y que puede atacarse mediante estrategias de tratamientos combinadas para incrementar la activación de los linfocitos T y las infiltraciones tumorales, así como para mejorar el microambiente inmunitario tumoral. Hay preguntas críticas que permanecen, como la de elegir a los pacientes para las

diferentes opciones de tratamientos combinados y cómo se pueden combinar mejor estas modalidades inmunoterápicas al tiempo que se evita su toxicidad. El estudio cuidadoso de las muestras derivadas del paciente al principio del tratamiento y mientras el paciente está en tratamiento y el desarrollo de biomarcadores predictivos son claves para responder estas preguntas.

Lecturas recomendadas

Chen DS, Mellman I. Oncology meets immunology: the cancer-immunity cycle. *Immunity* 2013;39:1.

Dunn GP, Old LJ, Schreiber RD. The three Es of cancer immunoediting. *Annu Rev Immunol* 2004;22:329.

Garrett WS. Cancer and the microbiota. *Science* 2015;348:80.

Miller JF, Sadelain M. The journey from discoveries in fundamental immunology to cancer immunotherapy. *Cancer Cell* 2015;27:439.

Ribas A. Adaptive immune resistance: how cancer protects from immune attack. *Cancer Discov* 2015;5:915.

Rosenberg SA. IL-2: the first effective immunotherapy for human cancer. *J Immunol* 2014;192:5451.

Shankaran V, Ikeda H, Bruce AT, et al. IFNgamma and lymphocytes prevent primary tumor development and shape tumour immunogenicity. *Nature* 2001;410:1107.

Sharma P, Allison JP. The future of immune checkpoint therapy. *Science* 2015;348:56.

Sharma P, Allison JP. Immune checkpoint targeting in cancer therapy: toward combination strategies with curative potential. *Cell* 2015;161:205.

Smyth MJ, Ngiow SF, Ribas A, et al. Combination cancer immunotherapies tailored to the tumour microenvironment. *Nat Rev Clin Oncol* 2016;13:143.

Tumeh PC, et al. PD-1 blockade induces responses by inhibiting adaptive immune resistance. *Nature* 2014;515:568.

Cuidados paliativos en oncología: manejo de los síntomas y objetivos del tratamiento

David Wallenstein, Shireen N. Heidari y Andrew Huy Cao Nguyen

CUIDADOS PALIATIVOS

Los cuidados paliativos incluyen una amplia variedad clínica de disciplinas y destrezas terapéuticas y cuenta con muchas definiciones. Un aspecto de los cuidados paliativos es el manejo estratégico de los síntomas en el contexto de una enfermedad grave. Una concepción equivocada es que los cuidados paliativos se reservan para el final de la vida, cuando pueden ofrecerse junto con el tratamiento curativo la cirugía o la quimioterapia. En la práctica clínica, casi todos los oncólogos realizan regularmente valoraciones e intervenciones paliativas de los síntomas, ya que los tratamientos curativos causan frecuentes efectos colaterales. De manera adicional, la comprensión de los objetivos del cuidado del paciente y las expectativas de cada opción terapéutica pueden informar de manera drástica el plan de tratamiento. El objetivo de este capítulo es tratar algunos principios básicos de las valoraciones y desafíos de los cuidados paliativos al enfrentarse a las metas del cuidado de los pacientes con enfermedades graves.

I. VALORACIÓN DEL PACIENTE

Estudios han demostrado que la implementación de detecciones de síntomas estandarizados y regulares durante el tratamiento activo, con desencadenantes para las intervenciones clínicas y de enfermería, puede reducir los costos y tener un impacto medible en la mejora de los síntomas y la calidad de vida mostrada por el paciente. Esta conducta posee un potencial para reducir las visitas al servicio de urgencias y admisiones hospitalarias. En esencia, cuando los síntomas se atienden, los pacientes pueden tolerar mejor los tratamientos.

A. **Valoración de los síntomas:** una herramienta de manejo de los síntomas que se usa con frecuencia es el **Cuestionario de evaluación de síntomas de Edmonton (ESAS,** *Edmonton Symptom Assessment Sytem*), que consta de 10 síntomas comunes de los pacientes en una escala del 1 al 10 (0 = ningún síntoma → 10 = el peor síntoma posible). Tales síntomas son dolor, cansancio, náuseas, depresión, ansiedad, somnolencia, apetito, bienestar, dificultad para respirar y otros. La valoración de estos síntomas puede efectuarse a lo largo del tiempo, con desencadenantes para la intervención y respuesta al tratamiento oncológico vigilado apoyada en los cambios de la gravedad del síntoma.

B. **Valoración del desempeño:** también es importante valorar el estado funcional del paciente, tanto al inicio como durante el curso del tratamiento. Hay numerosas herramientas que se usan en el contexto oncológico, así como por los proveedores de cuidados paliativos. Éstas incluyen el *Eastern Cooperative Oncology Group* (ECOG) *Performance Status* y el *Karnofsky Performance Status* (KPS) (tabla 6-1).

II. DOLOR

El dolor es un síntoma habitual en el tratamiento de los pacientes con cáncer; afecta a alrededor del 30% al 40% de aquellos que reciben tratamiento y casi al 90% de aquellos con enfermedad avanzada. **El control inadecuado del dolor puede afectar de forma negativa la calidad de vida con independencia del pronóstico**.

A. **Los obstáculos para el control adecuado del dolor incluyen:**
   1. Renuencia del paciente a manifestar dolor, miedo a la adicción o preocupaciones por los efectos secundarios de los medicamentos.

TABLA 6-1 Mediciones del desempeño

Calificación del desempeño del ECOG	Calificación del desempeño de Karnofsky
0 = actividad completa, capaz de efectuar todas las actividades previas a la enfermedad sin restricción	100 = normal, sin quejas; sin evidencia de enfermedad
	90 = capaz de desarrollar las actividades normales; signos o síntomas de enfermedad menores
1 = restricciones en la actividad física extrema, pero deambulante y capaz de desarrollar trabajos de naturaleza ligera o sedentaria, por ejemplo, trabajos livianos del hogar, trabajos de oficina	80 = actividad normal con esfuerzo, algunos signos o síntomas de enfermedad
	70 = se proporciona cuidados personales a sí mismo, pero es incapaz de realizar la actividad normal o de hacer trabajo activo
2 = deambulante y capaz de realizar todos los cuidados personales, pero incapaz de realizar cualquier actividad laboral. Algo más de 50% de las horas caminando	60 = requiere asistencia ocasional, pero es capaz de atender la mayor parte de sus necesidades personales
	50 = requiere asistencia considerable y cuidados médicos frecuentes
3 = sólo puede realizar algunas actividades del cuidado personal, pasa más de 50% de las horas para caminar confinado en una cama o una silla	40 = incapacitado; requiere cuidados y asistencia especiales
	30 = muy incapacitado; la hospitalización está indicada aunque la muerte no es inminente
4 = incapacidad total. No puede realizar ninguna actividad de cuidado personal. Todo el tiempo está confinado en una cama o una silla	20 = muy enfermo; necesita hospitalización y apoyo activo
5 = fallecido	10 = moribundo
	0 = fallecido

Información tomada de Karnofsky DA, Burchenal JH. The clinical evaluation of chemotherapeutic agents in cancer. In: MacLeod CM, ed. *Evaluation of Chemotherapeutic Agents*. Columbia University Press, 1949:196; information from Oken M, et al. Toxicity and response criteria of the Eastern Cooperative Oncology Group. *Am J Clin Oncol* 1982;5(6):649–655.

2. Error del médico para detectar o apreciar la gravedad del dolor.
3. Tratamiento insuficiente del dolor.

B. **Valoración del dolor**
   1. Realizar una anamnesis enfocada en el dolor incluyendo la localización del mismo, su inicio, si es agudo o crónico, constante o intermitente, factores que lo provocan y alivian, y los síntomas vinculados.
   2. Categoría del dolor. Puede ayudar a distinguir entre un dolor nociceptivo somático, nociceptivo visceral y uno neuropático, que puede guiar las decisiones terapéuticas.
   3. Impacto en las actividades de la vida diaria.
   4. Intervenciones relacionadas con el dolor ya aplicadas y su nivel de efectividad.
   5. Detección de antecedentes de dependencia de alcohol o de fármacos. Nota: la presencia de adicción activa a los fármacos no es una contraindicación para el tratamiento efectivo del dolor por cáncer con un opioide; sin embargo, puede ser necesaria la consulta con un especialista en medicina frente a las adicciones.
   6. Evaluación de la depresión.
   7. Exploración física.

C. **Inicio del tratamiento farmacológico del dolor**
   1. El medicamento que elegirá el médico y la vía de administración dependerá de la gravedad del dolor y del estado clínico actual del paciente (capacidad para tolerar los medicamentos, disfunción orgánica).
   2. Frecuentemente se utiliza la escala de la OMS, la cual recomienda una **progresión escalonada** a partir de analgésicos no opioides (antiinflamatorios no esteroideos [AINE], paracetamol), adyuvantes para el dolor leve, opioides «suaves» (tramadol, hidrocodona, oxicodona-paracetamol, codeína), adyuvantes para el dolor mode-

rado y opioides «fuertes» (morfina, oxicodona, hidromorfona, fentanilo, metadona) para el dolor grave que no responde a los pasos previos. La escala de la OMS es una herramienta útil para muchos pacientes, aunque su comienzo en la fase 1 puede ser inconveniente o desaconsejable en casos de crisis de dolor oncológico en el contexto del paciente hospitalizado.
3. Existen tres conceptos farmacológicos muy importantes cuando se dosifican los medicamentos para el dolor:
   a. **Tiempo para la $C_{máx}$** = tiempo para que el medicamento alcance los niveles máximos en el torrente sanguíneo.
   b. **Vida media** = tiempo que transcurre para que la mitad del medicamento sea eliminado del cuerpo.
   c. **Estado estable** = cuando la cantidad de fármaco que ingresa en el torrente sanguíneo es la misma que la cantidad que lo abandona (por lo general, se requieren entre 5 y 6 vidas medias para alcanzar el estado estable). Lo anterior es un concepto importante cuando se valora la eficacia de cierta dosis, y si los ajustes ocurrieron, tanto con los medicamentos orales como con los infundidos. La dosificación frecuente puede provocar una sobremedicación.
      Ejemplo: en el caso de la morfina:
      - Vida media = 2-4 h
      - Tiempo para la $C_{máx}$ i.v. = 15 min, i.m./s.c. = 30 min, v.o. = 1 h
      - Estado estable = 5 vidas medias
4. Si un paciente se queja de dolor incontrolable, es razonable darle dosis de avance cada $T_{máx}$ (dado que se podría ver el efecto máximo en ese tiempo); en el caso de la morfina i.v., cada 15 min hasta que el dolor se controle.
5. **Comenzar con opioides de acción corta** cuando se determine el requerimiento diario de opioides de un paciente (no usar como primera línea medicamentos de liberación o acción prolongada).
6. Cuando se determine el requerimiento diario de opioides, el médico puede comenzar con fórmulas de acción prolongada. Considérese administrar entre el 50% y 100% de la dosis total diaria en dosis divididas.
7. Cuando se conozca el requerimiento diario de opioides, puede programarse una dosis de avance del 10% al 20% del requerimiento diario.
   a. Ejemplo: si el tratamiento de un paciente con dolor grave a causa de una enfermedad metastásica se inicia con 15 mg de morfina por vía oral cada 4 h, cuando es necesario, y haya tomado un total de 75 mg en 24 h con alivio excelente del dolor y sedación mínima, el médico podría considerar un programa de 30 mg de morfina de acción prolongada 2 veces al día y continuar con el uso de 15 mg de la dosis de acción corta cada 4 h como una dosis de avance.
   b. Por el contrario, si el paciente tomaba 5 mg de morfina sublingual cada 4 h por razón necesaria ante el acortamiento de la respiración, y sólo necesita dos dosis en 24 h, puede que el paciente no necesite dosis programadas.
8. **Si el paciente requiere más de cuatro dosis diarias de opioides de avance de acción corta por razón necesaria**, puede necesitar un ajuste de la dosis del medicamento de acción prolongada.

D. **Medicamentos más usados para el dolor** (con dosis de inicio típicas)
   1. Hidrocodona-paracetamol (5-325 mg, respectivamente; un comprimido cada 4 h por razón necesaria en casos de dolor moderado a grave).
   2. Oxicodona-paracetamol (5-325 mg respectivamente; un comprimido cada 4 h por razón necesaria en casos de dolor moderado a grave).
   3. Morfina (las dosis de inicio varían de acuerdo con la gravedad del dolor; considérense 15 mg v.o. cada 4 h por razón necesaria, 1 mg i.v. cada 3-4 h por razón necesaria).
   4. Oxicodona (5 mg cada 4 h por razón necesaria).
   5. Hidromorfona (2-4 mg v.o. cada 4 h por razón necesaria, 0.5 mg i.v. cada 3-4 h por razón necesaria).
   6. Fentanilo (*v.* sección sobre el fentanilo transdérmico; no se recomienda como primera línea o en los pacientes que no recibieron opioides).

TABLA 6-2 — Conversión entre diferentes medicamentos opioides

Dosis oral/rectal (mg)	Analgésicos	Dosis progenitora i.v./s.c./i.m. (mg)
150	Tramadol	–
150	Codeína	50
15	Hidrocodona	–
15	**Morfina**	5
10	Oxicodona	–
5	Oximorfona	–
3	Hidromorfona	1
2	Levorfanol	1
–	Fentanilo[a]	0.050

[a]Notas adicionales sobre los parches transdérmicos de fentanilo más abajo.
Adaptado con autorización de Bodtke S, Ligon K. *Hospice and Palliative Medicine Handbook: A Clinical Guide*. San Diego, CA, 2016:192.

7. Metadona, menos común como fármaco de primera línea, pero puede ser de ayuda en caso de dolor neuropático grave, ya que posee antagonismo con el receptor del *N*-metil-D-aspartato (NMDA), además de afinidad por el receptor de opioides. Considérese incluir un equipo de cuidados paliativos o del dolor para que asista, ya que las conversiones no son sencillas.

E. **Conversión entre diferentes medicamentos** (tabla 6-2): en general, cuando se realizan conversiones entre diferentes medicamentos para el dolor, los proveedores de cuidados de la salud convierten la dosificación en equivalentes de la morfina oral. Estos equivalentes también proporcionan directrices para iniciar algunos medicamentos de acción prolongada más regulados.

1. **Ejemplo 1**: si un paciente recibía 2 mg i.v. de morfina cada 4 h o cada vez que fuera necesario y recibió tres dosis, fue un total de 6 mg i.v. de morfina, o (5 mg de morfina i.v. equivalen a 15 mg de morfina oral) 18 mg equivalentes de morfina oral.
2. **Ejemplo 2**: un paciente tomaba comprimidos de 5 mg de oxicodona en su hogar, pero fue hospitalizado ante la incapacidad de tolerar la toma oral; una tabla equianalgésica puede ayudar a proveer las directrices sobre la dosis de inicio de los medicamentos i.v.
3. **Ajuste ante la tolerancia cruzada**
   a. Cuando se realizan conversiones entre medicamentos, es importante tener en cuenta que el cambio de medicamentos expone al paciente a un nuevo analgésico y puede ser innecesario que éste reciba tanta medicación como la que tomaba. En general, **a menos que tuviera un control del dolor muy bajo, la dosis del nuevo medicamento debe ser menor que la dosis de conversión directa calculada** (tabla 6-3).

F. **Uso del fentanilo transdérmico**
1. Pueden usarse múltiples conversiones diferentes con el fentanilo transdérmico. Una de las más generosas es que alrededor de 50 equivalentes de morfina oral al día equivalen a 25 μg/h por parche. Esto no reduce la tolerancia cruzada, la cual es una consideración importante. De manera tradicional, las conversiones proporcionadas por el fabricante exhortan a realizar estimaciones más conservadoras

TABLA 6-3 — Ajustes por tolerancia cruzada

Control del dolor antes del cambio	Ajuste de la dosis calculada
Deficiente	Ninguno
Moderado	Reducir en un 25%
Excelente	Reducir en un 50%

Adaptado con autorización de Bodtke S, Ligon K. *Hospice and Palliative Medicine Handbook: A Clinical Guide*. San Diego, CA, 2016:193.

(p. ej. los pacientes con 60 mg y 134 mg equivalentes de morfina oral al día deben iniciar con un parche de 25 µg/hora).
2. Las directrices de la FDA establecen que los pacientes necesitan estar cuando menos con 60 equivalentes de morfina oral al día durante 1 semana para ser considerados «tolerantes a los opioides» y por consecuencia apropiados para un parche de fentanilo. El parche de fentanilo no se diseñó para los pacientes que «nunca recibieron opioides», y existen riesgos significativos si lo hacen.
3. De manera tradicional, los parches no son tan efectivos en pacientes con caquexia avanzada, circulación deficiente, edema o dolor intermitente.
4. La fiebre o los cambios de temperatura (incluida la aplicación local de calor) también conducen a una absorción variable del medicamento e incrementan potencialmente y de forma marcada la dosis que se pretende.

G. **Pacientes con disfunción renal**
1. Es bien conocido que la morfina posee metabolitos que pueden acumularse en la disfunción renal y causar efectos colaterales (incluidos, pero no limitados a mioclono, convulsiones y otros).
2. La hidromorfona puede constituir una alternativa desaconsejable a la morfina en el contexto de disfunción renal, ya que también es depurada por el riñón.
3. Considerar la metadona o el fentanilo en pacientes que poseen disfunción renal significativa.

H. **Efectos colaterales usuales del tratamiento opioide**
1. Digestivos: estreñimiento, náuseas y vómito.
2. Sistema nervioso central (SNC): sedación, confusión y mioclono.
3. Retención urinaria.
4. Tolerancia.

I. **Vías adicionales de administración de opioides**
1. Anestesia epidural e intratecal. Considerarlas cuando otras vías son ineficaces o cuando los opioides causan toxicidad excesiva.
2. Sublingual/bucal o rectal si la vía oral no está disponible o no se tolera.
3. Tópica para las lesiones ulcerativas dolorosas o la mucositis oral.
4. Bombas: la analgesia controlada por el paciente (ACP) puede ser útil en los pacientes con cáncer. Cuando se inicia, hay que considerar la inclusión del equipo de tratamiento del dolor o del equipo de cuidados paliativos, en particular si el paciente está en una crisis dolorosa. Cuando se inicia una ACP, es probable que convenga iniciarla con una dosis conservadora que puede incrementarse por demanda, si hay un alivio inadecuado o insuficiente. Comenzar con una dosis por demanda de 1-3 mg de sulfato de morfina con una fase de 10 min («bloqueo»); de esta manera, el paciente puede recibir esta dosis hasta 6 veces por hora. Se determina la cantidad administrada durante 4 h y puede convertirse (promediarse) en una dosis horaria (basal). La nueva *dosis por demanda* cada 10 min se convierte en el 50% de la dosis horaria. En pacientes que ya recibieron morfina u otros medicamentos para el dolor, se usa el mismo método, excepto que la dosis de 24 h se convierte en una dosis horaria (basal) y a partir de allí puede formularse una nueva dosis por demanda. Recuérdese que el paciente puede necesitar ajustes a medida que las causas subyacentes del dolor se traten durante el curso de la hospitalización, y tanto las dosis programadas como las prescritas por necesidad deben evaluarse con regularidad.

J. **Hiperalgesia inducida por opioides**
1. Ésta es una consideración importante en pacientes que toman medicamentos opioides para el dolor desde hace tiempo, pero que se incrementa a pesar de la dosis escalada; este mecanismo aún no se comprende.
2. Disminuir la dosis de opioides puede ser la solución (suele ser de ayuda consultar al equipo de cuidados paliativos o de manejo del dolor como guía).

K. **Adyuvantes**
1. **Antidepresivos**
   a. **Antidepresivos tricíclicos (ATC):** la nortriptilina se usa de manera habitual debido a su escasa producción de efectos colaterales (25 mg al acostarse).

b. **Inhibidores de la recaptación selectiva de serotonina (IRSS):** fluoxetina, sertralina, citalopram y escitalopram.
c. **Inhibidores de la recaptación de serotonina-noradrenalina (IRSN):** duloxetina y venlafaxina.
d. **Desusado:** mirtazapina —se usa frecuentemente por sus efectos en el apetito y el humor; debe recordarse que es de menos ayuda para ambos efectos si la dosis supera los 15 mg (comenzar con 7.5 mg por las noches).
e. **Precaución:** evitar el uso de más de un antidepresivo a la vez sin apoyo de psiquiatras o neurólogos.
2. **Anticonvulsivos:** ayudan particularmente en el dolor neuropático (quemante).
   a. **Gabapentina:** comenzar con 300 mg a la hora de acostarse. Puede incrementarse después de algunos días, con una dosis máxima de 3 600 mg/día (de manera típica, se dosifican 3 o 4 veces al día) a menos que el CrCl sea menor de 60 (necesitará ajuste de dosis). Si se decide suspender, se recomienda hacerlo de manera gradual para evitar los efectos colaterales.
   b. **Pregabalina:** iniciar con 75 mg diarios 2 veces al día; puede incrementarse a 150 mg cada 12 h en 1 semana. La dosis máxima es de 600/día (rara vez se obtiene una mejora efectiva cuando se sobrepasan los 300 mg). Nuevamente graduar la dosis descendente cuando menos 1 semana si se planifica suspenderla.
   c. **Topiramato:** iniciar con 25 mg al acostarse.
   d. **Lamotrigina:** iniciar con 25 mg al acostarse.
3. **Relajantes musculares**
   a. **Baclofeno:** para espasticidad iniciar con 5 mg 3 veces al día. También puede administrarse por vía intratecal.
   b. **Ciclobenzaprina:** iniciar con 5 mg v.o. 3 veces al día por razón necesaria.
   c. **Tizanidina:** adrenérgico α-2 mg v.o. por las noches. También puede administrarse por vía intratecal.
   d. **Metocarbamol:** iniciar con 250 mg 4 veces al día.
   e. **Carisoprodol:** NO USARLO —provoca altos niveles de dependencia, abuso y síndrome de abstinencia.
4. **Medicamentos tópicos**
   a. **Lidocaína:** crema o parche para acción anestésica local. Hasta tres parches (al 5 %) colocados sobre el área dolorosa durante 12 h.
   b. De manera adicional, también se encuentran disponibles cremas combinadas de lidocaína y prilocaína.
5. **AINE:** debe tenerse precaución por el riesgo de malestar y sangrado digestivo. Evitar el uso diario a largo plazo de inhibidores no selectivos de la COX cuando sea posible.
   a. **Paracetamol:** iniciar con una dosis de 650 mg 4 veces al día, en general es conveniente no sobrepasar los 3 000 mg diarios.
   b. **Ibuprofeno** (no selectivo): 200 mg a 800 mg hasta 4 veces al día (máximo 2 400 mg diarios).
   c. **Naproxeno** (no selectivo): dosis típica, 500 mg 2 veces al día (máximo 1 500 mg/día por 6 meses).
   d. **Indometacina** (no selectiva): 25 mg dos a 3 veces al día (máximo 200 mg/día, o 150 mg de la fórmula de liberación prolongada/día).
   e. **Meloxicam** (inhibidor COX-2 selectivo): 7.5 mg una a 2 veces al día (máximo 15 mg/día).
   f. **Celebrex** (inhibidor COX-2 selectivo): 100 mg a 200 mg 1 a 2 veces al día.
   g. **Toradol** (disponible por vía i.m. e i.v.): si se planifica administrar una sola dosis, pueden administrarse 15 mg, 30 mg o 60 mg, pero si se planifica administrar múltiples dosis, puede hacerse en un esquema de 30 mg cada 6 h sin exceder de 120 mg/día durante 5 días (15 mg cada 6 h sin exceder de 60 mg/día en los pacientes mayores o en pacientes con pesos menores de 50 kg, sin sobrepasar los 5 días).
6. **Esteroides:** con frecuencia, son de ayuda en el dolor óseo resistente al tratamiento, metástasis cerebrales, dolor neuropático y dolor vinculado con la disten-

sión abdominal. Considérese iniciar con 4 mg 2 veces al día de dexametasona y programar las dosis en la mañana y en la tarde (los esteroides en la noche pueden causar agitación y dificultar el sueño).

L. Otros tratamientos
1. La **ketamina** es un antagonista del receptor de *N*-metil-D-aspartato (NMDA) que puede considerarse para el dolor resistente al tratamiento.
2. Los **bisfosfanatos** son útiles para tratar el dolor óseo y la prevención de fracturas a causa de lesiones osteolíticas del mieloma múltiple. También pueden ser de ayuda en el control del dolor óseo hasta en un 25% de los pacientes con cáncer de mama o de próstata. Pueden usarse el pamidronato (90 mg i.v. durante 3 h) o el ácido zoledrónico (4 mg i.v. durante 15 min).
3. En áreas específicas, considerar la participación del equipo de dolor intervencionista, por ejemplo, bloqueos subcostales para el dolor de costilla grave o un bloqueo del plexo celíaco para el dolor visceral abdominal relacionado con el cáncer pancreático. La radioterapia local también puede tomarse en cuenta.

M. Principios importantes
1. Todos los pacientes en farmacoterapia crónica con opioides también deben iniciarse en la profilaxis frente al estreñimiento inducido por los opioides (p. ej., sennosides, Senokot [sena], dos comprimidos, 1 o 2 veces al día).
2. Es importante considerar la vía de administración y la disfunción orgánica cuando se seleccionan los medicamentos.
3. En pacientes bajo una pauta de farmacoterapia opioide crónica, con control subóptimo del dolor, considérese la rotación a otro opioide.
4. En casos de dolor resistente al tratamiento, es necesario atender las causas psicosociales y espirituales.
5. A menudo, un incremento del dolor por cáncer indica progresión de la enfermedad.
6. Siempre hay que intentar identificar la causa del dolor como guía del tratamiento.

III. ESTREÑIMIENTO

El estreñimiento es un síntoma común entre los pacientes con cáncer. Es importante mantenerse atento a las causas e instituir medidas preventivas cuando sea posible.

A. Causas
1. Efectos colaterales de los opioides y otros medicamentos (p. ej., antagonistas del receptor de serotonina, vincristina, talidomida).
2. Consumo oral disminuido e inmovilidad.
3. Nefropatía autónoma.
4. Desequilibrio metabólico como la hipercalcemia.
5. Secundario a una enfermedad maligna intraabdominal (p. ej., obstrucción intestinal o compresión de la médula espinal).

B. Tratamientos
1. Es importante descartar una obstrucción intestinal antes de iniciar una pauta intestinal por escalas. Si un paciente muestra obstrucción intestinal, el tratamiento quirúrgico o médico depende de las características individuales del paciente, de las comorbilidades y los objetivos del tratamiento. Los medicamentos que pueden ser de ayuda en el tratamiento sintomático de la obstrucción intestinal son los esteroides y el octreótido.
2. Los más accesibles por costo y efectividad son las combinaciones de un estimulante sena y un fármaco hiperosmolar (polietilenglicol 3350), los cuales pueden graduarse hasta obtener el efecto.
3. **Estimulantes**
   a. **Sena:** 8.6 mg en comprimidos o líquido. En pacientes con opioides programados, considerar el inicio con dos comprimidos nocturnos (no por necesidad). Puede incrementarse a 2 comprimidos 2 veces al día y hasta 4, 2 veces al día, si es necesario. Todos los pacientes con una pauta programada de opioides deben estar en un esquema de sena también programado para neutralizar el estreñimiento inducido por los opioides.
   b. **Bisacodilo:** también se muestra en supositorios.

4. **Fármacos hiperosmolares**
   a. **Polietilenglicol 3350:** 17 g diarios por razón necesaria, puede programarse en una pauta diaria e incrementarse a dos veces al día.
   b. **Lactulosa:** comenzar con 15-30 mL/día.
5. **Emolientes** (docusato, aceite mineral): en particular en pacientes con cáncer avanzado, un ablandador fecal como el docusato es improbable que produzca mucho beneficio sin un fármaco estimulante de la motilidad.
6. **Enemas**
7. **Antagonistas de los opioides**
   a. **Metilnaltrexona:** nótese que este producto debe reservarse para pacientes en quienes la pauta intestinal ya fue optimizado, que no es un fármaco de primera línea, que está contraindicado ante la sospecha de una obstrucción intestinal y que su **dosis se basa en el peso** del paciente (subcutánea: 8 mg si el paciente pesa 38 kg o menos de 62 kg, 12 mg si pesa entre 62 kg y 114 kg, y 0.15 mg/kg si pesa más de 114 kg).
   b. **Naloxegol:** también para el estreñimiento inducido por opioides, no ha sido probado frente a otras pautas intestinales ni en los pacientes cancerosos. En primer lugar, recurrir a otros productos. La dosis es de 25 mg al día (a menos que el CrCl sea menor de 60, y entonces la dosis debe ser de 12.5 mg/día).
8. **Otros medicamentos** usados para el estreñimiento crónico como linaclotida y lubiprostona se han empleado sobre todo en el tratamiento del síndrome de intestino irritable (SII) y no han sido bien estudiados en los pacientes con cáncer.

C. **Principios importantes**
1. Todos los pacientes que reciben un opioide deben recibir también profilaxis frente al estreñimiento inducido por los opioides (p. ej., dos comprimidos de sena una o dos veces/día).
2. Siempre debe considerarse la posibilidad de una obstrucción intestinal en evolución.
3. Considérese un estreñimiento subyacente cuando se evalúe una obstrucción urinaria, náuseas/vómito, y cambios del estado mental.

IV. NÁUSEA/VÓMITO

La náusea y el vómito son síntomas frecuentes en los pacientes con cáncer y se relacionan con múltiples factores.

A. **Causas:** las náusea y el vómito suelen ser el efecto colateral resultante de los tratamientos (quimioterapia, radiación u otras medicaciones), pero pueden deberse a los efectos de un tumor (metástasis en el SNC, obstrucción digestiva) o a otras causas como anomalías metabólicas (hiponatremia, hipercalcemia), dolor, infección o estreñimiento.

B. **Tratamientos:** diversas poblaciones de receptores intervienen en la transmisión de la sensación nauseosa; por dicha razón, es importante escoger fármacos con mecanismos de acción diversos para atacar las náuseas de manera integral.
1. **Antagonistas de los receptores de serotonina (5-HT3):** iniciar las dosis antes de comenzar la quimioterapia emetógena y continuar después.
   a. **Ondansetrón:** 8 mg v.o./s.c./i.v. cada 8 h.
   b. **Granisetrón:** 1 mg v.o./i.v. cada 2 h.
2. **Antagonistas de la dopamina** (D2)
   a. **Haloperidol:** 0.5 a 1 mg v.o./s.c./i.v. cada 6 h por razón necesaria.
   b. **Olanzapina:** se puede iniciar con 2.5 mg dos veces al día por razón necesaria y tal vez se necesite incrementar la dosis. Ésta bloquea a la dopamina y a la serotonina.
   c. **Metoclopramida:** 10-20 mg v.o./s.c./i.v. cada 6 h por razón necesaria. Este fármaco actúa a nivel central como un antagonista de la dopamina y también como estimulante gástrico y de la motilidad intestinal (previene la estasis y la dilatación gástrica).
   d. **Proclorperacina:** 10-20 mg v.o. cada 6 h por razón necesaria o 25 mg por vía rectal cada 2 h por razón necesaria.

e. Aprepitant: antagonista de los receptores neurocinina 1 (NK1) una cápsula de 125 mg, 1 h antes de la quimioterapia, y 80 mg. Cada mañana 2 días siguientes a la quimioterapia.
  3. **Acción central**
   a. Lorazepam: 0.5-1 mg cada 6 h por razón necesaria. Con frecuencia, es de ayuda en las náuseas anticipatorias.
   b. Dexametasona: 2-4 mg v.o./s.c./i.v. diarios, y quizá sea necesario incrementarla. Puede ejercer un efecto sinérgico cuando se usa con otras clases de fármacos.
   c. Tetrahidrocanabinol (THC/Marinol): iniciar con 2.5 mg al día.
  4. **Antagonistas de la acetilcolina**
   a. Escopolamina (transdérmica) —colocar un parche cada 72 h.
  5. **Antagonistas de la histamina (H1)**
   a. Difenhidramina: 25 mg v.o./s.c./i.v. cada 6 h por razón necesaria.
   b. Hidroxicina: 25 mg cada 6 h por razón necesaria.
  6. **Análogos de la somatostatina en casos de obstrucción**
   a. Octreótido: comenzar con 100 μg s.c./i.v. cada 8 h; la dosis se puede incrementar si es necesario. Posee un efecto procinético, con mejora en los casos de obstrucción intestinal que no son candidatos quirúrgicos. También puede ser beneficioso en las náuseas crónicas después de un trasplante.
 C. **Principios importantes**
  1. Cuando los medicamentos se combinan, deben usarse fármacos de diferentes clases o que tengan diferentes mecanismos de acción.
  2. Comenzar con un antagonista de la serotonina, luego agregar un antagonista de la dopamina, y continuar con el agregado de medicamentos de diferentes clases. La adición de dos medicamentos de la misma categoría no es de gran ayuda.

V. DISNEA

Hay muchas razones para que los pacientes con cáncer presenten disnea (*v.* cap. 30). Es importante buscar las causas reversibles.
 A. **Causas**
  1. Afecciones pulmonares: derrame pleural, neumotórax, broncoespasmo, enfermedad pulmonar obstructiva crónica (EPOC), tumor primario o metástasis, y neumonitis por radiación.
  2. Infecciones: neumonía y bronquitis.
  3. ICC, sobrecarga líquida y ascitis.
  4. Ansiedad.
  5. Reflujo y aspiración.
 B. **Evaluación**
  1. Exploración física, con atención específica a la exploración del pulmón, medición de la frecuencia respiratoria y uso de los músculos accesorios.
  2. Radiografía de tórax, TC y ecografía, como esté indicado. Gasometría arterial y otras pruebas de laboratorio.
 C. **Tratamientos** (se basan en la causa)
  1. Optimizar los medicamentos cardiacos y pulmonares actuales.
  2. Los opioides en dosis bajas (morfina, 2.5-5 mg v.o. cada 2 h por razón necesaria, para iniciar) pueden enmascarar el efecto de hambre de aire, en particular en la EPOC y el cáncer avanzado.
  3. Los medicamentos para la ansiedad pueden ser de ayuda si ese cuadro está presente.
  4. El oxígeno puede ser útil.
  5. Broncodilatadores como esté indicado.
  6. Toracocentesis, drenaje guiado en los derrames significativos.
  7. El reposicionamiento y la mejora de la circulación aérea mediante ventiladores también puede ser de ayuda para incrementar el bienestar.
  8. Cuando sea posible, intentar el tratamiento de la causa subyacente de la disnea, además de tratar el síntoma.

D. **Congestión terminal o «respiración agónica»**
   1. Esto puede no preocupar al paciente, pero puede causar alteración significativa a los que le proveen los cuidados de la salud y la familia.
   2. Reducir los líquidos i.v. tanto como sea posible.
   3. Intentar reducir las secreciones: el glucopirrolato (0.4 mg i.v./s.c./s.l. cada 4 h por razón necesaria) posee menos efectos en el SNC (no cruza la barrera hematoencefálica). Si la sedación o los efectos en el SNC no son motivo de preocupación, también se puede utilizar la hiosciamina (0.125 mg SL cada 2-4 h por razón necesaria), escopolamina (0.2-0.4 mg s.c. por razón necesaria), o atropina (0.4 mg s.c. cada 4 h por razón necesaria). Un parche de escopolamina necesita alrededor de 12 h para comenzar a tener efecto; por esa razón, no proporciona efecto inmediato. El cuidado de la boca y el posicionamiento del paciente pueden ser de ayuda, pero es muy probable que la aspiración cause malestar y no alivie la congestión.

VI. ANSIEDAD/DEPRESIÓN
   A. **Tanto la ansiedad como la depresión pueden unirse a los síntomas desagradables** que experimenta el paciente, así como afectar su desempeño.
   B. **Pueden relacionarse con la falta de certeza** acerca del curso o el pronóstico de la enfermedad.
   C. **La ansiedad y la depresión son reacciones esperadas** frente al diagnóstico de cáncer. Considerar su tratamiento con un ISRS o un IRSN, si son crónicas. La consulta con el psiquiatra puede ser útil.
   D. **Las benzodiazepinas pueden empeorar la situación** aunque parezca paradójico. Asegurarse de identificar la causa de la ansiedad o la agitación antes de medicar con benzodiazepinas, en particular en los pacientes mayores.
   E. **Considérese el uso de algunos de los medicamentos mencionados** en pacientes con síntomas múltiples (p. ej., ansiedad y náuseas).

VII. DELIRIO
   A. **Buscar primero la causa subyacente.**
   1. Infección.
   2. Efecto colateral de los medicamentos.
   3. Disfunción renal o hepática.
   4. Anomalías electrolíticas.
   5. Enfermedad del SNC.
   6. Hipoxemia.
   B. **En el paciente terminal, el delirio puede ser parte normal del proceso de muerte.** En esos casos, podría ser adecuado usar medicamentos como neurolépticos, antipsicóticos o benzodiazepinas.
   C. Tratamientos
   1. Las intervenciones no farmacológicas (p. ej., dar seguridad al paciente, destinarlo a una habitación con iluminación suave, brindarle reorientación) son útiles en la prevención y el tratamiento del delirio.
   2. Aunque parezca paradójico, las benzodiazepinas pueden empeorar la agitación. Asegurarse de identificar la causa de la ansiedad o la agitación antes de medicar con benzodiazepinas, en particular en los pacientes mayores.
   3. Mostrar precaución cuando se usen anticolinérgicos debido a que pueden precipitar y exacerbar el delirio.

VIII. ESTOMATITIS
La estomatitis, una inflamación dolorosa del interior de la boca, puede desarrollarse después de un tratamiento con numerosos fármacos citotóxicos y durante la radioterapia de la cabeza y el cuello. El desarrollo de estomatitis puede reducirse si se chupan trozos de hielo o polos durante una infusión corta de determinados citotóxicos.
   A. **Signos y síntomas:** el paciente suele ser el primero en notar la estomatitis a raíz del dolor o la hipersensibilidad a ciertos alimentos. Se desarrollan eritema y úlceras aftosas. En los casos graves, puede observarse ulceración extensa y desprendimiento de la

mucosa oral. La infección por *Candida albicans* o el virus del herpes pueden tener un aspecto similar y deben considerarse en todos los casos.
- **B. Tratamientos**
    1. Evitar alimentos que provoquen dolor (cítricos, especias o alimentos calientes), y abstenerse de ingerir alcohol (incluidos los enjuagues orales que lo contengan, ya que pueden exacerbar la mucositis). Chupar polos y beber bebidas frías para el alivio.
    2. Enjuagar con frecuencia la boca con solución salina y/o bicarbonato de sodio.
    3. Sorber y escupir algunas suspensiones.
        a. Ulcereasa: glicerina, bicarbonato de sodio y borato de sodio.
        b. Gel oral bioadherente.
    4. Pueden prepararse diversas fórmulas que contienen combinaciones de difenhidramina, lidocaína viscosa e hidróxido de aluminio y magnesio, más/menos sucralfato, más/menos nistatina. Enjuagarse con 15 mL 4-6 veces al día.
    5. Los opioides pueden ser útiles.
    6. Tratamiento antimicrobiano apropiado frente a bacterias, cándidas o infecciones por virus del herpes.
    7. Un factor de crecimiento de los queratinocitos humanos recombinante ha reducido la incidencia de mucositis moderada a grave en algunas series.

CONVERSACIONES CON LOS PACIENTES Y SUS FAMILIAS

I. CONVERSACIÓN SOBRE LOS OBJETIVOS DEL TRATAMIENTO

Si bien la comunicación entre médicos y pacientes acerca del tratamiento es una parte fundamental del cuidado del cáncer y del tratamiento médico efectivo de cualquier tipo, muchos médicos sienten que carecen del entrenamiento adecuado sobre la manera de iniciar y manejar conversaciones relacionadas con los objetivos del tratamiento del paciente. Existen numerosas barreras para iniciar tales conversaciones, tanto desde la perspectiva del paciente como de la del médico. Hay también varias concepciones equivocadas acerca de cómo desarrollarlo.

Muchos médicos y pacientes creen que las conversaciones acerca de los objetivos del tratamiento son apropiadas sólo al final de la vida o en circunstancias de enfermedades agudas que ponen en riesgo la vida, cuando, de hecho, posponer estos diálogos hasta los momentos de crisis suele volverlos más difíciles y menos efectivos. Además, muchos médicos creen que el esclarecimiento de los objetivos del tratamiento del paciente tiene lugar en una o dos conversaciones discretas cuando, en realidad, identificar los objetivos del tratamiento de un paciente es un proceso dinámico que tiene lugar durante un largo periodo y suele estar sujeto a control a medida que el escenario clínico se modifica. Participar en estos diálogos es de un beneficio inconmensurable para los proveedores del cuidado de la salud que tienen interrelaciones prolongadas con el paciente.

- **A. Los objetivos de una conversación sobre el tratamiento** al comienzo de éste deben incluir los siguientes asuntos:
    1. ¿Cuál es el nivel del paciente para comprender su enfermedad?
    2. ¿Qué esperanza deposita el paciente en el tratamiento?
    3. ¿Cuáles son los temores del paciente con respecto a su enfermedad?
    4. ¿Hay algunos síntomas o efectos colaterales del tratamiento que son inaceptables para el paciente?
    5. ¿Existen aspectos que el paciente espera que se logren en las siguientes semanas/meses próximos?
    6. ¿Cuáles son los temas que alegran al paciente en estos momentos?
    7. ¿Ha decidido el paciente quiénes deberían intervenir en la decisión que se tome en ese momento, así como en las situaciones potenciales cuando sea incapaz de hablar por sí mismo?
    8. ¿Posee el paciente una directiva adelantada completa en el expediente?
    9. ¿Llenó el paciente el formulario de órdenes del médico para el tratamiento de sostén de la vida?

10. ¿Posee el paciente una persona designada con poderes para representarlo?
11. ¿Cómo desean tomar las decisiones? ¿Solos o con su familia?
12. ¿Cuál es el plan de seguimiento?

Efectuar éstas y otras preguntas de manera temprana ayuda al oncólogo a cargo a adaptar el plan de tratamiento con más precisión a los objetivos y necesidades individuales del paciente, lo que puede tener un efecto saludable tanto en el cumplimiento del paciente como en su estado funcional. También es vital comenzar a conversar y esclarecer tratamientos, resultados y escenarios clínicos particulares que son inaceptables, para que el paciente tenga en mente que éstos pueden cambiar durante el curso del tratamiento.

Si el paciente responde bien al tratamiento, puede ser que la necesidad inmediata de reforzar estas conversaciones no sea necesaria. Pero si el cáncer del paciente progresa durante el tratamiento o si el paciente es admitido en el hospital con síntomas y/o complicaciones que indican un empeoramiento, puede ser útil basarse en las conversaciones previas para avanzar con las nuevas. Por último, una conversación efectiva sobre los objetivos del tratamiento, en cuyo transcurso se clarifiquen los deseos, esperanzas, temores y preferencias del paciente, es un ejercicio en la construcción de confianza entre el paciente y el proveedor de cuidados de la salud que puede facilitar diálogos futuros en ocasiones posteriores.

B. **Establecimiento de los objetivos de la conversación sobre el tratamiento.** Cuando se establecen los objetivos de la conversación sobre el tratamiento, existen numerosas herramientas útiles que pueden emplearse para estructurar la conversación. Una herramienta de uso frecuente es el protocolo S-P-I-K-E-S para proporcionar novedades, el cual brinda un contexto para establecer lo que puede ser una conversación dificultosa.

S —del inglés *setting*: asegurarse de que haya sillas, que el ruido ambiental sea mínimo, que la habitación sea privada, y que estén presentes las personas adecuadas (¿quiénes desearían que estén presentes?). No pararse delante del paciente —asegurarse de que el médico pueda mantener contacto visual en el mismo nivel del paciente. Apagar los dispositivos electrónicos personales. Asegurarse de que haya pañuelos desechables a mano.

P —del inglés *perception*: ¿cuál es la comprensión del paciente acerca de lo que se va a hacer? Permitir a la familia y al paciente la posibilidad de explicar qué piensan respecto de lo que sucede. El paciente debe ser el principal protagonista de la conversación en este estadio.

I —del inglés *invitation*: un momento para valorar qué desean conocer; el médico puede preguntar «¿es usted el tipo de persona que disfruta de conocer todos los detalles o tiende a enfocarse en los aspectos principales?»

K —del inglés *knowledge*: cuando el médico comparte información con respecto al estado actual, debe evitar la jerga médica y explicar las cosas en términos que puedan comprenderse. Téngase en cuenta la necesidad de hacer pausas frecuentes, y pedirles que repitan las cosas que acaba de explicar el médico. También, si el médico convoca a la conversación para dar malas noticias durante la misma, recordar iniciarlas con una advertencia, como puede ser: «necesito compartir con ustedes algunos detalles delicados» o «lo que sucede no es lo que esperábamos...», de manera que el paciente tenga la posibilidad de detener lo que están por decirles si no se siente listo para oír lo que el médico trata de comunicarles en ese momento.

E —del inglés *empathy*: escuchar. Permitir la expresión de las emociones. Si el médico es capaz, nombrar la emoción («Puedo notar que esto es motivo de preocupación»), pero el médico también puede elegir validar la emoción con un comentario como «desearía que las novedades fueran diferentes». En busca de escuchar con una actitud empática, es importante dar lugar a los periodos de silencio sin intentar resumir la conversación. En ese momento, el paciente puede confirmar sus temores más grandes y estar tratando de procesar la información. En ese momento de la conversación, si el paciente se muestra demasiado perturbado, puede ser útil ofrecerle detener la conversación y regresar cuando se sienta capacitado para participar. Por último, siempre es importante, incluso cuando la conversación tiene lugar mientras los pacientes que se encuentran recibiendo un tratamiento médico complejo, comprender que se les acaba de mostrar una gran cantidad de información y que probablemente tengan preguntas adicionales en el futuro, que el médico responderá de la mejor manera posible.

S —del inglés *strategy* y *summary*: en este estadio, el médico debe tener la sensibilidad de los pacientes en mente y compartir la información con ellos; es importante contar con un plan para los siguientes pasos y resumir lo que se conversó. Con frecuencia, los pacientes sienten impotencia cuando se los confronta con enfermedades serias, e incluirlos en la formulación de su plan de tratamiento les ofrece la oportunidad de comprometerse en forma activa en su atención médica.

También es importante **actualizar a los demás participantes de los cuidados de la salud del paciente** acerca de los resultados de estas conversaciones.

C. **Otras estrategias y cuestiones importantes son**:
1. Manejar la conversación de la enfermedad y el plan de tratamiento del paciente en frases informativas pequeñas y comprensibles.
2. Darse tiempo para la pausa, la reflexión y la recapitulación.
3. Reenfocar la conversación cuando sea necesario.
4. Efectuar reuniones creativas con el paciente y su familia.
5. Recordar: es de gran dificultad para el paciente participar en objetivos útiles de la conversación sobre su tratamiento cuando el dolor y los síntomas se encuentran descontrolados. A menos que sea imprescindible, el dolor y los síntomas deben permanecer bajo un control aceptable antes de intentar una conversación sobre los objetivos del paciente.
6. A veces, cuando el dolor es resistente al tratamiento, deben priorizarse las cuestiones psicosociales y espirituales.
7. La calidad de vida puede tener un significado diferente en las diversas personas.
8. La atención del médico debe centrarse en lo que el paciente quiere.
9. El compromiso y la negociación son determinantes.

II. CONVERSACIÓN SOBRE LA SUSPENSIÓN DE LA QUIMIOTERAPIA PALIATIVA

Como cualquier otra intervención terapéutica, cuando la carga y los riesgos de la quimioterapia sobrepasan sus beneficios potenciales es apropiada una reevaluación cuidadosa del tratamiento y de los objetivos de la atención del paciente. Con frecuencia, estas conversaciones representan un gran desafío para el paciente y el oncólogo, y es vital que se hagan con empatía, claridad, tacto y, por encima de todo, honestidad.

Cuando se dan malas noticias, es importante preparar al paciente para una conversación seria que intenta ser esclarecedora con tanto tiempo y espacio físico como sean posibles para mantener un diálogo sin interrupciones con el paciente y aquellos que el paciente desea que estén presentes. El oncólogo debe ser cuidadoso para no aparecer como condescendiente —ya que la mayoría de los proveedores de cuidados de la salud carece de la experiencia personal de ser un paciente con cáncer—, pero es útil reconfortar al paciente al transmitirle que el tratamiento fue un esfuerzo conjunto que ambos realizaron; luego se le informa que las cosas no van como se esperaba y que se hace necesaria una nueva conversación acerca de los próximos pasos a dar.

Para iniciar la conversación, suele ser útil una declaración como, «bueno, el tratamiento no resultó como lo habíamos planificado y debemos hablar sobre lo que conviene hacer a continuación». Es muy importante que el mensaje a transmitir al paciente NO dé lugar a que suponga que la falta de eficacia del tratamiento es culpa suya. Por esa razón, conviene evitar declaraciones del tipo de «bueno, fallaste en los dos últimos protocolos…», ya que lo que en realidad falló fue el tratamiento que se le efectuó.

A menudo, es útil replantear la decisión de suspender la quimioterapia paliativa de forma proactiva ya que esto puede contribuir a resolver el miedo del paciente a que el oncólogo lo abandone. Pero, simultáneamente, es importante exhibir con el paciente tanta honestidad y realismo sobre el pronóstico como sea posible y no tratar de insuflarle una esperanza sin sustento o posponer una conversación de los problemas relacionados con el fin de la vida, si es apropiado. Con demasiada frecuencia, a los pacientes cuyo estado no les permite recibir más quimioterapia se les dice «…sólo requiere un poco más de tiempo para estar más fuerte y cuando usted pueda caminar en el consultorio se reanudará la quimioterapia», cuando la realidad de que eso suceda es escasa o inexistente. Aunque se diga con la intención de consolar a un paciente desesperado y terminal, declaraciones como ésta pueden impedir que el paciente acepte el fin de su vida y puede hacer que se enfoque en alcanzar lo inalcanzable más que en ayudarlo a que resuelva temas personales pendientes o metas alcanzables.

A medida que se explican las siguientes fases del tratamiento médico al paciente (p. ej., un cambio en el enfoque hacia intervenciones centradas en el bienestar que mejoren la calidad de vida en lugar de tratar de curar el cáncer) puede tener lugar la conversación sobre «otros objetivos de la atención», conforme se revisan y renegocian los objetivos previos de la atención.

Por último, la honestidad acerca de la participación futura del médico con el paciente cuando se suspende la quimioterapia es importante en la gestión de las expectativas del paciente. A menudo, el paciente desea que el oncólogo siga participando en su tratamiento médico, pero si ello no es posible en el entorno de la práctica, es imprescindible que el paciente lo sepa y asegurarle de que seguirá conectado con su médico de atención primaria o un médico de cuidados paliativos.

III. CONVERSACIÓN SOBRE EL CUIDADO DE HOSPICIO

El cuidado de hospicio, que en Estados Unidos es un grupo capacitado y agrupado de servicios para pacientes con un pronóstico de vida estimado de 6 meses o menos, es a menudo mal entendido por los proveedores de atención médica, los pacientes y sus seres queridos. En general, por definición, el cuidado de hospicio está destinado a pacientes con enfermedades terminales cuyas metas incluyen un énfasis en el bienestar, mejorar la calidad de vida y evitar la rehospitalización en lugar de intentar la prolongación de la vida. Es útil pensar en un hospicio como una «filosofía de la atención» en lugar de la ubicación. De manera errónea, muchos pacientes creen que para recibir servicios de hospicio tienen que trasladarse a una instalación determinada, pero la mayoría de los pacientes en hospicio recibe servicios en su propio hogar. El tipo de servicios que se ofrecen bajo este concepto también es poco conocido.

A. Qué puede proporcionar un hospicio y qué no:
1. Servicios interdisciplinarios coordinados con visitas de profesionales de enfermería, trabajadores sociales y ministros de culto. Por lo general, los pacientes reciben visitas relativas por semana.
2. El servicio de cuidados de hospicio puede proporcionar apoyo telefónico a las familias durante 24 h y la capacidad de enviar personal al lugar en caso de que las necesidades de los síntomas así lo exijan.
3. Pueden proporcionarse medicamentos y equipo médico, incluida una cama de hospital y oxígeno.
4. Los cuidados de hospicio no proporcionan cuidados médicos de apoyo de rutina. Por esta razón, la familia suministra la mayor parte de la atención de las necesidades de cuidados de los pacientes en un hospicio del hogar.
5. El cuidado de hospicio se proporciona en el hogar del paciente, en instalaciones con profesionales de enfermería y, bajo ciertas circunstancias, en hospitales.
6. Los pacientes se certifican como apropiados para el cuidado en hospicios por un periodo inicial de 90 días; después se certifican para un periodo adicional de 90 días. Si es necesario, se les recertifica para 60 días más de cuidado tipo hospicio.
7. Los pacientes que reciben cuidados de hospicio pueden ser revocados de los servicios de hospicio o pueden ser dados de alta debido a un pronóstico más prolongado, pero pueden ser readmitidos si cumplen los criterios de admisión.
8. Mientras el paciente recibe cuidados de hospicio no deben impedirse los tratamientos de infecciones respiratorias o vesicales que pueden hacer más incómoda la vida del paciente. Suelen tratarse con antibióticos orales.

IV. ADEMÁS DE LOS CUIDADOS DE HOSPICIO, ¿QUÉ SERVICIOS DE CUIDADOS PALIATIVOS SE ENCUENTRAN DISPONIBLES FUERA DEL HOSPITAL?

A. Cuidado paliativo en clínicas de pacientes ambulatorios
  1. Pueden seguir junto a los oncólogos para el tratamiento de los síntomas adicionales y los objetivos del cuidado explicados para los pacientes ambulatorios.

B. Cuidado paliativo en el hogar
  1. Para pacientes que tienen dificultades para salir del hogar pero desean continuar el tratamiento y no se oponen a posibles hospitalizaciones ante exacerbaciones agudas.
  2. Parecido a los servicios de salud en el hogar, con visitas intermitentes (suelen ser semanas relativas) suministradas en el hogar por profesionales de enfermería visitantes, en ocasiones también por trabajadores sociales y médicos.
  3. Las urgencias todavía requerirán hospitalización. Éstas no exigen un apoyo mayor de 24 h.

V. ¿CUÁL ES EL BENEFICIO PARA LOS PACIENTES DE LOS ESPECIALISTAS QUE PARTICIPAN EN LOS CUIDADOS PALIATIVOS?

A. El beneficio más inmediato puede ser el alivio del síntoma.
B. Los estudios muestran que el cuidado paliativo temprano puede mejorar la calidad de vida y la satisfacción del paciente, así como conferir una mediana de supervivencia más larga en pacientes con cáncer metastásico que se encuentran en tratamiento.
C. Estudios adicionales muestran que los pacientes que realizan consultas hospitalarias con los equipos de cuidados paliativos ahorran costos 48 h después de la consulta.

AGRADECIMIENTO

Los autores desean agradecer a los Dres. Eric Prommer, Lisa Thompson y Dennis Casciato, por su significativa participación en las versiones iniciales de este capítulo.

Lecturas recomendadas

Palliative Care Fast Facts. Available online at www.mypcnow.org and as online application for mobile phones.

Basch E, Deal AM, Kris MG, et al. Symptom monitoring with patient-reported outcomes during routine cancer treatment: a randomized controlled trial. *J Clin Oncol* 2015;34 (6):557–565.

Bodtke S, Ligon K. *Hospice and Palliative Medicine Handbook: A Clinical Guide*. San Diego, CA, 2016:192–193.

Bruera E, Hui D, Dalal S, et al. Parenteral hydration in patients with advanced cancer: a multicenter, double blind, placebo-controlled randomized trial. *J Clin Oncol* 2013;31 (1):111.

Ekstrom MP, Bornefalk-Hermansson A, Abernethy AP, et al. Safety of benzodiazepines and opioids in very severe respiratory disease: national prospective study. *BMJ* 2014;348:g445.

Ernecoff NC, Curlin FA, Buddadhumaruk P, et al. Health Care Professionals' responses to religious or spiritual statements by Surrogate Decision Makers during goals-of-care discussions. *JAMA Intern Med* 2015;175 (10):1662.

Morrison RS, Penrod JD, Cassel JB, et al. Cost savings associated with US Hospital Palliative Care Consultation Programs. *Arch Intern Med* 2008;168 (16):1783–1790.

Steinhauser KE, Christakis NA, Clipp EC, et al. Factors considered important at the end of life by patients, family, physicians, and other care providers. *JAMA* 2000;284 (19):2476.

Tarumi Y, Wilson MP, Szafran O, et al. Randomized, double-blind, placebo-controlled trial of oral docusate in the management of constipation in hospice patients. *J Pain Symptom Manage* 2013;45 (1):2.

Temel JS, Greer JA, Muzikansky A, et al. Early palliative care for patients with metastatic non-small-cell lung cancer. *N Engl J Med* 2010;363:733.

Teno JM, Gozalo PL, Mitchell SL, et al. Does feeding tube insertion and its timing improve survival? *J Am Geriatr Soc* 2012;60 (10):1918.

Weeks JC, Catalano PJ, Cronin A, et al. Patients' expectations about effects of chemotherapy for advanced cancer. *N Engl J Med* 2012;367:1616.

Wright AA, Zhang B, Ray A, et al. Associations between end-of-life discussions, patient mental health, medical care near death, and caregiver bereavement adjustment. *JAMA* 2008;300 (14):1665.

Wright AA, Zhang B, Keating NL, et al. Associations between palliative chemotherapy and adult cancer patients' end of life care and place of death: prospective cohort study. *BMJ* 2014;348:g1219.

7. Supervivencia en cáncer

Mary E. Sehl, Amy A. Jacobson y Patricia A. Ganz

I. INTRODUCCIÓN

La supervivencia a largo plazo en los pacientes con cáncer se ha incrementado, y el número de supervivientes por esta enfermedad va en aumento, lo que destaca la mayor demanda de atención especializada para las necesidades de los superviviente de cáncer libres de enfermedad. De acuerdo con un informe reciente del National Cancer Institute, el número de personas vivas después de un diagnóstico de cáncer ascendió a cerca de 14.5 millones en enero de 2014 y se espera que aumente a casi 19 millones en 2024. Existen muchos desafíos para ofrecer una atención de la salud óptima a estos individuos, entre los cuales se encuentran las afecciones preexistentes que se exacerban por el cáncer y su tratamiento, y las nuevas afecciones crónicas que se originan por los efectos persistentes del tratamiento del cáncer. Alrededor del 39.6% de los hombres y las mujeres diagnosticados con cáncer en algún momento de sus vidas entre 2010 a 2012 pone de relieve la necesidad de incrementar la conciencia sobre esta situación y enfatizar de qué manera se puede cuidar mejor a esta población en crecimiento.

Debido a las mejoras en el tratamiento del cáncer, las tasas de supervivencia libre de enfermedad a 5 años o más en los carcinomas de mama, colorrectales, de próstata, tiroides y del riñón en estadios tempranos son mayores del 90%. Esto mismo ocurre en los estadios tempranos del melanoma, el linfoma de Hodgkin, el carcinoma de vejiga, cuerpo y cuello uterino y el de testículo, en los que la supervivencia es excelente. Debido a las mejoras en los tratamientos dirigidos y las estrategias de inmunoterapia, las tasas de supervivencia a 5 años para los cánceres avanzados también están aumentando. En consecuencia, en la mayoría de los supervivientes de cáncer es más probable que la muerte sobrevenga debido a las enfermedades que compiten con el mismo. Las modalidades terapéuticas en cáncer, entre las que se encuentran la cirugía, la radioterapia, la quimioterapia, el tratamiento endocrino y la inmunoterapia, han mostrado que se relacionan con efectos tardíos persistentes hasta 20 años después del tratamiento inicial incluyendo efectos cognoscitivos, físicos, ajustes psicosociales y deterioro funcional. Los efectos del tratamiento del cáncer pueden precipitar nuevas afecciones crónicas y/o exacerbar las coexistentes. La rehabilitación óptima en cáncer incluye un equipo multidisciplinario y proveedores de cuidados de la salud que puedan atender el funcionamiento físico, psicológico, vocacional y social del paciente dadas las limitaciones impuestas por los efectos crónicos o tardíos del tratamiento del cáncer y otras afecciones coexistentes. Los supervivientes de cáncer tienen un riesgo mayor de desarrollar un cáncer secundario, lo que sugiere la necesidad de un seguimiento y detección cercanos. En este capítulo, se describe el cuidado óptimo del paciente superviviente de cáncer, incluyendo el reconocimiento y abordaje de los efectos tardíos, el desarrollo de un plan de tratamiento y cuidados de supervivencia, y la creación de un modelo de atención compartida para la atención integral de los supervivientes.

II. DEFINICIÓN DE UN SUPERVIVIENTE DE CÁNCER

De acuerdo con una amplia definición desarrollada en 1986 por la National Coalition for Cancer Survivorship (NCCS), cualquier paciente con cáncer o familiar cercano a un paciente con cáncer, desde el momento del diagnóstico hasta la muerte, deben considerarse supervivientes de cáncer. En tiempos recientes, la fase de atención de supervivencia ha sido usada para describir el periodo que sigue a la finalización del tratamiento inicial con intenciones curativas: cuando el paciente es visto después del tratamiento y en el seguimiento. Este lapso es el foco de atención de este capítulo. Con intención curativa, después del tratamiento se originan aspectos importantes entre los que destacan el manejo de los síntomas persistentes y la prevención de los efectos tardíos del tratamiento, así como el mantenimiento de la atención de la salud y la detección de otras neoplasias.

III. EFECTOS TARDÍOS DEL TRATAMIENTO DEL CÁNCER E INTERVENCIONES DIRIGIDAS

A. **Efectos tardíos del tratamiento.** Los efectos tardíos se originan después de aplicarse las diferentes modalidades de tratamiento del cáncer, como son la quimioterapia, la cirugía, la radioterapia, el tratamiento endocrino y el trasplante de células madre, y que puede persistir durante décadas. Estos efectos son extensos y ocurren en casi todos los sistemas orgánicos. La tabla 7-1 resume los efectos tardíos por sistema fisiológico y modalidad de tratamiento. De manera adicional a los cambios fisiológicos, el tratamiento del cáncer puede tener un efecto profundo en el funcionamiento físico general, en el bienestar social y en la situación profesional y financiera.

B. **Intervenciones para la prevención y la recuperación.** Hay muchas estrategias que pueden ser efectivas frente a los efectos tardíos del tratamiento del cáncer. La diabetes, las enfermedades cardiovasculares (insuficiencia congestiva), la pérdida ósea, la composición corporal adversa y la enfermedad renal pueden atenderse a través de intervenciones de rehabilitación entre las que se incluyen medicación, asesoramiento, cambios del comportamiento, promoción de dietas saludables, actividad física y control del peso. Fatiga, depresión, ansiedad y el miedo a la recurrencia, disfunción cognitiva, síndromes dolorosos, neuropatía periférica, disfunción sexual, problemas del equilibrio y la marcha, trastornos en la movilidad de las extremidades pélvicas o torácicas, linfedema, los problemas de la vejiga o del intestino, el cuidado de los estomas, trastornos con la deglución o disfagia, o dificultades para comunicarse, todos son susceptibles de intervenciones de rehabilitación. Las destrezas del autocuidado y las intervenciones de promoción de la salud provistas en el contexto de la rehabilitación integral del cáncer también incluyen el potencial de reducir el riesgo de efectos tardíos adicionales.

El riesgo de enfermedades malignas secundarias al tratamiento se relaciona no sólo con el tipo, la dosis y la duración del tratamiento recibido; en algunos casos existe una predisposición genética subyacente. Debe efectuarse un interrogatorio cuidadoso sobre los antecedentes familiares de cada paciente y referirlos para valoración genética; en los pacientes de riesgo elevado deben prescribirse pruebas adicionales.

C. **Efectos tardíos de la inmunoterapia.** En la era inicial de la inmunoterapia, y con el aumento de las tasas de respuesta tanto en tumores sólidos como en leucemias, los oncólogos necesitarán vigilar los efectos a largo plazo todavía desconocidos de dicho enfoque. A pesar de que se conoce poco acerca de la prevalencia anticipada de fenómenos autoinmunitarios a causa de los tratamientos inmunitarios novedosos (inhibidores del PD-1 o el uso de células RAQ-T), en el contexto de los efectos a largo plazo debe vigilarse la activación inmunitaria después del tratamiento con células madre alógenas.

D. **Efectos tardíos después del trasplante de células madre.** Los pacientes supervivientes de un trasplante de células madre hematopoyéticas (TCMH) experimentan una variedad de efectos tardíos, algunos de los cuales son similares a los de otros supervivientes de cáncer relacionados con altas dosis de quimioterapia y radiación, así como secuelas exclusivas a largo plazo vinculadas con la enfermedad de injerto frente a huésped (EICH) aguda y crónica. Con la ampliación de las indicaciones para el trasplante alógeno de células madre (TCMA), la mejora en la supervivencia a largo plazo puede ser hasta de medio millón de supervivientes después de un TCMH en todo el mundo (*v.* tabla 1). Las complicaciones más notables están relacionadas con el uso crónico de esteroides e incluye, entre otras, pérdida ósea, necrosis avascular, diabetes, dislipidemia, debilidad muscular y cambios pulmonares restrictivos secundarios a debilidad muscular, así como daño endotelial y fibrosis difusa de la EICH causante de enfermedad cardiovascular, cambios en la visión y debilitamiento.

1. **Neoplasias sólidas nuevas.** Los pacientes supervivientes al TCMA muestran el doble de probabilidades de desarrollar nuevas neoplasias sólidas que la población general, con un riesgo cada vez mayor a lo largo del tiempo hasta alcanzar el triple

TABLA 7-1 Efectos tardíos del tratamiento del cáncer por sistema fisiológico y modalidad terapéutica

Sistema	Quimioterapia	Radioterapia	Cirugía	Tratamiento Endocrino	TCMH
Cardiovascular	Cardiomiopatía e insuficiencia cardiaca congestiva	Cicatrización, inflamación, derrame pericárdico, enfermedad coronaria		Efectos adversos trombóticos venosos	Cardiomiopatía restrictiva o dilatación, arritmias, neuropatía, daño endotelial, síndrome metabólico y dislipidemias
Pulmonar	Fibrosis pulmonar, inflamación y neumonitis intersticial	Fibrosis pulmonar y función del pulmón disminuida	Atelectasias		Cambios obstructivos, bronquiolitis obliterante, bronquiolitis obliterante-neumonía organizada, enfermedad pulmonar restrictiva
Digestivo	Fibrosis hepática y cirrosis	Malabsorción, estrechez biliar e insuficiencia hepática	Obstrucción intestinal, hernia, función intestinal alterada, náusea y vómito		
Genitourinario	Cistitis hemorrágica	Fibrosis vesical y capacidad vesical disminuida	Incontinencia	Vaginitis	
Renal	Disminución de la depuración de la creatinina e inicio retardado de insuficiencia renal	Depuración disminuida de la creatinina e hipertensión			Nefropatía y síndrome nefrótico Hipertensión, enfermedad renal crónica, nefropatía y síndrome nefrótico Sobrecarga férrica
Hematológico	Mielodisplasia y leucemia aguda	Mielodisplasia, citopenias y leucemia aguda			
Musculoesquelético	Necrosis avascular	Osteonecrosis, fibrosis, atrofia y deformidad	Artritis acelerada	Osteopenia	Necrosis avascular y pérdida ósea
SNC	Problemas de pensamiento, aprendizaje y memoria; cambios encefálicos estructurales; convulsión, parálisis y fatiga	Problemas de pensamiento, aprendizaje y memoria; cambios encefálicos estructurales; hemorragia y fatiga	Función cognitiva, sensorimotora, visual, deglutoria, del lenguaje, control intestinal y vesical deteriorados, dolor fantasma (amputación) y fatiga	Cambios de humor, fatiga, debilidad generalizada y sofocos	Ansiedad, depresión, TEPT, fatiga

TABLA 7-1	Efectos tardíos del tratamiento del cáncer por sistema fisiológico y modalidad terapéutica (*Continúa*)				
Sistema	Quimioterapia	Radioterapia	Cirugía	Tratamiento Endocrino	TCMH
Nervioso periférico	Neuropatía periférica, pérdida de la audición		Dolor neuropático		
Hipofisario	Diabetes	Deficiencia de hormona del crecimiento y otras deficiencias hormonales			Diabetes mellitus
Tiroideo		Hipotiroidismo y nódulos tiroideos			Hipotiroidismo
Gonadal	Esterilidad y menopausia temprana	Esterilidad, insuficiencia ovárica, menopausia temprana y disfunción de las células de Leydig	Eyaculación retrógrada, disfunción sexual y deficiencia de testosterona		Hipogonadismo, infertilidad y vida íntima disminuida
Salud oral	Caries dental	Boca seca, esmalte deficiente, caries dentales			
Oftalmológico	Cataratas	Cataratas, ojos secos, deterioro visual y retinopatía		Cataratas	Queratoconjuntivitis y cataratas
Cutáneo	Exantemas	Quemaduras	Deterioro de la cicatrización de heridas, defectos cosméticos		
Inmunitario Linfático	Deterioro de la función inmunitaria e inmunosupresión	Linfedema Deterioro de la función inmunitaria e inmunosupresión	Linfedema Deterioro de la inmunidad y riesgo de sepsis (esplenectomía)		
Todos los tejidos	Segundo cáncer	Segundo cáncer		Cáncer endometrial	Nuevos tumores sólidos que duplican la tasa de la población general

entre los pacientes seguidos durante 15 años o más. Los factores de riesgo de aparición de tumores sólidos, como carcinomas de mama, tiroides, sistema nervioso central, hueso y tejido conectivo y melanoma, incluyen una edad más temprana al momento del trasplante y el uso de radiación en la pauta de condicionamiento. La EICH crónica y el tratamiento inmunosupresor se relacionan con carcinomas epidermoides de piel y mucosas. El aumento de estos riesgos no hacen más que destacar la importancia de la adherencia a las directrices de detección de cáncer de piel, cervical y colon, con más evaluaciones sistemáticas de la piel por parte de los proveedores del cuidado de la salud y exámenes ginecológicos anuales, en los que se incluya frotis del exudado cervicovaginal.
2. **Infecciones.** Los pacientes en tratamiento inmunosupresor están en riesgo de que se reactiven virus como el de la varicela-zóster, de la hepatitis B y C, y el citomegalovirus. La profilaxis con medicamentos antivirales, antimicóticos y antibióticos para el *Pneumocystis jiroveci* y microorganismos encapsulados está indicada hasta que la inmunosupresión se suspenda.
3. **Manifestaciones oculares.** Las evaluaciones oftalmológicas anuales son importantes dada la frecuencia de queratoconjuntivitis y cataratas.
4. **Aspectos psicosociales.** Por último, mientras los aspectos psicosociales de la calidad de vida que siguen al TCMA tienden a mejorar durante los años que siguen al trasplante, una gran proporción de supervivientes experimenta fatiga (80-96%), trastornos por estrés postraumático (el 45% tiene pensamientos pretrasplante intrusivos comparado con el 7-8% postrasplante), ansiedad y depresión (20-36%), bienestar social fluctuante y preocupaciones acerca de su vida íntima y fertilidad. Pese a estos efectos que aparecen en la evolución, la mayoría de los supervivientes es capaz de retomar el trabajo, la escuela o las actividades domésticas. Es importante reconocer a los supervivientes con dificultades para adecuarse e incorporar factores que puedan ser de ayuda en una adecuación positiva.

IV. PRUEBAS GENÉTICAS EN LOS SUPERVIVIENTES DE CÁNCER

La segunda enfermedad maligna primaria entre los supervivientes de cáncer representa el 16% de toda la incidencia de cáncer. Mientras que el estilo de vida, el ambiente, la exposición a hormonas, los factores del huésped y sus interacciones pueden permanecer subyacentes al riesgo mayor, siguen sin comprenderse del todo los mecanismos moleculares exactos. Si bien la segunda neoplasia maligna es uno de los efectos más serios del tratamiento exitoso del cáncer, las pruebas genéticas suelen pasarse por alto en el momento del diagnóstico. Debido a que muchos tratamientos que incluyen quimioterapia y radiación están relacionados con enfermedades malignas secundarias, y debido a que los individuos de una familia de riesgo elevado están en un riesgo mayor de desarrollar enfermedades malignas relacionadas con el tratamiento (p. ej., a través de las aberraciones en las vías de reparación del ADN), es importante detectar y proporcionar asesoramiento a los pacientes con respecto a los síndromes de cáncer familiar y efectuarles pruebas para descubrir mutaciones hereditarias que puedan predisponer a un riesgo mayor de padecer cáncer.

V. RESUMEN DEL TRATAMIENTO Y PLAN DE ATENCIÓN DE LA SUPERVIVENCIA

Sobre la base de controles de seguimientos, epidemiología y resultados finales (de la sigla en inglés SEER), Medicare reclamó datos, ya que se hizo evidente que es necesario un plan de atención de la supervivencia compartido para asegurar un mejor cuidado preventivo de los enfermos supervivientes de cáncer. La provisión de pautas terapéuticas y planes de atención de supervivencia se ha convertido en un estándar del cuidado a lo largo de Estados Unidos. Además del seguimiento estándar en la práctica de la oncología que se enfoca en la vigilancia de la recurrencia del cáncer y el tratamiento de los efectos adversos de éste, el plan de atención de supervivencia abarca los efectos a largo plazo del cáncer y su tratamiento. El plan de atención también implica la carga psicosocial que incluye un diagnóstico de cáncer. Los planes de atención de la supervivencia conducen a mejoras en el conocimiento percibido y en la calidad de la atención de la supervivencia.

V. Resumen del tratamiento y plan de atención de la supervivencia | 145

A. **Modelos de atención.** Un programa clínico diseñado para alcanzar las necesidades de salud especiales de los supervivientes del cáncer debe ser multidisciplinario en su naturaleza. Este cuidado se coordina entre el médico del paciente o los profesionales de enfermería de prácticas avanzadas, con disponibilidad de un proveedor de cuidados de la salud mental. Si son necesarios, deben estar disponibles aspectos de evaluación nutricional, psicológica, valoración de trabajo social y evaluación por fisioterapia y terapia ocupacional para referir al paciente. Un componente muy importante del plan de atención de la supervivencia es facilitar la coordinación de la atención con otros médicos. Se han implementado múltiples modelos de cuidado integrado, como el modelo académico del centro de cáncer, el modelo integrado de supervivencia de la comunidad, y el cuidado de la supervivencia dentro de un sistema de atención de la salud nacionalizado, todos los cuales se adoptan cada vez más, así como se someten a pruebas.

B. **¿Quién proporciona la atención de la supervivencia?** Ha existido cierta ambigüedad histórica acerca de la responsabilidad de proporcionar cuidados médicos continuos a los supervivientes del cáncer. De acuerdo con una encuesta conducida por el ASCO Cancer Prevention Committee, cuando se inquirió a los oncólogos acerca de esta cuestión, se les hizo la pregunta siguiente: «¿En qué medida usted proporciona atención médica continua, como el mantenimiento de la salud, detección y servicios preventivos?» El 31 % respondió siempre; el 48 %, a veces; el 15 %, rara vez; y el 5 %, nunca. La mayoría (74 %) sintió que es el papel del especialista oncólogo proporcionar este tipo de cuidado continuo a los supervivientes del cáncer y el 66 % sintió satisfacción de proveerlos. En un estudio que examinó las actitudes de pacientes, oncólogos y proveedores de cuidados primarios, los pacientes esperaban que sus oncólogos fueran los principales responsables ante la recurrencia del cáncer, mientras que también esperaban que tanto oncólogos como proveedores de cuidados primarios estuvieran comprometidos en la vigilancia de la recurrencia del cáncer y otras detecciones del cáncer, y preferían que su médico de cuidados primarios estuviera exclusivamente involucrado en el cuidado preventivo general y en el tratamiento de otras enfermedades coexistentes. En general, los proveedores del cuidado primario y los oncólogos están de acuerdo con sus pacientes. Aunque los proveedores de cuidados primarios esperan la mayor parte de la responsabilidad de la atención preventiva, los oncólogos expresan interés en compartir la atención destinada a la prevención.

C. **Intervenciones tempranas.** Bajo el modelo de cuidado compartido, será importante para oncólogos y proveedores de cuidados primarios asumir responsabilidades en la incorporación de intervenciones dentro del cuidado de rutina de los supervivientes del cáncer. De manera espontánea, muchos pacientes comienzan a tener comportamientos positivos, y será importante alentar la modificación del comportamiento e iniciar programas de ejercicio preventivos en los pacientes desde un estadio temprano de su tratamiento.

D. **Resumen de elementos del tratamiento.** El resumen del tratamiento proporciona información de la historia de la enfermedad y del tratamiento, como características del tumor, estadificación y tratamientos recibidos. El plan de atención de la supervivencia es una guía para delinear y coordinar los cuidados del seguimiento, entre los que se incluyen las pruebas de vigilancia, los comportamientos y recursos de salud recomendados, y la instrucción acerca de los efectos potenciales a largo plazo del tratamiento del cáncer y de su su vigilancia. La tabla 7-2 lista los contenidos del resumen del tratamiento y el plan de atención de la supervivencia. Elementos importantes del resumen de tratamiento individual son:
   1. **Diagnóstico**
   2. **Estadio, grado y estado del receptor**
   3. **Cirugía**
   4. **Quimioterapia**
   5. **Radioterapia**
   6. **Información de los ensayos clínicos**
   7. **Tratamiento dirigido**
   8. **Toxicidad**

TABLA 7-2	Elementos del resumen terapéutico y del plan de atención de la supervivencia

Resumen terapéutico

Proveedor de la información de contacto
   Oncólogo médico
   Oncólogo radiólogo
   Oncólogo cirujano
   Internista primario
Antecedentes quirúrgicos
   Procedimientos y fechas
   Complicaciones
Estudios patológicos y estadio
   Histopatología, estadio TNM y datos de marcadores biológicos
Antecedentes de quimioterapia
   Tratamientos y fechas
   Listar todos los fármacos y número de ciclos recibidos
   Dosis total (p. ej., antraciclina)
   Factores de crecimiento y transfusiones sanguíneas recibidos
   Complicaciones
Toxicidad del tratamiento endocrino
   Fechas
   Efectos colaterales
Otros tratamientos (p. ej., tratamientos biológicos dirigidos, inmunoterapias)
   Fechas
   Efectos colaterales
Antecedentes de radiaciones
   Fecha en que se inició y concluyó
   Campos radiados
   Dosis total (Gy)

Plan de atención de la supervivencia

Afecciones médicas persistentes
Lista de medicamentos actuales y alergias
Antecedentes familiares y sociales
Control de los síntomas actuales
Valoración psicosocial actual
Detecciones y pruebas diagnósticas recientes
Recomendaciones
   Manejo y vigilancia del cáncer
   Vigilancia de los efectos tardíos
   Preocupaciones psicosociales
   Tratamiento de los síntomas
   Promoción de la salud
   Prevención
      Salud ósea
      Manejo del peso y actividad física
Directrices de la ASCO para los cuidados de seguimiento de cánceres específicos

    E. **Elementos del plan de atención de la supervivencia.** Los elementos del plan de atención de la superviviencia son:
      1. **Toxicidades y efectos tardíos**
      2. **Vigilancia del cáncer**
      3. **Efectos psicosociales**
      4. **Referencias y recursos**
      5. **Prevención y promoción de la salud**
      6. **Recomendación de pruebas genéticas**
    F. **Coordinación de los servicios de atención.** Hay una gran variación en el contexto clínico y la organización del cuidado durante la fase inicial del tratamiento del cáncer.

Mientras muchos proveedores diferentes del cuidado del cáncer ven con frecuencia a los pacientes, entre otros oncólogos quirúrgicos, oncólogos médicos y oncólogos radiólogos; el oncólogo médico necesitará el desarrollo de estrategias para incorporar la planificación del cuidado de la supervivencia en la práctica del consultorio. Primero, el resumen del tratamiento y el plan de atención de la supervivencia debe proporcionarse por completo o al completar la cirugía y la radiación y/o la quimioterapia adyuvante y actualizarse al final de un curso de tratamiento endocrino durante o después de tomarse las decisiones de tratamiento adicional, como las pruebas genéticas que necesita la cirugía preventiva y otras intervenciones. El plan de atención debe resumirse en un informe para que el paciente lo tenga consigo. El expediente debe colocarse de manera que los proveedores del cuidado primario tengan acceso al mismo, así como los especialistas que participan en el cuidado del paciente. De esta manera, todos los proveedores de atención que intervienen pueden asegurar que los componentes del plan de atención de supervivencia estén completos y que se procedió a efectuar una atención integral.

G. **Directrices y recursos para los supervivientes y los proveedores de cuidados de la salud.** El resumen del tratamiento y el plan de atención de la supervivencia pueden servir como vehículo de comunicación y como un recurso educativo para el superviviente de cáncer. La American Society of Clinical Oncology (ASCO) promueve el uso de planes de tratamiento escritos y planes de atención resumidos; ha desarrollado modelos para apoyar la comunicación efectiva del estado de salud de los supervivientes y de las necesidades de cuidado de largo plazo.

   1. **Recursos de la ASCO.** La ASCO proporciona directrices de recursos para el cáncer de mama, colorrectal, pulmonar no microcítico, pulmonar microcítico y de próstata, así como para el linfoma difuso de linfocitos B grandes (https://www.asco.org/practice-guidelines/qualityguidelines/guidelines/patient-and-survivor-care). Hay también una caja de recursos de supervivencia disponible, así como directrices para síntomas y preservación de la fertilidad, detección, valoración y manejo de la fatiga y ansiedad, síntomas depresivos, y prevención y manejo de la neuropatía periférica inducida por la quimioterapia.
   2. **Directrices de la American Cancer Society (ACS).** Estos se proporcionan para la atención de los supervivientes de cáncer de mama, próstata, colorrectal, cabeza y cuello, y directrices para la nutrición y actividad física de los supervivientes (http://www.cancer.org/healthy/informationforhealthcareprofessionals/acsguidelines/).
   3. **Plan de atención de la supervivencia *OncoLife*.** Este recurso es un programa de atención integral que se individualiza basado en las respuestas a un cuestionario en línea; está diseñado para los proveedores de cuidados de la salud en clínicas muy concurridas o para que los pacientes lo llenen y revisen con sus proveedores de cuidados de la salud. Éste y otros recursos se listan en la tabla 7-3. Aportar suficiente apoyo al paciente es fundamental para asegurar la implementación exitosa del plan de atención.
   4. ***Journey Forward.*** Esta plataforma web proporciona una diversidad de tratamientos y recursos de plan de atención para proveedores de cuidados de la salud y paciente. Incluye un plan de atención de la supervivencia elaborado con modelos de enfermedad y menús desplegables para facilitar su llenado. Una aplicación de reciente desarrollo permite a los pacientes iniciar un resumen del tratamiento y del plan posterior al tratamiento para conversar con su proveedor de atención oncológica. Esto es parte de una estrategia efectiva para incrementar el protagonismo del paciente. El sitio web también ofrece una biblioteca de recursos para la supervivencia (www.journeyforward.org).

VI. CONSIDERACIONES ESPECIALES EN LA POBLACIÓN GERIÁTRICA

En pacientes mayores de 65 años, la toxicidad del cáncer y su tratamiento son un proceso heterogéneo en una población heterogénea. Esta heterogeneidad es resultado del número y gravedad de las enfermedades coexistentes, la función cognitiva, la actividad física, el grado de desempeño y la falta de conexión social. Los cambios vinculados con

TABLA 7-3	Enlaces/recursos web importantes

Recursos para los supervivientes
American Cancer Society Survivors Network: disponible en www.cancer.org, csn.cancer.org
CancerCare: disponible en www.cancercare.org
IOM report «From Cancer Patient to Cancer Survivor: Lost in Transition»: disponible en www.iom.edu/CMS/28312/4931/30869.aspx
Susan G. Komen for the Cure: disponible en www.komen.org
Living Beyond Breast Cancer: disponible en www.lbbc.org
NCI Office of Cancer Survivorship: disponible en http://cancercontrol.cancer.gov/ocs/
The Cancer Support Community at www.cancersupportcommunity.org
The National Coalition for Cancer Survivors: disponible en www.canceradvocacynow.org/
CancerNet: disponible en www.cancer.net
People Living with Cancer: disponible en www.cancer.net
Cancer Information and Support Network: disponible en www.cisncancer.org
National Marrow Donor Program: https://bethematchclinical.org/post-transplant-care/long-term-care-guidelines

Recursos para los proveedores de cuidados de la salud
Modelos del resumen del tratamiento y del plan de atención de la ASCO para los cánceres de mama y colon: disponibles en www.asco.org/treatmentsummary
Haylock PJ, Mitchell SA, Cox T, et al. The cancer survivors's prescription for living. *Am J Nurs* 2007;107:58–70
Plan de atención Livestrong del sitio web OncoLink: disponible en http://www.livestrongcareplan.org
Directrices del *Children's Oncology Group* para los supervivientes de cáncer pediátrico www.survivorshipguidelines.org
Directrices de la ASCO para la atención del sobreviviente: disponible en https://www.asco.org/practice-guidelines/quality-guidelines/guidelines/patient-and-survivor-care
Directrices de la *American Cancer Society* para la atención del sobreviviente: disponible en http://www.cancer.org/healthy/informationforhealthcareprofessionals/acsguidelines/
Herramientas y recursos clínicos para la supervivencia de la ASCO https://www.asco.org/practice-guidelines/cancer-care-initiatives/prevention-survivorship/survivorship/survivorship-11
Herramientas para el paciente y el proveedor de cuidados de la salud de *Journey Forward* http://www.journeyforward.org/
Programa nacional de donadores de médula ósea: https://bethematchclinical.org/post-transplant-care/long-term-care-guidelines

la edad se verifican en todos los sistemas fisiológicos y colocan al paciente en un mayor riesgo de toxicidades agudas, así como a un aumento de la susceptibilidad a los efectos tardíos de las modalidades terapéuticas del cáncer, como se describe en la tabla 7-1. Estos incluyen disminución del gasto cardiaco, menor consumo de oxígeno máximo, aumento de las citocinas inflamatorias, disminución del VEF_1, menor capacidad pulmonar total, deterioro de la peristalsis y la absorción, retraso del tiempo basal de vaciamiento gástrico, reducción del flujo sanguíneo hepático, agrandamiento de la próstata, reducción de la capacidad vesical, mala depuración de la creatinina, anemia, menor densidad ósea, menor fuerza muscular, enlentecimiento de los tiempos de reacción, alteración de los ritmos circadianos, disminución de los niveles de hormona del crecimiento, reducción de la secreción de tiroxina, menos niveles de testosterona, menor velocidad del flujo salival, atrofia epidérmica, retraso en la cicatrización de heridas y alteración de la inmunidad celular. La reducción funcional es un efecto tardío importante en los supervivientes de cáncer y una preocupación significativa en el paciente adulto mayor con cáncer. Los supervivientes del cáncer tienen dos veces más probabilidades de informar de limitaciones en las actividades de la vida diaria que las personas sin antecedentes de cáncer. La reducción funcional que persiste 2 años después del diagnóstico de cáncer en los supervivientes de un cáncer de mama en estadio inicial predice una supervivencia menor de 10 años. La discapacidad es una preocupación importante en los pacientes mayores, y destaca la necesidad de una valoración funcional en los supervivientes de cáncer mayores.

VII. CONSIDERACIONES ESPECIALES EN LOS SUPERVIVIENTES DE CÁNCER INFANTIL

Alrededor de 80 % de los niños y adolescentes con diagnóstico de cáncer se convierten en supervivientes a largo plazo, lo que ha impulsado el estudio de las consecuencias a largo plazo del tratamiento en estos grupos de edad; con dicho análisis se ha constatado el daño a los sistemas orgánicos que sólo se evidencia en el terreno clínico muchos años después del diagnóstico. Entre 10 397 supervivientes tratados en 1970 y 1980 y sus hermanos seguidos en el estudio *Childhood Cancer Survivor*, la incidencia acumulada durante 30 años después del diagnóstico de cáncer alcanzó el 73.4 % en el diagnóstico de una afección crónica y el 42.4 % en el de afecciones graves, incapacitantes o que pusieron en riesgo la vida o que causaron la muerte debido a una afección crónica. Las afecciones que fueron clasificadas como graves, incapacitantes o que pusieron en riesgo la vida incluyeron el reemplazo articular mayor (riesgo relativo del 54.01 cuando se comparó con los hermanos), insuficiencia cardiaca congestiva (riesgo relativo de 15.1), segunda neoplasia maligna (riesgo relativo de 14.8 %), disfunción cognitiva (riesgo relativo del 10.5 %), coronariopatía (riesgo relativo del 10.4 %), accidente cerebrovascular (riesgo relativo del 9.3 %), insuficiencia renal o diálisis (riesgo relativo del 8.9 %), pérdida de la audición no corregida con ayuda (riesgo relativo del 6.3 %), ceguera legal o pérdida de un ojo (riesgo relativo del 5.8 %) e insuficiencia ovárica (riesgo relativo del 3.5 %). De manera adicional, se ha constatado que la incidencia de afecciones crónicas y de resultados serios se incrementa a lo largo del tiempo sin pasar por una meseta. Esto ha hecho aumentar la preocupación por el desarrollo de múltiples afecciones debilitantes coexistentes en esta población, así como ha sugerido la necesidad de una vigilancia cercana y reintervenciones para promover una vida saludable en este grupo poblacional. Los supervivientes de cáncer infantil también se encuentran en riesgo de trastornos psicológicos y dolor. Mientras la mayoría de los supervivientes manifestó satisfacción con sus vidas, ciertos grupos de supervivientes de cáncer infantil, como aquellos con una afección médica crónica, del sexo femenino, con educación y estado socioeconómico más bajo, están en un riesgo más elevado de desequilibrio psicológico, disfunción neurocognitiva y calidad de vida deficiente relacionada con la salud, lo cual sugiere la necesidad de intervenciones dirigidas en estos grupos de riesgo elevado.

Los adolescentes y adultos jóvenes supervivientes de cáncer tienen un riesgo relativo más elevado de neoplasias malignas secundarias (NMS) en comparación con la población general, así como tienen un riesgo absoluto más elevado de NMS en comparación con los supervivientes de cáncer de más y menos edad. En aquellos con antecedentes de radioterapia, el riesgo de cáncer de mama es del 40.2 % en los individuos tratados entre las edades de 15 a 39 años comparado con el 23.7 % en aquellos con edades de 14 años o menos y del 35.1 % en aquellos con edades de 40 años o más cuando fueron tratados. El riesgo de cáncer de mama es también una preocupación en los que reciben tratamientos sistémicos diferentes a la radioterapia. En los que no recibieron radioterapia, el riesgo de cáncer de mama es del 30.5 % en los individuos tratados entre las edades de 15 a 39 años comparado con el 11.9 % en aquellos de 14 años o menos y del 26.6 % en los de 40 años o mayores cuando fueron tratados.

Es importante considerar las intervenciones tempranas para prevenir los efectos tardíos del tratamiento del cáncer en esta población. Se ha encontrado que el entrenamiento con ejercicio físico ejerce efectos positivos en la condición física, como la composición corporal, flexibilidad, condición cardiorrespiratoria, fuerza muscular y calidad de vida relacionada con la salud.

Las directrices del Children's Oncology Group Long-Term Follow-Up para los supervivientes del cáncer infantiles, adolescentes y adultos jóvenes son un recurso para los proveedores de cuidados de la salud que proporciona recomendaciones de detección y manejo de los efectos tardíos y de los problemas vigentes relacionados con el tratamiento de enfermedades malignas pediátricas (tabla 7-3). Estas directrices intentan incrementar la conciencia de los efectos tardíos y mejorar los cuidados del seguimiento que se proporcionan a los supervivientes de enfermedades malignas pediátricas a lo largo de su vida útil.

Lecturas recomendas

Ganz PA, ed. *Cancer Survivorship, Today and Tomorrow*. New York: Springer, 2007.

Majhail NS, Rizzo JD, Lee SJ, et al. Recommended screening and preventive practices for long-term survivors after hematopoietic cell transplantation. *Biol Blood Marrow Transplant* 2012;18:348.

Nekhlyudov L. «Doc, should I see you or my oncologist?» A primary care perspective on opportunities and challenges in providing comprehensive care for cancer survivors. *J Clin Oncol* 2009;27:2424.

Oeffinger KC, Argenbright KE, Levitt GA, et al. Models of cancer survivorship health care: moving forward. *Am Soc Clin Oncol Educ Book* 2014;205–213.

Stanton AL, Rowland JH, Ganz PA. Life after diagnosis and treatment of cancer in adulthood: contributions from psychosocial oncology research. *Am Psychol* 2015;70:159.

II Tumores sólidos

8 Tumores de cabeza y cuello

Steve P. Lee, Maie A. St. John y Deborah J. Wong

I. ASPECTOS GENERALES DE LOS TUMORES DE CABEZA Y CUELLO

Los tumores de cabeza y cuello comprenden un grupo heterogéneo de neoplasias malignas que se originan a partir de los tejidos de las estructuras situadas por encima de las clavículas, con excepción del encéfalo, la médula espinal, la base del cráneo y la piel. Para comprender bien estos tumores malignos es necesaria una separación anatómica entre las neoplasias que se originan en la cavidad bucal, bucofaringe, hipofaringe, nasofaringe, laringe, fosas nasales, senos paranasales, glándula tiroides, glándulas salivales y el borde bermellón.

A. **Epidemiología y etiología**
1. **Incidencia.** Los cánceres que se originan en cabeza y cuello son el sexto diagnóstico de cáncer más común y constituyen cerca del 3% de todos los cánceres de reciente diagnóstico en Estados Unidos. En 2015, más de 61 000 personas recibieron el diagnóstico de algún cáncer de cabeza y cuello, con alrededor de 13 000 muertes.
2. **Etiología.** El tabaquismo y el consumo excesivo de alcohol son los principales factores de riesgo. La malignización del campo es un concepto que se basa en la exposición prolongada a los carcinógenos de la mucosa oral y faríngea. El 20% de los supervivientes de un cáncer de cabeza y cuello desarrolla otro cáncer primario de cabeza y cuello, y estos pacientes tienen un riesgo mayor de padecer cancer de pulmón y de esófago. El virus del papiloma humano (VPH) es un factor de riesgo reconocido en un número creciente de cánceres bucofaríngeos, mientras que el virus de Epstein-Barr (VEB) se relaciona con carcinomas nasofaríngeos (sobre todo en poblaciones del sudeste asiático).

B. **Anatomía patológica**
1. **Histología.** Casi todas las neoplasias de la cavidad bucal y faringe son carcinomas epidermoides con grados variables de diferenciación. Los tumores mucoepidermoides y adenoideo quístico se originan a partir de las glándulas salivales. En la glándula tiroides se origina una serie de tumores histológicamente diferentes, como los carcinomas papilar, folicular de células gigantes y de células de Hürthle, y los linfomas.
2. **Metástasis.** La mayoría de las neoplasias primarias de cabeza y cuello se extienden localmente invadiendo los tejidos adyacentes y produciendo metástasis en los ganglios linfáticos regionales (GLR). Las metástasis a distancia son poco frecuentes.

C. **Diagnóstico**
1. **Signos/síntomas habituales**
   a. Masa o tumor indolora.
   b. Ulceración local, con o sin dolor.
   c. Dolor referido a dientes o a oídos.
   d. Disfagia, mecánica o dolorosa.
   e. Alteraciones del habla, como dificultad para pronunciar palabras (lengua) o cambio del carácter de la voz (laringe, nasofaringe).
   f. Ronquera persistente (laringe).
   g. Aumento unilateral de la amígdala en adultos
   h. «Sinusitis» unilateral persistente.
   i. Obstrucción o hemorragia nasal unilateral persistente.

j. Hipoacusia unilateral, a menudo con otitis serosa.
   k. Parálisis de pares craneales.
   2. Biopsia y diagnóstico por la imagen. Las neoplasias primarias de cabeza y cuello deben documentarse mediante una biopsia. Además de presentarse como una masa en el sitio primario, el cáncer de cabeza y cuello puede presentarse como una masa única o por varias masas, por lo general son consistentes, y pueden ser uni o bilaterales en el cuello. En los adultos, debe considerarse un carcinoma metastásico (o una neoplasia primaria de tiroides) que afecta los GLR hasta demostrar otra cosa. Además de efectuar la biopsia directa de la masa cervical, es importante realizar la búsqueda del cáncer primario. En algunas circunstancias, cuando se identifica un carcinoma en un GL cervical y no se reconoce un tumor primario obvio durante la exploración física o en los estudios de imagen, es apropiado proceder a efectuar biopsias del anillo de Waldeyer. Cuando una biopsia de GLR es VPH+, se recomienda la cirugía robótica transoral (CRTO) como un medio para identificar el sitio del tumor primario oculto en las amígdalas o la base de la lengua. Esta técnica permite identificar la localización del tumor primario en del 75% al 90% de los casos. Son esenciales las imágenes de resonancia magnética (RM) y la tomografía computarizada (TC) desde la base del cráneo a la entrada torácica para determinar la extensión local/regional del tumor. La radiografía de tórax sigue formando parte de la evaluación, aunque las metástasis intratorácicas son poco frecuentes.
   3. Endoscopia. Para establecer la presencia y la extensión de un tumor, es esencial la visualización de cavidad bucal, cavidad nasal, nasofaringe, bucofaringe, hipofaringe, laringe, parte cervical del esófago y parte proximal de la tráquea. La aparición de endoscopios flexibles de luz brillante y de pequeño calibre ha facilitado la realización de estas exploraciones. La toma de biopsias se pueden realizar en el momento de la endoscopia.
D. Estadificación. Puede basarse en la información clínica o en la obtenida de la cirugía. La estadificación clínica es importante porque muchos pacientes se manejan con radioterapia (RT), y se se basa en la exploración física y la información que se obtiene con la RM y/o la TC. Todos los cánceres primarios requieren documentación histológica. Para una estadificación detallada, consultar el atlas de estadificación del cáncer de la AJCC actual para el sistema de estadificación TNM.
E. Factores pronóstico. Los factores pronóstico más importantes en los pacientes con neoplasias primarias de cabeza y cuello son la localización, el tamaño y la extensión del tumor primario, y las metástasis regionales o a distancia. La diferenciación histológica de los carcinomas epidermoides es menos importante. Un factor importante de riesgo es haber sufrido previamente una neoplasia de cabeza y cuello. El tabaquismo y el consumo abundante y continuo de bebidas alcohólicas exponen a la mucosa a carcinógenos conocidos.
F. Prevención. Las principales medidas preventivas para el cáncer de cabeza y cuello son la abstinencia al tabaco y alcohol. Evitar o eliminar irritantes crónicos, por ejemplo un diente afilado y con forma irregular, o una prótesis dental mal incrustada.
G. Principios terapéuticos de los cánceres de cabeza y cuello. Antes de iniciar un programa terapéutico en un paciente específico debe haber aportaciones de todos los miembros del grupo oncológico multidisciplinar que participarán. En el mismo se incluyen cirujanos, oncólogos radioterapeutas, oncólogos médicos, odontólogos especializados, profesionales de enfermería, psicólogos, trabajadores sociales y personal de rehabilitación. El manejo adecuado incluye estudios periódicos después del tratamiento. Los cánceres persistentes o «recurrentes» habitualmente se pueden detectar en los 2 años siguientes a la finalización del tratamiento. La figura 8-1 muestra un algoritmo simplificado del tratamiento de los pacientes con enfermedad localizada o locorregional; es necesario advertir que este algoritmo incluye la mayoría de los escenarios clínicos, pero no todos.

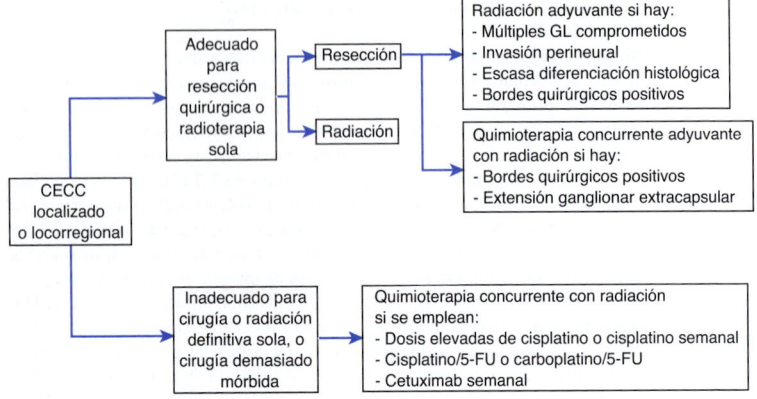

Figura 8-1 Tratamiento de los pacientes con carcinomas epidermoides de cabeza y cuello (CECC) localizados o locorregionales.

1. **Cirugía.** Ha sido durante mucho tiempo un pilar importante del tratamiento de los pacientes con neoplasias de cabeza y cuello. El tratamiento del tumor primario exige su extirpación completa, así como la de sus prolongaciones locorregionales. A veces, el compromiso de las estructuras vitales, como el compromiso de la arteria carótida o la erosión de la base del cráneo, dificulta tal resección completa. En esas situaciones, la RT y/o quimioterapia adyuvantes pueden facilitar o incluso evitar la necesidad de una cirugía radical. Algunos avances recientes han facilitado la resección adecuada de algunos tumores que afectan la base del cráneo.

    a. La **conservación de funciones,** como deglución, voz, visión y estética, deben tenerse en cuenta en todo plan de tratamiento. La extensión del tumor al hueso, como la mandíbula o al maxilar, suele necesitar una resección. A menudo, la reconstrucción puede minimizar la morbilidad a largo plazo. Cuando se inician antes o al principio del tratamiento, los tratamientos del lenguaje y de la deglución incrementan la probabilidad de que estas funciones del paciente se conserven después de concluir el mismo.

    b. Las **metástasis en los ganglios linfáticos cervicales,** fundamentalmente desde la cavidad bucal, senos paranasales, hipofaringe y la glándula tiroides, se tratan mejor mediante cirugía, aunque suele estar indicada la irradiación postoperatoria. La extirpación de los ganglios linfáticos afectados por un cáncer metastásico puede realizarse mediante una resección en bloque (disección del cuello [DC] radical) o mediante un procedimiento limitado, como la disección radical modificada o la disección selectiva de cuello.

2. La **RT, con o sin quimioterapia concurrente,** se utiliza a menudo para el tratamiento definitivo del cáncer de cabeza y cuello, en particular cuando los pacientes no son candidatos quirúrgicos. En estos casos, la RT puede controlar muchos carcinomas con esta localización de manera habitual con mejor función y cosmética consecuentes que después de la resección radical. No existen barreras anatómicas para la RT, aunque hay limitaciones de tolerancia específicas de tejido. Los principios radiobiológicos básicos deben respetarse cuando se planifica el tratamiento específico (v. cap. 3). Cuando se manejan antes o al principio del tratamiento, el lenguaje y la deglución incrementan la probabilidad de que estas funciones del paciente se conserven después de concluir el tratamiento.

    a. **Tratamiento primario.** La RT se utiliza como tratamiento inicial y posiblemente, único, fundamentalmente para conservar órganos o funciones, o para sustituir a la cirugía en caso de tumores irresecables.

b. **Tratamiento complementario.** La RT se utiliza antes o después de la cirugía. El volumen irradiado puede ser el volumen tisular de riesgo antes o después de la cirugía o puede estar separado del punto quirúrgico, como sucede en el tratamiento de los ganglios linfáticos cervicales tras la extirpación quirúrgica del tumor primario.
c. **Volumen tratado.** La RT debe incluir todos los puntos anatómicos que se sabe que están afectados por el tumor, más todas las localizaciones de la presunta diseminación tumoral, como el cuello en un paciente con neoplasias agresivas de faringe o de lengua.
d. **Dosis de RT.** En general las dosis diarias deben ser de 180-200 cGy/fracción. En los carcinomas epidermoides de cabeza y cuello sin intervención quirúrgica, las dosis totales suelen ser de 6 500-7 000 cGy. Cuando se utiliza como complemento posquirúrgico, las dosis totales pueden ser inferiores (5 500-6 000 cGy) y cuando se usa antes de la cirugía, pueden estar indicadas dosis incluso menores (4 500-5 000 cGy).
e. **Esquemas de fraccionamiento alterados.** Se han creado pautas de fraccionamiento especiales para utilizar algunas ventajas radiobiológicas en el tratamiento de los tumores de cabeza y cuello (*v.* cap. 3, sec. III.E). Se han probado en numerosos estudios clínicos aleatorizados multicentricos, internacionales de fase III, y los resultados han sido generalmente favorables al compararse con la práctica de fraccionamiento convencional, en especial en los casos con enfermedad avanzada locorregional.
f. **Hiperfraccionamiento.** Proporciona más fracciones, con una dosis menor en cada una de ellas, hasta alcanzar una dosis total mayor que el fraccionamiento convencional durante el mismo tiempo total de tratamiento. Pretende aumentar la destrucción de las células neoplásicas y mantener, simultáneamente, el mismo nivel de lesión tardía de los tejidos sanos.
g. **Fraccionamiento acelerado.** Intenta superar la *repoblación acelerada,* inducida por el tratamiento de las células neoplásicas, y proporciona un volumen convencional de dosis total, a la vez que acorta el tiempo total de tratamiento con unos patrones más fraccionados.
h. **Combinación de quimioterapia y radioterapia.** Se ha demostrado que la quimioterapia citotóxica, así como los modificadores de la respuesta biológica, aumentan el efecto terapéutico de la RT. En la mayoría de los estudios aleatorizados se ha demostrado el beneficio de la administración simultánea de quimioterapia y radioterapia (*v.* sec. I.J.3), mientras sigue estudiándose la quimioterapia de inducción o neoadyuvante antes de la RT definitiva.
i. **RT orientada de precisión.** Algunos avances recientes en tecnología informática han fomentado el desarrollo de técnicas terapéuticas de ultra-precisión, como la *irradiación estereotáctica* y la *RT de intensidad-modulada.* También se dispone en algunos centros de todo el mundo el *tratamiento con partículas* con protones e iones pesados (*v.* cap. 3, secs. V.A y V.B).

H. **Tratamiento de la neoplasia primaria**
1. La **mayoría de los tumores primarios T1 y T2** pueden controlarse igualmente bien con cirugía o RT. La elección del tratamiento puede verse influida por la localización del tumor, la posibilidad de acceder a él, el grado histológico, el estado general, la profesión o la preferencia del paciente. La RT puede permitir la conservación de la función o del órgano, en las neoplasias de las partes bucal y faríngea de la lengua, el suelo de la boca, laringe, órbita o amígdala. Se prefiere la cirugía cuando el tumor afecta al hueso.
2. La **mayoría de las neoplasias primarias T3 y T4** requieren con frecuencia, la combinación de cirugía y RT. Si la resección no es posible, puede ser eficaz la RT en dosis elevadas y puede ser útil la quimioterapia complementaria. Aunque la irradiación prequirúrgica puede disminuir el tamaño del tumor y, teóricamente, facilitar la cirugía, en la mayoría de los casos es preferible la irradiación posquirúrgica, ya que puede determinarse mejor la extensión del tumor y afecta menos a la cicatrización de los tejidos. La dosis de radiación total tras la resección completa

de los tumores primarios y regionales puede reducirse hasta 5 500-6 000 cGy. Las indicaciones para la RT posquirúrgica son:
- **a.** Bordes de resección estrechos o inadecuados.
- **b.** Tumores poco diferenciados.
- **c.** Afectación de ganglios linfáticos, entre ellos los cervicales.
- **d.** Invasión perineural.

3. **Cuando la neoplasia reaparece** clínicamente en el lugar inicial tras una respuesta completa al tratamiento primario, se considera una recurrencia local de la neoplasia. Si aparece un tumor en un lugar diferente, especialmente si la histología es distinta, se considera un tumor nuevo. Volver a tratar las neoplasias puede ser difícil, la eficacia del tratamiento será menor y aumentará la morbilidad, aunque la cirugía puede «rescatar» fallos de la RT, y la irradiación puede controlar los fracasos de la cirugía.
   - **a.** La recurrencia de un tumor suele indicar una neoplasia biológicamente agresiva, y el pronóstico es peor que antes del tratamiento inicial.
   - **b.** Si el fallo local está en el borde del lugar del tratamiento, puede deberse directamente a un «error geográfico», y un tratamiento de rescate adicional focal puede proporcionar una curación efectiva.

I. El tratamiento de las metástasis de los ganglios linfáticos cervicales se relaciona con la extensión de las metástasis (masiva, fija, bilateral), la localización de éstas, el tipo histológico y el sitio del tumor primario. El tratamiento más frecuente es la cirugía, ya sea en el momento de la resección del cáncer primario o después.

1. Los **tipos de disección cervical** (DC) son:
   - **a. DC radical clásica.** Extirpa en bloque todos los tejidos desde la clavícula hasta la mandíbula y desde el borde anterior del músculo trapecio hasta los músculos planos infrahioideos de la línea media entre la capa superficial de la fascia profunda cervical (músculo cutáneo del cuello) y la capa profunda de la misma. Se incluyen el músculo esternocleidomastoideo, la vena yugular interna y el XI par craneal (accesorio).
   - **b.** Una **DC radical modificada** suele conservar el XI par craneal, y/o músculo esternocleidomastoideo. Esta intervención suele utilizarse cuando el cuello es «clínicamente negativo», pero hay un riesgo elevado de metástasis, o cuando las metástasis en los ganglios cervicales son mínimas y se utilizará RT. Una variante es la **disección supraomohioidea,** que extirpa sólo los ganglios localizados en la parte superior del cuello.
   - **c.** Cuando se practica una **disección parcial del cuello** o es **selectiva**, sólo se extirpa un número limitado de GL. Ésta puede ser de un solo ganglio sospechoso.

2. El **riesgo de que existan metástasis no detectadas clínicamente** varía según el tamaño, localización e histología del tumor primario. Por ejemplo, cerca del 40 % de los pacientes con carcinomas epidermoides de la parte bucal de la lengua presentará, finalmente, adenopatía cervical. El riesgo es mayor, y a menudo la afectación es bilateral, en aquellos pacientes con carcinomas de la parte faríngea de la lengua. Por el contrario, no se observan metástasis cervicales en las neoplasias limitadas a las cuerdas vocales verdaderas, ya que no existen linfáticos.

3. **Selección del tratamiento.** Cuando existen metástasis en los GL cervicales en el momento del diagnóstico, el tratamiento aplicado sobre el cuello suele estar determinado por la modalidad terapéutica seleccionada para el tumor primario. En los carcinomas epidermoides de la cavidad bucal y senos paranasales puede ser preferible usar la cirugía. Cuando el origen de la neoplasia se encuentra en la nasofaringe, la elección será la RT, ya que se trata de tumores sensibles a ella; a menudo son bilaterales, y quizá no puedan extirparse a causa de barreras anatómicas. Otros tumores primarios faríngeos y laríngeos necesitarán cirugía y RT, pero si existen metástasis en los ganglios cervicales se prefiere la RT con o sin quimioterapia antineoplásica, seguida con frecuencia de una DC planificada.

J. **Papel de la quimioterapia en los carcinomas epidermoides de cabeza y cuello (CECC).** La quimioterapia no desempeña ningún papel en la mayoría de los CECC en estadios iniciales (I y II). El mayor beneficio derivado de esta se obtiene en los pacientes con neoplasias localmente avanzadas, cuando se usa de manera secuencial con la RT o simultáneamente con ella, con o sin cirugía. Se ha demostrado que aumenta la posibilidad de conservación de la laringe y la supervivencia. Los datos que respaldan la quimioterapia postoperatoria sólo están limitados en gran medida al carcinoma nasofaríngeo. Si existen metástasis puede utilizarse como medida paliativa y también se ha demostrado que esta pauta mejora la supervivencia total.
   1. **Fármacos eficaces.** Son muchos los fármacos cuya actividad se ha demostrado en monoterapia cuando existen metástasis, de manera usual, entre límites del 10% al 20%. Los ejemplos específicos de los estudios de fase II publicados se encuentran el metotrexato (TR del 10% al 40%), cisplatino (TR del 15% al 40%), bleomicina (TR del 5% al 45%), 5-fluorouracilo (TR del 0% al 33%), capecitabina (24%), paclitaxel (TR del 30% al 40%), docetaxel (TR del 30% al 40%), carboplatino (TR del 10% al 30%), gemcitabina (13%), ifosfamida (TR del 25%), cetuximab (TR del 16%) y el erlotinib (TR del 4%).
   2. **Quimioterapia de inducción** (antes de la cirugía o la RT) se ha evaluado intensamente. A pesar de que las tasas de respuesta (RR) son muy elevadas, los estudios no han mostrado con claridad los beneficios en la supervivencia con este enfoque. Un metaanálisis ha demostrado, no obstante, un pequeño aumento, aunque significativo, de la supervivencia cuando se usan cisplatino y 5-FU en combinación. Se ha demostrado el beneficio de agregar un taxano (de manera usual, docetaxel) al cisplatino/5-FU, administrado antes de la RT o la QRTC. El grupo Dana Farber (estudio TAX 324) demostró que se producía una mejora significativa en la supervivencia total al cabo de 3 años, concretamente del 48% al 62%, cuando se añadía docetaxel a la combinación de cisplatino/5-FU, y seguido por carboplatino administrado simultáneamente con la RT. Lo que se desconoce es si la adición de cualquier quimioterapia de inducción mejorará la supervivencia, en comparación con la óptima administración simultánea de quimioterapia y RT. Se están realizando estudios para abordar esta cuestión. A veces, se considera el uso de la quimioterapia de inducción ante una enfermedad voluminosa N-3 o si hay un retraso significativo para iniciar la RT. Los efectos colaterales de la quimioterapia con fármacos múltiples como la TPF incluyen neutropenia y otras citopenias, mucositis, náusea y vómito, y pérdida de la audición. Dada la potencial toxicidad de la quimioterapia con fármacos múltiples, la quimioterapia de inducción debe reservarse, además, para los pacientes con buen desempeño y comorbilidades mínimas.
   3. Las **pautas de quimioterapia de inducción para los CECC son:**
      a. TPF, administración en ciclos de 21 días.
         Docetaxel (**T**axotere), 75 mg/m^2, i.v. el día 1.
         Cis**p**latino, 75 mg/m^2, i.v. el día 1.
         5-**F**U, 750 (mg/m^2)/día mediante infusión i.v. continua durante 24 h, los días 1 a 5.
      b. TPF, también administración en ciclos de 21 días.
         Docetaxel, 75 mg/m^2, i.v. el día 1.
         Cisplatino, 100 mg/m^2, i.v. el día 1.
         5-FU, 1 000 (mg/m^2)/día en infusión i.v. continua durante 24 h los días 1 a 4.
   4. La **quimiorradioterapia concurrente (QRTC)** es un estándar establecido para el tratamiento definitivo del cáncer de células epidermoides de cabeza y cuello localmente avanzado. Se ha demostrado que mejora las tasas de conservación de la laringe en los tumores laríngeos localmente avanzados de malignidad intermedia, según el Radiation Therapy Oncology Group (estudio RTOG 91-11). Un metaanálisis con quimiorradioterapia simultánea utilizada en pacientes con CECC localmente avanzados ha demostrado una mejora estadísticamente significativa en cuanto a la supervivencia total (mejora absoluta del 8%) en comparación con la RT sola. Se han observado mejoras de la supervivencia en estudios aleatorizados

que usan diversas pautas quimioterápicas antineoplásicas, como cisplatino en monoterapia, cisplatino con 5-FU y carboplatino con 5-FU.

Un estudio realizado con cetuximab, un anticuerpo monoclonal frente al receptor del factor de crecimiento epidérmico, en combinación con la RT, ha demostrado que se produce una mejora significativa de la supervivencia en comparación con la RT sola (supervivencia al cabo de 3 años del 55% frente al 45%). Aunque la quimiorradioterapia simultánea que usa fármacos citotóxicos convencionales aumentará los efectos adversos sobre la mucosa, en comparación con la RT sola, este incremento de los efectos adversos no se observó con el cetuximab.

La combinación de cisplatino, cetuximab y RT se sometió a prueba en un estudio cooperativo de grupo de fase III (RTOG 05-22) con 895 pacientes, el cual evidenció que añadir cetuximab no mejora la supervivencia sin progresión ni la supervivencia total. En consecuencia, el cisplatino o el cetuximab permanecen como el estándar del tratamiento como quimioterápicos únicos para combinar con la RT en el CECC localmente avanzado. Las pautas de QRTC definitivas para el CECC incluyen:

a. Administración de ciclos de 21 días durante tres ciclos con RT:
Cisplatino, 100 mg/m^2, i.v. el día 1.

b. Administración en ciclos de 21 días durante tres ciclos con RT:
Carboplatino, 70 mg/m^2, i.v. los días 1 a 4.
5-FU, 600 (mg/m^2)/día, en infusión i.v. continua durante 24 h los días 1 a 4.

c. Cetuximab, 400 mg/m^2 i.v., como dosis de carga administrada la semana antes de iniciar la RT; a continuación, 250 mg/m^2 i.v. semanalmente, durante 7 semanas.

d. Las pautas alternativas de cisplatino aceptables para mejorar la tolerabilidad incluyen 30-40 mg/m^2 a la semana, o 20 mg/m^2 una vez al día durante 5 días la primera y la quinta semanas de la RT.

e. Si se emplea inducción con TPF, son aceptables el carboplatino o el cetuximab administrados con frecuencia semanal con RT. De manera típica, después de una inducción con TPF, no se utilizan las dosis elevadas de cisplatino a causa de las preocupaciones de toxicidad.

En el contexto postoperatorio/adyuvante, numerosos estudios han evaluado la QRTC en pacientes de «alto riesgo». Los dos estudios aleatorizados más extensos de fase III concluidos fueron los estudios de la *European Organization for Research of Cancer* (EORTC 22931) y el RTOG (RTOG 95-01). Ambos aleatorizaron pacientes para que recibieran dosis elevadas de cisplatino concomitantes con RT o RT sola y mostraron una mejora significativa en la supervivencia sin enfermedad al añadir el cisplatino. Pese a ello, sólo el EORTC 22931 mostró una mejora significativa en la supervivencia total (un 13% de beneficio absoluto en la supervivencia a 5 años). El análisis de subgrupos de ambos estudios muestran que la *mejora significativa en la supervivencia sólo se comprueba en pacientes con extensión extracapsular de los GL o bordes quirúrgicos positivos*. Por consiguiente, la adición de una quimioterapia basada en el platino a la RT se considera un tratamiento adyuvante estándar para los pacientes cuando se encuentran estas dos características adversas al momento de la cirugía.

5. La **quimioterapia complementaria** no se recomienda como pauta habitual de tratamiento tras la RT, con la única excepción del **carcinoma nasofaríngeo**. En el estudio de Intergroup 0099, se asignó aleatoriamente a pacientes con carcinoma nasofaríngeo en estadios III/IV a recibir únicamente RT, o cisplatino y RT simultáneas, seguido por tres ciclos de cisplatino y 5-FU complementarios. La supervivencia total a los 3 años fue del 47% y el 78%, respectivamente ($p = 0.005$), lo que estableció esta pauta con quimiorradioterapia simultánea seguida de quimioterapia complementaria como el tratamiento de referencia.

a. **Quimiorradioterapia simultánea más pauta complementaria en el carcinoma nasofaríngeo.** Cisplatino, 100 mg/m^2, i.v. el día 1, de ciclos de 21 días, durante tres ciclos simultáneos con la RT (de manera alternativa, el carbopla-

tino con ABC 6 puede sustituir al cisplatino); seguido por tres ciclos de 28 días (tras completar la RT) de cisplatino, 80 mg/m^2, i.v. el día 1 o carboplatino con ABC5 si se emplea una porción combinada, y 5-FU, 1 000 (mg/m^2)/día, en infusión i.v. continua durante 24 h, los días 1 a 4.
6. **Volver a irradiar.** El tratamiento habitual de los pacientes con una neoplasia recurrente en una zona irradiada anteriormente es la quimioterapia paliativa especialmente si la opción de reirradiación no existe. Algunos investigadores, han evaluado el uso de la repetición de la radiación con quimioterapia y han observado que las tasas de supervivencia al cabo de 2-5 años oscilan entre el 15% y el 25%. A pesar de estos resultados, este enfoque sigue siendo experimental.
7. **CECC metastásico.** Generalmente se trata sólo con tratamiento sistémico y no tiene curación. Son muchos los antineoplásicos que han sido activos. Aunque las pautas de combinación producen una mayor mejora de las respuestas con monoterapia, sólo un estudio aleatorizado a la fecha, nunca ha demostrado una mejora de la supervivencia total. Ejemplos de pautas con actividad en el contexto recurrente/metastásico son:
    a. **Quimioterapia con un solo fármaco.** En general, se ven tasas de respuesta del 10% al 20% con numerosas pautas de quimioterapia que se administran con un solo fármaco. Entre éstos se incluyen el metotrexato, 40 a 60 mg/m^2 i.v. por semana, los taxanos (paclitaxel o docetaxel), cisplatino o carboplatino, ifosfamida, 5-flurouracilo y cetuximab.
    b. La **combinación de cisplatino/5-FU** ha sido un tratamiento estándar aceptable sobre todo porque produce una mayor tasa de respuesta. Sin embargo, cuando se comparó con el metotrexato en monoterapia en un estudio aleatorizado de fase 3, a pesar de la mayor tasa de respuesta (el 32%, en comparación con el 10%) no se vio ninguna diferencia estadísticamente significativa en la supervivencia. La mayoría de los médicos reservan este y otras pautas de quimioterapia multifármaco basados en platino para pacientes jóvenes, que pueden tolerar el cisplatino.
    c. **Utilidad de compuestos de platino/5-FU y cetuximab**
        (1) El ensayo EXTREME es la única pauta de múltiples fármacos que ha demostrado mejorar la supervivencia total. El estudio EXTREME comparó el cisplatino (100 mg/m^2 el día 1) o carboplatino (AUC 5 el día 1) más 5-FU (1 000 [mg/m^2]/día en infusión continua los días 1 a 4), con y sin cetuximab (400 mg/m^2 en dosis de carga, seguida por 250 mg/m^2 a la semana). En este estudio se observó una mejora significativa de la mediana de supervivencia con la adición de cetuximab desde los 7 meses hasta los 10 meses. Sin embargo, comparado con el platino más 5-FU, la adición de cetuximab provocó una tasa mayor de sepsis, hipomagnesemia, exantemas y reacciones a la infusión. Además, debido a que en este estudio no se permitió el entrecruzamiento con el cetuximab, no está claro si el tratamiento secuencial con cetuximab produciría beneficios totales similares en la supervivencia después de la progresión con platino más 5-FU.
        (2) Un estudio en fase III aleatorizado realizado por el Eastern Cooperative Oncology Group comparó el cisplatino y el placebo con el cisplatino y el cetuximab en 117 pacientes elegibles. La mediana de la supervivencia y la supervivencia sin signos de progresión fueron de 8 y 3 meses, en el grupo testigo, frente a 9 meses ($p = 0.21$) y 4 meses ($p = 0,07$) en el grupo experimental. Se permitió el cruzamiento en este estudio.
    d. De manera similar, las combinaciones de **platino/taxano** con cisplatino o carboplatino y paclitaxel o docetaxel se reservan para pacientes con buen desempeño. En el estudio ECOG de fase III, el cisplatino con paclitaxel comparados con cisplatino y 5-FU produjeron tasas de respuestas objetivas similares (26% frente a 27%), supervivencia total (8.1 meses frente a 8.7 meses) y tasas de respuesta a 1 año (32% frente a 41%).

e. **Inmunoterapia.** Es probable que los inhibidores inmunitarios del punto de control, como los bloqueadores PD-1 o PD-L1, se conviertan en un tratamiento estándar para los pacientes con carcinoma epidermoide de cabeza y cuello recurrente/metastásico resistente al platino. En casos de enfermedad refractaria al platino, un ensayo de fase III de nivolumab frente al tratamiento estándar de elección del médico mostró una supervivencia total de 7.5 meses con el nivolumab frente a 5.1 meses con la quimioterapia. La FDA aprobó el pembrolizumab para el tratamiento de pacientes con carcinoma epidermoide metastásico de cabeza y cuello cuya enfermedad mantuvo su avance con la quimioterapia estándar. La aprobación se concedió basada en un ensayo clínico que mostró una tasa de respuesta del 16%. La mayoría de quienes respondieron (el 82%) tuvo un control de la enfermedad por 6-24 meses.

K. **Efectos adversos del tratamiento.** Todos los tratamientos del cáncer, incluso cuando se administran adecuadamente según las pautas terapéuticas actuales, pueden producir efectos adversos no deseados.

1. **Cirugía radical.**
    a. Interferencia con la deglución.
    b. Pérdida o cambio de la calidad y fuerza de la voz.
    c. Neumonitis por aspiración.
    d. Debilidad del hombro o de la extremidad superior.
    e. Modificación o pérdida de la sensibilidad cutánea localizada.
    f. Necesidad de reemplazo de la tiroides.
    g. Diplopía, pérdida visual.
    h. Cambios cosméticos.
2. **Radioterapia.**
    a. **Efectos inmediatos, autolimitados**
        (1) Eritema cutáneo.
        (2) Conjuntivitis.
        (3) Mucositis en la cavidad bucal, bucofaringe, hipofaringe, nasofaringe, laringe y fosas nasales.
        (4) Depilación, relacionada con la dosis, que afecta al cuero cabelludo, vello facial, pestañas y cejas. El cabello que vuelve a salir suele ser más ralo e incluso de color y textura diferentes.
        (5) Edema. El laríngeo es el más serio.
        (6) **El síndrome de Lhermitte es** un problema poco frecuente que se manifiesta como una sensación «similar a una descarga eléctrica», generalmente en las extremidades superiores, que se desencadena por la flexión del cuello. Este síndrome es secundario a la alteración inducida por la radiación, probablemente una desmielinización transitoria. No es un precursor de una mielopatía permanente.
        (7) Alteración o ausencia de sentidos gustativos.
        (8) Xerostomía, que puede reducirse al mínimo con la disminución de la dosis de radiación total mediante el uso de técnicas como la radioterapia de intensidad modulada. Se han probado fármacos, como la pilocarpina, sin obtener ningún éxito que esté documentado científicamente.
        (9) Infección; la más frecuente es la candidiasis controlable con fluconazol.
    b. **A largo plazo o permanentes**
        (1) Xerostomía. La recuperación de la alteración aguda puede ser mínima, con efectos adversos a largo plazo, como la caída de dientes, infecciones bucales, problemas de deglución y pérdida de peso asociada a éstos. La xerostomía también puede asociarse a trastornos autoinmunitarios (síndrome de Sjögren), diabetes, esclerodermia y a muchos fármacos, entre ellos antidepresivos, antihipertensivos y fármacos para tratar las alergias.
        (2) Alteración del gusto: generalmente, para los sabores salados o dulces.
        (3) Cataratas: aparecen lentamente (más frecuente en los pacientes diabéticos).

(4) Osteorradionecrosis, generalmente de la mandíbula (empeora si la higiene bucal es deficiente).
(5) Mielopatía cervical: aparece en unos meses y es permanente.
(6) Alteraciones de los tejidos blandos: atrofia, telangiectasias y, rara vez, ulceración.
(7) Segundas enfermedades malignas: comunicadas en la bibliografía pero raras.
(8) Caida del cabello.
3. **Quimioterapia.** Como complemento, puede aumentar los efectos secundarios agudos de la RT.
4. **Efectos adversos de la QRTC.** Casi todos los pacientes que se someten a la QRTC experimentan toxicidades moderadamente graves a graves, en particular aquellas que afectan la deglución y la alimentación. La incidencia de mucositis de grado 3 a 4 se duplica con la QRTC comparada con la RT sola. El empleo de sondas de gastrostomía para la alimentación e hidratación suele ser necesario. Alrededor del 10 % de los pacientes desarrolla granulocitopenia grave.
   a. La xerostomía surge en el 75 % de los pacientes y persiste en el 60 % 1 año después del tratamiento con QRTC. Los problemas persistentes de saliva pegajosa, deglución, masticación o alteración del sentido del gusto se desarrollan en el 25 % al 35 %.
   b. A los 12 meses después del tratamiento, la mitad de los pacientes sólo puede comer alimentos blandos o líquidos. Después de 2 años, las sondas de alimentación continúan siendo necesarias en el 25 % de los pacientes tratados con RT sola y en el 50 % de los pacientes tratados con QRTC.
   c. Debido a la toxicidad, el cumplimiento del protocolo de tratamiento suele afectarse con frecuencia. Alrededor del 40 % de los pacientes no se somete al tercer curso planificado de dosis elevadas de cisplatino y el 30 % necesita retrasar el programa de RT.
L. **Cuidados complementarios**
1. **Mucositis aguda.** El malestar puede disminuir si se administran alimentos blandos y a temperatura ambiental, trozos de hielo, analgésicos o anestésicos tópicos, preparaciones como enjuagues bucales a base de glicerina y fenol o geles a base de polivinilpirrolidona y hialuronato de sodio y medicamentos para el dolor.
2. Las **infecciones oportunistas,** con mayor frecuencia candidiasis, pueden controlarse mediante tratamientos específicos.
3. Es muy importante una **nutrición adecuada.** Suelen indicarse comidas frecuentes, complementos dietéticos y aporte calórico abundante. Casi nunca se utiliza la hiperalimentación.
4. **Higiene y cuidados dentales**
   a. Todos los pacientes a los que se van a administrar dosis elevadas de RT en la región de cabeza y cuello, especialmente si las glándulas salivales principales se encuentran en los campos irradiados, deben realizar una consulta odontológica antes de iniciar el tratamiento.
   b. El tratamiento con gel de flúor debe utilizarse antes, durante y después de la RT. La continuación del tratamiento ha de basarse en la consulta con el odontólogo experimentado.
   c. No deben llevarse prótesis dentales durante el tratamiento ni hasta que la mucosa haya curado por completo (varios meses después). Puede aconsejarse el uso de prótesis dentales especiales.
   d. Puede ser necesario realizar extracciones dentales profilácticas antes de la RT, y debe dejarse 1 o 2 semanas de recuperación antes de iniciar la irradiación.
   e. Es posible que se necesite fabricar (por odontólogos especialistas) dispositivos especiales, como protectores intrabucales o abrebocas, antes de la sesión de RT.
   f. La quimioterapia puede empeorar significativamente las secuelas dentales de la RT.

M. Problemas médicos especiales

1. La **recurrencia local/regional** del cáncer tratado anteriormente debe diferenciarse de los efectos secundarios del tratamiento. La neoplasia suele mostrar un aumento de masa y firmeza, y la piel que la cubre puede volverse gruesa y de color morado, además de fijarse a los tejidos adyacentes. Puede añadirse la ulceración. Aunque los efectos secundarios de la radiación pueden persistir o aumentar transitoriamente, suele observarse disminución del tejido, con fibrosis y atrofia. Las alteraciones secundarias a la radiación se limitarán al volumen irradiado, mientras que la reaparición de la neoplasia puede extenderse fuera del volumen tratado. Las biopsias de las alteraciones inducidas por la radiación pueden ser peligrosas, con aparición de ulceración que no cicatriza y se infecta. Por tanto, el tratamiento, si puede ser útil, suele instaurarse según el aspecto clínico.
2. Los **defectos cosméticos** pueden ser devastadores para el paciente. Suelen ser deformaciones como la parálisis del VII par craneal (facial), reducción del tamaño de la cavidad bucal, pérdida de partes de la nariz o la oreja, la pérdida o alteración del contenido de la órbita, la ausencia permanente de dientes y los injertos de aspecto desagradable. A menudo está indicada la cirugía reparadora. El apoyo psicológico resulta obligado. Pueden ser eficaces las interacciones con grupos de apoyo con problemas similares.
3. El **edema facial masivo** es un problema poco frecuente. La causa subyacente es una importante obstrucción venosa y/o linfática, secundaria a la neoplasia no controlada. El tratamiento es sintomático y puede no ser satisfactorio. Suele tratarse de un problema terminal, debido a edema cerebral, hemorragia o inanición.
4. La **rotura arterial con exanguinación rápida** debido a la rotura de la arteria carótida por neoplasia o necrosis es un problema poco frecuente. La prevención se basa en el control local del tumor, evitar la infección progresiva con necrosis, y una técnica apropiada de DC.
5. La **obstrucción de las vías respiratorias superiores** puede deberse a la progresión de la neoplasia, a edema o a ambas cosas. El edema puede tratarse con dosis elevadas de prednisona (40-60 mg/día por v.o.). Una traqueostomía puede sortear la obstrucción y proporcionar un alivio transitorio. La infección asociada debe tratarse enérgicamente. En los pacientes que muestran una recurrencia del tumor tras la irradiación, la quimioterapia puede reducirlo.
6. **Disfagia obstructiva.** Si es secundaria al crecimiento tumoral de un tumor tratado anteriormente, es probable que existan efectos adversos acompañantes, como la obstrucción de las vías respiratorias y el dolor. El tratamiento suele conseguir muy poco.
7. La **infección** asociada a la necrosis progresiva de una neoplasia puede tratarse con antibióticos de amplio espectro, aunque el efecto suele ser mínimo y transitorio.

N. Localizaciones específicas de los tumores de cabeza y cuello.
En la tabla 8-1 se comparan la incidencia relativa, la localización más frecuente y la histología de los componentes de los tumores de cabeza y cuello.

II. LABIOS

A. **Definición.** Las neoplasias de los labios se originan en el borde bermellón y la mucosa. Los tumores que se originan en la piel del labio inferior se consideran aparte, como las neoplasias cutáneas primarias.

B. **Anatomía patológica.** Casi todas las neoplasias de los labios son carcinomas epidermoides, generalmente bien diferenciados.

C. **Evolución**
1. **Presentación.** El 95 % de los cánceres primarios del labio se originan en el borde del bermellón inferior. El aspecto macroscópico oscila desde una alteración eritematosa mínima hasta masas ulceradas, en ocasiones con destrucción del músculo

TABLA 8-1. Características de las neoplasias de cabeza y cuello según la localización de origen

Tumor primario	Localización más frecuente	Incidencia relativa (%)	Metástasis en ganglios cervicales en el momento de la presentación (%)
Labio[a]	Labio inferior (90%)	15	5
Cavidad bucal[a]	Lengua (borde lateral)	20	40
Bucofaringe[a]	Región amigdalina	10	80 en la fosa amigdalina y la base de la lengua, 40 en otras localizaciones
Hipofaringe[a]	Seno piriforme	5	80
Laringe[a]	Cuerda vocal verdadera	25	<5 en glotis inicial, 35 en otros puntos
Nasofaringe[a]	Techo	3	80
Cavidad nasal y senos	Antro maxilar	4	15
Glándulas salivales	Parótida (80%)	15	25

[a]Al menos el 97% son carcinomas epidermoides.

y el hueso subyacentes. El pronóstico puede ser malo y necesitarse un tratamiento agresivo cuando el tumor afecta a la comisura lateral.
2. **Factores de riesgo.** Exposición prolongada al sol o al viento: irritación crónica.
3. **Drenaje linfático.** Desde el labio superior, principalmente a los GL submandibulares; desde el labio inferior, a los GL submentonianos, submandibulares y subdigástricos. El riesgo de que aparezcan metástasis en los ganglios linfáticos regionales aumenta con los tumores poco diferenciados, el tamaño y la extensión de los tumores a las comisuras laterales. El 5% a 10% de los pacientes muestran diseminación a los GL regionales en el momento del diagnóstico, y otro 5% a 10% muestra adenopatías tardíamente.

D. **Diagnóstico diferencial**
1. El queratoacantoma es una lesión exofítica de crecimiento rápido que suele desaparecer espontáneamente en unos meses. La RT en pequeñas dosis acelera su resolución, aunque no suele recomendarse.
2. Hiperqueratosis, a menudo con irritación y/o infección.
3. Leucoplasia.
4. Chancro, cuando la sífilis era más frecuente.

E. **La estadificación TNM.** Consultar el atlas de estadificación del cáncer de la AJCC actual para el sistema de estadificación TNM.

F. **Tratamiento del tumor primario.** El cáncer labial, cuando se detecta de inmediato, puede curarse mediante cirugía limitada, RT o cirugía (método de Moh).
1. **Bermellectomía** (rasurado labial). Puede utilizarse para tratar la leucoplasia, la displasia grave y el carcinoma *in situ*.
2. **Carcinomas T_{is} y T_1** (≤1 cm). La RT (radiación externa, aplicación superficial de isótopos o implantación de los mismos) o la cirugía (resección mínima con cierre primario sin reducción del estoma bucal) son muy eficaces y los resultados estéticos son buenos.
3. **Carcinomas T_{1-4}** (>1 cm). La RT tiene ventajas estéticas y funcionales sobre la cirugía si no hay destrucción de tejidos sanos subyacentes. Si el hueso está afectado o hay pérdida importante de tejido sano, se prefiere la cirugía con reconstrucción.
4. **Afectación de comisuras.** La RT ofrece ventajas sobre la cirugía.

5. **Tasa de control local del tumor.** Los índices de fracaso se relacionan con el tamaño y la extensión del tumor. En la neoplasia primaria, el índice de fracaso es del 10 % en las lesiones T_1. Los fallos en el cuello son del 10 % cuando esta zona es inicialmente N_0, pero puede aumentar al 45 % cuando existe una adenopatía metastásica macroscópica.

G. **Tratamiento de los GL regionales**
   1. **Cuello clínicamente negativo.** Se prefiere la observación. Puede utilizarse la RT en las neoplasias primarias que son de gran tamaño o que se encuentran histológicamente mal diferenciadas.
   2. **Ganglios clínicamente afectados.** Se prefiere la cirugía. Cuando el tumor primario atraviesa la línea media, ambos lados del cuello están en situación de riesgo. El mejor tratamiento de la principal adenopatía es quirúrgico. El tumor subclínico en el otro lado del cuello puede irradiarse o tratarse con una DC limitada.
   3. Las **disecciones cervicales diferidas** pueden tratar eficazmente la adenopatía metastásica que aparece clínicamente tras el tratamiento previo del tumor primario.

H. **Tratamiento de la «reaparición» local del tumor.** Puede ser eficaz. Se prefiere la cirugía para el tratamiento o fallos de RT y pueden hacerse resecciones adicionales si fracasa la cirugía.

III. CAVIDAD BUCAL

A. **Definición.** Comprende los tumores primarios de la parte bucal de lengua, piso de la boca, mucosa bucal, trígono retromolar, encía, cresta alveolar, paladar duro y pilares amigdalinos anteriores.

B. **Anatomía patológica.** Casi todas las neoplasias primarias son carcinomas epidermoides. Menos del 5 % son adenocarcinomas (adenoideo quístico, carcinomas mucoepidermoides que surgen de las glándulas salivales menores).

C. **Evolución**
   1. Entre los **factores de riesgo** se encuentran el consumo de productos del tabaco, el consumo prolongado de bebidas alcohólicas, la higiene bucal deficiente y la irritación focal prolongada por dientes/prótesis dentales defectuosas. En tiempos recientes, se produjo un aumento en la incidencia de cánceres de la lengua oral en jóvenes (de 20 a 40 años) caucásicos masculinos y femeninos que nunca fumaron y que tampoco son bebedores.
   2. Presentación
      a. Los pacientes con **neoplasias de la parte bucal de la lengua** pueden notar una irritación local de la mucosa o una masa, que puede ulcerarse, infectarse y doler. Un olor o un sabor desagradables pueden asociarse a la infección. El dolor puede ser local o referido al oído. La infiltración muscular puede causar problemas del transporte del bolo alimenticio o del habla.
      b. Las **neoplasias de la mucosa bucal** en estadio inicial pueden ser asintomáticas o apreciarse con la lengua. La ulceración puede causar dolor local. La obstrucción del conducto de Stenon puede ser el origen de una hipertrofia parotídea dolorosa. El dolor referido al oído sigue a la afectación de los nervios lingual y dental por el tumor. La extensión local del tumor puede causar trismo.
      c. Los **tumores gingivales** pueden apreciarse como alteraciones de la mucosa local, acompañadas, a menudo, por leucoplasia. Los tumores más extendidos causan pérdida de piezas dentales, interferencias con el uso de prótesis dentales, hemorragia o dolor. El hueso subyacente puede estar invadido. El tumor puede extenderse y afectar a las estructuras anatómicas adyacentes, como el piso de la boca, mucosa bucal, paladares duro y blando, o seno maxilar.
      d. Los **tumores del trígono retromolar** pueden causar trismo, al afectar al espacio pterigomandibular, y los músculos pterigoideos y buccinador.
      e. Los tumores que se originan en el **paladar duro** invadirán, probablemente, el hueso.
      f. Los tumores que se originan en la mucosa o en el **suelo de la boca** pueden observarse como una alteración localizada de la mucosa, a menudo con leucoplasia,

o percibirse como una masa por el paciente. Cuando se encuentran localizados, muestran ulceración y dolor, estas lesiones pueden diagnosticarse equivocadamente como aftas. Si hay extensión local, puede existir una masa submandibular, obstrucción de los conductos submaxilares con aumento del tamaño de las glándulas, e invasión de la mandíbula o de la parte bucal de la lengua.
   3. Las **metástasis linfáticas** suelen afectar la mayoría de las veces a los ganglios subdigástricos, submandibulares y yugulares superiores. La frecuencia varía con la localización, la extensión y la diferenciación de la neoplasia primaria, pero puede llegar hasta el 30 % o el 35 % en el momento del diagnóstico, con un aumento posterior si no se trata el cuello después del crecimiento de metástasis subclínicas iniciales. El riesgo de que aparezcan metástasis bilaterales aumenta a medida que el tumor primario se aproxima o invade la línea media anatómica.
   4. Las **metástasis** por debajo (caudales) de la mandíbula o por encima (cefálicas) de la base del cráneo son poco frecuentes, ya sean por vía linfática o hematógena.
D. **Diagnóstico.** Establecer un diagnóstico de cáncer de origen en la cavidad bucal debe ser relativamente fácil porque los pacientes suelen mostrar signos y síntomas característicos, y el tumor puede visualizarse y palparse con facilidad. El diagnóstico debe establecerse mediante biopsia. Las pruebas de imagen (TC, RM) se han convertido en una parte importante de la valoración de la extensión del tumor, la afectación ósea y las metástasis de los GL.
E. **La estadificación TNM.** Consultar el atlas de estadificación del cáncer de la AJCC actual para el sistema de estadificación TNM.
F. **Tratamiento del tumor primario**
   1. **Carcinomas de la parte bucal de la lengua y del suelo de la boca**
      a. **Tumores pequeños (<1 cm).** Resección con cierre primario; RT intersticial, o RT externa con cono bucal (se usa en muy pocas ocasiones).
      b. **Tumores T_1 o T_2.** Resección, si hay deformidad mínima, o combinación de RT externa e intersticial. La elección puede variar según la preferencia del paciente, el estado general del mismo, y según factores laborales, sociales y psicológicos.
      c. **Tumores extendidos.** Resección, seguida de RT externa. Se prefiere la cirugía cuando el tumor ha invadido la mandíbula, en los carcinomas verrugosos y en pacientes poco fiables.
   2. **Carcinomas gingivales y del paladar duro**
      a. **Tumores pequeños.** Resección.
      b. **Tumores extendidos.** Resección y RT postoperatoria.
      c. **Tasa de control local de tumores T_1,** 60 %.
   3. **Carcinomas de la mucosa bucal.**
      a. **Tumores pequeños (<1 cm).** Resección y cierre primario.
      b. **T_{1-3}.** RT o resección, probablemente con un injerto
      c. **Tumores superficiales de mayor tamaño (T_{1-2}).** La RT es eficaz.
      d. **Tumores extendidos (T_{3-4}) con invasión muscular.** Resección y RT posquirúrgica.
      e. **Extensión del tumor a las comisuras.** Debe considerarse la RT.
   4. **Trígono retromolar** (carcinomas de los pilares del velo del paladar).
      a. **Tumores T1 a T2.** RT o resección con o sin RT.
      b. **Tumores superficiales T3.** RT.
      c. **Tumores grandes, con infiltración profunda.** Resección y RT posquirúrgica (existen problemas especiales con la extensión del tumor al hueso o a la parte faríngea de la lengua).
   5. **Tratamiento del cuello.** Cuando se controla el tumor primario, no suele ser frecuente el fallecimiento por cáncer metastásico o sin control local. El riesgo de afectación subclínica de los ganglios cervicales está relacionado con el estadio T y la diferenciación histológica. Aunque la adenopatía suele poder tratarse eficazmente tras la observación de un estadio cervical N_0, el tratamiento programado puede disminuir el riesgo de tumor no controlado en el cuello y

de aparición de metástasis a distancia. *A continuación se muestran algunas directrices generales:*
  a. **Cuello clínicamente «negativo»**
    (1) Tumores primarios de bajo grado, T_1: observación, si el paciente es fiable.
    (2) Tumores primarios T_2 a T_4 o poco diferenciados.
      (a) Si el tumor primario se trata quirúrgicamente, se realizará una DC programada.
      (b) Si se irradia el tumor primario, el cuello debe irradiarse simultáneamente.
      (c) Si el tumor primario se trata con métodos terapéuticos mixtos, puede usarse cualquier método.
  b. **Linfadenopatía clínica**
    (1) Si el tumor primario se trata quirúrgicamente, se añadirá una DC.
    (2) Si el tumor primario se trata con RT, se irradiará el cuello y se seguirá con una DC por si existen adenopatías residuales tras una observación adecuada o si una adenopatía inicial era de gran tamaño (> 3 cm).
    (3) Cuando los ganglios linfáticos afectados por el tumor están «fijos», se empezará con RT. Si la adenopatía se vuelve resecable, se realizará una DC después de unos 5 000 cGy. Si no es así, se administrará RT hasta una dosis total completa.

IV. BUCOFARINGE
  A. **Definición.** Comprende la parte faríngea («base») de la lengua, la región amigdalina (fosas y pilares, aunque los pilares anteriores se incluyen a menudo en la cavidad bucal), el paladar blando y las paredes de la faringe entre los pliegues faringoepiglóticos y la nasofaringe.
  B. **Anatomía patológica.** El 95 % de los tumores son carcinomas epidermoides, generalmente con menor diferenciación histológica que los de la cavidad bucal. Algunos tumores pueden ser adenocarcinomas con origen en las glándulas salivales menores o linfomas primarios.
  C. **Evolución**
    1. Los **factores de riesgo** incluyen:
      a. El consumo prolongado de bebidas alcohólicas, en especial para los carcinomas primarios del pilar amigdalino anterior y la pared faríngea posterior.
      b. **VPH**: la infección por el VPH, y en particular por el tipo 16 (VPH-16), se reconoce ahora como un participante significativo en el inicio del carcinoma espinocelular (CEC) bucofaríngeo, con características epidemiológicas, clínicas, anatómicas, radiológicas, de comportamiento, biológicas y pronósticas diferentes de las del CEC VPH negativo. En efecto, en el presente, el único subsitio de cabeza y cuello con una relación viral etiológica demostrada es la bucofaringe. El carcinoma bucofaríngeo VPH+ está en aumento. El VPH es el factor causal en el 70 % de CEC del paciente mayor (PM). Estos tumores pueden tratarse con RT primaria, QRT, o CRTO con o sin RT adyuvante. Los ensayos ECOG y RTOG en curso están investigando la posibilidad de desescalar el tratamiento adyuvante en pacientes que son candidatos a CRTO.
    2. **Presentación clínica**
      a. Pueden ser clínicamente «silentes», especialmente los tumores que se originan en la parte faríngea de la lengua, donde el tumor puede ser submucoso, aunque indurado.
      b. Los carcinomas de la base de la lengua y los amigdalinos pueden aparecer clínicamente como adenopatías cervicales.
      c. Entre los síntomas, se encuentran: dolor localizado que aumenta con la deglución, otalgia ipsilateral, dificultad para deglutir a causa del dolor, o dismi-

nución de la movilidad de la lengua. El paciente puede percibir una masa en la localización primaria o en el cuello.
3. **Drenaje linfático.** Los linfáticos de la base de la lengua, amígdalas y pared faríngea son abundantes. Los de la base de la lengua drenan en los ganglios cervicales profundos y la afectación suele ser bilateral. Los linfáticos de la región amigdalina y del pilar posterior del velo del paladar drenan en los ganglios subdigástricos, cervicales superficiales y medios, además de los parafaríngeos. Las metástasis suelen ser ipsilaterales, salvo que el tumor primario se aproxime a la línea media. El drenaje linfático de la pared faríngea se dirige a los ganglios retrofaríngeos y cervicales de nivel II a III.

D. **Diagnóstico.** Los tumores que se originan en la bucofaringe pueden visualizarse y palparse. El diagnóstico debe documentarse mediante una biopsia. El diagnóstico diferencial en el examen físico incluye: el absceso amigdalino, hiperplasia linfocítica benigna o la ulceración benigna con induración.

E. **Estadificación TNM.** Consultar el atlas de estadificación del cáncer de la AJCC actual para el sistema de estadificación TNM.

La estadificación es para los tumores malignos epiteliales que se originan en los sitios antes definidos. Los tumores que no son epiteliales y que se originan en el tejido linfoide, tejidos blandos, hueso y cartílago no se incluyen. A menudo, la estadificación clínica se usa debido a que muchos de estos cánceres se tratan mediante RT primaria. La valoración para la estadificación clínica se basa en la inspección, palpación, TC y examen de RM. La estadificación patológica agrega la información encontrada en la cirugía.

F. **Tratamiento del tumor primario**
 1. **Base de la lengua** (parte faríngea).
    a. **Tumores pequeños.** Cirugía, si está lateralizado, o RT.
    b. **Tumores de mayor tamaño.** Especialmente si se aproximan a la línea media, RT.
 2. **Región amigdalina**
    a. **Tumores pequeños.** Cirugía o RT.
    b. **Tumores primarios extendidos.** Cirugía más RT posquirúrgica.
 3. **Paladar blando.**
    a. **Tumores pequeños.** Generalmente RT o cirugía si hay una disfunción mínima resultante.
    b. **Tumores de mayor tamaño.** RT.
 4. **Pared faríngea**
    a. **Tumores pequeños.** La RT puede ser eficaz, con una morbilidad mínima.
    b. **Tumores extendidos.** RT y cirugía, si puede aplicarse.

G. **Tratamiento del cuello.** Los carcinomas primarios que surgen en la parte faríngea de la lengua, el paladar blando y la pared faríngea probablemente produzcan metástasis en los ganglios de ambos lados del cuello. Los tumores primarios limitados de la región amigdalina pueden producir metástasis sólo en los ganglios ipsilaterales.

En los carcinomas primarios tratados con RT, el cuello debe formar parte del plan terapéutico inicial. A medida que la adenopatía cervical aumenta de tamaño o se afectan más ganglios, la DC entra a formar parte del tratamiento. Si el tratamiento inicial del tumor primario y del cuello es la cirugía, se aconseja la RT posquirúrgica cuando el tumor primario está extendido, está poco diferenciado histológicamente, la adenopatía es de gran tamaño (> 3 cm), o existe afectación ganglionar múltiple o el tumor se extiende a través de la cápsula del ganglio. En estas circunstancias, también puede considerarse la posibilidad de la quimiorradioterapia simultánea.

H. **Tratamiento de la «recurrencia».** Las exploraciones exhaustivas repetidas con pocos meses de intervalo constituyen una parte importante del tratamiento del paciente. La mayoría de los casos de persistencia o reaparición del tumor pueden reconocerse durante los 2 años siguientes al tratamiento de la neoplasia inicial. El tratamiento de rescate, ya sea mediante cirugía o RT, puede ser eficaz. Estos pacientes tienen también el riesgo de mostrar otras neoplasias.

V. NASOFARINGE

A. Definición. Los carcinomas de la nasofaringe tienen su origen en una pequeña región anatómica que está limitada por las fosas nasales, la pared posterior se continúa con la pared posterior de la bucofaringe (anterior a la primera y segunda vértebras cervicales), el cuerpo del esfenoides y la parte basilar del hueso occipital, y el paladar blando.

B. Anatomía patológica. Debe usarse la clasificación de la Organización Mundial de la Salud (OMS). Cerca del 90 % de los tumores malignos son carcinomas epidermoides, mientras que el 5 % son linfomas y otro 5 % corresponde a diversos subtipos. El 20 % de los carcinomas epidermoides son queratinizantes (OMS-I); del 40 % al 50 % son no queratinizantes, diferenciados (OMS-II) y del 40 % al 50 % son no queratinizantes, indiferenciados (linfoepiteliomas; OMS-III).

C. Evolución

1. **Factores de riesgo**
   a. La mayor incidencia se observa en asiáticos, particularmente del sur de China, esquimales e islandeses. Este riesgo prevalece en la primera generación de inmigrantes a otros lugares del mundo.
   b. Los carcinomas nasofaríngeos no queratinizantes se asocian uniformemente al VEB; los pacientes suelen mostrar concentraciones elevadas de anticuerpos IgA frente al antígeno de la cápside vírica y el antígeno precoz. El seguimiento del ADN del VEB en el suero de los pacientes afectados mediante reacción en cadena de la polimerasa en tiempo real parece ser útil para valorar las respuestas al tratamiento.
   c. Pueden aparecer en niños.
   d. A menudo, los afectados tienen títulos altos de anticuerpos al VEB.

2. **Presentación**
   a. Es frecuente que se perciba inicialmente como una adenopatía en la parte posterosuperior del cuello, y puede ser bilateral.
   b. Epistaxis, obstrucción nasal.
   c. Alteración en la voz.
   d. Hipoacusia unilateral o «sensación de plenitud» en un oído, otitis serosa.
   e. Trismo.
   f. Cefalea.
   g. Proptosis.
   h. Síndromes de los pares craneales secundarios a la invasión de la base del cráneo por el tumor.
      (1) El **síndrome retroesfenoideo** por afectación de los pares craneales II a VI se manifiesta como oftalmoplejía unilateral, ptosis, dolor, neuralgia del trigémino y debilidad unilateral de los músculos de la masticación.
      (2) El **síndrome retroparotídeo** por compresión de los pares craneales IX a XII y de nervios simpáticos se manifiesta como disfagia mecánica, problemas con el gusto, salivación o respiración, debilidad de los músculos trapecio, esternocleidomastoideo o en la lengua, y síndrome de Horner.
   i. Las metástasis a distancia son más frecuentes en el carcinoma nasofaríngeo que en cualquier otra neoplasia de cabeza y cuello.

3. **Drenaje linfático.** Los abundantes linfáticos drenan bilateralmente a los GL retrofaríngeos y cervicales profundos (cadenas yugular interna y del nervio accesorio espinal). Se observa linfadenopatía en el 80 % de los pacientes en la consulta inicial, y un 50 % es bilateral.

4. **Factores pronóstico**
   a. Extensión del tumor, particularmente la invasión de la base del cráneo.
   b. Tamaño y nivel de las metástasis en los ganglios cervicales.
   c. Edad (el pronóstico es más favorable cuando el paciente tiene menos de 40-50 años).
   d. Tipo de tumor.

D. **Diagnóstico**
   1. Endoscopia para identificar el tumor primario, que puede ser una mínima alteración de la mucosa o una masa.
   2. Palpación del cuello en busca de posibles adenopatías, que suelen ser cervicales posterosuperiores y bilaterales.
   3. TC o RM para identificar la extensión del tumor primario y las adenopatías, así como la afectación de la base del cráneo.
   4. Exploración de los pares craneales.
   5. El diagnóstico diferencial incluye: adenopatía benigna del anillo de Waldeyer, nasofaringitis y adenopatía cervical de otra etiología.
E. **La estadificación TNM.** Consultar el atlas de estadificación del cáncer de la AJCC actual para el sistema de estadificación TNM. Además de la estadificación T, el cáncer nasofaríngeo tiene categorías de estadificación N únicas y diferentes de las de otros CCECC. Investigadores asiáticos han publicado otros sistemas de estadificación.
F. **Tratamiento del tumor primario.** No suele poder utilizarse la cirugía, porque no pueden obtenerse bordes libres de tumor en la base del cráneo. La RT con rayos X de elevada energía, a menudo combinada con quimioterapia, constituye el tratamiento de elección. Las **secuelas del tratamiento** pueden ser graves tras la RT con las dosis elevadas totales necesarias. Entre ellas, se pueden observar: ulceración local, en ocasiones con necrosis, retinopatía, fibrosis de los tejidos blandos del cuello y alteraciones del oído medio. Estas secuelas pueden disminuir con la moderna planificación del tratamiento.
G. **Tratamiento de los GL regionales.** La RT externa es el tratamiento de elección, porque la adenopatía suele ser bilateral en el cuello y afecta a menudo a los GL retrofaríngeos. El control de las adenopatías regionales se relaciona también con el estadio N, pero no se ha documentado suficientemente. La DC puede ser eficaz en los tumores que persisten o reaparecen tras la irradiación primaria.
H. **Quimioterapia para el carcinoma nasofaríngeo.** Alrededor del 60 % de los pacientes muestra una neoplasia de grado III o IV, y con frecuencia aparecen metástasis a distancia. Se han obtenido unas tasas de respuesta elevadas con la quimioterapia de inducción, pero no ha variado la supervivencia total, y no se recomienda. La quimiorradioterapia simultánea que incluye cisplatino con o sin 5-FU (v. sec. I.J.3), durante tres ciclos, se considera el tratamiento de referencia en el mundo occidental. Parece duplicar la tasa de supervivencia a los 5 años hasta el 67 %, pero alrededor de la mitad de los pacientes no puede completar la pauta planificada a causa de los efectos adversos.
I. **Tratamiento de la recurrencia local.** La repetición del tratamiento de un carcinoma nasofaríngeo es, con mayor frecuencia, más eficaz que hacerlo tras el fracaso de otras neoplasias cabeza y cuello. Para irradiar de nuevo la localización del tumor primario se necesita una dosis total elevada, y puede realizarse con irradiación externa orientada con precisión, como la RTIM o braquiterapia. Los escasos fracasos tras la RT del cuello pueden controlarse mediante cirugía.

VI. HIPOFARINGE
A. **Definición.** La «parte inferior de la faringe» se encuentra entre el nivel del hueso hioides y la entrada al esófago al nivel del borde inferior del cartílago cricoides. Contiene los senos piriformes, los pliegues aritenoepiglóticos, la región retrocricoidea y las paredes laterales de la faringe.
B. **Anatomía patológica.** Más del 95 % de los tumores malignos son carcinomas epidermoides. La diferenciación histológica varía según la localización anatómica. Por ejemplo, los carcinomas epidermoides de los pliegues aritenoepiglóticos tienen el doble de probabilidades de estar bien diferenciados que los tumores que se originan en el seno piriforme.
C. **Evolución**
   1. **Factores de riesgo**
      a. Consumo de tabaco y de bebidas alcohólicas.

b. Antecedentes de otras neoplasias en el tracto aerodigestivo.
   c. Las mujeres son más propensas a sufrir carcinomas retrocricoideos que los hombres.
  2. **Presentación clínica**
   a. Pueden ser asintomáticos y apreciarse una masa en el cuello.
   b. Dolor que aumenta con la deglución.
   c. Saliva con hilos de sangre.
   d. Disfagia mecánica.
   e. Otalgia.
   f. Alteración de la voz.
   g. Aspiración con neumonía.
   h. Adenopatía cervical en más del 50 % (en el 25 %, el hallazgo inicial puede ser una masa cervical).
  3. **Drenaje linfático**
   a. Abundantes ganglios linfáticos con metástasis frecuentes hacia la cadena mediocervical (los ganglios yugulodigástricos pueden ser los primeros en afectarse), el triángulo cervical posterior y los GL paratraqueales.
   b. La frecuencia de las metástasis hacia los ganglios cervicales se relaciona con la localización y la extensión del tumor primario.
    (1) Seno piriforme, 60 %.
    (2) Pliegue aritenoepiglótico, 55 %.
    (3) Pared faríngea, 75 %.
  4. **Factores pronóstico**
   a. Localización anatómica y extensión del tumor primario.
   b. Metástasis en los ganglios cervicales.
   c. Metástasis a distancia (20 % en el momento del diagnóstico).
 D. **Diagnóstico.** Estas neoplasias suelen estar ya localmente avanzadas en el momento del diagnóstico.
  1. Anamnesis y exploración física, con palpación y laringoscopia directa e indirecta.
  2. TC y RM: son esenciales para determinar la extensión del tumor primario y las metástasis ganglionares cervicales.
 E. **Estadificación TNM.** Consultar el atlas de estadificación del cáncer de la AJCC actual para el sistema de estadificación TNM.
 F. **Tratamiento del tumor primario**
  1. **Seno piriforme:**
   a. **Tumores T_1 y algunos T_2.** Podría ser preferible la RT. La laringofaringectomía con DC es eficaz, pero muestra una mayor morbilidad.
   b. **Carcinoma avanzado** que se extiende al vértice o por fuera del seno piriforme, a menudo con invasión de la laringe, el cartílago tiroides y los tejidos blandos del cuello: laringofaringectomía total, DC radical y RT posquirúrgica. Si la resección no es posible, se administrará RT como medida paliativa.
  2. **Pliegues aritenoepiglóticos:**
   a. **Tumores T_{1-2}.** RT o resección supraglótica.
   b. **Tumores T_{3-4}.** Cirugía con conservación laríngea, si es posible, seguida de RT.
   c. **Tasa de control local del tumor** para los tumores T_{1-2}, 90 %.
  3. **Paredes de la hipofaringe:**
   a. **RT o resección** con DC unilateral más RT posquirúrgica.
  4. **Tratamiento de la recurrencia local en la localización primaria.** RT si al paciente sólo se le trató con cirugía; la RT adicional no es eficaz en aquellos pacientes que ya han sido irradiados.
 G. **Tratamiento del cuello**
  1. **Sin adenopatía clínica.** RT en la localización primaria y el cuello, con o sin DC planificada.
  2. **Metástasis clínicas en ganglios linfáticos.** RT más DC planificada.

3. **Tratamiento de la recurrencia cervical.** DC, si ha fracasado la RT, o RT, si ha fracasado la DC. Desafortunadamente el paciente con frecuencia ya ha sido tratado con RT y DC.

VII. LARINGE

A. **Definición.** El cáncer de laringe afecta a tres localizaciones anatómicas:
  1. Glotis: cuerdas vocales verdaderas pareadas.
  2. Supraglotis: epiglotis, cuerdas vocales falsas, ventrículos, pliegues aritenoepiglóticos (superficie laríngea) y aritenoides.
  3. Subglotis: se inicia, arbitrariamente, 5 mm por debajo del borde libre de la cuerda vocal verdadera y se extiende hacia el borde inferior del cartílago cricoides.

B. **Anatomía patológica.** Más del 95 % de los tumores malignos que surgen del epitelio son carcinomas epidermoides. El resto son sarcomas, adenocarcinomas o tumores neuroendocrinos.

C. Evolución
  1. **Factores de riesgo**
     a. Tabaquismo.
     b. Antecedente de otros carcinomas del tracto aerodigestivo.
  2. **Presentación**
     a. Cuerda vocal. Ronquera persistente.
     b. Supraglotis. Con frecuencia, asintomática; dolor de garganta; intolerancia a las comidas calientes y frías; otalgia.
     c. Subglotis. Normalmente no aparecen síntomas hasta que se ha extendido localmente.
  3. **Drenaje linfático**
     a. Cuerdas vocales verdaderas. Ninguno (las cuerdas vocales verdaderas carecen de linfáticos).
     b. Supraglotis. Abundante red linfática que drena a los ganglios subdigástricos y yugulares internos medios.
     c. Subglotis. Escasa red linfática que drena a los ganglios yugulares inferiores.

D. Diagnóstico
  1. Palpación cervical, para buscar adenopatías cervicales y crepitación laríngea.
  2. Endoscopia.
  3. TC y RM, para valorar la localización y extensión del tumor primario y las adenopatías cervicales.

E. **Estadificación TNM.** Consultar el atlas de estadificación del cáncer de la AJCC actual para el sistema de estadificación TNM.

F. Tratamiento del tumor primario
  1. **Principios.** Después del objetivo inicial de lograr el control del tumor con la conservación de la vida del paciente, la conservación de la voz y del reflejo de la deglución es lo que tiene mayor importancia. La RT sola o la cirugía limitada pueden alcanzar estos objetivos en muchas neoplasias laríngeas.
     a. La **laringectomía parcial** puede lograr, en determinadas situaciones, el control del tumor y la conservación de una voz útil.
     b. La **laringectomía de rescate (total)** puede ser eficaz tras el fracaso del tratamiento conservador.
     c. Las **neoplasias con extensión local,** especialmente con edema, suelen necesitar una laringectomía total seguida, a menudo, por RT.
     d. **Quimioterapia.** Con la quimioterapia de inducción seguida por RT definitiva se logra la conservación de la laringe en un elevado porcentaje de pacientes con cáncer avanzado, pero no mejora la supervivencia total. Sin embargo, con la quimiorradioterapia simultánea (*v.* sec. I.J.3) se ha logrado un mayor éxito con respecto a la conservación de la laringe y la supervivencia que en la inducción, y se recomienda como tratamiento de elección en las neoplasias con extensión local. Las dosis totales elevadas de radiación con técnicas modernas, como la

RT con intensidad modulada, la planificación conformal, el fraccionamiento acelerado y el hiperfraccionamiento, pueden tener una eficacia comparable.
- **e. Secuelas del tratamiento**
    - **(1) RT.** Edema, generalmente transitorio, y condritis, poco frecuente; es infrecuente una alteración de la voz mínima y persistente.
    - **(2) Laringectomía parcial.** Ligera alteración de la voz, interferencia con el reflejo de la deglución.
    - **(3) Laringectomía total.** Pérdida de la voz; en más del 50 % de los pacientes pueden llegar a hablar habla esofágica.
2. **Cuerdas vocales verdaderas,** incluidas las comisuras anterior y posterior.
    - **a.** T_{is}. RT o denudación de las capas superficiales de las cuerdas vocales.
    - **b.** T_{1-2}. Se prefiere la RT; la cordectomía y la hemilaringectomía vertical producen más secuelas.
    - **c.** T_3, **tumores limitados.** Pueden responder a la RT, que puede ir seguida de cirugía.
    - **d.** T_3, **tumores extendidos.** Cirugía, generalmente seguida de RT; o quimiorradioterapia simultánea.
    - **e.** T_4. Laringectomía total y RT posquirúrgica; o quimiorradioterapia simultánea para la conservación de la laringe.
    - **f. Neoplasia persistente o recurrente**
        - **(1)** Cirugía si fracasa la RT.
        - **(2)** RT o cirugía más amplia, o ambas, si fracasa la cirugía limitada.
        - **(3)** RT tras el fracaso de la laringectomía total.
    - **g. Tasas de control local del tumor**
        - **(1)** T_1. El 90 % al 95 % con RT, y la mayoría de los fracasos pueden recuperarse quirúrgicamente; se conserva la voz en el 95 %.
        - **(2)** T_2. El 75 % al 80 % con RT, y la mayoría de los fracasos pueden recuperarse quirúrgicamente; conservación de la voz en el 80 % al 85 %.
        - **(3)** T_3, **tumores favorables** con fijación mínima de las cuerdas vocales. El 60 % con RT; aumenta al 85 % con cirugía posterior.
        - **(4)** T_3, **tumores más extendidos.** El 40 % con RT, aumenta al 60 % con cirugía; laringectomía total: 55 % al 70 %.
        - **(5)** T_{4a} **favorable con invasión precoz del cartílago tiroides,** 65 % con RT; extendido con afectación del seno piriforme 20 % con RT; laringectomía, 40 % al 50 %.
3. **Carcinoma supraglótico**
    - **a.** T_{1-2}. RT o laringectomía supraglótica.
    - **b.** T_3. La RT suele controlar los tumores exofíticos; la cirugía puede reservarse como tratamiento de rescate; en los tumores infiltrantes es preferible la cirugía, a menudo con RT posquirúrgica.
    - **c.** T_4. Cirugía seguida de RT posquirúrgica. En un grupo de pacientes inoperables por criterios médicos, la RT produjo una tasa de control local del tumor del 35 %.
    - **d. Tratamiento del tumor recurrente**
        - **(1)** Cirugía en los fracasos de la RT.
        - **(2)** RT en los fracasos de la cirugía.
        - **(3)** Quimioterapia
4. **Carcinoma subglótico**
    - **a.** Suele estar extendido cuando se descubre; se tratará con cirugía más RT.
    - **b.** Control local del tumor 25 %.

G. Tratamiento del cuello
1. **Carcinomas glóticos.** Cuando el tumor se limita a las cuerdas vocales verdaderas, no hay ninguna metástasis para tratar.
2. **Tumores glóticos y carcinomas supraglóticos extendidos.** El cuello puede tratarse inicialmente con el método utilizado para el tratamiento del tumor primario.

La persistencia de adenopatías tras la RT primaria debe tratarse quirúrgicamente. Pueden irradiarse aquellos casos en los que fracasa la cirugía.

VIII. CAVIDADES NASALES Y SENOS PARANASALES

A. **Definición.** Para entender el comportamiento de estos tumores es esencial conocer la compleja anatomía de esta zona. El *vestíbulo nasal* es la entrada a las *fosas nasales*. Está limitado por la columela nasal, las alas nasales y el piso de la cavidad nasal. La fosa nasal se extiende desde el vestíbulo (*limen nasi*) a las coanas, por detrás, y se comunica con la nasofaringe, senos paranasales, y el saco lagrimal y la conjuntiva. Los límites del *seno maxilar* son la órbita, pared lateral de la fosa nasal, paladar duro (las raíces de los dos primeros molares pueden proyectarse en el suelo), fosa infratemporal y fosa pterigopalatina. Los múltiples *senos etmoidales* se encuentran en el hueso etmoides, entre la cavidad nasal y la órbita. Los *senos frontales* izquierdo y derecho, en el hueso frontal, están separados por un tabique. Los *senos esfenoidales*, dobles, están rodeados por la fosa hipofisaria, los senos cavernosos, senos etmoidales, nasofaringe y cavidades nasales.

B. **Anatomía patológica**
  1. **Vestíbulo nasal.** Casi todos son carcinomas epidermoides; algunos son carcinomas basocelulares o de los anexos; < 1 % son melanomas.
  2. **Cavidad nasal y senos paranasales.** La mayoría son carcinomas epidermoides; el 10 % al 15 % se origina en las glándulas salivales menores, mientras el 5 % son linfomas; otros tumores son: osteosarcomas, condrosarcomas, tumor de Ewing, tumor óseo de células gigantes.
  3. **Estesioneuroblastomas.** Se originan en el neuroepitelio.
  4. **Papiloma invertido.**
  5. **Granuloma mortal de la línea media** (incuyendo linfoma extraganglionar de linfocitos citolíticos naturales [NK]/linfocitos T, de tipo nasal).

C. **Evolución**
  1. **Factores de riesgo.** Las razones son desconocidas, pero el carcinoma es más frecuente entre los trabajadores expuestos al níquel o al polvo de la madera e, históricamente, en aquellos pacientes expuestos al torio radioactivo como medio de contraste radiológico.
  2. **Presentación**
      a. **Vestíbulo nasal.** Placas pequeñas con costra, ulceración, hemorragia.
      b. **Fosa nasal.** Secreción, hemorragia, obstrucción unilateral.
      c. **Seno maxilar.** Los hallazgos pueden imitar la inflamación; dolor, problemas de los dientes superiores, proptosis.
      d. **Senos etmoidales.** Deformación anatómica, dolor, extensión local.
      e. **Seno esfenoidal.** Cefalea imprecisa, neuropatía de los pares craneales III, IV, V y VI.
  3. **Drenaje linfático**
      a. **Fosa nasal, senos etmoidales y frontales.** A los ganglios submaxilares; a los ganglios de la base del cráneo cuando está afectada la región olfatoria.
      b. **Seno maxilar.** A los ganglios subdigástricos y submaxilares ipsolaterales.
      c. **Seno esfenoidal.** A los ganglios yugulodigástricos.
  4. **Factores pronóstico**
      a. Localización anatómica, es decir, los tumores de la fosa nasal casi siempre se curan, mientras que los del seno esfenoidal casi nunca se controlan.
      b. Extensión del tumor.
      c. Estado general del paciente (el tratamiento suele ser agotador).

D. **Diagnóstico**
  1. Signos y síntomas clínicos.
  2. Visualización directa del vestíbulo nasal y fosa nasal, paladar, cresta alveolar, parte externa de la órbita (proptosis).
  3. Endoscopia de la nasofaringe para observar la extensión del tumor.
  4. Evaluación de los pares craneales.

5. RM y TC de la localización primaria y del cuello.
6. Diagnóstico diferencial.
   a. Pólipos nasales (papilomas invertidos).
   b. Enfermedad inflamatoria.
   c. Problemas de los dientes superiores.
   d. Mucoceles destructivos.
E. **Estadificación TNM.** Consultar el atlas de estadificación del cáncer de la AJCC actual para el sistema de estadificación TNM.
F. **Tratamiento de los tumores primarios**
   1. **Vestíbulo nasal**
      a. **Tumores pequeños.** RT si la cirugía causará deformidad; quimiocirugía o cirugía con láser.
      b. **Tumores grandes.** RT o cirugía más RT (reparación con cirugía plástica si es posible).
      c. **Persistencia del tumor.** Cirugía para los fracasos de la RT; cirugía más amplia o RT para los fracasos de la cirugía; quimiocirugía, cirugía con láser.
   2. **Fosa nasal**
      a. **Tumores pequeños.** RT si la cirugía causará deformidad; cirugía con o sin RT si hay afectación ósea.
      b. **Tumores grandes.** Combinación de cirugía y RT; RT para los linfomas y los melanomas.
      c. **Estesioneuroblastomas.** Probablemente, combinación de cirugía y RT; la quimioterapia (cisplatino + etopósido) puede ser útil.
   3. **Seno maxilar.** La fenestración del paladar permite la inspección directa y el acceso para la biopsia y el drenaje.
      a. **Tumores pequeños.** Cirugía únicamente, salvo en los tumores, muy poco frecuentes, que responden muy bien a la radiación, como los linfomas.
      b. **Tumores avanzados.** Cirugía y RT posquirúrgica; la quimioterapia y la RT pueden utilizarse antes de la cirugía, en un intento por hacer posible la resección.
      c. **Tumores irresecables.** RT y quimioterapia.
      d. **Fracaso del tratamiento local.** Generalmente se han utilizado todos los métodos; tratamiento con quimioterapia, cauterización o criocirugía.
   4. **Seno etmoidal**
      a. **Lesiones limitadas.** Cirugía.
      b. La **mayoría de los tumores.** Cirugía y RT posquirúrgica.
   5. **Seno esfenoidal.** RT, posiblemente con quimioterapia (casi siempre está extendido cuando se reconoce).
   6. **Tasas de control local del tumor**
      a. **Vestíbulo nasal.** La mayoría de los tumores son pequeños, y se controla casi el 100 %.
      b. **Fosa nasal.** Estadio I, casi el 100 %; el control disminuye a medida que aumenta la extensión.
      c. **Estesioneuroblastoma.** 90 % en los tumores de estadio A de Kadish.
      d. **Senos etmoidales.** Cerca del 60 %.
      e. **Seno maxilar,** 75 % al 80 %.
      f. **Senos esfenoidales.** Suelen estar extendidos cuando se descubren, con un control local muy infrecuente.
G. **Tratamiento del cuello**
   1. **Vestíbulo nasal.** Tumores pequeños; observación, con DC si aparecen adenopatías.
   2. **Fosa nasal.** Observación y DC si aparece adenopatía (en tumores menores a 5 cm, < 10 % mostrará en algún momento adenopatía).
   3. **Estesioneuroblastoma.** DC, generalmente como parte de la cirugía primaria.
   4. **Seno maxilar.** DC, generalmente como parte de la cirugía primaria.

H. Tratamiento de la recurrencia local.
1. Los **tumores pequeños** pueden tratarse con cirugía tras el fracaso de la RT, o con cirugía adicional tras el fracaso de la cirugía inicial.
2. Los **tumores extendidos** suelen haberse tratado tanto con cirugía como con RT, y no suele poder realizarse un nuevo tratamiento; se usará la quimioterapia como medida paliativa.

IX. GLÁNDULAS SALIVALES
A. Definición
1. **Glándulas salivales mayores.** Parótida, submandibular, sublingual.
2. **Glándulas salivales menores.** Se extienden en la mucosa del tracto aerodigestivo superior.

B. Anatomía patológica. A partir de las células ductales y acinares del epitelio se origina una serie de tipos histológicos de tumores. La localización afectada con mayor frecuencia es la glándula parótida, y sus tumores son 10 veces más frecuentes que los de las glándulas submandibular y salivales menores. Los subtipos histológicos y sus frecuencias aproximadas son:
Mucoepidermoide, 35 %
Adenocarcinoma, 25 %
Adenoide quístico, 25 %
Células de los ácinos, 10 %
Epidermoide, 5 % al 10 %
Otros, 1 % al 5 %

C. Evolución
1. **Factores de riesgo**
   a. Exposición anterior a radiaciones ionizantes.
   b. Cáncer cutáneo en la cara.
2. **Presentación clínica**
   a. Masa, a veces indolora, en la glándula salival.
   b. Alteraciones neurológicas con afectación del nervio facial.
   c. Mujeres jóvenes, hombres ancianos.
3. **Drenaje linfático**
   a. La glándula parótida drena a los ganglios preauriculares, yugulodigástricos e intraglandulares.
   b. La glándula submandibular drena a los ganglios submentonianos, yugulodigástricos e intraglandulares.
4. **Factores pronóstico**
   a. Tipo y grado del tumor.
   b. Localización y extensión del tumor.
   c. Afectación tumoral de los bordes quirúrgicos; los intentos por conservar el nervio facial hacen que la resección no sea adecuada.
   d. Metástasis en los ganglios regionales.

D. Diagnóstico. Hay que diferenciarlos de las alteraciones inflamatorias con dolor en la masa y calor en la piel que la cubre, más alteraciones hemáticas.
1. Masa en la glándula salival, generalmente indolora y, a veces, fija.
2. Paresia, entumecimiento, o ambas cosas, relacionados con la afectación del nervio facial.
3. Biopsia.
4. TC o RM de la localización primaria y el cuello.

E. Estadificación TNM. Consultar el atlas de estadificación del cáncer de la AJCC actual para el sistema de estadificación TNM.

F. Tratamiento del tumor primario
1. La **cirugía** es el tratamiento de elección, si el tumor es resecable. La cirugía mínima para los tumores parotídeos consiste en la parotidectomía superficial con conservación del nervio facial. Si se realiza una cirugía amplia, las secuelas

no deseadas son la parálisis del nervio facial y el síndrome auriculotemporal con sudoración gustativa.
2. La **RT** desempeña un papel secundario como tratamiento complementario posquirúrgico cuando el tumor está poco diferenciado, cuando se observa una invasión perineural significativa o cuando los bordes quirúrgicos están afectados por el tumor. También se utiliza cuando el tumor ha recurrenciado. La irradiación primaria en pacientes inoperables por causas médicas ha tenido alguna eficacia. Los tumores de las glándulas salivales parecen responder a la teleterapia con neutrones rápidos.
3. **Tasas de control local del tumor**
   a. **Cirugía sola**
      Estadios I a II: 95 % al 100 %
      Estadios III a IV: 40 % al 50 %
      Bajo grado: 90 %
      Alto grado: 40 %
   b. **Cirugía más RT**
      Estadios I a II: 95 % al 100 %
      Estadios III a IV: 75 %
      Bajo grado: 90 %
      Alto grado: 80 %
   c. **RT en tumores irresecables**
      Con fotones: 25 %
      Con neutrones rápidos: 65 %

G. **Tratamiento del cuello**
1. **Tumores pequeños, de bajo grado.** Cirugía cuando existen adenopatías.
2. **Tumores extendidos, poco diferenciados.** Cirugía más RT posquirúrgica.

X. METÁSTASIS DE UN CARCINOMA PRIMARIO DESCONOCIDO (CPD) CON TUMOR DE GANGLIOS LINFÁTICOS CERVICALES

A. **Definición.** Los CPD son tumores sólidos metastásicos (se excluyen las neoplasias malignas hematopoyéticas y los linfomas) para los cuales no se ha identificado el origen primario a pesar de la minuciosa anamnesis, la exploración física, las radiografías de tórax, los análisis de sangre y orina habituales así como la evaluación histológica completa.

B. **Anatomía patológica.** Las metástasis se localizan en la cadena yugular superior en la mayoría de los pacientes. El tipo histológico de las metástasis en los ganglios cervicales varía en cuanto a la incidencia y, según la localización anatómica (tabla 8-2); la probabilidad de los carcinomas epidermoides aumenta cuanto más arriba se encuentre el ganglio en la cadena linfática. Los ganglios afectados son únicos en el 75 % de los pacientes, múltiples pero ipsilaterales en el 15 %, y bilaterales en el 10 %. La multiplicidad se asocia a menudo a adenocarcinomas o metástasis de la nasofaringe o de localizaciones infraclaviculares.

TABLA 8-2 Histología de las metástasis en los ganglios cervicales a partir de un origen primario desconocido

Ganglios linfáticos	Histopatología: frecuencias relativas (%)			
	Carcinoma epidermoide	Carcinoma indiferenciado	Adenocarcinoma	Otros[a]
Cervicales superiores o medios	60	25	10	5
Cervicales inferiores	45	40	5	10
Supraclaviculares	20	45	35	

[a]El melanoma maligno constituye la mayoría de los casos de otras histologías.

C. **Evolución.** En los pacientes con un CPD la supervivencia depende del estadio clínico en el momento del diagnóstico y de la presencia de extensión extracapsular. Se han observado diferencias no significativas de supervivencia a los 5 años entre los pacientes tratados con quimiorradioterapia sola y aquellos que también recibieron tratamiento quirúrgico.
   1. **Ganglios cervicales superiores.** En la mayoría de los tumores epidermoides que se manifiestan como MOD en la mitad superior del cuello la localización primaria son las vías respiratorias superiores. Alrededor del 35 % de estos pacientes puede llegar a curarse. Con la ayuda de la TC o la RM y una buena evaluación endoscópica puede determinarse una localización primaria en al menos el 30 % de los casos.

      Los carcinomas de nasofaringe, hipofaringe, base de la lengua y amígdalas muestran metástasis en los ganglios cervicales como primera manifestación de la enfermedad en el 30 % al 50 % de los casos. Estas localizaciones en la laringe albergan el tumor primario en un 95 % de los casos, cuando finalmente se encuentra la localización primaria tras la manifestación inicial como metástasis de MOD en los ganglios cervicales.
   2. **Ganglios cervicales inferiores.** Cerca del 65 % de las metástasis en los ganglios cervicales inferiores se origina en localizaciones situadas por debajo de la clavícula, fundamentalmente en los pulmones. Así pues, esta presentación suele relacionarse con un mal pronóstico.
   3. **Ganglios supraclaviculares.** La afectación de este grupo de GL por neoplasias casi siempre indica que la enfermedad está muy avanzada. La localización primaria suele ser pulmón, mama o aparato digestivo. La esperanza de vida suele ser inferior a 6 meses.
   4. **Tumor primario desconocido FHPV+.** El carcinoma de sitio primario desconocido permanece como una presentación excepcional del carcinoma epidermoide de cabeza y cuello. Las pruebas p-16 en los especímenes de BAAF ayudan al cirujano a clasificar a los pacientes como de bajo o alto riesgo, y un resultado p-16 positivo obliga a una inspección rigurosa de la bucofaringe. Cuando el examen bajo anestesia con biopsias dirigidas no revela la fuente primaria, los pacientes con un cáncer p-16+ deben someterse a una amigdalectomía lingual en un esfuerzo por identificar el sitio del tumor primario. Cuando el sitio del tumor primario se identifica durante el corte por congelación, el cirujano puede proceder a efectuar la resección definitiva con bordes negativos. Los pacientes con un sitio del tumor primario conocido se benefician con campos de radiación más enfocados, supervivencia más prolongada y calidad de vida superior. Mediante esta técnica, el cáncer primario se identifica en hasta 90 % de las veces.
   5. **Factores pronóstico.** El pronóstico depende fundamentalmente del estadio N de la enfermedad cervical, de la localización en el cuello (*v.* anteriormente), de la histopatología, y de si el sitio del tumor primario se encuentra (el pronóstico es mucho mejor si el tumor primario nunca se manifiesta).
D. **Diagnóstico.** No debe realizarse la biopsia por escisión de los ganglios cervicales porque altera los planos quirúrgicos y puede causar una mala evolución si se demuestra que se trata de un carcinoma epidermoide de origen oculto en la región de cabeza y cuello. La linfadenopatía supraclavicular, por otro lado, casi nunca representa una neoplasia curable; estos ganglios pueden extirparse directamente para su estudio histológico. **La secuencia recomendada para la evaluación de los casos de ganglios cervicales posiblemente neoplásicos es:**
   1. **Evaluación inicial.** Se inspeccionan y se palpan cuidadosamente todas las zonas accesibles de boca y nariz. A continuación se evalúa la vía respiratoria superior, especialmente la nasofaringe, con espejos o con un laringoscopio de Hopkin.
   2. **Pruebas de imagen.** Se realizará una TC o una RM del cuello y los senos paranasales, con el fin de buscar el tumor primario. La PET puede detectar más sitios metastásicos y proporcionar una tasa más elevada de resultados de biopsia positivos durante la panendoscopia para CPD de GL cervical, pero la relevancia clínica de esta información es marginal.

3. **Aspiración con aguja fina.** Se realiza si las pruebas anteriores no demuestran indicio alguno de un tumor primario. Los resultados de la evaluación citológica dirigen la evaluación posterior:
    a. **Carcinoma epidermoide o indiferenciado.** Se realizará una panendoscopia y se tratará al paciente de una neoplasia primaria de cabeza y cuello.
    b. **Histología indeterminada o dudosa.** Se extirpará el ganglio, y se realizarán tinciones con inmunoperoxidasa y otros estudios tisulares especiales, según sea necesario.
    c. **Adenocarcinoma.** Se tratará como metástasis de CPD de origen visceral (*v.* cap. 21). La perspectiva es prácticamente desesperada, salvo que el origen se encuentre en una glándula salival mayor (lo cual es muy poco frecuente).
    d. **Melanoma.** Se tratará del modo que se expone en la Sección V.A del capítulo 20.
    e. **Linfoma.** Se tratará en consecuencia (*v.* cap. 21).
4. **Panendoscopia** (nasofaringoscopia, laringoscopia con traqueoscopia, broncoscopia y esofagoscopia). Se realiza con anestesia general. Se toman muestras para la biopsia de todas las lesiones sospechosas y de zonas aleatorias de tejido aparentemente sano en la base de la lengua, el seno piriforme y la nasofaringe, con el fin de buscar la localización primaria. La amigdalectomía ipsolateral tiene mayor rendimiento que la biopsia de la fosa amigdalina, y con frecuencia también se realiza. Si se encuentra un tumor primario, el tratamiento se planifica teniendo en cuenta la localización primaria y las metástasis cervicales.
5. **Amigdalectomía lingual.** El carcinoma de sitio primario desconocido permanece como una presentación poco frecuente del carcinoma epidermoide de cabeza y cuello. Las pruebas p-16 de los especímenes obtenidos por BAAF ayudan al cirujano a clasificar a los pacientes como de bajo o alto riesgo, y un resultado p-16 positivo obliga a realizar una inspección rigurosa de la bucofaringe. Cuando el examen bajo anestesia con biopsias dirigidas no revela la fuente primaria, los pacientes con un cáncer p-16+ deben someterse a una amigdalectomía lingual en un esfuerzo por identificar el sitio del tumor primario. Cuando el sitio del tumor primario se identifica durante el corte por congelación, el cirujano puede efectuar la resección definitiva con límites quirúrgicos negativos. Los pacientes con un sitio del tumor primario conocido se benefician con campos de radiación más enfocados, supervivencia más prolongada y calidad de vida superior. Mediante esta técnica, el cáncer primario se identifica en hasta 90 % de las veces.
6. La **biopsia del ganglio sospechoso sólo debe realizarse cuando:**
    a. Una exploración física exhaustiva no logra encontrar un tumor primario.
    b. No se encuentra el tumor primario mediante TC ni RM.
    c. La citología por AAF no proporciona un diagnóstico.
    d. La panendoscopia no encuentra la localización primaria.
    e. Se sospecha un linfoma (excluido en la definición de CPD)

E. **Alternativas de tratamiento.** El tratamiento debe seguir las directrices para el carcinoma epidermoide que surja en cabeza y cuello localmente avanzado. Debe ser exhaustivo al comienzo ya que el tratamiento de rescate ofrece resultados subóptimos.
1. **RT exhaustiva** (que engloba la nasofaringe, bucofaringe, hipofaringe y ambos lados del cuello). Consigue una tasa elevada de control local en el cuello. En teoría los campos de la RT deben rodear al tumor primario que está sin descubrir. Sin embargo, se ha demostrado, que la RT menos extendida se asocia a los mismos buenos resultados y a una menor morbilidad.
2. **Cirugía.** En estos pacientes sólo debe aconsejarse el uso del tratamiento quirúrgico, porque las localizaciones primarias en cabeza y cuello se manifiestan en cerca del 40 % de los pacientes tratados sólo con DC. Además, del 20 % al 50 % de los pacientes tratados con cirugía sola muestra posteriormente afectación cervical contralateral o se manifiesta posteriormente una localización tumoral primaria. La incidencia de la manifestación posterior de un tumor primario o la aparición de afectación cervical contralateral es mucho menor tras la RT que después de la DC.

3. **Quimioterapia.** Algunos estudios aleatorizados han demostrado la superioridad del tratamiento basado en el cisplatino en pacientes con un carcinoma epidermoide de cabeza y cuello con riesgo elevado de recurrencia local. (*v.* sec. I.J.3). La aplicación de la quimiorradioterapia simultánea a los CPD que afectan a los GL cervicales en pacientes seleccionados adecuadamente parece ser una extensión lógica de estos hallazgos.
F. **Tratamiento recomendado.** Muchos centros utilizan RT para todos los casos, y quimiorradioterapia simultánea para los pacientes con un riesgo particularmente elevado de mostrar recurrencia local.
   1. **Estadio N1 y N2a que afecta a ganglios cervicales superiores o medios.** Se tratará a los pacientes sólo con RT. Como alternativa, se realizará DC (particularmente si la metástasis tiene < 3 cm de diámetro); si en la pieza hay otros ganglios afectados (estadio N2b) o invasión extracapsular, se administrará en el postoperatorio RT o quimiorradioterapia simultánea.
   2. **Estadio N2b que afecta a ganglios cervicales superiores o medios.** Se utilizará RT o quimiorradioterapia simultánea, seguida de DC durante 3 a 6 semanas.
   3. **Estadio N3** (ganglios masivos o bilaterales). Se usará RT sola o quimiorradioterapia simultánea en pacientes adecuados desde el punto de vista médico.
   4. **Carcinoma epidermoide de ganglios cervicales inferiores o supraclaviculares o adenocarcinomas.** Se aplicará sólo RT (las tasas de supervivencia son bajas, independientemente de lo que se haga; el objetivo del tratamiento es controlar la enfermedad local).
G. **Resultados del tratamiento.**
   1. **Pacientes con metástasis en los GL cervicales superiores.** La tasa de supervivencia a los 5 años de todos los pacientes es del 30 % si finalmente se encuentra el tumor primario, y del 60 % si nunca se localiza.
      a. **Estadio N1 o N2a.** Las tasas de supervivencia al cabo de 5 y de 10 años son del 70 % al 80 % en ambos casos. A los 10 años del tratamiento, la posibilidad de encontrar un tumor primario es de cerca del 30 %, que es igual a la posibilidad de mostrar una segunda neoplasia tras el tratamiento eficaz.
      b. **Estadio N2b.** Las tasas de supervivencia comunicadas varían.
      c. **Estadio N3.** La supervivencia a los 5 años es cercana al 20%.
   2. **Pacientes con metástasis en los GL cervicales inferiores o supraclaviculares.** La tasa de supervivencia a los 5 años es del 5 % (la mediana del tiempo de supervivencia es de 7 meses).

RECONOCIMIENTO

Los autores desean agradecer a los Dres. Steven G. Wong, Robert G. Parker y Dennis A. Casciato, quienes contribuyeron significativamente a versiones anteriores de este capítulo.

Lecturas recomendadas

Adelstein DJ, Li Y, Adams GL, et al. An intergroup phase III comparison of standard radiation therapy and two schedules of concurrent chemoradiotherapy in patients with unresectable squamous cell head and neck cancer. *J Clin Oncol* 2003;21:92.

Al-Sarraf M, Pajak TF, Byhardt RW, et al. Post-operative radiotherapy with concurrent cisplatin appears to improve locoregional control of advanced, resectable head and neck cancers: RTOG 88-24. *Int J Radiat Oncol Biol Phys* 1997;37:777.

Al-Sarraf M, LeBlanc M, Giri PG, et al. Chemoradiotherapy versus radiotherapy in patients with advanced nasopharyngeal cancer: phase III randomized intergroup study 0099. *J Clin Oncol* 1998;16:1310.

Ang KK, Zhang Q, Rosenthal DI, et al. Randomized phase III trial of concurrent accelerated radiation plus cisplatin with or without cetuximab for stage III to IV head and neck carcinoma: RTOG 0522. *J Clin Oncol* 2014;32:2940.

Balz V, Scheckenbach K, Götte K, et al. Is the p53 inactivation frequency in squamous cell carcinomas of the head and neck underestimated? Analysis of p53 exons 2-11 and human papillomavirus 16/18 E6 transcripts in 123 unselected tumor specimens. *Cancer Res* 2003;63:1188.

Bernier J, Bentzen SM. Altered fractionation and combined radio-chemotherapy approaches: pioneering new opportunities in head and neck oncology. *Eur J Cancer* 2003;39:560.

Bonner JA, Harari PM, Giralt J, et al. Radiotherapy plus cetuximab for squamous-cell carcinoma of the head and neck. *N Engl J Med* 2006;354:567.

Browman GP, Hodson DI, Mackenzie RJ, et al. Choosing a concomitant chemotherapy and radiotherapy regimen for squamous cell head and neck cancer: a systematic review of the published literature with subgroup analysis. *Head Neck* 2001;23:579.

Chan AT, Teo PM, Ngan RK, et al. Concurrent chemotherapy-radiotherapy compared with radiotherapy alone in locoregionally advanced nasopharyngeal carcinoma: progression-free survival analysis of a phase III randomized trial. *J Clin Oncol* 2002;20:1968.

Clark JR, Busse PM, Norris CM Jr, et al. Induction chemotherapy with cisplatin, fluorouracil, and high-dose leucovorin for squamous cell carcinoma of the head and neck: long term results. *J Clin Oncol* 1997;15:3100.

Cohen EE, Lingen MW, Vokes EE. The expanding role of systemic therapy in head and neck cancer. *J Clin Oncol* 2004;22:1743.

Forastiere AA, Metch B, Schuller DE, et al. Randomized comparison of cisplatin plus fluorouracil and carboplatin plus fluorouracil versus single-agent methotrexate in advanced squamous-cell carcinoma of the head and neck: a Southwest Oncology Group study. *J Clin Oncol* 1992;10:1245.

Forastiere AA, Goepfert H, Maor M, et al. Concurrent chemotherapy and radiotherapy for organ preservation in advanced laryngeal cancer. *N Engl J Med* 2003;349:2091.

Gibson MK, Li Y, Murphy B, et al. Randomized phase III evaluation of cisplatin plus fluorouracil versus cisplatin plus paclitaxel in advanced head and neck cancer (E1395): an intergroup trial of the Eastern Cooperative Oncology Group. *J Clin Oncol* 2005;23:3562.

Gillison ML, Blumenschein G, Fayette J, et al. Nivolumab (nivo) vs investigator's choice (IC) for recurrent or metastatic (R/M) head and neck squamous cell carcinoma (HNSCC): CheckMate-141. Proceedings of the 107th Annual Meeting of the American Association for Cancer Research; 2016 April 16–20; New Orleans, LA. Philadelphia, PA: AACR, 2016 (CT099).

Haas I, Hoffmann TK, Engers R, et al. Diagnostic strategies in cervical carcinoma of an unknown primary (CUP). *Eur Arch Otorhinolaryngol* 2002;259:325.

Lo YM, Chan AT, Chan LY, et al. Molecular prognostication of nasopharyngeal carcinoma by quantitative analysis of circulating Epstein-Barr virus DNA. *Cancer Res* 2000;60:6878.

Parker RG, Janjan NA, Selch MT, eds. Cancers of the head and neck. Chapter 13. In: *Radiation Oncology for Cure and Palliation*. Springer-Verlag, 2003:187–234.

Pignon JP, Bourhis J, Domenge C, et al. Chemotherapy added to locoregional treatment for head and neck squamous-cell carcinoma: three meta-analyses of updated individual data. MACH-NC Collaborative Group Meta-Analysis of Chemotherapy on Head and Neck Cancer. *Lancet* 2000;355:949.

Psyrri A, Cohen E. Oropharyngeal cancer: clinical implications of the HPV connection. *Ann Oncol* 2011;22:997.

Staar S, Rudat V, Stuetzer H, et al. Intensified hyperfractionated accelerated radiotherapy limits the additional benefit of simultaneous chemotherapy: results of a multicentric randomized German trial in advanced head-and-neck cancer. *Int J Radiat Oncol Biol Phys* 2001;50:1161.

Neoplasias de pulmón
Martin J. Edelman y David R. Gandara

I. EPIDEMIOLOGÍA Y ETIOLOGÍA

A. **Incidencia.** El carcinoma broncopulmonar es la neoplasia visceral más frecuente, que produce cerca de la tercera parte de todos los fallecimientos por cáncer y es la causa más frecuente de muerte relacionada con cáncer tanto en los hombres como en las mujeres. En Estados Unidos se registran anualmente 225 500 nuevos casos (116 900 hombres y 105 990 mujeres). Se estima que alrededor de 155 870 personas morirán a causa de cáncer de pulmón (84 590 hombres y 71 280 mujeres). Aunque las tasas de frecuencia en los hombres están descendiendo, se observa un incremento continuo entre las mujeres. Es incluso más preocupante un posible aumento de la incidencia del cáncer no microcítico de pulmón (CNMP) en pacientes que nunca han fumado o que tienen un antecedente de tabaquismo mínimo (es decir, < 10-15 cajetillas al año).

B. **Etiología**
   1. **Tabaquismo.** El consumo de cigarrillos es la causa del 85 % al 90 % de los casos de carcinoma broncopulmonar; el riesgo de sufrir esta neoplasia en los fumadores es 30 veces mayor que entre los no fumadores. Es probable que el fumar de forma pasiva incremente el riesgo de padecer cáncer de pulmón alrededor de dos veces, pero debido a que la proporción del riesgo vinculado con la inhalación activa es cercana a veinte veces, el riesgo real es pequeño. Además, un informe reciente mostró que el perfil molecular del tumor de pacientes con cáncer de pulmón que nunca fumaron y una exposición elevada al humo de segunda mano se parece más al de los sujetos que nunca fumaron que al de los fumadores.
      a. El riesgo del carcinoma broncopulmonar se relaciona con las dosis acumuladas de carcinógenos del tabaco que en el caso de los cigarrillos se cuantifica como «cajetillas al año». La incidencia de fallecimientos por esta neoplasia empieza a separarse de la población no fumadora a partir de la cantidad de 10 cajetillas al año.
      b. Tras dejar de fumar el riesgo disminuye uniformemente y se aproxima, aunque no lo alcanza, al de las personas no fumadoras después de 15 años de abstinencia en aquellos pacientes que fumaron durante menos de 20 años. Debido a la disminución del tabaquismo en Estados Unidos, se produce un mayor porcentaje de nuevos diagnósticos de carcinoma broncopulmonar entre los ex fumadores.
      c. El riesgo de los principales tipos celulares de carcinoma broncopulmonar es mayor entre los fumadores. Algunos adenocarcinomas, especialmente en las mujeres, no están relacionados con el tabaquismo (v. sec. I.B.7, más adelante).
      d. El carcinoma microcítico de pulmón (CMP) se asocia casi siempre al tabaquismo, aunque hay casos bien documentados de individuos que nunca fumaron. Estos tumores no deben confundirse con carcinomas microcíticos extrapulmonares.
   2. El **amianto** está relacionado etiológicamente con el mesotelioma maligno. La exposición a este agente también aumenta el riesgo de carcinoma broncopulmonar, especialmente entre los fumadores (3 veces mayor que sólo con el antecedente de tabaquismo).
   3. La **exposición a la radiación** puede aumentar el riesgo del CMP tanto entre fumadores como entre no fumadores. El radón se ha asociado hasta con un 6 % de casos de carcinoma broncopulmonar.
   4. **Otras sustancias** que se asocian al carcinoma broncopulmonar son el arsénico, níquel, compuestos de cromo, éter clorometílico y los contaminantes atmosféricos.

5. El **carcinoma broncopulmonar** se asocia a un mayor riesgo de sufrir un segundo cáncer pulmonar tanto de forma sincrónica como metacrónica. Otras neoplasias del tracto aerodigestivo superior (cabeza y cuello y esófago) se asocian a un mayor riesgo de mostrar carcinoma broncopulmonar debido al efecto de «carcinogenia de campo» por el consumo de cigarrillos.
6. **Otras neumopatías.** Las cicatrices pulmonares y la enfermedad pulmonar obstructiva crónica (EPOC) se asocian a un mayor riesgo de carcinoma broncopulmonar típicamente asociado con una historia de tabaquismo.
7. **No fumadores y fumadores mínimos y carcinoma broncopulmonar.** Una parte importante de las personas con carcinoma broncopulmonar no refiere una exposición evidente a sustancias tóxicas. Se calcula que alrededor del 10 % al 15 % de los pacientes en Estados Unidos con CNMP nunca ha fumado. Sin embargo, en algunos países del este asiático, más de 30 % de la población nunca fumó. Muchos de estos casos se asocian a alteraciones del receptor del factor de crecimiento epidérmico (EGFR, *epidermal growth factor receptor*). Otras mutaciones prooncógenas, como las translocaciones ALK, también se han reportado en la población que nunca fumó. Los pacientes con mutaciones en el EGFR o en ALK tienen un pronóstico muy diferente al de otros pacientes con cáncer de pulmón. Existe una lista en expansión de mutaciones prooncógenas adicionales que se muestran en el CNMP (en especial, en los subtipos no epidermoides), sin consumo, o muy escaso, de productos del tabaco.

II. ANATOMÍA PATOLÓGICA Y EVOLUCIÓN

Pequeños especímenes de la aspiración con aguja fina (AAF), a través de una broncoscopia o una biopsia transtorácica guiada por tomografía computarizada (TC), dificultan la clasificación histológica específica del carcinoma broncopulmonar y pueden impedir la realización de pruebas moleculares. Se prefiere una biopsia con aguja gruesa y la fijación con parafina del material de la AAF, ya que permiten un mejor análisis histológico, así como la realización de técnicas de inmunohistoquímica y el análisis molecular de la presencia de mutaciones segmentables.

A. **Cáncer microcítico de pulmón** (CMP; 15 % de todas las neoplasias broncopulmonares).
1. **Localización.** Suele ser más central o hiliar (95 %) que periférico (5 %).
2. **Evolución clínica.** Los pacientes con CMP suelen mostrar una enfermedad diseminada al momento del diagnóstico. Un rápido deterioro clínico de los pacientes con masas torácicas suele indicar un CMP.
   a. Las **metástasis por vía hematógena** suelen afectar al encéfalo, la médula ósea o el hígado. Son frecuentes los derrames pleurales.
   b. La **recurrencia** tras la radioterapia (RT) o la quimioterapia se produce en los puntos afectados inicialmente, así como en otras localizaciones sin afectación previa.
3. **Síndromes paraneoplásicos asociados.** Síndrome de secreción inadecuada de vasopresina (SIADH, *syndrome of inappropiate secretion of antidiuretic hormone;* es el más frecuente, estado de hipercoagulabilidad (frecuente), síndrome de secreción ectópica de corticotropina (ACTH, *adrenocorticotropic hormone*) (poco frecuente) y síndrome de Eaton-Lambert (miasténico) (rara vez se observa con otro tumor). La hipercalcemia es poco frecuente en el CMP, incluso aunque existan metástasis óseas diseminadas.

B. **Carcinoma no microcítico de pulmón** (85 % de todas las neoplasias broncopulmonares). El carcinoma epidermoide, adenocarcinoma y de células grandes de pulmón se han agrupado conjuntamente como CNMP. Como han surgido diferencias significativas en el tratamiento de los CNMP epidermoides y no epidermoides, actualmente es importante definir la variante histológica real.
1. **Carcinoma epidermoide** (20-25 % de los CNMP)
   a. **Localización.** Anteriormente, se creía que los adenocarcinomas tenían una localización predominantemente perifríca, mientras que los carcinomas epidermoides eran de localización central. Los estudios señalan una presentación radiográfica cambiante, y ambos tipos celulares muestran patrones similares de localización.

b. **Evolución clínica.** En comparación con otros tipos de neoplasias pulmonares, los carcinomas epidermoides tienen una mayor probabilidad de permanecer localizados al principio de la enfermedad y de recurrir localmente tras la cirugía o la RT.
c. **Síndromes paraneoplásicos asociados.** El más común es la hipercalcemia debida a la producción ectópica de péptido relacionado con la hormona paratiroidea (PTH-RP, *parathyroid hormone-related peptide*). Se observa también: osteoartropatía hipertrófica (ocasional), neutrofilia paraneoplásica (a veces, asociada a hipercalcemia), síntomas articulares destacados (ocasionales) o hipercoagulabilidad.

2. **Adenocarcinoma** (50-60 % de los CNMP). El adenocarcinoma es el tipo celular más frecuente que se observa entre los pacientes no fumadores, especialmente en las mujeres jóvenes. La mayoría de los casos, no obstante, se asocian al tabaquismo.
   a. **Localización.** Estos tumores se manifiestan como nódulos periféricos con mayor frecuencia que los carcinomas epidermoides.
   b. **Evolución clínica.** Más de la mitad de los pacientes con adenocarcinoma, aparentemente localizado como un nódulo periférico, muestran metástasis ganglionares regionales. Los adenocarcinomas y carcinomas de células grandes tienen evolución similar, y se extienden ampliamente fuera del tórax por diseminación hemática, afectando habitualmente a huesos, hígado y cerebro.
   c. **Síndromes paraneoplásicos asociados.** Osteoartropatía hipertrófica, estado de hipercoagulabilidad, hipercalcemia debida a PTH-RP o citocinas, y ginecomastia (macrocítico).

3. **Cáncer de pulmón no microcítico.** El resto de CNMP son no microcíticos y de otros tipos histológicos. El CNMP no microcítico con manifestaciones neuroendocrinas se diagnostica cada vez más a partir de características inmunohistoquímicas de diferenciación neuroendocrina (p. ej., cromogranina, enolasa neuronal específica).

C. **Tumores infrecuentes del pulmón y pleura**
1. Los **carcinoides bronquiales** pueden manifestarse con síntomas locales de obstrucción de las vías respiratorias, producción ectópica de ACTH o síndrome carcinoide (*v.* cap. 16).
2. Los **carcinomas adenoides quísticos** («cilindromas») son neoplasias localmente infiltrantes. La recurrencia locorregional es frecuente, aunque pueden establecerse metástasis en otras zonas pulmonares y en localizaciones a distancia (*v.* cap. 20, sec. V).
3. Los **carcinosarcomas** son grandes lesiones que tienden a permanecer localizadas, y son resecables con mayor frecuencia que otros tumores broncopulmonares.
4. El **mesotelioma** está causado por la exposición al asbesto, y se produce en el pulmón, pleura, peritoneo, túnica vaginal en las mujeres o albugínea del testículo. Un antecedente de exposición al asbesto, sea cual sea la duración, constituye la prueba evidente que causa mesotelioma.
   a. **Histopatología.** Los mesoteliomas comprenden una serie de variantes histológicas: sarcomatoso, epitelioide y otros que tienen el aspecto histológico de un adenocarcinoma. Este último tipo puede distinguirse de otros adenocarcinomas por la ausencia de tinción con mucina y la pérdida de tinción con ácido hialurónico tras la digestión por la hialuronidasa.
   b. **Evolución clínica.** La forma difusa es más frecuente del mesotelioma se extiende rápidamente por la pleura y engloba el pulmón. Puede ser multifocal e invadir el parénquima pulmonar. No son frecuentes las metástasis a distancia, y suelen observarse con la enfermedad avanzada. Si el patrón es sarcomatoso, puede haber afectación hepática, cerebral y ósea.

III. DIAGNÓSTICO Y EVALUACIÓN POSTERIOR

El principal esfuerzo debe ir dirigido a establecer un diagnóstico histológico, ya que es lo que determinará la necesidad y el tipo de pruebas adicionales, así como las opciones terapéuticas.

Si se diagnostica un CNMP, la evaluación posterior del estadio se dirige a la determinación de las modalidades terapéuticas (cirugía, RT o quimioterapia) que deben utilizarse.

Antiguamente la cirugía era el tratamiento principal del CNMP, y sigue siendo así los estadios tempranos (I y II) de la enfermedad. Por tanto, la evaluación inicial determina si el tumor es **resecable** (puede hacerse dejando unos bordes limpios) y **operable** (el paciente es capaz de soportar fisiológicamente la intervención).

Hay que hacerse también una pregunta fundamental: ¿cuáles son los resultados a largo plazo de la extirpación quirúrgica de cualquier estadio de CNMP? Si la cirugía no está justificada, la siguiente pregunta será si el paciente es un posible candidato al tratamiento no quirúrgico con intención curativa (quimiorradioterapia).

Si se diagnostica un CMP la evaluación va dirigida a determinar si el estadio de la enfermedad del paciente es limitado o diseminado, ya que es el estadio el que establece el pronóstico y el enfoque terapéutico adecuado. El tratamiento del CMP suele consistir en quimioterapia con o sin RT. Tan sólo en algunas ocasiones la cirugía tiene un papel en esta afección.

A. **Signos y síntomas**
  1. **Síntomas.** La mayoría de los pacientes acude con ausencia de síntomas. Éstos son atribuibles a la enfermedad primaria en el tórax (tos de reciente aparición que cambia de carácter, ronquera, hemoptisis, dolor torácico, disnea, neumonía), a metástasis (por la presencia —si las hay— de nuevas masas ganglionares, dolor óseo, fractura patológica, cefalea y, convulsiones) o a manifestaciones paraneoplásicas (anorexia, pérdida de peso, náuseas por hipercalcemia, etc.). Los pacientes pueden estar también totalmente asintomáticos, y el tumor se detecta como hallazgo accidental en un estudio radiográfico realizado por otro motivo.
     a. Los pacientes con tumores localizados en los vértices pulmonares o en el surco superior (tumor de Pancoast) pueden tener parestesias y debilidad del brazo y mano, así como síndrome de Horner (ptosis, miosis y anhidrosis), por afectación de los nervios simpáticos cervicales.
     b. Los signos de enfermedad metastásica son: dolor óseo, alteraciones neurológicas, ictericia, síntomas intestinales y abdominales con hepatomegalia de crecimiento rápido, masas subcutáneas y linfadenopatía regional.
  2. **Signos físicos.** Además de los hallazgos locales en el tórax y en los pulmones, la exploración física debe ir dirigida a determinar si existe afectación metastásica.
B. **Estudios complementarios**
  1. **Radiografías**
     a. **Radiografía de tórax.**
     b. **TC de tórax y abdomen** a través del nivel de las glándulas suprarrenales. La TC torácica es claramente superior a la radiografía de tórax para establecer el estadio del carcinoma broncopulmonar y se ha comunicado que ofrece una precisión global del 70 %. La observación de los ganglios linfáticos mediastinales suele considerarse anómala si su diámetro es mayor de 1.5 cm y normal cuando miden menos de 1 cm. La TC proporciona información sobre la extensión de la invasión del tumor primario, la presencia de derrame pleural y el estado de los ganglios linfáticos.
        (1) **Masas suprarrenales.** En el CNMP es frecuente que existan metástasis suprarrenales no sospechadas, que alteran el tratamiento si por lo demás parece que el paciente se encuentra en un estadio inicial de la enfermedad. A veces es posible distinguir entre afectación metastásica y adenoma basándose en las características en la TC y la RM. Si el diagnóstico es dudoso y la glándula suprarrenal es la única localización en la que se sospecha que existe metástasis, estará indicado realizar una biopsia, el PET/CT es un método muy efectivo para diferenciar un tumor maligno de una lesión benigna.
        (2) La alteración de **otras zonas únicas que hacen sospechar,** aunque no son diagnósticas, de malignidad (p. ej., hígado, encéfalo), justifica un enfoque similar (v. sec. VII.B.).
C. **Obtención de la confirmación anatomopatológica del carcinoma broncopulmonar.**
  1. La **citología de esputo,** se ha visto ampliamente sustituida por la broncoscopia de fibra óptica flexible. Incluso en la mejor de las series, la citología de esputo repetida es positiva en sólo el 60 % al 80 % de los CNMP de localización central y en el 15 % al 20 % de los periféricos.

2. **Broncoscopia de fibra óptica flexible** si los síntomas o los signos radiológicos indican que existe un tumor central y accesible o afectación ganglionar. La mayoría de los tumores pueden visualizarse directamente. Otros tumores son evidentes sólo como un estrechamiento bronquial extrínseco, que puede diagnosticarse a través del broncoscopio mediante una biopsia transbronquial. No es necesaria la broncoscopia si ya se ha realizado un diagnóstico histológico o citológico de carcinoma broncopulmonar metastásico. El **ultrasonido bronquial endoscópico (USBE)** y la broncoscopia guiada por GPS mejoran en gran medida la capacidad del broncoscopio para tomar muestras de los ganglios linfáticos mediastinales y evaluar las lesiones más distales, cualidad que en muchos casos le permite reemplazar a procedimientos más invasores como la mediastinoscopia.
3. Los **nódulos cutáneos sospechosos** deben biopsiarse para establecer un diagnóstico histológico y determinar el estadio.
4. **Ganglios linfáticos.** Los ganglios linfáticos periféricos aumentados de tamaño y duros representan otra posible localización para la biopsia.

D. **Evaluación posterior.** Tras el diagnóstico histológico de carcinoma broncopulmonar, la evaluación debe centrarse en determinar si la enfermedad se limita al tórax y, por tanto, puede tratarse con intención curativa (CMP en estadio limitado y CNMP en los estadios I y II) o si el paciente tiene afectación a distancia.
1. **Tomografía por emisión de positrones** (PET). Aunque se ha demostrado que esta técnica es superior a la TC, además de ser complementaria a la mediastinoscopia en la evaluación de los ganglios mediastinales, su utilidad es mayor a la hora de descartar la presencia de metástasis a distancia ocultas. La PET también puede ser útil para reestadificar tras un tratamiento preoperatorio (quimioterapia o quimioterapia/Rt), así como para el seguimiento de control. La PET-TC está disponible con una frecuencia cada vez mayor, y mejora la posibilidad de establecer el estadio de la enfermedad en los pacientes.
2. **RM raquídea** en aquellos pacientes con sospecha de metástasis epidurales en el conducto raquídeo o sospecha de carcinoma broncopulmonar con dolor lumbar o plexopatía braquial.
3. Debe realizarse una **TC** o **RM del encéfalo** como parte de la estadificación sistemática de los pacientes con CMP, que se asocia a una incidencia del 10% de metástasis cerebrales sin síntomas neurológicos. Estos estudios no se recomiendan en la mayoría de los pacientes con CNMP en el estadio I si no existen signos clínicos. Todos los pacientes con cáncer pulmonar de células no pequeñas (CNMP) más avanzado y todos los que ya muestran síntomas deben someterse a un estudio de imagen cerebral.
4. La **mediastinoscopia** es útil en las siguientes circunstancias:
   a. Estadificación preoperatoria *sistemática* del CNMP (no es adecuado realizar sólo una evaluación radiológica del mediastino).
   b. Pacientes con masas mediastinales, citología de esputo negativa y broncoscopia negativa.
   c. Evaluación de linfadenopatías mediastinales. Es común la hiperplasia ganglionar relacionada con una infección postobstructiva. La mediastinoscopia puede permitir que se tenga en cuenta al paciente para una resección curativa si se demuestra que las adenopatías observadas con la TC son anatomopatológicamente negativas.
   d. Reestadificación después de la quimioterapia o la quimioterapia/Rt preoperatoria en pacientes con CNMP en estadio III por la documentación anatomopatológica de ganglios linfáticos positivos con enfermedad N2.
5. La **biopsia por punción percutánea y transbronquial** se utiliza con frecuencia para diagnosticar el carcinoma broncopulmonar. Hay quien argumenta que si se encuentra un CNMP mediante estas técnicas y se supone que es posible su extirpación desde el punto de vista médico, inevitablemente irá seguida por una mediastinoscopia o una toracotomía si no hay signos de enfermedad metastásica, y que por tanto el procedimiento es innecesario. Además, si se sospecha la presencia de cáncer y la biopsia por punción detecta un granuloma, el cáncer puede haberse

pasado por alto. Sin embargo, si el diagnóstico es de CMP, puede evitarse la toracotomía. Además, los pacientes inoperables por razones médicas con un resultado negativo en la broncoscopia siguen necesitando un diagnóstico histológico.
6. Las **gammagrafías óseas** han sido sustituidas en gran medida por la PET. Sin embargo, ofrecen información que complementa a esta última en cuanto a la afección ósea y son notablemente más económicas. Puede ser útil realizar una gammagrafía ósea a un paciente diagnosticado o si se sospecha afectación metastásica en huesos.

E. **La evaluación del nódulo pulmonar solitario** requiere de una estrategia diagnóstica que aumente al máximo la posibilidad de detectar cáncer y reduzca al mínimo realizar una toracotomía innecesaria si el nódulo es benigno. *El enfoque para el diagnóstico debe individualizarse*. Los hechos que han de tenerse en consideración son los siguientes:
1. Las **características que definen al nódulo pulmonar solitario** son:
   a. *Masa pulmonar periférica* cuyo diámetro es inferior a 6 cm.
   b. El nódulo es asintomático.
   c. La exploración física es normal.
   d. El hemograma completo y las pruebas funcionales hepáticas son normales.
2. La **calcificación** de los nódulos tiene poco efecto en el enfoque diagnóstico. Los nódulos calcificados tienen mayor probabilidad de ser malignos, salvo que el patrón sea circular o semilunar, o que se encuentren total y densamente calcificados.
3. **Riesgo de que un nódulo solitario sea maligno**
   a. **Según la edad**
      (1) Menores de 35 años: <2%
      (2) 35 a 45 años: 15%
      (3) Más de 45 años: 30% al 50%
   b. **Según el tiempo que tarda el tumor en duplicar su volumen** (TD)
      (1) TD de 30 días o menos: <1%
      (2) TD de 30 a 400 días: 30 a 50%
      (3) TD de 400 días: >1%
   c. **Según el antecedente de tabaquismo.** Se desconoce cuál es el riesgo de que un nódulo solitario sea neoplásico en un paciente fumador, en comparación con uno que no lo es. La incidencia suele ser mayor en los pacientes fumadores del grupo de mayor edad.
4. Las **biopsias por punción** de los nódulos solitarios dan un resultado falsamente negativo en el 15% de los casos. En un paciente con una elevada probabilidad de sufrir cáncer (p. ej., un fumador mayor de 40 años) y que también es un buen candidato para la cirugía es razonable realizar directamente la toracotomía sin contar con un diagnóstico histológico.
5. La **PET-FDG** ha tenido recientemente un considerable valor en la evaluación diagnóstica de los nódulos pulmonares solitarios, con una sensibilidad y una especificidad superiores a las de otros métodos de diagnóstico, salvo la toracotomía. No obstante, si existe una elevada probabilidad de enfermedad maligna, las imágenes funcionales no son necesarias como procedimiento diagnóstico (aunque pueden ser necesarias para estadificar). Un nódulo con una elevada probabilidad de ser maligno debe someterse a una biopsia o extirparse.

IV. SISTEMA DE ESTADIFICACIÓN Y FACTORES PRONÓSTICO

A. **Sistema de estadificación.** Referirse al manual de estadificación del cáncer de la AJCC. Aunque existen cuatro estadios de la enfermedad, tiene valor conceptual pensar que la enfermedad está localizada (estadio Ia, b, IIa, b), el cual se caracteriza por tumores que no comprometen las estructuras principales ni los ganglios linfáticos (si están presentes) peribronquiales o hiliares; que está localmente avanzada (IIIa, b), se caracteriza por tumores que afectan las estructuras principales y/o que comprometen los ganglios linfáticos mediastinales ipsilaterales, contralaterales o supraclaviculares; o que ya es una enfermedad avanzada (estadio IV), el cual se caracteriza por metástasis distantes (incluidos los derrames pleurales o pericárdicos).

B. **El estado general** (EG) tiene relación directa con la supervivencia del paciente y debe tenerse en cuenta en los estudios que valoran las modalidades terapéuticas para el carcinoma broncopulmonar. En el interior de la contracubierta se describen los criterios para la evaluación del EG funcional. Los pacientes que se encuentran bien y que muestran pocos síntomas de la enfermedad (EG 0 a 1) tienen una supervivencia más prolongada que aquellos que se sienten enfermos (EG de 2 o más), y es más probable que toleren la quimioterapia antineoplásica, independientemente de otros factores pronóstico. En general, los pacientes con un CNMP que no se caracteriza por mutaciones prooncógenas no se consideran adecuados para la quimioterapia si el EG es ≥ 3. Es importante advertir que los pacientes con sintomatología grave (es decir, EG 3 y 4) pueden notar un beneficio rápido mediante los fármacos con direccionamiento molecular.
C. **Pérdida de peso.** Una pérdida de peso involuntaria del 5 % o más es un factor pronóstico independiente y negativo.
D. **Histología del tumor.** La supervivencia no se ve muy afectada por el tipo celular si se tienen en cuenta el EG y la extensión de la enfermedad. Los pacientes con CMP, muestran debilidad y extensión de la enfermedad con mayor frecuencia que aquellos con tumores de los otros tipos celulares.
E. **Factores pronóstico moleculares.** Las alteraciones de oncogenes supresores son frecuentes en el CNMP y se asocian a un mal pronóstico; se observa mutación del oncogén *p53* (17p) en la mitad de los pacientes con este tipo de tumor y en casi todos los que muestran CMP. El oncogén *k-ras* es el gen mutado con más frecuencia en el CNMP (en particular, el adenocarcinoma). Desde mediados de la década del 2000, se ha identificado un número cada vez mayor de mutaciones prooncogénicas que pueden ser objetivo de tratamientos específicos.
  1. Las **mutaciones del EGFR** parecen asociarse a mejor pronóstico general, además de predecir el efecto benéfico de los tratamientos anti-EGFR, sobre todo los inhibidores de tirosina cinasas (TKI) afatinib, erlotinib, gefitinib y osimertinib. Entre los exones 18 y 21 del gen se han descrito numerosas alteraciones que predicen el efecto positivo de los TKI que actúan sobre el EGFR («mutaciones sensibilizantes»). Las más frecuentes son deleciones del exón 19 y mutaciones de sentido alterado en el exón 21. Otras mutaciones, sobre todo en el exón 20 (p. ej., T790M), predicen la resistencia a los TKI de EGFR, excepto el osimertinib, que fue aprobado para el tratamiento de pacientes con tumores que albergan mutaciones adquiridas T790M.
  2. **Genes de fusión ALK.** Los pacientes con esta alteración tienen características demográficas similares a los que tienen mutaciones del EGFR (no fumadores/fumadores escasos, adenocarcinoma con excepción de la etnicidad. En este contexto, el crizotinib es muy activo y está aprobado para CNMP con la translocación ALK, definida por un análisis de hibridación fluorescente *in situ* (FISH); sin embargo, la inmunohistoquímica y la RT-PCR pueden definir a otros pacientes con positividad de ALK que se pueden beneficiar del crizotinib. Los pacientes cuya enfermedad progresa con crizotinib, pueden beneficiarse con el alectinib o ceritinib.
  3. **Translocaciones *ROS*.** Casi siempre, los pacientes tienen enfermedad no epidermoide y la mayoría nunca fue fumadora, o cuando mucho lo fue en forma distante o escasa. El crizotinib fue aprobado para el tratamiento de este tipo de pacientes.
  4. **Otras mutaciones** son *B-Raf, Trk, RET*, y más recientemente, el PDL-1 proteína que es parte del PD-1/PDL-1 muy activo en el CNMP donde está implicada la supresión de la respuesta antitumoral inmunológica. La FDA otorgó aprobación del pembrolizumab en segunda línea para pacientes con cáncer metastásico de pulmón y que expresan PDL-1.

V. PREVENCIÓN Y DETECCIÓN PRECOZ

A. **La prevención** es la mejor forma de reducir la tasa de mortalidad por carcinoma broncopulmonar. Más del 90 % de los pacientes con este tipo de neoplasia no habría desarrollado la enfermedad si no hubiera fumado. Debe advertirse a todos los pacientes fumadores de los enormes riesgos que esto conlleva. Los ensayos con complementos de análogos de la vitamina A y β-caroteno no han logrado demostrar ningún beneficio.

Desde el punto de vista epidemiológico, el consumo de ácido acetilsalicílico entre las personas que han dejado de fumar se ha asociado a una disminución del riesgo de sufrir un carcinoma broncopulmonar.
B. **La detección precoz** del carcinoma broncopulmonar mediante la exploración sistemática de poblaciones de riesgo elevado con radiografías de tórax y citología de esputo no ha mejorado claramente las tasas de supervivencia. Están en estudio nuevas pruebas con anticuerpos y la broncoscopia con fluorescencia.

El National Lung Screening Trial (NLST) ha recopilado cerca de 50 000 personas a las que se considera de alto riesgo de sufrir carcinoma broncopulmonar de acuerdo con su edad y su antecedente de tabaquismo. En este estudio se compararon 3 años de cribado con TC o con RXT. Los resultados preliminares de este estudio reportado a finales de 2010, mostro que el uso de TC helicoidal se asoció a una reducción del riesgo de muerte por cáncer de pulmón del 20 %, además de una reducción de la mortalidad por cualquier causa. Pese a ello, se produjeron resultados falsos positivos a causa de la prevalencia de anomalías pulmonares en pacientes en riesgo de cáncer de pulmón. Dado que el valor de la prueba de detección sistemática depende de la incidencia de una enfermedad en una población, la determinación de que los fumadores con grados mínimos de enfermedad obstructiva tienen un riesgo notablemente mayor de sufrir carcinoma broncopulmonar puede mejorar la sensibilidad y la especificidad de este tipo de pruebas.

VI. TRATAMIENTO

A. **CNMP.** Véase la figura 9-1. La cirugía, sigue siendo pilar del tratamiento, cuando la enfermedad se encuentra en el estadio I o II. La enfermedad en el estadio III (caracterizada por la afectación de los ganglios mediastinales o de estructuras importantes) suele ser resecable, pero recurrencia casi invariablemente y causa la muerte al paciente en 5 años (90-95 %) cuando se trata sólo con cirugía. Por tanto, en este subgrupo de pacientes (40 000 al año) cada vez se utiliza más un tratamiento multimodal. Los pacientes con sólo una «estación» ganglionar mediastinal positiva para la enfermedad, o con enfermedad en el estadio III diagnosticada casualmente (pacientes operados por afectación en el estadio I o II, y en los que se encuentra afectación ganglionar mediastinal microscópica) evolucionan mejor que otros pacientes en el estadio III.

Una vez obtenido el diagnóstico histológico de CNMP, se determinará la resecabilidad según la extensión del tumor, y la operabilidad según el EG del paciente. Alrededor de la mitad de los pacientes con CNMP son potencialmente operables. Cerca de la mitad de los tumores de los pacientes operables son resecables (25 % de todos los pacientes), y alrededor de la mitad de los pacientes con tumores resecables siguen vivos a los 5 años (12 % de todos los pacientes o 25 % de los pacientes operables).

1. **Factores que determinan la resecabilidad.** Los **signos que indican que un CNMP es irresecable** son:
   a. Las metástasis a distancia, incluidas las del otro pulmón. Si se detectan masas solitarias suprarrenales, hepáticas u otras, deberán evaluarse esas regiones mediante una biopsia porque existe una incidencia significativa de masas benignas que se enmascaran como un tumor (*v.* sec. VII.B).
   b. Derrame pleural persistente con células malignas. El estudio citológico de 50-100 mL de líquido detecta células malignas en cerca del 65 % de los pacientes. La toracocentesis repetida puede proporcionar el diagnóstico en la mayoría de los pacientes. Si la citología es negativa y no existen otras contraindicaciones a la cirugía debe realizarse a la vez que ésta una toracoscopia. La afectación pleural con células malignas imposibilitaría la cirugía. Los trasudados y los derrames paraneumónicos que se resuelven no contraindican la cirugía. Si no existe una neumonía, la mayoría de los exudados son malignos, con independencia de los hallazgos citológicos.
   c. Obstrucción de la vena cava superior.
   d. Afectación de las siguientes estructuras:
      (1) Ganglios linfáticos supraclaviculares y cervicales (demostrado histológicamente).

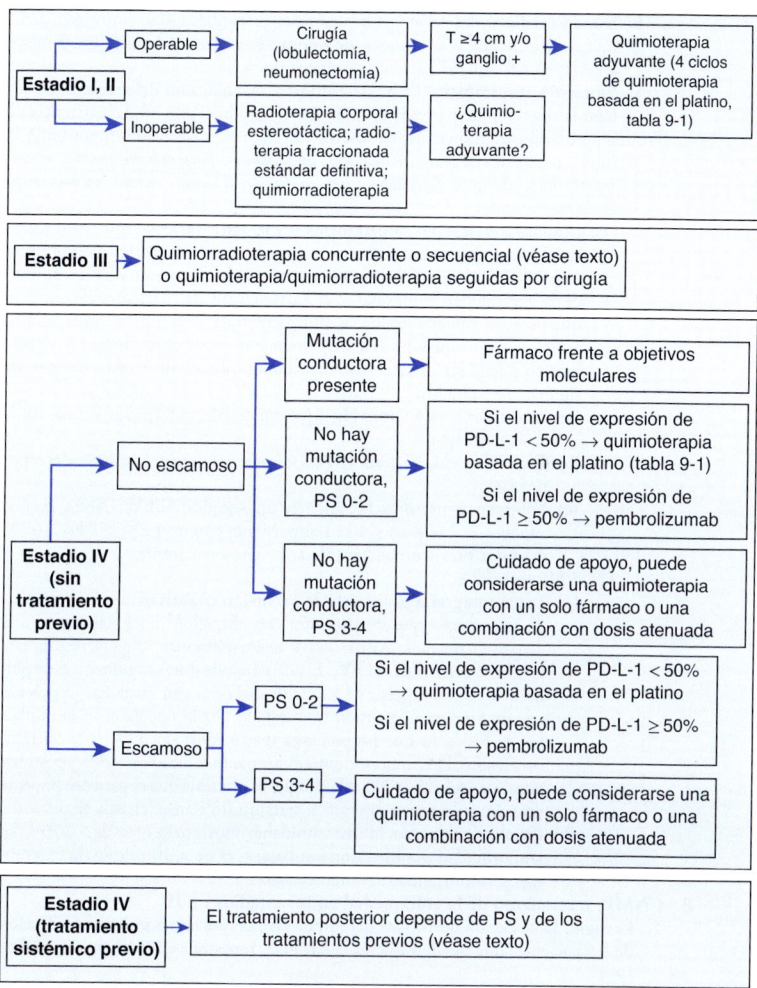

Figura 9-1 Algoritmo para el tratamiento del CNMP.

- (2) Ganglios linfáticos mediastinales contralaterales (demostrado histológicamente).
- (3) Nervio laríngeo recurrente.
- (4) Pared traqueal.
- (5) Bronquio principal a menos de 2 cm de la carina (extirpable mediante la técnica de resección en manguito).

2. **Factores que determinan la operabilidad**
   a. La **edad** y el **estado mental** no son, por sí mismos, factores que influyan en la decisión de operar a un enfermo. Los pacientes adultos mayores, definidos arbitrariamente como personas de más de 70 años, obtienen los mismos beneficios del tratamiento que los más jóvenes, siempre que su estado nutricional y general sea adecuado.

b. **Estado cardiaco.** La presencia de insuficiencia cardiaca mal controlada, arritmia no controlada o un infarto de miocardio reciente (durante los 6 meses anteriores) hace que el paciente no pueda operarse.
c. **Situación respiratoria.** Debe determinarse la capacidad del paciente de tolerar la resección de parte de un pulmón o de todo el órgano. La existencia de hipertensión pulmonar o una reserva respiratoria inadecuada imposibilita la intervención del paciente. *Es esencial que todos los pacientes en quienes se contempla la posibilidad de cirugía dejen de fumar al menos varias semanas antes de la intervención.*
  (1) **Pruebas funcionales respiratorias (PFR) sistemáticas.** Antes de la intervención quirúrgica debe hacerse una gasometría arterial y una espirometría. Las PFR deben interpretarse a la vista del tratamiento médico óptimo de la enfermedad pulmonar y la colaboración del paciente. El paciente que muestra alteraciones de las PFR debe tratarse con broncodilatadores, antibióticos, percusión torácica y drenaje postural antes de que se decida que no puede ser intervenido. Esta imposibilidad viene indicada por los siguientes resultados:
    (a) Una $PaCO_2 > 45$ mm Hg (que no puede corregirse) y una $PaO_2 < 60$ mm Hg, o
    (b) Capacidad vital forzada (FVC, *forced vital capacity*) < 40 % del valor previsto, o
    (c) Volumen espiratorio forzado en un segundo (FEV_1, *forced expired volumen at 1 second*) ≤ 1 L. Los pacientes con un $FEV_1 > 2$ l o > 60 % del valor previsto pueden tolerar la neumonectomía.
  (2) **PFR especiales**
    (a) La **gammagrafía pulmonar de perfusión cuantitativa** se realiza cuando se sospecha que los pacientes con alteración funcional respiratoria no podrán tolerar la extirpación de tejido pulmonar. Antes de realizar esta prueba se determina el FEV_1. El porcentaje de flujo sanguíneo a cada pulmón se calcula a partir de los resultados de la gammagrafía. El porcentaje de flujo en el pulmón no afectado por la neoplasia se multiplica por el FEV_1, lo que proporciona una medida del FEV_1 postoperatorio previsto. La neumonectomía estará contraindicada si el FEV_1 postoperatorio calculado es 700 mL, porque es probable que el paciente presente corazón pulmonar resistente al tratamiento e insuficiencia respiratoria.
    (b) **Prueba de esfuerzo.** Si el consumo máximo de oxígeno es de > 20 mL/kg la morbilidad perioperatoria es baja; si es de < 10 mL/kg, la morbilidad y la mortalidad resultan elevadas.

B. CNMP: tratamiento de la enfermedad en los estadios I y II
1. **Cirugía.** La resección quirúrgica del tumor primario es el tratamiento de elección de los pacientes que pueden tolerar la cirugía y muestran CNMP en los estadios I o II.

    Durante la resección quirúrgica se debe definir la afectación ganglionar para determinar el pronóstico y evaluar los resultados del tratamiento; se han descrito los límites anatómicos de 13 estaciones ganglionares. Aunque son técnicamente resecables, el resultado no es bueno en la mayoría de los pacientes con tumores en el estadio IIIa (predominantemente afectación N2) (*v.* sec. VI.C). Una excepción es el paciente con afectación maligna de una sola estación ganglionar mediastinal.
    a. Las **resecciones incompletas** rara vez están indicadas, si es que lo están en algún caso.
    b. La **lobulectomía** es el procedimiento de elección en los pacientes cuyo funcionamiento respiratorio lo permite. Las resecciones sublobulares (p. ej., la segmentectomía) pueden ser adecuadas en el adulto mayor y/o en las poblaciones comprometidas, donde el riesgo mayor de falla local se equilibra con el impacto fisiológico disminuido del procedimiento.
    c. La **bilobulectomía, lobulectomía en manguito** o **neumonectomía** con o sin disección de los ganglios linfáticos se utilizan en otras presentaciones clínicas.

d. La **cirugía toracoscópica videoasistida** se asocia a resultados comparables a los de los procedimientos abiertos.
e. **Mortalidad quirúrgica.** Un estudio multicéntrico de la mortalidad quirúrgica contemporánea por cirugía pulmonar documentó las siguientes tasas de mortalidad durante los 30 días siguientes a la intervención: neumonectomía, 7.7%; lobulectomía, 3.3%, y segmentectomía o resección en cuña, 1.4%. La edad avanzada, pérdida de peso, afecciones coexistentes, disminución del FEV_1 y una resección más amplia constituyen factores de riesgo importantes. Los hospitales con volúmenes quirúrgicos más altos tienden a tener mortalidad quirúrgica más baja.
2. **Tumor de Pancoast.** Históricamente la RT se ha usado como tratamiento preliminar para los tumores de Pancoast (T3 N0 M0, estadio IIb) antes de la resección quirúrgica del tumor primario y la pared torácica afectada. Los resultados definitivos de un estudio nacional del grupo Intergroup, en el que se usaron la quimioterapia y la RT (quimiorradioterapia) preoperatorias en el tratamiento de esta afección, demostraron una mediana de supervivencia de 37 meses y una supervivencia a los 5 años del 42%, lo que superaba los resultados con el método histórico de radiación seguida de cirugía. Por la frecuencia relativamente baja de esta afección, la quimiorradioterapia antes de la intervención puede considerarse actualmente la pauta terapéutica de referencia.
3. **Quimioterapia antineoplásica postoperatoria.** La mayoría de los pacientes a los que se realiza una resección completa de un CNMP mostrará recurrencia, falleciendo 3 años después de la intervención. En la actualidad se ha establecido indudablemente la quimioterapia postoperatoria basada en el platino. En el *International Adjuvant Lung Trial* (IALT) se detectó una mejora absoluta del 4% al 5% de la supervivencia a largo plazo en los pacientes tratados con quimioterapia postoperatoria basada en el platino. Aunque este estudio se caracterizó por pautas antineoplásicas heterogéneas y una finalización prematura, ha sido el mayor estudio jamás realizado sobre este tema. Sus resultados han sido confirmados en la actualidad por el estudio North American Intergroup (JBR-10) y otro estudio europeo (ANITA); ambos emplearon cisplatino/vinorelbina como pauta terapéutica postoperatoria y se demostró una reducción absoluta de la mortalidad de cerca del 10%. Este grado de beneficio es comparable al observado en estudios de tratamiento postoperatorio en cánceres de mama y colon. El uso sistemático del tratamiento postoperatorio con una combinación terapéutica de dos fármacos, basada en el cisplatino, se recomienda actualmente en los pacientes con resección de tumores en los estadios IIa, IIb y IIIa (tabla 9-1).

El papel de la quimioterapia postoperatoria en los pacientes con resección de tumores en el estadio Ib es controvertido. Sólo un estudio ha analizado específicamente este tema y, aunque se demostró una mejora en la supervivencia sin enfermedad, la supervivencia total no aumentó significativamente. Algunos análisis retrospectivos indican que los pacientes con tumores cuyo tamaño es superior a los 4 cm pueden obtener un beneficio comparable al de los pacientes con estadios tumorales II y III, aunque esto es algo no establecido. El tratamiento postoperatorio debe ser de forma individualizada en los pacientes con tumores en el estadio Ib caracterizado por tumores ≥4 cm. Un método alternativo es la quimioterapia neo-adyuvante prequirúrgica en el CNMP localizado.

TABLA 9-1	Pautas de quimioterapia de segunda línea y posteriores para el cáncer pulmonar microcítico avanzado		
Pauta	Dosis (mg/m^2)	Días de administración	Duración del ciclo (días)
Docetaxel	75	1	21
Docetaxel	75	1	
Ramucirumab	10 mg/kg	1	21
Pemetrexed	500	1	21

El papel de los «productos dirigidos a un objetivo» se evidencia con el anticuerpo frente al factor de crecimiento endotelial vascular (VEGF, *vascular endotelial growth factor*), bevacizumab y TKI del EGFR erlotinib. Ensayos aleatorizados que combinaron estos productos con pautas estándar no demostraron ninguna ventaja sobre el tratamiento estándar. Los estudios actuales asumen esta cuestión en pacientes con mutaciones del EGFR o translocaciones de ALK. Otros estudios están averiguando el papel de la inmunoterapia en el contexto adyuvante.
4. **RT postoperatoria.** No mejora la supervivencia a largo plazo en la enfermedad ganglionar negativa o N-1, pero es probable que beneficie a los pacientes con enfermedad N-2 resecada.
5. **Paciente con tumor resecable, pero no operable**
    a. En los pacientes con tumores resecables, pero que son inoperables por causas médicas, la **RT definitiva** debe ser el tratamiento primario. La tasa de supervivencia total a los 5 años es de alrededor del 20 %, según el tamaño del tumor primario y las enfermedades concomitantes asociadas. La tasa de esterilización de los tumores pequeños oscila entre el 25 % y el 50 %.
    b. Recientemente se ha demostrado que la **RT corporal estereotáctica (RTCE)** ofrece un grado de control local comparable a la resección quirúrgica para tumores pequeños (< 3 cm).
    c. En estos pacientes, también puede considerarse la **quimiorradioterapia**, fundamentalmente entre aquellos que muestran una afectación N1, y en los cuales el pronóstico es muy malo únicamente con RT.

C. **CNMP: tratamiento de los estadios IIIa y IIIb**
1. **Tratamiento multimodal.** Múltiples ensayos clínicos aleatorizados indican una ventaja en la supervivencia con el uso de quimiorradioterapia (comparada con la radiación sola) en este contexto (con o sin cirugía); se ha informado una supervivencia a largo plazo de los pacientes que entraron al estudio del 20 % al 30 %).
    a. Conceptualmente, existen dos enfoques principales: «quimioterapia sistémica de dosis completa» con radioterapia concurrente y quimioterapia «radiosensibilizante» simultánea con radiación, seguida por quimioterapia consolidativa. En el primer caso, los datos más definitivos utilizan cisplatino/etopósido y radiación simultánea a 61 Gy. En el segundo, el método utilizado más frecuentemente combina unas dosis semanales bajas de carboplatino (ABC 2) y paclitaxel (45-50 mg/m^2) simultáneamente con 61 Gy, seguido por dosis completas de carboplatino/paclitaxel. Dos análisis recientes demostraron que los resultados son similares en términos de la supervivencia mediana y general, con menos toxicidad por parte de la pauta de carboplatino/paclitaxel en dosis bajas. En el futuro, los enfoques se considerarán como complementarios en cuanto a que para algunos nuevos productos podría ser mejor combinarlos de manera concurrente con el método existente, lo que favorecería los tratamientos con dosis bajas, mientras que con otros podría ser más conveniente su uso de manera secuencial como fármacos únicos para favorecer el método de «dosis total».
    b. La mayoría de los estudios de quimiorradioterapia incluyeron pacientes con un buen EG, una mínima pérdida de peso y escasas afecciones concomitantes. También puede utilizarse la quimiorradioterapia, sin embargo, en muchos pacientes de riesgo elevado, definidos por la pérdida de peso son problemas médicos.
    c. Un problema que está surgiendo entre los pacientes que muestran enfermedad en estadio III y que reciben un tratamiento multimodal es la aparición de metástasis en el SNC, que puede ser la única localización de recurrencia en el 10 % al 20 % de los pacientes. Pese al alto riesgo de recaída en el cerebro, la radiación craneal profiláctica no se recomienda.
2. La **quimioterapia antineoplásica de inducción prequirúrgica** (con o sin RT) en pacientes con una neoplasia localmente avanzada puede reducir el volumen tumoral del estadio TNM y lograr que ésta sea resecable. Se comparó la resección quirúrgica complementaria tras la quimiorradioterapia con la quimiorradioterapia sola en el estadio IIIa (N2). Los resultados preliminares indican que un aumento de la mortalidad precoz en el grupo intervenido quirúrgicamente,

sobre todo entre los pacientes a los que se ha realizado una neumonectomía, compensa una posible ventaja a largo plazo de la cirugía. En el estudio hubo una incidencia anormalmente elevada de neumonectomía. Actualmente sigue sin establecerse el papel de la extirpación quirúrgica tras la quimiorradioterapia, y no debe realizarse en centros que carezcan de una gran experiencia en este método.
3. Los **aspectos técnicos de la RT** son importantes, tanto como método único, como en combinación con la quimioterapia antineoplásica. Las dosis de los esquemas y los campos a irradiar poseen una importancia crucial. En un estudio de asignación al azar no se logró demostrar que existiera ventaja alguna al fraccionarse a 2 veces al día y combinarse con quimioterapia sobre la quimiorradioterapia habitual. Además, el uso de técnicas conformacionales tridimensionales puede reducir o evitar los efectos adversos sobre el tejido pulmonar sano que se encuentra dentro del campo de radiación, así como permitir un aumento escalonado de la dosis.
4. **Tratamiento simultáneo o secuencial.** En varios estudios clínicos controlados y aleatorizados, se ha demostrado la superioridad de la quimiorradioterapia simultánea sobre el tratamiento secuencial.
5. Las **recomendaciones terapéuticas específicas** deberán realizarse de forma individualizada. Si no se dispone de un estudio clínico, los pacientes con enfermedad en estadios N2 o N3 han de tratarse con quimiorradioterapia simultánea. Los que muestran enfermedad en estadio T4 N0 pueden tenerse en cuenta para la administración de quimioterapia de inducción con o sin RT, seguida de cirugía.
6. **Respuestas radiológicas.** En todos los casos, los pacientes tratados con tratamiento multimodal pueden mostrar respuestas radiológicas variables. Con la excepción de aquellos en los que se demuestra una afección progresiva (y que tienen un pronóstico terrible), no existe una relación entre el grado de respuesta radiológica (respuesta completa o parcial, o enfermedad estable) y la evolución. No está claro que la PET mejore la posibilidad de evaluar a estos pacientes de forma no invasora.

D. CNMP: tratamiento del estadio IV

1. **Panorama general.** El tratamiento del CNMP avanzado se encuentra en una evolución sin precedentes. Hasta 2005, el tratamiento era muy simple y se dividía en tratamientos de primera línea, segunda línea y posteriores, sin que importaran las variables histológicas o moleculares. El surgimiento de la histología, los análisis moleculares rápidos y fármacos con direccionamiento molecular, así como, más recientemente, la inmunoterapia alteraron en gran medida el panorama general previo.
2. Los **pacientes totalmente ambulatorios** tienen una mayor supervivencia, y los síntomas suelen aliviarse con quimioterapia sistémica que contenga platino (cisplatino o carboplatino). Pautas desarrolladas en los años noventa en grandes estudios multicéntricos aleatorizados (carboplatino más paclitaxel, cisplatino más vinorelbina, cisplatino más gemcitabina, cisplatino más pemetrexed) han logrado una mediana de supervivencia de 9 a 10 meses y tasas de supervivencia al cabo de un año del 30% al 40%. El análisis económico ha demostrado que es más rentable tratar a los pacientes con quimioterapia debido a la menor necesidad de hospitalización, RT y otras intervenciones.

Aunque las pautas de pemetrexed-platino son muy activos, se han *restringido a histologías no epidermoides* del CNMP debido a los resultados de un estudio de asignación al azar y prospectivo de fase III y de una revisión retrospectiva de otros estudios de pemetrexed en el CNMP. Estos resultados se pueden relacionar con la timidilato sintetasa (TS), que es una diana molecular del pemetrexed y generalmente está a concentraciones mayores en los carcinomas epidermoides de pulmón. En estudios de fase III de CNMP la combinación de cisplatino/pemetrexed fue superior a la de cisplatino/gemcitabina en los carcinomas de histología no epidermoide, mientras la pauta con gemcitabina fue más favorable en los cánceres de histología epidermoide. En el tratamiento de segunda línea, el pemetrexed superó al docetaxel en los casos no epidermoides, como se explica después.

Se está demostrando que el bevacizumab, un anticuerpo frente al VEGF, consigue una mayor supervivencia en determinados pacientes con CNMP avanzado.

El bevacizumab está *contraindicado en el carcinoma epidermoide* debido a su toxicidad. En los estudios de bevacizumab también se ha excluido a pacientes con trastornos hemorrágicos, enfermedad cardiovascular o trombótica significativa, metástasis en el SNC o lesiones cavitadas. La dosis autorizada es de 15 mg/kg cada 21 días. En un estudio europeo se ha señalado que el bevacizumab añadido a cisplatino/gemcitabina mejoró la supervivencia sin progresión, pero no la supervivencia total. El tratamiento con ramucirumab, un anticuerpo frente al VEGF-2, cuando se combina con el docetaxel en la segunda línea, produce una mejora modesta en la supervivencia general (10.5 frente a 9.1 meses).

Un ensayo reciente con un anticuerpo frente al EGFR, necitumumab, en combinación con la quimioterapia de primera línea en el carcinoma epidermoide avanzado, demostró supervivencia general mejorada comparado con la quimioterapia sola. No obstante, debe considerarse el escaso grado de beneficio y la falta de un biomarcador validado cuando se determine qué pacientes deben recibir este nuevo tratamiento.

El principal cambio reciente en el tratamiento del CNMP es el papel de la inmunoterapia del punto de control, como se describe con todo detalle más adelante. Además, tres fármacos están aprobados para usar después de la progresión con la quimioterapia de primera línea. El pembrolizumab obtuvo la aprobación como tratamiento de primera línea para pacientes con tumores en los que se demuestra expresión de PD-L-1 > 50 % (alrededor de una tercera parte de los pacientes).

3. Los **pacientes con menos capacidad de deambulación** (EG ≥ 2) tienen un pronóstico peor, pero aun así se benefician con el tratamiento de dos fármacos basado en el carboplatino). Sin embargo, debe individualizarse el tratamiento, y las opciones dependen finalmente de la presencia de afecciones concurrentes y de la voluntad del paciente.

Los pacientes con cánceres que contienen mutaciones activadoras en las translocaciones EGFR o ALK (y otras como *Ret, ROS, B-Raf,* PD-1/PDL-1, etc.) pueden obtener un beneficio sustancial, rápido y sostenido con el fármaco con direccionamiento específico con casi cualquier EG. Aunque este grupo representa sólo el 10 % al 15 % de los pacientes de Estados Unidos, resulta crítico identificarlos tan pronto como sea posible. Los ensayos aleatorizados en pacientes con mutaciones activadoras del EGFR o translocaciones ALK han demostrado que el TKI apropiado (p. ej., erlotinib con una mutación del *EGFR*) es superior a la quimioterapia en términos de supervivencia sin progresión, aunque no de la supervivencia general. El consenso actual es que un paciente portador de una mutación activadora identificada debe recibir el TKI apropiado como tratamiento de primera línea, aunque parece sensato reservar estos fármacos si un paciente inició una quimioterapia con excelente respuesta.

4. Los **pacientes que han tenido progresión tras la q.t inicial** pueden tratarse con inmunoterapia (fármacos anti–PD-1) (tabla 9-2) o quimioterapia Se ha demostrado que dos fármacos anti–PD-1 (nivolumab y pembrolizumab) y uno anti–PD-L-1 (atezolizumab) mejoran la supervivencia general y la tasa de respuesta cuando se comparan con el docetaxel. En general, estos fármacos se toleran bien. Pese a ello, debe tenerse en cuenta que pueden causar efectos adversos graves relacionados con la inmunidad en ocasiones fatales (*v.* cap. 5). Se ha destinado un esfuerzo considerable en la evaluación del PD-L-1 por inmunohistoquímica como un

TABLA 9-2 Inmunoterapia para el CNMP

Anti–PD-1	Dosis	Pauta	Comentarios
Nivolumab	240 mg	c/14d	
Pembrolizumab	200 mg	c/21d	Para pacientes positivos al PD-L-1
Atezolizumab	1 200 mg	c/21d	

marcador predictivo para el uso de la terapéutica anti–PD-1. Están disponibles numerosas pruebas en desarrollo que emplean anticuerpos distintos y criterios diferentes de positividad. Para el pembrolizumab, la positividad del PD-L-1 es un elemento diagnóstico exigido para recurrir al fármaco.

El tratamiento con docetaxel (75 mg/m^2 i.v. durante 1 hora c/21d) puede considerarse como tratamiento de segunda línea en quienes el beneficio de la inmunoterapia se estima improbable (saber que tiene una baja expresión del PD-L-1) o como tercer línea de tratamiento después de la progresión con la inmunoterapia de segunda línea. Se demostró que el pemetrexed (500 mg/m^2 cada 21 días) tiene una eficacia similar al docetaxel (retrospectivamente para la histología no epidermoide), con un perfil de toxicidad favorable en un estudio de asignación al azar de fase III.

Se debe reconocer que la mayor parte del efecto benéfico del tratamiento de segunda línea con docetaxel o pemetrexed se produce en pacientes que tuvieron al menos alguna mejora con la quimioterapia inicial. Los pacientes que tienen progresión rápidamente con la quimioterapia inicial tienen poca probabilidad de tener una mejora con la quimioterapia posterior (en ausencia de mutaciones sensibilizantes).

5. **Gefitinib, erlotinib y afatinib** (tabla 9-3). Datos recientes indican que estos probablemente son la opción preferida como tratamiento de primera línea en pacientes con mutaciones del EGFR (deleciones del exón 19 y mutaciones de sentido alterado en el exón 21, *v.* más arriba), que se producen en el 10% al 15% de los pacientes con CNMP en Estados Unidos. Estos pacientes tienden a ser no fumadores, fumadores escasos (<15 cajetillas-año) o ex fumadores distantes (abandonaron el tabaco >20 años antes). Algunos pacientes con EGFR supuestamente de tipo natural se pueden beneficiar, probablemente como consecuencia de la presencia de infrecuentes mutaciones no detectadas.

Se desaconseja el uso de un TKI de EGFR como tratamiento de primera línea basado en factores clínicos (p. ej., no fumadores, mujeres, origen asiático) sin datos de mutación de EGFR, porque en un estudio de asignación al azar los pacientes con EGFR de tipo natural que recibieron tratamiento inicial con un TKI de EGFR tuvieron menor supervivencia sin progresión que aquellos que recibieron quimioterapia con platino. En los pacientes en los que se desconoce el estado de la mutación de EGFR se prefiere el uso inicial de quimioterapia con platino, con cambio a un TKI de EGFR cuando se confirme que hay una mutación sensibilizante.

a. Los **principales efectos adversos** de este tratamiento son el exantema y, en raras ocasiones, la neumonitis intersticial. Esta última se observa predominantemente en pacientes asiáticos y puede ser mortal; la incidencia es del 1%.

TABLA 9-3 Fármacos con direccionamiento molecular

Anomalías moleculares	Fármaco(s)	Dosis (mg) (todos los fámacos se administran por vía oral)	Pauta
Mutaciones activadoras del EGFR (del19, L858r)	Gefitinib	250	Diario
	Erlotinib	150	Diario
	Afatinib	40	Diario
EGFR T790M	Osimertinib	80	Diario
Translocaciones ALK	Crizotinib	250	b.i.d.
Translocaciones ALK -(segunda línea, intolerante al crizotinib)	Alectinib	600	b.i.d.
	Ceritinib	750	Diario
Translocaciones ROS	Crizotinib	250	Diario
B-Raf (V600E)	Vemurafenib^a	960	b.i.d.
	Dabrafenib^a	150	b.i.d.
Mutaciones ret	Vandetanib^a	300	Diario

^{a}No cuenta con aprobación de la FDA para esta indicación.

La interrupción de la administración del fármaco, el tratamiento con esteroides y la hospitalización (cuando esté indicado) deben ponerse en práctica en aquellos pacientes que muestran disnea progresiva y alteraciones radiológicas compatibles con una neumonitis intersticial. Con frecuencia resulta difícil distinguir esta afección de la progresión de la enfermedad.
- b. El **exantema** es un efecto adverso muy frecuente y su aparición puede relacionarse con la respuesta tumoral.
  - (1) **Si el exantema es leve** (grado 1), se usará la crema de hidrocortisona al 1 % o al 2.5 %, y/o el gel de clindamicina al 1 %, 2 veces al día, de forma tópica, sobre las áreas afectadas. El intervalo entre ambos productos debe ser de, al menos, 1 h. Se continuará la administración del inhibidor del EGFR en la dosis actual, y se observará por si hay cambios. Si después de 2 semanas la reacción no mejora, se iniciará el tratamiento para el exantema moderado.
  - (2) **Si el exantema es moderado** (grados 2 o 3), se utilizará la crema de hidrocortisona al 2.5 % y/o el gel de clindamicina al 1 % o crema de pimecrolimús al 1 %, *más* doxiciclina, 100 mg v.o. 2 veces al día, o minociclina, 100 mg 2 veces al día. Se continuará la administración del inhibidor del EGFR en la dosis actual, y se observará si se producen cambios. Si no hay mejora en 2 semanas y los síntomas empeoran, se tratará como se ha indicado anteriormente y se añadirá metilprednisolona. Si la reacción sigue empeorando, puede que sea necesario interrumpir o suspender la dosis.
  - (3) En los pacientes que refieren edema, sequedad y prurito ocular cuyo inicio puede atribuirse al tratamiento con inhibidores del EGFR, se utilizará un colirio de fosfato sódico de prednisolona (0.125 %), 1 a 2 gotas en los ojos afectados, de 2 a 4 veces al día. Si la afección empeora, se recomienda que el paciente acuda a un oftalmólogo.
- c. La **diarrea** debe tratarse con loperamida, o difenoxilato y atropina. Si persisten los efectos adversos a pesar del tratamiento adecuado (> grado I), está indicada la reducción de la dosis, sobre todo si hay respuesta clínico/radiológica, no se recomienda interrupción de la dosis.
6. El **osimertinib** es un TKI de tercera generación cuyo objetivo es una mutación (T790M) que muestra resistencia a otros TKI del EGFR en el 50 % de los pacientes. Este fármaco no debe utilizarse a menos que se identifique esta mutación secundaria (es decir, después de realizar una nueva biopsia o también de emplear ADN circulante).
7. El **crizotinib** es efectivo en pacientes con genes fusionados ALK y puede producir un beneficio rápido y sostenido en el 65 % de los pacientes. En realidad, el **ceritinib** y el **alectinib** son más específicos para las translocaciones ALK que el crizotinib y en última instancia pueden reemplazar a este último en el contexto de primera línea.
8. **Duración del tratamiento.** El máximo beneficio que se obtiene de cualquier esquema de quimioterapia antineoplásica específica se consigue con seis ciclos, aunque menos ciclos también pueden resultar adecuados. En dos estudios se ha demostrado una respuesta y una supervivencia equivalentes al comparar tres o cuatro ciclos de un esquema basado en el platino con un número mayor de ciclos del mismo esquema.

    Hay mucha controversia sobre el tratamiento de mantenimiento (es decir, tratamiento continuo con alguno de los fármacos utilizados para el tratamiento de primera línea, o con un fármaco distinto). La FDA ha autorizado para esta indicación dos fármacos, pemetrexed y erlotinib. Buena parte del efecto beneficioso, cuando no todo, se puede deber al inicio temprano de un tratamiento de segunda línea adecuado. Una estrategia alternativa al tratamiento de mantenimiento es un seguimiento estrecho con estadificación frecuente e inicio temprano del tratamiento de segunda línea ante el primer indicio de enfermedad progresiva.
9. La **decisión sobre qué esquema antineoplásico basado en platino** se debe utilizar como tratamiento de primera línea puede fundamentarse en diversas

consideraciones. Como ya se ha señalado, la histología tiene una importancia cada vez mayor en la decisión, además de la presencia o ausencia de *EGFR*, ALK u otras mutaciones activadoras. Además de la eficacia, las consideraciones incluyen la conveniencia de la administración, el coste y los efectos adversos. Las pautas antineoplásicas basadas en el cisplatino son más económicas, y en un estudio de asignación al azar se demostró que se obtenía una mayor supervivencia en comparación con un tratamiento basado en carboplatino. Sin embargo, estas pautas con cisplatino son más incómodas y producen más náuseas, vómitos, nefrotoxicidad y ototoxicidad. Las pautas terapéuticas basadas en taxanos suelen causar alopecia, además de una neurotoxicidad acumulativa importante. Las pautas con gemcitabina-platino son más mielotóxicas, pero no suelen causar alopecia. En estudios de gran tamaño de fase III el bevacizumab se ha combinado eficazmente con carboplatino/paclitaxel y cisplatino/gemcitabina. Este tema se puede resumir como una elección de pautas, aunque no hay ninguna pauta de elección excepto cisplatino/pemetrexed para las histologías no epidermoides. La tabla 9-4 ofrece detalles sobre las pautas más utilizadas en el CNMP avanzado.

10. **Panorama evolutivo del tratamiento del cáncer de pulmón.** Se ha producido una explosión del conocimiento de la biología del cáncer de pulmón y en particular en el número y tipos de tratamientos disponibles. La inmunoterapia ya pertenece a los tratamientos reconocidos, con un beneficio incuestionable como fármacos únicos en la enfermedad avanzada. Ensayos en curso exploran el uso de la inmunoterapia como tratamiento inicial del CNMP, así como del CPM. El uso de métodos de secuenciación de nueva generación y la facilidad creciente de obtener biopsias después de la progresión de la enfermedad o la obtención de ADN circulante han mejorado la comprensión de los mecanismos de resistencia de la enfermedad que surgen con los TKI y ha motivado el desarrollo y aprobación de fármacos que superan dicha resistencia. Los estudios de un solo brazo diseñados con el conocimiento del perfil mutacional reflejan de modo exacto la actividad de los tratamientos de direccionamiento molecular y han constituido la base de la aprobación regulatoria.

TABLA 9-4 Pautas de quimioterapia de primera línea para el cáncer de pulmón no microcítico avanzado

Pauta	Dosis (mg/m²)[a]	Días de administración	Extensión del ciclo (días)
Cisplatino	100	1	28
Vinorelbina	25	1, 8, 15	
Carboplatino	AUC = 6	1	21
Paclitaxel	225 (durante 3 h)	1	
Carboplatino	AUC = 5.5	1	21
Gemcitabina	1 000	1, 8	
Cisplatino	75	1	21
Gemcitabina	1 250	1, 8	
Necitumumab	800 mg (dosis plana)	1	
Cisplatino	75	1	21
Docetaxel	75	1	
Carboplatino	AUC = 6	1	21
Paclitaxel	200	1	
Bevacizumab[b]	15 mg/kg	1	
Cisplatino	75	1	21
Pemetrexed[b]	500	1	
Carboplatino	AUC = 6	1	21
Pemetrexed[b]	500	1	

[a]AUC, área bajo la curva.
[b]Restringido a histología no escamosa.

E. Carcinoma microcítico de pulmón: tratamiento

1. El **estadio limitado (I, II, III)** queda confinado en un hemitórax e incluye la adenopatía supraclavicular contralateral. Menos del 5% de los pacientes con CMP muestra enfermedad en estadio I o II. Alrededor de una tercera parte, sin embargo, muestra la enfermedad clínicamente limitada al hemitórax y los ganglios linfáticos de drenaje en el momento de la presentación (estadios IIIa y IIIb).

   a. **Tratamiento multimodal.** Los datos de los que se dispone indican que estos pacientes deben tratarse con quimioterapia y RT torácica simultánea. La quimioterapia secuencial seguida de RT produce una supervivencia a largo plazo inferior y no debe aconsejarse. Actualmente, la pauta de quimioterapia antineoplásica más aceptada es la formada por cisplatino y etopósido (tabla 8-3). La RT administrada 2 veces al día (hiperfraccionada) es superior a la que se aplica 1 vez al día (4 500 cGy). Si se administra simultáneamente como inducción, el tratamiento multimodal proporciona una mediana de supervivencia de 23 meses y una tasa de supervivencia a los 5 años del 25%.

   b. **Irradiación craneal profiláctica.** Disminuye la incidencia de metástasis cerebrales. Su uso es controvertido, porque la aparición de metástasis sincrónicas ha hecho que sea difícil demostrar una mejora de la supervivencia. Los mejores datos indican que el uso de la ICP produce una mejora de la supervivencia de un 5% en los pacientes que respondieron a la quimioterapia inicial.

2. **Estadio clínico diseminado.** En la tabla 9-5 se muestran algunas pautas de quimioterapia eficaces en el cáncer microcítico de pulmón estadio extenso (CMPE). Los pacientes totalmente ambulatorios con CMPE tienen buenas respuestas al tratamiento con cisplatino y etopósido (pauta PE) o con la combinación de ciclofosfamida, doxorubicina y vincristina. Sólo el 15% al 20% de estos pacientes logra una respuesta completa. La mediana de supervivencia de los pacientes completamente ambulatorios es de cerca de 1 año y la tasa de supervivencia a los 2 años es del 20%. No es frecuente, sin embargo, que los pacientes sobrevivan 5 años.

   a. En un estudio de asignación al azar en Japón se comparó la combinación con cisplatino/irinotecán con el PE y se demostró una supervivencia mayor con la primera. Sin embargo, en un estudio estadounidense similar no se observó que ninguna de las pautas fuera mejor. Tanto el cisplatino/etopósido como la combinación de cisplatino/irinotecán son aceptables para el tratamiento del estadio diseminado del CMP. En el adulto mayor, o muy afectado suele sustituirse el cisplatino por el carboplatino.

TABLA 9-5 Pautas para el cáncer de pulmón microcítico

Pauta	Dosis (mg/m^2)	Días de administración	Extensión del ciclo (días)
Cisplatino	60	1	21
Etopósido	120	1, 2, 3	
RT de tórax	1.5 Gy (45 Gy totales)	Dos veces al día	Durante 5 semanas
RCP	2.5 Gy (25 Gy totales)	Diario	Durante 3 semanas (después de completar el tratamiento previo)[a]
Cisplatino	100	1	21
Etopósido	100	1, 2, 3	
Cisplatino	60	1	28
Irinotecán	60	1, 8, 15	
Topotecán (i.v.)	1.5	1, 2, 3, 4, 5	21
Topotecán (oral)	2.3	1, 2, 3, 4, 5	21

[a]RCP (radiaciones craneales profilácticas): están indicadas en pacientes con enfermedad limitada que obtuvieron una buena respuesta parcial o una respuesta completa después de concluir el tratamiento previo. La RT de tórax y la RCP se administran de lunes a viernes.

b. Se ha demostrado la eficacia del topotecán como tratamiento de segunda línea en el CMP. Otros fármacos (paclitaxel, gemcitabina, vinorelbina y docetaxel) también son activos en el CMPE.
c. Los pacientes con CMP y no totalmente ambulatorios pueden seguir siendo candidatos adecuados a la quimioterapia antineoplásica. Los que responden a ella pueden lograr una mejora significativa de su EG.
d. Se ha demostrado recientemente que la ICP disminuye el riesgo de que aparezcan metástasis en el SNC, además de mejorar la supervivencia total y sin episodios en aquellos pacientes con CMP que mostraron alguna respuesta (incluso una enfermedad estable) a la quimioterapia inicial. Sin embargo, este estudio no precisó una evaluación radiográfica del encéfalo antes del tratamiento, y puede representar simplemente los efectos beneficiosos del tratamiento de la enfermedad asintomática del SNC después del tratamiento sistémico inicial.

VII. PROBLEMAS CLÍNICOS ESPECIALES

A. **Citología de esputo positiva con una radiografía de tórax negativa** (TX N0 M0) y ningún otro signo de enfermedad. Es un problema ocasional que suele observarse en programas de detección sistemática. Se realizará a los pacientes una TC torácica y una fibrobroncoscopia con lavados selectivos.
   1. Cuando no se puede identificar una lesión con estas medidas, debe informarse a los pacientes de que existe una posibilidad significativa de que tengan un tumor demasiado pequeño para ser detectado. Ha de realizarse un seguimiento de control de estos pacientes con radiografías de tórax cada mes y debe aconsejárseles que dejen de fumar.
   2. La detección en la citología de un indudable CMP sin ningún otro tipo de hallazgo debe confirmarse mediante muestras repetidas y la solicitud de una segunda opinión anatomopatológica en otro centro. Si se confirma el diagnóstico, se tratará a los pacientes como se ha señalado anteriormente.

B. **Metástasis cerebral solitaria.** Los pacientes con CNMP que acuden con un solo foco metastásico, la mayoría de las veces cerebral, pueden recibir tratamiento con intención curativa. Dos son las situaciones en las que esto sucede: los pacientes que han recibido un tratamiento definitivo y sufren una recurrencia con una sola metástasis en el SNC (y sin enfermedad en ninguna otra localización), y aquellos que, en la presentación inicial, sufren afectación torácica y el SNC es la única localización metastásica.

En los pacientes con recurrencia, la extirpación de la metástasis del SNC puede conllevar una supervivencia prolongada. En los pacientes con afectación sincrónica lo adecuado es la extirpación del tumor primario torácico, y la extirpación o el uso de radiocirugía para la afectación del SNC. Si la enfermedad del paciente está localmente avanzada (estadio IIIa o IIIb), en determinados pacientes se puede considerar la extirpación de la metástasis del SNC tras la aplicación de quimiorradioterapia, con o sin tratamiento quirúrgico del tumor torácico.

C. **Oligoprogresión.** Es posible que siempre haya existido una pequeña fracción de pacientes que al principio se muestra con una enfermedad avanzada con la que se logra una respuesta excelente, pero que luego progresa en una o dos áreas susceptibles de tratamiento local. No obstante, este hecho se volvió más frecuente en los últimos años, en particular en el contexto de los «tratamientos con direccionamiento» como el del EGFR y el de los TKI de ALK. A menudo, estos pacientes pueden atenderse mediante el empleo de una modalidad local para erradicar el área de progresión (p. ej., cirugía, radioterapia estereotáctica) y con la continuación del tratamiento sistémico.

VIII. SEGUIMIENTO

A. Tras el tratamiento primario con intención curativa (**es decir, cirugía o radioterapia/quimiorradioterapia definitiva**). Aunque la mayoría de los casos de CMP y CNMP recurrencian, existen pocos datos que indiquen que los estudios analíticos y radiológicos frecuentes detectan la enfermedad antes de la aparición de los síntomas,

o que la detección precoz mejore la evolución. Los autores recomiendan que se realice una anamnesis y una exploración física cada 2-3 meses, además de una RT de tórax 2 veces al año, durante los primeros años posteriores a la extirpación. La consulta de seguimiento es una oportunidad excelente para insistir en la importancia de dejar de fumar en aquellos pacientes que continúan con ese hábito.
B. **Alteraciones radiológicas.** Los pacientes tratados con quimiorradioterapia muestran con frecuencia cicatrices e infiltrados en los estudios radiológicos, que pueden evolucionar con el tiempo. Estas alteraciones se interpretan, a veces, equivocadamente como una progresión de la enfermedad. La PET-TC es de utilidad limitada en el seguimiento de los pacientes que se tratan con quimiorradioterapia. Mientras los valores de captación estándar más altos de las áreas en las que se toman imágenes se relacionan con los peores resultados, en el momento actual se desconocen los valores de corte específicos.
C. En los **pacientes tratados por la presencia de metástasis** deben evaluarse de nuevo, periódicamente, las localizaciones afectadas conocidas. La progresión de la enfermedad (mayor al 20 % en la suma de determinaciones unidimensionales de lesiones indicadoras o aparición de nueva afectación) o el deterioro del EG del paciente es un motivo para detener el tratamiento y tener en consideración un tratamiento de segunda o de tercera línea. Pacientes ocasionales progresan en sólo una o dos áreas después de una respuesta excelente en otra parte y deben atenderse como se describe antes en «oligoprogresión». Los efectos benéficos de las líneas de tratamiento segunda y posteriores se limitan principalmente a pacientes que tienen un EG razonable (escala ECOG *[Eastern Cooperative Oncology Group]* ≤ 2). A estos pacientes se les debe ofrecer un tratamiento adicional después de la correspondiente discusión. En pacientes con peor EG el uso de quimioterapia se asocia a menudo con toxicidad y con un efecto benefico relativamente escaso. Una excepción son los pacientes con mutaciones que predicen la utilidad los gentes molecularmente dirigidos.

Lecturas recomendadas

Aberle DR, DeMello S, Berg CD, et al. Results of the two incidence screenings in the National Lung Screening Trial. *N Engl J Med* 2013;369(10):920.

Albain KS, Crowley JJ, LeBlanc M, et al. Determinants of improved outcome in small-cell lung cancer: an analysis of the 2,580-patient Southwest Oncology Group Data Base. *J Clin Oncol* 1990;8:1563.

Albain KS, Swann RS, Rusch VW, et al. Radiotherapy plus chemotherapy with or without surgical resection for stage III non-small-cell lung cancer: a phase III randomised controlled trial. *Lancet* 2009;374(9687):379.

Auperin A, Arriagada R, Pignon JP, et al. Prophylactic cranial irradiation for patients with small cell lung cancer in complete remission. *N Engl J Med* 1999;341:476.

Borghaei H, Paz-Ares L, Horn L, et al. Nivolumab versus docetaxel in advanced nonsquamous non–small-cell lung cancer. *N Engl J Med* 2015;373:1627–1639.

Bradley JD, Paulus R, Komaki R, et al. Standard-dose versus high-dose conformal radiotherapy with concurrent and consolidation carboplatin plus paclitaxel with or without cetuximab for patients with stage IIIA or IIIB non-small-cell lung cancer (RTOG 0617): a randomised, two-by-two factorial phase 3 study. *Lancet Oncol* 2015;16(2):187.

Ciuleanu T, Brodowicz T, Zielinski C, et al. Maintenance pemetrexed plus best supportive care versus placebo plus best supportive care for non-small-cell lung cancer: a randomised, double-blind, phase 3 study. *Lancet* 2009;374(9699):1432.

Fossella FV, DeVore R, Kerr RN, et al. Randomized phase III trial of docetaxel versus vinorelbine or ifosfamide in patients with advanced non-small cell lung cancer previously treated with platinum containing regimens. *J Clin Oncol* 2000;18:2354.

Garon EB, Ciuleanu TE, Arrieta O. Ramucirumab plus docetaxel versus placebo plus docetaxel for second-line treatment of stage IV non-small-cell lung cancer after disease progression on platinum-based therapy (REVEL): a multicentre, double-blind, randomised phase 3 trial. *Lancet* 2014;384:665.

Gould MK, Donington J, Lynch WR, et al. Evaluation of individuals with pulmonary nodules: when is it lung cancer? Diagnosis and management of lung cancer, 3rd ed: American College of Chest Physicians evidence-based clinical practice guidelines. *Chest* 2013;143(5 Suppl):e93S.

Groome PA, Bolejack, V, Crowley JJ et al. The IASLC Lung Cancer Staging Project: validation of the proposals for revision of the T, N, and M descriptors and consequent stage groupings in the forthcoming (seventh) edition of the TNM classification of malignant tumours. *J Thorac Oncol* 2007;2:694.

Herbst RS, Baas P, Kim D-W, et al. Pembrolizumab versus docetaxel for previously treated, PD-L1-positive, advanced non-small-cell lung cancer (KEYNOTE-010): a randomised controlled trial. *Lancet* 2016;6736(15):1281.

Kelly K, Bunn PA Jr. Is it time to reevaluate our approach to the treatment of brain metastases in patients with non–small cell Lung Cancer? *Lung Cancer* 1998;20:85.

Kelly K, Crowley J, Bunn PA Jr. Randomized phase III trial of paclitaxel plus carboplatin versus vinorelbine plus cisplatin in the treatment of patients with advanced non–small-cell lung cancer: a Southwest Oncology Group trial. *J Clin Oncol* 2001;19:3210.

Kwak EL, Bang Y-J, Camidge DR, et al. Anaplastic lymphoma kinase inhibition in non–small-cell lung cancer. *N Engl J Med* 2010;363:1693.

Machtay M, Duan F, Siegel BA, et al. Prediction of survival by [18F]fluorodeoxyglucose positron emission tomography in patients with locally advanced non-small-cell lung cancer undergoing definitive chemoradiation therapy: results of the ACRIN 6668/RTOG 0235 trial. *J Clin Oncol* 2013;31(30):3823.

Maemondo M, Inoue A, Kobayashi K, et al. Gefitinib or chemotherapy for non–small-cell lung cancer with mutated EGFR. *N Engl J Med* 2010;362:2380.

Noda K, Nishiwaki Y, Kawahara M, et al. Irinotecan plus cisplatin compared with etoposide plus cisplatin for extensive small cell lung cancer. *N Engl J Med* 2002;346:85.

Paez JG, Janne PA, Lee JC, et al. EGFR mutations in lung cancer: correlation with clinical response to gefitinib therapy. *Science* 2004;304:1497.

Paul S, Mirza F, Port JL, et al. Survival of patients with clinical stage IIIA non-small cell lung cancer after induction therapy: age, mediastinal downstaging, and extent of pulmonary resection as independent predictors. *J Thorac Cardiovasc Surg* 2011;141(1):48.

Reck M, Rodríguez-Abreu D, Robinson AG, et al. Pembrolizumab versus chemotherapy for PD-L1-positive non-small-cell lung cancer. *N Engl J Med*. Published online, 2016 Oct 8.

Sandler A, Gray R, Perry MC, et al. Paclitaxel-carboplatin alone or with bevacizumab for non–small-cell lung cancer. *N Engl J Med* 2006;355:2542.

Santana-Davila R, Devisetty K, Szabo A, et al. Cisplatin and etoposide versus carboplatin and paclitaxel with concurrent radiotherapy for stage III non–small-cell lung cancer: an analysis of Veterans Health Administration data. *J Clin Oncol* 2015;33:567.

Scagliotti G, Brodowicz T, Shepherd FA, et al. Treatment-by-histology interaction analyses in three phase III trials show superiority of pemetrexed in nonsquamous non-small cell lung cancer. *J Thorac Oncol* 2011;6(1):64.

Schiller JH, Harrington D, Belani CP, et al. Comparison of four chemotherapy regimens for advanced non–small cell lung cancer. *N Engl J Med* 2002;346:92.

Slotman B, Faivre-Finn C, Kramer G, et al. EORTC Radiation Oncology Group and Lung Cancer Group. Prophylactic cranial irradiation in extensive small-cell lung cancer. *N Engl J Med*. 2007;357(7):664.

Soda M, Choi YL, Enomoto M, et al. Identification of the transforming EML4-ALK fusion gene in non-small-cell lung cancer. *Nature* 2007;448(7153):561.

Thatcher N, Hirsch FR, Luft AV. Necitumumab plus gemcitabine and cisplatin versus gemcitabine and cisplatin alone as first-line therapy in patients with stage IV squamous non-small-cell lung cancer (SQUIRE): an open-label, randomised, controlled phase 3 trial. *Lancet Oncol* 2015;16(7):763.

Turrisi AT, Turisi AT III, Kim K, et al. Twice-daily compared with once-daily thoracic radiotherapy in limited small-cell lung cancer treated concurrently with cisplatin and etoposide. *N Engl J Med* 1999;340:265.

Von Pawel J, Schiller JH, Shepherd FA, et al. Topotecan versus cyclophosphamide, doxorubicin, and vincristine for the treatment of recurrent small-cell lung cancer. *J Clin Oncol* 1999;17:658.

Walsh GL, O'Connor M, Willis KM, et al. Is follow-up of lung cancer patients after resection medically indicated and cost-effective? *Ann Thorac Surg* 1995;60:1563.

10 Cáncer del aparato digestivo
Pashtoon Murtaza Kasi y Axel Grothey

Los carcinomas del aparato digestivo representan alrededor de la quinta parte de todas las neoplasias viscerales y la cuarta parte de las muertes relacionadas con el cáncer en Estados Unidos. La mejora observada en la supervivencia de los pacientes con cáncer metastásico gastrointestinal a lo largo de los años no son el resultado de un fármaco o de un hallazgo en particular. Ha sido secundaria a los beneficios observados a la introducción de nuevas opciones de tratamiento médico (pautas de quimioterapia convencional y fármacos biológicos). Esto es especialmente cierto para los pacientes con cáncer colorrectal metastásico.

CÁNCER DE ESÓFAGO

I. EPIDEMIOLOGÍA Y ETIOLOGÍA
A. Epidemiología
1. El carcinoma epidermoide de esófago es la principal neoplasia maligna entre los bantúes africanos. En Sudáfrica, Japón, China, Rusia, Escocia y la región iraní del Mar Caspio la incidencia es, también, relativamente elevada.
2. La incidencia del adenocarcinoma del esófago (distal y la unión gastroesofágica) está aumentando rápidamente tanto en los países occidentales como en algunas partes de Asia debido a factores relacionados al estilo de vida. Y la supervivencia del cáncer esofágico avanzado sigue siendo deficiente.

B. Etiología
1. **Carcinógenos**
   a. Consumo prolongado de tabaco y alcohol.
   b. La infección por el virus del papiloma humano (VPH) se asocia al carcinoma epidermoide de esófago. El *Helicobacter pylori* y el adenocarcinoma del esófago tienen una asociación inversa.
   c. Otros carcinógenos dietéticos relevantes para el desarrollo del carcinoma epidermoide de esófago son las marmitas y el agua potable con concentraciones elevadas de nitratos, así como los alimentos que contienen hongos: *Geotrichum candidum* (salmón, maíz secado al aire), *Fusarium* sp., y *Aspergillus* sp. (maíz).
2. **Factores predisponentes al carcinoma epidermoide esofágico**
   a. El síndrome de Howel-Evans o tilosis (hiperqueratosis de las palmas de las manos y de las plantas de los pies) es una enfermedad genética poco frecuente, que se transmite como rasgo mendeliano dominante (casi el 40 % muestra carcinoma esofágico).
   b. Estenosis por ingestión de lejía (hasta el 30 %).
   c. Acalasia esofágica (30 %).
   d. Membrana esofágica (20 %).
   e. Síndrome de Plummer-Vinson (anemia ferropénica, disfagia por membrana esofágica y glositis, 10 %).
   f. Esófago corto (5 %).
   g. Esofagitis péptica (1 %).
   h. Otras afecciones asociadas al carcinoma epidermoide de esófago incluyen:
      (1) Pacientes con neoplasias de cabeza y cuello («efecto de campo del cáncer»)
      (2) Enfermedad celíaca
      (3) Esofagitis crónica con esófago de Barret

(4) Lesión térmica crónica del esófago producida por beber café o té hirviendo (Rusia, China y Oriente Medio)
3. **Factores predisponentes al adenocarcinoma esofágico**
   a. El esófago de Barrett es la sustitución metaplásica de epidermoide plano estratificado por epitelio cilíndrico intestinal. Los adenocarcinomas asociados al esófago de Barrett constituyen la neoplasia cuya incidencia está aumentando más rápidamente en todo el mundo, sobre todo en hombres caucásicos. En Estados Unidos la incidencia del adenocarcinoma esofágico ha aumentado de 6 a 7 veces desde 1970. En los pacientes con esófago de Barrett, el riesgo de desarrollar un adenocarcinoma esofágico está aumentado de 30 a 125 veces en comparación con la población general estadounidense.
   b. Obesidad.
   c. Esofagitis por reflujo.
   d. Edad avanzada.

II. ANATOMÍA PATOLÓGICA Y EVOLUCIÓN NATURAL

A. **Histología.** Mientras que los tumores epidermoides eran la mayoría de las neoplasias esofágicas, sobre todo en la parte superior y media del esófago, los adenocarcinomas son actualmente la forma predominante del cáncer esofágico. Los adenocarcinomas pueden originarse a partir de la continuación esofágica de la mucosa gástrica (esófago de Barrett) o pueden representar la extensión de un adenocarcinoma gástrico.

B. **Localización del cáncer en el esófago**
   1. Cervical: 10%.
   2. Torácico superior: 40%.
   3. Torácico inferior: 50%

C. **Evolución clínica.** La tasa de mortalidad del cáncer esofágico es muy elevada; más del 80% de los pacientes afectados fallece a causa de esta enfermedad. Alrededor del 75% se muestran inicialmente con enfermedad avanzada o metástasis a distancia. La muerte suele deberse a la enfermedad local, que causa desnutrición o neumonía por aspiración.

III. DIAGNÓSTICO

A. **Signos y síntomas.** La disfagia a los alimentos sólidos seguido de disfagia a los alimentos líquidos es la queja más común. Los síntomas desafortunadamente sólo se hacen evidentes cuando la enfermedad está avanzada. Los hallazgos físicos que no sean la caquexia y los ganglios linfáticos supraclaviculares palpables son raros.

B. **Pruebas para el diagnóstico**
   1. Entre los **estudios preliminares** se encuentran: la exploración física, el hemograma completo, las pruebas funcionales hepáticas (PFH), la radiografía de tórax, la esofagoscopia y la esofagografía. Pueden realizarse cepillados y toma de biopsia de las lesiones mediante endoscopia.
   2. La estadificación mediante **TC** predice la invasión o la aparición de metástasis con una precisión > 90% a sitios como la aorta, el árbol traqueobronquial, pericardio, hígado y las glándulas suprarrenales; del 85% para los ganglios abdominales, y del 50% para los ganglios paraesofágicos.
   3. La **ecografía endoscópica** (EE) es más precisa que la TC para evaluar la profundidad y permite el muestreo de ganglios linfáticos.
   4. La **tomografía por emisión de positrones** (PET) es una herramienta de diagnóstico útil de mayor sensibilidad que la TC para la detección de metástasis ganglionares. Se ha convertido en parte importante en el diagnóstico de pacientes con cáncer de esófago.
   5. La **laparoscopia** permite valorar la existencia de metástasis subdiafragmáticas, peritoneales, hepáticas y en ganglios linfáticos. En los pacientes tratados con quimioterapia y radioterapia (RT), ya sea antes de la cirugía o en sustitución de ésta, tiene utilidad clínica la colocación de una sonda de yeyunostomía (y no una

sonda de gastrostomía si se planifica una esofagectomía con tracción hacia arriba del estómago) para la alimentación enteral durante la laparoscopia. La toracoscopia puede ahorrar resecciones radicales a aquellos pacientes en los que se observa una diseminación intratorácica.

IV. SISTEMA DE ESTADIFICACIÓN Y FACTORES PRONÓSTICOS

Consulte el atlas actual del AJCC *Cancer Staging* para el sistema de estadificación TNM. La agrupación por estadios es diferente para los carcinomas epidermoides y los adenocarcinomas del esófago, en relación tanto con la clasificación TNM como con los grados histológicos. Los pacientes que muestran un estadio más temprano de la enfermedad, particularmente N0 y M0, son los que tienen mejor pronóstico.

El pronóstico de los pacientes con cáncer de esófago es poco favorable. La tasa de supervivencia a 5 años varía cerca del 35 % en la enfermedad localizada hasta menos del 10 % en la enfermedad metastásica.

V. DETECCIÓN SISTEMÁTICA Y DETECCIÓN PRECOZ

En las poblaciones de riesgo alto, como sucede en algunas zonas del continente asiático, se ha utilizado la detección sistemática masiva mediante endoscopia o cepillados con ayuda de globos, aunque se ha puesto en duda el beneficio obtenido con estos métodos para la detección precoz. En Estados Unidos la detección sistemática de las neoplasias esofágicas en la población general no es eficaz. Sin embargo, los pacientes con mayor riesgo, como aquellos con estenosis inducida por la ingestión de lejía o en el esófago de Barrett, deben someterse a exámenes periódicos mediante endoscopia superior según las directrices.

VI. TRATAMIENTO

Existen diversas opciones terapéuticas para el cáncer de esófago, según su estadio.
   A. **Resección del tumor primario.** La resección endoscópica de la mucosa es una opción viable para las neoplasias confinadas a la mucosa. Los resultados de la extirpación quirúrgica del cáncer de esófago no son buenos. La tasa de mortalidad quirúrgica es del 5 % al 10 %. En Estados Unidos, la tasa de supervivencia a 5 años de los pacientes en los que se realiza una resección tumoral completa (R0) es inferior al 20 %. Pero la cirugía extensa puede estar justificada, sobre todo en pacientes con lesiones en la mitad esofágica inferior. Para las enfermedades avanzadas y con afectación ganglionar, se favorece un abordaje multimodal que emplea quimioterapia con radiación en el contexto preoperatorio (tratamiento de trimodalidad). La monitorización y el mantenimiento del estado nutricional durante el tratamiento son importantes. Los pacientes deben ser capaces de mantener una ingesta oral de al menos 1.500 kcal/día; De lo contrario, debe considerarse la alimentación por sonda.
   B. **Mejora de la obstrucción esofágica.** Es un tema importante y se puede lograr por varios procedimientos para permitir la nutrición enteral. Los enfoques más comúnmente empleados incluyen:
      1. **Endoprótesis esofágica.** Se dispone de múltiples dispositivos para la intubación esofágica. Alrededor de un 15 % de los pacientes con un dispositivo presentan una mayor tasa de éxito.
         a. Las **ventajas** de la colocación de un tubo son: la mejora de la capacidad para tragar saliva, el placer de la alimentación por vía oral, el alivio de la aspiración pulmonar relacionada con fístulas esófago-pulmonares, la independencia de la atención médica/hospitalaria constante y la posibilidad de pasar tiempo con la familia y los amigos disfrutando de un bienestar relativo.
         b. Las **contraindicaciones** a la colocación de endoprótesis son: un carcinoma menor de 2 cm situado por debajo del esfínter superior, expectativa de vida limitada (menor de 6 semanas) y falta de colaboración.
         c. Las **complicaciones** son: perforación, desplazamiento, crecimiento tumoral en la endoprótesis, síntomas de reflujo con estenosis, necrosis por presión, la impactación de un cuerpo extraño con obstrucción, la hemorragia y el fallo de la intubación. La incidencia de las complicaciones (tempranas y tardías) es del 10 % al 15 %. La restauración puede ser una opción para algunos enfermos.

2. La **radiación externa** o la braquirradioterapia endoluminal pueden producir la regresión tumoral en algunos casos. Tras la irradiación externa, hasta un 70% al 80% de los pacientes con disfagia puede apreciar una mejora de la deglución. La braquirradioterapia endoluminal puede ser útil en pacientes irradiados anteriormente que muestran una recurrencia tumoral que causa disfagia.
3. No se aconseja la realización de una **gastrostomía para la alimentación** porque no alivia la disfagia, lo que obliga a los pacientes con una obstrucción esofágica completa o casi completa a expectorar saliva y secreciones, no aumenta la expectativa de vida, y tiene su propia morbilidad y mortalidad.

C. Tratamiento unimodal

1. El uso de **radioterapia sola** en una dosis de 6 000 cGy produjo tasas de supervivencia, al cabo de 1, 2, 3 y 5 años, del 33%, el 12%, el 8% y el 7%, respectivamente, en los pacientes del grupo tratado con radiación en un estudio clínico aleatorizado en el que se permitió que los pacientes que respondieron se sometieran a la resección según el criterio del médico.
2. **Cirugía sola.** Las técnicas quirúrgicas utilizadas en una esofagectomía dependen de la localización y de las preferencias del cirujano, e incluyen, fundamentalmente, la esofagectomía transhiatal o el procedimiento de Ivor-Lewis, que necesita tanto de una toracotomía como de una laparotomía. En el 25% al 30% de los pacientes en los que es posible realizar una resección completa, las tasas de supervivencia al cabo de 5 años son del 15% al 20%.
3. La **quimioterapia sola** casi nunca es un tratamiento paliativo eficaz en los pacientes con cáncer esofágico. Cuando se utiliza, debe acompañarse de métodos mecánicos o radioterápicos para aliviar la disfagia. Al igual que en el carcinoma gástrico, que se comenta más adelante, las respuestas inducidas por la poliquimioterapia tienden a ser de corta duración.

D. Tratamiento multimodal

1. **Tratamiento primario combinado sin cirugía.** La «quimiorradiación definitiva» (sin cirugía) es una opción que conduce a la supervivencia a largo plazo en algunos pacientes considerados candidatos no quirúrgicos. Este enfoque es más atractivo para los carcinomas de esófago e histología epidermoide, son más sensibles a la radioterapia que los adenocarcinomas y son más propensos a ser tumores proximales, lo que hace que la resección quirúrgica sea más difícil.
    a. Actualmente, la pauta más utilizada de administración de la RT más quimioterapia, durante la primera y la cuarta semanas es:
    Cisplatino, 75 mg/m^2 i.v. el día 1 del ciclo, y 5-fluorouracilo (5-FU), 1 000 (mg/m^2)/día en infusión i.v. continua durante 4 días. Otras pautas de poliquimioterapia han producido tasas de respuesta mayores, aunque han aumentado los efectos adversos sin observarse un claro beneficio sobre la supervivencia total (ST).
    En la actualidad, la combinación de carboplatino semanal (AUC2) y paclitaxel (50 mg/m^2) durante la radioterapia ha reemplazado en gran medida el enfoque previo basado en cisplatino con tasas de CR patológicas en carcinoma epidermoide (49%) y adenocarcinoma (23%) respectivamente.
    b. En un estudio clínico aleatorizado y prospectivo de pacientes con carcinoma epidermoide o adenocarcinoma del esófago torácico, el tratamiento multimodal (5-FU más cisplatino más 5 000 cGy) mejoró la mediana de supervivencia (9 meses frente a 12.5 meses) en comparación con la RT sola (6 400 cGy). La supervivencia a 2 años de los pacientes asignados aleatoriamente a recibir la combinación de quimioterapia y RT fue del 38%, en comparación con el 10% observado en aquellos pacientes asignados a recibir sólo RT. Los pacientes receptores del tratamiento multimodal presentaron una disminución de las recurrencias locales y a distancia, aunque también hubo un aumento significativo de los efectos adversos, muchos de los cuales fueron graves e incluso potencialmente mortales. Sólo la mitad de estos pacientes recibió todos los ciclos programados de quimioterapia. Actualmente este abordaje se debe reser-

var a los pacientes a los que no se pueda operar y a pacientes seleccionados con carcinomas epidermoides.
2. El uso de **RT prequirúrgica o posquirúrgica sola** puede disminuir la tasa de recurrencia local, aunque no produce ningún efecto evidente sobre la mediana de supervivencia.
3. **Quimioterapia perioperatoria sola.** En general, ni la quimioterapia de inducción (como se documentó en seis estudios clínicos aleatorizados) ni la posquirúrgica sola han mejorado la evolución de los pacientes con cáncer esofágico. La tasa de respuesta (TR) a la poliquimioterapia complementaria puede ser de hasta el 40 % al 50 %, y hasta el 25 % de los pacientes tratados puede mostrar remisiones anatomopatológicas aparentemente completas. Sin embargo, la quimioterapia de inducción con cisplatino y 5-FU no mejoró la ST, en comparación con la cirugía sola, en un estudio clínico aleatorizado realizado con 440 pacientes con carcinoma epidermoide esofágico. La única excepción son los adenocarcinomas de GEJ que se observaron para obtener beneficios de la quimioterapia perioperatoria empleando epirubicina, cisplatino y 5-FU (ECF).
4. **Tratamiento triple.** En varios estudios clínicos aleatorizados, la combinación de quimioterapia y RT de inducción ha aumentado las tasas de supervivencia a los 3 años y la mediana de supervivencia sin signos de la enfermedad, en comparación con el tratamiento quirúrgico solo. Aunque en estudios más antiguos se han visto resultados contradictorios en relación con la ST, en estudios más recientes que incluyeron fundamentalmente a pacientes con adenocarcinoma se ha visto un efecto beneficioso significativo por el uso de radioquimioterapia de inducción seguida por cirugía, en comparación con la cirugía sola. Las opciones actuales para la quimioterapia incluyeron *1)* carboplatino y paclitaxel, *2)* 5-FU y oxaliplatino, y *3)* 5-FU y cisplatino. De acuerdo con los resultados y el nivel de toxicidad, la combinación de carboplatino y paclitaxel parece ser la mejor opción. Los pacientes con una respuesta anatomopatológica completa con la cirugía tienen una probabilidad de alrededor del 50 % de alcanzar una supervivencia prolongada. La utilidad de los productos biológicos (tratamiento basado en anti-HER2) en el contexto preoperatorio se está explorando actualmente en ensayos clínicos.

E. **Enfermedad avanzada.** (fig. 10-1). Con el uso de la monoquimioterapia antineoplásica, las respuestas (15-20 %) suelen ser parciales y de corta duración (de 2 meses a 5 meses). La poliquimioterapia, generalmente con cisplatino y 5-FU, un taxano, o ambos, se asocia a tasas de respuesta que oscilan entre el 15 % y el 80 %, con una mediana de duración de la respuesta de 7-10 meses y, muchas veces, efectos adversos importantes. Sin embargo, unas tasas de respuesta mayores no se traducen necesariamente en un beneficio significativo en estos pacientes, y la evolución sigue siendo mala. En la mayoría de las situaciones el uso de una combinación doble, y no triple, de quimioterapia ofrece respuestas significativas con niveles de toxicidad aceptables. En el caso de las combinaciones dobles, las opciones incluyen FOLFOX y XELOX, además de carboplatino y paclitaxel.

F. **Marcadores moleculares y tratamientos dirigidos.** En pacientes con un adenocarcinoma esofágico metastásico, el biomarcador predictivo más importante a considerar es *HER2*. Alrededor del 25 % de los adenocarcinomas tiene sobreexpresión del mismo, lo que permite que el trastuzumab se añada a la quimioterapia. El llamado ensayo ToGA (trastuzumab para el cáncer gástrico), que incluyó tumores gástricos y de la unión gastroesofágica (UGE), mostró que agregar trastuzumab a la quimioterapia basada en platino mejoró la supervivencia promedio comparada con la quimioterapia sola en contexto metastásico (13.8 meses frente a 11.1 meses) en los cánceres con positividad de *HER2*. Las directrices se han revisado en numerosas ocasiones, y el consenso actual es seguir los criterios establecidos para los pacientes con cáncer de mama, que consisten en utilizar los análisis inmunohistoquímicos y la hibridación fluorescente *in situ* (FISH, *fluorescence* in situ *hybridization*). La valoración inicial y periódica de la fracción de expulsión cardiaca es un detalle importante con los pacientes que reciben trastuzumab. Además, el anticuerpo antirreceptor del

Línea de tratamiento	Clasificación basada en pruebas moleculares y desempeño			
	Desempeño excelente[a] y HER2-neu–	Desempeño excelente y HER2-neu+		Desempeño deficiente y/o edad avanzada
1	QT triple[a] (EOX frentea ECF)	Fluoropyrimidine + cisplatin + trastuzumab[b]	QT triple (EOX frente a ECF)	QT doble frente a MCA
2	Ramucirumab ± paclitaxel	Ramucirumab ± paclitaxel	Fluoropyrimidine + cisplatin + trastuzumab	Ramucirumab ± paclitaxel frente a MCA
3	QT doble (FOLFOX frente a FOLFIRI)	QT doble (FOLFOX frente a FOLFIRI) + trastuzumab	Ramucirumab ± paclitaxel	
4	MCA	MCA		

[a] De manera habitual, un desempeño excelente se refiere a pacientes con un Eastern Cooperative Oncology Group (ECOG) de 0-1 y un desempeño pobre, a un ECOG > 1. **En general, se prefieren las pautas dobles de quimioterapia sobre las triples.**

[b] El trastuzumab debe añadirse a la QT doble en pacientes con tumores Her2-neu positivos, basados en los criterios estándar inmunohistoquímicos y FISH. La pauta doble se basa en la fluoropirimidina con el agregado de cisplatino cada 3 semanas, pero en los hechos puede añadirse a cualquier otra combinación de QT. Se evita agregarlo a pautas basadas en la antraciclina debido al riesgo de cardiotoxicidad.

Abreviaturas: MCA, mejor cuidado de apoyo; QT, quimioterapia; EOX, epirubicina, oxaliplatino y capecitabina; ECF, epirubicina, cisplatino y fluorouracilo.

Figura 10-1 Algoritmo terapéutico para el manejo clínico práctico de los **adenocarcinomas gástricos metastásicos y de la unión gastroesofágica** basado en pruebas moleculares.

factor de crecimiento endotelial vascular 2 (anti-*VEGF-2, [anti-vascular endotelial growth factor-2])*, ramucirumab, fue aprobado para utilizar en los cánceres gastroesofágicos avanzados después del fracaso de la quimioterapia de primera línea. El ramucirumab tiene una advertencia de «caja negra» en relación con el incremento del riesgo de hemorragia y debe interrumpirse de forma definitiva en pacientes que experimentan un sangrado grave. Es necesario vigilar la proteinuria y la hipertensión al igual que con todos los tratamientos anti-VEGF.

CÁNCER GÁSTRICO

I. EPIDEMIOLOGÍA Y ETIOLOGÍA

    A. Incidencia. En la actualidad, una tercera parte de todos los cánceres gástricos se originan en la porción proximal del estómago, en particular en el cardias y la unión gastroesofágica. La edad promedio de inicio es de 55 años. En general, la prevalencia y la tasa de defunción de los carcinomas gástricos distales han disminuido significativamente, al mismo tiempo que se produjo un incremento de los tumores del cardias y la unión gastroesofágica en Estados Unidos debido a los cambios en el estilo de vida. Los factores que se consideran causales del descenso se incluyen: la disminución de métodos tóxicos para la conservación de los alimentos (como el ahumado y los encurtidos), el descenso del consumo de sal y el mayor uso de la refrigeración, además del aumento del consumo de frutas y verduras.

La mayor mortalidad por el carcinoma gástrico se observa en Costa Rica y en el este de Asia (Hong Kong, Japón y Singapur), y la menor, en Estados Unidos. La incidencia sigue siendo elevada en Japón y es intermedia entre los inmigrantes japoneses en Estados Unidos; la primera generación de estadounidenses de origen japonés tiene una incidencia comparable a la de otros estadounidenses.

B. **Etiología.** Las neoplasias gástricas malignas pueden diferenciarse por sus factores de riesgo y su histología. El *cáncer gástrico difuso* se asocia a factores hereditarios y una localización proximal, y no parece observarse en el contexto de una metaplasia o una displasia intestinal. El *cáncer gástrico de tipo intestinal* es más distal, se observa en pacientes más jóvenes, es endémico con mayor frecuencia, y se asocia a cambios inflamatorios y a la infección por *Helicobacter pylori*.

1. **Dieta.** El cáncer gástrico se ha asociado al consumo de carnes rojas, col, especias, pescado, alimentos en salazón o ahumados, una dieta abundante en hidratos de carbono, y un escaso consumo de grasas, proteínas, y vitaminas A, C y E. El consumo de selenio en la dieta puede ser inversamente proporcional al riesgo de sufrir cáncer gástrico, pero no al de padecer cáncer colorrectal.

2. **La infección por *Helicobacter pylori*** se asocia a un mayor riesgo de sufrir adenocarcinoma gástrico y puede ser un cofactor en la patogenia del cáncer gástrico no localizado en el cardias. Se identificó *H. pylori* en el tejido maligno y en el tejido inflamatorio de la vecindad en el 89 % de los pacientes con neoplasia de tipo intestinal, mientras que se observó en el 32 % de los tejidos obtenidos de pacientes con carcinomas de tipo difuso. La erradicación de *H. pylori* mediante antibióticos para prevenir la gastritis atrófica y el cáncer gástrico de tipo intestinal se está estudiando en varias poblaciones. El tratamiento de individuos asintomáticos es discutible. Actualmente, el tratamiento está reservado para pacientes con úlceras gástricas o GERD sintomática.

3. **Herencia y procedencia étnica.** Las personas de origen africano, asiático e hispano tienen un mayor riesgo de padecer un carcinoma gástrico que los caucásicos. A menudo, el cáncer gástrico difuso hereditario (CGDH) se caracteriza por la mutación de la línea germinal en el gen de la cadherina E (*CDH-1*), cuya penetrancia sucede de forma autosómica dominante. En los portadores de la mutación en la línea germinal, se recomienda la gastrectomía profiláctica total entre los 20 y 30 años de edad a la luz del alto riesgo de que desarrollen un cáncer gástrico.

4. **Anemia perniciosa, aclorhidria y gastritis atrófica.** Los pacientes con anemia perniciosa tienen un mayor riesgo relativo de padecer un carcinoma gástrico (según estudios retrospectivos, 3 a 18 veces más que la población general), según estudios clínicos retrospectivos. Aunque este dato sigue siendo controvertido, suele recomendarse el seguimiento mediante una endoscopia en aquellos pacientes con anemia perniciosa diagnosticada.

5. **Gastrectomía previa.** Los adenocarcinomas gástricos que aparecen con un periodo de latencia de 15-20 años son más frecuentes en los pacientes intervenidos quirúrgicamente de úlcera gastroduodenal, particularmente en aquellos que muestran hipoclorhidria y reflujo biliar alcalino. Estas neoplasias se asocian a displasia de la mucosa gástrica, concentraciones elevadas de gastrina y mal pronóstico.

6. La **displasia de la mucosa** tiene una gradación de I a III; este último grado es el que muestra una pérdida importante de la diferenciación celular y un aumento de las mitosis. Se considera que la observación de una displasia de grado elevado por anatomopatólogos con experiencia en dos series distintas de biopsias endos-

cópicas es un indicador de un futuro cáncer gástrico. La metaplasia intestinal, o sustitución del epitelio glandular gástrico por mucosa intestinal, se asocia a cáncer gástrico de tipo intestinal. El riesgo de que aparezca la neoplasia parece ser proporcional a la extensión de la mucosa metaplásica.
7. **Pólipos gástricos.** Hasta la mitad de los pólipos adenomatosos muestran cambios carcinomatosos en algunas series. Los pólipos hiperplásicos (>75 % de todos los pólipos gástricos) no parecen tener potencial de malignización. Los pacientes con poliposis familiar adenomatosa (PFA) tienen una mayor incidencia de cáncer gástrico. Los pacientes con pólipos adenomatosos o PFA deben realizarse controles endoscópicos.
8. **Gastritis crónica.** En la gastritis atrófica crónica del cuerpo o del antro, se cree que la infección por *H. pylori*, así como causas ambientales y autoinmunitarias (como la anemia perniciosa), se asocian a un mayor riesgo de cáncer gástrico. En la enfermedad de Ménétrier (gastritis hipertrófica) también se observa un aumento de la incidencia de esta neoplasia.
9. **Otros factores de riesgo.** El cáncer gástrico es más frecuente entre los hombres mayores de 50 años, así como en personas con el grupo sanguíneo A. Esta neoplasia se observa, de forma consistente, con mayor frecuencia entre personas de clases socioeconómicas inferiores en todo el mundo.

II. ANATOMÍA PATOLÓGICA Y EVOLUCIÓN NATURAL

A. **Histología y clasificación.** Alrededor del 95 % de las neoplasias gástricas malignas son adenocarcinomas; el 5 % son leiomiosarcomas, linfomas, tumores carcinoides, tumores epidermoides u otros tipos histológicos poco frecuentes.
  1. **Características útiles del carcinoma gástrico**
     a. **Clasificación histológica (Lauren).** Tipos *difuso* (agrupaciones pequeñas o solitarias dispersas de células pequeñas en la submucosa), *intestinal* (células grandes cilíndricas polarizadas, con infiltrado inflamatorio localizados en áreas de gastritis atrófica o metaplasia intestinal) y *mixto*. Esta clasificación ha sido la más útil para los adenocarcinomas, porque los dos tipos principales (difuso e intestinal) representan grupos de pacientes con diferentes edades, cocientes entre sexos, tasas de supervivencia, epidemiología y origen aparente. Los estudios han demostrado que la histología de tipo *difuso* afecta a pacientes más jóvenes, con un ligero predominio de las mujeres. Esta histología se observó en el 50 % de todos los casos, y en el 55 % de los casos son irresecables. El tipo *intestinal* predomina en regiones de alto riesgo, y entre personas de más edad, y afecta más frecuentemente a los hombres que a las mujeres.
     b. **Clasificación clínica (anatomía macroscópica).** Tipos *superficial* (diseminación superficial), *focal* (polipoide, fungiforme o ulcerado) e *infiltrante* (linitis plástica).
     c. **Clasificación de la Japanese Endoscopic Society (JES).** Tipo I (polipoideo o de tipo tumoral pediculado), tipo II (plano, mínimamente elevado o excavado) y tipo III (cáncer asociado a una úlcera verdadera).
  2. **Localización de las neoplasias**
     a. Distales: 40 %
     b. Proximales: 33 %
     c. Cuerpo: 25 %
B. **Evolución clínica.** Alrededor del 20 % de los pacientes con cáncer gástrico muestra supervivencias prolongadas en Estados Unidos. Esta neoplasia se disemina por el sistema linfático y los vasos sanguíneos, por extensión directa y por siembra de superficies peritoneales. Los tipos ulceroso y polipoideo se extienden a través de la pared gástrica y afectan a la serosa y a los ganglios linfáticos de drenaje. El tipo escirro se extiende a través de la submucosa y la capa muscular, engloba el estómago y, en algunos casos, se extiende a todo el intestino. La exploración física es con frecuencia normal.

La enfermedad metastásica diseminada puede afectar a cualquier órgano, especialmente al hígado (40%), el pulmón (puede ser linfangítica, 40%), el peritoneo (10%), los ganglios linfáticos supraclaviculares (ganglio de Virchow), los ganglios linfáticos axilares izquierdos (adenopatía axilar anterior izquierda) y el ombligo (nódulo paraumbilical metastásico o de sor María José). También pueden observarse metástasis óseas escleróticas, meningitis carcinomatosa y metástasis ovárica en las mujeres (tumor de Krukenberg) o repisa rectal (repisa de Blumer) en los hombres.

C. **Síndromes paraneoplásicos asociados**
1. Acantosis pigmentaria (el 55% de los casos que se observan en las neoplasias se asocia a un carcinoma gástrico).
2. Polimiositis, dermatomiositis.
3. Eritemas anulares, penfigoide ampolloso.
4. Demencia, ataxia cerebelosa.
5. Trombosis venosa idiopática.
6. Síndrome de Cushing ectópico o síndrome carcinoide (poco frecuente).
7. Signo de Leser-Trélat (erupción repentina de queratosis seborreicas múltiples).

III. DIAGNÓSTICO

A. **Signos y síntomas.** Similar al cáncer de esófago, el carcinoma gástrico suele progresar de manera asintomática hacia un estadio avanzado antes de que se observen síntomas o signos. Entre los síntomas de la enfermedad avanzada se encuentran: anorexia, saciedad precoz, alteración del sabor de la carne, debilidad y disfagia. Hay dolor abdominal en alrededor del 60% de los pacientes, pérdida de peso en el 50%, náuseas y vómitos en el 40%, anemia en el 40% y un tumor abdominal palpable en el 30%. El dolor abdominal es similar al ulceroso, mordiente, y puede responder inicialmente al tratamiento con antiácidos, aunque no remite. Hay hematemesis o melena en el 25% de los casos y, cuando se observan, resultan más frecuentes en los sarcomas gástricos.

B. **Estudios para el diagnóstico**
1. Los **estudios preliminares** son: hemograma completo, PFH, esofagogastroduodenoscopia (EGD) o tránsito esofagogastroduodenal y radiografías de tórax.
2. La **TC abdominal y de pelvis** es útil para evaluar la extensión de la enfermedad. Sin embargo, en la laparotomía se observa que la mitad de los pacientes tiene una mayor extensión de la enfermedad de lo que se preveía por la TC. La laparoscopia puede identificar pacientes con tumores diseminados o regionalmente avanzados que no son candidatos a una intervención quirúrgica inmediata potencialmente curativa.
3. La **aspiracion con aguja fina con punción guiada (EUS)** (Endoscopic Ultrasound-Guided) tiene una precisión hasta 6 veces mayor que la TC para la estadificación de los tumores gástricos primarios, aunque suele resultar difícil diferenciar entre alteraciones benignas y malignas de la pared. Esta prueba es útil para obtener imágenes del cardias, que puede **resultar** difícil de evaluar mediante la TC. También pueden obtenerse muestras de ganglios linfáticos para la biopsia mediante la guía de la EUS.
4. **Endoscopia.** La combinación de la endoscopia flexible del tracto gastrointestinal superior con la biopsia de las lesiones visibles, la citología exfoliativa y la biopsia mediante cepillado puede detectar más del 95% de las neoplasias gástricas. La biopsia aislada de una lesión gástrica es precisa sólo en el 80% de los casos. Una citología gástrica positiva sin alteraciones endoscópicas ni radiográficas indica una neoplasia gástrica de diseminación superficial.
5. **PET.** La PET es menos útil para el estudio diagnóstico del cáncer gástrico que en el cáncer esofágico. Puede ayudar a identificar adenopatías malignas que no se ven en la TC. Su uso en pacientes con cánceres de la unión gastroesofágica parece ser más comparable al de los cánceres esofágicos.

C. **Diagnóstico diferencial y pólipos gástricos.** El diagnóstico diferencial del cáncer gástrico incluye: pólipos gástricos pépticos, úlcera, leiomioma, leiomioblastoma, tumor glómico, linfoma maligno (y seudolinfoma), sarcoma granulocítico, tumores carcinoides, lipoma, histiocitoma fibroso y carcinoma metastásico. Los pólipos gástricos

casi nunca sufren una transformación maligna (3 % a los 7 años), aunque pueden contener un carcinoma independiente.
1. Los **pólipos gástricos inflamatorios** no son verdaderas neoplasias. Suelen localizarse en la zona del antro pilórico y se asocian a hipoclorhidria, pero no a un carcinoma.
2. Los **pólipos gástricos hiperplásicos** (poliadenoma poliposo de Ménétrier) son los pólipos más frecuentes (75 %). Distribuidos de forma aleatoria por el estómago, suelen ser pequeños y múltiples. En el 8 % de los casos se observa un carcinoma coexistente.
3. Los **pólipos adenomatosos** suelen localizarse en el antro gástrico, y son con frecuencia únicos y grandes. En el 40-60 % de los pacientes se observa un carcinoma coexistente.
4. Los **adenomas vellosos** rara vez se observan en el estómago, aunque son, la mayoría de las veces, malignos.
5. Síndromes de poliposis
   a. La **poliposis gástrica familiar** se manifiesta con múltiples pólipos gástricos, pero sin tumores óseos ni cutáneos. La pared gástrica suele estar invadida por un carcinoma atípico.
   b. La **PFA** se asocia a afectación gástrica en más de la mitad de los pacientes. Los pólipos gástricos son adenomatosos, hiperplásicos o del tipo de hiperplasia de las glándulas fúndicas. Puede que haya un carcinoma gástrico o un tumor carcinoide.

IV. ESTADIFICACIÓN Y FACTORES PRONÓSTICO
A. **Sistema de estadificación.** Consulte el atlas actual del AJCC *Cancer Staging* para el sistema de estadificación TNM. El sistema TNM actual no tiene en cuenta la localización del tumor en el estómago, el tipo histológico (clasificación de Lauren), el patrón de crecimiento (linitis plástica) tampoco si puede extirparse totalmente la afección (y si es así, el tipo de resección).
B. **Factores pronóstico**
1. **Estadio.** Los análisis multifactoriales indican que los factores pronóstico más importantes son el estadio, la invasión y la afectación de los ganglios linfáticos. El determinante más importante del pronóstico parece ser el número de ganglios linfáticos afectados. Curiosamente, los pacientes con uno a tres ganglios afectados con metástasis tienen el mismo buen pronóstico que los pacientes sin afectación ganglionar.
2. **Clasificación clínica.** La supervivencia es mejor cuando el cáncer es superficial en lugar de focal y peor con los tipos de neoplasias infiltrantes.
3. **Clasificación JES.** La supervivencia es mejor con tumores de tipo II (planos) que con los de tipo III (asociados a una úlcera), y peor con los de tipo I (polipoideos).
4. **Grado.** Los tumores con un grado histológico elevado tienen un mal pronóstico.
5. **Naturaleza y extensión de la resección.** La supervivencia es mayor con una resección curativa (una resección sin afectación de los bordes, o resección R0) frente a la paliativa, la gastrectomía distal frente a la proximal, y la gastrectomía subtotal frente a la total.

V. DETECCIÓN SISTEMÁTICA Y DETECCIÓN PRECOZ
La detección precoz del cáncer gástrico mejora claramente con el estudio incesante de los síntomas persistentes del tracto gastrointestinal superior. En Japón los equipos móviles de detección sistemática, provistos de videogastrocámaras, han logrado la detección precoz del cáncer gástrico. Éste, que se detectó en el 0.3 % de las personas a las que se realizó una detección sistemática, se asociaba a una tasa de supervivencia a los 5 años del 95 % (el 50 % de los pacientes mostraba tan sólo afectación de la mucosa y de la submucosa). A pesar de estos programas de detección, el cáncer gástrico sigue siendo la causa más habitual de fallecimiento por cáncer en Japón. Sin embargo, en Estados Unidos no se recomienda la detección sistemática de carcinoma gástrico en poblaciones con factores de riesgo habituales.

VI. TRATAMIENTO

A. Cirugía

1. **Resección curativa.** El tratamiento de elección es la gastrectomía subtotal con bordes adecuados del estómago no afectado macroscópicamente (3-4 cm) y la disección regional ganglionar de los ganglios linfáticos. Suele considerarse el único método potencialmente curativo **en los pacientes con cáncer gástrico**. La gastrectomía total no ofrece mejores resultados que la subtotal en cuanto a las curaciones y sólo debe realizarse cuando esté indicada por la extensión de la enfermedad. La disección de los ganglios linfáticos D2 (extirpación de los ganglios perigástricos y celíacos) se considera estándar de atención. La disección linfática más extensa, conocida como resecciones D-3 (p. ej., de los ganglios linfáticos retroperitoneales), la omentectomía y la esplenectomía, ofrece beneficios dudosos, pero no parece aconsejable su utilización fuera de Japón.
2. Las **resecciones paliativas** se realizan para librar a los pacientes de lesiones gástricas polipoideas infectadas, hemorrágicas, obstruidas, necróticas o ulceradas. Para ello, puede bastar con una gastrectomía limitada. En alrededor del 50 % de los casos las resecciones paliativas consiguen aliviar los síntomas.
3. Se observa un **déficit de vitamina B_{12}** en todos los pacientes sometidos a gastrectomía total en los 6 años siguientes a la intervención, y también en un 20 % de los pacientes en los 10 años siguientes a una gastrectomía subtotal, salvo que se administren inyecciones de vitamina B_{12} por vía parenteral.

B. Quimioterapia

1. **Quimioterapia de inducción, posquirúrgica o perioperatoria**

   a. **Quimioterapia de inducción.** Los pacientes con una neoplasia potencialmente resecable tratados en estudios de fase II antes de la operación con quimioterapia antineoplásica, RT, o ambas, han tenido una elevada tasa de respuesta y en algunos de ellos se han observado piezas de resección anatomopatológicamente negativas. No existen estudios clínicos aleatorizados publicados que ayuden a aclarar si la respuesta se traduce en una mayor resecabilidad, más tiempo hasta la progresión o una mejora de la supervivencia superior a la asociada a ausencia de tratamiento de inducción.

   b. **Quimioterapia posquirúrgica con o sin radiación.** En estudios individuales se han visto resultados contradictorios sobre la utilidad de la quimioterapia postoperatoria en comparación con la cirugía sola. Sin embargo, en un metaanálisis reciente se vio que el tratamiento postoperatorio de pautas con 5-FU reduce el riesgo de muerte relacionada con el cáncer gástrico en comparación con la cirugía sola. Una combinación de capecitabina más oxaliplatino después de la gastrectomía con disección de los ganglios linfáticos D2 puede considerarse un estándar de atención en el contexto del tratamiento adyuvante. La quimiorradioterapia quirúrgica postoperatoria (45 Gy) como «sándwich» entre las quimioterapias basadas en 5-FU ha demostrado ser superior a la cirugía sola; sin embargo, en este estudio sólo una minoría de pacientes fue sometida a una resección linfática adecuada y el efecto del tratamiento fue más pronunciado en la reducción del riesgo de recurrencia local y no distante.

   c. **Quimioterapia perioperatoria.** En el *Medical Research Council Adjuvant Gastric Infusional Chemotherapy* (MAGIC), un estudio clínico aleatorizado fase III con el esquema de la quimioterapia ECF (epirubicina, cisplatino y 5-FU en infusión) perioperatoria, se administraron tres ciclos en el preoperatorio y el postoperatorio. Los resultados mostraron mejora significativa de la ST, en comparación con el tratamiento quirúrgico solo. Mientras que este estudio incluyó fundamentalmente a pacientes con cáncer gástrico, los resultados de la pauta ECF fueron similares en pacientes con adenocarcinoma de la unión gastroesofágica o de la parte inferior del esófago. Los ciclos se administraban cada 3 semanas:

   Epirubicina: 50 mg/m² i.v. el día 1.
   Cisplatino: 60 mg/m² i.v. el día 1.
   5-FU: 225 (mg/m²)/día en infusión i.v. continua, los días 1 a 21.

En otro estudio de asignación al azar de fase III, la quimioterapia perioperatoria con 5-FU y cisplatino ofreció resultados similares. En este estudio cerca de dos tercios de los pacientes tenían cánceres de la unión gastroesofágica. En la práctica clínica, la infusión continua 5-FU es comúnmente reemplazada por capecitabina.
2. **Tratamiento multimodal.** El uso secuencial de quimioterapia y RT se ha evaluado en varios estudios clínicos en carcinoma gástrico posiblemente resecable. Un estudio clínico del grupo Intergroup realizado anteriormente (Intergroup 0116) con cerca de 600 pacientes a los que se realizó una resección potencialmente curativa, se asignó aleatoriamente a los pacientes en dos grupos, a uno únicamente a observación y el segundo a recibir un tratamiento multimodal. Los pacientes a los que se administró un tratamiento posquirúrgico recibieron un ciclo de 5-FU y ácido folínico, seguido de una combinación de una embolada de 5-FU y RT. Tras completarse la RT se administraron 2 ciclos adicionales de 5-FU y ácido folínico. En los pacientes de este grupo se observaron valores significativos de ST y de supervivencia sin presencia de enfermedad a los 3 años. El beneficio de este método parece encontrarse en una disminución de los fracasos locorregionales El beneficio observado fue inferior a la hora de disminuir las recurrencias a distancia.
3. **Quimioterapia en casos de enfermedad avanzada** (fig. 10-1). La monoterapia antineoplásica produce escasas respuestas. Las pautas mixtas dan lugar a unas tasas de respuesta superiores, aunque producen más efectos adversos y son más costosas. Cada vez es mayor el uso del cisplatino en nuevas combinaciones que también proporcionan tasas de respuesta más altas, si bien la incidencia de los efectos adversos importantes supera el 10%. Las tasas de respuesta documentadas son de alrededor del 20% para el 5-FU solo y del 10% al 50% para la quimioterapia combinada; la mediana de la supervivencia oscila entre los 5 y los 11 meses.

Tras casi dos décadas del uso de la quimioterapia mixta, ninguna de las pautas empleadas puede considerarse de referencia en los casos de enfermedad avanzada. Es de notar que el valor de las antraciclinas en el tratamiento del cáncer gástrico avanzado ha sido recientemente cuestionado y las combinaciones de fluoropirimidina-platino han surgido como un estándar de atención.

   a. **ECF.** La pauta quimioterápica compuesta por epirubicina, cisplatino e infusión continua de 5-FU (ECF) tuvo una mayor actividad que la formada por 5-FU, doxorubicina y metotrexato (FAMTX) en un estudio clínico de fase III. En la sección VI.B.1.c se muestran las dosis de la pauta ECF.

   b. **EOX.** Es una versión más reciente del ECF, la pauta EOX (epirubicina, oxaliplatino y capecitabina), mejoró la ST y produjo menos efectos adversos que la pauta ECF. Se muestra, a continuación, la pauta de dosificación del régimen EOX, cuyos ciclos deben repetirse cada 3 semanas:

   Epirubicina, 50 mg/m^2 i.v., el día 1.
   Oxaliplatino, 130 mg/m^2 i.v., el día 1.
   Capecitabina, 625 mg/m^2/dosis, 2 veces al día, los días 1 a 21.

   c. **DCF.** También se ha demostrado la eficacia del uso de docetaxel. Como se evaluó en un estudio clínico que comparaba el uso de docetaxel, cisplatino y 5-FU (DCF) con el uso de cisplatino y 5-FU (CF), la combinación de DCF mejoró la ST. Sin embargo, tanto la pauta DCF como la pauta DCF modificada pueden producir una toxicidad significativa. Cerca del 30% de los pacientes que recibieron la pauta DCF modificada ingresaron en el hospital. La pauta DCF se administra en ciclos de 3 semanas, como sigue:

   (1) DFC
   Docetaxel, 75 mg/m^2 i.v., el día 1.
   Cisplatino, 75 mg/m^2 i.v., el día 1.
   5-FU, 750 (mg/m^2)/día en infusión continua, los días 1 a 5.

   (2) La pauta **DCF modificada** con lo siguiente ha dado resultados comparables:
   Docetaxel 40 mg/m^2 i.v. el día 1.

Cisplatino 40 mg/m² i.v. el día 1.
5-FU 400 (mg/m²)/día en infusión i.v. continua los días 1 a 5.
  d. **Pautas FOLFOX/XELOX.** Aunque las mayores tasas de respuesta y de ST se han observado generalmente con combinaciones triples, la toxicidad de las mismas puede hacer que sean difíciles de administrar. Las pautas dobles de quimioterapia, FOLFOX y XELOX pueden ofrecer resultados similares, con menor toxicidad. Hoy, las quimioterapias dobles se prefieren a las pautas triples.
  e. **Carboplatino/paclitaxel.** Esta combinación también tiene una actividad significativa, con una toxicidad manejable.
  f. **Marcadores tumorales y tratamientos dirigidos.** Como se describió en párrafos anteriores (cáncer de esófago), en los pacientes con tumores gástricos o de la unión gastroesofágica que sobreexpresan *HER2*, la adición de trastuzumab a la quimioterapia mejora significativamente la mediana de supervivencia. Además, el anticuerpo anti-VEGF-2 ramucirumab también cuenta con aprobación oficial para usarse después del fracaso de las quimioterapias de primera línea (*v.* los detalles sobre esta cuestión en la sección de cánceres esofágicos y en la fig. 10-1).
C. **Radioterapia (RT)**
  1. **Enfermedad localizada.** No se ha demostrado que el empleo de RT sola tenga utilidad alguna en el tratamiento del cáncer gástrico. Sin embargo, la RT (4 000 cGy en 4 semanas) combinada con 5-FU (15 mg/kg i.v. durante los primeros 3 días de la RT) parece mejorar la supervivencia, frente al uso de RT sola, en aquellos pacientes con tumores localizados pero irresecables. La RT intraoperatoria (RTIO) permite administrar dosis elevadas de radiación en el lecho tumoral o en la afección residual, al tiempo que pueden excluirse de ella aquellos tejidos sanos radiosensibles móviles del área irradiada. Los estudios se limitan a experiencias únicas en algunos centros; por tanto, es difícil poder generalizar a partir de estos estudios. Determinados pacientes pueden beneficiarse de la RTIO, fundamentalmente cuando se combina con radiación externa complementaria y quimioterapia. Se ha documentado una supervivencia prolongada en algunos pacientes con enfermedad residual tras la cirugía que han sido tratados de este modo.
  2. **Enfermedad avanzada.** El adenocarcinoma gástrico es relativamente radiorresistente y necesita dosis elevadas de radiación, con algunos efectos adversos concurrentes sobre los órganos circundantes. La RT puede ser útil para aliviar el dolor, los vómitos causados por obstrucción, hemorragia gástrica y metástasis óseas y cerebrales.

CÁNCER COLORRECTAL

I. EPIDEMIOLOGÍA Y ETIOLOGÍA
  A. **Incidencia.** El cáncer colorrectal es la segunda causa de muerte por cáncer, precedido por el cáncer de pulmón, en Estados Unidos, y el tercero en orden de frecuencia entre las localizaciones primarias de neoplasias malignas tanto entre hombres como en mujeres (después de cáncer de pulmón, mama y próstata). Se diagnostican anualmente casi un millón de casos en todo el mundo, y supone de un 9 % a 10 % de todas las neoplasias malignas del ser humano. Las incidencias máximas se observan en Europa, Estados Unidos, Australia y Nueva Zelanda. Se observa una variación de 10 veces entre las mayores y las menores incidencias regionales. En Estados Unidos han disminuido las tasas tanto de incidencia como de mortalidad desde que alcanzaran el valor máximo en 1985, fenómeno que probablemente se debe a la mejora del cribado para detectar pólipos premalignos y la resección de los mismos, además del uso potencialmente más generalizado de ácido acetilsalicílico y de otros antirreumáticos no esteroideos. Estudios de poblaciones emigrantes han determinado que la incidencia del cáncer colorrectal refleja el país de residencia y no el país de origen. Esto sugiere que las influencias ambientales generales superan a las tendencias genéticas

en aquellas poblaciones en que las experiencias de estas personas con un riesgo hereditario especial se combinan con las de menor riesgo. Las personas que viven en entornos rurales muestran una menor incidencia de cáncer colorrectal que aquellas que viven en las ciudades.

El riesgo estimado de desarrollar cáncer colorrectal en Estados Unidos es de cerca del 5 %, y el 3 % y ocurren en pacientes menores de 40 años de edad. La mediana de edad al momento del diagnóstico es alrededor de los 70 años. Sobre la base de *Surveillance, Epidemiology, and End Results* (SEER), se estima que en los Estados Unidos en 2016 habrá 134 490 nuevos casos de cáncer colorrectal con un número estimado de 49 190 muertos por la enfermedad.

B. Etiología. Son muchos los factores involucrados en la transformación de una mucosa colorrectal sana a una maligna. La herencia y los factores ambientales, incluyendo el mantenimiento de un índice de masa corporal bajo y la práctica frecuente de ejercicio, se relacionan con una menor incidencia de esta neoplasia. Se desconoce el alcance de la dependencia de estos dos factores entre sí como variables etiológicas.

1. **Pólipos.** La importancia que tienen los pólipos se debe a la conocida posibilidad que tienen algunos de ellos de evolucionar hacia un cáncer colorrectal. Esta evolución es un proceso que tiene lugar en varias etapas y que discurre a través de la hiperplasia de las células mucosas, la formación de un adenoma, el crecimiento y la displasia, hasta la transformación maligna y la aparición de una neoplasia infiltrante. La inactivación de oncogenes y de genes supresores tumorales, las enzimas de reparación de los errores del emparejamiento del ADN deficientes y la deleción cromosómica pueden conducir a la formación de adenomas, el crecimiento con displasia progresiva y el carcinoma invasor. La serie de alteraciones moleculares en la «secuencia adenoma-carcinoma» ha sido bien descrita.

    a. **Tipos de pólipos.** Desde el punto de vista histológico, los pólipos se clasifican en malignos o benignos. Estos últimos carecen de potencial maligno, y entre ellos se encuentran: pólipos hiperplásicos, pólipos de retención mucosa, hamartomas (pólipos juveniles), agregados linfocíticos y pólipos inflamatorios. Los pólipos neoplásicos (o pólipos adenomatosos) pueden convertirse en malignos y se clasifican, según el sistema de la Organización Mundial de la Salud (OMS), en adenomas tubulares (caracterizados microscópicamente por retículos glandulares complejos o, de tipo glándular ramificadas), tubulovellosos (histología mixta) o vellosos (caracterizados microscópicamente por estructuras glandulares rectas y relativamente cortas), según la presencia y el volumen del tejido velloso. Los pólipos que miden más de 1 cm de diámetro, con cambios displásicos importantes y con una histología predominantemente vellosa se asocian a un mayor riesgo de evolucionar a cáncer colorrectal, y se denominan *neoplasias en las que es importante la detección precoz*. La polipectomía mediante colonoscopia y los controles posteriores pueden reducir la incidencia del cáncer de colon en un 90 %, en comparación con la observada en los testigos no sometidos a cribado.

    b. **Frecuencia de los tipos de pólipos.** Alrededor del 70 % de los pólipos extirpados mediante colonoscopia son adenomatosos; de ellos, del 75 % al 85 % son tubulares (con tejido velloso mínimo o ausente), del 10 % al 25 % son tubulovellosos (< 75 % de tejido velloso) y menos del 5 % son vellosos (> 75 % de tejido velloso). La incidencia de adenomas sincrónicos en los pacientes con un adenoma diagnosticado es del 40 % al 50 %.

    c. La **displasia** puede clasificarse como leve o grave. Alrededor del 6 % de los pólipos adenomatosos muestra una displasia intensa y el 5 % contiene un carcinoma invasor en el momento del diagnóstico.

    d. **El potencial maligno de los adenomas se relaciona** con el aumento de tamaño, la presencia y el grado de displasia en un componente velloso y la edad del paciente. Los pólipos colorrectales pequeños (de menos de 1 cm de diámetro) no se asocian a una mayor incidencia de cáncer colorrectal; ésta, sin embargo, aumenta 2.5-4 veces si el pólipo es de tamaño mayor de 1 cm de diámetro, y 5-7 veces en aquellos pacientes que tienen muchos pólipos. El estudio

de la evolución natural de los pólipos no tratados > 1 cm de diámetro mostró que el riesgo de progresión hacia un carcinoma es del 2.5 % a los 5 años, del 8 % a los 10 años y del 25 % a los 20 años. El momento de la progresión hacia la malignidad depende de la intensidad de la displasia, con un promedio de 3,5 años para la displasia grave y de 11,5 años para la displasia leve.
   e. **Tratamiento de los pólipos.** A causa de la relación entre adenoma y cáncer, y de la evidencia de que la extirpación de los adenomas evita la aparición de cáncer, los pólipos de nueva detección deben extirparse, y han de buscarse otros mediante una colonoscopia. La precisión de los estudios colonoscópicos (94 %) supera a la del enema opaco (67 %), que casi nunca se usa actualmente como instrumento de detección. Además, con la colonoscopia puede realizarse la polipectomía terapéutica durante la exploración diagnóstica. La colonografía mediante TC (colonoscopia virtual) tiene una sensibilidad y una especificidad cada vez mayores, y la precisión del programa informático y experiencia del radiólogo llevan a una mejora suficiente de la técnica, de modo que muchos centros la ofrecen como una opción para la detección sistemática, aunque es necesaria una preparación normal del intestino, y si se encuentran pólipos importantes, se debe realizar una colonoscopia. El mercado cuenta ya con análisis del ADN en las heces que detectan anomalías genéticas específicas de la transformación maligna de células de la mucosa, y que continuamente se mejoran para aumentar su rendimiento.
   f. **Síndromes de polipisis intestinal.** La tabla 10-1 resume los síndromes de polipisis familiar y su distribución histológica, su potencial maligno y su tratamiento.
2. **Dieta.** En la mayoría de los estudios, aunque no en todos, las poblaciones con un elevado consumo de grasas, un gran aporte calórico y un escaso consumo de fibra (frutas, verduras y cereales), caracterizadas por una dieta occidentalizada, tienden a mostrar un riesgo mayor de cáncer colorrectal. En algunos estudios se observa que un aporte suficiente de calcio y de vitamina D proveniente de la dieta natural o de los complementos, así como el consumo frecuente de ácido acetilsalicílico, se asocian a un menor riesgo de mostrar pólipos y cáncer colorrectal. En las personas que consumen regularmente ácido acetilsalicílico se observan menos tumores que hiperexpresan Cox-2, algo que se sabe que reduce la incidencia tanto de los pólipos como del cáncer. No parece que el mayor aporte de vitaminas A, C y E, y de β-caroteno disminuya el riesgo de la formación de pólipos.
3. **Enfermedad inflamatoria intestinal**
   a. La **colitis ulcerosa** es un claro factor de riesgo del cáncer de colon. Alrededor del 1 % de los pacientes con carcinoma colorrectal muestra antecedentes de colitis ulcerosa crónica. El riesgo de aparición de la neoplasia en estos pacientes varía en proporción inversa a la edad de inicio de la colitis, y en proporción directa a la extensión de la afectación del colon y la duración de la enfermedad activa. El riesgo acumulado es del 2 % a los 10 años, del 8 % a los 20 años y del 18 % a los 30 años. Los pacientes con carcinomas de colon asociados a colitis ulcerosa tienen un pronóstico similar al de los casos esporádicos.

   Ante el mayor riesgo de cáncer colorrectal en la colitis ulcerosa, se recomienda la realización de una colonoscopia anual o semestral, para determinar la necesidad de una proctocolectomía total en aquellos pacientes con una colitis extensa de > 8 años de duración. Esta estrategia se basa en la suposición de que las lesiones displásicas pueden detectarse antes de que se desarrolle el tumor infiltrante. Un análisis de estudios prospectivos llegó a la conclusión de que es esencial realizar una colectomía inmediata en todos los pacientes diagnosticados con un tumor o una lesión asociada a displasia. Lo más importante, debido a problemas inherentes con el muestreo y el acuerdo interobservador, el análisis demostró que el diagnóstico de displasia no excluye la presencia de cáncer invasor.
   b. **Enfermedad de Crohn.** Los pacientes con esta enfermedad colorrectal de Crohn tienen un riesgo 1.5 a 2 veces mayor de padecer un cáncer colorrectal. El riesgo, sin embargo, es menor que el de aquellos con colitis ulcerosa.

Cáncer colorrectal | 217

TABLA 10-1 Síndromes de poliposis intestinal y cáncer colorrectal

Enfermedad	Histología	Distribución de los pólipos	Potencial maligno	Manifestaciones asociadas	Edad para la primera prueba de SOH (años)	Edad para la primera colonoscopia (años)	Cirugía
Pólipos discretos y CC	Escasos PA	Colon	Elevado	Ninguna	≥45	≥45	Igual que en la población general
Pólipos discretos habituales hereditarios y CC	PA	Colon proximal	Elevado	Lynch I[a]	30-35	35	Igual que en la población general
CCHSP	PA → Ac	Colon proximal; puede ser distal	Elevado	Lynch II[a]	Ninguna (VE); 30-35	20	Colectomía subtotal[d]
CC familiar	PA		Elevado	Ninguna	30-35	35	Igual que en la población general
PFA y síndrome de Turcot	PA dispersos → Ac	Colon	Elevado	Tumores del sistema nervioso central	Ninguna (VE)	Adolescencia	Colectomía subtotal preventiva[d]
PFA y síndrome de Oldfield	PA dispersos → Ac	Colon	Elevado	Tumores cutáneos	Ninguna (VE)	Adolescencia	Colectomía subtotal preventiva[d]
PFA y síndrome de Gardner	PA dispersos → Ac	Generalmente, colon; también estómago e ID	Elevado	V. nota a pie de tabla[b]	Ninguna (VE)	Adolescencia	Colectomía subtotal preventiva[d,e]
Síndrome de Peutz-Jeghers	Hamartomas	Estómago, ID, colon, ovario	Escaso	Pigmentación bucal y cutánea	≥45	≥45	Ninguna
Poliposis GI juvenil generalizada	PJ	Estómago, ID, colon	Escaso	Ninguna	Ninguna	≥45	Ninguna
Poliposis colónica juvenil del lactante	PJ	Estómago, ID, colon	Ninguno	Enteropatía con pérdida de proteínas	Ninguna	Sin indicaciones especiales	Ninguna
Síndrome de Cronkhite-Canada	PJ	Estómago, ID, colon	Ninguno	Enteropatía con pérdida de proteínas[c]	Ninguna	Sin indicaciones especiales	Ninguna

Ac, adenocarcinoma; CC, cáncer colorrectal; CCHSP, cáncer colorrectal hereditario sin poliposis («síndrome de la familia con cáncer»); ID, intestino delgado; PA, pólipos adenomatosos; PFA, poliposis familiar adenomatosa; PJ, pólipos juveniles (por retención); SOH, sangre oculta en heces; VE, vigilancia endoscópica.

[a]**Síndrome de Lynch I:** herencia autosómica dominante con propensión a la aparición precoz de cáncer colorrectal proximal en el ángulo esplénico, en ausencia de pólipos difusos. **Síndrome de Lynch II:** muestra la mayoría de las características del síndrome de Lynch I, con mayor incidencia de carcinomas de endometrio, ovario, riñones, uréter, vejiga, vías biliares, intestino delgado, y linfoma. (Lynch HT, The surgeon and colorectal cancer genetics. *Arch Surg* 1990;125:699.)

[b]Quistes epidermoides: fibromas, tumores desmoides, alteraciones dentales y óseas, fibrosis intraperitoneal y retroperitoneal, carcinoma y tumores de otras estructuras glandulares. Se controlará mediante oftalmoscopia la posible asociación de hipertrofia congénita del epitelio pigmentario de la retina.

[c]Hiperpigmentación, alopecia y distrofia ungueal.

[d]Debe considerarse la colectomía preventiva si existen 5-10 pólipos adenomatosos o si los pólipos recurrencian.

[e]O colectomía total con reconstrucción en bolsa. Los antiinflamatorios no esteroideos disminuyen el número y el tamaño de los pólipos.

4. **Factores genéticos**
   a. Los **antecedentes familiares** pueden significar una alteración genética, o factores ambientales compartidos, o una combinación de ambas. Alrededor del 15 % de todas las neoplasias colorrectales se produce en pacientes con antecedentes de cáncer colorrectal en familiares en primer grado. Las personas con un familiar con carcinoma de colon, de primer grado tienen una probabilidad mayor del doble de padecer un cáncer de colon que aquellas que carecen de antecedentes familiares.
   b. **Cambios génicos.** Hay anomalías genéticas específicas heredadas (p.j., gen de la poliposis adenomatosa del colon [APC, *adenomatous polyposis coli*]) y las adquiridas (p.j., la mutación puntual del gen *ras;* la amplificación del gen *c-myc;* la deleción de alelos en puntos específicos de los cromosomas 5, 8, 17 y 18) que parecen ser capaces de intervenir en distintos pasos de la progresión desde la mucosa colónica sana hasta la degeneración maligna. Alrededor de la mitad de todos los carcinomas y de los adenomas voluminosos tienen mutaciones puntuales asociadas, con mayor frecuencia en el gen *K-ras*. Estas mutaciones rara vez se observan en adenomas de menos de 1 cm de diámetro. En el 75 % de todos los carcinomas colorrectales se ha demostrado la presencia de deleciones alélicas de 17p2, y se han demostrado deleciones de 5q2 en más de un tercio de los adenomas de gran tamaño y en los carcinomas colorrectales.

   Se han caracterizado dos síndromes importantes y diversas variantes de estos síndromes de predisposición hereditaria al cáncer colorrectal. Éstos, que predisponen a la neoplasia por mecanismos diferentes, son la PFA y el cáncer colorrectal hereditario sin poliposis (síndrome de Lynch o CCHSP).

   (1) PFA. Los genes responsables de este síndrome, los genes *APC*, se localizan en la región cromosómica 5q21. La herencia del gen supresor tumoral *APC* defectuoso da lugar a una probabilidad de prácticamente el 100 % de mostrar cáncer de colon hacia los 55 años, lo que conlleva la recomendación de realizar una proctocolectomía total a las personas afectadas que tengan entre 20 y 40 años. La detección sistemática de los pólipos debe iniciarse durante los primeros años de la adolescencia. El síndrome de la PFA se asocia a la aparición de pólipos gástricos y ampollares, tumores desmoides, osteomas, una dentición anómala y pigmentación anómala de la retina. Las variantes del PFA son los síndromes de Gardner y de Turcot.

   (2) CCHSP. El patrón autosómico dominante del CCHSP comprende los síndromes de Lynch I y II, ambos asociados a una mayor incidencia de cáncer de colon, predominantemente del lado derecho. Esta alteración genética del mecanismo de reparación de los errores de emparejamiento del ADN da lugar a la escisión defectuosa de secuencias de repetición anómalas de ADN, conocidas como *microsatélites* (inestabilidad de microsatélites [IMS]). La retención de estas secuencias produce la expresión de un fenotipo mutador (también denominado fenotipo *RER+*), caracterizado por errores frecuentes de replicación del ADN y que predispone a las personas afectadas a un gran número de neoplasias malignas primarias, entre ellas tumores de endometrio, ovario, vejiga, uréter, estómago y vías biliares.

   (a) Se han vinculado al CCHSP algunos genes mutados específicos en los cromosomas 2 y 3, conocidos como *hMSH2, hMLH1, hPMS1* y *hPMS2*. Los pacientes con el fenotipo RER+ pueden no mostrar una alteración de la línea germinal, y en su lugar pueden mostrar una mutilación anómala adquirida del ADN como origen de la ausencia de expresión de los genes indicados anteriormente. La metilación anómala, que silencia la región promotora de los genes de reparación de errores de emparejamiento del ADN que evitan la síntesis de proteínas, es más frecuente entre pacientes de la tercera edad y en las mujeres. Se debe estudiar la línea germinal para determinar si el fenotipo RER+ es heredado o adquirido, como parte del consejo genético, cuando se detecta que un paciente muestra un defecto en la reparación de los

errores de emparejamiento del ADN. Pueden utilizarse tinciones inmunohistoquímicas para determinar si un tumor carece de la expresión de las enzimas para la reparación de los errores de emparejamiento, y a continuación debe realizarse un estudio de la línea germinal a los pacientes que no expresan el gen para facilitar el asesoramiento adecuado a los familiares. Hoy en día existen algoritmos estandarizados para detectar fallos en la reparación de deficiencias en los especímenes tumorales, lo que provoca una consulta genética formal y pruebas de la línea germinal del paciente y la familia si es necesario.

(b) Los pacientes con CCHSP tienden a mostrar cáncer de colon a temprana edad, por lo que debe iniciarse la detección sistemática hacia los 20 años de edad o, en los familiares de pacientes con CCHSP, 5 años antes de la edad que tenía en el momento del diagnóstico el familiar afectado. En un estudio realizado, la mediana de edad de los pacientes con CCHSP que mostraban cáncer de colon en el momento del diagnóstico fue de 44 años, frente a los 68 años de los testigos.

(c) El pronóstico de los pacientes con CCHSP es mejor que el de aquellos que muestran cáncer de colon esporádico; la tasa de mortalidad por esta neoplasia en los pacientes con CCHSP es de dos tercios de la tasa en casos esporádicos en 10 años. Un estudio sugiere que los pacientes con CCHSP pueden beneficiarse menos de la quimioterapia posquirúrgica basada en combinaciones de fluorouracilo que aquellos que no muestran esta anomalía. El hallazgo de la inmunoterapia resultó de inconmensurable beneficio en pacientes con tumores que muestran una reparación deficiente de la falta de correspondencia (RDFC) o inestabilidad de los microsatélites elevada (IMS alta), y está llevando a un cambio de paradigma respecto de la forma más conveniente de tratar a los pacientes con tumores avanzados en el futuro próximo. En un estudio histórico mostrado en 2015, la inmunoterapia con bloqueo de PD-1 (pembrolizumab) mostró un beneficio sustancial en los tumores deficientes en RDFC. Los pacientes con esta alteración son muy convenientes para incluir en ensayos clínicos inmunitarios de los puntos de control. Se supone que el beneficio obedece a un número mayor de mutaciones somáticas presentes en los tumores con RDFC, que a su vez producen un número potencialmente más alto de neoantígenos; éste sería el motivo principal que convierte a la inmunoterapia en una opción efectiva comparada con los tumores que muestran una RDFC competente (o IMS estable).

(d) Debe señalarse que aparte de la deficiencia genética de la expresión de las enzimas para la reparación de los errores de emparejamiento, cerca del 15% de los cánceres de colon tienen el mismo genotipo biológico que los tumores derivados del CCNPH por la metilación de las regiones promotoras de los genes de las enzimas para la reparación de los errores de emparejamiento del ADN.

c. **Localización del tumor.** Los tumores proximales tienen mayor probabilidad de expresar el fenotipo de defectos de la reparación de los errores de emparejamiento del ADN e IMS. Los tumores distales tienen datos de mayor inestabilidad cromosómica y pueden producirse por los mismos mecanismos que subyacen al cáncer colorrectal asociado a la polipiosis familiar. También se ha notado que la IMS es más elevada en mujeres y en tumores que carecen de las mutaciones *KRAS* y/o *BRAF*.

5. **Tabaquismo.** Los hombres y mujeres fumadores durante los 20 años anteriores tienen un riesgo relativo 3 veces mayor de sufrir adenomas pequeños (<1 cm), pero no de adenomas de mayor tamaño. El tabaquismo de >20 años de duración se ha asociado a un riesgo relativo de sufrir adenomas de 2.5 veces mayor. Se ha calculado que de 5 000 a 7 000 fallecimientos por cáncer colorrectal en Estados Unidos pueden atribuirse al consumo de cigarrillos.

6. **Otros factores.** Los antecedentes personales o familiares de cáncer en otras localizaciones anatómicas (mama, endometrio y ovario) se han asociado a un mayor riesgo de sufrir cáncer colorrectal. La exposición al amianto (p. ej., en mecánicos de frenos) aumenta la incidencia del cáncer colorrectal y multiplica por 1.5-2 la de la población general.

II. ANATOMÍA PATOLÓGICA Y EVOLUCIÓN NATURAL

A. **Histología.** El 98% de los tumores malignos colorrectales localizados por arriba del margen externo del ano son adenocarcinomas. Los cánceres de este margen externo del ano son, la mayoría de las veces, carcinomas epidermoides o basocelulares. Los tumores carcinoides se agrupan alrededor del recto y del ciego, y respetan el resto del colon; se distinguen de los tumores neuroendocrinos microcíticos indiferenciados del colon por su tendencia a estar bien diferenciados y a tener un comportamiento indolente.

B. **Localización.** Dos tercios de los carcinomas colorrectales se localizan en el colon izquierdo y un tercio lo hace en el derecho, aunque en las mujeres es más frecuente esta última localización. Alrededor del 20% de estas neoplasias se localiza en el recto.

C. **Cuadro clínico.** Las manifestaciones clínicas habituales en los pacientes con cáncer colorrectal se relacionan con el tamaño y la localización del tumor. Las lesiones situadas en el lado derecho del colon suelen ser asintomáticas, aunque, cuando los síntomas se manifiestan, suelen causar además de dolor abdominal sordo y poco definido, hemorragia y anemia sintomática (que causa debilidad, cansancio y pérdida de peso), en lugar de una obstrucción del colon. Los tumores localizados en el lado izquierdo suelen producir cambios en el hábito intestinal, hemorragia, dolor por meteorismo, disminución del calibre de las heces, estreñimiento, aumento del uso de laxantes y obstrucción del colon. En ocasiones las metástasis a distancia, particularmente las metástasis hepáticas, pueden producir los síntomas clínicos iniciales y mostrar disfunción hepática asociada.

D. **Evolución clínica.** Del 40% al 70% de los casos, se encuentran metástasis en los ganglios linfáticos regionales en el momento de la resección tumoral. Se observa invasión venosa o linfática hasta en el 60% de los casos. Las localizaciones más frecuentes de las metástasis son el hígado, la cavidad peritoneal y el pulmón, seguidos por las glándulas suprarrenales, los ovarios y los huesos. Las metástasis cerebrales, aunque son poco frecuentes, se observan con mayor frecuencia a medida que la supervivencia con enfermedad a distancia se prolonga gracias al uso de mejores tratamientos. Los tumores rectales tienen una probabilidad de recurrenciar localmente 3 veces superior a la de los tumores proximales del colon, debido en parte a que el recto carece de una capa serosa externa en la mayor parte de su extensión. Como el drenaje venoso y linfático del recto se realiza a través de la vena cava inferior (a diferencia del drenaje venoso del colon hacia la vena porta, y su drenaje linfático variable), los cánceres rectales tienen mayor incidencia de metástasis pulmonares que los cánceres de colon, que la mayoría de las veces producen la primera recurrencia en el hígado.

III. DIAGNÓSTICO

A. **Estudios para el diagnóstico.** Una vez realizado el diagnóstico clínico de cáncer colorrectal, debe emprenderse una serie de pasos diagnósticos y evaluación.

1. Es importante la **confirmación, mediante toma de biopsia** del tumor maligno, a través de una colonoscopia o una punción con aspiración con aguja fina guiada por TC. La biopsia de las metástasis hepáticas guiadas por US también pueden ser diagnósticas.

2. La **evaluación general** consiste en una exploración física completa, con tacto rectal y **la obtención de un hemograma completo**, PFH y pruebas de imagen torácicas.

3. La **detección sistemática del antígeno carcinoembrionario (CEA,** *carcinoembryonic antigen*) está recomendada por la *American Society of Clinical Oncology* (ASCO) como medio para identificar la recurrencia temprana, a pesar de que en el 40% de los pacientes con metastásis no se detecta aumento alguno. La determinación prequirúrgica del antígeno puede ser de utilidad como factor pronóstico y de detección precoz, así como para determinar si el tumor primario está

asociado a un aumento del antígeno. El aumento prequirúrgico del CEA indica que éste puede contribuir a identificar precozmente las metástasis, porque en estas circunstancias es más probable que las células tumorales metastásicas produzcan un aumento del antígeno.
4. La **TC** o la **RM** con contraste del tórax, abdomen y pelvis pueden identificar pequeñas metástasis en pulmonares, hepáticas o intraperitoneales.
5. La **endoscopia (o la colonografía por TC)** está indicada para evaluar la mucosa de todo el colon, porque alrededor del 3% de los pacientes muestra neoplasias colorrectales sincrónicas, y un porcentaje mayor tiene pólipos premalignos adicionales. Los pacientes en quienes no fue posible realizar la colonoscopia completa inicial a causa de una obstrucción distal merecen una evaluación completa después de recuperarse de la resección quirúrgica inicial.
6. La **endoscopia de colon** (**EC**) mejora significativamente la evaluación prequirúrgica de la profundidad de la invasión de los tumores del intestino grueso, especialmente de los tumores rectales. La exactitud es del 95% para la EC, del 70% para la TC y 60% para el tacto rectal. En el cáncer rectal, la combinación de la EC (para evaluar la extensión del tumor) y del tacto rectal (para determinar la movilidad) debe permitir una planificación precisa del tratamiento quirúrgico, así como la definición de los pacientes que pueden beneficiarse de quimiorradioterapia prequirúrgica (T3, T4 y N+). La biopsia transrectal de los ganglios linfáticos perirrectales puede realizarse bajo la guía de la EC. La RM con administración concurrente de contraste rectal es comparable al USE en su sensibilidad para la estadificación del tumor primario y puede superarlo en la identificación de metástasis en los ganglios linfáticos perirrectales. La elección de la RM o del USE suele ser una decisión multidisciplinaria entre oncología médica/oncológía radiológica y cirugía colorrectal.
7. La **PET** tiene cada vez más utilidad para ayudar a distinguir si las lesiones anatómicas de origen dudoso son malignas o benignas. También es útil para determinar si la afección metastásica localizada es potencialmente resecable. Su utilidad se reconoce cada vez más para la pequeña proporción de pacientes con enfermedad oligometastásica que pueden considerarse candidatos potenciales para resecciones de metástasis hepáticas o pulmonares.

B. **Biomarcadores**
1. El **CEA** es una glucoproteína de la superficie celular que se vierte en la sangre y que constituye el marcador serológico mejor conocido para controlar el estado de las neoplasias colorrectales además de detectar la recurrencia temprana y las metástasis hepáticas. Resulta demasiado inespecífico e insensible para considerarlo de utilidad en la detección sistemática del cáncer colorrectal. El aumento de las concentraciones plasmáticas de CEA, sin embargo, se relaciona con diversos parámetros. Las concentraciones más elevadas se asocian a tumores de grados histológicos 1 o 2, estadios más avanzados de la enfermedad y presencia de metástasis viscerales. Aunque la concentración plasmática de CEA constituye un factor pronóstico independiente, su posible valor se encuentra en el seguimiento seriado tras la extirpación quirúrgica del tumor.
2. **Otros marcadores.** Hoy en día, la microscopia óptica y la estadificación siguen siendo los factores pronósticos más fiables. Otras variables pronósticas desde el punto de vista de un tumor mutacional y de las células tumorales circulantes son todavía objeto de investigación y aún no se han incorporado a la práctica clínica.

IV. ESTADIFICACIÓN Y FACTORES PRONÓSTICO
A. **Sistema de estadificación.** Consulte el atlas actual del AJCC *Cancer Staging* para el sistema de estadificación TNM.
B. **Factores pronóstico**
1. El **estadio** es el factor pronóstico más importante.
2. El **grado histológico** influye significativamente en la supervivencia, independientemente del estadio. Los pacientes con carcinomas bien diferenciados (grados 1 y 2) tienen una supervivencia a los 5 años mejor que los que muestran carcinomas poco diferenciados (grados 3 y 4).

3. La **localización anatómica del tumor** parece ser un factor pronóstico independiente. En estadios similares, los pacientes con neoplasias rectales tienen un mal pronóstico que aquellos con lesiones de colon, y las lesiones del colon transverso y descendente evolucionan peor que las lesiones del colon ascendente o del recto-sigmoides.
4. **Cuadro clínico.** Los pacientes que acuden con obstrucción o perforación intestinal tienen un pronóstico peor que aquellos que no muestran este problema.
5. **Cromosoma 18.** El pronóstico de los pacientes con pérdida de un alelo del cromosoma 18q es significativamente peor que el de aquellos que no tienen pérdida alélica alguna.
6. **Otras características tumorales.** Los investigadores han estudiado diversas características tumorales, mediante estudios inmunohistoquímicos o análisis basados en la reacción en cadena de la polimerasa, para su posible utilización como factores pronóstico o como características que pudieran llegar a predecir la probabilidad de respuesta de un determinado paciente a un tratamiento específico. En estas evaluaciones se encuentran los niveles en el tumor de timidilato sintetasa, dihidropirimidina deshidrogenasa (DPD), expresión CDX2, marcadores de proliferación (Ki-67 o MIB-1) y deleciones de genes supresores tumorales (como las deleciones de 18q). Se han desarrollado análisis de la firma molecular como marcadores pronóstico, y están disponibles comercialmente para pacientes con cáncer de colon en estadio II, aunque todavía no está clara su importancia en la práctica clínica. La presencia de IMS es un dato importante cuando se considera la quimioterapia adyuvante para los carcinomas colorrectales en estadio II (consúltese la explicación sobre quimioterapia adyuvante).

V. DETECCIÓN SISTEMÁTICA Y PREVENCIÓN
A. **Detección sistemática.** El National Cancer Institute, el American College of Surgeons, el American College of Physicians y la American Cancer Society (ACS) recomiendan una serie de **posibles** pruebas de detección sistemática como alternativa en el diagnostico de pacientes asintomáticos de 50 años o más. Una de las opciones es la realización de una sigmoidoscopia cada 3-5 años. La ACS, el American College of Gastroenterology y el National Cancer Institute (NCI) recomiendan la realización de un tacto rectal anual y la obtención de tres muestras para detectar sangre oculta en las heces (SOH) en las personas de 50 años o más. También se ha recomendado la colonoscopia como detección sistemática cada 10 años en las personas con un riesgo promedio. Esta prueba de detección sistemática debe iniciarse a los 40 años en los pacientes de riesgo elevado con antecedentes familiares de carcinoma colorrectal en familiares en primer grado, pero sin signos claros de PFA o CCHSP.
1. Se han documentado tres grandes estudios clínicos aleatorizados en los que se realizaron pruebas de detección de SOH o tuvieron un control de seguimiento según los patrones habituales a > 250 000 pacientes. En el estudio de mayor tamaño, y el único realizado en Estados Unidos, la comprobación anual de un frotis fecal rehidratado se asoció a una disminución del 33.4 % del riesgo de fallecimientos por cáncer colorrectal en 46 551 adultos de más de 50 años. Debido a las elevadas tasas de falsos positivos y falsos negativos asociados a la detección de SOH, se están buscando mejores marcadores de esta neoplasia.
2. Se ha observado un gran interés en el aislamiento de secuencias específicas de ADN, como las de los genes *APC* o *p53*, y de segmentos largos de ADN que pueden obtenerse de colonocitos vertidos en las heces y que se analizan con técnicas de amplificación de la cantidad de ADN presente. Estos marcadores parecen ser sensibles y específicos para la detección sistemática de neoplasias malignas en el tracto aerodigestivo. Una de estas pruebas de detección de cáncer colorrectal no invasoras y de marcadores múltiples a partir del ADN fecal (ADNf), referida como Cologuard en un estudio prospectivo multicéntrico (más de 90 sitios) en Estados Unidos y Canadá, mostró excelente sensibilidad y especificidad. Esto llevó a que sea una de las primeras pruebas aprobadas por la Food and Drug Administration (FDA) y los Centers for Medicare & Medicaid Services (CMS) simultáneamente. Es una prueba no

invasora, efectiva para el costo y recomendable para individuos mayores de 50 años que se consideran dentro del riesgo promedio de cáncer colorrectal.
B. **Prevención**
1. La **sigmoidoscopia** o la **colonoscopia periódicas** identifican y eliminan lesiones preneoplásicas (pólipos), y reducen la incidencia del cáncer colorrectal en los pacientes a los que se realiza una polipectomía colonoscópica. Ningún estudio clínico prospectivo aleatorizado ha demostrado aún la eficacia de la sigmoidoscopia en la prevención del fallecimiento por esta neoplasia, aunque están en marcha algunos estudios para comprobar esta estrategia. La presencia de pólipos rectosigmoideos, aunque sean de pequeño tamaño, se asocia a la presencia de pólipos más allá del alcance del sigmoidoscopio, y su hallazgo debe llevar a la realización de una colonoscopia completa.
2. Las **dietas** con un contenido abundante en fibra y escaso en grasas, o que incluyen complementos de calcio, o ambas cosas, pueden evitar la progresión de los pólipos hacia la neoplasia.
3. **Antiinflamatorios no esteroideos (AINE).** En un estudio de asignación al azar, con doble enmascaramiento y controlado con placebo de pacientes con poliposis familiar, el AINE sulindaco, en dosis de 150 mg, 2 veces al día, disminuyó significativamente el número y el diámetro medio de los pólipos en comparación con los pacientes que recibieron el placebo. Sin embargo, el tamaño y el número de los pólipos aumentó 3 meses después de interrumpir el tratamiento (aunque estos valores permanecieron significativamente por debajo de los basales). Algunos datos adicionales sugieren que el ácido acetilsalicílico disminuye la formación, número y tamaño de los pólipos colorrectales, además de reducir la incidencia del cáncer colorrectal, tanto el familiar como el no familiar. Estos efectos protectores parecen necesitar la exposición continua al menos, 325 mg de ácido acetilsalicílico al día durante años. Los inhibidores selectivos de la Cox-2 también han tenido un efecto preventivo frente al cáncer de colon, aunque se han asociado a un mayor riesgo de episodios cardiacos, por lo que no se recomiendan de forma sistemática fuera de ensayos clínicos

VI. TRATAMIENTO
A. **La cirugía** es el único tratamiento potencialmente curativo aceptado universalmente para el cáncer colorrectal. La cirugía curativa debe extirpar el tumor con bordes amplios y aumentar al máximo la linfadenectomía regional, de modo que se disponga de al menos 12 ganglios linfáticos para el estudio anatomopatológico. En las lesiones situadas por encima del recto se considera adecuada la resección tumoral con un borde de al menos 5 cm de colon macroscópicamente no afectado, aunque la ligadura de troncos vasculares que se necesita para realizar una linfadenectomía adecuada puede exigir la realización de resecciones intestinales de mayor tamaño. Han aparecido técnicas de colectomía laparoscópica que parecen tener la misma eficacia terapéutica y de estadificación que la colectomía abierta, con ligeros descensos de la duración de la estancia hospitalaria y el uso de analgésicos, así como mejores resultados estéticos. Puede que sea aconsejable la colectomía subtotal o la ileoproctostomía en los pacientes con cáncer de colon potencialmente curable y con adenomas diseminados por el colon, en los pacientes con antecedentes personales de cáncer colorrectal previo o en aquellos con antecedentes de esta neoplasia en familiares en primer grado.
1. **Vascularización arterial.** La extirpación de un tumor en el lado derecho del colon debe incluir la rama derecha de la arteria cólica media, así como las arterias cólica derecha e ileocólica. La extirpación de un tumor en el ángulo cólico derecho o izquierdo debe incluir toda la distribución de la arteria cólica media.
2. Se ha intentado **evitar la colostomía permanente** en los tumores rectales medios y bajos, con la aparición de nuevas técnicas de grapado quirúrgico, así como con el uso de quimioterapia y RT prequirúrgicas, para reducir el tamaño del tumor antes de la extirpación.
3. Los **tumores rectales** pueden tratarse mediante resección primaria y anastomosis más distal, generalmente sin ni siquiera una colostomía temporal (de protección

anastomótica), si el borde inferior se encuentra 5 cm por encima del margen anal externo. Las opciones terapéuticas de los tumores rectales son:
  a. **Recto medio y superior** (6-15 cm). Resección rectal anterior.
  b. **Recto inferior** (0-5 cm). Anastomosis coloanal, con o sin bolsa, escisión transanal, métodos parasacros o transesfinterianos, diatermia, RT primaria o resección abdominoperineal (RAP).
  c. **Escisión mesorrectal total (EMT).** El mesorrecto se define anatómicamente como el que incluye los tejidos linfático, vascular, adiposo y nervioso que se adhieren circunferencialmente al recto, desde el nivel del promontorio del sacro hasta el músculo elevador del ano. Algunos datos europeos señalan que puede disminuirse la incidencia de recurrencia local con una disección aguda en bloque de todo el mesorrecto cuando se extirpa el tumor; este procedimiento se ha convertido en habitual.
4. Los **tumores que causan obstrucción** del colon derecho suelen tratarse mediante resección primaria y anastomosis primaria. Los que causan obstrucción en el colon izquierdo pueden tratarse con una descompresión inicial (colostomía proximal) o la inserción de una endoprótesis, seguida de la extirpación del tumor y el cierre diferido de la colostomía. Sin embargo, las tendencias más recientes se inclinan a favor de ampliar la resección y la anastomosis primaria, para incluir los tumores que obstruyen en el colon transverso, descendente e, incluso, sigmoideo.
5. El **cáncer de colon perforado** necesitará la extirpación inicial del tumor primario y una colostomía proximal, seguida posteriormente de una nueva anastomosis y el cierre de la colostomía.

B. **La quimioterapia posquirúrgica para el cáncer de colon en estadio III** (afectación de los ganglios linfáticos) con 5-FU más levamisol (fundamentalmente de interés histórico) o con 5-FU más ácido folínico (FU/AF) ha reducido la incidencia de recurrencia en un 41% ($p < 0.001$) en algunos estudios clínicos prospectivos, aleatorizados y de gran tamaño. El estudio MOSAIC realizado en Europa asignó aleatoriamente a 2 200 pacientes (40% en estadio II, 60% en estadio III) a recibir 5-FU en infusión y ácido folínico, con o sin oxaliplatino (FOLFOX). El criterio de valoración principal de este estudio era la ST al cabo de 3 años sin signos de enfermedad, en lugar del criterio más convencional de la ST al cabo de 5 años. Se observó una supervivencia sin signos de enfermedad a los 3 años del 73%, en el grupo del estudio tratado con 5-FU/ácido folínico, y del 78%, en los tratados con la pauta antineoplásica FOLFOX, con una ventaja estadísticamente significativa en los casos de enfermedad en estadio III. Algunos datos mostrados recientemente han mostrado una mejora del 2.6% en la ST a los 6 años con la pauta FOLFOX respecto a la pauta con dos fármacos, con una diferencia del 4.4% para la enfermedad en estadio III. En el estudio National Surgical Adjuvant Breast Project (NSABP) C-07 se vieron unos resultados similares para la supervivencia sin signos de enfermedad, aunque la incidencia de diarrea fue mayor para el régimen de la pauta específica que empleaba un régimen basado en una embolada de 5-FU más oxaliplatino, denominado *FLOX*.

También se confirmó la superioridad de una pauta con oxaliplatino-fluoropirimidina respecto a la fluoropirimidina sola en un estudio de fase III que comparó 5-FU/LV en embolada con una combinación de capecitabina más oxaliplatino (XELOX), con aumento de la SSE, comparable a los resultados con las pautas FOLFOX y FLOX.

En tres estudios clínicos aleatorizados no se ha logrado demostrar ninguna ventaja de las pautas quimioterápicas con irinotecán en el marco del tratamiento posquirúrgico. No se recomienda, por tanto, el uso de este fármaco, tanto en monoterapia como en combinación.

De manera similar, en dos estudios extensos, aleatorizados de fase III (los estudios NSABP C-08 y AVANT) no se han visto un efecto benéfico en relación con la SSE y la ST para la adición de bevacizumab a la pauta FOLFOX como tratamiento postoperatorio en el cáncer de colon en los estadios II y III. Además, el cetuximab añadido a FOLFOX como tratamiento postoperatorio, tal y como se estudió en el ensayo de fase III del grupo Intergroup N0147, tampoco mejoró la evolución del cáncer de colon en estadio III, ni siquiera en pacientes con cánceres con *KRAS* de tipo natural.

En consecuencia, el tratamiento habitual en el cáncer de colon en estadio III es, en la actualidad, una pauta que contenga oxaliplatino, con mayor frecuencia FOLFOX o XELOX, salvo que existan contraindicaciones para su uso, como una neuropatía sensitiva preexistente. En ese caso, se recomienda FU/LV o capecitabina. En un estudio extenso conocido como ensayo X-ACT se comparó la capecitabina, un profármaco oral del 5-FU, con FU/AF en embolada, y los resultados fueron prácticamente equivalentes. La quimioterapia posquirúrgica se inicia de 3 a 5 semanas después de la cirugía.

1. **Pautas con FU/ácido folínico.** En Estados Unidos, se utilizan habitualmente dos pautas con 5-FU en embolada:
   a. **Pauta de la Clínica Mayo, dosis:** ácido folínico, 20 mg/m^2 en infusión i.v. durante 30 min, seguido por 5-FU, 425 mg/m^2 en infusión i.v. rápida, diariamente durante 5 días consecutivos, en 2 ciclos de 4 semanas y, a partir de aquí, cada 5 semanas
   b. **Pauta del Roswell Park Memorial Institute (RPMI), dosis:** ácido folínico, 500 mg/m^2 en infusión i.v. durante 30 min, seguido de 5-FU, 500 mg/m^2 en inyección i.v. rápida, semanalmente durante 6 de cada 8 semanas.
   c. Los **efectos secundarios de las pautas quimioterápicas de la Clínica Mayo y del RPMI, y de la capecitabina** son diferentes. Los efectos adversos de grado III o más se basan en los criterios habituales para los efectos adversos del NCI. La diferencia principal, en cuanto a los efectos adversos, entre las dos pautas se relaciona con la frecuencia y severidad de la estomatitis grave y la diarrea. La pauta de la Clínica Mayo se asocia a más neutropenia y estomatitis de grado III, y la pauta del RPMI a mayor incidencia de diarrea de grado III. El principal efecto hematológico que se observa con ambas pautas es la neutropenia. La neutropenia de grado III o de mayor intensidad afecta a alrededor de un tercio de los pacientes en algún momento durante el tratamiento. Las náuseas y los vómitos no suelen ser importantes. Los efectos secundarios dermatológicos suelen limitarse a eritema y descamación de la piel dañada por la luz solar.

   La capecitabina puede administrarse por vía oral, y se asocia a menos efectos adversos gastrointestinales y neutropenia que las pautas que incluyen FU en embolada. Sin embargo, causa una eritrodisestesia palmoplantar, en la que la piel de las palmas de las manos y las plantas de los pies puede mostrar dolorimiento, eritema y, si se continúa la administración del fármaco, exfoliación.
   d. **Dihidropirimidina (DPD)** es la enzima que limita la velocidad de la degradación del 5-FU. Menos del 1 % de la población estadounidense tiene un déficit de la DPD. Se trata de pacientes que muestran efectos adversos graves y que a menudo fallecen tras la exposición a dosis habituales, a causa de una neutropenia grave y prolongada, además de mucositis. Los efectos adversos cerebelosos aparecen con relativa frecuencia en los pacientes con déficit de DPD. Existe un análisis para determinar las concentraciones de DPD, que puede solicitarse selectivamente ante la sospecha de un déficit de esta enzima según la anamnesis o los parámetros clínicos. El triacetato de uridina está ahora disponible como antídoto frente a la toxicidad de 5-FU o capecitabina.
2. Las pautas quimioterápicas **FOLFOX** y **FLOX** son las de elección.
   a. **FOLFOX 6, dosis:** el ácido folínico, 400 mg/m^2, se administra antes de una embolada de 5-FU de 400 mg/m^2. Después, se administra una infusión de 2 400 mg/m^2, durante 46 h, a través de una bomba de infusión. El oxaliplatino se administra en una dosis de 85 mg/m^2 el día 1 para una duración planificada de 12 ciclos (24 semanas). La pauta FOLFOX 6 modificado reemplazó ampliamente al FOLFOX 4 que se usó en el estudio pivote MOSAIC. El ciclo se repite cada 2 semanas. Otras pautas basadas en FOLFOX, como FOLFOX 7, prueban variaciones de la dosis de oxaliplatino y han eliminado la embolada de 5-FU.
   b. **XELOX. dosis:** capecitabina 1 000 mg/m^2 2 veces/día v.o. los días 1 a 14, oxaliplatino 130 mg/m^2 i.v. el día 1 de un ciclo de 3 semanas. Duración prevista de 8 ciclos. Habitualmente se debe reducir la capecitabina hasta 850 mg/m^2

2 veces/día por eritrodisestesia palmoplantar y diarrea. Se recomiendan ajustes de dosis similares en individuos con función renal disminuida y edad avanzada.
   c. **FLOX. dosis:** el ácido folínico, 500 mg/m^2, se administra antes de una embolada de 5-FU de 500 mg/m^2 semanalmente, durante 6 semanas, en 3 ciclos de 8 semanas. El oxaliplatino, 85 mg/m^2, se administra en las semanas 1, 3 y 5 de cada ciclo de 8 semanas. No se utilizan bombas ni infusiones prolongadas. Se produce diarrea de grado 3-4 en el 40 % de los pacientes. A veces, esta pauta se emplea en sujetos que desarrollan de manera excepcional vasoespasmo de la coronaria inducido por el 5-FU y que es consecuencia de la exposición prolongada a la fluoropirimidina.
   d. **Efectos secundarios: de FOLFOX 4.** La pauta quimioterápica suele asociarse a neutropenia de grado 3-4 (41 % en el estudio MOSAIC), aunque casi nunca produce fiebre neutropénica (1.8 %). Los efectos adversos gastrointestinales son menos problemáticos que los de las pautas con embolada de 5-FU, y se observa un 2.7 % de pacientes con estomatitis, los vómitos se observan en un 5.9 % y un 10.8 % con diarrea. La alopecia es relativamente infrecuente, con un 5 %. La neuropatía sensitiva crónica, que a menudo se agrava por la exposición al frío y puede limitar la cantidad de oxaliplatino que se puede administrar con el tiempo, afectaba al 12.3 % de pacientes, aunque la mayoría de los pacientes con neuropatía de grado 3 se había recuperado 1 año después de interrumpir la administración del fármaco.
   e. **Efectos secundarios de XELOX.** Es frecuente la eritrodisestesia palmoplantar, la diarrea y la neuropatía sensitiva, tal y como se ha descrito más arriba para FOLFOX. La mielodepresión es menos frecuente que con FOLFOX 4.
C. **La quimioterapia posquirúrgica en cáncer de colon en estadio II** (sin afectación de ganglios linfáticos) plantea dudas. Los investigadores del proyecto NSABP apoyan esta quimioterapia en ese contexto, porque con ella se ha observado una mejora pequeña, aunque consistente, en los pacientes en el estadio II de la enfermedad, en estudios seriados del proyecto NSABP. Por el contrario, en un metaanálisis de cinco estudios clínicos que incluyeron a unos 1 000 pacientes se demostró una diferencia estadísticamente significativa de las tasas de supervivencia a los 5 años, del 82 % y 80 %, entre pacientes tratados y no tratados, respectivamente, en aquellos que tenían enfermedad en estadio II. En el grupo QUASAR se mostró una ventaja de supervivencia a los 5 años para la pauta con FU/ácido folínico respecto al grupo en observación, en un estudio que incluyó a más de 3 200 pacientes. No se observó ventaja alguna en la supervivencia del 40 % de los pacientes en estadio II incluidos en el estudio MOSAIC. La ASCO desaconseja el uso habitual de quimioterapia en el cáncer de colon en estadio II.

Se han realizado intensos esfuerzos para diferenciar a los pacientes en estadio II con mayor riesgo de recurrencia de aquellos con menor riesgo, mediante la exploración de marcadores moleculares como la ploidía tumoral (número de cromosomas), la situación de *p53*, los niveles de la síntesis de timidilato, la presencia o ausencia de mutaciones cromosómicas individuales y otros parámetros. Aunque no se acepta ninguno como un factor determinante habitual del pronóstico en un estudio, los pacientes con tumores aneuploides mostraron una tasa de supervivencia a los 5 años del 54 %, en comparación con aquellos con tumores diploides, cuya tasa de supervivencia a los 5 años fue del 74 %.

Se han hecho varios intentos de caracterizar una población de pacientes con tumores en estadio II con riesgo elevado de recurrencia tumoral y metástasis. Los factores de riesgo elevado mejor validados son estadio tumoral T4 y extirpación de < 12 ganglios linfáticos en la muestra resecada. Por el contrario, la obstrucción, la perforación, invasión linfovascular e histología indiferenciada tienen menos importancia en análisis multivariantes. Los cánceres de colon en estadio II de riesgo elevado habitualmente se tratan con pautas que contienen oxaliplatino como tratamiento postoperatorio. Los pacientes con tumores que expresan el fenotipo de reparación defectuosa de los errores de emparejamiento (dMMR o elevada inestabilidad de los microsatélites, MSI-H) tienen riesgo bajo de recurrencia y no se les debe administrar quimioterapia postoperatoria salvo que tengan factores de riesgo elevado. En relación con

el grupo de pacientes con riesgo de recurrencia intermedio, se dispone de pruebas comerciales para la determinación de las firmas moleculares que pueden ayudar a mejorar el pronóstico, aunque todavía se debe establecer la utilidad de estas pruebas en la práctica clínica.
- D. **Tratamiento de inducción en cáncer rectal.** A causa de los límites anatómicos de los huesos pélvicos y el sacro, es frecuente que los cirujanos no puedan conseguir unos bordes amplios sin afectación tumoral durante la extirpación del cáncer rectal. Casi todas las recurrencias de este tumor se producen en la pelvis. Esta observación llevó a un grupo alemán a comparar la quimioterapia de inducción con el tratamiento posquirúrgico o con 5-FU y radiación, con el propósito de determinar si la estrategia de inducción podía mejorar los resultados y reducir el número de resecciones abdominoperineales que dan lugar a una colostomía permanente. El estudio distribuyó aleatoriamente a más de 800 pacientes, y los resultados se inclinaban a favor del tratamiento de inducción, que se asoció a una menor incidencia de recurrencia local, de estenosis anastomóticas y de recurrencia abdomino-perineal (RAP). Los pacientes con una respuesta anatomopatológica completa tras el tratamiento de inducción tenían un pronóstico a largo plazo favorable. En general, el tratamiento posquirúrgico con FOLFOX o FU/ácido folínico basado en la estadificación preoperatoria está indicado en los pacientes con ganglios linfáticos afectados o con la posibilidad de que lo estén. Este estudio ha producido un cambio generalizado del tratamiento hacia la quimioterapia y la RT de inducción.
  1. Se han estudiado **variaciones** en el uso de la RT sola o combinada con la quimioterapia, así como en la técnica quirúrgica, en un intento por mejorar las tasas de control local. Numerosos estudios clínicos aleatorizados y controlados, tanto de RT de inducción como posquirúrgica sola, no han demostrado mejora alguna en cuanto a la supervivencia; sólo, se ha observado un ligero descenso de la tasa de recurrencia local. En Estados Unidos la RT generalmente se administra a lo largo de 6 semanas hasta una dosis próxima a 50 Gy, y la cirugía se realiza de 4 a 6 semanas después. En algunos países europeos es habitual dar 25 Gy en cinco fracciones (5 × 5 Gy) sin quimioterapia, y pasar rápidamente a la cirugía. En dos estudios aleatorizados, aunque pequeños, estos dos abordajes dieron resultados a corto plazo similares en relación con las tasas de recurrencia local.

     Para minimizar el riesgo de recurrencia, algunos cirujanos europeos han defendido la escisión mesorrectal total (EMT), que actualmente ha llegado a ser el método habitual. Un estudio neerlandés demostró que la EMT se asocia a una menor tasa de recurrencia local que la resección rectal convencional, aunque también se ha señalado que la desvascularización rectal produce una mayor incidencia de fuga anastomótica postoperatoria. La administración de RT después de la EMT reduce la incidencia de recurrencia local en los 2 años posteriores al momento de la cirugía, lo que sugiere que la RT sigue siendo un instrumento valioso para disminuir la recurrencia local, incluso tras la resección en bloque más amplia realizada con la EMT.
  2. El **tratamiento habitual actual** del cáncer rectal en estadio III, y a veces en estadio II, es la quimioterapia de inducción con 5-FU y la RT, seguida por la cirugía y quimioterapia postoperatoria (adyuvante) se modela según la experiencia en el cáncer de colon. Además, parte de la quimioterapia (FOLFOX) también se está comenzando a integrar al contexto neoadyuvante después que los pacientes concluyen la parte de quimiorradiación del tratamiento. Esto parece aumentar el riesgo relativo (RR) patológico completo. Si este enfoque conduce o no a un incremento de la mediana de supervivencia todavía se desconoce.
- E. **Seguimiento postoperatorio.** Alrededor del 85 % de todas las recurrencias que se producen en el cáncer colorrectal se manifiesta durante los 3 años siguientes a la extirpación quirúrgica, y a los 5 años se han mostrado casi todas ellas. La concentración prequirúrgica elevada de CEA suele regresar a los valores normales en las 6 semanas siguientes a la resección tumoral completa.
  1. **Evaluación clínica.** Tras una extirpación quirúrgica curativa se sigue a los pacientes con cáncer de colon o rectal en estadio II y III con mayor frecuencia durante los 2 primeros años, y más espaciadamente de ahí en adelante. Transcurridos 5 años

los controles van dirigidos fundamentalmente a la detección de nuevos tumores primarios. El principal objetivo del seguimiento es la detección precoz de la aparición de metástasis. Algunos pacientes con cáncer colorrectal muestran una sola o pocas localizaciones de metástasis (denominadas *oligometástasis*) en el hígado, pulmones o en el punto anastomótico del que se extirpó la neoplasia intestinal primaria, las cuales pueden extirparse con intención curativa.
2. La **TC torácica ha sustituido en gran medida a las radiografías de tórax** para detectar recurrencias. Se aconseja realizarla anual o semestralmente.
3. **Colonoscopia.** En los pacientes con lesiones obstructivas del colon que impiden la obtención de estudios de imagen prequirúrgicos del mismo debe realizarse una colonoscopia 3-6 meses después de la cirugía, con el fin de garantizar la ausencia de una lesión neoplásica simultánea en el colon que se conserva. El objetivo de la endoscopia realizada a partir de ese momento es detectar un tumor metacrónico, recurrencia en la línea de sutura o un adenoma colorrectal. Si no existe obstrucción, se realizará la endoscopia anualmente durante 1-3 años después de la intervención quirúrgica y, si los resultados son negativos, a intervalos de 5 años a partir de ese momento.
4. El **aumento de las concentraciones de CEA** obliga a la realización de estudios adicionales (para identificar la localización de la recurrencia), que tienen su mayor utilidad, con frecuencia, en la identificación de recurrencias hepáticas. Un aumento del CEA llevará a la realización de TC abdominal, pélvica y torácica, así como otros estudios, según los síntomas. Si se sospecha la existencia de una recurrencia pélvica de una neoplasia rectal, la RM puede ser más útil que la TC. La ASCO recomienda actualmente la realización de TC, ecografías y RM hepáticas de manera periódica. La PET puede contribuir a identificar los signos iniciales de la recurrencia, así como a cuantificar el número de localizaciones metastásicas visibles en el momento de la misma.

F. **Tratamiento de la recurrencia aislada.** La detección precoz y extirpación quirúrgica de recurrencias intrahepáticas o pulmonares aisladas pueden ser curativas o lograr una mayor supervivencia. Los pacientes con más probabilidad de evolucionar favorablemente son los que muestran una lesión única en una sola localización, y un intervalo sin signos de enfermedad de 3 años o más entre el diagnóstico primario y la aparición de la afectación metastásica. La extirpación de una metástasis hepática aislada que afecta a un solo lóbulo hepático puede dar lugar a una tasa de supervivencia al cabo de 5 años del 60%. La extirpación de una metástasis pulmonar aislada puede lograr tasas de supervivencia a los 5 y a los 10 años del 40% y del 20%, respectivamente. Incluso los pacientes con lesiones múltiples pueden curarse tras la extirpación, aunque las tasas de curación son menores cuanto más extendida está la afección, aunque sea resecable. En algunos pacientes pueden realizarse múltiples resecciones, incluso con afectación metastásica pulmonar y hepática, con resultados favorables. A medida que surgen tratamientos biológicos (anticuerpos anti-VEGF y anti-EGFR [*Epidermal growth factor receptor*]) y quimioterápicos (FOLFOXIRI) más eficaces, la posibilidad de que los pacientes afectados por neoplasias inicialmente no resecables puedan ser candidatos a la extirpación quirúrgica es cada vez mayor («terapia de conversión»). En los pacientes que pueden ser candidatos a la cirugía debe realizarse a menudo una nueva estadificación con vistas a la extirpación quirúrgica, cuando sea posible.

G. **Tratamiento del cáncer colorrectal avanzado: medidas locales**
1. **Cirugía.** Alrededor del 85% de los pacientes diagnosticados de cáncer colorrectal pueden ser intervenidos quirúrgicamente. Los que sufren una neoplasia incurable se pueden beneficiar de la extirpación paliativa para evitar la obstrucción, perforación, hemorragia e invasión de las estructuras adyacentes. Sin embargo, si no se observan síntomas, a menudo la cirugía puede evitarse cuando existe una afectación metastásica. Con las técnicas más recientes de TC es habitual observar el tumor primario y la reducción de su tamaño con el tratamiento quimioterápico. La utilización de endoprótesis en el colon y de la ablación con láser de tumores intraluminales puede con frecuencia evitar la necesidad de la cirugía, incluso en casos sintomáticos.
2. La **RT** puede usarse como método de tratamiento primario y único en caso de tumores rectales pequeños y móviles, o en combinación con la quimioterapia tras la

extirpación de tumores rectales. La administración de RT en dosis paliativas alivia el dolor, la obstrucción, sangrado y tenesmo en alrededor del 80 % de los casos. En algunos casos con una enfermedad localmente avanzada el uso de RTIO puede ser útil. Sin embargo, no se ha documentado ningún estudio de asignación al azar sobre la RT externa frente a la RTIO, ni sobre la RTIO más RT externa.

3. La **infusión arterial hepática** se aprovecha de la doble vascularización sanguínea hepática. Las metástasis de este órgano obtienen su aporte sanguíneo fundamentalmente de la arteria hepática, mientras que la sangre llega a los hepatocitos principalmente desde la vena hepática. Se ha aconsejado la instilación de floxuridina (FUDR) en la arteria hepática, la cual parece que mejora la TR en comparación con la administración sistémica de 5-FU. Los problemas de este método son: la variabilidad de la anatomía, que hace que sea imposible colocar un solo catéter; el desplazamiento del catéter; esclerosis biliar y ulceración gástrica. Con este método es habitual que se produzca una progresión de la enfermedad extrahepática. En algunos estudios clínicos aleatorizados sobre el tratamiento sistémico frente al tratamiento intrahepático se han demostrado ligeras ventajas para este último, aunque las dificultades prácticas que conlleva la utilización de las vías y las mejoras de los tratamientos sistémicos han dificultado el uso generalizado del tratamiento intrahepático.

H. **Tratamiento del cáncer colorrectal avanzado: quimioterapia antineoplásica.** (fig. 10-2) Los antineoplásicos más usados son el 5-FU (en monoterapia o combinado con el ácido folínico), la capecitabina (el profármaco oral del 5-FU), el irinotecán y el oxaliplatino.

Línea de tratamiento	Clasificación basada en pruebas moleculares			
	Cualquier RAS mutado	Todos los RAS de tipo natural		BRAF mutado
1	QT doble + anti-VEGF	QT doble + anti-EGFR	QT doble + anti-VEGF	FOLFOXIRI ± bevacizumab
	*Considerar el desescalamiento (p. ej., prescindir del oxaliplatino) con quimioterapia de mantenimiento después de 4-6 ciclos del tratamiento inicial si no se observa progresión; lo típico es combinar una fluoropirimidina (capecitabina) con bevacizumab.			
2	QT doble + anti-VEGF	QT doble + anti-VEGF	QT doble + anti-VEGF	Regorafenib
3	Regorafenib	Regorafenib	QT doble + anti-EGFR	TAS-102
4	TAS-102	TAS-102	Regorafenib	BSC
5	BSC	BSC	TAS-102	
6			BSC	

Abreviaturas y siglas: anti-VEGF, bevacizumab o aflibercept; anti-EGFR, cetuximab o panitumumab; BSC, mejor cuidado de apoyo; QT, quimioterapia; EGFR, receptor del factor de crecimiento epidérmico; VEGF, factor de crecimiento endotelial vascular; TAS-102, trifluridina y clorhidrato de tipiracilo.

Figura 10-2 Algoritmo terapéutico para el tratamiento clínico práctico del **cáncer colorrectal metastásico** (CCRm) basado en pruebas moleculares de relevancia clínica.

1. **Modulación bioquímica del 5-FU con el ácido folínico.** La combinación de 5-FU y ácido folínico aumenta la actividad, así como los efectos adversos, del 5-FU, produce un incremento significativo de la tasa de regresión que, según algunos estudios, consigue una mejora de la supervivencia. La TR parcial es de alrededor del 25 %. Los efectos adversos que limitan la dosis son la diarrea, la mucositis y la mielodepresión. Las pautas quimioterápicas que se utilizan, con prácticamente el mismo índice de respuesta, son:
   a. 5-FU más ácido folínico, en dosis baja o elevada, de administración semanal, o
   b. 5-FU más ácido folínico, en dosis baja o elevada, administrado 5 días cada 4-5 semanas, o
   c. 5-FU más ácido folínico en infusión, durante 24-48 h, o intervalos más prolongados.
2. **La infusión i.v. continua de 5-FU** modifica el perfil de los efectos adversos, desde los hemáticos a, sobre todo, los dermatológicos (síndrome de eritrodisestesia palmoplantar) y la mucositis, cuando se compara con la administración en embolada. Sin embargo, se ha demostrado en múltiples estudios clínicos aleatorizados que la infusión continua de 5-FU mediante una bomba de infusión de uso ambulatorio, en comparación con la inyección rápida, produce una mejora marginal de la supervivencia y prolonga la vida, en promedio, durante < 1 mes. Por su perfil favorable de efectos adversos, el uso de la infusión a corto plazo como eje central de las pautas terapéuticas FOLFOX y FOLFIRI, aparte del uso de las bombas de infusión, es una práctica habitual a la hora de tratar el cáncer colorrectal avanzado.
3. El **tratamiento con irinotecán** ha logrado mejorar la supervivencia y la calidad de vida de los pacientes con cáncer colorrectal avanzado. En los pacientes con recurrencia resistente a una pauta con 5-FU, la supervivencia al cabo de 1 año de quienes fueron tratados paliativamente fue de alrededor del 15 %, en comparación con el 36 %, cuando se trató a los pacientes con irinotecán. En Estados Unidos, una pauta usada habitualmente para el irinotecán consiste en la administración de 125 mg/m^2 semanalmente, durante 4 de cada 6 semanas, o 2 de cada 3 semanas. También puede administrarse irinotecán en dosis de 350 mg/m^2 cada 3 semanas.

   Alrededor del 10 % de la población de Estados Unidos tiene un polimorfismo heredado del gen *UGT1A1*, que produce una disminución de la actividad de la enzima que elimina el irinotecán. Estos pacientes tienen un mayor riesgo de sufrir neutropenia, especialmente con la pauta de dosis más elevada cada 3 semanas. Se dispone actualmente de una prueba para detectar esta alteración y la recomendación de su realización se encuentra en el prospecto. Estos pacientes pueden necesitar una reducción de hasta el 50 % de la dosis inicial y requerir apoyo adicional con factores de crecimiento de colonias hematopoyéticas ante una neutropenia prolongada y significativa. En el tratamiento de segunda línea, no existen datos claros que sostengan que se obtienen mejores resultados con las combinaciones de irinotecán con FU/ácido folínico que con el irinotecán en monoterapia si un paciente ha sido ya expuesto anteriormente al 5-FU.
4. El **oxaliplatino** es un derivado del platino que contiene diaminociclohexano; que ha sido aprobado en combinación con 5-FU y Leucovorin, en los pacientes con cáncer colorrectal metastásico en los tratamientos de primera y segunda línea, así como para el tratamiento posquirúrgico. El oxaliplatino suele administrarse combinado con 5-FU y ácido folínico, en una serie de pautas terapéuticas denominadas *FOLFOX 1* a *FOLFOX 7,* ya que los datos indican que su eficacia es mayor en combinación.
5. **Quimioterapia de primera línea.** En diversos estudios aleatorizados se han comparado pautas antineoplásicas de tres fármacos con la combinación FU/ácido folínico como tratamiento de primera línea.
   a. Las pautas antineoplásicas mixtas que se comparan son:
      (1) **IFL.** Irinotecán, 125 mg/m^2, con 5-FU, 500 mg/m^2 y ácido folínico, 20 mg/m^2.
      (2) **FOLFIRI.** Irinotecán, 180 mg/m^2, seguido de ácido folínico, 200 mg/m^2, y a continuación 5-FU, 2,4 mg/m^2 en infusión durante 24 h. Algunos

datos recientes han señalado que la pauta antineoplásica FOLFIRI ofrece ventajas, en cuanto a actividad y efectos adversos, sobre la embolada de 5-FU o las combinaciones basadas en la capecitabina.
- (3) **FOLFOX 4.** Ácido folínico, 5-FU (administrado con una dosis de carga e infusión durante 22 h, repetida en días consecutivos) y oxaliplatino (la pauta de dosificación se explica en la sección VI.B.2).
- (4) **FOLFOX 6.** Ácido folínico, 5-FU (administrado con una dosis de carga e infusión durante 46 h) y oxaliplatino.
- (5) **FUFOX.** 5-FU administrado en dosis elevadas como infusión durante 24 h, ácido folínico y oxaliplatino.
- (6) **IROX.** Irinotecán más oxaliplatino.
- b. Los **resultados de algunos de estos estudios aleatorizados de referencia que usaron quimioterapias** pueden resumirse como sigue:
  - (1) Se ha conseguido mejorar la mediana de la ST, la mediana del tiempo hasta la progresión del tumor (TPT) y la TR tanto con la pauta antineoplásica IFL como la de FOLFIRI, frente a las pautas con FU/ácido folínico.
  - (2) En varios estudios se ha comparado el oxaliplatino más FU/ácido folínico con la pauta de FU/ácido folínico. Se ha demostrado que tanto la pauta FOLFOX como la FUFOX proporcionan beneficios estadísticamente significativos en cuanto a la TPT y la TR de los pacientes, aunque no se observaron diferencias estadísticamente significativas en cuanto a la ST frente a las combinaciones pautas consistentes en FU/ácido folínico.
  - (3) Algunos estudios han comparado pautas antineoplásicas en las que se combina FU/ácido folínico con irinotecán u oxaliplatino. En un estudio clínico de gran tamaño, se asignó aleatoriamente a 795 pacientes a recibir IFL, FOLFOX o IROX. Los resultados con la pauta FOLFOX fueron superiores a los de las pautas IFL e IROX en cuanto a la ST, TPT y TR totales. Los efectos adversos fueron menores con la pauta FOLFOX, ya que los pacientes mostraron menos diarrea intensa, neutropenia febril, vómitos y deshidratación.
  - (4) En una comparación de la pauta FOLFOX seguida de FOLFIRI frente a la secuencia de administración inversa, no se observaron diferencias significativas en cuanto a los resultados de ST (21 meses), TR en el tratamiento de primera línea (55%) o TPT (8 meses en el tratamiento de primera línea y 3-4 meses en el de segunda línea) entre las dos secuencias. Los efectos adversos fueron similares con ambas pautas.
6. **Productos biológicos y novedosos para el cáncer colorrectal:**
El tratamiento de los pacientes con cáncer colorrectal con productos biológicos combinados o no con un esquema central de quimioterapia provocó una mejora significativa de los resultados y la calidad de vida de estos pacientes. Entre los mismos están los anticuerpos frente al factor de crecimiento endotelial vascular (VEGF) (bevacizumab, ziv-aflibercept y ramucirumab), los anticuerpos frente al receptor del factor de crecimiento epidérmico (EGFR) (panitumumab, cetuximab), el regorafenib (un inhibidor oral de múltiples cinasas) y la trifluridina-tipiracilo (una combinación oral reciente de nucleósidos antitumorales).
  - a. Los **anticuerpos anti-VEGF (bevacizumab, ziv-aflibercept y ramucirumab).** son anticuerpos monoclonales que se dirigen al receptor del factor de crecimiento endotelial vascular. En un estudio clínico aleatorizado, en el que se incluyeron 815 pacientes, se comparó el bevacizumab con IFL frente a pauta IFL sola. **Los resultados obtenidos sólo con la pauta IFL fueron muy** similares a los documentados en otros estudios en fase III. Los pacientes tratados con IFL más bevacizumab en este estudio alcanzaron una TR y una ST mejores, en comparación con los tratados sólo con IFL. Los efectos adversos aumentaron tan sólo ligeramente con la adición del bevacizumab, en forma de hipertensión y de episodios poco frecuentes, de perforación intestinal. Otros estudios realizados con bevacizumab más FOLFIRI y FOLFOX, y combinaciones anti-

neoplásicas con capecitabina, han mostrado mejoras de la actividad de menor magnitud que la observada en el estudio realizado con IFL y bevacizumab, con efectos adversos similares a las pautas antineoplásicas basales. El ziv-aflibercept es una proteína de fusión que actúa como un señuelo del receptor del VEGF cuyos resultados son similares a los del bevacizumab. No obstante, se ha observado que los pacientes sufren una incidencia más elevada de cuadros de toxicidad frecuentes y el tratamiento resulta algo más caro. El ramucirumab, un anticuerpo anti-VEGF-2, cuenta con aprobación para usarse en el cáncer colorrectal combinado con FOLFIRI en un contexto de segunda línea.

   b. Anticuerpos anti-EGFR (cetuximab y panitumumab). Son dos anticuerpos monoclonales que actúan sobre el receptor del factor de crecimiento epidérmico (EGFR), y está autorizado su uso en el cáncer colorrectal avanzado resistente al tratamiento. En múltiples estudios se ha demostrado de manera convincente que las mutaciones de *KRAS* hacen que estos anticuerpos sean ineficaces en el cáncer colorrectal. En consecuencia, el cetuximab y el panitumumab sólo se deben utilizar en el cáncer colorrectal con *KRAS* de tipo natural. Ambos tienen actividad en monoterapia, con tasas de respuesta del 10 % al 15 % como tratamiento de tercera línea en tumores con *KRAS* de tipo natural. Además, es necesario incluir otras pruebas tumorales de las mutaciones activadoras de *RAS* en los exones 2, 3 y 4 de *KRAS* y *NRAS*, ya que estos pacientes no siempre resultan beneficiados y en realidad los tratamientos basados en los anticuerpos anti-EGFR pueden acabar por afectarlos más. Ahora, casi todas las instituciones tienen pruebas del panel tumoral del cáncer colorrectal para *BRAF, KRAS, HRAS* y *NRAS*.

   Como tratamiento de segunda línea, la combinación de cualquiera de estos anticuerpos con irinotecán es más activa que el irinotecán en monoterapia. Las combinaciones de ambos fármacos con FOLFOX y FOLFIRI como tratamiento de primera o de segunda línea aumentan la eficacia del tratamiento, en la TR y la SSP en el cáncer con KRAS de tipo natural en la mayoría de los estudios de fase III, aunque no en todos ellos. Cuando se comparó con FOLFIRI solo, la combinación de FOLFIRI + cetuximab aumentó la ST en un análisis de subgrupos no planificado en el cáncer colorrectal con *KRAS* de tipo natural.

   El cetuximab y panitumumab no deben combinarse con bevacizumab, porque en dos estudios de fase III independientes se observó peor evolución cuando se combinaban ambas clases de anticuerpos además de la quimioterapia.

   El cetuximab es un anticuerpo monoclonal quimérico y el panitumumab está totalmente humanizado. Ambos fármacos producen con frecuencia un exantema acneiforme y paroniquia en algunos pacientes, y la aparición de este exantema parece correlacionarse con el efecto beneficioso de los fármacos. Las reacciones anafilácticas son más frecuentes con cetuximab que con panitumumab.

   c. El **regorafenib** es un inhibidor oral de múltiples cinasas aprobado para usarse como producto oral en el tratamiento del cáncer colorrectal metastásico resistente al tratamiento. El regorafenib demostró mejorar la supervivencia promedio y recibió la aprobación de la FDA en 2012.

   d. La **trifluridina** y el **clorhidrato de tipiracilo** son una combinación de nucleósidos antitumorales que también mostraron mejorar la supervivencia promedio de pacientes con cáncer de colon metastásico resistente al tratamiento.

7. **FOLFOXIRI ± bevacizumab.** En un estudio que comparó una pauta de 5-FU e irinotecán con la administración conjunta de los tres antineoplásicos se observaron mejores resultados con la pauta FOLFOXIRI, entre ellos una mediana de supervivencia de 23 meses para los pacientes pertenecientes al grupo del estudio que recibió los tres fármacos, y una mayor tasa de resecciones hepáticas entre los pacientes etiquetados inicialmente como irresecables. También se estudió el agregado de bevacizumab a esta pauta y representa otra opción a considerar en el «tratamiento de conversión» de las lesiones potencialmente irresecables del cáncer

colorrectal en lesiones resecables. Éste también es una pauta a considerar en pacientes con mutaciones *BRAF*, las cuales exhiben una biología tumoral muy agresiva y una mediana de supervivencia desalentadora pese a su manejo agresivo.
8. **Monoterapia secuencial seriada frente a la quimioterapia combinada.** Dos estudios clínicos realizados en Europa, los estudios FOCUS y CAIRO, compararon la administración de monoterapia seriada frente a las combinaciones de fármacos. Aunque las tendencias se inclinaban a favor de las combinaciones, ninguno de los estudios logró demostrar que éstas ofrecieran una ventaja significativa sobre la monoterapia seriada. Sin embargo, las medianas de supervivencia fueron de 15-17 meses en todos los grupos de ambos estudios, que no pueden compararse con las medianas de supervivencia de casi 2 años observadas con la quimioterapia combinada. Además, la exposición a los tres antineoplásicos durante todo el tratamiento en caso de enfermedad avanzada se asocia a mejores resultados que el tratamiento menos intensivo.
9. **Quimioterapia de mantenimiento.** Con más opciones de quimioterapia disponibles para los pacientes con cáncer colorrectal metastásico y la concreción de los efectos neurotóxicos potenciales a largo plazo de las pautas de «inducción» inicial que contienen oxaliplatino, se produjo un cambio del paradigma de tratamiento con la evolución de las pautas de quimioterapia de mantenimiento. De manera típica, estas pautas incluyen un producto biológico con o sin un esquema central de quimioterapia y suelen ser menos tóxicas que las pautas de quimioterapia de inducción iniciales. La pauta de quimioterapia de mantenimiento clásico tuvo su origen en el llamado estudio CAIRO-3, que utilizó capecitabina con bevacizumab después de un tratamiento inicial de seis ciclos con una quimioterapia combinada de capecitabina y oxaliplatino junto con bevacizumab (CAPOX-B). Recientemente se ha explorado una combinación de bevacizumab con erlotinib que mostró ventajas en la mediana de supervivenvia. Sin embargo, esta última pauta todavía no puede considerarse como un método de quimioterapia de mantenimiento estándar (fig. 10-2).
10. **Inhibidores inmunitarios de los puntos de control.** Continúa en estudio el papel de la inmunoterapia con anticuerpos bloqueadores de la PD-1 en las enfermedades malignas colorrectales y otras gastrointestinales, y parece mostrar un beneficio significativo en tumores que se consideran deficientes en la RDFC o con IMS elevada, como ya se señaló. Pese a ello, estos tumores constituyen menos del 5% de los tumores en el contexto metastásico. No obstante, se recomienda efectuar las pruebas de IMS, y se alienta con mucho interés la participación en ensayos clínicos.
11. **Otros tratamientos y marcadores.** También se encuentran en estudio los tratamientos basados en anticuerpos frente a *HER2* en vista de que hasta el 4% de los tumores resistentes al tratamiento pueden tener sobreamplificación de *HER2*. Ésta puede ser otra opción de avance para los pacientes con cáncer colorrectal metastásico.
12. **Quimioterapia en pacientes con disfunción hepática.** Como el hígado es un sitio habitual de metástasis, no es raro encontrar pacientes con grados variables de disfunción hepática secundaria a un cáncer colorrectal metastasico. El empleo de la quimioterapia doble con FOLFOX con o sin un producto biológico representa un método estándar que se recomienda a pacientes que no son resistentes al tratamiento sistémico.
13. **Resumen de las recomendaciones sobre la quimioterapia en los pacientes con enfermedad avanzada.** Parece que el tratamiento antineoplásico combinado con irinotecán u oxaliplatino más FU/ácido folínico es mejor en cuanto a la ST que el tratamiento seriado con un solo fármaco. No hay datos claros a favor de las pautas FOLFOX, FOLFIRI o FOLFOXIRI como mejor tratamiento de primera línea. Sin embargo, la infusión prolongada de 5-FU parece tolerarse mejor que el 5-FU en embolada, y generalmente no se recomienda el uso de la pauta IFL. Los perfiles de toxicidad las dos pautas regímenes son diferentes, de manera que la pauta FOLFOX produce más neutropenia y neuropatía y FOLFIRI más

toxicidad digestiva y alopecia; debe tenerse en consideración el perfil de efectos adversos cuando se elige un tratamiento de manera individualizada. La capecitabina se puede sustituir por una infusión de 5-FU combinado con oxaliplatino, con un resultado similar. La superposición de la toxicidad gastrointestinal de la capecitabina y el irinotecán limita la combinación de estos dos fármacos.

En Estados Unidos la mayoría de los oncólogos tienden a iniciar el tratamiento con FOLFOX o FOLFIRI más bevacizumab, como tratamiento de primera línea. En pacientes considerados todo *RAS* de tipo natural, los ensayos comparativos de quimioterapia con anti-VEGF frente a quimioterapia con tratamientos basados en anti-EGFR no han mostrado diferencias generales significativas. La elección de un producto biológico para añadirlo a la quimioterapia puede hacerse basados en factores relacionados con el paciente y en las preferencias del médico. Si se utiliza FOLFOX como eje central de la quimioterapia, el oxaliplatino debe suspenderse tan pronto como aparezca la neurotoxicidad (o incluso antes). Podría considerarse la posibilidad de cambiar a métodos de «quimioterapia de mantenimiento» como se señala antes. Después se puede continuar el tratamiento con 5-FU/LV (o capecitabina) más bevacizumab hasta la progresión. De acuerdo con el estado *RAS/RAF*, podría implementarse un cambio a un tratamiento basado en anti-EGFR o continuar con el bevacizumab más allá de la progresión con un esquema central de quimioterapia diferente.

En pacientes seleccionados que precisan una disminución del tamaño anatómico del tumor como prerrequisito para la resección de metástasis hepáticas se puede plantear el tratamiento con FOLFOXIRI con o sin bevacizumab o una combinación de quimioterapia doble con anticuerpos anti-EGFR (en cánceres con KRAS de tipo natural).

Recientes análisis conjuntos han indicado que los pacientes mayores de 70 años y los que tienen un estado general de 2 pueden tolerar el tratamiento combinado, y beneficiarse de ella, de manera similar a los pacientes más jóvenes y los que están asintomáticos.

CÁNCER ANAL

I. EPIDEMIOLOGÍA Y ETIOLOGÍA

A. **Incidencia.** Las neoplasias malignas anales constituyen del 1% al 2% de los tumores del intestino grueso y en Estados Unidos se diagnostican 8 000 casos nuevos anualmente. El cáncer del conducto anal se observa con mayor frecuencia en pacientes de 50-60 años, y es más habitual entre las mujeres que en los hombres (cociente mujeres:hombres de 2:1). El cáncer del margen anal es más frecuente en hombres. El tratamiento con quimiorradiación definitiva por adelantado de los pacientes con enfermedad avanzada todavía se considera curativo. Es importante realizar el seguimiento después de este procedimiento ya que, si se produce una recaída, todavía se cuenta con la cirugía con intento de curación.

B. **Etiología.** En la mayoría de los pacientes con carcinoma anal, el VPH parece desempeñar un factor etiológico.

1. **Fármacos infecciosos.** El VPH, particularmente los tipos 16 y 18, es uno de los principales sospechosos como fármaco etiológico del cáncer anal. En más del 70% de los tejidos tumorales se demuestra la presencia de ADN de VPH mediante las técnicas de reacción en cadena de la polimerasa. Una proteína producida por el VPH, la proteína E6, inactiva el gen supresor tumoral *p53*. La presencia de condilomas acuminados aumenta el riesgo relativo unas 30 veces.

    Aunque se ha sugerido que el virus de la inmunodeficiencia humana (VIH) pudiera considerarse un factor etiológico, los tumores anales son extremadamente poco frecuentes en los consumidores de drogas por vía i.v. El riesgo relativo en los homosexuales con síndrome de inmunodeficiencia adquirida (SIDA) es de 84, y en los heterosexuales con SIDA de 38. Otras infecciones asociadas son las causadas por el virus del herpes simple de tipo 2, la infección por *Chlamydia trachomatis* en las mujeres y la gonorrea en los hombres.

2. **Enfermedades asociadas al cáncer anal.** Entre ellas se encuentran el SIDA, la irradiación previa, fístulas y fisuras anales, inflamación local crónica, hemorroides, enfermedad de Crohn, el linfogranuloma venéreo, los condilomas acuminados, el carcinoma de cuello uterino y el carcinoma de vulva. El riesgo relativo de aparición de cáncer anal tras un diagnóstico de SIDA es del 63%. La actividad sexual, particularmente con múltiples parejas, se asocia a un aumento del riesgo de cáncer del conducto anal.
3. **Inmunodepresión.** Los receptores de trasplantes renales muestran 100 veces más tumores anogenitales.
4. El **tabaquismo** se asocia a un aumento del riesgo de cáncer anal de ocho veces.
5. **En los hombres (pero no en las mujeres) el papel receptor durante un coito anal** se asocia enormemente al cáncer anal, con un cociente de riesgo de 33. Los estudios han demostrado que la incidencia de cáncer anal (carcinomas epidermoide y de células transicionales) es 6 veces mayor entre los hombres solteros que en los casados. Las mujeres solteras, sin embargo, no muestran un riesgo mayor.

II. ANATOMÍA PATOLÓGICA Y EVOLUCIÓN NATURAL

A. **Anatomía.** El conducto anal es una estructura tubular de 3-4 cm de longitud. La unión entre el conducto anal y la piel perineal se conoce como *margen externo del ano* (línea de Hilton). La línea pectínea se localiza en el centro del conducto anal.

El conducto anal está tapizado por epitelio cilíndrico en su parte superior, y epitelio escamoso queratinizado y no queratinizado en su parte inferior. El epitelio intermedio (también denominado epitelio transicional o cloacógeno, similar al epitelio vesical) tapiza una zona media (0.5-1 cm de longitud) que corresponde a la línea pectínea. Los tumores anales parecen originarse cerca de la unión mucocutánea, y crecen hacia arriba, por el recto y el tejido circundante, y hacia abajo, hasta el tejido perineal.

B. **Linfáticos.** Algunos de los linfáticos superiores del ano se comunican con los de la ámpula rectal que conducen a los ganglios linfáticos sacros, mesocólicos superiores y paraórticos. Los linfáticos inferiores comunican con los del perineo, los cuales se dirigen hacia los ganglios linfáticos inguinales superficiales. De todos los pacientes sometidos a una RAP, del 25% al 35% muestra metástasis en los ganglios linfáticos pélvicos.

C. **Histología.** El carcinoma epidermoide constituye el 63% de los casos; el carcinoma de células transicionales el 23% y el adenocarcinoma mucinoso el 7% (a menudo con múltiples trayectos fistulosos). El carcinoma basocelular (2%) puede curarse por escisión local o mediante radiación. La enfermedad de Paget (2%) es una neoplasia maligna de la porción intraepidérmica de las glándulas apocrinas. El melanoma maligno (2%) suele iniciarse en la línea pectínea y progresa como una o múltiples masas polipoideas; el pronóstico es malo y depende del tamaño del tumor y de la profundidad de la invasión. Otras formas son el carcinoma microcítico (poco frecuente, pero enormemente agresivo), el carcinoma verrugoso (una neoplasia polipoidea estrechamente relacionada con los condilomas acuminados gigantes), la enfermedad de Bowen, el rabdomiosarcoma embrionario (en lactantes y niños) y el linfoma (en pacientes con sida).

III. DIAGNÓSTICO

A. **Síntomas.** Se produce hemorragia en el 50% de los pacientes, dolor en el 40%, sensación de masa en el 25% y prurito en el 15%. Alrededor del 25% de los pacientes no muestra síntomas.

B. **Exploración física.** Debe incluir un tacto anorrectal, anoscopia, rectoscopia, EE (si se dispone de ella) y palpación de los ganglios linfáticos inguinales. En los pacientes con dolor intenso y espasmo anal puede que sea necesario realizar la exploración anorrectal con sedación o anestesia general.

C. **Biopsia.** La biopsia por incisión es necesaria y preferible para confirmar el diagnóstico. Debe evitarse la biopsia por escisión. Deben biopsiarse los ganglios linfáticos inguinales que despierten sospechas para diferenciar una afectación inflamatoria de la metastásica. La punción con aspiración de estos ganglios puede establecer el diagnóstico; si la aspiración es negativa debe realizarse una biopsia quirúrgica.

D. **La evaluación para la estadificación** debe incluir exploración física, una radiografía de tórax y una determinación de PFH. La TC pélvica y EE del conducto anal pueden ser útiles. Cada vez se emplean más los estudios de RM y de TEP/TC para documentar la extensión de la enfermedad. La prueba del VIH está indicada cuando lo justifiquen los factores de riesgo del paciente concreto.

IV. ESTADIFICACIÓN Y FACTORES PRONÓSTICO

A. **Detección sistemática.** Consulte el atlas actual del AJCC *Cancer Staging* para el sistema de estadificación TNM. Los tumores de margen anal se muestran como cáncer de piel.

B. **Factores pronóstico**
1. **Estadio TNM.** Los pacientes con Tis tienden a progresar hacia estadios superiores y a mostrar una amplia extensión superficial de la enfermedad, fundamentalmente en los pacientes positivos para el VIH. Los pacientes con estadio T1 (lesiones de menos de 2 cm de diámetro) tienen un pronóstico significativamente mejor que aquellos con lesiones de mayor tamaño. Las tasas de supervivencia a los 5 años son > 80 % en los pacientes con neoplasias T1 y T2 y del < 20 % en los que muestran neoplasias T3 y T4. La supervivencia es baja, incluso si el tratamiento es agresivo, en las lesiones de más de 6-10 cm de diámetro. En un análisis multifactorial, el estadio T fue el único factor pronóstico independiente significativo en las neoplasias anales. Las metástasis en los ganglios linfáticos también conllevan un mal pronóstico. Las neoplasias del conducto anal tienden a permanecer localizadas regionalmente, y se observan metástasis a distancia en < 10 % de los casos.
2. **Otros factores**
    a. **Histología.** No se ha observado que el tipo histológico (transicional frente a epidermoide) sea importante para el pronóstico. El carcinoma queratinizante se asocia a un mejor pronóstico que los tumores no queratinizantes. Los pacientes con carcinoma mucoepidermoide y carcinoma microcítico anaplásico tienen un mal pronóstico.
    b. **Síntomas.** Los pacientes asintomáticos evolucionan mejor que los que muestran síntomas; estos últimos suelen estar relacionados con el tamaño del tumor.
    c. **Diferenciación tumoral.** Los pacientes con tumores bien diferenciados tienen una mayor tasa de supervivencia a 5 años que los pacientes con tumores poco diferenciados (75 % frente a 25 %, respectivamente).

V. PREVENCIÓN Y DETECCIÓN PRECOZ

A. **La detección precoz** depende de que el paciente y el médico sean conscientes de la enfermedad, de la presencia de factores de riesgo y del análisis histológico de todas las muestras quirúrgicas, incluso las que se obtienen mediante cirugía anorrectal menor. En los pacientes con un riesgo elevado puede estar indicada la realización de una anoscopia anual. En las pacientes con cáncer de cuello uterino y vulvar debe realizarse la exploración anal de forma sistemática.

B. **Vacuna frente al VPH.** Los resultados alentadores del empleo de la vacunación frente al VPH en grupos de alto riesgo llevó a recomendar el uso de vacunas frente al VPH tetravalentes o 9-valentes tanto en varones como en mujeres para prevenir el cáncer anal y sus lesiones precursoras. Lo ideal es que este tratamiento se administre antes de que las personas inicien su actividad sexual y se expongan al VPH (11 a 12 años). Es probable que, en el tiempo, estas medidas contribuyan a reducir las cifras de cáncer anal.

VI. TRATAMIENTO

Los tumores pequeños del margen anal externo o del conducto anal (< 2 cm) pueden curarse, en el 80 % de los casos, mediante escisión simple con márgenes de 1 cm; tras una recurrencia local la curación es posible mediante la repetición de la escisión local. Para los tumores Tis suele utilizarse un método derivado de la cirugía de Mohs, en que se rebana el tejido afectado y un anatomopatólogo lo examina junto al enfermo hasta que se obtienen bordes negativos. La quimioterapia combinada y la RT son las principales modalidades terapéuticas en el carcinoma más avanzado del margen anal externo o del conducto anal. La RAP se utiliza actualmente como tratamiento de rescate en la afección resistente a la quimiorradioterapia (en aquellos pacientes que no responden o que recurrencian tras una respuesta completa) y en los pacientes con incontinencia fecal cuando se manifiesta la enfermedad. Teniendo en cuenta la poca frecuencia del cáncer del conducto anal, se han logrado grandes avances gracias a diversos estudios clínicos aleatorizados y el tratamiento habitual ha pasado desde la cirugía, en la que la colostomía era sistemáticamente necesaria como método inicial, a la quimiorradioterapia combinada, lo que ha dejado a la cirugía como último recurso.

A. **La quimiorradioterapia combinada** es el tratamiento primario de elección del carcinoma anal. Al compararse con la cirugía, esta combinación ha conseguido tasas superiores de control local y de supervivencia (82 %), además de conservar la función anal. La administración de RT en dosis elevadas redujo la incidencia del carcinoma persistente y eliminó la necesidad de realizar una linfadenectomía quirúrgica. Siguen suscitando controversia la dosis de radiación, el número de ciclos de quimioterapia que se necesitan para mejorar la tasa de control local y el papel (si es que lo tiene) de la reestadificación con métodos invasores tras completar el tratamiento.

1. **Tratamiento primario.** La RT externa parece dar mejores resultados que los implantes intersticiales. No parece que sean necesarias dosis de RT $> 5\,000$ cGy. El uso de mitomicina C más 5-FU con RT es superior al uso de 5-FU solo con RT tras 4 años de mediana de seguimiento, con respecto a la supervivencia sin colostomía (71 % frente a 59 %), el control locorregional (82 % frente a 64 %) y la supervivencia sin signos de enfermedad (73 % frente a 51 %). La combinación de estos dos fármacos cuando se administran simultáneamente con la RT proporciona mejores resultados que la RT sola. Las pautas de RT varían según los centros; el 5-FU se administra en infusión i.v. continua en ambos casos. Dos pautas que han sido útiles son:

    a. **Radiation Therapy Oncology Group (RTOG)**
    Mitomicina C: 10 mg/m^2 en embolada i.v. (día 2)
    5-FU: 1 000 (mg/m^2)/24 h en infusión i.v. continua (días 2-4, y días 28-32)
    RT: 170 cGy/día entre los días 1 y 28
    Dosis total de RT: de 4 500 cGy a 5 000 cGy

    b. **National Tumor Institute (Milán)**
    Mitomicina C: 15 mg/m^2 en embolada i.v. (día 1)
    5-FU: 750 (mg/m^2)/24 hs en infusión i.v. continua (días 1-5)
    RT: 180 cGy/día durante 4 semanas con un descanso de 2 semanas
    Dosis total de RT: 5 400 cGy (en pacientes con enfermedad localmente avanzada la dosis de refuerzo aumenta, pero el total no supera los 6 000 cGy)

2. **Tratamiento de seguimiento.** Según el control tumoral y de los efectos adversos del tratamiento, se administran ciclos adicionales de 6 semanas de quimioterapia con mitomicina C y 5-FU. Los pacientes se examinan con imágenes (TEP/TC frente a RM) además de exámenes digitales y de anoscopia a intervalos de 3 meses durante el primer año y a intervalos de 6 meses de allí en más. Se practica la RAP en el caso del carcinoma demostrado por biopsia durante el periodo de seguimiento. La quimioterapia de segunda línea con 5-FU más cisplatino y la RAP son métodos de rescate con potencial curativo después de la recaída. La mielosupresión puede ser significativa con el uso de mitomicina y 5-FU. La púrpura trombocitopénica trombótica es un importante efecto colateral a tener en mente en pacientes que reciben mitomicina. En algunos estudios, se ha informado que se sitúa entre el 4 % y el 15 %.

B. **Cirugía como tratamiento único.** En los tumores discretos y superficiales del margen anal, escisión amplia y de grosor completo es un tratamiento suficiente, y consigue una tasa de supervivencia a los 5 años del 80 %, salvo que el tumor sea grande y profundo. La RAP de la parte anorrectal, como tratamiento exclusivo en los tumores del conducto anal y los tumores de gran tamaño del margen anal, logra una tasa de supervivencia a los 5 años de sólo el 55 %.

C. **Seguimiento.** Resulta especialmente importante el seguimiento de los pacientes con cáncer anal cada 3 meses mediante tacto rectal, anoscopia o rectoscopia y biopsia de las lesiones sospechosas, durante los primeros 3 años tras el tratamiento inicial, ya que el tratamiento de rescate puede ser curativo.

CÁNCER DE PÁNCREAS

I. EPIDEMIOLOGÍA Y ETIOLOGÍA

A. **Incidencia.** En Estados Unidos, la incidencia del cáncer de páncreas se ha mantenido estable durante varias décadas. En este país se diagnosticaron en 2016 unos 53 070 nuevos casos, y se producen unos 41 000 fallecimientos por esta causa, lo que lo convierte en la tercera en importancia en cuanto a fallecimientos por cáncer en Estados Unidos. La enfermedad muestra un cociente hombre:mujer de 1:1, con una media de edad de 70 años en el momento del diagnóstico. La supervivencia es muy corta y sólo alrededor de 5 % de los individuos sigue vivo a los 5 años. El control de las bases de datos institucionales revela que incluso en los pacientes que se someten a una resección quirúrgica inicial, la supervivencia a los 10 años es < 10 % pese a los avances que experimentó el tratamiento en el transcurso de los años.

B. **Etiología y factores de riesgo.** Se desconoce la causa del adenocarcinoma pancreático, pero varios factores muestran una ligera asociación con su aparición.

1. El **consumo de cigarrillos** es un factor de riesgo de cáncer de páncreas observado con frecuencia, con un riesgo relativo de al menos 1.5. El peligro riesgo aumenta al hacerlo la duración y la magnitud del consumo de cigarrillos. El desencadenante de la transformación maligna riesgo se atribuye a las nitrosaminas específicas del tabaco.
2. **Dieta.** Un consumo elevado de grasa, carne o ambas cosas se asocia a un mayor riesgo, y el consumo de frutas y verduras frescas parece tener un efecto protector.
3. **Gastrectomía parcial.** Parece estar relacionada con una incidencia de cáncer de páncreas entre 2 y 5 veces mayor que la esperada al cabo de 15-20 años. Se ha propuesto la mayor formación de compuestos *N*-nitroso por bacterias que producen nitrato reductasa y que proliferan en un estómago con una acidez escasa como causa de la mayor incidencia de cáncer gástrico y pancreático tras la gastrectomía parcial.
4. La **colecistocinina** es la principal hormona que causa el crecimiento de células pancreáticas exocrinas; otras son el factor de crecimiento epidérmico y factores de crecimiento afines a la insulina. Se ha inducido cáncer de páncreas experimentalmente mediante el reflujo duodenogástrico prolongado, que se asocia a un aumento de las concentraciones de colecistocinina. Algunos datos clínicos señalan que la colecistectomía, que también aumenta las concentraciones de colecistocinina circulante y que, puede aumentar el riesgo de aparición del cáncer de páncreas.
5. **Diabetes mellitus.** Puede ser una manifestación de cáncer de páncreas o un factor predisponente. Se observa en el 13 % de los pacientes con esta neoplasia, y sólo en el 2 % de los testigos. La diabetes mellitus que aparece en pacientes con cáncer de páncreas puede caracterizarse por una resistencia importante a la insulina, que se modera tras la extirpación del tumor. El polipéptido amiloide de los islotes, un factor hormonal secretado por células pancreáticas B, disminuye la sensibilidad a la insulina *in vivo* y la síntesis de glucógeno *in vitro,* y puede encontrarse en concentraciones elevadas en aquellos pacientes con cáncer de páncreas que sufren diabetes.
6. La **pancreatitis crónica y hereditaria** se asocia al cáncer de páncreas. La pancreatitis crónica se asocia a un riesgo 15 veces mayor de sufrir esta neoplasia.
7. **Sustancias tóxicas.** La exposición laboral a 2-naftilamina, bencidina y derivados de la gasolina se asocia a un riesgo 5 veces mayor de sufrir cáncer de páncreas. La exposición prolongada al DDT y a dos de sus derivados (etilán y DDD) se asocia a un riesgo 4-7 veces mayor de sufrir esta neoplasia.

8. **Nivel socioeconómico.** El cáncer de páncreas se observa con una frecuencia ligeramente superior en poblaciones con un nivel socioeconómico inferior.
9. **Café.** El análisis de 30 estudios epidemiológicos demostró que sólo un estudio de casos y testigos, y ninguno de los estudios prospectivos han confirmado una asociación estadísticamente significativa entre el consumo de café y el cáncer de páncreas.
10. **Trombosis venosa profunda idiopática.** Se relaciona estadísticamente con la aparición posterior de carcinomas mucinosos (entre ellos, el cáncer de páncreas), especialmente en aquellos pacientes en los que la trombosis venosa se repite durante el periodo de seguimiento.
11. **Dermatomiositis y polimiositis.** Son síndromes paraneoplásicos que se asocian al cáncer de páncreas y a otras neoplasias.
12. **Amigdalectomía.** Se ha demostrado que es un factor protector frente a la aparición del cáncer de páncreas, una observación también descrita en otras neoplasias.
13. **Cáncer de páncreas familiar.** Se calcula que el 3 % de las neoplasias pancreáticas está relacionado con una predisposición hereditaria a la enfermedad. Las mutaciones en la línea germinal se han identificado en unos pocos genes de cáncer conocidos, como los genes de susceptibilidad al cáncer de mama (en especial *BRCA-2*), que aumenta de modo significativo el riesgo de desarrollar cáncer pancreático, sobre todo en los años iniciales de la vida. Pese a ello, no existe un consenso claro sobre el empleo de la detección en los individuos que son portadores de estas mutaciones en la línea germinal. Además, los sujetos que se identifican con estas alteraciones moleculares no siempre tienen antecedentes familiares. En particular, la consulta y la detección genética deben tomarse en cuenta en los pacientes más jóvenes y en aquellos que muestran antecedentes familiares de cáncer de mama, ovario o de próstata temprano.

II. ANATOMÍA PATOLÓGICA

A. **Los tumores malignos primarios** del páncreas afectan al parénquima exocrino o a las células endocrinas de los islotes. Los tumores no epiteliales (sarcomas y linfomas) son poco frecuentes. El adenocarcinoma ductal constituye hasta del 75 % al 90 % de las neoplásicas pancreáticas malignas: el 57 % se observa en la cabeza del páncreas, el 9 % en el cuerpo, 8 % en la cola, 6 % en localizaciones superpuestas y 20 % en sublocalizaciones anatómicas desconocidas. Algunas variantes poco frecuentes, pero razonablemente caracterizadas, del cáncer de páncreas son los carcinomas adenoescamosos, oncocíticos, células claras, células gigantes, en anillo de sello, mucinoso y anaplásico. Los carcinomas anaplásicos suelen afectar al cuerpo y la cola del páncreas, en lugar de afectar a la cabeza de éste. Se han comunicado casos de carcinoma epidermoide puro (una variante del carcinoma adenoescamoso) que, probablemente estén asociados a la hipercalcemia. Los cistoadenocarcinomas tienen una evolución lenta, y pueden permanecer localizados durante muchos años. El cáncer de la ámpula (que tiene un pronóstico significativamente mejor), duodenal y de la parte distal del colédoco pueden resultar difíciles de distinguir del adenocarcinoma pancreático.
B. **Tumores metastásicos.** Los estudios necrópsicos demuestran que por cada tumor primario de páncreas se encuentran cuatro tumores metastásicos. Los tumores de origen más frecuentes son de mama, pulmón, melanoma cutáneo y linfoma no Hodgkin.
C. **Alteraciones genéticas.** Se han encontrado genes *c-K-RAS* mutantes en cerca del 95 % de todas las muestras de carcinoma pancreático humano y sus metástasis. Cada vez se reconocen más las mutaciones en otras proteínas reparadoras de la falta de correspondencia en el ADN y en genes supresores tumorales como *BRCA-1/2, PALB-2 y ATM* y representan alrededor del 15 % al 20 % de los casos.

III. DIAGNÓSTICO

A. **Síntomas.** La mayoría de los pacientes con cáncer de páncreas tiene síntomas en el momento de realizarse el diagnóstico. Los síntomas iniciales predominantes son:

dolor abdominal (80%), anorexia (65%), pérdida de peso (60%), saciedad precoz (60%), xerostomía y problemas del sueño (55%), ictericia (50%), cansancio con facilidad (45%), debilidad, náuseas o estreñimiento (40%), depresión (40%), dispepsia (35%), vómitos (30%), ronquera (25%), alteración del gusto, meteorismo o eructos (25%), disnea, mareo o edema (20%), tos, diarrea por malabsorción de grasas, hipo o prurito (15%), y disfagia (5%).
B. **Manifestaciones clínicas.** Cuando acuden a la consulta, los pacientes con cáncer de páncreas muestran: caquexia (44%), concentración de albúmina plasmática < 3.5 g/dL (35%), masa abdominal palpable (35%), ascitis (25%) o linfadenopatía supraclavicular (5%). Se observan metástasis en al menos un órgano principal en el 65% de los pacientes, en el hígado en el 45%, en los pulmones en el 30% y en los huesos en el 3%. Los carcinomas de la parte distal del páncreas no producen ictericia hasta que causan metástasis y pueden no producir dolor hasta que la enfermedad está avanzada. En ocasiones la primera manifestación de un cáncer de páncreas es una pancreatitis aguda.
C. **Síndromes paraneoplásicos.** El síndrome de paniculitis-artritis-eosinofilia que se observa con el cáncer de páncreas parece deberse a la liberación de lipasa desde el tumor. También se ha documentado la asociación al cáncer de páncreas de la dermatomiositis, polimiositis, síndrome de Trousseau recurrente o trombosis venosa profunda idiopática, y el síndrome de Cushing.
D. **Estudios para el diagnóstico**
  1. **Ecografía.** La ecografía abdominal es adecuada desde el punto de vista técnico en el 60% al 90% de los pacientes; no se trata de un procedimiento cruento y, además, es inocua y barata. Puede detectar masas pancreáticas de tan sólo 2 cm, dilatación del conducto pancreático y de las vías biliares, metástasis hepáticas y diseminación extrapancreática. La ecografía intraoperatoria facilita la biopsia quirúrgica y puede detectar metástasis hepáticas no sospechadas en el 50% de los pacientes.
  2. La **TC** depende menos del técnico que la ecografía y no está limitada por órganos abdominales que contienen aire, como esta última. Se prefiere la TC a la ecografía por su mayor capacidad para demostrar la invasión retroperitoneal y la presencia de linfadenopatías. Para que sea visible, un tumor pancreático debe medir al menos 2 cm de diámetro. La *TC dinámica* con infusión continua de contraste i.v. (protocolo pancreas) es la mejor prueba para evaluar el tamaño del tumor y su extensión. Al menos el 20% de los tumores de páncreas considerados resecables pueden no detectarse mediante TC.
  3. **RM.** No se ha demostrado que proporcione mejores resultados que la TC en cuanto a la estadificación del cáncer de páncreas.
  4. **Colangiopancreatografía retrógrada endoscópica (CPRE).** Se trata de la prueba principal para el diagnóstico diferencial de los tumores de la unión pancreatobiliar, el 85% de los cuales se origina en el páncreas (cerca de un 5% en cada uno de las siguientes zonas: parte distal del colédoco, ámpula y duodeno). El carcinoma ampular y duodenal suele poder verse (y se puede realizar la biopsia) mediante CPRE. La pancreatografía muestra típicamente el conducto pancreático englobado u obstruido por el carcinoma en el 97% de los casos.
  Puede resultar difícil distinguir entre el cáncer de páncreas y la pancreatitis crónica, ya que ambos comparten características clínicas y radiológicas. La estenosis del conducto pancreático no suele ser mayor de 5 mm en la pancreatitis crónica; si la estenosis supera los 10 mm (especialmente, si es irregular) indica un cáncer de páncreas. Se ha comunicado que el estudio citológico de muestras de jugo pancreático obtenido durante la CPRE con estimulación de secretina resulta muy específico para el diagnóstico de carcinoma y muestra una sensibilidad del 85%. La biopsia mediante cepillado de la estenosis pancreática (cuando es posible) aumenta el rendimiento diagnóstico.
  5. **EE.** Algunos estudios prospectivos demostraron que la EE es más precisa que la ecografía habitual, la TC y la CPRE para el diagnóstico, la estadificación y predicción de la resecabilidad de los tumores pancreáticos. La EE detectó el 100%

de las lesiones malignas de <3 cm, mientras que la angiografía, la TC y ecografía fueron poco útiles para estas pequeñas lesiones. La EE puede detectar tumores de menos de 2 cm; la CPRE no. La información adicional obtenida con la EE ha producido un cambio importante en el tratamiento de un tercio de los pacientes, y ha contribuido a las decisiones clínicas en el 75% de los pacientes.

Las limitaciones actuales de la EE son: un intervalo focal óptimo corto de sólo 4 cm, la imposibilidad de diferenciar con fiabilidad la pancreatitis crónica focal del carcinoma y la incapacidad para diferenciar la linfadenitis crónica de la afectación metastásica de los ganglios linfáticos. La posibilidad de biopsiar ganglios linfáticos mediante la EE permite la evaluación de éstos en busca de afectación neoplásica en algunos casos.

6. **Citología mediante punción y aspiración con aguja fina por vía percutánea.** Se trata de un procedimiento inocuo y fiable (con una sensibilidad del 55% al 95% y ningún resultado falsamente positivo) para el diagnóstico del cáncer de páncreas. Debe realizarse para obtener la confirmación histológica en todos los pacientes con una neoplasia irresecable o metastásica, salvo que se planifique una intervención quirúrgica paliativa. La citología mediante aspiración con aguja diferencia el adenocarcinoma de los insulinomas, los linfomas y los tumores quísticos del páncreas, lo que permite que el tratamiento se ajuste al diagnóstico específico en cada uno de los casos.

Los inconvenientes de la biopsia por aspiración percutánea son la posible diseminación del tumor a lo largo del trayecto de la aguja, la posibilidad de aumentar la diseminación intraperitoneal, y los resultados negativos de la biopsia, que no descartan un diagnóstico de malignidad. Además, mediante esta técnica es más probable que se pase por alto el diagnóstico de tumores incipientes y de menor tamaño.

7. **Angiografía.** Constituye un método excelente para valorar la afectación vascular importante, aunque no resulta útil para determinar el tamaño y localización del tumor (el cáncer de páncreas está poco vascularizado). En la mayoría de los casos la TC helicoidal con la administración adecuada de contraste por vía intravenosa permite valorar la resecabilidad antes de la cirugía.

8. **Laparoscopia.** Puede demostrar la afectación extrapancreática en el 40% de los pacientes sin lesiones demostrables en la TC.

9. **Marcadores tumorales.** Ninguno de los marcadores séricos disponibles tiene la suficiente sensibilidad o especificidad para considerarse fiable en la detección sistemática del cáncer de páncreas. **CA 19-9.** Se utiliza ampliamente para el diagnóstico y el seguimiento de los pacientes con cáncer de páncreas, pero no es específico del mismo. Algunos estudios muestran los niveles reales de CA-19-9 para ser predictivos de enfermedad avanzada al momento del diagnóstico y la caída real del marcador con tratamiento puede predecir supervivencia en una proporción seleccionada de pacientes. Existe una gran cantidad de variaciones en este biomarcador, y hay pacientes con enfermedad avanzada que tienen niveles de CA-19-9 indetectables (los «no productores»).

IV. ESTADIFICACIÓN Y FACTORES PRONÓSTICO

A. **Detección sistemática.** Consulte el atlas actual del AJCC *Cancer Staging* para el sistema de estadificación TNM. La distinción más importante a efectuar en los pacientes con cáncer pancreático es si es metastásico o no metastásico y, en estos últimos, si es resecable o no resecable.

B. **Evaluación prequirúrgica.** La identificación de pacientes con tumores pancreáticos irresecables o con metástasis o, con afectación vascular ahorraría una intervención quirúrgica importante. La mortalidad y la morbilidad quirúrgicas en la cirugía pancreática siguen siendo elevadas, salvo en centros especializados. Los modernos métodos de diagnóstico han reducido las laparotomías innecesarias del 30% al 5%, y han aumentado del 5% al 20% la tasa de resecabilidad en pacientes con tumores considerados inicialmente resecables según las imágenes prequirúrgicas. La precisión en la determinación de la resecabilidad antes de la exploración se ha hecho cada vez más importante, a causa de la necesidad de una descompresión eficaz de la obstrucción biliar mediante endoscopia para aliviar la ictericia obstructiva sin necesidad de una laparotomía.

La TC, angiografía y laparoscopia valoran aspectos diferentes de la resecabilidad y son complementarias. En general, si uno de estos estudios indica que existe una invasión vascular o diseminación local o regional, la tasa de resecabilidad es de alrededor del 5 %, mientras que si todos son negativos la tasa de resecabilidad es del 78 %. La afectación ganglionar macroscópica suele asociarse a otros signos de irresecabilidad y puede identificarse mediante TC o EE.

C. **Factores pronóstico.** Menos del 20 % de los pacientes con adenocarcinoma de páncreas sobrevive al primer año y sólo el 5 % permanece con vida 5 años tras el diagnóstico.
 1. **Enfermedad resecable.** La tasa de supervivencia a los 5 años de los pacientes con tumores extirpados es baja; los valores documentados oscilan entre el 3 % y el 25 %. La supervivencia a los 5 años es del 30 % en los pacientes con tumores pequeños (≤ 2 cm de diámetro), del 35 % en los pacientes sin tumor residual o en aquellos en los que no se necesitó una disección de vasos importantes, y del 53 % en los pacientes sin metástasis ganglionares.
 2. **Enfermedad irresecable o metastásica.** La mediana de supervivencia de los pacientes con una afección de este tipo es de 2 a 6 meses. El estado general y la presencia de cuatro síntomas (disnea, anorexia, pérdida de peso y xerostomía) parecen influir en la supervivencia; los pacientes con mejor estado general y menor número de síntomas son los que viven durante más tiempo. Con la llegada de pautas de quimioterapia más efectivas, la supervivencia mediana de los ensayos clínicos se incrementó en cerca de 9 meses con las pautas de quimioterapia doble (gemcitabina/nab-paclitaxel) y alrededor de 11 meses con una pauta de quimioterapia triple (FOLFIRINOX).

V. TRATAMIENTO

A. **Cirugía.** Tan sólo del 5 % al 20 % de los pacientes con cáncer de páncreas el tumor es resecable en el momento de la presentación.
 1. **Procedimientos quirúrgicos**
    a. La **resección pancreaticoduodenal** (procedimiento de Whipple o una modificación del mismo) constituye la intervención habitual. Esto implica que sólo el cáncer que afecta a la cabeza del páncreas es resecable.
    b. **Una variación del procedimiento de Whipple que conserva el píloro** es una intervención que se utiliza habitualmente en Estados Unidos, en parte porque ha logrado una reducción importante del síndrome posgastrectomía sin disminución de la supervivencia.
    c. **Un procedimiento de Whipple ampliado,** con una disección ganglionar más extensa, se utiliza fundamentalmente en Japón, aunque no ha sido aceptado ampliamente en Estados Unidos, debido a su mayor morbilidad y a la ausencia de datos de estudios aleatorizados que indiquen que el procedimiento consigue una mayor supervivencia de los pacientes.
    d. La **pancreatectomía regional** no proporciona mejores resultados en cuanto a la supervivencia que el procedimiento de Whipple convencional.
    e. La **pancreatectomía total** produce insuficiencia exocrina y diabetes mellitus lábil, y sólo debe realizarse cuando es necesario lograr unos bordes quirúrgicos limpios.
 2. **Mortalidad y morbilidad quirúrgicas.** La tasa de mortalidad periquirúrgica en la resección pancreática es < 5 % cuando la intervención la realizan cirujanos con experiencia. En el ámbito nacional, sin embargo, la mortalidad quirúrgica es de alrededor del 18 %. La incidencia de complicaciones graves es del 20 % al 35 %, y comprende: sepsis, formación de abscesos, hemorragia, y fístulas pancreáticas y biliares.

3. El **alivio de la ictericia obstructiva mediante una derivación biliar quirúrgica** (colecistoyeyunostomía o coledocoyeyunostomía) resulta eficaz, pero el tiempo de supervivencia promedio es de 5 meses y la tasa de mortalidad postoperatoria en grandes series agrupadas es del 20%. Puede aliviarse la ictericia por vía endoscópica, mediante la colocación de endoprótesis, con una tasa de éxito de hasta el 85%, una mortalidad relacionada con el procedimiento del 1% al 2% y una reducción importante de la duración de la hospitalización y la recuperación, en comparación con la cirugía paliativa. En los estudios aleatorizados no se observó diferencia alguna entre la colocación endoscópica de endoprótesis y la derivación quirúrgica en cuanto a la supervivencia, pero los pacientes tratados con la primera necesitaron reingresos más frecuentes por obstrucción de la misma, ictericia recurrente y colangitis.

B. **Tratamiento posquirúrgico.** Parece ser un método razonable tras una resección tumoral curativa.
  1. **Quimioterapia.** Algunos estudios clínicos anteriores sobre los posibles beneficios de la quimioterapia posquirúrgica han proporcionado resultados mixtos. Sin embargo, en un estudio de fase III se distribuyeron al azar 368 pacientes para observarlos únicamente o para administrarles seis ciclos de gemcitabina tras una resección macroscópica completa. Se apreció una mejora significativa de la supervivencia sin signos de enfermedad, pero sólo una ligera tendencia hacia una mejora de la ST.
  2. **Tratamiento multimodal.** En un estudio prospectivo y aleatorizado realizado con 43 pacientes (completado por el *Gastrointestinal Study Group* en la década de 1980) se demostró que la administración de RT y 5-FU tras un procedimiento de Whipple curativo mejoraba la supervivencia. En ese estudio la mediana de la supervivencia fue de 20 meses para los pacientes tratados, y 3 de los 21 pacientes sobrevivieron 5 años o más. En los pacientes no tratados la mediana de la supervivencia fue de 11 meses y sólo 1 de los 21 pacientes sobrevivió 5 años. La tasa de supervivencia a los 5 años fue del 43%, para los pacientes sin afectación ganglionar, y <5% para los pacientes con metástasis en los ganglios linfáticos.

     Un estudio del RTOG asignó aleatoriamente a los pacientes a recibir gemcitabina o 5-FU tras la cirugía. Ambos grupos se trataron también con RT. Los resultados de este estudio mostraron una mejora no significativa de la supervivencia en pacientes que recibieron gemcitabina, principalmente en aquellos cuyo cáncer se origina en la cabeza del páncreas. El ensayo no demostró el verdadero beneficio de la RT adyuvante. Las prácticas estándar varían y, en la actualidad, por lo general, se considera el tratamiento de modalidad combinada que emplea la quimiorradiación en pacientes con enfermedad con bordes y/o ganglios positivos; no obstante, su beneficio verdadero y su utilidad son controvertidos.

C. **Tratamiento en la enfermedad localmente avanzada**
   Los años recientes han sido testigos de una gran cantidad de movimientos terapéuticos desde el contexto adyuvante al neoadyuvante. Con la llegada de pautas de quimioterapia más efectivos (similares a los utilizados en carcinomas colorrectales), actualmente se pondera un «tratamiento de conversión» para los pacientes que de manera inicial se consideran irresecables o en el límite resecable. Como hay un beneficio definitivo en la supervivencia promedio con quimioterapia sistémica, la mayoría de estos métodos, que dependen de las preferencias de la institución y los oncólogos médicos y los cirujanos, emplean alrededor de cuatro ciclos de quimioterapia inicial en la forma de FOLFIRINOX (2 meses de tratamiento) o alrededor de dos ciclos de gemcitabina con nab-paclitaxel (2 meses de tratamiento). A lo anterior le sigue una reevaluación para valorar la tolerabilidad y respuesta al tratamiento seguido por la consideración de administrar más quimioterapia o administrar quimiorradiación con planes posteriores de resección quirúrgica, si es posible. El beneficio de la quimiorradiación en la mediana de la supervivencia no está del todo claro. Sin embargo, este método permite un mejor control local y un tiempo más prolongado sin tratamiento sistémico.

1. La **RT externa combinada con 5-FU** (15 mg/kg i.v. en los primeros 3 días y en los 3 últimos de la RT) mejoró significativamente la supervivencia en comparación con la RT sola (10 meses y 5.5 meses, respectivamente) en un estudio más antiguo. Se debe tener en consideración el uso de 5-FU en infusión continua, de capecitabina o de gemcitabina durante la irradiación, aunque no hay estudios aleatorizados que indiquen un incremento en la mejora por esas opciones respecto a 5-FU en embolada en el cáncer de pancreas. La principal ventaja es la disminución de la toxicidad.
2. La **RT con haz de electrones intraquirúrgica** aplicada en un tumor expuesto quirúrgicamente del que se ha excluido el intestino radiosensible, mediante la inserción de un cono para limitar el campo, aumentó la mediana de supervivencia (en comparación con testigos históricos) en determinados pacientes hasta 13 meses, con un control local excelente (el 5% de los pacientes ha vivido 3-8 años). La RT intraquirúrgica alivia el dolor en 50% al 90% de los pacientes.

D. **Quimioterapia en la enfermedad metastásica** (fig. 10-3).
   1. **5-FU.** En el cáncer de páncreas, el 5-FU tiene una TR del 0% al 20%. A la vista de su baja TR y de su escaso efecto sobre la ST, el 5-FU como monoterapia no es una opción en la mayoría de los pacientes.
   2. **Gemcitabina.** Se ha demostrado la eficacia del tratamiento semanal con gemcitabina, en una dosis de 1 000 mg/m^2 durante 3 de cada 4 semanas, además de proporcionar un beneficio paliativo que supera al del 5-FU en un estudio clínico

	Clasificación basada en el desempeño ± la edad			
Línea de tratamiento	Desempeño excelente y edad joven	Desempeño excelente y edad avanzada[a]	Desempeño deficiente y edad joven[a]	Desempeño deficiente y/o edad avanzada
1	FOLFIRINOX	Gemcitabina + nab-paclitaxel	Gemcitabina + nab-paclitaxel	Gemcitabina o QT basada en fluoropirimidina
2	Gemcitabina + nab-paclitaxel	Inyección nanoliposomal de irinotecán + 5 FU/LV	Inyección nanoliposomal de irinotecán + 5 FU/LV	BSC
3	Inyección nanoliposomal de irinotecán + 5 FU/LV[b]	BSC	BSC	
4	BSC			

[a]Por lo general, el estado de rendimiento excelente se refiere a los pacientes con un grupo de oncología cooperativa oriental (ECOG) de 0-1 y un escaso desempeño como ECOG >1. La edad típicamente considerada avanzada = edad >70 años. Sin embargo, el corte y las definiciones de ambas variables son algo arbitrarias. La quimioterapia agresiva puede ser apropiada para alguien con edad avanzada que está en el otro estado de salud excelente.

[b]Los pacientes que ya han recibido quimioterapia de irinotecan con FOLFIRINOX no pueden derivar tanto beneficio de la inyección nanoliposomal de irinotecán.

Abreviaturas: BSC, mejor cuidado de apoyo; QT, quimioterapia; 5-FU/LV, 5-fluorouracilo y ácido folínico.

Figura 10-3 Algoritmo terapéutico para la atención médica práctica del **cáncer de páncreas metastásico** —basado en el estado del desempeño ± la edad.

aleatorizado de 126 pacientes con enfermedad avanzada. Las medianas de la supervivencia fueron de 5.6 meses y de 4.4 meses ($p = 0.002$), con la gemcitabina y el 5-FU, respectivamente. Un plan alternativo, posiblemente prometedor, para la administración de gemcitabina mediante una infusión con velocidad de dosis fija, en comparación con la infusión habitual de 30 min, y que no demostró ninguna ventaja en un estudio clínico de fase III. La administración de poliquimioterapia no ha producido generalmente mejores resultados que la monoterapia. Varios estudios de fase III que compararon la gemcitabina sola con la administración de gemcitabina y oxaliplatino, bevacizumab o cetuximab no han logrado demostrar ventajas. Sin embargo, se observó una mejora importante en cuanto a la ST (6.2 frente a 5.9 meses) cuando se asoció el erlotinib a la gemcitabina. Como este beneficio carece de repercusión clínica, el erlotinib no suele usarse en este contexto. La aprobación del erlotinib en este contexto muestra la gran necesidad de fármacos activos en pacientes con cáncer pancreático avanzado.
3. **FOLFIRINOX.** En un estudio de asignación al azar de fase III, la combinación de 5-FU, irinotecán y oxaliplatino produjo resultados significativamente mejores que la gemcitabina. La ST aumentó desde cerca de 7 meses con gemcitabina hasta 11 meses con la pauta FOLFIRINOX. En pacientes con buen estado funcional se debe considerar que este esquema FOLFIRINOX es una opción terapéutica adecuada.

Oxaliplatino 85 mg/m^2 durante 2 h, día 1
Ácido folínico 400 mg/m^2 durante 2 h, día 1
Irinotecán 180 mg/m^2 en infusión durante 90 min, día 1
Ácido folínico 400 embolada, día 1(el bolo de 5-FU suele omitirse en la práctica clínica)
5-FU 2 400 mg/m^2 en una infusión de 46 h, días 1 a 2

4. **Gemcitabina con paclitaxel.** En un ensayo aleatorizado, la combinación de gemcitabina con paclitaxel proporcionó una mediana de la supervivencia significativamente mejor comparada con la gemcitabina sola (8.5 meses frente a 6.7 meses). Ésta es una de las pautas de la quimioterapia de primera línea más empleados en pacientes con cáncer pancreático avanzado.
5. **Inyección liposómica de irinotecán (ILI), 5-FU/AF.** Hace poco, fue aprobado el 5-fluorouracilo con ácido folínico (5-FU/AF) en combinación con MM-398 (nal-Iri, una encapsulación no liposómica de irinotecán) para el cáncer pancreático debido a que la combinación alcanzó una mediana de la supervivencia de 6.1 meses. Esta combinación está aprobada en pacientes con cáncer pancreático avanzado que se consideran resistentes a la gemcitabina (fig. 10-3).

E. **Neuroablación para el control del dolor.** El dolor abdominal postero lumbar implacable y taladrante se debe a la invasión del plexo celíaco por el cáncer de páncreas puede de ser extremadamente molesto y con frecuencia necesita el uso de dosis elevadas de narcóticos, particularmente de morfina de liberación prolongada. La esplacnicectomía química (bloqueo nervioso del tronco celíaco) debe realizarse en el momento de la intervención en los casos irresecables. Se utiliza para ello fenol al 6 % o alcohol al 50 % (se inyectan 25 mL a cada lado del tronco celíaco). Con este procedimiento se logra aliviar el dolor relacionado con el cáncer de páncreas en > 80 % de los pacientes. La neurólisis química percutánea del ganglio celíaco, que puede intentarse en los pacientes a los que no se realizó una esplacnicectomía intraquirúrgica o en aquellos en que no se llevó a cabo una exploración, ha tenido la misma eficacia. Puede producirse hipotensión postural transitoria. El bloqueo del plexo celíaco puede repetirse si no se consigue inicialmente o si el dolor reaparece.

F. **Otras medidas paliativas.** En los pacientes con cáncer de páncreas la disminución del apetito, el descenso del aporte calórico y la malabsorción pueden conducir a la caquexia neoplásica. La suspensión de acetato de megestrol, en dosis de hasta 800 mg/día, puede ser un estimulante del apetito eficaz para el tratamiento de la anorexia. Los complementos calóricos también pueden ser útiles. La malabsorción de grasas debida a la pérdida de la función exocrina del páncreas responde a la reposición de enzimas pancreáticas. La ascitis puede tratarse con diuréticos cuando sea posible, y mediante paracentesis cuando sea necesario. Sin embargo, la extracción de líquido ascítico con abundantes proteínas puede convertirse en un factor adicional que contribuya al balance proteico negativo en aquellos pacientes que ya muestran desnutrición.

CÁNCER HEPÁTICO

I. EPIDEMIOLOGÍA Y ETIOLOGÍA

A. **Incidencia.** El cáncer hepático se encuentra entre las neoplasias y las causas de muerte por cáncer más frecuentes en el mundo y se observa una mayor incidencia en África y Asia. Cada año, se produce hasta un millón de fallecimientos por carcinoma hepatocelular (CHC) en todo el mundo. En Estados Unidos se diagnostican anualmente 17 000 nuevos casos de cáncer hepático y de las vías biliares. La incidencia mundial varía espectacularmente, con 115 casos por cada 100 000 personas observados en China y Tailandia, en comparación con 1-2 casos por 100 000 habitantes en Gran Bretaña. En los países con una incidencia elevada existen con frecuencia subpoblaciones con una elevada incidencia que viven junto a otras con un riesgo escaso. Por ejemplo, la incidencia en los sudafricanos de raza negra y los nativos de Alaska supera con mucho la de las poblaciones caucásicas próximas. El CHC es entre 4 y 9 veces más frecuente en los hombres que en las mujeres.

B. Afecciones que predisponen a la aparición de un CHC

1. **Virus de la hepatitis B (VHB).** En los pacientes con CHC se observan con frecuencia concentraciones elevadas del antígeno de superficie de la hepatitis B (HBsAg) y del anticuerpo del núcleo (HBcAc). Se encontró el HBsAg en el suero del 50 % al 60 % de los pacientes con CHC y en el 5 % al 10 % de la población general. En Estados Unidos el CHC aumenta 140 veces en los portadores de HBsAg. Se encontraron anticuerpos anti-HBc en el 90 % de los pacientes sudafricanos de raza negra y en el 75 % de los japoneses con CHC, en comparación con el 35 % y el 30 % de los testigos emparejados, respectivamente. Cuando aparece el CHC, el paciente suele haber sufrido una infección crónica por el VHB durante tres o cuatro décadas. Los factores de riesgo para la aparición de CHC en los portadores del HBsAg son: la presencia de cirrosis, los antecedentes familiares de CHC, el aumento de la edad, el sexo masculino, el origen africano o asiático, algunos cofactores (como el alcohol, la aflatoxina y, quizá, el tabaquismo) y la duración del estado de portador. En Asia el VHB se transmite verticalmente de la madre al hijo durante los primeros meses de vida; en África el VHB se transmite de forma horizontal.

2. **Cirrosis.** El CHC aparece con frecuencia en un hígado cirrótico. Algunos estudios necrópsicos demostraron que del 60 % al 90 % de las personas con positividad del HBsAg tiene una cirrosis asociada, y que el 20 % al 40 % de los pacientes con cirrosis tiene CHC. Los estudios mostraron que en Taiwán la incidencia anual calculada de CHC es de 0.005 % en pacientes negativos para el HBsAg, de 0.25 % en pacientes positivos para el HBsAg y de 2.5 % en pacientes positivos para el HBsAg y con cirrosis hepática (500 veces más que en los pacientes negativos para el HBsAg). En Francia la aparición de CHC en presencia de una cirrosis alcohólica se asociaba casi siempre a una infección por el VHB, y se pensó que el alcoholismo aceleraba la aparición del CHC. En Italia la prevalencia de CHC en los pacientes con cirrosis fue casi del 7 %, con una incidencia bruta anual del 3 %; la infección crónica por el virus de la hepatitis C (VHC) fue la causa de la cirrosis en el 45 % de estos pacientes. Existe una clara asociación entre la cirrosis inducida por el alcohol y el CHC; no están tan claras las asociaciones entre el alcohol y el CHC cuando no existe cirrosis.

3. **Infección por el VHC.** Es un factor de riesgo para la producción de CHC. Aparentemente el VHC induce cirrosis y, en menor medida, aumenta el riesgo de que aparezca CHC en pacientes con esta afección. La infección por el VHC actúa independientemente de la infección por el VHB, el consumo de alcohol, la edad y el sexo.

Los cocientes de los factores de riesgo del CHC en pacientes con hepatopatía crónica, ajustados para la edad, el sexo y otros factores, son:
- **a.** Cociente de riesgo multiplicado por 6 o 7: 60 a 69 años; positividad de HBsAg.
- **b.** Cociente de riesgo multiplicado por 4: valores elevados de antiHBcAc, positividad de anticuerpos anti-VHC.
- **c.** Cociente de riesgo multiplicado por 2: cirrosis hepática, tabaquismo actual.

4. **Aflatoxinas.** Las producen los hongos ubicuos *Aspergillus flavus* o *Aspergillus parasiticus,* que habitualmente colonizan los cacahuetes, maíz y yuca, en todos los climas excepto en los extremadamente fríos. Se ha demostrado que la aflatoxina 1 es un potente hepatocarcinógeno en animales de experimentación, y la magnitud de la exposición se relaciona con el aumento del riesgo de CHC en los seres humanos. Por ejemplo, el consumo diario de aflatoxina en Mozambique es 4 veces mayor que en Kenia, y la incidencia de CHC es 8 veces mayor.

5. Se han comunicado **mutaciones del gen supresor tumoral *p53*** en la mitad de los pacientes con CHC. Estas mutaciones, específicamente de 249^{ser} *p53*, están relacionadas con las áreas geográficas en las que es frecuente la ingestión de aflatoxinas y con la prevalencia de la infección por VHB.

6. **Hormonas sexuales.** El riesgo de aparición de adenomas hepatocelulares y CHC está aumentado en las mujeres que llevan utilizando anticonceptivos orales 8 años o más. Aunque el adenoma hepatocelular entra en regresión al interrumpirse los anticonceptivos, en la mayor parte de los casos deben considerarse tumores premalignos. Hay que realizar un seguimiento estrecho y prolongado a aquellas mujeres con adenomas que siguen tomando anticonceptivos orales. El CHC también se ha observado en las personas con antecedentes de consumo de anabólicos esteroideos.

7. **Consumo de cigarrillos, de alcohol, diabetes y utilización de insulina.** Un estudio realizado en Los Ángeles demostró que, en las poblaciones no asiáticas que muestran un riesgo bajo de CHC, el consumo de cigarrillos, alcohol, y la diabetes mellitus, especialmente con la administración de insulina, parecen ser factores de riesgo importantes del CHC.

8. **Esteatohepatitis no alcohólica (EHNA).** Se está convirtiendo en un factor de riesgo cada vez más importante y es factor de riesgo en cerca del 10 % de los casos de CHC. Se asocia a infiltración de grasa del hígado y se ve la mayoría de las veces en pacientes obesos.

9. **Otros factores.** Un número relativamente pequeño de CHC aparece en pacientes con otras enfermedades, de las cuales las más frecuentes son el déficit de a_1-antitripsina, la tirosinemia y la hemocromatosis. La flebotomía puede eliminar hierro hepático e inducir la regresión de la fibrosis hepática, pero no evita la aparición del CHC en la hemocromatosis. La clonorquiasis, la exposición al cloruro de vinilo y la administración de dióxido de torio (un medio de contraste radiológico que se utilizó entre 1930 y 1955) o metotrexato también se asocian a la aparición de CHC.

II. ANATOMÍA PATOLÓGICA Y EVOLUCIÓN NATURAL
A. Anatomía patológica

1. El **adenoma hepatocelular** tiene un escaso potencial maligno. Los verdaderos adenomas hepáticos son poco frecuentes y se observan con mayor frecuencia en las mujeres que toman anticonceptivos orales. La mayoría de estos tumores son solitarios; aunque en ocasiones son múltiples (10 o más) en una afección que se denomina *adenomatosis hepatocelular*. Estos tumores son masas lisas y encapsuladas y no contienen células de Kupffer. Los pacientes suelen mostrar síntomas; se observa hemoperitoneo en el 25 % de los casos.

2. La **hiperplasia nodular focal** (HNF) carece de potencial maligno y muestra un cociente mujer:hombre de 2:1. La relación entre los anticonceptivos orales y la HNF no es tan clara como en el adenoma hepático; tan sólo la mitad de las pacientes con HNF los toma. Los tumores de la HNF son nodulares, no están

encapsulados y contienen células de Kupffer. Los pacientes suelen estar asintomáticos, y rara vez se observa hemoperitoneo.
3. El **CHC** puede tener el aspecto macroscópico de una masa única, múltiples nódulos o una afectación hepática difusa; son, respectivamente, las denominadas formas *masiva, nodular* y *difusa*. Desde el punto de vista microscópico, el patrón de crecimiento es trabecular, sólido o tubular, y el estroma, a diferencia del carcinoma del colédoco, es escaso. Una forma poco frecuente, esclerosante o fibrosante, se ha asociado a hipercalcemia. El carcinoma fibrolaminar, otra variante, se observa de forma predominante en pacientes jóvenes sin cirrosis, tiene un pronóstico favorable y no se asocia al aumento de las concentraciones plasmáticas de α-fetoproteína (α-FP). En Estados Unidos casi la mitad de los CHC en pacientes de menos de 35 años son fibrolaminares, y más de la mitad de ellos son resecables.

B. **Evolución natural.** La mayoría de los pacientes fallece por insuficiencia hepática y no por las metástasis a distancia. La enfermedad queda limitada al hígado en sólo el 20% de los casos. El CHC invade la vena porta en el 35% de los casos, la vena hepática en el 15%, los órganos abdominales contiguos en el 15%, y la vena cava y la aurícula derecha en el 5%. Produce metástasis en los pulmones en el 35% de los casos, en los ganglios linfáticos abdominales en el 20%, en los ganglios linfáticos torácicos o cervicales en el 5%, en las vértebras en el 5%, y en los riñones y las glándulas suprarrenales en el 5%.

C. **Los síndromes paraneoplásicos asociados** son: fiebre, eritrocitosis, hipercolesterolemia, ginecomastia, hipercalcemia, hipoglucemia y virilización (pubertad precoz).

III. DIAGNÓSTICO

A. **Signos y síntomas.** El dolor en la zona subcostal derecha o en la parte superior del hombro, por irritación frénica, es habitual (95%). No son frecuentes los síntomas intensos de cansancio (31%), anorexia (27%), pérdida de peso (35%) y fiebre de origen desconocido (30-40%). Muchos pacientes muestran un dolor abdominal impreciso, fiebre y anorexia hasta 2 años antes de realizar el diagnóstico de carcinoma. En pacientes con CHC a menudo se observa hemorragia en la cavidad peritoneal, que puede llegar a ser mortal. La ascitis o la presencia de una masa abdominal superior apreciable por el paciente es un signo de mal pronóstico. Todo empeoramiento repentino en un paciente con hepatopatía diagnosticada o con positividad del HBsAg o de la serología de la hepatitis C debe hacer sospechar de la presencia de un CHC. Los signos clínicos son: hepatomegalia (90%), esplenomegalia (65%), ascitis (52%), fiebre (38%), ictericia (41%), soplo hepático (28%) y caquexia (15%).

B. **Pruebas para el diagnóstico**
   1. Las **PFH** pueden ser normales o mostrar valores elevados, y se ven afectadas por la cirrosis hepática. El aumento de las concentraciones plasmáticas de lactato deshidrogenasa, bilirrubina, y la disminución de la albúmina plasmática, se asocian a una supervivencia corta. Se ha observado que en el 90% de los pacientes con CHC la isoenzima II (de 11 isoenzimas) de la γ-glutamiltransferasa (GGT) es positiva; es negativa en la mayoría de los pacientes con hepatitis vírica aguda y crónica o con tumores extrahepáticos, en las mujeres embarazadas y en los testigos sanos. Se ha observado que la GGT-II es útil para la detección de CHC pequeños y subclínicos.
   2. **Biopsia de los nódulos hepáticos.** Algunos autores opinan que la biopsia hepática percutánea conlleva un riesgo elevado, y que su papel en el estudio de los tumores hepáticos es escaso o nulo, mientras que otros creen que puede realizarse sin que suponga un riesgo significativo. Sin embargo, la biopsia hepática es necesaria para establecer el diagnóstico, y puede realizarse mediante una intervención o por vía percutánea.
   3. **Marcadores tumorales plasmáticos.** En los pacientes con CHC la α-FP suele estar elevada, aunque también puede estarlo en pacientes con hepatopatía crónica benigna. En los enfermos con cirrosis hepática, pero sin CHC, la α-FP plasmática

puede ser normal o estar elevada, con valores que oscilan entre los 30 y los 460 ng/mL (mediana de 30-70 ng/mL). En los pacientes con CHC las concentraciones plasmáticas de a-FP pueden oscilar entre los 30 y los 7 000 ng/mL (mediana de 275 ng/mL). La determinación de las fracciones L3, P4 y P5 (estructuras de cadenas de azúcares diferentes) de la α-FP puede permitir la diferenciación entre el CHC y la cirrosis en algunos casos. También puede predecir la aparición de CHC durante el seguimiento de control de los pacientes con cirrosis. Las concentraciones plasmáticas de ferritina también suelen estar elevadas en los pacientes con CHC.
4. **Estudios radiológicos**
   a. **Ecografía.** El CHC suele estar bien circunscrito, ser hiperecógeno y asociarse a una alteración difusa del parénquima hepático sano. Los depósitos metastásicos suelen ser hiperecógenos, pero pueden ser hipoecógenos.
   b. **TC.** El CHC se observa típicamente como un área de atenuación baja en la TC. Sin embargo, ocasionalmente, las lesiones pueden ser isodensas respecto al parénquima hepático normal. Los tumores metastásicos con baja atenuación (próxima a la densidad del agua) comprenden tumores productores de mucina del ovario, páncreas, colon y estómago, y tumores con centros necróticos, como los sarcomas. Las metástasis productoras de mucina pueden tener valores de atenuación casi sanos a causa de la existencia de calcificaciones microscópicas difusas en el interior del tumor.
   c. **RM.** Se ha demostrado su superioridad, por encima de la TC y la ecografía, para la detección de tumores metastásicos.
   d. La **angiografía selectiva hepática, celíaca y mesentérica superior** puede confirmar la afectación de la vena porta, definir la vascularización arterial e identificar lesiones vasculares de menos de 3 mm de diámetro. La inyección intraarterial de epinefrina puede diferenciar arterias hepáticas sanas de vasos tumorales, que no se contraen debido a la ausencia de músculo liso en sus paredes.

IV. ESTADIFICACIÓN Y FACTORES PRONÓSTICO

A. **Estadificación.** El paso inicial consiste en establecer si el CHC es resecable. Los datos indicativos de irresecabilidad se pueden determinar en la laparotomía exploradora, en laparoscopia, o en la TC, la RM o la angiografía. Son afecciones irresecables la afectación hepática bilobular o de cuatro segmentos, la afectación parenquimatosa, un trombo en la vena porta, y la afectación de la vena cava por un tumor o un trombo tumoral. La afectación metastásica comprende los ganglios linfáticos regionales y se demuestra mediante biopsia o cirugía. La insuficiencia hepática o la hipertensión portal por sí solas no contraindican la cirugía. Consulte el atlas actual del *AJCC Cancer Staging* para el sistema de estadificación TNM. Aunque hay diversos sistemas de estadificación, habitualmente se ha utilizado el sistema de estadificación *Barcelona Clinic Liver Cancer (BCLC)* para dirigir las opciones terapéuticas. El sistema de clasificación BCLC, los sistemas de clasificación de la hepatopatía subyacente de Child-Pugh y Okuda y otras características clínicas del CHC ayudan a guiar la toma de decisiones clínicas sobre opciones terapéuticas como resección, trasplante, ablación, embolización o tratamiento sistémico.

B. **Factores pronóstico.** El número de lesiones hepáticas y la presencia de afectación vascular son determinantes de pronóstico más importantes en los pacientes con una enfermedad limitada al hígado. Ni el aumento de la α-FP ni la concentración que alcanza tienen ninguna importancia en el pronóstico. Los factores pronóstico que se relacionan con la supervivencia en los pacientes con un CHC resecable son:
   1. **Número, tamaño y localización de las lesiones hepáticas.** La tasa de supervivencia a los 5 años de los pacientes con un tumor solitario es del 45%, y la de aquellos que muestran múltiples lesiones hepática es del 15% al 25%. La tasa de supervivencia a 5 años es del 40% al 45% en los pacientes con tumores pequeños (2-5 cm), y del 10% en los pacientes con tumores de más de 5 cm. Los enfermos con cirrosis y tumores localizados en el lóbulo izquierdo o en los

segmentos derechos inferiores (anteriores o posteriores) son los que muestran un mejor pronóstico.
2. **Afectación venosa.** Todos los pacientes con trombos tumorales macroscópicos que afectan a la vena porta o a la vena hepática fallecen en 3 años, mientras que la tasa de supervivencia a los 5 años en los pacientes sin ningún tipo de afectación vascular es del 30%.
3. **Extensión y tipo de resección.** La tasa de supervivencia a los 5 años en los pacientes tras una resección curativa es del 55%, en comparación con el 5% en los sometidos a una resección no curativa. La tasa de supervivencia a los 5 años es del 85% en la lobulectomía hepática, el 50% en la subsegmentectomía y el 20% en la enucleación en cuña. En los pacientes a los que se ha extirpado un CHC, el hígado será la localización de la recurrencia en el 90% de los casos.
4. **Reserva hepática.** La determinación del funcionamiento hepático subyacente es importante para establecer el pronóstico, así como para determinar la capacidad de los pacientes de tolerar el tratamiento. La clasificación de la gravedad de la hepatopatía de Child-Pugh es un sistema de puntuación clínica sencillo para estimar el funcionamiento hepático y se utiliza habitualmente en los sistemas de estadificación del CHC.

V. PREVENCIÓN Y DETECCIÓN PRECOZ

A. **Prevención.** Es difícil evitar los factores de riesgo del CHC en las zonas del mundo en que las condiciones socioeconómicas son malas y donde la infección por el VHB es endémica. El uso extendido de la vacuna frente al VHB puede afectar a la incidencia del CHC, pero con un intervalo de tiempo considerable.
1. Casi 4 000 millones de personas (el 75% de la población mundial) viven en áreas de prevalencia intermedia o elevada del VHB. Las infecciones por VHB y VHC pueden tratarse con interferones, aunque se prefiere la prevención de la infección inicial. Es mejor realizar la protección frente al VHB, cuando se intenta, durante la lactancia. En Estados Unidos se recomienda la vacunación con HBsAg recombinante de los trabajadores sanitarios en contacto con sangre, de las personas que residen durante > 6 meses en áreas muy endémicas del VHB y de todas las demás que presenten situaciones de riesgo.
2. Deben tomarse medidas para disminuir las concentraciones elevadas de contaminación alimentaria por aflatoxina que se producen en muchas zonas de Asia y del sur de África, de la misma manera que se ha realizado en el mundo occidental.

B. **Detección precoz.** Los informes que describen los intentos de detección temprana del CHC en pacientes con cirrosis hepática muestran una incidencia más elevada de este tipo de cáncer (3% por año) en individuos con niveles de PFA que se conservan altos que en aquellos con niveles fluctuantes. Sin embargo, este programa de detección no incrementó de manera apreciable la tasa de detección de los tumores hepáticos con potencial curable. En otro estudio japonés, los porcentajes más altos de las fracciones L-3, P-4 y P-5 de la PFA permitieron la diferenciación del CHC en algunos casos.

VI. TRATAMIENTO

A. **Anatomía hepática.** El hígado se divide desde el punto de vista anatómico en cuatro lóbulos: un lóbulo derecho de mayor tamaño, que está separado de un lóbulo izquierdo más pequeño por la inserción del ligamento falciforme, y dos lóbulos pequeños (los lóbulos cuadrado, en la cara anteroinferior, y caudado). La anatomía quirúrgica práctica divide el hígado en mitades casi iguales, las cuales están fraccionadas en dos segmentos. La mitad derecha se divide en los segmentos anterior (ventrocraneal) y posterior (dorsocaudal); la izquierda, en segmentos medial y lateral, por una hendidura accesoria sagital izquierda visible. Cada uno de los cuatro segmentos se subdivide en subsegmentos superior e inferior. La bibliografía francesa identifica los ocho subsegmentos hepáticos mediante números romanos.

B. **CHC localizado y resecable.** Sólo el 10% de los CHC son resecables, con lesiones hepáticas solitarias o unilobulares en el momento del diagnóstico. La supervivencia de los pacientes con lesiones resecables depende de los factores pronóstico que se comentan en la Sección IV.B. En Estados Unidos, la mediana de la supervivencia tras la resección quirúrgica es de unos 22 meses en los pacientes con cirrosis hepática, y de 32 meses en aquellos con un hígado sano (un intervalo entre 2 meses y 15 años). La morbilidad periquirúrgica es mínima, ligeramente superior en el grupo de pacientes con cirrosis, y comprende: abscesos subfrénico y subhepático, neumotórax e infección de la herida quirúrgica. La hepatectomía total con trasplante hepático ortotópico puede ser eficaz en los pacientes con CHC fibrolaminar irresecable sin metástasis, neoplasias de los conductos biliares intrahepáticos o hemangiosarcoma.

C. **Enfermedad localizada e irresecable**
1. **Tratamiento prequirúrgico multimodal seguido de cirugía.** En la actualidad, no existen métodos prequirúrgicos que hayan sido eficaces.
2. La **quimioembolización arterial transcatéter (QEAT)** del CHC irresecable con una mezcla de polvo de Gelfoam, Lipiodol y medios de contraste con antineoplásicos se ha utilizado con cierto éxito. La QEAT puede utilizarse también antes de la cirugía para reducir la hemorragia intraquirúrgica o como medida paliativa en aquellos pacientes con CHC muy avanzado. Algunos estudios recientes con la QEAT sugieren que su utilización puede prolongar la supervivencia.
3. La **radioembolización arterial transcatéter (REAT)** es una nueva modalidad en la que se realiza la ablación tumoral mediante la inyección transarterial de microesferas radioactivas de ^{90}Y según los principios de la quimioembolización transarterial. La REAT no se ha estudiado de forma tan rigurosa como la QEAT. Los primeros estudios controlados sugieren que existe un riesgo de descompensación hepática progresiva a largo plazo en los pacientes con hepatopatía más avanzada en el momento de la indicación terapéutica.
4. **Otros tratamientos.** La instilación percutánea, en el interior de la lesión, de etanol puro con guía ecográfica ha originado una tasa de supervivencia a 5 años de casi el 80 % en pacientes muy seleccionados, particularmente en aquellos con tumores pequeños que no son candidatos a la cirugía. El uso de ablación por radiofrecuencia se ha convertido en una alternativa habitual a la ablación con etanol. Es un método que se realiza mediante la aplicación de una corriente eléctrica de alta frecuencia a través de una sonda de tratamiento que se inserta en el CHC. Se ha documentado una eficacia similar con la criocirugía, también en pacientes muy seleccionados.

D. **Enfermedad irresecable y metastásica**
1. Los primeros datos sobre el **tratamiento dirigido y antiangiógeno** muestran que puede ser prometedor. En un estudio clínico de fase III aleatorizado que comparó el sorafenib con el mejor de los tratamientos paliativos se observó un aumento importante en la ST de cerca de 2.5 meses con el uso del sorafenib en pacientes con hepatopatía en la clase A de Child-Pugh. No obstante, la tolerabilidad del fármaco puede ser un problema y afecta la calidad de vida de estos individuos. El tratamiento con sorafenib debe ponderarse frente a sus efectos colaterales.
2. La **quimioterapia sistémica** tiene una TR del 10 % o menos, y no afecta a la mediana de la supervivencia (3-6 meses). Se ha utilizado la doxorubicina en monoterapia o combinada con otros fármacos. Salvo en circunstancias muy determinadas, no suele recomendarse el uso de la quimioterapia antineoplásica.

CÁNCER DE LA VESÍCULA BILIAR

I. EPIDEMIOLOGÍA Y ETIOLOGÍA
A. **Incidencia.** El carcinoma de la vesícula biliar (CVB) primario es el tumor maligno más frecuente de las vías biliares, y la quinta neoplasia maligna más habitual del tracto digestivo. Hubo un estimado de 39 230 nuevos casos de CVB en 2016

en Estados Unidos. El CVB se encontró en el 1 % al 2 % de las cirugías de las vías biliares.
- B. **Factores de riesgo.** Se desconoce la causa del CVB. Entre los factores de riesgo documentados se encuentran:
    1. **Sexo.** El cociente mujer:hombre es de 3:1 a 4:1. El carcinoma alitiásico es también más frecuente en las mujeres.
    2. **Procedencia étnica.** La incidencia de CVB se duplica en los indios estadounidenses sudoccidentales, que tienen también una incidencia doble o triple de colelitiasis. La incidencia de CVB es también elevada en Perú y Ecuador, entre la población con antepasados de indios americanos.
    3. **Edad avanzada.** La edad media de aparición del CVB es de 65 años; resulta rara su aparición antes de los 40 años.
    4. **Colecistitis crónica y colelitiasis.** Se asocian a la aparición de CVB en el 50 % y el 75 % de los casos, respectivamente. Los periodos de latencia son prolongados; el 1 % de los pacientes diagnosticados de litiasis biliar durante > 20 años muestran CVB. Los que tienen cálculos de mayor tamaño son más propensos a esta neoplasia que los que muestran cálculos menores de 1 cm. La incidencia de CVB está descendiendo en las poblaciones en las que aumenta la frecuencia de colecistectomías. La calcificación de la pared de la vesícula biliar (vesícula de porcelana) aumenta el riesgo de sufrir CVB del 10 % al 60 %. La colecistitis asociada a daño hepático y en los portadores crónicos de fiebre tifoidea está relacionada con una mayor incidencia de CVB.
    5. **Neoplasias benignas.** Tanto los pólipos inflamatorios como los de colesterol se asocian a un riesgo considerable. Los adenomas papilares y no papilares de la vesícula biliar pueden contener carcinoma *in situ*. No obstante, la degeneración maligna es poco frecuente.
    6. **Colitis ulcerosa.** Aumenta el riesgo de cáncer biliar extrahepático entre 5 y 10 veces; el 15 % de estas neoplasias se produce en la vesícula biliar.
    7. **Carcinógenos.** Los trabajadores de la industria del caucho muestran una mayor incidencia y un inicio más precoz del CVB.

II. ANATOMÍA PATOLÓGICA Y EVOLUCIÓN NATURAL

- A. **Anatomía patológica.** La mayoría de los CVB son adenocarcinomas (80 %), con diferentes grados de diferenciación. El moco secretado por esta neoplasia, por lo general, es del tipo sialomucina, a diferencia del tipo sulfomucina secretado por las glándulas mucosas sanas o inflamadas. Otros tipos de CVB son: el adenoacantoma, los carcinomas adenoescamosos y los carcinomas indiferenciados (anaplásico, polimorfo, sarcomatoide). Algunos adenocarcinomas tienen elementos del tipo de coriocarcinomas, y otros muestran una morfología equivalente al carcinoma microcítico.
- B. **Evolución natural.** El CVB tiende a afectar al hígado, el estómago y el duodeno por extensión directa. Las localizaciones habituales de las metástasis son el hígado (60 %), los órganos adyacentes (55 %), los ganglios linfáticos regionales (35 %), el peritoneo (25 %) y órganos distantes (30 %).
- C. **Presentación clínica.** El CVB puede manifestarse como uno de los siguientes síndromes clínicos:
    1. **Colecistitis aguda** (15 % de pacientes). Estos pacientes parecen mostrar un carcinoma menos avanzado, una mayor tasa de resecabilidad y una supervivencia más prolongada.
    2. **Colecistitis crónica** (45 %).
    3. **Síntomas que sugieren una afección maligna** (p. ej., ictericia, pérdida de peso, debilidad generalizada, anorexia o dolor persistente en el hipocondrio derecho; 35 %).
    4. **Manifestaciones no biliares benignas** (p. ej., hemorragia u obstrucción digestiva, 5 %).

III. DIAGNÓSTICO

A. **Síntomas.** La ausencia de síntomas específicos impide la detección del CVB en un estadio temprano. En consecuencia, el diagnóstico suele realizarse inesperadamente durante la cirugía por signos clínicos que habitualmente imitan los de las afecciones benignas de la vesícula biliar. Existe dolor en el 79 % de los pacientes; hay ictericia, anorexia, o náuseas y vómitos del 45 % al 55 %; se observa pérdida de peso o cansancio en el 30 % de los pacientes, y se encuentra presente el prurito o una masa abdominal en el 15 %.

B. **Exploración física.** Determinadas combinaciones de signos y síntomas pueden sugerir el diagnóstico, como, por ejemplo, una mujer de edad avanzada con antecedentes de síntomas biliares crónicos que han variado en cuanto a frecuencia e intensidad. Una masa en el hipocondrio derecho o hepatomegalia y síntomas generales sugieren la posibilidad de que exista un CVB.

C. **Estudios analíticos.** Se observa un aumento de la fosfatasa alcalina plasmática en el 65 % de los pacientes, anemia en el 55 %, aumento de la bilirrubina en el 40 %, leucocitosis en el 40 % y reacción leucemoide en el 1 % de los pacientes con CVB. La asociación de una fosfatasa alcalina elevada y una concentración de bilirrubina no elevada es compatible con el CVB; alrededor del 40 % de estos pacientes tiene lesiones resecables.

D. **Estudio radiológico**
  1. La **ecografía abdominal** se encuentra alterada en alrededor del 98 % de los pacientes. Los hallazgos más frecuentes son colelitiasis, engrosamiento de la pared de la vesícula biliar, masa en la vesícula, o una combinación de ellos. Sin embargo, la ecografía diagnostica el CVB en sólo el 20 % de los casos.
  2. La **TC abdominal** puede ser diagnóstica en la mitad de los pacientes.
  3. La **RM** puede diferenciar los tumores vesiculares del hígado adyacente. El uso de la colangiografía por resonancia magnética puede ayudar a determinar si hay englobamiento de las vías biliares, y las técnicas de realce vascular permiten con frecuencia el diagnóstico prequirúrgico de la afectación de la vena porta.
  4. La **colangiografía transhepática percutánea (CTHP)** se encuentra alterada en el 80 % de los casos, y proporciona el diagnóstico en el 40 %.
  5. La **CPRE** está alterada en alrededor del 75 % de los casos y proporciona un diagnóstico histológico en el 25 %.
  6. La **exploración laparoscópica** puede permitir la evaluación de las superficies peritoneales, el hígado y los tejidos adyacentes a la vesícula biliar, para determinar la resecabilidad.

IV. ESTADIFICACIÓN Y FACTORES PRONÓSTICO

A. **Detección sistemática.** Consulte el atlas actual del AJCC *Cancer Staging* para el sistema de estadificación TNM.

B. **Factores pronóstico.** La mediana de ST de los pacientes con CVB es de 6 meses. Tras la extirpación quirúrgica sólo el 27 % vive al cabo de 1 año; el 19 % a los 3 años, y el 13 % a los 5 años. El mejor factor pronóstico es el estadio de la enfermedad. La tasa de supervivencia a los 5 años tras la extirpación quirúrgica es del 65 % al 100 % para el estadio I, del 30 % para el estadio II tratado con colecistectomía simple, del 15 % para el estadio III y del 0 % para el estadio IV de la enfermedad. Los tumores poco diferenciados (mayor grado) y la presencia de ictericia se asocian a una supervivencia menor. Los patrones de ploidía no se relacionan con la supervivencia.

C. **Marcadores tumorales.** Es muy interesante destacar que el perfil molecular de los cánceres vesiculares, los colangiocarcinomas intrahepáticos y los extrahepáticos, que han mostrado ser tumores con tanta similitud anatómica y que son tan parecidos en su patología, son muy distintos basados en las mutaciones y alteraciones que muestran. Las alteraciones que más se aprecian incluyen *BRAF, IDH-1/2, ERBB-2, BAP-1, ARID-1A* y *PBRM-1*. Estas son opciones de ensayos abiertas para pacientes, en especial para aquellos con enfermedad avanzada y escasas opciones terapéuticas.

Estos tumores también pueden beneficiarse con la inmunoterapia si muestra una IMS elevada, como sucede en los pacientes con cánceres colorrectales.

V. PREVENCIÓN

Se ha recomendado la colecistectomía para evitar el CVB. Por cada 100 vesículas biliares extirpadas, hay un paciente con CVB. Sin embargo, la tasa total de mortalidad por la colecistectomía también es del 1 % (incluye pacientes con diabetes y vesícula biliar gangrenosa, así como pacientes con colangitis o pancreatitis litiásica).

VI. TRATAMIENTO

A pesar de la mejora de las posibilidades diagnósticas, unos cuidados periquirúrgicos mejores y unos métodos quirúrgicos más agresivos, el CVB sigue siendo una afección mortal en la mayoría de los pacientes.

A. Colecistectomía. La mejor posibilidad de supervivencia a largo plazo es tener la suerte de descubrir un cáncer en un estadio temprano en el momento de realizar una colecistectomía. La colecistectomía simple es curativa en los tumores T1a. Se recomienda que se repita la resección con una «colecistectomía extendida» (resección en bloque del lecho de la vesícula biliar, los segmentos IVB y V del hígado y los ganglios linfáticos regionales) después de la detección de un CVB durante la colecistectomía en la enfermedad T1b o en estadio II, y se asocia una supervivencia a los 5 años del 70 % al 80 %. La cirugía radical en la enfermedad más avanzada no ha dado lugar a una supervivencia más prolongada.

B. La RT no parece tener una eficacia añadida en el contexto posquirúrgico, aunque los únicos informes sobre este tratamiento han sido pequeñas series retrospectivas. Se ha documentado el efecto beneficioso de la RT intraquirúrgica en algunas series pequeñas de pacientes muy seleccionados. La RT puede ser útil como tratamiento primario (sin resección quirúrgica), utilizando la RT externa sola o RT externa más implantes de ^{192}Ir. Con la RT se puede aliviar el dolor en un pequeño número de pacientes.

C. Quimioterapia. Los datos sobre la quimioterapia sistémica posquirúrgica son anecdóticos. Las combinaciones con 5-FU son las que se utilizan con mayor frecuencia, aunque las tasas de respuesta son escasas. Los estudios clínicos de fase II han demostrado un posible beneficio con el uso de gemcitabina.

En pacientes con enfermedad metastásica se debe plantear la combinación de gemcitabina y cisplatino, de acuerdo con los resultados de un estudio de asignación al azar de fase III que se discutirá en la sección siguiente. Otras opciones alternativas son gemcitabina y oxaliplatino o gemcitabina y capecitabina.

CÁNCER DE LAS VÍAS BILIARES (INTRAHEPÁTICAS Y EXTRAHEPÁTICAS)

I. EPIDEMIOLOGÍA Y ETIOLOGÍA

A. Epidemiología. Los carcinomas de las vías biliares (CB, colangiocarcinomas) son poco habituales, y se observan con la misma frecuencia entre hombres y mujeres en una edad promedio de 60 años. En los indios estadounidenses, los israelíes y los japoneses la incidencia del CB es mayor. Sin embargo, la incidencia del cáncer de las vías biliares intrahepáticas parece estar aumentando tanto en Estados Unidos como en otros lugares. En un control de datos sobre la incidencia del colangiocarcinoma intrahepático realizada por el *Surveillance, Epidemiology, and End Results Program del NCI* se observó un aumento del 165 % de la incidencia entre 1975 y 1999. Este aumento se debe probablemente, en parte, a una mayor precisión diagnóstica, la cual produce un desplazamiento desde la clasificación de «tumor primario de origen desconocido» hasta colangio carcinoma. A pesar de este posible desplazamiento, parece haber un aumento importante de la incidencia del colangiocarcinoma, aunque no se han identificado sus causas.

Las neoplasias de las vías biliares extrahepáticas suponen menos de una tercera parte de los CB. Cuando se combinan CB y CVB, este último supone dos tercios

de los CB. En la mitad de los pacientes con CB se ha realizado una colecistectomía por colelitiasis.
- B. **Etiología y factores de riesgo.** Se ha documentado un aumento de la incidencia de CB en pacientes con enfermedad de Crohn, coledocolitiasis, fibrosis quística, colitis ulcerosa crónica de larga duración, colangitis esclerosante primaria e infestación por *Clonorchis sinensis*. También se ha observado un incremento de la incidencia en pacientes con malformaciones congénitas de las vías biliares intrahepáticas y extrahepáticas (p. ej., quistes, dilatación congénita de las vías biliares, quiste del colédoco, enfermedad de Caroli [dilatación quística congénita de múltiples secciones del árbol biliar], fibrosis hepática congénita, enfermedad poliquística, alteración de la unión de los conductos colédoco y pancreático). Las afecciones que causan estasis crónica de las vías biliares e infección están relacionadas con un mayor riesgo de CB. El antecedente de exposición al medio de contraste thorotrast (que ya no se utiliza) también se ha asociado al CB.

II. ANATOMÍA PATOLÓGICA
A. **Histología**
  1. Los **tumores malignos** de las vías biliares son adenocarcinomas en el 95 % de los casos. Desde el punto de vista microscópico, los CB suelen extenderse 1-4 cm más allá del borde macroscópico del tumor. Pueden apreciarse múltiples focos del carcinoma *in situ*. Los tumores malignos de las vías biliares extrahepáticas son menos frecuentes que el CHC y no tienen relación con la cirrosis. Se observan tumores hepáticos mixtos con elementos de CHC y colangiocarcinoma; la mayoría de estos casos son realmente CHC con diferenciación ductal focal.

     Otros tumores malignos que afectan a las vías biliares son los carcinomas anaplásicos y epidermoides, los cistoadenocarcinomas, el melanoma maligno primario, leiomiosarcoma, carcinosarcoma y tumores metastásicos (particularmente cáncer de mama, mielomas y linfomas).
  2. Los **adenomas de las vías biliares** son solitarios en el 80 % de los casos, y pueden parecerse macroscópicamente al carcinoma metastásico. La mayoría mide < 1 cm de diámetro, y se localizan bajo la cápsula.
  3. **Cistoadenoma y cistoadenocarcinoma de las vías biliares.** En el hígado se originan tumores quísticos benignos y malignos de origen biliar con mayor frecuencia que en el sistema biliar extrahepático.
  4. **Carcinoma de las vías biliares** (colangiocarcinoma). Los tumores malignos de las vías biliares intrahepáticas son menos frecuentes que el CHC, y no tienen ninguna relación con la cirrosis. Se observan tumores hepáticos mixtos con elementos de CHC y colangiocarcinoma; la mayoría de estos casos son realmente CHC con diferenciación ductal focal.
- B. **Localización.** Los CB se dividen anatómicamente en los que se originan en el tercio superior intrahepático de las vías biliares, incluyendo el hilio (50-70 % de todos los tumores), del tercio medio (10-25 %), del tercio inferior (10-20 %) y del conducto cístico (< 1 %). Los tumores que se encuentran cerca de la unión de los conductos hepáticos derecho e izquierdo (tumores de Klatskin) suelen ser pequeños, y pueden ser poco aparentes en la laparotomía. Los adenocarcinomas localizados en los conductos hepáticos derecho e izquierdo o en el colédoco son con frecuencia escirros, constrictores, infiltrantes difusos o nodulares y pueden parecer una colangitis esclerosante o una estenosis. Los adenocarcinomas del colédoco o del conducto cístico son la mayoría de las veces exofíticos, y pueden tener un mejor pronóstico. El carcinoma del conducto cístico no es frecuente y se produce distensión de la vesícula biliar antes de que se manifieste la ictericia.

III. DIAGNÓSTICO
- A. **Síntomas.** En la mayoría de los pacientes se observa ictericia. Existe dolor abdominal, pérdida de peso, fiebre, malestar o hepatomegalia en la mitad de los casos, y generalmente en los pacientes con CB avanzado. Los pacientes con tumores proximales en el tercio superior de las vías biliares suelen mostrar síntomas cuya duración duplica la de los tumores del tercio inferior.

B. Pruebas complementarias
1. **Bioquímica plasmática.** Se observan concentraciones plasmáticas de bilirrubina mayores de 7.5 mg/dL en el 60 % de los casos, un aumento al doble de la concentración normal de fosfatasa alcalina en el 80 %, y un aumento de las aminotransferasas y del tiempo de protrombina en el 25 %.
2. **Marcador tumoral.** En el 90 % de los pacientes está elevado el CA 19-9 plasmático.
3. **Estudios radiológicos.**
   a. La **ecografía abdominal** muestra dilatación del colédoco o de las vías biliares intrahepáticas.
   b. La **TC** o la **RM** pueden demostrar la presencia de una masa y sugerir el lugar de origen del carcinoma.
   c. La **CTHP** es la prueba más específica para las lesiones de las vías biliares proximales.
   d. La **CPRE** es la mejor prueba para el diagnóstico de los tumores de las vías biliares distales.
   e. La **angiografía** y la **portovenografía** resultan útiles para determinar la extensión de la enfermedad en la evaluación prequirúrgica de la resecabilidad.

IV. ESTADIFICACIÓN Y FACTORES PRONÓSTICO
A. **Estadificación.** Consulte el atlas actual del AJCC *Cancer Staging* para el sistema de estadificación TNM. Inicialmente debe establecerse el estadio en todos los pacientes, de modo que no se someta a intervenciones quirúrgicas innecesarias a aquellos que muestran tumores irresecables. Si la CTHP muestra que el tumor se extiende al parénquima de ambos lóbulos hepáticos, tanto el derecho como el izquierdo, el tumor es irresecable y no se realizará intervención quirúrgica alguna. Si la angiografía muestra que el tumor afecta a la vena porta o a la arteria hepática principal tampoco es resecable. Sin embargo, si el tumor se extiende sólo a un lóbulo, o si existe afectación de una rama de la vena porta o de la arteria hepática, se considerará la exploración quirúrgica, con la posibilidad de añadir una lobulectomía hepática a la resección del conducto hepático.

B. **Factores pronóstico.** Las variables de mal pronóstico con significación estadística son: lesión expansiva, caquexia, mal estado general, bilirrubina plasmática de 9 mg/dL o superior, enfermedad multicéntrica, localización hiliar o proximal, tumor de alto grado, histología esclerosante, invasión hepática, afectación de ganglios linfáticos y estadio avanzado.

C. **Marcadores moleculares.** Vea la sección sobre Cáncer de vesícula biliar.

V. TRATAMIENTO
A. **La extirpación quirúrgica** es el único tratamiento que puede lograr una supervivencia prolongada. En centros médicos especializados, a alrededor del 45 % de los pacientes a los que se realiza una cirugía exploradora también se les practica una extirpación completa sin que queden restos macroscópicos del tumor, al 10 % se les realiza una resección incompleta y el 45 % tiene un tumor irresecable. Los tumores localizados en las vías biliares medias y distales tienen una mayor tasa de resecabilidad que los tumores que se encuentran en las vías proximales, cuya tasa de resecabilidad máxima es del 20 %. La mediana de supervivencia de los pacientes con tumores intrahepáticos tras la resección es de 18-30 meses, mientras que en los pacientes con tumores extrahepáticos es de 12-24 meses. La tasa de supervivencia a los 5 años es alrededor de 10 % al 45 %. La tasa de mortalidad quirúrgica a los 30 días puede ser de hasta el 25 %. Las principales complicaciones postoperatorias son la infección de la herida quirúrgica, la colangitis, los abscesos hepático o subfrénico, la pancreatitis y las fístulas biliares.

B. **Se ha sugerido que el tratamiento posquirúrgico** reduce la elevada incidencia de recurrencia local (hasta el 100 %), pero no parece mejorar la supervivencia tras la extirpación tumoral curativa. El papel de la RT posquirúrgica no está claro. El colangiocarcinoma es radiosensible, aunque la tolerancia de las vías biliares a la radiación es limitada. Las complicaciones de la RT son las estenosis biliar y duodenal. Los resultados de series pequeñas de pacientes seleccionados tratados con 5-FU combinado con

RT han llevado a algunos autores a recomendarlo como complemento a la cirugía, o en aquellos casos de enfermedad localmente avanzada e irresecable.
- C. **Derivación de las vías biliares**
  1. La **derivación quirúrgica de las vías biliares** se realiza predominantemente en aquellos pacientes en los que se encuentran tumores irresecables en la intervención. Suele realizarse una anastomosis bilioentérica mediante un asa yeyunal en Y de Roux. La tasa de mortalidad quirúrgica oscila entre el 0 % y el 30 %, y la mediana de supervivencia se encuentra entre los 11 y los 16 meses. La ventaja teórica del drenaje quirúrgico es la disminución de la posibilidad de una colangitis recurrente.
  2. **Endoprótesis quirúrgica.** A través de la obstrucción pueden pasarse catéteres con tubo en T o en U. El tubo en T es difícil de sustituir cuando se obstruye. La ventaja que ofrece el tubo en U es que sus dos extremos salen al exterior por separado, lo que facilita su sustitución cuando se obstruye. La tasa de mortalidad a los 30 días de la intervención varía del 10 % al 20 %.
  3. **Endoprótesis endoscópica.** Tiene dos ventajas: una morbilidad menor y que no produce fistulización externa. Es un método más útil en los tumores de las vías biliares distales, y se asocia a una tasa de mortalidad a los 30 días del 10 % al 20 %.
  4. La **colocación percutánea de endoprótesis** para disponer de un drenaje, ya sea como una endoprótesis exteriorizada o no exteriorizada, se asocia a una tasa de mortalidad a los 30 días del 15 % al 35 %.
- D. **Otros métodos de tratamiento**
  1. **Trasplante hepático.** No suele considerarse adecuado, a causa de la elevada incidencia de recurrencia local. Si se utiliza sólo un trasplante hepático ortotópico, la supervivencia a largo plazo es únicamente del 20 % en pacientes muy seleccionados con enfermedad limitada al hígado. El uso de la quimioterapia y RT antes del trasplante ha aumentado la supervivencia a los 5 años del 70 % al 80 %, lo que convierte el trasplante en una opción con mayor sentido en determinados pacientes.
  2. La **RT** parece tener alguna eficacia sobre el tamaño tumoral, y puede aliviar la ictericia en pacientes sin endoprótesis biliar. Puede utilizarse (generalmente con colocación de una endoprótesis biliar) como tratamiento primario o postoperatorio. La RT externa convencional tiene la ventaja de administrar una dosis de radiación moderadamente elevada (5 000-6 000 cGy) en un volumen tisular relativamente importante, y resulta más eficaz en el tratamiento de grandes masas tumorales. Los implantes de ^{192}Ir (con un radio eficaz de 1 cm alrededor del implante) proporcionan dosis elevadas de RT sobre el tumor residual localizado tras la extirpación quirúrgica, o pueden producir un efecto paliativo en los pacientes con obstrucción de las vías biliares por el tumor. La dosis típica con implantes de ^{192}Ir es de 2 000 cGy.
  3. La **quimioterapia antineoplásica** tiene una eficacia potencial. El 5-FU muestra una TR del 15 %. Se ha demostrado que la gemcitabina tiene actividad, con una tasa aproximada de respuesta del 20 % al 40 %, y una mejora de la ST de 8 a 14 meses. Basándose en esta observación, en diferentes estudios se ha estudiado la gemcitabina combinada con otros antineoplasicos, como oxaliplatino, capecitabina o cisplatino a dosis bajas. En un estudio de fase III, la adición de cisplatino a dosis bajas a gemcitabina, en comparación con gemcitabina en monoterapia, mejoró la TR desde cerca del 15 % hasta el 25 % y mejoró significativamente tanto la supervivencia sin progresión como la ST. La combinación se toleró bien en comparación con la gemcitabina en monoterapia. De acuerdo con este hallazgo, parece estar justificada la utilización de una combinación doble con gemcitabina en pacientes con cáncer de las vías biliares o de la vesícula biliar.

CÁNCER DE LA ÁMPULA DE VATER

I. ANATOMÍA PATOLÓGICA

El carcinoma de la ámpula de Vater es una neoplasia papilar que se origina en la parte distal del colédoco, en el lugar por el que pasa a través del duodeno. Es importante la distinción entre tumor ampular verdadero y tumores periampulares, que se originan en la mucosa duodenal o los conductos pancreáticos, porque estas neoplasias tienen peor pronóstico que las ampulares. La diferenciación puede realizarse mediante el estudio de las mucinas que producen. El cáncer ampular produce sialomucina, mientras que las neoplasias periampulares producen mucinas sulfatadas.

II. SISTEMA DE ESTADIFICACIÓN Y FACTORES PRONÓSTICO

Para la estadificación, se utiliza el sistema TNM. El pronóstico de los pacientes con este carcinoma es mejor que el de los que muestran una neoplasia cuyo origen se encuentra en cualquier otro lugar del árbol biliar. Los dos factores pronóstico más importantes son la invasión pancreática y las metástasis en los ganglios linfáticos. La tasa de supervivencia a los 5 años es de más del 50% cuando no se han producido metástasis ganglionares ni invasión pancreática. Las metástasis ganglionares se observan con mayor frecuencia cuando los tumores miden más de 2.5 cm.

III. TRATAMIENTO

La cirugía es el único método terapéutico curativo para el carcinoma ampular, y el procedimiento quirúrgico de elección es la resección pancreaticoduodenal (procedimiento de Whipple o una de sus modificaciones). La tasa de supervivencia a los 5 años oscila entre el 5% y el 55%, según la afectación de los ganglios linfáticos, la invasión pancreática y la diferenciación histológica del tumor. La ampulectomia (escisión ampular local) realizada en pacientes de escaso riesgo con enfermedad aparentemente localizada se asocia a una tasa de supervivencia a los 5 años del 10%.

RECONOCIMIENTO

Los autores desean agradecer al Dr. Steven R. Alberts, que contribuyó significativamente a versiones anteriores de este capítulo.

Lecturas recomendadas

Cáncer de esófago y gástrico

Ajani JA, Moiseyenko VM, Tjulandin S, et al. Clinical benefit with docetaxel plus fluorouracil and cisplatin compared with cisplatin and fluorouracil in a phase III trial of advanced gastric or gastroesophageal adenocarcinoma: the V-325 study group. *J Clin Oncol* 2007;25:3205.

Bang Y-J, Van Cutsem E, Feyereislova A, et al. Trastuzumab in combination with chemotherapy versus chemotherapy alone for treatment of HER2-positive advanced gastric or gastro-oesophageal junction cancer (ToGA): a phase 3, open-label, randomized controlled trial. *Lancet* 2010;376:687.

Cunningham D, Allum WH, Stenning SP, et al. Perioperative chemotherapy versus surgery alone for resectable gastroesophageal cancer. *N Engl J Med* 2006;355:11.

Cunningham D, Starling N, Rao S, et al. Capecitabine and oxaliplatin for advanced esophagogastric cancer. *N Engl J Med* 2008;358:36.

Fuchs CS, Tomasek J, Yong CJ, et al. Ramucirumab monotherapy for previously treated advanced gastric or gastro-oesophageal junction adenocarcinoma (REGARD): an international, randomised, multicentre, placebo-controlled, phase 3 trial. *Lancet* 2014;383:31–39.

Macdonald JS, Smalley SR, Benedetti J, et al. Chemoradiotherapy after surgery compared with surgery alone for adenocarcinoma of the stomach or gastroesophageal junction. *N Engl J Med* 2001;345:725.

Tepper J, Krasna MJ, Niedzwiecki D, et al. Phase III trial of trimodality therapy with cisplatin, fluorouracil, radiotherapy, and surgery compared with surgery alone for esophageal cancer: CALGB 9781. *J Clin Oncol* 2008;26:1086.

The GASTRIC Group. Benefit of adjuvant chemotherapy for resectable gastric cancer. *JAMA* 2010;303:1729.

Wilke H, Muro K, Van Cutsem E, et al. Ramucirumab plus paclitaxel versus placebo plus paclitaxel in patients with previously treated advanced gastric or gastro-oesophageal junction adenocarcinoma (RAINBOW): a double-blind, randomised phase 3 trial. *Lancet Oncol* 2014;15:1224.

Cáncer colorrectal

André T, Boni C, Mounedji-Boudiaf L, et al. Oxaliplatin, fluorouracil, and leucovorin as adjuvant treatment for colon cancer. *N Engl J Med* 2004;350:2343.

Bennouna J, Sastre J, Arnold D, et al. Continuation of bevacizumab after first progression in metastatic colorectal cancer (ML18147): a randomised phase 3 trial. *Lancet Oncol* 2013;14:29.
Bertagnolli MM, Eagle CJ, Zauber AG, et al. Celecoxib for the prevention of sporadic colorectal adenomas. *N Engl J Med* 2006;355:873.
Cunningham D, Humblet Y, Siena S, et al. Cetuximab monotherapy and cetuximab plus irinotecan in irinotecan-refractory metastatic colorectal cancer. *N Engl J Med* 2004;351:337.
de Gramont A, Figer A, Seymour M, et al. Leucovorin and fluorouracil with or without oxaliplatin as first-line treatment in advanced colorectal cancer. *J Clin Oncol* 2000;18:2938.
Falcone A, Ricce S, Brunetti I, et al. Phase III trial of infusional fluorouracil, leucovorin, oxaliplatin, and irinotecan (FOLFOXIRI) compared with infusional fluorouracil, leucovorin, and irinotecan (FOLFIRI) as first-line treatment for metastatic colorectal cancer: the Gruppo Oncologico Nord Ovest. *J Clin Oncol* 2007;25:1670.
Goldberg RM, Fleming TR, Tangen CM, et al. Surgery for recurrent colon cancer: strategies for identifying resectable recurrence and success rates after resection. *Ann Intern Med* 1998;129:27.
Goldberg RM, Sargent DJ, Morton RF, et al. A randomized controlled trial of fluorouracil plus leucovorin, irinotecan and oxaliplatin combinations in patients with previously untreated colorectal cancer. *J Clin Oncol* 2004;22:23.
Grothey A, Van Cutsem E, Sobrero A, et al. Regorafenib monotherapy for previously treated metastatic colorectal cancer (CORRECT): an international, multicentre, randomised, placebo-controlled, phase 3 trial. *Lancet* 2013;381:303.
Heinemann V, von Weikersthal LF, Decker T, et al. FOLFIRI plus cetuximab versus FOLFIRI plus bevacizumab as first-line treatment for patients with metastatic colorectal cancer (FIRE-3): a randomised, open-label, phase 3 trial. *Lancet Oncol* 2014;15:1065.
Le DT, Uram JN, Wang H, et al. PD-1 blockade in tumors with mismatch-repair deficiency. *N Engl J Med* 2015;372:2509.
Loupakis F, Cremolini C, Masi G, et al. Initial therapy with FOLFOXIRI and bevacizumab for metastatic colorectal cancer. *N Engl J Med* 2014;371:1609.
Mayer RJ, Van Cutsem E, Falcone A, et al. Randomized trial of TAS-102 for refractory metastatic colorectal cancer. *N Engl J Med* 2015;372:1909.
Mandel JS, Bond JH, Church TR, et al. Reducing mortality from colorectal cancer by screening for fecal occult blood. Minnesota Colon Cancer Control Study. *N Engl J Med* 1993;328:1365.
Moertel CG. Chemotherapy for colorectal cancer. *N Engl J Med* 1994;330:1136.
Rothenberg ML, Oza AM, Bigelow RH, et al. Superiority of oxaliplatin and fluorouracil-leucovorin compared with either therapy alone in patients with progressive colorectal cancer after irinotecan and fluorouracil-leucovorin: interim results of a phase III trial. *J Clin Oncol* 2003;21:2059.
Rougier P, Van Cutsem E, Bajetta E, et al. Randomised trial of irinotecan versus fluorouracil by continuous infusion after fluorouracil failure in patients with metastatic colorectal cancer. *Lancet* 1998;352:1407.
Simkens LH, van Tinteren H, May A, et al. Maintenance treatment with capecitabine and bevacizumab in metastatic colorectal cancer (CAIRO3): a phase 3 randomised controlled trial of the Dutch Colorectal Cancer Group. *Lancet* 2015;385:1843.
Tabernero J, Yoshino T, Cohn AL, et al. Ramucirumab versus placebo in combination with second-line FOLFIRI in patients with metastatic colorectal carcinoma that progressed during or after first-line therapy with bevacizumab, oxaliplatin, and a fluoropyrimidine (RAISE): a randomised, double-blind, multicentre, phase 3 study. *Lancet Oncol* 2015;16:499.
Tournigand C, André T, Achille E, et al. FOLFIRI followed by FOLFOX 6 or the reverse sequence in advanced colorectal cancer: a randomized GERCOR study. *J Clin Oncol* 2004;22:229.
Twelves C, Wong A, Nowacki MP, et al. Capecitabine as adjuvant treatment for stage III colon cancer. *N Engl J Med* 2005;352:2696.
Van Cutsem E, Peeters M, Siena S, et al. Open-label phase III trial of panitumumab plus best supportive care compared with best supportive care alone in patients with chemotherapy-refractory metastatic colorectal cancer. *J Clin Oncol* 2007;25:1658.
Van Cutsem E, Tabernero J, Lakomy R, et al. Addition of aflibercept to fluorouracil, leucovorin, and irinotecan improves survival in a phase III randomized trial in patients with metastatic colorectal cancer previously treated with an oxaliplatin-based regimen. *J Clin Oncol* 2012;30:3499.

Cáncer anal

Ajani JA, Winter KA, Gunderson LL, et al. Fluorouracil, mitomycin, and radiotherapy vs fluorouracil, cisplatin, and radiotherapy for carcinoma of the anal canal: a randomized controlled trial. *JAMA* 2008;299:1914.

Flam M, John M, Pajak TF, et al. Role of mitomycin in combination with fluorouracil and radiotherapy, and salvage chemoradiation in the definitive nonsurgical treatment of epidermoid carcinoma of the anal canal: results of a phase III randomized intergroup study. *J Clin Oncol* 1996;14:2527.

UKCCR Anal Cancer Trial Working Party. Epidermoid anal cancer: results of the UKCCR randomised trial of radiotherapy alone versus radiotherapy, 5-fluorouracil, and mitomycin. *Lancet* 1996;348:1049.

Cáncer de páncreas

Burris HA III, Moore MJ, Andersen J, et al. Improvements in survival and clinical benefit with gemcitabine as first-line therapy for patients with advanced pancreas cancer: a randomized trial. *J Clin Oncol* 1997;15:2403.

Gastrointestinal Study Group. Further evidence of effective adjuvant combined radiation and chemotherapy following curative resection of pancreatic cancer. *Cancer* 1987;59:2006.

Moore MJ, Goldstein D, Hamm J, et al. Erlotinib plus gemcitabine compared with gemcitabine alone in patients with advanced pancreatic cancer: a phase III trial of the National Cancer Institute of Canada Clinical Trials Group. *J Clin Oncol* 2007;25:1960.

Neoptolemos JP, Stocken DD, Friess H, et al. A randomized trial of chemoradiotherapy and chemotherapy after resection of pancreatic cancer. *N Engl J Med* 2004;350:1200.

Oettle H, Post S, Neuhaus P, et al. Adjuvant chemotherapy with gemcitabine vs observation in patients undergoing curative-intent resection of pancreatic cancer: a randomized controlled trial. *JAMA* 2007;297:267.

Regine WF, Winter KA, Abrams RA, et al. Fluorouracil vs gemcitabine chemotherapy before and after fluorouracil-based chemoradiation following resection of pancreatic adenocarcinoma. *JAMA* 2008;299:1019.

Von Hoff DD, Ervin T, Arena FP, et al. Increased survival in pancreatic cancer with nab-paclitaxel plus gemcitabine. *N Engl J Med* 2013;369:1691.

Wang-Gillam A, Li CP, Bodoky G, Dean A, et al.; NAPOLI-1 Study Group. Nanoliposomal irinotecan with fluorouracil and folinic acid in metastatic pancreatic cancer after previous gemcitabine-based therapy (NAPOLI-1): a global, randomised, open-label, phase 3 trial. *Lancet* 2016;387:545.

Cáncer hepático

Farazi PA, DePinho RA. Hepatocellular carcinoma pathogenesis: from genes to environment. *Nat Rev Cancer* 2006;6:674.

Llovet JM, Ricci S, Mazzaferro V, et al. Sorafenib in advanced hepatocellular carcinoma. *N Engl J Med* 2008;359:378.

Louvet JM, Bruix J. Systematic review of randomized trials for unresectable hepatocellular carcinoma: chemoembolization improves survival. *Hepatology* 2003;37:429.

Marrero JA, Pelletier S. Hepatocellular carcinoma. *Clin Liver Dis* 2006;10:339.

Cáncer de Gallbladder y colangiocarcinoma

Churi CR, Shroff R, Wang Y, et al. Mutation profiling in cholangiocarcinoma: prognostic and therapeutic implications. *PLoS One* 2014;9:e115383.

Duffy A, Capanu M, Abou-Alfa GK, et al. Gallbladder cancer (GBC): 10-year experience at Memorial Sloan-Kettering Cancer Centre. *J Surg Oncol* 2008;98:485.

Heimbach JK, Gores GJ, Nagomey DM, et al. Liver transplantation for perihilar cholangiocarcinoma after aggressive neoadjuvant therapy: a new paradigm for liver and biliary malignancies? *Surgery* 2006;140:331.

Hejna M, Pruckmayer M, Raderer M. The role of chemotherapy and radiation in the management of biliary cancer: a review of the literature. *Eur J Cancer* 1998;34:977.

Jarnagin WR, Shoup M. Surgical management of cholangiocarcinoma. *Semin Liver Dis* 2004;24:189.

Lillemoe KD. Tumors of the gallbladder, bile ducts, and ampulla. *Semin Gastroint Dis* 2003;14:208.

Reid KM, Ramos-De la Medina A, Donohue JH. Diagnosis and surgical management of gallbladder cancer: a review. *J Gastrointest Surg* 2007;11:671.

Valle J, Wasan H, Palmer DH, et al. Cisplatin plus gemcitabine versus gemcitabine for biliary tract cancer. *N Engl J Med* 2010;362:1273.

Cáncer de mama
Mark D. Pegram

I. EPIDEMIOLOGÍA Y ETIOLOGÍA
A. Incidencia
1. La American Cancer Society (ACS) estimó que en 2015 se diagnosticaron en Estados Unidos 231 840 mujeres y 2 350 hombres con carcinoma primario de mama (CM). A otras 60 290 mujeres se les diagnóstico carcinoma de mama *in situ*. Esta neoplasia fue la causa de la muerte de 40 730 mujeres y 440 hombres durante ese año. En Estados Unidos, las tasas de mortalidad por cáncer de mama en general descendieron del orden del 36 % de 1989 a 2012. Lo más probable es que esta reducción se deba al incremento de la detección temprana y al incremento de la eficacia de los tratamientos adyuvantes (y neoadyuvantes).
2. Aunque el cáncer de mama es la neoplasia más frecuente entre las mujeres y supone el 29 % de todas las diagnosticadas anualmente, se trata en general de la segunda causa de muerte por cáncer (por detrás del cáncer de pulmón). Sin embargo, entre las mujeres de ≥ 65 años el cáncer de mama es la principal causa de muerte.

B. Predisposición genética.
Alrededor del 10 % de las pacientes con esta neoplasia tienen tumores que pueden atribuirse a mutaciones hereditarias en la línea germinal de genes que controlan la reparación del ADN, la regulación del crecimiento celular o el control del ciclo celular.

1. Los **defectos genéticos de la línea germinal** asociados a un mayor riesgo de cáncer de mama son:

    a. ***BRCA-1***. El gen *BRCA-1*, asignado al cromosoma 17q21. El producto génico es una proteína nuclear de 1 863 aminoácidos con actividades pleótropas, entre las cuales la detección o señalización de las lesiones del ADN, regulación de la transcripción, la reparación de ADN acoplada a la transcripción y la actividad de la ubicuitina ligasa. Se han identificado centenares de mutaciones diferentes mediante el análisis de la secuenciación del ADN. En determinadas poblaciones predominan algunas mutaciones particulares de *BRCA-1* (p. ej., la deleción 185 entre pacientes descendientes de judíos asquenazíes). La mutación de *BRCA-1* supone alrededor del 20 % de todos los casos de cáncer de mama familiar.

    (1) Las mutaciones de *BRCA-1* se heredan con patrón autosómico dominante de penetración variable y se asocian a aumento del riesgo de cánceres de mama, ovario, próstata y posiblemente colorrectales. Las mujeres con mutaciones *BRCA-1* o *2* tienen un riesgo cinco veces mayor de padecer un cáncer colorrectal, lo que justifica el aumento de la detección del cáncer de colon en estas poblaciones y con 40 a 50 años de edad.

    (2) Los tumores de mama que albergan mutaciones de *BRCA-1* carecen con frecuencia de la expresión de receptores de estrógenos y de progesterona (RE y RP), así como de la amplificación del gen *HER2*. Estos tumores muestran también con frecuencia mutaciones del gen de supresión tumoral p53.

    (3) La clasificación molecular de los tumores con mutaciones de *BRCA-1* mediante los perfiles de expresión génica demuestra frecuentemente un fenotipo de tipo «basal» (*v.* sec. II.B).

    (4) Las pacientes con una mutación hereditaria de *BRCA-1* pueden tener un riesgo del 50 % al 85 % de padecer cáncer de mama a lo largo de toda la vida, y un riesgo del 15 % al 45 % de tener cáncer de ovario.

b. ***BRCA-2.*** El gen *BRCA-2* se asigna al cromosoma 13q12. El gen codifica una proteína de 3 418 aminoácidos, e interviene en la reparación del ADN. Al igual que en el *BRCA-1*, se han descrito diversas mutaciones del gen en las personas afectadas.

Las mutaciones en la línea germinal del gen *BRCA-2* se asocian a un aumento del riesgo en el espectro característico de neoplasias malignas humanas, entre ellas el melanoma, cáncer de mama (tanto en hombres como en mujeres), cáncer de ovario y cáncer de páncreas. Los tumores de mama asociados a mutaciones de *BRCA-2* muestran frecuentemente receptores de estrógenos (RE) y tienden a observarse a edad más avanzada que los asociados a la mutación de *BRCA-1*.

c. El **síndrome de Li-Fraumeni** se debe a mutaciones en la línea germinal del gen supresor tumoral (antioncogén) *p53* que se encuentra en el cromosoma 17p13. Además del cáncer de mama, existe un riesgo mayor de sufrir otros tipos de tumores (sarcomas, tumores cerebrales, leucemias y tumores de glándulas suprarrenales). El riesgo a lo largo de la vida de padecer un cáncer de mama asociado a este síndrome es del 50 %.

d. El **gen *PTEN*** se asigna al cromosoma 10q22-23 y codifica un supresor tumoral (*v.* cap. 29, sec. cIII.C). En las personas con esta mutación, el riesgo de padecer un cáncer de mama aumenta, aproximadamente, en un 50%.

e. ***CHEK-2.*** Este gen de la cinasa de control del ciclo celular es un importante componente de la vía de reparación del ADN celular. La mutación del gen duplica el riesgo de cáncer de mama en las mujeres y lo multiplica por 10 en los hombres.

f. **RAD-51.** La proteína RAD-51 de 339 aminoácidos interactúa con *PALB-2* y *BRCA-2*. Este gen es esencial para la reparación de recombinaciones homólogas; una mutación de sentido alterado bialélica puede producir un fenotipo similar al de la anemia de Fanconi. Se encontraron 6 mutaciones patógenas monoalélicas de RAD51C que confieren un aumento del riesgo de cáncer de mama y de ovario en 480 árboles genealógicos.

g. ***PALB-2.*** Este gen codifica una proteína de 1 186 aminoácidos que se une a la RAD-51, su función es reparar las roturas de la doble cadena del ADN al estabilizar la localización y acumulación intranuclear del *BRCA-2*. Las variantes del gen *PALB-2* se vinculan con un riesgo más elevado de cáncer de mama en magnitud similar a la del *BRCA-2*.

h. Diversas **mutaciones de otros genes** se han asociado a un aumento del riesgo de padecer cáncer de mama (p. ej., *ATM, CDH1, MRE11A, NBN, RAD50, RECQL, RINT1* y *STK11*: síndrome de Peutz-Jeghers). En cerca de la mitad de las pacientes con una asociación familiar y cáncer de mama el análisis no ha mostrado una mutación genética específica.

2. Hay **pruebas genéticas para *BRCA-1* y *BRCA-2*** en el mercado, pero debe interpretarlas un asesor genético experimentado. Los factores que indican un aumento de la probabilidad de existencia de mutaciones de la línea germinal en *BRCA* son:
   a. Múltiples casos de cáncer de mama de inicio temprano.
   b. Cáncer de ovario con antecedentes familiares de cáncer de mama u ovario.
   c. Cáncer de mama y ovario en la misma paciente.
   d. Cáncer de mama bilateral.
   e. Cáncer de mama en el hombre.
   f. Ascendientes judíos asquenazíes.
3. En el comercio están disponibles los **paneles de secuenciación de nueva generación** para analizar de manera simultánea múltiples genes relacionados con un riesgo aumentado de padecer cáncer de mama.
4. Las **directrices de la *American Society of Clinical Oncology* (ASCO)** recomiendan ofrecer la posibilidad de realizar pruebas genéticas de predisposición al cáncer cuando: *a)* existan antecedentes personales o familiares que sugieran una predis-

posición, *b)* la prueba pueda interpretarse adecuadamente, y *c)* el resultado de la prueba vaya a influir en el tratamiento médico. Una vez que se ha identificado un probando portador de una predisposición al cáncer heredable, es importante aconsejar a los pacientes y sus familiares sobre otras estrategias de detección sistemática y prevención, además de advertirles sobre el riesgo de aparición de otras neoplasias primarias.
5. **Cirugía preventiva.** La mastectomía bilateral profiláctica reduce en más del 90 % el riesgo de sufrir cáncer de mama en los portadores de mutaciones del gen *BRCA*. La salpingo-oforectomía bilateral profiláctica reduce el riesgo de padecer cáncer de ovario (aunque no de carcinoma peritoneal primario) en un 90 % y también disminuye el riesgo de cáncer de mama en alrededor del 65 % en las mujeres premenopáusicas con anomalías en *BRCA*.
6. **Aseguradoras y seguros médicos.** La ley *Health Insurance Portability and Accountability Act* (HIPAA) estadunidense de 1996 establece que la información genética no puede considerarse como una afección médica preexistente para negar la cobertura asistencial o basar en ella el coste del seguro. Además de la política federal, muchos estados cuentan con leyes adicionales para evitar la discriminación a causa de la información genética. En consecuencia, la mayoría de las compañías aseguradoras pagarán las pruebas genéticas y cualquier tratamiento posterior que esté indicado.

C. **Factores etiológicos**
  1. **Exposición a los estrógenos endógenos.** Los siguientes factores que afectan a la exposición a los estrógenos endógenos se han asociado a un mayor riesgo de cáncer de mama en estudios epidemiológicos:
     a. Nuliparidad.
     b. Primer embarazo a término tardío (mujeres que completan su primer embarazo a término con más de 30 años tienen una probabilidad de 2 a 5 veces mayor de sufrir cáncer de mama, en comparación con las que tuvieron embarazos a término antes de los 18 años).
     c. Menarquia temprana (> 12 años).
     d. Menopausia tardía (> 55 años).
     e. La lactancia natural (seno materno) puede disminuir el riesgo de sufrir cáncer de mama.
  2. **Tratamiento hormonal sustitutivo (THS) después de la menopausia.** La mayoría de los datos procedentes de estudios previos sugirieron que el riesgo de sufrir cáncer de mama aumentaba ligeramente con el uso prolongado de estrógenos solos, y que la probabilidad de que las mujeres que tomaban estrógenos y progestágenos mostraran tumores de características biológicas favorables (enfermedad con receptores hormonales positivos) y estadios tumorales menos avanzados era mayor. El **estudio Women's Health Initiative (WHI) mostró, en un ensayo con asignación al azar, el aumento del riesgo de cáncer de mama en el 24 % de las mujeres con útero intacto y que recibieron conjugado estrogénico equino (CEE, 0.625mg/d) más acetato de medroxiprogestrona (MPA, 2.5mgmg/d) (P = 0.003).** Además, el tamaño medio de los tumores detectados en el grupo que recibió CEE + MPA era mayor (1.7 cm frente a 1.5 cm, $p = 0.038$), así como las probabilidades de que presentaran metástasis ganglionares (25.9 % frente a 15.8 %, $p = 0.033$). El estudio constató también que el riesgo de mostrar positividad o negatividad de los RP/RE aumentaba de manera similar, a diferencia de los informes previos de cohortes no controlados con placebo. Con un seguimiento más prolongado (mediana = 11 años), la mortalidad por cáncer de mama parece aumentar con el uso combinado de estrógenos y progestágenos. Finalmente, se observó que el uso de CEE + MPA disminuye el riesgo de sufrir cáncer colorrectal, aunque estas neoplasias se diagnosticaron en estadios más avanzados. No se observó un mayor riesgo de cáncer de mama infiltrante en las mujeres con histerectomía previa y a las que se asignó al azar a recibir únicamente CEE. El uso de

CEE sólo aumentó el riesgo de accidente cerebrovascular, disminuyó el riesgo de fractura de cadera (del cuello femoral) y no afectó al riesgo de cardiopatía isquémica. Estos datos han llevado a una revisión del THS posmenopáusico, porque el uso de CEE + MPA conduce potencialmente a retrasos en el diagnóstico de dos de los tres tipos de cáncer más comunes en mujeres posmenopáusicas:

    a. El THS con CEE + MPA debe utilizarse en la menor dosis posible y durante el menor tiempo suficiente para controlar los síntomas vasomotores y vaginales.

    b. En las mujeres con histerectomía previa tratadas con CEE a corto plazo no aumenta significativamente el riesgo de cáncer de mama, aunque sí lo hace el riesgo de sufrir un accidente cerebrovascular.

        Después de la publicación de los hallazgos del estudio WHI se ha observado un brusco descenso del número de prescripciones de THS en Estados Unidos, desde 22.8 millones en el primer trimestre de 2001 hasta 15.2 millones en el primer trimestre de 2003. Coincidiendo con esta práctica, se produjo una considerable disminución (7%) en la incidencia de esta neoplasia, lo que sugiere una posible relación entre este descenso y la reducción de la exposición a estrógenos y progestágenos exógenos en forma de THS.

3. **Edad.** La incidencia del cáncer de mama aumenta uniformemente con la edad. Cerca del 75% de todos los casos se diagnostican en mujeres posmenopáusicas.

4. **Mastopatía benigna.** La mayor parte de las formas de mastopatía benigna, como la mastopatía fibroquística, no se asocian a un mayor riesgo de sufrir cáncer de mama. Se ha comunicado que la hiperplasia con atipia, los papilomas, la adenosis esclerosante y el carcinoma lobulillar *in situ* (CLIS) se asocian a un aumento del riesgo. La **hiperplasia con atipia** es una enfermedad de proliferación que se asocia a un riesgo del 8% de cáncer de mama infiltrante en pacientes sin antecedentes familiares y del 20% en pacientes con antecedentes familiares.

5. **Actividad física.** La mayoría de los estudios de cohortes sugieren la existencia de una relación inversa entre la actividad física y el riesgo de sufrir cáncer de mama, con independencia de la edad en la que se produzca esa actividad.

6. **Radiación ionizante.** La exposición a la radiación aumenta el riesgo en el tiempo de cáncer de mama. (p. ej., la radioterapia (RT) torácica en el linfoma de Hodgkin). La exposición a la lluvia radioactiva procedente de armas nucleares parece incrementar el riesgo. Datos epidemiológicos recientes después del desastre de la planta nuclear de Chernobil indican una mayor incidencia de cáncer de mama en los años siguientes al desastre. El cáncer de mama que aparece tras la exposición a la radiación suele tener una latencia prolongada, a menudo de un decenio o más, tras la exposición.

7. **Etanol.** Los estudios han demostrado que existe una relación lineal positiva entre el aumento del consumo de bebidas alcohólicas y el incremento del riesgo de cáncer de mama.

II. ANATOMÍA PATOLÓGICA, CLASIFICACIÓN MOLECULAR Y EVOLUCIÓN NATURAL

El cáncer de mama es una enfermedad heterogénea. Aunque la clasificación histológica clásica sigue siendo importante, está surgiendo con rapidez la caracterización molecular de la enfermedad como instrumento vital para comprender el pronóstico y para predecir la respuesta al tratamiento sistémico.

  A. Clasificación histopatológica clásica. A partir de la morfología celular, los tumores pueden clasificarse como tumores compuestos por células de origen ductal (adenocarcinomas ductales) o de origen lobulillar (carcinomas lobulillares).

    1. El **adenocarcinoma ductal** (70-80%) es el tipo histológico invasor más frecuente. El comportamiento clínico es variable y oscila desde indolente hasta rápidamente progresivo. El pronóstico puede estimarse mediante la evaluación de las características morfológicas celulares y los marcadores moleculares, como la expresión de RE, RP, Ki67 (un marcador de proliferación celular; *v.* sec.V.B.5) y *HER2*.

2. **Carcinoma lobulillar** (10-15%). El carcinoma lobulillar infiltrante puede producir metástasis y tiene un pronóstico ajustado por estadios similar al del carcinoma ductal infiltrante. Los carcinomas lobulillares infiltrantes pueden ser especialmente difíciles de diagnosticar debido a su característico patrón radial unicelular de invasión tisular (denominado *en fila india* en la microscopia óptica), lo que hace que frecuentemente no puedan palparse o verse en la mamografía. Tienen una probabilidad de ser bilaterales algo mayor que los carcinomas ductales infiltrantes. Las metástasis de los carcinomas mamarios lobulillares tienen predilección por el tubo digestivo, superficies peritoneales, órganos ginecológicos y re troperitoneo. La pérdida de expresión de la cadherina E es usual en el carcinoma lobulillar.

 El **CLIS**, que debe distinguirse del carcinoma lobulillar infiltrante, es una «neoplasia lobular» que *se asocia* al riesgo de mostrarse posteriormente como una enfermedad infiltrante, ya sea ductal o lobulillar. El CLIS puede atenderse con un seguimiento clínico estrecho y detección mamográfica. El tamoxifeno puede ser una estrategia para reducir el riesgo futuro de desarrollar cáncer.
3. Los **subtipos de cáncer de mama especiales de pronóstico favorable** son los carcinomas papilares, tubulares, mucinosos y medulares puros.
4. El **cáncer inflamatorio de la mama** (~1-5%) es un subtipo particularmente agresivo que puede reconocerse microscópicamente por la presencia de invasión dermolinfática. Desde el punto de vista clínico se asocia a menudo a eritema cutáneo de la mama (que puede parecer una mastitis) y al edema cutáneo («piel de naranja»).
5. La **enfermedad de Paget de la mama,** que se caracteriza por alteraciones eccematosas unilaterales del pezón, se observa con frecuencia asociada a un CDIS subyacente.
6. El **cistosarcoma filoide** constituye <1% de todas las neoplasias mamarias. Alrededor del 90% de estos tumores son benignos, y cerca del 10% malignos, y aunque casi nunca producen metástasis, sí pueden recurrenciar localmente. Es necesario realizar una extirpación quirúrgica con bordes amplios para optimizar el control local.
7. Son **tumores poco frecuentes:** el carcinoma epidermoide, el linfoma y el sarcoma.

B. **Clasificación molecular de los tumores malignos de mama.** La clasificación molecular de los tumores de mama puede basarse en análisis de genes únicos, como el número de copias de los genes del RE, el RP y *HER2,* el índice de proliferación y Ki67, o en plataformas de expresión multigénicas, que pueden medir docenas o incluso miles de transcritos génicos simultáneamente. Los ejemplos incluyen el ensayo *Oncotype DX* (v. sec.VIII.A.2.b), el *Prosigna Breast Cancer Prognostic Gene Signature Assay* (antes llamada prueba PAM-50) y *Mammaprint* (v. sec. VIII.A.2.c).

 El perfil de expresión génica que utiliza micromatrices multigénicas de ADN ha definido nuevos subtipos moleculares asociados a la distinción de las células de origen. Según estas observaciones, el cáncer de mama se divide en cinco subgrupos con características biológicas y evolución clínica distintiva.
 1. **Luminal A.** Los tumores luminales expresan citoqueratinas 8 y 18, tienen los mayores niveles de expresión de RE, tienden a ser de bajo grado, responderán con mayor probabilidad al tratamiento endocrino y muestran un pronóstico favorable. Suelen responder menos a la quimioterapia antineoplásica.
 2. **Luminal B.** Las células tumorales tienen también un origen epitelial luminal, pero con un patrón de expresión génica diferente del luminal A. Estos tumores se asocian con un alto índice de proliferación y el pronóstico es malo si compara con el subtipo anterior.
 3. **Tumores de tipo mamario normal.** Estos tumores tienen un perfil de expresión génica que recuerda al epitelio mamario «sano». El pronóstico es similar al del grupo luminal B.

4. **Con amplificación de *HER2*.** Estos tumores tienen una amplificación del gen *HER2* en el cromosoma 17q, y muestran con frecuencia coamplificación y sobreexpresión de otros genes adyacentes a *HER2*. Los casos con positividad de *HER2* tienen una expresión significativamente disminuida de RE y RP, y un aumento del factor de crecimiento endotelial vascular (VEGF, *vascular endothelium growth factor*). Históricamente el pronóstico clínico de estos tumores era malo. Con la aparición del trastuzumab, la evolución clínica de estos pacientes ha mejorado notablemente.
5. **Basal.** Estos tumores negativos para RE y RP, así como para *HER2* (denominados negativos triples), se caracterizan por marcadores de células basales o mioepiteliales. Tienden a ser de alto grado y expresan citoqueratinas 5/6 y 17, así como vimentina, p63 y CD10, actina de músculo liso y receptor del factor de crecimiento epidérmico (EGFR, *epidermal growth factor receptor*). Es probable que este grupo sea heterogéneo; por ejemplo, los pacientes con tumores que tienen mutaciones de *BRCA-1* también entran dentro de este subtipo molecular. En general los tumores basales de mama tienen mal pronóstico, aunque probablemente se beneficien en cierta medida de la quimioterapia antineoplásica.
6. **Un nuevo subtipo de cáncer de mama intrínseco,** conocido como *claudin-low* (con expresión baja de claudina), ha sido identificado en los tumores humanos. Desde el punto de vista clínico, casi todos son carcinomas ductales invasores de pronóstico desalentador, RE negativos (RE-), RP negativos (RP-) y *HER2* negativos (*HER2*-) (es decir, negativos triples), con una frecuencia elevada de diferenciación metaplásica y medular. Los datos preliminares muestran que estos tumores tienen una tasa de respuesta intermedia a la quimioterapia neoadyuvante estándar entre los tumores de tipo basal y luminal.

C. **Localización y forma de diseminación.** La muestra anatómica más frecuente del cáncer de mama ocurre en el cuadrante superoexterno. Las neoplasias mamarias se extienden por contigüidad, por vía linfática y por vía hematógena para producir metástasis. Los órganos que se afectan con mayor frecuencia por metástasis sintomáticas son los ganglios linfáticos regionales, piel, huesos, hígado, pulmones y cerebro. Los ganglios mamarios internos muestran signos tumorales en el 25 % de las pacientes con lesiones en el cuadrante interno, y en el 15 % si la lesión se encuentra en el cuadrante externo. Casi nunca se observan metástasis en los ganglios mamarios internos cuando no hay afectación de los ganglios axilares.

D. **Evolución clínica.** La evolución clínica del cáncer de mama es altamente heterogéneo en el mejor de los casos, pero generalmente hay tendencias según los diferentes estadios. En estadios incipientes la enfermedad es curable, pero tiene posibilidades de que aparezcan metástasis a distancia, 10-20 años después del tratamiento. El cáncer localmente avanzado tiene un mayor riesgo de mostrar metástasis a distancia latentes. En algunas mujeres la evolución es muy rápida. El cáncer de mama metastásico (CMM), excepto en casos poco habituales, no es curable, aunque frecuentemente tiene una evolución de enfermedad estable o de respuesta al tratamiento, a veces durante meses (o años), y después avanza de manera escalonada.

III. DETECCIÓN SISTEMÁTICA Y DETECCIÓN PRECOZ

A. **La mamografía** detecta alrededor del 85 % de los casos. Debe hacerse una distinción entre la mamografía diagnóstica y la mamografía de detección sistemática. Esta última es un estudio radiográfico de mama que se utiliza para detectar alteraciones en mujeres asintomáticas. Una mamografía diagnóstica es un estudio radiográfico que se utiliza para comprobar la presencia de un cáncer de mama tras el hallazgo de un bulto u otro síntoma o signo sugestivo de malignidad. Aunque en el 15 % de los casos no puede verse mediante la mamografía, en el 45 % sí puede observarse antes de que pueda palparse. **Un resultado normal en la mamografía no debe disuadir al médico de la realización de una biopsia de una masa sospechosa.** La mamografía digital está sustituyendo gradualmente a la mamografía en película.

1. El **sistema BI-RADS del *American College of Radiology*** establece para la documentación de hallazgos mamográficos:
   Categoría 1: negativa.
   Categoría 2: hallazgo benigno.
   Categoría 3: hallazgo probablemente benigno. Se sugiere una corta fase de seguimiento. Los hallazgos tienen una probabilidad muy elevada de ser benignos, pero el radiólogo prefiere comprobar la estabilidad.
   Categoría 4: alteración sospechosa. Debe considerarse la realización de una biopsia. Se trata de lesiones que no muestran signos característicos de cáncer de mama, pero que tienen una clara probabilidad de ser malignas.
   Categoría 5: muy sugerente de malignidad.
2. Un **metaanálisis** de ocho estudios clínicos aleatorizados de detección sistemática mediante mamografías ha demostrado una reducción del 24 % de la tasa de mortalidad por cáncer de mama. La disminución de la mortalidad se ha observado en estudios de mujeres de 40-69 años con mamografías realizadas en intervalos de 12 y 24 meses.
3. La **ACS recomienda** que las mujeres de 40 a 44 años puedan tener la opción de iniciar la detección anual del cáncer de mama con mamografías, si desean hacerlo. Deben tenerse en cuenta los riesgos de la detección, así como sus beneficios potenciales. Las mujeres de 45 a 54 años deben efectuarse mamografías cada año. Las mujeres de 55 años y mayores deben cambiar a mamografías con una frecuencia bianual, o tener la opción de continuar con las detecciones anuales. Las detecciones deben continuar mientras la mujer presente buena salud y se espere que viva 10 años o más

B. **Exploraciones físicas mamarias.** A pesar de carecer de datos que muestren que el riesgo de muerte por cáncer de mama disminuye gracias a la exploración clínica mamaria (ECM) o a la autoexploración mamaria (AEM), resulta razonable incluirlas en la práctica clínica.
1. Se recomienda iniciar la ECM a partir de los 20 años en mujeres con un riesgo promedio de padecer cáncer de mama. Debe formar parte de un control periódico, que habrá de realizarse al menos cada 3 años. Las mujeres de más de 40 años deben realizarse esta exploración preferiblemente cada año e idealmente, antes de una mamografía anual de detección sistemática o junto con ella.
2. Hay que explicar a las mujeres los beneficios y las limitaciones de la AEM. Las mujeres que eligen realizar la AEM deben recibir instrucción para hacerla, así como revisarles la técnica cada vez que realicen un control periódico de salud.

C. **Pacientes de riesgo elevado.** La ACS comunicó que las mujeres con mayor riesgo de padecer esta enfermedad podrían beneficiarse de otras estrategias de detección sistemática, además de las que se realizan en las mujeres con un riesgo promedio. Entre estas intervenciones pueden incluirse la detección sistemática a una edad inicial, menores intervalos entre los controles o la adición de otros estudios radiológicos además de la mamografía, entre ellos la resonancia magnética (RM) o la ecografía.
1. Las **directrices de la ACS recomiendan la detección sistemática mediante RM,** además de las mamografías, en mujeres que muestran al menos una de las siguientes situaciones:
   a. Una mutación de *BRCA1* o *BRCA2.*
   b. Un familiar en primer grado (progenitor[a], hermano[a], hijo[a]) con una mutación de *BRCA1* o *BRCA2,* incluso si ya se las ha estudiado a ellas mismas.
   c. Un riesgo de sufrir cáncer de mama a lo largo de la vida del 20 % al 25 % o mayor, según uno de los diversos instrumentos de valoración de riesgo aceptados que evalúan los antecedentes familiares y otros factores.
   d. Antecedentes de irradiación torácica entre los 10 y los 30 años.
   e. Mutación en la línea germinal de *p53* (síndrome de Li-Fraumeni) o síndromes hamartomatosos asociados a la mutación de *PTEN* (síndrome de Cowden

o síndrome de Bannayan-Riley-Ruvalcaba), o uno de estos síndromes de acuerdo con un antecedente en un familiar de primer grado.
2. La **directriz de la ACS indica que no existen aún datos suficientes para mostrarse a favor o en contra de la detección sistemática mediante RM** en las mujeres que muestran:
   a. Un riesgo del 15% al 20% de padecer un cáncer de mama a lo largo de la vida, es uno de los instrumentos disponibles aceptados de valoración del riesgo ya que evalúan los antecedentes familiares y otros factores.
   b. CLIS o hiperplasia lobulillar atípica (HLA).
   c. Hiperplasia ductal atípica (HDA).
   d. Mamas muy densas o de densidad desigual (en la mamografía).
   e. Haber sufrido ya cáncer de mama, incluido el CDIS.
3. **Cáncer de mama contralateral.** El RM puede ser una ayuda para detectar tumores mamarios contralaterales en las mujeres con un cáncer diagnosticado recientemente.

IV. DIAGNÓSTICO

A. **Signos físicos y diagnóstico diferencial**
   1. Pueden detectarse **bultos mamarios** en muchas pacientes con cáncer de mama, lo que constituye el signo más frecuente de la anamnesis y la exploración física. La típica masa mamaria maligna tiende a ser solitaria, unilateral, sólida, dura, irregular e indolora a la presión.
   2. La **secreción espontánea por el pezón** a través de un conducto mamario es el segundo signo más frecuente de cáncer de mama. Se observa en cerca del 3% de las mujeres y el 20% de los hombres, pero es una manifestación frecuente de una afección benigna en el 90% de los pacientes. Es más probable que la secreción en pacientes de más de 50 años represente un signo de cáncer que una afección benigna. Las secreciones lechosas o purulentas se asocian a una posibilidad casi inexistente de ser cáncer.
   3. **Otras manifestaciones iniciales** son: alteraciones cutáneas, linfadenopatía axilar o, signos de enfermedad localmente avanzada o diseminada. Una mama dolorosa es un síntoma habitual, pero suele deberse a otras causas. El carcinoma de Paget se manifiesta como un eccema unilateral del pezón. El carcinoma inflamatorio lo hace como eritema cutáneo, edema e induración subyacente, sin que exista infección.

B. **Evaluación de una masa mamaria**
   1. **Bulto o masa mamaria en mujeres de < 30 años.** En las mujeres jóvenes con un bulto o masa en la mama la ecografía es el método preferido para el diagnóstico. Si la masa es sólida y despierta sospecha se recomienda realizar una mamografía, seguida de un diagnóstico histológico. Si mediante la ecografía se cree que la masa es benigna, resulta adecuado optar por el diagnóstico histológico frente a la observación con seguimiento frecuente mediante exploración física y ecografía. Si la masa parece ser un quiste simple en la ecografía no es necesaria ninguna intervención. Si parece ser un quiste complejo estará indicada la punción y la aspiración. Si la masa desaparece con la aspiración, y el aspirado no es sanguinolento, puede iniciarse de nuevo una detección sistemática habitual.
   2. **Bulto o masa mamaria en mujeres de > 30 años.** Deberá realizarse una mamografía para establecer el diagnóstico. Si las características mamográficas son indeterminadas, se realizará una ecografía. Si en alguna de las dos pruebas se observa una lesión sospechosa, habrá que obtener una muestra tisular.
   3. **Biopsia mamaria.** Cuando se necesite un diagnóstico histológico, deberá elegirse entre las diferentes técnicas.
      a. **Citología por aspiración con aguja fina (AAF).** Puede realizarse si se cuenta con experiencia técnica y citopatológica. La sensibilidad para diagnosticar un proceso maligno es del 90% al 95%, y la especificidad es del 98%. Sin embargo, no se puede distinguir un carcinoma infiltrante de uno *in situ*.

b. **Biopsia con aguja gruesa estereotáctica o guiada por ecografía.** Cada vez se utilizan más estas técnicas como alternativa a la biopsia por escisión o la AAF, y constituyen la referencia para los cambios mamográficos sin una masa acompañante; tras el procedimiento puede realizarse una tumorectomía guiada por una aguja. Además, la biopsia con aguja gruesa permite obtener suficiente tejido para caracterizar adecuadamente la histología de la muestra. Si se diagnostica una neoplasia maligna infiltrante, se realizará la determinación de RE, RP y *HER2*.
c. **Biopsia por escisión.** Constituye la técnica habitual para el diagnóstico de una masa mamaria si no se dispone de biopsia con aguja gruesa estereotáctica o guiada por ecografía. Si se realiza la biopsia por escisión deberá extirparse una cantidad adecuada de tejido sano alrededor de la lesión sospechosa, de forma que la biopsia actúe como una mastectomía segmentaria en caso de que se encuentre un proceso maligno. Esta táctica permite realizar una escisión completa con bordes limpios y una evaluación histológica completa.

C. **Procedimientos de estadificación del carcinoma infiltrante de mama antes del tratamiento.**
   1. Hemograma completo, pruebas funcionales hepáticas, fosfatasa alcalina y calcio sérico.
   2. Radiografía de tórax, mamografía bilateral diagnóstica.
   3. En pacientes con ganglios axilares positivos, tumores grandes (p. ej., ≥ 5 cm), biología o signos clínicos agresivos, síntomas o valores de laboratorio que sugieran la presencia de metástasis, puede considerarse una TC de tórax, abdomen y pelvis y una gammagrafía ósea.
   4. Aspiración de médula ósea, si existe una citopenia sin causa aparente o un frotis sanguíneo leucoeritroblástico.
   5. Se está valorando el papel de la tomografía por emisión de positrones (PET), con o sin tomografía computarizada (TC), en la estadificación inicial del cáncer de mama. En general esta prueba puede detectar con precisión focos de metástasis a distancia con una sensibilidad del 80 % al 97 %, y una especificidad del 75 % al 94 %.

V. ESTADIFICACIÓN Y PRONÓSTICO

A. **Sistemas de estadificación.** Referirse al atlas actual de estadificación del cáncer de la AJCC para informarse sobre el sistema de estadificación TNM.
B. **Factores pronóstico**
   1. **Grado tumoral.** Es una variable pronóstica importante; cuanto mayor sea el grado, más reservado deberá ser el pronóstico. El sistema de estadificación del AJCC recomienda la gradación histológica combinada de Nottingham (modificación de Elston-Ellis del sistema clasificación en grados de Bloom-Scarff-Richardson). Para determinar el grado de un tumor se evalúan tres características morfológicas (formación de túbulos, pleomorfismo nuclear y numero de mitosis). A cada característica se le asigna un valor que va de 1 (favorable) a 3 (desfavorable). Una puntuación combinada de 3 a 5 puntos se designa como grado 1, si es de 6 a 7 puntos se le asigna un grado 2, y si es de 8 a 9 puntos se le asigna el grado 3.
   2. **Estadio anatomopatológico.** Tiene un efecto evidente sobre la supervivencia esperada.
      a. **Tamaño del tumor.** El riesgo de recurrencia aumenta de forma lineal con el tamaño del tumor en las pacientes con menos de cuatro ganglios linfáticos afectados por metástasis; a partir de aquí, el peso diagnóstico de las metástasis ganglionares generalmente supera al del tamaño del tumor. El efecto del tamaño del tumor sobre el pronóstico viene reflejado por los siguientes datos del estudio Surveillance Epidemiology and End Results (SEER) de supervivencia a 5 años (adaptado de Carter C, Allen C, Henson D. Relation of tumor size, lymph node status, and survival in 24 740 breast cancer cases. *Cancer* 1989; 63:181).

Índice de supervivencia a 5 años según el número de ganglios axilares con metástasis		
Tamaño del tumor	Sin metástasis ganglionares	1-3 ganglios
≤5 mm	99 %	95 %
6-10 mm	98 %	94 %
11-20 mm	96 %	87 %

La supervivencia a los 20 años sin signos de enfermedad específicos de cáncer de mama en pacientes sin adenopatías tratadas únicamente con mastectomía es de alrededor del 92 % en los tumores pT1a-b, y del 75 % al 80 %, en tumores pT1c. El grado tumoral afecta a estas probabilidades.

b. La **afectación de los ganglios linfáticos** constituye el principal indicador de la probabilidad de recurrencia de la enfermedad.

c. Metástasis a distancia. Muchas pacientes con una neoplasia en estadio IV sobreviven 2-4 años, o incluso más, según la localización de las metástasis, la velocidad de la progresión y la respuesta al tratamiento. Puede lograrse una supervivencia prolongada, particularmente en pacientes con receptores hormonales positivos y sólo metástasis óseas.

3. Situación de los receptores hormonales. Las pacientes con tumores que no muestran actividad de RE ni RP (medida por métodos bioquímicos) tienen un mal pronóstico que las que sí muestran este tipo de receptores. Se cree que cuando éstos se miden mediante técnicas de inmunohistoquímica (IHQ), los RE y los RP representan factores de predicción muy sólidos de respuesta al tratamiento hormonal, en lugar de ser sólo factores pronóstico de supervivencia.

Lamentablemente, hasta el 20 % de las determinaciones actuales mediante IHQ de RE y RP en todo el mundo pueden ser inexactas (resultados falsamente negativos o positivos), principalmente por la variación de las variables preanalíticas, los umbrales de positividad y los criterios de interpretación. Estudios sobre la cuestión consideran positividad para RE y RP si hay al menos un 1 % de núcleos tumorales positivos en la muestra en presencia de la reactividad esperada de los testigos internos (elementos epiteliales sanos) y externos.

4. Sobreexpresión de *HER2*. Todas las células sanas, entre ellas las células epiteliales mamarias, contienen dos copias del gen del EGFR humano 2 (*HER2* o *HER2/neu*, también conocido como gen *c-erbB2*). Cerca del 20 % al 25 % de las neoplasias mamarias malignas se encuentran múltiples copias del gen a causa de la amplificación génica. La amplificación del gen *HER2* produce un aumento de la expresión del producto génico, una tirosina cinasa del receptor de transmembrana de 185 kDa. La sobreexpresión patológica de p185^{HER2} causa la activación constitutiva de la cinasa de *HER2*, lo que conduce a un aumento de la proliferación, la supervivencia y las metástasis de las células tumorales.

a. Los **tumores que hiperexpresan *HER2*** tienden a producir metástasis en menos tiempo y a tener un mal pronóstico. El cáncer de mama *HER2* positivo tiene propensión a causar metástasis cerebrales. Los tumores con una amplificación del gen *HER2* mediante la hibridación *in situ* fluorescente (FISH, *fluorescent in situ hybridization*) están entre aquellos que con mayor probabilidad responderán al tratamiento sistémico con anticuerpos monoclonales humanizados (trastuzumab).

b. Los **métodos habituales para identificar *alteraciones* en *HER2*** son las técnicas de IHQ y la FISH. La determinación del estado de *HER2* debería realizarse en todos los tumores infiltrantes de mama. Los laboratorios que realizan la prueba deben mostrar una concordancia del 95 % con otra prueba validada para los resultados positivos o negativos de los análisis. El algoritmo recomendado para definir los resultados, tanto de la expresión de la proteína de *HER2* como de la amplificación génica, es:

(1) Un resultado positivo para *HER2* es la tinción IHQ de 3+ basado en una tinción uniforme e intensa de la membrana.
  (a) Hibridación *in situ* (ISH) positiva sobre la base siguiente:
     (i) Número de copias *HER2* promedio con una sola sonda ≥ 6.0 señales/célula
     (ii) Cociente entre la sonda dual *HER2*/sonda del centrómero del cromosoma 17 (CEP-17) ≥ 2.0, con un número de copias *HER2* promedio ≥ 4.0 señales por célula
     (iii) Cociente entre la sonda dual *HER2*/CEP-17 ≥ 2.0 con un número de copias *HER2* promedio ≥ 4.0 señales/célula
     (iv) Cociente entre la sonda dual *HER2*/CEP-17 < 2.0 con un número de copias *HER2* promedio ≥ 6.0 señales/célula.
(2) Un resultado negativo es una tinción IHQ de 0 o 1+, un resultado en la técnica de FISH de < 4 copias del gen *HER2* por núcleo o un cociente de FISH < 2.
(3) Los resultados dudosos (p. ej., IHC = 2+ o número de copias de *HER2* por FISH entre 4 y 6 por núcleo celular) requieren acciones adicionales para la determinación final. Asimismo, hay que tener presente que la deleción de CEP-17 puede causar un cociente *HER2*/CEP-17 ≥ 2.0, pero NO constituye una amplificación del gen *HER2* (y rara vez son *HER2* = 3+ con la IHQ).

5. **Otros marcadores biológicos**
   a. La **proteína Ki-67** se asocia estrictamente a la proliferación celular. La fracción de células neoplásicas positivas para Ki-67 (el índice de marcaje de Ki-67) se ha relacionado con la evolución clínica. En estos momentos, una gran variación en las prácticas analíticas plantea dudas justificadas sobre el valor de Ki-67
   b. La **citometría de flujo del ADN** puede realizarse en material de biopsia tumoral tras la tinción fluorescente con yoduro de propidio. A partir de este análisis puede medirse el contenido total de ADN (y, por tanto, la ploidía del ADN) y el porcentaje de células que atraviesan la fase S.
   c. La **mutación del gen supresor tumoral (o antioncogén)** *p53* produce frecuentemente (aunque no siempre) la acumulación aberrante de proteína p53 disfuncional en el núcleo. Esta acumulación nuclear puede visualizarse mediante la tinción IHQ y se ha utilizado como marcador indirecto de la mutación de este gen. La sobreexpresión de la proteína p53 normal puede observarse a veces en las células del cáncer de mama, incluso sin que exista una mutación del gen *p53*. Por el contrario, algunos tumores contienen mutaciones de *p53* que causan un truncamiento proteico, el cual no puede medirse con precisión mediante la tinción IHQ. Por tanto, la tinción IHQ de p53 no es una medida precisa. El estado mutacional de *p53* tiene escasa (si es que tiene alguna) utilidad clínica.

VI. TRATAMIENTO DEL CÁNCER DE MAMA NO INVASOR

A. **El carcinoma ductal *in situ*,** aunque no resulta invasor, es claramente una neoplasia maligna, y recurrencia en alrededor del 35 % de los casos en 10 a 15 años si se trata únicamente con biopsia por escisión. La recurrencia, cuando se produce, es un carcinoma invasor en un 50 % de los casos. Cuando se ha realizado una disección de los ganglios axilares se han encontrado metástasis en $< 3\%$ de los casos de CDIS. Si se realiza una mastectomía, se observa con frecuencia que la enfermedad es *multicéntrica* (hay lesiones de CIS adicionales a > 2 cm de distancia de la lesión principal).

1. **Tratamiento local**
   a. En las mujeres con CDIS multicéntrico debe realizarse una mastectomía, con o sin reconstrucción mamaria. En las mujeres con una enfermedad unicéntrica son opciones aceptables la mastectomía total, sin disección de ganglios linfáticos, o la biopsia por escisión con bordes negativos adecuados. La mastectomía logra la curación en, al menos, el 98 % de las pacientes con CDIS.

b. El estudio clínico NSABP B-17 distribuyó al azar a 818 mujeres con CDIS tratadas con tumorectomía para recibir RT mamaria o ningún otro tratamiento (*v.* Fisher et al., 1999a). En el estudio se demostró una reducción de la recurrencia ipsolateral (invasora y no invasora) del 27 % al 12 % con el uso de RT a los 8 años de seguimiento. La mitad de las recurrencias ipsolaterales de los tumores mamarios fue invasora en los casos en los que no se había administrado radiación. La RT redujo la incidencia de todos los tumores no invasores del 13 % al 8 % ($p = 0.007$), y la de todos los tumores invasores del 13 % al 3 %.
   c. El estudio del European Cooperative Group distribuyó aleatoriamente a 1 010 mujeres para recibir, tras la cirugía, tratamiento con 5 000 cGy de RT o únicamente la observación (*v.* Julien JP et al., en la bibliografía). La incidencia de recurrencias fue del 16 % sin RT, y del 9 % con RT.
   d. En un grupo seleccionado de mujeres con CDIS podría plantearse la escisión sin radiación, entre ellas las que muestran CDIS de bajo grado con bordes quirúrgicos negativos de al menos 1 cm en todas las direcciones.
  2. Tratamiento sistémico posquirúrgico en el CDIS. Los datos del estudio NSABP B-24 sirven de apoyo al empleo adyuvante del tamoxifeno (20 mg/d por 5 años) para el tratamiento del CDIS y RE positivos (*v.* Fisher et al.,1999). El tratamiento produjo una reducción del riesgo absoluto del 6 % y el 5 % en la recurrencia ipsolateral y contralateral, en ese orden. El tamoxifeno no brinda beneficios a las mujeres con CDIS y RE negativos. El uso adyuvante del tamoxifeno en el CDIS y RE positivos debe valorarse con cuidado frente a las toxicidades conocidas de este fármaco debido a que no representa una ventaja para la supervivencia.
B. Carcinoma lobulillar *in situ*. También se denomina *neoplasia lobular* y muchos expertos lo consideran una afección no maligna. Es un tumor que tiende a ser multicéntrico y suele ser bilateral (~30 %). La presencia de CLIS es un indicador de un aumento del riesgo posterior de sufrir un cáncer de mama invasor. Alrededor del 20 % de las pacientes con CLIS muestra cáncer de mama invasor a los 15 años.
  1. Para tratar el CLIS no suele recomendarse de forma sistemática el tratamiento quirúrgico. Sí se recomienda la mamografía diagnóstica anual para el control de las mujeres con CLIS.
  2. Debe asesorarse a los pacientes sobre el posible beneficio del tamoxifeno para la reducción del riesgo en esta circunstancia (una reducción del riesgo relativo del 56 % en el desarrollo de cáncer de mama invasor después de 5 años de tamoxifeno).
  3. En el estudio clínico aleatorizado, prospectivo y con doble enmascaramiento NSABP STAR P-2, el tamoxifeno redujo el riesgo de cáncer de mama invasor y no invasor en cerca del 50 % comparado con una reducción del riesgo cercana al 38 % con raloxifeno. Los participantes en el estudio que tomaron raloxifeno tuvieron menos efectos colaterales serios que los que tomaron tamoxifeno, tanto de manera inicial como en el seguimiento a largo plazo.

VII. TRATAMIENTO DEL CÁNCER DE MAMA INVASOR EN ESTADIO INICIAL: CIRUGÍA Y RT

El **tratamiento del tumor primario no altera de forma importante el riesgo de aparición de metástasis.** La variación en cuanto a los tratamientos locales (mastectomía radical, radical modificada o simple, con o sin RT) no altera los resultados sobre la supervivencia.

Los ganglios linfáticos regionales son precursores de la enfermedad sistémica, y no barreras frente a la diseminación del tumor. Los ganglios linfáticos se extirpan por la importante información que se obtiene sobre el pronóstico cuando están afectados. La extirpación de los ganglios axilares en la intervención quirúrgica no afecta a la frecuencia de las recurrencias, la aparición de metástasis a distancia ni la tasa de supervivencia.

A. Tratamiento quirúrgico

1. La **cirugía conservadora de la mama** (CCM) consiste en la extirpación macroscópica total del tumor mediante cirugía limitada (linfadenectomía, mastectomía segmentaria), seguida de RT para erradicar cualquier resto tumoral en el tejido mamario que se conserva. Debe realizarse una *intervención del ganglio centinela,* con o sin disección de los ganglios axilares, con fines de estadificación.
   a. **Contraindicaciones a la conservación de la mama**
      (1) Aplicación previa de radiación sobre la mama o la pared torácica que conlleve una exposición excesiva a la radiación de esta última.
      (2) Administración de radiación durante el embarazo.
      (3) Cáncer de mama multicéntrico (excepto en casos muy seleccionados, o en un ensayo clínico).
      (4) Microcalcificaciones difusas de aspecto maligno en la mamografía.
   b. **Contraindicaciones relativas a la conservación de la mama**
      (1) Cáncer de mama multifocal que necesita dos incisiones separadas.
      (2) Enfermedad activa del tejido conjuntivo que afecta a la piel, como la esclerodermia o el lupus eritematoso (que puede impedir la capacidad de dar RT).
      (3) Tumores de tamaño mayor a 5 cm, o un tumor de tamaño considerable en una mama pequeña, donde es inaceptable el resultado estético posterior.
2. La **mastectomía radical modificada** es el procedimiento quirúrgico habitual en las pacientes que eligen la cirugía como único tratamiento local (p. ej., para evitar la radiación) o en aquellas en las que está contraindicado el tratamiento con conservación de la mama. Consiste en la extirpación mamaria completa con diseccion ganglionar de la axila. En algunos estudios clínicos aleatorizados se ha demostrado una supervivencia equivalente en las mujeres sometidas a mastectomía radical modificada y en las tratadas con CCM más RT. La deformidad estética resultante puede tratarse mediante la reconstrucción o con el uso de una prótesis.
3. **Ganglio linfático centinela (GLC)**. En la mayoría de los centros se ha sustituido la DGLA por la *técnica del GLC,* que permite una extirpación más limitada de los ganglios para la estadificación y causa menos complicaciones (particularmente, linfedema). Las mujeres con ganglios axilares negativos (no afectados) son candidatas a la resección del GLC.
   a. Hasta hace poco se ofrecía la **disección axilar completa** a la mayoría de las pacientes con metástasis en el GLC de > 0,2 mm de diámetro. En 2011 se publicaron los resultados de un estudio aleatorizado de fase III de DGLA frente a la no realización de DGLA en mujeres con cáncer de mama invasor; una adenopatía menor de 5 cm, no palpable, y 1 a 2 GLC que contienen metástasis mostró una supervivencia promedio (SP) a 5 años (SP) de 92 % en ambos grupos, lo que sugirió que el uso de la disección sola del GLC comparada con la DGLA no causó una supervivencia inferior. A todas las pacientes se les realizó una linfadenectomía e irradiación tangencial de toda la mama. Se considera que estos datos representan un cambio de la práctica.
   b. **Debe desaconsejarse el uso sistemático de IHQ para citoqueratina en la detección de micrometástasis en el GLC.** Los resultados publicados recientemente del estudio ACOSOG Z0010 confirmaron las descripciones previas de que la presencia de micrometástasis ganglionares detectadas mediante IHQ (negativas con H-E) no aporta información pronóstica útil.
4. **Reconstrucción mamaria**
   a. **Indicaciones para la reconstrucción mamaria.** Incluyen la viabilidad y disponibilidad de piel y tejidos blandos para obtener resultados cosméticos satisfactorios según las expectativas de la paciente.

b. Contraindicaciones para la reconstrucción mamaria incluyen el carcinoma inflamatorio, la presencia de un daño cutáneo extenso post radioterapia expectativas cosmeticas no realistas a lo esperado por la paciente y la presencia de afecciones coincidentes que hacen que la cirugía sea peligrosa. La enfermedad metastásica con una larga expectativa natural esperada (de años) no es una contraindicación absoluta para la reconstrucción mamaria.
B. **Radioterapia después de la cirugía conservadora de la mama.** La irradiación mamaria total es el tratamiento estándar después de la CCM en estadios I y II. El metaanálisis de los estudios aleatorizados que realizó en 2005 el grupo *Early Breast Cancer Trialists'* Collaborative Group mostró que la adición de RT después de la CCM reduce el riesgo de recurrencia local en un 70% a 5 años, con una reducción del 5% de la mortalidad por cáncer de mama a los 15 años (*v.* Clarke et al., 2005).
   1. **Fraccionamiento de la RT mamaria total**
      a. **Fraccionamiento convencional.** Usualmente la dosis total de 45 a 50 Gy, se fracciona a 1.8 a 2 Gy, para un periodo de 5 semanas.
      b. **Hipofraccionamiento (menor duración del tratamiento).** La dosis total a mama de 42.5 Gy se fracciona en 16 y se administra durante 3 semanas. En estudios aleatorizados se ha visto que la RT hipofraccionada a toda la mama ofrece control local y la toxicidad es similar si se compara al fraccionamiento convencional (*v.* Whelan et al., 2010). La American Society for Radiation Oncology (ASTRO) ha publicado directrices (*v.* Smith et al., 2010) para el uso de hipofraccionamiento; las pacientes deben:
         (1) Tener al menos 50 años de edad, con mamas pequeñas o de tamaño medio.
         (2) Tener un tamaño tumoral no mayor de 5 cm y sin compromiso ganglionar
         (3) No necesitar quimioterapia.
   2. **Uso de un refuerzo de RT después de la RT mamaria total.** El beneficio del refuerzo es mayor en pacientes de 40 años de edad o menores. La dosis de refuerzo varía desde 10 Gy hasta 16 Gy, en fracciones de 2 Gy, habitualmente utilizando tratamiento con haz electrónico.
   3. **Irradiación mamaria parcial acelerada (IMPA).** Se irradia sólo una parte de la mama (la cavidad de la lumpectomía con los márgenes). La RT habitualmente se administra en 4 a 5 días. La justificación de la IMPA es que la mayoría de las recurrencias locales ocurren después de la cirugía mamaria en el sitio de la lumpectomía o cerca de la misma. La IMPA aún se considera que es un tratamiento en investigación, y se debe ofrecer sólo a pacientes muy seleccionadas con riesgo bajo de recurrencia.
   4. **RT ganglionar después de la CCM y de la cirugía axilar (biopsia del GLC o DGLA)**
      a. No es necesaria la irradiación ganglionar regional en pacientes con ausencia de enfermedad ganglionar histopatológica.
      b. En el pasado no había consenso sobre la RT ganglionar regional en pacientes con enfermedad ganglionar positiva después de la CCM. El NCI Canada recientemente publicó el análisis del estudio MA-20 (*v.* Whelan et al., 2015), en el que se aleatorizó pacientes con o sin RT mamaria completa de los ganglios regionales (ganglios mamarios internos, supraclaviculares y axilares altos) a las que se había realizado una CCM con disección axilar. Los estadios evaluados fueron T1-2, N1 y N0 de riesgo elevado (T3N0 o T2N0 con extirpación de < 10 ganglios). Los tumores tenían uno de los siguientes datos: negatividad de RE, grado 3 o presencia de invasión linfovascular. Al décimo año del seguimiento, no hubo diferencia significativa en la supervivencia entre los grupos. Las tasas de SSE fueron del 82.0% en el grupo de radiación ganglionar y del 77.0% en el grupo control (cociente aleatorio [CR] 0.76, IC al 95% de 0.61 a 0.94, $p = 0.01$). Las pacientes del grupo de radiación ganglionar mostraron tasas más altas de neumonitis aguda de grado 2 o mayores (1.2% frente a 0.2%, $p = 0.01$) y de linfedema (8.4% frente a 4.5%, $p = 0.001$)

C. **Radioterapia posmastectomía (RTPM) en pacientes con cáncer de mama localmente avanzado (CMLA)**
   1. **Sitios de recurrencia locorregional (RLR).** La pared torácica es la localización más frecuente de la RLR, y representa cerca de dos tercios de los fracasos terapéuticos. La segunda localización frecuente en los fracasos es la región supra/infraclavicular (43%), seguida por las recurrencias axilares (12%) (*v.* Strom et al., 2005).
   2. **Justificación de la RTPM en pacientes con CMLA.** En pacientes con cáncer de mama premenopáusicas y cáncer de mama de riesgo elevado en estadio II o III tratadas con mastectomía radical modificada y quimioterapia adyuvante se observó que la adición de RT reduce el fracaso locorregional en un 20%, con una mejora de la supervivencia del 10%.
   3. **Directrices de la ASCO sobre las indicaciones de la RTPM**
      a. Pacientes con tumores T3N1 o en estadio III.
      b. Pacientes con > 4 ganglios axilares positivos.
      c. Bordes quirúrgicos positivos o estrechos (< 1 mm) (directriz de la red NCCN)
   4. **Aspectos controvertidos de la RTPM**
      a. Pacientes con 1 a 3 ganglios axilares positivos.
      b. En pacientes que habían eliminado al menos ocho o más ganglios axilares, el uso de PMRT dio lugar a la reducción de 15 años en la LRR de un porcentaje de 47% a 4% en pacientes con 1 a 3 ganglios positivos. También hubo una supervivencia de 15 años de beneficio después de PMRT en 1 a 3 ganglios positivos (el 57% en comparación con el 48%; *v.* Overgaard et al., 1997).
      c. Debe plantearse la administración de RTPM en pacientes con 1 a 3 ganglios axilares positivos si:
         (1) La edad de la paciente es < 35 años.
         (2) Hay afectación de ≥ 20% de los ganglios axilares, o extensión extracapsular macroscópica, o se han extirpado < 10 ganglios.
         (3) El tumor es grado 3 o tiene invasión linfovascular.
   5. **Diseño del campo de la RTPM:**
      a. Siempre se irradia la pared torácica cuando se recomienda RTPM.
      b. Se recomienda la irradiación de los ganglios supra e infraclaviculares en pacientes con ≥ 4 ganglios axilares positivos.
      c. Debe plantearse el tratamiento si estos ganglios linfáticos tienen afectación clínica o histopatológica.
      d. No se utiliza irradiación sistemática de los ganglios axilares.
D. **Radioterapia o cirugía axilar después de un ganglio centinela positivo en cáncer de mama.** Pacientes con cáncer primario de mama T1-2 y linfadenopatía no palpable fueron asignadas al azar para practicarles disección de ganglios linfáticos axilares o radioterapia axilar en caso de un ganglio linfático positivo (Donker *et al.*, 2014). La recurrencia axilar se produjo en cuatro de 744 pacientes en el grupo de disección de ganglios axilares y en siete de 681 en el grupo de radioterapia axilar. La prueba de no inferioridad planificada fue insuficiente debido al bajo número de recurrencias. El linfedema en el brazo ipsolateral se observó con una frecuencia significativamente mayor después de la disección de los ganglios linfáticos axilares que después de la radioterapia axilar al primer año, a los 3 años y a los 5 años. La conclusión fue que la radioterapia axilar causó significativamente menos morbilidad.

VIII. TRATAMIENTO DEL CÁNCER DE MAMA INVASOR EN ESTADIO INCIPIENTE: QUIMIOTERAPIA COMPLEMENTARIA

A. **Principios.** La aplicación de poliquimioterapia durante 6 meses reduce la tasa de mortalidad anual en cerca del 38% en las mujeres < 50 años y en el ~ 20% en las que tienen entre 50 y 69 años. La tabla 11-1 muestra la disminución aproximada de la tasa de mortalidad a 10 años con quimioterapia en pacientes de 35 a 60 años de edad y cuyos tumores tienen positividad o negatividad de actividad hormonal. El algoritmo del tratamiento adyuvante se ilustra en la figura 11-1.

TABLA 11-1. Reducción aproximada de la mortalidad a 10 años del tratamiento con quimioterapia postoperatoria en cáncer de mama

Sin RE ni RP, tratadas con pautas antineoplásicas basadas en la doxorubicina

Reducción de la mortalidad con quimioterapia posquirúrgica[a]

Estadio	Edad 35 años		Edad 60 años	
	Grado 1	Grado 2/3	Grado 1	Grado 2/3
I (T1c N0)	3	6	2	4
IIA	6	12	4	8
IIB	9	15	6	10
IIIA	14	20	10	113
IIIC	18	21	12	14

Con RE o RP, tratadas con pautas antineoplásicas basadas en la doxorubicina, con o sin tratamiento hormonal

Reducción de la mortalidad con quimioterapia posquirúrgica[a]

Estadio	Edad 35 años				Edad 60 años			
	Grado 1		Grado 2/3		Grado 1		Grado 2/3	
Estadio	H	C-H	H	C-H	H	C-H	H	C-H
I (T1c N0)	1	2	4	8	1	1	4	6
IIA	3	5	8	15	3	4	7	11
IIB	6	16	12	25	4	6	10	13
IIIA	9	18	14	30	7	12	13	22
IIIC	12	26	14	35	11	14	13	20

[a]«Mortalidad» es el número de fallecimientos causados por el cáncer de mama por cada 100 pacientes. «Reducción» es el número menor de fallecimientos causados por cáncer de mama por cada 100 pacientes. En los datos no se incluyen la positividad *HER2* ni el tratamiento con trastuzumab. (H), tratamiento hormonal solo; (C-H), quimioterapia seguida de tratamiento hormonal durante 5 años. Con datos obtenidos a partir de Adjuvant online y Woodward WA, Strom EA, Tucker SL, et al. Changes in the 2003 American Joint Committee on Cancer Staging for breast cancer dramatically affect stage-specific survival. *J Clin Oncol* 2003;21:3244.

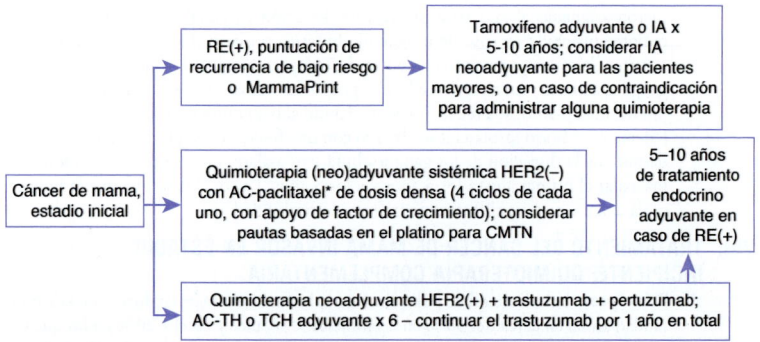

*Véase sección VIII para otras pautas de quimioterapia usados en el contexto adyuvante

Figura 11-1 Algoritmo del tratamiento (neo)adyuvante del cáncer de mama en estadio inicial.

1. **Candidatas al tratamiento sistémico posquirúrgico.** Las mujeres que muestran un riesgo suficientemente elevado y que justifica el tratamiento posquirúrgico con quimioterapia son casi todas las que muestran ganglios axilares positivos, así como aquellas con riesgo elevado y sin afectación ganglionar. Desde el punto de vista histórico, las pacientes sin afectación ganglionar y con un riesgo elevado para considerarse candidatas al tratamiento con quimioterapia son las que muestran tumores que: *1)* no tienen receptores hormonales, son de grado elevado o poco diferenciados; *2)* hiperexpresan *HER2; 3)* tienen marcadores de aumento de la proliferación (p. ej., índice mitótico, Ki-67 elevada, o fracción de la fase S elevada); *4)* tienen signos de invasión angiolinfática; *5)* tienen una puntuación de riesgo de recurrencia elevado de acuerdo con el análisis Oncotype DX, o *6)* tienen enfermedad de riesgo elevado basada en el análisis MammaPrint. La utilidad relativa de la quimioterapia depende de factores, como la edad de la mujer en el momento del diagnóstico, la presencia de comorbilidades y el estado de los receptores hormonales.
2. **Selección de pacientes para quimioterapia posquirúrgica.** En las mujeres con cáncer de mama en estadio incipiente pero con marcadores de mal pronóstico, la conversación sobre el tratamiento debe incluir una explicación sobre la reducción esperada del riesgo relativo y el riesgo absoluto. Las pacientes con signos de pronóstico favorable pueden ahorrarse los efectos adversos de la quimioterapia y ser tratadas de manera adecuada únicamente con un tratamiento hormonal posquirúrgico.
    a. *Adjuvant! Online.* La selección de pacientes para recibir tratamiento adyuvante sistémico adecuado se ha visto revolucionado por herramientas informáticas avaladas para la toma de decisiones, como *Adjuvant! Online* (www.adjuvantonline.com). Las estimaciones sobre la evolución del cáncer de mama por *Adjuvant! Online* son para pacientes que: *a)* muestran un adenocarcinoma invasor de mama, unilateral y unicéntrico; *b)* han sufrido una cirugía mamaria primaria definitiva y estadificación de los ganglios axilares, y *c)* no muestran signo alguno de afectación metastásica o residual.

    En este algoritmo en línea el profesional introduce datos como: la edad, las afecciones coincidentes, la situación de los RE, el grado tumoral, el tamaño del tumor y el número de ganglios afectados. A continuación selecciona el tipo de tratamiento hormonal posquirúrgico (tamoxifeno, inhibidor de la aromatasa) y la pauta de quimioterapia antineoplásica posquirúrgica (de primera, segunda o tercera generación). Se genera entonces un informe que calcula el riesgo de recurrencia o la mortalidad a 10 años: *a)* sin ningún tratamiento sistémico posquirúrgico; *b)* sólo con tratamiento hormonal posquirúrgico; *c)* sólo con quimioterapia posquirúrgica, o *d)* con ambos tratamientos posquirúrgicos. Se pueden imprimir las gráficas de los resultados para asesorar a las pacientes tanto sobre los riesgos como sobre los beneficios de la quimioterapia complementaria.

    Los posibles defectos de *Adjuvant! Online* son la ausencia relativa de datos clínicos en pacientes con tumores muy pequeños y sin afectación ganglionar, o para pacientes de edad avanzada, así como la ausencia de factores de riesgo conocidos, como *HER2* (aunque una nueva versión incluirá datos sobre *HER2* y el trastuzumab como tratamiento posquirúrgico). Hay una versión actualizada de *Adjuvant! Online* que incluye una versión genómica con puntuaciones de recurrencia (PR) obtenidas con el panel génico Oncotype DX PR. Otra deficiencia es que *Adjuvant!Online* ha estado fuera de línea durante muchos meses debido a problemas financieros.
    b. El **análisis Oncotype DX** cuantifica la *probabilidad* de recurrencia del cáncer de mama en mujeres con tumores recién diagnosticados en estadio temprano, sin afectación ganglionar y con positividad de RE. El análisis se realiza con tejido tumoral sumergido en parafina y fijado con formol. Este análisis de PCR múltiplex mide las transcripciones del ARN mensajero (ARNm) de un panel de 16 genes asociados al cáncer de mama que se correlacionan con metástasis

a distancia y 5 genes testigo. A continuación, el cálculo de la PR combina los datos de la expresión génica en un solo resultado (de 0 a 100).

(1) El panel génico Oncotype DX tiene un valor pronóstico en mujeres tratadas con tamoxifeno: permite clasificarlas de acuerdo con la PR en pacientes de riesgo elevado (PR ≥ 31), riesgo intermedio (PR RS = 18 y ≤31) o de bajo riesgo (PR < 18), a partir de la supervivencia sin enfermedad a distancia al cabo de 10 años.

(2) Además de la información sobre el pronóstico, el análisis Oncotype DX puede indicar la probabilidad de la respuesta a los tratamientos posquirúrgicos. Las pacientes con riesgo bajo o intermedio obtienen un beneficio significativo al usar el tamoxifeno adyuvante, mientras que el grupo de alto riesgo no. Las pacientes con PR de riesgo elevado se beneficiaron significativamente de la quimioterapia adyuvante posquirúrgica, mientras que en los grupos de riesgo intermedio y bajo no lograron resultados estadísticamente significativos.

(3) El método Oncotype DX también se ha evaluado en un estudio piloto retrospectivo en pacientes con la enfermedad con ganglios linfáticos y RE positivos. De manera similar a las observaciones en la enfermedad con negatividad de los ganglios linfáticos, en el estudio piloto se observó un efecto benefico escaso (o nulo) de la quimioterapia postoperatoria con antraciclinas (pero no con la que contenía taxano) en pacientes con PR de riesgo bajo, mientras que aquellas con PR de riesgo elevado tuvieron una mejora significativa con el tratamiento postoperatorio. Es necesaria la confirmación prospectiva de estos hallazgos utilizando pautas de quimioterapia postoperatorios contemporáneos para que esta observación modifique la práctica clínica.

c. **MammaPrint** analiza una micromatriz multigénica de ADN que consta de 70 genes que regulan el ciclo celular, invasión, producción de metástasis y angiogenia. Al realizar el análisis de micromatrices multigénicas de ADN en tumores primarios de mama, se identificó una firma de expresión génica con un importante valor pronóstico de la aparición de metástasis a distancia en pacien-

TABLA 11-2 Opciones seleccionadas de quimioterapia postoperatoria en el cáncer de mama

Pautas preferidas que no contienen trastuzumab	Otras pautas que no contienen trastuzumab
DAC	FAC o CAF; FEC o CEF
AC → P semanal	FEC → P semanal
AC	EC
DC	AC → D cada 3 semanas
	FEC → D
	CMF
Densidad elevada de dosis: AC × 4 ciclos → P × 4 ciclos (régimen cada 2 semanas con apoyo con filgrastim)	Densidad elevada de dosis: A → P → C (régimen cada 2 semanas con apoyo con filgrastim)
Pautas preferidas que contienen trastuzumab	**Otras pautas que contienen trastuzumab**
H+ D-Carbo	D + H → FEC
AC → P + H simultáneo	AC → D + H simultáneo
	Quimioterapia seguida secuencialmente por H

Clave: →, seguido de; (A) doxorubicina; (C), ciclofosfamida; (Carbo), carboplatino; (D), docetaxel; (E), epirubicina; (F), 5-fluorouracilo; (M), metotrexato; (P), paclitaxel; (H), trastuzumab.
Las dosis de los regímenes se muestran en la tabla 11-3.
Adaptado de *National Comprehensive Cancer Network (NCCN)* Guidelines, versión 2.2011. Todas los regímenes que se muestran son de categoría 1 (basadas en datos científicos de nivel elevado con consenso uniforme de la NCCN de que el tratamiento es adecuado).

TABLA 11-3 Regímenes de quimioterapia posquirúrgica en el cáncer de mama[a]

Régimen (frecuencia y número de ciclos)	Antraciclina o antimetabolito	Taxano	Alquilante
AC (c/3 sem × 4)	Adr 60 (d 1)		Cic 600 (d 1)
DC (c/3 sem × 4)		Doc 75 (d1)	Cic 600 (d1)
DAC (c/3 sem × 6)[b]	Adr 50 (d 1)	Doc 75 (d 1)	Cic 500 (d 1)
AC → P (AC c/3 sem × 4, después P)	Adr 60 (d 1)	Pac 80 (semanal × 12)	Cic 600 (d 1)
AC → D (AC c/3 sem × 4, después D)	Adr 60 (d 1)	Doc 100 (c/3 sem × 4)	Cic 600 (d 1)
FAC (c/3 sem × 6)	Adr 50 (d 1) 5-FU 500 (d 1 y 8)		Cic 500 (d 1)
CAF (c/4 sem × 6)	Adr 30 (d 1 y 8) 5-FU 600 (d 1 y 8)		Cic 100 v.o. (días 1 a 14)
EC (c/3 sem × 8)	Epi 100 (d 1)		Cic 830 (d 1)
FEC (c/3 sem × 6)	Epi 50 (d 1 y 8) o 100 (d 1) 5-FU 500 (d 1)		Cic 500 (d 1)
FEC → P (FEC c/3 sem × 4, después P)	Epi 90 (d 1) 5-FU 600 (d 1)	Después de 3 sem sin tratamiento: Pac 100 (semanal × 12)	Cic 600 (d1)
FEC → D (FEC c/3 sem × 3, después D)	Epi 100 (d 1) 5-FU 500 (d 1)	Doc 100 (c/3 sem × 3)	Cic 500 (d1)
CMF clásico (c/4 sem × 6)	Mtx 40 (d 1 y 8) 5-FU 600 (d 1 y 8)		Cic 100 v.o. (días 1 a 14)
Densidad elevada de dosis: AC → P[b](AC c/2 sem × 4, después P)	Adr 60 (d 1)	Pac 175 (c/2 sem × 4)	Cic 600 (d 1)
Densidad elevada de dosis: A → P → C[b]	Adr 60 (c/2 sem × 4)	Pac 175 (c/2 sem × 4)	Cic 600 (c/2 sem × 4)

Regímenes que contienen trastuzumab: v. Sec. VIII.D.4.
[a]Las dosis de los fármacos se expresan en mg/m^2 de superficie corporal (los días en los que se administran en cada ciclo y la frecuencia de los ciclos se muestran en paréntesis); todos los fármacos se administran por vía intravenosa excepto cuando se indica que se administran por vía oral (v.o.).
[b]Se administra filgrastim o pegfilgrastim durante cada uno de los ciclos de 2-3 semanas.
Adr, doxorubicina; Cic, ciclofosfamida; Doc, docetaxel; Epi, epirubicina; 5-FU, 5-fluorouracilo; Mtx, metotrexato; Pac, paclitaxel; sem/semanal, semanas/semanal.

tes sin afectación ganglionar. Una posible ventaja del análisis MammaPrint es su inclusión de pacientes con tumores en estadio incipiente, con positividad o con negatividad de los RE.

El estudio EORTC 10041/BIG 3-04 MINDACT seleccionó a 6 693 pacientes que se habían sometido a la determinación exitosa de su riesgo genómico G (con MammaPrint) y su riesgo clínico C (versión modificada de *Adjuvant! Online*). A los 5 años, la supervivencia sin metástasis distantes (SSMD) fue del 94.7 % en pacientes que eran C altas/G bajas y asignadas al azar para recibir G y ninguna quimioterapia. Cuando se usó el ensayo G MammaPrint con las pacientes C altas, hubo una reducción del 46 % en la prescripción de QT, lo que proporcionó evidencia de nivel 1A con respecto a la utilidad clínica de MammaPrint en la valoración de la falta de un beneficio clínico relevante de la quimioterapia en la población con clasificación clínica de alto riesgo (C alta).

B. **Pautas de quimioterapia antineoplásica.** Los regímenes de uso habitual se muestran en la tabla 11-2. La posología y los regímenes de los fármacos de estas opciones se muestran en la tabla 11-3.

C. **Papel de los taxanos en el tratamiento adyuvante**
1. Múltiples estudios clínicos indican claramente la mejora adicional por el uso de un taxano a un régimen de quimioterapia con antraciclinas en mujeres con cáncer de mama de ganglios linfáticos positivos. Entre los ejemplos están:
   a. El grupo Cancer and Acute Leukemia Group B (CALGB 9344) demostró una reducción del 17% del riesgo de recurrencia y del 18% del riesgo de muerte, al añadir paclitaxel (administrado cada 3 semanas durante 4 ciclos) tras 4 ciclos de doxorubicina-ciclofosfamida (AC).
   b. En el estudio NSABP B-28 se demostró una reducción del 17% del riesgo de recaída, con una mediana de seguimiento de 65 meses, con la adición de paclitaxel secuencialmente a la pauta AC, de un modo similar al del estudio CALGB 9344.
   c. El *Breast Cancer International Research Group* (BCIRG 001) demostró que la combinación de docetaxel/AC (DAC) administrada cada 3 semanas durante 6 ciclos consiguió una mejora del 28% de la supervivencia SSE en comparación con 6 ciclos de CA-fluorouracilo (CAF). Además, se observó un aumento de la supervivencia total (ST) del 30% durante este mismo periodo.
   d. Se ha comparado el tratamiento con cuatro ciclos de DC (docetaxel/ciclofosfamida) con cuatro ciclos de AC en pacientes con cáncer de mama temprano (la mitad de las cuales tenían ganglios linfáticos negativos). La diferencia de la SSE entre DC y AC era significativa (el 81% con DC y el 75% con AC; CR 0.74, $p = 0.033$), al igual que la diferencia de la ST (el 87% con DC y el 82% con AC; CR 0.69, $p = 0.032$).
   e. En un estudio de no inferioridad diseñado para averiguar el papel de la quimioterapia adyuvante basada en antraciclina se incluyeron 4156 pacientes. El ensayo se detuvo en el primer análisis intermedio debido a que no se alcanzó el límite de no inferioridad: el TC no fue tan efectivo como los regímenes de antraciclina/taxano. El cociente de riesgo fue de 1.23 ($p = 0.04$ para superioridad) a favor del uso de antraciclinas. El beneficio fue más notable en pacientes con enfermedad negativa al receptor hormonal y compromiso de múltiples ganglios linfáticos.
2. Dado que los tumores mamarios con positividad de los RE responden mal a la quimioterapia comparados con los RE negativos, el beneficio adicional de añadir un taxano a las pacientes con RE en los tumores no es tan importante como el que se observa en las pacientes sin estos receptores.
3. Lo que estos estudios no nos dicen es cuál es la mejor pauta terapéutica, y qué taxano o pauta de dosificación del mismo es superior. En un intento de solventar este inconveniente, el grupo Eastern Cooperative Oncology Group (ECOG) realizó un estudio clínico prospectivo aleatorizado (E1199), diseñado para comparar taxanos (docetaxel frente a paclitaxel) y pautas de dosificación de estos fármacos (semanalmente frente a cada 3 semanas) uno a uno. En este diseño de estudio factorial 2 × 2 las pacientes recibieron 4 ciclos de AC cada 3 semanas, seguido de: *a)* paclitaxel cada 3 semanas durante 4 ciclos, *b)* docetaxel cada 3 semanas durante 4 ciclos, *c)* paclitaxel semanalmente durante 12 semanas, o *d)* docetaxel semanalmente durante 12 semanas.
   a. Las comparaciones primarias no lograron demostrar ninguna ventaja significativa de un taxano sobre otro, ni tampoco de la pauta semanal sobre la trisemanal.
   b. En las comparaciones secundarias planificadas, tanto la pauta semanal con paclitaxel como la trisemanal con docetaxel fueron significativamente superiores a la pauta con paclitaxel cada 3 semanas.
D. **Tratamiento adyuvante con trastuzumab.** El trastuzumab es un anticuerpo monoclonal humanizado con especificidad para el dominio extracelular de *EGFR-2 (HER2; HER2/neu)*.
   1. **Estudios clínicos aleatorizados.** Los estudios del tratamiento posquirúrgico con trastuzumab son muy homogéneos, y la mayoría de los análisis señalan una mejora SP con este tratamiento.

a. En el NSABP B-31 se asignó al azar a las pacientes con cáncer de mama, con afectación ganglionar y positividad de HER2 a recibir tratamiento con AC durante 4 ciclos cada 3 semanas, seguido de paclitaxel (cada 3 semanas durante 4 ciclos), o a la misma pauta terapéutica con 52 semanas de trastuzumab empezando con el paclitaxel. En el estudio entre grupos N9831 del North Central Cancer Treatment Group (NCCTG) se asignó al azar de manera similar a las pacientes con positividad de HER2 y cáncer en estadio temprano, con la excepción de que el paclitaxel se administró semanalmente de menor dosis durante 12 semanas; se añadió un tercer grupo en el que se estudió la quimioterapia secuencial seguida de trastuzumab.

A causa de sus similitudes, se analizaron conjuntamente los estudios B-31 y NCCTG N9831, con 3 351 pacientes entre ambos grupos. Con una mediana de seguimiento de 2 años, el trastuzumab logró una reducción del 52 % del riesgo de recurrencia ($p < 0.001$) y una disminución del 33 % del riesgo de muerte por la enfermedad ($p = 0.015$).

b. En un tercer estudio (HERA) que incluyó a 5 081 pacientes se analizó el trastuzumab durante 1 o 2 años (sin compararlo con algún tratamiento adicional) tras un tratamiento local completo y una serie de pautas de quimioterapia habituales. Dos años de trastuzumab adyuvante no son más efectivos que 1 año de tratamiento en pacientes con cáncer de mama inicial *HER2* +.

c. En el estudio BCIRG 006 se asignó aleatoriamente a 3 222 mujeres con cáncer de mama con afectación ganglionar y amplificación de *HER2*, o con cáncer de mama sin afectación ganglionar y de alto riesgo, a recibir tratamiento con: AC seguido de docetaxel, AC seguido de docetaxel más trastuzumab (DT) durante 1 año, o carboplatino más docetaxel y trastuzumab. Con una mediana de seguimiento de 10.3 años, se confirmó el beneficio de SSE persistente y significativo en los dos brazos que contienen trastuzumab comparados con AC-T, con sólo 10 eventos de SSE de diferencia entre los dos regímenes que se basaron en el trastuzumab: AC-TH (CR = 0.70, $p < 0.001$) y TCH (CR = 0.76, $p < 0.001$). En este análisis final, los CR de la SSE para AC-TH y TCH son más similares que los observados en cualquier análisis previo de estudios dirigidos por protocolo (en un seguimiento de 5 años, los CR fueron de 0.64 y 0.75 para AC-TH y TCH, respectivamente, y no mostraron diferencias significativas en un análisis *post hoc* sin planificar). Asimismo, se comprobó un beneficio de SP con AC-TH (CR = 0.64, $p < 0.001$) y TCH (CR = 0.76, $p = 0.0081$). Más importante aún, el régimen TCH tuvo cinco veces menos episodios de insuficiencia cardiaca congestiva (ICC) sintomática que el AC-TH; 21 (2.0 %) en el caso del AC-TH frente a 4 (0.4 %) del TCH; $p = 0.0005$ (el brazo de control AC-T tuvo 8 [0.8 %] episodios de ICC sintomática). La incidencia de pacientes con una reducción relativa de la FEVI > 10 % se duplica con el régimen AC-TH si se lo compara con el TCH (206 frente a 97, $p < 0.0001$). En la tabla 11-3 se muestran las dosis y las pautas.

2. Efectos cardiacos adversos del tratamiento posquirúrgico con trastuzumab. En los estudios clínicos en los que se incluyó este fármaco como tratamiento posquirúrgico, la incidencia de insuficiencia cardiaca congestiva (ICC) de grado III/IV o de muerte por causa cardíaca en las pacientes tratadas con esquemas que contenían trastuzumab oscilaban entre el 0% y el 4.1%. El riesgo de alteración del funcionamiento cardíaco parece relacionarse con la edad, la fracción de eyección del ventrículo izquierdo (FEVI) inicial, el tratamiento previo con antraciclinas y el uso de fármacos antihipertensores simultáneamente.

En las candidatas al tratamiento con trastuzumab debe realizarse una valoración cardiaca inicial, con anamnesis, exploración física y una evaluación de la FEVI mediante ecocardiografía o gammagrafía isotópica. El seguimiento puede no identificar a todas las pacientes que mostrarán una alteración cardiaca. Hay que tener precaución al tratar pacientes con una disfunción cardiaca preexistente. En aquellas que muestran una disminución clínicamente significativa de la FEVI debe considerarse seriamente la interrupción del tratamiento con trastuzumab.

3. **Situación de *HER2*, topoisomerasa II y papel de las antraciclinas.** En numerosos estudios clínicos retrospectivos de gran tamaño se ha relacionado la situación de *HER2* con la respuesta a las antraciclinas. Sin embargo, la transfección y la sobreexpresión de *HER2* en líneas celulares del cáncer de mama no aumenta la sensibilidad a la doxorubicina *in vitro*. Esta observación sugiere que algún otro factor distinto a *HER2* confiere la sensibilidad a las antraciclinas.

 El gen de la topoisomerasa IIα está muy próximo físicamente al gen *HER2* en el brazo largo del cromosoma 17, y en el 35 % de los pacientes con amplificación del gen *HER2* el gen de la topoisomerasa II muestra coamplificación. La hipótesis actual propone que la amplificación de la topoisomerasa II confiere sensibilidad a las antraciclinas, y no la amplificación del gen *HER2* en sí mismo. La amplificación del gen de la topoisomerasa II se observa en pocas ocasiones (si se hace alguna vez) cuando no existe amplificación del gen *HER2*. Así pues, la posible eficacia de las antraciclinas en las neoplasias mamarias tempranas con negatividad de *HER2* es un asunto discutible.

 La red US Oncology Network está estudiando actualmente el tratamiento con docetaxel más ciclofosfamida durante 6 ciclos, frente a la combinación de DAC durante 6 ciclos, en aquellas pacientes en estadio temprano con *HER2*−. Sigue habiendo controversia sobre si se deben o no utilizar regímenes postoperatorios que contienen antraciclinas en la enfermedad con *HER2*+ (no obstante los resultados del BCIRG 006). Los datos publicados indican que las antraciclinas pueden ser dispensables en el cáncer de mama inicial positivo al *HER2* con ganglios linfáticos negativos.

4. **Combinaciones de trastuzumab para la quimioterapia postoperatoria** (el seguimiento cardiaco se realiza en situación inicial y a los 3, 6 y 9 meses).
  a. **Docetaxel/carboplatino (H + D-Carbo; TCH)**
   Docetaxel, 75 mg/m² i.v. el día 1.
   Carboplatino, ABC 6 i.v. del día 1; ciclos cada 21 días durante 6 ciclos.
   Trastuzumab, 4 mg/kg la semana 1; seguido por 2 mg/kg durante 17 semanas; seguido por 6 mg/kg cada 3 semanas hasta finalizar 1 año de tratamiento.
  b. **Doxorubicina/ciclofosfamida/paclitaxel (AC → P)**
   Doxorubicina, 60 mg/m² i.v. del día 1, y
   Ciclofosfamida, 600 mg/m² i.v. el día 1; ciclos cada 21 días hasta cuatro ciclos.
   Seguido por paclitaxel, 175 mg/m² i.v. durante 3 h el día 1; ciclos cada 21 días durante cuatro ciclos.
   Trastuzumab, 4 mg/kg con la primera dosis de paclitaxel; seguido por 2 mg/kg a la semana o 6 mg/kg cada 3 semanas (después de la finalización del paclitaxel) hasta completar 1 año de tratamiento.
  c. **Doxorubicina/ciclofosfamida/docetaxel** (AC → P). Igual que en la sección D.4.b. excepto que se sustituye el paclitaxel por docetaxel (100 mg/m² i.v.), con el mismo régimen de paclitaxel.

E. **Tratamiento con mayor densidad de dosis.** La administración de dosis idénticas de quimioterapia de forma más frecuente es lo que se denomina tratamiento *con mayor densidad de dosis*. En un estudio clínico de gran tamaño (CALBG 9741), se demostró un aumento del 26 % de la SSE, y un incremento del 31 % de la ST, en mujeres con cáncer de mama con afectación ganglionar tratadas con quimioterapia cada 2 semanas con factores de crecimiento, en comparación con la misma pauta administrada cada 3 semanas sin factores de crecimiento. Tras la combinación de AC (cada 2 semanas durante 4 ciclos) se administró paclitaxel (cada 2 semanas durante 4 ciclos).

F. **El tratamiento adyuvante *no* está indicado en las siguientes circunstancias:**
 1. En mujeres con un buen pronóstico sin ese tratamiento, incluidas las que muestran:
  a. CIS no invasor de cualquier tamaño en mujeres de cualquier edad.
  b. Tumores primarios muy pequeños (< 0.5 cm; T1a) y ganglios axilares negativos, independientemente del estado de los receptores hormonales.
  c. Casos con ganglios linfáticos negativos y positividad del RE con una puntuación de recurrencia de riesgo bajo basada en la prueba Oncotype DX.

d. Enfermedades médicas comórbidas que hacen que sea poco probable la supervivencia después de más de 5 años, o que hacen que sean inaceptables los posibles efectos adversos del tratamiento.

2. Existe cierta controversia en cuanto al uso de la quimioterapia sistémica posquirúrgica en mujeres con tumores de 0.6-1 cm y negatividad de los receptores hormonales o con tumores moderadamente o poco diferenciados.

G. Radioterapia y quimioterapia. En las mujeres que van a ser tratadas con quimioterapia y RT se recomienda se utilicen estos métodos de forma secuencial, iniciando con quimioterapia. La RT puede usarse simultáneamente que la quimioterapia con ciclofosfamida, metotrexato, 5-fluorouracilo (CMF) (a veces requiere modificar la dosis de metotrexato) pero no conjuntamente con otras pautas publicadas.

H. Tratamiento adyuvante endocrinológico

1. Modificadores selectivos de los RE. Se ha considerado al tamoxifeno el tratamiento habitual en todas las mujeres con cáncer de mama invasor que expresa RE o RP. Su beneficio se observa independientemente de la edad de la paciente, del número de ganglios linfáticos afectados y de si se utiliza o no quimioterapia. Históricamente, los estudios han demostrado que las pacientes evolucionaron mejor tomando 20 mg de tamoxifeno al día durante 5 años. Sin embargo, en el ensayo ATLAS, entre mujeres con RE+, la asignación para continuar con tamoxifeno redujo el riesgo de recaída del cáncer de mama (617 recurrencias en 3 428 mujeres asignadas para continuar frente a 711 en 3 418 controles, $p = 0.002$), disminuyó la mortalidad del cáncer de mama (331 muertes frente a 397 muertes, $p = 0.01$), e hizo descender la mortalidad general (639 muertes frente a 722 muertes, $p = 0.01$). De manera similar, en el estudio aTTom, 6 953 las pacientes fueron aleatorizadas a 5 frente a 10 años de tamoxifeno. Se verificaron 580 frente a 672 recurrencias (RR = 0.85, $p = 0.003$) para la duración del tamoxifeno larga frente a la corta, respectivamente (aunque en este caso, sin beneficio en la supervivencia). El riesgo de complicaciones tromboembólicas y cáncer endometrial fue mayor con 10 años de tamoxifeno.

2. Los **inhibidores de la aromatasa** (IA) bloquean la conversión periférica de los andrógenos suprarrenales (androstenodiona y testosterona) en estradiol y estrona en las mujeres posmenopáusicas. Su uso no debe considerarse en las pacientes con alguna función ovárica, porque el bloqueo de la aromatización periférica no bloqueará la producción ovárica de estrógenos y progesterona.

a. En el **estudio ATAC** se asignó aleatoriamente a 9 366 mujeres posmenopáusicas con cáncer de mama invasor en estadio temprano a uno de tres grupos, a recibir: anastrozol, 1 mg/día durante 5 años; tamoxifeno, 20 mg/día durante 5 años, y la combinación de ambos fármacos diariamente durante 5 años (v. ATAC Trialists' Group, 2002). La evolución de las pacientes que tomaron la combinación de anastrozol y tamoxifeno fue la misma que la de aquellas que sólo tomaron este último fármaco. Sin embargo, con una mediana de seguimiento de 48 meses, se observó una mejora del 18 % de la SSE y del 22 % del tiempo hasta la recurrencia en las pacientes con tumores con RE+ que recibieron anastrozol, en comparación con las que recibieron tamoxifeno. Además, se observó una disminución adicional del 44 % de la aparición de nuevos tumores de mama contralaterales en las mujeres tratadas con anastrozol durante 5 años.

b. El **estudio BIG 1-98** es un estudio aleatorizado, de fase 3 y con doble enmascaramiento de tamoxifeno o letrozol en 6 182 mujeres posmenopáusicas con cáncer de mama temprano con positividad de receptores esteroideos (v. BIG 1-98 Collaborative Group, Mouridsen et al., 2009). Se administraron dos años de tratamiento con un fármaco seguidos por 3 años el otro fármaco. Con una mediana de seguimiento de 71 meses, la SSE no mejoró significativamente con ninguno de los tratamientos secuenciales en comparación con el letrozol solo. Además, en las 4 922 pacientes asignadas aleatoriamente a monoterapia con tamoxifeno o letrozol, con una mediana de seguimiento de 76 meses, la SSE fue mayor en el grupo de letrozol (HR = 0.88, $p < 0.05$), con una tendencia no significativa hacia una mejora de la ST (HR = 0.87, $p = 0.08$).

En conjunto, los resultados de los estudios ATAC y BIG 1-98 respaldan el uso de IA en el postoperatorio de mujeres posmenopáusicas con cáncer de mama temprano invasor con positividad de receptores hormonales.

  c. En el **estudio MA 17** se incluyó a 5 187 mujeres posmenopáusicas con cáncer de mama invasor con RE + o −, que habían sido tratadas durante 4.5-5.5 años con tamoxifeno posquirúrgico (*v.* Muss et al., 2008). Se asignó aleatoriamente a las pacientes a recibir 5 años de tratamiento adicional con un placebo o con letrozol. Con una mediana de seguimiento de 30 meses el letrozol mejoró significativamente la SSE en todas las pacientes y la ST en pacientes con positividad ganglionar. Además, el letrozol disminuyó la incidencia de cáncer de mama contralateral en un 46%. Por tanto, en las mujeres posmenopáusicas puede considerarse la posibilidad de añadir letrozol después de 5 años de tratamiento con tamoxifeno.
  d. Además, se ha realizado un estudio aleatorizado con doble enmascaramiento para determinar si, después de 2 a 3 años de tratamiento con tamoxifeno, el cambio a exemestano era más eficaz que continuar el tratamiento con tamoxifeno durante el resto de los 5 años de tratamiento. El tratamiento con exemestano después de 2 a 3 años de tratamiento con tamoxifeno mejoró significativamente la SSE y redujo la aparición de cáncer de mama contralateral en comparación con el tratamiento estándar de 5 años de tamoxifeno.
  e. **En resumen,** la inhibición de la aromatasa es más eficaz que el tamoxifeno en las pacientes posmenopáusicas con RE+, independientemente de que se use como tratamiento de primera línea en lugar del tamoxifeno, tras 2-3 años de tratamiento con éste o después de 5 años después del tamoxifeno. No se conoce todavía la duración óptima del tratamiento con IA.
3. **Ablación ovárica.** La ablación ovárica quirúrgica o con supresión con agonistas de la hormona liberadora de lutropina (LHRH, *luteinizing hormone-releasing hormone*) son tratamientos eficaces en el cáncer de mama premenopáusico, en estadio temprano y RE+. Los datos disponibles señalan que en estas pacientes se obtienen resultados similares con la ablación ovárica quirúrgica y con el uso de la combinación de CMF. En los ensayos aleatorizados SOFT y TEXT, la SSE a 5 años fue de 91.1 % en el grupo de supresión ovárica con exemestano y de 87.3 % en el grupo de supresión ovárica con tamoxifeno (el CR para la recurrencia de la enfermedad, segundo cáncer invasor o muerte fue de 0.72; con $p < 0.001$). La SP no mostró diferencias significativas entre los dos grupos. El beneficio de suprimir la función ovárica (SFO) es más acentuado en las mujeres menores de 35 años.
4. **Quimioterapia de combinación.** Cuando el tamoxifeno y la quimioterapia se usan de manera adyuvante, generalmente se utilizan secuencialmente, más que en combinación, debido a los peores resultados al comparar el tratamiento quimiohormonal simultáneo con el secuencial. Se desconoce si ocurriría lo mismo con los IA.
I. Tratamiento prequirúrgico (de inducción)
  1. Puede considerarse el uso de quimioterapia neoadyuvante prequirúrgica en las pacientes que desean tratamiento conservador. La quimioterapia neoadyuvante prequirúrgica no ofrece ventajas en cuanto a supervivencia, en comparación con la quimioterapia adyuvante. **El algoritmo del tratamiento neoadyuvante se ilustra en la figura 11-1.**
  2. En las pacientes con tumores localmente avanzados e inoperables en el momento del diagnóstico, el tratamiento habitual es la quimioterapia neoadyuvante con una antraciclina y un taxano. Tras el tratamiento de inducción, las medidas para lograr el control local suelen consistir en la mastectomía total con disección ganglionar axilar, con o sin reconstrucción mamaria posterior, o bien la tumorectomía con disección axilar. Se considera que ambos métodos de tratamiento local muestran un

riesgo suficiente de recurrencia local y que justifica la aplicación de RT de la pared torácica (o mamaria) y los ganglios supraclaviculares. Los ganglios mamarios internos afectados también deben irradiarse. En las pacientes con tumores con positividad de los receptores hormonales debe añadirse tamoxifeno (o un inhibidor de la aromatasa, si la paciente es posmenopáusica).
3. En determinadas pacientes con RE+ puede utilizarse un tratamiento hormonal prequirúrgico; por ejemplo, en mujeres de edad avanzada o débiles, o que muestran alguna contraindicación al tratamiento sistémico neoadyuvante.
4. En las pacientes con *HER2*+ se ha demostrado que los esquemas de quimioterapia neoadyuvante que incorporan trastuzumab logran tasas de respuesta anatomopatológica completa muy notables. Desde hace poco, la incorporación del pertuzumab combinado con trastuzumab más quimioterapia logró la aprobación acelerada de la FDA, lo que en parte se debe a los datos del ensayo *NeoSphere* (y a un ensayo de apoyo cardiaco de seguridad). En este ensayo de etiqueta abierta, de asignación al azar de fase II, las pacientes que recibieron pertuzumab y trastuzumab más docetaxel tuvieron una tasa de respuesta patológica completa significativamente mejorada (49 de 107 pacientes; el 45.8%) en comparación con aquellas que recibieron trastuzumab más docetaxel (31 de 107; el 29.0%, $p = 0.0141$).

J. **Bisfosfonatos y denosumab adyuvantes.** El Early Breast Cancer Trialists' Cooperative Group recibió los datos de 18 766 mujeres (18 206 [97%] de ensayos de 2 a 5 años de tratamiento con bisfosfonato) teniendo una mediana de seguimiento de 5.6 años. Hubo 3 453 recurrencias y 2 106 muertes posteriores en este grupo. Se observó una reducción significativa de recurrencias óseas (RR 0.83, $2p = 0.004$), y en entre 11 767 mujeres posmenopáusicas se informó de una reducción significativa de las recurrencias (RR 0.86, $2p = 0.002$); metástasis distantes (0.82, $2p = 0.0003$), recurrencias óseas (0.72; $2p = 0.0002$) y mortalidad por cáncer de mama (0.82, $2p = 0.002$). También se redujeron las fracturas óseas (RR 0.85, $2p = 0.02$).

En el ensayo prospectivo, doble ciego, controlado con placebo, de fase III ABCSG-18, pacientes posmenopáusicas con cáncer de mama inicial con positividad de receptores hormonales y que recibieron tratamiento con IA fueron asignadas de forma aleatoria en una proporción 1:1 a recibir 60 mg de denosumab o placebo subcutáneo cada 6 meses en 58 centros de estudios en Austria y Suecia. Los resultados del estudio mostraron que, después de una mediana de seguimiento de 4 años, las pacientes asignadas a denosumab tuvieron una reducción del riesgo de recaída del 18% en comparación con las que se asignaron a placebo (CR = 0.816, $p = 0.051$). El denosumab también redujo el riesgo de fracturas clínicas en el estudio ABCSG-18.

K. **Tratamiento adyuvante para las pacientes que no alcanzan una respuesta patológica completa con quimioterapia neoadyuvante.** El ensayo de fase III CREATE-X se investigó si el fármaco capecitabina, administrado hasta durante ocho ciclos, podía mejorar la SSE entre 455 pacientes *HER2* negativas con enfermedad residual después de quimioterapia neoadyuvante. A los 5 años, las tasas de SSE fueron del 74.1% en el grupo de capecitabina frente al 67.7% en el grupo control (CR = 0.70, $p = 0.00524$), y las tasas de SP fueron del 89.2% y el 83.9% (CR = 0.40, $p < 0.01$), respectivamente.

L. **Quimioterapia adyuvante después de una recaída locorregional aislada (RLRA).** El ensayo CALOR fue un estudio abierto, de asignación al azar que acumuló pacientes con RLRA histológicamente demostrada y extirpada por completo después de un cáncer unilateral de mama tratado con mastectomía o lumpectomía con límites quirúrgicos negativos. Las pacientes seleccionadas fueron asignadas al aazar (1:1) a recibir quimioterapia (de un tipo seleccionado por el investigador; se recomendó la de múltiples fármacos en un esquema mínimo de cuatro ciclos) o a no recibir quimioterapia. A 5 años, la SSE fue del 69% con quimioterapia frente al 57% sin quimioterapia (CR = 0.59, $p = 0.046$). La quimioterapia adyuvante logró resultados más efectivos y significativos en las mujeres con RLRA y RE negativos (interacción $p = 0.046$).

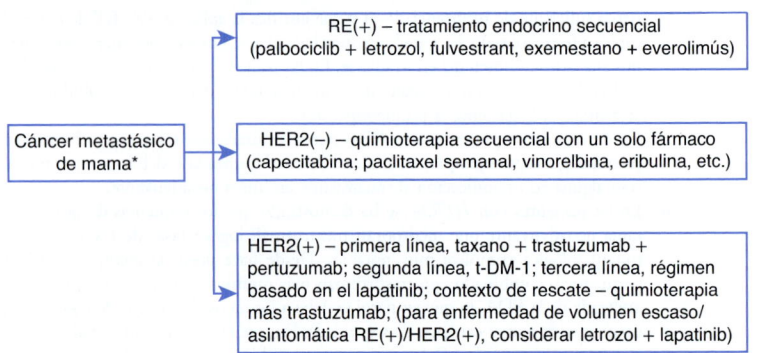

*Las pacientes con metástasis ósea también reciben denosumab o un bisfosfonato mensual

Figura 11-2 Algoritmo para el manejo del carcinoma de mama metastásico.

IX. TRATAMIENTO: ENFERMEDAD DISEMINADA (ESTADIO IV).

Salvo en casos poco frecuentes, el cáncer de mama en estadio IV es incurable. Por tanto, el objetivo del tratamiento en estos casos será el alivio de los síntomas relacionados con la enfermedad. El algoritmo para el manejo de la enfermedad metastásica se ilustra en la figura 11-2.

A. Cáncer de mama metastásico con positividad de los receptores hormonales.
En las mujeres con cáncer de mama metastásico con RE y RP positivos se recomienda el tratamiento hormonal con un solo fármaco. La quimioterapia se reserva para los casos que no responden al tratamiento hormonal, o para pacientes con metástasis sintomáticas o potencialmente mortales, como las metástasis pulmonares linfangíticas o las metástasis hepáticas progresivas.

1. **Para mujeres posmenopáusicas,** el palbociclib acaba de introducirse como fármaco de primera línea en los cánceres positividad de los RE. El palbociclib es una pequeña molécula que se administra por vía oral y es inhibidor de las cinasas dependientes de ciclina (CDK) 4 y 6. En el estudio de fase II aleatorizado PALOMA-1 (TRIO-18), 165 mujeres posmenopáusicas con cáncer de mama avanzado, con RE+ y *HER2* negativo, que no habían recibido ningún tratamiento sistémico para su enfermedad avanzada fueron asignadas al azar para recibir palbociclib más letrozol o letrozol solo. La mediana de supervivencia sin progresión fue de 10.2 meses para el grupo del letrozol y de 20.2 meses para el grupo del palbociclib más letrozol (CR = 0.488, p unilateral = 0.0004). En otro estudio multicéntrico, doble ciego, de asignación al azar, de fase III (PALOMA 3), 521 mujeres de 18 años o mayores con CMM y receptor hormonal positivo y *HER2* negativo que había progresado con la terapéutica endocrina previa, fueron aleatorizadas (2:1) para recibir fulvestrant más palbociclib o fulvestrant más placebo. La mediana de la supervivencia sin progresión fue de 9.5 meses en el grupo del fulvestrant más palbociclib y de 4.6 meses en el grupo del fulvestrant más placebo (CR = 0.46, IC al 95% 0.36 a 0.59, $p < 0.0001$). Para las pacientes RE+ que progresan después de recibir palbociclib más letrozol en el contexto metastásico de primera línea, el fármaco fulvestrant solo (500 mg i.m., mensuales) es la siguien-te elección habitual.

El ensayo BOLERO-2 es un estudio internacional de fase 3, doble ciego, aleatorizado, que comparó el everolimús (10 mg/d) más exemestano (25 mg/d) con placebo más exemestano en mujeres posmenopáusicas con cáncer de mama y receptores hormonales positivos, con recurrencia/progresión durante o después de IA no esteroideos. Los resultados finales del estudio, con una mediana de seguimiento de 18 meses, mostraron que la mediana supervivencia libre de progresión (SLP) se mantuvo significativamente más prolongada con everolimús más exemestano que con placebo más exemestano [control del investigador: 7.8 frente a 3.2 meses, respectivamente; CR = 0.45; orden logarítmico de p < 0.0001; control central: 11.0 frente a 4.1 meses, respectivamente; CR = 0.38; orden logarítmico de p < 0.0001] en la población general y en todos los subgrupos definidos prospectivamente.

Otros productos endocrinos pueden usarse de manera secuencial:
    a. Tamoxifeno (20 mg/día v.o.) o toremifeno (60 mg/día v.o.)
    b. Fulvestrant, 500 mg/mes i.m.
    c. Acetato de megestrol, 40 mg 4/d v.o.
    d. Fluoximesterona, 10 mg 2/d o 4/d v.o.
    e. Dietilestilbestrol, 5 mg 3/d v.o.
    f. Estradiol 2 mg 3/d v.o.
  2. En las **mujeres premenopáusicas,** las opciones son:
    a. Tamoxifeno.
    b. Agonista de la LHRH u oforectomía quirúrgica o radioterápica.
    c. Acetato de megestrol.
    d. Fluoximesterona.
    e. Dietilestilbestrol.
B. Quimioterapia. En el cáncer de mama metastásico no existe una pauta de quimioterapia de referencia. Aunque algo más activa que los fármacos únicos, la poliquimioterapia se asocia a un mayor número de efectos secundarios relacionados con el tratamiento. Por tanto, para tratar el cáncer de mama con RE negativos (o con RE+ pero que no responde al tratamiento hormonal), lo más utilizado es la monoterapia secuencial.
  1. Cáncer de mama metastásico con RE y *HER2 negativos*
    a. Los **antineoplásicos preferidos** son antraciclinas (doxorubicina, epirubicina o doxorubicina liposomal), taxanos (paclitaxel, docetaxel o paclitaxel fijado a la albúmina), capecitabina y vinorelbina. Las opciones terapéuticas eficaces en las pacientes con cáncer de mama metastásico que no responde a las antraciclinas y los taxanos son limitadas.
    b. Otros fármacos activos son: gemcitabina, los derivados del platino, vinblastina, irinotecán, mitomicina, ixabepilona y eribulina. En un estudio clínico se observó que la ixabepilona más la capecitabina prolongaba la mediana de la supervivencia sin progresión de la enfermedad (6 meses frente a 4), y aumentaba la tasa de respuesta objetiva (35% frente a 14%; p < 0.0001), en comparación con la capecitabina en solitario. En un estudio de diseño abierto de fase 3 de eribulina frente al tratamiento elegido por el médico (*v.* Cortes et al., 2011) en pacientes con 2 a 5 líneas previas de quimioterapia por enfermedad avanzada, la ST fue significativamente mayor en las mujeres ($n = 508$) asignadas a eribulina y en las que recibieron el tratamiento elegido por el médico ($n = 254$); CR= 0.81, $p = 0.041$).
    c. Carboplatino en el CMM con *BRCA* mutado. En el ensayo «Triple negativo» (TNT, *Triple-Negative Trial*), 376 pacientes se asignaron de forma aleatoria para recibir de seis a ocho ciclos de carboplatino (AUC de 6 cada 3 semanas) o docetaxel (100 mg/m^2 cada 3 semanas) o hasta la progresión de la enfermedad, con posible entrecruzamiento al producirse la progresión de la enfermedad. En el subgrupo de 43 pacientes con *BRCA* mutado, surgió una diferencia entre los regímenes. La tasa de respuesta objetiva fue del 68% con el carboplatino y del 33% con el docetaxel, con una diferencia absoluta del 34.7% (IC al 95% = del 6.3% al 63.1%), que tuvo significancia estadística ($p = 0.03$). En contraste, en las 273 pacientes *BRCA* negativas, las tasas de respuesta del 28.1% y el 36.6% no representaron una diferencia significativa (diferencia absoluta = –8.5%, IC al 95% = del –19.6% al 2.6%), respecti-

vamente ($p = 0.16$). Hubo una prueba positiva en la interacción entre el brazo de aleatorización y el estado *BRCA1/2* ($p = 0.01$).

   d. Bevacizumab. El ECOG ha realizado un estudio aleatorizado (E2100) en el que se administró semanalmente paclitaxel con o sin bevacizumab como tratamiento de primera línea en pacientes con cáncer de mama metastásico. Se demostró una mejora importante de la supervivencia sin progresión, pero no se observó beneficio alguno en cuanto a la ST. En otro estudio se asignó aleatoriamente a pacientes con enfermedad metastásica, tratadas previamente con antraciclinas y taxanos, a recibir tratamiento con capecitabina únicamente o capecitabina más bevacizumab. La tasa de respuesta aumentó con el bevacizumab, pero no se observó diferencia alguna en cuanto a la supervivencia sin progresión ni en la ST. Los resultados posteriores de otros estudios de fase III aleatorizados, prospectivos y extensos de seguimiento de múltiples regímenes básicos de quimioterapia como tratamiento de primera o de segunda línea, con o sin bevacizumab, en la enfermedad metastásica han sido mucho más modestos que los resultados iniciales del estudio E2100. En consecuencia, la FDA ha eliminado de la ficha técnica la indicación del bevacizumab en el cáncer de mama en Estados Unidos.

2. **Cáncer de mama metastásico con *HER2*+**

   a. Ensayo de evaluación clínica del pertuzumab y el trastuzumab (CLEOPATRA, *The Clinical Evaluation Of Pertuzumab y Trastuzumab*). En pacientes con CMM positivo para *HER2*, la supervivencia sin progresión mejoró de manera significativa después de un tratamiento de primera línea con pertuzumab, trastuzumab y docetaxel, al compararlo con placebo, trastuzumab y docetaxel. En el análisis final de SP preespecificado, la mediana de SP fue de 56.5 meses en el grupo que recibió la combinación con pertuzumab, comparado con 40.8 meses en el grupo que recibió la combinación con placebo (CR favorable al grupo del pertuzumab, 0.68; $p < 0.001$.

   Los datos apoyan el uso del trastuzumab como fármaco único o la combinación de éste con fármacos de quimioterapia. No obstante, las antraciclinas deben evitarse debido al riesgo de cardiotoxicidad cuando el trastuzumab se combina con ellas. Dos ensayos aleatorizados llevados a cabo en mujeres con CMM mostraron un beneficio en la supervivencia de las mujeres que se pusieron de inmediato en tratamiento con trastuzumab junto a una quimioterapia concurrente.

   b. El conjugado de anticuerpo-fármaco ado-trastuzumab emtansina (T-DM-1) es un conjugado de un anticuerpo con un fármaco que incorpora las propiedades antitumorales dirigidas frente a el *HER2* del trastuzumab con la actividad citotóxica del producto inhibidor del microtúbulo derivado de la maytansina 1 (DM-1). En el estudio pivote de fase III EMILIA, 991 pacientes con cáncer de mama avanzado *HER2*+ que habían recibido tratamiento con trastuzumab y un taxano fueron aleatorizadas para recibir T-DM-1 o lapatinib más capecitabina. La mediana de la supervivencia sin progresión valorada por un control independiente fue de 9.6 meses con T-DM-1 y de 6.4 meses con lapatinib más capecitabina (CR para progresión o muerte por cualquier causa, 0.65; $p < 0.001$), y en el segundo análisis intermedio la mediana de la SP cruzó el límite de detención para eficacia (30.9 meses frente a 25.1 meses; $p < 0.001$). El T-DM-1 debe considerarse un nuevo estándar de tratamiento para las pacientes con cáncer de mama avanzado *HER2* positivo que ya recibieron un tratamiento con trastuzumab y lapatinib.

   c. El lapatinib es un inhibidor, de molécula pequeña de tirocin cinasa, de *HER2* y EGFR biodisponible por v.o. Es activo (en combinación con la capecitabina) en las mujeres con cáncer de mama metastásico con *HER2*+ que ha progresado tras el tratamiento basado en el trastuzumab.

   (1) En un estudio fundamental aleatorizado se asignó aleatoriamente a pacientes con cáncer de mama avanzado o metastásico con *HER2*+ que había progresado tras el tratamiento con esquemas antineoplásicos que incluyeron una antraciclina, un taxano y el trastuzumab. Las pacientes recibieron un tratamiento combinado (lapatinib, en una dosis de 1 250·mg/día de forma continua, más capecitabina, en una dosis de 2 000 mg/m^2 los días 1 a 14 de un ciclo de 21 días) o únicamente capecitabina. La mediana del tiempo hasta la progresión fue de 8 meses en el grupo con tratamiento combinado, en comparación con los 4 meses del grupo tratado sólo con capecitabina. Algunos efectos adversos importantes del lapatinib son el exantema y la diarrea (similar a la de otros inhibidores de la cinasa de EGFR), además de casos poco frecuentes de cardiotoxicidad.

   (2) La interacción entre los receptores EGFR humanos y las vías de los receptores hormonales puede dar lugar a resistencia endocrina en el cáncer de mama. En un estudio de fase 3 aleatorizado y controlado con placebo, la combinación de letrozol (2.5 mg v.o. al día) más lapatinib (1 500 mg v.o. al día) mejoró significativamente la SSP y la tasa de mejora clínica en pacientes con CMM que coexpresan receptores hormonales y *HER2*.

   (3) En un estudio clínico, las pacientes con CMM *HER2*+, que experimentaron progresión durante el tratamiento con regímenes previos que contenían trastuzumab; se las asignó aleatoriamente a recibir lapatinib en monoterapia (1 500 mg v.o. al día) o lapatinib (1 000 mg v.o. al día) combinado con una dosis estándar de trastuzumab. La combinación se asoció a una SSP más prolongada y a una mayor tasa de mejora clínica que el lapatinib en monoterapia. En un análisis actualizado también se vio una tendencia significativa de la ST a favor del grupo de la combinación. Este régimen ofrece una opción sin quimioterapia con efectos tóxicos aceptables en pacientes seleccionadas con CMM y con *HER2*+.

C. **Fármacos sistémicos para las metástasis óseas** (*v.* también capítulo 34).
   1. **Bisfosfonatos.** Se recomiendan en las mujeres con cáncer de mama con metástasis óseas. Tanto el pamidronato (90 mg i.v. mensualmente) como el zoledronato (4 mg i.v. mensualmente) son eficaces para reducir el dolor óseo y las fracturas patológicas. El zoledronato puede ser superior al pamidronato en la reducción de: *a)* las fracturas óseas, *b)* la compresión medular, *c)* la hipercalcemia de las neoplasias malignas, y *d)* la necesidad de RT paliativa en pacientes con enfermedad metastásica.
   2. Se ha comparado el **denosumab**, un anticuerpo monoclonal totalmente humano frente al receptor del activador del ligando del factor nuclear kappa B (RANKL, 120 mg s.c.) fue superior al ácido zoledrónico en el retraso del tiempo hasta la primera complicación relacionada con el esqueleto (CR0.82, $p = 0.01$). La incidencia de reacciones adversas (incluyendo osteonecrosis de la mandíbula) fue similar en ambos grupos.

D. **Metástasis cerebrales y orbitarias.** Los pacientes que se muestran con cefalea o náusea y vómito y enfermedad metastásica deber alertar al médico para que investigue lo antes posible la presencia de metástasis cerebrales o carcinomatosis meníngea. Una RM cerebral, con y sin gadolinio, es necesaria para diagnosticar una enfermedad metastásica. Las lesiones solitarias pueden escindirse por medios quirúrgicos o radiarse con nuevas modalidades, como la del cuchillo *cyberknife* o el cuchillo γ. Las lesiones múltiples pueden tratarse con radiocirugía estereotáctica, con o sin radiación cerebral completa. En general, la radiocirugía estereotáctica sola para metástasis múltiples debe tomarse como una opción en pacientes con tumores menores de 4 cm, tumores sin edema circundante significativo, un número limitado de metástasis cerebrales (cuatro o menos), y pacientes con metástasis sistémicas extracraneales controladas con mantenimiento del estado general.

X. PROBLEMAS CLÍNICOS ESPECIALES
A. **Edema posquirúrgico indoloro en el brazo.** Se asociaba frecuentemente a la mastectomía radical tradicional, pero también se observa con una cirugía menos extensa.

La incidencia aumenta en las pacientes tratadas con RT posquirúrgica. El edema suele aparecer durante los 6 meses siguientes a la intervención, aunque puede demorarse mucho más. El tratamiento no siempre resulta eficaz, pero consiste en el aumento del brazo, manguitos compresivos en el brazo, bomba de compresión, masaje linfático y fisioterapia. El fisioterapeuta y los terapeutas ocupacionales con formación en la realización de masajes linfáticos pueden ayudar a las pacientes.

B. **El edema del brazo con dolor o parestesias** que se observa más de 1 mes después de la cirugía puede ser un reflejo de la recurrencia del tumor. Con frecuencia el cáncer no se percibe clínicamente porque se localiza en la parte superior del vértice de la axila o en el pulmón, y afecta al plexo braquial. Las pacientes pueden referir parestesias o dolor en las manos, y debilidad y atrofia progresivas de los músculos de la mano y del brazo. Si transcurre el tiempo suficiente, puede llegar a palparse una masa tumoral en la axila o en la fosa supraclavicular, aunque habitualmente la paciente muestran una parálisis de la mano que no responde al tratamiento. Estas pacientes pueden tratarse con RT en la axila y la fosa supraclavicular, si no se ha administrado antes RT en esta región. La recurrencia en el plexo braquial puede no verse fácilmente en la RM o la TC, por lo que en estos casos puede ser útil recurrir a la PET. En ocasiones el dolor de esta afectación neurológica es tan intenso que puede ser necesaria la realización de un bloqueo nervioso por un experto en el tratamiento del dolor.

C. **Los implantes mamarios** pueden suponer una circunstancia especial para el diagnóstico y el tratamiento del cáncer de mama. No existe relación alguna entre los implantes mamarios y la aparición de éste. Se han desarrollado técnicas mamográficas para evaluar el tejido mamario en las mujeres con implantes, las cuales parecen tener la misma sensibilidad a la hora de detectar tumores mamarios en estadio inicial que en las mujeres sin implantes.

1. Cuando se observa una alteración en una mamografía de una mujer con implantes mamarios, debe prestarse una especial atención al tipo de técnica de obtención de biopsias que tiene que utilizarse. Han de evitarse las técnicas estereotácticas con objeto de disminuir la posibilidad de puncionar el implante. Cada caso se considerará de forma individual, según la proximidad al implante de la alteración observada.

2. Cuando una mujer decide optar por una mastectomía como parte del tratamiento local del cáncer que sufre y, posteriormente, necesita RT sobre la pared torácica, suele evitarse la colocación de implantes mamarios. Existe un mayor riesgo de que el tejido cicatricial se contraiga alrededor del implante si se administra radiación, con lo que disminuye considerablemente el efecto estético óptimo de la reconstrucción mamaria. Si se va a considerar la irradiación de la pared torácica, la mayoría de los cirujanos plásticos prefiere obtener un colgajo de tejido de otra zona alejada del campo de irradiación para lograr una reconstrucción y una estética óptimas.

D. **Cáncer de mama durante el embarazo.** En un estudio del registro de California se encontraron 1.3 casos de cáncer de mama por cada 10 000 nacidos vivos. El cáncer de mama durante el embarazo se asocia la mayoría de las veces a tumores de mayor tamaño y metástasis ganglionares. Desde el punto de vista histológico estos tumores suelen estar poco diferenciados, la mayoría de las veces son negativos para RE y RP, y habitualmente son positivos para *HER2*. Es típico el retraso en el diagnóstico, porque las masas tumorales pueden quedar enmascaradas por el aumento de tamaño mamario debido a la lactación, y los cambios inflamatorios pueden confundirse con una mastitis.

1. Puede realizarse con tranquilidad una mamografía con protección, aunque la interpretación puede resultar difícil debido al aumento de la densidad mamaria. La ecografía mamaria y de los ganglios linfáticos regionales se utiliza para evaluar la extensión de la afección, y también para dirigir la biopsia.

2. Para el diagnóstico histológico y el análisis de los biomarcadores se prefiere la biopsia con aguja gruesa.

3. La evaluación para la estadificación en la paciente embarazada puede resultar problemática. Además de un hemograma completo y una bioquímica sérica, que incluya pruebas funcionales hepáticas, debe realizarse una radiografía de tórax (con protección). En las pacientes con lesiones mamarias T3 o afectación ganglionar clínica puede realizarse una ecografía hepática y una RM sin contraste dirigida de la columna torácica y lumbar, para la detección sistemática. La objetivación de metástasis puede alterar el plan terapéutico e influir en la decisión de la paciente en cuanto a la continuación del embarazo.
4. La valoración del embarazo debe pasar por una consulta de medicina maternofetal.
5. Las indicaciones para la administración de antineoplásicos sistémicos no difieren en la paciente embarazada con cáncer de mama, aunque debe evitarse la quimioterapia durante el primer trimestre de la gestación a causa del riesgo de producir malformaciones fetales. Este riesgo de malformaciones disminuye en el segundo y en el tercer trimestres hasta cerca del 1.3%, una cifra que no difiere de la de los fetos no expuestos.
   a. La mayor experiencia terapéutica durante el embarazo se tiene con las antraciclinas y los fármacos alquilantes. Se han encontrado pocos datos sobre el uso de taxanos durante este periodo, aunque los taxanos tienen menos propensión a atravesar la barrera placentaria. Una estrategia popular es finalizar los ciclos de antraciclina más ciclofosfamida durante el segundo o el tercer trimestre, seguidos por un taxano después del parto.
   b. No debe administrarse quimioterapia a partir de las 35 semanas de gestación, para evitar las complicaciones hemáticas durante el parto. Como tratamiento antiemético puede utilizarse el ondansetrón, el lorazepam y la dexametasona.
   c. Se han descrito varios casos de uso de trastuzumab durante la gestación. En estos casos se ha descrito oligohidramnios. El trastuzumab se debe retrasar hasta el periodo posparto.
   d. El tratamiento hormonal y la RT están contraindicados durante el embarazo, y no deben iniciarse hasta el periodo puerperal.

RECONOCIMIENTO

El autor desea agradecer a los Dres. Cristiane Takita y Dennis A. Casciato, quienes contribuyeron significativamente a versiones anteriores de este capítulo.

Lecturas recomendadas

ATAC Trialists' Group. Anastrozole alone or in combination with tamoxifen versus tamoxifen alone for adjuvant treatment of postmenopausal women with early breast cancer: first results of the ATAC randomised trial. *Lancet* 2002; 359:2131.

Bartelink H, et al. Impact of a higher radiation dose on local control and survival in breast-conserving therapy of early breast cancer: 10-year results of the randomized boost versus no boost EORTC 22881-10882 trial. *J Clin Oncol* 2007; 25:3259.

Bear HD, et al. Sequential preoperative or postoperative docetaxel added to preoperative doxorubicin plus cyclophosphamide for operable breast cancer: National Surgical Adjuvant Breast and Bowel Protocol B-27. *J Clin Oncol* 2006; 24:2019.

BIG 1-98 Collaborative Group; Mouridsen H, et al. Letrozole therapy alone or in sequence with tamoxifen in women with breast cancer.*N Engl J Med* 2009; 361:766.

Carter C, Allen C, Henson D. Relation of tumor size, lymph node status, and survival in 24,740 breast cancer cases. *Cancer* 1989; 63:181.

Citron ML, et al. Randomized trial of dose-dense versus conventionally scheduled and sequential versus concurrent combination chemotherapy as postoperative adjuvant treatment of node-positive primary breast cancer: first report of Intergroup Trial C9741/Cancer and Leukemia group B Trial 9741. *J Clin Oncol* 2003; 21:1431.

Clarke M, et al. Effects of radiotherapy and of differences in the extent of surgery for early breast cancer on local recurrence and 15-year survival: an overview of the randomised trials. *Lancet* 2005; 366(9503):2087.

Coombes RC, et al. A randomized trial of exemestane after two to three years of tamoxifen therapy in postmenopausal women with primary breast cancer.*N Engl J Med* 2004; 350:1081.

Cortes J, et al. Eribulin monotherapy versus treatment of physician's choice in patients with metastatic breast cancer (EMBRACE): a phase 3 open-label randomised study. *Lancet* 2011;377(9769):914.

Davies C, et al. Long-term effects of continuing adjuvant tamoxifen to 10 years versus stopping at 5 years after diagnosis of oestrogen receptor-positive breast cancer: ATLAS, a randomised trial. *Lancet* 2013; 381(9869):805–816.

Donker M, et al. Radiotherapy or surgery of the axilla after a positive sentinel node in breast cancer (EORTC 10981-22023 AMAROS): a randomised, multicentre, open-label, phase 3 non-inferiority trial. *Lancet Oncol* 2014; 15(12):1303–1310.

Early Breast Cancer Trialists' Collaborative Group. Effects of chemotherapy and hormonal therapy for early breast cancer on recurrence and 15-year survival: an overview of the randomised trials. *Lancet* 2005; 365:1687.

Early Breast Cancer Trialists' Collaborative Group (EBCTCG); Coleman R, Powles T, Paterson A, et al. Adjuvant bisphosphonate treatment in early breast cancer: meta-analyses of individual patient data from randomised trials. *Lancet* 2015; 386(10001):1353–1361.

Fan C, et al. Concordance among gene expression-based predictors for breast cancer. *N Engl J Med* 2006; 355:560.

Finn RS, et al. The cyclin-dependent kinase 4/6 inhibitor palbociclib in combination with letrozole versus letrozole alone as first-line treatment of oestrogen receptor-positive, HER2-negative, advanced breast cancer (PALOMA-1/TRIO-18): a randomised phase 2 study. *Lancet Oncol* 2015; 16(1):25–35.

Fisher B, et al. Tamoxifen in treatment of intraductal breast cancer: National Surgical Adjuvant Breast and Bowel Project B-24 randomised controlled trial. *Lancet* 1999a; 353:1993a.

Fisher ER, et al. Pathologic findings from the National Surgical Adjuvant Breast Project (NSABP) eight-year update of protocol B-17. Intraductal carcinoma. *Cancer* 1999b; 86:429.

Geyer CE, et al. Lapatinib plus capecitabine for HER2-positive advanced breast cancer. *N Engl J Med* 2006; 355:2733.

Gianni L, et al. Efficacy and safety of neoadjuvant pertuzumab and trastuzumab in women with locally advanced, inflammatory, or early HER2-positive breast cancer (NeoSphere): a randomised multicentre, open-label, phase 2 trial. *Lancet Oncol* 2012; 13(1):25–32.

Giuliano AE, et al. Axillary dissection vs no axillary dissection in women with invasive breast cancer and sentinel node metastasis: a randomized clinical trial. *JAMA* 2011a; 305:569.

Giuliano AE, et al. Association of occult metastases in sentinel lymph nodes and bone marrow with survival among women with early-stage invasive breast cancer. *JAMA* 2011b; 306:385.

Gnant M, et al. The impact of adjuvant denosumab on disease-free survival: results from 3,425 postmenopausal patients of the ABCSG-18 trial. 2015 San Antonio Breast Cancer Symposium. Abstract S2-02.

Hillner BE, et al. American Society of Clinical Oncology 2003 update on the role of bisphosphonates and bone health issues in women with breast cancer. *J Clin Oncol* 2003; 21:4042.

Julien JP, et al. Radiotherapy in breast-conserving treatment for ductal carcinoma in situ: first results of the EORTC randomised phase III trial 10853. EORTC Breast Cancer Cooperative Group and EORTC Radiotherapy Group. *Lancet* 2000; 355:528.

Lee S-J, Toi M, Lee ES, et al. A phase III trial of adjuvant capecitabine in breast cancer patients with HER2-negative pathologic residual invasive disease after neoadjuvant chemotherapy (CREATE-X, JBCRG-04).2015 San Antonio Breast Cancer Symposium. Abstract S1-07.

Lehman CD, et al.; ACRIN Trial 6667 Investigators Group.MRI evaluation of the contralateral breast in women with recently diagnosed breast cancer.*N Engl J Med* 2007;356:1295.

Mansel RE, et al. Randomized multicenter trial of sentinel node biopsy versus standard axillary treatment in operable breast cancer: the ALMANAC Trial. *J Natl Cancer Inst* 2006; 98:599.

Morrow M, et al. Standard for the management of ductal carcinoma in situ of the breast (DCIS).*CA Cancer J Clin* 2002a; 52:256.

Morrow M, et al. Standard for breast conservation therapy in the management of invasive breast cancer.*CA Cancer J Clin* 2002b; 52:277.

Muss HB, et al. Efficacy, toxicity, and quality of life in older women with early-stage breast cancer treated with letrozole or placebo after 5 years of tamoxifen: NCIC CTG intergroup trial MA.17. *J Clin Oncol* 2008; 26:1956.

NCCN Clinical Practice Guidelines in Oncology.*Breast Cancer Version.3.2015*. www.nccn.org

Olivotto IA, Bajdik CD, Ravdin PM, et al. Population-based validation of the prognostic model ADJUVANT for early breast cancer. *J Clin Oncol* 2005; 23:2716.

Overgaard M, et al. Postoperative radiotherapy in high-risk premenopausal women with breast cancer who receive adjuvant chemotherapy. Danish Breast Cancer Cooperative Group 82b Trial. *N Engl J Med* 1997; 337:949.

Pagani O, et al. Adjuvant exemestane with ovarian suppression in premenopausal breast cancer. *N Engl J Med* 2014;371(2):107–118.

Paik S, et al. Gene expression and benefit of chemotherapy in women with node-negative, estrogen receptor-positive breast cancer. *J Clin Oncol* 2006; 24:3726.

Piccart-Gebhart MJ, et al. Trastuzumab after adjuvant chemotherapy in HER2-positive breast cancer. *N Engl J Med* 2005; 353:1659.

Recht A, et al. Postmastectomy radiotherapy: clinical practice guidelines of the American Society of Clinical Oncology. *J Clin Oncol* 2001; 19:1539.

Romestaing P, et al. Role of a 10-Gy boost in the conservative treatment of early breast cancer: results of a randomized clinical trial in Lyon, France. *J Clin Oncol* 1997; 15:963.

Romond EH, Perez EA, Bryant J, et al. Trastuzumab plus adjuvant chemotherapy for operable HER2-positive breast cancer. *N Engl J Med* 2005; 353:1673.

Slamon DJ, et al. Use of chemotherapy plus a monoclonal antibody against HER2 for metastatic breast cancer that overexpresses HER2.*N Engl J Med* 2001;344:783.

Slamon DJ, et al. Ten year follow-up of BCIRG-006 comparing doxorubicin plus cyclophosphamide followed by docetaxel (AC → T) with doxorubicin plus cyclophosphamide followed by docetaxel and trastuzumab (AC → TH) with docetaxel, carboplatin and trastuzumab (TCH) in HER2+ early breast cancer. Proceedings of the San Antonio Breast Cancer Symposium, 2015. Abstract S5-04.

Smith BD, et al. Accelerated partial breast irradiation consensus statement from the American Society for Radiation Oncology (ASTRO). *Int J Radiat Oncol Biol Phys* 2009; 74:987.

Smith BD, Bentzen SM, Correa CR, et al. Fractionation for whole breast irradiation: An American Society for Radiation Oncology (ASTRO) Evidence-Based Guideline. *Int J Radiat Oncol Biol Phys* 2010; 81:59.

Sorlie T, et al. Gene expression patterns of breast carcinomas distinguish tumor subclasses with clinical implications. *Proc Natl Acad Sci USA* 2001; 98:10869.

Strom EA, et al. Clinical investigation: regional nodal failure patterns in breast cancer patients treated with mastectomy without radiotherapy. *Int J Radiat Oncol Biol Phys* 2005; 63:1508.

Swain SM, et al. Pertuzumab, trastuzumab, and docetaxel in HER2-positive metastatic breast cancer.*N Engl J Med* 2015; 372(8):724–734.

Tan-Chiu E, et al. Assessment of cardiac dysfunction in a randomized trial comparing doxorubicin and cyclophosphamide followed by paclitaxel, with or without trastuzumab as adjuvant therapy in node-positive, human epidermal growth factor receptor 2-overexpressing breast cancer: NSABP B-31. *J Clin Oncol* 2005; 23:7811.

Taylor ME, et al. ACR appropriateness criteria on postmastectomy radiotherapy expert panel on radiation oncology-breast.*Int J Radiat Oncol Biol Phys* 2009; 73:997.

Tolaney SM, et al. Adjuvant paclitaxel and trastuzumab for node-negative, HER2-positive breast cancer. *N Engl J Med* 2015;372(2):134–141.

van de Vijver MJ, et al. A gene-expression signature as a predictor of survival in breast cancer.*N Engl J Med* 2002;347:1999.

Verma S, et al. Trastuzumab emtansine for HER2-positive advanced breast cancer. *N Engl J Med* 2012; 367(19):1783–1791.

Warner E, et al. American Cancer Society Guidelines for Breast Screening with MRI as an Adjunct to Mammography.*CA Cancer J Clin* 2007;57:75.

Whelan TJ, et al. Long-term results of hypofractionated radiation therapy for breast cancer. *N Engl J Med* 2010; 362:513.

Weiss RB, et al. Natural history of more than 20 years of node-positive primary breast carcinoma treated with cyclophosphamide, methotrexate, and fluorouracil-based adjuvant chemotherapy: a study by the Cancer and Leukemia Group B. *J Clin Oncol* 2003; 21:1825.

Whelan TJ, et al. Regional nodal irradiation in early-stage breast cancer. *N Engl J Med* 2015; 373:307–316.

Wooster R, Weber BL. Genomic medicine: breast and ovarian cancer. *N Engl J Med* 2003; 348:2339.

Yardley DA, et al. Everolimus plus exemestane in postmenopausal patients with HR(+) breast cancer: BOLERO-2 final progression-free survival analysis. *Adv Ther* 2013; 30(10):870–884.

12 Neoplasias ginecológicas malignas

Margaret I. Liang y Sanaz Memarzadeh

ASPECTOS GENERALES

I. EPIDEMIOLOGÍA
Las neoplasias malignas del aparato genital constituyen alrededor del 20% de las neoplasias viscerales en mujeres. En la tabla 12-1 se muestran las tasas de incidencia y de mortalidad según la localización primaria.

II. ESTUDIOS PARA EL DIAGNÓSTICO
A. Es necesaria la evaluación para la estadificación, con independencia de la localización de la lesión primaria, tras la confirmación histológica del cáncer del aparato genital femenino. Los posibles estudios útiles son:
   1. Exploración rectal y pélvica (para determinar si existe afectación de los anejos, vagina o pelvis).
   2. Hemograma completo, determinación de electrólitos séricos, creatinina y pruebas funcionales hepáticas (PFH).
   3. Radiografía de tórax: radiografía simple o tomografía computarizada (TC), cuando estén indicadas (para detectar metástasis pulmonares).
   4. Ecografía abdominopélvica, TC o tomografía por emisión de positrones (PET) con TC o RM (incluyendo la evaluación de los uréteres).
   5. La sigmoidoscopia con biopsia de las áreas alteradas resulta opcional, en caso de cáncer de cuello uterino con lesiones en la mucosa.
   6. La cistoscopia con biopsia de las áreas alteradas es opcional, en caso de cáncer de cuello uterino con lesiones en la mucosa.
   7. Estudio citológico de los derrames.

III. CÁNCER LOCALMENTE AVANZADO EN LA PELVIS
A. **Patogenia.** En las neoplasias malignas ginecológicas y urológicas, en los carcinomas rectales o en algunos sarcomas pueden aparecer metástasis pélvicas masivas. Las neoplasias avanzadas en la pelvis producen dolor pélvico y perineal progresivo, obstrucción ureteral con uremia, y obstrucción linfática y venosa, con edema maleolar y genital. La invasión cercana al recto o a la vejiga puede producir erosión con hemorragia, desprendimiento del tumor en la orina o heces y obstrucción del tracto de salida vesical o intestinal.

B. **Tratamiento**
   1. El **tratamiento farmacológico** como la quimioterapia y el tratamiento molecular se utilizan de forma neoadyuvante, adyuvante o recurrente de acuerdo a la localización primaria.
   2. La **radioterapia** (RT) alivia los síntomas, y resulta útil cuando el tumor no responde a la quimioterapia.
   3. **Cirugía.** Una resección intestinal, colostomía o cistostomía suprapúbica pueden solventar la obstrucción intestinal o ureteral. Puede realizarse una derivación ureteral mediante la colocación de endoprótesis ureterales o nefrostomía.

IV. EFECTOS ADVERSOS DE LA IRRADIACIÓN DE LA PELVIS
A. **Cistitis causada por la radiación**
   1. Puede producirse una **cistitis aguda transitoria** durante la aplicación de RT en la pelvis. Pueden ser útiles los analgésicos del aparato urinario y los antiespasmódicos para aliviar el dolor.

TABLA 12-1. Tasas anuales de las neoplasias malignas ginecológicas en Estados Unidos

Localización primaria	Casos nuevos	Porcentaje (%)	Fallecimientos por cáncer
Cuello uterino	12 900	14	4 100
Cuerpo uterino	54 870	53	10 170
Ovario	21 290	25	14 180
Vulva	5 150	5	1 080
Vagina	4 070	3	910
Total	**92 280**	**100**	**30 440**

Tomado con autorización de Wiley de Siegel R, et al. Cancer Statistics, 2015. CA Cancer J Clin 2015;65:6.

2. **Cistitis tardía causada por la radiación.** La vejiga se contrae, se vuelve fibrosa y aparecen ulceraciones e infecciones de la mucosa. Los datos clínicos son polaquiuria y episodios de pielonefritis o cistitis (a menudo hemorrágica). El tratamiento con oxígeno hiperbárico puede contribuir a controlar la hematuria grave. Si el tratamiento sintomático no es eficaz puede ser necesario realizar una cistectomía.

B. **Suele aparecer una vulvitis causada por la radiación,** de tipo húmedo y descamativo, con una dosis de unos 2 500 cGy. Puede ser necesario interrumpir temporalmente el tratamiento durante 1 o 2 semanas en hasta el 50 % de las pacientes.

C. **Formación de fístula.** La extensión del tumor y el antecedente de una radiación previa incrementan el riesgo de formación de una fístula. Pueden llegar a requirirse los procedimientos de derivación (p. ej., nefrostomía, colostomía).

CÁNCER DE CUELLO UTERINO

V. EPIDEMIOLOGÍA Y ETIOLOGÍA

A. **Incidencia** (tabla 12-1). La tasa de mortalidad por cáncer de cuello uterino ha disminuido un 50 % desde la década de 1950, fundamentalmente a causa de la detección y el tratamiento precoces.

B. **Relación con los antecedentes sexuales.** El denominador común del aumento del riesgo de sufrir cáncer de cuello uterino es una edad temprana en la primera relación sexual coital. La incidencia también es mayor en las pacientes con un primer embarazo a edad temprana, múltiples parejas sexuales y enfermedades de transmisión sexual, especialmente la infección por el virus del papiloma humano (VPH).

C. **Relación con el VPH.** Son abundantes los datos que apoyan la existencia de una relación entre el VPH, la neoplasia intraepitelial cervical (NIC; displasia) y el carcinoma invasor. En > 60 % de los carcinomas de cuello uterino se han identificado transcritos del ADN del VPH mediante inmunotransferencia de tipo Southern. Los tipos 16, 18, 31 y 33 se asocian con mayor probabilidad de transformación maligna. El VPH 16 y 18 son los microorganismos causales del 70 % de todas las neoplasias malignas cervicales.

D. **Relación con el tabaquismo.** Hay datos que apoyan que los antecedentes de tabaquismo aumentan significativamente el riesgo de sufrir cáncer de cuello uterino.

II. ANATOMÍA PATOLÓGICA Y EVOLUCIÓN NATURAL

A. **Histología.** Alrededor del 80 % de los carcinomas de cuello uterino son de tipo epidermoide y un 20 % son adenocarcinomas. Se cree que la enfermedad se inicia en la unión entre el epitelio pavimentoso y el cilíndrico. Se observa un espectro continuo desde la neoplasia intraepitelial cervical (NIC) hasta el carcinoma epidermoide invasor. El promedio de edad de las mujeres con NIC es 15 años menor que el de mujeres con carcinoma invasor.

B. **Metástasis.** Una vez establecido el cáncer invasor, el tumor se disemina principalmente por extensión local a otras estructuras de la pelvis y, de forma secuencial, a lo largo de las cadenas linfáticas. Con menos frecuencia las pacientes con tumores localmente avanzados pueden mostrar signos de metástasis de diseminación hemática, principalmente en los pulmones, el hígado o los huesos.

III. PREVENCIÓN Y DETECCIÓN PRECOZ DEL CÁNCER DE CUELLO UTERINO

A. Vacunación. Las vacunas bivalentes (VPH 16/18), tetravalentes (VPH 6/11/16/18), y desde hace poco nonavalentes (VPH 16/18/31/33/45/52/58/6/11) han mostrado ser protectoras frente a la NIC, la persistencia del VPH y los condilomas acuminados externos. Las vacunas se toleran bien y se recomiendan en mujeres y varones entre las edades de 9 a 26 años. La vacuna del VPH no elimina la necesidad de detección por citología cervical y puede administrarse pese al antecedente de displasia previa o infección por el VPH.

B. Detección sistemática con triple toma (*prueba de Papanicolaou*)
La mayoría de las pacientes con cáncer de cuello uterino no presentan síntomas, y los casos se detectan por pruebas de detección sistemática con triple toma.

1. **Frecuencia.** La detección precoz ha reducido mucho la morbilidad y la mortalidad por cáncer de cuello uterino. Las recomendaciones de la *American Cancer Association* para la realización de una triple toma son:
   a. Las mujeres deben practicarse extendidos Pap todos los años a partir de los 21 años, con independencia de la edad del primer coito. Las excepciones incluyen pacientes con antecedentes de cáncer de cuello uterino y exposición al dietilestilbestrol (DES) o aquéllas con inmunocompromiso.
   b. Las mujeres entre los 21-29 años de edad con riesgo normal de cáncer de cuello uterino deben efectuarse una detección con citología sola cada 3 años.
   c. Las mujeres de 30 años y mayores con riesgo normal de cáncer cervical deben efectuarse una detección con citología cada 3 años o citología con pruebas para detectar VPH cada 5 años.
   d. Las mujeres a las que se les extirpó el cuello uterino como parte de la histerectomía por indicaciones benignas que se confirmaron en el informe patológico final no necesitan efectuarse Pap.
   e. En pacientes que tienen ≥65 años de edad, la detección puede detenerse en presencia de tres Pap consecutivos normales y satisfactorios o dos pruebas consecutivas para determinar VPH negativas. Las excepciones son el antecedente de una NIC II o su empeoramiento en los últimos 20 años.

2. **Técnica.** Hay muchos problemas que contribuyen a la escasa sensibilidad de la triple toma. Algunos de ellos son: la idoneidad de la muestra, preparación del frotis e interpretación del mismo y el retroceso de la unión escamocolumnar con la edad.
   a. **Triple toma convencional.** Cuando se realizan citologías vaginales convencionales, el uso de la escobilla junto con una espátula de punta extendida es la combinación más eficaz para la obtención de células. Las muestras se extienden sobre portaobjetos limpios y se fijan inmediatamente.
   b. **Triple toma en medio líquido.** En esta técnica se utilizan sistemas de capa fina basados en líquidos. Se obtiene la muestra del cuello uterino y se suspende en una solución conservante de base alcohólica. Esta muestra puede utilizarse para detectar el VPH.

3. **Los resultados de la triple toma se gradúan** según el sistema Bethesda 2001:
   Negativo para lesión o neoplasia maligna intraepitelial
   Alteraciones de las células epiteliales
   Células escamosas
   Células escamosas atípicas (CPA)
   Células escamosas de significado indeterminado (CPA-SI)
   Células escamosas atípicas. No puede excluirse una lesión epidermoide de alto grado (LEAG)

Lesión intraepitelial epidermoide de bajo grado (LEBG)
    Comprenden: displasia leve/NIC de tipo 1 (NIC 1)
Lesión intraepitelial epidermoide de alto grado (LEAG)
    Comprende: displasia moderada y grave, carcinoma *in situ* (CIS)/NIC 2 y NIC 3
    Con signos sospechosos de invasión
Carcinoma epidermoide

Células glandulares
Atípicas
    Células endocervicales (no especificado [NE])
    Células endometriales (NE)
    Células glandulares (NE)
    Células endocervicales, parecen neoplásicas
    Células glandulares, parecen neoplásicas
Adenocarcinoma endocervical *in situ*
Adenocarcinoma
    Endocervical
    Endometrial
    Extrauterino
    NE
Otras neoplasias malignas

IV. DIAGNÓSTICO

A. Signos y síntomas
   1. Los **síntomas** del cáncer de cuello uterino invasor en estadio temprano son: flujo vaginal, hemorragia y, particularmente, oligometrorragia poscoital. Los estadios más avanzados suelen manifestarse con flujo vaginal maloliente, pérdida de peso o uropatía obstructiva.
   2. **Signos.** Los hallazgos de la exploración pélvica son: observación de masas evidentes en el cuello uterino; áreas de color gris, con alteración del color; y hemorragia o signos de cervicitis. Si existe un tumor debe indicarse su extensión; la afectación de la vagina o de los parametrios (paredes laterales de la pelvis) constituye un importante factor pronóstico.
B. Biopsia. Deben tomarse muestras de biopsia de todas las zonas visiblemente anómalas, con independencia de los hallazgos de la triple toma. Puede ser necesaria una conización diagnóstica si la biopsia muestra la presencia de un carcinoma microinvasor, si el legrado endocervical (LEC) muestra displasia de alto grado o si se sospecha de la presencia de un adenocarcinoma *in situ* por los resultados de la citología.
C. En las pacientes con una extensión de la triple toma positiva y ninguna lesión visible suele realizarse una colposcopia, y biopsias dirigidas, que pueden detectar el 90 % de las lesiones displásicas.
D. Legrado endocervical. Se necesita cuando la extensión de la triple toma muestra una lesión de alto grado pero la colposcopia no demuestra una lesión; cuando no puede visualizarse toda la unión de los epitelios pavimentoso y cilíndrico; cuando existen células endocervicales atípicas en la extensión de la triple toma, o cuando mujeres tratadas previamente por una NIC muestran nuevos signos de alto grado en la citología. Si el LEC demuestra la presencia de una lesión intraepitelial epidermoide de alto grado, debe realizarse una conización cervical con un bisturí o mediante escisión con asa electroquirúrgica (EAEQ).

V. SISTEMA DE ESTADIFICACIÓN Y FACTORES PRONÓSTICO

A. El sistema de estadificación es clínico, más que quirúrgico: véase Manual de estadificación del cáncer de la AJCC.
B. Los factores pronóstico de cada estadio son: el tamaño el tumor primario, presencia de metástasis ganglionares, grado tumoral y tipo histológico.

VI. TRATAMIENTO

A. Displasia/neoplasia intraepitelial cervical (NIC) 1-3. Los métodos terapéuticos son: tratamientos de ablación superficial, EAEQ, biopsia con conización e histerectomía (fig. 12-1).

1. En las lesiones de NIC 1 puede realizarse observación si la paciente tiene un buen seguimiento de control, ya que existe una elevada frecuencia de regresión espontánea de estas lesiones. En las pacientes jóvenes, especialmente en las adolescentes, puede realizarse vigilancia expectante de las lesiones de NIC 2.
2. En las pacientes con lesiones epidermoides de alto grado (NIC 2 y 3) están indicadas la ablación o la resección, siempre que se vea en la colposcopia toda la zona de transformación, que la histología de las biopsias coincida con los datos de la triple toma, que el LEC sea negativo y que no se sospeche la existencia de una invasión oculta.
3. En las lesiones de alto grado los autores recomiendan la EAEQ, que consiste en la utilización de electrodos en forma de asa metálica con corriente alterna de radiofrecuencia para extirpar la zona de transformación con anestesia local.
4. La biopsia en cono realizada con un bisturí se prefiere para las lesiones que no pueden evaluarse mediante colposcopia o si se sospecha que hay un adenocarcinoma *in situ*.
5. Si la paciente tiene otras indicaciones ginecológicas para la histerectomía, puede realizarse una histerectomía vaginal o una histerectomía abdominal extrafascial (de tipo 1).

B. Cáncer de cuello uterino invasor: estadio I. El tratamiento de las pacientes con carcinoma de cuello uterino se resume en la tabla 12-2.

C. La quimioterapia sistémica (QTS) con la RT reduce las recurrencias de un 30 % a un 50 %, y mejora la supervivencia a los 3 años en un 10-15 % respecto a la que se consigue con el tratamiento posquirúrgico con RT sola.

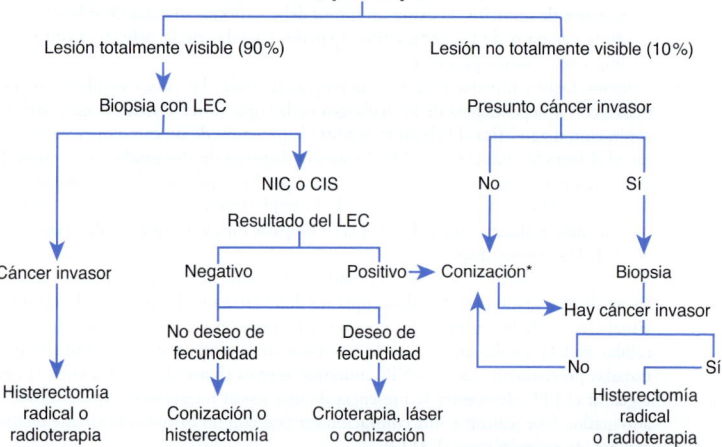

Figura 12-1. Tratamiento de las pacientes con citología de la triple toma positiva y carcinoma de cuello uterino en estadio temprano. NIC, neoplasia intraepitelial cervical; CIS, carcinoma *in situ*; LEC, legrado endocervical. *Si no se observa invasión en la conización, el seguimiento consistirá en la realización de citologías de triple toma, biopsias y repetición de la conización, según la preferencia y la edad de la paciente. Tomado de Casciato DA. Manual of Clinical Oncology. 7th ed. Philadelphia, PA: Lippincott Williams & Wilkins, 2012.

TABLA 12-2 Tratamiento del carcinoma de cuello uterino en estadio I

Estadio	Opciones terapéuticas típicas
IA1 con invasión ≤3 mm, pero sin invasión del espacio linfaticovascular	Conización terapéutica o histerectomía de tipo I
IA1 con invasión de ≤1-3 mm y con afectación del espacio linfaticovascular	Histerectomía de tipo I o II con linfadenectomía pélvica bilateral
IA2 con invasión >3 a 5 mm (el riesgo de metástasis ganglionares es de 5%-10%)	Histerectomía de tipo II y linfadenectomía pélvica bilateral, o RT en pacientes inoperables
IB (el riesgo de metástasis ganglionares es de 15%-25%) y IIA	Histerectomía de tipo II o III con linfadenectomía pélvica bilateral con evaluación de los ganglios paraórticos, o RT en pacientes inoperables. En pacientes con características de riesgo intermedio (es decir, criterios de Sedlis: tamaño tumoral, profundidad de la invasión estromal, IELV), debe administrarse RT postoperatoria. En pacientes con características de alto riesgo (es decir, criterios de Peters: compromiso parametral, bordes positivos, o metástasis ganglionar positiva), debe administrarse RT postoperatoria con QTC con cisplatino como un sensibilizante a la radiación

1. La **QTS está indicada** en las siguientes circunstancias:
   a. **Como tratamiento adyuvante** en los estadios de alto riesgo I a IIA (es decir, compromiso parametrial, bordes positivos o metástasis en ganglios linfáticos positivos)
   b. **Como tratamiento primario** en los estadios IIB, III y IVA.
2. **Pautas.** El cisplatino como quimioterápico único (40 mg/m^2 semanales durante 6 semanas) o combinado con 5-fluorouracilo (5-FU) ha sido efectivo. En pacientes con disfunción renal, el carboplatino o la gemcitabina pueden reemplazar al cisplatino.
D. **Estadio II.** La enfermedad en estadio II se trata del mismo modo que el estadio IB.
E. **Estadios IIB y III.** Cuando se afecta el parametrio (IIB), la parte distal de la vagina (IIIa) o la pared lateral de la pelvis (IIIB) no es posible conseguir unos bordes quirúrgicos sin tumor, y se debe tratar a las pacientes con RT en dosis máxima (8 500 cGy), administrada tanto en forma de RT externa como mediante braquirradioterapia. La QTS con cisplatino como sensibilizador de la radiación mejora las tasas de supervivencia en comparación con la RT sola (*v.* sec. VI.C).
F. **Enfermedad recurrencial y estadio IV**
   1. La **recurrencia en la parte inferior de la vagina** puede curarse en ocasiones mediante RT o evisceración.
   2. **Evisceración pélvica.** La evisceración pélvica también puede considerarse en caso de afectación pélvica central recurrente tras la RT primaria cuando la diseminación se limita a la vagina, vejiga o recto. Esta intervención conlleva una mayor tasa de morbilidad (hasta 50%) y sus contraindicaciones son la enfermedad metastásica fuera de la pelvis y un mal estado general de la paciente. La obstrucción ureteral, el edema de las extremidades inferiores y el dolor ciático suelen indicar la afectación de la pared pélvica. Debe abandonarse la cirugía si la neoplasia está más diseminada de lo que se sospechaba clínicamente en el momento de la laparotomía.
   3. La **RT** sola o con sensibilizadores quimioterápicos puede curar en ocasiones la enfermedad en estadio IVa. La RT externa se combina con la irradiación intracavitaria o intersticial, hasta una dosis total de unos 8 500 cGy. Si la enfermedad persiste después de la quimiorradioterapia puede realizarse una evisceración pélvica.
   4. En la enfermedad metastásica la **quimioterapia** no es curativa. Del 10% al 30% de las pacientes algunos fármacos antineoplásicos (p. ej., cisplatino, carboplatino, paclitaxel y topotecán) producen respuestas a corto plazo. El agregado de inhibido-

res de la angiogenia (es decir, bevacizumab) para duplicar la quimioterapia ha ido seguido de una respuesta más elevada (el 48% frente al 36%) y la supervivencia total se extendió 3.7 meses en un ensayo aleatorizado y controlado.

VII. PROBLEMAS CLÍNICOS ESPECIALES

A. **Hallazgo incidental de cáncer en la histerectomía.** El hallazgo de un cáncer en una pieza de histerectomía realizada por otros motivos conlleva un mal pronóstico, salvo que se trate con cirugía adicional o RT posquirúrgica poco después de la intervención.

B. **Duda de cáncer recurrente.** El cáncer recurrente suele manifestarse por dolor pélvico, particularmente en la distribución del nervio ciático, hemorragia vaginal, flujo maloliente o edema de las extremidades inferiores. La recurrencia se debe demostrar en muestras de biopsia, pues estos síntomas, e incluso los hallazgos físicos, puden ser similares a los relacionados con los cambios producidos por la radiación. Si no se encuentra tumor alguno mediante el uso de técnicas no cruentas, un cirujano con experiencia en el cáncer pélvico debería realizar una laparotomía exploradora.

C. **Displasia tras la radiación.** Las alteraciones en las extensiones de la triple toma y las exploraciones de seguimiento pueden representar cambios displásicos posteriores a la irradiación o una nueva neoplasia primaria. Deben biopsiarse todas las áreas sospechosas. Si los resultados de la biopsia indican la presencia de cáncer, puede ser necesaria la extirpación quirúrgica.

CÁNCER DEL CUERPO UTERINO

I. EPIDEMIOLOGÍA Y ETIOLOGÍA

A. **Incidencia** (*v.* tabla 11-1). El cáncer endometrial es la neoplasia maligna más frecuente del aparato genital femenino en Estados Unidos. La máxima incidencia se observa en la sexta y la séptima décadas de vida; el 80% de las pacientes se encuentra en el periodo posmenopáusico. La mayoría de las mujeres premenopáusicas con carcinoma endometrial sufre un síndrome de Stein-Leventhal o síndrome de ovarios poliquísticos. Menos del 5% de todos los casos se diagnostica antes de la edad de 40 años, aunque con la epidemia de obesidad se han vuelto más prevalentes edades menores al momento del diagnóstico.

B. **Factores de riesgo**
   1. La **exposición a los estrógenos** sin oposición por la progesterona aumenta 4-8 veces el riesgo de sufrir un carcinoma endometrial. El uso de tamoxifeno se asocia al doble de riesgo de sufrir cáncer endometrial.
   2. Las **afecciones médicas que producen un aumento de la exposición a los estrógenos sin oposición** y se asocian a un mayor riesgo de carcinoma endometrial son las siguientes:
      a. Poliquistosis ovárica (ciclos menstruales anovulatorios con o sin hirsutismo y otras anomalías endocrinas).
      b. Ciclos menstruales anovulatorios.
      c. Obesidad.
      d. Tumor ovárico de células de la granulosa, o cualquier otro tumor secretor de estrógenos.
      e. Hepatopatía avanzada.
   3. **Otras afecciones médicas** asociadas a un aumento del riesgo de carcinoma endometrial son:
      a. Esterilidad, nuliparidad, menstruación irregular.
      b. Diabetes mellitus.
      c. Hipertensión.
      d. Antecedentes de múltiples neoplasias malignas en la familia.
      e. Antecedentes personales de cáncer de mama o rectal
      f. Uso de tamoxifeno en mujeres con cáncer de mama
   4. **Factores hereditarios** que se deben a mutaciones en la línea germinal de los genes de reparación de los errores de emparejamiento (REE) del ADN. Las

mutaciones de genes de REE (*MSH2*, *MLH1*, *PMS2* o *MSH6*) pueden causar un síndrome de Lynch (cáncer colorrectal sin polipois hereditario o CCSPH). Hacia los 70 años, hasta el 60 % de estas pacientes pueden estar diagnosticadas de cáncer endometrial comparado con el 1.7 % en la población general.

II. ANATOMÍA PATOLÓGICA Y EVOLUCIÓN NATURAL

A. Histología. Alrededor del 90 % de las neoplasias malignas uterinas se originan en el endometrio y el subtipo histológico más frecuente es el adenocarcinoma endometrial. El 10 % restante de las neoplasias malignas endometriales son carcinomas de células claras, serosos papilares y epidermoides.

B. Papel de los estrógenos. Clásicamente, los estrógenos sin oposición causan un espectro continuo de alteraciones endometriales, desde hiperplasia leve hasta hiperplasia compleja con atipia hasta carcinoma invasor. El tratamiento con progestágenos es muy eficaz para revertir la hiperplasia endometrial sin atipia, pero lo es menos cuando ésta sí muestra atipia. Las opciones farmacológicas para revertir la hiperplasia incluyen el tratamiento continuo con progestina (es decir, progesterona oral) o la colocación de un dispositivo intrauterino (DIU) de progestina.

C. Modo de diseminación. Los tumores se limitan al cuerpo uterino (estadio I) en el 75 % de los casos. La diseminación más habitual del cáncer endometrial es por extensión directa. La invasión profunda del miometrio y la afectación del cuello uterino se asocian a un mayor riesgo de producción de metástasis ganglionares. Si no hay metástasis ganglionares pélvicas, es raro encontrarlas en los ganglios linfáticos paraaórticos. La presencia de células malignas en los lavados peritoneales sugiere que existe un flujo retrógrado de células exfoliadas a lo largo de las trompas de Falopio. La diseminación por vía hematógena es un hallazgo tardío e infrecuente en el adenocarcinoma, pero se produce pronto en el sarcoma. Los pulmones son la localización más frecuente de las metástasis a distancia.

III. DIAGNÓSTICO

A. Signos y síntomas
1. La **hemorragia vaginal anómala** es el síntoma más frecuente (97 %).
   a. En las **mujeres premenopáusicas** con menstruaciones prolongadas, hemorragia menstrual excesiva o metrorragia intermenstrual debe evaluarse la posible presencia de cáncer endometrial, particularmente si cuentan con antecedentes de menstruaciones irregulares, diabetes mellitus, hipertensión, obesidad o infecundidad.
   b. Se considera que **todas las mujeres posmenopáusicas que muestran hemorragia vaginal** más de 1 año después del último periodo menstrual tienen un cáncer endometrial salvo que se demuestre lo contrario.
2. En las **pacientes sin síntomas** y con células endometriales atípicas en la triple toma deben obtenerse muestras endometriales.
3. En las **mujeres con células glandulares atípicas** (CGA) en la triple toma y que tienen más de 35 años, así como en las mujeres más jóvenes con CGA y hemorragia vaginal sin causa aparente, debe realizarse una biopsia endometrial, además de una colposcopia.
4. Los **tumores extendidos localmente** pueden llegar a palparse en la exploración pélvica.
5. La **enfermedad avanzada** es la primera manifestación del cáncer en el 5 % de los casos.

B. Debe realizarse un LEC y una biopsia endometrial en la consulta en todas las pacientes con un presunto carcinoma endometrial. La biopsia endometrial arroja una tasa de resultados falsos negativos del 10 %; por consiguiente, todas las pacientes con síntomas persistentes y una biopsia negativa deben someterse a una dilatación y legrado bajo anestesia.

C. El legrado fraccionado es el método de elección para el diagnóstico del cáncer endometrial. La técnica consiste en el raspado del canal endocervical y, a continuación, de forma secuencial, de las paredes del útero. Si la evaluación histológica demuestra la presencia de cáncer, los raspados fraccionados contribuyen a ubicar la localización del tumor.

D. **No debe utilizarse sólo la triple toma** para descartar un presunto cáncer endometrial. Sólo la mitad de las pacientes con cáncer endometrial muestran células anómalas en la triple toma.
E. **La ecografía transvaginal,** con o sin estudio de flujo en color, ha sido estudiada. Los datos sugieren una importante asociación entre el grosor de la franja endometrial y la afección endometrial. El endometrio sano suele tener menos de 5 mm de grosor, pero el diagnóstico definitivo sólo puede obtenerse mediante muestras de tejidos.

IV. SISTEMA DE ESTADIFICACIÓN Y FACTORES PRONÓSTICO

A. **El sistema de estadificación:** referirse al Manual de estadificación del cáncer de la AJCC. La estadificación quirúrgica completa del cáncer endometrial comprende la histerectomía abdominal, salpingooovariectomía bilateral, citología peritoneal y las linfadenectomías pélvica y paraaórtica, además de la obtención de muestras de cualquier implante peritoneal sospechoso.
B. **Factores pronóstico**
   1. **Grado histológico e invasión del miometrio.** El aumento del grado histológico del tumor y la invasión tienen una gran valor pronóstico ya que el del miometrio se asocia a mayor riesgo de metástasis ganglionares pélvicas y paraaórticas, citología peritoneal positiva, metástasis en los anejos, recurrencia local en la cúpula vaginal y diseminación hematógena.
   2. **Histología tumoral.** Los tipos histológicos, ordenados de mejor a peor pronóstico son: adenoacantoma, adenocarcinomas, carcinomas adenoescamosos, carcinomas de células claras, carcinomas serosos papilares y carcinomas microcíticos.
   3. **Invasión del espacio vascular.** La invasión del espacio vascular constituye un factor pronóstico independiente de recurrencia y fallecimiento por carcinoma endometrial de cualquier tipo histológico.
   4. **Receptores hormonales.** En general las concentraciones medias de receptores de estrógenos (RE) y receptores de progesterona (RP) son inversamente proporcionales al grado histológico. Sin embargo, también se ha demostrado que las concentraciones de estos receptores son indicadores pronósticos independientes; la mayor supervivencia corresponde a las concentraciones más elevadas de receptores.
   5. El **grado nuclear** es un factor pronóstico más preciso que el grado histológico.
   6. **Tamaño del tumor.** Cuanto mayor sea el tumor más alto será el riesgo de que aparezcan metástasis ganglionares.
   7. **Ploidía del ADN.** Los tumores aneuploides constituyen un porcentaje bastante pequeño (25%) de los carcinomas endometriales, en comparación con las neoplasias malignas ováricas y del cuello uterino. La aneuploidía se asocia, sin embargo, a un mayor riesgo de recurrencia precoz y muerte.

V. PREVENCIÓN Y DETECCIÓN PRECOZ

A. **Prevención.** En las mujeres posmenopáusicas que tienen el útero debe evitarse la administración de estrógenos exógenos sin oposición. Las mujeres que no ovulan o que muestran hiperplasia endometrial deben tratarse con progestágenos cíclicos.
B. **Detección precoz.** Es necesaria una evaluación por un posible carcinoma endometrial en: mujeres posmenopáusicas con sangrado vaginal o piómetra; las mujeres premenopáusicas con sangrado uterino anómalo inexplicado, en especial si tienen factores de riesgo (es decir, anovulación crónica, tratamiento con estrógenos exógenos, obesidad, fuertes antecedentes familiares de cáncer vinculado con el síndrome de Lynch).

VI. TRATAMIENTO

A. **Enfermedad en estadio temprano**
   1. **Cirugía.** En las pacientes con carcinoma endometrial en estadio temprano el tratamiento consiste en una histerectomía abdominal total con ovariosalpingectomía bilateral (HAT/OSB), y linfadenectomía pélvica y paraaórtica. A las pacientes con un cuello uterino expandido (aumentado de tamaño) se las puede tratar con

una histerectomía de tipo II (radical modificada); a las que muestran afectación microscópica del cuello uterino se las puede tratar con una histerectomía extrafascial. La cirugía mínimamente invasora por laparoscopia estándar o con cirugía robótica es un abordaje alternativo y seguro a la cirugía abdominal abierta para el tratamiento de las pacientes que tienen un cáncer endometrial. En las pacientes con enfermedad metastásica extrauterina se recomienda la citorreducción quirúrgica óptima. Se extirparán todos los ganglios pélvicos o paraórticos aumentados de tamaño. Debe realizarse el estudio citológico de cualquier líquido peritoneal.
- a. **Papel de la linfadenectomía.** Durante la cirugía, si el tumor mide < 2 cm y se advierte una mioinvasión superficial con modificaciones histológicas de grado 1 o 2, la linfadenectomía puede diferirse en vista del riesgo muy bajo de diseminación ganglionar. Si se observan ganglios sospechosos, siempre hay que tomarles muestras.
- b. Las **pacientes con hiperplasia atípica compleja persistente** después de un tratamiento adecuado con progestágenos deben recibir tratamiento con HAT/OSB si no tienen cáncer endometrial. Hasta el 40 % de estas pacientes tendrán también cáncer endometrial.
- c. En **mujeres jóvenes que desean conservar su fertilidad y con lesiones bien diferenciadas (grado 1).** El uso de dosis elevadas de progestágenos puede ser curativo. Se produce una respuesta completa y duradera en alrededor del 50 % de las pacientes. Las opciones farmacológicas orales incluyen 100-200 mg/día de progesterona u 80-320 mg/día de acetato de megestrol en dosis divididas. Una alternativa bien tolerada es la colocación de un DIU de levonorgestrel, el cual produce la liberación local de progesterona en la cavidad uterina. El tratamiento debe continuarse hasta por 9 meses, con toma de muestras endometriales cada 3 meses para valorar la respuesta. Si la enfermedad se resuelve por completo, la paciente debe someterse a tratamiento hormonal cíclico con el fin de evitar la hiperplasia anovulatoria. Las pacientes deben recibir asesoría para saber que la conservación de la fertilidad no forma parte del cuidado estándar. Deben obtenerse RM pélvicas para descartar la invasión del miometrio antes de implementar las medidas conservadoras de la fertilidad. Se recomienda la histerectomía en este grupo de pacientes tras el periodo de fertilidad.
2. **Radioterapia**
    - a. Puede utilizarse la **RT sola** en las pacientes con elevado riesgo de mortalidad quirúrgica a causa de afecciones médicas coincidentes, pero el resultado es inferior a la cirugía.
    - b. **RT posquirúrgica.** A fin de facilitar la estratificación exacta del riesgo y la selección para la RT son esencial la estadificación quirúrgica y los datos histopatológicos de la muestra uterina y de los ganglios linfáticos. A partir del riesgo relativo de enfermedad recurrente, se clasifica a las pacientes en tres grupos:
        - (1) La **enfermedad en estadio inicial de bajo riesgo** se define como bien diferenciada (es decir, tumores grado 1 o 2), con o sin invasión superficial del miometrio y ausencia de invasión del espacio linfovascular (IELV) o metástasis en ganglios linfáticos. Estas pacientes no requieren ningún tratamiento adyuvante.
        - (2) La **enfermedad en estadio inicial de riesgo intermedio** es aquella en la que se conjuga cierta edad y los tres factores siguientes: enfermedad de grado 2 o 3, invasión profunda del miometrio y la invasión del espacio linfovascular (IELV). Se recomienda la radiación adyuvante si (a) las pacientes son < 50 años con los tres factores de riesgo presentes; (b) las pacientes tienen entre 50 y 70 años y dos de los tres factores de riesgo presentes; o (c) las pacientes tienen > 70 años y uno de los tres factores de riesgo presentes. La braquiterapia vaginal sola puede considerarse en ciertas pacientes, ya que produce un control local similar con una toxicidad significativamente menor si se la compara con la radiación pélvica. Si no se ha realizado una linfadenectomía completa, deberá considerarse la irradiación pélvica externa (cerca de 5 000 cGy).

(3) La **enfermedad en estadio inicial de alto riesgo,** en la que se incluyen pacientes con enfermedad grado 3 con invasión profunda del miometrio y una enfermedad en estadio II, puede beneficiarse con la radiación pélvica, más que con la braquiterapia sola.
3. A veces se recurre a la **quimioterapia** en pacientes con el riesgo de recurrencia más alto (*v.* Cáncer de ovario, sec. VI.E.3, para consultar la pauta de dosificación).
4. Los **cánceres endometriales con histología de alto riesgo, como el seroso, el de células claras y el carcinosarcoma** (que en la actualidad se considera un tumor epitelial más que un sarcoma), tienen un riesgo significativamente más alto de recurrencia, como la recurrencia sistémica. En consecuencia, la quimioterapia (carboplatino y paclitaxel) se considera para la enfermedad en estadio IA y se recomienda para todos los estadios de IB a IV. El carcinosarcoma puede tratarse con ifosfamida y paclitaxel o cisplatino e ifosfamida. La radiación también puede utilizarse de forma concurrente con la quimioterapia.

B. **Enfermedad avanzada**
1. El mejor tratamiento para la **enfermedad en estadio III o IV** es la citorreducción óptima. La cirugía debe ir seguida de poliquimioterapia sistémica.
2. **Tratamiento farmacológico.** Las pacientes con metástasis diseminadas o con afección local recurrente irradiada previamente pueden recibir tratamiento con hormonas y antineoplásicos citotóxicos.
   a. **Hormonoterapia.** Del 20% al 40% de las pacientes responde a los progestágenos. La duración media de la respuesta es de 1 año, y la supervivencia esperada en las pacientes que responden es del doble de aquellas que no lo hacen. Algunas pacientes sobreviven más de 10 años. Los análisis de los receptores hormonales poseen un valor predictivo. Los fármacos utilizados con mayor frecuen-cia son:
   (1) Forma de reposición de progesterona oral, 100-200 mg/día o acetato de medroxiprogesterona 1 g i.m. a la semana durante 6 semanas, y a continuación mensualmente.
   (2) Acetato de megestrol, 40 mg v.o. 4 veces al día.
   (3) Tamoxifeno, 20 mg/día v.o. dos veces al día durante 3 semanas, alternando con acetato de megestrol 80 mg v.o. 2 veces/día o 100-200 mg de progesterona oral diarios por 3 semanas. Este ciclo terapéutico puede repetirse tantas veces como se advierta una buena respuesta.
   b. La **quimioterapia** es el pilar del tratamiento para la enfermedad avanzada en estadio III o IV y puede emplearse combinada con la radiación pélvica. Mientras desde la perspectiva histórica el cisplatino y la doxorubicina se usaron para tratar cánceres endometriales, el carboplatino y el paclitaxel han adquirido amplia aceptación gracias a los datos aleatorizados preliminares en los que demuestran resultados no inferiores y un perfil de toxicidad muy superior (*v.* Cáncer de ovario, sec. VI.E.3, para consultar la pauta de dosificación).

VII. SARCOMAS UTERINOS
A. Los **sarcomas uterinos representan el 3% de todas las neoplasias uterinas** incluyendo desde los de frecuencia más elevada a los de frecuencia más baja: el leiomiosarcoma uterino, el sarcoma del estroma endometrial (de grado bajo o alto) y el sarcoma uterino indiferenciado.
B. Los **sarcomas uterinos difieren de los subtipos de cáncer endometrial epitelial:**
1. La biopsia endometrial es menos sensible para detectar sarcomas uterinos que para detectar cánceres endometriales epiteliales, y el diagnóstico suele hacerse después de la histerectomía.
2. Los carcinosarcomas se estadifican con el mismo sistema del cáncer endometrial epitelial. Sin embargo, para otros tipos de sarcomas uterinos se utiliza otro sistema de estadificación (véase Manual de estadificación del cáncer de la AJCC).
3. El tratamiento inicial de elección es la histerectomía ± la salpingooforiectomía bilateral. En casos de sospecha de sarcoma, hay que evitar la morcelación debido al riesgo de diseminación yatrógena.

4. La linfadenectomía de rutina es controvertida dado el bajo riesgo de compromiso gangliona.
C. **El leiomiosarcoma, el sarcoma del estroma endometrial de alto grado, o el sarcoma uterino indiferenciado** implican un alto riesgo de recurrencia. El papel del tratamiento adyuvante carece de una definición precisa, pero de manera típica incluye quimioterapia ± radiación en la enfermedad en estadio II-IV que se sometió a resección quirúrgica y puede considerarse después de la cirugía para la enfermedad en estadio I. La doxorubicina (menos tóxica y de eficacia similar) y la combinación de gemcitabina y docetaxel son las pautas que más se utilizan. Por ahora, no existen datos demostrativos de que la quimioterapia adyuvante prolongue la supervivencia. La enfermedad metastásica se trata con quimioterapia (doxorubicina, ifosfamida, gemcitabina y docetaxel, pazopanib, dacarbazina, trabectedina).
D. **El sarcoma del estroma endometrial de bajo grado** puede observarse después de la cirugía primaria o de que los pacientes comiencen el tratamiento hormonal (es decir, megestrol, medroxiprogesterona, inhibidores de la aromatasa, análogos de la GnRH). Estas opciones hormonales también pueden utilizarse en el contexto recurrente o ante la enfermedad irresecable, dado que la naturaleza de estos tumores los hace propensos a responder bien a las hormonas.

VIII. PROBLEMAS CLÍNICOS ESPECIALES
A. En mujeres premenopáusicas con cáncer endometrial en estadio I puede considerarse la preservación ovárica sobre todo en pacientes que no son portadoras del síndrome de Lynch (ya que estas pacientes están en riesgo de tumores sincrónicos). Si se preservan los ovarios, deben realizarse seguimiento y, por último, realizarse una ovoforectomía. La decisión ha de individualizarse después de una consulta con la paciente. En pacientes que experimentan menopausia quirúrgica temprana, puede considerarse el tratamiento de restitución de estrógenos diarios en las mujeres más jóvenes con enfermedad en estadio I para protegerlas de la osteoporosis y mejorar su calidad de vida. Este tratamiento no ha causado efectos contraproducentes; sin embargo, debe individualizarse en cada paciente e incorporar todas las afecciones médicas preexistentes.

CÁNCER VAGINAL

I. EPIDEMIOLOGÍA Y ETIOLOGÍA
A. **Incidencia.** El carcinoma primario de la vagina constituye del 1% al 2% de las neoplasias malignas del aparato genital femenino. Los cambios displásicos de la mucosa vaginal son precursores de la neoplasia intraepitelial vaginal (NIVA). Las mujeres con antecedentes de carcinoma cervical tienen una mayor probabilidad de sufrir un carcinoma vaginal. Alrededor del 80% al 90% de los casos de cáncer vaginal tiene un origen metastásico (p. ej., del cuello uterino o la vulva) y se tratan en consonancia con el tumor primario.
B. **VPH.** El VPH se asocia a NIVA. Se desconoce la probabilidad exacta de que ésta progrese a un carcinoma francamente invasor, pero parece encontrarse entre el 3% y el 5%.
C. **Estrógenos**
1. Los 2 millones de niñas nacidas de madres tratadas con dietilestilbestrol (DES) durante las 18 primeras semanas de gestación están en situación de riesgo de sufrir adenocarcinomas vaginales de células claras. El uso de DES se interrumpió en la década de 1970. Desde abril de 2015, el *Registry for Research on Hormonal Transplacental Carcinogenia* ha notificado 775 casos de carcinoma vaginal y cervical de células claras. La exposición al DES representó dos terceras partes de los casos informados.
2. En casi el 45% de las mujeres expuestas a DES se encuentra adenosis vaginal y el 25% muestra alteraciones estructurales del útero, el cuello uterino o la vagina. Casi todas las mujeres con un carcinoma vaginal de células claras tienen también adenosis vaginal.

II. ANATOMÍA PATOLÓGICA Y EVOLUCIÓN NATURAL

A. **Histología.** Alrededor del 85% de los carcinomas vaginales son carcinomas epidermoides.

B. **Localización.** Las neoplasias malignas vaginales primarias se originan con mayor frecuencia en la pared posterior del tercio superior de la vagina. Si está afectado el cuello uterino, la enfermedad se define como cáncer de cuello uterino, en lugar de vaginal. Si se afecta la vulva, la afección se define como cáncer vulvar.

C. **Mecanismo de diseminación**
1. La **extensión directa** a tejidos blandos y estructuras óseas adyacentes, entre ellas el paracolpos y parametrio, vejiga, uretra, recto y pelvis ósea, suele producirse cuando el tumor es de gran tamaño.
2. La **diseminación linfática** se produce hacia los ganglios pélvicos y paraórticos desde la parte superior de la vagina, mientras que la pared posterior drena hacia los ganglios glúteos inferiores, sacros y pélvicos profundos. La pared anterior drena hacia los linfáticos de las paredes laterales de la pelvis, y el tercio distal de la vagina lo hace en los ganglios inguinales y femorales.
3. La **diseminación por vía hematógena** se produce tarde, y la mayoría de las veces se dirige hacia pulmones, hígado, huesos y ganglios linfáticos supraclaviculares.

III. DIAGNÓSTICO

A. **Signos y síntomas.** Los síntomas iniciales más frecuentes son el flujo y la hemorragia vaginales. La adenosis vaginal suele ser asintomática, pero puede producir un flujo crónico acuoso.

B. **Estudios para el diagnóstico**
1. El diagnóstico del carcinoma vaginal suele pasarse por alto en la exploración inicial, especialmente cuando el tumor se localiza en los dos tercios distales de la vagina, donde las hojas del espéculo pueden ocultar la lesión. Cuando se retire el espéculo, siempre deberá girarse para inspeccionar cuidadosamente la mucosa vaginal.
2. La triple toma y la biopsia de áreas anómalas en la exploración constituyen las pruebas esenciales para el diagnóstico.

IV. SISTEMA DE ESTADIFICACIÓN Y FACTORES PRONÓSTICO

A. **Sistema de estadificación.** Véase Manual de estadificación del cáncer de la AJCC.

B. **Factores pronóstico.** Generalmente, cuanto mayor es el tamaño del tumor, peor es el pronóstico. Los tumores localizados en la parte superior de la vagina, sin embargo, tienen mejor pronóstico que los localizados en la parte inferior (los tumores posterosuperiores pueden llegar a ser grandes antes de invadir la capa muscular y cambiar el estadio de la enfermedad).

V. PREVENCIÓN Y DETECCIÓN PRECOZ

A. **La citología y la exploración sistemática** constituyen la base de la detección en la población general.

B. **En las mujeres con antecedentes de exposición intrauterina al DES** debe realizarse una exploración pélvica y una triple toma cada año desde que aparece la menarquia. Deben realizarse biopsias de todas las áreas sospechosas, y resulta extremadamente importante la palpación cuidadosa de todas las mucosas.

VI. TRATAMIENTO

A. **Enfermedad incipiente**
1. **Cirugía.** La estrecha proximidad de la vejiga, uretra y recto con frecuencia limita los bordes quirúrgicos que pueden obtenerse sin una evisceración. Además, los intentos de conservar una vagina funcional y los problemas psicosociales asociados desempeñan un papel importante en la planificación del tratamiento. La reconstrucción vaginal puede realizarse por medio de injertos de piel de grosor parcial tomada de los muslos o con injertos miocutáneos, por lo general con el músculo recto interno.

2. **RT.** Constituye un tratamiento alternativo en las pacientes con una enfermedad en estadio I; aunque no existen estudios controlados que demuestren que la RT sea tan eficaz como la cirugía. La RT es el tratamiento de elección de todos los estadios superiores, y generalmente se combina la irradiación externa con la RT intravaginal. Cuando está afectada la parte distal de la vagina también deben tratarse los ganglios inguinales.
3. **Quimioterapia.** En la NIVA se ha utilizado el fluorouracilo tópico, aplicado 2 veces al día, que produce un intenso escozor vaginal.
4. La **inmunoterapia** con crema de imiquimod al 5 %, de dos a tres veces a la semana con una observación clínica estrecha y exploraciones colposcópicas cuidadosas para evaluar la respuesta, es un tratamiento alternativo del CIS.
5. **Tratamiento con láser.** Es útil en el estadio 0.
B. **Enfermedad avanzada.** Se trata del mismo modo que el cáncer de cuello uterino.

CÁNCER VULVAR

I. EPIDEMIOLOGÍA Y ETIOLOGÍA
A. **Incidencia.** Los carcinomas de la vulva constituyen del 3 % al 4 % de las lesiones malignas del aparato genital femenino. La afección es más frecuente en mujeres mayores de 50 años, con una edad media en el momento del diagnóstico de 65 años.
B. **Etiología**
1. El **VPH** participa en la aparición del cáncer vulvar. En el cáncer vulvar invasor, se han aislado subtipos de riesgo elevado del VPH (16, 18, 31, 33 y 45).
2. La **neoplasia intraepitelial vulvar** (NIV) y la NIC aumentan el riesgo de que una mujer presente un carcinoma vulvar. La vacunación frente al VPH protegerá frente a la NIV, que suele ser una lesión precursora del cáncer vulvar invasor.
3. Los **antecedentes de comorbilidades** que se asocian a un mayor riesgo de cáncer vulvar son obesidad, hipertensión, diabetes mellitus, arterioesclerosis, menopausia a una edad temprana y nuliparidad.

II. ANATOMÍA PATOLÓGICA Y EVOLUCIÓN NATURAL
A. **Histología.** Los tumores malignos de la vulva son carcinomas epidermoides en más del 90 % de los casos y melanomas del 5 % al 10 %. El resto son adenocarcinomas, sarcomas, carcinomas basocelulares y otros tumores.
B. **Localización.** Las localizaciones de los tumores, en orden decreciente de frecuencia, son los labios mayores, labios menores, clítoris y periné.
C. **Evolución natural**
1. No se ha demostrado que los **carcinomas epidermoides** de la vulva evolucionen como un espectro continuo desde la NIV al CIS y al carcinoma invasor. La mayoría de los estudios informan de que sólo del 2 % al 4 % de las NIV se convierte en un cáncer invasor. Este cáncer tiende a crecer localmente, se disemina hacia los ganglios linfáticos inguinales superficiales y profundos, y se extiende a continuación hacia los ganglios pélvicos y distantes. La diseminación por vía hematógena suele producirse después de la afectación ganglionar, y la muerte de la paciente suele deberse a la caquexia o insuficiencia respiratoria secundaria a las metástasis pulmonares.
2. El **melanoma maligno** de la vulva constituye el 5 % de todos los casos de melanoma, a pesar de la superficie comparativamente pequeña del área afectada y de la escasez de nevos en esta zona. Por tanto, deberán extirparse todas las lesiones vulvares hiperpigmentadas.
3. La **enfermedad de Paget de la vulva** es una lesión preinvasora con engrosamiento del epitelio infiltrado con células de Paget ricas en mucina, las cuales derivan del estrato germinativo de la epidermis. Cerca del 10 % al 12 % de las pacientes muestra enfermedad de Paget vulvar invasora, y del 4 % al 8 % tiene un adenocarcinoma subyacente. Los adenocarcinomas suelen ser clínicamente evidentes. La evolución natural de la enfermedad se caracteriza por la recurrencia local después de muchos años, la cual es casi siempre *in situ*. Estas pacientes muestran también

predisposición a sufrir neoplasias glandulares extragenitales, y necesitan una evaluación (es decir, una colonoscopia para descartar un adenocarcinoma colorrectal) y un seguimiento clínicos minuciosos.
4. El **adenocarcinoma de las glándulas de Bartolino** es muy poco frecuente y suele observarse en las mujeres mayores. La inflamación de estas glándulas es poco habitual en mujeres mayores de 50 años y prácticamente no existe en posmenopáusicas; la inflamación de estas glándulas en mujeres comprendidas en estos grupos de edad es sospecha de la presencia de un cáncer.
5. Los **carcinomas basocelulares** y **sarcomas** de la vulva tienen evoluciones naturales similares a las de los tumores primarios de cualquier otra localización.

III. DIAGNÓSTICO
A. Signos y síntomas
1. Los carcinomas epidermoides se manifiestan la mayoría de las veces como una masa o un bulto en la vulva, a menudo con un antecedente de prurito vulvar crónico. Los tumores suelen ulcerarse o adquirir un aspecto fungiforme. Si siguen creciendo puede producirse hemorragia, sobreinfección y dolor.
2. La enfermedad de Paget se manifiesta con una lesión característica de color rojo aterciopelado y unos bordes elevados e irregulares. Las lesiones son pruriginosas, muestran excoriación y sangrado secundarios.
3. Los carcinomas basocelulares y los melanomas se comentan en el capítulo 17.
4. Pueden palparse adenopatías en las regiones inguinal y femoral, o pueden aparecer en la pelvis.

B. Indicaciones de la biopsia vulvar
1. Zonas cutáneas de color rojo, marrón oscuro o blanco.
2. Áreas duras a la palpación.
3. Lesiones pruriginosas o hemorrágicas.
4. Cualquier nevo que se observe en la región genital.
5. Aumento de tamaño o engrosamiento de la región de las glándulas de Bartolino, particularmente en pacientes mayores de 50 años.

IV. SISTEMA DE ESTADIFICACIÓN Y FACTORES PRONÓSTICO DEL CARCINOMA EPIDERMOIDE
A. **Sistema de estadificación.** véase Manual de estadificación del cáncer de la AJCC.
B. **Factores pronóstico y supervivencia.** La supervivencia viene determinada por el estadio, estructuras afectadas y localización del tumor. En pacientes con un ganglio linfático negativo o positivo a la observación microscópica, la tasa de supervivencia a 5 años es del 95 %. En contraste, la tasa de supervivencia a 5 años para pacientes con dos ganglios positivos es del 80 %, y para las pacientes con tres o más ganglios positivos es del 25 %. El riesgo de diseminación hematógena con tres o más ganglios positivos es del 66 %, en contraste con el riesgo que implican dos o menos adenopatías, que es sólo del 4 %.

V. PREVENCIÓN Y DETECCIÓN PRECOZ
La anamnesis y la exploración física sistemáticas de todas las mujeres posmenopáusicas deben incluir preguntas sobre si muestran escozor y prurito, seguido de una inspección y una palpación meticulosas de la vulva y la búsqueda de posibles ganglios inguinales firmes o fijos. Se realizará la biopsia de todas las lesiones sospechosas.

VI. TRATAMIENTO
A. La cirugía es el tratamiento de elección de las lesiones en estadio inicial
1. **Neoplasia intraepitelial vulvar.** Si las lesiones son pequeñas se recomienda una escisión local amplia. Puede usarse el láser de dióxido de carbono en las lesiones verrugosas. Otras alternativas son la administración tópica de imiquimod o 5-FU. Antes de usar estos fármacos hay que descartar la existencia de una afección invasora.
2. **Enfermedad de Paget.** Como las células de Paget pueden invadir la dermis subyacente, esta capa dérmica también debe extirparse. Las lesiones recurrentes pueden

tratarse con escisión local si no existe adenocarcinoma. Un adenocarcinoma invasor debe tratarse del mismo modo que un carcinoma vulvar epidermoide invasor.
3. **Carcinoma invasor con ≤1 mm de invasión.** Se recomienda la escisión local radical. La linfadenectomía no es necesaria debido a un riesgo de diseminación linfática <1%.
4. **Enfermedad en estadio I con >1 mm de invasión.** Escisión local radical con linfadenectomía inguinal ipsolateral en las lesiones lateralizadas y linfadenectomía bilateral en las lesiones centralizadas hasta una distancia de 2 cm de la línea media en ambos lados.
5. Las **lesiones en estadio II** pueden tratarse con linfadenectomía inguinal bilateral y escisión local radical (o vulvectomía radical modificada) siempre que puedan conseguirse bordes limpios de al menos 1 cm en todas direcciones, al tiempo que se conservan las estructuras esenciales de la línea media.
6. La **biopsia del ganglio centinela** puede practicarse para reducir la morbilidad quirúrgica mediante la inyección de la lesión vulvar con una combinación de colorante azul y radiocoloide. La linfadenectomía total sólo se realiza en caso de que no se detecte un ganglio centinela. Las lesiones del estadio IB-II se vinculan con un riesgo de metástasis linfáticas >8%.
7. **Enfermedad en estadio III o IV.** Estas lesiones deben tratarse con RT y quimioinducción (con cisplatino o 5-FU). Determinados casos pueden tratarse con vulvectomía radical. En algunos casos poco frecuentes de persistencia o recurrencia de la enfermedad puede realizarse tratamiento de rescate mediante evisceración.

B. **Radioterapia**
1. La RT puede realizarse antes de la cirugía para reducir el tamaño de los tumores en estadio III y IV que afectan ano, recto, tabique rectovaginal o uretra proximal con el fin de aumentar la resecabilidad.
2. Se ha demostrado que la RT aumenta la supervivencia y disminuye la recurrencia inguinal cuando existen ≥3 o más micrometástasis o macrometástasis (≥10 mm) en los ganglios inguinales.
3. La RT posquirúrgica aplicada sobre la vulva puede utilizarse para reducir la recurrencia local cuando los tumores miden más de 4 cm o cuando los bordes quirúrgicos se encuentran afectados.
4. Debe considerarse la RT externa en dosis de 5 000 cGy, con biopsia de control, cuando existen tumores anteriores pequeños que afectan al clítoris, especialmente en mujeres jóvenes, para evitar los problemas psicosociales asociados a la cirugía.
5. A las pacientes que muestran afecciones médicas que imposibilitan la cirugía se las puede tratar sólo con RT.

C. **Quimioterapia**
1. Puede aplicarse quimioterapia con 5-FU o cisplatino como sensibilizador a la radiación.
2. Puede realizarse tratamiento sistémico con fármacos activos frente al carcinoma epidermoide del cuello uterino, como cisplatino, carboplatino, paclitaxel y topotecán, en la enfermedad metastásica, pero las tasas de respuesta parcial son bajas (10-15%) y únicamente suelen durar unos meses.

CÁNCER DE OVARIO

I. EPIDEMIOLOGÍA Y ETIOLOGÍA
A. **Incidencia** (v. tabla 12-1). A alrededor de 21 290 mujeres estadounidenses se les diagnosticará un cáncer de ovario este año, y se cree que unas 14 180 fallecerán por esta enfermedad. Se trata de la principal causa de muerte entre todas las neoplasias malignas ginecológicas y de la quinta neoplasia en orden de frecuencia entre las mujeres estadounidenses, con un riesgo a lo largo de la vida de 1 por cada 70. A pesar de los avances en el tratamiento quirúrgico y quimioterápico de esta enfermedad, la tasa de supervivencia a los 5 años en las mujeres con cáncer ovárico epitelial en estadio III/IV se ha mantenido en cifras de tan sólo el 15% al 40% en los últimos 30 años.

B. **Los factores predisponentes son:**
1. **Geográficos.** Las mayores incidencias de cáncer de ovario se registran en los países industrializados.
2. **Genéticos.** Las mutaciones en la línea germinal de genes de reparación del ADN (p. ej. *BRCA1, BRCA2, MLH-1, MSH-2, MSH-6* y *PMS2*) suponen del 10% a 15% de los casos de cáncer de ovario. La identificación de este grupo de mujeres mediante pruebas genéticas es esencial ya que la cirugía profiláctica de reducción del riesgo mediante una salpingoovariectomía bilateral puede disminuir el riesgo de neoplasias malignas ginecológicas en un 96%. Todas las pacientes con cáncer de ovario epitelial deben recibir asesoría realizarse pruebas genéticas.
3. Los **antecedentes reproductores,** como la nuliparidad con «ovulación incesante», constituyen un factor de riesgo. Actualmente se considera que la endometriosis es un factor de riesgo independiente de sufrir cáncer de ovario. El uso de anticonceptivos orales disminuye el riesgo del cáncer de ovario, y la administración de estrógenos después de la menopausia puede aumentarlo.
4. **Ambientales.** La exposición intraperitoneal (IP) al talco se ha asociado a un ligero aumento del riesgo de sufrir cáncer de ovario. El consumo de cigarrillos puede aumentar el riesgo en determinados subtipos de este cáncer.

II. ANATOMÍA PATOLÓGICA Y EVOLUCIÓN NATURAL

A. **Histología.** En la tabla 12-3 se muestra la clasificación de las neoplasias ováricas de la Organización Mundial de la Salud (OMS).
B. **Grado histológico.** El porcentaje de células indiferenciadas que se encuentran en un tejido es lo que determina el grado de los tumores.

Grado	Porcentaje de células no diferenciadas
G1	0-25
G2	25-50
G3	>50

C. **Comportamiento biológico**
1. **Tumores limítrofes.** También llamados «tumores de bajo potencial maligno», tienden a observarse en mujeres premenopáusicas y permanecen limitados al

TABLA 12-3 Histología de las neoplasias ováricas

A. Tumores epiteliales (frecuencia aproximada)
Cistoadenocarcinoma seroso (75-80%)
Cistoadenocarcinoma mucinoso (10%)
Carcinoma endometrioide (10%)
Células claras (mesonefroma) (<1%)
Carcinoma indiferenciado (<1%)
Tumor de Brenner (<1%)
Tumor epitelial mixto
Sin clasificar

B. Tumores de células germinales
Disgerminoma
Tumor del seno endodérmico
Carcinoma embrionario
Poliembrioma
Coriocarcinoma
Teratoma
Mixtos

C. Tumores del estroma de los cordones sexuales primitivos
Tumores de las células de Leydig-Sertoli
Tumores de las células de la granulosa-estroma
Ginandroblastoma

Androblastoma
Sin clasificar

D. Otros tumores
Tumores de células lipídicas
Gonadoblastoma
Tumores inespecíficos de tejidos blandos
Sin clasificar

ovario durante mucho tiempo. Pueden producirse implantes metastásicos, y algunos pueden ser progresivos y causar una obstrucción intestinal y la muerte de la paciente. Los tumores limítrofes tienen un riesgo de recurrencia <10%, y la mayoría de estas recurrencias son de naturaleza limítrofe y no invasora.
   2. **Otros subtipos histológicos** se comportan de modo similar cuando se consideran el grado y el estadio. Incluso en estadios sospechosos iniciales la exploración exhaustiva suele mostrar la presencia de implantes subdiafragmáticos y epiploicos. La invasión de órganos y las metástasis a distancia son menos probables que la diseminación a través de superficies serosas. El potencial letal del cáncer de ovario se relaciona la mayoría de las veces con el englobamiento de órganos intraabdominales como la obstrucción intestinal.
D. **Síndromes paraneoplásicos asociados**
   1. Los síndromes neurológicos pueden presentarse. Las neuropatías periféricas, la demencia orgánica, el síndrome similar a la esclerosis lateral amiotrófica y la ataxia cerebelosa son los más habituales.
   2. Algunos anticuerpos particulares que causan dificultades en las pruebas cruzadas sanguíneas pueden corregirse con prednisona.
   3. Síndrome de Cushing.
   4. Hipercalcemia.
   5. Tromboflebitis.

III. DIAGNÓSTICO

A. **Signos y síntomas.** El carcinoma ovárico en estadio temprano suele ser asintomático, y por ello su diagnóstico inicial resulta difícil. La mayoría de las pacientes con cáncer de ovario avanzado acuden con síntomas imprecisos de molestias abdominales, como meteorismo, estreñimiento, aerofagia, menstruación irregular (si es antes de la menopausia) polaquiuria o hemorragia vaginal anómala. Los signos físicos son la ascitis y masas abdominales. Toda masa pélvica en una mujer tras 1 año desde la menopausia es sospechosa de cáncer de ovario.
B. **Diagnóstico histológico.** Para realizar el diagnóstico debe biopsiarse el ovario u otras masas abdominales sospechosas. Cuando se encuentran masas anexiales o pélvicas muy sospechosas y aisladas, se recomienda la ablación quirúrgica de un ovario intacto para evitar el derrame tumoral y la sobreestadificación, las que pueden provocar la necesidad de administrar quimioterapia adyuvante.
   1. Las **masas que miden menos de 8 cm** en mujeres premenopáusicas suelen ser la mayoría de las veces quistes benignos los más frecuentes. Hay que realizar una ecografía para confirmar la naturaleza quística de la masa y tratarla con anticonceptivos orales (como supresión) durante 2 meses. Las lesiones benignas deben regresar.
   2. Se necesita una **evaluación quirúrgica** si las masas tienen estas características:
      a. Diámetro inferior a los 8 cm y aspecto quístico, pero que persiste después de 2 meses de observación, en las mujeres premenopáusicas.
      b. Diámetro inferior a los 8 cm en mujeres premenopáusicas o nódulos murales presentes pero de aspecto sólido en la ecografía.
      c. Mayor de 8 cm en mujeres premenopáusicas debido al riesgo de torsión.
      d. Presente en cualquier paciente posmenopáusica.
C. **Marcadores tumorales séricos.** Los biomarcadores potenciales que pueden usarse en el estudio de una paciente en la que se sospecha un cáncer de ovario epitelial son CA-125, CEA y CA 19-9. Un cociente muy elevado entre CEA y CA-125 debe aumentar la sospecha de una posible enfermedad maligna gastrointestinal y puede justificar una colonoscopia antes de efectuar la cirugía. Si al principio están elevados, los marcadores tumorales pueden ser útiles para vigilar la respuesta al tratamiento en los tumores de ovario epiteliales. La gonadotropina coriónica humana β (β-hCG), la α-fetoproteína (α-FP) y la lactato deshidrogenasa (LDH) son útiles marcadores tumorales en las neoplasias malignas de células germinales. Ninguno de estos marcadores tiene utilidad alguna con fines de detección sistemática.

IV. SISTEMA DE ESTADIFICACIÓN Y FACTORES PRONÓSTICO
La estadificación del cáncer de ovario es quirúrgica.
- **A. Sistema de estadificación:** véase Manual de estadificación del cáncer de la AJCC.
- **B. Factores pronóstico.** El estadio, grado e histología son pronósticos. También influye en el pronóstico la magnitud de la extirpación quirúrgica que puede realizarse.

V. PREVENCIÓN Y DETECCIÓN PRECOZ
El riesgo de desarrollar cáncer de ovario es del 20 % al 60 % (riesgo acumulado promedio cercano al 45 %) para la edad de 70 años en mujeres con una mutación en *BRCA-1* y del 10 % al 35 % (riesgo acumulado promedio cercano al 15 %) en mujeres con mutaciones en *BRCA-2*. Las mutaciones en los genes *MMR* determinantes del síndrome de Lynch tipo II presagian un riesgo de por vida del 9 % al 12 % para cáncer de ovario. Las pacientes con una mutación relacionada con el síndrome de cáncer hereditario de mama y ovario deben considerarse para una salpingoovoforectomía profiláctica a la edad de 35 a 40 años y cuando el estadio procreativo ha concluido. Las mujeres deben ser aconsejadas con respecto a que la salpingoovoforectomía profiláctica puede reducir el riesgo de cáncer de mama hasta en un 90 %. Pese a ello, el procedimiento no ofrece una protección absoluta frente al cáncer de ovario porque los carcinomas peritoneales pueden surgir en alrededor del 4 % de las mujeres después de una salpingoovoforectomía bilateral. Las mujeres también deben ser asesoradas con respecto a un riesgo cercano a del 5 % al 12 % de neoplasia oculta que se identifica al momento de la salpingoovoforectomía reductora del riesgo. La incorporación de cortes patológicos más próximos de las trompas de Falopio y los ovarios después de la cirugía reductora del riesgo ha mostrado que aumenta la detección de enfermedades malignas ocultas. En estas mujeres, no han sido establecidos con claridad el valor y el intervalo del CA-125 para la detección ni tampoco la ecografía transvaginal, pero se los utiliza con frecuencia.

VI. TRATAMIENTO DE LOS TUMORES DE OVARIO EPITELIALES, TROMPA DE FALOPIO Y CÁNCERES PERITONEALES PRIMARIOS
- **A. Evaluación quirúrgica para la estadificación**
    1. El tumor ovárico debe extirparse intacto, si es posible, y enviarse para que se realicen cortes congelados. Si el tumor se limita a la pelvis, debe llevarse a cabo un procedimiento de estadificación quirúrgica exhaustiva.
    2. Todos los líquidos libres, especialmente en el fondo de saco de Douglas, deben enviarse para su estudio citológico. Si no se encuentra líquido libre, debe realizarse un lavado peritoneal con 50-100 mL de solución salina normal.
    3. Se realizará una exploración sistemática de todas las superficies peritoneales y vísceras. Hay que realizar una biopsia en cualquier área sospechosa y en las adherencias de las superficies peritoneales.
    4. Debe extirparse el epiplón desde el colon transverso (**omentotectoomía**).
    5. Las biopsias peritoneales deben obtenerse del peritoneo vesical, del fondo de saco posterior, de las paredes pélvicas, de ambas correderas paracólicas y del hemidiafragma derecho si no se aprecia una enfermedad macroscópica obvia en el abdomen superior.
    6. A continuación tienen que explorarse las superficies retroperitoneales para evaluar los ganglios linfáticos pélvicos y paraaórticos. Cualquier ganglio linfático con aumento de volumen debe extirparse y también practicarse una linfadenectomía pélvica y paraaórtica formal con fines de realizar una estadificación exhaustiva si no se aprecia una enfermedad macroscópica obvia en el abdomen superior.
- **B. Tumores limítrofes.** El tratamiento consiste en la resección quirúrgica del tumor primario. No hay signos de que la quimioterapia o la RT posteriores mejoren la supervivencia. Incluso en la mayoría de los pacientes con una afección multifocal, el tratamiento posquirúrgico probablemente no desempeñe ningún papel. Se puede considerar la quimioterapia en pacientes con implantes invasores.

C. **Estadio Ia y Ib, grado 1**
   1. En las **pacientes premenopáusicas** de esta categoría puede, tras completarse la laparotomía de estadificación, realizarse una ovariectomía unilateral para conservar la fecundidad. Durante el seguimiento deben realizarse exploraciones pélvicas periódicas y determinaciones de las concentraciones de CA-125. Generalmente se extirpa el otro ovario y el útero una vez superada la edad fértil.
   2. En las **pacientes posmenopáusicas** y las mujeres en las que no se tiene en cuenta la edad fértil debe realizarse una HAT/OSB y una estadificación.
D. **Los estadios IA y IB (grados 2 y 3) y el estadio IC** se tratan con histerectomía total mas ooforectomía bilateral (HAT/OSB) y estadificación, seguido de quimioterapia antineoplásica. En la mayoría de las pacientes se recomienda carboplatino más paclitaxel durante 3-6 ciclos (en la sec. VI.E.3 se exponen las dosis de las pautas). Puede que sea preferible administrar a las pacientes mayores una pauta únicamente con carboplatino durante 4-6 ciclos.
E. **Estadios II, III y IV**
   1. Debe realizarse **cirugía** con exploración y extirpación de la mayor afectación posible. La extirpación del tumor primario y de toda la afectación metastásica que sea posible se denomina citorreducción quirúrgica o reducción de volumen. La «citorreducción quirúrgica óptima» se consigue cuando los diámetros de los tumores residuales son < 1 cm. De manera ideal, se consigue una enfermedad residual invisible a simple vista (o R0). El volumen de enfermedad residual es un factor pronóstico conocido.
   2. **Quimioterapia neoadyuvante.** Para reducir la morbilidad potencial de los procedimientos quirúrgicos radicales, en dos grandes ensayos aleatorizados y controlados acaba de investigarse la administración de quimioterapia neoadyuvante antes de la cirugía citorreductora de intervalo seguida de quimioterapia adicional. En ambos ensayos se ha demostrado que la administración de quimioterapia neoadyuvante no es inferior a la cirugía citorreductora primaria como una opción terapéutica en pacientes con cáncer de ovario voluminoso en estadio IIIC o IV. La quimioterapia neoadyuvante puede ser de particular beneficio en pacientes con comorbilidades significativas (es decir, pacientes con tromboembolismo venoso agudo, desempeño deficiente o desnutrición grave que no pueden ser buenas candidatas quirúrgicas en el momento del diagnóstico). Los esfuerzos en curso se enfocan en definir estrategias que puedan resultar de ayuda para seleccionar pacientes más adecuadas para citorreducción primaria o quimioterapia neoadyuvante. Los sistemas de puntuación basados en la laparoscopia diagnóstica y en las imágenes preoperatorias son dos estrategias actualmente en exploración.
   3. **Quimioterapia.** Las pautas combinadas basadas en el platino han constituido el eje principal del tratamiento del cáncer de ovario avanzado. La combinación de un fármaco con platino (cisplatino o carboplatino) con paclitaxel es el tratamiento habitual del cáncer epitelial de ovario. Esta pauta puede administrase por vía i.v. o intraperitoneal (en determinadas pacientes).
      a. La **pauta intravenosa** se administra cada 3 semanas, durante 6 ciclos como sigue:
         Paclitaxel, 135-175 mg/m^2 durante 3 h (administrado antes que el carboplatino o el cisplatino)
         Carboplatino, área bajo la curva (ABC) 5 a 6 durante 1 h
      b. Puede considerarse que la **pauta intravenosa de dosis óptima** se basa en la evidencia de que esta pauta puede prolongar la supervivencia sin progresión y la supervivencia total, en particular en pacientes que se someten a una citorreducción subóptima. La anemia es más común. También puede administrarse cada 3 semanas durante seis ciclos, como sigue:
         Paclitaxel, 80 mg/m^2 durante 1 h administrado todas las semanas
         Carboplatino AUC 6 durante 1 h cada 3 semanas

c. La **pauta intraperitoneal** es una opción en aquellas pacientes con enfermedad en estadio III y afectación residual microscópica tras la citorreducción quirúrgica. En este grupo de pacientes se observó una mejora significativa de la supervivencia global y la supervivencia sin progresión en comparación con el tratamiento por vía intravenosa. Debido al aumento de efectos secundarios, como dolor abdominal, molestias gastrointestinales, cansancio, efectos adversos hematicos y neuropatia, muchas pacientes no toleran los 6 ciclos completos de tratamiento por vía i.p. Esta pauta se administra en 6 ciclos cada 21 días, según la tolerancia de la paciente:

Día 1: paclitaxel i.v., 135 mg/m^2 en 3 o 24 h.
Día 2: cisplatino i.p., 75 a 100 mg/m^2.
Día 8: paclitaxel i.p., 60 mg/m^2.

d. **Efectos adversos relativos.** El carboplatino tiene menos efectos secundarios gastrointestinales, neurológicos y renales que el cisplatino, aunque muestra más efectos adversos hemáticos. Cuando se infunde paclitaxel durante 3 h se asocia a más efectos adversos neurológicos y menos de tipo hemático que cuando se infunde durante 24 h.

e. El **tratamiento de mantenimiento** en las pacientes con cáncer de ovario avanzado que han alcanzado la remisión completa con la quimioterapia de inducción habitual, la quimioterapia de mantenimiento es la pauta terapéutica de referencia y no mejora los resultados.

f. **Fármacos antiangiógenos.** Se investigó el uso del bevacizumab como tratamiento adyuvante y de mantenimiento sin que se advirtiera ningún beneficio en la supervivencia. En la práctica clínica, se usa en combinación con quimioterapia o solo, y frecuentemente en la enfermedad resistente al platino debido a tasas de respuesta total más elevadas y mejora escasa en la supervivencia sin progresión. La hipertensión y la proteinuria son toxicidades frecuentes. No obstante que el riesgo total de perforación gastrointestinal es bajo (es decir, del 1-3%), los pacientes con obstrucción intestinal, fístula o enfermedad rectosigmoidea pueden estar en un riesgo más alto y con frecuencia se excluyeron en estudios aleatorizados para evaluar el bevacizumab.

4. Deben realizarse **determinaciones seriadas de CA-125.** El aumento de las concentraciones de CA-125 hasta un valor > 35 U/mL se asocia a enfermedad persistente o recurrente.

F. **Tratamiento de segunda línea**

1. **Fármacos citotóxicos.** Si la enfermedad recurrencia transcurridos 6 meses (sensible al platino) después de finalizar el tratamiento primario, con frecuencia se utiliza un tratamiento doble con platino. Si la enfermedad progresa con el tratamiento de primera línea (resistente al platino) o antes de 6 meses después de completar el tratamiento primario (resistente al platino), se recurre a otro fármaco.

    a. Los antineoplásicos que pueden ser útiles tras el fracaso del tratamiento de primera línea son la doxorubicina liposómica, el topotecán, la gemcitabina, pemetrexed, etopósido. A menudo, estos fármacos se utilizan combinados con carboplatino en la enfermedad sensible al platino y como quimioterápicos únicos en la enfermedad resistente al platino. En la mayoría de los casos la monoterapia parece ser igual de eficaz que las combinaciones. Las tasas de respuesta se encuentran entre el 15% y el 25%.

    b. El bevacizumab, un anticuerpo monoclonal frente al factor de crecimiento endotelial vascular, se ha usado en monoterapia o combinado con fármacos citotóxicos para el tratamiento del cáncer ovárico epitelial recurrente en particular en la enfermedad resistente al platino (v. Cáncer de ovario, sec. VI.E.3.f).

    c. El tratamiento hormonal con tamoxifeno ha tenido una eficacia del 10% al 20% en este contexto.

d. Los inhibidores de la poli-ADP ribosa polimerasa (PARP) actúan sobre los mecanismos de reparación del ADN. Las células tumorales deficitarias en *BRCA1/2* son más sensibles a este tratamiento debido a su letalidad sintética. Los inhibidores PARP se administran por vía oral y se toleran bien. El tratamiento con olaparib cuenta con aprobación de la FDA para pacientes con mutaciones *BRCA1/2* en la línea germinal que han recibido tratamientos con tres o más líneas previas de quimioterapia. En un ensayo de fase II se notó una tasa de respuesta total del 34 %, donde las reacciones adversas más usuales fueron los síntomas digestivos leves a moderados, fatiga y anemia.
   2. **Laparotomía de control.** Una operación de control es la que se realiza para determinar la respuesta al tratamiento en una paciente sin signos clínicos de enfermedad tras una pauta después de la administración de la quimioterapia. No se ha demostrado que la laparotomía de control influya en la supervivencia de la paciente, aunque la información obtenida en ésta posee un gran valor pronóstico. La intervención sólo debe realizarse en un contexto de investigación, como sucede con las pacientes tratadas en un ensayo clínico de tratamientos de segunda línea.
   3. **Citorreducción quirúrgica secundaria** puede ser eficaz en aquellas pacientes con afectación residual aislada en la recurrencia, como una masa pélvica persistente. El beneficio que se logra depende de la capacidad para extirpar completamente la afección residual. No es eficaz en las pacientes cuya enfermedad no responde a la quimioterapia antineoplásica o con un intervalo sin enfermedad breve.
   4. **Cirugía paliativa.** Puede considerarse en las pacientes que muestran obstrucción intestinal y que no responden a la quimioterapia pero que tienen un estado general razonablemente bueno; suele ser una recomendación difícil de realizar para todas las personas implicadas. El objetivo es permitir a la paciente el suficiente aporte oral para mantener la hidratación y una cierta nutrición en su domicilio. Si es eficaz, la operación puede proporcionar 3-6 meses de alivio. Desgraciadamente, las complicaciones y la tasa de mortalidad son elevadas, y la tasa de éxito es baja. La paciente y los familiares deben entender claramente estas limitaciones a la hora de tomar las decisiones.
G. **El seguimiento de la paciente** es clínico porque no existen medios fiables de vigilancia. Deben comprobarse las concentraciones de CA-125, pero la TC y la ecografía tienen una sensibilidad muy baja para detectar precozmente la recurrencia de la enfermedad. Los estudios de imagen pueden emplearse para dar seguimiento a la enfermedad medible.

VII. TUMORES DE LAS CÉLULAS GERMINALES
(*v.* subtipos en la parte B de la tabla 12-3)
A. **Aspectos generales de los tumores de células germinales**
   1. **Epidemiología.** Los tumores de células germinales constituyen el 20 % a 25 % de todas las neoplasias ováricas, aunque sólo el 3 % de ellos son malignos. Estas neoplasias malignas suponen < 5 % de todas las neoplasias malignas ováricas en los países occidentales, y hasta el 15 % en las poblaciones de Asia y África. Los tumores de células germinales constituyen > 70 % de las neoplasias ováricas durante las dos primeras décadas de vida, y en este intervalo de edad un tercio de ellas son malignas. Los tumores malignos de células germinales tienen un pronóstico excelente.
   2. **Signos y síntomas.** Son tumores de crecimiento rápido y a menudo se manifiestan con presión y dolor pélvicos subagudos e irregularidades menstruales. Los síntomas agudos se relacionan con la torsión o con la rotura anexial, y con frecuencia se confunde el tumor con la apendicitis. Las masas anexiales > 2 cm en niñas que no han llegado a la menarquia y en mujeres premenopáusicas hacen levantar sospechas; suele ser necesaria una exploración quirúrgica.

3. **Diagnóstico**
   a. En las **pacientes jóvenes** deben medirse las concentraciones de LDH, β-hCG y α-FP, junto con otros estudios hematológicos habituales.
   b. Resulta esencial la realización de una **radiografía de tórax**, ya que los tumores de células germinales pueden producir metástasis en los pulmones y el mediastino.

B. **Disgerminoma**
   1. **Evolución natural.** Los disgerminomas son las neoplasias malignas de células germinales más frecuentes, y representan hasta el 10 % de los casos de cáncer de ovario en pacientes de < 20 años. El 75 % de los disgerminomas se observa entre los 10 y los 30 años. Alrededor del 5 % se encuentra en gónadas con disgenesia. El 75 % de los casos se encuentra en estadio I, y del 10 % al 15 % es bilateral. A diferencia de otras neoplasias malignas ováricas, los disgerminomas suelen diseminarse antes a través de los linfáticos que por las superficies peritoneales. Se trata de tumores secretores de LDH.
   2. **Tratamiento.** Es fundamentalmente quirúrgico; la intervención mínima es la ovariectomía unilateral con estadificación quirúrgica completa. La posibilidad de recurrencia en el otro ovario durante los 2 años siguientes es del 5 % al 10 %, pero se trata de lesiones sensibles a la quimioterapia. Cuando la fecundidad supone un problema, debe conservarse el útero y el ovario contralateral, incluso en el caso de que existan metástasis. Si la fecundidad no supone problema alguno se realizará una HAT/OSB. Si se localiza un cromosoma Y en el cariotipo se extirparán ambos ovarios, si bien puede conservarse el útero.
      a. La **quimioterapia** es el tratamiento adyuvante de elección en la enfermedad metastásica. La combinación más utilizada consta de bleomicina, etopósido y cisplatino (pauta) tres a cuatro ciclos, y las dosis son:
         Bleomicina, 30 unidades por semana.
         Etopósido, 100 (mg/m^2)/día durante 5 días, cada 3 semanas.
         Cisplatino, 20 (mg/m^2)/día durante 5 días, cada 3 semanas.
      b. **RT.** Si la fecundidad no supone un problema, la afección metastásica puede tratarse con RT porque estos tumores son muy radiosensibles.
   3. **Pronóstico.** La tasa de supervivencia a los 5 años en las pacientes en estadio IA es > 95 % cuando la enfermedad se trata únicamente con ovariectomía unilateral. Es más probable la recurrencia en aquellas pacientes cuyas lesiones miden > 10-15 cm de diámetro, que tienen menos de 20 años y cuya histología tumoral es anaplásica. Las pacientes con estadios avanzados tratadas con cirugía seguida de quimioterapia con BEP tienen una tasa de supervivencia a los 5 años del 85 % al 90 %.

C. **Teratoma inmaduro**
   1. **Evolución natural.** Los teratomas inmaduros puros suponen menos del < 1 % de todas las neoplasias malignas ováricas, pero son la segunda neoplasia maligna de células germinales en cuanto a frecuencia. Suponen del 10 % al 20 % de las neoplasias malignas ováricas en pacientes menores de 20 años, y el 30 % los fallecimientos por cáncer de ovario en este grupo. No se encuentran marcadores tumorales séricos (βhCG, α-FP) salvo que el tumor sea de tipo mixto. Se diseminan principalmente por el peritoneo; la extensión por vía hematógena es poco frecuente y se produce tarde.
   2. **Tratamiento.** En las mujeres premenopáusicas en las que la lesión se limita a un ovario está justificado la realización de una ovariectomía unilateral con estadificación quirúrgica. En las mujeres posmenopáusicas se realizará una HAT/OSB.
      a. En las pacientes con tumores de grado 1 en estadio IA no se necesita ningún tratamiento adyuvante. En los tumores de grado 2 o 3 en estadio IA, y en estadios II a IV, debe utilizarse quimioterapia posquirúrgica con BEP. También se encuentra indicada la quimioterapia en las pacientes con ascitis, con independencia del grado de la enfermedad.

b. La RT se reserva para las pacientes con enfermedad localizada tras la quimioterapia.
   c. La laparotomía de control se reserva mejor para pacientes con un riesgo elevado de que el tratamiento fracase (pacientes con afectación macroscópica al inicio de la quimioterapia) porque no existen marcadores tumorales fiables en este caso.
   3. Pronóstico. El factor pronóstico más importante en los teratomas inmaduros es su grado histológico. La tasa de supervivencia a los 5 años es del 80% al 100%. Las pacientes cuyas lesiones no pueden extirparse totalmente antes de la quimioterapia tienen una tasa de supervivencia a los 5 años de sólo el 50%, en comparación con el 94% observado cuando la extirpación es completa.
D. Los tumores del seno endodérmico (carcinomas del saco vitelino) son poco frecuentes. La mediana de edad en el momento del diagnóstico es de 18 años. El síntoma inicial más frecuente es el dolor pélvico o abdominal. La mayoría de las lesiones secretan a-FP y las concentraciones plasmáticas son útiles para seguir la respuesta al tratamiento.
   1. El **tratamiento** consiste en: estadificación quirúrgica, ovariectomía unilateral y envío de cortes congelados para el diagnóstico.
   2. Todas las pacientes recibirán quimioterapia terapéutica o posquirúrgica. La pauta BEP parece ser la más eficaz.
E. El carcinoma embrionario es un tumor muy poco frecuente que se observa en mujeres jóvenes y niñas, con una mediana de edad de 14 años. Estos tumores pueden secretar estrógenos y causar síntomas de seudopubertad precoz o hemorragia irregular. Dos terceras partes están limitados a un ovario cuando se manifiestan, y suelen secretar α-FP y β-hCG, que resultan útiles para controlar la respuesta al tratamiento. Éste consiste en una ovariectomía unilateral o bilateral, seguida de quimioterapia con BEP.
F. El coriocarcinoma ovárico es muy poco frecuente; la mayoría de las pacientes tienen menos de 20 años. Con frecuencia, la β-hCG es un marcador tumoral útil. La mitad de las pacientes que no han llegado a la menarquia acuden con precocidad isosexual. El pronóstico suele ser malo, pero se han documentado respuestas completas con la combinación de metotrexato, actinomicina D y ciclofosfamida.
G. Los tumores de células germinales mixtos tienen en la mayoría de las veces un componente de disgerminoma o de tumor del seno endodérmico. La secreción de α-FP o β-hCG depende de los componentes. Deben tratarse con ovariectomía unilateral y quimioterapia con BEP. Puede estar indicada una laparotomía de control cuando existe afectación macroscópica al principio de la quimioterapia, para determinar la respuesta al tratamiento de aquellos componentes que no producen marcadores tumorales.

VIII. TUMORES DEL ESTROMA DE LOS CORDONES SEXUALES (v. subtipos en la parte C de la tabla 12-3) constituyen del 5% al 8% de todas las neoplasias malignas del ovario. La mayoría de los tumores son una combinación de tipos celulares derivados de los cordones sexuales y el estroma o mesénquima ovárico.

A. Tumores de células del estroma-de la granulosa. Comprenden los tumores de células de la granulosa, los tecomas y los fibromas. Los tecomas y los fibromas casi nunca son malignos, en cuyo caso se denominan fibrosarcomas. Los tumores de la granulosa son neoplasias malignas de bajo grado secretoras de estrógenos que se observan en mujeres de todas las edades. El cáncer endometrial se asocia a tumores de células de la granulosa en el 5% de los casos y del 25% al 50% se asocia a la hiperplasia endometrial. La inhibina, que pueden secretar algunos tumores de la granulosa, puede ser un marcador tumoral útil. La cirugía sola suele ser un tratamiento suficiente; la RT y la quimioterapia se reservan para mujeres con enfermedad metastásica o recurrente. Las pacientes con tumores de células de la granulosa tienen una tasa de supervivencia a los 10 años de alrededor del 90%. La ploidía del ADN se relaciona con la supervivencia.

B. **Los tumores de células de Sertoli-Leydig** tienen una incidencia máxima entre la tercera y la cuarta décadas de vida. Son lesiones poco frecuentes y habitualmente de bajo grado. La mayoría de ellos produce andrógenos y se observa virilización en el 70 % al 85 % de las pacientes. El tratamiento habitual es la ovariectomía unilateral con evaluación del ovario contralateral. En pacientes ancianas la HAT/OSB es un tratamiento adecuado. No se ha demostrado todavía la utilidad de la RT ni de la quimioterapia.

IX. **OTROS TUMORES** (*v.* subtipos en la parte D de la tabla 12-3)
A. **Los tumores de células lipoideas** son extremadamente poco frecuentes y se han comunicado tan sólo algo más de 100 casos. Se cree que se originan en restos de la corteza suprarrenal cerca del ovario. La mayoría son virilizantes y benignos, o de bajo grado. El tratamiento consiste en la extirpación quirúrgica.
B. **Los sarcomas ováricos** también son poco frecuentes y la mayoría se observan en mujeres posmenopáusicas. Son lesiones agresivas que carecen de un tratamiento eficaz. La mayoría de las pacientes fallecen en 2 años.
C. **Los linfomas** pueden afectar a los ovarios, generalmente de forma bilateral, y en especial el linfoma de Burkitt. Cuando se encuentra el linfoma debe consultarse a un hematólogo-oncólogo durante la intervención con el fin de determinar si se necesitan estudios especiales; no debe intentarse una citorreducción quirúrgica. El tratamiento es el mismo que en los linfomas de cualquier otra localización.

X. **PROBLEMAS CLÍNICOS ESPECIALES**
A. **Seudomixoma peritoneal.** Aparece en el contexto de un cistoadenocarcinoma mucinoso o de adenomas mucinosos «benignos». El peritoneo se llena de un material gelatinoso que comprime el intestino y produce una distensión abdominal dolorosa. La quimioterapia puede evitar la producción celular del material mucoide, pero suele tener poco efecto sobre el tumor. La citorreducción quirúrgica periódica puede ser la única forma de aliviar los síntomas abdominales. Actualmente se cree que estas lesiones suelen asociarse a los adenocarcinomas mucinosos apendiculares.
B. **Los carcinomas de las trompas de Falopio** constituyen el 0.3 % de todas las neoplasias malignas del aparato genital femenino. Estudios que examinaron de cerca las trompas de Falopio de pacientes que se sometieron a una salpingooforectomía reductora del riesgo mostraron un posible precursor maligno, referido como carcinoma intraepitelial tubario seroso (CITS). La trompa de Falopio es el sitio de origen de la gran mayoría de los cánceres ováricos serosos y peritoneales primarios. La tríada clásica de síntomas es abundante flujo vaginal acuoso, dolor pélvico y una masa pélvica; sin embargo, esta tríada se observa en < 15 % de las pacientes. Las características histológicas, la evaluación y el tratamiento son similares a los del cáncer de ovario.
C. **Embarazo con cáncer de ovario** (*v.* cap. 27). El embarazo rara vez se complica con la aparición de un cáncer de ovario. Todas las mujeres embarazadas tienen quistes luteínicos, que deben medir menos de 5-6 cm de diámetro. Las masas de mayor tamaño o que siguen aumentando durante varias semanas se deben explorar mediante una laparoscopia a las 16 semanas de gestación. El tratamiento de las mujeres gestantes con cáncer de ovario es el mismo que el de las pacientes no embarazadas que desean tener hijos.
D. **Complicaciones obstructivas.** En el capítulo 31 se expone la obstrucción intestinal. La obstrucción rectal o de vías urinarias y la dispareunia en pacientes con neoplasias pélvicas avanzadas pueden responder a la quimioterapia sistémica o a la RT local.

NEOPLASIA TROFOBLÁSTICA GRAVÍDICA

I. **EPIDEMIOLOGÍA Y ETIOLOGÍA**
El coriocarcinoma gravídico constituye < 1 % de las neoplasias malignas en las mujeres. Se desconoce su etiología, pero sí se han reconocido algunos factores de riesgo, así como la relación con la mola hidatiforme.

A. **Mola hidatiforme.** Se observa que cerca de 1 de cada 1 500-2 000 embarazos en Norteamérica y Europa. La incidencia es 5-10 veces mayor en Asia, Latinoamérica y otros países.
B. **Otros factores** que se asocian a la aparición de la mola hidatiforme son:
   1. Embarazo molar previo.
   2. Edades reproductoras extremas.
   3. Presencia de embarazo gemelar.

II. ANATOMÍA PATOLÓGICA Y EVOLUCIÓN NATURAL

A. **Clasificación.** Los embarazos molares se clasifican en parciales y completos, según la morfología, histopatología y cariotipo. Las **molas completas** tienen un cariotipo diploide, tienden a mostrar estructuras en racimo de uvas con vellosidades hidrópicas difusas y pueden acompañarse de secuelas paraneoplásicas. Las **molas parciales** tienen un cariotipo triploide, pueden parecer un aborto hidrópico con tejido fetal reconocible y muestran hiperplasia trofoblástica focal.
B. **Transformación maligna.** La enfermedad trofoblástica gravídica (ETG) persistente se diagnostica cuando existen signos clínicos, hormonales, anatomopatológicos y/o radiológicos de la presencia de tejido trofoblástico gravídico. Alrededor del 20 % de las pacientes con un embarazo molar completo presentará persistencia; el 15 % tendrá una afectación uterina localizada, mientras que el 4 % muestra signos de afectación metastásica. Por el contrario, las molas parciales muestran persistencia metastásica del 2 % al 4 % de casos. El coriocarcinoma se produce por transformación maligna del trofoblasto y se caracteriza por la ausencia de vellosidades. La evolución clínica determina si el crecimiento es benigno o maligno. En ocasiones el crecimiento maligno puede no manifestarse clínicamente hasta varios años después de la última gestación.
C. **Diseminación.** La ETG persistente se extiende localmente a la vagina y los órganos pélvicos. El coriocarcinoma se disemina rápidamente y ampliamente por el torrente circulatorio. Los pulmones son la localización más frecuente de las metástasis, seguidos por la vagina; son menos habituales las metástasis en el hígado y en el cerebro.

III. DIAGNÓSTICO

A. **Los síntomas** del embarazo molar y de la enfermedad trofoblástica maligna son:
   1. Hemorragia vaginal durante el embarazo (casi todos los casos de embarazo molar o enfermedad trofoblástica maligna causan hemorragia).
   2. Hiperemesis gravídica.
   3. Expulsión de vellosidades similares a racimos de uvas desde el útero.
   4. Sudoración, taquicardia, pérdida de peso e inquietud a causa de un hipertiroidismo paraneoplásico (*v.* sec. VII.A).
   5. Síntomas pulmonares a causa de la metástasis en esta localización.
   6. Dolor en el hipocondrio derecho o ictericia a causa de las metástasis hepáticas.
   7. Cualquier alteración neurológica causada por las metástasis cerebrales.
   8. Dolor abdominal (uterino) al inicio del embarazo.
B. **Signos físicos**
   1. El útero suele tener, aunque no siempre, un tamaño mayor del esperado según la duración del embarazo.
   2. Faltan los ruidos cardiacos fetales (no es frecuente la coexistencia de un feto viable y una mola hidatiforme parcial).
   3. La paciente muestra signos de toxemia gravídica (hipertensión, brillo retiniano, aumento de peso repentino, proteinuria o edema periférico). Si los signos aparecen en el primer o el segundo trimestres, es muy sospechosa la existencia de un embarazo molar.
C. **Estudios analíticos preliminares**
   1. Hemograma completo, recuento plaquetario, concentración de fosfatasa alcalina, PFH.
   2. La producción de β-hCG es máxima al principio del embarazo y disminuye después. Los valores de hCG normales para el embarazo dependen del método analíti-

co utilizado por el laboratorio. En todas las pacientes con coriocarcinoma la hCG se encontrará elevada; la concentración plasmática refleja directamente el volumen tumoral. La vida media plasmática de la hCG es de 18-24 h.

D. Pruebas diagnósticas especiales

1. La ecografía uterina y el estudio Doppler no muestran signos de partes fetales ni latido cardiaco en la enfermedad trofoblástica. Si estas pruebas demuestran la ausencia de feto, deben hacerse radiografías de los órganos pélvicos para confirmar el diagnóstico.
2. En las pacientes con un embarazo molar debe realizarse una radiografía de tórax.
3. Pueden utilizarse la TC y la gammagrafía para detectar metástasis cerebrales, hepáticas o en otras localizaciones abdominales. Hasta que se demuestra la ausencia de feto deben evitarse las radiografías y gammagrafías del abdomen y pelvis.
4. Se realizarán pruebas tiroideas (concentración plasmática de tiroxina y captación de triyodotironina) en las pacientes con signos clínicos de hipertiroidismo.

IV. SISTEMAS DE ESTADIFICACIÓN Y FACTORES PRONÓSTICO

A. El sistema de estadificación: véase Manual de estadificación del cáncer de la AJCC.

B. El sistema de puntuación de la OMS para la ETG se resume en la tabla 12-4.

Las pacientes de *riesgo elevado* son las que muestran una puntuación ≥ 7, y las de *riesgo bajo* aquellas con una puntuación ≤ 6. Además, puede asignarse otro sistema de puntuación mediante la determinación del riesgo de ausencia de respuesta a la quimioterapia con un solo antineoplásico.

V. PREVENCIÓN Y DETECCIÓN PRECOZ

La detección precoz depende de prestar una minuciosa atención a los síntomas y los signos de la enfermedad trofoblástica en las pacientes embarazadas y en el puerperio, en especial en pacientes con un antecedente de embarazo molar.

VI. TRATAMIENTO

Todas las formas de ETG, desde la mola hidatiforme al coriocarcinoma, son casi invariablemente mortales si no reciben tratamiento.

TABLA 12-4 Sistema de puntuación de la OMS para el pronóstico de la enfermedad trofoblástica gravídica

Parámetro	Puntuación 0	Puntuación 1	Puntuación 2	Puntuación 4
Edad (años)	≤ 39	>39		
Embarazo anterior	Mola	Aborto	A término	
Intervalo (meses)	<4	4-6	7-12	>12
hCG antes del tratamiento (mUI/mL)	$<10^3$	10^3-10^4	$>10^4$-10^5	$>10^5$
Tumor de mayor tamaño, incluido el útero (cm)	<3	3-4	≥ 5	
Localización de las metástasis	Pulmón, vagina	Bazo, riñones	Intestino	Cerebro, hígado
Número de metástasis	0	1-4	5-8	>8
Fracaso de antineoplásicos previos			1	≥ 2

OMS, Organización Mundial de la Salud.
Reimpreso de la Union for International Cancer Control. Gestational trophoblastic neoplasia. 2014 Review de Cancer Medicines on the WHO List of Essential Medicines. 2014:1-9. Accessed on March 6, 2016: http://www.who.int/selection_medicines/committees/expert/20/applications/GestationalTrophoblasticNeoplasia.pdf?ua=1.

A. **Enfermedad temprana.** Se trata de un embarazo molar sin signos de metástasis a distancia por la anamnesis, la exploración física, las PFH, la radiografía de tórax y la ecografía.
   1. **Cirugía.** El tejido molar se elimina mediante legrado por aspiración mientras se administra oxitocina y a continuación a través de un legrado cortante. Se recomienda la histerectomía en las mujeres de más de 40 años. Se consigue que desaparezca la hCG en unas 8 semanas en el 80 % de las pacientes tratadas con cirugía; prácticamente todas estas pacientes se curan. En el seguimiento de control se realizan determinaciones semanales de hCG.
   2. La **RT** no tiene aplicación en la enfermedad en estadio temprano.
   3. **Quimioterapia.** Tras el tratamiento quirúrgico de un embarazo molar sin signos de afectación metastásica se determinan las concentraciones de hCG cada semana. Se iniciará la quimioterapia ante el diagnóstico histológico de coriocarcinoma, el aumento de las concentraciones de hCG (durante 2 semanas), el mantenimiento de las concentraciones de hCG (a lo largo de 3 semanas), la documentación de afectación metastásica o la reaparición de los valores previos sin ninguna otra explicación tras haber alcanzado una concentración de cero. Mientras los valores sigan disminuyendo no suele iniciarse el tratamiento; antiguamente se iniciaba el tratamiento tras un número determinado de semanas.
      a. El **metotrexato** es el fármaco de elección en la neoplasia trofoblástica gravídica en estadio temprano, y puede administrarse de tres formas:
         (1) Metotrexato en pulsos, 40 mg/m^2 i.m. A la semana.
         (2) Metotrexato de 5 días, 0.4 mg/m^2 i.v. o i.m. al día durante 5 días; si hay respuesta se vuelve a tratar con la misma dosis cada 2 semanas.
         (3) Metotrexato, 100 mg/m^2 i.v. en 250 mL de solución salina normal durante 30 min, luego 200 mg/m^2 i.v. en 500 mL de solución salina normal durante 12 h; se administra ácido folínico 24 h después de iniciar el metotrexato (15 mg v.o. o i.m. cada 12 h durante 4 dosis).
      b. La **actinomicina D** se utiliza en lugar del metotrexato en pacientes con alteración funcional renal o cuando no existe respuesta al metotrexato. Este fármaco puede administrarse cada 2 semanas, 12 μg/kg i.v. al día en embolada durante 5 días, o en forma de pulso de 1.25 mg/m^2 i.v.
B. **Enfermedad avanzada**
   1. La **cirugía** se utiliza para evacuar o extirpar el útero, con las mismas indicaciones que se explican para la enfermedad en estadio temprano (*v.* sec. VI.A.1).
   2. La **RT**, en combinación con la quimioterapia, está claramente indicada en el tratamiento primario de las pacientes con metástasis hepáticas o cerebrales.
   3. La **quimioterapia** constituye el eje central del tratamiento de la enfermedad trofoblástica con metástasis. En todas las pacientes se realiza la evaluación de reestadificación que se describe en la sección IV.
      a. A las **pacientes de riesgo bajo** se les trata con metotrexato o actinomicina D, igual que a las pacientes con una afectación inicial. Se cambia al fármaco alternativo en aquellas que no responden a uno de estos fármacos.
      b. A las **pacientes de riesgo elevado** se les trata con pautas de poliquimioterapia, como EMA-CO o EMA-CE (que se describen a continuación). La RT se administra si hay metástasis hepáticas o cerebrales. Las pautas de dosificación de la quimioterapia son las siguientes (no deben ampliarse los intervalos entre los ciclos sin una causa justificada):
         (1) **EMA-CO.** Se administra en ciclos de 14 días:
             Etopósido, 100 mg/m^2 i.v., los días 1 y 2.
             Metotrexato, 100 mg/m^2 i.v., seguido de 200 mg/m^2 en infusión i.v. continua durante 12 h el día 1; ácido folínico, con inicio 24 h después de comenzar el metotrexato, 15 mg v.o. o i.m. cada 12 h durante 4 dosis.
             Actinomicina D, 0.5 mg (no por m^2) en embolada i.v., los días 1 y 2.
             Ciclofosfamida, 600 mg/m^2 i.v. el día 8.

Vincristina, 1 mg/m^2 i.v. en embolada, el día 8 (máximo, 2 mg).
  (2) **EMA-CE.** Se administra en ciclos de 14 días:
  Cisplatino, 80 mg/kg durante 12 h el día 1
  Etopósido, 100 mg/m^2 i.v. el día 1 y el día 8
  Metotrexato, 100 mg/m^2 en embolada i.v., seguido de 200 mg/m^2 en infusión i.v. continua durante 12 h, el día 8; ácido folínico, 15 mg v.o. o i.m., cada 12 h, en 4 dosis, con inicio 24 h después de comenzar el metotrexato.
  Actinomicina D, 0.5 mg (no por m^2) en embolada i.v., el día 8.
  c. **Duración del tratamiento.** La quimioterapia debe continuarse hasta que ya no pueda demostrarse la presencia de hCG en suero en tres análisis semanales consecutivos. Si la concentración de hCG aumenta o se mantiene entre dos determinaciones, debe cambiarse la pauta quimioterápica.
C. **Seguimiento de las pacientes**
  1. La concentración de hCG es el marcador tumoral más importante en las neoplasias trofoblásticas. En los estadios I, II y III de la enfermedad se recomienda la determinación semanal de las concentraciones de hCG, hasta que éstas sean normales durante 3 semanas consecutivas. A continuación el seguimiento de la hCG se vigilará mensualmente, hasta que sea normal durante 6 a 12 meses consecutivos. La duración de este periodo se aumenta a 24 meses cuando la enfermedad está en estadio IV. Es esencial seguir un método anticonceptivo eficaz durante todo este periodo de seguimiento hormonal.
  2. Deben repetirse a intervalos mensuales los estudios que demostraron la enfermedad al inicio del tratamiento hasta que se compruebe la remisión completa.

VII. PROBLEMAS CLÍNICOS ESPECIALES
  A. **Puede producirse tirotoxicosis,** e incluso «tormenta tiroidea», por el efecto similar al de la tirotropina que produce la elevada concentración de hCG. Aparecen signos clínicos de hipertiroidismo en el coriocarcinoma cuando existen metástasis diseminadas, y se asocia a un mal pronóstico. La confirmación analítica requiere que se demuestre una concentración plasmática de tiroxina y una captación de resina de triyodotironina compatibles con el hipertiroidismo. Si los síntomas son leves, puede utilizarse propiltiouracilo o metimazol. En los casos graves debe administrarse a las pacientes propranolol o solución de Lugol.
  B. **Puede aparecer un coriocarcinoma** mucho después del último embarazo o incluso de una histerectomía. Esto sirve para insistir en que resulta necesario un diagnóstico histológico en el cáncer metastásico cuando no es evidente el tumor primario. El diagnóstico del coriocarcinoma puede conducir a un tratamiento que salve la vida a la paciente ya que responde muy bien al tratamiento.
  C. **Embarazos posteriores.** Debe garantizarse a las pacientes que pueden prever que los embarazos siguientes sean normales. Existe, sin embargo, un mayor riesgo de que se repita el embarazo molar. Este riesgo es del 1 % tras un embarazo molar y del 20 % tras dos embarazos molares.

AGRADECIMIENTOS
Los autores desean agradecer al Dr. Jonathan S. Berek, quien contribuyó significativamente en las versiones previas de este capítulo.

Lecturas recomendadas
Berek JS. *Berek & Novak's Gynecology*. 14th ed. Philadelphia, PA: Lippincott Williams & Wilkins, 2007.

Berek JS, Hacker NF, eds. *Practical Gynecologic Oncology*. 4th ed. Philadelphia, PA: Lippincott Williams & Wilkins, 2005.

Mutch DG, Prat J. 2014 FIGO staging for ovarian, fallopian tube and peritoneal cancer. *Gynecol Oncol* 2014;133:401–404.

Pecorelli S. Revised FIGO staging for carcinoma of the vulva, cervix, and endometrium. *Int J Gynaecol Obstet* 2009;105:103–104.

Cáncer de cuello uterino

Joura EA, et al. A 9-valent HPV vaccine against infection and intraepithelial neoplasia in women. *N Engl J Med* 2015;372:711.
Peters WA, et al. Concurrent chemotherapy and pelvic radiation therapy compared with pelvic radiation therapy alone as adjuvant therapy after radical surgery in high-risk early-stage cancer of the cervix. *J Clin Oncol* 2000;18:1606.
Rose PG, et al. Concurrent cisplatin-based radiotherapy and chemotherapy for locally advanced cervical cancer. *N Engl J Med* 1999;340:1144.
Sedlis A, et al. A randomized trial of pelvic radiation therapy versus no further therapy in selected patients with stage IB carcinoma of the cervix after radical hysterectomy and pelvic lymphadenectomy: a Gynecologic Oncology Group study. *Gynecol Oncol* 1999;73:177.
Tewari KS, et al. Improved survival with bevacizumab in advanced cervical cancer. *N Engl J Med* 2014;370:734.

Cáncer del cuerpo uterino

Cantrell LA, et al. Uterine carcinosarcoma: a review of the literature. *Gynecol Oncol* 2015;137:581.
Creasman WT, et al. Carcinoma of the corpus uteri. *Int J Gynaecol Obstet* 2003;83(suppl 1):79.
Hensley ML, et al. Fixed-dose rate gemcitabine plus docetaxel as first-line therapy for metastatic uterine leiomyosarcoma: a Gynecologic Oncology Group phase II trial. *Gynecol Oncol* 2008;109:329.
Keys HM, et al. A phase III trial of surgery with or without adjunctive external pelvic radiation therapy in intermediate risk endometrial adenocarcinoma: a Gynecologic Oncology Group Study. *Gynecol Oncol* 2004;92:744.
Randall ME, et al. Randomized phase III trial of whole-abdominal irradiation versus doxorubicin and cisplatin chemotherapy in advanced endometrial carcinoma: a Gynecologic Oncology Group study. *J Clin Oncol* 2006;24:36.

Cáncer vaginal

Iavazzo C, et al. Imiquimod for treatment of vulvar and vaginal intraepithelial neoplasia. *Int J Gynaecol Obstet* 2008;101:3.
Stock RG, et al. A 30-year experience in the management of primary carcinoma of the vagina: analysis of prognostic factors and treatment modalities. *Gynecol Oncol* 1995;56:45.

Cáncer vulvar

Berek JS, et al. Concurrent cisplatin and 5-fluorouracil chemotherapy and radiation therapy for advanced-stage squamous carcinoma of the vulva. *Gynecol Oncol* 1991;42:197.
Faul CM, et al. Adjuvant radiation for vulvar carcinoma. Improved local control. *Int J Radiat Oncol Biol Phys* 1997;38:381.
Rhodes CA, et al. The management of squamous cell vulvar cancer: a population-based retrospective study of 411 cases. *Brit J Obstet Gynaecol* 1998;105:200.

Cáncer de ovario

Armstrong DK, et al. Intraperitoneal cisplatin and paclitaxel in ovarian cancer. *N Engl J Med* 2006;354:34.
Coleman RL, et al. Latest research and clinical treatment of advanced-stage epithelial ovarian cancer. *Nat Rev Clin Oncol* 2013;10:211.
Homesley HD, et al. Bleomycin, etoposide, and cisplatin combination therapy of ovarian granulosa cell tumors and other stromal malignancies: a Gynecologic Oncology Group study. *Gynecol Oncol* 1999;72:131.
Katsumata N, et al. Dose-dense paclitaxel once a week in combination with carboplatin every 3 weeks for advanced ovarian cancer: a phase 3, open-label, randomized controlled trial. *Lancet* 2009;374:1331.
Ledermann J, et al. Olaparib maintenance therapy in platinum-sensitive relapsed ovarian cancer. *N Engl J Med* 2012;366:1382.
Memarzadeh S, et al. Advances in the management of epithelial ovarian cancer. *J Reprod Med* 2001;46:621.
Pujade-Lauraine E, et al. Bevacizumab combined with chemotherapy for platinum-resistant recurrent ovarian cancer: the AURELIA open-label randomized phase III trial. *J Clin Oncol* 2014;32:1302.

Vergote I, et al. Neoadjuvant chemotherapy or primary surgery in stage IIIC or IV ovarian cancer. *N Engl J Med* 2010;363:943.

Walker JL, et al. Society of Gynecologic Oncology recommendations for the prevention of ovarian cancer. *Cancer* 2015;121:2108.

Enfermedad trofoblástica gravídica

Berkowitz RS, et al. Current management of gestational trophoblastic diseases. *Gynecol Oncol* 2009;112:654.

Lurain JR, et al. Gestational trophoblastic disease I: epidemiology, pathology, clinical presentation and diagnosis of gestational trophoblastic disease, and management of hydatidiform mole. *Am J Obstet Gynecol* 2010;203:531.

Lurain JR, et al. Gestational trophoblastic disease II: classification and management of gestational trophoblastic neoplasia. *Am J Obstet Gynecol* 2011;204:11.

13 Cáncer testicular
Lawrence H. Einhorn

I. EPIDEMIOLOGÍA Y ETIOLOGÍA
A. Epidemiología
1. **Incidencia.** El cáncer testicular (CT) constituye sólo el 1% de todos los tumores malignos en el hombre, pero es el más frecuente entre los 20 y los 40 años de edad. En Estados Unidos, se diagnostican cerca de unos 8000 casos nuevos al año.
2. **Predilección racial.** La incidencia del CT en los hombres afroamericanos es una sexta parte de la que se observa en los caucásicos y, los asiáticos muestran una incidencia menor a la de estos últimos.
3. El CT bilateral se observa en cerca del 2% de los casos.

B. Etiología
1. **Criptorquidia.** Los pacientes con criptorquidia tienen una probabilidad entre 10 y 40 veces mayor de padecer CT que aquellos con un descenso testicular sano. El riesgo de que se produzca esta neoplasia es de 1 entre 80 casos si el testículo queda retenido en el conducto inguinal, y de 1 de cada 20 si queda retenido en el abdomen. La colocación quirúrgica en el escroto de un testículo no descendido antes de los 6 años de edad reduce el riesgo del cáncer. Sin embargo, el 25% de los tumores malignos en los pacientes con criptorquidia se produce en testículos sanos y descendidos.
2. Los **síndromes de feminización testicular** multiplican por 40 el riesgo de sufrir cáncer en la gónada retenida. En estos pacientes los tumores suelen ser bilaterales.
3. **Otros factores de riesgo.** Se desconoce la magnitud de otros factores de riesgo que se han sugerido, como el antecedente de orquitis, el traumatismo testicular y la irradiación.

II. ANATOMÍA PATOLÓGICA Y EVOLUCIÓN NATURAL
A. Histología
1. Casi todos los tumores malignos testiculares en los grupos de edad más jóvenes se originan en las células germinales (seminoma, carcinoma de células embrionarias, teratoma y otros). Otros tipos, que suponen <5% de los casos, son los rabdomiosarcomas, los linfomas y los melanomas. En raras ocasiones se observan tumores de células de Sertoli, de las células de Leydig u otros tumores mesodérmicos.
2. En los hombres mayores de 60 años el 75% de los tumores no son de células germinales. En este grupo de edad los linfomas son los tumores testiculares más frecuentes.
3. El cáncer metastásico en los testículos es raro y se asocia la mayoría de las veces a cáncer microcítico de pulmón, melanoma o leucemia.

B. Histogenia.
Se cree que cada tipo de cáncer de células germinales es el equivalente del desarrollo embrionario sano. Así, por ejemplo, el seminoma es el equivalente neoplásico del espermatocito. Los tejidos del estadio de segmentación temprana son los más indiferenciados y pluripotenciales, y dan lugar al embrión y a la placenta; el equivalente maligno es el carcinoma de células embrionarias. Los teratomas son los equivalentes neoplásicos del embrión en desarrollo. El coriocarcinoma es realmente un cáncer mucho más indiferenciado y su comportamiento biológico agresivo refleja la capacidad de su equivalente sano (la placenta) de invadir los vasos sanguíneos. La similitud histológica entre el cáncer de células germinales y la embriología normal viene ilustrada por las siguientes observaciones:

1. Los coriocarcinomas puros habitualmente producen metástasis sólo como coriocarcinomas, especialmente por vía hematógena. Sin embargo, los pacientes con coriocarcinoma puro en la muestra de orquiectomía pueden tener tumores en el retroperitoneo compuestos por coriocarcinoma y teratoma.
2. Los seminomas suelen metastatizar como seminomas; se cree que los que no lo hacen representan tumores mixtos no detectados en el estudio histológico original.
3. Puede encontrarse que las metástasis de carcinomas embrionarios consten de elementos de teratoma y de coriocarcinoma.
4. En las metástasis de los tumores mixtos, la quimioterapia destruye los elementos celulares de crecimiento rápido, sensibles a los fármacos. Los elementos teratomatosos resistentes a los fármacos persisten tras el tratamiento con quimioterapia, y se necesita una resección quirúrgica.

C. **Evolución natural.** La evolución natural del CT varía según el subtipo histológico. Se producen metástasis por diseminación linfática y por vía hemática. El drenaje linfático suele producirse en progresión ordenada. Un tumor primario del lado derecho se diseminará por vía linfática hasta los ganglios paraaórticos, y un tumor primario del lado izquierdo hasta los ganglios retroperitoneales. La cirugía previa, así como la contaminación escrotal con orquiectomía por vía escrotal, altera los patrones normales de drenaje linfático y puede producir metástasis en los ganglios inguinales.

1. **Seminoma** (40-50 % de los tumores malignos testiculares). Se observa en grupos de mayor edad que otros tumores de células germinales, la mayoría de las veces después de los 30 años. El 60 % de los pacientes con criptorquidia que padecen un CT tienen un seminoma. Estos tumores tienden a ser de gran tamaño, muestran cierta hemorragia o necrosis en la inspección macroscópica y producen metástasis de un modo ordenado y secuencial a lo largo de las cadenas de drenaje linfático. Alrededor del 25 % de los pacientes muestra metástasis linfáticas, y el 1 % al 5 % tiene metástasis viscerales en el momento del diagnóstico. Más adelante pueden producirse metástasis en órganos parenquimatosos (generalmente a pulmones y huesos). El seminoma es el tipo de CT que produce metástasis óseas con mayor frecuencia.

   a. El **seminoma espermatocítico** (4 % de los seminomas) se observa fundamentalmente después de los 50 años y es el tumor de células germinales más frecuente en pacientes mayores de 70 años. La mayoría de las veces es bilateral (el 6 %, en comparación con el 2 %) y parece tener una incidencia mucho menor de metástasis, tanto linfáticas como parenquimatosas (incluso hacia los ganglios linfáticos de drenaje), que el seminoma típico. El tratamiento curativo de estos pacientes suele consistir en una orquiectomía.

2. El **coriocarcinoma puro** (< 0.5 % de los casos) metastatiza rápidamente por vía hemática pulmones, hígado, cerebro y otras localizaciones viscerales. Muestra un aumento de las concentraciones plasmáticas de hormona gonadotropina coriónica humana (hCG) y concentraciones normales de α-fetoproteína (α-FP).

3. Los **tumores del saco vitelino** son frecuentes en los niños, y su evolución clínica es relativamente poco agresiva. Por otro lado, la presencia de elementos del saco vitelino en el CT es indicativo de peor pronóstico en pacientes adultos que en niños. Los tumores puros del saco vitelino tienen valores elevados α-FP y valores normales de hCG.

4. El **carcinoma de células embrionarias** puede asociarse a concentraciones plasmáticas elevadas de hCG y α-FP, o no mostrar ningún marcador tumoral. Cuando los pacientes muestran un CT en estadio I con predominio de carcinoma de células embrionarias hay una mayor probabilidad de que exista una afectación microscópica oculta en el retroperitoneo o en otras localizaciones. La invasión vascular también predice la diseminación metastásica.

5. El **teratoma (maduro, o adulto)** parece anatomopatológicamente inerte, ya que se asocia a la presencia de tejido cartilaginoso, glandular y glial. No puede producir metástasis por sí mismo, pero suele asociarse a un carcinoma de células embrionarias a coriocarcinoma, a tumor del saco vitelino y a seminoma, y cual-

quiera de los componentes malignos puede producir metástasis. En esa situación la quimioterapia eliminará completamente los elementos malignos, pero el teratoma maduro permanecerá y se necesitará la extirpación quirúrgica para alcanzar la curación. Cuando el teratoma permanece después de la quimioterapia puede crecer por extensión local, e incluso se puede producir la muerte por el tumor. Además, como se trata de un tejido pluripotencial, que puede diferenciarse a elementos endodérmicos, ectodérmicos y mesodérmicos, puede llegar a sufrir una transformación maligna. La más habitual es la diferenciación mesodérmica hacia elementos sarcomatosos asociados al teratoma. La transformación maligna del teratoma puede producir metástasis. Estos elementos pueden en ocasiones responder brevemente a la quimioterapia dirigida al tipo celular dominante de la transformación maligna.
6. **Tumores testiculares poco frecuentes**
   a. Los **tumores de células de Sertoli y de células de Leydig del estroma gonadal** no son tumores de células germinales y no se asocian a concentraciones plasmáticas elevadas de hCG o α-FP. Su potencial maligno varía, pero todos pueden producir metástasis. El tamaño, la necrosis y el índice mitótico predicen la posible diseminación y la necesidad de una disección de los ganglios linfáticos retroperitoneales (DGLRP). Los tumores de células de Leydig casi nunca responden a la quimioterapia; los de células de Sertoli pueden responder a la quimioterapia de combinación basada en platino. Estos tumores son positivos para la inhibina con tinción inmunohistoquímica.
   b. El **rabdomiosarcoma** testicular se observa con mayor frecuencia en los menores de 20 años. Su comportamiento clínico es similar al del carcinoma de células embrionarias; son frecuentes las metástasis en los ganglios linfáticos de drenaje y a los pulmones cuando se manifiesta por primera vez. Suelen ser neoplasias paratesticulares.

III. DIAGNÓSTICO

A. **Signos y síntomas.** Tras la orquiectomía la mayoría de los pacientes mostrará una anamnesis y una exploración física por lo demás normales.
   1. **Síntomas**
      a. **Masa y dolor.** El síntoma más frecuente del CT es un aumento de tamaño indoloro, que suele apreciarse por el paciente al bañarse o tras un traumatismo leve. En el 30 % al 50 % el aumento del tamaño testicular es doloroso y puede deberse a una hemorragia o un infarto del tumor. El dolor agudo en un paciente con criptorquidia sugiere la posibilidad de la torsión de un cáncer testicular.
      b. **Epididimitis aguda.** Casi el 25 % de los pacientes con teratoma mixto y tumor de células embrionarias acude con signos que no pueden distinguirse de una epididimitis aguda. La tumefacción testicular causada por el tumor puede incluso disminuir ligeramente tras el tratamiento antimicrobiano.
      c. La **ginecomastia** causada por concentraciones plasmáticas elevadas de hCG rara vez constituye un signo inicial.
      d. **Esterilidad.** Se trata del síntoma principal en alrededor del 3 % de los pacientes.
      e. El **dolor lumbar** por metástasis ganglionares retroperitoneales supone una manifestación inicial en el 10 % de los pacientes.
      f. **Otros síntomas iniciales.** Incluso si hay metástasis pulmonares diseminadas, rara vez se refieren síntomas torácicos. Cuando hay una sustitución extensa del parénquima pulmonar los pacientes pueden mostrar hemoptisis, dolor torácico o disnea.
   2. **Signos físicos**
      a. **Escroto.** Casi siempre existe una masa testicular. Debe palparse el testículo con una técnica bimanual; el hallazgo de irregularidades, induraciones o nódulos debe llevar a una evaluación adicional, que debe incluir una ecografía testicular por si existe una masa hipoecógena.

b. Ganglios linfáticos. Debe buscarse cuidadosamente la presencia de linfadenopatías en la exploración, particularmente en la fosa supraclavicular. La contaminación escrotal, como la que se produce después de la realización de una biopsia testicular, una vasectomía o una herniorrafia, altera el drenaje linfático sano; debido a ello pueden verse afectados los ganglios inguinales ipsolaterales. En la exploración abdominal, pueden palparse grandes masas retroperitoneales.

c. Mamas. La ginecomastia se asocia a tumores funcionales que secretan niveles elevados de hCG.

B. Diagnóstico diferencial

1. Los **hidroceles** suelen ser tumores benignos. Un 10 % de los tumores malignos testiculares se asocia a hidroceles coexistentes. El hallazgo de un hidrocele en un hombre joven debe despertar sospecha de una neoplasia asociada y debe descartarse.

   a. Los hidroceles benignos se extienden a lo largo del cordón espermático, suelen causar tumefacción en la ingle y pueden dar al pene un aspecto acortado. Se pueden transiluminar.

   b. Si el líquido impide una palpación testicular adecuada, se realizará una ecografía del testículo.

2. La **epididimitis** produce un aumento súbito de tamaño del testículo con dolor intenso, fiebre, disuria y poliuria, los mismos síntomas que puede producir un CT subyacente.

   a. El **dolor** o la **tumefacción persistentes tras el tratamiento** pueden deberse a un absceso testicular superpuesto o a un tumor coexistente; estará indicada la ecografía testicular.

   b. En ocasiones, se observa una **epididimitis recurrente** en un testículo completamente sano. No debe considerarse la exploración quirúrgica si la exploración física entre los episodios es completamente normal y no existen indicios de un tumor en la ecografía testicular. La epididimitis recurrente por sí misma no indica necesariamente la presencia de un cáncer.

3. Los **varicoceles** son venas hinchadas en el plexo pampiniforme del cordón espermático. Parece que el escroto contuviera un «saco de gusanos». Las venas se vacían cuando el paciente se encuentra en la posición de Trendelenburg.

4. Los **espermatoceles** son masas translúcidas localizadas por detrás o por arriba de los testículos y tienen una consistencia quística a la palpación.

5. Las **hernias inguinales** no suelen plantear problemas en el diagnóstico.

6. **Otras masas** pueden ser orquitis gomosas y tuberculosas, hematomas y tumefacción aguda por torsión testicular. Ninguna de ellas puede distinguirse clínicamente del cáncer y en todas resulta necesaria una exploración quirúrgica.

C. Los marcadores tumorales son los indicadores más sensibles y esenciales del CT.

La hCG y la α-FP séricas son los marcadores más importantes en oncología. Uno o más de estos marcadores séricos se encuentra en más del 90 % de los pacientes con un CT de células germinales no seminomatoso metastásico.

1. La **hCG** se encuentra muy elevada en el coriocarcinoma puro y puede estar elevada en el carcinoma de células embrionarias, así como ligeramente elevada en los pacientes con seminomas puros. La vida media sérica de la hCG es de 18-24 h. No obstante, este dato sólo se refiere a la resección quirúrgica de la enfermedad localizada.

   a. La **hCG** también puede encontrarse en pacientes con otros tumores como el melanoma, el carcinoma macrocítico de pulmón y el cáncer de páncreas.

   b. Las **afecciones no malignas** asociadas a concentraciones elevadas de hCG pueden asociarse al consumo de marihuana o la disfunción testicular a causa de la reacción cruzada con la hormona luteinizante. Puede observarse esto ocasionalmente tras la quimioterapia. La repetición de la concentración plasmática de hCG 2 semanas después de la administración de 300 mg de testosterona de liberación prolongada por vía i.m. resolverá el dilema.

c. En el **CT** el aumento de la hCG tras una orquiectomía es prueba de que el paciente muestra un cáncer residual y necesita tratamiento adicional. Sin embargo, la ausencia de hCG no descarta la presencia de un cáncer activo, fundamentalmente en aquellos pacientes tratados previamente.
2. Los elementos del saco vitelino producen la **α-FP**, y las concentraciones elevadas se asocian la mayoría de las veces a carcinomas embrionarios y a tumores del saco vitelino. Nunca se encuentran concentraciones elevadas de la α-FP en pacientes con un seminoma o un coriocarcinoma puros. La vida media de la α-FP es de 5 días, pero puede ser mucho más prolongada tras una buena respuesta a la quimioterapia.
    a. Las concentraciones elevadas pueden explicarse también por un carcinoma hepatocelular, otras neoplasias (ocasionalmente), producción por el hígado fetal en embarazadas, lactancia y hepatopatías no malignas (p. ej., hepatitis, cirrosis, necrosis).
    b. Las concentraciones elevadas de α-FP tras la cirugía o el tratamiento antineoplásico con citotóxicos en CT indican la presencia de enfermedad residual y la necesidad de tratamiento adicional.

D. **Estudios complementarios**
   1. **Estudios prequirúrgicos habituales**
      a. Hemograma completo, pruebas funcionales hepáticas y pruebas funcionales renales.
      b. Radiografía de tórax, con proyecciones posteroanterior (PA) y lateral.
      c. Concentraciones de hCG y α-FP en sangre.
   2. **Estudios posquirúrgicos habituales.** Se realizan una vez que se ha demostrado el diagnóstico. Los que se realizan a los pacientes con tumores de todos los tipos celulares son:
      a. **Tomografía computarizada (TC) torácica.** Puede detectar metástasis mediastinales posteriores o parenquimatosas pulmonares ocultas. No suele ser una prueba necesaria si ya hay alteraciones en las radiografías PA y lateral de tórax.
      b. **TC abdominal.** Facilitan la evaluación de las adenopatías retroperitoneales.
      c. **Tomografía por emisión de positrones (PET).** Nunca está indicada en la estadificación inicial. Puede ayudar a decidir sobre la necesidad de una intervención quirúrgica después de la quimioterapia, especialmente en pacientes con seminomas puros. Cuando una masa residual es un teratoma, la PET no será «positiva», y no detectará una afectación microscópica.

IV. SISTEMA DE ESTADIFICACIÓN Y FACTORES PRONÓSTICO

A. **Sistema de estadificación y supervivencia.** El sistema que se muestra es un sistema de estadificación anatomopatológica.
   1. Del 98 % al 100 % de los pacientes que se presentan con enfermedad en estadio I o al principio del estadio II serán curados, ya sea con cirugía sola o con quimioterapia posterior combinada con cisplatino. La quimioterapia actual cura al 80 % de los pacientes con una enfermedad en estadio III.
   Estadio
      I. Confinada al testículo.
      II. Metástasis a ganglios linfáticos retroperitoneales.
      III. Enfermedad supradiafragmática (ganglios mediastinales o supraclaviculares o con metástasis viscerales).

B. **Factores pronóstico**
   1. Las concentraciones plasmáticas elevadas de hCG o de α-FP tras la orquiectomía son a primera vista un signo de que el paciente muestra un cáncer residual. Sin embargo, no debe iniciarse el tratamiento hasta que haya una confirmación del aumento de la α-FP o de hCG.
   2. Las concentraciones plasmáticas de LDH se relacionan bastante bien con la masa tumoral, pero nunca deben usarse como la única indicación para realizar tratamiento con quimioterapia.

3. Se considera que los pacientes con tumores no seminomatosos tratados con quimioterapia tienen enfermedad avanzada (de riesgo elevado), con una tasa de curación del 50 % si muestran lo siguiente:
   a. Marcadores elevados (hCG plasmática > 50 000 UI/mL, α-FP 10 000 ng/mL) o concentraciones de LDH > 10 veces los límites superiores de la normalidad,
   b. Metástasis viscerales no pulmonares (hepáticas, óseas, del SNC), o
   c. Tumores de células germinales no seminomatosos mediastinales primarios.
4. La enfermedad de riesgo intermedio incluye 5 000-50 000 UI/mL de hCG, 1 000-10 000 ng/mL de α-FP o un seminoma con metástasis viscerales extrapulmonares; todos los otros casos de enfermedad metastásica se definen como de buen riesgo.
5. Estratificación del riesgo elaborada con los niveles de hCG o α-FP al inicio de la quimioterapia, NO con los valores preorquiectomía.

V. PREVENCIÓN Y DETECCIÓN PRECOZ

La criptorquidia debe corregirse quirúrgicamente antes de la pubertad, generalmente antes de los 4 años, debido a que el riesgo de transformación maligna es elevado. Después de la pubertad debe realizarse la extirpación quirúrgica de los testículos no descendidos; la incidencia de complicaciones es mínima, los testículos carecen de función y existen prótesis para rellenar el escroto vacío.

No se ha comprobado la eficacia de la detección precoz mediante los programas de detección sistemática. La mayoría de los pacientes tiene síntomas o signos de una masa escrotal; existen pocos casos que se detecten mediante la anamnesis y una exploración física sistemáticas.

VI. TRATAMIENTO

A. **Orquiectomía transinguinal.** Se realiza para diagnosticar todos los tumores testiculares en cualquiera de sus estadios, y constituye el tratamiento del estadio I. Resulta esencial que el método sea transinguinal; la vascularización del cordón espermático se controla inmediatamente. Se ha demostrado que la orquiectomía transescrotal produce diseminación del tumor hacia el escroto y los ganglios inguinales. Igualmente, la biopsia por punción con aguja transescrotal de una masa testicular sospechosa está absolutamente contraindicada.

B. **Tratamiento de los seminomas: estadios I y II**
   1. **Cirugía.** Tras la orquiectomía, no se necesitan más intervenciones quirúrgicas.
   2. **Radioterapia (RT).** En los pacientes con un seminoma, tras la cirugía se realiza una TC abdominal. Se debe tratar a la mayoría de los pacientes con seminoma en estadio clínico I con seguimiento. Otras opciones son RT o una dosis de carboplatino. Se prefiere la RT en pacientes con seminoma en estadio II con ganglios linfáticos de > 3 cm de diámetro.
   3. **Quimioterapia.** Los pacientes con tumores voluminosos en estadio II (> 3 cm de diámetro) o en estadio III se tratan igual que los que muestran tumores de células germinales no seminomatosos, y los resultados son similares (v. sec. VI.D). El seminoma confiere un pronóstico favorable porque ninguno de estos casos, incluso los que tienen afectación visceral no pulmonar, se clasifica como de gran riesgo. Los resultados con la quimioterapia de rescate son mejores en los pacientes con tumores seminomatosos que en tumores no seminomatosos.
   4. **Vigilancia.** La tasa de curación sólo con la orquiectomía en el seminoma en estadio I es del 80 % al 85 %. Alcanza el 95 % si el tumor es < 4 cm y no hay compromiso de la red testicular. Por tanto, la vigilancia (v. después) es la opción preferida.

C. **Tratamiento del cáncer de células germinales no seminomatoso: estadios I y II**
   1. **Cirugía.** La DGLRP es la práctica estándar en la mayoría de los centros estadounidenses en la enfermedad en estadio II cuando la evaluación de estadificación no muestra metástasis a distancia, y cuando no hay ganglios linfáticos con un diámetro transverso máximo de 3 cm en la TC abdominal, y la hCG y la α-FP después de la orquiectomía son normales. Anteriormente la linfadenectomía interrumpía las vías simpáticas y causaba de manera invariable esterilidad por fracaso

de la eyaculación, pero no impotencia. Sin embargo, en la actualidad las DGLRP modernas, que no afectan a los nervios, conservan habitualmente la fecundidad y permiten la eyaculación anterógrada. Las opciones en el estadio I incluyen seguimiento, DGLRP o un curso de bleomicina y cisplatino (BEP; *v.* sec. VI.D.2).
2. **Quimioterapia.** En la sección VI.D se exponen los fármacos utilizados. Las indicaciones de la quimioterapia son:
   a. Aumento de las concentraciones plasmáticas de hCG o α-FP tras el tratamiento primario, o concentraciones elevadas de estos marcadores con TC abdominal normal.
   b. La presencia de una afectación retroperitoneal importante (>3 cm de diámetro transverso máximo de un ganglio en la TC abdominal) requiere la administración de quimioterapia. Si la TC abdominal se normaliza, no resulta necesaria la linfadenectomía retroperitoneal. En caso contrario suele realizarse una DGLRP tras la quimioterapia de las masas residuales >1 cm en el caso del no seminoma.
   c. Un estudio de fase III que comparó una combinación BEP (*v.* sec. VI.D.1) con la DGLRP demostró la superioridad de la quimioterapia en el estadio clínico I, con una incidencia de recurrencia de sólo el 1%.
3. La **vigilancia es una estrategia adecuada en los pacientes con una neoplasia en estadio I que cumplen las instrucciones del médico** (marcadores tumorales, exploración física y estudios radiológicos tras la orquiectomía). Resulta vital que tanto el médico como el paciente entiendan la necesidad de una observación estrecha. Las recurrencias suelen tratarse con quimioterapia. La vigilancia es incluso adecuada en la afectación clínica en estadio I de riesgo elevado (histología predominantemente embrionaria, e invasión vascular).

   Si se elige la vigilancia, durante el primer año se repetirán, cada 2 meses, la anamnesis y la exploración física, los marcadores plasmáticos y las radiografías de tórax (PA y lateral). A lo largo del segundo año se repetirán las mismas pruebas cada 4 meses, cada 6 meses durante el tercer, el cuarto y el quinto años, y anualmente de ahí en adelante. Se realizará una TC abdominal y una radiografía de tórax PA y lateral cada 4 meses durante el primer año y cada 6 meses durante el segundo año, y con frecuencia anual en los años 3 a 5.
D. **Tratamiento de la enfermedad diseminada: estadio III**
1. La **quimioterapia estándar,** para los pacientes con buen riesgo es con tres ciclos de BEP o cuatro ciclos de EP. Los pacientes con una enfermedad de riesgo malo (avanzada) se tratan con cuatro ciclos de BEP.
2. Se administra BEP cada 3 semanas, durante 3 o 4 ciclos. Las dosis serán:
Bleomicina, 30 U i.v. a la semana los días 1, 8 y 15.
Etopósido, 100 (mg/m^2)/día i.v., durante 5 días.
Cisplatino, 20 (mg/m^2)/día i.v., durante 5 días.
3. **Extirpación de la enfermedad residual.** Tras completar la quimioterapia, en muchos pacientes que no logran una remisión completa puede estar indicada la resección quirúrgica de la enfermedad residual localizada en el tórax o en el retroperitoneo. En estos pacientes, los hallazgos radiológicos no pueden distinguir entre procesos benignos y malignos.
   a. Las concentraciones elevadas de marcadores tumorales implican la presencia continuada de un carcinoma y la necesidad de administrar quimioterapia adicional. La ausencia de marcadores tumorales significa que la afectación residual en el tórax o en el retroperitoneo puede ser una necrosis, un teratoma o un carcinoma.
   b. La extirpación quirúrgica de la afección residual definirá la siguiente estrategia terapéutica en todos estos pacientes, y sirve de tratamiento en algunos.
      (1) Si la extirpación quirúrgica de la afección residual demuestra que se trata de fibrosis o teratoma, no se necesita tratamiento adicional alguno. La TC de seguimiento está indicada después de la resección de un teratoma, porque puede haber habido un teratoma microscópico fuera del campo quirúrgico.

(2) Si la extirpación quirúrgica muestra la presencia de un carcinoma, se administrarán 2 ciclos más de cisplatino y etopósido.

4. **Quimioterapia de rescate.** Los pacientes que no logran una remisión completa con BEP pueden llegar a curarse con quimioterapia de rescate. Las opciones incluyen ifosfamida más vinblastina o paclitaxel, seguidos por quimioterapia a dosis elevadas con trasplante de células madre de sangre periférica o cuatro ciclos de una combinación triple con cisplatino e ifosfamida. En ocasiones los pacientes pueden curarse con un esquema de rescate sin platino, como la formada por el paclitaxel y la gemcitabina, incluso tras la progresión después de la quimioterapia en dosis elevadas.

VII. PROBLEMAS CLÍNICOS ESPECIALES

A. **Ginecomastia y concentraciones sanguíneas elevadas de hCG.** Se encuentran en ocasiones en pacientes con testículos clínicamente sanos y ningún otro signo de cáncer. Existen otras neoplasias que también pueden producir hCG. Debe realizarse una ecografía testicular, así como una TC abdominal y torácica. A partir de aquí lo mejor es realizar un seguimiento clínico de estos pacientes hasta que exista un cáncer demostrable o se eleven las concentraciones de hCG. No es probable que las biopsias aleatorias o a ciegas logren un diagnóstico en estos casos, pero sí pueden exponer a los pacientes a una morbilidad innecesaria y están contraindicadas.

B. **Pueden producirse neoplasias extragonadales de células germinales** en cualquier localización anatómica a través de la cual las células germinales sanas migran en el embrión. Entre estas localizaciones se encuentran la epífisis, el mediastino anterior y las áreas retroperitoneales medias. Deberán medirse los marcadores tumorales (hCG y α-FP). La quimioterapia con BEP ha de utilizarse en los tumores de células germinales no seminomatosos. Los resultados del tratamiento son menos positivos en los tumores mediastinales primarios de células germinales no seminomatosos. En estos pacientes se prefiere el tratamiento con etopósido más ifosfamida más cisplatino (VIP) porque mitiga las complicaciones posquirúrgicas debidas a la bleomicina.

C. **Las masas solitarias mediastinales o retroperitoneales con histología indiferenciada** pueden representar un cáncer de células germinales. Puede que sea problemático realizar un diagnóstico histopatológico. Un abordaje razonable sería tratar al paciente por cáncer de células germinales no seminomatoso diseminado.

Lecturas recomendadas

Albany C, Brames MJ, Fausel C, et al. Randomized phase III double blind placebo controlled crossover study evaluating the oral neurokinin-1 antagonist aprepitant in combination with a 5HT3 receptor antagonist and dexamethasone in patients with germ cell tumors receiving 5 day cisplatin combination chemotherapy regimens: a HOG study. *J Clin Oncol* 2012;30:3998.

Albany C, Einhorn LH. Pitfalls in management of germ cell tumor patients with slight "elevation" of AFP. *J Clin Oncol* 2014;32:2114.

Albers P, Siener R, Krege S, et al. Randomized phase III trial comparing RPLND with one course of BEP in the adjuvant treatment of clinical stage I nonseminomatous testicular germ cell tumors. *J Clin Oncol* 2008;26:2966.

Einhorn LH. Curing metastatic testicular cancer. *Proc Nat Acad Sci USA* 2002;99:4592.

Einhorn LH, Williams SD, Abonour R, et al. Prognostic variables and results with salvage chemotherapy with high dose carboplatin plus etoposide and peripheral blood stem cell transplant in patients with germ cell tumors. *NEJM* 2007;357:340.

Gilligan TD, Seidenfeld J, Basch EM, et al. American Society of Clinical Oncology clinical practice guidelines on uses of serum tumor markers in adult males with germ cell tumors. *J Clin Oncol* 2010;20:3388.

Hanna N, Einhorn LH. Testicular cancer: progress and updates. *NEJM* 2014;371:2005.

International Germ Cell Collaborative Group. International germ cell consensus classification: a prognostic factor-based staging system for metastatic germ cell cancers. *J Clin Oncol* 1997;15:594.

Kollmannsberger C, Tandstad T, Bedard PL, et al. Patterns of relapse in patients with clinical stage I testicular cancer managed with active surveillance. *J Clin Oncol* 2015;33:51–57.

Kondagunta GV, Bacik J, Donadio A, et al. Combination of paclitaxel, ifosfamide and cisplatin is an effective second-line therapy for patients with relapsed testicular germ cell tumors. *J Clin Oncol* 2005;23:6549.

Loehrer PJ, Gonin R, Nichols CR, et al. Vinblastine plus ifosfamide plus cisplatin as initial salvage therapy in recurrent germ cell tumors. *J Clin Oncol* 1998;16:2500.

Lorch A Kramar A, Einhorn L, et al. Conventional dose versus high dose chemotherapy as first salvage treatment in metastatic male germ cell tumors: Evidence from a large international database. *J Clin Oncol* 2011;29:2178.

Nichols C, Roth B, Albers P, et al. Active surveillance is the preferred approach to clinical stage I testicular cancer. *J Clin Oncol* 2013;28:3490.

14 Neoplasias malignas de las vías urinarias

Rekha A. Kumbla, Hyung L. Kim y Robert A. Figlin

CARCINOMA DE RIÑÓN

I. EPIDEMIOLOGÍA Y ETIOLOGÍA

A. Incidencia. El carcinoma de células renales (CCR) constituye cerca del 4 % de las neoplasias malignas del adulto. La mediana de edad al momento del diagnóstico es de 64 años. La incidencia a nivel mundial está aumentado a una velocidad anual de cerca del 2 %, con unos 61 000 nuevos casos al año en Estados Unidos y 14 000 muertes asociadas. Los hombres son afectados con el doble de frecuencia que las mujeres. Es la séptima afección maligna más frecuente entre los varones y la duodécima entre las mujeres. Las tasas de incidencia y mortalidad entre los afroamericanos son más elevadas que entre los caucásicos en Estados Unidos. En una evaluación reciente, la incidencia tres veces más elevada de CCR se atribuyó a la detección inicial de estos tumores, a su menor tamaño al momento del diagnóstico y a las resecciones quirúrgicas con propósitos curativos.

B. Etiología. Cerca del 70 % de los casos esporádicos de CCR (la variante histológica más frecuente) se asocia a mutaciones inactivadoras de ambas copias del gen supresor tumoral (antioncogén) *von Hippel-Lindau* (VHL). Esto causa la hiperexpresión del factor 1 inducible por hipoxia (HIF-1, *hypoxia inducible factor-1*) y del factor de crecimiento endotelial vascular (VEGF, *vascular endothelial growth factor*), lo que lleva a la regulación defectuosa de la angiogenia, que tiene una gran importancia en la fisiopatología del CCR.

1. **Factores que incrementan el riesgo de sufrir CCR:**
   a. Tabaquismo.
   b. Enfermedad quística adquirida del riñón.
   c. Antecedentes familiares de cáncer renal.
   d. Hipertensión arterial.
   e. Exposición ocupacional (cadmio, amianto, subproductos del petróleo).
   f. Obesidad.
   g. Consumo crónico de analgésicos (que contienen fenacetina y ácido acetilsalicílico).

2. Los **síndromes hereditarios vinculados con el CCR incluyen:**
   a. Enfermedad de von Hippel-Lindau (asociada a mutaciones en la línea germinal del gen *VHL* en el cromosoma 3); del 35 % al 45 % de estos pacientes tienen un CCR, comunmente múltiple y bilateral.
   b. CCR papilar hereditario de tipo 1; asociado a mutaciones del protooncogén *MET*.
   c. El CCR papilar hereditario de tipo 2 se relaciona con leiomiomatosis hereditaria y mutaciones de la hidratasa de fumarato.
   d. Síndrome de Birt-Hogg-Dube (BHD), asociado con carcinomas cromofóbicos y oncocíticos de riñón.

3. Entre los **factores no demostrados** que pueden aumentar el riesgo de CCR se encuentran la enfermedad poliquística del riñón, diabetes mellitus y diálisis crónica.

II. ANATOMÍA PATOLÓGICA Y EVOLUCIÓN NATURAL

A. Carcinoma de células renales. Este tipo incluye casi todos los tumores malignos del riñón en los adultos. Tienen aspecto redondeado y muestran una seudocápsula de parénquima condensado y tejido conjuntivo. Son bilaterales en el 2 % de los casos esporádicos, de forma sincrónica o no.

1. Los tipos histológicos más habituales son los CCR de células claras (75 % a 85 %), papilares (10 % a 15 %), cromófobos (5 %) y sin clasificar (< 5 %). De cualquier subtipo celular pueden surgir tumores sarcomatoides y están asociados con un mal pronóstico.
2. Son tumores que se originan a partir de las células tubulares proximales, invaden estructuras locales y se extienden frecuentemente a la vena renal. Las metástasis se producen por vía hemática y linfática. Las localizaciones más habituales de las metástasis a distancia son pulmones, hígado, huesos y cerebro, aunque pueden metastatizar a sitios, como las puntas de los dedos de las manos, párpados o nariz. Un carcinoma primario de riñón puede diagnosticarse a partir de la histología característica en una metástasis.
3. La evolución natural del CCR es impredecible. El tumor primario muestra patrones de crecimiento variables y puede permanecer localizado durante años. Los focos metastásicos pueden tener largos periodos de crecimiento indolente o aparentemente detenido, y pueden detectarse muchos años después de la extirpación del tumor primario.

B. Los carcinomas de células transicionales (CCT) son tumores poco frecuentes que se originan en la pelvis renal y suelen afectar múltiples localizaciones de la mucosa urotelial, como la pelvis renal, uréteres y vejiga urinaria, se pueden extender ocasionalmente al retroperitoneo en forma de lámina, involucrando estructuras vasculares y obstruyendo el tracto urinario (*v.* «Cáncer de la vejiga urinaria», Sec. II). Estos tumores suelen ser de bajo grado, pero se descubren tardíamente. Se diseminan por vía hematógena, sobre todo hacia pulmones y huesos.

C. Tumores renales poco frecuentes
1. Los **nefroblastomas** (tumor de Wilms) aparecen como masas voluminosas en niños y casi nunca se observan en adultos (*v.* cap. 19, «Tumor de Wilms»).
2. Los **linfomas y sarcomas** de origen renal muestran una evolución clínica similar a la de sus equivalentes de localización abdominal.
3. Los **tumores yuxtaglomerulares** (reninomas) son causas poco frecuentes de hipertensión y suelen ser benignos.
4. Los **carcinomas cromófobos** (4 %) se originan en las células intercaladas del sistema colector y con frecuencia se relacionan con una regulación a la alza del oncogén KIT y un pronóstico favorable.
5. Los **oncocitomas** (7 %) son tumores benignos que se originan a partir de un subtipo de túbulos colectores.
6. El **CCR del conducto colector** (tumores de Bellini, < 1 %) es un tumor agresivo, se muestra con mayor frecuencia en pacientes jóvenes y se origina como ya se mencionó en el conducto colector.
7. **Carcinoma** (< 1 %).
8. La **translocación del CCR** con una translocación cromosómica en el TFE3 (familia del factor de transcripción de la microftalmía) se encuentra en la población pediátrica, pero también en adultos jóvenes vinculada con el antecedente de quimioterapia para alguna enfermedad maligna, trastornos autoinmunitarios o un condicionamiento para un trasplante de médula ósea.
9. **Adenomas renales benignos.** La existencia de estos tumores es controvertida porque no es posible determinar un comportamiento biológico benigno o maligno únicamente por la histología de cualquier lesión de < 3 cm de diámetro.

D. Tumores metastásicos. La localización metastásica en el riñón no es rara en neoplasias como las de pulmón, ovario, colon y de glándula mamaria.

E. **Los síndromes paraneoplásicos se observan sobre todo en los adenocarcinomas renales.**
   1. **Eritrocitosis.** Los adenocarcinomas renales se asocian a eritrocitosis en el 1% a 5% de los pacientes, y suponen un 15% a un 20% de los casos de secreción inadecuada de eritropoyetina. Además, la inactivación del *VHL* va seguida del deterioro en la degradación de los factores de transcripción inducidos por la hipoxia y la producción más elevada de EPO, lo cual es independiente de los niveles de oxígeno en los tejidos.
   2. **Hipercalcemia.** Se observa en alrededor del 15% de los pacientes asociada a sobreproducción de proteínas similares a la paratirina. También puede asociarse a metástasis líticas óseas diseminadas.
   3. Del 10% al 20% de los pacientes se observa **fiebre** causada por el tumor. A menudo es intermitente y se asocia con sudores nocturnos, anorexia, fatiga y pérdida involuntaria de peso.
   4. **Alteración funcional hepática (síndrome de Stauffer).** Se produce en el 15% de los pacientes. Se observa leucocitopenia, fiebre y áreas de necrosis hepática *sin* metástasis en este órgano. Tras la nefrectomía las concentraciones plasmáticas de fosfatasa alcalina y aminotransferasas, que estaban elevadas, disminuyen a valores normales. La disfunción puede ser secundaria a la producción de citoquinas relacionadas con tumores.
   5. Se observa **hipertensión** asociada a la producción de renina por el tumor hasta en el 40% de los pacientes y se resuelve con la extirpación del tumor.
   6. La **hiperglobulinemia** puede causar un aumento de la velocidad de sedimentación globular.
   7. La **amiloidosis** acontece en el 3% al 5% de los pacientes de manera secundaria a una respuesta inflamatoria a las fibrillas de amiloide (AA).
   8. La **trombocitosis** es rara, pero se relaciona con un peor pronóstico.

III. DIAGNÓSTICO

A. **Signos y síntomas.** Los síntomas distintos a la hematuria suelen indicar tumores grandes y avanzados. La tríada clásica de dolor más una masa en el flanco y hematuria se observa en <10% de los pacientes con CCR. La combinación de anemia, hematuria y fiebre es poco frecuente, pero sugiere la presencia de un cáncer renal. El uso extendido de pruebas diagnósticas como el ultrasonido, la TC y la RM ha modificado la presentación típica del CCR. Más del 75% de todos los tumores limitados localmente se encuentran de manera casual y, por tanto, una proporción importante de los pacientes está asintomática en el momento del diagnóstico. Por ello, los síntomas y los signos (tal como se enumeran a continuación) llegan a ser poco frecuentes, y actualmente son más característicos en aquellos pacientes que acuden con una afección avanzada.
   1. **Síntomas**
      a. La hematuria macroscópica es poco frecuente y generalmente sólo se observa cuando el tumor invade el sistema colector.
      b. En pocos pacientes se advierte un dolor sordo y constante en el flanco. Puede producirse dolor cólico si pasan coágulos sanguíneos al interior del uréter.
      c. La pérdida de peso puede ser una manifestación inicial en <15% de los pacientes.
      d. La aparición repentina de un varicocele en el lado izquierdo o derecho es rara, y suele indicar la invasión de la vena renal o de la vena cava inferior, respectivamente.
      e. El edema de la extremidad inferior se debe a la enfermedad localmente avanzada que causa obstrucción venosa o linfática.
      f. La fiebre, la plétora y los síntomas de hipercalcemia o anemia pueden ser manifestaciones iniciales.
      g. Los síntomas relacionados con las metástasis, entre ellos dolor, fracturas óseas y dificultad para respirar, pueden ser una manifestación inicial algunas veces.

2. **Signos físicos**
   a. En raras ocasiones se puede palpar una masa en el flanco y por lo general sólo se detecta en adultos delgados.
   b. Alrededor del 15% de los pacientes tienen fiebre.
   c. Los pacientes pueden mostrar palidez a causa de la anemia.
B. **Pruebas diagnósticas**
   1. El **análisis de orina** puede demostrar que hay proteinuria y hematuria. Debe realizarse una evaluación urológica minuciosa a todos los pacientes con hematuria macroscópica o microscópica de cualquier magnitud.
   2. **Estudios habituales**
      a. Hemograma completo, pruebas funcionales hepáticas y renales.
      b. Puede aparecer hiperglobulinemia en pacientes con CCR porque las proteínas de fase aguda están elevadas.
      c. Las radiografías de tórax pueden mostrar múltiples depósitos metastásicos, grandes y redondeados (como balas de cañón), que son característicos de las neoplasias genitourinarias metastásicas.
   3. **TC renal.** Es el método más rentable para evaluar una masa renal sospechosa y debe ser la primera prueba a realizar. La TC no detecta la afectación ganglionar mínima.
   4. La **RM** puede ser tan precisa como la TC. En la preparación para la cirugía, la RM demuestra de forma más fiable que la TC cuando hay extensión del tumor en las venas renal y cava.
   5. La **ecografía** con Doppler dúplex puede ayudar a obtener imágenes de un trombo tumoral en la vena cava inferior y a definir su extensión. No debe utilizarse para una estadificación local, ya que no pueden obtenerse imágenes de la afectación de los ganglios linfáticos regionales.
   6. Deben realizarse **pruebas para la estadificación** en las siguientes situaciones:
      a. Gammagrafía ósea si existe dolor óseo o aumento de la concentración plasmática de fosfatasa alcalina.
      b. RM cerebral si existen signos de alteraciones del sistema nervioso central.
   7. La **biopsia percutánea de una masa renal** tiene una utilidad controvertida, y puede no ser necesaria en alrededor del 25% de los casos. Sólo debe realizarse en pacientes con afecciones médicas que hacen que la cirugía sea excesivamente peligrosa, así como en aquellos que muestran una afección metastásica para la que se necesita un diagnóstico histológico.
C. **Quistes renales.** Suelen clasificarse mediante TC, basándose en la posibilidad de que contengan una neoplasia maligna (clasificación de Bosniak). Para evaluar posibles quistes renales, se recomienda el siguiente enfoque:
   1. Si se sospecha o se demuestra la presencia de un quiste renal, y los hallazgos no sugieren especialmente un cáncer, se realizará una de un lipoma, no suele indicarse ningún seguimiento de control. Si la lesión es hiperecoica, deberán realizarse estudios de seguimiento.
   2. En raras ocasiones ninguna de las técnicas de imagen proporciona el diagnóstico y estará indicada la exploración quirúrgica.
   3. Los quistes de los tipos 3 y 4 de la clasificación de Bosniak se tratan del mismo modo que los tumores renales.

IV. SISTEMA DE ESTADIFICACIÓN Y FACTORES PRONÓSTICO
A. **Sistema de estadificación.** Véase atlas actual de estadificación del cáncer de la AJCC para informarse sobre la determinación del TNM.
B. **Factores pronóstico**
   1. El **estadio anatomopatológico** es el indicador más importante del pronóstico.
      a. **Tamaño del tumor.** Un tamaño > 10 cm se asocia a mal pronóstico, en comparación con otras lesiones menores.
      b. **Extensión venosa.** La afectación de las venas renal o cava tiene un mal pronóstico; sin embargo, con una adecuada gestión quirúrgica, del 25% al 50% de los pacientes sobrevive durante 5 años.

2. **Histología.** Los patrones sarcomatoso y sin clasificar de los CCR conllevan un mal pronóstico.
   a. El **grado nuclear** se relaciona con la supervivencia en todos los estadios tumorales. El sistema de clasificación de Fuhrman es el que se utiliza con mayor frecuencia, y tiene en cuenta el tamaño y la forma del núcleo, así como el aspecto de los nucléolos.
   b. Se propuso la **ploidía nuclear** como posible marcador pronóstico para estimar la supervivencia. Se cree que los tumores no diploides tienen un pronóstico menos favorable.
3. **Intervalo sin enfermedad.** El tiempo transcurrido entre la nefrectomía y la aparición de metástasis afecta a la supervivencia de los pacientes.
   a. Casi todos los pacientes que tienen metástasis en el momento de la intervención quirúrgica, o que muestran metástasis o recurrencia local durante el año siguiente a la cirugía, fallecen en 2 años si no reciben tratamiento.
   b. Los pacientes que muestran metástasis más de 2 años después de la nefrectomía tienen una tasa de supervivencia a los 5 años del 20 % a partir del momento en que se reconocen las metástasis.
4. **Sistemas de pronóstico integrados.**
   a. En la supervivencia promedio (SP) intervienen también factores diferentes al estadio de la enfermedad. En pacientes con enfermedad metastásica (estadio IV), si se utilizan los criterios del Memorial Sloan Kettering Cancer Center (MSKCC), publicados por primera vez en 1999, ciertos hallazgos correlacionan con tiempos de vida más cortos. Los criterios son: (1) altos niveles en sangre de lactato deshidrogenasa (LDH), (2) niveles elevados de calcio en sangre, (3) anemia (recuento de eritrocitos baja), (4) diseminación del cáncer a dos o más sitios distantes, (5) menos de un año desde el momento del diagnóstico para necesitar tratamiento sistémico (tratamiento frente a una molécula objetivo o quimioterapia) y (6) estado general deficiente. Los pacientes que no muestran ninguno de los factores antes mencionados se considera que tienen un buen pronóstico; uno o dos factores se consideran un pronóstico intermedio, tres o más de estos factores se clasifican como un pronóstico desfavorable.

V. PREVENCIÓN Y DETECCIÓN PRECOZ

La incidencia del cáncer renal podría reducirse si pudiera controlarse el hábito del tabaquismo. La detección precoz de hematuria y otros síntomas que sugieren que estos tumores se estudien y atiendan con rapidez.

VI. TRATAMIENTO
A. **Enfermedad en estadio temprano**
   1. **Cirugía**
      a. La **nefrectomía radical** clásicamente supone la extirpación de todas las estructuras de la fascia de Gerota (riñón, glándula suprarrenal y porción superior del uréter). La nefrectomía radical se utiliza en tumores grandes localmente avanzados. Se puede conservar con seguridad la glándula suprarrenal cuando el tumor está en el polo inferior o cuando hay un tumor de menor tamaño claramente separado de la glándula suprarrenal. Generalmente se prefiere un abordaje laparoscópico; sin embargo, puede ser necesaria una vía de abordaje abierta en tumores que afectan a estructuras adyacentes, como la vena cava inferior.
      b. La **cirugía conservadora de nefronas** (CCN, nefrectomía parcial) es el tratamiento de elección cuando técnicamente es posible. La conservación máxima del funcionamiento renal es un objetivo importante de la cirugía. La mayoría de los tumores que miden < 4 cm de diámetro son susceptibles de CCN. Un abordaje mínimamente invasor con laparoscopia o técnicas robóticas da lugar a una recuperación postoperatoria más rápida que el abordaje abierto. Aunque se considera que la resección quirúrgica es el tratamiento estándar, pueden plantearse técnicas de ablación con crioterapia o con radiofrecuencia para los tumores de menor tamaño y más exofíticos.

c. Se ha propuesto la **oclusión de la arteria renal** con técnicas angiográficas en los tumores localmente avanzados asociados a aumento de la vasculatura. Las técnicas de oclusión pueden reducir la hemorragia y hacer que la cirugía sea técnicamente más fácil. También pueden ofrecer paliación a pacientes sintomáticos que no son candidatos a cirugía. Sin embargo, la oclusión de la arteria renal producirá de manera transitoria dolor, fiebre y náuseas.

d. Entre las **contraindicaciones de la cirugía** se encuentra el riesgo quirúrgico elevado por enfermedades médicas concurrentes no relacionadas. Desde la aparición de tratamientos dirigidos, el papel de la cirugía («nefrectomía complementaria») cuando existen metástasis a distancia se encuentra de nuevo en estudio.

2. Actualmente se reconoce que la **observación** es una opción aceptable en tumores renales pequeños (p. ej., tumor < 4 cm) en pacientes que no son buenos candidatos a cirugía o que tienen una esperanza de vida corta. Muchos de estos tumores pequeños son benignos; sin embargo, aun cuando sean malignos, la mayoría de los tumores pequeños son indolentes y de crecimiento lento.

3. La **RT** y la quimioterapia no tienen una utilidad determinada en el tratamiento del cáncer renal en estadio temprano.

B. **Enfermedad avanzada**
   1. **Cirugía**
      a. **Nefrectomía.** En pacientes tratados con inmunoterapia se ha demostrado que la nefrectomía citorreductora prolonga la supervivencia. Sin embargo, la inmunoterapia con IL-2 o interferón (INF) ha sido reemplazada por un número cada vez mayor de tratamientos dirigidos. Por tanto, en estudios clínicos en realización se está revisando la utilidad de la nefrectomía citorreductora en pacientes tratados con tratamientos dirigidos. Hasta que finalicen estos estudios, la nefrectomía citorreductora sigue siendo un complemento aceptado en el tratamiento sistémico en pacientes con buena situación funcional.
      b. **Resección de metástasis.** En pacientes seleccionados se pueden extirpar las lesiones metastásicas con intención curativa. La metastasectomía tiene más probabilidades de ser curativa en pacientes con una única lesión metastásica y en pacientes con una recurrencia solitaria identificada a más de 2 años después de la nefrectomía definitiva.
   2. La **RT** se utiliza para aliviar los síntomas de las metástasis localizadas en el sistema nervioso central o los huesos. La radioterapia con bisturí γ es eficaz para el control de las metástasis encefálicas.
   3. **Tratamiento farmacológico** (v. tabla 14-1)
      a. **Tratamiento con fármacos dirigidos.**
         (1) **Tratamientos dirigidos frente al factor de crecimiento endotelial vascular (VEGF,** *vascular endothelial growth factor*)**:**
            (a) El **sunitinib** es uno de los TKI VEGF comparable con el interferón α (INF-α) entre los fármacos de primera línea para el carcinoma de riñón de células claras de pronóstico bueno a intermedio. El tratamiento con sunitinib fue notable en la mejora de la tasa de respuesta objetiva (ORR, *objective response rate*), la supervivencia sin progresión (SSP) y la SP. La dosificación del ensayo inicial fue de 50 mg de sunitinib diarios por vía oral durante 4 semanas seguido de 2 semanas de descanso. Los ensayos siguientes de fase II mostraron eficacia similar con 2 semanas de tratamiento/1 semana de descanso con mejora del el perfil de toxicidad y menos ajustes en la dosificación.
            (b) A la dosis de 400 mg dos veces al día, el **sorafenib** fue comparado con placebo después del fallo de la citocina y se apreció una mejora de la SSP pero una ORR baja y ningún beneficio en la SP.
            (c) **Bevacizumab** con dosis de 10 mg/kg cada 2 semanas combinado con INF-α. El tratamiento produjo una mejora de la SP cuando se comparó con placebo; no obstante, otros tratamientos más recientes han restado frecuencia a su uso.

TABLA 14-1	Algoritmo del tratamiento del carcinoma de célula renal	
Tratamiento de primera línea		
Grupo de riesgo	Estándar	Opciones
Bueno/intermedio	Sunitinib	Dosis elevadas de IL-2
	Pazopanib	Bevacizumab + dosis baja de IFN-α
Pobre	Temsirolimús	Sunitinib
Tratamiento de segunda línea		
Tratamiento previo	Estándar	Opciones
TKI	Axitinib	Cabozantinib
	Everolimús	Sorafenib
		Nivolumab
Tratamiento de tercera línea		
Tratamiento previo	Estándar	Opciones
TKI (como mínimo, dos líneas)	Nivolumab	Levatanib + Everolimús
	Cabozantinib	Sorafenib

      (d) Se han comparado 800 mg/día v.o. de **pazopanib** con placebo y sunitinib. El tratamiento conduce a una mejora de la SSP cuando se compara con placebo, pero no mejora la SSP ni la SP cuando se compara con el sunitinib. Pese a ello, el tratamiento con pazopanib produjo menos efectos adversos y mejoró la calidad de vida.

      (e) Se administra **axitinib** en dosis de 5 mg v.o. 2 veces/día y después se aumenta paulatinamente a 7 mg seguidos por 10 mg/día 2 veces/día hasta que se tolere. Este esquema provocó una mejora de la SSP cuando se comparó con el sorafenib en el contexto de la primera y la segunda línea.

      (f) A razón de 60 mg/día v.o., se comparó el **cabozantinib** con el everolimús en el contexto de segunda línea después de un tratamiento con TKI. La SSP mediana mejoró de manera significativa.

   (2) **Inhibidores del objetivo mamífero de la rapamicina (mTOR,** *mammalian target of rapamycin*)

      (a) Con una dosis inicial de 10 mg orales diarios, el **everolimús** fue comparado con el sunitinib y mostró un empeoramiento de la SSP. Cuando se comparó con el nivolumab y el cabozantanib, resultó menos efectivo. No se recomienda como fármaco de primera línea.

      (b) Con dosis de 25 mg intravenosos semanales, el **temsirolimús** mejoró la SP mediana cuando se comparó con el INF-α en el tratamiento de pacientes con una enfermedad de bajo riesgo que se atendían por primera vez. De manera exclusiva, la elegibilidad no se limitó a los pacientes con CCR de células claras y se permitió incluir a pacientes con metástasis cerebrales tratadas.

   (3) **Efectos secundarios.** La experiencia más extensa con los tratamientos dirigidos frente al VEGF y con los inhibidores de mTOR han mostrado efectos de clase asociados a estos fármacos. Los tratamientos dirigidos frente al VEGF parecen producir hipertensión, proteinuria, eritrodisestesia palmoplantar, retraso de la cicatrización de las heridas y mielodepresión. Por el contrario, los inhibidores de la mTOR se han asociado con un deterioro de los perfiles metabólicos (p. ej., hiperglucemia, hipertrigliceridemia, etc.), mucositis y exantema.

  b. Inmunoterapia. El papel de la inmunoterapia en el CCR volvió a adquirir importancia con la exploración de los anticuerpos monoclonales frente a la proteína 1 de la muerte celular programada (PD-1). La IL-2 todavía se con-

serva como opción terapéutica en pacientes seleccionados con pronóstico favorable.
- **(1)** La **IL-2,** administrada como monoterapia a dosis elevadas, produce una tasa de respuesta del 15 % al 20 % en pacientes de riesgo bajo y remisiones duraderas que se mantienen durante más de una década en el 10 % de los pacientes. Una elevada morbimortalidad del 4 % asociada a dosis elevadas de IL-2 hace que esta opción de tratamiento sea difícil y que sólo pueda aplicarse a pocos pacientes.
- **(2)** El **nivolumab** es un anticuerpo monoclonal humano que bloquea el receptor 1 de muerte programada (PD-1). El PD-1 se expresa en los linfocitos T y la interacción con sus ligandos PD (PD-L) que se produce en las células inmunitarias y en las células cancerosas bloquea la respuesta inmunitaria. El nivolumab se comparó con el everolimús después de uno o dos tratamientos antiangiógenos previos. El ensayo se detuvo al poco tiempo debido a que causó una mejora significativa en la SP (25 meses para el nivolumab frente a 19.6 meses para el everolimús). El nivolumab se dosifica a razón de 3 mg/kg intravenosos cada 2 semanas hasta la progresión de la enfermedad o la producción de una toxicidad inaceptable. Con el nivolumab, las toxicidades más frecuentes ocurren por mediación inmunitaria, y consisten en colitis, diabetes mellitus, hipofisitis, neumonitis, insuficiencia suprarrenal y un exantema (*v.* cap. 5).
- **(3)** El **IFN-α** en monoterapia tiene una ligera actividad antitumoral en el CCR, con una tasa de respuesta aproximada del 15 %. Con los tratamientos dirigidos eficaces, el IFN-α se utiliza con poca frecuencia.

CÁNCER DE LA VEJIGA URINARIA

I. EPIDEMIOLOGÍA Y ETIOLOGÍA

A. **Las neoplasias malignas de la vejiga** constituyen el 4.5 % de todas las neoplasias malignas de Estados Unidos y es la sexta neoplasia más común en Estados Unidos. Esta enfermedad es tres veces más frecuente en hombres que en mujeres. La edad promedio de inicio se sitúa en la sexta o la séptima décadas de la vida. La incidencia se duplica entre hombres de > 75 años respecto a aquellos de menos edad. Los hombres caucásicos tienen casi el doble de riesgo de cáncer de vejiga (CV) que los afroamericanos y los hispanos.

B. **Factores de riesgo y carcinógenos**
1. **Exposición laboral.** Se asocia al 20 % de los casos. Históricamente las personas que trabajaban con el colorante anilina se veían afectadas con una frecuencia 30 veces mayor que la población general. Las aminas aromáticas y los compuestos relacionados son los carcinógenos vesicales más abundantes en la actualidad. Son productos químicos intermedios de las anilinas, más que los colorantes de anilina en sí. Los trabajadores de la industria del cuero, de pintura y caucho también parecen tener mayor riesgo de sufrir cáncer vesical. En estas industrias se ha demostrado que son carcinógenos la 2-naftilamina, la bencidina, el 4-aminobifenilo y el 4-nitrobifenilo.
2. La infección vesical por ***Schistosomum haematobium*** se asocia al cáncer vesical, particularmente con el tipo histológico epidermoide, en regiones endémicas de África y de Oriente Próximo.
3. El **tabaquismo** multiplica por cuatro el riesgo de sufrir cáncer vesical, con un patrón dependiente de la dosis. Los que fuman mucho tienen más probabilidades de tener un tumor de alto grado y una enfermedad invasora muscular en comparación con los no fumadores. De los hombres que fallecen por esta neoplasia, un 85 % tiene antecedentes de tabaquismo.
4. La **irradiación pélvica** multiplica por cuatro el riesgo de sufrir cáncer vesical u otros tipos de cáncer como el de próstata o el de testículo en el hombre y el de ovario o de cuello uterino en la mujer.

5. **Fármacos.** La ciclofosfamida aumenta sin duda el riesgo de sufrir cáncer vesical. Otros fármacos cuya intervención se ha demostrado en estudios con animales, pero no en los seres humanos, son la fenacetina, sacarina sódica y ciclamato sódico.

II. ANATOMÍA PATOLÓGICA Y EVOLUCIÓN NATURAL
A. Anatomía patológica
1. **Histología.** De todas las neoplasias malignas vesicales, el 90% son CCT y el 8% son epidermoides. Son poco frecuentes los adenocarcinomas, los sarcomas, los linfomas y los tumores carcinoides.
2. **Lugares de afectación.** La mayoría de los CCT están relacionados con la exposición a carcinógenos, como el tabaco. Se piensa que los carcinógenos de la orina producen un cambio del sustrato en el urotelio, que predispone a la formación de cáncer vesical. Por tanto, puede producirse un CCT en cualquier parte del sistema colector urinario, incluyendo el riñón y el uréter; sin embargo, la vejiga es la localización más frecuente porque su función es almacenar orina y tiene el mayor tiempo de contacto con los carcinógenos urinarios.
3. **Tipos de cáncer de vejiga**
   a. Los tumores papilares únicos constituyen el tipo más habitual (70%) y el que invade con menor frecuencia.
   b. El tumor papilar difuso crece invadiendo mínimamente.
   c. Los tumores sésiles suelen ser de alto grado e invasores.
   d. El carcinoma *in situ* (CIS, crecimiento intraepitelial plano) se parece a la mucosa normal o tiene el aspecto de una placa de color rojo aterciopelado.
4. **Alteración panurotelial o defecto de campo.** El cáncer vesical parece asociarse a cambios premalignos en la mucosa urotelial. Este concepto lo sugieren las siguientes observaciones:
   a. Hasta el 80% de los pacientes tratados por tumores superficiales sufre recurrencias en puntos diferentes de la vejiga.
   b. En el 25% de los pacientes exhiben múltiples localizaciones primarias.
   c. Las biopsias aleatorias de áreas de mucosa aparentemente normales muestran frecuentemente CIS.
   d. Según las series comunicadas, los pacientes con CIS vesical también muestran CIS ureteral (10-60%) y CIS uretral (30%).
   e. Alrededor del 40% de los pacientes que acuden con carcinoma de la pelvis renal o del uréter muestra tumores en otras localizaciones de las vías urinarias, generalmente en la vejiga.

B. Evolución natural
1. **CIS de la vejiga.** Es de localización multifocal y puede afectar a todo el urotelio. Es una neoplasia maligna de alto grado. Un 80% de los pacientes con CIS no tratado sufre un cáncer invasor vesical durante los 10 años siguientes al diagnóstico; la enfermedad es mortal en la mayoría de los pacientes.
2. **Carcinomas superficiales de bajo grado.** Tienen un pronóstico mejor que el del CIS. Aunque la tasa de recurrencia es del 80% y no metastatizan. Sin embargo, el 10% de carcinomas superficiales pueden progresar hasta transformarse en tumores invasores de alto grado, con posibilidad de producir metástasis. Más del 80% de los pacientes con cáncer superficial y CIS llegan a tener enfermedad invasora.
3. **Tumores de alto grado o invasores.** Se asocian a áreas adyacentes de CIS en el 85% de los casos. Estos tumores frecuentemente invaden el músculo y la grasa perivesical. Los carcinomas epidermoides y los adenocarcinomas suelen ser de alto grado y tienen un comportamiento clínico agresivo. Otras variantes histológicas poco frecuentes y agresivas son el subtipo sarcomatoide, el carcinoma microcítico y los tumores micropapilares.
4. **Modo de diseminación.** Los tumores vesicales se diseminan a través de los conductos linfáticos y el torrente circulatorio. Las lesiones de alto grado son las que producen metástasis con mayor frecuencia. De los pacientes que muestran metástasis a distancia, el 30% no tiene afectados los ganglios linfáticos de drenaje. Las localizaciones de las metástasis a distancia son los huesos, hígado, pulmones y, con

menor frecuencia, la piel y otros órganos. Las causas habituales de muerte de los pacientes son: la uremia por compresión ureteral por una gran masa pélvica, la inanición por la progresión de la enfermedad y la insuficiencia hepática.
5. **Implantación tumoral yatrógena.** Se ha comprobado que las células del cáncer vesical de alto grado exfoliadas por cistoscopia, cepillado, biopsia transuretral o resección se extienden a otras áreas de la vejiga. Las zonas de la mucosa lesionadas por la inflamación o la instrumentación parecen ser las más receptivas a estos implantes.
6. **Síndromes paraneoplásicos asociados:** fibrinólisis sistémica, hipercalcemia, síndromes neuromusculares, reacción leucemoide.

III. DIAGNÓSTICO
   A. **Signos y síntomas**
   1. **Síntomas**
       a. En el 90 % de los pacientes la hematuria (macro o microscópica) es un síntoma inicial.
       b. En el 25 % de los pacientes se observa irritabilidad vesical. La disuria inicial (dificultad para iniciar la micción) el tenesmo urinario, la polaquiuria, la disuria y el malestar pélvico posmiccional pueden simular una prostatitis o una cistitis. Estos síntomas se producen tanto en pacientes con CIS como en los que muestran tumores grandes, extendidos o cerca del cuello vesical.
       c. El dolor pélvico o en el flanco se asocia a enfermedad localmente avanzada.
       d. El edema de las extremidades inferiores y los genitales se debe a obstrucción venosa o linfática.
   2. **Signos físicos.** Debe realizarse una exploración minuciosa en busca de posibles metástasis. El urólogo tiene que realizar una exploración bimanual a través del recto cada vez que al paciente se le someta a una anestesia general o se le realice una cistoscopia. No debe exagerarse demasiado la importancia de la exploración bimanual. Proporciona información útil sobre la extensión local de la enfermedad, que no puede obtenerse mediante las técnicas de imagen actuales.
   B. **Estudios para el diagnóstico**
   1. **Pruebas habituales**
       a. Hemograma completo, pruebas funcionales hepáticas y renales.
       b. Análisis de orina.
       c. Radiografía de tórax.
   2. **Cistoscopia.** Es el procedimiento esencial para el diagnóstico del cáncer vesical. Se realizan biopsias de las zonas alteradas. A menudo se practican biopsias al azar de áreas sanas en la búsqueda de CIS. La cistoscopia irá seguida de exploración pélvica bimanual bajo anestesia, tanto en hombres como en mujeres. La cistoscopia está indicada en pacientes con las siguientes manifestaciones clínicas:
       a. Hematuria macroscópica o microscópica, y estudio por la imagen normal de las vías urinarias superiores. La cistoscopia puede omitirse en pacientes < 35 años sin factores de riesgo de cáncer de vejiga.
       b. Síntomas de las vías urinarias inferiores crónicos o sin causa aparente.
       c. Citología urinaria sospechosa de cáncer.
       d. Antecedente de cáncer vesical.
   3. **Urografía.** El pielograma intravenoso (PIV) es útil para ver el aparato urinario superior en pacientes con hematuria sin causa aparente, o signos citológicos o cistoscópicos de tumor, con el fin de buscar los tumores primarios en los uréteres o en la pelvis renal. Se aconseja realizar la PIV antes que la cistoscopia, porque si las vías superiores se visualizan mal o hay un defecto de llenado no convincente puede realizarse una pielografía retrógrada mediante un catéter introducido durante la misma sesión de la cistoscopia.
   4. **Urografía por TC (UTC).** La TC abdominal y de la pelvis suele consistir en tres fases: fase sin contraste, fase inicial tras el contraste y la fase pielográfica. Durante la fase sin contraste pueden identificarse calcificaciones anómalas (cálculos o litiasis urinaria). La fase inicial tras el contraste, obtenida varios minutos después

de la administración i.v. del contraste, sirve para distinguir lesiones renales y para diferenciar entre los ganglios linfáticos anómalos y las estructuras anatómicas sanas. Durante la fase pielográfica se observa el medio de contraste a medida que se excreta al sistema colector, lo que permite la identificación de defectos de llenado dentro de este mismo sistema. A causa de su mayor resolución y precisión diagnóstica, la UTC ha sustituido en gran medida al PIV como método de elección para el estudio por la imagen de las vías urinarias superiores.

Es importante realizar una UTC en todos los pacientes con hematuria, antecedentes de cáncer vesical o citología positiva. La prueba también resulta útil para la estadificación. Para evaluar ganglios linfáticos, descartar metástasis viscerales o infiltración tumoral en la grasa perivesical. Sin embargo, la TC no resulta fiable para la detección de invasión local.

5. **Citología urinaria.** Detecta alrededor del 70% de las neoplasias malignas vesicales que se diagnostican posteriormente mediante la cistoscopia. La evaluación citológica no debe ser la principal técnica diagnóstica en los pacientes con un presunto cáncer vesical ya que tiene poca sensibilidad. Los resultados falsos positivos son raros; por tanto, cualquier citología positiva debe ser trabajado a fondo para la malignidad. La citología urinaria es útil para los siguientes objetivos:
   a. Seguimiento de los pacientes con antecedente de cáncer vesical.
   b. Detección sistemática en pacientes asintomáticos que están expuestos a carcinógenos ambientales.
   c. Evaluación de pacientes con síntomas crónicos de irritación vesical, antes de realizar la cistoscopia.
6. **Hibridación *in situ* fluorescente (FISH, *fluorescent* in situ *hybridization*).** Debido a que las neoplasias malignas vesicales se asocian a alteraciones cromosómicas típicas, su detección en la orina constituye un método preciso y no invasor para la detección de CCT. La prueba de FISH disponible comercialmente utiliza cuatro sondas cromosómicas para detectar un número anómalo de copias de cromosomas (CEP17, CEP3 y CEP7) y una sola sonda indicadora específica de locus (9p21). La FISH tiene una sensibilidad del 81% y una especificidad del 96%, ambas mucho mejores que las de la citología. Se ha informado que la FISH detecta tasas más elevadas de CIS y de tumores de grado alto.
7. **Gammagrafía.** Deben hacerse gammagrafías óseas a los pacientes con dolor óseo o con aumento de las concentraciones de fosfatasa alcalina o de aminotransferasas.

IV. SISTEMA DE ESTADIFICACIÓN Y FACTORES PRONÓSTICO

A. **Sistema de estadificación.** Véase atlas actual de estadificación del cáncer de la AJCC para informarse sobre el sistema de estadificación TNM.

B. **Factores pronóstico.** Los factores clínicos más importantes son el estadio tumoral, el grado del tumor y la presencia de CIS. Los pacientes en estadio avanzado que no reciben tratamiento tienen una tasa de supervivencia a los 2 años < 15% y una mediana de supervivencia de 16 meses.
   1. **Histología.** Los tumores epidermoides y los adenocarcinomas tienen peor pronóstico que el CCT. Igualmente, el resto de las subvariantes histológicas agresivas conllevan también un mal pronóstico.
   2. La **invasión** muscular, linfática o del tejido adiposo perivesical se asocia a un mal pronóstico. El cáncer invasor se asocia a una tasa de mortalidad del 50% en los 18 primeros meses tras el diagnóstico. El retraso de la cistectomía más de 12 semanas tras el diagnóstico de invasión muscular (estadio T2) puede reducir la supervivencia.
   3. El **CIS** progresa hacia un carcinoma invasor en el 80% de los pacientes en los 10 años siguientes al diagnóstico.
   4. **Grado tumoral**
      a. Existe una estrecha relación entre el grado y el estadio del tumor. El grado tumoral por sí solo afecta a la supervivencia de los pacientes con tumores superficiales. La tasa de supervivencia a los 5 años es del 85% en lesiones de bajo grado, y del

30 % en lesiones de alto grado. Prácticamente todos los tumores superficiales de alto grado se vuelven invasores si no se tratan.
   b. El número de cromosomas se relaciona con el grado tumoral. Las células tetraploides y aneuploides, en oposición a las diploides, se asocian a tumores invasores.
   c. Algunas propiedades fenotípicas que se han considerado como marcadores de enfermedad biológicamente más agresiva son el aumento de la expresión del antígeno x de Lewis, la expresión de p53 defectuoso, junto con la hiperexpresión del gen *Rb* y un receptor del factor de crecimiento epidérmico anómalo; y la reducción de la expresión de los factores de crecimiento transformantes β1, p27 y p15.
5. **Tamaño del tumor primario.** No se relaciona con el riesgo de diseminación. Las grandes lesiones superficiales, a pesar de, tienen más probabilidades de recurrencia tras el tratamiento que las lesiones pequeñas.
6. **Multifocalidad.** Se asocia a mayor riesgo de recurrencia que los casos en que hay un tumor solitario.

V. PREVENCIÓN Y DETECCIÓN PRECOZ

A. Prevención. Puede ser beneficioso proteger a los trabajadores de determinadas industrias de la exposición continua a carcinógenos vesicales (p. ej., con ropas protectoras). No se ha determinado el beneficio obtenido por la reducción del consumo de café o de edulcorantes artificiales. Debe aconsejarse a todas las personas que dejen de fumar. La dieta enriquecida con folato se ha asociado a un descenso del riesgo de sufrir cáncer vesical.

B. Detección precoz. Depende de la evaluación rápida de todos los pacientes con hematuria o con síntomas crónicos de irritación vesical.

VI. TRATAMIENTO

A. Enfermedad en estadio temprano generalidades:
   1. Los **tumores superficiales de bajo grado** no asociados a CIS se tratan mediante resección transuretral y, cuando está indicado, con quimioterapia intravesical. Aunque la incidencia de recurrencia es del 80 % con este tratamiento, el pronóstico es bueno. La fulguración es un tratamiento eficaz de las lesiones pequeñas.
   2. El **CIS** es una neoplasia maligna superficial que suele ser multifocal, persistente y recurrente. Por definición, puede transformarse en carcinoma invasor, y la resección cistoscópica o la fulguración es un tratamiento eficaz; sin embargo, el CIS habitualmente es plano y puede no ser visible en la cistoscopia. Por tanto, a los pacientes diagnosticados de CIS se les debe realizar un tratamiento adicional con bacilo de Calmette-Guerin (BCG) intravesical. A la vista del elevado riesgo de recurrencia y progresión, se debe seguir estrechamente a los pacientes con repetición de la cistoscopia cada 3 meses con citología de rutina. El CIS que recurrencia rápidamente después del tratamiento con BCG se debe tratar con una cistectomía.
   3. Los **tumores invasores** que crecen hasta la muscular propia (> T2) se deben tratar mediante exenteración pélvica anterior en mujeres y cistoprostatectomía radical en hombres. Se realiza disección de los ganglios linfáticos pélvicos para realizar la estadificación ganglionar; algunos autores proponen una disección ganglionar extendida para mejorar la probabilidad de resección curativa. Pueden realizarse resecciones segmentarias de la vejiga en casos muy seleccionados (*v.* sec. VI.B.2). La radioterapia y la quimioterapia pueden ser adecuadas en algunos casos (*v.* secs. VI.C y VI.D).

B. La cirugía en la enfermedad en estadio temprano
   1. La **resección transuretral del tumor vesical (RTTV)** es el eje central del diagnóstico y la estadificación del cáncer vesical. Es fundamental la diferenciación entre cáncer vesical superficial y cáncer con invasión de la muscular. Uno o más procedimientos de RTTV y la cistoscopia de seguimiento constituyen un tratamiento suficiente para la mayoría de los tumores superficiales. La enfermedad con

invasión de la muscular precisa una cistectomía radical; sin embargo, los tumores solitarios pequeños que afectan al músculo vesical se pueden tratar con RTUTV sola en pacientes que no son buenos candidatos a cirugía radical.
2. La **resección segmentaria** (cistectomía parcial) se asocia a un riesgo elevado de recurrencia. Sí puede considerarse en aquellos tumores que muestran las siguientes características:
   a. Tumor solitario.
   b. Localizado en la cúpula vesical.
   c. Se descarta CIS con múltiples biopsias aleatorias.
   d. Puede extirparse con un borde de tejido sano de 2 cm.
   e. Los pacientes con adenocarcinoma son los más adecuados para cistectomía parcial porque tienen menos probabilidad de que el tumor se deba a un defecto de modificación del sustrato y, por tanto, es menos probable que los tumores sean multifocales y que recurran.
3. **Instilaciones intravesicales.** Dado que la vejiga es un órgano de almacenamiento sin capacidad de absorción, pueden instilarse en ella fármacos citotóxicos sin que se produzcan efectos sistémicos. Se ha utilizado la quimioterapia e inmunoterapia para el tratamiento y la prevención de la recurrencia del cáncer vesical superficial con fármacos que no desempeñan papel alguno en el tratamiento del cáncer vesical invasor. Los quimioterápicos son el tiotepa, la mitomicina C, la valrubicina y doxorubicina. La inmunoterapia consiste en la administración de BCG con o sin IFNα. El tratamiento intravesical sólo se debe administrar en la enfermedad T1, en el CIS y en la enfermedad Ta multifocal o con recurrencia rápida.
   a. El BCG Se utiliza sólo como tratamiento profiláctico o adyuvante. Se administra semanalmente, durante 6 semanas, seguido de una administración de mantenimiento de una pauta más corta. Se ha demostrado que el BCG de mantenimiento aumenta los efectos de una sola pauta de 6 semanas. Se considera que las instilaciones de BCG son más efectivas para reducir los riesgos de recurrencia y progresión comparada con la quimioterapia. Por consiguiente, la BCG es el tratamiento de elección en pacientes que nunca recibieron tratamiento intravesical. La BCG también es curativa en la mayoría de los pacientes con CIS. Pese a ello, no existen pruebas que demuestren que cualquier tratamiento intravesical puede modificar la supervivencia específica de enfermedad a largo plazo.
   b. La mitomicina C se administra semanalmente en una dosis de 40 mg cada vez. Se ha demostrado que una sola instilación de mitomicina C inmediatamente después de una RTTV disminuye el riesgo de recurrencia, probablemente porque evita la diseminación de células neoplásicas. No existen pruebas de que la quimioterapia intravesical de mantenimiento sea beneficiosa.
   c. Tanto la quimioterapia como el BCG se asocian frecuentemente a efectos secundarios locales, como irritación vesical, y ambos pueden inducir (en raras ocasiones) reacciones adversas generales. Tiene una particular importancia la infección sistémica por el BCG, que afecta al 5% de los casos, y puede causar una morbilidad elevada.
4. **Cistectomía radical.** Constituye el tratamiento habitual del cáncer vesical invasor, y consiste en la extirpación de la vejiga, el tejido adiposo perivesical y peritoneo adherido. En los hombres se extirpa la próstata y las vesículas seminales; en las mujeres se extirpa en bloque el útero, los anexos y la cúpula vaginal. Hay controversia sobre si la linfadenectomía puede mejorar la supervivencia y, por tanto, algunos cirujanos proponen una disección ganglionar extendida que va desde la pelvis en dirección craneal hasta la arteria mesentérica inferior. Hay pocas dudas de que la linfadenectomía aporta información útil para la estadificación, y una disección ganglionar pélvica clásica representa la extensión mínima de la linfadenectomía.
   a. **Procedimientos de derivación urinaria.** Se desvían los uréteres hacia un asa ileal, que actúa como injerto tubular hacia un estoma abdominal (injerto

tubular ileal) o hacia un reservorio construido con intestino. Generalmente los reservorios se crean destubularizando y cosiendo un segmento de intestino delgado o intestino grueso a un nuevo depósito.

Si se realiza una derivación continente, el reservorio se puede implantar en posición ortotópica como una neovejiga que drena a través de la uretra utilizando el mecanismo del esfínter nativo, o se puede unir a un estoma continente que se puede sondear, y que los pacientes drenan mediante autosondaje intermitente. Otros procedimientos de drenaje de la orina, como la implantación cutánea de los uréteres y la ureterosigmoidostomía, se abandonaron porque se asociaban a una incidencia elevada de complicaciones graves.

- **b. Indicaciones para la cistectomía radical**
  - (1) Tumores con invasión muscular.
  - (2) CIS que no responde al tratamiento intravesical.
  - (3) Tumores superficiales de bajo grado que son difusos y múltiples, y que frecuentemente recurrencian y se hacen difíciles de controlar mediante RTTV y tratamiento intravesical.
  - (4) Tumores de alto grado que no responden a medidas conservadoras.
- **c. Complicaciones de la cistectomía**
  - (1) Índice de mortalidad del 1-3 %.
  - (2) Hemorragia.
  - (3) Lesión rectal, fístulas ureterocutáneas, dehiscencia e infección de las suturas, obstrucciones o fístulas del intestino delgado. Las fístulas del intestino delgado se asocian a un importante índice de mortalidad.
  - (4) Tromboflebitis, embolia pulmonar y otras complicaciones circulatorias.
  - (5) Impotencia en los hombres; si se conservan los nervios puede evitarse esta impotencia en algunos hombres.
- **d. Complicaciones de la derivación urinaria**
  - (1) Infección urinaria.
  - (2) Obstrucción causada por la estenosis (fibrosis o crecimiento tumoral).
  - (3) A veces se produce litiasis renal. Los cálculos de calcio son los más frecuentes.
  - (4) Trastorno acidobásico: lo más habitual es la acidosis metabólica hiperclorémica debida a la rápida reabsorción de amonio seguido de cloruro desde la orina en el intestino usado para la derivación urinaria. El tipo de derivación (reservorio o injerto tubular) y el tipo específico de segmento intestinal usado determinan el tipo, magnitud y gravedad de la alteración electrolítica acompañante. Los trastornos metabólicos más graves notificados se producen después de derivaciones realizadas con colon sigmoide o yeyuno.

C. Enfermedad en estadio temprano: radioterapia. La RT no parece alterar favorablemente la evolución del CIS.

1. **Indicaciones de la RT**
   - **a.** La RT es una alternativa a la cirugía en pacientes muy motivados que desean conservar la vejiga y la potencia sexual usando un protocolo de conservación de la vejiga. Estos planes terapéuticos multimodales comprenden la RTTV intensiva, la RT y la quimioterapia, y sólo se realizan en pocos centros, ya que estos protocolos obligan a la realización de visitas frecuentes de seguimiento y estrecha coordinación de múltiples subespecialidades. Después de un intento de ahorro de la vejiga, una cistectomía de rescate se requiere hasta en el 20 % de los casos.
   - **b.** La RT prequirúrgica rara vez se utiliza. No parece mejorar la supervivencia esperada más allá de la que se consigue con cirugía radical sola, aunque sí reduce la recurrencia local.
   - **c.** No se ha demostrado que la RT posquirúrgica produzca efecto alguno en el cáncer vesical.
2. **Complicaciones de la RT.** Se comentan en «Aspectos generales» del capítulo 12 (cistitis por radiación) y en el capítulo 31 (proctitis por radiación).

D. **Estadio incipiente de la enfermedad: quimioterapia**
  1. El **tratamiento posquirúrgico con citotóxicos por vía sistémica** en aquellos pacientes a los que se realiza una cistectomía se ha asociado a un retraso del tiempo hasta la progresión de la enfermedad (8-12 meses), pero no existen pruebas concluyentes que señalen una mejora de la supervivencia. En este contexto, se han empleado numerosas pautas. Se recomiendan el M-VAC (metotrexato, vinblastina, doxorubicina, cisplatino) o el GC (gemcitabina, cisplatino). La estrategia predilecta es el tratamiento con quimioterapia neoadyuvante.
  2. El **tratamiento de inducción** supone un intento de realizar el tratamiento más precoz posible de las micrometástasis y facilitar el tratamiento local definitivo. Actualmente, la pauta de inducción preferida son tres ciclos de M-VAC (v. sec. VI.E.3). Se ha comprobado que el tratamiento neoadyuvante mejora la supervivencia. Otros fármacos opcionales son la gemcitabina y el cisplatino en pacientes con comorbilidades significativas que no toleran el tratamiento M-VAC. Análisis retrospectivos sugieren respuestas patológicas completas similares. Sin embargo, actualmente los datos de más calidad respaldan el uso de M-VAC como tratamiento de inducción.
E. **Enfermedad en estadio avanzado**
  1. **Cirugía.** Merece la pena intentar la fulguración de tumores de gran tamaño que están sangrando de forma incontrolada o causan síntomas irritativos importantes.
  2. La **RT** disminuye la hemorragia en alrededor de la mitad de los pacientes y proporciona un importante alivio del dolor local en áreas de afectación ósea. Las masas tumorales que pueden llegar a extenderse por la piel, particularmente por el periné, deben irradiarse con prontitud. La cistitis bacteriana deberá tratarse de forma eficaz antes del uso de la RT, si es posible.
  3. **Quimioterapia.** Las pautas antineoplásicas mixtas basadas en el cisplatino han logrado una respuesta completa y mantenida hasta en el 45 % de los pacientes, y representan el mejor tratamiento actual del cáncer vesical avanzado, aunque los efectos adversos pueden ser importantes. El uso de gemcitabina más cisplatino (GC) pareció tener una eficacia similar a M-VAC, aunque con una morbilidad menor, en un estudio aleatorizado de fase III.
    a. **M-VAC.** Se administra en ciclos de 28 días, en las siguientes dosis:
      (1) Metotrexato, 30 mg/m^2 i.v. los días 1, 15 y 22.
      (2) Vinblastina, 3 mg/m^2 i.v. los días 2, 15 y 22.
      (3) Doxorubicina, 30 mg/m^2 i.v. el día 2.
      (4) Cisplatino, 70 mg/m^2 i.v. el día 2.
    b. **GC.** Se administra en ciclos de 28 días, con una duración de hasta 6 ciclos, en las siguientes dosis:
      (1) Gemcitabina, 1 000 mg/m^2 i.v. los días 1, 8, 15, y
      (2) Cisplatino, 70 mg/m^2 i.v. el día 2.
      No existe un tratamiento de segunda línea estándar para el cáncer vesical metastásico o recurrente, ante los cuales se recomiendan los ensayos clínicos. En estos momentos se encuentra en curso la inmunoterapia con inhibidores de los puntos de control (PD-1 y PD-L-1) y parece ser prometedora en los cánceres uroteliales de acuerdo con los resultados de estudios iniciales de fase I. Si un paciente no es candidato a ensayos clínicos, se puede recurrir a la paliación con un solo fármaco como los pertenecientes a los taxanos, el pemetrexed o la gemcitabina.
F. **Seguimiento de los pacientes**
  1. En los pacientes con una displasia urotelial grave debe repetirse la citología de orina cada 2-3 meses y la cistoscopia con biopsias aleatorias cada 3-6 meses.
  2. En los pacientes con cáncer superficial de bajo grado tratados con quimioterapia intravesical debe realizarse una cistoscopia cada 3 meses.
  3. Tras una cistectomía se debe evaluar a los pacientes cada 3 meses durante los primeros 2 años, cada 6 meses durante los siguientes 3 años, y anualmente a partir

de ese momento. Deben realizarse análisis y citología de orina cada 6 meses para detectar la aparición de nuevas neoplasias primarias en las vías urinarias superiores. La presencia de hematuria o una citología positiva deberá evaluarse con una urografía i.v.
4. En los pacientes con un injerto tubular ileal o una derivación continente se aconseja que se realice periódicamente un lavado uretral para poder diagnosticar la recurrencia local en la uretra. Con el mismo fin debe realizarse la cistoscopia de seguimiento a los pacientes con una derivación ortotópica.

VII. PROBLEMAS CLÍNICOS ESPECIALES

A. **Hematuria macroscópica.** Puede complicar la evolución del cáncer vesical localmente tratado con radiación. Puede ser útil el uso de la fulguración transuretral para controlar el sangrado. En algunos casos irresecables puede tratarse con la instilación de formaldehído al 4% dentro de la vejiga con anestesia general; se retiene la sustancia durante 15 min. Antes de la instilación del formaldehído se debe realizar un cistograma para descartar reflujo ureteral, porque el formaldehído puede producir cicatrices y obstrucción del uréter. Otra opción en la hematuria grave e intratable es la irrigación de la vejiga con alumbre diluido. No se debe utilizar alumbre en pacientes con insuficiencia renal, porque el alumbre que se absorbe por vía sistémica se excreta por el riñón.

B. **Uropatía obstructiva.** En los pacientes con cualquier tipo de derivación urinaria puede aparecer uremia. Hay que descartar obstrucción causada por afecciones benignas, como litiasis o estenosis. Debe analizarse la orina en busca de células neoplásicas, cristales y sangre. Si puede localizarse el orificio ureteral, se realizará una pielografía retrógrada. Por lo demás, el PIV y la gammagrafía renal isotópica pueden demostrar la obstrucción.

La endoscopia puede utilizarse para dilatar lesiones estenóticas con cierto éxito. Debe considerarse la cirugía exploradora para solucionar el problema en aquellos pacientes que no tengan signos clínicos de cáncer. En los pacientes con enfermedad en estadio avanzado suele resultar útil la derivación externa, con nefrostomías percutáneas, o interna, con endoprótesis ureterales.

C. **Impotencia.** A pesar de las técnicas con conservación de los nervios, la impotencia es una complicación de la cistectomía radical en los hombres. Los fármacos orales, preparaciones intrauretrales, inyección intracavernosa y prótesis peneanas son las soluciones de que se dispone, y suelen permitir la restauración de la potencia sexual y, a menudo, el orgasmo en estos pacientes.

CÁNCER URETRAL

I. EPIDEMIOLOGÍA Y ETIOLOGÍA

El cáncer uretral es muy poco frecuente y afecta con una frecuencia 4 veces mayor a las mujeres que a los hombres. Las diferencias en anatomía y etiología conducen a diferencias en la presentación clínica, diagnóstico y tratamiento entre mujeres y hombres. La edad de inicio suele ser superior a los 50 años. Se desconoce la etiología, pero este cáncer puede asociarse a la uretritis gonocócica, la infección por el VPH, estrecheces de divertículos uretrales o CCT en la vejiga.

II. ANATOMÍA PATOLÓGICA Y EVOLUCIÓN NATURAL

A. **Histología.** El 80% de todos los casos son carcinomas epidermoides, que suelen originarse en el epitelio pavimentoso estratificado de la parte posterior (proximal o bulbosa) de la uretra (60%) o de la parte anterior (distal o peniana) de la misma (30%). El 15% son CCT que se originan en la uretra prostática. Los adenocarcinomas posiblemente se originen en las glándulas de Cowper.

B. **Diagnóstico.** Los pacientes muestran vacilación urinaria, disuria, hematuria, masa palpable, exudado uretral, dolor perineal o agrandamiento de los ganglios inguinales. La biopsia transuretral establece el diagnóstico. Además, los pacientes pueden reque-

rir cistoscopia y uretroscopia para la estadificación y evaluación completa de la etiología del cáncer uretral. La biopsia y los estudios de imagen locorregionales adicionales como la TC o las RM de abdomen/pelvis contribuyen a efectuar la estadificación TNM).
C. **Evolución clínica.** El cáncer uretral suele diagnosticarse tardíamente y afecta rápidamente a los ganglios inguinales. A menudo los pacientes son inicialmente tratados por error como una cistitis, lo que retrasa el diagnóstico y el tratamiento. También se disemina por vía hematógena a órganos distantes. Las lesiones de la uretra anterior tienen menos tendencia a producir metástasis diseminadas que las lesiones de la uretra posterior.

III. TRATAMIENTO

Dada la escasa incidencia de cáncer uretral, la mayor parte de los tratamientos estándar se basan en estudios de series pequeños, así como en principios oncológicos básicos. Tanto en pacientes femeninos como masculinos, la extensión del tratamiento se determina por el estadio, la localización anatómica del tumor (uretra anterior o posterior) y la necesidad de paliación local. En la mujer, el tratamiento varía entre la uretrectomía total y una cirugía más extensa, que puede incluir la cistectomía (con resección total o parcial de la vagina), la uretrectomía y una disección ganglionar pélvica. Para la enfermedad o los tumores proximales más voluminosos, se preconiza una estrategia multimodal con cirugía, quimioterapia y radiación.

En varones que padecen un cáncer uretral anterior, la resección transuretral del tumor seguida por la escisión local amplia suelen bastar. Si el tumor infiltra los cuerpos esponjosos y cavernosos, suele ser necesaria la penectomía parcial o total. Para la enfermedad uretral posterior, la combinación de cistoprostatectomía radical, penectomía total y linfadenectomía pélvica ofrece mejores resultados. La RT tiene un papel limitado en el tratamiento del cáncer uretral en casos seleccionados; se la puede tomar en cuenta como tratamiento neoadyuvante para reducir el estadio de la enfermedad localmente avanzada o para tratar los bordes positivos y de esa manera reducir el tiempo para la progresión así y la probabilidad de recurrencia local. Además, puede considerarse quimiorradiación definitiva en pacientes que no son candidatos óptimos para cirugía o en pacientes que se sometieron a radioterapia neoadyuvante con una buena respuesta.

CÁNCER DE PRÓSTATA

I. EPIDEMIOLOGÍA Y ETIOLOGÍA

A. **Incidencia.** La incidencia del carcinoma de próstata (CAP) ha aumentado en los ultimos 20 años. Es la segunda neoplasia más frecuente en varones en todo el mundo. En Estados Unidos, el riesgo actual de por vida de cáncer de próstata en el hombre es de 1 en 6 basados en estimaciones de 2012. La mayor incidencia se observó en 1992 (191/100 000) debido a un incremento en la solicitud de pruebas para determinar el antígeno prostático específico (PSA, *prostate-specific antigen*). La incidencia se redujo de 1992 a 1995 y luego se estabilizó, pero las tasas son todavía casi del doble de lo que eran en el estadio pre-PSA. El aumento de la incidencia se explica principalmente por la mejor capacidad de detección, mediante el estudio de la ecografía transrectal (ETR) para la toma de biopsias dirigidas de próstata.

El riesgo de sufrir CAP aumenta rápidamente con la edad. En varones caucásicos en las décadas de 1950, 1960 y 1970, la incidencia anual de nuevos cánceres prostáticos fue de 0.1%, 0.6% y 1%, en ese orden. De manera adicional, se alcanza una incidencia del 1% a los 67 y los 72 años entre los hombres afroamericanos y los caucásicos, respectivamente. El cáncer de próstata rara vez afecta a los hombres antes de los 40 años, y la incidencia disminuye después de los 80 años de edad, lo que puede deberse a un examen menos frecuente. En 1991 se registró en Estados Unidos una tasa máxima de mortalidad ajustada por la edad de 27/100 000. A partir de ahí la tasa de mortalidad disminuyó lentamente, quizá gracias a los esfuerzos terapéuticos y nuevos tratamientos.

B. **Etiología.** Se desconoce la causa del CAP, aunque son varios los factores que se han asociado a un mayor riesgo.
   1. **Demografía.** El riesgo de sufrir CAP es máximo en Suecia, intermedio en Estados Unidos y Europa (y en los japoneses que emigraron a Estados Unidos), y menor en Taiwán y Japón. Los hombres de raza negra se afectan con una frecuencia un 30 % mayor que los caucásicos y los hispanos, que a menudo muestran mayores niveles de PSA, mayores puntuaciones Gleason y estadios más avanzadas.
   2. Los **antecedentes familiares de CAP** en el padre o en un hermano aumentan el riesgo del paciente 7 veces por arriba del de la población general, si al familiar afectado se le diagnosticó a los 50 años. El riesgo relativo se divide por cuatro si el diagnóstico del familiar en primer grado se realizó tras cumplir éste los 70 años.
   3. Las **mutaciones BRCA-1 o BRCA-2** se relacionan con un riesgo más elevado de desarrollar cáncer de próstata. Las mutaciones familiares *BRCA-2* se vinculan con un incremento del riesgo de cáncer prostático hasta cinco veces si se comparan con la población general. Además, se relacionan con una puntuación de Gleason más alto y un pronóstico más desalentador. Las mutaciones *BRCA-1* se caracterizan por una edad menor al diagnóstico (< 65 años) y por un riesgo de cáncer prostático del doble. Es importante tener en cuenta estas mutaciones cuando se da asesoría a pacientes con antecedentes familiares de cáncer de mama y/o de próstata.
   4. **Hormonas.** Se ha sugerido que la alteración de las concentraciones de los metabolitos de los estrógenos y los andrógenos puede ser un mecanismo que conduzca a la aparición del CAP, algo que ha servido de fundamento para ensayos clínicos como el *Cáncer de próstata Prevention Trial*, el cual usó finasterida para bloquear la conversión de la testosterona en dihidrotestosterona, su forma más activa. Aunque la finasterida evita la formación de nuevos cánceres de próstata, su uso se acompañó del diagnóstico más frecuente de tumores de alto grado que en el grupo control.
   5. **Otros factores de riesgo propuestos,** que no están totalmente establecidos, son el aumento del aporte de vitamina A, la disminución del aporte de vitamina D, obesidad, aumento de la ingesta de grasas animales (componente de ácido α-linolénico) y la exposición laboral al cadmio.

II. ANATOMÍA PATOLÓGICA Y EVOLUCIÓN NATURAL
   A. **Histología.** Casi todas las neoplasias prostáticas son adenocarcinomas (95 %). Los CCT, carcinomas microcíticos, epidermoides linfomas y sarcomas son poco frecuentes. La próstata puede ser una localización de metástasis de cáncer vesical, de colon, de pulmón, melanomas, linfomas u otras neoplasias malignas.
   B. **Localización.** El CAP tiende a ser multifocal y frecuentemente (70 %) se origina en la zona periférica de la próstata (la cápsula quirúrgica). Estas dos características imposibilitan la extirpación del tumor por resección transuretral prostática (RTUP) con intención curativa.
   C. **Mecanismo de diseminación.** La biología de los adenocarcinomas de la próstata depende mucho del grado del tumor. Los tumores de bajo grado pueden permanecer localizados durante mucho tiempo. La enfermedad invade localmente a lo largo de las vainas nerviosas y produce metástasis a través de las cadenas linfáticas. Los vasos linfáticos producen citocinas que estimulan a las células tumorales para que promuevan la difusión quimiotáctica de ellas mismas en los linfáticos. Además, los tumores prostáticos pueden secretar factores de crecimiento que generan nuevos vasos linfáticos en un proceso conocido como linfoangiogenia. Cuando los ganglios linfáticos están comprometidos, es frecuente comprobar la presencia de metástasis distantes; sin embargo, no se requiere el compromiso ganglionar para la existencia de metástasis distantes.
   D. **Localizaciones de las metástasis.** Los huesos son la localización habitual de las metástasis del CAP, y casi siempre producen lesiones osteoblásticas densas. En oca-

siones los pacientes tienen lesiones osteolíticas no características. También se produce afectación hepática. Las metástasis cerebrales, pulmonares y de otros tejidos blandos son poco frecuentes.
E. **Síndromes paraneoplásicos asociados:** coagulación intravascular diseminada (CID), púrpura trombocitopénica trombótica (PTT), fibrinólisis primaria, anomalías neuromusculares. Rara vez se producen síndromes paraneoplásicos y, cuando aparecen, suelen hacerlo en pacientes con enfermedad avanzada.

III. DIAGNÓSTICO
A. Signos y síntomas
 1. **Síntomas.** Actualmente la mayoría de los pacientes con CAP no mustran síntomas en el momento de realizar el diagnóstico.
    a. El CAP en estadio temprano suele ser asintomático y puede detectarse mediante un tacto rectal (TR) en un control sistemático. Se descubre principalmente por la determinación de la concentración plasmática del PSA, o raras veces durante una resección RTUP por hiperplasia de la glándula. La presencia de síntomas graves suele indicar que la enfermedad está avanzada. Entre los síntomas se encuentran la disuria inicial, tenesmo urinario, nicturia, reducción del chorro de orina, goteo posmiccional, hematospermia y la hematuria terminal.
    b. La aparición súbita y la progresión rápida de síntomas obstructivos de las vías urinarias en hombres de una determinada edad a menudo se debe a la presencia de un CAP.
    c. El dolor lumbar, pélvico o en múltiples localizaciones óseas es el síntoma inicial más frecuente en aquellos pacientes con metástasis a distancia.
    d. El inicio repentino de alteraciones neurológicas, como la paraplejía e incontinencia por metástasis raquídeas extradurales con compresión de tendón, puede ser un signo inicial o aparecer a lo largo de la evolución de la enfermedad.
 2. **Exploración física**
    a. Se comprobará la presencia de induración asimétrica o nódulos en la próstata, alteraciones que a menudo representan un CAP. Los nódulos puros en estos casos suelen ser pétreos e indoloros.
    b. Se explorarán los surcos laterales y las vesículas seminales palpables (anómalas).
    c. Se evaluarán los ganglios inguinales por si existe afectación metastásica.
    d. Se buscará la presencia de metástasis a distancia con la palpación de los huesos por si existen puntos dolorosos y mediante una exploración neurológica orientada, por si existiera compresión medular.
B. Diagnóstico diferencial del aumento de tamaño de la próstata
 1. **Prostatitis aguda.** La infección bacteriana causa disuria, dolor y a menudo fiebre. La próstata es dolorosa a la palpación y se encuentra aumentada de tamaño, pero no está dura. Los pacientes con prostatitis bacteriana aguda tendrán positividad del urocultivo.
 2. La **prostatitis crónica y granulomatosa** causada por una infección bacteriana, tuberculosa (incluso tras la instilación intravesical de BCG), micótica o protozoaria puede producir una masa que no puede distinguirse clínicamente del cáncer. Puede necesitarse una biopsia para establecer el diagnóstico.
 3. Se encuentra **hiperplasia nodular** (hipertrofia prostática benigna) en hombres de más de 30 años y en el 80 % de los hombres en torno a los 80 años. Son frecuentes los síntomas de obstrucción urinaria. Los nódulos palpables que no pueden distinguirse del cáncer se deben biopsiar.
 4. **Otras posibilidades.** En raras ocasiones los cálculos, la amiloidosis, los adenomas benignos y el infarto de un nódulo hiperplásico pueden causar obstrucción o una masa que sugiera cáncer.
C. Pruebas para el diagnóstico
 1. **Pruebas habituales.** Análisis de orina, hemograma completo, pruebas funcionales renales y hepáticas, fosfatasa alcalina, calcio y radiografías de tórax.

2. **PSA.** Se trata de una serina proteasa que actúa como marcador característico de la próstata. De manera habitual, el PSA es producido por las células secretorias que revisten las glándulas prostáticas (ácinos) y es secretado en la luz, donde por proteólisis se origina una forma más inactiva de PSA. En el cáncer de próstata, hay una interrupción de la membrana basal y una alteración de la arquitectura normal de la luz que permiten que se fugue más PSA a la circulación. La detección de PSA aumenta el número de biopsias realizadas y el número correspondiente de pacientes diagnosticados. Pese a ello, no permite diferenciar entre un cáncer de próstata indolente y uno potencialmente mortal. Por ello, varias organizaciones médicas importantes se han pronunciado frente a la detección basada en el PSA. Los pacientes que se exponen a la detección de cáncer de próstata basada en el PSA deben comprender los riesgos y beneficios potenciales de la detección temprana de un cáncer de próstata.
    a. **Resultados falsamente positivos.** Alrededor del 15 % de los pacientes con hiperplasia nodular tiene elevadas las concentraciones de PSA, cuyos valores también pueden estar aumentados en caso de inflamación (prostatitis), eyaculación, trauma perineal, cirugía o endoscopia prostáticas, pero no en caso de TR. Se ha observado que tras una biopsia prostática el PSA permanece elevado durante al menos 6-8 semanas. Rara vez se ha documentado un aumento de la concentración plasmática del PSA en pacientes con cáncer de páncreas, de glándulas parótidas y de mama.
    b. El **PSA libre** es la fracción del PSA que no está unida a las antiproteasas plasmáticas α_1-antiquimiotripsina y α_2-macroglobulina. Una *disminución del cociente* entre el PSA libre y el PSA total se asocia a una mayor probabilidad de que el motivo del aumento del PSA sea un CAP. En los pacientes con un PSA elevado y sin signos anómalos en la palpación de la próstata se recomienda la administración conservadora con monitoreo de PSA tras una biopsia negativa si el cociente PSA libre: PSA total es > 25 %.
    c. **PSA específico para la edad.** Las concentraciones normales del PSA en los pacientes sin CAP aumentan con la edad, principalmente a causa de la hipertrofia de la glándula. (*v.* tabla 14-2).
    d. Los **índices de densidad del PSA** son modificaciones matemáticas del PSA. La zona de transición (ZT) tiene una localización central; es una de las partes de la próstata productoras de PSA y suele estar aumentada de tamaño en la hiperplasia prostática benigna. Los índices ajustan las concentraciones plasmáticas de PSA por el volumen de la glándula (*densidad de PSA* = PSA/volumen de la glándula) o por el volumen de la ZT (PSA ZT = PSA/volumen de ZT). Se ha observado que estos índices aumentan los valores predictivos positivo y negativo en aquellos pacientes con concentraciones totales de PSA de 4-10 ng/mL. También se señala que el PSA ZT ayuda en la estadificación, la detección sistemática y en ahorrar biopsias prostáticas a algunos pacientes.
    e. **Utilidad clínica del PSA.** El PSA puede detectar tumores primarios o recurrentes de volumen muy pequeño, y es útil para el diagnóstico y para el seguimiento. Aunque no es lo suficientemente sensible como para ser el método exclusivo de detección sistemática del CAP, es útil cuando se combina con el TR. Cerca del 25 % de los pacientes con CAP confirmado mediante biopsia tiene concentra-

TABLA 14-2 PSA sérico específico para la edad

Edad (años)	Límite superior sano (ng/mL)
40-50	2.5
50-60	3.5
60-70	4.5
70-80	6.5

ciones plasmáticas de PSA menores de 4 ng/mL. Cuando el PSA se combina con biopsias de próstata guiadas por ETR se detecta cáncer en el 20 % de los pacientes con concentraciones de PSA entre 4 ng/mL y 10 ng/mL, y en el 60 % de los pacientes con valores superiores a 10 ng/mL.

Las concentraciones del PSA pueden aumentar progresivamente varios años antes de que se manifieste la enfermedad metastásica. Este aumento indica que debe buscarse con una exploración física o una ETR una recurrencia local en aquellos pacientes tratados previamente. En los pacientes asintomáticos con un PSA < 10 ng/mL no está indicada la búsqueda sistemática de afectación metastásica.

3. **Técnicas de biopsia**
   a. La **biopsia con aguja gruesa guiada por ETR** es el método de referencia y el más popular para diagnosticar el CAP. Se obtienen de 6 a 12 biopsias bajo anestesia local con aguja gruesa de la base, el vértice y la parte media a ambos lados de la glándula, a lo largo de dos líneas laterales paralelas. Algunos cánceres tienen una apariencia hipoecoica en ETR, aunque la mayoría de ellos puede ser isoecoico. Cuando la indicación para realizar la biopsia guiada por ETR es un PSA > 4 ng/mL, el rendimiento esperado para el diagnóstico de CAP alcanza el 24 %. Cuando el PSA es > 4 ng/mL, el TR es sospechoso y se obtiene una imagen de lesión hipoecoica en la ETR, el rendimiento aumenta hasta el 45 %.
   b. **RTUP.** Puede encontrarse CAP en cerca del 5 % de las RTUP realizadas por hiperplasia benigna.
4. **Gammagrafía ósea.** La probabilidad de que la gammagrafía ósea sea positiva es muy baja cuando el PSA es menor de 10 ng/mL o el paciente se encuentra asintomático.
5. Las **TC** y **RM** se utilizan para valorar la extensión tumoral a los ganglios linfáticos o la pelvis. Estos estudios están justificados sólo en pacientes de riesgo elevado con un tumor que confluye con la pared lateral de la pelvis en el TR, con una puntuación de Gleason elevada (*v.* gradación tumoral en la sec. IV.B.1) o un PSA > 20 ng/mL.

IV. ESTADIFICACIÓN Y FACTORES PRONÓSTICO

A. **Sistema de estadificación.** Véase atlas actual de estadificación del cáncer de la AJCC para informarse sobre el sistema de estadificación TNM.

B. **Factores pronóstico**
1. El **grado del tumor** afecta notablemente al pronóstico. Los tumores de mayor grado se asocian con más frecuencia a afectación ganglionar y metástasis a distancia. El **sistema de puntuación de Gleason** es el que se utiliza habitualmente. Se basa en el aspecto/arquitectura y grados de diferenciación glandulares observados con un aumento relativamente bajo. Se dan dos puntuaciones de 1 a 5 puntos, para una localización primaria (predominante) y otra secundaria (segunda en orden de prevalencia). Estas puntuaciones se suman para dar una calificación de Gleason entre 2 y 10. En la práctica moderna, los cánceres de próstata reciben una puntuación de Gleason entre 6 y 10, y las calificaciones más elevadas implican un mal pronóstico.
2. La **afectación de las glándulas seminales** se asocia a mal pronóstico, incluso en caso de una afección aparentemente inicial.
3. La **extensión del tumor más allá de la cápsula prostática** se asocia a un mal pronóstico.
4. En general, la invasión perineural es un predictor general de extensión extraprostática en el momento de la prostatectomía. Esto puede asociarse con una enfermedad de grado más alto, un gran volumen tumoral y con invasión de la vesícula seminal.
5. Los **valores de PSA** elevados y los elementos de la cinética del PSA, entre ellos un ascenso rápido del PSA (velocidad del PSA elevada) y un tiempo corto de duplicación del PSA, se asocian a un mal pronóstico.

6. Las **herramientas predictivas,** como OncotypeDx y Decipher son útiles en la clínica para el pronóstico a nivel molecular. El ensayo OncotypeDx usa una RT-PCR de 12 genes del cáncer para valorar el riesgo de identificar una enfermedad de alto riesgo mediante la biopsia con aguja. El ensayo Decipher es un clasificador del genoma para valorar el riesgo de metástasis después del tratamiento quirúrgico inicial.

V. PREVENCIÓN Y DETECCIÓN PRECOZ

La detección sistemática del CAP sigue siendo controvertida. La detección precoz sólo por un PSA elevado (enfermedad T1c) da lugar, sin embargo, a la identificación de más pacientes con la enfermedad limitada al órgano, y quizá contribuya a una disminución de la mortalidad específica de la enfermedad. Las directrices de la *American Cancer Society* recomiendan que la edad de inicio de la detección sistemática con PSA y TR sean los 50 años. Deberá considerarse la detección sistemática a los 45 años en hombres afroamericanos y hombres con historia familiar positiva.

VI. TRATAMIENTO

A. **Generalidades y filosofía.** El tratamiento de todos los estadios del CAP es controvertido. Suele tener una evolución prolongada, por lo que un número importante de pacientes sobrevive 15 años o más después de realizado el diagnóstico (incluso sin tratamiento). Además, como la enfermedad se produce en adultos mayores (que a menudo muestran otras afecciones importantes simultáneamente), muchos pacientes fallecen por esas afecciones antes de mostrar síntomas o de fallecer por el CAP.
  1. Las opciones de expertos varían ampliamente en cuanto al uso óptimo de la cirugía, RT, manipulación hormonal y otras formas de tratamiento para cada estadio de la enfermedad. La mayoría de los médicos, sin embargo, coinciden en que en el estadio temprano de la enfermedad la supervivencia es comparable tanto si se utiliza la cirugía como si se emplea la RT.
  2. Cuando deba elegirse el tratamiento para un determinado paciente han de contemplarse y estudiarse todas las opciones. No se dispone de datos prospectivos comparativos entre la prostatectomía retropúbica radical (PRR) y la RT. Los resultados de la supervivencia a largo plazo de la crioterapia y braquiterapia modernas no se han comparado con los de los tratamientos dorados vigentes.
  3. La «espera vigilante» significa que el tratamiento local definitivo ya no está bajo consideración como una opción terapéutica. A menudo representa la mejor opción para los pacientes con expectativa de vida limitada.
  4. La vigilancia activa también se diferencia de la aplicación de un tratamiento local definitivo como la prostatectomía radical o la radiación. A pesar de, una diferencia fundamental con la espera vigilante consiste en que la enfermedad se vigila de forma activa y que los pacientes con signos de progresión de la enfermedad se tratan con intención curativa. Suele utilizarse en hombres más jóvenes con enfermedad de bajo riesgo para postergar el tratamiento y sus efectos colaterales. Con la vigilancia activa, el PSA puede determinarse dos veces por año y la histología tumoral se reevalúa mediante biopsias prostáticas cada 1 a 3 años. Aunque los criterios para recomendar la vigilancia activa están en evolución, existe un consenso a favor de que los pacientes de las categorías de riesgo muy bajo y bajo pueden someterse a esta estrategia con seguridad. La última versión de las directrices de la *National Comprehensive Cancer Network* recomienda que algunos pacientes pertenecientes a la categoría de riesgo intermedio también pueden someterse a la vigilancia activa.

      Estas opciones deben explicarse con todo detalle al paciente, cuando se discuten las ventajas y desventajas de cada modalidad terapéutica. La estrategia del tratamiento debe adaptarse al nivel de riesgo del paciente, expectativa de vida y valores personales.

B. **Cirugía**
  1. **Estadio T1-T2.** Las opciones terapéuticas incluyen espera vigilante, vigilancia activa, prostatectomía radical y RT.

2. **Estadio T3.** La enfermedad T3 clínica sin datos de diseminación a distancia se puede curar con cirugía. Para maximizar la posibilidad de curación se debe plantear la radioterapia postoperatoria en pacientes con enfermedad T3 demostrada anatomopatológicamente, particularmente si los límites quirúrgicos son positivos.
3. **Prostatectomía radical.** En general los pacientes a los que se opera deben tener una esperanza de vida >10 años. En Estados Unidos la PRR abierta ha sido sustituida en gran medida por la prostatectomía radical con asistencia robótica (PRAR). El control del cáncer con la PRAR parece ser similar al que se consigue con la PRR, y la menor hemorragia asociada a la PRAR se puede traducir en una recuperación más rápida de la cirugía. Actualmente se desconoce si la PRAR se asocia a mayor probabilidad de recuperación de la función eréctil y de la continencia que la PRR. Otras opciones quirúrgicas incluyen diversos tratamientos de ablación como crioterapia, ablación por radiofrecuencia y ultrasonidos enfocados de intensidad elevada. Sin embargo, en Estados Unidos se considera que esas opciones son experimentales, particularmente cuando se utilizan como tratamiento principal.
4. **Complicaciones de la prostatectomía radical y la linfadenectomía**
   a. La **prostatectomía radical** produce incontinencia leve en el 10% al 20% de los pacientes. Se ha documentado incontinencia grave en no más del 1% al 3%. Un cirujano con experiencia puede conservar la potencia sexual hasta en el 60% al 70% de los pacientes jóvenes a los que realiza una prostatectomía radical con conservación de los nervios.
   b. La **linfadenectomía para la estadificación** se realiza durante la prostatectomía radical obteniendo muestras de los ganglios pélvicos. Las complicaciones debidas específicamente a la linfadenectomía son poco frecuentes, incluyen linfoceles, embolia pulmonar, infección de la herida y linfedema.
   c. La **enfermedad persistente o recurrente tras la extirpación radical de la próstata** es poco frecuente siempre que se haya seleccionado cuidadosamente a los pacientes para la cirugía. Puede observarse en el 10% al 40% de los pacientes tras la prostatectomía radical, según el estadio del tumor, la puntuación de Gleason y la concentración de PSA antes del tratamiento. Los pacientes que tienen una recurrencia durante el seguimiento a menudo se pueden curar con radioterapia de rescate. Los pacientes con riesgo elevado de recurrencia de la enfermedad pueden beneficiarse de radioterapia postoperatoria inicial, que se administra para prevenir una recurrencia.
5. **Contraindicaciones de la prostatectomía radical y la linfadenectomía.** En términos generales, la prostatectomía radical se reserva a aquellos pacientes que tienen probabilidad de curarse y cuya expectativa de vida es de al menos 10 años.

C. **RT en estadios tempranos (estadios T1 a T3)**
1. **Indicaciones.** La RT se utiliza ampliamente en el tratamiento de pacientes en estadios T1 y T2. En este contexto se ha demostrado que el tratamiento posquirúrgico de privación androgénica (ADT) durante un periodo que va de 6 meses a 3 años mejora la supervivencia. El uso de la técnica tridimensional conformal y la RT con modulación de la intensidad produce mejores resultados, y menos efectos secundarios, que la RT habitual. Para los pacientes con cáncer de próstata de riesgo intermedio o alto, las dosis de hasta 8 100 cGy proporcionan un mejor control del cáncer en comparación con dosis bajas.

   En un estudio clínico aleatorizado se ha demostrado que, en los pacientes con una enfermedad localmente avanzada (estadios T3 y T4), 2 a 3 años de tratamiento posquirúrgico de privación androgénica prolongan la supervivencia, en comparación con 6 meses de tratamiento de privación androgénica. En este grupo seleccionado se aconseja el aumento de la dosis de radiación, lo que puede conseguirse mediante la irradiación externa conformal, el tratamiento con protones o la braquirradioterapia. Otras indicaciones de la RT son:
   a. La situación médica del paciente impide la cirugía.
   b. En la linfadenectomía de estadificación se encuentra afectación ganglionar (no se realiza PRR).

c. Tras la cirugía prostática se encuentra afectación pélvica maligna residual (bordes quirúrgicos positivos y aumento lenta del PSA).
d. Debe plantearse la RT posquirúrgica en pacientes con riesgo elevado de recurrencia después de la PRR. En varios estudios aleatorizados se ha visto que los pacientes con bordes quirúrgicos positivos, invasión de las vesículas seminales o extensión extracapsular se benefician de la RT posquirúrgica.
2. Las **complicaciones** después de cerca de 7 000 cGy administrados en 7-8 semanas y sus incidencias aproximadas en los pacientes tratados son:
   a. Impotencia: 50 % (puede ser menos con IMRT o braquirradioterapia que pueden evitar estructuras como el *corpus spongiosum*, el bulbo peniano).
   b. Proctitis de radiación/enteritis con cólicos abdominales, diarrea, heces sanguinolentas y tenesmo: < 5 % (*v.* Cap. 31).
   c. Disuria, tenesmo urinario y polaquiuria secundaria a cistitis o uretritis: < 5 %.
   d. Fístulas perineales: < 1 %.
   e. Estenosis rectal o anal: < 1 %.
   f. Incontinencia fecal y urinaria, contractura de la vejiga: 1 % al 2 %.
   g. Estenosis uretral: 1-5 %.
   h. Tumor persistente o enfermedad recurrente: 10 % al 40 %, según el estadio del tumor, la puntuación de Gleason y el PSA antes del tratamiento.
   i. Neoplasias malignas secundarias como cáncer de vejiga o recto.
3. **Braquirradioterapia y crioterapia,** y otros tratamientos con intención curativa. Podrán juzgarse en el futuro, cuando se haya tratado a suficientes pacientes y durante un tiempo suficientemente prolongado para poder disponer de una amplia cantidad de datos de seguimiento.
   a. La **braquiterapia** implica la implantación de fuentes radiactivas (semillas) en la próstata para maximizar la liberación de radiación hacia el tumor a la vez que se evita la toxicidad a las estructuras vecinas sanas. Se necesita un número menor de tratamientos comparada con la RT de haz externo diaria. La braquiterapia sola puede usarse en el cáncer de próstata de riesgo bajo (≤T2a, puntuación de Gleason, 6, y PSA, 10). No obstante, suele usarse de manera conjunta con el tratamiento de haz externo y el tratamiento de agotamiento hormonal en pacientes con enfermedad de riesgo intermedio o alto.
D. **Enfermedad avanzada**
1. **Cirugía.** Puede utilizarse la RTUP para aliviar la obstrucción de la salida de orina de la vejiga debida al cáncer. La orquiectomía produce una reducción rápida en el nivel de testosterona. Constituye un procedimiento efectivo pero irreversible. La orquiectomía es recomendable como tratamiento primario en la enfermedad avanzada, en particular en pacientes que son incumplidores con el bloqueo androgénico o que necesitan un bloqueo urgente ante una compresión de la médula espinal.
2. La **RT** es útil para tratar los siguientes problemas que se hallan habitualmente en el CAP:
   a. Metástasis óseas dolorosas aisladas a pesar del tratamiento hormonal.
   b. Síndromes de dolor pélvico y hematuria macroscópica.
   c. Metástasis en los ganglios linfáticos retroperitoneales, que producen dolor lumbar o escrotal y edema de las extremidades inferiores.
   d. La compresión medular por metástasis vertebrales y extradurales es una complicación habitual y de progresión rápida del CAP. Se trata de una urgencia; debe realizarse una RM, y administrarse corticoesteroides intravenosos y un tratamiento definitivo pocas horas después del inicio de los síntomas (*v.* cap. 33).
3. **Tratamiento de privación androgénica.** Es el eje central del tratamiento del CAP avanzado y sintomático porque la testosterona es el principal factor de crecimiento de las células de esta neoplasia. El momento para el tratamiento de privación androgénica es controvertido, ya que no hay pruebas concluyentes que sugieran que el tratamiento de pacientes asintomáticos mejore la supervivencia. La privación androgénica prolongada se asocia a múltiples efectos secundarios, como sofocos, ginecomastia, fatiga, pérdida de masa corporal magra, disfunción

eréctil, osteoporosis y aumento del riesgo de diabetes y enfermedades cardiovasculares. En pacientes con metástasis ganglionares, el tratamiento de privación androgénica inmediato va seguido de una mejora de la SP cuando se compara con la administración del mismo tratamiento sólo cuando se advierten metástasis distales o una recurrencia sintomática. La dosificación del tratamiento de privación androgénica también ha sido evaluada bajo las formas de tratamiento continuo o intermitente. Un gran ensayo fracasó en demostrar que el tratamiento de privación androgénica intermitente no fue inferior que el continuo, y el incremento de la supervivencia del tratamiento de privación androgénica continuo comparado con el intermitente alcanzó significado estadístico.

Para el tratamiento de privación androgénica se usan la orquiectomía (*v.* antes), los agonistas de la hormona liberadora de gonadotropina (GnRH), los antagonistas de la GnRH, y los antiandrógenos. Todos ellos producen mejora sintomática en el 80 % de los pacientes. A menudo la mejora es espectacular; muchos pacientes postrados en la cama e incapacitados por dolor óseo recuperan un estado de mayor actividad.

   a. Los **agonistas de la GnRH,** como leuprolida, goserelina, triptorelina e histrelina, parecen ser tan efectivos como la orquiectomía. Estos análogos sintéticos se unen a los receptores de la GnRH de las células hipofisarias y producen la liberación inicial de las hormonas luteinizante (LH) y estimulante del folículo (FSH). Estas hormonas estimulan a las células de Leydig testiculares para que produzcan testosterona. Después de 7 a 10 días de tratamiento, los receptores de la GnRH de las células hipofisarias se regulan a la baja y se produce una reducción rápida en la síntesis de LH y FSH que conduce a valores de la testosterona equivalentes a los de la castración (castración médica) más o menos al mes de iniciar el tratamiento. Las formas de depósito de estos fármacos se administran cada 3 meses (22.5 mg de leuprolida y 10.8 mg de goserelina). Es importante destacar que, cuando se inicia la administración de estos fármacos, un aumento transitorio de la LH suele provocar un incremento de la testosterona que favorece el crecimiento del cáncer de próstata y causa un recrudecimiento de dolor óseo, obstrucción vesical u otros síntomas. A menudo, lo anterior se evita con el uso concurrente de un tratamiento antiandrógeno. El costo del tratamiento con agonistas de la LHRH es mucho más elevado que con la orquiectomía.

   b. Los **antagonistas de la GnRH** como el degarelix suprimen la testosterona y evitan el fenómeno de recrudecimiento del cáncer de próstata al unirse a los receptores de la GnRH sin la liberación estimulante inicial de LH o FSH. Se administra en forma mensual (dosis de carga de 240 mg durante el primer mes seguida por 80 mg cada 28 días).

   c. Algunos investigadores opinan que la **combinación de antiandrógenos con agonistas de la GnRH** es superior al tratamiento únicamente con estos últimos fármacos, y que produce una pequeña, aunque significativa prolongación de la supervivencia por «bloqueo androgénico total». La flutamida (250 mg v.o., 3 veces al día), la bicalutamida (50 mg/día v.o.) u otros antiandrógenos se administran junto con el agonista de la LHRH. Los antiandrógenos bloquean la pequeña cantidad de andrógenos producida por la glándula suprarrenal.

   d. **Otros fármacos** que pueden ser útiles son:
      (1) **Progestágenos,** como el acetato de megestrol, 40 mg v.o. 4 veces al día.
      (2) **Otros fármacos que inhiben la síntesis de andrógenos,** como el ketoconazol (200-400 mg, 3 veces al día), han sido eficaces. Sin embargo, son fármacos a menudo difíciles de tolerar. A pesar de ello, el ketoconazol tiene un inicio de acción rápido y se utiliza con frecuencia en el caso de una compresión de la médula espinal, cuando se requieren efectos antitumorales rápidos. De manera simultánea, se administran corticoesteroides, ya que estos fármacos bloquean toda la producción de esteroides de glándula suprarrenal.

(3) Los **corticoesteroides,** como la prednisona y dexametasona, producen con frecuencia una mejora de los síntomas y pueden asociarse a disminución de la concentración del PSA.

(4) El **ácido zoledrónico** se utiliza ampliamente en pacientes con metástasis óseas para reducir el dolor óseo, el tiempo para que acontezca la primera complicación esquelética, y la incidencia de fracturas y otras complicaciones en los pacientes resistentes a la castración. En cambio, no se producen beneficios en la enfermedad sensible a la castración. Los efectos colaterales que hay que vigilar son el deterioro renal, la hipocalcemia y la osteonecrosis de la mandíbula.

(5) El **denosumab,** un anticuerpo monoclonal que se une al ligando RANK, el cual resulta esencial para la activación del osteoclasto, se ha comparado con el ácido zoledrónico en un estudio de fase III fundamental en el CAP. En estos estudios se vio una reducción del 18 % de los episodios relacionados con los huesos con el tratamiento con denosumab en cáncer de próstata resistente a castraciones (CPRC). El denosumab se administra en inyecciones subcutáneas mensuales. Tiene una mayor incidencia de osteonecrosis de la mandíbula en comparación con el ácido zolendrónico.

(6) **Infusión de estroncio-89.** La emisión β del ^{89}Sr se utiliza para aliviar el dolor óseo en algunos pacientes que no responden al tratamiento hormonal. Las respuestas duran unos 6 meses. Se prevé que se produzcan efectos adversos hemáticos en las 2 primeras semanas siguientes a la administración.

(7) **Radio 223.** Es una partícula α indicada para el tratamiento de las metástasis óseas sintomáticas del CPRC sin evidencia de metástasis viscerales. Este tratamiento produce una mejora significativa de la SP (15 frente a 11 meses).

(8) Los **inhibidores de la α$_5$-reductasa (finasterida, dutasterida)** se usan en el tratamiento de la hiperplasia prostática benigna. Como fármaco quimiopreventivo, la finasterida reduce la incidencia total del cáncer de próstata, pero es más probable que el diagnóstico de los pacientes que reciben finasterida corresponda al de un cáncer de alto grado cuando se comparan con el grupo placebo. En consecuencia, no se recomienda el empleo de este fármaco en la prevención.

4. **Otros tratamientos endocrinos.** En pacientes con CPRC, los andrógenos testiculares pueden producir una señalización autocrina/paracrina que acaba por determinar la progresión del tumor. La **abiraterona** es un inhibidor oral de la liasa CYP-17 (1 000 mg/d) que bloquea la síntesis de testosterona en el tumor, testículos y las glándulas suprarrenales. El tratamiento con abiraterona mejora la SP de manera significativa en pacientes con enfermedad resistente a la castración y resistente al docetaxel y mejora la SSP en pacientes que nunca recibieron quimioterapia. En la actualidad, ante el riesgo de insuficiencia suprarrenal, los pacientes se tratan con corticoesteroides (5 mg diarios de prednisona dos veces al día). Los efectos colaterales incluyen hipopotasemia, retención de líquidos e hipertensión.

    La **enzalutamida** es un fármaco oral que bloquea al receptor de andrógeno e inhibe así la translocación nuclear del receptor de andrógeno. El tratamiento con enzalutamida mejora la SP tanto en los pacientes que recibieron tratamiento con docetaxel como los que nunca recibieron quimioterapia. Sus beneficios fueron escasos en pacientes que antes fueron tratados con abiraterona.

5. **Quimioterapia.** El primer antineoplásico autorizado para el tratamiento del CAP independiente de los andrógenos fue la **mitoxantrona,** por sus efectos paliativos. La quimioterapia con **docetaxel** cada 3 semanas mejoró la SP y proporcionó paliación superior cuando se comparó con la mitoxantrona en el CPRC. Además, el docetaxel con TAA mejoró la SP cuando se comparó con el TAA sólo en la enfermedad sensible a la castración. En la enfermedad sensible a la castración, el tratamiento con docetaxel fue notable por la mejora en la SP en hombres con una

enfermedad de gran volumen, que se define porque muestra metástasis viscerales y/o cuatro o más metástasis óseas. Los eventos adversos del docetaxel son disfunción hepática y mielosupresión.

En pacientes resistentes al tratamiento de docetaxel, el taxano más reciente **cabazitaxel** representa otra opción quimioterápica. El tratamiento con cabazitaxel produjo una ventaja en la supervivencia cuando se comparó con la mitoxantrona, aunque con una tasa más elevada de fiebre neutropénica (y las muertes consecuentes). Los dos fármacos se administran con prednisona (*v.* fig. 14-1).

6. **Tratamiento con vacunas.** La vacuna autóloga frente a células dendríticas **sipuleucel-T**, se comparó con el placebo en pacientes con CAP resistente a la castración asintomático o mínimamente sintomático. Aunque no se observó ninguna diferencia en el tiempo hasta la progresión, los pacientes tratados con sipuleucel-T tuvieron una mejora de la supervivencia. El mecanismo de acción sigue siendo algo esquivo, y no está clara la utilización clínica adecuada de este fármaco a la vista de los elevados costes y la introducción de otros nuevos tratamientos. El tratamiento no está indicado en pacientes con corticosteroides o tratamiento con opioides y en pacientes con metástasis hepáticas significativas.

7. **Tratamientos nuevos.** En pacientes con mutaciones en la reparación del ADN de la línea germinal (*BRCA1/2*, *ATM*, etc.) se están llevando a cabo pruebas con inhibidores del PARP como el olaparib que parecen prometedoras. En el ensayo de fase II TOPARP-A, todos los pacientes resistentes a la castración recibieron tratamiento con olaparib después del fracaso del docetaxel, la abiraterona o la enzalutamida. Los pacientes con mutaciones en la reparación del ADN mostraron mejores respuestas en comparación con los pacientes sin mutaciones, lo que sugiere que este subgrupo de pacientes puede beneficiarse con el olaparib.

También se están llevando a cabo estudios de inhibición del punto de control inmunitario en cáncer de próstata avanzado.

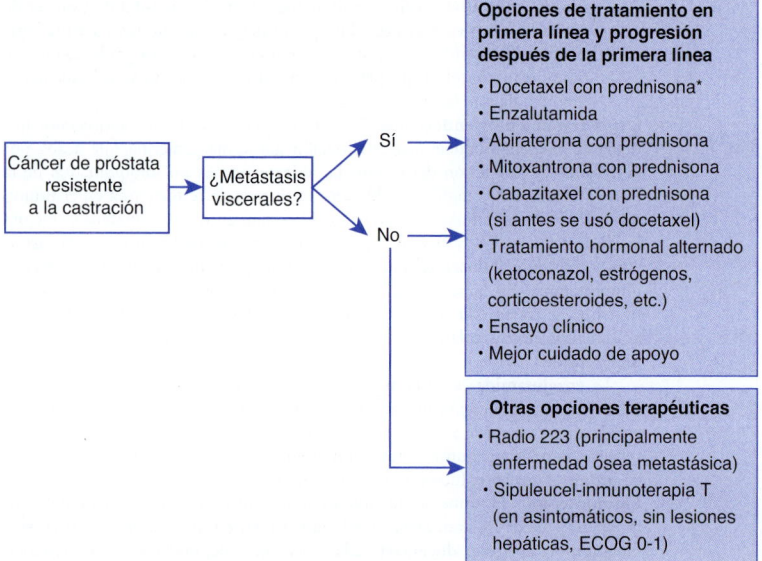

*El docetaxel puede emplearse en pacientes con una enfermedad de gran volumen y además sensible a la castración (*v.* el texto)

Figura 14-1 Algoritmo para el tratamiento del cáncer de próstata avanzado.

VII. PROBLEMAS CLÍNICOS ESPECIALES

A. **En el CAP** las citopenias suelen formar parte del proceso final causado por la amplia afectación de la médula ósea por el tumor o por la RT aplicada en zonas extensas de médula ósea.

B. **La uropatía obstructiva** y la uremia pueden ser complicaciones mortales del CAP. La obstrucción ureteral se puede paliar mediante la implantación de una endoprótesis ureteral en doble J o con una nefrostomía percutánea. La obstrucción del tracto de salida vesical debida a la extensión local del tumor prostático hacia la uretra se puede aliviar mediante RTUP.

C. **La esclerosis con huesos densos** en la radiografía en un hombre adulto de edad adecuada y con dolor óseo suele ser diagnóstica de CAP. El aspecto radiológico de la enfermedad de Paget se distingue por el aspecto esponjoso y algodonoso de las lesiones, el engrosamiento de la cortical ósea y la densa esclerosis del reborde pélvico *(signo del reborde pélvico).*

D. **La extensión extraósea del CAP** es habitual. La extensión de las lesiones craneales o vertebrales puede causar alteraciones neurológicas; la de lesiones costales puede producir masas subcutáneas o pleuropulmonares. Las masas retroorbitarias o del seno cavernoso pueden causar proptosis y pérdida visual. La extensión extraósea de las lesiones óseas necesita un tratamiento con RT.

CÁNCER DE PENE

I. EPIDEMIOLOGÍA Y ETIOLOGÍA

A. **Incidencia.** El cáncer de pene constituye cerca del 0.5 % de todas las neoplasias malignas en el hombre en Estados Unidos y Europa. La gran mayoría de los casos ocurren en países en desarrollo en África, Asia y América del Sur. La incidencia aumenta notablemente en poblaciones que no practican habitualmente la circuncisión. La edad promedio de inicio se sitúa en torno a los 60 años, con un máximo de incidencia alrededor de los 80 años.

B. **Etiología.** Se desconoce la etiología del cáncer de pene. Las enfermedades de transmisión sexual no son un factor causal. La circuncisión parece ser preventiva. La enfermedad es casi inexistente entre la población judía, a la que se circuncida poco después del nacimiento. En África y en otros lugares donde no se realiza la circuncisión el cáncer de pene constituye el 20 % de todas las neoplasias malignas. Los musulmanes muestran un riesgo intermedio de sufrir cáncer de pene. En esta población la circuncisión se realiza en la pubertad.

II. ANATOMÍA PATOLÓGICA Y EVOLUCIÓN NATURAL

A. **Lesiones premalignas**
   1. **Carcinoma *in situ***
      a. **Eritroplasia de Queyrat.** Se produce en el glande o prepucio. Es un carcinoma epidermoide *in situ*. Las lesiones son planas, solitarias y enrojecidas, o en forma de placas aterciopeladas, y pueden avanzar hacia un cáncer invasor en el 10 % de los pacientes. El desarrollo de la ulceración puede ser un signo de progresión.
      b. **Enfermedad de Bowen.** Se muestra en el eje del pene y aparece como un pequeño eczema, placa roja embotada con costras asociadas y exudación en cualquier parte del pene. La CIS escamosa se demuestra por la histología.
   2. **Leucoplasia.** Las placas inespecíficas de leucoplasia en el glande se asocian casi siempre a un carcinoma epidermoide. Las lesiones de leucoplasia son a menudo adyacentes a las lesiones de un carcinoma epidermoide. A diferencia de las lesiones leucoplásicas de otras localizaciones, las lesiones peneanas no son de color blanco.
   3. Los **condilomas gigantes del pene** (tumor de Buschke-Löwenstein) se parecen macroscópicamente a un cáncer epidermoide con aspecto de coliflor, y pueden contener focos neoplásicos. Es obligatoria la escisión quirúrgica.

B. **Histología.** Casi todos los casos de cáncer de pene son carcinomas epidermoides, generalmente bien diferenciados. En raras ocasiones se trata de melanomas, sarcomas, carcinoma de células basales o tumores metastásicos tales como carcinoma uretral. El carcinoma epidermoide del pene puede tener grados variables de formación de queratina.

C. **Evolución clínica.** Si no se trata, el cáncer de pene suele causar la muerte en 2 años.
 1. El cáncer epidermoide de pene suele iniciarse en el glande o en el surco coronal. A medida que la enfermedad avanza invade los cuerpos cavernosos. La uretra suele conservarse hasta que la evolución de la enfermedad se encuentra muy avanzada.
 2. El abundante drenaje linfático de esta región causa la aparición de metástasis en los ganglios inguinales (sólo una tercera parte de los ganglios palpables está afectada por el tumor según la histología) seguido por los ganglios pélvicos y luego los ganglios retroperitoneales. Si el tumor se limita al glande o el prepucio, las metástasis linfáticas no son habituales.
 3. El tumor se extiende a través del sistema linfático y el torrente circulatorio hacia órganos distantes hasta en el 10 % de los pacientes, la mayoría de las veces hacia los pulmones, y con menos frecuencia en dirección a los huesos y otras localizaciones.

D. **Síndromes paraneoplásicos.** Puede aparecer hipercalcemia sin que existan signos de metástasis óseas (en el 20 % de los pacientes).

III. DIAGNÓSTICO

Suele demorarse notablemente por negación de lo evidente, descuido personal, vergüenza, culpa o ignorancia.

A. **Signos y síntomas**
 1. Los pacientes describen la lesión inicial del carcinoma de pene como una úlcera que no cicatriza, asociada a menudo a una secreción maloliente. La fimosis puede enmascarar el cáncer de pene hasta que se produce una erosión a través del prepucio. Muchos pacientes tienen una masa sin dolor de larga evolución. Los síntomas de las vías urinarias, como el dolor y la hematuria, son signos de que la enfermedad ha avanzado localmente.
 2. La exploración física suele mostrar la presencia de una masa exofítica. Cuando se explora al paciente con síntomas a menudo existe una infección del tumor. En alrededor del 92 % de los pacientes el tumor se origina en el glande, en el prepucio o en ambos lugares.

B. **Pruebas complementarias**
 1. Se realizan análisis habituales de sangre y de orina, además de radiografías de tórax.
 2. En todos los pacientes con una masa peneana o cualquier signo compatible con una lesión preneoplásica debe realizarse una biopsia o extensión por impresión.
 3. Si se observan alteraciones en la exploración física o en los análisis de sangre que sugieran una afectación hepática u ósea, deben realizarse unas gammagrafías hepática y ósea.
 4. La RM, la ecografía del pene y pelvis se utilizan en la estadificación y la planificación quirúrgica.

IV. SISTEMA DE ESTADIFICACIÓN Y FACTORES PRONÓSTICO

A. **Sistema de estadificación.** Véase atlas actual de estadificación del cáncer de la AJCC para informarse sobre el sistema de estadificación TNM.

B. **Factores pronóstico.** Son características de un mal pronóstico las lesiones endofíticas y de alto grado, la invasión del cuerpo peneano y la afectación de los ganglios linfáticos de drenaje, especialmente al nivel ilíaco o superior. De todos los pacientes con tumores en estadio clínico Tis, Ta o T1 (estadio I o II de Jackson), el 10 % tiene afectación de los ganglios inguinales demostrada por la cirugía.

V. PREVENCIÓN Y DETECCIÓN PRECOZ

Puede lograrse la prevención del cáncer de pene mediante la circuncisión precoz sistemática de los recién nacidos varones. Debe realizarse la circuncisión en los pacientes con fimosis y secreción, inflamación o induración peneanas. La detección precoz del cáncer de pene necesita la inspección frecuente del prepucio y el glande en la exploración física, así como la biopsia de las lesiones sospechosas.

VI. TRATAMIENTO
   A. **La cirugía es el método terapéutico principal** del cáncer de pene en Estados Unidos. La penectomía parcial resulta suficiente si se logran bordes sin signos tumorales de 2 cm. La sección congelada intraoperatoria debe guiar la extensión de la resección.
   1. Se necesita la penectomía total cuando no se puede dejar al menos 2 cm de tocón peniano, lo que permitirá que la corriente de orina sea dirigida.
   2. En pacientes jóvenes con un tumor limitado al prepucio, puede utilizarse la circuncisión si se garantiza un estrecho seguimiento de control; no obstante, la tasa de recurrencia es elevada.
   3. En la mayoría de los casos, los ganglios linfáticos inguinales palpables deben recibir una evaluación adicional a través de una biopsia. Ésta no es necesaria si la toma de muestras de los ganglios linfáticos estaba planificada.
       a. La biopsia dinámica del ganglio centinela incluye la cartografía linfática intraoperatoria y la toma de muestras de uno o más ganglios linfáticos cuando se espera que el tumor primario se disemine.
       b. La disección de los ganglios linfáticos inguinales usada para evaluar el sitio de metástasis más frecuente. Los límites típicos son el ligamento inguinal, el músculo sartorio, la fosa oval y el músculo aductor largo.
   4. De rutina, en pacientes con tumores en estadio T3 se practica la linfadenectomía radical. La prolongación de la disección de los ganglios linfáticos (inguinal profunda o superficial o disección de ganglios pélvicos; unilateral o bilateral; total o limitada) depende de la extensión de la enfermedad local y regional.
   B. **Radioterapia (RT).** El papel principal de la RT es evitar la penectomía, especialmente en los pacientes jóvenes. Se puede administrar vía braquiterapia intersticial o haz externo. Se ha utilizado para tratar lesiones primarias en estadio I (< 3 cm de diámetro); los resultados de la RT sola (junto con la cirugía de rescate para los fracasos) parecen ser los mismos que los que se obtienen cuando se utiliza la amputación parcial como tratamiento primario. Las complicaciones de la radiación pueden incluir edema uretral/estenosis, mucositis, infección, fístulas e incluso estenosis meatal.
   C. **Quimioterapia.** Las lesiones premalignas pueden responder al tratamiento tópico con fluorouracilo o crema de imiquimod, o al tratamiento con láser en determinados casos. El cáncer de pene parece responder a la quimioterapia combinada: vincristina, bleomicina y metotrexato (pauta VBM), o cisplatino y 5-fluorouracilo. Algunos especialistas utilizan estos fármacos como tratamiento adyuvante a la cirugía o la RT en los tumores en estadio T3 y T4. Las tasas de respuesta a estos fármacos de los casos avanzados pueden ser de hasta el 50%.

RECONOCIMIENTO
Los autores desean agradecer al Dr. Sumanta K. Pal, que contribuyó significativamente a versiones anteriores de este capítulo.

Lecturas recomendadas
Cáncer renal

Bukowski R, et al. *Renal Cell Carcinoma. Molecular Targets and Clinical Applications*. 3rd ed. New York: Springer Press, 2015.

Choueiri T, et al. Cabozantinib versus everolimus in advanced renal cell carcinoma. *N Engl J Med* 2015;373:1814.

Hudes G, et al. Temsirolimus, interferon alfa, or both for advanced renal-cell carcinoma. *N Engl J Med* 2007;356:2271.

Motzer R, et al. Sunitinib versus interferon alfa in metastatic renal cell carcinoma. *N Engl J Med* 2007;356:115.

Motzer RJ, et al. Axitinib versus sorafenib as second-line treatment for advanced renal cell carcinoma: Overall survival analysis and updated results from a randomized phase 3 trial. *Lancet Oncol* 2013;14:552.

Motzer R, et al. Nivolumab versus everolimus in advanced renal cell carcinoma. *N Engl J Med* 2015;373:1803.

Rassweiler J, et al. Oncological safety of laparoscopic surgery for urological malignancy: experience with more than 1,000 operations. *J Urol* 2003;169:2072.

Sternberg CN, et al. Pazopanib in locally advanced or metastatic renal cell carcinoma: results of a randomized phase iii trial. *J Clin Oncol* 2010;28:1061.

Zisman A, et al. Risk group assessment and clinical outcome algorithm to predict the natural history of patients with surgically resected renal cell carcinoma. *J Clin Oncol* 2002;20:4559.

Neoplasias uroteliales

Borden LS, et al. Bladder cancer. *Curr Opin Oncol* 2003;15:227.

Grossman HB, et al. Neoadjuvant chemotherapy plus cystectomy compared with cystectomy alone for locally advanced bladder cancer. *N Engl J Med* 2003;349(9):859.

Raghavan D. Molecular targeting and pharmacogenomics in the management of advanced bladder cancer. *Cancer* 2003;97:2083.

Sternberg CN, et al. Chemotherapy for bladder cancer: treatment guidelines for neoadjuvant chemotherapy, bladder preservation, adjuvant chemotherapy, and metastatic cancer. *Urology* 2007;69 (1 suppl):62.

Von der Maase H, et al. Gemcitabine and cisplatin versus methotrexate, vinblastine, doxorubicin and cisplatin in advanced or metastatic bladder cancer: results of a large randomized, multinational, multicenter, phase III study. *J Clin Oncol* 2000;17:3068.

Cáncer de próstata

Bill-Axelson A, et al. Radical prostatectomy versus watchful waiting in early prostate cancer. *N Engl J Med* 2005;352:1977.

de Bono JS, et al. Prednisone plus cabazitaxel or mitoxantrone for metastatic castration-resistant prostate cancer progressing after docetaxel treatment: a randomised open-label trial. *Lancet* 2010;376:1147.

de Bono JS, et al. Abiraterone and increased survival in metastatic prostate cancer. *N Engl J Med* 2011;364:1995.

Graefen M, et al. International validation of a preoperative nomogram for prostate cancer recurrence after radical prostatectomy. *J Clin Oncol* 2002;20:3206.

Hussain M, et al. Intermittent versus continuous androgen deprivation in prostate cancer. *N Engl J Med* 2013;368:1314.

Kantoff PW, et al. Sipuleucel-T immunotherapy for castration-resistant prostate cancer. *N Engl J Med* 2010;363:411.

Messing EM, et al. Immediate hormonal therapy compared with observation after radical prostatectomy and pelvic lymphadenectomy in men with node-positive prostate cancer. *N Engl J Med* 1999;341:1781.

Pisansky TM. External-beam radiotherapy for localized prostate cancer. *N Engl J Med* 2006;355:1583.

Sweeney CJ, et al. Chemohormonal therapy in metastatic hormone-sensitive prostate cancer. *N Engl J Med* 2015;373:737.

Tomasz MB, et al. Enzalutamide in metastatic prostate cancer before chemotherapy. *N Engl J Med* 2014;371:424.

15 Tumores neurológicos
Yoshie Umemura y Lisa M. DeAngelis

I. EPIDEMIOLOGÍA Y ETIOLOGÍA

A. **Incidencia.** Los tumores cerebrales malignos primarios representan el 2% de todas las neoplasias malignas, y el 2.5% de los fallecimientos anuales por cáncer en Estados Unidos. El cociente hombres:mujeres es de 3:2 en esta localización. Hay una incidencia bimodal con un pico a los 5-10 años y de los 50-55 años de edad. Los tumores cerebrales son frecuentes en niños y su apariencia es sólida.

B. **Etiología**
1. **Factores ambientales.** La exposición a la radiación ionizante puede inducir la formación de meningiomas, tumores de las vainas nerviosas, sarcomas y astrocitomas. La exposición laboral a cloruro de vinilo puede ser un factor de riesgo para el desarrollo de astrocitomas; estudios realizados con animales han demostrado que la exposición a compuestos *N*-nitrosos, hidrocarburos aromáticos, triazenos e hidrazinas aumenta el riesgo de la aparición de astrocitomas, pero no está claro si estos compuestos desempeñan algún papel en la formación de tumores en el hombre.
2. **Síndromes neurocutáneos hereditarios**
   a. La **neurofibromatosis I** es una afección hereditaria dominante caracterizada por múltiples neurofibromas, manchas de color "café con leche", lentigo axilar y nódulos de Lisch del iris, y que confiere un mayor riesgo de sufrir glioma óptico, astrocitoma intracraneal, neurofibrosarcoma, tumores derivados de la cresta neural (tumor glómico, feocromocitoma), tumores embrionarios, leucemia y tumor de Wilms. El gen supresor responsable de este trastorno es la neurofibromina 1 (*NF-1*) localizado en el cromosoma 17q11.
   b. La **neurofibromatosis II** es una afección en la que hay múltiples schwannomas, especialmente vestibulares, y que se asocia a un mayor riesgo de ependimoma y meningioma. El gen para este trastorno, neurofibromina 2 (*NF-2*), se localiza en el cromosoma 22q12, y su producto, la merlina, codifica un miembro de la familia ezrina-radixina-moesina (ERM) de proteínas de unión de membrana y citoesqueléticas a las que se considera importantes para la adhesión y la movilidad celulares.
   c. La **esclerosis tuberosa** (enfermedad de Bourneville) es un trastorno transmitido de forma dominante. Se caracteriza por la presencia de hamartomas, incluidos los nódulos subependimarios y tuberosidades corticales cerebrales que muestran una arquitectura cortical anómala, y puede asociarse a retraso mental, epilepsia y trastornos de conducta, como el autismo. Las lesiones hamartomatosas en otros sistemas orgánicos consisten en angiofibromas faciales, placas en la frente, áreas en chagrín, rabdomiomas cardiacos, y angiomiolipomas y quistes renales. Este trastorno se asocia a la formación de astrocitomas de células gigantes subependimarias. Se han identificado dos genes supresores tumorales (antioncogenes) responsables, *TSC-1* (cromosoma 9q34), que codifica para la hamartina, y *TSC-2* (cromosoma 16p13), que codifica para la tuberina.
   d. El **síndrome del carcinoma basocelular nevoide** (síndrome de Gorlin) es un síndrome heredado de forma dominante en el que hay múltiples carcinomas basocelulares que pueden asociarse a la presencia de meduloblastomas, meningiomas, craneofaringiomas y algunos tumores sistémicos (*v.* cap. 17).

e. La **melanosis neurocutánea** es una malformación congénita, más que hereditaria, en la que hay nevos cutáneos benignos de gran tamaño, pigmentados y pilosos, que se asocian a infiltración de las meninges por células que contienen melanina. Aunque las lesiones pigmentadas de la piel siguen siendo benignas, las células pigmentadas de las meninges suelen sufrir una transformación maligna con invasión neural, lo que causa melanoma primario del sistema nervioso central (SNC).
3. **Síndromes neoplásicos hereditarios**
    a. La **enfermedad de Von Hippel-Lindau** es un trastorno, transmitido de forma dominante, caracterizado por hemangioblastomas de la retina, el cerebelo y, con menor frecuencia, la médula espinal. Otros tumores asociados son el carcinoma renal, el feocromocitoma, los insulinomas, los tumores del saco endolinfático y los quistes benignos renales, pancreáticos y del epidídimo. El trastorno se debe a la pérdida de un gen supresor tumoral en el cromosoma 3p25-26, lo que produce la hiperexpresión del factor de crecimiento endotelial vascular (FCEV) y de la eritropoyetina, factores que normalmente induce la hipoxia.
    b. El **síndrome de Turcot** es un síndrome familiar, autosómico dominante o recesivo, poco frecuente que se asocia al cáncer de colon, al glioblastoma y al meduloblastoma. Se debe a una mutación en la línea germinal del gen *APC* del cromosoma 5q21, o a mutaciones en la línea germinal de genes que regulan el mecanismo de replicación del ADN, como los genes *mutL-homolog 1* (*hMLH-1*) o el componente del sistema reparador de desajustes PMS-1 homólogo 2 (*hPMS-2*), que codifican (ambos) proteínas responsables de la reparación de los desajustes del ADN.
    c. El **síndrome de Li-Fraumeni** es un síndrome clínico de cáncer de mama familiar, sarcomas, leucemia y tumores cerebrales primarios, que se asocia a mutaciones en la línea germinal de p53 (cromosoma 17).
4. **Inmunodepresión.** En los receptores de trasplantes y los pacientes con sida se da un aumento notable del riesgo de sufrir un linfoma primario del SNC (LPSNC).

II. DIAGNÓSTICO

A. **La presentación clínica** depende de la localización del tumor y de su velocidad de crecimiento. En general los tumores que crecen lentamente producen pocos déficits focales, pues el tejido cerebral se comprime de forma lenta y parece que se producen mecanismos compensadores. Los tumores que crecen con rapidez tienden a asociarse a edema cerebral circundante considerable; es más probable que el edema, además de la masa tumoral, cause déficits locales. Generalmente los déficits causados por el edema son reversibles, mientras que los producidos por el tumor pueden no serlo.
1. **Cefalea.** Aparece en alrededor del 50 % de los pacientes con tumores cerebrales. Es más probable que se produzca en pacientes jóvenes con tumores de crecimiento rápido, y es típicamente profunda, sorda, y no intensa ni pulsátil. De forma característica es más aguda al levantarse por la mañana, y empeora al hacer esfuerzos o levantar pesas. La lateralización de la cefalea facilita en ocasiones la localización del tumor.
2. **Convulsiones.** Se observan en el 30 % de todos los pacientes con tumor cerebral. Los pacientes con gliomas de bajo grado son más propensos a sufrir convulsiones en la presentación (60-90 %) en comparación con los pacientes con glioblastoma (20-30 %). Pueden ser generalizadas o parciales (focales). Las convulsiones parciales simples suelen consistir en fenómenos sensitivos o motores transitorios de un solo lado o de una extremidad. Las convulsiones parciales complejas, a menudo con origen en el lóbulo frontal o temporal, se manifiestan como cambios en el nivel de conciencia o de percepción del entorno, frecuentemente con fenómenos olfatorios o gustativos anómalos. Puede producirse también detención del habla. Las convulsiones generalizadas causan pérdida de conocimiento, incontinencia fecal o urinaria y movimientos tonicoclónicos bilaterales.

3. **Aumento de la presión intracraneal (PIC).** Puede estar causado por un tumor de gran tamaño o por hidrocefalia obstructiva. Las grandes masas supratentoriales causan obnubilación progresiva, y pueden llegar a producir una herniación transtentorial, que se manifiesta clásicamente por una parálisis ipsolateral del tercer par craneal y hemiparesia contralateral. La hidrocefalia causa ataxia de la marcha, náuseas, vómitos, cefalea y una disminución del nivel de alerta. Si no se trata, puede desembocar en una herniación central, que no viene anunciada por una parálisis del tercer par craneal. El edema de papila es un signo de aumento de la PIC, pero actualmente casi no se observa en los pacientes con tumores cerebrales a causa de la disponibilidad de técnicas de neuroimagen que facilitan el diagnóstico precoz. Son signos y síntomas inusuales de aumento de la PIC: el oscurecimiento visual, el mareo y los signos falsos de localización, de los cuales el más frecuente es la disfunción del sexto par craneal debida al estiramiento del nervio por la presión descendente causada por una gran masa supratentorial.
4. Los **tumores supratentoriales** suelen manifestarse con síntomas y signos focales, entre ellos hemiparesia (lóbulo frontal), afasia (lóbulos frontal izquierdo y temporal posterior), inatención unilateral (lóbulo parietal) y hemianopsia (lóbulos temporal, parietal u occipital). En del 5 % al 10 % de los pacientes con oligodendrogliomas o glioblastomas, la hemorragia intratumoral puede conducir a una presentación aguda y aparición repentina de signos de lateralización
5. Los **tumores hipotalámicos** pueden asociarse a alteración de la regulación de la temperatura corporal, diabetes insípida, hiperfagia y, si está afectado el quiasma óptico, déficits del campo visual, habitualmente una hemianopsia bitemporal.
6. Los **tumores del tronco encefálico,** como los gliomas del tronco encefálico, se manifiestan con múltiples déficits de los pares craneales, hemiparesia y ataxia.
7. Los **tumores de las vainas nerviosas,** como los schwannomas vestibulares, producen déficits del nervio craneal o raquídeo afectado. A medida que el tumor aumenta de tamaño o puede comprimir también las estructuras nerviosas circundantes y dar lugar a la aparición de más síntomas.
8. Los **tumores cerebelosos** se asocian a dismetría, ataxia, vértigo, nistagmo, cefalea y vómitos.
9. Los **tumores de la médula espinal** se manifiestan con paraparesia espástica y pérdida de sensibilidad por debajo del nivel del tumor, así como con alteraciones de la función intestinal y de la vejiga urinaria.
10. La **afectación meníngea** por tumores primarios del SNC es menos frecuente que con los tumores metastásicos (*v.* cap. 33), y se observa fundamentalmente en los meduloblastomas, pineoblastomas, tumores de células germinales, LPSNC, y, en un grado menor, el ependimoma.

B. **Evaluación.** A los pacientes con una presunta lesión expansiva en el SNC se les debe evaluar mediante pruebas de diagnóstico por la imagen.
1. La **tomografía computarizada (TC)** y la **resonancia magnética (RM)** son las principales técnicas de imagen utilizadas para evaluar presuntos tumores del SNC. Se prefiere la RM por su mayor sensibilidad, especialmente en las lesiones expansivas del tronco encefálico, la fosa posterior, la parte interna de los lóbulos temporales y la médula espinal. Hay que realizar siempre estudios con contraste, porque muchos tumores muestran un realce con éste.
2. La **punción lumbar** casi nunca forma parte de la evaluación inicial y, de hecho, está contraindicada con frecuencia en este contexto.
3. La **angiografía** puede resultar útil en la evaluación prequirúrgica de tumores vascularizados que requieren embolización para reducir la vascularización antes de llevar a cabo la resección quirúrgica.
4. **Evaluación sistémica.** Tras demostrarse la presencia de una lesión expansiva mediante TC o RM, debe determinarse su etiología. En el diagnóstico diferencial de los tumores primarios del sistema nervioso, se incluyen: las metástasis, un accidente cerebrovascular y procesos inflamatorios o infecciosos (p. ej., esclerosis múltiple, absceso cerebral). Las manifestaciones radiográficas pueden ayudar en el diagnóstico diferencial en combinación con la anamnesis y la exploración física

del paciente, que pueden conducir a un diagnóstico de presunción con un acierto razonable en la mayoría de los pacientes.

No es necesaria una evaluación sistémica en la valoración inicial de un paciente con una sola lesión observada mediante RM. En estos pacientes debe realizarse una resección quirúrgica inmediata y las pruebas siguientes pertinentes a la anatomía patológica. Si se encuentra un tumor primario benigno, no es necesaria ninguna evaluación sistémica. Si el LPSNC es el principal diagnóstico diferencial, se prefiere una biopsia. Si se identifica una metástasis, puede realizarse un estudio sistémico en consonancia.

5. **Cirugía.** Se necesita para el diagnóstico definitivo en la mayoría de los casos en los que se sospecha la presencia de tumores primarios del sistema nervioso y suele ser la pieza clave del tratamiento. Entre las excepciones se encuentran los tumores que no requieren la extirpación quirúrgica como componente del tratamiento y los que se puede diagnosticar por datos característicos en las pruebas de imagen (p. ej., los neurofibromas o el glioma del tronco encefálico).

III. GLIOMAS

A. **Anatomía patológica.** Los gliomas son tumores infiltrantes que se clasifican por su grado de anaplasia. Los tumores de grado bajo se clasifican como astrocitomas u oligodendrogliomas (grado II de la OMS), y aquellos con mayor evidencia de atipia celular y mayor cantidad de células, como astrocitoma anaplásico u oligodendroglioma anaplásico (grado III de la OMS), lo que depende de si las características histológicas de las células se parecen más a los astrocitos o a los oligodendrogliomas. Los glioblastomas son gliomas con características de gran malignidad (GBM; grado IV de la OMS). El astrocitoma pilocítico de grado muy bajo constituye el grado I de la OMS; es casi exclusivo de los niños.

B. **Características moleculares.** La determinación más reciente del perfil molecular redefinió estas categorías por la presencia de una mutación en la isocitrato deshidrogenasa (*IDH*) y la co-deleción de los cromosomas 1p y 19q para definir los subgrupos pronóstico (tabla 15-1). Los tumores que son *IDH* de tipo natural y carecen de la co-deleción 1p19q tienden a comportarse como los GBM (supervivencia mediana de 1.7 años), con independencia de su aspecto histológico. Los tumores con la mutación *IDH* tienen un mejor pronóstico (supervivencia mediana de 6.3 años), y aquellos que son portadores tanto de una mutación *IDH* como de una co-deleción 1p19q tienen el mejor pronóstico de todos (supervivencia mediana de 8.0 años).

El glioblastoma se mantiene como un diagnóstico patológico útil y se caracteriza por proliferación vascular y necrosis además de atipia citológica y una cantidad mayor de células. Los GBM con características sarcomatosas son gliosarcomas y su comportamiento es idéntico al de los GBM. La metilación del promotor del gen de la metiltransferasa del O^6-metilguanina-ADN (*MGMT*) que codifica una enzima que repara el ADN confiere un mejor pronóstico y predice la respuesta a los alquilantes como la temozolomida (tabla 15-1). Alrededor del 40 % de todos los GBM tienen una amplificación de la vía del receptor del factor de crecimiento epidérmico (EGFR, *epidermal growth factor receptor*), la mitad de la cual es portadora de una mutación

TABLA 15-1	Supervivencia mediana de los gliomas basada en los subtipos moleculares	
	Grado II/III de la OMS	Grado IV de la OMS
IDH mutado: co-deleción 1p19q (O)	8.0 años	2.1 años (con independencia de la 1q19p)
1p19q intacto (A u O)	6.3 años	
IDH de tipo natural (A u O)	1.7 años	1.1 años
Promotor metilado *MGMT*	NA	2.0 años
Promotor no metilado *MGMT*	NA	1.1 años

OMS, Organización Mundial de la Salud; O, oligodendroglioma; A, astrocitoma; NA, no aplicable.

activadora, la EGFRvIII. En los GBM de pacientes aislados, se han descrito mutaciones accionables inesperadas, pero su frecuencia se desconoce.

La incidencia de los gliomas aumenta con la edad; a medida que la edad del paciente aumenta, es más probable que el glioma sea de alto grado. Estos tumores son la mayoría de las veces supratentoriales, pero pueden observarse en el cerebelo, el tronco encefálico y la médula espinal.

En el apéndice B2 se muestran las propiedades inmunohistoquímicas de las neoplasias neurológicas malignas.

C. **Radiología.** En la TC y la RM los gliomas suelen ser lesiones solitarias, principalmente en la sustancia blanca. El glioma (grado II) aparece como una masa infiltrante sin realce que se observa mejor en la RM en secuencias en T_2 o de recuperación de inversión atenuada por líquido (FLAIR, *fluid-attenuated inversion recovery*). Los gliomas de alto grado (grados III y IV) suelen realzarse tras la administración de material de contraste, y están rodeados por edema focal; en ocasiones los gliomas anaplásicos no se realzan en la RM. Los oligodendrogliomas son más comunes en los lóbulos frontal y temporal, y en especial en la corteza insular. Las calcificaciones y las hemorragias intratumorales son más frecuentes en los oligodendrogliomas, independientemente del grado. Los GBM muestran a menudo necrosis central, y pueden observarse como lesiones con realce anular. En raras ocasiones pueden asociarse componentes quísticos a astrocitomas de grado bajo o elevado.

D. **Tratamiento**
   1. La **dexametasona** reduce el edema cerebral asociado a los tumores cerebrales malignos disminuyendo la permeabilidad vascular a través de su acción en las uniones endoteliales. El tratamiento con esteroides suele lograr una mejora neurológica considerable. Las pautas de dosificación varían, aunque la dosis típica inicial es de 4 mg v.o. o i.v. 2 veces/día. Una vez instaurado el tratamiento definitivo, las dosis deben reducirse.
   2. **Extirpación quirúrgica.** Debe realizarse siempre que sea técnicamente posible. La cirugía no sólo es necesaria para la obtención de muestras tisulares adecuadas para el diagnóstico anatomopatológico, sino que también puede conseguir una mejora de las alteraciones neurológicas al reducir el efecto expansivo. Se ha observado que el grado de la resección quirúrgica se relaciona con la supervivencia, especialmente en las lesiones de alto grado. El término resección macroscópica total significa la eliminación de todo (o casi todo) el tumor visualizado radiológicamente. Sin embargo, debido a la naturaleza infiltrante de los astrocitomas, siempre quedan restos tumorales. Deben realizarse RM posquirúrgicas durante los 3-4 días siguientes a la intervención para determinar la extensión de la resección. Si ésta no es posible, habrá que realizar una biopsia para llegar al diagnóstico histológico.
   3. **RT.** Mejora notablemente la supervivencia, y se ha observado que existe una relación entre la dosis y la respuesta en los tumores de alto grado. Los astrocitomas de bajo grado se tratan con 5 000-5 400 cGy, y los astrocitomas anaplásicos y los GBM con 6 000 cGy sobre el tumor y los bordes circundantes. La RT puede retrasarse en algunos pacientes con astrocitomas de grado bajo que muestran crisis convulsivas controladas con antiepilépticos y ningún otro síntoma neurológico. En los pacientes menores de 40 años, los gliomas de grado II que fueron extirpados por completo pueden no requerir tratamiento postoperatorio inmediato si tienen la mutación *IDH*. Pueden vigilarse mediante imágenes de seguimiento, y puede tomarse una decisión terapéutica en el momento de la progresión. Los sensibilizadores de la radiación no son beneficiosos en el tratamiento de los astrocitomas.
   4. La **quimioterapia** con temozolomida se ha convertido en el tratamiento habitual de los pacientes con GBM. Se administra simultáneamente con la RT, en dosis de 75 (mg/m^2)/día de forma continua, y durante al menos 6 ciclos como tratamiento adyuvante en dosis de 150-200 mg/m^2 durante 5 días consecutivos cada 4 semanas. Muchos autores continúan este tratamiento hasta la progresión o hasta que se hayan administrado de 12 a 24 ciclos. Es un tratamiento que suele tolerarse bien. Aunque no se ha establecido la eficacia en los pacientes con astrocitomas anaplásicos, muchos especialistas han adoptado esta pauta para tratar a todos

los pacientes con gliomas malignos. Los datos aleatorizados y controlados de pacientes con oligodendrogliomas anaplásicos que muestran la co-deleción 1p19q demuestran que la supervivencia promedio es mejor con RT y quimioterapia (mediana de 14.7 años) que con RT sola (mediana de 7.3 años). Estos estudios usaron la combinación de procarbazina, lomustina y vincristina (PCV), pero muchos médicos prefieren la pauta GBM con temozolomida debido a su menor toxicidad; en cualquier caso, los dos son válidos.
5. **Otro.** Un dispositivo de reciente desarrollo, los campos para tratamiento de tumores (CTT), recibió la aprobación para el tratamiento de GBM supratentoriales. Este dispositivo emite electrocampos transcutáneos alternantes de baja intensidad y frecuencia intermedia que interrumpen la formación del huso mitótico durante la división celular, y cuyo objetivo es detener la mitosis. En el GBM de reciente diagnóstico, se obtuvo un aumento de 3.1 meses en la supervivencia sin progresión y de 4.9 meses en la supervivencia promedio, ambas con valor estadístico significativo, cuando se usó combinado con la quimiorradiación estándar. Los datos aleatorizados y controlados del GBM recurrente no muestran beneficios en la supervivencia. Dado el modesto beneficio, la tasa tan elevada de irritación de la piel, el peso de la batería que potencialmente limita la movilidad del paciente, las consecuencias cosméticas, y la cobertura incierta de las compañías de seguros, la mayoría de los pacientes y médicos estima que los CTT son poco atractivos.
6. **Tratamiento de la recurrencia.** Los gliomas, entre ellos los GBM, pueden responder al tratamiento en el momento de la recurrencia, y las estrategias del tratamiento suelen discurrir en paralelo a las utilizadas en el momento en que se realizó el diagnóstico. El fármaco antiangiogénico bevacizumab se ha convertido en el tratamiento estándar de las recurrencias. Habitualmente se combina con un quimioterápico como una nitrosourea, carboplatino o irinotecán. Si existe un estudio clínico en marcha, en la situación óptima debe ofrecerse la participación a los pacientes. La irradiación adicional, como la SRS combinada con bevacizumab, podría desempeñar algún papel en el tratamiento de estas neoplasias tan infiltrantes.
7. **Seguimiento del paciente.** Los pacientes con gliomas necesitan un seguimiento a lo largo de toda la vida. Los astrocitomas de bajo grado pueden recurrir, con frecuencia como lesiones de mayor grado, durante los 20 años posteriores al tratamiento. La recurrencia del tumor suele producirse en la localización primaria, aunque hay ocasiones en las que pueden llegar a ser multifocales o reaparecer en puntos distantes dentro del SNC. Es muy poco frecuente la observación de metástasis en tejidos sistémicos. La mejora del control de la recurrencia tumoral se puede lograr con exploraciones neurológicas seriadas y RM. La frecuencia de estos controles debe individualizarse y depende del grado del tumor, el estado general del paciente y la intención de administrar un tratamiento adicional.

E. **Supervivencia.** La mediana de la supervivencia con el tratamiento estándar se está redefiniendo por clasificación molecular (tabla 15-1).

IV. OTRAS NEOPLASIAS GLIALES

A. **Astrocitoma pilocítico (AP; anteriormente conocido como astrocitoma pilocítico juvenil)**
1. **Anatomía patológica.** Los AP (grado I de la OMS) difieren en cuanto a la histología y el comportamiento clínico de los astrocitomas. Son menos infiltrantes, más circunscritos y progresan con menos frecuencia a un estado de mayor anaplasia. Alrededor del 90 % de los AP tiene activada la vía del *BRAF*, con más del 70 % con una mutación de fusión del *BRAF* y un 5 % con una mutación V600E del *BRAF*.
2. **Manifestaciones clínicas.** Los AP tienden a observarse en niños y adultos jóvenes y muestran predilección por el cerebelo, el hipotálamo, el quiasma óptico y el tálamo. Desde el punto de vista radiológico se trata de masas bien delimitadas que se realzan de forma densa y homogénea, y que pueden tener componentes quísticos.

3. **Tratamiento.** Los AP no son tumores infiltrantes ni histológicamente progresivos, por lo que pueden curarse mediante la escisión quirúrgica. Los tumores sometidos a una resección subtotal pueden ser observados o, en raras ocasiones, necesitar irradiación focal inmediata. Los tumores irresecables (p. ej., los gliomas ópticos) pueden observarse o tratarse con RT (5 400 cGy, campos focales) o, en pacientes muy jóvenes, con quimioterapia si los síntomas indican la necesidad de un tratamiento inmediato. Los AP responden a las nitrosoureas, la procarbazina, la ciclofosfamida, la vincristina, los compuestos de platino y el etopósido. Puede emplearse un inhibidor del *BRAF* como el vemurafenib para tratar un AP con una mutación V600E del *BRAF*; no obstante, no se debe proceder de esa forma en los pacientes con una mutación de fusión del *BRAF*.
4. **Supervivencia.** Depende de la localización del tumor y la extensión de la resección. La mediana de supervivencia total es de más del 90 % a los 10 años y del 80 % a los 20 años.

B. **Ependimoma**
1. **Anatomía patológica.** Los ependimomas se originan en células ependimarias. Son tumores que se localizan en el sistema ventricular del conducto raquídeo, con mayor frecuencia en el cuarto ventrículo y en la región de la cola de caballo. Se observan más a menudo en niños, pero también se muestran en adultos. La mayoría son histológicamente benignos, pero algunos tipos, entre ellos el ependimoma anaplásico, el ependimoblastoma y el ependimoma mixopapilar, pueden diseminarse a través del líquido cefalorraquídeo (LCR).
2. **Tratamiento.** Los ependimomas pueden curarse mediante la resección total, particularmente el ependimoma mixopapilar del filamento terminal *(filum terminale)*. Desafortunadamente, su localización suele impedir una escisión completa, y debe administrarse RT posquirúrgica.

C. **Glioma del tronco encefálico**
1. **Anatomía patológica.** Los gliomas del tronco encefálico son astrocitomas que se originan en el tronco encefálico, generalmente en la protuberancia, y que son más frecuentes en los niños que entre los adultos. Pueden ser astrocitomas de cualquier grado, pero su evolución viene determinada fundamentalmente por su localización, por lo que se clasifican aparte del resto de los astrocitomas. Los pacientes acuden con parálisis de múltiples pares craneales y ataxia.
2. **Tratamiento.** La resección quirúrgica es imposible debido a la localización del tumor, y el diagnóstico suele basarse en los hallazgos clínicos y radiológicos típicos. El tratamiento consiste en RT focal, generalmente de 6 000 cGy. La quimioterapia es fundamentalmente ineficaz en los gliomas del tronco encefálico. La mediana de supervivencia en los pacientes con gliomas pontinos difusos es de alrededor de 1 año.

V. LINFOMA PRIMARIO DEL SNC
El LPSNC se comenta en los capítulos 22 y 37.

VI. MEDULOBLASTOMA
A. **Anatomía patológica.** Los meduloblastomas son tumores embrionarios que se originan a partir de células germinales primitivas en el cerebelo; se localizan fundamentalmente en el vermis y en el cuarto ventrículo. Son más frecuentes durante la infancia, pero también se observan en adultos jóvenes (*v.* también el cap. 19). Estudios recientes han descrito cuatro subgrupos moleculares: el *wingless* (*Wnt*), el *sonic hedgehog* (*Shh*), el grupo 3 y el grupo 4. Estos subgrupos difieren en demografía, perfiles genéticos y pronóstico (tabla 15-2). El grupo 4 es el más común (35 %).
B. **Manifestaciones clínicas.** Los meduloblastomas suelen producir hidrocefalia por compresión del cuarto ventrículo. Por tanto, los pacientes acuden a menudo con signos de aumento de la PIC (p. ej., ataxia de la marcha, cefalea, náuseas y vómitos), en lugar de signos de localización del tumor.
C. **Estadificación y tratamiento.** Los pacientes necesitan una estadificación completa del SNC, que incluye la RM realizada con contraste de la cabeza y toda la columna

TABLA 15-2. Meduloblastoma por subgrupos moleculares

	Wnt	Shh	Grupo 3	Grupo 4
Frecuencia	10%	30%	25%	35%
Demografía	F = M Niños > Adultos	F = M Todas las edades, más en lactantes y adultos	M > F Niños > lactantes	M > F Todas las edades, sobre todo en niños
Genética	Mutaciones en *CTMMN-1, PCA*	Mutaciones en *PTCH-1, SUFU, SMO*	Amplificación *MYC*	Amplificaciones *CDK-6* y *MYCN*
Metástasis	Rara	Poco frecuente	Muy frecuente	Frecuente
SP a 5 años	94% (100% de adultos)	87%	32%	76%

F, femenino; M, masculino; SP, supervivencia promedio.

vertebral y el análisis del LCR, porque los meduloblastomas se diseminan a través de éste.

1. **Cirugía.** La extensión de la resección quirúrgica se relaciona con la supervivencia en los pacientes con meduloblastoma, y el objetivo debe ser la resección total macroscópica. En los pacientes con hidrocefalia persistente puede ser necesaria la colocación de una derivación ventriculoperitoneal.
2. **RT.** Consiste en la irradiación craneorraquídea y es necesaria para la mayoría de los pacientes, incluso en aquellos con resultados negativos en los estudios para la estadificación. La dosis habitual oscila entre 3 000 cGy y 3 600 cGy aplicada en todo el encéfalo y la médula espinal, con un refuerzo adicional sobre el tumor con una dosis total de 5 400-6 000 cGy. Datos recientes indican que la dosis craneorraquídea se puede reducir hasta 2 400 cGy cuando se utiliza quimioterapia postoperatoria, que actualmente es el tratamiento estándar. La RT generalmente se evita en pacientes < 3 años de edad debido a la toxicidad.
3. La **quimioterapia** permite la disminución de la dosis de la radiación craneorraquídea y, en consecuencia, una reducción de las secuelas a largo plazo del tratamiento. La quimioterapia adyuvante después de la RT se administra a todos los pacientes ≥ 3 años de edad. En pacientes < 3 años, la quimioterapia suele administrarse de manera inicial para retrasar o evitar la RT. Una pauta de quimioterapia adyuvante estándar suele consistir en ocho ciclos de lomustina, vincristina y cisplatino que se administran a intervalos de 6 semanas durante alrededor de 1 año.

La recurrencia del meduloblastoma se puede tratar con quimioterapia a dosis elevadas y rescate con células madre autólogas. Además, se demostró que un inhibidor de la vía de transducción de señales *hedgehog* producía una regresión tumoral marcada pero transitoria en un paciente cuyo tumor tenía activación de la vía de transducción de señales *hedgehog*.

D. **Pronóstico.** Los pacientes con meduloblastoma en los que se ha realizado una resección macroscópica total y que no muestran signos de diseminación tumoral (riesgo habitual) tienen una tasa de supervivencia a los 5 años del 80% al 90%. En los casos de diseminación tumoral (riesgo elevado), la supervivencia a 5 años es del 50% al 60%. El subgrupo molecular *Wnt* implica el mejor pronóstico, con hasta un 100% de supervivencia a 5 años en adultos, mientras que los meduloblastomas del grupo 3 tienen el peor pronóstico, con supervivencia a 5 años del 32%.

VII. TUMORES DE CÉLULAS GERMINALES

A. **Anatomía patológica.** Los tumores de células germinales que se originan en el sistema nervioso suelen localizarse en las regiones pineal y supraselar. Son de dos tipos básicos: germinomas y tumores de células germinales no germinomatosos. Los primeros son muy sensibles a la radiación y son análogos a los seminomas y disgerminomas sistémicos.

B. **Evaluación.** Debido a que los tumores de células germinales pueden diseminarse rápidamente por el sistema nervioso, todos los pacientes necesitan una estadificación completa, que incluya una RM con contraste del encéfalo y toda la columna vertebral, un estudio citológico del LCR y la determinación de las concentraciones plasmáticas y en el LCR de la α fetoproteína (α-FP) y la gonadotropina coriónica humana β (hCGβ). La fosfatasa alcalina placentaria en el LCR también puede ser útil.
C. **Tratamiento.** En primer lugar debe realizarse una resección quirúrgica con el fin de lograr una escisión completa. Si no es posible la resección, se realizará una biopsia para obtener el diagnóstico histológico. La resección es el tratamiento completo de los infrecuentes teratomas maduros. Los germinomas sin signos de diseminación por el SNC se tratan con la irradiación del tumor y del sistema ventricular circundante; incluso aquellos que muestran marcadores positivos pueden tratarse sólo mediante irradiación. Los tumores de células germinales no germinomatosos y los tumores con signos de diseminación por el SNC se tratan con irradiación craneorraquídea y quimioterapia. Las pautas son similares a las utilizadas en los tumores de células germinales sistémicos. La tasa de supervivencia a los 5 años es superior al 90 % para los germinomas, y puede acercarse al 75 % para aquellos tumores no germinomatosos que son más resistentes al tratamiento.

VIII. TUMORES BENIGNOS DEL SISTEMA NERVIOSO

A. **Los meningiomas** son tumores que se originan a partir de células aracnoideas. Su incidencia aumenta con la edad y son más frecuentes entre las mujeres. Pueden observarse sobre las convexidades, ser parasagitales a lo largo de la hoz, estar a lo largo del ala del esfenoides, ser retroclivales o estar a lo largo de la columna vertebral dorsal o torácica. Aunque la mayoría de estos tumores son benignos, algunos son histológicamente atípicos o malignos. Se reconocen radiológicamente por su localización extraaxial y su patrón denso y heterogéneo de realce con el contraste. En los pacientes con pequeños meningiomas asintomáticos puede realizarse tan sólo un seguimiento. El tratamiento consiste en la resección quirúrgica, que suele curar al paciente. Los tumores recurrentes pueden tratarse con RT o radiocirugía estereotáctica. Además de las clásicas mutaciones *NF-2* de los meningiomas, se han identificado mutaciones únicas adicionales en *TRAF-7*, *KLF-4*, *AKT-1* y *SMO*; estas mutaciones encierran potencial para accionarlas, pero por el momento se carece de datos que confirmen su eficacia en los tratamientos frente a moléculas específicas.
B. **Craneofaringiomas.** Son tumores quísticos supraselares congénitos, los cuales se cree que surgen de restos epiteliales de la bolsa de Rathke. Se manifiestan con disfunción del quiasma óptico y del eje hipotalámico-hipofisario, como resultado de la compresión tumoral. Pueden contener calcificaciones y desechos celulares oleosos, los cuales causan una meningitis química grave si se rompe un quiste hacia el LCR. El tumor es histológicamente benigno, y el enfermo puede curarse mediante la resección total. Desafortunadamente, a menudo esto no es posible, y puede ser necesaria la RT para controlar el tumor.
C. **Adenoma hipofisario.** Los adenomas de la hipófisis pueden ser tumores secretores o no secretores. Los primeros pueden causar acromegalia (hormona del crecimiento), esterilidad y galactorrea (prolactina), o síndrome de Cushing (corticotropina, ACTH). Estos tumores a menudo son microadenomas < 1 cm), aunque habitualmente se ven en la RM. Los tumores no secretores suelen ser macroadenomas (> 1 cm) y causan hemianopsia bitemporal por compresión del quiasma óptico, apoplejía hipofisaria por hemorragia en el interior del tumor, o hipopituitarismo. El tratamiento de los microadenomas y los macroadenomas puede consistir en la resección quirúrgica, generalmente por la vía transesfenoidal. Sin embargo, los tumores secretores pueden tratarse mediante fármacos: los prolactinomas con la cabergolina y los tumores secretores de la hormona del crecimiento con la somatostatina o un análogo, como la octreotida. En los tumores recurrentes puede ser necesaria la RT.
D. **Schwannoma vestibular** (neurinoma del acústico). Los schwannomas vestibulares se originan a partir de la rama vestibular del octavo par craneal. Los síntomas iniciales son: hipoacusia neurosensitiva, acúfenos y vértigo. La afectación de las estructuras

neurológicas adyacentes puede causar debilidad y entumecimiento facial, disfagia y ataxia. En las RM realzadas con contraste estos tumores se muestran como masas homogéneas y con realce denso que siguen al octavo par craneal en el conducto auditivo interno; el diagnóstico suele estar claro en la RM. El tratamiento depende de la magnitud de la hipoacusia y de la existencia de tumores bilaterales, pero las opciones terapéuticas son la resección quirúrgica y la irradiación focal con radiocirugía. Los schwannomas vestibulares bilaterales constituyen un diagnóstico de neurofibromatosis II. Los schwannomas raquídeos producen una radiculomielopatía y pueden resolverse por completo mediante la resección total. En raras ocasiones estos tumores pueden mostrar degeneración sarcomatosa.

IX. PROBLEMAS CLÍNICOS ESPECIALES

A. **Crisis convulsivas.** Las convulsiones aparecen en cerca del 25 % al 30 % de los pacientes con tumores cerebrales. Una vez que un paciente ha mostrado una crisis convulsiva, debe tratársele con anticonvulsivos. Los anticonvulsivos que inducen enzimas hepáticas (p. ej., la fenitoína y la carbamazepina) pueden estimular el metabolismo de la quimioterapia, con lo que aparecen concentraciones plasmáticas subterapéuticas. Estos fármacos también tienden a asociarse a mayor sedación y a un peor perfil de toxicidad. Por tanto, se utilizan con más frecuencia los nuevos fármacos. Los anticonvulsivos como tratamiento preventivo no son eficaces para evitar la aparición de crisis convulsivas en pacientes con tumores cerebrales que no han mostrado crisis convulsiva alguna. Por tanto, debe evitarse su uso.

1. El **levetiracetam** es antiepiléptico de primera línea de elección en pacientes con tumores del encéfalo debido a su eficacia, su perfil de toxicidad favorable, la ausencia de inducción de las enzimas microsómicas hepáticas y una opción de administración i.v. La dosis inicial es de habitualmente 500 mg 2 veces/día, y se puede aumentar hasta 1 500 mg 2 veces/día, ajustando la dosis para controlar las convulsiones. Se pueden medir las concentraciones plasmáticas, aunque no se correlacionan bien con el control de las convulsiones. Entre sus efectos adversos están los cambios de la personalidad, depresión y sedación.

2. La **lacosamida** es efectiva para las convulsiones focales y por lo regular es bien tolerada. Hace poco se usó como fármaco adjunto para tratar el estado epiléptico en pacientes con tumores cerebrales, ya que pueden administrarse dosis de carga intravenosas para alcanzar un nivel sérico terapéutico que muestran interacción mínima con otros fármacos. Dicha dosis inicial suele ser de 50 mg 2 veces/día, y ajustarse hasta 100 mg 2 veces/día. Cuando se indica la dosis de carga, se administran 200 mg por vía oral o intravenosa. Los efectos colaterales son mareos, cefalea, náusea, diplopía, fatiga y sedación.

3. La **lamotrigina** es un antiepiléptico muy eficaz en pacientes con tumores encefálicos. La dosis se debe ajustar lentamente y puede interactuar con el ácido valproico. La dosis suele ser desde 225 mg/día hasta 375 mg/día en dos dosis fraccionadas cuando se utiliza como tratamiento adyuvante o en monoterapia en pacientes que no reciben valproato ni otros antiepilépticos inductores enzimáticos; sólo está disponible en una preparación oral. Los pacientes que toman simultáneamente ácido valproico habitualmente necesitan menos, y los que toman simultáneamente antiepilépticos inductores enzimáticos requieren más lamotrigina.

4. Los **anticonvulsivos más recientes,** como la gabapentina, el topiramato, la vigabatrina, clobazam y la zonisamida, pueden utilizarse según el criterio del médico. Los fármacos más antiguos, como la carbamazepina, el valproato y la fenitoína, suelen reservarse a los pacientes con ataques deficientemente controlados.

B. **Hidrocefalia.** Puede deberse a la obstrucción del paso del LCR, especialmente cuando los tumores son intraventriculares o se encuentran en la parte superior del tronco encefálico. Los pacientes con hidrocefalia acuden con cefalea, náuseas, vómitos, ataxia de la marcha, incontinencia urinaria y letargo progresivo. La TC sin contraste permite diagnosticar ventrículos de gran tamaño por encima del nivel de la obstrucción. Puede también producirse una hidrocefalia comunicante en los pacientes tratados por un tumor cerebral; en los estudios de neuroimagen seriados se observa un aumento progresivo del tamaño ventricular. Los pacientes que han recibido RT craneal también tienen un mayor riesgo de desarrollar hidrocefalia. El tratamiento de ambas formas de hidrocefalia consiste en la colocación de una derivación ventriculoperitoneal.

C. **Necrosis causada por la radiación.** Puede deberse a la RT, y es frecuente tras una radiocirugía estereotáctica (RCE) y en dosis elevadas. Desde el punto de vista clínico y radiológico no puede distinguirse de una recurrencia tumoral. La PET o la resonancia magnética de perfusión pueden ayudar a distinguir la recurrencia tumoral de la necrosis por radiación, pero incluso estas técnicas no permiten distinguir de manera fiable la progresión tumoral de la necrosis por radiación. La necrosis por radiación puede tratarse con dexametasona, aunque a menudo es necesaria la citorreducción quirúrgica para aliviar el efecto expansivo y proporcionar un diagnóstico histológico definitivo.

D. **Trombosis venosa profunda (TVP).** Se produce en cerca del 20 % de los pacientes con gliomas de alto grado, y su tratamiento óptimo es la anticoagulación. Los estudios no han demostrado que la anticoagulación plantee un mayor riesgo de hemorragia intracraneal en un tumor cerebral.

E. **Herniación.** Se debe al efecto expansivo de tumores grandes y edematosos. La herniación e hidrocefalia puede ser central en caso de tumores de la línea media, del uncus en caso de lesiones en los hemisferios, o amigdalina cuando los tumores se encuentran en la fosa posterior. Una vez reconocida, la herniación es una urgencia que debe tratarse para disminuir la PIC. Estas intervenciones disminuirán la PIC, aunque su efecto será transitorio hasta que se instaure el tratamiento definitivo. Los métodos para esta urgencia son:

1. Elevación de la cabecera de la cama.
2. Hiperventilación hasta una PCO_2 de unos 30 mm Hg.
3. Creación de un gradiente osmótico mediante la administración de manitol, a una dosis de 0.5 g/kg a 2 g/kg i.v. (generalmente, 50-100 g en los adultos), o solución salina hipertónica, 300 mL de una solución al 3 %.
4. Administración de dexametasona, hasta los 100 mg i.v. seguido por 16 mg a 40 mg/24 h, dependiendo de los síntomas.

Lecturas recomendadas

Cairncross G, Wang M, Shaw E, et al. Phase III trial of chemoradiotherapy for anaplastic oligodendroglioma: long-term results of RTOG 9402. *J Clin Oncol* 2013; 31:337.

Chinot OL, Wick W, Mason W, et al. Bevacizumab plus radiotherapy-temozolomide for newly diagnosed glioblastoma. *N Engl J Med* 2014; 370:709.

Clark VE, Erson-Omay EZ, Serin A, et al. Genomic analysis of non-NF2 meningiomas reveals mutations in TRAF7, KLF4, AKT1, and SMO. Science 2013; 339:1077.

Gajjar A, Bowers DC, Karajannis MA, et al. Pediatric brain tumors: innovative genomic information is transforming the diagnostic and clinical landscape. *J Clin Oncol* 2015; 33:2986.

Gilbert MR, Dignam JJ, Armstrong TS, et al. A randomized trial of bevacizumab for newly diagnosed glioblastoma. *N Engl J Med* 2014; 370:699.

Jordan JT, Gerstner ER, Batchelor TT, et al. Glioblastoma care in the elderly. Cancer 2016; 122:189.

Preusser M, Lim M, Hafler DA, et al. Prospects of immune checkpoint modulators in the treatment of glioblastoma. *Nat Rev Neurol* 2015; 11:504.

Shaw EG, Wang M, Coons SW, et al. Randomized trial of radiation therapy plus procarbazine, lomustine, and vincristine chemotherapy for supratentorial adult low-grade glioma: initial results of RTOG 9802. *J Clin Oncol* 2012; 30:3065.

The Cancer Genome Atlas Research Network. Comprehensive, integrative genomic analysis of diffuse lower-grade gliomas. *N Engl J Med* 2015; 372:2481.

Thomas AA, Brennan CW, DeAngelis LM, et al. Emerging therapies for glioblastoma. *JAMA Neurol* 2014; 71:1437.

Thomas AA, Omuro A. Current role of anti-angiogenic strategies for glioblastoma. Curr Treat Options Oncol 2014; 15:551.

Vecht CJ, Kerkhof M, Duran-Pena A. Seizure prognosis in brain tumors: new insights and evidence-based management. Oncologist 2014; 19:751.

16 Tumores endocrinos
Carolyn Maxwell

I. GENERALIDADES
Los tumores de las glándulas endocrinas constituyen cerca del 3 % de todas las neoplasias malignas. La mayoría de las neoplasias malignas que derivan de órganos endocrinos no se asocian a endocrinopatías clínicas, aunque algunas producen síndromes característicos y marcadores bioquímicos.

- **A. Las hormonas esteroideas** suelen producirse en la corteza suprarrenal y las gónadas, con independencia de si los tejidos se encuentran sanos o son neoplásicos. En ocasiones, los tumores productores de gonadotropina coriónica humana (hCG) como el coricarcinoma o la mola hidatidiforme de la placenta o de otros órganos (pulmones y ovarios) tienen la capacidad de transformar los andrógenos en estrógenos.
- **B. Las hormonas peptídicas y las catecolaminas**
    1. Las **células del sistema de captación y descarboxilación de precursores de aminas (APUD,** *amine precursor uptake and decarboxylation*) derivan teóricamente del neuroectodermo embrionario (melanocitos, células tiroideas C, médula suprarrenal, ganglios paravertebrales, células argentafines del intestino). Estas células producen mediadores hormonales como serotonina, catecolaminas, histamina y cininas. La afectación neoplásica de estos tejidos produce tumores carcinoides, feocromocitoma (FCC) y cáncer medular tiroideo; estos tumores también pueden producir hormonas peptídicas (p. ej., corticotropina [ACTH] y polipéptido intestinal vasoactivo [VIP, *vasoactive intestinal polypeptide*]) además de sus productos naturales. Otros tejidos endocrinos productores de péptidos (p. ej., las glándulas paratiroides y los islotes pancreáticos) muestran algunas características del sistema APUD, incluso aunque puede que no deriven del neuroectodermo.
    2. Las **hormonas peptídicas**, como la ACTH, hCG y calcitonina, se encuentran producidas por una amplia variedad de tejidos neoplásicos que pueden sintetizar o no cantidades detectables de estas hormonas. Muchos de estos péptidos se sintetizan en forma de *prehormona*. Un segmento de la prehormona se escinde enzimáticamente para formar una molécula de depósito, una *prohormona*. Ésta se vuelve a escindir y forma la hormona activa, que se secreta a la sangre.
    3. Las **hormonas gastrointestinales**, como insulina, glucagón, somatostatina, VIP y gastrina, son producidas normalmente por las células endocrinas intestinales y los islotes pancreáticos. Las neoplasias de estos tejidos producen habitualmente una o más de estas hormonas; las hormonas intestinales se producen también en el encéfalo y pueden ser productos de una gran variedad de otras neoplasias.
- **C. Las neoplasias endocrinas múltiples** (MEN, *multiple endocrine neoplasias*) son síndromes tumorales endocrinos hereditarios que siguen un patrón mendeliano dominante. Se reconocen dos categorías:
    1. **MEN-1** (síndrome de Wermer; gen supresor tumoral de la menina localizado en el cromosoma 11q13).
        - a. **Tumores hipofisarios** (acromegalia, adenoma no funcional, prolactinoma o adenoma productor de ACTH).
        - b. **Tumores de células insulares pancreáticas,** entre ellos el gastrinoma, el VIPoma, el glucagonoma y el insulinoma.
        - c. **Adenoma paratiroideo.**
    2. **MEN-2.** El carcinoma medular de tiroides se encuentra en todos los pacientes con este síndrome. Puede aparecer síndrome de Cushing como consecuencia de

la producción ectópica de ACTH por un carcinoma medular o un feocromocitoma (FCC).
  a. **MEN-2A** (síndrome de Sipple; oncogén *ret* localizado en el cromosoma 10q11)
    (1) Carcinoma medular de tiroides.
    (2) FCC (con frecuencia bilateral).
    (3) Hiperplasia o adenoma de las paratiroides.
  b. **MEN-2B** (oncogén *ret* localizado en 10q11).
    (1) Carcinoma medular de tiroides.
    (2) Feocromocitoma (FCC) bilateral.
    (3) Ganglioneuromas múltiples en las mucosas (labios, lengua, párpados).
    (4) En el síndrome MEN-2B las alteraciones endocrinas van acompañadas a menudo de: hábito corporal marfanoide, paladar ojival, pie cavo, divertículos y cráneo en pan de azúcar.

II. TUMORES CARCINOIDES

A. **Epidemiología.** Los tumores carcinoides son raros, aunque su incidencia está aumentando, probablemente debido al aumento de las tasas procedentes de las técnicas de imagen y la endoscopia.

B. **Anatomía patológica y evolución natural**
  1. **Tumor primario.** Los tumores carcinoides pertenecen al sistema de tumores APUD. Los tumores primarios suelen ser pequeños. Antes, la mayoría de los tumores carcinoides del tubo digestivo se encontraban en el intestino delgado. En el presente, con el inicio de la colonoscopia de detección de rutina, se reporta un número mayor de tumores rectales. También pueden observarse en el estómago, recto, pulmones, ovarios y, raras veces, en otros órganos. Los carcinoides apendiculares son frecuentes, pero suelen carecer de importancia clínica.
  2. **Clasificación.** Tradicionalmente, los tumores carcinoides se han clasificado de acuerdo con su origen embrionario: intestino anterior (gástrico, bronquial), intestino medio (intestino delgado, apéndice, ciego) e intestino posterior (colon distal, recto y vías genitourinarias). Por lo general, esta clasificación es útil por el hecho de que predice la probabilidad de síndrome carcinoide, que es más frecuente con los tumores que se originan en el intestino medio.
  3. Las **metástasis** son comunes con todos los tipos de tumores carcinoides. Tienden a producirse principalmente en el hígado. También se observan metástasis óseas, que suelen ser osteoblásticas. Las metástasis carcinoides son poco activas o lentamente progresivas y evolucionan a lo largo de muchos años. Los tumores carcinoides tienden a producir respuestas desmoplásicas, que pueden causar fibrosis mesentérica y obstrucción intestinal («intestino en paracaídas»).
  4. **Productos tumorales.** Los tumores con actividad hormonal se observan en el 30 % al 50 % de los pacientes y producen diversas complicaciones potencialmente mortales *(síndrome carcinoide)*.
    a. Los **carcinoides del intestino delgado** nunca producen un síndrome carcinoide si no existen metástasis hepáticas; los mediadores hormonales responsables se degradan en el primer paso a través del hígado.
    b. Los **carcinoides pulmonares benignos y malignos** se producen cercanos a la misma frecuencia; los que dan lugar al síndrome carcinoide son malignos. Los carcinoides pulmonares pueden llegar a producir efectos hormonales sin aparición de metástasis; los productos tumorales activos pasan directamente a la circulación sin que el hígado los filtre. Los carcinoides bronquiales que producen ACTH u hormona liberadora de la hormona del crecimiento (GHRH, *growth hormone-releasing hormone*) pueden ser benignos, y el síndrome de Cushing o la acromegalia puede ser la única manifestación endocrina.
    c. Los **carcinoides ováricos sintomáticos** rara vez se asocian a metástasis hepáticas.
    d. Los **mediadores humorales** del síndrome carcinoide son serotonina, histamina, cininas, prostaglandinas y otros productos tumorales con actividad hormonal.

(1) La principal fuente de serotonina es el triptófano de la dieta, que suele metabolizarse fundamentalmente a ácido nicotínico. En el síndrome carcinoide el metabolismo del triptófano va dirigido a la producción de serotonina. La mayoría de los pacientes con síndrome carcinoide muestran signos químicos de déficit de niacina y algunos pueden mostrar un cuadro de pelagra clínicamente reconocible.

(2) Otras hormonas y metabolitos hormonales que se encuentran en algunos pacientes con tumores carcinoides son calcitonina, gastrina, GHRH y ACTH. Estas sustancias pueden producir o no síndromes clínicos, pero deben buscarse en los pacientes con carcinoides y alteraciones del calcio sérico, úlcera gastroduodenal, acromegalia o síndrome de Cushing.

C. Diagnóstico

1. **Síntomas: carcinoides sin actividad endocrina.** La mayoría de los tumores carcinoides carecen de actividad endocrina. Los pacientes con estos tumores pueden mostrar apendicitis, obstrucción intestinal, saciedad precoz o una hepatomegalia dolorosa a causa de las metástasis. Los carcinoides bronquiales pueden producir tos, hemoptisis o infecciones pulmonares frecuentes.

2. **Síntomas: carcinoides con actividad endocrina**
   a. Los **mediadores humorales** producen episodios de rubor facial, diarrea, hipotensión, sensación de mareo y broncoespasmo, en diversas combinaciones. Los episodios pueden ser espontáneos o precipitarse por la tensión emocional, consumo de alcohol, esfuerzo, ingesta de alimentos o una palpación intensa de un hígado que contenga depósitos metastásicos.
   b. En los pacientes con síntomas de síndrome carcinoide de larga duración aparece con frecuencia **insuficiencia cardiaca**, que parece estar relacionada con el exceso de serotonina. Los carcinoides ileales con metástasis hepáticas producen estenosis o insuficiencia de las válvulas tricúspide y pulmonar. En ocasiones la presencia de un agujero oval permeable y los carcinoides bronquiales con drenaje venoso hacia la aurícula izquierda pueden producir valvulopatía mitral.

3. **Signos físicos**
   a. El **rubor característico** difiere ligeramente según la localización del tumor primario.
      (1) **Carcinoide ileal.** Un rubor de color morado afecta a la parte superior del tronco y el rostro, y suele durar < 30 min.
      (2) **Carcinoide bronquial.** Rubor de color morado oscuro, profundo, por todo el cuerpo.
      (3) **Carcinoide gástrico.** Ronchas urticariformes generalizadas, pruriginosas y dolorosas, relacionadas probablemente con la producción de histamina.
   b. Las **alteraciones cutáneas crónicas** pueden deberse a episodios repetidos de rubor, especialmente en los carcinoides bronquiales, que causan un engrosamiento de los rasgos faciales, telangiectasias, hipertrofia de las glándulas salivales y cara leonina. Puede aparecer un exantema cutáneo similar al de la pelagra, caracterizado por fotosensibilidad, atrofia de la mucosa lingual y engrosamiento cutáneo.
   c. Insuficiencia cardiaca derecha con signos de valvulopatía tricuspídea o pulmonar.
   d. Hepatomegalia.
   e. Síndrome de Cushing y, en ocasiones, acromegalia.

4. **Estudios y pruebas analíticas**
   a. En todos los pacientes, bioquímica sanguínea, particularmente pruebas funcionales hepáticas (PFH).
   b. En pacientes con síntomas o tumores que se originan en el intestino medio, se recomienda la medición del ácido 5-hidroxiindolacético en orina de 24 h (5-HIAA). La medición de los niveles de serotonina plasmática no suele recomendarse debido a su baja especificidad.
   c. **Interpretación.** Una concentración urinaria de 5-HIAA > 9 mg/24 h en pacientes sin malabsorción, o > 30 mg/24 h en pacientes con malabsorción, es patognomónica de carcinoide salvo que se hayan consumido alimentos o fármacos que

interfieran con la prueba. La magnitud de la excreción de 5-HIAA en la orina corresponde cercano al volumen del tumor; también puede utilizarse la excreción de 5-HIAA para realizar un seguimiento del tratamiento.
- **d. Cromogranina A (CgA).** Es una proteína soluble que se encuentra en los gránulos secretores en diversos tipos de células neuroendocrinas. La CgA plasmática se encuentra elevada en casi todos los pacientes con tumores carcinoides, pero resulta inespecífica, ya que también está elevada en pacientes con otros tumores neuroendocrinos. En pacientes que reciben inhibidores de la bomba de protones, la CgA sérica también puede estar elevada. Debido a esta falta de especificidad, la CgA no debe usarse como una prueba de detección del tumor carcinoide pero, una vez que se establece el diagnóstico por otros medios, es útil como marcador tumoral en la vigilancia de la progresión de la enfermedad y/o la respuesta al tratamiento.
5. **Estudios de imagen**
    - **a. Tomografía computarizada (TC)** del abdomen o el tórax en el caso de sospecha de un carcinoide bronquial. Casi todos los tumores son hipervasculares y en consecuencia la detección mejora con el uso de contraste intravenoso. Los datos clásicos de los tumores del intestino medio son una masa con proyecciones tipo rayos que se irradian dentro de la grasa mesentérica. También puede haber calcificaciones.
    - **b.** Las **imágenes de resonancia magnética (RM)** pueden tener mejor sensibilidad en la detección de las metástasis hepáticas.
    - **c.** La **endoscopia digestiva superior e inferior** puede ser de ayuda si no es posible encontrar el tumor primario con la TC o la RM.
    - **d. Gammagrafía del receptor de la somatostatina (GRS)** con la ayuda de la somatostatina radiomarcada para detectar tumores que expresan un número alto de receptores de esta hormona, como lo hacen con frecuencia los tumores carcinoides. Ofrece las ventajas de un estudio corporal completo (ECC) y la provisión de datos como el grado de expresión del receptor, lo cual es útil si se considera un tratamiento basado en la somatostatina.
6. El diagnóstico **histológico** es esencial en el tratamiento. Existe la probabilidad de afectación al usar la biopsia del sitio que se relaciona con poca morbilidad y que, además, ha sido determinada por pruebas no invasoras.

D. Tratamiento. Los pacientes con estos tumores suelen sobrevivir más de 10 años sin ningún tratamiento. Los pacientes con tumores que muestran actividad endocrina tienen un riesgo especialmente elevado de sufrir complicaciones por cualquier procedimiento que necesite anestesia. El tratamiento debe centrarse en controlar los síntomas endocrinos.

1. La **cirugía** es el tratamiento de primera línea para los pacientes con carcinoides primarios localizados o tumores metastásicos resecables. La extensión y el acceso quirúrgico dependen del tamaño y la localización del tumor. Por ejemplo, los tumores apendiculares menores de 2 cm por lo general sólo requieren una apendicectomía, mientras que puede considerarse una hemicolectomía derecha para los que son mayores de 2 cm. Para la enfermedad de predominio hepático, se recomienda la resección quirúrgica de la metástasis, cuando sea posible y haya posibilidad de curación.
2. El **tratamiento farmacológico** para la estabilidad del tumor puede considerarse como un tratamiento de segunda línea.
    - **a.** Los **análogos de la somatostatina** (octeotrida, lanreotida) tienen algún efecto en el retraso de la progresión del tumor, además de su efecto de amplio uso para controlar los síntomas del síndrome carcinoide. La eficacia en la estabilidad del tumor se demuestra mejor en tumores positivos al receptor de la somatostatina que se originan en el intestino delgado. En la actualidad, el uso de análogos radiomarcados de la somatostatina para retrasar la progresión del tumor neuroendocrino (TNE) se encuentra en estudio, pero los datos son limitados.
    - **b.** Cada vez se acumula más evidencia de la utilidad del **interferón** en la estabilización del tamaño, así como en el control de la secreción tumoral. Puede con-

siderarse como un fármaco de segunda línea si el análogo de la somatostatina es ineficaz. El beneficio potencial debe sopesarse frente a su poca tolerabilidad, con efectos colaterales que incluyen enfermedad de tipo gripal, depresión y enfermedad tiroidea autoinmunitaria.

   c. El **everolimús** es un inhibidor de la diana de rapamicina en células de mamífero (mTOR), y el tratamiento con éste resulta en una mejora significativa de la supervivencia sin progresión en comparación con el placebo (11 frente a 4 meses).
   d. La **quimioterapia citotóxica** no es el método estándar de primera línea para tratar los tumores carcinoides, pero puede ser un último recurso ante la enfermedad progresiva cuando otras opciones fallaron o no son factibles. No existe un acuerdo general sobre cuándo (o incluso si es adecuado) debe iniciarse el tratamiento en pacientes con carcinoide maligno. El tratamiento con 5-fluoruracilo (5-FU), estreptozocina, ciclofosfamida, doxorubicina, dacarbazina y temozolomida como fármacos únicos ha sido estudiado, así como los tratamientos combinados, con resultados variables.
3. La **oclusión de la arteria hepática** a través de la embolización, quimioembolización o radioembolización han sido utilizadas para paliar los síntomas endocrinos o el dolor. La regresión objetiva de las manifestaciones se produce en el 60 % de los pacientes en una mediana de 4 meses. Los efectos colaterales de la oclusión arterial incluyen fiebre, náusea y anomalías en las pruebas funcionales hepáticas. No se ha observado una ventaja clara con el uso de la modalidad de embolización simple.
4. La **ablación** de las metástasis hepáticas puede ser beneficiosa en los tumores pequeños. Esto se hace con más frecuencia mediante radiofrecuencia, pero también se emplean la crioablación y las técnicas de ablación con microondas. Este tratamiento se reserva para tumores menores de 3 cm y puede usarse como un auxiliar de la cirugía o en lugar de la resección en candidatos no quirúrgicos.
5. La **radioterapia (RT)** se usa para mitigar el dolor hepático causado por la enfermedad metastásica muy avanzada que no responde a otros tratamientos. Sin embargo, los tumores carcinoides son relativamente radiorresistentes.
6. **Tratamiento farmacológico del síndrome carcinoide.** Probablemente no se puedan controlar por completo los síntomas del síndrome carcinoide tan sólo con una restricción intensiva del triptófano en la dieta y dosis elevadas de antiserotoninérgicos.
   a. Los análogos de la somatostatina como octreotida y lanreotida reducen la producción de 5-HIAA y mejoran los síntomas en cerca del 90 % de los pacientes. Son el pilar del tratamiento para casi todos los síntomas del síndrome carcinoide. La dosis de octreotida habitualmente es de 100 a 600 µg s.c. al día en dosis de 2 a 4 fraccionadas. Más populares son las formas de depósito de acción prolongada de octreotida y lanreotida; se administran 20 mg a 30 mg de octreotida i.m. o 60 mg a 120 mg de lanreotida s.c. cada 28 días. Los efectos adversos, tanto de la octreotida como de la lanreotida, incluyen dolor cólico abdominal, colelitiasis e hiperglucemia.
   b. La **hipotensión,** la complicación más grave del síndrome carcinoide, está mediada por las cininas (y quizá por las prostaglandinas), y puede precipitarse por la acción de las catecolaminas. Deben evitarse rigurosamente los agonistas adrenérgicos β (p. ej., la dopamina o la epinefrina), ya que pueden agravar la hipotensión. Para tratar ésta en el síndrome carcinoide se prefieren los agonistas adrenérgicos α puros (metoxamina, norepinefrina) y los vasoconstrictores (angiotensina).
   c. El **rubor** está mediado por las cininas y la histamina; y puede responder a varios fármacos, entre ellos: proclorperazina, fenoxibenzamina, ciproheptadina y metildopa. La prednisona es útil en pacientes con carcinoides bronquiales. El uso combinado de antagonistas de los receptores H_1- y H_2- (p. ej., difenhidramina y cimetidina) han resultado eficaces en pacientes con rubor carcinoide e hipersecreción comprobada de histamina. Los inhibidores de la monoaminooxidasa (IMAO) *están contraindicados* porque bloquean el catabolismo de la serotonina y pueden agravar los síntomas.

d. El **broncoespasmo** está mediado por la histamina y se trata con aminofilina. No parece que los fármacos agonistas adrenérgicos, como el salbutamol, empeoren el broncoespasmo, y también pueden utilizarse con precaución, aunque pueden causar hipotensión.
e. La **diarrea** está mediada por la serotonina y suele ser difícil de controlar. En casos resistentes al tratamiento incluye:
   (1) Loperamida o difenoxilato y atropina
   (2) Tintura de opio y otros opiáceos
   (3) La combinación de alcaloides de la belladona y fenobarbital
   (4) Ondansetrón
f. **Crisis carcinoide.** Los pacientes con síndrome carcinoide tienen un riesgo elevado de mostrar episodios agudos de sofoco, broncoespasmo e hipotensión (crisis carcinoide) durante la cirugía. Esto se debe tanto al efecto de la anestesia como a la liberación de la hormona debida a la manipulación del tumor. Deberá reducirse al mínimo la estimulación de la liberación de hormonas adrenérgicas, así como el uso de fármacos que inducen hipotensión (morfina, suxametonio y curare).
   (1) **Periodo prequirúrgico.** Los pacientes con síndrome carcinoide, o con niveles de 5-HIAA en orina elevados, deben recibir octreotida 100 µg s.c. 3 veces/día durante 2 semanas antes de la cirugía para bloquear la liberación de productos tumorales.
   (2) **Durante la cirugía y después de la misma.** La octreotida se debe administrar por vía intravenosa a una velocidad de 50 µg/h a 200 µg/h, comenzando antes de la anestesia. Deberá aumentarse la dosis si se produce enrojecimiento o hipotensión. Debe reducirse gradualmente la dosis de octreotida en la primera semana del postoperatorio.

E. **Problemas clínicos especiales asociados al síndrome carcinoide**
1. **Obstrucción intestinal.** Puede deberse a una fibrosis densa del mesenterio, y la paliación quirúrgica suele resultar imposible. Los pacientes pueden mejorar con descompresión nasogástrica simple y reposición de líquidos.
2. La **enfermedad cardiaca carcinoide** se manifiesta como insuficiencia del ventrículo derecho debido a las lesiones de la válvula tricúspide y pulmonar. Estos cambios aparecen en casos de síndrome carcinoide muy avanzado, que tiene mal pronóstico independientemente de las lesiones cardiacas. El tratamiento del tumor generalmente no mejora las lesiones valvulares. La reparación quirúrgica de la válvula es el único tratamiento eficaz para la cardiopatía carcinoide y, a pesar de una tasa elevada de mortalidad quirúrgica, se ha demostrado que resulta en mejores tasas de supervivencia en general, en comparación con el tratamiento médico de la enfermedad valvular

III. CÁNCER TIROIDEO
A. **Epidemiología y etiología**
  1. **Incidencia.** El cáncer de tiroides supone cerca del 4 % de todas las neoplasias malignas viscerales; cada año se registran cerca de 63 000 nuevos casos y 1 900 muertes por cáncer en Estados Unidos. El riesgo aumenta con la edad. Las mujeres se encuentran afectadas con más frecuencia que los hombres, con un cociente de 3:1. El aumento de la incidencia de cáncer de tiroides en los últimos 10 a 15 años es probablemente atribuible a la mayor detección de tumores pequeños a través de la disponibilidad generalizada de la ecografía del cuello.
  2. **Exposición a la radiación.** La lluvia radioactiva y la RT administrada sobre la región cervical tanto para afecciones malignas como benignas (por acné en la adolescencia, o la hipertrofia amigdalina o tímica en los niños) aumentan el riesgo de sufrir cáncer tiroideo, fundamentalmente del tipo papilar. Existe una curva de dosis-respuesta, con un aumento de las tasas de cáncer de tiroides, incluso con la exposición a dosis bajas de radiación (100 mGy). Este riesgo parece disminuir cuando la exposición a la radiación ocurre después de los 20 años.
  3. **Factores hereditarios.** El cáncer medular tiroideo puede observarse esporádicamente o como parte de un síndrome hereditario dominante de MEN-2

(*v.* sec. I.C.2). Los tumores tiroideos se observan también con frecuencia en el síndrome de Codwen (hamartomas múltiples) y en la poliposis adenomatosa familiar compleja de Carney.
B. **Anatomía patológica y evolución natural.** Los subtipos histológicos más agresivos del cáncer tiroideo tienden a afectar a pacientes de más edad.
   1. Los **tumores papilares** (80 % de los casos de cáncer tiroideo en los adultos) afectan a pacientes más jóvenes (pico de incidencia de 30 a 50 años). Histológicamente las células tumorales pueden disponerse según un patrón papilar o folicular; el diagnóstico del carcinoma papilar se basa en características nucleares, no en la presencia o la ausencia de folículos. La enfermedad multifocal dentro de la tiroides es común. Los ganglios linfáticos regionales que drenan la tiroides se encuentran involucrados en la mitad de los casos. Del 2 % al 10 % de los pacientes tienen metástasis a distancia en el momento del diagnóstico, generalmente a pulmones y huesos
      a. La **neoplasia tiroidea folicular no invasora con características nucleares similares al papilar** es una reclasificación reciente de los tumores totalmente encapsulados de la variante folicular. La reclasificación propuesta omite la palabra carcinoma del diagnóstico, lo que refleja la evidencia de que estos tumores son de curso indolente y, cuando se resecan, tienen un riesgo de recurrencia muy bajo o ninguno. Los tumores clasificados como tales no necesitan tratamiento posterior con yodo radioactivo ni vigilancia de seguimiento radiográfica o bioquímica, como se hace con aquellos que se clasifican como carcinomas.
   2. Los **cánceres foliculares** (10 % de los casos de cáncer tiroideo) tienen una máxima incidencia a los 40-60 años. Tienden a invadir los vasos sanguíneos y a producir metástasis, por vía hematógena, en localizaciones viscerales, particularmente los huesos. Las metástasis en los ganglios linfáticos son relativamente poco frecuentes, especialmente en comparación con los tumores papilares. El carcinoma folicular debe distinguirse del adenoma por la presencia de extensión tumoral a través de la cápsula o por invasión vascular
   3. Los **cánceres anaplásicos** (3 % de los cánceres de tiroides) se observan con mayor frecuencia en pacientes mayores de 60 años. Estos tumores son agresivos, e invaden rápidamente los tejidos locales circundantes y producen metástasis a distancia.
   4. El **cáncer medular tiroideo** (2-5 % de los casos de cáncer tiroideo) es un tumor neuroendocrino de las células C de la glándula tiroides. Alrededor del 25 % de todos los tumores se producen como parte del síndrome NEM-2. Los tumores medulares secretan calcitonina y antígeno carcinoembrionario (CEA). Las metástasis se encuentran con mayor frecuencia en los ganglios linfáticos cervicales y mediastínicos, y pueden calcificarse. Las metástasis viscerales diseminadas se observan en la enfermedad avanzada.
   5. El **cáncer de células de Hürthle** es una variante del carcinoma folicular y tiene una evolución metastásica relativamente agresiva.
   6. **Otros tumores** que se encuentran en la glándula tiroides son los linfomas (el 1-2 % de todas las neoplasias malignas tiroideas), diversos sarcomas de tejidos blandos y neoplasias metastásicas de los riñones, del colon y de otras localizaciones primarias.
C. **Diagnóstico**
   1. **Signos y síntomas**
      a. **Pacientes asintomáticos.** Un número creciente de los cánceres tiroideos se encuentra incidentalmente, cuando los nódulos tiroideos sobresalen en la imagen del cuello, o son un hallazgo en el momento de una tiroidectomía realizada por otras razones.
      b. **Síntomas.** Algunos pacientes refieren la presencia de una masa cervical que aumenta de tamaño. Pueden mostrar ronquera por parálisis del nervio laríngeo recurrente. En ocasiones también producen dolor cervical o disfagia.
      c. **Signos físicos.** El cáncer tiroideo puede hallarse en una exploración física sistemática, en forma de una masa en la glándula tiroides o en la línea media hasta la base de la lengua (resto del conducto tirogloso). Estos tumores a menudo se

fijan al téjido circundante Con frecuencia tienen de <1 a 2 cm de diámetro, y no son palpables. Los ganglios linfáticos cervicales se palpan con frecuencia. Los carcinomas anaplásicos suelen manifestarse en forma de neoplasias evidentes que infiltran la piel y los tejidos blandos del cuello o provocar dificultades respiratorias.
2. **Estudios y pruebas analíticas**
   a. **Estudios sistemáticos.** La TSH sérica debe medirse en la evaluación inicial de un nódulo tiroideo para descartar la presencia de un nódulo tóxico.
   b. La **gammagrafía tiroidea con radionúclidos** (suele ser ^{123}I) debe obtenerse en pacientes que no estén embarazadas y que presenten nódulos tiroideos con una TSH sérica suprimida con el fin de documentar la existencia de un nódulo «caliente». Si se encuentra un nódulo hiperfuncional, la posibilidad de albergar un nódulo maligno es muy baja, y no se recomienda la toma sistemática de muestras de tejido para averiguar la presencia de cáncer. En el 90 % de los pacientes con nódulos palpables se encuentran nódulos «fríos» no funcionantes, pero sólo en alrededor del 10 % de ellos se demuestra la presencia de cáncer. Por tanto, la gammagrafía isotópica sistemática de todos los nódulos tiroideos no está indicada salvo que la concentración plasmática de TSH sea baja.
   c. La **ecografía tiroidea** es la modalidad de imagen de referencia para determinar el tamaño y la localización de un nódulo, el diagnóstico de lesiones quísticas, la detección de nódulos no palpables o linfadenopatías, y la documentación de la presencia de signos que sugieren malignidad (p. ej., las microcalcificaciones en el interior del nódulo, bordes irregulares, extensión extratiroidal). Las lesiones puramente quísticas, que se encuentran en alrededor del 1 % de los pacientes con nódulos palpables, son malignas en < 1 % de los casos. Las lesiones benignas y malignas no pueden distinguirse de forma fiable mediante la ecografía si contienen componentes quísticos y sólidos mixtos, o si son totalmente sólidas.
   d. **Análisis de la calcitonina plasmática.** A pesar de que en la actualidad no se recomienda en todos los pacientes, aquellos que cuentan con un antecedente familiar de cáncer tiroideo medular u otras características de NEM-2 deben someterse a una medición de la calcitonina sérica. Esto también puede llevarse a cabo si hay características citológicas sugestivas de carcinoma tiroideo medular. Los pacientes con concentraciones plasmáticas de calcitonina elevadas necesitan una exploración cervical, con independencia de los hallazgos de la exploración física y la ecografía.
3. **Biopsia de la glándula tiroides**
   a. **Biopsia por punción y aspiración.** Resulta de valor inestimable para el diagnóstico citológico de los nódulos tiroideos, así como para evitar tiroidectomías innecesarias. La aspiración con aguja fina (AAF) guiada por ecografía tiene un valor diagnóstico superior sobre la guiada por palpación y ahora representa el estándar del cuidado. La precisión en general de la biopsia por punción de la glándula tiroides es > 95 % en las lesiones benignas; la tasa de resultados falsamente negativos es del 5 % al 10 %. Cerca de sólo un 10 % de los nódulos son neoplásicos.
   b. La **selección de nódulos para biopsia** depende del tamaño y características sonográficas de cada nódulo. Debido a la elevada incidencia de nódulos tiroideos y a la probabilidad relativamente baja de que sean malignos, la biopsia de todos los nódulos nunca se recomienda ni es factible. Se han establecido los criterios para realizar la valoración citológica de los nódulos para evitar la toma de muestras para biopsia de aquellos nódulos con un potencial bajo para causar una enfermedad de trascendencia clínica. Hay evidencia creciente acerca de que las características sonográficas sospechosas son más predictivas que sólo el tamaño del nódulo para la detección de un proceso maligno.
      (1) Los nódulos con un patrón sospechoso (sólidos, hipoecoicos, de bordes irregulares, con microcalcificaciones y extensión extratiroidea) deben someterse a toma de muestras para diagnóstico cuando sean mayores de 1 cm.

Un tamaño de corte de 1 cm también puede usarse para nódulos tiroideos que demuestren captación de ^{18}F-fluorodesoxiglucosa (FDG) en el estudio con emisión de positrones (PET), lo cual incrementa la probabilidad de una neoplasia maligna.

(2) Los nódulos que carecen de estas características deben someterse a toma de muestras para biopsia cuando sean de 1.5 cm a 2 cm.

(3) Los nódulos menores de 1 cm no deben someterse a biopsias sistemáticas, a menos que exista una elevada sospecha de enfermedad maligna basada en otros factores clínicos.

D. Supervivencia y factores pronóstico

1. **Adenocarcinomas papilares.** Sólo carca del 5 % de los pacientes fallece a causa de un cáncer tiroideo. Incluso cuando hay metástasis a distancia, los pacientes sobreviven a menudo muchos años sin tratamiento.

    a. **Factores que afectan de forma adversa al pronóstico.** Aumentan la incidencia de recurrencia y disminuyen la tasa de supervivencia:

    (1) Edad > 45 años.

    (2) Nódulo de un tamaño > 4 cm.

    (3) Invasión de tejidos blandos.

    (4) Presencia de una afectación extensa de los ganglios linfáticos (ganglio metastásico bilateral > 3 cm).

    (5) Metástasis a distancia.

    (6) El tumor residual no capta ^{131}I.

    (7) Tiroidectomía subtotal (en comparación con la tiroidectomía total o «casi total») para tumores más grandes.

    (8) Probablemente tratamiento prequirúrgico sólo con hormona tiroidea (en comparación con hormona tiroidea y ^{131}I) en pacientes con tumores avanzados.

    (9) Cada vez hay más evidencia de que los tumores con mutaciones genéticas específicas, en particular las de los genes *BRAF* y *TERT*, exhiben cursos de enfermedad más agresivos. En algunos estudios, estas mutaciones se han vinculado con tasas más elevadas de recurrencia y mortalidad específica por cáncer. Todavía no existe evidencia suficiente del valor pronóstico de estas mutaciones para recomendarlas como pruebas de rutina.

2. El **adenocarcinoma folicular** sin invasión vascular tiene esencialmente la misma tasa de supervivencia que el carcinoma papilar en poblaciones de edades equivalentes. Cuando hay una invasión vascular significativa, la tasa de supervivencia a los 10 años disminuye hasta el 35 %.

3. El **carcinoma medular** sin afectación de los ganglios linfáticos se cura casi siempre con la cirugía. Si existe afectación ganglionar, la tasa de supervivencia a los 5 años disminuye al 45 %.

4. **Carcinoma anaplásico.** Casi todos los pacientes fallecen en 6-8 meses. El tratamiento intensivo con cirugía, RT externa y quimioterapia puede prolongar la supervivencia en pacientes sin metástasis a distancia.

5. **Linfoma tiroideo.** Según el estadio y el subtipo histológico, la supervivencia a los 5 años es del 35 % al 80 %.

E. Manejo del cáncer diferenciado de tiroides (papilar y folicular) (*v.* fig. 16-1)

1. **Cirugía** es el tratamiento de elección de todos los tipos de cáncer tiroideo. La tiroidectomía total o cercana a la total se recomienda para los tumores grandes (> 4 cm) o aquéllos con extensión extratiroidea o con ganglios linfáticos metastásicos. Para los tumores menores (1-4 cm) sin evidencia de diseminación más allá de la glándula tiroidea, pueden considerarse la tiroidectomía total o la lobectomía. La lobectomía es la operación que se recomienda en el caso de tumores pequeños, de bajo riesgo (< 1 cm), sin una indicación clara para la resección del lóbulo contralateral, como es el caso de nódulos sospechosos o grandes en ese lóbulo.

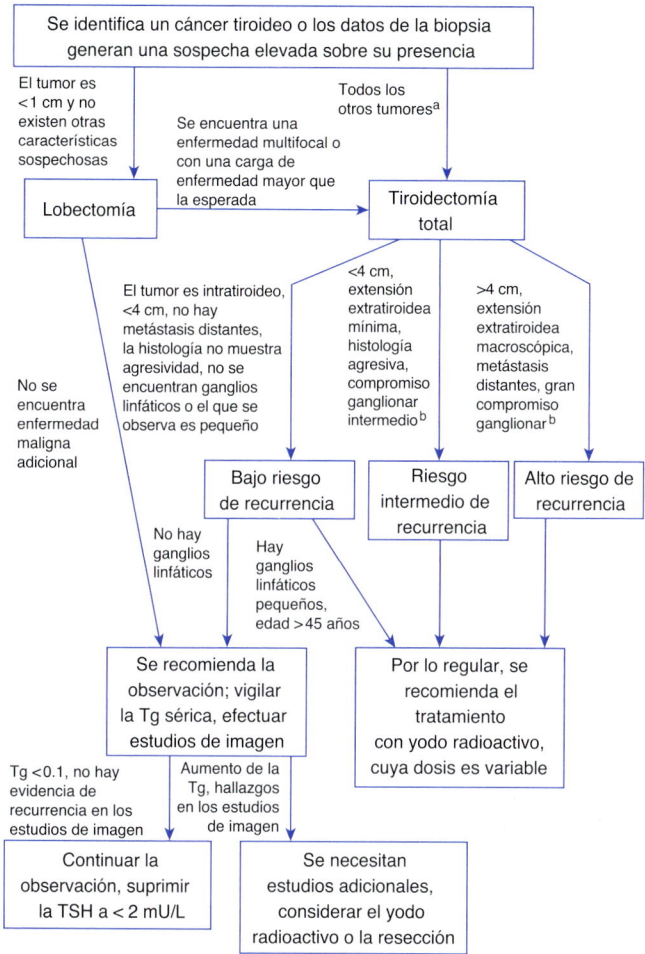

aTumores < 4 cm sin evidencia de compromiso ganglionar, extensión extratiroidea, o nódulos sospechosos en el lóbulo contralateral también pueden considerarse para lobectomía.
bPequeño compromiso ganglionar: ≤ 5 ganglios con focos cancerosos < 0.2 cm; compromiso ganglionar intermedio: > 5 ganglios, todos los cuales son < 3 cm; gran compromiso ganglionar: cualquier ganglio es >3 cm.

Recomendaciones basadas en las directrices de 2015 de la American Thyroid Association (Haugen et al., *Thyroid* 2016;26(1):1).

Figura 16-1 Algoritmo para el tratamiento inicial del cáncer tiroideo papilar.

a. Los **ganglios linfáticos** que parezcan estar afectados, por la clínica o mediante ecografía, deben extirparse. Puede considerarse una disección profiláctica del compartimento central en los tumores avanzados sin evidencia preoperatoria de compromiso ganglionar central o si hay compromiso ganglionar lateral conocido. En el caso de metástasis de ganglios cervicales centrales o laterales demostradas por biopsia, está indicada la disección terapéutica. Sin embargo, la disección cervical radical de rutina o lateral radical modificada no mejoran la tasa de supervivencia ni de recurrencia, excepto en el carcinoma medular, y es una causa que incrementa la tasa de complicaciones mayores.

  b. **Complicaciones.** Las principales complicaciones de la tiroidectomía son el hipoparatiroidismo y la parálisis de las cuerdas vocales; es raro que el paciente fallezca. Entre el 5% al 30% de los pacientes a los que se realiza una tiroidectomía subtotal se observan combinaciones de estos problemas y otras complicaciones; la incidencia se duplica o triplica si se añade la disección cervical al procedimiento.

2. La **estratificación del riesgo** para determinar la probabilidad de recurrencia de la enfermedad es esencial después de la cirugía, ya que contribuye a decidir el tratamiento posterior más apropiado y la frecuencia con que debe efectuarse la vigilancia.

  a. El **bajo riesgo** de recurrencia incluye los tumores intratiroideos menores de 4 cm, sin metástasis locales ni distantes (con excepción del compromiso ganglionar linfático cervical de escaso volumen), en el cual todos los tumores macroscópicos han sido resecados y el tumor no muestra un subtipo histológico agresivo. Los tumores que pertenecen a esta categoría tienen un riesgo de recurrencia del 1% al 10%.

  b. El **riesgo intermedio** de recurrencia incluye tumores menores de 4 cm con histología agresiva (células elevadas, en forma de clavos, columnares), invasión vascular o extensión extratiroidea mínima. La presencia de más de cinco ganglios linfáticos con un tamaño menor de 3 cm representa también un riesgo intermedio de recurrencia. Los tumores que pertenecen a esta categoría tienen un riesgo de recurrencia de alrededor del 15% al 30%.

  c. El **alto riesgo** de recurrencia incluye los tumores mayores de 4 cm, con extensión extratiroidea macroscópica, resección incompleta conocida, metástasis distantes o una carga de ganglios linfáticos grande (> 3 cm). Los tumores de esta categoría tienen un riesgo de recurrencia del 40% al 70%.

3. **Yodo radioactivo.** Se desconoce la utilidad real del ^{131}I, y resulta algo difícil de determinar porque se ha estado administrando este isótopo a los pacientes con cáncer tiroideo como parte del tratamiento habitual durante muchos años. A la luz de la evidencia emergente de mejoras mínimas en la muerte específica de la enfermedad, así como de las tasas de recurrencia con el uso del ^{131}I en los tumores de bajo riesgo, las autoridades comenzaron a recomendar el uso restringido de éste y para preservar su uso en aquellos pacientes que se encuentran en un riesgo alto de recurrencia.

  a. **Indicaciones y dosis recomendadas de ^{131}I.**
    (1) Por lo general, los tumores designados como de **bajo riesgo de recurrencia** no requieren tratamiento con ^{131}I. Si a pesar de ello se prescribe, se recomienda la dosis ablativa más baja, con actividad de 30 mCi a 50 mCi.
    (2) Los tumores que se designan como de **riesgo intermedio de recurrencia** exhiben datos contradictorios acerca de si el tratamiento con ^{131}I es beneficioso. Los tumores que pertenecen al extremo más alto con respecto a su potencial agresivo, como aquéllos con un volumen y de compromiso ganglionar cervical lateral mayor, o en pacientes mayores de 45 años de edad, son los más favorecidos con este tratamiento. Se recomiendan dosis en un espectro de actividad de 30 mCi a 150 mCi.

    En tumores designados como de **alto riesgo de recurrencia**, suele recomendarse el tratamiento con ^{131}I. Los beneficios más claros se comprueban en los tumores mayores de 4 cm, que muestran extensiones extratiroideas macroscópicas y en presencia de metástasis distantes. En tales pacientes, se recomiendan dosis con actividad de 100 mCi a 200 mCi o, de manera alternativa, el uso de la dosimetría.

  b. **Administración.** El ^{131}I puede administrarse cuando se demuestran en el paciente signos bioquímicos de hipotiroidismo o tras tratar al paciente con

TSH humana recombinante. Ambos métodos se basan en el principio de que la TSH estimula la captación de ^{131}I tanto en el tejido tiroideo residual como en el carcinoma residual y que permite la ablación de ambos.

- (1) **Administración de TSH**. La TSH recombinante humana estimula la captación de ^{131}I por parte de los remanentes tiroideos después de la tiroidectomía. Se inyecta una primera dosis de 0.9 mg por vía intramuscular y 24 h más tarde se administra una segunda dosis. El ^{131}I se administra 72 h después de la segunda dosis de TSH recombinante humana. Ha sido demostrada la no inferioridad de la exclusión de hormona tiroidea (*v.* más abajo) en la ablación de los remanentes tiroideos, y no hay evidencia de resultados a largo plazo diferentes cuando se compara con el método de la retirada. El hecho de evitar los síntomas prolongados de hipotiroidismo e iniciar el tratamiento convierte a ésta en una opción atractiva, y en la actualidad es una alternativa aceptable para pacientes en riesgo bajo a intermedio de recurrencia.
- (2) La **retirada de la hormona tiroidea** hace que el paciente se vuelva hipotiroideo después de la tiroidectomía. En algunos casos, los pacientes reciben triyodotironina (T_3) en una dosis de 25 µg PO dos veces al día durante alrededor de 3 semanas para evitar el hipotiroidismo prolongado. Luego, la T_3 se suspende y la TSH se mide 7 a 10 días más tarde. Si la cifra sérica excede de 30 µU/mL, se mide la tiroglobulina sérica (Tg) y se administra ^{131}I. En la actualidad, este método se recomienda en pacientes con metástasis distantes y otras características que los colocan en un elevado riesgo de recurrencia. También es una opción aceptable en pacientes con un riesgo de recurrencia bajo e intermedio.
- (3) **Dieta**. Para optimizar la captación de ^{131}I, los pacientes deben seguir una dieta baja en yodo durante 7 a 10 días antes y 2 a 3 días después de la administración de ^{131}I.

4. **Tiroxina**. Es esencial la supresión de la TSH tras la tiroidectomía, porque ésta estimula el crecimiento de la mayoría de los tumores papilares y foliculares. Se administra tiroxina en una dosis suficiente para suprimir la TSH plasmática hasta concentraciones normales-bajas o inferiores a las normales. El grado de supresión apropiada de la TSH depende del riesgo de recurrencia del paciente, pero debe equilibrarse frente al riesgo de causar un daño con el exceso de hormona tiroidea, como en los pacientes con taquiarritmia o una masa ósea baja concomitante.

5. La **vigilancia** de la respuesta al tratamiento y la recurrencia se realiza a través de pruebas bioquímicas y con una variedad de modalidades de imagen, de las cuales la más común es la ultrasonografía del cuello. El intervalo al que debe efectuarse la vigilancia y qué tipo de prueba debe realizarse lo dictan el riesgo de recurrencia inicial del paciente y su respuesta al tratamiento.

- a. **Tiroglobulina (Tg)**. Las pruebas de laboratorio se centran alrededor de los niveles séricos de Tg, que correlacionan con el tejido tiroideo residual (sea sano o neoplásico) funcional y puede usarse como un marcador de tejido tiroideo tumoral después que todos los remanentes tiroideos sanos han sido extirpados. En pacientes que reciben tratamiento de restitución de tiroxina, los niveles séricos de Tg mayores de 1 ng/mL a 2 ng/mL indican la presencia de un tumor residual. En un paciente que ha recibido ablación o tratamiento con ^{131}I, la Tg objetivo es menor de 0.2 ng/mL. En pacientes que no se sometieron a ablación de los remanentes, un solo nivel de Tg es menos específico para determinar la recurrencia de la enfermedad, ya que el tejido tiroideo remanente sin extirpar puede producir Tg en forma fisiológica. Sin embargo, esto es útil para seguir los niveles de Tg en el transcurso del tiempo en estos pacientes, ya que un incremento constante suele ser indicativo de recurrencia del cáncer. Durante los primeros 6 a 12 meses de la cirugía inicial y del tratamiento con yodo radioactivo, los pacientes con riesgo de recurrencia intermedio o alto deben someterse a una valoración de la respuesta sérica de la Tg a la TSH recombinante humana inyectada. Los pacientes con tumor residual pueden demos-

trar una respuesta de la Tg incluso cuando la cifra sérica basal es menor de 1 ng/mL. Una Tg estimulada mayor de 2 ng/mL debe provocar el estudio con imágenes lo antes posible para localizar el sitio de la enfermedad recurrente. Esta prueba se recomienda en intervalos regulares en pacientes con riesgo alto. Los pacientes con riesgo bajo y sin evidencias bioquímicas ni estructurales de recurrencia, y aquéllos con riesgo de recurrencia intermedio y estimulación repetida con Tg sérica baja, pueden seguirse mediante la medición de los niveles séricos de Tg sin estimulación. La medición sistemática del nivel de Tg estimulada no se recomienda en pacientes que no se sometieron a una ablación con yodo radioactivo.
   b. La **ecografía del cuello** se hace a los 6 a 12 meses del tratamiento inicial para evaluar el lecho quirúrgico tiroideo y la linfadenopatía cervical central y lateral. Está indicada la biopsia de los ganglios linfáticos de aspecto anómalo mayores de 8 mm a 10 mm. La ecografía sistemática posterior del cuello se realiza cada año, aunque este intervalo puede modificarse de acuerdo con el riesgo de recurrencia y la respuesta al tratamiento.
   c. El **estudio corporal completo con ^{131}I** (ECC) puede efectuarse junto con la TSH recombinante humana para buscar áreas focales de captación de yodo que correlacionen con la existencia de la enfermedad metastásica. Esta prueba suele reservarse para pacientes con riesgo de recurrencia intermedio o alto, o cuando la Tg estimulada esté elevada, porque sugiere recurrencia de la enfermedad. Por lo general, no es útil en pacientes que no se sometieron a ablación con yodo radioactivo, ya que se demostrará la captación del remanente tiroideo.
   d. La **TC** o **RM** del cuello y el tórax son útiles en la detección de linfadenopatías que no se visualizan bien con la sonografía, como en el caso de los ganglios cervicales posteriores o mediastínicos.
   e. Se recomienda el **estudio con ^{18}FDG-TEP** en pacientes con sospecha de recurrencia en los cuales las imágenes de ^{131}I no revelan tumor. Es más útil en pacientes con riesgo alto de recurrencia o con los subtipos histológicos de escasa diferenciación o agresivos. Los tumores con escasa diferenciación que perdieron su capacidad de concentrar el yodo pueden captar la ^{18}FDG y por tanto demostrarse en imágenes con TEP.
6. Se produce **recaída de la enfermedad** en cerca del 12 % de los pacientes. Los tumores que no son tratables mediante la combinación de cirugía, tratamiento con tiroxina y dosis repetidas de ^{131}I responden de manera deficiente a la RT con rayo externo y al tratamiento sistémico. Los inhibidores de la tirosina cinasa como lenvatinib y sorafenib mostraron eficacia en la enfermedad metastásica. El vemurafenib o el dabrafenib pueden usarse en el cáncer tiroideo papilar con el *BRAF* mutado.

F. **Tratamiento de otras formas de cáncer tiroideo**
  1. **Medular**
     a. La **planificación preoperatoria** con medición de la calcitonina sérica y el CEA se hace en la medida que ambos sirven como marcadores tumorales iniciales. La valoración de la mutación *RET* también se recomienda, con determinación de las metanefrinas plasmáticas para la evaluación preoperatoria del FCC en los pacientes con mutación conocida del *RET* o en quienes se desconoce el estado del *RET*.
     b. **Cirugía**. Se recomienda la tiroidectomía total en todos los casos de carcinoma tiroideo medular. Se realizan disecciones del cuello central y laterales en el caso de una enfermedad ganglionar metastásica conocida. Si las disecciones del cuello central y laterales deben realizarse en pacientes sin enfermedad ganglionar conocida o no, es un tema que todavía genera controversias.
        En el postoperatorio, la tiroxina está indicada para restituir la función tiroidea, pero la supresión de la TSH no es útil para suprimir el crecimiento tumoral como en los cánceres foliculares ya descritos. De manera similar, no hay un papel para el yodo radioactivo.

c. La **vigilancia** de la calcitonina y el CEA se hace a intervalos regulares después de la cirugía. El objetivo es una calcitonina indetectable. Niveles mayores de 150 pg/mL indican con firmeza una enfermedad metastásica distante.
d. La **enfermedad persistente** se trata con una combinación de resección quirúrgica, radioterapia con rayo externo, ablación local y, en algunos casos, la observación, lo cual depende del volumen de los focos metastásicos y del tiempo de duplicación del marcador tumoral. Los inhibidores de la tirosina cinasa (vandetanib, cabozantinib) han mostrado algún eficacia en la prolongación de la supervivencia sin enfermedad.
2. El **cáncer tiroideo anaplásico** tiene una mortalidad que se acerca al 100 %. Por consiguiente, el tratamiento se enfoca en gran medida en la paliación. Se recurre a la cirugía en tumores intratiroideos pequeños, o en aquéllos con enfermedad local resecable, pero la mayoría de los casos se detecta después de haberse producidola invasión extratiroidea. La RT con rayo externo y la quimioterapia se usan como tratamiento primario y adyuvante, y existe alguna evidencia del beneficio de la combinación de ambos recursos terapéuticos. Debe prestarse especial atención a los problemas del final de la vida, como los objetivos del cuidado, el aseguramiento de las vías respiratorias y la nutrición.

G. **Problemas clínicos especiales relacionados con el cáncer tiroideo**
1. El **hipoparatiroidismo** complica a la tiroidectomía total en el 10 % al 30 % de los pacientes; es raro después del tratamiento con ^{131}I. El hipoparatiroidismo es transitorio la mayoría de los casos y los niveles de calcio sérico se normalizan en 1 a 2 semanas.
   a. **Tratamiento agudo.** Los niveles de calcio sérico y la evidencia clínica de hipocalcemia se revisan a diario después de la cirugía durante 1 a 2 días. Si los niveles de calcio sérico se ubican por debajo de 8 mg/dL, se administra citrato de calcio (1 g cuatro a cinco veces al día) o carbonato de calcio (2.5 g/día); cualquiera de las dos preparaciones proporcionan alrededor de 1 g de calcio elemental al día. Si el paciente manifiesta tetania o el calcio sérico es de 6 mg/dL o menor, se administran gluconato o lactato de calcio intravenosos (1 g cada 4-6 h) y los niveles de calcio sérico se revisan con más frecuencia.
   b. **Tratamiento crónico.** Los pacientes con hipocalcemia persistente que se alarga más de 1 a 2 semanas después de la tiroidectomía suelen requerir suplementos crónicos de calcio. Con frecuencia, también se necesita un tratamiento con vitamina D. El calcitriol se comienza a una dosis de 0.25 µg/día p.o.; el citrato o el carbonato de calcio se continúan. Las determinaciones de calcio sérico se repiten cada semana; si los resultados son menores de 8 mg/dL, el calcitriol se incrementa en 0.25 µg por semana hasta que el nivel de calcio se normalice. El calcio sérico debe mantenerse en el valor más bajo del límite sano (8.0 a 9. 0 mg/dL) para evitar la hipercalciuria.
2. La **disfunción vocal permanente** debida al daño del nervio laríngeo recurrente o del nervio laríngeo superior durante la tiroidectomía se muestra en cerca del 1 % de los pacientes. Se producen síntomas vocales transitorios en alrededor del 6 % de los casos.

IV. FEOCROMOCITOMA

A. **Epidemiología y etiología.** Los FCC son tumores poco frecuentes; pertenecen al sistema APUD y producen síntomas por la elaboración de catecolaminas. Los FCC localizados fuera de las glándulas suprarrenales (extrasuprarrenales) se denominan *paragangliomas*. Algunos síndromes hereditarios se asocian a un mayor riesgo de sufrir FCC o paragangliomas.
1. Síndrome MEN-2 heredado de forma dominante (*v.* sec. I.C).
2. FCC transmitidos de forma dominante.
3. Neurofibromatosis de tipo 1 (enfermedad de Von Recklinghausen).
4. Enfermedad de Von Hippel-Lindau.

5. Síndromes de paragangliomas familiares debidos a mutaciones en las subunidades B y D de la succínico deshidrogenasa.

Hasta un tercio de los pacientes con un FCC esporádico aparente puede, de hecho, albergar una mutación de la línea germinal en uno de estos genes. La detección de estas mutaciones debe considerarse en todos los pacientes y realizarse con certeza en pacientes con FCC bilaterales, extrasuprarrenales o malignos; en aquellos con antecedentes familiares de uno de los síndromes; en los diagnosticados de un FCC antes de los 20 años, o en aquellos pacientes con otros rasgos fenotípicos de uno de los síndromes hereditarios.

B. **Anatomía patológica y evolución natural**
  1. Los **FCC se originan** en la médula suprarrenal (90 % de los pacientes) o en los paraganglios del sistema nervioso simpático. Se observan frecuentemente FCC bilaterales en síndromes hereditarios y en el 10 % de los casos no hereditarios.
  2. Se producen **metástasis** en huesos, hígado y pulmones en el 10 % de los casos de FCC, y alrededor del 20 % de los paragangliomas a pesar de un aspecto histológicamente benigno. Las metástasis tienen un patrón de crecimiento lento, pero son mortales porque suelen dar lugar a complicaciones cardiovasculares. Las metástasis se detectan a menudo en el momento del diagnóstico del tumor primario, pero pueden aparecer hasta 20 años después.
  3. La **hiperglucemia** es habitual entre los pacientes con FCC, los cuales también muestran una mayor incidencia de litiasis biliar.

C. **Diagnóstico**
  1. **Signos y síntomas**
     a. **Síntomas.** Los síntomas más frecuentes del FCC son los episodios de diversas combinaciones de: cefalea, sudoración, taquicardia, palpitaciones, palidez, náuseas y sensación de muerte inminente. Los episodios pueden desencadenarse por el esfuerzo, una alteración emocional, el consumo de alcohol, la exploración física en el área del tumor o la micción. Algunos síntomas imprecisos de ansiedad, temblor, fiebre, disnea o dolor anginoso suelen confundirse con una enfermedad psicosomática o con la tirotoxicosis.
     b. Se produce **hipertensión arterial** en el 90 % de los pacientes, y puede ser fija (66 % de los pacientes) o paroxística (33 %). El 70 % de los pacientes muestran hipotensión ortostática.
     c. **Miocardiopatía por catecolaminas.** Los pacientes pueden sufrir un colapso cardiovascular tras unos antecedentes imprecisos de arritmias y ansiedad.
     d. Los **pacientes con tumores pequeños,** como los que podrían encontrarse en la detección sistemática de pacientes con antecedentes familiares de un síndrome de FCC hereditario o a la hora de evaluar pacientes con tumores suprarrenales descubiertas de forma casual, suelen estar asintomáticos; la ausencia de síntomas no descarta un FCC.
  2. **Selección de pacientes para su estudio.** En todos los pacientes en los que se encuentra casualmente un tumor suprarrenal debe descartarse la presencia de un FCC. Debe buscarse un FCC en pacientes con hipertensión y cualquiera de las alteraciones siguientes:
     a. Edad inferior a los 45 años.
     b. Antecedentes familiares de un síndrome de FCC hereditario.
     c. Crisis episódicas típicas del síndrome.
     d. Los pacientes con tumores pequeños, como los que se podrían encontrar cuando se detectan pacientes con antecedentes familiares de un síndrome de FCC hereditario o cuando se evalúan pacientes con tumores suprarrenales descubiertos de manera incidental, son con frecuencia asintomáticos, pero la falta de síntomas no excluye el diagnóstico de un FCC.
  3. **Pruebas bioquímicas**
     a. **Metabolitos de las catecolaminas.** La técnica más sensible (98 %) para detectar un FCC parece ser la medición de metanefrinas plasmáticas libres. Lo ideal es obtener la muestra tras un ayuno nocturno y después de que el paciente

haya permanecido en reposo durante 15-30 min. Con este método la tasa de resultados falsamente positivos es del 5 %. La recogida de orina de 24 h para medir las metanefrinas fraccionadas es casi tan sensible y específica como las metanefrinas plasmáticas libres. Se dispone también de análisis de las catecolaminas plasmáticas, pero se necesita una técnica meticulosa para la obtención y la manipulación de las muestras y son susceptibles al aumento frente a la mínima estimulación. Las concentraciones elevadas de catecolaminas o de sus metabolitos sugieren la presencia de FCC y obligan a la realización de pruebas adicionales.

- (1) **Aumentos falsos de los metabolitos de las catecolaminas en orina.** Muchos fármacos afectan el metabolismo o el analisis de catecolaminas. En particular, las fenotiacinas, los antidepresivos tricíclicos y los fármacos que son catecolaminas (p. ej., isoproterenol) o los liberadores de catecolaminas (p. ej., efedrina, anfetaminas, metilxantinas), la metildopa, labetalol, fenoxibenzamina, paracetamol, buspirona, inhibidores de la monoaminooxidasa, sulfasalacina y cocaína pueden elevar de manera falsa las catecolaminas séricas y urinarias y sus metabolitos. Si es posible, estos medicamentos deben interrumpirse hasta 2 semanas antes de tomar muestras. Además, el estrés fisiológico por enfermedades desgastantes y/u hospitalizaciones aumenta las catecolaminas y debe tenerse en cuenta cuando se ordenan e interpretan resultados tomados de pacientes hospitalizados.
- (2) Los **valores falsamente bajos** pueden deberse a recogidas incompletas de orina o al uso de α-metilparatirosina, clonidina, reserpina o guanetidina.

4. **Técnicas radiológicas.** Se utilizan para localizar el tumor en aquellos pacientes una vez que se establece la evidencia bioquímica clara de FCC.
   a. La **TC** se prefiere a la RM como la modalidad de imagen inicial. Deben evaluarse el tórax, abdomen y pelvis.
   b. La **RM** es útil en pacientes con enfermedad metastásica, en particular en la evaluación de los paragangliomas de cabeza y cuello.
   c. La **gammagrafía isotópica** con metayodobencilguanidina marcada con ^{131}I puede ser útil para demostrar la presencia de FCC, especialmente en localizaciones extrasuprarrenales. La gammagrafía con octreotida parece tener menor sensibilidad. Se ha descrito que la tomografía por emisión de positrones con FDG o ^{18}F-fluoroDOPA es particularmente útil en casos de FCC maligno.

D. **Tratamiento**
1. El **control farmacológico** del FCC es esencial antes de la realización de pruebas invasoras para llegar al diagnóstico o de la cirugía.
   a. La fenoxibenzamina, 10-20 mg v.o. administrada 2 veces al día, es un bloqueador α-adrenérgico puro que controla tanto la hipertensión episódica como la fija; las dosis se aumentan hasta que la presión arterial y los episodios estén bien controlados. También pueden utilizarse otros bloqueadores α-adrenérgicos (p. ej., la doxazosina en dosis de hasta 20 mg/día).
   b. El propranolol, 10-40 mg v.o. administrado 4 veces al día, es un bloqueador β-adrenérgico útil para tratar la sudoración, el hipermetabolismo y las arritmias. El propranolol debe utilizarse únicamente después de establecerse un adecuado bloqueo α-adrenérgico, para evitar el empeoramiento de la hipertensión.
   c. El labetalol, un bloqueador α-adrenérgico y β-adrenérgico combinado, también puede utilizarse en dosis de 200-600 mg administrados 2 veces al día.
   d. La α-metilparatirosina o metirosina bloquea la síntesis de catecolaminas en dosis de 2-4 g/día v.o. y puede añadirse al α-bloqueador. El alto costo y los efectos secundarios, de la fatiga severa y los síntomas extrapiramidales hacen que este fármaco sea una opción menos favorable, pero puede ser utilizado en pacientes de alto riesgo.

e. También pueden utilizarse antagonistas del calcio como amlodipino (10-20 mg/día), nifedipino (30-90 mg/día) y verapamilo (180-540 mg/día).
2. **Cirugía**
   a. **Antes de la cirugía.** Los bloqueantes α-adrenérgicos y β-adrenérgicos de acción prolongada deben administrarse durante 7 a 14 días antes de la intervención y continuarse durante toda la cirugía. Debe prestarse una especial atención al mantenimiento del equilibrio hidroelectrolítico. Puede ser útil la expansión de volumen con alto contenido de sodio y la ingesta de líquidos se recomienda para prevenir la hipotensión postoperatoria
   b. **Durante la cirugía.** La tasa de mortalidad perioperatoria debida al exceso de catecolaminas es de hasta el 3%. Los episodios hipertensivos que pueden ocurrir mientras se manipula el tumor, se tratan con infusión de nitroprusiato, bolos intravenosos rápidos de fentolamina e infusión de nicardipina. Los episodios de hipotensión que se producen tras aislar la vascularización del tumor deben tratarse con líquidos i.v.
   c. **Tras la cirugía.** Puede aparecer hipertensión por sobrecarga de líquidos durante la cirugía, que se tratará con furosemida i.v. y restricción de líquidos hasta controlar la presión arterial. Es frecuente la hipoglucemia de rebote tras la eliminación del exceso de catecolaminas, y los niveles de glucosa en plasma deben monitorizarse estrechamente en el postoperatorio, con infusión de dextrosa según sea necesario. Se indica la monitorización y el tratamiento de la insuficiencia suprarrenal. En todos los pacientes debe repetirse la determinación de metanefrinas plasmáticas libres o de metanefrinas urinarias cerca de 24 h, medidas de 2 a 4 semanas después de la operación. Las metanefrinas plasmáticas o urinarias se deben volver a medir en los estudios de seguimiento anuales indefinidamente en todos los pacientes.
3. **Enfermedad metastásica**
   a. La **RT resulta útil** para paliar las ocasionadas por metástasis que producen síntomas locales.
   b. No se ha determinado la utilidad de la quimioterapia en los tumores irresecables, aunque la combinación de ciclofosfamida, vincristina y dacarbazina produce respuestas objetivas en la mayoría de los pacientes. Los síntomas del exceso de catecolaminas se tratan con fármacos (*v.* sec. IV.D.1).
   c. Algunos pacientes pueden responder a dosis terapéuticas de metayodobencilguanidina marcada con ^{131}I.

V. CARCINOMA DE LA CORTEZA SUPRARRENAL

A. **Epidemiología.** El cáncer suprarrenal es poco común, con una incidencia de 0.5 a 2.0 casos por millón por año. Provoca el 0.2% de muertes por cáncer. La edad media en el momento del diagnóstico es de 40 años, pero el tumor se observa a cualquier edad. Alrededor del 60% se produce en mujeres. El cáncer corticosuprarrenal se puede producir como un componente de los síndromes de Li-Fraumeni, MEN-1, de Gardner, Lynch y de Beckwith-Wiedemann.

B. **Anatomía patológica y evolución natural.** Los tumores suprarrenales son muy agresivos; suelen producir metástasis en los pulmones, el hígado y otros órganos; frecuentemente son grandes y voluminosos cuando se diagnostican. Cerca de dos tercios de estos tumores producen corticoesteroides funcionales, entre ellos cortisol, aldosterona, andrógenos y estrógenos.

C. **Diagnóstico**
   1. **Signos y síntomas**
      a. Los **tumores sin actividad hormonal** se descubren debido a síntomas de efecto de tumor abdominal en el 30% de los pacientes y como tumores incidentales en el 15% al 20% de los pacientes con cáncer adrenal.
      b. Los **tumores con actividad hormonal** se manifiestan con:
         (1) Virilización rápida (hirsutismo, clitoromegalia, oligomenorrea o amenorrea) en las mujeres.

V. Carcinoma de la corteza suprarrenal | 393

(2) Ginecomastia en los hombres.
(3) Pubertad precoz.
(4) Síndrome de Cushing con hipertensión e intolerancia a la glucosa.
2. **Pruebas funcionales suprarrenales.** Los pacientes con los síntomas clínicos que se acaban de describir y/o un tumor suprarrenal sospechoso deben someterse a la determinación del cortisol sérico basal, ACTH, sulfato de deshidroepiandrosterona (DHEAS), 17-hidroxiprogesterona, androstenediona, testosterona y estradiol. Además, la evaluación de la producción excesiva de cortisol debe efectuarse con la prueba de supresión de la dexametasona y la recolección de orina de 24 h para determinar el cortisol libre.
    a. **Prueba de supresión con dexametasona.** Tras la administración de 1 mg de dexametasona a las 11 de la noche, se mide antes de las 9 de la mañana siguiente el cortisol plasmático; éste suele reducirse hasta < 1.8 µg/dL en las personas sanas sin síndrome de Cushing.
    b. **Recogida de orina de 24 h.** Se obtiene para la determinación de cortisol urinario libre (el límite superior de la normalidad es < 50 µg/24 h en la mayoría de los laboratorios).
3. **Estudios de imagen**
    a. La **TC abdominal** es la modalidad estándar para evaluar las glándulas suprarrenales. Las imágenes características que hacen a los tumores suprarrenales más probables de ser un carcinoma suprarrenal son el tamaño mayor de 6 cm, la heterogeneidad, los bordes irregulares, las calcificaciones, la necrosis y la hemorragia. Los tumores malignos tienden a ser densos, por lo general de más de 10 a 13 unidades Hounsfield, y demuestran menos del 50 % de lavado del medio de contraste.
    b. La **RM abdominal** puede mejorar algunas características de los tumores suprarrenales.
    c. En todos los pacientes, se recomienda la **TC de tórax** para buscar metástasis.
    d. Los **estudios de FDG-TEP** pueden ser útiles para la estadificación y evaluación metastásicas, pero no se recomiendan como un estudio de rutina.
4. **Biopsia**
    a. En pacientes con enfermedad metastásica, la biopsia se realiza en el sitio más accesible (p. ej., ganglios linfáticos superficiales o en un hígado con evidencia de metástasis).
    b. Si sólo hay evidencia de enfermedad intrasuprarrenal, el tumor suprarrenal necesitará someterse a una biopsia o, si no es posible, se requerirá la operación para confirmar el diagnóstico.

D. **Tratamiento.** La mediana de la supervivencia de los pacientes sin tratamiento es de 3 meses. Los pacientes tratados pueden sobrevivir hasta 5 años, según la extensión de la enfermedad.
1. La **cirugía** se utilizará para extirpar la mayor cantidad de tumor posible. Debe inspeccionarse la glándula suprarrenal contralateral y extirparse si se observan signos de tumor.
2. La **RT** se utiliza para la paliación de los síntomas de las metástasis locales. Se ha descrito que la RT posquirúrgica en el lecho tumoral reduce las recurrencias tumorales.
3. **Tratamiento farmacológico**
    a. El **tratamiento farmacológico del hipercortisolismo** se explica en el capítulo 28, sección VIII.A.3.
    b. El **mitotano** puede mejorar los síntomas endocrinos y producir la regresión tumoral objetiva. Los efectos colaterales importantes incluyen náuseas, síntomas neurológicos e insuficiencia suprarrenal yatrógena, la cual requiere el tratamiento de reemplazo con glucocorticoides y mineralocorticoides.
    c. **Quimioterapia citotóxica.** La combinación de mitotano con etopósido, doxorubicina y cisplatino provoca respuestas en el 50 % de los pacientes.

VI. TUMORES DE CÉLULAS INSULARES

A. Aspectos generales. Los tumores de las células insulares del páncreas endocrino son poco frecuentes. La edad pico de la presentación es entre los 50 y los 70 años. Muchos de estos tumores son malignos y producen metástasis en el hígado y en los ganglios linfáticos regionales. Alrededor del 10 % se vincula con síndromes genéticos subyacentes, de los cuales el más común es la NEM-1.

1. **Diagnóstico.** El diagnóstico de estos tumores suele sospecharse por alteraciones endocrinas y bioquímicas. Los tumores no funcionales pueden presentarse con síntomas de efecto de masa y obstrucción biliar. Los signos y síntomas se describen según el tipo específico. Tras la detección de productos hormonales anómalos se realizarán los siguientes estudios para ayudar a determinar la localización y la extensión del tumor:

   a. **TC o RM** del abdomen para evaluar la presencia de tumores aislados del páncreas o el duodeno, así como para identificar metástasis hepáticas.

   b. La **ecografía endoscópica (EE)** ha surgido como una herramienta valiosa en la localización de tumores pequeños de la cabeza del páncreas o la pared duodenal. Ofrece el beneficio adicional de permitir la biopsia de los tumores observados.

   c. La gammagrafía con el radioisótopo octreotida para buscar **receptores de somatostatina** demuestra frecuentemente la presencia de tumores de células insulares primarios y metastásicos. Más del 90 % de los tumores pancreáticos endocrinos muestran receptores de somatostatina. La detección de estos últimos mediante este método se correlaciona bien con la respuesta al tratamiento con la octreotida.

   d. La **FDG-TEP** no visualiza los tumores de las células de los islotes bien diferenciados, sin embargo, puede ser útil en la detección de los tumores con escasa diferenciación.

   e. La **inyección arterial selectiva de secretagogos** es una técnica útil en la que se mide la hormona pancreática deseada (p. ej., la gastrina o la insulina) en la vena hepática inmediatamente después de la inyección selectiva de estimulantes de las hormonas pancreáticas, como el calcio o la secretina, en ramas individuales del eje arterial celíaco; aunque resulta difícil técnicamente, es muy eficaz en la localización del origen de la hipersecreción hormonal.

   f. La laparotomía exploradora está indicada si existen signos clínicos o analíticos de un tumor de células insulares, incluso si no se ha logrado la localización preoperatoria.

2. **Tratamiento**

   a. **Cirugía.** La ecografía pancreática y la duodenoscopia intraoperatoria se utilizan para localizar los tumores y guiar la resección. La resección pancreática laparoscópica ha ganado popularidad. La cirugía citorreductora debe efectuarse en todos los pacientes con tumores malignos, cuando sea factible. La cirugía citorreductora paliativa mejora los síntomas en más del 90 % de los pacientes. En pacientes con metástasis hepáticas, la hepatectomía parcial, la crioterapia y la ablación por radiofrecuencia han sido usadas para paliación, con algún incremento en la supervivencia y en la calidad de vida.

   b. **Tratamiento farmacológico.**

   (1) La **octreotida** y la **lanreotida** son análogos de la somatostatina, inhiben la liberación hormonal en los gastrinomas, los insulinomas, los VIPomas, los glucagonomas y los tumores productores de GH-RH, y suelen mejorar los síntomas del síndrome clínico asociado. Ambos fármacos pueden retrasar la progresión tumoral en algunos pacientes. Puede administrarse una forma de liberación prolongada en inyección intramuscular mensual.

   (2) La **quimioterapia** suele reservarse para pacientes con metástasis hepáticas progresivas documentadas o sin un control de los síntomas por el octreótido y otras medidas médicas.

   (a) Los tratamientos basados en la **estreptozocina** representaron el tratamiento estándar durante muchos años; pese a ello, la toxicidad de este

fármaco junto con la evidencia emergente que coloca la eficacia de este fármaco en duda llevaron a que su popularidad decayera.
- **(b)** La **quimioterapia combinada** de cisplatino más etopósido se usa con mucha frecuencia. La temozolomida como monoterapia y en combinación con la capecitabina también puede ser efectiva.
- **(c)** El **tratamiento dirigido frente a moléculas específicas**, en especial everolimús y sunitinib, está aprobado para los tumores neuroendocrinos pancreáticos bien diferenciados.

B. Gastrinoma (síndrome de Zollinger-Ellison). Alrededor del 60% de estos tumores son malignos, un 90% son múltiples y cerca del 30% se asocia a síndromes MEN; la mayoría de ellos se localizan en el duodeno, y son menos los que lo hacen en el páncreas. Los gastrinomas duodenales tienen un riesgo del 40% al 70% de diseminación a los ganglios linfáticos locales, pero un riesgo bajo (5%) de producir metástasis hepáticas, mientras que es más probable que los gastrinomas pancreáticos se diseminen al hígado. El pronóstico es peor en los casos que muestran metástasis hepáticas.

1. **Diagnóstico**
   a. **Síntomas.** Entre ellos, se encuentran la úlcera gastroduodenal grave (dolor abdominal, ardor de estómago) y diarrea severa. También puede ocurrir pérdida de peso y sangrado gastrointestinal
   b. **Estudios y pruebas analíticas**
      (1) **Endoscopia gastrointestinal superior** muestran ulceración grave e hipertrofia de los pliegues gástricos.
      (2) La **concentración plasmática de gastrina en ayunas** (el valor sano es < 100 pg/mL) suele estar elevada hasta > 1 000 pg/mL. Otras causas del aumento de las concentraciones de gastrina (uso de inhibidores de la bomba de protones, gastritis atrófica, vagotomía, retención antral tras una gastroyeyunostomía de tipo Billroth II e hiperplasia de células G) deben diferenciarse del gastrinoma.
      (3) **Estudios de estimulación.** Si se sospecha un gastrinoma pero los niveles de gastrina séricos no se encuentran elevados, puede intentarse la estimulación de la gastrina con calcio o secretina. La secretina se infunde con rapidez, a razón de 2 U/kg durante 1 min. El nivel de gastrina se mide antes de la infusión y a intervalos de 5 min durante los siguientes 20 min. Un aumento de 120 pg/mL desde el valor basal se considera un resultado positivo de la prueba para demostrar gastrinoma. También puede efectuarse una prueba de infusión similar que utilice calcio; a pesar de ello, consume más tiempo y tiene menor sensibilidad y especificidad.
2. **Tratamiento**
   a. El tratamiento con inhibidores de la bomba de protones controla los síntomas en la mayoría de los pacientes. Se recomiendan dosis iniciales elevadas, con disminución progresiva hasta la dosis de mantenimiento eficaz más baja.
   b. La gastrectomía total casi nunca es necesaria porque los síntomas ulcerosos pueden controlarse con inhibidores de la bomba de protones. Es posible la escisión tumoral curativa en pacientes con tumores solitarios sin metástasis hepáticas, y la cirugía citorreductora puede mejorar la calidad de vida en aquellos que muestran una diseminación hepática limitada.
   c. La quimioterapia se utiliza cuando existen metástasis (*v.* sec. VI.A.2.b).

C. Insulinomas. Se observan la mayoría de las veces entre los 40 y los 60 años. Alrededor del 80% al 85% son benignos, el 90% son solitarios, 90% son < 2 cm y el 80% tienen actividad hormonal funcional. Los insulinomas se encuentran a veces asociados a los gastrinomas. En el 25% de los pacientes existen antecedentes familiares de diabetes mellitus.

Los insulinomas se producen con la misma frecuencia en la cabeza, cuerpo y cola del páncreas; alrededor del 3% se encuentra fuera del páncreas. Los tumores malignos son más frecuentes entre los hombres. Cuando son malignos, los tumores producen fundamentalmente metástasis en el hígado.

1. **Diagnóstico**
   a. **Síntomas.** La hipoglucemia en ayunas, que a menudo se alivia con la comida, suele ser la manifestación inicial del insulinoma. Los síntomas son a menudo de naturaleza episódica debido a la secreción intermitente del tumor. Entre los síntomas se encuentran: sudoración, inquietud, palpitaciones, dolor de estómago por hambre, ansiedad, astenia, confusión, debilidad, convulsiones y coma. Muchos pacientes tienen alteraciones de la personalidad u otras alteraciones psiquiátricas que la familia puede observar. En ocasiones hay aumento de peso. Si existen metástasis hepáticas puede observarse pérdida de peso e insuficiencia hepática.
   b. **Pruebas analíticas.** De manera clásica, la satisfacción de los criterios de la tríada de Whipple han sido el pilar del diagnóstico del insulinoma: mediciones simultáneas de los niveles de glucosa, insulina y péptido C en sangre en ayunas durante la hipoglucemia, con alivio de los síntomas tras la corrección de la hipoglucemia.
      (1) **Hipoglucemia en ayunas.** Se inicia un ayuno prolongado de hasta 72 h en el cual se obtienen mediciones de glucosa, insulina, péptido C y proinsulina en sangre a intervalos regulares. Los niveles inadecuadamente elevados de insulina en plasma (>6 mU/mL) o de proinsulina (>20 pmol/L) y de péptido C (>0.6 ng/mL) en presencia de hipoglucemia (glucosa <55 mg/dL) habitualmente son diagnósticas de insulinoma o de ingesta de sulfonilureas. Si se producen síntomas de hipoglucemia en cualquier momento, se debe medir la concentración sanguínea de glucosa, insulina y péptido C; si la concentración de glucosa es <40 mg/mL, debe finalizarse la prueba administrando alimento al paciente o un bolo i.v. de 50 mL de glucosa al 50 %.
      (2) **Otros análisis de la insulina.** Los preparados comerciales de insulina no contienen proinsulina ni péptido C; su medición mediante radioinmunoanálisis determina el papel de la administración de insulina exógena en la aparición de hipoglucemia. En los pacientes en ayunas las concentraciones de proinsulina suelen ser inferiores al 20 % de la insulina total; un porcentaje mayor de proinsulina sugiere un insulinoma.

2. **Tratamiento**
   a. **Cirugía.** La extirpación quirúrgica del tumor es el tratamiento de elección del insulinoma.
   b. **RT.** No se ha demostrado que sea eficaz como complemento a la cirugía.
   c. **Quimioterapia.** Puede utilizarse en la enfermedad avanzada (*v.* sec. VI.A.2.b).
   d. **Tratamiento de la hipoglucemia**
      (1) El diazóxido, hasta 1 200 mg diarios en dosis divididas, es eficaz en el manejo de los síntomas hipoglucémicos. El fármaco puede inducir hiperglucemia, coma hiperosmolar o cetoacidosis. El edema es un efecto secundario muy común, que a menudo requiere la coadministración de un diurético. Otras complicaciones del tratamiento con este fármaco son: citopenias, aparición de lanugo, exantemas, eosinofilia e hiperuricemia.
      (2) En los pacientes que no responden al diazóxido pueden administrarse corticoesteroides (prednisona, 40 mg/día, o hidrocortisona, 100 mg/día).
      (3) Las inyecciones subcutáneas de octreotida o lanreotida (o una inyección mensual de un preparado de liberación sostenida) inhiben la secreción de insulina y restauran la euglucemia en cerca de la mitad de los pacientes con insulinoma. Al suprimir la secreción de glucagón y de hormona de crecimiento, los análogos de la somatostatina en ocasiones empeoraran la hipoglucemia.

(4) Los antagonistas del calcio (p. ej., el verapamilo, 80 mg 3 veces al día) inhiben la secreción de insulina, y se han utilizado de forma eficaz en la prevención de episodios de hipoglucemia.
(5) El everolimus se ha utilizado para mejorar la hipoglucemia en pacientes con insulinoma.
(6) Los dispositivos continuos de monitorización de la glucosa alertan a los pacientes de los cambios rápidos en la concentración de glucosa del líquido intersticial y pueden inducir al paciente a corregir la hipoglucemia con la ingesta oral de glucosa antes de que ocurran los síntomas neuroglucopénicos.

D. **Glucagonomas.** Suelen ser malignos, y la mayoría ya ha producido metástasis cuando se descubren. Por lo general son solitarios > 3 cm en el momento del diagnóstico y son más propensos a aparecer en el páncreas distal.

Estos pacientes pueden presentarse con pérdida de peso, diarrea, dolor abdominal, depresión u otros cambios de la personalidad, trombosis venosa profunda o eritema migratorio necrolítico (un exantema de la piel migratorio eritematoso peculiar que crece y disminuye de tamaño durante muchos años [con frecuencia, > 6 años], que en especial afecta las regiones perioral y perigenital, y también dedos de las manos, piernas y pies). Pueden tener hiperglucemia leve, anemia normocítica y niveles de glucagon en sangre en ayunas elevados, que suelen situarse en los 500 a 1 000 pg/mL (el sano es < 50 pg/mL). Debido al alto riesgo de trombosis, las medidas profilácticas para evitar una TVP durante el período perioperatorio son forzosas.

E. **Síndrome del cólera pancreático (VIPoma).** Estos tumores de células insulares secretan VIP (péptido intestinal vasoactivo). La mayoría son solitarios > 3 cm, y se producen en el páncreas distal. Alrededor de la mitad han metastatizado en el momento de la detección.
1. **Diagnóstico**
   a. **Síntomas.** Diarrea acuosa de alto volumen, debilidad muscular a causa de la hipopotasemia, sofocos, psicosis e hipotensión.
   b. **Pruebas analíticas**
      (1) Los estudios de química de suero pueden mostrar hipocalemia, hipoclorhidria, hiperglucemia e hipercalcemia.
      (2) Brecha osmótica de las heces bajas (< 50 mOsm/kg).
      (3) Las concentraciones plasmáticas del VIP se encuentran elevadas (su valor sano es < 60 pmol/mL).
   c. **Localización y extensión tumoral.** Véase la sección VI.A.1.
2. **Tratamiento**
   a. **Reposición de líquidos y electrolitos**
   b. **Cirugía.** La extirpación de los tumores solitarios controla las manifestaciones del síndrome del cólera pancreático, entre ellos la hipercalcemia. La cirugía citorreductora de tumores muy extensos puede aliviar la diarrea.
   c. **Quimioterapia** (*v.* sec. VI.A.2.b). Es útil para controlar los síntomas en los pacientes con tumores metastásicos. Una preparación de análogos de la somatostatina de acción prolongada (octreotida o lanreotida) suele disminuir las concentraciones del VIP y detiene la diarrea.

RECONOCIMIENTO

El autor desea agradecer al Dr. Harold E. Carlson, quien contribuyó significativamente a versiones anteriores de este capítulo.

Lecturas recomendadas

Tumores carcinoides y de células insulares

Basu B, Sirohi B, Corrie P. Systemic therapy for neuroendocrine tumours of gastroenteropancreatic origin. *Endocr Relat Cancer* 2010;17:R75.

Jensen RT, Delle Fave G. Promising advances in the treatment of malignant pancreatic endocrine tumors. *N Engl J Med* 2011;364:564.

Kulke MH. Clinical presentation and management of carcinoid tumors. *Hematol Oncol Clin North Am* 2007;21:433.

Luis SA, Pellikka PA. Carcinoid heart disease: diagnosis and management. *Best Pract Res Clin Endocrinol Metab* 2016;30(1):149.

Nakakura EK, Bergsland EK. Islet cell carcinoma: neuroendocrine tumors of the pancreas and periampullary region. *Hematol Oncol Clin North Am* 2007;21:457.

Okabayashi T, Shima Y, Sumiyoshi T et al. Diagnosis and management of insulinoma. *World J Gastroenterol* 2013;19(6):829.

Pavel M, Baudin E, Couvelard A, et al. ENETS consensus guidelines for the management of patients with liver and other distant metastases from neuroendocrine neoplasms of foregut, midgut, hindgut, and unknown primary. *Neuroendocrinology* 2012;95(2):157.

Pinchot SN, Holen K, Sippel RS, et al. Carcinoid tumors. *Oncologist* 2008;13:1255.

Poncet G, Faucheron J-L, Walter T. Recent trends in the treatment of well-differentiated endocrine carcinoma of the small bowel. *World J Gastroenterol* 2010;16:1696.

Zhou C, Zhang J, Zheng Y, et al. Pancreatic neuroendocrine tumors: a comprehensive review. *Int J Cancer* 2012;131:1013.

Cáncer tiroideo

Haugen BR, Alexander EK, Bible KC, et al. 2015 American Thyroid Association guidelines for adult patients with thyroid nodules and differentiated thyroid cancer: the American Thyroid Association guidelines task force on thyroid nodules and differentiated thyroid cancer. *Thyroid* 2016;26(1):1.

Patel KN, Shaha AR. Poorly differentiated thyroid cancer. *Curr Opin Otolaryngol Head Neck Surg* 2014;22(2):121.

Sabet A, Kim M. Postoperative management of differentiated thyroid cancer. *Otolaryngol Clin North Am* 2010;43:329.

Thomas L, Lai SY, Dong W, et al. Sorafenib in metastatic thyroid cancer: a systematic review. *Oncologist* 2014;19(3):251.

Wells SA Jr, Asa SL, Dralle H, et al. Revised American Thyroid Association guidelines for the management of medullary thyroid carcinoma. *Thyroid* 2015;25:567.

Feocromocitoma

Adjallé R, Plovin PF, Pacak K, et al. Treatment of malignant pheochromocytoma. *Horm Metab Res* 2009;41:687.

Lenders JWM, Quan-Yang D, Eisenhofer G, et al. Pheochromocytoma and paraganglioma: an endocrine society clinical practice guideline. *J Clin Endocrinol Metab* 2014;99(6):1915.

Mittendorf EA, Evans DB, Lee JE, et al. Pheochromocytoma: advances in genetics, diagnosis, localization and treatment. *Hematol Oncol Clin North Am* 2007;21:509.

Pacak K. Perioperative management of the pheochromocytoma patient. *J Clin Endocrinol Metab* 2007;92:4069.

Petri B-J, Van Eijck CHJ, de Herder WW, et al. Phaeochromocytomas and sympathetic paragangliomas. *Br J Surg* 2009;96:1381.

Carcinoma de la corteza suprarrenal

Baudin E. Adrenocortical carcinoma. *Endocrinol Metab Clin North Am* 2015;44:411.

Fassnacht M, Allolio B. What is the best approach to an apparently nonmetastatic adrenocortical carcinoma? *Clin Endocrinol (Oxf)* 2010;73:561.

Lacroix A. Approach to the patient with adrenocortical carcinoma. *J Clin Endocrinol Metab* 2010;95:4812.

Veytsman I, Nieman L, Fojo T. Management of endocrine manifestations and the use of mitotane as a chemotherapeutic agent for adrenocortical carcinoma. *J Clin Oncol* 2009;27:4619.

Young WF Jr. The incidentally discovered adrenal mass. *N Engl J Med* 2007;356:601.

Carcinoma hipofisario

Adam MA, Untch BR, Olson JA. Parathyroid carcinoma: current understanding and new insights into gene expression and intraoperative parathyroid hormone kinetics. *Oncologist* 2010;15:61.

McClenaghan F, Qureshi YA. Parathyroid cancer. *Gland Surg* 2015;4(4):329.

Metástasis en glándulas endocrinas

Chung AY, Tran TB, Brumund KT, et al. Metastases to the thyroid: a review of the literature from the last decade. *Thyroid* 2012;22(3):258.

DeWaal YRP, Thomas CMG, Oei ALM, et al. Secondary ovarian malignancies. Frequency, origin and characteristics. *Int J Gynecol Cancer* 2009;19:1160.

Gittens PR, Solish AF, Trabulsi EJ. Surgical management of metastatic disease to the adrenal gland. *Semin Oncol* 2008;35:172.

Komninos J, Vlassopoulou V, Protopapa D, et al. Tumors metastatic to the pituitary gland: case report and literature review. *J Clin Endocrinol Metab* 2004;89:574.

17 Cáncer de piel
Bartosz Chmielowski, Richard F. Wagner Jr. y Antoni Ribas

MELANOMA MALIGNO

I. EPIDEMIOLOGÍA Y ETIOLOGÍA
  A. **Incidencia.** El melanoma maligno representa alrededor del 2 % de todas las neoplasias de la piel, pero es el causante del 80 % de las muertes. En Estados Unidos, la incidencia de melanoma ha seguido en aumento en los últimos 40 años. Antes de los 45 años de edad, las mujeres tienen un riesgo más elevado que los hombres, pero después de los 60 años el riesgo para los hombres se duplica al de las mujeres. En 2016, en Estados Unidos, el número estimado de nuevos casos fue de 76 380, y 10 130 pacientes fallecieron por esta enfermedad.

  La incidencia de melanoma aumentó con rapidez en la década de 1970 a cerca del 6 % por año y, aunque continúa en aumento, lo hizo a una tasa del 2.7 % por año desde 2006 a 2010. Las personas caucásicas tienen un riesgo de por vida del 2.4 % de desarrollar melanoma y los afroamericanos, de un 0.1 %, pero el melanoma se diagnostica en todos los grupos poblacionales.

  B. **Factores de riesgo.** Los factores de riesgo más importantes del melanoma son los antecedentes familiares de melanoma, la presencia de nevos múltiples benignos o atípicos y haber sufrido un melanoma anteriormente. Otros factores de riesgo son la inmunodepresión, sensibilidad a la luz solar y la exposición a la radiación ultravioleta (UV).
   1. **Factores familiares.** Cerca del 10 % de los melanomas son familiares. El mayor riesgo de sufrir melanoma en estas familias puede atribuirse tanto a una predisposición como a un entorno compartido.
      a. **Genes de predisposición de penetrancia elevada.** Dos genes, *CDKN2A* y *CDK4*, se asocian a una predisposición de elevada penetrancia. El gen *CDKN2A* mutado es el gen más prevalente en las familias con melanoma y se localiza en el cromosoma 9p21 y codifica el inhibidor 2A de la cinasa dependiente de ciclinas (p16INK4a). El gen *CDK4* codifica la cinasa 4 dependiente de ciclinas, que es una de las moléculas complementarias de unión a p16INK4a. Las mutaciones de *CDK4* se observan con mucha menor frecuencia que las de *CDKN2A*. Otros genes menos comunes de penetrancia elevada son *BAP-1*, *TERT*, *XP* (varios genes mutdos en individuos con xerodermia pigmentosa).

      Cuanto mayor es el número de miembros de una familia con melanoma, mayor es la probabilidad de ser portador de un gen de penetrancia elevada. El gen *CDKN2A* mutado se encontró en el 14 % de las familias con 2 casos de melanoma, en el 67 % de las familias con 6 a 7 casos y en el 100 % de las familias con 7 a 10 casos. En general, entre el 20 % (en Australia) y el 57 % (en Europa) de los casos de melanoma familiar se asocia al gen *CDKN2A*.
      b. **Genes de predisposición de penetrancia baja.** Los estudios epidemiológicos indican que con frecuencia se encuentran genes de predisposición de penetrancia baja entre las familias con melanoma. La lista incluye *BRCA2*, *MC1R*, *MITF E318K* y los genes del complejo shelterina (*POT1*, *ACD*, *TERF2IP*).
      c. **Síndrome de melanoma familiar con nevos atípicos múltiples (MFNAM).** También conocido como síndrome familiar de nevos displásicos familiar, se describió por primera vez en 1978 en familias cuyos miembros mostraban

melanomas y tenían múltiples (generalmente > 100) nevos de tamaño y color variable (de rojizo-marrón a rojo brillante) con fuga pigmentaria. La mediana de edad de aparición del melanoma en personas con este síndrome es de 33 años, y el 9 % de los afectados lo muestra antes de los 20 años. Se transmite de forma autosómica dominante, aunque existen diferencias de penetración según el sexo. Los hombres sufren un melanoma con menos frecuencia y a mayor edad que las mujeres.

2. **Nevos.** A menudo los nevos típicos son precursores del melanoma, aunque lo más importante es que son indicadores de un mayor riesgo. Los contajes elevados de nevos comunes (50 o más nevos comunes) representan el 27 % de los casos de melanoma, mientras que los individuos con pocos nevos comunes (0 a 10) representan sólo el 4 % de los casos de melanoma.

    Los **nevos congénitos** son neoplasias benignas que se encuentran al nacer y están compuestos por nevos melanocitos. El potencial maligno de los nevos congénitos gigantes varía de un tipo a otro. Los nevos gigantes pigmentados tienen un riesgo especialmente elevado de sufrir una transformación maligna. El nevo sebáceo se asocia a la aparición de un carcinoma basocelular (CBC). Los nevos epidérmicos verrugosos y los nevos de pelo lanoso carecen de potencial maligno.

3. **Melanoma anterior.** La incidencia de un segundo melanoma cutáneo primario es de 6 % a 7 %. El riesgo es mayor entre los pacientes que mostraron inicialmente melanoma *in situ* que en aquellos con melanoma invasor. El mayor riesgo se da en los primeros 2 años, aunque el riesgo permanece elevado durante al menos 20 años. Los hombres, pacientes mayores y personas con el primer melanoma en el rostro, cuello y tronco son los que muestran un riesgo especialmente elevado. La incidencia de un tercer melanoma primario desde el momento de aparición del segundo melanoma primario es del 16 %, al cabo de 1 año y del 31 %, a los 5 años.

4. **Inmunodepresión.** Entre los receptores de alotrasplantes de órganos el melanoma constituyó el 5 % de las neoplasias cutáneas y su incidencia fue mucho mayor que en la población general (2.7 %).

5. **Sensibilidad a la luz solar.** Las personas pelirrojas y de piel clara suelen ser portadoras de un polimorfismo del gen del receptor de la melanocortina (MC1R), que produce una disminución de la producción de melanina tras la exposición a la radiación UV y un aumento del riesgo de sufrir un melanoma.

6. **Exposición al sol y a radiación UV.** Se sabe que la radiación UV causa alteraciones genéticas en la piel, deteriora la función inmunitaria cutánea, aumenta la producción local de factores de crecimiento e induce la formación de especies de oxígeno reactivo lesivas para el ADN que afectan a los queratinocitos y los melanocitos. Los estudios epidemiológicos demostraron que casi siempre la exposición solar habitual intermitente y las quemaduras solares frecuentes, especialmente en la infancia, aumentan el riesgo de sufrir un melanoma. La exposición solar poco intensa y prolongada puede tener un efecto protector, aunque hay datos que también señalan que una mayor exposición total al sol se asocia a un riesgo más elevado de sufrir melanoma en las personas caucásicas que no son de origen hispano. Además, la exposición a la luz UV en centros de bronceado es un factor de riesgo cada vez más importante de la aparición del melanoma.

7. **Exposición laboral.** La exposición al alquitrán mineral, la brea, la creosota, compuestos de arsénico y el radio aumenta el riesgo de aparición de melanoma.

8. **Otros.** Se ha observado una mayor tasa de melanoma en pacientes con enfermedad de Parkinson, cáncer de próstata, endometriosis y pacientes tratados con voriconazol, sildenafilo e inhibidores del factor de necrosis tumoral (TNF, *tumor necrosis factor*).

II. PREVENCIÓN

Como prevención primaria se recomienda evitar la exposición al sol durante las horas centrales del día, llevar ropa que proteja de la luz solar, usar gafas para el sol, utilizar protectores solares con factor de protección 15 o superior, además de evitar las quemaduras solares y los bronceados artificiales. No está claro si la dieta con vitamina D tiene algún impacto en el desarrollo de melanoma. Los pacientes con antecedentes familiares o personales de melanoma deben someterse al menos a un examen cutáneo anual realizado por un dermatólogo experimentado como prevención secundaria.

III. ANATOMÍA PATOLÓGICA Y EVOLUCIÓN NATURAL

A. **Anatomía patológica.** El melanoma tiene su origen en los melanocitos, células derivadas de la cresta neural que migran durante la embriogenia a la epidermis para residir en la capa basal de ésta. La gran mayoría de los melanomas se originan en la piel, pero algunos pueden surgir de otras localizaciones primarias. Puede aparecer en localizaciones extracutáneas como coroides ocular y las mucosas de las vías respiratorias superiores (frecuentemente nariz y nasofaringe) y la mayoría de la veces en el tubo digestivo (ano) y el aparato genitourinario (vagina).

En el proceso de transformación maligna tienen lugar en varios estadios. Según el modelo de Clark, los melanocitos inicialmente sanos proliferan y forman un nevo benigno. En la fase siguiente, el crecimiento anómalo aparece en forma de nevo displásico. El melanoma puede surgir a partir de un nevo benigno, aunque también puede iniciarse a partir de melanocitos dispersos que se encuentran en la piel sana. A continuación, en la fase de crecimiento radial las células adquieren la capacidad de crecer en el interior de la epidermis y poseen todas las características de células neoplásicas. Posteriormente la lesión invade la dermis (fase de crecimiento vertical) y finalmente se extiende a otros órganos y áreas de la piel (metástasis). A pesar de ello, no todos los melanomas pasan por todas estas fases concretas.

B. **Fenómenos moleculares en la patogenia del melanoma.** Diversas alteraciones moleculares tienen efectos patogénicos conocidos en la transformación de los melanocitos y la evolución del melanoma.

1. **Alteraciones en las vías de transducción de señales.** En la mayoría de los melanomas cutáneos primarios hay mutaciones puntuales activadoras somáticas mutuamente excluyentes en *NRAS* (15-20% de los melanomas) y BRAF (40-50% de los melanomas), ambos miembros de la familia de la proteína cinasa activada por mitógenos (*mitogen-activated protein kinase*, [MAPK]) que proporcionan señales de proliferación desde los receptores de superficie al núcleo. Se han descrito más de 75 mutaciones diferentes en el gen *BRAF*: la mutación V600E en el 90% de los casos, la V600K en del 5% al 6%, la V600R en el 1% y la V600D en el 0.1%; otras mutaciones *BRAF* son menos comunes. Las mutaciones en el gen supresor tumoral *NF-1* (neurofibromatosis 1) que llevan a la pérdida de su función se ven en el 14% de los melanomas y también conducen a la activación de la vía MAPK. Paradójicamente, la mutación de *BRAF* también es frecuente en los nevos benignos, donde su efecto transformante puede verse contrarrestado por el fenómeno de senescencia inducida por los oncogenes.

   Las alteraciones somáticas de otra vía de transducción de señales importante en el crecimiento celular, la vía de la fosfoinosítido-3-OH cinasa (PI3K), también suelen observarse en el melanoma, entre ellas la pérdida de PTEN (*phosphate and tensin homologue*, homólogo de fosfato y tensina) y la hiperexpresión de Akt. Cerca del 20% al 40% de los melanomas que se originan en las membranas mucosas o por lesión crónica de la piel por los rayos solares, y los melanomas acros, pueden albergar una mutación activadora de la cinasa de *c-kit*. Esta mutación no se encuentra en los melanomas que se originan en el tronco.

   Finalmente, más del 80% de los melanomas uveales tienen una mutación activadora de GNAQ o GNA11, dos pequeñas proteínas de unión a GTP que acoplan los receptores de la proteína G de la superficie celular y participan en la transducción de señales de esta vía. Las mutaciones BAP1 se ven en el 25% de los melanomas uveales y su presencia correlaciona con un riesgo más elevado de enfermedad metastásica.

2. **Alteración del control del ciclo celular.** Como se ha descrito anteriormente, las mutaciones hereditarias de los genes *CDKN2A* y *CDK4* se asocian a una propensión

de gran penetrancia al melanoma. Las mutaciones somáticas de estos genes del control del ciclo celular y otros parecen ser un requisito para la aparición del melanoma y el escape a la senescencia inducida por los oncogenes.
3. **Otros fenómenos genéticos en la patogenia del melanoma.** Se observan amplificaciones del gen *MITF* en un pequeño subgrupo de melanomas y este gen muestra una compleja relación con la oncogenia del melanoma. Varias alteraciones genéticas habituales en el melanoma reducen la sensibilidad a la apoptosis, entre ellas la hiperexpresión de Bcl-2, leucemia/linfoma de linfocitos B2), el silenciado de APAF-1 (factor de activación de la peptidasa apoptósico 1) y la activación de NF-κB (factor nuclear kappa B).

C. **Principales subtipos clínicos y anatomopatológicos.** Tradicionalmente los melanomas se han dividido por el subtipo histológico. Recientemente ha adquirido más importancia la secuenciación de las mutaciones somáticas individuales en genes fundamentales (p. ej., *NRAS, BRAF, NF1, c-kit, GNAQ* y GNA11) y el uso de estos hallazgos para distinguir diferentes subtipos de melanoma. Los avances en el conocimiento de la biología molecular del melanoma pronto llevarán a una subtipificación adicional de esta neoplasia.
1. El **melanoma de extensión superficial** comprende alrededor del 70% de todos los melanomas. Es más frecuente en las personas de mediana edad y se observa la mayoría de las veces en la parte superior de la espalda en ambos sexos y en las extremidades inferiores en las mujeres, pero puede aparecer en cualquier localización anatómica. Sólo el 25% de las lesiones se asocia a un nevo preexistente. Se extiende lateralmente (crecimiento radial) durante un tiempo antes de hacerse invasor. Las lesiones son placas o máculas de pigmentación variable, con una forma extraña y los bordes irregulares. La progresión se relaciona con la evolución de múltiples tonos de color, que van desde el rojo (inflamación) pasando por el gris (áreas de regresión) hasta el negro (melanocitos neoplásicos).
2. El **melanoma nodular** constituye cerca del 15% al 20% de todos los melanomas. Es habitual entre las personas de edad avanzada y se observa con el doble de frecuencia en los hombres que entre las mujeres. La lesión se manifiesta como un nódulo con forma de cúpula o polipoidea, de pigmentación oscura, puede ulcerarse y sangrar con facilidad. A veces puede ser amelanótico. Se trata de tumores que crecen rápida y verticalmente desde el principio.
3. El **melanoma lentigo maligno** (4-15% de los melanomas) se observa con mayor frecuencia en adultos mayores (sexta y séptima décadas de vida). Se origina en áreas cutáneas lesionadas por las radiaciones solares, sobre todo en el rostro (90% de los casos). Las lesiones parecen una mácula de color pardo, a menudo de gran tamaño (3-6 cm), y suelen crecer lentamente; la fase de crecimiento radial puede durar entre 5 y 50 años antes de que se inicie el crecimiento vertical. Durante la evolución no es rara la regresión parcial.
4. El **melanoma lentiginoso acro** es la variante menos frecuente de los melanomas con fase de crecimiento radial. Constituye sólo del 2% al 8% de los melanomas en las personas caucásicas, pero supone del 30% al 75% de los casos en las de raza negra, de origen hispano o asiáticas. Se observa en las palmas de las manos, las plantas de los pies y las falanges distales en forma de placas de un color que va de marrón oscuro a negro, con una pigmentación desigual.
5. **Tipos poco frecuentes**
   a. El **melanoma nevoide** se parece a los nevos benignos. Tiene un aspecto verrugoso o en forma de cúpula y puede producir metástasis.
   b. Los **melanomas desmoplásicos** parecen una cicatriz o un fibroma y se observan fundamentalmente en las áreas expuestas al sol. Con mucha frecuencia son amelanóticos. Tienden a recurrenciar localmente o mostrarse como metástasis aisladas.

D. **Mecanismo de diseminación.** El melanoma frecuentemente puede extenderse del sistema linfático, formando lesiones satélites y metástasis en tránsito, afecta a los ganglios linfáticos regionales. Las *lesiones satélites* son lesiones cutáneas o subcutáneas localizadas en los 2 cm que rodean al tumor primario, y representan la extensión intralinfática del mismo. Las *metástasis en tránsito* se definen como lesiones que se encuentran a más de 2 cm de distancia del tumor primario, pero no más allá de la zona de drenaje de los ganglios linfáticos regionales. El melanoma también puede diseminarse por vía hematógena, a veces después de la diseminación ganglionar o saltando los ganglios de drenaje y produce metástasis a distancia en piel, tejidos blandos subcutáneos, pulmones, hígado, cerebro y otros órganos.

E. **Melanoma metastásico de localización primaria desconocida** constituye cerca del 2% al 6% de los casos de melanoma. Se supone que en la mayoría de estos casos el melanoma cutáneo primario experimentó regresión espontánea. Las metástasis que aparecen con mayor frecuencia son nódulos cutáneos o subcutáneos, y metástasis ganglionares. La supervivencia de los pacientes con un melanoma de origen desconocido es similar a la de aquellos que muestran tumores de origen desconocido cuando se comparan estadios equivalentes.

IV. DIAGNÓSTICO

A. **Síntomas**
  1. **Regla ABCDE.** Los signos de alerta del melanoma son los siguientes:
     a. **A: a**simetría.
     b. **B: b**ordes irregulares.
     c. **C: c**ambios de color; la pigmentación no es uniforme.
     d. **D: d**iámetro > 6 mm.
     e. **E:** engrandecimiento (aumento de tamaño) de la lesión.
     Los cambios de los lunares preexistentes y la aparición de un lunar nuevo con estas características son sospechosos de ser un melanoma. Más del 50% de los casos surgen en áreas aparentemente sanas de la piel. La ulceración y el sangrado suelen indicar que la lesión es más profunda.
  2. **Lesiones en tránsito y metástasis cutáneas.** Se observan como nódulos eritematosos cutáneos o subcutáneos entre la localización del tumor primario y la zona de drenaje de los ganglios regionales. Los nódulos pueden no estar pigmentados. A medida que crecen pueden confluir y ulcerarse.
  3. Los **síntomas de la enfermedad metastásica** están relacionados con la zona afectada.

B. **Exploración física.** Debe realizarse una exploración completa de la piel de todo el cuerpo, incluyendo el cuero cabelludo, axilas, zona genital, los pliegues interdigitales y boca. Las lesiones de la piel que siguen la regla del «patito feo» (es decir, se ven diferentes que otras lesiones de la piel, incluso aunque no llenen por completo la regla del ABCDE) deben someterse a biopsia. En los hombres el melanoma es más frecuente en el tronco, o en la cabeza y el cuello, y en las mujeres es más habitual en la espalda y extremidades inferiores, aunque puede aparecer en cualquier punto de la superficie cutánea. Aunque la mayoría de las lesiones primarias están pigmentadas, con frecuencia las metástasis cutáneas no lo están y pueden aparecer en forma de nódulos subcutáneos o de color rojo.

C. **Diagnóstico diferencial.** Los nevos compuestos, con halo, dérmicos, el CBC, queratosis seborreica, angiomas y dermatofibromas pueden tener características clínicas que sugieran un melanoma. Deben obtenerse muestras de estas lesiones para biopsiarlas. Puede aumentarse la precisión del diagnóstico con un dermatoscopio, un instrumento que aumenta unas 10 veces las lesiones pigmentadas. Éste resulta especialmente inestimable para observar las lesiones pigmentadas planas o ligeramente elevadas.

D. **Biopsia.** Todas las lesiones sospechosas deben biopsiarse y enviarse para un estudio anatomopatológico. Si la sospecha de melanoma es elevada debe realizarse una escisión de espesor completo con bordes quirúrgicos de 1 mm a 3 mm. Los bordes mayores pueden interferir con la biopsia planificada del ganglio centinela. Las biopsias por incisión (biopsia en sacabocados o tangencial) en las cuales una parte de la lesión pigmentada se toma como muestra para el diagnóstico anatomopatológico, pueden utilizarse para lesiones muy grandes o localizadas en rostro, palmas de las manos, plantas de los pies, orejas, parte distal de los dedos, genitales o bajo las uñas.

Sin embargo, estas biopsias por incisión pueden no permitir la detección de un melanoma o pueden generar la impresión de un estadio temprano más favorable como consecuencia de un error en la obtención de la muestra, y si sigue sospechándose de un melanoma o se diagnostica, debe repetirse la biopsia o extirparse completamente la lesión para una nueva evaluación anatomopatológica y una estadificación. Las biopsias por incisión no aumentan la probabilidad de que se produzcan metástasis del melanoma.

V. FACTORES PRONÓSTICO

A. Factores pronóstico

1. **Lesión primaria.** Los principales factores predictivos de la supervivencia son el grosor y la ulceración del tumor.
   a. Alexander Breslow fue el primer autor que describió que el **grosor tumoral** es un factor pronóstico y se documenta tradicionalmente como grosor de Breslow, en milímetros. El sistema de estadificación del AJCC utiliza valores de corte de 1 mm, 2 mm y 4 mm, pero el grosor del tumor supone realmente una variable pronóstica continua.
   b. La **ulceración** (la ausencia de epitelio intacto sobre el tumor, que se determina por el análisis anatomopatológico) indica la biología agresiva del melanoma.
   c. **Índice mitótico.** El aumento del índice mitótico se correlaciona con la disminución de la supervivencia. Es el más importante en la estadificación de melanomas con tumor de espesor <1 mm.
   d. Los **niveles de Clark**, especifican la profundidad anatómica de la invasión, y ya no se utilizan en el sistema de estadificación más reciente.

2. **Estado de los ganglios linfáticos regionales.** El número total de metástasis ganglionares es un importante factor predictivo de la evolución de los pacientes con ganglios linfáticos. Además, aquellos en los que se detecta clínicamente afectación ganglionar tienen un mal pronóstico que aquellos que necesitan un análisis microscópico. Se considera que las lesiones satélites y en tránsito son diseminación intralinfática.

3. **Enfermedad metastásica.** Los pacientes con metástasis no viscerales (piel, tejido subcutáneo, ganglios linfáticos) tienen mejor pronóstico que aquellos que tienen metástasis viscerales. Una concentración elevada de lactato deshidrogenasa (LDH) es un factor de mal pronóstico.

4. **Supervivencia.** Las tasas de supervivencia relativa de 5 y 10 años para las personas con melanoma son del 91% y del 89%, respectivamente. Para el melanoma localizado (84% de los casos), la tasa de supervivencia a los 5 años es del 98%. La supervivencia disminuye hasta el 62% y el 16% para la enfermedad regional y de estadio lejano, respectivamente.

B. Estudio para la estadificación

1. El anatomopatólogo debe consignar en su informe: el grosor de Breslow, presencia de ulceración, nivel de Clark, índice mitótico, estado de los márgenes y lecho quirúrgico, así como la presencia de lesiones satélites. Se recomienda que se comunique localización, regresión, infiltración del tumor por linfocitos, fase de crecimiento vertical, invasión angiolinfática, neurotropismo y subtipo histológico.

2. El médico debe realizar una anamnesis y una exploración física completas, lo que incluye toda la piel y los ganglios linfáticos locorregionales.

3. En los pacientes con un melanoma en estadio 0 o IA no son necesarios estudios adicionales. En los melanomas primarios más profundos (estadios II y III) pueden realizarse pruebas adicionales (funcionales hepáticas [PFH], LDH y estudios de imagen de todo el cuerpo en situación inicial).

4. En todos los pacientes con un melanoma localmente avanzado e incurable con cirugía (estadio IIIb/IIIc) o con un melanoma metastásico debe realizarse una bioquímica completa, con LDH y estudios de imagen de todo el cuerpo. Se necesitan pruebas de imagen cerebrales porque cerca del 20% de estos casos mostrará metástasis cerebrales. Pueden obtenerse imágenes cerebrales adecuadas con una

RM (preferible, por su mayor sensibilidad para detectar las metástasis) o una tomografía computarizada cerebral (TC) con contraste intravenoso.
5. Las imágenes del resto del cuerpo pueden obtenerse mediante TC torácica, abdominal y pélvica con contraste oral o i.v., o con un estudio combinado con tomografía por emisión de positrones (PET) con ^{18}fluorodesoxiglucosa (FDG)-TC de todo el cuerpo. El PET scan puede ser especialmente útil para la evaluación de posibles metástasis óseas e intestinales. Si hay áreas afectadas específicas que no se ven bien con TC (metástasis raquídeas, de tejidos blandos u óseas), puede necesitarse una resonancia magnética (RM) dirigida.

VI. TRATAMIENTO
A. Cirugía
1. **Tratamiento del tumor primario**
   a. **Melanoma cutáneo.** El tratamiento quirúrgico definitivo del melanoma cutáneo primario es una escisión amplia. El borde habitual recomendado de tejido sano depende de la profundidad de la invasión del tumor primario:

Grosor del tumor (mm)	Margen quirúrgico recomendado (cm)
In situ	0.5
Alrededor de 1	1
1.01-2	1-2
2.01-4	2
Alrededor de 4	2

Con frecuencia, es difícil lograr el margen quirúrgico recomendado en los casos de melanoma localizado en la cabeza o el cuello sin un injerto cutáneo. Aunque algunos estudios indican que un borde quirúrgico más estrecho puede producir mejores resultados estéticos sin influir en la supervivencia total, se recomienda que sea el grosor del tumor (y no los factores estéticos) el que indique la extensión de la cirugía por escisión. La cirugía micrográfica de Mohs puede contribuir a unos resultados favorables, especialmente en la cabeza y el cuello, donde es relativamente frecuente una diseminación subclínica extensa.

b. **Melanoma de localizaciones no habituales**
   (1) El **melanoma subungueal** se trata con la amputación digital parcial.
   (2) La escisión amplia de un **melanoma plantar** obliga con frecuencia a realizar diversos procedimientos de reconstrucción con colgajos, especialmente cuando la lesión se localiza en una superficie que soporta el peso corporal.
   (3) El **melanoma de las mucosas** puede originarse en el epitelio que tapiza el tubo digestivo, las vías respiratorias y el aparato genitourinario. Suele manifestarse tardíamente, con una afectación localmente avanzada o metastásica. Si la enfermedad está localizada puede ser necesaria una operación extensa (resección craneofacial en tumores de la base del cráneo; vulvectomía radical en melanomas vulvares, o resección abdominoperineal en melanomas anorrectales).

2. **Tratamiento de las adenopatías regionales**
   a. **Biopsia del ganglio linfático centinela (BGLC).** Los datos sugieren que la cartografía ganglionar y la biopsia del primer ganglio linfático de drenaje (denominado *ganglio linfático centinela,* [GLC]) pueden detectar adecuadamente las metástasis ganglionares con una menor morbilidad y por tanto, es una importante herramienta de estadificación, pero no se ha demostrado que mejore la supervivencia específica de la enfermedad, puede mejorar la supervivencia en pacientes con melanoma de espesor intermedio (1.2-3.5 mm). El GLC se identifica mediante linfogammagrafía.

En los pacientes que no muestran afectación clínica de los ganglios regionales y cuyo tumor primario mide alrededor de 1 mm o más grueso que

0.75 mm con características de riesgo elevado (ulceración, nivel IV y V de Clark, regresión histológica o elevada tasa mitótica) debe realizarse una BGLC. Ésta conviene realizarla antes de efectuar una escisión amplia del tumor primario, porque dicha resección introduce confusión en la localización anatómica del GLC.

Tan sólo el 1 % al 2 % de los pacientes sin afectación del GLC tiene metástasis en otros ganglios no centinelas. En los pacientes con un resultado positivo en la BGLC se recomienda una disección electiva de ganglios linfáticos (DEGL), aunque todavía no se dispone de datos aleatorizados que apoyen este método.
   b. Los **ganglios linfáticos regionales aumentados de tamaño** junto a otros ganglios linfáticos de la misma cadena ganglionar se resecan quirúrgicamente (DEGL). Si los ganglios linfáticos inguinofemorales son positivos desde el punto de vista clínico o tres o más de ellos están afectados microscópicamente o, si el ganglio de Cloquet es positivo, debe considerarse la disección electiva de los ganglios linfáticos ilíacos y obturadores. El procedimiento puede complicarse por retraso en la cicatrización, infección de la herida y aparición de linfedema o de seromas. Las complicaciones se observan con mayor frecuencia tras una linfadenectomía inguinal que después de una axilar.
3. **Tratamiento de las metástasis en tránsito**
   a. Si el paciente no muestra signos de enfermedad diseminada podrían extirparse las metástasis en tránsito (únicas o múltiples) con intención curativa, aunque sólo el 18 % a 28 % de los pacientes seguirá sin signos de enfermedad al cabo de 5 años. Los pacientes con metástasis irresecables en tránsito o para quienes la cirugía no proporcionaría un control significativo de la enfermedad deben ser manejados como pacientes con enfermedad metastásica.
   b. Pocos pacientes se tratan con perfusión aislada de la extremidad (PAE) o infusión aislada de la extremidad (IAE); la mayoría de los pacientes se tratan con recursos sistémicos, de la misma forma que los pacientes con la enfermedad en estadio IV. La PAE es un procedimiento en el cual la vasculatura se separa por medios quirúrgicos y la quimioterapia (p. ej., melfalán en dosis altas) puede perfundirse a través de la extremidad afectada sin exponer al resto del cuerpo. Las respuestas completas pueden alcanzarse en casi 50 % de los casos y alrededor de la mitad de éstas es durable. La IAE es un procedimiento menos invasor en el cual se accede a la vena y la arteria por vía percutánea, y tiene un eficacia similar.
4. **Tratamiento quirúrgico de las metástasis.** Los pacientes con metástasis solitarias, melanoma oligometastásico (un número limitado de focos con metástasis) o lesiones residuales tras un tratamiento sistémico eficaz pueden beneficiarse de la metastasectomía.
B. **Radioterapia.** En el marco posquirúrgico debe considerarse la RT en la localización primaria en pacientes con bordes quirúrgicos positivos o en enfermos con metástasis ganglionares múltiples de la cadena cervical (al menos 4), cuando la afectación ganglionar sea voluminosa (ganglios linfáticos alrededor de 3 cm), cuando haya extensión extraganglionar a los tejidos blandos o exista recurrencia. La RT reduce la incidencia de recurrencia local de un 30 % a un 50 %, aunque no prolonga la supervivencia. La RT postoperatoria puede reducir el riesgo de recurrencia local en el melanoma desmoplásico. Casi nunca se trata con RT a pacientes con melanoma metastásico. La irradiación de un tumor que causa dolor o que invade estructuras vitales puede utilizarse como tratamiento paliativo. El tratamiento de las metástasis cerebrales incluye la RT (v. sec. VII.A).
C. **Tratamiento sistémico.** El tratamiento sistémico en pacientes con melanoma puede dividirse en tres grupos distintos: *1)* la inmunoterapia, *2)* el tratamiento dirigido y *3)* la quimioterapia sistémica (v. fig. 17-1). La primera se dirige a las células en división o a su entorno; rara vez puede dar lugar a remisiones duraderas, pero casi nunca logra la curación. El tratamiento dirigido utiliza moléculas pequeñas que actúan sobre alteraciones moleculares conocidas. La inmunoterapia altera el sistema inmunitario del paciente para que rechace el tumor. Aunque la tasa de respuesta a la inmunotera-

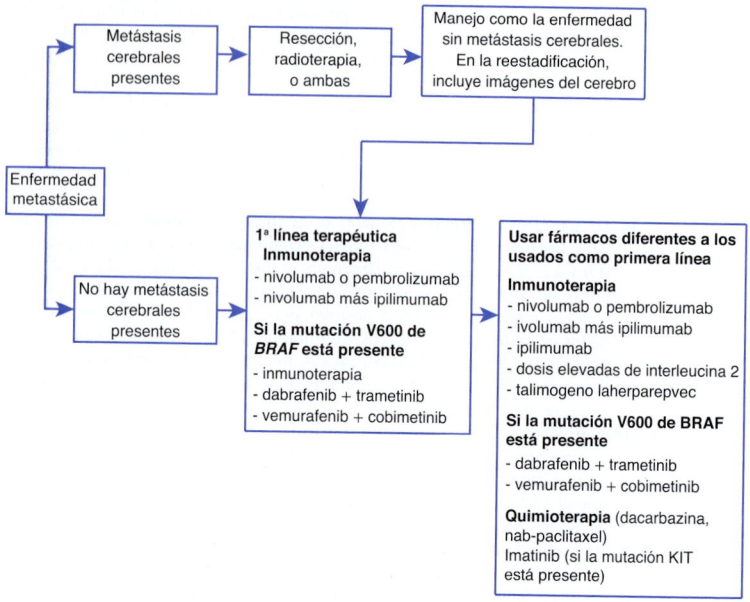

Figura 17-1 Algoritmo para el manejo de los pacientes con melanoma metastásico.

pia es con frecuencia menor que con el uso del tratamiento dirigido, puede resultar en la curación en algunos pacientes. La combinación de la quimioterapia con la inmunoterapia se denomina *bioquimioterapia*, y desde la introducción de tratamientos activos dirigidos y fármacos inmunoterapéuticos, ésta se utiliza muy raramente.

1. **Tratamiento sistémico posquirúrgico.** Los pacientes que acuden con afectación de los ganglios linfáticos regionales (un grupo de riesgo elevado) y aquellos que tienen tumores gruesos localizados (es decir, con un grosor alrededor de 4 mm, sin ulceración ni espesor de > 2 mm y con ulceración) pueden beneficiarse del tratamiento posquirúrgico. En este contexto se han probado múltiples fármacos, el interferón α (IFN-α), el IFN-α pegilado y el ipilimumab han mostrado beneficios potenciales.

   a. **Interferón α-2b.** Los pacientes que participaron en el estudio clínico aleatorizado ECOG 1648 recibieron dosis elevadas de IFN-α2b. La pauta consistió en la administración endovenosa de dosis máximas toleradas (20 MU/m^2) durante 5 días a la semana a lo largo de 4 semanas, seguido de 10 MU/m por vía s.c. 3 veces a la semana a lo largo de 48 semanas más. Tras una mediana de seguimiento de 7 años, el tratamiento logró una supervivencia total y sin signos de enfermedad prolongada de cerca de 10 a los 5 años. En otro estudio clínico aleatorizado de gran tamaño se confirmaron estos resultados. Los estudios que utilizan dosis bajas o intermedias de IFN han obtenido menos beneficios o ninguno. Cuando se llevó a cabo un seguimiento más prolongado de los pacientes y se realizó el análisis conjunto de tres estudios clínicos con dosis elevadas de IFN-α 2b, la diferencia en cuanto a la supervivencia total no fue estadísticamente significativa. La mayoría de los pacientes necesitó una reducción de la dosis a causa de la aparición de efectos adversos. Los efectos adversos del tratamiento con IFN fueron: cansancio, náuseas, fiebre, depresión, neutropenia y aumento reversible de las enzimas hepáticas. Algunos pacientes desarrollan síndromes

autoinmunes clínicos (hipertiroidismo, hipotiroidismo, hipopituitarismo, vitiligo, síndrome antifosfolipídico) o de autoanticuerpos (antimicrosómicos tiroideos, antitiroglobulínicos, antinucleares, antiADN, antiplaquetarios o anticuerpos frente a las células insulares) y se correlacionaron con una disminución del riesgo de recurrencia del melanoma.
  b. El **interferón α-2b pegilado** es una fórmula de acción prolongada del IFN-α. En el ensayo EORTC, que incluyó 18 991 pacientes con melanoma extirpado en estadio III se trataron con inyecciones subcutáneas de interferón pegilado a la dosis de 6 (µg/kg)/semana durante 8 semanas seguido por inyecciones de 3 (µg/kg)/semana durante un total de 5 años. A los 4 años, se documentó una mejora en la supervivencia sin recaída (SSR) del 7% frente a 39%). No se vio una mejora en la supervivencia global a los 7.6 años. En especial, el beneficio se comprobó en los pacientes con melanoma primario ulcerado que sólo tenían compromiso ganglionar microscópico.
  c. **Ipilimumab (anticuerpo bloqueador de CTLA-4)**. La CTLA-4 es una molécula de la superficie de los linfocitos T activados que produce respuestas inmunitarias inhibidoras. El bloqueo de esta molécula puede provocar la mejora potencial de las respuestas antitumorales. A la dosis de 10 mg/kg cada 3 semanas en 4 dosis, y luego cada 3 meses hasta durante 3 años, el ipilimumab se estudió en pacientes con melanoma extirpado en estadio III con depósitos de melanoma en los ganglios linfáticos de más de 1 mm. Cuando se comparó con el placebo, el tratamiento con ipilimumab produjo una mejora del 12% en la SSR a 3 años y una mejora de 9 meses en la mediana de la SSR. El tratamiento se complicó por resultados adversos frecuentes relacionados con la inmunidad: el 40% de los pacientes interrumpió el tratamiento durante la fase de inducción y cinco pacientes fallecieron por los efectos colaterales (colitis con perforación intestinal, complicaciones del síndrome de Guillain-Barré, y miocarditis).
2. **Inmunoterapia en el melanoma metastásico**
  a. El **pembrolizumab** es un anticuerpo bloqueador de PD1. La PD1 es una molécula inhibidora presente en los linfocitos T que se encarga de la regulación tardía de las respuestas inmunitarias. El tratamiento con pembrolizumab en 655 pacientes produjo una tasa de respuesta del 33%, y del 66% y el 49% en la supervivencia global a los 12 meses y a los 24 meses, respectivamente. El tratamiento con pembrolizumab también fue superior al ipilimumab, con una mejora del 20% en la SLP a los 6 meses y con el 68% al 74% en la supervivencia global a los 12 meses frente al 58%. Se observaron efectos colaterales significativos (diarrea, colitis, hepatitis, neumonitis, hipo/hipertiroidismo, diabetes tipo 1) en del 13% al 15% de los pacientes.
  b. El **nivolumab** también es un anticuerpo bloqueador de la PD1. El tratamiento con nivolumab produjo una tasa de respuesta del 32%, del 63% al mes 12 y del 48% al mes 24 en la supervivencia global en un ensayo de fase 1. De manera similar al pembrolizumab, el tratamiento con nivolumab produjo una mejora en la tasa de respuesta, en la supervivencia sin progresión y en la supervivencia global cuando se comparó con la quimioterapia o con ipilimumab.
  c. **Ipilimumab**. El tratamiento con ipilimumab, un anticuerpo bloqueador del CTLA-4 humano, provocó una mejora en la supervivencia global cuando se comparó con un tratamiento basado en vacunas (10 meses frente a 6 meses). El tratamiento puede complicarse debido al desarrollo de numerosos efectos colaterales autoinmunitarios, como dermatitis, colitis, hepatitis y las endocrinopatías.
  d. **Combinación de nivolumab e ipilimumab**. Este tratamiento se acompaña de una actividad antimelanoma incrementada, pero también produce una toxicidad significativamente más elevada. En un ensayo aleatorizado, 945 pacientes que nunca recibieron tratamiento fueron asignados de manera aleatoria a recibir 4 dosis de nivolumab (1 mg/kg cada 3 semanas) más ipilimumab (3 mg/kg cada 3 semanas), seguido por nivolumab (3 mg/kg cada 2 semanas), nivolumab (3 mg/kg cada 2 semanas), o ipilimumab (3 mg/kg cada 3 semanas en

cuatro dosis), mostró una mejora en la SLP de 11.5 frente a 7 frente a 3 meses, respectivamente, y de manera similar una tasa de respuesta mejorada del 58%, 44% y 19%. En el grupo de tratamiento combinado, se produjeron eventos adversos serios en el 55% de los pacientes, y el 36% interrumpió el tratamiento debido a los efectos secundarios.

  e. El **talimogeno laherparepvec** es una forma de tratamiento intralesional en el cual un virus del herpes oncolítico que fue modificado para proliferar en el tumor infectado pero no en las células sanas y que contiene el gen del factor estimulante de las colonias de granulocitos y macrófagos (FECGM) se inyecta en el tumor. El efecto del tratamiento también se vio en las lesiones que no se inyectaron y en las metástasis viscerales, la mayoría quizá a través de la obtención de respuestas inmunitarias sistémicas. La duración de las respuestas mayores de 6 meses fueron significativamente más comunes en pacientes inyectados con talimogeno laherparepvec que en pacientes inyectados con FECGM solo (16% frente a 2%).

  f. La **IL-2** administrada en dosis elevadas (600 000-720 000 U/kg cada 8 h, con un máximo de 15 dosis/ciclo) produjo tasas de respuesta del 16%. Las respuestas fueron más elevadas en pacientes con un melanoma en los estadios M1a y M1b comparados con los pacientes con metástasis viscerales. Entre los que respondieron, el 44% permanecía vivo a los 6 años de seguimiento. El tratamiento se acompañó de toxicidad extensa y sólo puede administrarse en centros experimentales.

  g. **Inmunoterapia con transferencia de células adoptivas.** La transferencia de células adoptivas de linfocitos infiltrantes de tumores expandidos *ex vivo*, seguida por el tratamiento con dosis elevadas de IL-2 a 93 pacientes que recibieron una pauta de acondicionamiento no mieloablativo agotador de linfocitos con fludarabina y ciclofosfamida, produjo respuestas del 56%, en las que se incluyó un 20% de respuestas completas. La transferencia adoptiva de linfocitos que se transducen *ex vivo* con un retrovirus que codifica un receptor de linfocitos T para un péptido específico del melanoma arrojó una respuesta en 2 de 18 pacientes.

3. **Tratamiento dirigido a nivel molecular en el melanoma metastásico**
  a. **Inhibidores de BRAF.** La mutación V600 de BRAF está presente en cerca del 40% al 50% de los melanomas y se ha demostrado que el tratamiento con dos inhibidores de BRAF, vemurafenib y dabrafenib, produjo una tasa de respuesta del 50% al 60% y una tasa de beneficio clínico del 70% al 80%. La media de la duración de la respuesta fue de 7 meses.
  b. Los **inhibidores de MEK** son otra categoría de fármacos que bloquean la vía MAPK al inhibir la actividad de MEK, una cinasa corriente abajo de BRAF. El trametinib mostró actividad en pacientes con melanomas con el BRAF mutado, pero rara vez se usa como fármaco único en esta población de pacientes. El tratamiento con binimetinib produjo tasas de respuesta en el 20% de los melanomas mutados en NRAS.
  c. **Combinaciones de inhibidores de BRAF y MEK.** La inhibición dual de la vía MAPK con una combinación de un inhibidor de BRAF y un inhibidor de MEK es más eficaz que el tratamiento con un solo fármaco. Cuando se comparó con el tratamiento con dafrafenib solo, el tratamiento con 150 mg de dafrafenib dos veces al día y 2 mg de trametinib diarios mostró una supervivencia sin progresión mejorada (11 frente a 9 meses), supervivencia global mejorada (25 frente a 19 meses) y una tasa de respuesta mejorada (69% frente a 53%). De manera similar, el tratamiento con 960 mg de vemurafenib dos veces al día, y 60 mg diarios de cobimetinib durante 21 días seguido por 7 días de descanso resultó en una SLP (12 meses frente a 7 meses) y una tasa de respuesta (70% frente a 50%) mejoradas. Estos ensayos establecieron que a los pacientes con melanoma y una mutación V600 en el BRAF se les debe ofrecer el tratamiento combinado.

d. Los inhibidores de *Kit* (imatinib) revolucionaron el tratamiento de los pacientes con TEGI. En ocasiones las mismas mutaciones de kit están presentes en pacientes con melanoma. El tratamiento con imatinib dio lugar a tasas de respuesta del 33% al 50% en melanomas con mutaciones de *c-kit*.
4. En el **melanoma metastásico, la quimioterapia** permanece como una opción terapéutica en pacientes cuya enfermedad progresó con inmunoterapia y tratamiento frente a moléculas específicas.
   a. La **dacarbazina (DTIC)** es un fármaco bien tolerado cuando se administran 250 mg/m^2 i.v. al día durante 5 días u 850 mg/m^2 a 1 000 mg/m^2 una vez cada 2 a 4 semanas. Las tasas de respuesta a la dacarbazina son del 6% al 12%.
   b. La **temozolomida** es un análogo oral de la dacarbazina que se degrada a MTIC, el metabolito activo de la DTIC. Penetra la barrera hematoencefálica, de manera que puede utilizarse en pacientes con metástasis cerebrales. Cuando se comparó con la DTIC, el tratamiento con temozolomida produjo una mejora no significativa en la supervivencia mediana. El fármaco se usa en dosis de 200 (mg/m^2)/día por vía oral durante 5 días cada 28 días o 75 (mg/m^2)/día durante 6 semanas cada 8 semanas.
   c. Cuando se comparó con la DTIC, el **nab-paclitaxel** con la dosis 150 mg/m^2 en los días 1, 8 y 15 cada 4 semanas mejoró la SLP (5 frente a 2.5 meses), pero no hubo mejora en la supervivencia global ni en la tasa de respuesta.
   d. **Otros fármacos solos.** Los fármacos que contienen platino (cisplatino, carboplatino), las nitrosureas (carmustina, lomoustina, fotemustina), las toxinas de los microtúbulos (vinblastina, vindesina) y otros taxanos (paclitaxel, docetaxel) produjeron respuestas modestas. Ninguno de estos fármacos demostró ser superior a la dacarbazina en un ensayo clínico aleatorizado.

VII. METÁSTASIS CEREBRAL DE MELANOMA MALIGNO

A. Factores pronóstico. Las metástasis cerebrales son un fenómeno frecuente en pacientes con un melanoma maligno. Los pacientes con un riesgo especialmente elevado de aparición de metástasis cerebrales son hombres con lesiones primarias localizadas en las mucosas o en la piel del tronco o la cabeza y cuello, con lesiones primarias gruesas o ulceradas, o con melanoma lentiginoso acro o melanoma nodular. Estas metástasis contribuyen al fallecimiento del paciente en el 95% de estos casos. La vida media de supervivencia desde el momento del diagnóstico de metástasis cerebrales es de 4 meses, y sólo el 14% a 19% de los pacientes sigue vivo al cabo de 1 año.

Son factores pronóstico favorables: el buen estado general, la juventud, ausencia de metástasis extracraneales y presencia de una metástasis cerebral solitaria.

B. Tratamiento local. Todos los pacientes con un diagnóstico reciente de metástasis cerebral a causa de un melanoma deben evaluarse para su posible resección quirúrgica o radiación estereotáctica con rayos convergentes. Con estos métodos, puede lograrse el control de la progresión en más del 90% de las lesiones.

Con metástasis múltiples simultáneas (más de 5), la radioterapia cerebral completa puede ser el único método terapéutico factible.

C. Tratamiento sistémico. Los nuevos fármacos inmunoterapéuticos mejorados y tratamientos dirigidos a un objetivo específico también pueden tener actividad frente a las metástasis cerebrales. Cuando se usó solo o combinado con radiocirugía estereotáctica, la tasa de respuesta al ipilimumab fue similar en el cerebro y fuera del cerebro en pacientes que eran asintomáticos o mínimamente sintomáticos y que no recibían esteroides o recibían una dosis baja de esteroides. En los pacientes sintomáticos que requieren esteroides en dosis elevadas para controlar sus síntomas, sigue sin estar claro si tendrían la posibilidad de beneficiarse con la inmunoterapia.

Los inhibidores del BRAF también tienen actividad frente a las metástasis cerebrales de los melanomas con la mutación V600E del BRAF. El tratamiento con dabrafenib produjo un 39% y un 31% de tasa de respuesta en el cerebro de los pacientes que no habían recibido tratamiento y en los que recibieron tratamiento previo con radioterapia, respectivamente. Cuando hubo mutación V600K, la tasa de respuesta fue del 15%.

Es cuestionable si la quimioterapia con fármacos que pueden penetrar a través de la barrera hematoencefálica, como la temozolomida o la fotemustina (no está disponible en Estados Unidos), pueden mejorar la respuesta a la radiación.

VIII. SEGUIMIENTO

El objetivo de un seguimiento de control es la identificación de recurrencias potencialmente curables y la detección sistemática de tumores primarios secundarios. Se recomienda que el dermatólogo realice al menos una exploración cutánea anual. Los pacientes con factores de riesgo elevado (entre ellos los antecedentes familiares de melanoma, el tipo de piel y la presencia de nevos displásicos o cáncer de piel no melanomatoso) pueden necesitar una exploración más frecuente.

Debe seguirse cada 3-12 meses a los pacientes con un melanoma en estadio IA, y ha de hacerse hincapié en la exploración de los ganglios linfáticos regionales. En los pacientes con melanomas en estadio IB-III debe realizarse una anamnesis y una exploración física cada 3 a 6 meses durante 3 años, después cada 4 a 12 meses durante 2 años, y una vez al año a partir de ese momento. El seguimiento de los pacientes con estadio IV que no tengan signos de enfermedad es igual que el de los pacientes con una afección en estadio III. El seguimiento periódico debe tener una duración de entre 5 y 10 años.

Pueden realizarse radiografías de tórax, PFH, determinación de LDH y hemograma completo, según lo considere el profesional médico. Se solicitarán pruebas para diagnóstico por imagen (TC, PET) si están indicadas clínicamente. En los pacientes con afectación ganglionar debe considerarse la realización de TC abdominal y torácica.

CARCINOMAS BASOCELULARES Y EPIDERMOIDES

I. EPIDEMIOLOGÍA Y ETIOLOGÍA

A. **Incidencia.** El cáncer cutáneo no melanomatoso (CCNM), principalmente el CBC y el carcinoma espinocelular (CEC), constituye el tipo más frecuente de neoplasia maligna, aunque supone <0.1% de los fallecimientos relacionados con el cáncer. El CBC es 4-5 veces más frecuente que el CEC. Se desconoce la incidencia exacta porque estos tumores no se notifican a los registros; se calcula que existen 1.3 millones de casos al año.

B. **Factores de riesgo**
  1. **Exposición a la luz UV.** El principal factor de riesgo es la exposición excesiva a la luz UV. El CCNM es >50 veces menos frecuente en la población no caucásica que en la de esta raza. De estos tumores, el 90% se produce en áreas del cuerpo expuestas a la luz solar. Tienen un riesgo mayor las personas con los ojos azules, piel clara, cabellos rubios o pelirrojos, y aquellos que se queman fácilmente con el sol.
  2. **Exposición a radiación ionizante.** Las personas expuestas a radiaciones ionizantes (trabajadores en minas de uranio, personas que reciben RT, supervivientes de cáncer) tienen un mayor riesgo de sufrir un CCNM.
  3. **Inmunodepresión crónica y uso crónico de glucocorticoesteroides.** Los receptores de trasplantes de órganos tienen un riesgo 60 a 250 veces mayor de sufrir un CEC que la población general.
  4. La exposición al **arsénico inorgánico** predispone a la aparición de enfermedad de Bowen, CBC múltiples y CEC, y también se asocia a una mayor incidencia de carcinoma intestinal.
  5. **Otros factores de riesgo ambientales** son el tabaquismo y la fototerapia combinada con psoralenos.
  6. **Infección**
     a. La **epidermoplasia verruciforme**, que está causada principalmente por los tipos 5 y 8 del virus del papiloma humano (VPH), produce un CEC *in situ* e invasor de forma sinérgica con otros carcinógenos, como la luz del sol.
     b. El **CEC** de los genitales y la región anal se asocia intensamente a los serotipos 16 y 18 del VPH. La infección, que generalmente se produce por transmisión sexual,

aumenta el riesgo de sufrir CEC regional. El **carcinoma verrugoso** (tumor de Buschke-Lowenstein) suele ser una neoplasia de la región anogenital, de crecimiento lento y asociada al VPH (generalmente, a los serotipos 6 y 11), que puede invadir estructuras subyacentes profundas.
   c. El **CEC periungueal** se asocia al VPH de tipo 16.
7. **Inflamación crónica.** En ocasiones el CEC puede originarse en úlceras o cicatrices, quemaduras térmicas, osteomielitis supurativa crónica y fístulas.
8. **Factores hereditarios**
   a. **Síndrome del nevo basocelular (síndrome de Gorlin).** Se trata de un trastorno autosómico dominante poco frecuente causado por mutaciones en el gen humano *patched* (PTCH1). En condiciones normales, la proteína PTCH1 está formando un complejo con otra proteína denominada alisada (SMO), y están en un estado inactivo. Cuando la proteína hedgehog (HH) se une a PTCH1 se libera SMO, que activa factores de transcripción, lo cual da lugar a la proliferación celular. En pacientes con síndrome de Gorlin hay una mutación de PTCH1, por lo que no se pueden formar complejos con SMO; esto da lugar a una activación constante de esta vía. Aparecen múltiples lesiones de CBC sobre el rostro, brazos y tronco durante los últimos años de la adolescencia. Los afectados muestran también macrocefalia, frente abombada, costillas bífidas, quistes óseos, fositas palmoplantares, cifoescoliosis, espina bífida, metacarpianos cortos, escasa respuesta a la hormona paratiroidea, meduloblastoma y fibromas ováricos.
   b. **Xerodermia pigmentaria.** Se trata de un trastorno multigénico autosómico recesivo en el que existe una alteración de la capacidad de reparación del ADN. Los pacientes homocigotos muestran una grave sensibilidad cutánea y ocular a la luz solar, y en los primeros años de la infancia muestran CEC, CBC y melanomas. Entre las alteraciones oculares se encuentran: la queratitis, la iritis, la opacificación corneal y el melanoma coroideo. Con frecuencia, muestran alteraciones neurológicas (crisis convulsivas, alteraciones mentales y del habla). Una forma grave (el síndrome de De Sanctis-Cacchione) causa microcefalia, alteraciones mentales, enanismo y un desarrollo gonadal insuficiente.
   c. **Albinismo oculocutáneo.** Se trata de un grupo de trastornos genéticos caracterizados por una disminución generalizada de la pigmentación.

II. ANATOMÍA PATOLÓGICA Y EVOLUCIÓN NATURAL

A. **El CBC** se origina en la capa de células basales de la epidermis. Es poco frecuente que produzca metástasis a distancia. Existen varios subtipos reconocidos:
   1. El **CBC nodular** es el tipo más frecuente (~60% de los casos). Se observa fundamentalmente en la cabeza y el cuello, en forma de nódulo bien circunscrito con los bordes nacarados o elevados y telangiectasias. Algunas lesiones están pigmentadas y no se distinguen clínicamente de un melanoma. Los tumores de mayor tamaño pueden mostrar necrosis y ulceración central, formando un CBC corrosivo.
   2. El **CBC superficial** representa el 30% de los casos. Las lesiones suelen aparecer en el tronco, con frecuencia son múltiples y tienen el aspecto de zonas enrojecidas y escamosas con áreas de pigmentación parda o negra. Se extienden sobre la superficie cutánea y pueden tener áreas de nodularidad.
   3. El **CBC esclerosante (morfeiforme)** representa del 5% a 10% de los casos. Las lesiones suelen afectar al rostro. Los tumores parecen cicatrices y pueden tener un borde de color de marfil, mal definido e indurado. Desde el punto de vista histológico, las células neoplásicas están rodeadas por un denso lecho de fibrosis («morfeiforme»).
   4. **Otros subtipos:** quístico, lineal y micronodular son menos frecuentes.
B. **El CEC** suele tener el aspecto de una pápula, placa o nódulo hiperqueratósico. La hiperqueratosis es una característica importante del CEC. En el 60% de los casos el CEC se origina a partir de la queratosis actínica.
   1. Los **cuernos cutáneos** suelen representar un proceso premaligno de hiperqueratosis sobre una base eritematosa, aunque en ocasiones puede tratarse de un CEC.

2. La **enfermedad de Bowen** es una forma de CEC intraepitelial *in situ*, pero puede producirse invasión. Tiene el aspecto de una placa eccematoide de color rojo-pardo. Suele aparecer en áreas dañadas por el sol en las personas de edad avanzada, pero también puede observarse en las mucosas. La papulosis bowenoide es una neoplasia intraepitelial del área genital causada por el VPH.
3. El **queratoacantoma** es un nódulo hiperqueratósico con un tapón de queratina central. Crece rápidamente, lo que lo distingue de otras formas de CEC. Puede regresar de manera espontánea, aunque debe tratarse porque puede invadir posteriormente la dermis y afectar a los tejidos blandos profundos.
4. El **carcinoma basoepidermoide** muestra características tanto del CBC como del CEC, aunque suele agruparse con este último a causa de su comportamiento más agresivo y su capacidad de producir metástasis.
5. **Metástasis.** Los tumores que producen metástasis suelen estar poco diferenciados. La incidencia de metástasis es <3% en el CEC de inducción actínica y del 35% en el CEC sin inducción actínica. Los ganglios linfáticos de drenaje son las localizaciones más frecuentes de las metástasis, aunque finalmente se afectan órganos distantes.

III. DIAGNÓSTICO Y ESTUDIO

En los pacientes con lesiones sospechosas debe realizarse una exploración cutánea completa. Si se sospecha que la lesión es un CEC, se realizará la exploración de los ganglios linfáticos regionales. Se biopsiarán todas las lesiones sospechosas.

IV. SISTEMA DE ESTADIFICACIÓN Y FACTORES PRONÓSTICO

A. **Sistema de estadificación TNM.** Ha sido elaborado por la AJCC en su 7.ª edición (2010) para las neoplasias cutáneas no melanomatosas. En más del 95% de los CBC y CEC la afectación es sólo local, y el sistema de estadificación se utiliza en pocas ocasiones.

B. **Factores pronóstico.** Varios factores pronóstico se asocian al tratamiento inadecuado de los tumores primarios.
  1. Los tumores no melanomatosos que aparecen en la cabeza y el cuello, y los tumores de >2 cm de diámetro tienen una mayor probabilidad de recurrenciar.
  2. El CEC del área genital, mucosas u oreja tiene mayor tendencia a producir metástasis.
  3. Los tumores que recurrencian con mayor frecuencia son los que se caracterizan por bordes clínicos mal definidos o afectación perineural, así como los que se manifiestan como una afección recurrente o se producen en personas con una inmunodepresión crónica (en especial, los receptores de trasplantes de órganos).
  4. La recurrencia es más probable en el CBC con signos micronodulares, infiltrantes, esclerosantes o morfeiformes, así como en el CEC con características histológicas desmoplásicas.
  5. El carcinoma basoepidermoide tiene mayor capacidad de producir metástasis que el CBC y el CEC.
  6. Características de elevado riesgo del CCE: tamaño ≥ 20 mm en el tronco y las extremidades; tamaño ≥ 10 mm en las mejillas, frente, cuero cabelludo, cuello, o pretibiales; tamaño ≥ 6 mm en la parte central de la cara, párpados, cejas, nariz periorbitaria, labios, mentón, mandíbula, piel/surcos preauricular y posauricular, sien, oído, genitales, manos y pies; bordes poco definidos; tumores recurrentes; inmunosupresión; tumor en el sitio de la radioterapia previa o inflamación; crecimiento rápido; síntomas neurológicos; diferenciación moderada o escasa; histología adenoide, adenoescamosa y desmoplásica; profundidad ≥ 2 mm, e invasión perineural/perivascular.

V. PREVENCIÓN

La *prevención primaria* consiste fundamentalmente en procurar que los pacientes y las personas responsables disminuyan al mínimo la exposición a la luz solar y otros factores de riesgo reducibles. El eritema cutáneo por exposición a la luz del sol, incluso la de la luz UV de los días nublados, representa una agresión cutánea que se va acumulando con los años. Son muy útiles los protectores solares con un factor de protección alrededor de 15 y las prendas protectoras, como los sombreros. Aquellas personas que evitan insistentemente la exposición a la luz del sol para reducir el riesgo de sufrir un cáncer de piel deben tomar complementos dietéticos para satisfacer las necesidades de vitamina D.

La *prevención secundaria* eficaz depende de un seguimiento frecuente. Alrededor del 40 % de los pacientes con neoplasias cutáneas no melanomatosas sufrirá otra neoplasia de ese tipo en unos 5 años y además también tienen riesgo de sufrir un melanoma. A la dosis de 500 mg dos veces al día administrada durante 12 meses, la nicotinamida conduce a una reducción del 23 % en el riesgo relativo para el desarrollo de otro CCNM en pacientes que tuvieron cuando menos dos CCNM en el pasado.

VI. TRATAMIENTO

A. **La queratosis actínica** (lesiones precancerosas del CEC) se trata con criocirugía, tratamiento fotodinámico o tratamiento tópico con 5 % de 5-fluorouracilo, 3.75 % o 5 % de imiquimod, 0.015 % o 0.05 % de ingenol mebutate, o 3 % de dicoflenaco sódico. La crioterapia se asocia a riesgo de mostrar cicatrices, infección y alteraciones de la pigmentación; los tratamientos tópicos se asocian a irritación en el lugar de la aplicación.

B. **El CBC y el CEC** pueden tratarse con técnicas quirúrgicas, RT y tratamientos tópicos. Es importante personalizar los métodos terapéuticos para adaptarlos a los factores particulares y a las necesidades concretas de los pacientes.

1. La **cirugía micrográfica de Mohs** es el método quirúrgico con mayor tasa de curación del tumor primario (99 % para el CBC y 96 % para el CEC) y con unos excelentes resultados estéticos. Otras técnicas pueden necesitar menos experiencia, ser menos costosas, menos invasoras o necesitar menos tiempo. Por tanto, la cirugía de Mohs se recomienda principalmente en caso de lesiones de riesgo elevado y para los tumores recurrenciantes, donde las tasas de éxito son del 95 % para el CBC y del 93 % para el CEC.

2. **Escisión con evaluación posquirúrgica de los bordes.** La tasa de curación es alrededor del 90 % para los tumores primarios de diámetro inferior a 2 cm cuando se aplican unos bordes de 4-6 mm. Si los tumores son de mayor tamaño o recurrenciantes, los bordes deben ser de 10 mm, lo que puede causar una importante alteración funcional o estética; las tasas de curación oscilan entre el 50 % y el 85 %.

3. **Legrado y electrodesecación.** Es un método eficaz en los tumores de riesgo bajo. No debe utilizarse en los tumores localizados en áreas cubiertas de pelo y tiene que ir seguido por la escisión quirúrgica si la capa subcutánea se encuentra afectada.

4. La **criocirugía con nitrógeno líquido** puede considerarse en los pacientes con tumores primarios pequeños y clínicamente bien definidos. Tiene especial utilidad en los pacientes debilitados con afecciones médicas que impiden otros tipos de cirugía.

5. La **RT** está indicada en pacientes que necesitan una cirugía amplia o con tumores ubicados en localizaciones de difícil acceso quirúrgico. Debe evitarse en pacientes jóvenes (menores de 40 a 50 años) debido al riesgo de que aparezcan neoplasias secundarias, si los tumores se localizan en manos, pies o nariz y si el tumor regresó después de RT anterior. También está relativamente contraindicada en pacientes con xerodermia pigmentosa, epidermodisplasia verruciforme y en el síndrome del nevo basocelular, porque la RT puede inducir más tumores en el campo tratado. La RT no se usa como un método único de tratamiento en pacientes con CEC de elevado riesgo, pero la radioterapia adyuvante debe considerarse después de la cirugía en el caso del CEC en el que se observa invasión perineural en nervios de gran calibre o invasión del músculo o el periostio debido al riesgo incrementado de recurrencia local y metástasis ganglionares.

6. Los **tratamientos tópicos** con 5-FU o imiquimod o con tratamiento fotodinámico se utilizan en pacientes con tumores superficiales de riesgo bajo y en aquellos que tienen contraindicaciones a la cirugía y la RT.
7. **Quimioterapia.** La experiencia en el tratamiento del cáncer cutáneo metastásico es muy escasa. La respuesta se ha notificado en casos avanzados de CEC y CBC tratados con cisplatino en combinación con una infusión de 5 días de 5-fluorouracilo (dosis similares a las usadas para los cánceres de cabeza y cuello) o doxorubicina.
8. **Fármacos dirigidos a nivel molecular.** El vismodegib y el sonidegib son fármacos orales que inhiben la vía sonora hedgehog por inactivación del receptor de superficie suavizado (*smoothened* [SMO]). El tratamiento con vismodegib produjo una tasa de respuesta del 67 % y el 38 % en pacientes con CBC localmente avanzado y metastásico, respectivamente. De manera similar, el sonidegib produjo respuestas del 43 % y el 15 %.

C. **Tratamiento de las adenopatías.** El CEC puede en ocasiones extenderse a los ganglios linfáticos regionales. Debe realizarse una punción y aspiración con aguja fina o una biopsia de los ganglios linfáticos aumentados de tamaño. Si el tumor ha afectado a los ganglios regionales se recomienda realizar una disección ganglionar radical seguida de la administración de RT.

CARCINOMA DE CÉLULAS DE MERKEL

I. EPIDEMIOLOGÍA

El carcinoma de células de Merkel (CCM) es un tipo de cáncer de piel poco frecuente que en Estados Unidos tiene una incidencia estimada de 0.44 por 100 000 y una mortalidad del 33 %, lo que constituye la mayor tasa de mortalidad entre las neoplasias cutáneas malignas. La mediana de la edad de presentación es de 65 años.

A. **Factores de riesgo.** La exposición a la luz del sol, edad avanzada e inmunodepresión crónica (previo trasplante de órganos sólidos, neoplasias concomitantes de linfocitos B, positividad al VIH, tratamiento inmunosupresor crónico para trastornos reumatológicos) son importantes factores de riesgo.

B. **Factores pronóstico.** La extensión de la enfermedad es el factor pronóstico más importante. Los pacientes con enfermedad localizada tienen una supervivencia del 65 % al 85 % a los 5 años, con enfermedad metastásica a ganglios linfáticos regionales del 35 % al 45 %, y con metástasis a distancia del 20 % al 25 %.

II. ANATOMÍA PATOLÓGICA Y EVOLUCIÓN NATURAL

Se cree que estas células, descubiertas por Merkel en la piel del hocico del ratón de campo en 1875, se originan en la cresta neural y actúan como mecanorreceptores. Se supone que los tumores derivan de las células de Merkel, son neuroendocrinas, grandes y ovales que se localizan en la capa basal de la epidermis y que se asocian a los axones terminales.

Recientemente se ha identificado un nuevo virus del polioma asociado al CCM y puede participar en la patogenia del CCM. Está presente en el 80 % de las muestras de CCM y no está presente en pacientes sin CCM o con otros cánceres, posiblemente con la excepción del CEC de la piel en pacientes inmunodeprimidos.

Inicialmente las células tumorales se extienden desde la localización primaria a través del sistema linfático hasta los ganglios linfáticos locales y a continuación pueden diseminarse por todo el organismo. Las localizaciones más habituales de las metástasis a distancia son hígado, cerebro, pulmones, huesos y piel.

III. DIAGNÓSTICO

A. **Signos.** El CCM se manifiesta como un nódulo eritematoso o violáceo, indurado, indoloro y de crecimiento rápido. Las lesiones aparecen principalmente en las áreas expuestas al sol. La cabeza y el cuello (30-45 %) junto con las extremidades (35 %), son las localizaciones más frecuentes del tumor primario, aunque éste puede aparecer

en tronco, nalgas o genitales. La mayoría de los pacientes (75 %) acude a la consulta con la enfermedad localizada en el foco cutáneo primario. Se produce afectación de los ganglios linfáticos regionales en el 25 % de los casos, y aparecen metástasis a distancia en el 2 % a 4 %. A algunos pacientes (~ 2 %) se les diagnostica de afectación metastásica de un carcinoma cuya localización primaria se desconoce.
B. **Diagnóstico.** Para llegar al diagnóstico se necesita una biopsia de la lesión en crecimiento. Existen tres tipos histológicos (trabecular, de células intermedias y microcítico), pero los subtipos histológicos carecen de valor pronóstico. Con frecuencia es difícil diferenciar un CCM de otros «tumores de células azules pequeñas». (*v.* los fenotipos inmunohistoquímicos en el apéndice C4.II).
C. **Estadificación.** Como parte de los estudios para la estadificación deben utilizarse la exploración física, centrada especialmente en los ganglios linfáticos regionales, y también la TC de tórax, abdomen y pelvis.

IV. TRATAMIENTO

A. **Cirugía.** En los pacientes sin signos de metástasis debe considerarse la escisión amplia del tumor primario con un borde de 1 cm a 2 cm; la BGLC se realiza de manera rutinaria simultáneamente. Los pacientes que no satisfacen los criterios de cirugía pueden tratarse con radioterapia primaria.
B. **Evaluación de los ganglios linfáticos regionales.** Los pacientes sin afectación ganglionar en la evaluación quirúrgica de su estado mediante BGLC, DGP o estadificación ganglionar terapéutica presentaron una supervivencia sin signos de enfermedad a los 5 años del 97 %, en comparación con la supervivencia sin signos de enfermedad a los 5 años del 75 % observada en los pacientes en los que sólo se realizó la evaluación clínica de los ganglios linfáticos. A los pacientes con un resultado positivo, o en los que la afectación ganglionar se puede demostrar con métodos clínicos o radiológicos, se les trata mediante una linfadenectomía total.
C. **Radioterapia.** La RT posquirúrgica aplicada sobre la localización primaria mejora el control local del tumor. Los pacientes tratados sólo con cirugía tienen una probabilidad 3.7 veces mayor de mostrar una recurrencia local, y 2.7 veces mayor de mostrar una recurrencia regional, que los pacientes tratados con una combinación de cirugía y RT. La incidencia de metástasis a distancia es similar en ambos grupos. Cuando no se ha realizado la BGLC, o si existe una afectación ganglionar evidente por datos clínicos o anatomopatológicos, se recomienda la aplicación de RT sobre los ganglios. Se debe minimizar el retraso antes del comienzo de la RT porque puede dar lugar a progresión de la enfermedad.
D. **Quimioterapia.** El papel de la quimioterapia posquirúrgica es controvertido, y la mayoría de los estudios sugieren que, si bien puede mejorar el control locorregional, no prolonga la supervivencia. En un estudio realizado por el Trans-Tasman Radiation Oncology Group, los pacientes con signos de riesgo elevado (tamaño del tumor primario > 1 cm, afectación ganglionar, recurrencia tras el tratamiento primario o afectación residual importante después de la resección) recibieron tratamiento simultáneo con RT y quimioterapia (con carboplatino y etopósido); este método logró una excelente supervivencia global a los 3 años del 76 %. En un estudio de seguimiento posterior se comparó un mayor número de pacientes con testigos históricos y esta comparación demostró que no existía mejora de la supervivencia total en aquellos pacientes tratados con quimioterapia.

Actualmente no se recomienda la quimioterapia en los pacientes sin afectación ganglionar, aunque sí puede considerarse en los pacientes de riesgo elevado. Quienes muestran metástasis deben recibir quimioterapia.

No se ha establecido una pauta quimioterápica de referencia, aunque las utilizadas habitualmente para el tratamiento del cáncer microcítico de pulmón, como ciclofosfamida, doxorubicina y vincristina (CAV), ciclofosfamida, etopósido y vincristina (CEV) con o sin prednisona, y etopósido y cisplatino (EP), topotecan son las que se han utilizado con mayor frecuencia. El uso de CAV o CEV produjo una tasa de respuesta del 75 %, con un 35 % de respuestas completas; la pauta EP consiguió una tasa de respuesta

del 60 %, y un 35 % de respuestas completas. La mediana de la supervivencia total en los pacientes tratados con cualquier tipo de quimioterapia es de 22 meses (oscila entre 1 y 118 meses), y al cabo de 2 años sigue con vida el 36 % de los pacientes.
- E. **Tratamiento de la enfermedad recurrente.** La recurrencia local y regional se trata con cirugía y RT o quimiorradioterapia. La recurrencia sistémica se trata con quimioterapia.
- F. **Inmunoterapia.** Tanto los anticuerpos anti-PD-1 (pembrolizumab) y los anticuerpos anti-PD-L1 (avelumab) mostraron actividad significativa, con tasas de respuesta del 30 % al 56 %.

Lecturas recomendadas
Melanoma maligno

Eggermont AM, Chiarion-Sileni V, Grob JJ, et al. Adjuvant ipilimumab versus placebo after complete resection of high-risk stage III melanoma (EORTC 18071): a randomised, double-blind, phase 3 trial. *Lancet Oncol* 2015;16(5):522.

Kirkwood JM, Strawderman MH, Ernstoff MS, et al. Interferon alfa-2b adjuvant therapy of high-risk resected cutaneous melanoma: the Eastern Cooperative Oncology Group Trial EST 1684. *J Clin Oncol* 1996;14(1):7.

Larkin J, Ascierto PA, Dréno B, et al. Combined vemurafenib and cobimetinib in BRAF-mutated melanoma. *N Engl J Med* 2014;371(20):1867.

Larkin J, Chiarion-Sileni V, Gonzalez R, et al. Combined nivolumab and ipilimumab or monotherapy in untreated melanoma. *N Engl J Med* 2015;373:23.

Long GV, Stroyakovskiy D, Gogas H, et al. Dabrafenib and trametinib versus dabrafenib and placebo for Val600 BRAF-mutant melanoma: a multicentre, double-blind, phase 3 randomised controlled trial. *Lancet* 2015;386(9992):444.

Morton DL, Thompson JF, Cochran AJ, et al. Final trial report of sentinel-node biopsy versus nodal observation in melanoma. *N Engl J Med* 2014;370(7):599.

Robert C, Schachter J, Long GV, et al. Pembrolizumab versus ipilimumab in advanced melanoma. *N Engl J Med* 2015;372:2521.

Carcinoma basocelular y epidermoide

Basset-Seguin N, Hauschild A, Grob JJ, et al. Vismodegib in patients with advanced basal cell carcinoma (STEVIE): a pre-planned interim analysis of an international, open-label trial. *Lancet Oncol* 2015;16(6):729.

Kauvar AN, Arpey CJ, Hruza G, et al. Consensus for nonmelanoma skin cancer treatment. Part II: squamous cell carcinoma, including a cost analysis of treatment methods. *Dermatol Surg* 2015;41(11):1214.

Migden MR, Guminski A, Gutzmer R, et al. Treatment with two different doses of sonidegib in patients with locally advanced or metastatic basal cell carcinoma (BOLT): a multicentre, randomised, double-blind phase 2 trial. *Lancet Oncol* 2015;16(6):716.

Carcinoma de células de Merkel

Becker JC. Merkel cell carcinoma. *Ann Oncol* 2010;21(suppl 7):vii81.

Feng H, Shuda M, Chang Y, et al. Clonal integration of a polyomavirus in human Merkel cell carcinoma. *Science* 2008;319(5866):1096.

Gupta SG, et al. Sentinel lymph node biopsy for evaluation and treatment of patients with Merkel cell carcinoma. The Dana-Farber experience and meta-analysis of the literature. *Arch Dermatol* 2006;142:685.

Lemos BD, Storer BE, Iyer JG, et al. Pathologic nodal evaluation improves prognostic accuracy in Merkel cell carcinoma: analysis of 5823 cases as the basis of the first consensus staging system. *J Am Acad Dermatol* 2010;63(5):751.

18 Sarcomas
Charles A. Forscher

I. EPIDEMIOLOGÍA Y ETIOLOGÍA

Los tumores mesenquimatosos primarios localizados fuera del esqueleto, de órganos parenquimatosos o de vísceras huecas se denominan generalmente sarcomas de tejidos blandos (STB). En el capítulo 20 se exponen los sarcomas mediastínicos, cardiacos y de vasos sanguíneos.

A. **Incidencia.** Los sarcomas constituyen alrededor del 1 % de todas las neoplasias malignas. En 2016, se registraron en Estados Unidos 12 310 nuevos casos con 4 990 muertes por esta neoplasia y 3 000 casos de sarcomas óseos con 1 500 fallecimientos, respectivamente.

1. Los STB superan en número a los sarcomas óseos en una proporción de 3:1. En los niños la mayoría de los STB son rabdomiosarcomas o tumores indiferenciados que se originan en las regiones de la cabeza y el cuello. En los adultos los STB se observan la mayoría de las veces en las extremidades o en el retroperitoneo, y menos habitualmente en la región de la cabeza y el cuello.
2. Los sarcomas óseos se observan principalmente entre los 10 y los 20 años de edad (sarcoma osteógenico) o, entre los 40 y los 60 años (condrosarcoma).
3. La mayoría de los sarcomas no muestran ningún tipo de predilección sexual. La máxima incidencia se observa durante la infancia y en la quinta década de vida.

B. **Etiología.** Determinados tipos de sarcomas se asocian a la exposición a fármacos específicos o a afecciones médicas subyacentes.

1. **Linfangiosarcoma.** Edema prolongado del brazo tras una mastectomía (síndrome de Stewart-Treves).
2. **Angiosarcoma y otros STB.** Cloruro de polivinilo, dióxido de torio, dioxina, arsénico y andrógenos.
3. **Sarcomas óseos.** Exposición al radio (esferas de los relojes); irradiación tras una mastectomía; enfermedad de Paget ósea.
4. **Fibrosarcoma.** Tras la irradiación: enfermedad de Paget ósea.
5. **Sarcoma de Kaposi (SK)**. Herpesvirus humano 8 y virus de la inmunodeficiencia humana de tipo 1 (VIH-1; comentado en el cap. 37).
6. **Leiomiosarcoma.** VIH-1 en los niños.
7. **Enfermedades y síndromes genéticos**
   a. **Síndrome de Li-Fraumeni.** Diversos sarcomas (especialmente, rabdomiosarcoma) y carcinomas de mama, pulmón y corteza suprarrenal (gen *p53*).
   b. **Neurofibromatosis.** Schwannomas y tumor maligno de la envoltura del nervio periférico (gen *NF1*).
   c. **Retinoblastoma familiar.** Osteosarcoma (gen *RB1*).
8. Hay **alteraciones cromosómicas** en casi todos los sarcomas. Algunas pueden ser aberraciones limitadas, como translocaciones específicas (p. ej., la translocación X;18 en el sarcoma sinovial, la translocación 11;22 en el sarcoma de Ewing, y la translocación 12;16 en el liposarcoma mixoide). Otros sarcomas tienen alteraciones cromosómicas complejas, como pasa en el mixofibrosarcoma y el liposarcoma pleomorfo.

II. ANATOMÍA PATOLÓGICA Y EVOLUCIÓN NATURAL

A. **Histología y nomenclatura.** La capacidad multipotencial del tejido mesenquimatoso y la aparición de varios elementos histológicos en el mismo tumor suelen dificultar un diagnóstico histológico claro y definido.

1. Los **sarcomas se denominan según el tejido de origen** (p. ej., osteosarcoma, condrosarcoma, schwannoma, liposarcoma).
2. **A estos tumores también se les llama según sus características histológicas especiales** o reciben un nombre no descriptivo porque se desconoce el tejido de origen (tumor alveolar de partes blandas, sarcoma de Kaposi [SK], sarcoma de Ewing).
3. Los **anatomopatólogos reconocen varias características en la determinación del grado de un sarcoma.** Entre otras se encuentran el grado de diferenciación celular, la presencia (o ausencia) de actividad mitótica, la necrosis espontánea y la invasión vascular.
4. La **presencia de formación de osteoide** por las células tumorales sugiere el diagnóstico de sarcoma osteógeno, que el anatomopatólogo debe distinguir de la formación de hueso reactivo o metaplásico.
5. La **inmunohistoquímica** puede ser útil para confirmar el tejido de origen.
6. La **citogenética** puede resultar de utilidad en el diagnóstico del sarcoma de Ewing, del sarcoma sinovial y del rabdomiosarcoma. Técnicas más recientes, como el análisis mediante hibridación *in situ* fluorescente (FISH, *fluorescent* in situ *hybridization*), son cada vez más útiles, especialmente en sarcomas de translocación.

B. **Evolución natural.** Generalmente los sarcomas surgen *de novo* y no a partir de neoplasias benignas preexistentes. Sin embargo, en ocasiones los tumores se «desdiferencian» de formas benignas a malignas, o de un menor a un mayor grado. Los sarcomas se diseminan sin interrupción a lo largo de planos tisulares; invaden fibras nerviosas locales, haces musculares y vasos sanguíneos. Los cortes histológicos suelen mostrar una extensión local mucho mayor de lo que resulta evidente en la exploración macroscópica.

1. **Grado histológico.** El comportamiento biológico de los sarcomas suele poder predecirse por su grado histológico de diferenciación. Los tumores de bajo grado tienden a permanecer localizados; los de alto grado (en especial aquellos con un nivel importante de necrosis) tienen mayor propensión a producir metástasis. La mayoría de los sarcomas osteógenos, los rabdomiosarcomas, los sarcomas de Ewing y los sarcomas sinoviales son neoplasias de alto grado.
2. **Lugar de origen.** El lugar de origen del sarcoma puede indicar el tipo celular:
   a. **Cabeza y cuello:** rabdomiosarcoma (en niños), angiosarcoma (en una persona de la tercera edad), sarcoma osteógeno en la mandíbula (adultos jóvenes).
   b. **Parte distal de las extremidades:** sarcoma epitelioide, sarcoma sinovial, sarcoma de células claras, sarcoma osteógeno (fémur).
   c. **Parte proximal de la tibia o el húmero:** sarcoma osteógeno.
   d. **Abdomen, retroperitoneo y mesenterio:** leiomiosarcoma, liposarcoma, tumor del estroma gastrointestinal (TEGI), tumor desmoplásico de células pequeñas redondas.
   e. **Aparato genitourinario:** rabdomiosarcoma (en niños), leiomiosarcoma (en adultos).
   f. **Piel:** angiosarcoma, linfangiosarcoma, sarcoma de Kaposi, sarcoma epitelioide, dermatofibrosarcoma protuberante (en el tronco).
3. **Metástasis.** Los sarcomas se diseminan típicamente por vía hematógena, y las metástasis más frecuentes son las pulmonares. Las metástasis hepáticas pueden observarse a partir de sarcomas gastrointestinales o ginecológicos primarios. El retroperitoneo puede ser una localización de metástasis de liposarcomas de las extremidades. Otras localizaciones, como los huesos, el tejido subcutáneo y el cerebro, son menos frecuentes, y a menudo sólo se detectan una vez que se han producido metástasis pulmonares (metástasis terciarias). Una excepción es el liposarcoma mixoide, que puede metastatizar a sitios extrapulmonares antes de aparecer en el pulmón.
   a. **Sarcomas que producen metástasis en los ganglios linfáticos:** rabdomiosarcoma, sarcoma sinovial, sarcoma epitelioide.
   b. **Sarcomas que casi nunca producen metástasis** y se asocian a una supervivencia favorable: liposarcoma (tipos bien diferenciados), fibrosarcoma (tipos infantil y bien diferenciados), mixofibrosarcoma (tipo superficial), dermatofibrosarcoma protuberante y osteosarcoma parostótico.

C. Aspectos clínicos de STB específicos

1. **Sarcoma alveolar de tejidos blandos**
   a. **Tejido de origen (incidencia).** Desconocido (poco frecuente).
   b. **Manifestaciones.** Histología característica sin equivalente benigno; a menudo de curso indolente, incluso con metástasis pulmonares, que son frecuentes. Es el sarcoma comúnmente más asociado a las metástasis cerebrales. Habitualmente afecta al muslo en los adultos y a la cabeza y el cuello en los niños. La supervivencia a los 5 años supera el 60%.

2. **Angiosarcoma (hemangiosarcoma y linfangiosarcoma)**
   a. **Tejido de origen (incidencia).** Vasos sanguíneos o linfáticos (2-3%).
   b. **Características del hemangiosarcoma.** Afecta a personas de la tercera edad, y es de comportamiento agresivo. Se origina en muchos órganos, sobre todo en la región de la cabeza, cuello, mama, bazo e hígado; afecta especialmente a la piel y a los tejidos blandos superficiales (mientras que la mayor parte de los STB son profundos). Es poco frecuente la desdiferenciación desde un hemangioma. La supervivencia a los 5 años es <20%.
   c. **Características del linfangiosarcoma.** Afecta a personas de la tercera edad; se muestra agresivo. Se origina en áreas con estasis linfática crónica (especialmente después de una mastectomía). La supervivencia a los 5 años es del 10%.

3. **Sarcoma de células claras**
   a. **Tejido de origen (incidencia).** Tumor de tejidos blandos profundos con diferenciación melanocítica. El gen de fusión *EWSR1-ATF1* se detecta frecuentemente.
   b. **Características.** Afecta a adultos <40 años; se trata de tumores esféricos y de consistencia dura indoloras, se localizan sobre las vainas tendinosas y las estructuras aponeuróticas de la parte distal de las extremidades. La supervivencia a los 5 años es de alrededor del 50%.

4. **Sarcoma epitelioide**
   a. **Tejido de origen (incidencia).** Desconocido (poco frecuente).
   b. **Características.** Afecta a adultos jóvenes; se muestra agresivo; suele aparecer en la parte distal de las extremidades. Los sarcomas epitelioides y sinoviales son los tumores más frecuentes de mano y pie. El sarcoma epitelioide se distingue de otros STB por mostrar una mayor tendencia a la diseminación a zonas no contiguas de la piel, el tejido subcutáneo, el tejido adiposo, los ganglios linfáticos de drenaje y los huesos. La supervivencia a los 5 años es de alrededor del 30%.

5. **Fibrosarcoma**
   a. **Tejido de origen (incidencia).** Tejido fibroso (5-20%).
   b. **Características.** Afecta a todos los grupos de edad; se origina en muchas localizaciones mesenquimatosas; suele afectar a la pared abdominal o a las extremidades. El 90% de estos tumores están bien diferenciados (desmoides). El dermatofibrosarcoma protuberante (poco frecuente) se origina sobre la piel del tronco y casi nunca metastatiza. El fibromixosarcoma afecta a cualquier tejido blando, pero suele observarse en las extremidades. El 10% está poco diferenciado (alto grado). La supervivencia está directamente relacionada con el grado tumoral (*v.* también la sec. II.D.5).

6. **Sarcoma pleomorfo, no especificado de otra forma (NEOF)** (antes llamado histiocitoma fibroso maligno [HFM]).
   a. **Tejido de origen (incidencia).** Desconocido (10-23%).
   b. **Características.** Edad >40 años (<5% de pacientes afectados tiene <20 años). Es un diagnóstico histológico común. Se desarrolla en extremidades (especialmente piernas), tronco y retroperitoneo. La versión superficial se desarrolla cerca de la superficie de la piel y a menudo es de bajo grado; la tasa de supervivencia a los 5 años es del 65%. El sarcoma pleomorfo profundo es de alto grado. La tasa de supervivencia a los 5 años es del 30% al 60%.

7. **Tumor fibroso solitario**
   a. **Tejido de origen (incidencia).** Vasos sanguíneos o tejido fibroso (< 1 %).
   b. **Características.** Afecta a todas las edades. Se observa por debajo de las puntas de los dedos de la mano (tumores glómicos), en las extremidades inferiores o la pelvis, en el retroperitoneo y en otras localizaciones. Existen variantes benignas y malignas. La supervivencia a los 5 años es de alrededor del 50 %.
8. **Sarcoma de Kaposi.** Todas las variedades del SK se asocian al virus del herpes humano de tipo 8 (VHH-8). El SK se manifiesta típicamente en forma de manchas o nódulos violáceos, que pueden ser dolorosos o pruriginosos. En el capítulo 37 se expone el tratamiento del SK en pacientes con sida.
   a. **Tejido de origen (incidencia).** Controvertido (varía).
   b. **Características del SK clásico.** Suele afectar a personas de la tercera edad con ascendientes mediterráneos; aparecen lesiones muy indolentes en las extremidades inferiores (en ocasiones en manos, orejas y nariz), y casi nunca causa la muerte.
   c. **Características del SK epidémico.** La variedad epidémica y agresiva se asocia al sida, afecta a niños africanos, a receptores de trasplantes renales, pacientes inmunodeprimidos no trasplantados y esquimales. Estos pacientes muestran una forma diseminada, agresiva y mortal de la enfermedad. Son típicas la afectación cutánea generalizada y las linfadenopatías generalizadas, además de la afectación visceral o gastrointestinal.
9. **Leiomiosarcoma (tumores del estroma gastrointestinal [TEGI]) y leiomioma metastatizante**
   a. **Tejido de origen (incidencia).** Músculo liso en el leiomioma y el leiomiosarcoma; célula intersticial de Cajal en el TEGI (7-11 %).
   b. **Características.** Afecta a todos los grupos de edad. Se produce en el tubo digestivo, útero, retroperitoneo y otros tejidos blandos. Los TEGI son tumores que no responde a la quimioterapia ni a la radioterapia (RT). La supervivencia a los 5 años es del 30 %.
   c. **TEGI.** Son morfológicamente similares al leiomiosarcoma, aunque poseen características diferentes de tinción inmunohistoquímica. Los TEGI no se tiñen para la actina (como sí lo hacen los leiomiosarcomas), y la mayoría expresa CD117 (proteína *c-kit*). El tratamiento de los TEGI se expone en la sección VII.C.7.
   d. **Leiomiomas peritoneales diseminados (LPD).** Se trata de una afección que se observa en las mujeres, generalmente durante los años fértiles. Existe una miríada de leiomiomas benignos asintomáticos diseminados por toda la cavidad peritoneal, cuyo tamaño oscila entre 1 cm y 10 cm; están estimulados por los estrógenos. Los LPD causan en ocasiones problemas mecánicos con el intestino o dolor. Generalmente no se necesita tratamiento; cuando producen síntomas deben tratarse con estrógenos o antiestrógenos.
   e. **Leiomioma benigno metastatizante.** Estos leiomiomas, que histológicamente son benignos, suelen descubrirse en forma de nódulos pulmonares persistentes y posiblemente como una variante de los LPD. Existen nódulos asociados en la pelvis, sobre todo en los ligamentos redondos del útero, y no son tan difusos como los LPD. El tratamiento es quirúrgico si las lesiones son sintomáticas y progresivas.
10. **Liposarcoma**
    a. **Tejido de origen (incidencia).** Tejido adiposo (15-18 %).
    b. **Características.** Afecta a las personas de mediana edad y personas de la tercera edad, sobre todo a los hombres. Aparece en muslos, ingles, nalgas, cintura escapular y retroperitoneo. No se origina a partir de lipomas benignos. Los tumores lipomatosos de bajo grado se denominan tumor lipomatoso atípico en las extremidades y se designan como liposarcoma bien diferenciado en el retroperitoneo. Los liposarcomas bien diferenciados pueden tener elementos desdiferenciados con el tumor. La supervivencia a los 5 años es del 80 % para los liposarcomas de bajo grado y del 20 % para los de alto grado de una extre-

midad. Las tasas de supervivencia son menores, y las tasas de recurrencia local son elevadas, en el caso de los liposarcomas abdominales/retroperitoneales. El liposarcoma mixoide tiene un perfil genético distinto al de los liposarcomas bien diferenciados/desdiferenciados.

11. **Schwannoma y tumor de la vaina nerviosa maligna (TVNM)**
    a. **Tejido de origen (incidencia).** Nervioso (5-7%).
    b. **Características.** Afecta a adultos jóvenes y de mediana edad, así como a pacientes con neurofibromatosis de tipo 1 (enfermedad de Von Recklinghausen; alrededor del 10% muestra cambios sarcomatosos durante la vida). Se manifiesta con el engrosamiento de los nervios y sin ninguna predilección anatómica. La variedad superficial es de grado bajo, se disemina ampliamente a lo largo de las vainas tendinosas sin producir metástasis y su tasa de supervivencia a los 5 años es superior al 90%. El TVNM es el equivalente maligno del schwannoma, y con frecuencia se origina de un neurofibroma plexiforme. Los shwannomas no se transforman en un TVNM. La supervivencia a 5 años de los pacientes con TVNM es menor del 20%.

12. **Rabdomiosarcoma**
    a. **Tejido de origen (incidencia).** Músculo estriado (5-19%).
    b. **Características.** Por definición en el sistema de estadificación G-TNM, todos los rabdomiosarcomas son de grado 3. Todos los tipos pueden observarse en cualquier grupo de edad, pero el inicio y la distribución típicos se comentan más adelante (v. cap. 19).
    c. **Características del rabdomiosarcoma embrionario.** Afecta a lactantes y niños; se localiza en la cabeza y el cuello (70%), y en los genitales (15-20%). Incluye el sarcoma botrioide. La tasa de supervivencia a los 5 años es de alrededor del 70%.
    d. **Características del rabdomiosarcoma alveolar.** Afecta a los adolescentes en cualquier localización; muy agresivo, se parece histológicamente a los alvéolos pulmonares. La supervivencia a los 5 años es de alrededor del 50%.
    e. **Características del rabdomiosarcoma pleomorfo.** Afecta a pacientes mayores de 30 años, es poco frecuente y se observa en las extremidades. A menudo es anaplásico; se confunde microscópicamente con el HFM. La supervivencia a los 5 años es del 25%.

13. **Sarcoma sinovial**
    a. **Tejido de origen (incidencia).** Desconocido. Datos recientes indican que estos tumores se pueden originar en células musculares primitivas. Aunque estos tumores pueden surgir junto a las articulaciones, no están compuestos por células con diferenciación sinovial. El nombre es engañoso, aunque todavía se mantiene. Casi nunca se produce en un espacio articular.
    b. **Características.** Afecta a adultos jóvenes, pero puede observarse desde la segunda a la cuarta décadas de la vida. Se distinguen los subtipos monofásico y difásico. Se manifiesta en forma de tumor de consistencia, a menudo doloroso, junto a los tendones en la vecindad de articulaciones de las manos, las rodillas o los pies. Los sarcomas sinovial y epitelioide son los tumores más frecuentes de la mano y del pie. Suele calcificarse y tiene un aspecto radiológico característico. La mayoría de los sarcomas sinoviales son de alto grado. Puede observarse afectación ganglionar hasta en el 20% de los casos. La tasa de supervivencia a los 5 años oscila entre el 30% y el 50%.

D. **Aspectos clínicos de sarcomas óseos específicos**
1. **Adamantinoma**
    a. **Tejido de origen (incidencia).** Desconocido; no óseo (< 1%).
    b. **Características.** Se trata de un tumor osteolítico que suele observarse en la parte superior de la tibia; se parece al ameloblastoma de la mandíbula. Tiene un comportamiento indolente; la tasa de supervivencia a los 5 años es > 90%.
2. **Condrosarcoma**
    a. **Tejido de origen (incidencia).** Cartílago (30%).

b. Características. Edad: 40-60 años; < 4% de los pacientes tiene < 20 años. Suele aparecer en la cintura escapular (15%), la parte proximal del fémur (20%) o la pelvis (30%). Los condrosarcomas son los tumores malignos más frecuentes del esternón y la escápula. La mayoría son tumores de grado 1 o 2; los de mayor grado suelen producir metástasis; sin embargo, el grado tumoral no parece influir en el pronóstico. La recurrencia local supone un problema importante en el tratamiento. Suelen no responder a la RT ni a la quimioterapia. Los condrosarcomas desdiferenciados pueden, sin embargo, responder a esta última. La extirpación quirúrgica completa constituye el principal factor determinante de la recurrencia y la supervivencia. La tasa de supervivencia a los 5 años se sitúa en torno al 50%.

  (1) Los condrosarcomas centrales (75%) se originan en el interior de un hueso, mientras que los condrosarcomas periféricos (25%) lo hacen desde la superficie. Las lesiones periféricas pueden llegar a ser de gran tamaño sin causar dolor; las lesiones centrales se manifiestan con un dolor sordo y casi nunca en forma de tumor. El dolor indica que el tumor en apariencia «benigno» del cartílago en las radiografías es probablemente un condrosarcoma central.

  (2) Alrededor del 25% de los condrosarcomas representan la transformación maligna de un endocondroma preexistente o una exostosis osteocartilaginosa. La aparición de múltiples tumores cartilaginosos benignos tiene mayor frecuencia de transformación maligna que las correspondientes lesiones solitarias.

3. Cordoma
  a. Tejido de origen (incidencia). Células de la notocorda primitiva (5%).
  b. Características. Aparece en la línea media del eje neural en la base del cráneo o la zona sacrococcígea. Las células fisalíferas (con vacuolas) son un dato histológico patognomónico. Se trata de un tumor de curso indolente con tendencia casi universal a la recurrencia local. Es de bajo grado, pero finalmente mortal al cabo de muchos años a causa de las complicaciones asociadas a la invasión de tejidos neurales. Se trata con cirugía y RT. La supervivencia a los 5 años es del 50%.

4. Sarcoma de Ewing
  a. Tejido de origen (incidencia). Desconocido; elemento no mesenquimatoso de la médula ósea (15%).
  b. Características. Afecta a niños de 10 a 15 años; es poco frecuente en las personas de raza negra; es muy agresivo y aparece en muchos huesos, pero especialmente en la diáfisis femoral (*v.* cap. 19).

5. Fibrosarcoma óseo
  a. Tejido de origen (incidencia). Tejido fibroso (2%).
  b. Características. Afecta a pacientes de mediana edad en los principales huesos largos; en ocasiones aparece junto a una enfermedad subyacente (infartos óseos, osteomielitis, tumor benigno de células gigantes, enfermedad de Paget, después de RT). Se parece al fibrosarcoma, pero se detecta osteoide en algunas partes de la lesión. Suele ser de alto grado, lo que se relaciona con la posibilidad de producir metástasis y con la supervivencia (*v.* sec. II.C.5).

6. Fibrohistiocitoma maligno (HFM) óseo
  a. Tejido de origen (incidencia). Tejido fibroso y mesenquimatoso primitivo (5%).
  b. Características. Afecta a personas de la tercera edad; se origina *de novo* o como una complicación de la enfermedad de Paget. Las localizaciones más comunes son las metáfisis de los huesos largos, sobre todo alrededor de la rodilla. A diferencia del sarcoma osteógeno, las concentraciones plasmáticas de fosfatasa alcalina son normales. La primera manifestación suele ser una fractura patológica. Se trata de un tumor agresivo, que se disemina rápidamente a los pulmones (*v.* sec. II.C.6).

7. Tumor de células gigantes óseo
  a. Tejido de origen (incidencia). Célula primitiva del estroma mesenquimatoso, que manifiesta *RANKL*. Las células gigantes son reactivas.

b. **Características.** Los pacientes suelen tener > 20 años. Las localizaciones más frecuentes son: alrededor de la rodilla, en el radio y en el sacro. El tumor suele ser benigno, aunque puede ser agresivo localmente. Puede producirse (aunque no es frecuente) transformación maligna.

8. **Sarcoma osteógeno**
   a. **Tejido de origen (incidencia).** Hueso (40-50%).
   b. **Características del sarcoma osteógeno clásico.** Afecta a cualquier grupo de edad, pero suele iniciarse entre los 10 y los 20 años; es más común entre niños varones y hombres. Casi todos los tumores se originan en la metáfisis de los huesos largos, la región con mayor velocidad de crecimiento. En el 85% de los casos se aprecian tumores óseos dolorosos a la palpación en la parte distal del fémur, y en las partes proximales de la tibia y del húmero. Casi siempre son de alto grado.
   c. **Características del sarcoma osteógeno de bajo grado.** Poco frecuente; pueden observarse lesiones centrales.
   d. **Características del sarcoma osteógeno de la mandíbula.** Afecta a pacientes entre los 20 y los 40 años, con mayor frecuencia a hombres, y suele detectarse en una exploración dental. Son tumores que a menudo tienen un componente cartilaginoso. Las variedades de alto y bajo grado se tratan con hemimaxilectomía o hemimandibulectomía y reconstrucción. A menudo el control local puede constituir un problema importante si la cirugía que se realiza no es totalmente radical.
   e. **Características del sarcoma osteógeno telangiectásico.** Afecta a pacientes más jóvenes; se trata de un tumor puramente lítico que puede confundirse con un quiste óseo aneurismático. Muestra un elevado grado de malignidad y produce metástasis rápidamente.
   f. **Características del sarcoma osteógeno esclerosante multifocal.** Es poco frecuente, y afecta a niños menores de 10 años. Muestra múltiples localizaciones primarias simultáneas en las metáfisis; produce rápidamente metástasis en los pulmones y los tejidos blandos.
   g. **Características del sarcoma osteógeno perióstico.** Es poco frecuente. Afecta a pacientes con edades comprendidas entre los 15 y los 25 años, y se origina en la superficie externa del hueso; crece hacia los tejidos blandos que lo cubren, como una masa indolora que aumenta de tamaño y que afecta mínimamente al canal medular. Se confunde histológicamente con los condrosarcomas. Más del 50% de los casos producen metástasis (*v.* sec. II.D.9).

9. **Sarcoma paróstico (yuxtacortical)**
   a. **Tejido de origen (incidencia).** Superficie ósea (<2%).
   b. **Características.** Se trata de una afección clínica distintiva (*v.* sec. II.D.8.g), cuyo inicio se sitúa entre los 20 y los 30 años. Es una lesión exofítica característica que suele encontrarse en la cara posterior de la parte distal del fémur o en la cara medial o interna de la parte proximal del húmero. Se manifiesta como una masa fija e indolora. Suele ser de bajo grado y su evolución es lenta; casi nunca afecta al canal medular. Las metástasis no son frecuentes, y la supervivencia a los 5 años es del 80%.

10. **Sarcomas óseos asociados a otras afecciones**
    a. **Enfermedad ósea de Paget.** Afecta a pacientes > 60 años; el riesgo de mostrar sarcoma es 1 000 veces mayor que en la población general a esta edad. En el 0.7% de los pacientes con enfermedad de Paget se produce transformación sarcomatosa, lo que supone del 5% al 14% de los sarcomas osteógenos. La forma histológica varía entre las series documentadas, pero suele ser un sarcoma osteógeno, un HFM o un fibrosarcoma; son infrecuentes el condrosarcoma, el tumor de células gigantes y otras formas. Tiende a afectar a la pelvis y a la parte proximal del fémur; con frecuencia se manifiesta como una fractura patológica del fémur. Se trata de un tumor de gran malignidad.

b. Tras RT en dosis elevadas. El sarcoma se origina en el campo irradiado (el hueso o las estructuras de tejidos blandos adyacentes) unos 10 años después del tratamiento. Se trata de un tumor de gran malignidad.

c. Retinoblastoma familiar o bilateral. En algunos pacientes con retinoblastoma se ha identificado un gen de supresión tumoral *(RB)* en el cromosoma 13q. Los pacientes con una deleción en 13q tienen un mayor riesgo de mostrar posteriormente un sarcoma osteógeno, no sólo en el campo irradiado, sino también en huesos largos alejados de las áreas irradiadas, unos 10 a 20 años después. Se trata de un tumor de gran malignidad.

III. DIAGNÓSTICO

A. Los signos y síntomas se resumen en las secciones II.C y D. Los pacientes con STB suelen acudir con una tumefacción progresiva e indolora en una extremidad; todas estas tumefacciones son sospechosas de un proceso maligno. Los sarcomas de cabeza y cuello se manifiestan en forma de proptosis, tumores o alteraciones neurológicas. Los sarcomas retroperitoneales se manifiestan con dolor lumbar, edema de las extremidades inferiores y tumores abdominales. Los sarcomas óseos suelen producir un aumento de tamaño visible del hueso y fracturas patológicas.

B. Biopsia. Es esencial realizar un diagnóstico preciso mediante una biopsia.

C. Estudios radiológicos

1. Las **radiografías simples** de los tejidos blandos pueden demostrar una afectación ósea. En el interior del tumor pueden existir calcificaciones punteadas. En los pacientes con dolor o aumento de tamaño óseos debe realizarse un estudio radiológico de la zona. Para realizar el diagnóstico de sarcoma osteógeno, resultan útiles los siguientes hallazgos:

   a. En el osteosarcoma es frecuente observar un aspecto osteoblástico.

   b. Reacción perióstica con aumento del periostio formando un triángulo *(triángulo de Codman)* con la cortical ósea. Todo aumento perióstico en una lesión ósea evidente es una indicación de la realización de una biopsia.

   c. Espiculación ósea similar a los rayos del sol.

   d. Aspecto de capas de cebolla (un hallazgo habitual en el sarcoma de Ewing).

2. **TC.** Es la prueba más útil para evaluar las regiones retroperitoneal, cabeza y cuello. En las extremidades parece ser eficaz para delimitar la extensión del tumor.

3. La **resonancia magnética (RM)** puede compararse a la TC a la hora de definir la relación entre el tumor y las estructuras neurovasculares y esqueléticas, pero puede ser mejor para predecir la resecabilidad.

4. **Gammagrafías con radioisótopos.** La gammagrafía ósea se realiza en pacientes con sarcomas óseos para buscar una afectación multifocal. La tomografía por emisión de positrones es útil tanto para determinar las localizaciones de la afección como para evaluar la respuesta al tratamiento.

5. **TC de tórax.** Es necesaria en todos los pacientes con sarcoma para detectar metástasis pulmonares, las cuales pueden extirparse una vez que se haya tratado el tumor primario. En una persona joven con sarcoma es insostenible un diagnóstico de «granuloma calcificado antiguo».

6. Las concentraciones de **fosfatasa alcalina sérica** se encuentran elevadas en el 60 % de los pacientes con sarcoma osteógeno, y casi nunca en otros sarcomas óseos. Cuando están elevadas en el momento del diagnóstico, este dato constituye un importante marcador tumoral para evaluar la respuesta al tratamiento.

IV. SISTEMA DE ESTADIFICACIÓN Y FACTORES PRONÓSTICO

A. Sistema de estadificación. Referirse al atlas actual de estadificación del cáncer de la AJCC para informarse sobre el sistema de estadificación TNM. El grado del tumor es el factor pronóstico más importante en los sarcomas, y está incorporado en el sistema de estadificación.

B. Factores pronóstico

1. El **grado histológico** (grado de diferenciación, magnitud de la necrosis y número de mitosis por campo de alta resolución) es el factor pronóstico único más impor-

TABLA 18-1. Agrupación por estadios y supervivencia de los sarcomas de tejidos blandos

Estadio	Grado	Supervivencia a los 5 años (%)
Estadio I	Bajo	85%-90%
Estadio II	Alto	70%-80%
Estadio III	Alto	45%-55%
Estadio IV	Cualquiera	0%-20%

tante, especialmente en los STB. El fallo que muestra este sistema es que no tiene una reproducibilidad ideal.
2. La **recurrencia local** predispone a recurrencias posteriores. La ausencia de unos bordes quirúrgicos sin tumor, con o sin RT posquirúrgica, aumenta la incidencia de recurrencia local en los pacientes con STB, pero no afecta a la supervivencia. La aparición de metástasis a distancia tras una recurrencia local puede estar relacionada directamente con esta última o bien ser tan sólo el reflejo de una biología tumoral más agresiva.
3. **Localización de la afección.** La mitad de los fallecimientos de pacientes con STB corresponde al 8% de los pacientes con lesiones retroperitoneales.
C. **Agrupación por estadios y supervivencia en los STB.** Se muestra en la tabla 18-1. La incidencia de progresión de los TEGI depende tanto de la tasa mitótica, el tamaño y la localización del tumor primario.
D. **Supervivencia a largo plazo.** Alrededor del 80% de todos los STB que recurrencian lo hace en 2 años. Los pacientes con sarcoma osteógeno que sobreviven 3 años sin signos de enfermedad parecen estar curados.

V. PREVENCIÓN Y DETECCIÓN PRECOZ

El médico debe tener sospechas y biopsiar todos los tumores en los tejidos blandos, las alteraciones óseas *de novo* y los aumentos del periostio asociadas a una lesión ósea aparente.

VI. TRATAMIENTO DE LOS SARCOMAS ÓSEOS

A. **Cirugía.** El tratamiento de los sarcomas osteógenos consigue una supervivencia sin signos de enfermedad a los 10 años del 65% al 80%. Tras 3 años de supervivencia sin signos de enfermedad no resulta habitual que se produzcan recurrencias.
1. **Cirugía con conservación de la extremidad.** Actualmente es el tratamiento habitual en la mayoría de los pacientes con un sarcoma osteógeno de las extremidades, que es donde se origina casi el 90% de estos tumores. Se ha demostrado que el temor histórico a las «metástasis saltatorias» (dentro del mismo hueso afectado) era excesivo; la incidencia de este tipo de metástasis parece ser inferior al 10%. Tan sólo en ocasiones es necesaria la amputación. La utilización generalizada y eficaz del tratamiento con conservación de la extremidad ha posibilitado los siguientes avances:
   a. **Importante avance en el desarrollo de prótesis modernas** disponibles inmediatamente después de la cirugía. Por ejemplo, los niños pequeños que mostrarían una diferencia inaceptable de la longitud de las piernas pueden en la actualidad, con los procedimientos de conservación de la extremidad, llevar una prótesis que puede alargarse a medida que crece el paciente (prótesis extensible).
   b. **Uso de quimioterapia prequirúrgica (de inducción)**
      (1) La quimioterapia prequirúrgica puede lograr que el tamaño del tumor disminuya lo suficiente para permitir el uso de prótesis para la cirugía conservadora de la extremidad.
      (2) La quimioterapia prequirúrgica constituye un estudio clínico farmacológico *in vivo* para determinar la sensibilidad de un tumor concreto a los

fármacos. Los pacientes con una respuesta excelente a la quimioterapia prequirúrgica (> 90 % de necrosis) son los que tienen un pronóstico más favorable a largo plazo.

2. **Amputación.** Es el tratamiento quirúrgico definitivo en aquellos pacientes en quienes la resección con conservación de la extremidad no resulta una opción prudente. Entre los procedimientos se encuentran la desarticulación de la cadera, la hemipelvectomía y la resección interescapulotorácica. Aunque estos procedimientos se utilizaron en su día para realizar resecciones quirúrgicas difíciles y tumores proximales, en la actualidad, la mayoría de los sarcomas de la cintura escapular o de la rodilla pueden extirparse, en lugar de amputarse.

B. **La RT posquirúrgica** no suele ser necesaria en los sarcomas osteógenos de las extremidades. Los tumores de la mandíbula, los huesos de la cara y el esqueleto axial necesitan la combinación de RT y cirugía limitada.

C. **Quimioterapia**
  1. La **quimioterapia prequirúrgica (neoadyuvante o de inducción)** tiene una tasa de respuesta del 60 % al 85 % con las pautas de combinación poliquimioterapia, éstas incluyen dosis elevadas de metotrexato (MTX) con ácido folínico de rescate. La respuesta a la quimioterapia neoadayuvante prequirúrgica es la variable pronóstica única más importante para predecir la supervivencia sin recurrencias.
  2. La **quimioterapia posquirúrgica** es la práctica habitual en el tratamiento de todos los pacientes con sarcoma osteógeno. En estudios prospectivos, controlados y aleatorizados se ha demostrado una mejora de la supervivencia sin recurrencias en aquellos pacientes tratados con quimioterapia posquirúrgica en comparación con los tratados sólo con cirugía (17 % frente a 65-85 % a los 2 años). Con la quimioterapia de los sarcomas se ha observado repetidamente una curva pronunciada de dosis-respuesta: a mayor dosis, mayor tasa de respuesta. Los esquemas con dosis elevadas de metotrexato y leucovorina de rescate (HDMTX), ifosfamida, doxorubicina y cisplatino tienen todos actividad demostrada como fármacos únicos en el osteosarcoma. Trabajos recientes de quimioterapia combinada han mostrado que la adición de ifosfamida a la combinación de tres fármacos del HDMTX, doxorubicina y cisplatino no mejora la supervivencia. Pese a ello, la ifosfamida parece ser el fármaco más activo en pacientes con enfermedad recurrente. Como las tasas de curación con la quimioterapia han alcanzado una meseta con los fármacos de que se dispone actualmente, son necesarios nuevos abordajes para que se produzcan avances frente a esta enfermedad.

D. **Tratamiento de otros sarcomas óseos.** La criocirugía (con nitrógeno líquido tras el legrado de una cavidad tumoral) puede disminuir la recurrencia local en los tumores óseos benignos agresivos y los sarcomas de bajo grado.
  1. **Condrosarcoma.** Escisión quirúrgica completa con procedimientos de conservación de la extremidad, en los casos que pueda aplicarse. La RT o la quimioterapia posquirúrgicas carecen de utilidad, si bien pueden probarse en casos de condrosarcoma indiferenciado.
  2. **HFM óseo.** Resección quirúrgica radical. Debido al mal pronóstico, puede considerarse la quimioterapia adyuvante a lo largo de las líneas de tratamiento para el osteosarcoma.
  3. **Fibrosarcoma óseo.** Únicamente cirugía.
  4. **Cordoma.** El primer procedimiento quirúrgico tiene la mayor probabilidad de lograr la curación. Una cirugía inadecuada causará recurrencia local y, finalmente, la muerte del paciente. Se utiliza también la RT posquirúrgica, pero los resultados son desalentadores. La irradiación con partículas pesadas parece prometedora a la hora de mejorar el control local. En estudios recientes se ha demostrado la actividad de los inhibidores de tirosina cinasas, como sunitinib o imatinib.
  5. **Sarcoma de Ewing.** Se expone en el capítulo 19, «Sarcoma de Ewing».
  6. **Tumor óseo de células gigantes.** La extirpación quirúrgica cura el 90 % de estos tumores cuando son benignos. La amputación se reserva para los casos de recurrencia masiva o de transformación maligna. La inhibición del ligando de RANK con fármacos como denosumab ha sido eficaz frente a esta entidad.

VII. TRATAMIENTO DE LOS SARCOMAS DE TEJIDOS BLANDOS

A. **Cirugía.** La resección quirúrgica amplia y adecuada, con unos bordes limpios demostrados anatomopatológicamente, es el tratamiento más eficaz. Puede lograrse la resección de los tejidos blandos sin amputación en al menos el 80 % de los pacientes.
   1. **Extensión de la resección.** La exploración quirúrgica del tumor demuestra una encapsulación aparente, que es realmente una *seudocápsula*. En el 80 % de los pacientes en los que sólo se realiza la enucleación de la seudocápsula se produce una recurrencia local. El cirujano debe extirpar el sarcoma localizado *dentro de una envoltura completa de tejido sano;* han de sacrificarse estructuras sanas, si es necesario, para englobar el tumor. La resección debe incluir el lugar de la biopsia, la piel y la mayor parte del tejido subcutáneo, del tejido fibroso y (a menudo) del grupo muscular adyacente.
   2. **Disección ganglionar regional.** En los sarcomas óseos y de tejidos blandos no se realiza la disección ganglionar de forma sistemática, sino sólo si existe alguna sospecha clínica de afectación de los ganglios linfáticos.
   3. **Amputación de extremidades dolorosas.** La amputación de una extremidad dolorosa y no funcional que sea la localización de un tumor necrótico y erosivo puede ser un tratamiento paliativo, incluso en pacientes con metástasis. La cirugía se realizará una vez que la quimioterapia y la RT no hayan logrado controlar la progresión de la enfermedad.
   4. **Resección de metástasis pulmonares.** Se trata de una medida razonable en determinados pacientes con metástasis pulmonares resecables y sin otros signos de la enfermedad.

B. **RT.** Se aplica sobre el lecho tumoral antes o después de la cirugía (según el centro de tratamiento) en los STB de alto grado o de gran tamaño, para mejorar el control local.
   1. **Si los bordes quirúrgicos tienen afectación microscópica,** aumenta el riesgo de recurrencia local. Sin embargo, la presencia de bordes quirúrgicos positivos microscópicamente o la aparición de una recurrencia local no afectan a la supervivencia total. La RT complementaria puede ser lo más importante cuando al lograr unos bordes sin tumor supone la amputación o la afectación funcional importante de la extremidad.
   2. **En las lesiones distales al codo o a la rodilla** la RT posquirúrgica aumenta al 95 % la posibilidad de realizar una intervención con conservación de la extremidad y reduce la incidencia de recurrencia local al 10 %. Estos resultados fueron los mismos que si se hubiera realizado una amputación radical o la escisión del grupo muscular.
   3. **Paliación.** La RT puede constituir un tratamiento paliativo de los puntos de afectación ósea dolorosa o en las localizaciones de afectación local de tejidos blandos irresecables.

C. **Tratamiento de los STB con manifestaciones específicas**
   1. **Lesiones de grado 1 y lesiones pequeñas de grado 2.** Se tratan tan sólo con cirugía; la incidencia de recurrencia es < 10 % únicamente con tratamiento quirúrgico. No se necesita RT posquirúrgica.
   2. **Lesiones de grado 2 proximales y de gran tamaño.** Se tratan con cirugía y RT posquirúrgica.
   3. **Lesiones de grado 3.** Se aconseja la RT antes o después de la cirugía.
   4. **STB de cabeza y cuello.** No se ha definido un tratamiento adecuado. Se aconseja la escisión quirúrgica amplia y la RT antes o después de la cirugía.
   5. **Rabdomiosarcoma infantil.** Se trata de forma intensiva con quimioterapia, RT y cirugía (*v.* cap. 19).
   6. **STB retroperitoneales** (fundamentalmente leiomiosarcomas y liposarcomas). Deben extirparse radicalmente. Es posible la resección completa en alrededor del 65 % de los pacientes, lo cual predice notablemente la evolución. La mediana de la supervivencia con una resección completa es de 80 meses en los STB de bajo grado y de 20 meses en los de alto grado. La mediana de la supervivencia en caso de una resección incompleta es de tan sólo 24 meses para todos los STB. La tasa de supervivencia no se ve afectada por el tipo ni por el tamaño del tumor.

7. **TEGI.** El imatinib ha sido activo en los TEGI avanzados en hasta el 70 % de los casos, con unas dosis que van desde los 400 mg/día hasta los 800 mg/día. Algunos estudios clínicos sobre el tratamiento adyuvante han demostrado una disminución de la incidencia de recurrencia con el uso de imatinib durante 1 año, seguido de la resección quirúrgica completa. El sunitinib ha prolongado el tiempo hasta la progresión y la supervivencia sin signos de progresión con dosis de 50 mg/día en aquellos pacientes en los que la enfermedad ha avanzado tras el tratamiento con imatinib o en los que mostraron intolerancia a este último fármaco. El regorafenib se aprobó para usarse como un fármaco de tercera línea en el TEGI.

Los ensayos con el tratamiento adyuvante han demostrado una disminución de la tasa de recurrencia y una mejora en la supervivencia promedio con el uso de imatinib durante 3 años comparado con 1 año después de la resección quirúrgica completa. La sensibilidad del TEGI al tratamiento con imatinib depende del tipo de mutación oncógena, por ejemplo, el TEGI con mutación del exón 11 de *KIT* es muy sensible al imatinib y con la mutación PDGFRA D842V parece ser resistente al mismo fármaco.

8. **SK**
   a. **SK en el sida.** El tratamiento antirretrovírico de gran actividad (TARGA) ha disminuido notablemente la incidencia del SK y resulta eficaz en el tratamiento del SK incipiente. En el capítulo 37 se expone el tratamiento del SK en el sida.
   b. **SK clásico.** Debe intentarse primero un tratamiento tópico para el control local en el SK cutáneo, con gel de alitretinoína al 0.1 %; sin embargo, su uso puede verse limitado por la aparición de eritema y dermatitis locales. Puede utilizarse nitrógeno líquido para la destrucción de las lesiones nodulares localizadas. La RT, incluyendo los haces de electrones, es útil en la afectación local, pues el SK es muy radiosensible. La eficacia de la quimioterapia no es uniforme; taxanes y doxorubicina liposómica parecen ser los fármacos con mayor actividad.

D. **Quimioterapia y STB.** En la tabla 18-2 se muestran las pautas de poliquimioterapia que se utilizan actualmente para tratar los sarcomas.

TABLA 18-2 Pautas de poliquimioterapia en los sarcomas

Pauta (ciclo: 21-28 días)	Fármaco	Dosis diaria (mg/m^2)	Días de administración en el ciclo (vía)
Ifosfamida, dosis elevada	Ifosfamida	Edad ≥50 años: 2000	Durante 5 d (IVC)
	Mesna	Edad <50 años: 2000	Durante 5-7 d (IVC)
		Edad ≥50 años: 2000	Durante 5 d (IVC)
		Edad <50 años: 2000	Durante 5-7 d (IVC)
D + C	Doxorubicina	75	Durante 48-96 h (IVC)
	Cisplatino	90–120	1 (i.v.)
G + D	Gemcitabina	900^a	1 y 8 (i.v.)
	Docetaxel	100	8 (i.v.)^b
MAID	Mesna	1500–2500	1, 2 y 3 (IVC)
	Doxorubicina	15–20	1, 2 y 3 (IVC)
	Ifosfamida	1500–2500	1, 2 y 3 (IVC)
	Dacarbazina	250	1, 2, 3 y 4 (IVC)
Temozolomida	Temozolomida	150	1–7, 15–21
Bevacizumab (para tumor fibroso solitario)	Bevacizumab	5 mg/kg	8, 22

^{a}La dosis de gemcitabina se reduce a 675 mg/m^2 si se trató anteriormente al paciente con RT pélvica.
^{b}Apoyo con factor estimulante de colonias de granulocitos.
i.v., intravenosa; IVC, infusión i.v. continua.

1. **Fármacos en monoterapia.** Los índices de respuesta de los STB a la doxorubicina, la ifosfamida y la dacarbazina utilizados como fármacos individuales varían entre el 10 % y el 25 %, dependiendo de un estudio. Otros fármacos tienen tasas de respuesta < 15 %. El pazopanib cuenta con aprobación para usarse en el STB avanzado (con exclusión del liposarcoma) después de su progresión con el tratamiento estándar. La trabectedina está aprobada para usarse en el STB metastásico (leiomiosarcoma y liposarcoma) después de la progresión con doxorubicina. La eribulina ha sido aprobada para emplearse en el liposarcoma avanzado. Los taxanos, tanto el paclitaxel como el docetaxel, han demostrado actividad en el angiosarcoma. Los datos publicados apoyan el uso de la temozolomida y del bevacizumab en el tumor fibroso solitario.
2. **Quimioterapia complementaria.** Supone la práctica habitual en el tratamiento del rabdomiosarcoma en los niños. La quimioterapia complementaria de los STB en adultos con tumores de alto grado sigue suscitando cierta controversia. Los metaanálisis sugieren un beneficio con el uso de la quimioterapia adyuvante en los STB. No obstante, ensayos más recientes realizados por la European Organization for Research and Treatments of Cancer (EORTC) no pudieron demostrar un beneficio en la supervivencia promedio con el uso de la quimioterapia adyuvante, aunque se observó un beneficio en la supervivencia sin recaída.
3. **Pautas de poliquimioterapia.** Parecen no proporcionar ventaja alguna sobre la monoterapia en la paliación o la supervivencia, pero tienen más efectos adversos. Las metástasis pulmonares y de tejidos blandos responden mejor que las hepáticas y óseas. El ensayo más reciente llevado a cabo por la EORTC en el que se comparó la doxorubicina sola con la doxorubicina y la ifosfamida combinadas no pudo demostrar una diferencia significativa en la supervivencia promedio con la combinación. Las tasas de respuesta y toxicidad fueron mayores en el grupo que utilizó la quimioterapia combinada. Su conclusión fue que la doxorubicina sola permanece como el estándar del tratamiento del STB, pero que las pautas de combinación pueden considerarse si el objetivo es la contracción del tumor.
   a. La combinación de vincristina, actinomicina D y ciclofosfamida (VAC) en niños con rabdomiosarcoma produce una tasa de respuesta del 90 %, incluso con enfermedad diseminada.
   b. La combinación de gemcitabina y docetaxel ha tenido una actividad prometedora en los leiomiosarcomas avanzados.
   c. La intensidad de la dosis probablemente se relacione con las tasas de respuesta en el tratamiento de los sarcomas. Las combinaciones con dosis elevadas de ifosfamida (con protección urológica con mesna), doxorubicina y dacarbazina (pauta MAID) produce una tasa de respuesta mayor (45 %) que los fármacos por separado, pero a cambio de una importante mielodepresión. Los estudios que comparan dosis menores de ifosfamida (6 g/m^2) con dosis superiores de ifosfamida (12 g/m^2), administradas en ambos casos con doxorubicina (60 mg/m^2), no han mostrado un beneficio claro con las pautas de dosis superiores en cuanto a la supervivencia total ni a la supervivencia sin signos de enfermedad al cabo de 1 año.

RECONOCIMIENTO

El autor desea agradecer al Dr. Dennis A. Casciato, quien contribuyó significativamente a versiones anteriores de este capítulo.

Lecturas recomendadas

Duffaud F, Maki RG, Jones RL. Treatment of advanced soft tissue sarcoma: efficacy and safety of trabectedin, a multitarget agent, and update on other systemic therapeutic options. *Expert Rev Clin Pharmacol* 2016;9:501.

Goorin AM, Schwartzentruber DJ, Devidas M, et al. Presurgical chemotherapy compared with immediate surgery and adjuvant chemotherapy for nonmetastatic osteosarcoma: pediatric Oncology Group Study POG-8651. *J Clin Oncol* 2003;21:1574.

Jaffe N. Osteosarcoma: review of the past, impact on the future. The American experience. *Cancer Treat Res* 2009;152:239.

Joensuu H, Eriksson M, Sundby Hall K, et al. Adjuvant imatinib for high-risk GI stromal tumor: analysis of a randomized trial. *J Clin Oncol* 2015;62:9170.

Judson I, Verweij J, Gelderblom H, et al. Doxorubicin alone versus intensified doxorubicin plus ifosfamide for first-line treatment of advanced or metastatic soft-tissue sarcoma: a randomized controlled phase 3 trial. *Lancet Oncol* 2014;4:415.

Kattan MW, Leung DH, Brennan MF. Postoperative nomogram for 12-year sarcoma-specific death. *J Clin Oncol* 2002;20:627.

Le Cesne A, Ouali M, Leahy MG, et al. Doxorubicin-based adjuvant chemotherapy in soft tissue sarcoma: pooled analysis of two STBSG-EORTC phase III clinical trials. *Ann Oncol* 2014;25:2425.

Maki RG, et al. Randomized phase II study of gemcitabine and docetaxel compared with gemcitabine alone in patients with metastatic soft tissue sarcoma. *J Clin Oncol* 2007;19:2755.

Miettinen M, Sobin LH, Lasota J. Gastrointestinal stromal tumors of the stomach: a clinicopathologic, immunohistochemical, and molecular genetic studies of 1765 cases with long-term follow-up. *Am J Surg Pathol* 2005;29:52.

Park MS, Patel SR, Ludwig JA, et al. Activity of temozolomide and bevacizumab in the treatment of locally advanced, recurrent and metastatic hemangiopericytoma and solitary fibrous tumor. *Cancer* 2011;117:4939.

Pervaiz N, Colterjohn N, Farrokhyar F, et al. A Systematic meta-analysis of randomized controlled clinical trials of adjuvant chemotherapy for localized, respectable soft-tissue sarcoma. *Cancer* 2008;113:573.

Schoffski P, Chawla S, Maki RG, et al. Eribulin versus dacarbazine in previously treated patients with advanced liposarcoma or leiomyosarcoma: a randomized, open-label, multicenter, phase 3 trial. *Lancet* 2016;387:1629.

Thomas D, Henshaw R, Skubitz K, et al. Denosumab in patients with giant cell tumor of bone: an open label phase 2 study. *Lancet Oncol* 2010;11:275.

Van der Graaf WT, Blay JY, Chawla SP, et al. Pazopanib for metastatic soft-tissue sarcoma (PALETTE): a randomized, double-blind, placebo-controlled phase 3 trial. *Lancet* 2012;379:1879.

Whelan JS, Bielack SS, Marina N, et al. EURAMOS-1, an international randomized study for osteosarcoma: results from pre-randomisation treatment. *Ann Oncol* 2015;26:407.

Worden FP, Taylor JM, Biermann JS, et al. Randomized phase II evaluation of 6 g/m^2 of ifosfamide plus doxorubicin and granulocyte colony-stimulating factor (G-CSF) with 12 g/m^2 of ifosfamide plus doxorubicin and G-CSF in the treatment of poor-prognosis soft tissue sarcoma. *J Clin Oncol* 2005;23(1):105.

19 Cáncer en la infancia
Carole G. H. Hurvitz y Theodore B. Moore

INCIDENCIA Y VIGILANCIA

I. INCIDENCIA Y GENERALIDADES
Aunque el cáncer es la segunda causa de muerte en la infancia (12% de los fallecimientos), sigue siendo relativamente poco frecuente; su incidencia, no obstante, va en aumento. Afortunadamente, con los modernos e intensivos tratamientos multidisciplinarios disponibles, las tasas de supervivencia a 5 años en los niños con cáncer superan el 75%.

A. Grupos colectivos. El tratamiento de los niños con cáncer es muy especializado. Siempre que sea posible se debe tratar a los pacientes menores de 18-21 años en centros oncológicos especializados relacionados con uno de los principales grupos colectivos en pediatría. Más del 90% de los niños menores de 10 años recibe tratamiento en estos centros, y su mortalidad ha disminuido proporcionalmente. Sin embargo, en estos centros se trata a tan sólo alrededor del 30% de todos los adolescentes, y las tasas de mortalidad en este grupo no han mostrado una mejora similar.

B. Incidencia. La leucemia y el linfoma constituyen casi la mitad de los casos de neoplasias malignas en la infancia, seguidos por los tumores del sistema nervioso central (SNC). La tasa de mortalidad de los tumores del SNC supera actualmente a la de la leucemia linfocítica aguda.

En Estados Unidos no existe un sistema de notificación formal de los tumores malignos en la infancia. Los informes SEER *(Surveillance, Epidemiology, and End Results)* del National Cancer Institute indican que se producen cerca de 164 casos de cáncer por 1 millón de habitantes de <20 años, con las siguientes incidencias por cada millón:

Leucemia: 43	Neuroblastoma: 8	Tumores óseos: 9
Tumores del SNC: 29	Tumor de Wilms: 6	Retinoblastoma: 3
Linfomas: 22	Sarcomas de tejidos blandos: 11	

II. SUPERVIVENCIA A LARGO PLAZO Y SEGUIMIENTO
Ahora que la mayoría de los niños con cáncer se cura, adquieren una importancia cada vez mayor las complicaciones de la enfermedad y su tratamiento. Las complicaciones más significativas son las siguientes:

A. Desarrollo neurocognitivo. La irradiación del encéfalo y del SNC produce dificultad del aprendizaje y problemas escolares. Afortunadamente, casi se ha eliminado la RT de los planes terapéuticos de la leucemia. La quimioterapia, especialmente el metotrexato y otros fármacos antineoplásicos puede producir problemas del aprendizaje.

B. Retraso del crecimiento. La irradiación de la columna o de las extremidades produce reducción del crecimiento del área afectada. Los esteroides y la irradiación del encéfalo producen problemas endocrinos y de crecimiento.

C. Segundos tumores malignos. El cáncer de mama es un problema muy importante en niñas que han recibido irradiación en el tórax, sobre todo por linfoma de Hodgkin. La incidencia es de casi el 40% a los 40 años. Incluso las nuevas pautas con dosis reducidas siguen asociándose a un aumento de la incidencia de cáncer de mama. Se han visto con frecuencia tumores encefálicos en pacientes con leucemia tras la irradiación

del SNC. Tener un cáncer puede hacer que los pacientes tengan riesgo para desarrollar una segunda neoplasia. Los supervivientes a un cáncer tienen riesgo de mostrar cáncer de colon, cutáneos, leucemia y linfoma.
D. **Esterilidad.** La quimioterapia a dosis elevadas puede reducir la ovogenia y la espermatogenia. La irradiación de la pelvis, como en el tumor de Willis, produce aumento de los abortos espontáneos por lesiones del útero.
E. **Aparatos cardiovascular y respiratorio.** Las antraciclinas producen daños en el corazón. Estudios recientes demuestran que incluso las dosis más bajas, que se pensaba que eran seguras, pueden tener efectos a largo plazo. Cuanto menor sea el niño y mayor sea la dosis, mayor es el riesgo. Las mujeres gestantes a las que se trató de cáncer durante la infancia pueden llegar a mostrar insuficiencia cardiaca durante el parto. La irradiación de los pulmones y diversos fármacos, como la bleomicina y la ciclofosfamida, pueden lesionar los pulmones y producir una disminución de la reserva respiratoria.
F. **Seguimiento recomendado**
   1. Se recomiendan **mamografías** o preferiblemente RM de la mama, y exploraciones mamarias cada año en niñas que han recibido radioterapia (RT) en el tórax, especialmente por linfoma de Hodgkin. Las pruebas de detección precoz deben comenzar 8 años después de la irradiación o a los 25 años de edad, lo que sea primero.
   2. Se recomiendan **ecocardiogramas** cada 2 a 5 años, dependiendo de la edad de tratamiento y la dosis. Estas recomendaciones están sometidas a cambios.
   3. Se recomienda la **colonoscopia** a partir de los 25 años de edad o desde 10 años después de la RT en pacientes que han recibido RT en la pelvis y el abdomen.
   4. Se recomienda una **exploración cutánea** anual en pacientes que han recibido irradiación y trasplante de células madre.

LEUCEMIA Y LINFOMA

I. LEUCEMIA AGUDA
A. **Anatomía patológica.** La leucemia linfoblástica aguda (LLA) constituye del 80 % al 85 % de las leucemias en la infancia. La leucemia miélogena aguda (LMA) supone el 15 % y la leucemia miélogena crónica constituye el 5 % de los casos.
   En la LLA del 15 % al 25 % de los casos son de linfocitos T, < 5 % son de linfocitos B y el resto son leucemias de precursores de linfocitos B. De estas últimas, el 70 % muestra el antígeno común de la leucemia linfoblástica aguda (CALLA, CD-10). También suelen ser positivas para la desoxinucleotidil transferasa terminal. Casi todas son también positivas para CD-19.
B. **El tratamiento** de la LLA en la infancia supone la inducción de la remisión, la profilaxis de la enfermedad al del SNC, una fase de consolidación de la inducción, y un tratamiento de mantenimiento. El tratamiento habitual de la LLA consigue la remisión prolongada en > 85 % de los casos. En el tratamiento de inducción se utiliza vincristina, prednisona, dexametasona y L-asparaginasa, con la adición de daunomicina o doxorubicina según la estratificación del riesgo. El tratamiento de intensificación incluye la profilaxis del SNC. Durante el tratamiento de mantenimiento se administra mercaptopurina oral diariamente y metotrexato semanalmente durante 2-3 años. Muchos pacientes reciben pulsos mensuales de vincristina más prednisona o dexametasona. En la LLA suelen añadirse 1 o 2 ciclos de una pauta de reinducción.
   1. **Factores pronóstico favorables en la LLA.** Los factores de riesgo medio incluyen un recuento inicial de leucocitos < 50 000/µL y una edad del paciente de 1-9 años. Los signos favorables son: subtipo pre-B, morfología L1, hiperploidía, ausencia de visceromegalias, número reducido de blastocitos en la médula ósea el día 7 del tratamiento de inducción, trisomía de los cromosomas 4 y 10, y translocaciones t(4;11) o Tel/LMA1, ahora conocido como ETV/RUNX1. Se ha demostrado que la ausencia de enfermedad residual mínima (ERM) al final de inducción se asocia a mejor pronóstico, o al menos que una ERM positiva se asocia a un pronóstico mucho peor.

2. Los **factores de mal pronóstico** son: recuento leucocítico > 50 000/µL, menos de 1 año de edad o más de 10, visceromegalia masiva, características de linfoma, afectación del SNC en el momento del diagnóstico, masa mediastínica, ausencia de remisión hacia el día 14 o 28, y determinadas translocaciones cromosómicas, especialmente hipodiploidia, reordenamientos (11q23) del gen *MLL* en lactantes y presencia del cromosoma Filadelfia, y ERM positiva al final de la inducción o en cualquier otro momento.
3. La **LMA** (leucemia mieloide aguda) supone del 15 % al 25 % de las leucemias infantiles.

    En la LMA las características de riesgo elevado incluyen monosomía 7, monosomía 5, deleciones de 5q y mutaciones de FLT3. FLT3/ITD (duplicación interna en tándem) es un factor de mal pronóstico. Del 20 % al 30 % de los adultos son positivos para FLT3. La LMA secundaria es particularmente difícil de tratar y tiene mal pronóstico. Son positivos sólo del 5 % al 17 % de los niños. La positividad aumenta con la edad. Los datos de riesgo bajo incluyen inv (16)/t(16;16), t(15;17) y t(8;21), y confieren una supervivencia mayor del 70 %.

    El tratamiento de la LMA precisa quimioterapia intensiva. En la actualidad se recomienda el trasplante de células madre hematopoyéticas (TCMH) en pacientes de riesgo elevado, preferiblemente de donante emparentado compatible (DEC) si está disponible. Se recomienda el trasplante de DEC en pacientes con riesgo intermedio si está disponible y la quimioterapia sola en pacientes de riesgo bajo.
C. **Supervivencia.** La tasa de supervivencia a los 5 años es > 85 % en los niños con LLA con un «buen pronóstico» tras el tratamiento habitual. Incluso los niños con factores de riesgo elevado y tratados de forma intensiva tienen una supervivencia total a largo plazo de al menos el 70 %. Las localizaciones de las recurrencias son el SNC, los testículos y la médula ósea. El riesgo de recurrencia a los 2 años del tratamiento es muy bajo.

    La tasa de supervivencia a los 5 años con las mejores pautas disponibles en los niños con LMA es del 65 % al 70 % en la primera remisión con factores pronóstico favorables o cuando se consolida con un trasplante de células madre hematopoyéticas (TCMH) de un hermano donante, y de alrededor del 50 % para los que no cuentan con ello. A menudo también se recomienda el TCMH (alógeno, autólogo o de donante compatible no emparentado) en pacientes con LLA y con LMA que tienen una recaída.

II. LINFOMA

A. **Linfoma no hodgkiniano** (*v.* cap. 22). En pediatría puede considerarse que los linfomas son linfoblásticos o no linfoblásticos, y localizados o no localizados. Los linfomas linfoblásticos suelen ser de linfocitos T y, cuando no están localizados, pueden constituir la misma entidad que la leucemia de linfocitos T; estas enfermedades suelen tratarse del mismo modo. Los linfomas no linfoblásticos suelen ser de linfocitos B, y con frecuencia se trata de linfomas a los que se llamaba previamente de Burkitt (o de tipo Burkitt).

    Para tratar los subtipos de linfoma se necesitan diferentes pautas de poliquimioterapia. Los linfomas localizados responden muy bien a la quimioterapia incluso si son voluminosos, y muestran una tasa de curación superior al 90 %. El pronóstico de los linfomas diseminados de linfocitos T es el mismo que el de la LLA de linfocitos T. El pronóstico del linfoma no linfoblástico diseminado o el de linfocitos B es de cerca del 50 %.
B. **Linfoma de Hodgkin** (*v.* cap. 22). No se ha llegado a un consenso sobre el tratamiento del linfoma de Hodgkin en la infancia. La quimioterapia se utiliza en todos los estadios de la enfermedad. Suele recomendarse la alternancia de pautas COPP y ABVD (***v.*** Apéndice C) o un híbrido de ambas, en lugar de una u otra pauta sola. En los niños se prefiere la RT de campo local en lugar de la de campo ampliado en un intento de disminuir los efectos secundarios a largo plazo, como el retraso del crecimiento y la aparición de neoplasias secundarias, especialmente cáncer de mama en las niñas.

TUMORES CEREBRALES

I. EPIDEMIOLOGÍA

Los tumores cerebrales en la infancia pueden asociarse a determinadas enfermedades subyacentes, como neurofibromatosis, esclerosis tuberosa y angiomatosis de Von Hippel-Lindau. Se han comunicado algunas agrupaciones familiares de tumores del SNC.

II. ANATOMÍA PATOLÓGICA Y EVOLUCIÓN NATURAL

A. **Anatomía patológica.** La mayoría de las neoplasias del SNC infantiles son tumores cerebrales primarios. Los astrocitomas son el tipo más habitual (alrededor del 50 % de los casos). Los meduloblastomas constituyen el 25 % de los casos, los ependimomas el 9 % y los glioblastomas, otro 9 %.

B. **Localizaciones de la afección.** Los tumores cerebrales en la infancia tienden a localizarse a lo largo del neuroeje central (junto al tercer o el cuarto ventrículos o a lo largo del tronco encefálico). La mayoría de los tumores cerebrales que aparecen durante el primer año de vida son supratentoriales; en los pacientes que tienen entre 2 y 12 años, el 85 % son infratentoriales y en los pacientes mayores de 12 años la incidencia relativa de los tumores supratentoriales aumenta.

III. SIGNOS Y SÍNTOMAS

A. **Síntomas.** Los síntomas más frecuentes son: cefalea, irritabilidad, vómitos y alteraciones de la marcha. La cefalea matutina es el síntoma más característico, aunque también son habituales la somnolencia y las alteraciones del comportamiento. Los síntomas pueden ser intermitentes, particularmente en los niños muy pequeños que tienen las fontanelas abiertas. Una inclinación de la cabeza es un hallazgo frecuente, y suele pasarse por alto.

B. **Signos físicos.** Entre ellos se encuentran el aumento de tamaño o el abultamiento de las fontanelas en los niños muy pequeños, y las alteraciones cerebelosas, el edema de papila y las alteraciones del sexto par craneal en los niños mayores.

IV. TRATAMIENTO Y SUPERVIVENCIA

Las tasas de supervivencia de los pacientes con astrocitomas de bajo grado son elevadas si el tumor puede extirparse quirúrgicamente (> 90 % a los 5 años), y bajas si el tumor es de alto grado (< 10 % a los 5 años). La supervivencia en el caso de los meduloblastomas depende tanto de la recurrencia local (< 25 % con cirugía y RT) como de la presencia de metástasis raquídeas (con una incidencia cercana al 35 % si no se realizó una profilaxis con irradiación espinal); estos tumores son invariablemente recurrenciales si se tratan únicamente con RT, pero los pacientes de riesgo medio tienen una supervivencia de cerca del 80 % cuando se les trata con cirugía, RT y quimioterapia.

En la actualidad se está empleando con mayor frecuencia la quimioterapia en los niños con tumores cerebrales en un intento de mejorar la supervivencia y reducir el uso de radioterapia, que tiene efectos devastadores en los niños pequeños. La RT se aplaza cuando los niños tienen < 3 años, y preferiblemente en niños de < 10 años siempre que sea posible. A diferencia de la leucemia infantil, la mejora de la supervivencia que se ha obtenido a lo largo de los años es escasa. El tratamiento en dosis elevadas con TCMH autólogo ha dado resultados prometedores en determinados tipos de enfermedad.

NEUROBLASTOMA

I. EPIDEMIOLOGÍA Y ETIOLOGÍA

El neuroblastoma es el tumor congénito más habitual, y más frecuente durante el primer año de vida. Casi nunca se observa en pacientes de > 14 años. Alrededor del 40 % se manifiesta en el primer año de vida, el 35 % entre el primer año y el segundo y el 25 % después de los 2 años. En raras ocasiones se han documentado agrupaciones familiares.

II. ANATOMÍA PATOLÓGICA Y EVOLUCIÓN NATURAL

El neuroblastoma muestra la mayor incidencia de regresión espontánea de todos los tumores humanos.

A. Histología. El neuroblastoma tiene un parecido muy estrecho con los ganglios simpáticos embrionarios. Los tumores se diferencian parcialmente en rosetas o seudorrosetas, células ganglionares maduras o células cromafines inmaduras. El tipo de neuroblastoma histológicamente más primitivo está compuesto por células redondas pequeñas con poco citoplasma. El ganglioneuroma está formado por células ganglionares de mayor tamaño y más maduras, con un citoplasma más abundante.

Las regiones que se tiñen de forma homogénea y los cromosomas diminutos dobles observados en los neuroblastomas de mal pronóstico representan segmentos ampliados de *N-myc*. La amplificación de *N-myc* es una propiedad intrínseca de los tumores de mal pronóstico y puede detectarse rápidamente por hibridación *in situ* fluorescente (FISH, *fluorescent* in situ *hybridization*) concordante con un análisis de inmunotransferencia de tipo Southern.

B. Localizaciones. La localización primaria más frecuente es la glándula suprarrenal (40 % de los casos); un tumor de la glándula suprarrenal produce un tumor abdominal. La afectación de las células de los ganglios simpáticos posteriores produce tumores intratorácicos e intraabdominales, el denominado *tumor en reloj de arena* que causa compresión de la médula espinal.

C. Mecanismo de diseminación. La mayoría de los casos de neuroblastoma se manifiestan con metástasis diseminadas. Las principales localizaciones de éstas son huesos, médula ósea, hígado, piel y ganglios linfáticos.

III. DIAGNÓSTICO

A. Síntomas. Los síntomas más frecuentes incluyen: dolor y distensión abdominal, dolor óseo, anorexia, malestar general, fiebre y diarrea. La exoftalmía y los «ojos de mapache» son una manifestación infrecuente pero típica.

B. Signos físicos. Hepatomegalia, hipertensión arterial, tumor y equimosis orbitarias, nódulos subcutáneos (particularmente, en los lactantes), tumor intraabdominal y síndrome de Horner.

C. Pruebas complementarias
1. Hemograma completo, bioquímica sanguínea completa.
2. Análisis de orina, con determinación de catecolaminas y sus metabolitos, entre ellos el ácido vanililmandélico (AVM) y el ácido homovanílico (AHV).
3. Tomografía computarizada (TC) o TEP-TC abdominal o torácica (posiblemente precedidas de ecografía abdominal y renal).
4. Gammagrafía ósea.
5. Aspiración y biopsia de la médula ósea en busca de posibles células tumorales.
6. Gammagrafía con ^{131}I-metayodobencilguanidina, que es específica del neuroblastoma y el feocromocitoma.
7. Estudio del tumor en busca de la amplificación del gen *N-myc*.

IV. FACTORES PRONÓSTICO

A. Supervivencia y factores pronóstico. El pronóstico del neuroblastoma está estrechamente relacionado con la edad del paciente y el estadio de la enfermedad.

1. **Edad.** Los pacientes con tumores congénitos son los que tienen el pronóstico más favorable, incluso con enfermedad diseminada, y también muestran la mayor tasa de regresión espontánea sin tratamiento. Los pacientes con edades comprendidas entre 1 y 5 años evolucionan peor que los menores de 1 año y los mayores de 5.
2. **Estadio.** Los pacientes con la enfermedad avanzada, salvo en el caso del estadio IVS, tienen una tasa de supervivencia baja. La supervivencia total a los 2 años en caso de neuroblastoma es > 80 % para los estadios I y II y < 40 % para el estadio IV. En el estadio IVS la supervivencia es del 90 %. En los pacientes con enfermedad en estadios III y IV y amplificación del gen *N-myc* el pronóstico es peor.

3. El **cociente AVM:AHV urinario** es una medida indirecta de la dopamina hidroxilasa. La ausencia de la enzima puede conllevar un peor pronóstico (el cociente AVM:AHV es < 1.5) y puede hacer dudar del diagnóstico de neuroblastoma.

V. TRATAMIENTO

A. **Cirugía.** La enfermedad localizada se trata principalmente mediante la resección quirúrgica. Cuando existen metástasis es importante la biopsia o la escisión del tumor primario para la evaluación del gen *N-myc*. La resección completa suele demorarse hasta después de administrar la quimioterapia, aunque puede realizarse en el momento del diagnóstico.

B. **RT.** Se utiliza en los tumores voluminosos, en combinación con la quimioterapia.

C. Quimioterapia
   1. **Enfermedad localizada residual o avanzada.** La quimioterapia multimodal intensiva con doxorubicina, ciclofosfamida, etopósido, cisplatino, vincristina y topotecán, combinada con la resección quirúrgica y el trasplante de médula ósea, ha mejorado la supervivencia en los estadios III y IV.
   2. **Enfermedad congénita.** En los pacientes con afectación congénita, específicamente en el estadio IVS, no se utiliza quimioterapia salvo que el tumor cause síntomas importantes.

D. El trasplante de células madre hematopoyéticas (TCMH), generalmente autólogo, tras una irradiación y una quimioterapia intensivas parece mejorar el pronóstico de los pacientes con enfermedad avanzada, especialmente cuando se utiliza junto con la administración de ácido 13-*cis*-retinoico después del trasplante. El protocolo terapéutico más reciente el Children Oncology Group (COG) analizó si la consolidación con tratamiento en tándem a dosis elevadas con apoyo con células madre hematopoyéticas autólogas ofrece resultados mejores que una consolidación única. Este estudio está ahora cerrado y en seguimiento.

E. El **dinutuximab** es un anticuerpo quimérico frente al GD-2 (diasilgangliósido), y cuenta con aprobación para el tratamiento de los pacientes con un meduloblastoma de alto riesgo que alcanzó cuando menos una respuesta parcial con la quimioterapia previa.

TUMOR DE WILMS (NEFROBLASTOMA)

I. EPIDEMIOLOGÍA Y ETIOLOGÍA

A. **Incidencia.** El tumor de Wilms afecta la mayoría de las veces a niños con edades comprendidas entre 1 y 5 años y casi nunca a los mayores de 8 años. La incidencia se sitúa en torno a 7 por 1 millón en niños. Se han descrito agrupaciones familiares, sobre todo en pacientes con tumores de Wilms bilaterales.

B. **Alteraciones asociadas.** El tumor de Wilms se ha asociado a determinadas malformaciones congénitas, entre ellas malformaciones genitourinarias, aniridia (ausencia de iris) y hemihipertrofia (síndrome de Beckwith-Wiedemann). La deleción del brazo corto del cromosoma 11 se ha asociado a un síndrome de tumor de Wilms, retraso mental, microcefalia, aniridia bilateral y ambigüedad genital.

II. ANATOMÍA PATOLÓGICA Y EVOLUCIÓN NATURAL

A. **La clasificación histopatológica** es el dato más preciso para determinar el pronóstico.
   1. **Tumor de Wilms.** Los tumores que muestran elementos maduros y pocas células anaplásicas son los que tienen un pronóstico más favorable, y se denominan de *histología favorable*. La *histología desfavorable* corresponde a aquellos tumores con anaplasia focal o difusa, sarcoma rabdoide o sarcoma de células claras. Esta histología desfavorable se encuentra en el 12 % de los tumores de Wilms y en casi el 90 % de los fallecimientos.
   2. El **nefroma mesoblástico congénito** es un tumor benigno poco frecuente que es habitual entre los lactantes (es la neoplasia renal más frecuente durante el primer mes de vida), y puede confundirse histológicamente con el tumor de Wilms.

B. **Localizaciones.** Alrededor del 7 % de los tumores de Wilms son bilaterales al realizar el diagnóstico.
C. **Modo de diseminación.** Los pulmones constituyen la localización principal de las metástasis y les siguen, en orden de frecuencia, el hígado y los ganglios linfáticos. Las metástasis en la médula ósea son poco frecuentes y tienden a asociarse a subtipos de células claras del tumor de Wilms sarcomatoso.
D. **Síndromes paraneoplásicos.** Los tumores de Wilms se han asociado a un aumento de eritropoyetina (eritrocitosis) y de renina (hipertensión arterial).

III. DIAGNÓSTICO

A. **Síntomas.** Los síntomas más frecuentes son el aumento de tamaño del abdomen, el dolor abdominal y una hematuria indolora.
B. **Signos físicos.** El hallazgo más habitual es un tumor abdominal palpable. En ocasiones el paciente tiene hipertensión arterial.
C. **Pruebas complementarias**
   1. Hemograma completo, bioquímica sérica, análisis de orina.
   2. Radiografías simples de tórax y de abdomen.
   3. TC o, preferiblemente, RM abdominal.
   4. Ecografía abdominal/pélvica.

IV. FACTORES PRONÓSTICO

A. **Supervivencia y factores pronóstico.** Los factores pronóstico más importantes son la clasificación histopatológica, y la estadificación clínica y quirúrgica. La edad en el momento del diagnóstico es poco importante, aunque los pacientes más jóvenes parecen tener un pronóstico ligeramente mejor. La tasa de supervivencia total a los 2 años es > 95 % en los estadios I, II y III con histología favorable, y de alrededor del 50 % en los casos en estadio IV.

V. TRATAMIENTO

A. **Cirugía.** La cirugía debe llevarse a cabo en todos los pacientes, tanto para la estadificación como para extirpar el mayor volumen tumoral posible. Es obligada la incisión transabdominal para explorar los vasos del pedículo renal y el riñón no afectado. Durante la intervención debe delimitarse con grapas metálicas el lecho tumoral y todo tumor residual.
B. **RT.** Es útil en el tratamiento de la enfermedad en estadio III y cuando existen metástasis hepáticas, óseas o pulmonares.
C. **Quimioterapia.** El tratamiento de elección son los ciclos múltiples de poliquimioterapia. Los principales antineoplásicos activos utilizados son la actinomicina D, la vincristina y la doxorubicina. La ciclofosfamida es un fármaco de segunda línea eficaz. El cisplatino es activo frente al tumor de Wilms y se está utilizando en protocolos de investigación. Los pacientes de menos edad son especialmente propensos a mostrar efectos adversos graves debidos a la quimioterapia, en particular hemáticos, y la dosis de los fármacos debe reducirse al 50 % en los pacientes de menos de 15 meses.
D. **Tratamiento según el estadio de la enfermedad.** La cirugía y la quimioterapia se utilizan en todos los estadios de la enfermedad.
   1. **Estadio I.** El tumor está limitado al riñón. No es necesaria la RT.
   2. **Estadio II** (el tumor se extiende más allá del riñón, pero fue completamente eliminado). **Estadio III** (tumor residual presente después de la cirugía). No es necesaria la RT en el estadio II con histología favorable, pero sí se utiliza cuando la histología es desfavorable y en el estadio III.
   3. **Estadio IV** (metástasis están presentes) o **enfermedad recurrente.** Si es posible, se utilizará la cirugía. Se instaurarán de nuevo los antineoplásicos, si se interrumpieron o se cambiaron, en el caso de producirse una recurrencia durante el tratamiento. La RT resulta útil cuando existen metástasis. En la enfermedad recurrente puede ser útil la quimioterapia intensiva con trasplante autólogo de células madre hematopoyéticas.

4. **Estadio V** (tumor bilateral). El tumor de Wilms bilateral necesita un esfuerzo especial para conservar la mayor cantidad posible de tejido renal. Inicialmente se realiza una biopsia, y a continuación se administra quimioterapia seguida de una resección juiciosa del tumor restante. La nefrectomía bilateral seguida de quimioterapia y trasplante renal es un tratamiento de rescate. En estos pacientes la supervivencia a los 3 años es del 75 %.

RABDOMIOSARCOMA

I. EPIDEMIOLOGÍA
El rabdomiosarcoma (RMS) es el sarcoma de tejidos blandos más frecuente entre los niños; su incidencia es de 8 casos por cada millón.

II. ANATOMÍA PATOLÓGICA Y EVOLUCIÓN NATURAL
A. **Histología.** Se han descrito cuatro categorías histológicas principales de estas neoplasias del músculo estriado: embrionario (incluye el sarcoma botrioide), alveolar, pleomorfo y mixto. Los rabdomioblastos tienen un citoplasma acidófilo que suele teñirse con ácido peryódico de Schiff (PAS). Pueden observarse diversas alteraciones genéticas características. El RMS embrionario puede tener una pérdida característica de la heterocigosidad en el locus 11p15. La mayoría de los RMS alveolares tienen una translocación t(2;13) característica que produce un producto génico de fusión *PAX7* y *FKHR* híbrido; un menor porcentaje muestra una translocación t(1;13) que afecta a *PAX7* y *FKHR*.
B. **Localizaciones.** En el 35 % de los casos se encuentra afectada la región de la cabeza y el cuello; en el 35 %, el tronco y las extremidades, y en el 30 %, el aparato genitourinario.
C. **Mecanismo de diseminación.** Estos tumores tienen una gran tendencia a la recurrencia local y a rápida metástasis a través de los sistemas venoso y linfático. Cualquier órgano puede verse afectado por las metástasis, aunque los pulmones son los órganos afectados con mayor frecuencia.

III. DIAGNÓSTICO
A. **Síntomas.** El síntoma inicial más frecuente es un tumor indoloro que aumenta de tamaño. En los tumores primarios del aparato genitourinario se observa hematuria y obstrucción de las vías urinarias. La tumefacción indolora se aprecia frecuentemente tras un traumatismo leve que llama la atención sobre la masa que está creciendo.
B. **Signos físicos.** Entre ellos se encuentran: lesiones expansivas que causan, obstrucción de las vías urinarias y tienen un aspecto de «racimo de uvas» que sobresale por el conducto vaginal (sarcoma botrioide). En los tumores primarios de cabeza y cuello se observa exoftalmos o proptosis.
C. **Pruebas complementarias**
   1. Hemograma completo y pruebas funcionales hepáticas.
   2. Radiografías simples y RM o TC de las áreas afectadas.
   3. Aspiración y biopsia de la médula ósea para pacientes de alto riesgo.
   4. TEP-TC.
   5. Evaluación del LCR en los tumores paramenígeos.

IV. FACTORES PRONÓSTICO
A. **Supervivencia y factores pronóstico.** La supervivencia está estrechamente relacionada con el estadio y subtipo patológico. La tasa de supervivencia a los 5 años con la pauta de poliquimioterapia habitual VAC (vincristina, actinomicina D y ciclofosfamida) es de casi el 100 % para los estadios I y II, > 60 % para el estadio III y alrededor del 40 % para el estadio IV. La tasa de supervivencia total es del 70 %. La supervivencia es mayor para edades más jóvenes y subtipo embrionario.

V. TRATAMIENTO
El tratamiento del RMS debe ser agresivo, incluso cuando la afección está localizada. En todos los casos con enfermedad residual tienen que utilizarse cirugía, RT y quimioterapia.

A. **Cirugía.** Debe consistir en una escisión total, si es posible, aunque la cirugía radical es innecesaria y no está justificada. La disección ganglionar es útil para la estadificación en los tumores de las extremidades o del aparato genitourinario.

B. **RT.** Consiste generalmente en la administración de 5000-6000 cGy durante 5-6 semanas sobre la localización del tumor primario, con unos portales de radiación amplios para incluir los bordes de todos los tumores extirpados.

C. **Quimioterapia.** La pauta VAC es la más utilizada. En los estudios que han comparado la doxorubicina, el etopósido y la ifosfamida con la pauta VAC en la enfermedad avanzada no se han demostrado ventajas en cuanto a la supervivencia, aunque la combinación puede ser útil en la enfermedad recurrente o resistente al tratamiento.

SARCOMA DE EWING Y TUMOR NEUROECTODÉRMICO PRIMITIVO (TUMORES DE LA FAMILIA EWING)

I. EPIDEMIOLOGÍA Y ETIOLOGÍA

La incidencia de los tumores de la familia Ewing (TFE), el sarcoma de Ewing y el tumor neuroectodérmico primitivo (TNEP) es de alrededor de 1.5 casos por 1 millón. La enfermedad es muy poco frecuente entre los niños afroamericanos. El 70 % de los pacientes tiene menos de 20 años. La mayor incidencia se observa a los 11-12 años en las niñas y a los 15-16 en los chicos. El cociente de incidencia hombres:mujeres es de 2:1. Una translocación recíproca entre los cromosomas 11 y 22 en alrededor del 85 % de los tumores crea un gen de fusión *ews-fli1* híbrido.

II. ANATOMÍA PATOLÓGICA Y EVOLUCIÓN NATURAL

A. **Histología.** El TFE es un tumor de células pequeñas del hueso o los tejidos blandos caracterizado por islas de células azules redondas, pequeñas y anaplásicas. El espectro de los TFE comprende el sarcoma de Ewing óseo, el sarcoma de Ewing extraóseo y el TNEP. El sarcoma de Ewing y el TNEP contienen la misma translocación cromosómica.

B. **Localizaciones de la enfermedad.** Estos tumores se observan predominantemente en la parte media de la diáfisis del húmero, fémur, tibia o peroné, aunque también pueden encontrarse en las costillas, la escápula, la pelvis o en localizaciones extraóseas. Los TNEP torácicos se denominan *tumores de Askin*.

C. **Mecanismo de diseminación.** En el momento del diagnóstico del 20 % al 30 % de estos tumores ya ha producido metástasis, la mayoría de las cuales se localizan en los pulmones. También pueden observarse metástasis en otros huesos o en los ganglios linfáticos. Se han documentado metástasis en el SNC, sobre todo meníngeas, pero son poco frecuentes.

III. DIAGNÓSTICO

A. **Síntomas.** La manifestación más frecuente es el dolor, seguido de una hinchazón localizada.

B. **Signos físicos.** Una masa palpable y dolorosa sobre la localización del tumor.

C. **Las pruebas complementarias preliminares** pueden mostrar una velocidad de sedimentación elevada y lesiones óseas líticas en la radiografía (con frecuencia, las lesiones tienen un «aspecto en capas de cebolla»). En todos los pacientes debe realizarse una radiografía de tórax y una TC.

D. **Pruebas especiales para el diagnóstico**
   1. Gammagrafía ósea.
   2. RM o TC de las zonas afectadas.
   3. Biopsia de la médula ósea.
   4. TEP-TC.

IV. ESTADIFICACIÓN Y FACTORES PRONÓSTICO

A. **Estadificación.** Los dos estadios principales del sarcoma de Ewing y el TNEP son simplemente:

1. Enfermedad localizada.
2. Enfermedad metastásica.
B. **Supervivencia y factores pronóstico.** Los pacientes con un tumor primario en una localización central tienen una mayor incidencia de recurrencia local y un pronóstico generalmente peor que aquellos con tumores en otras localizaciones primarias. El pronóstico de los pacientes con enfermedad metastásica en el momento del diagnóstico sigue siendo grave; las metástasis óseas son las que tienen peor pronóstico. La presencia de leucocitosis y fiebre en el momento del diagnóstico también se asocia a un mal pronóstico. La supervivencia sin signos de enfermedad depende de la respuesta a la quimioterapia.

V. TRATAMIENTO
A. **Tratamiento según el estadio de la enfermedad**
  1. **Enfermedad localizada.** Todos los pacientes con la enfermedad localizada deben tratarse con quimioterapia intensiva seguida de una resección quirúrgica completa si es posible. Si no puede realizarse la resección o si ésta no es completa, se administra RT. Esta última no es necesaria si el tumor puede extirparse con un borde de más de 1 cm.
  2. **Enfermedad metastásica.** Se trata con quimioterapia intensiva seguida de resección quirúrgica (si es posible) o RT.
B. **Quimioterapia.** Consiste en la aplicación de múltiples ciclos de poliquimioterapia. Los antineoplásicos más activos son la vincristina, la actinomicina D, las dosis elevadas de ciclofosfamida, la doxorubicina, la ifosfamida y el etopósido; las combinaciones de estos fármacos son eficaces. Los pacientes con enfermedad recurrente a menudo son tratados con combinación de topotecán y ciclofosfamida o irinotecán y temozolomida.
C. **Cirugía.** El procedimiento inicial debe ser únicamente la biopsia; en los niños se prefiere la biopsia abierta. Es esencial el control de tumor primario. La cirugía se utiliza en determinados pacientes con la enfermedad localizada y en aquellos con una afectación metastásica voluminosa. La extirpación total del tumor no es necesaria en los casos en los que podría causarse una discapacidad grave. Deben realizarse esfuerzos por la conservación de la extremidad.
D. **RT.** Pretende la erradicación de toda la enfermedad con conservación de la función de la extremidad. No se ha determinado el volumen óseo óptimo que debe irradiarse.
  1. **Lesiones no voluminosas.** Cuando se combina con la quimioterapia, la administración de 4 000-5 000 cGy de RT sobre todo el hueso, con 1 000-1 500 cGy adicionales sobre la localización afectada, proporciona buenos resultados.
  2. **Diferencias en la longitud de las piernas.** Anteriormente, cuando las probabilidades de producir diferencias en la longitud de las piernas eran excesivas (p. ej., niños pequeños con lesiones cerca de la rodilla), se realizaba una amputación primaria más quimioterapia. La reconstrucción mediante prótesis extensibles hace que actualmente la resección quirúrgica se haya convertido en una opción en los niños pequeños. Este método suele lograr una mejor función de la extremidad que si se tratan las extremidades con radiación de orto-voltaje. Los procedimientos de conservación de la extremidad mediante el uso de quimioterapia también suelen realizarse cuando están indicados.
  3. **Tumores primarios en la pelvis.** Se utilizan dosis moderadas de RT (4 000 cGy) con cirugía limitada en los tumores primarios pélvicos, ya que las dosis elevadas de radiación administrada sobre el intestino y la vejiga se asocian a una morbilidad excesiva. También debe utilizarse quimioterapia.

RETINOBLASTOMA

I. EPIDEMIOLOGÍA Y ETIOLOGÍA
A. **Incidencia.** El retinoblastoma se observa en cerca de 3 de cada millón de niños anualmente. El promedio de edad de los pacientes es de 18 meses, y > 90 % tiene < 5 años.

La incidencia en los asiáticos cuadruplica a la de los caucásicos. Los pacientes tienen un riesgo elevado de sufrir otras neoplasias, particularmente osteosarcomas inducidos por la radiación que surgen en los portales de tratamiento.

B. **Retinoblastoma familiar.** Alrededor del 40 % de los casos es hereditario y muestra afectación multifocal bilateral, edad temprana en el momento del diagnóstico, tumores secundarios y antecedentes familiares. Los hermanos tienen una probabilidad del 10 % al 20 % de mostrar retinoblastoma si el niño afectado tiene un proceso bilateral, y alrededor del 1 % si la afección es unilateral. La descendencia de un paciente que sobrevivió a un retinoblastoma bilateral tiene alrededor del 50 % de probabilidades de presentar la enfermedad.

II. ANATOMÍA PATOLÓGICA Y EVOLUCIÓN NATURAL

A. **Histología.** El retinoblastoma es un tumor neuroectodérmico maligno. Histológicamente está formado por células indiferenciadas pequeñas con núcleos intensamente teñidos y citoplasma escaso. A veces, se observan unas células grandes que forman seudorrosetas, particularmente en los aspirados de médula ósea.

B. **Mecanismo de diseminación.** Al principio es típico observar múltiples focos tumorales en la retina. La mayoría de los pacientes fallece por extensión al SNC a través del nervio óptico o por metástasis por diseminación hematógena.

III. DIAGNÓSTICO

A. **Síntomas.** La enfermedad suele manifestarse con un «ojo de gato» (pupila blanca o leucocoria), y en ocasiones se observa estrabismo. Casi nunca se produce inflamación orbitaria o proptosis.

B. **Signos físicos.** Suelen limitarse al ojo, aunque debe realizarse una exploración neurológica completa al paciente. Es esencial la exploración oftalmológica completa con anestesia en los lactantes y niños pequeños, tanto en los que muestran síntomas como en aquellos con un riesgo elevado de sufrir la enfermedad. Dos signos patognomónicos son:
   1. El patrón típico de calcificaciones de bordes imprecisos en las retinas.
   2. La presencia de diseminación de las células tumorales por el vítreo.

C. **Pruebas complementarias preliminares**
   1. Hemograma completo, pruebas funcionales hepáticas.
   2. RM o TC de cabeza y órbita (ambas con contraste).

D. **Pruebas diagnósticas especiales**
   1. Punción lumbar con centrifugación del líquido cefalorraquídeo.
   2. Aspiración y biopsia de la médula ósea.
   3. Concentraciones plasmáticas de antígeno carcinoembrionario y α-fetoproteína, que se encuentran elevadas frecuentemente en la enfermedad.
   4. Concentraciones urinarias de catecolaminas, que casi nunca están elevadas.

IV. FACTORES PRONÓSTICO

A. **Supervivencia y factores pronóstico.** El pronóstico está relacionado con el estadio y la fase entre la detección de los signos clínicos y el inicio del tratamiento. La tasa de supervivencia es de prácticamente el 100 % en los grupos I a IV, y del 83 % al 87 % en el grupo V los pacientes con un tumor grande que implica la mitad de la retina o el nervio óptico, o la propagación en el vítreo. Después de que la enfermedad ha invadido la órbita, la tasa de mortalidad supera el 80 % a pesar de la quimioterapia agresiva.

V. TRATAMIENTO

A. **Cirugía. Es la primera modalidad terapéutica.** La enucleación precoz en la afectación unilateral y la enucleación del ojo más afectado en la enfermedad bilateral son los procedimientos que se utilizan con mayor frecuencia. Otro método ha sido la enucleación únicamente de los ojos con afectación del nervio óptico y el tratamiento del resto de pacientes con RT. Cuando se realiza la enucleación debe extirparse un segmento del nervio óptico de la mayor longitud posible. En determinados casos puede utilizarse la quimioterapia, la fotocoagulación, la crioterapia y la RT en placa.

B. **RT con rayo externo.** Se aplica en la mayoría de los casos sobre el lecho tumoral o sobre el ojo afectado pero no extirpado. Generalmente la dosis administrada es de 3 500 cGy en nueve fracciones durante 3 semanas sobre la parte posterior de la retina. Esta técnica, particularmente cuando se utiliza radiación de mega-voltaje, se utiliza para intentar conservar la cámara anterior y evitar la formación de cataratas; no es adecuada en aquellos tumores que se encuentran en el punto medio del ojo o más allá.

La RT sin cirugía suele reservarse para los pacientes con una enfermedad avanzada en ambos ojos, el tumor residual tras la cirugía o los tumores que afectan al nervio óptico.

C. **La braquiterapia** con una placa con I-125 radiactivo insertada en el sitio del tumor puede usarse como tratamiento primario o en combinación con una quimioterapia y produce mejores resultados visuales. Éste es un tratamiento apropiado para los tumores menores y unifocales.

D. **Coagulación con láser y crioterapia** se han utilizado para lesiones discretas, particularmente para recurrencias pequeñas.

E. **Quimioterapia.** Es útil para la enfermedad metastásica. No se ha demostrado que el tratamiento posquirúrgico en la enfermedad localizada aumente la longevidad. Hay muchos antineoplásicos activos (vincristina, actinomicina D, ciclofosfamida y doxorubicina).

Lecturas recomendadas

Arndt CA, Hawkins DS, Meyer WH, et al. Comparison of results of a pilot study of alternating vincristine/doxorubicin/cyclophosphamide and etoposide/ifosfamide with IRS-IV in intermediate risk rhabdomyosarcoma: a report from the Children's Oncology Group. *Pediatr Blood Cancer* 2008;50:33.

Baker DL, Schmidt ML, Cohn SL, et al.; Children's Oncology Group. Outcome after reduced chemotherapy for intermediate-risk neuroblastoma. *N Engl J Med* 2010;363(14):1313.

Children's Oncology Group. Long Term Follow-Up Guidelines & Survival of Childhood and Adolescent Cancer. http://www.survivorshipguidelines.org.

Hawkins DS, Gupta AA, Rudzinski ER. What is new in the biology and treatment of pediatric rhabdomyosarcoma. *Curr Opin Pediatr* 2014;26:50.

Hunger SP, Mulligan CG. Acute lymphoblastic leukemia in children. *N Engl J Med* 2015;373(16):1541.

Maris JM. Recent advances in neuroblastoma (Review). *N Engl J Med* 2010;362(23):2202.

Mullighan CG, Su X, Zhang J, et al.; Children's Oncology Group. Deletion of IKZF1 and prognosis in acute lymphoblastic leukemia. *N Engl J Med* 2009;360(5):470.

Panosyan EH, Ikeda AK, Chang VY, et al. High-dose chemotherapy with autologous hematopoietic stem-cell rescue for pediatric brain tumor patients: a single institution experience from UCLA. *J Transplant* 2011;2011:740673.

Pizzo PA, Poplack DG. *Pediatric Oncology, Principles and Practice.* 5th ed. Philadelphia, PA: Lippincott Williams & Wilkins, 2006.

Pui CH, Evans WE. Treatment of acute lymphoblastic leukemia. *N Engl J Med* 2006;354:166.

Pui CH, Campana D, Pei D, et al. Treating childhood acute lymphoblastic leukemia without cranial irradiation. *N Engl J Med* 2009;360(26):2730.

Rubnitz JE, Razzouk BI, Lensing S, et al. Prognostic factors and outcome of recurrence in childhood acute myeloid leukemia. *Cancer* 2007;109:157.

Siegel MJ, Finlay JL, Zacharoulis S, et al. State of the art chemotherapeutic management of pediatric brain tumors. *Expert Rev Neurother* 2006;6:765.

Yu AL, Gilman AL, Ozkaynak MF, et al.; Children's Oncology Group. Anti-GD2 antibody with GM-CSF, interleukin-2, and isotretinoin for neuroblastoma. *N Engl J Med* 2010;363(14):1324.

20 Otras neoplasias
Bartosz Chmielowski

I. TUMORES PRIMARIOS DEL MEDIASTINO
A. Características generales
1. **Anatomía.** El mediastino está delimitado por delante por el esternón, por detrás por los cuerpos de las vértebras torácicas, por abajo por el diafragma y por arriba por la primera vértebra torácica. Sus límites laterales son las superficies parietal y pleural de los pulmones. El mediastino se encuentra dividido arbitrariamente en los segmentos anterior, medio y posterior por el corazón y los grandes vasos.
2. **Etiología.** El 75 % de estos tumores son benignos. Muchos se detectan casualmente en radiografías de tórax realizadas por otros motivos.
   a. Las neoplasias **mediastínicas más frecuentes** son el timoma, el teratoma, el bocio y el linfoma. En el mediastino, los tumores metastásicos son más comunes que los tumores mediastínicos primarios.
   b. Los **linfomas** típicamente implican el mediastino anterior o medio. El linfoma de Hodgkin es la causa más frecuente de afectación mediastínica aislada entre los linfomas; el subtipo nodular esclerosante tiene predilección por el mediastino anterior. Otros linfomas se encuentran limitados con poca frecuencia al mediastino en el momento del diagnóstico. En el capítulo 22 se comentan los linfomas.
   c. Los **bocios mediastínicos** sin un componente cervical son poco habituales. Suelen descender hasta el mediastino anterosuperior izquierdo. Bajan con poca frecuencia por detrás de la tráquea hasta el mediastino medio y posterior.
3. **Edad y sexo.** La mayoría de los tumores no muestra ninguna predilección de sexo. Los teratomas mediastínicos suelen presentarse hacia los 30 años, mientras que los timomas benignos pueden observarse en cualquier grupo de edad. Las neoplasias primarias del timo son más frecuentes entre los hombres de la tercera edad. Los tumores con origen en el tejido nervioso pueden observarse a cualquier edad, pero son más habituales entre los niños.
4. **Signos y síntomas.** Los síntomas iniciales dependen de la localización del tumor, su tipo y su velocidad de crecimiento. Es más probable que los síntomas se presenten con tumores malignos de crecimiento rápido. En cualquier tumor mediastínico primario, puede producirse osteoartropatía hipertrófica.
   a. **Tumores del mediastino anterior.** Pueden manifestarse con dolor retroesternal, disnea, obstrucción de las vías respiratorias superiores y aparición de circulación venosa colateral sobre el tórax. Puede observarse matidez con la percusión sobre la parte superior del esternón.
   b. **Tumores del mediastino posterior.** Pueden causar compresión de la tráquea (tos y disnea) y del nervio frénico (hipo o parálisis diafragmática), afectación del nervio laríngeo recurrente izquierdo (ronquera), compresión esofágica (disfagia), obstrucción de la vena cava, síndrome de Horner, dolor o parálisis en la distribución de los nervios braquiales o intercostales.

B. Tumores del mediastino anterior y medio
1. **Timomas.** Representan el 20 % de todos los tumores mediastínicos, y son la causa más frecuente de masas en el mediastino anterior. La edad de máxima frecuencia del diagnóstico es entre los 40 y los 60 años de edad. Están compuestos por linfocitos no neoplásicos y células epiteliales neoplásicas. Los timomas son benignos en el 70 % de los casos y además son localmente invasores en el 30 %. Sólo el 1 % de estos tumores son carcinomas. Los timomas invasores afectan el

pericardio, miocardio, pulmón, esternón y los grandes vasos mediastínicos. Las metástasis diseminadas son raras (tabla 20-1).

Según la clasificación histológica, los tumores epiteliales tímicos se dividen en seis subtipos.

a. Los **síndromes paraneoplásicos inmunitarios** asociados a los timomas benignos y malignos se observan del 50 % al 60 % de los pacientes, no influyen en el pronóstico y pueden no desaparecer después de la timectomía. Estos síndromes son:

   (1) **Miastenia grave.** Se produce en más de la mitad de los pacientes con timomas; las manifestaciones mejoran en el 70 % de los pacientes sometidos a timectomía. Alrededor del 20 % de los pacientes con miastenia grave tiene timomas. En los pacientes en los que se sospecha la presencia de este tumor debe realizarse un análisis de anticuerpos plasmáticos frente a los receptores de acetilcolina.

   (2) **Aplasia eritrocítica pura** (AEP; <5 % de los timomas). Alrededor del 10 % de los pacientes con AEP tiene un timoma en las series contemporáneas. La fisiopatología de esta complicación se comprende bastante mal. La timectomía logra la remisión de la AEP en <20 % de los pacientes. Se han intentado varios tratamientos inmunodepresores, con éxito variable (ciclosporina, globulina antitimocítica).

   (3) **Inmunodeficiencia.** En cerca del 10 % de los pacientes con timoma se observa hipogammaglobulinemia adquirida con concentraciones bajas o ausentes de linfocitos B y linfocitopenia T CD4+ (síndrome de Good). Los afectados muestran infecciones sinopulmonares recurrentes secundarias a microorganismos encapsulados, infecciones cutáneas o de las vías urinarias, y diarreas bacterianas. El tratamiento con inmunoglobulinas i.v. debe ayudar a reducir la aparición de infecciones.

   (4) **Síndromes paraneoplásicos poco frecuentes** asociados al timoma: síndrome de Cushing ectópico, polimiositis, dermatomiositis, miocarditis granulomatosa, lupus eritematoso sistémico o diseminado, síndrome de Churg-Strauss, poliangitis microscópica, glomerulonefritis necrosante pauciinmunitaria aislada con formación de semilunas, neuritis óptica, encefalitis límbica, osteoartropatía hipertrófica, autoinmunidad multiorgánica asociada al timoma (AMAT).

TABLA 20-1 Subtipos histológicos de timoma

Subtipo	Características histológicas	Comportamiento clínico
A	Células fusiformes blandas, pocos linfocitos	Suele ser no invasor
AB	Mezcla del tipo A y el tipo B	Puede ser no invasor o mínimamente invasor
B-1	Células epiteliales e infiltrados linfocíticos extensos	Invasión a las estructuras circundantes en el 12 % de los pacientes
B-2	Predominio de linfocitos y células epiteliales dispersas	Invasión de las estructuras circundantes en la mayoría de los pacientes. Puede producir metástasis
B-3	Carcinoma tímico bien diferenciado, las células epiteliales muestran atipia leve	Invasión de las estructuras circundantes en el 83 % de los pacientes. Puede causar metástasis
C	Carcinoma tímico, muestra atipia celular significativa	Invasión de las estructuras circundantes y alto potencial metastásico, supervivencia a 5 años del 40 %

b. **Tratamiento**
   (1) **Cirugía.** La timectomía y la extirpación quirúrgica completa del tumor producen una tasa de curación que supera el 95 % en los timomas no invasores encapsulados. Menos de un 10 % de los timomas encapsulados extirpados por completo recurre, a veces años después de la escisión. Los procedimientos de invasión mínima no se recomiendan.
   (2) **Radioterapia (RT).** Administrada tras la cirugía, 4 500-5 000 cGy en los timomas localmente invasores o no completamente extirpados reducen la recurrencia local desde el 30 % al 5 % en 10 años. Rara vez los timomas se propagan hacia los ganglios linfáticos locales y en consecuencia la RT ganglionar es innecesaria. Si la enfermedad es inextirpable, la dosis recomendada de RT es de 6 000 a 7 000 cGy. La tasa de recurrencia en los timomas localmente infiltrantes tratados únicamente con RT es del 20 % al 30 %.
   (3) Las **pautas de poliquimioterapia** para la enfermedad localmente infiltrante o metastásica consisten en cisplatino, doxorubicina y ciclofosfamida. Estas combinaciones proporcionan a menudo unas tasas de respuesta superiores al 50 %, y menos de la mitad de ellas son respuestas completas. La mediana de duración de las respuestas completas en casos de enfermedad diseminada es de unos 12 meses. La supervivencia de estos pacientes a 5 años está en torno al 30 %. En aquellos que muestran una afección localmente avanzada (para quienes no existe un tratamiento de referencia) es razonable el uso de la quimioterapia de inducción, en primer lugar, seguida de la resección y la RT. Otras pautas que contienen cisplatino/etopósido y carboplatino/paclitaxel también se han utilizado, y esta última es la pauta de preferencia frente al carcinoma tímico.
   (4) Los **análogos de la somatostatina,** como la lanreotida (30 mg i.m. cada 14 días), combinados con prednisona, son un tratamiento eficaz en los tumores tímicos que no responden a los antineoplásicos habituales siempre que el tumor sea positivo en una gammagrafía con octreotida.
   (5) **Tratamiento dirigido frente a moléculas específicas.** El sunitinib puede tener actividad en pacientes con un carcinoma tímico. Rara vez, los timomas pueden mostrar mutaciones en KIT y, en tales casos, podrían usarse inhibidores de KIT.
2. Los **carcinomas tímicos** son evidentemente malignos en el estudio histológico, y no suelen asociarse a síndromes paraneoplásicos. Las neoplasias que están bien circunscritas y que son de bajo grado, con un patrón de crecimiento lobulillar, tienen un pronóstico de supervivencia relativamente favorable (supervivencia a los 5 años del 90 %). Los carcinomas tímicos de alto grado producen invasión local; suelen asociarse a derrames pleurales y pericárdicos, y frecuentemente producen metástasis en los ganglios linfáticos regionales y en localizaciones distantes. La quimioterapia basada en el cisplatino más RT en los tumores de grado elevado se asocia a una tasa de supervivencia a los 5 años del 15 %.
3. Los **carcinoides tímicos** son poco frecuentes. Alrededor de la mitad muestra alteraciones endocrinas, especialmente la producción ectópica de corticotropina y síndromes de neoplasias endocrinas múltiples, pero el síndrome carcinoide es poco frecuente. En la mayoría de los pacientes se producen metástasis en los ganglios regionales y metástasis óseas osteoblásticas. Las metástasis no suelen responder al tratamiento.
4. **Tumores de células germinales** (*v.* cap. 13). Los teratomas (o dermoides) representan el 10 % de las neoplasias mediastínicas. Alrededor del 10 % son malignos. Los tumores malignos de células germinales del mediastino suelen ser grandes y sólidos.
   a. El **teratoma benigno (maduro)** supone alrededor del 70 % de los tumores de células germinales del mediastino, especialmente entre los niños y adultos jóvenes. Tiene el aspecto de una masa redonda y densa (a menudo con una envoltura capsular calcificada y en ocasiones con dientes). Suelen ser tumores pequeños, con quistes multiloculados, y asintomáticos, pero pueden llegar a

alcanzar un gran tamaño. En el suero de un paciente con un teratoma benigno no se detecta α-fetoproteína (α-FP) ni gonadotropina coriónica humana β (hCG-β). Estas características suelen diferenciar los teratomas benignos de los tumores de células germinales malignos. El tratamiento consiste en la escisión quirúrgica.
- **b. Seminoma.** Supone sólo el 2% al 4% de los tumores mediastínicos, pero es la neoplasia de células germinales maligna más frecuente del mediastino, y se observa habitualmente entre hombres de 20 a 40 años. Las lesiones casi nunca están calcificadas. Menos del 10% de los casos tiene un aumento de la hCG-β, y nunca se encuentra elevada la AFP. El tratamiento del seminoma mediastínico es la extirpación quirúrgica si el tumor es pequeño, seguida de radiación del mediastino y de los ganglios supraclaviculares. En la enfermedad localmente avanzada se prefiere la poliquimioterapia, seguida de la resección de la afección residual. En estos pacientes la supervivencia a 5 años es > 80%.
- **c. Tumores de células germinales no seminomatosos mediastínicos.** Son tumores malignos, agresivos y generalmente asintomáticos. Suelen asociarse a aumentos de las concentraciones plasmáticas de hCG-β y AFP o lactato deshidrogenasa (LDH). El coriocarcinoma del mediastino se manifiesta con ginecomastia y atrofia testicular en la mitad de los pacientes varones. Los tumores embrionarios o del saco vitelino del mediastino son muy agresivos, grandes y voluminosos en el momento del diagnóstico.

    Puede necesitarse la cirugía inicialmente para establecer el diagnóstico histológico. El tratamiento definitivo consiste en una quimioterapia agresiva, como se comentó en el carcinoma de testículo, seguida de la resección del tejido tumoral residual.
5. **Otros tumores mediastínicos anteriorre:** bocio y los quistes tiroideos (10% de los tumores mediastínicos), linfomas, adenoma paratiroideo (10% ectópico), quistes tímicos, timolipoma, linfangioma (hidroma quístico), sarcomas de tejidos blandos, plasmacitoma.
6. **Tumores en el mediastino medio**
    - **a.** Linfomas.
    - **b.** Bocio.
    - **c.** Aneurisma aórtico (10% de los tumores mediastínicos en las series quirúrgicas).
    - **d.** Quistes congénitos del intestino anterior (20% de los tumores mediastínicos). Alrededor del 50% de estos quistes son broncógenos, el 10% son enterógenos (entre ellos, la duplicación esofágica) y el 5% son neuroentéricos.
    - **e.** Quistes pericárdicos.

C. Tumores del mediastino posterior
1. Los **tumores neurógenos** son los más frecuentes de un tumor mediastínico posterior, y constituyen el 75% de las neoplasias de esta zona; alrededor del 15% son malignos, y la mitad de éstos son asintomáticos. Entre las neoplasias mediastínicas, los tumores neurógenos constituyen el 20% de los casos en los adultos y el 35% de los casos en los niños.
    - **a.** Los neurofibromas y los schwannomas son los más frecuentes. El equivalente maligno es el *tumor maligno con origen en las vainas nerviosas.*
    - **b.** Los tumores de los gangliomas linfáticos se originan en células nerviosas y no en las vainas. Son poco frecuentes, y van desde el ganglioneuroma benigno al ganglioneuroblastoma maligno y al neuroblastoma de gran malignidad. Algunos producen un síndrome idéntico al del feocromocitoma.
2. Los **tumores mesenquimatosos**, entre ellos los lipomas, los fibromas, los mixomas, los mesoteliomas y sus equivalentes sarcomatosos, son tumores mediastínicos poco frecuentes; más de la mitad son malignos. El tratamiento necesita una cirugía citorreductora. La RT, la quimioterapia o ambas se utilizan como tratamiento adyuvante a la cirugía en los sarcomas.
3. **Otros tumores del mediastino posterior:** linfomas, bocio, meningocele torácico lateral.

II. TUMORES RETROPERITONEALES

A. Etiología. Excluyendo los tumores renales, el 85 % de las neoplasias retroperitoneales primarias son malignas. En cerca de una sexta parte de los casos, se trata de un linfoma de Hodgkin, y otra sexta parte son linfomas no Hodgkin. Los sarcomas que suelen aparecer en el retroperitoneo, son fundamentalmente los rabdomiosarcomas (en los niños), los leiomiosarcomas y los liposarcomas. Los tumores de células germinales, los adenocarcinomas y los neuroblastomas, poco frecuentes, constituyen la mayoría de los casos restantes. Los carcinomas de mama, pulmón y aparato digestivo pueden producir metástasis en estructuras retroperitoneales, a través del torrente circulatorio o del plexo venoso raquídeo.

B. Evaluación

1. **Síntomas.** El dolor lumbar, la obstrucción de las vías urinarias y el edema de las piernas, causado por la obstrucción linfática o de la vena cava, suelen ser manifestaciones de neoplasias malignas retroperitoneales; no parece que se produzca insuficiencia arterial.
2. **Pruebas complementarias.** Se realizará una anamnesis, una exploración física y análisis de sangre sistemáticos. Puede que exista uremia por atrapamiento de los uréteres. Para evaluar la extensión del tumor se realizará una pielografía i.v., un enema opaco y una tomografía computarizada (TC) abdominal.

C. Tratamiento. Se debe realizar una biopsia para establecer el diagnóstico. La extirpación quirúrgica en bloque del tumor es más importante para la mayoría de los tumores no mielomatosos, especialmente sarcomas de tejidos blandos. La RT se utiliza para tratar la enfermedad residual. La quimioterapia como tratamiento de primera línea se utiliza para pacientes con linfomas o con tumores que no se pueden extirpar quirúrgicamente y no responden a RT; la elección de la quimioterapia depende del tipo de tumor.

III. TUMORES CARDIOVASCULARES

Los tumores cardiovasculares primarios son poco frecuentes. Las metástasis en el corazón (*v.* cap. 30) son 20 veces más frecuentes que los tumores cardiacos primarios. Los tumores de los vasos sanguíneos son principalmente sarcomas, que se analizan en el capítulo 18. Los síntomas dependen en gran medida de la localización del tumor y no del tipo histológico. Los pacientes pueden consultar con síntomas de insuficiencia cardiaca congestiva por obstrucción al flujo sanguíneo, arritmias y bloqueos cardiacos secundarios a invasión directa del miocardio, derrame pericárdico, o embolización pulmonar o periférica.

A. Tumores cardiacos malignos. Comprenden: rabdomiosarcomas, fibrosarcomas, angiosarcomas, lemiosarcomas y sarcoma no especificado. Suelen originarse en la aurícula derecha y se extienden al parénquima cardiaco y las válvulas. Su evolución agresiva se caracteriza por insuficiencia cardiaca, angina de pecho, arritmias potencialmente mortales o rotura cardiaca. Se tratan con resección y muchas veces con quimioterapia. El pronóstico generalmente es malo; los pacientes con sarcomas de bajo grado tienen mejor pronóstico.

B. Tumores cardiacos benignos

1. El **mixoma** está situado la mayoría de las veces en la aurícula izquierda. Crece hacia la luz de la aurícula y produce síntomas de insuficiencia mitral, puede causar un síndrome similar a la endocarditis infecciosa con soplo cardiaco, fiebre, dolor articular y embolia sistémica. Si el mixoma está en la aurícula derecha, se manifestará como estenosis tricuspídea. En los pacientes con estos hallazgos y hemocultivos estériles se debe realizar un ecocardiograma, que es muy exacto para diagnosticar un mixoma cardiaco. En algunos pacientes puede ser necesaria una RM para diferenciar entre un tumor y un trombo. En ocasiones el diagnóstico se realiza por el hallazgo de tejido mixomatoso en las piezas de embolectomía arterial. Los mixomas se tratan con cirugía, habitualmente con buenos resultados.
2. El **fibroelastoma papilar** habitualmente crece como un tumor pedunculado y móvil en una válvula cardiaca. El crecimiento a menudo se complica por un epi-

sodio trombótico (p. ej., episodio cerebrovascular, infarto de miocardio, angina de pecho, embolia periférica o pulmonar).
3. El **rabdomioma,** el **teratoma,** el **fibroma** y el **lipoma** son tipos menos frecuentes de tumores cardiacos.
C. **Hemangiopericitomas.** En el pasado se consideraba que se originaban en los pericitos. Actualmente se piensa que se originan en fibroblastos y que pertenecen al mismo espectro de tumores que el tumor fibroso solitario. Éstos se caracterizan por la presencia de la proteína de fusión NAB2-STAT6, que puede detectarse por FISH. Su aspecto histológico y su grado no se correlacionan estrechamente con el potencial metastásico; del 15 % al 20 % de los tumores muestran metástasis a distancia.

Estos tumores muy vasculares se tratan mediante resección después del tratamiento con embolización. La RT posquirúrgica puede reducir la recurrencia local. Los tumores metastásicos se tratan con quimioterapia que contiene doxorubicina; también pueden responder a tratamientos antiangiógenos, como la combinación de bevacizumab y temozolomida o sunitinib.

D. **Los sarcomas intravasculares primarios** son tumores poco frecuentes que se manifiestan con signos de obstrucción vascular focal. Los sarcomas venosos, particularmente los leiomiosarcomas, son los sarcomas i.v. más habituales. Los tumores de la vena cava pueden producir un síndrome de Budd-Chiari, insuficiencia renal o edema maleolar; los pacientes pueden acudir por dolor abdominal o lumbar impreciso. La TC o la venografía sugieren el diagnóstico. El tratamiento consiste en la resección quirúrgica, cuando es posible técnicamente.

IV. CARCINOSARCOMAS

Son tumores poco frecuentes, con un aspecto histológico que combina elementos sarcomatosos y epiteliales. Desde el punto de vista conceptual representan carcinomas que desarrollan elementos sarcomatosos por metaplasia del elemento epitelial. Suelen localizarse en el miometrio, la próstata o los pulmones, aunque pueden encontrarse en cualquier otro lugar.

La resección quirúrgica es el tratamiento de elección. El papel de la radiación posquirúrgica no está claro. La enfermedad recurrente o metastásica se asocia a un pronóstico muy negativo. Como estos tumores son carcinomas, actualmente se utiliza la quimioterapia estándar aplicable al órgano de origen.

V. CARCINOMAS ADENOIDEOS QUÍSTICOS

Los carcinomas adenoideos quísticos (CAQ o *cilindromas*) son tumores epiteliales poco frecuentes que la mayoría de las veces se originan en las glándulas salivales o en las vías respiratorias grandes, aunque también pueden aparecer en el conducto auditivo externo, nasofaringe, glándulas salivales, mama, vulva, esófago y otras localizaciones. El término cilindroma describe también un tumor benigno de los anexos cutáneos que tiene una conducta clínica muy distinta al CAQ. Estos tumores tienen tendencia a la diseminación perineural, y es frecuente la recurrencia local después de la cirugía. La diseminación linfática es mucho menos frecuente que la hematógena, especialmente hacia los pulmones. Las metástasis pulmonares son llamativas radiológicamente, aunque suelen tener una evolución lenta a lo largo de varios años.

Los tumores primarios se tratan con cirugía. Las recurrencias locales pueden responder a la RT. Los pacientes asintomáticos con metástasis pulmonares no necesitan tratamiento específico. Los pacientes con enfermedad sintomática pueden responder al imatinib y en ocasiones a quimioterápicos estándar, como fluorouracilo, paclitaxel, cisplatino, vinorelbina, o doxorubicina.

VI. TUMORES DENTALES

A. **Ameloblastomas.** Parecen originarse en restos odontógenos (restos del proceso embriológico de la odontogenia). El 80 % se observa en la mandíbula (70 % en las zonas molares). El 20 % restante de los tumores histológicamente similares se origina en otros huesos, y en ocasiones en tejidos blandos. Los ameloblastomas invaden localmente, y tienen un elevado riesgo de recurrenciar también de manera local tras la cirugía.

Los ameloblastomas periféricos (extraóseos) se originan en la encía o en la mucosa y no afectan al hueso. El ameloblastoma maligno no difiere histológicamente del ameloblastoma benigno, aunque se caracteriza por la aparición de metástasis a distancia (principalmente en los pulmones) incluso varios años después del tratamiento del tumor primario.

El tratamiento consiste en la resección quirúrgica. Algunos cirujanos utilizan la cauterización o la crioterapia intraquirúrgicas para lograr un mejor control local. La RT no desempeña ningún papel en el tratamiento del tumor ni de las recurrencias.

B. Cementoma. Se trata probablemente de un área de displasia fibrosa calcificada, y no de una verdadera neoplasia.

C. Otros tumores dentales. Los tumores adenomatoideos ameloblásticos, odontoma epitelial calcificado, fibroma ameloblástico, dentinoma, odontoma ameloblástico y el odontoma complejo son tumores benignos de los precursores embriológicos de los dientes. La extirpación quirúrgica es el tratamiento de elección. Puede producirse transformación maligna, aunque resulta poco frecuente.

VII. ADAMANTINOMA

El adamantinoma es un tumor de origen epitelial poco frecuente que afecta a los huesos largos. El nombre se origina en la similitud histológica con el ameloblastoma. El 80 % de los casos se muestran en la tibia. Aunque es una neoplasia de bajo grado, puede producir recurrencia local y raras veces puede metastatizar en los pulmones. Los adamantinomas tanto primarios como metastásicos se tratan mediante cirugía. Las respuestas del adamantinoma metastásico a la quimioterapia (cisplatino y etopósido) y al sunitinib son anecdóticas.

VIII. ESTESIONEUROBLASTOMA

El neuroblastoma olfatorio (o *estesioneuroblastoma*) es una neoplasia maligna poco frecuente del epitelio sensorial de la cavidad nasal, cerca de la lámina cribiforme. Es un tumor que se considera en el diagnóstico diferencial de las neoplasias de células pequeñas azules poco diferenciadas. El inmunofenotipo del tumor es el de un tumor neuroendocrino.

A. Las manifestaciones iniciales son: obstrucción nasal unilateral, anosmia, epistaxis, rinorrea, dolor en los senos nasales, cefalea, diplopía y proptosis. Puede ser un hallazgo casual al realizar una polipectomía o una septoplastia nasal. En alrededor del 30 % de los pacientes se producen metástasis en los ganglios cervicales. La extensión intracraneal y la afectación de la órbita son factores independientes que influyen en la evolución.

B. Tratamiento multimodal. Ha aumentado la supervivencia de estos pacientes. La supervivencia global a los cinco años es superior al 80 %. La resección quirúrgica agresiva es el tratamiento de elección. La RT posquirúrgica mejora el control local y la supervivencia. Los resultados del tratamiento de rescate en la recurrencia son muy buenos. El uso de la quimioterapia es anecdótico.

IX. PARAGANGLIOMAS

Estas neoplasias se originan en células cromafines de la cresta neural y se desarrollan a partir de tejidos de paraganglios, que por sí mismos son órganos quimiorreceptores que se encuentran distribuidos por el organismo y asociados a la cadena simpática. Casi la mitad de ellos se origina en la región de la cabeza y el cuello (particularmente en la bifurcación carotídea y en el hueso temporal), y el resto aparece en el mediastino, el retroperitoneo, el abdomen y la pelvis. Un concepto convencional es que el feocromocitoma es simplemente un paraganglioma confinado en la glándula suprarrenal (*v.* cap. 16).

A. Incidencia. Estas neoplasias poco frecuentes son familiares (predominantemente en hombres) o no familiares (de manera predominante entre las mujeres). Los paragangliomas familiares habitualmente se asocian a mutaciones de la subunidad B, C o D del complejo de la succinato deshidrogenasa. Son múltiples en varias localizaciones en un porcentaje que oscila entre el 25 % y el 50 % del tipo familiar, y en el 10 % del tipo no familiar.

B. Evolución natural. Los paragangliomas, a los que suele considerarse benignos, se caracterizan por un crecimiento lento e inexorable desde el lugar de origen. La evolución clínica, y no la histología, es el indicador del comportamiento del tumor. Las manifestaciones dependen de las características celulares y la localización tumoral. Alrededor del 5% de los tumores son funcionales, producen una secreción excesiva de neuropéptidos y catecolaminas y causan un síndrome idéntico al feocromocitoma. Las metástasis, que son la excepción y no la regla, se producen en órganos que no contienen tejido paraganglionar (pulmones, ganglios linfáticos, hígado, bazo y médula ósea).

C. **Evaluación.** Siempre debe considerarse que los paragangliomas son potencialmente múltiples, especialmente en aquellos pacientes con antecedentes familiares de este tipo de tumor. Debe estudiarse a los pacientes en busca de una secreción excesiva de catecolaminas.

La TC y la RM son útiles para lograr una buena definición de los tumores. La arteriografía puede resultar útil para realizar la embolización tumoral justo antes de la cirugía, o para evaluar la vascularización cruzada contralateral. La gammagrafía con ^{131}I-metayodobencilguanidina (MIBG) puede ser útil para localizar tanto los paragangliomas como los feocromocitomas. Estos tumores tienen una vascularización abundante; hay que procurar no causar ninguna hemorragia durante la biopsia. Si se realiza con cuidado, la aspiración con aguja fina para la citología puede ser útil.

D. **Tratamiento.** La extirpación quirúrgica es el tratamiento de elección, particularmente en las lesiones pequeñas de cabeza y cuello, si bien debe realizarla alguien experto en cirugía vascular. La RT es eficaz para el control local, y probablemente sea el tratamiento de elección en las lesiones grandes o que erosionan el hueso, principalmente en pacientes de edad avanzada. La quimioterapia generalmente no es eficaz en los pacientes con paragangliomas benignos. El paraganglioma maligno metastásico puede responder a la quimioterapia; la mayoría de las veces se ha utilizado la combinación de ciclofosfamida, vincristina y dacarbazina. Algunos pacientes responden al tratamiento con sunitinib. El tratamiento con dosis elevadas de MIBG, un radioisótopo que se utiliza a dosis menores para el diagnóstico de los tumores secretores de catecolaminas, ha generado interés como modalidad terapéutica.

Lecturas recomendadas

Estesioneuroblastoma

Jethanamest D, et al. Esthesioneuroblastoma: a population-based analysis of survival and prognostic factors. *Arch Otolaryngol Head Neck Surg* 2007;133:276.

Rimmer J, et al. Olfactory neuroblastoma: a 35-year experience and suggested follow-up protocol. *Laryngoscope* 2014;124:1542.

Tajudeen BA, Arshi A, Suh JD, et al. Esthesioneuroblastoma: an update on the UCLA experience, 2002–2013. *J Neurol Surg B Skull Base* 2015;76:43.

Paragangliomas

Ayala-Ramirez M, Chougnet CN, Habra MA, et al. Treatment with sunitinib for patients with progressive metastatic pheochromocytomas and sympathetic paragangliomas. *J Clin Endocrinol Metab* 2012;97:4040.

Gedik GK, Hoefnagel CA, Bais E, et al. ^{131}I-MIBG therapy in metastatic phaeochromocytoma and paraglioma. *Eur J Nucl Med Mol Imaging* 2008;35:725.

Goffredo P, Sosa JA, Roman SA. Malignant pheochromocytoma and paraganglioma: a population level analysis of long-term survival over two decades. *J Surg Oncol* 2013;107:659.

Huang H, Abraham J, Hung E, et al. Treatment of malignant pheochromocytoma/paraganglioma with cyclophosphamide, vincristine, and dacarbazine: recommendation from a 22-year follow-up of 18 patients. *Cancer* 2008;113:2020.

Timoma

Hamaji M, Kojima F, Omasa M, et al. A meta-analysis of surgical versus nonsurgical management of recurrent thymoma. *Ann Thorac Surg* 2014;98:748.

Omasa M, Date H, Sozu T, et al. Postoperative radiotherapy is effective for thymic carcinoma but not for thymoma in stage II and III thymic epithelial tumors: the Japanese Association for Research on the Thymus Database Study. *Cancer* 2015;121:1008.

Thomas A, Rajan A, Berman A, et al. Sunitinib in patients with chemotherapy-refractory thymoma and thymic carcinoma: an open-label phase 2 trial. *Lancet Oncol* 2015;16:177.

Thompson CA, Steensma DP. Pure red cell aplasia associated with thymoma: clinical insights from a 50-year single-institution experience. *Br J Haematol* 2006;135:405.

Otras neoplasias

DeLair D, et al. Ameloblastic carcinosarcoma of the mandible arising in ameloblastic fibroma: a case report and review of the literature. *Oral Surg Oral Med Oral Pathol Oral Radiol Endod* 2007;103:516.

Dudek AZ, Murthaiah PK, Michael Franklin M, et al. Metastatic adamantinoma responds to treatment with receptor tyrosine kinase inhibitor. *Acta Oncol* 2010;49(1):101.

Gondikvar SM, Gadbail AR, Chole R, et al. Adenoid cystic carcinoma: a rare clinical entity and literature review. *Oral Oncol* 2011;47:231.

Hall WA, Ali AN, Gullett N, et al. Comparing central nervous system (CNS) and extra-CNS hemangiopericytomas in the Surveillance, Epidemiology, and End Results program: analysis of 655 patients and review of current literature. *Cancer* 2012;118:5331.

McClary AC, West RB, McClary AC, et al. Ameloblastoma: a clinical review and trends in management. *Eur Arch Otorhinolaryngol* 2016;273(7):1649–1661.

Park MS, Araujo DM. New insights into the hemangiopericytoma/solitary fibrous tumor spectrum of tumors. *Curr Opin Oncol* 2009;21(4):327.

Perchinsky MJ, Lichtenstein SV, Tyers GFO. Primary cardiac tumors: forty years' experience with 71 patients. *Cancer* 1997;79:1809.

Schweizer L, Koelsche C, Sahm F, et al. Meningeal hemangiopericytoma and solitary fibrous tumors carry the NAB2-STAT6 fusion and can be diagnosed by nuclear expression of STAT6 protein. *Acta Neuropathol* 2013;125:651.

Strollo DC, Rosado-de-Christenson ML, Jett JR. Primary mediastinal tumors. *Chest* 1997;112:511 (Part I), 1344 (Part II).

21 Cáncer de sitio primario desconocido
Bartosz Chmielowski

Definición de metástasis de origen desconocido (MOD). Las MOD son un grupo heterogéneo de enfermedades que consisten en tumores sólidos metastásicos cuyo lugar de origen no viene sugerido por la anamnesis, la exploración física, los estudios de imagen, las pruebas analíticas ni la evaluación histológica exhaustiva.

El problema de las MOD. La manifestación clínica de estas neoplasias suele representar una enfermedad maligna en estadio avanzado y que rara vez es curable. La mayoría de los pacientes acuden con manifestaciones sintomáticas y con un mal estado general. Los tumores con capacidad potencial de responder al tratamiento sistémico se encuentran en sólo alrededor del 20% de todos los pacientes con MOD. Las evaluaciones diagnósticas en búsqueda del sitio primario suelen ser excesivas e inútiles. El sitio primario se encuentra en menos del 30% de los casos y rara vez afecta el pronóstico y el tratamiento. Todos los esfuerzos para administrar pacientes que cumplan con los criterios definidos anteriormente deberían guiarse por el entendimiento de que hay dos categorías básicas de MOD: *1)* las que pueden tratarse, y *2)* las que no (fig. 24-1).

I. EPIDEMIOLOGÍA Y BIOLOGÍA

A. **Incidencia**. Alrededor del 2% al 3% de los pacientes con cáncer muestra MOD. El porcentaje de estas neoplasias ha disminuido en el transcurso del tiempo. La MOD es la séptima enfermedad maligna más frecuente, ubicada sólo por debajo de los carcinomas de pulmón, próstata, mama, cuello uterino, colon y estómago. Alrededor del 75% de los tumores se originan por debajo del diafragma. La edad promedio de inicio es de 60 años. La mediana de edad de los pacientes que muestran carcinoma mal diferenciado de la línea media (10% de todos los pacientes con MOD) es de 39 años.

B. **Pronóstico**. La supervivencia media es cercana a los 3-4 meses, con menos del 25% y el 10% de los pacientes vivos al primer y quinto años, respectivamente. Los pacientes pueden tener tumores con presentación favorable o desfavorable. Si sólo hay metástasis a los ganglios linfáticos, el pronóstico es más favorable que cuando tienen localización extraganglionar. La lista de los factores pronóstico desfavorables incluye: género masculino, mal estado general, adenocarcinoma que involucra múltiples órganos, ascitis maligna y metástasis cerebrales. Los factores de buen pronóstico son: mujeres con adenocarcinoma en la cavidad peritoneal, mujeres con adenocarcinoma localizado sólo en los ganglios linfáticos axilares, carcinomas de células escamosas (CCE) que comprometen sólo a los ganglios linfáticos cervicales, carcinomas neuroendocrinos poco diferenciados, hombres con antígeno prostático específico (PSA) elevado y metástasis ósea, y un tumor potencialmente resecable.

C. **Manifestaciones**. En el momento del diagnóstico, más del 50% de los pacientes muestran afectación en múltiples sitios. Los síntomas de metástasis están presentes en casi todos los pacientes con el síndrome de MOD. Las características de presentación habituales son las siguientes:
  1. Dolor (60%).
  2. Masa hepática u otras manifestaciones abdominales (40%).
  3. Linfadenopatía (20%).
  4. Dolor óseo o fracturas patológicas (15%).
  5. Síntomas respiratorios (15%).
  6. Anomalías del sistema nervioso central (5%).

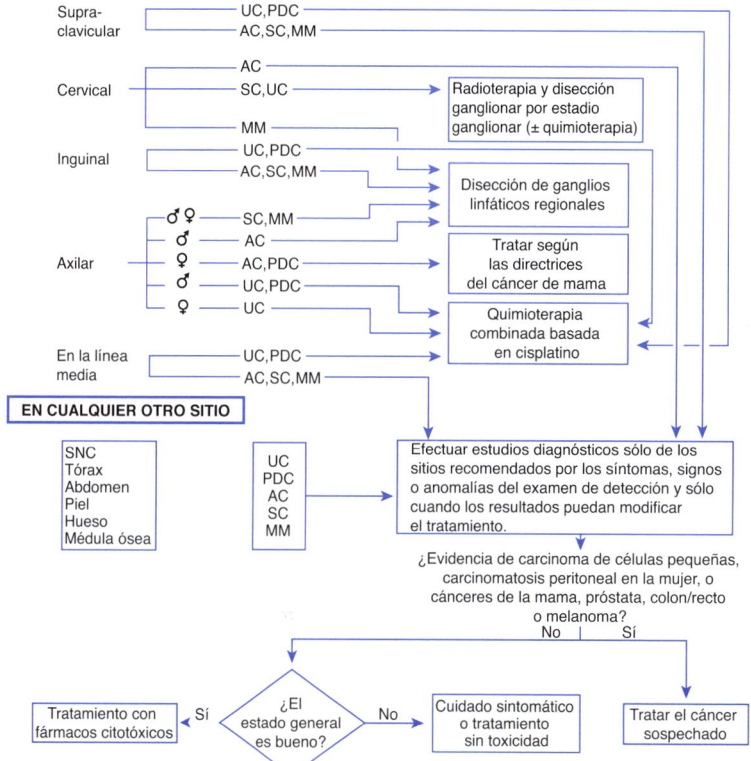

Figura 21-1 Algoritmo de tratamiento de los pacientes con cáncer por un tumor primario desconocido. AC, adenocarcinoma; CPD, carcinoma poco diferenciado; CE, carcinoma escamoso; CI, carcinoma indiferenciado; MM, melanoma maligno; SNC, sistema nervioso central.

7. Pérdida de peso (5%).
8. Nódulos cutáneos (2%).

D. La historia natural aberrante compromete, en estos pacientes, la capacidad de predecir el sitio primario de la enfermedad. Por definición en estas neoplasias, el sitio primario es asintomático y difícil de detectar con los estudios de imagen. Lo anterior muestra que las MOD son un grupo de carcinomas que se caracterizan por un comportamiento clínico atípico, incluyendo los patrones de diseminación. Esta observación obedece a la biología diferente de estas enfermedades malignas, en las que el comportamiento metastásico predomina de manera impredecible, mientras que el tumor primario permanece oculto. En ocasiones, el patrón de diseminación puede facilitar la identificación del sitio primario: las metástasis pulmonares se ven con una frecuencia mayor cuando el sitio primario está localizado por arriba del diafragma; las metástasis hepáticas son más comunes cuando el tumor primario está por debajo del diafragma.

E. **Los mecanismos** que podrían explicar la presencia de neoplasias primarias ocultas incluyen los siguientes:
  1. La escisión o electrocauterización pudo haber extirpado lesiones primarias desconocidas años antes de la aparición de las lesiones metastásicas.
  2. El cáncer primario pudo haber sembrado metástasis y luego sufrir una regresión espontánea.
  3. El tumor primario puede ser demasiado pequeño para detectarse, incluso en la necropsia.
  4. La localización de origen puede pasar desapercibido por la extensión de las metástasis o el patrón atípico de diseminación.

II. DIAGNÓSTICO E HISTOPATOLOGÍA

A. **La realización de una biopsia** debe ser la primera actividad a efectuar en la atención de los pacientes con una MOD. Antes de la biopsia, debe informarse al anatomopatólogo que el sitio del tumor primario no es evidente, de manera que debe programar estudios especiales. Cuanto menos diferenciado es el tumor, más compleja será la evaluación patológica a efectuarse.
  1. **Pacientes que sólo tienen metástasis en los ganglios linfáticos cervicales.** Los ganglios linfáticos cervicales sospechosos *no deben someterse a una biopsia escisional* hasta que se realice una evaluación diagnóstica de la cabeza y el cuello. Alrededor del 35 % de estos pacientes es portador de cánceres potencialmente curables del conducto aerodigestivo superior. De un 2 % a un 5 % de los pacientes con un carcinoma escamoso primario de la región de la cabeza y el cuello mostrará adenopatía cervical como manifestación primaria de la enfermedad; cerca del 10 % de este grupo presentará una adenopatía bilateral. Éste no es el caso en los pacientes con ganglios linfáticos supraclaviculares, los cuales pueden escindirse directamente para examen histológico.
  2. **Otros pacientes con sospecha de cáncer metastásico.** La biopsia del *sitio más accesible* debe efectuarse *antes* de que se realicen estudios especializados de sangre y radiológicos; los datos histológicos proporcionan una guía invaluable para un análisis diagnóstico racional.

B. **Papel del anatomopatólogo.** La comunicación cercana entre los médicos y el anatomopatólogo reviste especial importancia en los casos de MOD. Las pistas morfológicas pueden hacer más probables determinados sitios anatómicos y dirigir la secuencia de la investigación.
  1. **Problemas histológicos** (las pistas histológicas e inmunohistoquímicas sobre el origen se muestran en el Apéndice B1). Estos cánceres suelen caracterizarse en uno de cinco subtipos histológicos.
     a. **Adenocarcinoma bien o moderadamente diferenciado** (60 %). Cuando se logra determinar un sitio primario, las localizaciones de origen y las frecuencias relativas son como siguen: páncreas (25 %), pulmón (20 %), estómago, colorrecto, vías hepatobiliares (8-12 % cada uno), riñón (5 %), mama, ovario y próstata (2-3 % cada uno).
     b. **Adenocarcinoma poco diferenciado o indiferenciado** (29 %). La distinción entre un tumor poco diferenciado de origen epitelial, hematopoyético o neuroectodérmico es muy importante.
     c. **Carcinoma de célula escamosa** (5 %). La mayoría de los **cánceres escamosos** que aparecen como MOD se origina en la cabeza y el cuello o pulmón. Otras localizaciones primarias incluyen cuello uterino, pene, ano, recto, esófago y, en ocasiones, vejiga urinaria. Los acantocarcinomas (tumores escafoides) pueden desarrollarse en el tubo digestivo, sobre todo en páncreas y estómago. El cáncer escamoso de piel que se origina en una fístula crónica por osteomielitis puede no ser aparente hasta que se comprometen los ganglios linfáticos que drenan la región.

- **d. Neoplasia maligna poco diferenciada** (5%). Los pacientes menores de 50 años que tienen un tumor de distribución en la línea media, nódulos o ganglios linfáticos pulmonares múltiples, niveles séricos elevados de gonadotropina coriónica humana fracción β (hCGβ) o α-fetoproteína (AFP) y, cuyos tumores tienen células hCG o AFP positivas por tinción inmunohistoquímica o gránulos neuroendocrinos, pueden curarse con quimioterapia y/o radioterapia (RT).
- **e. Tumor neuroendocrino de localización primaria desconocida (TNELPD)** (1%). Las neoplasias de células pequeñas o carcinomas de «mastocitos» pueden desarrollarse a lo largo de todo el tubo digestivo, en el conducto aereodigestivo superior, timo, mama, próstata, vejiga urinaria, cuello uterino, endometrio y piel, así como en el pulmón. Cerca del 2% de los carcinomas de células pequeñas se origina en sitios extrapulmonares. Aunque este subtipo constituye sólo un pequeño porcentaje de los pacientes con MOD, representa una de las variedades tratables.
    - **(1) TNELPD.** Los TNELPD de grado bajo suelen ser reconocibles con el microscopio óptico, tienen características de los tumores de células insulares o de carcinoides, y con frecuencia muestran un comportamiento poco activo. El feocromocitoma, los paragangliomas y los carcinomas medulares de tiroides son otros ejemplos de TNELPD de comportamiento poco activo.

        Los carcinomas anaplásicos de células pequeñas y TNELPD con escasa diferenciación exhiben un comportamiento agresivo y requieren análisis inmunohistoquímico para la detección de sinaptofisina y cromogranina en las muestras de biopsias. Los tumores de células de Merkel y los neuroblastomas son otros tipos de TNELPD agresivos.
    - **(2)** Las **neoplasias indiferenciadas de células pequeñas** representan un buen número de cánceres que pueden recordarse con la nemotecnia *MR. MOLSEN* (*M*ieloma, *R*abdomioblastoma, *M*elanoma [amelanótico], carcinoma de «células de avena» [del inglés *O*at], *L*infoma, *S*eminoma (anaplásico) sarcoma de *E*wing, *N*euroblastoma).
- **f. Otros tipos**
    - **(1)** Alrededor del 5% de los casos de **melanoma maligno** se muestra como MOD. Es importante distinguir el melanoma de otros tipos histopatológicos debido a que el melanoma puede responder a los inhibidores de BRAF/MEK (si hay mutación BRAF) o a la inmunoterapia. El melanoma amelanótico puede confundirse con un carcinoma indiferenciado.
    - **(2)** Los **tumores de células claras** se caracterizan por células poligonales con citoplasma claro que puede representar artefactos, neoplasias benignas o neoplasias malignas. Se incluyen seminomas, carcinomas de células germinales no seminomatosos, linfomas y tumores benignos de células claras con un aspecto claro prácticamente idéntico. La diferenciación requiere el análisis detallado de las características clínicas, histológicas, inmunohistoquímicas y, en ocasiones, microscopia electrónica.
2. La **inmunohistoquímica** mejora las posibilidades diagnósticas del tejido de origen. La solicitud de pruebas inmunohistoquímicas excesivas rara vez resulta beneficiosa. La tinción de queratina, del antígeno leucocitario común y de S-100 suele ser de mayor ayuda en el diagnóstico. Se recomienda un trabajo por pasos:
    - **a.** Marcadores para determinar el linaje, por ejemplo, sarcoma, carcinoma, linfoma o melanoma.
    - **b.** Marcadores sugestivos de un sitio probable.
    - **c.** Biomarcadores tumorales que puedan ayudar con las decisiones terapéuticas: EGFR (Epidermal growth factor receptor), BRAF, ROS, ALK, *HER2*.
3. Los **algoritmos de diagnóstico por inmunohistoquímica** se incluyen en el Apéndice B. Estos marcadores se tiñen unidos a anticuerpos que deben *interpretarse* por su positividad, negatividad y relevancia; ninguno de estos resultados es

perfecto. Las tinciones de inmunohistoquímica más útiles en la evaluación de los pacientes con síndrome de MOD son las citoqueratinas (CK); y las destinadas a los linfomas (CD45, antígeno leucocitario común) y al melanoma (proteína S-100, HMB-45, Melan-A/Mart-1). Las tinciones de immunohistoquímica para la enolasa específica de neurona, la sinaptofisina, la cromogranina, CD56 y CD57 son de ayuda en pacientes que podrían tener tumores neuroendocrinos.

Sólo unos pocos marcadores inmunohistoquímicos tienen suficiente especificidad tisular que permita establecer la localización primaria de un tumor. Estos son:

   a. PSA (adenocarcinoma prostático y de epitelio prostático benigno).
   b. Tiroglobulina (epitelio folicular tiroideo y carcinomas tiroideos no medulares).
   c. Factor de transcripción tiroideo 1 (TTF-1, carcinoma de tiroides, pulmón y tumores carcinoides).
   d. Proteína líquida de la enfermedad quística macroscópica 15 (carcinoma de mama y tumores de las glándulas sudoríparas apocrinas y salivales).
   e. CCR (carcinoma de células renales) y HepPar-1 (carcinoma hepatocelular).
  4. Pruebas de expresión génica. Han sido desarrolladas basadas en el perfil de expresión génica; pueden facilitar la identificación del origen tisular (la tasa de precisión es del 85 % al 90 % cuando se utilizan para determinar un tumor de origen conocido). Estas pruebas pueden basarse en el análisis del ARNm, ARN o ADN. Aún se desconoce si los resultados de estos cambia el resultado clínico.
  5. Análisis mediante la reacción en cadena de la polimerasa (PRC). Si se sospecha un carcinoma nasofaríngeo, puede practicarse una PCR para el virus de Epstein-Barr. La detección de I(12p) es de ayuda para el diagnóstico de los tumores de células germinales de la línea media.
  6. La **microscopia electrónica** rara vez contribuye. En ocasiones, puede ser útil en la detección de desmosomas y bandas de tonofilamentos en el CCE, gránulos centrales en los tumores neuroendocrinos, espacios microacinares en el adenocarcinoma o melanosomas iniciales en el melanoma.
C. Las imágenes de TC permanecen como la modalidad de imagen estándar. Los estudios de TEP o de TEP-TC pueden ser de ayuda cuando se está programando un tratamiento local. Las imágenes identifican el sitio primario del 20 % al 40 % de los pacientes. Cuando se detecta adenocarcinoma en los ganglios linfáticos axilares y mediastinales debe realizarse una mamografía diagnóstica.

III. LOCALIZACIONES DE LAS METÁSTASIS Y PRONÓSTICO
A. Supervivencia según la localización de las metástasis
  1. Los **pacientes que sólo muestran metástasis en los ganglios linfáticos** tienen tasas de supervivencia a 5 años de acuerdo con el sitio comprometido, y son las siguientes:
   a. Sólo ganglios cervicales superiores o medios (30-50 %).
   b. Sólo ganglios axilares en la mujer (> 65 %).
   c. Sólo ganglios axilares en el hombre (25 %).
   d. Sólo ganglios inguinales (quizá 50 %).
   e. Ganglios linfáticos de la línea media con adenocarcinoma poco diferenciado, en particular en varones jóvenes (30 %).
  2. Pacientes con metástasis en localizaciones diferentes de los ganglios periféricos solos. Excepto en el caso de la carcinomatosis peritoneal en mujeres, la supervivencia mediana de los pacientes se sitúa entre menos de 1 mes y 5 meses. Más del 75 % de los pacientes muere en el primer año del diagnóstico. Las metástasis en la médula ósea y epidurales tienen el peor pronóstico (mediana de supervivencia de <1 mes).
  3. Las **características pronósticas particularmente desfavorables** en pacientes con MOD incluyen las siguientes:
   a. Múltiples localizaciones metastásicas, en particular en el hígado.
   b. Compromiso de ganglios linfáticos supraclaviculares.

c. Adenocarcinoma indiferenciado o moderadamente diferenciado según sus características histológicas.
d. Aumento de las concentraciones plasmáticas de fosfatasa alcalina o láctico deshidrogenasa; concentración plasmática de albúmina o recuento linfocítico bajos.
e. Edad avanzada.
f. Mal estado general.

B. **Metástasis en los ganglios linfáticos cervicales.** En adultos, las masas cervicales que no sean nódulos tiroideos son malignos en el 8% de los casos. Después de los 50 años, el 90% de los tumores cervicales son malignos. Alrededor del 35% de los pacientes con MOD en los ganglios linfáticos cervicales superiores y medios es potencialmente curable. Sin embargo, el MOD de los ganglios linfáticos cervicales inferiores o supraclaviculares se relaciona con un peor pronóstico.

C. **Metástasis en los ganglios linfáticos axilares.** Al extirparse una linfadenopatía axilar para llegar a un diagnóstico, el resultado es de afección benigna en el 75% de los casos, linfoma en el 15% y tumores sólidos (sobre todo adenocarcinoma) en el 10% de los casos.

1. Los **puntos de origen más probables** de un tumor sólido que produjo metástasis en la axila son mama, pulmón, brazo y pared torácica ipsolateral. En pacientes con una linfadenopatía axilar maligna aislada, la localización primaria se detecta sólo en la mitad de los casos.

2. **Cáncer de mama.** Cerca del 0.5% de todos los pacientes con cáncer de mama consulta con masas palpables en la axila y no en la mama. El cáncer de mama representa el 70% de los casos de MOD que afecta los ganglios linfáticos axilares en mujeres cuando finalmente se logra diagnosticar la localización primaria del tumor. Por último, del 30% al 50% de las pacientes desarrolla evidencia de un cáncer de mama primario; el tumor primario se vuelve evidente en menos del 20% de las pacientes si la mama se trata con RT, y lo más probable es que su origen se localice en el cuadrante superior externo de la mama ipsolateral.

D. **Metástasis en los ganglios linfáticos inguinales.** El tumor primario es detectable en el 99% de los pacientes que tienen una linfadenopatía inguinal maligna. Es más probable que las metástasis se originen en la piel (en especial, en las extremidades inferiores y la mitad inferior del tronco), vulva, vagina, cuello uterino, pene, escroto, recto, ano o vejiga.

E. **La linfadenopatía de la línea media** (mediastínica anterior o retroperitoneal con o sin linfadenopatía periférica) representa una manifestación de MOD que puede tratarse bien cuando se asocia a carcinomas poco diferenciados (carcinoma indiferenciado, adenocarcinoma poco diferenciado). La mayoría de los pacientes tienen una edad mediana de 39 años y masas tumorales de crecimiento muy rápido. Muchos pacientes logran respuestas excelentes a la quimioterapia combinada basada en cisplatino (la habitual es la combinación de vinblastina, bleomicina y cisplatino).

F. **Otras localizaciones de las metástasis**
1. **Metástasis óseas y de la médula ósea**
    a. **Corteza ósea.** Cuando se encuentra una localización primaria, el tumor suele ser un carcinoma de pulmón en la mayoría de los pacientes con MOD que presentan metástasis óseas. Cuando se manifiesta como MOD, el carcinoma de páncreas afecta frecuentemente al esqueleto (a diferencia de su comportamiento habitual). La mediana de la supervivencia de los pacientes que consultan con MOD y metástasis predominantemente óseas es de 3 meses.
    b. **Biopsia por aspiración o técnicas de biopsia.** Se ha visto que la **médula ósea** está comprometida del 10% al 15% de los casos de MOD, en particular en pacientes con cáncer pulmonar, mamario o prostático. Los frotis de sangre periférica leucoeritroblástica es signo preciso del compromiso de la médula ósea en pacientes con tumores sólidos.. La mediana de supervivencia de los pacientes con MOD y metástasis óseas es menor de 1 mes.
2. **Metástasis intratorácicas**
    a. Las **metástasis pulmonares** pueden ser solitarias y/o múltiples (p. ej., carcinoma de pulmón).

b. Cuando es causado por una enfermedad maligna, el **derrame pleural** se acompaña de un tumor primario desconocido en el 20 % de los casos.
3. Las **metástasis intraabdominales** afectan con más frecuencia el hígado y se originan en el tubo digestivo, pero la localización primaria se determina a lo largo de la vida del paciente en sólo el 30 % de los casos.
   a. **Metástasis hepáticas.** Los carcinomas de próstata y de ovario producen metástasis hepáticas con mayor frecuencia cuando se manifiestan como MOD que cuando aparecen como tumores primarios conocidos. La mediana de la supervivencia de los pacientes que acuden con MOD y metástasis predominantemente hepáticas es menor de 4 meses.
   b. La **ascitis** causada por una enfermedad maligna se relaciona en el 10 % de los casos de MOD, y la mediana de supervivencia es menor de 1 mes excepto en mujeres con carcinomatosis peritoneal, la cual se considera una variante del carcinoma ovárico con supervivencia asociada similar. En alrededor del 55 % de las mujeres con ascitis maligna tienen localización primaria identificada en el ovario.
4. **Metástasis en el sistema nervioso central**
   a. Las **metástasis cerebrales** se vinculan con frecuencia con el carcinoma broncogénico, un melanoma o con un carcinoma mamario, pero también con un MOD. En el 80 % de los pacientes, el desarrollo de metástasis cerebrales sigue al diagnóstico de un cáncer metastásico, y en el 20 % de los pacientes se detecta en el momento del diagnóstico o precede al diagnóstico de enfermedad metastásica. En caso de MOD, la localización primaria se encuentra finalmente durante la vida en el 40 % de los casos, y en el 60 % son carcinomas pulmonares. Los pacientes con pronóstico favorable y un número limitado de metástasis pueden tener la ventaja de someterse a cirugía o radiocirugía estereotáctica. Los pacientes con un pronóstico pobre sólo pueden recibir atención de apoyo o RT de encéfalo completo. La mediana de supervivencia de los pacientes con MOD y una sola metástasis cerebral que se reseca es de 3 a 6 meses.
   b. En ocasiones, la compresión de la médula espinal es una manifestación de MOD. De manera tradicional, en estos casos se recomienda la laminectomía como el primer paso para establecer el diagnóstico histopatológico. La mediana de supervivencia de los pacientes con MOD y metástasis epidurales es menor de 2 meses.
5. Las **metástasis cutáneas** se vinculan con carcinomas de la mama y del pulmón en la mayoría de los casos. Cuando las metástasis cutáneas representan la manifestación inicial de un carcinoma es muy probable que se trate de un adenocarcinoma renal o de un carcinoma broncógeno. La región de la piel cercana al tumor primario es la que se afecta con más frecuencia. Los **nódulos umbilicales** (*nódulos de sor Ma. José*) representan una carcinomatosis intraabdominal. La mediana de supervivencia de los pacientes que acuden con un MOD y metástasis que predominan en la piel es de 7 meses si la localización primaria del tumor no es el pulmón.

IV. BÚSQUEDA DE LA LOCALIZACIÓN DEL TUMOR PRIMARIO

Cuando la localización primaria del cáncer es evidente, se realiza la toma de biopsia, y el número de pruebas diagnósticas solicitado es significativamente menor que si los pacientes acuden con MOD. La búsqueda del tumor primario oculto a través de estudios de investigación prolongados es innecesario, costoso, consume mucho tiempo y puede llegar a ser dañino.

Incluso si a todos los pacientes se les realiza una evaluación exhaustiva con enema opaco, tránsito esofagogastroduodenal, estudio óseo, mamografía (mujeres), TC corporal total, endoscopia y diversas gammagrafías radioisotópicas, en menos del 15 % de los pacientes con un síndrome de MOD (excluyendo aquellos con afectación sólo de los ganglios cervicales), se habrá establecido la localización primaria antes de su fallecimiento. La búsqueda de la localización del tumor primario debe ir dirigida por estas preguntas:

A. **¿Qué efecto tiene el hallazgo de la localización primaria sobre la evolución del paciente?** El pronóstico de los pacientes con un MOD no se ve afectado si se encuentra la lesión primaria. Esta observación aplica no sólo para las metástasis que afectan localizaciones viscerales o esqueléticos, sino también para las metástasis que comprometen sólo ganglios linfáticos en cualquier localización (incluido el cuello) con cualquier histología (carcinoma o melanoma).
B. **¿Cuáles son los indicios clínicos?**
   1. **Histología**. Los datos de un carcinoma escamoso obvian la necesidad de investigar órganos en los cuales se desarrollan adenocarcinomas. Si el anatomopatólogo no está seguro del diagnóstico debido a la morfología o calidad del espécimen, deben solicitarse estudios especiales u otra biopsia.
   2. **Presentación**. La anamnesis, la exploración física y los estudios de detección deben revisarse con atención teniendo en cuenta las evoluciones naturales de las posibles neoplasias causales.
C. **¿Qué neoplasias malignas avanzadas pueden tratarse?**
   1. **Las metástasis únicamente en los ganglios linfáticos unilaterales**
      a. Melanoma en los ganglios linfáticos periféricos de una sola región.
      b. Carcinoma escamoso indiferenciado en los 2/3 superiores de la cadena cervical.
      c. Adenocarcinoma en la cadena axilar en la mujer.
      d. Carcinoma en los ganglios inguinales unilaterales.
   2. **Metástasis que responden al tratamiento sistémico**
      a. Carcinomas de células pequeñas o los TNELPD.
      b. Carcinomatosis peritoneal en la mujer.
      c. Carcinoma metastásico poco diferenciado en el retroperitoneo y/o mediastino, con o sin compromiso de los ganglios linfáticos periféricos, en particular en el hombre joven.
      d. Adenocarcinomas que son tratables en estadios avanzados como: mama, ovario, próstata, pulmón y tiroides.
      e. Deben considerarse los linfomas en cualquier paciente con una neoplasia poco diferenciada o indiferenciada o con tumores que respondan muy bien a la quimioterapia.
   3. **Carcinomas que albergan mutaciones dirigibles**, como las mutaciones en BRAF, EGFR, ALK, ROS y KIT, pueden responder bien a los tratamientos dirigidos. En tiempos recientes se ha usado el término *efecto de Lázaro*, que refleja una mejora rápida y significativa en los síntomas del paciente después de iniciarse un tratamiento dirigido.
D. **¿Cuáles son las limitaciones de los estudios diagnósticos?** Pese a la sucesión de una alarmante batería de pruebas, en más del 85 % de pacientes no llega a localizarse el tumor primario mientras viven. El examen *post mortem*, la última prueba diagnóstica, falla en detectar el sitio del tumor primario del 25 % al 40 % de los casos de MOD.
E. **¿Debe el médico solicitar marcadores tumorales?** Los marcadores tumorales séricos, como CEA, CA-125, CA 15-3, CA 19-9 y β-hCG, usados como un método de detección, suelen ser de escaso uso en la determinación de la localización del tumor primario debido a su falta de especificidad. De manera habitual, los cinco marcadores se encuentran elevados en pacientes con un MOD. El PSA debe solicitarse en varones mayores de 40 años con un adenocarcinoma de localización primaria desconocida, a menos que la enfermedad metastásica esté limitada al hígado o el cerebro. El CA-125 debe solicitarse sólo si se sospecha un tumor primario ovárico, y el CA 19-9 si se sospecha que el tumor primario es pancreático o de las vías biliares. Incluso la determinación del **receptor de estrógeno** no ha sido de ayuda en la identificación de la localización del tumor primario o en el tratamiento prescrito para los pacientes con MOD.

V. TRATAMIENTO
A. **La conversación con el paciente** no debe subestimarse. Cuando los pacientes reciben el diagnóstico de MOD a menudo consideran que el análisis diagnóstico está

equivocado y entran en un estado de estrés emocional significativo. Deben ser asesorados con la evolución natural de la enfermedad y su pronóstico. Las conversaciones al final de la vida deben iniciarse con suficiente tiempo.
B. **El manejo de los síntomas** es más importante que la exposición a la toxicidad de la quimioterapia, en especial en los pacientes con un pronóstico desalentador.
C. **Melanoma maligno que afecta sólo ganglios linfáticos periféricos.** Preguntar acerca de lesiones en la piel que pueden haber sido extirpadas en el pasado. Revisar cuidadosamente la piel en busca de una posible lesión primaria; realizar una biopsia de cualquier lesión sospechosa. Excluir metástasis viscerales. El tratamiento recomendado para el melanoma maligno que sólo afecta ganglios linfáticos es la linfadenectomía radical de la región ganglionar afectada. El procedimiento se repite si el tumor recurre y si el paciente no muestra ninguna otra evidencia de enfermedad. El pronóstico de la metástasis linfática no varía por el hecho de conocerse la localización primaria del tumor ni por antecedentes de lesión preexistente. El pronóstico mejora si las metástasis afectan un solo ganglio que no pertenece a la cadena cervical, y si la intervención quirúrgica se practica pronto y de manera radical.
D. **La metástasis limitada a los ganglios linfáticos cervicales,** en particular a los ganglios linfáticos superiores y medios, tiene potencial curable con RT, quimioterapia concurrente con RT, o disección ganglionar en circunstancias apropiadas. Si un carcinoma escamoso (CE) compromete los ganglios linfáticos cervicales medios o superiores, deben practicarse una laringoscopia directa, una nasofaringoscopia bajo anestesia y una esofagoscopia superior.
E. **Metástasis únicamente en ganglios linfáticos axilares unilaterales.** Las principales neoplasias malignas que se manifiestan como MOD en los ganglios linfáticos axilares son el carcinoma de mama, el melanoma oculto, el melanoma amelanótico que se confunde con un carcinoma indiferenciado, y el linfoma maligno que se confunde con un carcinoma. Si se puede establecer el diagnóstico, debe manejarse como la enfermedad diagnosticada; si no se encuentra la localización del tumor primario, se realiza la disección del ganglio axilar y se intenta lograr el control local y la supervivencia a largo plazo. La RT de la axila se practica con frecuencia, pero no hay evidencia indicativa de que la supervivencia mejore sobre la que se logra sólo con la resección de los ganglios afectados.
F. **Metástasis únicamente en ganglios inguinales unilaterales.** Si se puede establecer el diagnóstico, debe manejarse como la enfermedad diagnosticada; si no se encuentra el tumor primario, la disección del ganglio inguinal superficial proporciona el control local con menos morbilidad que la disección radical. Si hay CE en un ganglio linfático, se recomienda efectuar un examen ginecológico y la endoscopia anal. La RT no parece ser necesaria. La quimioterapia ha mostrado utilidad en los carcinomas del ano y cuello uterino. La mitad de los pacientes tratados con biopsia incisional o disección sola de ganglios superficiales parece generar una supervivencia mayor de 2 años.
G. **Los carcinomas poco diferenciados y linfadenopatía en la línea media** (en especial en hombres jóvenes con niveles séricos elevados de β-hCG y α-FP) se manejan como tumores de células germinales extragonadales. Debe considerarse la ecografía testicular.
   1. **Tratamiento recomendado.** Administrar cuatro ciclos de quimioterapia combinada basada en cisplatino mediante pautas recomendadas para el cáncer testicular.
   2. **Resultados del tratamiento.** Las tasas de respuesta con enfermedad confinada en el mediastino, retroperitoneo o ganglios linfáticos periféricos es del 60 % al 75 %, con una remisión completa observada en el 50 % de los pacientes. En algunas series, la mediana de supervivencia de los pacientes que alcanzan una remisión completa es mayor de 4 años; la tasa de supervivencia a 5 años es del 35 % para los pacientes con enfermedad confinada en el retroperitoneo y en ganglios linfáticos periféricos y del 15 % para los que padecen una enfermedad que afecta de manera predominante el mediastino. En pacientes con este tipo histológico y metástasis en otros sitios, la tasa de respuesta a la quimioterapia basada en cisplatino es del 20 %, y la tasa de supervivencia a 5 años se acerca sólo al 5 %.

H. Carcinomatosis peritoneal en la mujer

1. **Tratamiento recomendado**. Si no se aprecia una localización primaria extraovárica se realizará una laparotomía exploradora. Si la carcinomatosis peritoneal se confirma sin una localización primaria extraovárica se tratará a la paciente como si tuviera un carcinoma ovárico, por lo que se realizará una histerectomía abdominal total, una salpingoovariectomía bilateral, una epiplectomía y cirugía citorreductora de las metástasis. Además, se la tratará con quimioterapia basada en el platino durante 6-8 meses. En estas pacientes no se considera una laparotomía de control.
2. **Resultados del tratamiento**. La mediana de supervivencia es de 1.5 a 2 años en todas las pacientes, 2.5 años en las pacientes con enfermedad residual limitada después de la cirugía, y de 1 año en pacientes con enfermedad residual extensa después de la cirugía. Alrededor del 10% al 25% de las pacientes sobrevive 3 años. La mayoría de las remisiones más prolongadas se observan en pacientes sometidas a una citorreducción exitosa antes del tratamiento con quimioterapia.

I. Tumores neuroendocrinos de localización primaria desconocida

1. **Tratamiento recomendado**
   a. Los **TNELPD de grado bajo** son poco resistentes a la quimioterapia. Las pautas agresivas deben evitarse. En pacientes con enfermedad localizada, se recomienda el tratamiento con RT o sólo la disección quirúrgica.
   b. Los **TNELPD poco diferenciados** responden al tratamiento con quimioterapia. Las pautas más usadas son las de cisplatino (carboplatino) más etopósido o paclitexel, carboplatino y etopósido. Si se obtiene una remisión completa, considérese la administración de RT en la localización identificada como primaria.
2. **Resultados del tratamiento.** La tasa de respuesta a la quimioterapia de los TNELPD poco diferenciados es del 35% al 70% y la tasa de supervivencia a 2 años, cercana al 40%. Puede observarse supervivencia a largo plazo en los pacientes que logran una respuesta completa tras el tratamiento de la enfermedad limitada. También presentan una supervivencia prolongada los pacientes que acuden con metástasis en los ganglios cervicales de tumores microcíticos primarios ocultos en las glándulas salivales o los senos paranasales después del tratamiento con RT o únicamente con disección cervical.

J. Resto de pacientes con síndrome de MOD.
Debe realizarse una anamnesis y una exploración física completas a todos los pacientes (incluyendo las mamas, el recto y la pelvis), radiografías de tórax y pruebas analíticas sistemáticas. A causa de la escasa frecuencia con que se detecta la localización primaria en los pacientes con MOD, así como debido a los resultados habitualmente erróneos de los estudios radiológicos, éstos y los estudios con radioisótopos sólo estarán justificados cuando existan alteraciones específicas en la evaluación de detección o cuando la revisión de la histopatología sugiera alguna posibilidad.

Cuando los datos iniciales no sugieren una localización orgánica primaria, la evaluación posterior suele ser infructuosa y no estará indicada. Es importante reconocer que estos pacientes tienen una neoplasia incurable que no suele responder al tratamiento. Con la excepción de las neoplasias malignas que pueden tratarse, la localización de éstas tiene más importancia psicológica que terapéutica para el paciente (o para el médico).

1. **Ante un posible cáncer de mama o próstata**. Tratar de acuerdo con los principios establecido para ambas enfermedades malignas, considerándose en especial el tratamiento hormonal.
2. Los **pacientes con un «perfil de cáncer de colon»** (localizaciones metastásicas predominantes en el hígado y/o peritoneo; adenocarcinoma con histología típica de origen digestivo; patrón histoquímico CK20 positivo/CK7 negativo y CDX2 positivo) pueden responder a la quimioterapia con las pautas modernas desarrolladas para el carcinoma colorrectal metastásico. Puede probarse una pauta como FOLFOX 6. Estas pautas han mejorado significativamente la supervivencia en pacientes con cáncer colorrectal metastásico en comparación con las pautas anteriores.

3. **Resto de pacientes con MOD de adenocarcinoma en otras vísceras.** Cerca del 80 % de estos pacientes tienen metástasis de un tumor maligno del páncreas, tubo digestivo, pulmón y otras localizaciones que no se conocerán nunca y que suelen ser resistentes al tratamiento con quimioterapia. Cuando se excluyen los pacientes con enfermedades malignas que exhiben escasa diferenciación o metástasis que se restringen a los ganglios linfáticos, menos del 20 % de los pacientes experimenta regresión parcial del tumor después del tratamiento con fármacos citotóxicos (usados sólo en combinación). Las respuestas se relacionan sólo con una mínima (si es que alguna) mejora en la supervivencia. Se ha documentado un aumento de la mediana de la supervivencia en un periodo que oscila entre los 4 y los 6 meses en los pacientes que responden al tratamiento, en comparación con aquellos que no lo hacen, aunque esta forma de notificación de datos no está muy acreditada. Hay que tener cierta precaución al interpretar los resultados de la quimioterapia en este heterogéneo grupo de pacientes porque las diferencias pueden deberse a factores relacionados con la selección de los pacientes.

   Los informes más optimistas de respuesta al tratamiento de los adenocarcinomas se obtuvieron con combinaciones de carboplatino más paclitaxel, carboplatino (cisplatino) más gemcitabina, carboplatino (cisplatino) más docetaxel, irinotecán más gemcitabina, oxaliplatino más gemcitabina, o gemcitabina más docetaxel. Los CE responden al cisplatino más 5-fluorouracilo (la combinación que se usa con más frecuencia) y al platino más taxano (en especial, si se sospecha que el tumor primario está en cabeza y cuello). Los taxanos muestran una ligera ventaja sobre las pautas basadas en el platino. Las tasas de respuesta de estas combinaciones son del 25 % al 35 %, con medianas de supervivencia de 5 a 6 meses; las combinaciones que usan tres fármacos resultan ser más tóxicas y no mejoran la respuesta.
4. **Tratamiento recomendado**
   a. **Pacientes con buen estado general**
      (1) **Adenocarcinoma que se manifiesta como lesión metastásica única.** La mayoría de los pacientes que acuden con una sola lesión metastásica presentan otras localizaciones metastásicas en un periodo relativamente corto. Sin embargo, el tratamiento local definitivo (escisión quirúrgica o RT) produce en ocasiones intervalos prolongados sin signos de la enfermedad.
      (2) **Múltiples localizaciones metastásicas.** Se puede ofrecer un ensayo empírico de quimioterapia combinada, como se ha discutido anteriormente.
   b. **Pacientes con mal estado general.** Cuidados paliativos sin quimioterapia. Si el paciente solicita quimioterapia, pueden administrarse fármacos lo menos tóxicos posible para no causar efectos adversos.

AGRADECIMIENTO

El autor desea agradecer al doctor Dennis A. Casciato, quien contribuyó de manera significativa en las versiones previas de este capítulo.

Lecturas recomendadas

Amela EY, Lauridant-Philippin G, Cousin S, et al. Management of «unfavourable» carcinoma of unknown primary site: synthesis of recent literature. *Crit Rev Oncol Hematol* 2012;84:213.

Chen KW, Liu CJ, Lu HJ, et al. Evaluation of prognostic factors and the role of chemotherapy in unfavorable carcinoma of unknown primary site: a 10-year cohort study. *BMC Res Notes* 2012;5:70.

Conner JR, Hornick JL. Metastatic carcinoma of unknown primary: diagnostic approach using immunohistochemistry. *Adv Anat Pathol* 2015;22:149.

Greco FA, Navlidis N. Treatment of patients with unknown primary carcinoma and unfavourable prognostic factors. *Semin Oncol* 2009;36:65.

Hainsworth JD, Fizazi K. Treatment for patients with unknown primary and favourable prognostic factors. *Semin Oncol* 2009;36:44.

Lee J, Hahn S, Kim DW, et al. Evaluation of survival benefits by platinums and taxanes for an unfavourable subset of carcinoma of unknown primary: a systematic review and meta-analysis. *Br J Cancer* 2013;108(1):39.

Pavlidis N, Pentheroudakis G. Cancer of unknown primary site. *Lancet* 2012;379:1428.

Pentheroudakis G, Lazardis G, Pavlidis N. Axillary nodal metastases from carcinoma of unknown primary (CUPAx): a systematic review of published evidence. *Breast Cancer Res Treat* 2010;119:1.

Riihimäki M, Thomsen H, Hemminki A, et al. Comparison of survival of patients with metastases from known versus unknown primaries: survival in metastatic cancer. *BMC Cancer* 2013;13:36.

Urban D, Rao A, Bressel M, et al. Cancer of unknown primary: a population-based analysis of temporal change and socioeconomic disparities. *Br J Cancer* 2013;109(5):1318.

Varadhachary GR, Raber MN. Cancer of unknown primary site. *N Engl J Med* 2014;371:757.

Varadhachary GR, Spector Y, Abbruzzese JL, et al. Prospective gene signature study using microRNA to identify the tissue of origin in patients with cancer of unknown primary. *Clin Cancer Res* 2011;17:4063.

III Neoplasias hemáticas

22 Linfoma de Hodgkin y no hodgkiniano

Lauren C. Pinter-Brown

EVALUACIÓN DE UN PRESUNTO LINFOMA

I. SIGNOS Y SÍNTOMAS
   A. **Anamnesis**
   1. La **linfadenopatía indolora,** que afecta a cualquiera de los ganglios linfáticos superficiales, es el principal y más frecuente síntoma de los pacientes con linfoma de Hodgkin (LH) y linfoma no hodgkiniano (LNH).
   2. **Síntomas generales.** La fiebre, la sudoración nocturna y la pérdida de peso son rasgos característicos de las presentaciones avanzadas del LH y de los LNH agresivos, pero pueden observarse en todos los estadios y tipos anatomopatológicos de linfoma. Puede existir también un cansancio intenso y debilidad generalizada, que no siempre se correlacionan con el grado de la anemia.
      a. El **prurito,** a menudo intenso, puede ser el síntoma inicial en el LH, particularmente en el subtipo de esclerosis nodular (EN), y puede preceder en meses o en años al diagnóstico.
      b. La **fiebre de Pel-Ebstein** es periódica e infrecuente, aunque es característica del LH.
   3. **Dolor**
      a. El **dolor inducido por el alcohol** en las áreas afectadas no es frecuente, pero sí característico.
      b. El **dolor o malestar abdominal** puede deberse a la esplenomegalia, a la alteración de la función intestinal por adenopatías o afectación intestinal, o a la hidronefrosis.
      c. El **dolor óseo** puede reflejar algunas áreas localizadas de destrucción o invasión ósea, o de infiltración difusa de la médula ósea.
      d. El **dolor neurógeno** se debe a compresión de la médula espinal, plexopatías, infiltración de las raíces nerviosas, afectación meníngea y complicación de la varicela-zóster.
      e. El **dolor lumbar** sugiere afectación ganglionar retroperitoneal masiva, a menudo con invasión del músculo psoas.
   B. **Exploración física.** Debe evaluarse la posible hepatoesplenomegalia, la presencia de derrames, los signos de neuropatía y los signos de obstrucción (p. ej., edema en las extremidades, síndrome de la vena cava superior, compresión de la médula espinal, alteración de la función de las vísceras huecas). Hay que explorar minuciosamente las cadenas ganglionares, incluidos los ganglios cervicales, supraclaviculares, axilares, epitrocleares, inguinal, femorales y poplíteos.
   1. En los **ganglios linfáticos** debe observarse el tamaño, la multiplicidad, la consistencia y el dolor con la palpación. La afectación linfomatosa suele proporcionar una consistencia gomosa, sin la calidad pétrea de los carcinomas.
   2. Las **amígdalas** y la **bucofaringe** deben explorarse cuidadosamente. La afectación del anillo de Waldeyer obliga a realizar una evaluación completa de la nasofaringe, la bucofaringe y la hipofaringe mediante endoscopia.

II. DIAGNÓSTICO DIFERENCIAL (tabla 22-1). Compara las manifestaciones clínicas del LH y el LNH.

A. Linfadenopatía

1. **Infecciones.** Los pacientes, particularmente los niños pequeños con infecciones virales o de otro tipo, pueden mostrar linfadenopatías llamativas. En estos pacientes debe evaluarse la presencia de procesos infecciosos y observarse su resolución. Los microorganismos asociados a algunas adenopatías prominentes son: el virus de Epstein-Barr (VEB; mononucleosis infecciosa), el citomegalovirus (CMV), el virus de la inmunodeficiencia humana (VIH), los virus de la hepatitis, la sífilis secundaria, las micobacterias, algunos hongos y la infección por los géneros *Toxoplasma*, *Brucella* y *Rochalimaea*. En algunos casos se necesita la biopsia para diagnosticar enfermedades infecciosas específicas.

2. Los **trastornos inmunitarios sistémicos,** como la artritis reumatoide, el síndrome de Sjögren y el lupus eritematoso sistémico, se asocian tanto a linfadenopatías benignas como a linfoma. La presencia de una linfadenopatía progresiva o asimétrica obliga a la realización de una biopsia.

3. Los **pacientes con riesgo de sufrir infección por el VIH** muestran problemas que necesitan un tratamiento individualizado. Las linfadenopatías generalizadas y persistentes forman parte del sida, aunque la linfadenopatía también puede estar causada por infecciones oportunistas, sarcoma de Kaposi o linfoma.

4. **Ganglios linfáticos que suelen ser benignos**
   a. **Occipitales.** Se debe considerar la posibilidad de una infección del cuero cabelludo.
   b. **Auricular posterior.** Generalmente de origen viral o por infección del cuero cabelludo.
   c. **Ganglios inguinales como perdigones.** Con frecuencia existen sin ninguna causa evidente, pero pueden indicar infecciones genitales externas o de la extremidad inferior.

5. **Ganglios cervicales.** Los pacientes con un aumento de tamaño aislado de los ganglios linfáticos cervicales superiores o medios suelen tener un carcinoma primario oculto de cabeza y cuello. El enfoque especial necesario en estos pacientes se expone en la sección X del capítulo 8.

TABLA 22-1 Comparación de los linfomas de Hodgkin y no hodgkiniano

Característica	En un linfoma de Hodgkin	En un linfoma no hodgkiniano Bajo grado	Otros
Lugar de origen	Ganglionar	Extraganglionar (~ 10 %)	Extraganglionar (~ 35 %)
Distribución ganglionar	Centrípeta (axial)	Centrífuga	Centrífuga
Diseminación ganglionar	Contigua	No contigua	No contigua
Afectación del SNC	Rara (< 1 %)	Rara (< 1 %)	Infrecuente (< 10 %)
Afectación hepática	Infrecuente	Frecuente (> 50 %)	Infrecuente
Afectación de la médula ósea	Infrecuente (< 10 %)	Frecuente (> 50 %)	Infrecuente (< 20 %)
La afectación de la médula ósea influye de forma adversa en el pronóstico	Sí	No	Sí
Curable con quimioterapia	Sí	No	Sí

B. **Tumores en la línea media**
1. **Tumoresretroperitoneales** (*v.* cap. 20, sec. II).
2. **Tumores mediastínicos.** Pueden deberse a diversas afecciones no neoplásicas y neoplásicas (tanto primarias como metastásicas) (*v.* cap. 20, sec. I).
3. **Masas hiliares.** La linfadenopatía hiliar bilateral aislada y simétrica (sin tumor mediastínico) es muy indicativa de sarcoidosis, y muchos especialistas opinan que puede bastar con su observación en este contexto clínico. Los tumores hiliares unilaterales suelen ser secundarios a un cáncer de pulmón; también debe considerarse la enfermedad metastásica. La coccidioidomicosis y la histoplasmosis entran en el diagnóstico diferencial en el contexto clínico y epidemiológico adecuado.
C. **Esplenomegalia.** El diagnóstico suele realizarse mediante una anamnesis minuciosa, además de una exploración física, pruebas analíticas, una tomografía computarizada (TC) de abdomen, una biopsia o una aspiración de la médula ósea con análisis con citometría de flujo y en ocasiones una biopsia hepática. Cuando no puede establecerse un diagnóstico por estos medios, está justificado un seguimiento estrecho del paciente. Debe considerarse la esplenectomía en pacientes con esplenomegalia masiva o progresiva aislada.
  1. **Normal.** En ocasiones se puede palpar el bazo en adultos jóvenes y delgados que por lo demás están sanos.
  2. **Infecciones.** Se incluyen la mayoría de los patógenos enumerados en la sección II.A.1, la endocarditis bacteriana, el paludismo y el absceso.
  3. **Secundaria a una hipertensión portal** (esplenomegalia congestiva). Los pacientes con hepatopatía crónica o trombosis de las venas porta o esplénica pueden no mostrar otros hallazgos que orienten la búsqueda del diagnóstico. La hipertensión portal puede comprobarse mediante una ecografía abdominal con Doppler o una gammagrafía hepatoesplénica, que muestra la distribución del radioisótopo en el bazo y la médula ósea.
  4. **Tesaurismosis.** Estas enfermedades, en particular la enfermedad de Gaucher, pueden producir una llamativa esplenomegalia; en la mayoría de los casos se observan células características en la médula ósea.
  5. **Tumores.** Son predominantemente hemáticos, y entre ellos se incluyen linfomas y leucemias. También pueden producirse metástasis, fundamentalmente de melanoma y cáncer de mama, y sarcomas esplénicos primarios.
  6. Los **trastornos mieloproliferativos**, como la policitemia verdadera, mielofibrosis idiopática crónica y la leucemia mielógena crónica, pueden causar una importante esplenomegalia.
  7. **Trastornos autoinmunitarios.** La artritis reumatoide (síndrome de Felty), el lupus eritematoso sistémico y la anemia hemolítica autoinmunitaria pueden producir esplenomegalia (no la trombocitopenia autoinmunitaria aislada), y normalmente pueden diagnosticarse por la anamnesis y las pruebas analíticas asociadas.
  8. **Otros.** Los quistes esplénicos, la tirotoxicosis, la sarcoidosis, la hemólisis no inmunitaria crónica y la amiloidosis son causas poco frecuentes de esplenomegalia.

III. PROCEDIMIENTOS DE BIOPSIA
A. **Puntos y métodos para la biopsia diagnóstica.** En los tejidos u órganos en los que se sospecha la afectación se realiza una biopsia abierta amplia para llegar a un diagnóstico primario siempre que sea posible. La citología obtenida mediante aspiración con aguja fina se utiliza principalmente para evaluar la estadificación o para demostrar la recurrencia, pero a veces puede permitir el diagnóstico citológico *si se cuenta con experiencia en la interpretación. Se recomienda escisión, incisión, o biopsia.*
  1. **Biopsia de un ganglio periférico.** Siempre que existan adenopatías periféricas se extirpa o se toma muestra de uno de los ganglios mayores accesibles. Los ganglios pequeños pueden ser de acceso más fácil, pero puede que no estén afectados.
  2. Los **ganglios linfáticos inguinales** están aumentados de tamaño con frecuencia debido a procesos inflamatorios crónicos benignos en las extremidades inferiores.

A estos ganglios debe tomarse biopsia sólo cuando no hay otras localizaciones sospechosas, o cuando se prevé claramente una afectación patológica.
3. La **biopsia de la médula ósea** combinada con la aspiración se utiliza para la estadificación y puede conducir al diagnóstico, en particular cuando existen células anómalas circulantes o citopenias.
4. La **mediastinoscopia** o **toracotomía limitada** (p. ej., el procedimiento de Chamberlain) para llegar a un diagnóstico definitivo se necesita en una proporción importante de pacientes con tumores mediastínicos.
5. La **laparotomía** se utiliza para diagnosticar algunos casos de linfoma limitados al abdomen, y puede incluir biopsias hepáticas y de ganglios linfáticos seleccionados al azar, así como del área primaria en cuestión.
6. La **laparoscopia** evalúa el hígado y el peritoneo y permite realizar una biopsia amplia, evitando de esta manera a muchos pacientes la necesidad de una laparotomía.
7. La **biopsia gástrica endoscópica,** con tinción para *Helicobacter pylori,* puede ser útil en el diagnóstico del MALToma (MALT *[mucosa-associated lymphoid tissue],* tejido linfocítico asociado a la mucosa) gástrico. Los intentos repetidos con biopsias más profundas y tinción con inmunoperoxidasa para el antígeno leucocítico común y los filamentos intermedios de queratina pueden ser útiles en el diagnóstico diferencial entre el linfoma y el carcinoma. La afectación del intestino delgado más allá del duodeno suele necesitar una biopsia abierta, aunque las biopsias con cápsula pueden sugerir un linfoma en algunos casos.
8. Los **tumores retroperitoneales y mesentéricos** pueden evaluarse mediante una biopsia con aguja gruesa guiada con estudios de imagen, para evitar la necesidad de la laparotomía.

B. **Manipulación del material de la biopsia.** La muestra de biopsia obtenida se envía directamente al anatomopatólogo, y el cirujano *no debe colocarla en ningún fijador* para asegurar el mejor uso del tejido disponible. Resulta útil la comunicación previa con el anatomopatólogo. El procesamiento del tejido en anatomía patológica incluye:
1. **Preparaciones en improntas** (impresiones), que proporcionan detalle citológico y material para la fenotipificación inmunológica.
2. La **fenotipificación inmunológica** con anticuerpos monoclonales puede ser crucial para el diagnóstico. Las células linfocíticas se caracterizan inmunológicamente mediante citometría de flujo o inmunohistoquímica. En el apéndice C5 se muestran los inmunofenotipos diferenciadores del linfoma. Un panel habitual de LNH debe incluir la evaluación de la expresión de CD2 o CD3, CD5, CD19 o CD20, y CD23 en muestras de sangre, de médula ósea o de la biopsia. Las clásicas células de Reed-Sternberg (RS) suelen ser positivas para CD15 y CD30. Puede que sea necesario analizar más marcadores de superficie si esta detección no es concluyente o si se consideran entidades poco frecuentes (como los linfocitos citolíticos naturales [NK, *natural killers*] o la tricoleucemia).
3. **Manipulación especial de los tejidos para estudios adicionales:** debe obtenerse el tejido para permitir estudios adicionales como citogenética, análisis molecular y la microscopia electrónica que permiten mayor caracterización de la enfermedad, ayuda en problemas de diagnóstico difícil, y ayudar en las decisiones de tratamiento.
4. **Cultivo microbiano** del material enviado cuando el cuadro clínico o histológico sugiera una infección.

IV. EVALUACIÓN CLÍNICA

La extensión de la evaluación para la estadificación viene determinada por la presentación del caso concreto, el diagnóstico histológico y el efecto del estadio sobre la planificación terapéutica.
A. **Evaluación de los análisis de sangre**
1. Las **manifestaciones hemáticas** se comentan en el capítulo 35.

2. Se observa **linfocitosis o células linfocíticas circulantes anómalas desde el punto de vista diagnóstico** en algunos pacientes con formas agresivas o inactivas de LNH. Las células linfocíticas se caracterizan inmunológicamente mediante citometría de flujo, y puede establecerse la monoclonalidad mediante cocientes κ:λ (linfocito B) o la técnica de reordenamiento génico (linfocitos T y B); estas técnicas pueden detectar clones diminutos de células linfomatosas circulantes que no son detectables mediante la inspección de frotis de sangre.
3. Los **reactantes de fase aguda,** como la velocidad de sedimentación globular (VSG) y las concentraciones plasmáticas de fibrinógeno, haptoglobina y cobre, pueden discurrir en paralelo a la enfermedad, especialmente en el LH.
4. Las **pruebas funcionales hepáticas** (PFH) no son fiables para predecir la afectación linfomatosa del hígado. Un importante aumento de la fosfatasa alcalina y, en ocasiones, una ictericia colestásica franca pueden complicar el LH como un episodio paraneoplásico sin afectación directa del hígado. En el linfoma también puede producirse una obstrucción de las vías biliares extrahepáticas a causa de la hipertrofia de ganglios en el hilio hepático.
5. **Pruebas funcionales renales.** Las concentraciones elevadas de creatinina y de nitrógeno ureico sanguíneo sugieren una obstrucción ureteral y, con menos frecuencia, una afectación renal directa. La nefropatía por ácido úrico y la hipercalcemia pueden contribuir a la insuficiencia renal. Un síndrome nefrótico manifiesto, como fenómeno paraneoplásico, puede complicar el LH y otros linfomas (*v.* cap. 32).
6. **Ácido úrico plasmático.** La hiperuricemia es una manifestación habitual de un LNH con un índice de recambio elevado (agresivo), y también puede observarse en los linfomas de menor grado extendidos. El tratamiento del LNH de alto grado y del linfoma de bajo grado voluminoso y sensible puede provocar una rápida lisis tumoral y causar un aumento adicional del ácido úrico e insuficiencia renal (*v.* cap. 28, sec. IX). Puede observarse hipouricemia en el LH.
7. **Hipercalcemia.** Se ha observado en algunos casos de linfoma, y puede ser secundaria a la producción de péptido relacionado con la hormona paratiroidea o a la activación de la vitamina D por el tejido del linfoma.
8. Las **concentraciones de lactato deshidrogenasa (LDH) plasmática** reflejan el volumen y el recambio tumoral, particularmente en el LNH agresivo, y se consideran un factor pronóstico independiente.
9. **Inmunoglobulinas plasmáticas.** La hipogammaglobulinemia policlonal se observa habitualmente en el LH y en el LNH. La hipogammaglobulinemia es especialmente habitual en los linfomas linfocíticos de linfocitos pequeños (LLP) y en la enfermedad avanzada. En ocasiones se observan picos monoclonales en pacientes con LNH.

B. **Evaluación del tórax**
   1. Las **radiografías de tórax** pueden demostrar linfadenopatías mediastínicas e hiliares, derrames pleurales y lesiones parenquimatosas. Una lesión cavitada es más característica de una infección que de un linfoma.
   2. La **TC** tiende a sustituir a las radiografías de tórax porque puede demostrar alteraciones parenquimatosas y mediastínicas con más detalle.
   3. La **toracocentesis** y la **biopsia pleural** pueden demostrar la afectación linfomatosa directa de la pleura. La obstrucción del drenaje linfático-venoso mediastínico puede causar derrames citológicamente negativos o quilosos.

C. **Evaluación del abdomen y el retroperitoneo**
   1. **TC.** Es útil para delimitar el aumento anómalo del tamaño de los ganglios de las regiones retroperitoneal, mesentérica y portal, entre otras regiones linfáticas. También detecta la esplenomegalia y, con realce con contraste, puede definir lesiones expansivas en el hígado, el bazo y los riñones.
   2. La **ecografía abdominal** es poco sensible para utilizarla en la evaluación sistemática de adenopatías abdominales. En ocasiones resulta útil para distinguir lesiones

hepáticas o esplénicas (quísticas o sólidas), así como para descartar una causa obstructiva de la insuficiencia renal y la ictericia.
3. La **resonancia magnética (RM)** con contraste puede ser útil para distinguir las lesiones hepáticas benignas de las malignas.
D. **Evaluación del tubo digestivo.** La afectación directa del tubo digestivo no es frecuente en el LH, pero sí lo es en el LNH. Se debe evaluar a los pacientes con linfoma en el anillo de Waldeyer, síntomas gastrointestinales sugestivos, afectación ganglionar abdominal diseminada, ferropenia sin causa aparente o hemorragia digestiva mediante tránsito esofagogastroduodenal y un estudio con contraste de todo el intestino delgado. Puede ser necesario un enema opaco. Se realizará una exploración endoscópica y una biopsia de las alteraciones accesibles. En algunos centros se realiza una evaluación sistemática del tubo digestivo en los pacientes con linfoma de células del manto (LCM).
E. **Evaluación del sistema nervioso central (SNC).** El estudio del líquido cefalorraquídeo se utiliza de forma sistemática para descartar una afectación linfomatosa oculta de las meninges en pacientes con linfoma de Burkitt (LB) o linfoma linfoblástico, y suele realizarse en aquellos pacientes con un linfoma de grado intermedio o de alto grado que afecta a los testículos o los senos paranasales (histología de linfocitos B), o que tienen una afectación diseminada de la médula ósea, o con múltiples focos de afectación extraganglionar y aumento de la LDH. En estos casos la incidencia de afectación del SNC se encuentra en torno al 5%. En los pacientes con un linfoma relacionado con el sida puede ser necesaria una TC o una RM cerebral, además de un análisis de LCR. Los síntomas que sugieren afectación intracraneal, de la médula espinal o de los nervios periféricos necesitan una evaluación diagnóstica inmediata.
F. **Pruebas con isótopos radioactivos**
1. La **tomografía por emisión de positrones (PET)** con ^{18}F-fluorodesoxiglucosa ha sustituido a las gammagrafías con galio. Tiene mayor sensibilidad para la detección de áreas de participación no sospechadas y para diferenciar ganglios activos de los no afectados, con una precisión cercana al 95%, según la histología ganglionar. Al igual que la gammagrafía con galio, la PET es algo menos fiable en los linfomas inactivos. Pueden producirse resultados falsamente positivos por inflamación, mientras que debe diferenciarse de la afectación la captación débil normal de los músculos, el intestino y la médula ósea que se recupera de la quimioterapia. Se cree que la generalización de la combinación PET/TC aumentará la exactitud del procedimiento.

LINFOMA DE HODGKIN

I. EPIDEMIOLOGÍA Y ETIOLOGÍA
A. **Incidencia.** La enfermedad de Hodgkin, o LH, supone alrededor del 1% de los nuevos casos de cáncer que se producen anualmente en Estados Unidos, unos 7000 casos por año.
1. **Edad.** El LH tiene una curva de incidencia bimodal en Estados Unidos y en algunas naciones industrializadas europeas. El primer máximo, que constituye predominantemente el subtipo de EN (esclerosis nodular), se observa entre los 20 y los 30 años, y el segundo máximo se produce después de los 50 años. En los países del Tercer Mundo falta el primer máximo, y se observa una incidencia significativa de LH de celularidad mixta (CM) y de depleción linfocítica (DL) en los hombres.
2. **Sexo.** Alrededor del 85% de los niños con LH son varones. En los adultos el subtipo de EN tiene un ligero predominio femenino, mientras que otras histologías son más frecuentes en los hombres.
B. **Factores de riesgo.** En los países occidentales el primer máximo de LH se asocia a una clase social más elevada, con una formación avanzada y un núcleo familiar pequeño; se ha sugerido que pudiera existir una exposición tardía a un microorga-

nismo infeccioso o a otros agentes ambientales. El LH puede asociarse a la infección por el VEB, pero no está clara la importancia de esta asociación. Se ha demostrado un ligero aumento de la incidencia en la infección por el VIH; el LH asociado al VIH (*v.* cap. 37, sec. III) suele manifestarse con síntomas constitucionales, un estadio avanzado y unas localizaciones inusuales de afectación (p. ej., la médula ósea, la piel o las leptomeninges).

II. ANATOMÍA PATOLÓGICA Y EVOLUCIÓN NATURAL

A. **Histología.** El diagnóstico anatomopatológico del LH depende de la presencia de células de RS y sus variantes en *un medio anatomopatológico adecuado.* La mayor parte del tejido linfático afectado por el LH no está formado por células neoplásicas, sino más bien por una población variada de aspecto sano formada por linfocitos, células plasmáticas, eosinófilos, neutrófilos e histiocitos, que aparecen en diferentes proporciones en los diversos subtipos histológicos. Son importantes variantes de las células de RS: las células L y H (linfocitos e histiocitos), las células lagunares y las células similares a las células de RS (*v.* apéndice B3, «Inmunofenotipos diferenciadores de las neoplasias linfocíticas»).

1. La **clasificación de Rye** del LH relaciona los subtipos histopatológicos con el comportamiento clínico y el pronóstico. Este viejo sistema de clasificación consta de linfocito-predominante (PL), EN, CM y las variedades infrecuentes de DL de LH. El subtipo de PL se dividió posteriormente en los subtipos PL nodular y PL difuso. La inmunohistoquímica, sin embargo, ha llevado a que se elimine el subtipo de PL difuso y a la nueva definición del subtipo de PL nodular como LH no clásica (*v.* sec. II.A.2).

2. La **clasificación de la Organización Mundial de la Salud (OMS)** divide el LH en *LH con PL nodular* y *LH clásico.* Esta última categoría comprende, dentro de este sistema de clasificación más reciente, las variedades de abundancia linfocítica, EN, CM y DL (Apéndice B4).

   a. Actualmente se reconoce claramente que el **LH con PL nodular,** con sus células L y H, que no son células de RS clásicas, es muy probablemente un LNH indolente y no un LH verdadero. Por ese motivo, en la nueva clasificación de la OMS el LH con PL nodular se distingue del LH clásico. La tabla 22-2 muestra este sistema de clasificación con características histopatológicas, relaciones clínicas e inmunofenotipos distintivos.

   b. El **LH** con **PL difuso en la clasificación de Rye** ha desaparecido como entidad. En la nueva clasificación de la OMS de las neoplasias linfocíticas, lo que se consideraba un LH con LP difuso se clasifica actualmente como LH clásico con abundantes linfocitos (con células de RS verdaderas que son positivas para CD30), linfoma de Lennert (linfoma linfoepitelioide de linfocitos T periféricos [LLTP]), linfoma de linfocitos B con abundantes linfocitos T u otras entidades.

3. **Células de RS y sus variantes**

   a. Las **células de RS** son células gigantes que muestran más de un núcleo, y unos grandes núcleos eosinófilos parecidos a inclusiones. El análisis de reacción en cadena de la polimerasa ha demostrado que las células de RS son linfocitos B que se originan en centros germinales de los ganglios linfáticos. Las células de RS y las variantes de las *células de Hodgkin* mononucleares acompañantes son las células neoplásicas del LH, y se encuentran rodeadas por un infiltrado celular reactivo. Las células de RS clásicas expresan CD15 y CD30. Este último (CD30 o Ki-1) es un antígeno que también se expresa en el linfoma anaplásico de linfocitos grandes (LCGA) y en ocasiones en otras formas de LNH (p. ej., linfoma de linfocitos B grandes, [LLTP]). Las células de RS expresan CD20 con poca frecuencia, y no expresan CD45 (antígeno leucocítico común).

   b. Las **células lagunares** constituyen una variante de las células de RS y tienen el *mismo* inmunofenotipo. Caracterizan el LH con EN y suelen ser más abundantes que las células de RS clásicas en ese subtipo.

TABLA 22-2 Características anatomopatológicas y clínicas de los subtipos de linfoma de Hodgkin[a]

Subtipo histológico	Frecuencia (%)	Histopatología	Características clínicas	Estadios habituales
LH nodular con predominio linfocítico[b]	5	L y H (células «en palomita de maíz») entremezcladas con un infiltrado polimorfo; patrones nodular o nodular y difuso	Hombres; localizado habitualmente en ganglios periféricos; frecuente recurrencia; excelente pronóstico	I-IIA
LHC con abundantes linfocitos[c]	5	RS dispersas en un fondo de linfocitos pequeños; patrones nodular y difuso; ausencia de eosinófilos y neutrófilos	Hombres ancianos; localizado en ganglios periféricos; menos recurrencias; excelente pronóstico	I-IIA
LHC con esclerosis nodular[c]	70	RS variables; patrón de crecimiento nodular con bandas de colágeno y «células lagunares»; celularidad heterogénea con numerosos eosinófilos y neutrófilos	Mujeres; masas mediastínicas y ganglios periféricos	I-IIIA o B
LHC con celularidad mixta[c]	20-25	RS más frecuentes en un fondo inflamatorio mixto sin fibrosis EN	Frecuentemente retroperitoneal; a menudo, sintomático	II-IVA o B
LHC con depleción linfocítica[c]	<5	RS predominantes en patrones variables, incluso fibrosis difusa; sin linfocitos no neoplásicos	Evolución agresiva; afectación hepática y de la médula ósea, respetando relativamente los ganglios periféricos	III-IVB

[a]Sistema de clasificación de la OMS.
[b]Inmunofenotipo de células L y H: CD15−, CD30−, CD20+, CD45+, EMA±, CD79a+.
[c]Inmunofenotipo LHC-RS: CD15+, CD30+, CD20+, CD45−, EMA−, ALK-1−.
ALK-1, cinasa del linfoma anaplásico; EMA, antígeno de membrana epitelial; L y H, linfocitos e histiocitos; LH, linfoma de Hodgkin; LHC, LH clásico; RS, células de Reed-Sternberg.

c. Las **células L y H** se parecen a las RS pero tienen un inmunofenotipo *diferente*. Expresan marcadores de linfocitos B (CD20, CD45 y CD79a), pero no CD15 ni CD30. Aunque se cree que las células L y H tienen un origen monoclonal, los infiltrados de linfocitos B circundantes pueden ser policlonales. Las células L y H se identificaron en el LH con PL nodular, al que actualmente se considera una entidad aparte a causa de su inmunofenotipo característico.
    d. Las **células de tipo RS** se encuentran en diversos trastornos infecciosos, inflamatorios y neoplásicos, entre ellos la mononucleosis infecciosa, la hiperplasia linfocítica asociada al tratamiento con fenitoína y altos grados de LNH.
B. **Mecanismo de diseminación** (*v.* tabla 22-1). El LH se origina casi siempre en un ganglio linfático. Siempre que se realiza un diagnóstico primario de LH en una localización extraganglionar sin afectación ganglionar contigua el diagnóstico debe ser muy sospechoso con la excepción de individuos infectados por el VIH. En su evolución natural el LH parece diseminarse de un modo ordenado en el sistema linfático por contigüidad. Sin embargo, tipos histológicos distintos al LH con EN suelen saltarse el mediastino, y la enfermedad aparece en el cuello o en la parte superior del abdomen. El sistema linfático axial o central casi siempre está afectado en el LH, mientras que casi nunca se afectan localizaciones distales (p. ej., los ganglios epitrocleares y los poplíteos). La diseminación por vía hematógena se produce en la enfermedad avanzada, y es característica del subtipo con DL.
C. **Localizaciones afectadas**
    1. **Ganglios linfáticos periféricos.** En >70 % de los casos se observan linfadenopatías cervicales o supraclaviculares. Los ganglios axilares e inguinales se afectan con menor frecuencia. Las linfadenopatías generalizadas no son típicas del LH. La adenopatía supraclavicular izquierda se asocia más a una afectación abdominal (específicamente a afectación esplénica) que a la del lado derecho.
    2. **Tórax**
        a. El mediastino anterior es una localización importante en el LH con EN. La afectación mediastínica precede a la de los ganglios hiliares.
        b. La afectación pulmonar puede producirse por contigüidad directa con la afectación hiliar en el LH, así como por diseminación hematógena. La afectación pulmonar por LH puede producir nódulos discretos, además de infiltrados intersticiales irregulares e incluso infiltrados lobulares.
        c. Puede producirse un derrame pleural secundario a la compresión del drenaje linfático-vascular en el mediastino, o debido a una afectación pleural directa. En ocasiones se observan derrames quilosos.
        d. La afectación pericárdica puede observarse mediante TC, aunque no es frecuente el taponamiento cardiaco manifiesto.
        e. El síndrome de la vena cava superior es más frecuente en el LNH que en el LH.
    3. **Bazo, hígado y parte superior del abdomen**
        a. El bazo, los ganglios del hilio esplénico y los ganglios celíacos son las primeras localizaciones de afectación del LH infradiafragmático. En el LH casi nunca se afectan los ganglios mesentéricos.
        b. Al menos el 25 % de los bazos que no muestran aumento de tamaño en la exploración clínica contiene un LH oculto en la laparotomía, y hasta la mitad de los bazos que se creía que estaban aumentados de tamaño en la exploración física o la evaluación radiológica muestran una histología normal.
        c. La afectación hepática no resulta frecuente en el momento del diagnóstico, y casi siempre se asocia a una infiltración esplénica.
    4. **Ganglios linfáticos retroperitoneales.** Suelen afectarse relativamente tarde en la evolución de un LH supradiafragmático, y después de que se afecten el bazo, el hilio esplénico y los ganglios celíacos. Es poco frecuente la afectación periaórtica si no existe afectación esplénica. Los ganglios retroperitoneales se afectan, sin embargo, en fases tempranas de la presentación inguinal del LH.

5. La **médula ósea** casi nunca está afectada en el momento del diagnóstico del LH. Los pacientes con la enfermedad avanzada, síntomas sistémicos, e histologías de CM o DL tienen un mayor riesgo de mostrar afectación de la médula ósea. Para evaluar ésta es obligada la realización de una biopsia de médula ósea, ya que el LH es difícil de diagnosticar mediante los aspirados de médula ósea. Pueden verse cambios granulomatosos o fibrosis, lo cual no es diagnóstico de afectación por el LH.
6. **Huesos.** La afectación ósea del LH suele causar una reacción osteoblástica que parece la de un carcinoma de próstata. Las masas extradurales pueden causar compresión de la médula espinal. Puede producirse una erosión esternal por un LH con EN mediastínico.
7. Casi nunca se observan **otras localizaciones ganglionares** en el LH. La afectación hepática o cutánea es poco frecuente, y suele ser una manifestación tardía de la enfermedad. La afectación del SNC es muy poco habitual, con la excepción de la compresión extrínseca de la médula espinal. La afectación clínica de las meninges, el cerebro, el anillo de Waldeyer, el tubo digestivo, los riñones y otras localizaciones extraganglionares suele sugerir otro diagnóstico.

III. SISTEMA DE ESTADIFICACIÓN Y PRONÓSTICO

A. **La estadificación** es el principal factor determinante del pronóstico y del tratamiento del LH. El sistema modificado se denomina *clasificación para la estadificación de Cotswolds* y se muestra en la tabla 22-3.

B. **Factores pronóstico**
1. El **estadio** es claramente el factor pronóstico más importante en el LH. En cada estadio, la presencia de síntomas B conlleva un peor pronóstico. Alrededor del 60% de los pacientes con LH en Estados Unidos tiene enfermedad en estadio I o II en el momento de realizar el diagnóstico. El porcentaje de pacientes con enfermedad en estadio III o IV suele ser mayor en los países del Tercer Mundo y en lugares con un nivel socioeconómico bajo.

TABLA 22-3 Clasificación para la estadificación de Cotswolds del linfoma de Hodgkin

Estadio	Descripción
I	Afectación de una sola región de ganglios linfáticos o estructura linfocítica
II	Afectación de dos o más regiones ganglionares en el mismo lado del diafragma (el mediastino se considera una sola localización, mientras que los ganglios linfáticos hiliares se lateralizan). El número de localizaciones anatómicas debe indicarse mediante un subíndice (p. ej., II$_3$)

III	Afectación de regiones ganglionares o estructuras a ambos lados del diafragma
	    III$_1$ Con afectación de ganglios del hilio esplénico, celíacos o portales
	    III$_2$ Con afectación de ganglios paraaórticos, ilíacos y mesentéricos

IV	Afectación de una o más localizaciones extraganglionares, además de una localización para la que se ha utilizado la designación «E»

Designación aplicable a cualquier estadio de la enfermedad

A	Ausencia de síntomas
B	Fiebre (temperatura superior a 38 °C), sudoración nocturna o pérdida inexplicada > 10% del peso corporal durante los 6 meses anteriores
X	Enfermedad voluminosa (un tumor mediastínico que mide más de un tercio del diámetro transverso máximo del tórax o presencia de un tumor ganglionar con una dimensión máxima > 10 cm)
E	Afectación de una sola localización extraganglionar que es contigua o está próxima a una localización ganglionar conocida
CS	Estadio clínico
PS	Estadio anatomopatológico (determinado por una laparotomía o una biopsia)

2. **Histopatología.** Con los avances terapéuticos, el valor del subtipo histopatológico como una variable independiente para el pronóstico (aparte del estadio) se encuentra peor definido de lo que lo estaba antiguamente.
3. Un grupo internacional evaluó los **factores pronóstico adversos** en un análisis retrospectivo multifactorial de 4 695 pacientes, la mayoría de ellos con enfermedad diseminada (*v.* Hasenclever et al., 1998, en las lecturas recomendadas). Los pacientes sin factores adversos tenían una tasa de ausencia de progresión del 84 %, mientras que la presencia de *cada factor* reducía la meseta de la curva de ausencia de progresión en un 8 %. Curiosamente, ni el volumen tumoral ni la histología aparecieron como factores independientes. Los siete factores pronóstico independientes que se identificaron fueron:

Efecto adverso	Riesgo relativo de recurrencia
Sexo masculino	1.35
Edad ≥ 45 años	1.39
Enfermedad en estadio IV	1.26
Hemoglobina < 10.5 g/dL	1.35
Leucocitos > 15 000/µL	1.41
Recuento linfocítico < 600/µL o < 8 % de los leucocitos	1.38
Albúmina plasmática < 4 g/dL	1.49

4. Los **factores pronóstico adversos independientes en el LNH** comprenden: eosinofilia, DL y atipia de las células de RS.
5. Los **factores pronóstico adversos del LH incipiente** son: VSG ≥ 50 mm/h, cuatro o más localizaciones separadas de afectación ganglionar, un tumor mediastínico voluminoso (definido como > 33 % del diámetro intratorácico máximo) o cualquier tumor ≥ 10 cm, o las localizaciones extraganglionares de la enfermedad.

IV. DIAGNÓSTICO

A. **Evaluación clínica.** Véanse las secciones I a IV de «Evaluación de un presunto linfoma».
B. **Evaluación para la estadificación**
1. Biopsia quirúrgica adecuada revisada por un hematopatólogo con experiencia. La aspiración con una aguja fina no es un método apropiado de diagnóstico inicial.
2. Anamnesis y exploración física meticulosas.
3. Pruebas analíticas: biometría hemática completa con fórmula y recuento plaquetario, química sanguínea que incluya PFH, VSG y análisis de orina.
4. TC de cuello, tórax, abdomen y pelvis con contraste.
5. Aspiración y biopsia de la médula ósea (cresta ilíaca bilateral), salvo que el estadio sea IA a IIA sin anemia ni otra reducción del recuento hemático.
6. Gammagrafía ósea si existe dolor óseo o aumento de las concentraciones plasmáticas de fosfatasa alcalina o calcio.
7. La PET es opcional, pero resulta útil en el seguimiento de tumores residuales en la radiografía de tórax o la TC después del tratamiento, dada la tendencia de los ganglios del LH tratado a seguir siendo visibles en la TC.
8. Debe considerarse la prueba del VIH en aquellos pacientes con una manifestación de la enfermedad principalmente extraganglionar.
9. Con la evaluación de la estadificación, deben realizarse pruebas de embarazo y asesoramiento sobre la fecundidad en las pacientes en edad fértil.

V. TRATAMIENTO: TRATAMIENTO PRIMARIO

A. **Filosofía terapéutica.** Para tratar los casos de LH puede utilizarse más de un método terapéutico. El reto está en determinar una pauta terapéutica que mantenga la curación al tiempo que se reducen al mínimo las complicaciones a largo plazo.

B. **La cirugía** se limita al diagnóstico, posiblemente una laparotomía y una laminectomía, de la causa de compresión en la médula espinal.
C. **RT aislada.** Sigue utilizándose en Estados Unidos para tratar a muchos pacientes con LH no clásico en estadio IA o posiblemente IIA. Sin embargo, cada vez se sustituye más en el tratamiento del LH clásico por un tratamiento combinado.
    1. **Dosis de radiación.** El LH puede esterilizarse localmente en casi todos los casos con 3 000-4 400 cGy administrados a un ritmo de unos 1 000 cGy por semana. Puede ser adecuada la administración de dosis inferiores como consolidación tras la quimioterapia.
    2. **Campos de irradiación**
        a. La **radioterapia del sitio afectado** (RTSA) consiste en la irradiación a los sitios originales de enfermedad sólo conocida, y se utiliza con intención curativa si se combina con la quimioterapia. Se ha convertido en el uso más frecuente de la RT en el LH, y los otros campos como campo de manto, o campo de Y invertida o campo de espada (fig. 22-1) tienen un interés fundamentalmente histórico. Las dosis administradas en el tratamiento combinado oscilan entre los 2 000 cGy y los 3 600 cGy. El plan de tratamiento está diseñado utilizando técnicas convencionales, 3D conformacionales o técnicas IMRT de simulación basadas en CT.
D. **Poliquimioterapia.** Es el método terapéutico principal en todos los estadios del LH clásico y posiblemente para los estadios avanzados del LH no clásico. También se prefiere la quimioterapia, combinada con frecuencia con RT, en aquellos pacientes con enfermedad incipiente y/o voluminosa. La selección entre las diferentes pautas terapéuticas suele orientarse por el deseo de evitar efectos adversos a largo plazo que se asocian a determinados tratamientos. La llegada de la pauta ABVD, no leucemógena y sin afectación gonadal, hizo que se extendiera el uso de la quimio terapia a algunos pacientes con estadios iniciales evitando la necesidad de la laparo-

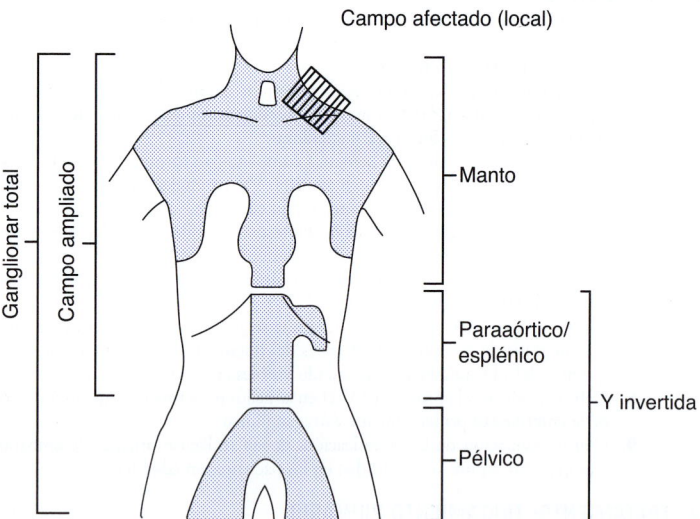

Figura 22-1. Campos de radiación utilizados en el linfoma de Hodgkin. El *área punteada* es la zona irradiada.

tomía; ha sustituido a la histórica pauta MOPP. Algunas pautas más agresivas, como BEACOPP (*v.* apéndice C1, sec. II), pueden dar mejores resultados que la pauta ABVD (*v.* sec. V.D.3), especialmente en aquellos pacientes con enfermedad avanzada. No se recomienda un tratamiento de mantenimiento.

1. **Pautas útiles de quimioterapia.** Se resumen en el apéndice C1. Se trata de pautas que deben seguir un control exhaustivo, ya que los retrasos en el tratamiento o la disminución de las dosis no indicados por el protocolo pueden afectar claramente a los resultados. Para lograr la curación son muy importantes la dosis total y el ritmo de ésta (su intensidad). En el apéndice C3 se muestran las pautas utilizadas en el LH como tratamiento de rescate.

2. **Pauta ABVD** (*v.* apéndice C1, sec. I). Es superior a la pauta MOPP y causa mucha menos leucemia y esterilidad. Los posibles efectos adversos cardiacos, causados por la doxorubicina, y los efectos adversos pulmonares, producidos por la bleomicina (particularmente con el uso simultáneo de factores de crecimiento granulocíticos), han causado problemas en ocasiones al utilizar esta pauta. El problema se incrementa cuando se combina con RT mediastínica. El tratamiento basado en la pauta ABVD ha sustituido a la MOPP en el tratamiento habitual del LH.

   a. Generalmente se aplican las mismas normas terapéuticas que con la pauta MOPP: se administran de 6 a 8 ciclos mensuales, y al menos 2 ciclos después de la respuesta máxima.

   b. Debe controlarse la función pulmonar. Si se observa disnea, neumonitis o una disminución importante de la capacidad de difusión pulmonar hasta < 40 % del valor predicho debe interrumpirse la administración de bleomicina. La neumonitis por bleomicina suele responder a los corticoesteroides y obliga a la interrupción de este fármaco. Como existe la preocupación de que el uso de factores de crecimiento mieloide pueda aumentar el riesgo de toxicidad pulmonar por bleomicina, se ha desaconsejado su uso.

   c. Debe controlarse la función cardiaca en los pacientes con una cardiopatía preexistente, así como en aquellos tratados que han recibido dosis acumuladas elevadas de doxorubicina. Se sugiere que se realice una medición inicial de la fracción de eyección del ventrículo izquierdo antes de iniciar la administración de doxorubicina.

3. **Pauta MOPP o COPP** (*v.* apéndice C1 sec. I). El National Cancer Institute (NCI) recomienda que la vincristina no se limite a una dosis máxima de 2 mg en esta pauta, pero la mayoría de los médicos mantienen este límite. El tratamiento se administra en ciclos de 28 días durante 2 ciclos adicionales después de lograr una respuesta completa (RC) en la reestadificación, y un mínimo de 6 ciclos (6 meses).

   a. La tasa de RC con el uso de la pauta MOPP se encuentra entre el 70 % y el 80 % en los estadios III y IV del LH. De un 60 % a un 70 % de los casos de RC son prolongados, y las recurrencias son infrecuentes después de 42 meses. Más del 80 % de los pacientes con enfermedad en estadio IIA o IVA sobrevive durante 10 años sin que la enfermedad recidive. El subtipo histológico parece tener un efecto escaso sobre los resultados de la pauta MOPP.

   b. La pauta MOPP es particularmente emetógena, y se asocia a mielodepresión, neuropatía, leucemogenia y esterilidad. Se cree que la pauta COPP (donde se sustituye la mecloretamina por ciclofosfamida) puede tolerarse mejor.

4. **MOPP y ABVD en ciclos alternos y pauta híbrida MOPP/ABV.** Se ha observado que ambas pautas son menos eficaces que la pauta ABVD sola. En un estudio clínico aleatorizado se observó que, mientras que MOPP/ABV y ABVD tenían la misma eficacia, la pauta híbrida se asociaba a un aumento de los efectos adversos agudos, del síndrome mielodisplásico y de la leucemia. Mientras que MOPP/ABVD y ABVD eran más eficaces que la pauta MOPP sola, la pauta ABVD producía menos efectos mielotóxicos que la pauta combinada.

5. **Pautas con elevada intensidad de dosis.** Se han desarrollado con la esperanza de mejorar la evolución, especialmente en aquellos pacientes con LH de riesgo elevado. El valor de estas pautas sigue sin estar claro.
   a. **BEACOPP.** Esta pauta agresiva de ciclos de 3 semanas ha sido comparable a la pauta COPP-ABVD en estudios prospectivos aleatorizados y en estudios maduros. Se comunicaron mayores tasas de respuesta y de supervivencia sin progresión con los incrementos de dosis y el uso obligado de factores de crecimiento, posiblemente con un mayor riesgo de leucemia secundaria. No se ha evaluado totalmente su efecto sobre la fecundidad.
   b. **Stanford-V** (*v.* apéndice C1 sec. II). Los excelentes resultados obtenidos con esta pauta semanal en estudios en fase II en un solo centro no se han confirmado todavía en estudios aleatorizados multicéntricos.
   c. Se ha propuesto la **quimioterapia en dosis elevadas** seguida por un alotrasplante de células madre (ATCM) en los pacientes en su primera remisión, pero no se recomienda generalmente.
6. **Eficacia comparada**
   a. En un estudio clínico de gran tamaño y aleatorizado realizado por un grupo colectivo se demostró que la pauta ABVD sola puede ser tan eficaz como MOPP más ABVD, y más que MOPP sola, en el tratamiento de la mayoría de los pacientes con LH avanzado. La pauta ABVD se considera el tratamiento de primera línea de referencia en la mayoría de los pacientes, y es superior a la pauta MOPP en cuanto al perfil de eficacia y de efectos adversos.
   b. En un estudio clínico aleatorizado de tres grupos se comparó la pauta COPP-ABVD con BEACOPP en dosis habituales y BEACOPP en dosis incrementadas (*v.* Diehl et al., 2003, en lecturas recomendadas). Las tasas de ausencia de recurrencia a los 5 años fueron del 69 % para la pauta COPP-ABVD, del 76 % para BEACOPP en dosis habituales y del 87 % para la pauta BEACOPP en dosis incrementadas. Las tasas de supervivencia a los 5 años fueron del 83 % para el grupo tratado con COPP-ABVD, del 88 % para el grupo tratado con BEACOPP en dosis habituales y del 91 % para el grupo tratado con BEACOPP en dosis incrementadas. Los pacientes con LH avanzado y factores pronóstico adversos parecen tener mejores respuestas con el incremento de la dosis. Puede considerarse claramente que una de las formas de la pauta BEACOPP es el tratamiento de elección de determinados pacientes con LH de riesgo elevado.
7. **Tratamiento multimodal.** Está adquiriendo popularidad en el tratamiento de la enfermedad en estadios tempranos. La ventaja de este método es la limitación de la radiación sólo al sitio afectado (y, por tanto, la reducción de la dosis total), lo que disminuye las complicaciones a largo plazo relacionadas con la radiación.
   a. La RTSA puede complementar a una pauta corta de quimioterapia en pacientes con una afección poco voluminosa en estadio clínico I o II.
   b. La RTSA puede administrarse tras una pauta completa de quimioterapia para consolidar áreas previamente voluminosas de afectación, especialmente las que responden sólo parcialmente a la quimioterapia. Sin embargo, la aplicación de RTSA sobre localizaciones previas de la enfermedad puede no ser eficaz en pacientes que alcanzan una RC con la quimioterapia.

E. **Controversias y recomendaciones terapéuticas en el LH clásico** (tabla 22-4)
   1. **Estadios IA y IIA**
      a. **Enfermedad supradiafragmática.** Tradicionalmente en la mayoría de los pacientes solía realizarse una laparotomía de estadificación, y si se encontraba una afección en estadio anatomopatológico I o II se administraba irradiación ganglionar subtotal. Con este método se lograba una probabilidad de supervivencia sin signos de enfermedad del 80 %. Por otro lado, la supervivencia total puede no verse afectada porque se puede rescatar a la mayoría de los pacientes que muestran una recurrencia tras la RT con quimioterapia.

TABLA 22-4. Linfoma de Hodgkin: tratamiento recomendado según la manifestación clínica

Presentación	Tratamiento recomendado
Estadios tempranos	
LH clásico, IA-IIA	ABVD × 4 ciclos con RTCA o Stanford V durante 2 ciclos con RTCA
LH con PLN, IA-IIA	RTCA sola; observación (si el paciente no puede tolerar la RT); puede usarse quimioterapia seguida de RTCA en EC IIA
IB, IIB	Pauta completa de quimioterapia
Estadios avanzados	
Estadio I-II con afección voluminosa	ABVD × 6 ciclos o Stanford V durante 3 ciclos con RT de la localización voluminosa
Estadio clínico III-IV y/o presencia de síntomas B	ABVD × 6-8 ciclos (o Stanford V o BEACOPP)

EC, estadio clínico; LH, linfoma de Hodgkin; PLN, predominio linfocítico nodular; RT, radioterapia; RTCA, radioterapia del campo afectado.

Sin embargo, se ha documentado una supervivencia excelente sin signos de enfermedad tras el tratamiento con una pauta corta de quimioterapia (2-4 ciclos) seguida de RTSA. Con frecuencia se utiliza la pauta ABVD o la pauta Stanford V (v. apéndice C1 sec. I y II). En un estudio clínico aleatorizado en el que se usaron 4 ciclos de ABVD no se observaron diferencias de evolución entre grupos irradiados con 2 000 cGy o 4 000 cGy, lo que sugiere que la dosis de radiación también puede reducirse.

    b. **Enfermedad infradiafragmática.** Generalmente se aplican principios similares para la enfermedad en estadio temprano. Se debe tratar a la mayoría de los pacientes con un abordaje multimodal o con una pauta completa de poliquimioterapia.

    c. Los **estudios actuales** tienden a evaluar el número mínimo de ciclos de una pauta de primera línea, como ABVD, que puede administrarse sin afectar a la evolución. La administración de una quimioterapia menos agresiva puede bastar en los pacientes sin factores de riesgo, como anemia, aumento de la VSG o afección voluminosa.

2. El tratamiento de los **estadios IB y IIB** es controvertido. La enfermedad en estadio B temprano tiene una incidencia de recurrencia de casi el 50 % cuando se trata con radiación sola. Es recomendable tratar a estos pacientes con una pauta completa de quimioterapia, aunque puede considerarse el uso de tratamiento multimodal.

3. **Presentaciones mediastínicas voluminosas.** En alrededor del 60 % de los pacientes con enfermedad en estadio IA a IIB y tumores mediastínicos voluminosos el tratamiento sólo con RT no resulta eficaz; aparecen recurrencias predominantemente en el mediastino y en los pulmones. En estos casos se recomienda una pauta completa de poliquimioterapia y RTCA. Los pacientes con una afectación mediastínica voluminosa y estadios más avanzados (IIIA a IVB) pueden recibir también RT mediastínica al final de la quimioterapia. Mediante el uso de ambos métodos pueden obtenerse resultados que se acerquen a la tasa de curación en los pacientes sin grandes tumores mediastínicos.

4. **Estadio IIIA.** La tasa de supervivencia sin signos de enfermedad a los 10 años mediante el uso de quimioterapia sola es del 80 %. Estos resultados son superiores a los de la RT sola, y probablemente no pueden mejorarse con un tratamiento multimodal.

5. **Estadio IIIB o IV.** En la mayoría de los pacientes la pauta ABVD probablemente sea el tratamiento adecuado, aunque los pacientes con características adversas pueden beneficiarse de la pauta BEACOPP.
6. **Presentaciones E (extraganglionares).** Los pacientes con una afectación extraganglionar por contigüidad limitada (como un solo hueso afectado junto a un ganglio linfático afectado) pueden recibir tratamiento en ocasiones sólo con RT, o más frecuentemente en combinación con la quimioterapia. La presencia de múltiples lesiones E y de una afectación E extensa (como una gran lesión pulmonar) se tratarán mejor con quimioterapia o un método multimodal.
7. **VIH y LH.** Los pacientes con infección por el VIH suelen acudir con enfermedad en estadio IV que afecta a la médula ósea u otros sitios extranodales. Debe sopesarse la intensidad deseada del tratamiento frente a la tolerancia del paciente. Hay que intentar la pauta completa de quimioterapia con intención curativa en los pacientes con un buen estado general y una viremia controlada (*v.* cap. 37, sec. III).

VI. TRATAMIENTO DESPUÉS DEL TRATAMIENTO PRIMARIO

A. **Nueva estadificación.** Todas las RC obtenidas con radioterapia o quimioterapia deben comprobarse mediante una nueva estadificación, que consiste en la repetición de todas las pruebas que se encontraban alteradas inicialmente.
1. La primera reestadificación se realiza entre 2 y 3 meses después de completar la RT, y tradicionalmente después de 3 o 4 ciclos de quimioterapia, siempre que haya desaparecido toda la afectación palpable y radiológica.
2. En la nueva estadificación debe repetirse la biopsia de las localizaciones de estadio IV afectadas anteriormente y accesibles, como el hígado o la médula ósea.
3. No es raro que existan alteraciones persistentes y estables en el mediastino en la radiografía de tórax o la TC (particularmente en aquellos pacientes tratados por EN). En ocasiones también pueden observarse masas abdominales estables persistentes o masas ganglionares palpables. Deben vigilarse estrechamente estas alteraciones. En la mayoría de los casos, sin embargo, estos hallazgos representan sólo fibrosis y no necesitan una biopsia. La PET es útil para distinguir LH viables de fibrosis.

B. **Seguimiento.** La mayoría de las recurrencias tras el tratamiento se producen en los primeros 2-5 años, aunque se han observado algunas más tardías.
1. Debe realizarse un seguimiento de control cada 2-4 meses durante los 2 primeros años, y cada 3-6 meses durante los siguientes 3-5 años, que ha de incluir:
   a. Anamnesis y exploración física.
   b. Hemograma completo, química sanguínea, VSG, radiografías de tórax.
   c. TC cada 6-12 meses durante los primeros 2 años.
   d. Concentraciones de tiroxina y de tirotropina (TSH) al menos una vez al año (*v.* sec. VII.A.1) si se ha administrado RT cervical.
2. En los pacientes con LH con supervivencias prolongadas es imperativo el asesoramiento para que mantengan un buen estado de salud y se realicen detecciones sistemáticas de cáncer (cap. 7). Debe fomentarse el abandono del tabaquismo y otras prácticas asociadas a un aumento del riesgo de sufrir neoplasias. Si se administró RT por encima del diafragma hay que insistir a las mujeres para que se realicen mamografías anuales de 8 a 10 años después del tratamiento, o antes si la paciente ya ha cumplido 40 años. Algunos grupos han sugerido la adición de RM mamaria especialmente para aquellas mujeres que recibieron irradiación en el tórax entre las edades de 10 a 30 como método de detección en esta población de riesgo elevado.
3. No se recomienda la PET durante el periodo de seguimiento porque muestra una elevada tasa de resultados falsamente positivos. Ninguna decisión terapéutica debe basarse sólo en la PET, sino que se necesita también una correlación clínica o anatomopatológica de estos datos. Actualmente se está investigando la PET después de dos ciclos de tratamiento como posible determinante para tomar la

decisión de continuar o no el tratamiento (p. ej., número total de ciclos de ABVD, paso de ABVD a BEACOPP, cambio de la pauta BEACOPP por otro menos agresivo).

C. **Tratamientos de rescate**
1. Los **fracasos de la RT** suelen tratarse con poliquimioterapia, con resultados al menos tan eficaces como con la quimioterapia *de novo*.
2. **Fracasos de la quimioterapia**
   a. El **fracaso en la consecución de una RC** con poliquimioterapia eficaz se asocia a un mal pronóstico. Aunque las combinaciones alternas pueden ser útiles temporalmente, no es probable que se consiga un control prolongado. A estos pacientes se les debe derivar para un TCM autólogo o, con menor frecuencia, para un TACM. La decisión depende de la edad del paciente, la disponibilidad de un donante, el estado de la médula ósea y la respuesta a una pauta de quimioterapia de rescate.
   b. **Recurrencias tras una RC lograda mediante quimioterapia.** Puede utilizarse de nuevo la combinación inicial (siempre que no exista un riesgo de cardiotoxicidad) si la RC no mantenida dura más de 1 año, pero no debe emplearse de nuevo si la RC dura menos de 1 año. No se conoce una pauta que sea capaz de producir una supervivencia prolongada sin signos de enfermedad en >10% al 20% de los casos de recurrencia tras la quimioterapia. En los pacientes que responden a la quimioterapia de rescate deben considerarse TCM autólogos.
   c. Los **pacientes que no responden a las pautas MOPP y ABVD** pueden mostrar respuestas breves (en ocasiones prolongadas) a otra quimioterapia. Puede ser útil la administración de monoterapia con una nitrosourea, un alcaloide de la vinca, el etopósido (posiblemente la forma oral) o las combinaciones de estos fármacos y otros. La gemcitabina es un fármaco activo, particularmente en combinación con la vinorelbina o el platino. En el apéndice C3 se muestran pautas de recuperación basadas en gemcitabina. Otras pautas quimioterápicos combinados de segunda y de tercera línea se muestran también en el apéndice C3. También se ha estudiado el uso de combinaciones que contienen bendamustina para su uso en el tratamiento de pacientes con HL recaída/resistente al tratamiento. Brentuximab vedotin (un anticuerpo CD30-conjugado de drogas) también se puede considerar. Los fracasos de la quimioterapia con recurrencias predominantemente ganglionares pueden beneficiarse del tratamiento con la irradiación de campo ampliado, que consigue cierta prolongación de la supervivencia sin signos de enfermedad. El ATCM puede tomarse en consideración en los pacientes jóvenes. En esta población de pacientes también sería apropiado tener en cuenta los ensayos clínicos experimentales para el tratamiento.
3. La **quimiorradioterapia intensiva con ATCM** se ha estudiado minuciosamente. Se han utilizado dosis elevadas de quimioterapia (potencialmente mieloablativa), a menudo combinada con irradiación corporal total («pauta condicionante»), y se ha utilizado médula ósea autóloga o células madre periféricas (movilizadas por factores de crecimiento) para recuperar al paciente de una mielodepresión prolongada. Este procedimiento se realiza en la mayoría de los centros experimentales, con una tasa de mortalidad <5%; el promedio de estancia en el hospital es de 3 semanas. Entre los candidatos se encuentran los pacientes que han mostrado una recurrencia tras una RC o que nunca han alcanzado una RC con una pauta adecuada de poliquimioterapia. Alrededor del 60% de los candidatos sensibles a la quimioterapia y el 40% de los pacientes en los que fracasa la de inducción, alcanzan supervivencias prolongadas sin signos de enfermedad.
4. **Otros tratamientos.** En pacientes con LH en estudios en fase II se han probado inmunoconjugados, como las inmunotoxinas anti-CD30 conjugadas con un quimioterápico, con resultados prometedores hasta la fecha. En el LH con PL nodular se está utilizando el rituximab. Actualmente se están analizando varios fármacos con actividad tras una recurrencia como tratamiento de primera línea,

combinados con ABVD, o como tratamiento de mantenimiento después de un TCM autólogo en pacientes de riesgo elevado; entre ellos está el inmunoconjugado brentuximab vedotina. También se ha descubierto que los fármacos inhibidores de PD-1, tales como el nivolumab, son útiles en la configuración recaída/resistentes al tratamiento. Los inhibidores de la vía MTOR como el everolimus también han sido útiles en estas situaciones.

VII. PROBLEMAS CLÍNICOS ESPECIALES EN EL LINFOMA DE HODGKIN
A. Secuelas y complicaciones del tratamiento
1. **Hipotiroidismo.** Puede esperarse la aparición de un hipotiroidismo manifiesto en el 10-20 % de los pacientes, y un aumento de la TSH plasmática hasta en el 50 % de los pacientes tratados con RT de campo en manto o con irradiación cervical. El problema se soluciona con el tratamiento de remplazo.
2. **Esterilidad.** La RT plantea problemas en las mujeres que reciben irradiación pélvica sin ovariopexia ni protección gonadal adecuada. Durante la irradiación se protegen los testículos. La pauta MOPP y algunos tratamientos similares producen una esterilidad casi universal en los pacientes varones, y puede preverse que cause esterilidad en las mujeres a finales de la tercera década de la vida o mayores. La pauta ABVD no se asocia a esterilidad. Se espera que la pauta BEACOPP cause esterilidad en muchos pacientes, aunque se desconoce su incidencia. Se recomienda el depósito en bancos de semen a los pacientes varones que vayan a ser tratados con MOPP, BEACOPP, TCM autólogo, o pautas similares.
3. **Lesión pulmonar**
   a. **Neumonitis por radiación.** La irradiación de campo en manto produce habitualmente una fibrosis paramediastínica que no suele tener importancia clínica. Cuando se necesitan portales de gran tamaño debido a la presencia de grandes masas mediastínicas hiliares existe la posibilidad de que se produzcan reacciones más graves. Además, los pacientes que reciben MOPP y que tienen antecedentes de irradiación de campo en manto pueden mostrar un episodio repentino de neumonitis, probablemente secundario a la retirada de los esteroides. Por tanto, debe evitarse la prednisona en la irradiación de campo en manto, incluso si ésta se administró varios años antes.
   b. **Efectos adversos de la bleomicina sobre los pulmones.** Casi todos los pacientes tratados con bleomicina (en la pauta ABVD y similares) muestran una disminución de la capacidad de difusión pulmonar. Esta reducción suele ser asintomática, y mejora lentamente tras el tratamiento. En ocasiones se observan unos efectos adversos graves idiopáticos sobre los pulmones si la dosis de bleomicina es > 50 mg, aunque no suelen producirse hasta que las dosis acumuladas superan los 200 mg/m^2.

   Cuando la bleomicina se administra en combinación con la RT mediastínica se han comunicado efectos adversos pulmonares incluso más graves (infiltrados pulmonares, afectación restrictiva, disnea de esfuerzo). Estos efectos dependen en parte de la dosis total de bleomicina y del campo de irradiación. Hay que tener precaución cuando los pacientes muestran una función pulmonar ya deteriorada.
4. **Afectación cardiaca**
   a. **Radiación.** El riesgo de aparición de una pericarditis por radiación es relativamente pequeño cuando se usan los modernos portales de radiación ponderada anteroposterior, y cuando no se irradia gran parte del corazón. Pero puede aparecer una pericarditis por radiación, con o sin derrame o taponamiento pericárdicos. La pericarditis constrictiva es una complicación poco frecuente de la RT.
   b. **Quimioterapia.** La doxorubicina, es un componente de la pauta ABVD y de otras relacionadas con ésta, es un conocido fármaco cardiotóxico. La incidencia de la cardiotoxicidad se encuentra relacionada con la dosis acumulada y probablemente con las concentraciones plasmáticas máximas. La dosis acumu-

lada de doxorubicina en la pauta ABVD suele ser de 300 mg/m^2, que es inferior al nivel cardiotóxico clínicamente significativo cuando se administra sin radiación. La administración de RT mediastínica, cervical o de ambas, sin embargo, aumenta la posibilidad de miocardiopatía, pericarditis o coronariopatía, además de otros trastornos valvulares y ateroescleróticos acelerados, así como la posibilidad de una miocardiopatía tardía.
5. **Necrosis aséptica de la cabeza femoral.** Se ha comunicado su observación, y probablemente sea secundaria al tratamiento con prednisona en la pauta MOPP.
6. **Inmunodepresión celular.** La pérdida progresiva de la inmunidad celular, con la aparición de anergia cutánea, linfocitopenia y mayor susceptibilidad a diversos microorganismos, se ha asociado al LH avanzado, incluso sin tratamiento. El tratamiento con quimioterapia, corticoesteroides y RT acentúa estas alteraciones. En el LH avanzado puede observarse también hipogammaglobulinemia.
    a. Las **infecciones asociadas a la inmunodepresión celular y su tratamiento** (particularmente con corticoesteroides) comprenden: *Listeria, Toxoplasma,* género *Mycobacterium,* hongos y virus lentos (como la leucoencefalopatía multifocal progresiva). Los pacientes tratados con corticoesteroides tienen un riesgo particularmente mayor de sufrir infecciones por *Pneumocystis carinii* y CMV.
    b. Se observa **herpes zóster** en >25% de los pacientes, fundamentalmente en aquellos con dermatomas irradiados y en los esplenectomizados. No es infrecuente la afectación cutánea generalizada, aunque sí lo es la afectación visceral.
    c. Las **infecciones relacionadas con la esplenectomía** se deben a microorganismos encapsulados, particularmente neumococos, y con menos frecuencia *Haemophilus influenzae* y el género *Salmonella,* sobre todo entre los niños. La infección neumocócica en un paciente esplenectomizado puede ser rápidamente mortal. Se recomienda utilizar la vacuna neumocócica polivalente, frente a *haemophilus* y frente a los meningococos antes de la esplenectomía, aunque resulta dudosa su eficacia en esta población. Es obligatorio instaurar un tratamiento antibiótico agresivo en todo aquel paciente febril al que se le haya realizado una esplenectomía.
7. **Neoplasias secundarias**
    a. La **leucemia mielógena aguda,** precedida a menudo por un pródromo de síndrome mielodisplásico, se observa en el 2% al 10% de los pacientes tratados con MOPP o pautas de poliquimioterapia similares que contienen alquilantes. El problema parece ser mayor en los pacientes mayores 40 años, y puede aumentar en aquellos sometidos a una esplenectomía. La leucemia suele aparecer entre 3 y 10 años después del tratamiento, se asocia con frecuencia a la deleción total o parcial de los cromosomas 5 y 7, y muestra un pronóstico muy malo. La leucemia aguda es muy poco frecuente entre los pacientes tratados únicamente con RT, y parece ser poco habitual en aquellos tratados con ABVD.
    b. **LNH.** Puede producirse durante la evolución del LH, y puede representar una fase de la evolución natural de la enfermedad, más que una complicación del tratamiento. La mayoría de los casos comunicados son tumores de linfocitos B de alto grado, con una incidencia particularmente elevada en los casos de LH con PL nodular. Como se señaló anteriormente, el LH con PL puede ser un linfoma de linfocitos B (*v.* sec. II.A.2). Los LLTP de alto grado y la micosis fungoide (MF) son también complicaciones del LH, particularmente del tipo de EN.
    c. Los **tumores epiteliales** y los **sarcomas** se notifican cada vez más como complicaciones de la RT y posiblemente de los tratamientos multimodales, la estadística sugiere una incidencia de segundas neoplasias que supera el 20% con un seguimiento prolongado. Los tumores pueden ser: cáncer de mama, sarcoma, melanoma, cáncer de pulmón y otros tumores sólidos. El riesgo relativo de cáncer parece ser mayor en los pacientes más jóvenes, y es sinérgico

con otros factores predisponentes. Este elevado riesgo se aplica a la población de pacientes tratada en las décadas de 1960 y de 1970; los métodos modernos que limitan la exposición a la radiación pueden reducir este riesgo.
8. **Complicaciones neurológicas**
   a. El **signo de Lhermitte,** que aparece tras la irradiación torácica por LH, es un hallazgo inocuo, aunque preocupante para el paciente. Consiste en la experimentación de sensaciones similares a unas descargas descendentes por la espalda y las piernas, precipitadas en ocasiones por la flexión del cuello, y que desaparecen gradualmente.
   b. La **mielopatía transversa** constituye una complicación poco frecuente, pero grave, de la RT, que suele deberse a no poder dejar un intervalo entre los portales en manto y abdominal.
9. La **fibrosis retroperitoneal** se ha descrito como una complicación del tratamiento del LH.

B. **Neoplasias sincrónicas.** Se dice que el LH se asocia a un mayor riesgo de mostrar simultáneamente sarcoma de Kaposi, leucemia, LNH y mieloma.

C. **El síndrome nefrótico,** (*v.* cap. 32, sec. VI), como efecto remoto de la neoplasia, se observa con mayor frecuencia en pacientes con LH. La nefrosis lipoidea es típica. **Otros fenómenos paraneoplásicos** que se han descrito en el marco de un LH son la hemólisis autoinmunitaria, la trombocitopenia inmunitaria, los déficits neurológicos y la ictericia.

D. **Embarazo en el LH** (*v.* cap. 27).

E. **Ictiosis.** La ictiosis de inicio en la edad adulta se asocia al LH en el 75 % de los casos (*v.* cap. 29, sec. II.I).

LINFOMA NO HODGKINIANO

I. EPIDEMIOLOGÍA Y ETIOLOGÍA

A. **Incidencia.** Los LNH son cada vez más frecuentes, con unos 60 000 nuevos casos anuales en Estados Unidos. Se desconocen los motivos por los que la incidencia está aumentando espectacularmente.

B. **Edad y sexo.** Los LLP se observan en los pacientes de la tercera edad. El linfoma linfoblástico muestra predilección por los adolescentes y los adultos jóvenes varones. Los linfomas foliculares aparecen principalmente en los adultos de mediana edad. El LB se observa en niños y adultos jóvenes.

C. **Etiología.** En la aparición de los linfomas se ha considerado la implicación de una etiología vírica y una regulación inmunitaria anómala. Sin embargo, sólo en una minoría de los casos puede identificarse un agente etiológico.
1. **Patógenos**
   a. **Virus de ARN.** El virus linfótropo de linfocitos T humano 1 (HTLV-1) se asocia a la leucemia/linfoma de linfocitos T del adulto (LLTA). El VIH causa sida, y la inmunodeficiencia resultante se asocia a linfomas de linfocitos B de alto grado. La infección crónica por el virus de la hepatitis C se ha asociado a un linfoma de linfocitos B indolente.
   b. **Virus de ADN.** En el genoma de las células del LB africano se ha encontrado el VEB. Este virus también se detecta en las biopsias de linfoma nasal de linfocitos NK y de linfocitos T. Asimismo, se ha asociado a linfomas en situaciones caracterizadas por una disminución de la vigilancia inmunitaria, como sucede en los pacientes con síndrome linfoproliferativo ligado al cromosoma X, el trasplante de órganos, personas de la tercera edad, y, en muchos casos, un linfoma asociado al VIH.
   c. La **infección crónica por *H. pylori*** de la mucosa gástrica está claramente asociada al linfoma gástrico. La erradicación de la infección produce la remisión en más de dos tercios de los pacientes.
2. Los estados de **inmunodeficiencia o alteración de la regulación inmunitaria** asociados a la aparición de linfomas son:

a. Sida.
b. Receptores de trasplantes de órganos.
c. Síndromes de inmunodeficiencia congénita (p. ej., agammaglobulinemia, ataxia-telangiectasia, síndrome de Wiskott-Aldrich).
d. Trastornos autoinmunitarios (p. ej., síndrome de Sjögren, artritis reumatoide, lupus eritematoso, tiroiditis de Hashimoto).
e. La fenitoína puede causar un espectro que va desde la linfoproliferación benigna hasta el linfoma manifiesto.
f. Pacientes de la tercera edad con sistemas inmunitarios «senescentes».
3. **Relacionado con el tratamiento.** Sigue sin estar claro el posible papel de la quimioterapia o la RT en la aparición de LNH tras un LH y trastornos mieloproliferativos.
4. **Toxinas.** La exposición a toxinas, como el fármaco naranja utilizado durante la guerra de Vietnam, se asocia al aumento del riesgo de linfoma.
5. **Genética.** Cerca del 10% de los pacientes con LLp/leucemia linfocítica crónica (LLC) tendrán más de un familiar con esa neoplasia o con otro trastorno linfoproliferativo.

II. ANATOMÍA PATOLÓGICA Y EVOLUCIÓN NATURAL

A. **Se han utilizado dos sistemas de clasificación complementarios de los LNH,** la Working Formulation (WF) y la clasificación de la OMS, que se basa en la clasificación REAL (Revised European American Lymphoma). La clasificación WF toma y describe los linfomas más frecuentes en términos de comportamiento biológico o «grados». La clasificación REAL/OMS intenta diferenciar entidades de linfomas según sus características clínicas, anatomopatológicas, inmunitarias y/o genéticas distintivas, e incluye los linfomas poco frecuentes. A causa de su dependencia del análisis inmunofenotípico y de línea celular, el sistema REAL/OMS puede reproducirse mejor.

B. **La WF** era anteriormente el sistema más utilizado para la clasificación de los LNH en Estados Unidos. Este esquema se desarrolló en 1982, como resultado de un panel de consenso formado por eminentes hematopatólogos que habían expuesto previamente, cada uno de ellos, su propia clasificación. La WF intenta asociar el comportamiento clínico con las características histopatológicas descriptivas de los LNH y por eso es todavía un concepto útil para el estudiante de LNH. Sin embargo, no incorpora información aceptada en cuanto al origen de los linfomas en los linfocitos B o T, y no reconoce una gran variedad de entidades clínicas y anatomopatológicas descritas recientemente. La tabla 22-5 muestra la clasificación WF con las frecuencias, algunos correlatos clínicos y las medianas de las tasas de supervivencia para los diversos tipos de LNH en los que se utilizan pautas de quimioterapia anteriores al rituximab.
   1. **Grados.** La WF divide los LNH en grados bajo, intermedio y alto, que reflejan su agresividad biológica. Las líneas divisorias entre estas categorías son en ocasiones algo arbitrarias.
      a. En general los LNH de bajo grado se caracterizan por células pequeñas, núcleos redondos o hendidos y un índice mitótico bajo. Los LNH de grado intermedio/alto suelen mostrar un mayor tamaño celular, nucléolos llamativos y un mayor índice mitótico.
      b. Desde el punto de vista clínico es útil considerar a los LNH de bajo grado como indolentes o no agresivos, mientras que los de grado intermedio y alto son enfermedades agresivas, con una evolución espontánea corta sin tratamiento. La mayoría de los médicos consideran que los linfomas linfoblásticos y los LNH de linfocitos pequeños no hendidos, particularmente la variante de Burkitt, son LNH de alto grado que necesitan un tratamiento especial.
   2. Las **curvas de supervivencia** basadas en la WF se muestran en la figura 22-2.

C. **La clasificación OMS/REAL** se estableció tras un consenso de hematopatólogos en 1993. Incorpora características inmunofenotípicas para determinar la estirpe celular y para definir subtipos mediante un método más científico. Sigue evolucionando, y

TABLA 22-5	Clasificación Working Formulation de los linfomas no Hodgkiniano[a]				
Tipo de linfoma	Frecuencia (%)	Mediana de edad (años)	Estadio III o IV (%)	Afectación de la médula ósea (%)	Mediana de supervivencia (años)
Bajo grado					
A: Linfocítico pequeño; plasmocitoide	3.6	60	89	71	5.0
B: Folicular, linfocitos pequeños hendidos	22.5	54	82	51	7.2
C: Folicular, mixto (linfocitos pequeños hendidos y grandes)	7.7	56	73	30	5.1
Grado intermedio					
D: Folicular, linfocitos grandes	3.8	55	73	34	3.0
E: Difuso, pequeños escindidos	6.9	58	72	32	3.4
F: Difuso, mixto (pequeños hendidos y grandes)	6.7	58	55	14	2.7
G: Difuso, linfocitos grandes	19.7	57	54	10	1.5
Alto grado					
H: Inmunoblástico (grandes)	7.9	51	49	12	1.3
I: Linfoblástico	4.2	17	73	50	2.0
J: Pequeños, no hendidos (Burkitt, no Burkitt)	5.0	30	66	14	0.7
Total	88.0				

[a] La Working Formulation se basó en un estudio de 1014 pacientes. No incluye linfomas cutáneos de linfocitos T, leucemia/linfoma de linfocitos T del adulto, linfoma infocítico difuso de diferenciación intermedia e histiocitosis maligna, que constituyen el 12 % de los casos. Extraído de Rosenberg SA, Berard CW, Braun BW Jr, et al. National Center Institute sponsored study of classification of non-Hodgkin's lymphomas. Summary and description of a working formulation for clinical usage. Cancer 1982;49:2112, con permiso de Wiley.

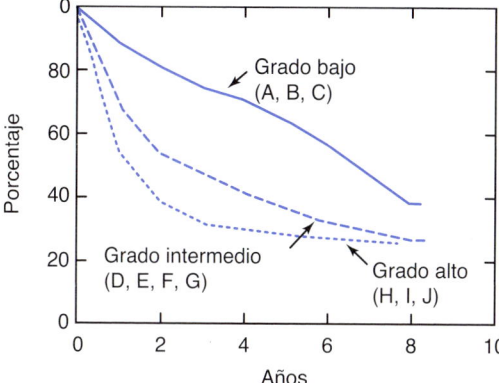

Figura 22-2. Curvas actuariales de supervivencia para los subtipos de linfomas de la Working Formulation del National Cancer Institute. Cada una de las tres principales categorías pronósticas (grados) es significativamente distinta de las otras ($p < 0.0001$). La tabla 22-5 define los subtipos histopatológicos de A a J para los diferentes grados. (Tomado de Rosenberg SA et al. National Cancer Institute sponsored study of classifications of non-Hodgkin lymphomas. Summary and description of a working formulation for clinical usage. *Cancer* 1982;49:2112, con autorización de Wiley.)

se han reconocido varias entidades menos comunes a las que la WF consideraba no clasificables. La OMS aceptó la propuesta REAL con algunos añadidos, y debería ser la clasificación actual de referencia. La clasificación de la OMS, que actúa como un lenguaje común a todos los hematólogos, se muestra en el apéndice B4 y B5.

1. Las entidades de la OMS/REAL pueden comprender linfomas con diversos comportamientos clínicos, siempre que se originen a partir del mismo tipo celular. Se considera que las leucemias son un extremo de un espectro donde la participación de sangre tipifica la condición de determinados trastornos linfoproliferativos.
2. Las leucemias linfocíticas agudas y los linfomas linfoblásticos se agrupan juntos.
3. La LLC se clasifica junto con el LLP porque ambos están formados por linfocitos B pequeños redondeados que son positivos para CD5 y CD23.
4. Todos los linfomas foliculares constituyen un grupo con designación de grado (grados 1-3).
5. El LCM se reconoce como una entidad aparte con sus características distintivas y su agresividad clínica. El LCM se describió anteriormente en la WF como un LLP, un linfoma difuso de linfocitos pequeños hendidos o, a veces, como un linfoma folicular.
6. Este sistema intenta construir una clasificación detallada de las neoplasias malignas de linfocitos T y NK. Estos linfomas no estaban reconocidos en la WF.
7. Dado que unos dos tercios de las histologías de LNH son linfomas foliculares o difusos de linfocitos grandes, las decisiones clínicas suelen basarse en los principios de la WF.

D. Patogenia

1. Los **anticuerpos monoclonales** pueden identificar epítopos en células linfocíticas características de los estadios del desarrollo de la ontogenia de linfocitos B y T. Los anticuerpos se utilizan con citometría de flujo en suspensiones celulares y con marcado indirecto con inmunoperoxidasa en cortes congelados. En el apéndice B3 se muestran algunos de los anticuerpos más útiles. La monoclonalidad de los linfomas de linfocitos B suele establecerse al mostrar un notable predominio de un solo tipo de cadena ligera (κ o λ).

2. **Reordenamientos génicos.** Los linfocitos B y T deben reordenar el ADN para ensamblar receptores antigénicos específicos. Cada clon reordena sus genes de un modo característico, que puede diferenciarse del patrón de la línea germinal mediante técnicas de inmunotransferencia de tipo Southern. La identificación de reordenamientos génicos de los locus de receptores de linfocitos T e inmunoglobulinas puede ayudar a establecer la línea celular, y a veces la monoclonalidad de las neoplasias linfocíticas. La aplicación del método de la reacción en cadena de la polimerasa puede facilitar la detección de hasta una célula clonal en un millón mediante la amplificación de las regiones de escisión con cebadores específicos.
3. Las **translocaciones cromosómicas específicas** (tabla 22-6) se han asociado a tipos de linfoma característicos histológicamente. El material genético encontrado en el punto de escisión de cada cromosoma translocado o cerca de este punto suele proporcionar mucha información y más indicios acerca de la patogenia. Por ejemplo, en el LB el oncogén celular transformante *c-myc*, que está en el cromosoma 8, interviene en una translocación en el gen de las cadenas pesadas en el cromosoma 14, o junto a él, o en uno de los genes de las cadenas ligeras (κ en el cromosoma 2, o λ en el cromosoma 22).

En los linfomas foliculares la translocación también afecta al gen de las cadenas pesadas del cromosoma 14 que se encuentre en ese momento yuxtapuesto al gen denominado *BCL-2* del cromosoma 18. El gen *BCL-2* parece intervenir de forma importante en la abolición de la *apoptosis* (la muerte celular programada). Así, la activación del gen *BCL-2* por translocación en los linfomas foliculares puede producir una longevidad excesiva o una acumulación de células de linfoma, lo que implica un defecto de la muerte celular más que un problema puro de proliferación en esa enfermedad. En el LCM el gen de las cadenas pesadas del cromosoma 14 y el gen *BCL-2* del cromosoma 11 se han aproximado. El gen *BCL-1* codifica la ciclina-D1, que interviene en el ciclo celular.

TABLA 22-6 Translocaciones cromosómicas en el linfoma

Tipo de linfoma	Translocación	Genes en la zona de escisión
Linfoma de linfocitos B		
Linfocítico de linfocitos pequeños	t(14;19) (q32;q13)	Cadena pesada, *BCL-3*
Plasmocitoide	t(9;14) (p13;q32)	Cadena pesada; —
Células del manto	t(11;14) (q13;q32)	cadena pesada, *BCL-1*
Folicular	t(14;18) (q32;q21)	Cadena pesada; *BCL-2*
Pequeños no hendidos (incluido Burkitt)	t(8;14) (q24;q32)	Cadena pesada; *MYC*
	t(2;8) (p12;q24)	Kappa; *MYC*
	t(8;22) (q24;q11)	Lambda; *MYC*
Linfocitos grandes	t(3;14) (q27;q32)	BCL-6
	t(3;22) (q27;q11)	
	t(2;3) (p12;q27)	
Linfoma de linfocitos T		
Linfoblástico	Afectación variable de genes de receptores de linfocitos T	—
Anaplásico de linfocitos grandes (Ki-1)	T(2;5)(p23;q35)	—

Clave: CD5, Leu-1 o T-101; CD10, antígeno común de leucemia linfocítica aguda (CALLA); Sig, inmunoglobulina de superficie; Cig, inmunoglobulina citoplasmática; TdT, desoxinucleotidil transferasa terminal. Véase el Apéndice C4 para los antígenos de diferenciación de leucocitos y el Apéndice A para el glosario de la nomenclatura citogenética.

Estas anomalías citogenéticas pueden demostrarse mediante técnicas de hibridación *in situ* fluorescente a fin de analizar las alteraciones genéticas específicas que puede mostrar un tumor.
4. La **producción de linfocinas** por las células tumorales puede estar relacionada con los síntomas o las manifestaciones de algunos linfomas específicos. Por ejemplo, la producción de interleucina 4 (IL-4) por los linfocitos T en el linfoma de Lennert puede explicar la abundante proliferación de histiocitos en esa enfermedad, mientras que en los linfomas angioinmunoblásticos la producción de IL-6 puede causar plasmocitosis e hipergammaglobulinemia.
5. El **patrón de antígenos de superficie** (*v.* sec. B3) que se encuentra en las células del linfoma cuando se utiliza citometría de flujo o tinción inmunohistoquímica puede ayudar a identificar o a confirmar determinados tipos celulares. Por ejemplo, el antígeno CD5, un antígeno de linfocitos T expresado por una proporción pequeña de linfocitos B, se encuentra en las células neoplásicas de los pacientes con un LLP y en el LCM, pero no se observa en las células de los linfomas foliculares y el linfoma monocitoide de linfocitos B.

III. EVOLUCIÓN NATURAL

El LNH tiene un amplio espectro de evoluciones espontáneas, con tiempos de duplicación que varían entre días (p. ej., el LB) y años (algunos LNH de bajo grado). El tratamiento tiende a tener un efecto mucho más espectacular en los LNH de grado intermedio/alto (denominados también, de forma colectiva, *agresivos*) que en los de bajo grado. La afectación temprana de la médula ósea, además de la diseminación hematógena y no contigua, caracteriza el LNH, particularmente los tipos de bajo grado, en claro contraste con la distribución en el LH. Los ganglios extraaxiales, entre ellos los epitrocleares y los mesentéricos, se afectan con frecuencia, lo que de nuevo se diferencia de lo que sucede en el LH (*v.* tabla 22-1). Los LNH de grado intermedio y alto se manifiestan a menudo en localizaciones extraganglionares, entre ellas el anillo de Waldeyer, el tubo digestivo, la piel, los huesos y el SNC.

A. **Linfomas de linfocitos B: bajo grado** (*v.* apéndices B3 y B4)
1. El **LLP** es el equivalente tisular o ganglionar de la LLC, y clásicamente se manifiesta con linfadenopatías difusas y afectación de la médula ósea. Los linfocitos son positivos para CD5, CD20 y CD23. La LLC y la leucemia prolinfocítica de linfocitos B crónica se comentan en el capítulo 24, en «Leucemia linfocítica crónica».
2. Los **linfomas linfoplasmocíticos,** entre ellos la macroglobulinemia de Waldenström, pueden tener picos de inmunoglobulina M (IgM) monoclonal en el plasma. La composición celular del linfoma linfocítico plasmocitoide consta de linfocitos, células plasmáticas y formas híbridas con características de ambos. Las células suelen ser positivas para CD20, a diferencia de las células plasmáticas naturales. El síndrome de hiperviscosidad causado por la proteína IgM, que forma pentámeros asimétricos, o la neuropatía pueden dominar el cuadro clínico de la macroglobulinemia de Waldenström, que se trata con más detalle en el capítulo 23.
3. **Linfoma folicular.** Los linfomas foliculares comprenden infiltrados linfocíticos formados fundamentalmente por linfocitos pequeños hendidos, con unas cantidades crecientes de células que van aumentando de grado. Los linfocitos son positivos para CD10 y CD20 y negativos para CD5.
   a. **Citogenética.** Los linfomas foliculares contienen la translocación t(14;18), que produce un aumento de la expresión de *BCL-2*. Se considera que el producto génico de *BCL-2* es un potente inhibidor de la apoptosis.
   b. El **subtipo del linfoma folicular,** según la clasificación de la OMS, se define por el número medio de células grandes (centroblastos) en un campo de alta resolución (car):
   Grado 1 si < 5 células grandes/car
   Grado 2 si 5-15 células grandes/car
   Grado 3 si > 15 células grandes/car

c. **Agresividad.** Los linfomas foliculares de los grados 1 y 2 suelen considerarse de bajo grado. Muchos autores consideran que el tipo más infrecuente de linfoma folicular de células grandes, o grado 3, es un linfoma de grado intermedio, aunque no está claro que su evolución natural sea diferente. En la clasificación de la OMS, A y B se sugieren subtipos. La transformación citológica a un LNH de grado intermedio o alto puede producirse en cualquier momento de la enfermedad, y suele caracterizarse por la mutación de *p53*. En otras formas de LNH de bajo grado puede producirse una transformación similar.

d. **Comportamiento.** Los linfomas foliculares tienden a manifestarse como una enfermedad ganglionar. Alrededor del 85 % de los casos están en el estadio III o IV en el momento de su manifestación, con una frecuente afectación de la médula ósea (> 50 % de los casos). El hígado, el bazo y los ganglios mesentéricos se encuentran también afectados con frecuencia. Los linfomas foliculares suelen progresar lentamente y pueden no necesitar un tratamiento inmediato. Se observan regresiones espontáneas pasajeras en hasta el 30 % de los casos. Son linfomas que responden muy bien al tratamiento, aunque pocos pacientes se curan. En el pasado los tiempos medios de supervivencia variaban entre los 6 y los 10 años, con posibles aumentos de la mediana de la supervivencia en la «era del rituximab».

4. Se cree que el **linfoma de la zona marginal** deriva de células parafoliculares o de la zona marginal que rodean a la zona del manto. Son células negativas para CD10 y CD5, y positivas para CD20.

   a. **MALTomas.** Son un grupo de linfomas extraganglionares que suelen manifestarse como tumores localizados en el estómago, los pulmones, la mama, la glándula tiroides y otras localizaciones extraganglionares donde a menudo son incitadas por una reacción inmune a otra condición comórbida.

      (1) En algunos casos se observa una enfermedad autoinmunitaria asociada al órgano (p. ej., el síndrome de Sjögren en el caso de glándula lacrimal o parótida, o tiroiditis de Hashimoto en el caso del linfoma de la tiroides). Antiguamente muchos de ellos recibían el nombre de *seudolinfomas*.

      (2) La evolución natural muestra una supervivencia prolongada sin diseminación generalizada, y sugiere que la RT o la cirugía pueden ser útiles en el tratamiento.

      (3) El MALToma gástrico está claramente asociado a la infección por *H. pylori*, y remite en dos tercios de los pacientes tras la erradicación de la infección.

   b. Los **linfomas esplénicos** constituyen una forma poco frecuente de linfomas de la zona marginal. Se caracterizan por una esplenomegalia importante, a menudo sin afectación sistémica, y con afectación sanguínea, de la médula ósea o de ambas. Las células suelen mostrar vellosidades (linfoma esplénico con linfocitos vellosos).

   c. Los **linfomas de la zona marginal ganglionar** también pueden denominarse **linfomas monocitoides** a causa de su aspecto.

5. **Tricoleucemia.** Se caracteriza por una evolución lenta, esplenomegalia e hiperesplenismo y neutropenia. Pueden observarse linfocitos característicos con la tinción de fosfatasa ácida resistente al tartrato (TRAP, *tartrate-resistant acid phosphatase*). Las células son característicamente positivas para CD103, CD22, CD11c y, a menudo, para CD25. Esta enfermedad se expone en el capítulo 24, en «Tricoleucemia».

B. **Linfomas de linfocitos B: grados intermedio y alto** (*v.* apéndices B3 y B4)

1. **LCM.** Se trata de un linfoma de linfocitos B característico con un pronóstico adverso. Deriva de los linfocitos positivos para CD5 y CD20 y negativos para CD23 que rodean el centro germinal. Se asocia a la translocación t(11;14), que produce un aumento de la ciclina D1, un promotor del ciclo celular.

   a. El LCM puede manifestarse con una diversidad de variaciones histológicas que oscilan desde un patrón seudofolicular a una forma blástica. El aspecto

más frecuente es el de un infiltrado difuso y ligeramente irregular de linfocitos pequeños.
  b. El **LCM** suele manifestarse en un estadio avanzado con síntomas B, además de afectación del tubo digestivo y la médula ósea. La quimioterapia convencional suele producir una remisión decepcionantemente corta, y la mediana de la supervivencia es de unos 2.5 años, pero ahora hay nuevos tratamientos.
  c. El **linfoma de la zona del manto** con un «patrón en manto» es una variedad indolente e infrecuente del LCM sin invasión del centro folicular de los ganglios linfáticos afectados.
2. **Linfomas difusos de linfocitos B grandes (LDLBG).** Cerca del 30 % de los casos se origina en localizaciones extraganglionares, como el tubo digestivo y el anillo de Waldeyer, los senos paranasales, los huesos o el SNC. A diferencia de la mayoría de los LNH de bajo grado, las presentaciones localizadas (estadios I y II) son más frecuentes, y la afectación de la médula ósea lo es menos (<25 % de los casos). Las presentaciones localizadas (estadios I y II) pueden llegar a curarse hasta en el 80 % de los casos, mientras que la enfermedad diseminada (estadios III y IV) sólo es curable en el 50 % de los casos.
  a. Los **LNH relacionados con el sida** son linfomas de linfocitos B casi universalmente de grado intermedio o alto (*v.* cap. 37, sec. II). La mayoría de los pacientes acude con afectación extraganglionar, que suele incluir el tubo digestivo, huesos, mandíbula y el SNC (como afectación parenquimatosa), aunque pueden afectarse casi todos los órganos. Es característica la diseminación a la médula ósea y las meninges.
  b. Los **trastornos linfoproliferativos postrasplante** describen un espectro de linfoproliferación oligoclonal tras una inmunodepresión intensa, a menudo yatrógena, en los receptores de trasplantes de órganos, y que también se observa en otros pacientes inmunodeprimidos. Se cree que la proliferación policlonal u oligoclonal de linfocitos B está dirigida inicialmente por una infección por el VEB que escapa a la vigilancia inmunitaria. La proliferación progresiva produce una verdadera transformación maligna y la aparición de un LNH monoclonal agresivo (*v.* cap. 37).

  La enfermedad puede manifestarse por fiebre héctica, malestar y citopenias. En la presentación inicial puede observarse o no afectación ganglionar. Estos linfomas comparten una histología y una propensión a la afectación extraganglionar con los linfomas relacionados con el sida. El trastorno puede responder a la resolución de la inmunodepresión en los estadios iniciales, aunque puede necesitarse quimioterapia sistémica y/o tratamiento con anticuerpos monoclonales. El pronóstico depende fundamentalmente de las afecciones comórbidas y del tiempo transcurrido entre el trasplante y el diagnóstico del linfoma.
  c. El **linfoma con derrame primario** es un linfoma agresivo que se origina en las serosas y que se manifiesta con un derrame. Lo habitual es que la afección se extienda. Se ha asociado intensamente con la presencia del virus del herpes humano de tipo 8 (VHH-8) y la infección por el VIH.
3. Los **linfomas de linfocitos B de «alto grado»** son lesiones que proliferan rápidamente y que muestran un índice mitótico muy elevado y un tiempo de duplicación de tan sólo 24 h. Muchos linfomas asociados al sida o a los trasplantes de órganos pertenecen a este tipo.
  a. El **LB** tiene una morfología, una evolución natural y un comportamiento característicos, y se divide en los tipos africano (endémico), esporádico e inmunodepresor. Los linfocitos tienen casi todos el mismo tamaño y contienen pequeños nucléolos prominentes y vacuolas lipídicas citoplásmicas. En el tipo del linfoma de linfocitos pequeños no hendidos no de Burkitt las células tienen un tamaño y una composición menos homogéneos. El LB se comenta más adelante, en la sección VIII.E.

b. El **linfoma linfoblástico de linfocitos B** se clasifica con la leucemia linfoblástica aguda (LLA) de estirpe linfocítica B, y se trata de modo similar (*v.* cap. 26, sección «Leucemia aguda»).

C. **LNH de linfocitos T.** Constituyen alrededor del 20 % de los LNH en las sociedades occidentales. Los ha analizado con detalle la clasificación REAL/OMS (*v.* sec. B4), a pesar de la dificultad planteada por la baja frecuencia de determinadas categorías.

1. **Leucemia/linfomas linfoblásticos de linfocitos T precursores** (incluyendo la LLA de linfocitos T). Se trata de neoplasias de linfocitos T inmaduros que se observan predominantemente en adolescentes y en adultos jóvenes varones. Los núcleos normalmente tienen un aspecto lobulado y el índice mitótico es elevado.

    a. La actividad de la **desoxinucleotidil transferasa terminal (TdT,** *terminal deoxynucleotidyl transferase*) es característicamente positiva en estos pacientes. Esta positividad de la TdT suele estar limitada al linfoma linfoblástico, a la LLA (subtipos pre-B, T y nulo) y a las crisis blásticas linfocíticas de la leucemia mielógena crónica; no se observa en otros LNH.

    b. **Aspectos clínicos.** Los pacientes suelen mostrar masas mediastínicas anteriores y a menudo un derrame pleural o pericárdico, o un síndrome de la vena cava superior. Es frecuente la afectación de la médula ósea y la sangre periférica, el síndrome se fusiona entonces al LLA de linfocitos T. Se prevé que exista afectación meníngea salvo que se utilice profilaxis sobre el SNC. Un tratamiento similar al utilizado para la LLA puede curar la mitad de los casos de linfoma linfoblástico.

2. **Neoplasias de linfocitos T y NK periféricas.** Se refieren a todos los LNH cuyo origen se encuentra en los linfocitos T o NK, salvo la leucemia/linfoma linfoblástico de linfocitos preT. En el espectro se incluyen trastornos de bajo grado, como la MF, el linfoma cutáneo de linfocitos T más frecuente, y otros síndromes clinicopatológicos más agresivos. Con la excepción de la MF y la leucemia linfocítica granular de linfocitos grandes, los linfomas de linfocitos T tienden a ser clínicamente agresivos, incluso si la morfología sugiere un comportamiento de bajo grado. Parece que los LLTP no cutáneos tienen peor pronóstico que los LNH de linfocitos B de grado intermedio/alto en todos los estadios. En ocasiones puede observarse un síndrome hemofagocítico.

    a. Las **manifestaciones anatomopatológicas del LLTP** suelen incluir la infiltración de las regiones ganglionares de linfocitos T (paracorticales) y un aumento de vénulas epitelioides atípicas. Las células tumorales pleomorfas tienen un citoplasma claro y en ocasiones parecen células de RS. Estos tumores suelen contener una mezcla de células que forman interdigitaciones, células epitelioides, eosinófilos y células plasmáticas. Muchos LLTP entrarían en la categoría *difusa mixta* de la WF.

    b. **Aspectos clínicos de los LLTP.** A menudo, se observan en pacientes de mediana edad o personas de la tercera edad que acuden con síntomas constitucionales (síntomas B). La mayoría de los pacientes tienen una afección ganglionar en estadio III o IV, frecuentemente con hepatoesplenomegalia. No es habitual la afectación pulmonar y cutánea. En algunos casos se observa eosinofilia e hipergammaglobulinemia policlonal.

D. **Entidades periféricas de linfocitos T y NK** (*v.* Apéndices B3 y B4)

1. **Leucemia/LLTA.** Se describió inicialmente en el sudeste de Japón, pero se ha observado posteriormente en todo el mundo, incluyendo Estados Unidos. El virus HTLV-1 es el que causa aparentemente la enfermedad. Se caracteriza por: afectación cutánea, linfadenopatías, visceromegalias, un cuadro leucémico sanguíneo, hipercalcemia con lesiones óseas osteolíticas y afectación pulmonar de la fase aguda de LLTA. Las células suelen mostrar una configuración «nudosa» importante de los núcleos. Desde el punto de vista inmunitario las células son positivas para CD4. La respuesta al tratamiento ha sido escasa; pueden ser útiles

las combinaciones de zidovudina e interferón IFN y los tratamientos más nuevos de anticuerpos monoclonales están en desarrollo. También se reconoce una fase prodrómica crónica, menos agresiva y latente que clínicamente puede parecer indistinguible de la MF, pero cuya serología es positiva para el fármaco causal, el HTLV-1.

2. **Leucemia/linfoma de linfocitos NK agresivo.** Se trata de una neoplasia de linfocitos NK poco frecuente y rápidamente mortal que tiene una mayor incidencia entre los asiáticos que entre los caucásicos. El inmunofenotipo es idéntico al de los linfomas de linfocitos NK/T extraganglionares de tipo nasal.

3. La **leucemia prolinfocítica de linfocitos T** se expone en el capítulo 24, sec. VI.B de «Leucemia linfocítica crónica».

4. La **leucemia linfocítica granular de linfocitos T o NK grandes** es una enfermedad poco activa que muestra linfocitosis sutil en la sangre y la médula ósea, además de neutropenia paraneoplásica. No suele necesitar tratamiento. Se han comunicado respuestas a la ciclosporina. También se comenta en la sección III.D.8, «Leucemia linfocítica crónica», dentro del capítulo 24.

5. **Linfoma de linfocitos grandes anaplásicos (LLGA).** Suele originarse en los linfocitos T. Algunos casos parecen proceder de una estirpe celular no definida (linfocitos nulos). Los linfocitos anaplásicos grandes son positivos para Ki-1 (CD30), un antígeno descrito inicialmente en el LH pero que se ha encontrado posteriormente en algunas células neoplásicas en diversos LNH agresivos. Suele asociarse a t(2;5), que produce la fusión del gen de la nucleofosmina *NPM* a una tirosina cinasa, ALK (cinasa del linfoma anaplásico, *anaplastic lymphoma kinase*) que causa la sobreexpresión de la proteína ALK. Se cree que la presencia de t(2;5) conlleva un mejor pronóstico.

   Desde el punto de vista anatomopatológico, los casos se confunden frecuentemente con tumores epiteliales (carcinomas) o melanomas. La confusión suele aumentar por una tinción positiva para el antígeno de membrana epitelial y por una distribución sinusoidal, la cual es característica de los carcinomas o los melanomas. Puede confundirse anatomopatológicamente con un LH, con una papulosis linfomatoidea (una afección cutánea relativamente benigna con una histología similar y regresiones espontáneas) o con un linfoma anaplásico cutáneo, que tiene un pronóstico excelente con el tratamiento local a pesar de ser casi siempre negativo para ALK. El tratamiento del LLGA positivo para ALK es similar al del linfoma de linfocitos B grandes, y se cree que tiene un resultado ligeramente mejor.

6. **Linfoma angioinmunoblástico de linfocitos T.** La linfadenopatía inmunoblástica y la linfadenopatía angioinmunoblástica con disproteinemia (LAID) se describieron originalmente como reacciones inmunitarias anómalas caracterizadas clínicamente por fiebre, exantemas, anemia hemolítica autoinmunitaria, hipergammaglobulinemia policlonal y linfadenopatías generalizadas. La anatomía patológica demostró una destrucción difusa de la arquitectura de los ganglios linfáticos, una afectación por inmunoblastos y células plasmáticas y, a menudo, un retículo vascular anómalo. Los estudios de inmunohistoquímica y reordenamiento génico han señalado que muchos de estos pacientes tienen linfomas de linfocitos T subyacentes desde el inicio. La evolución puede variar en cuanto a la agresividad, con remisiones espontáneas ocasionales. Pueden observarse respuestas satisfactorias y prolongadas a los corticoesteroides o la ciclosporina. Con mayor frecuencia los pacientes necesitan un tratamiento similar al de los LNH agresivos.

7. **Linfomas de linfocitos NK y T de tipo nasal.** Comprenden el antiguo linfoma angiocéntrico y el granuloma letal de la línea media (reticulosis maligna de la línea media). Las células neoplásicas de estos trastornos afectan a los vasos y conducen a un proceso necrosante autodestructivo. El linfoma nasal de linfocitos NK/T afecta al paladar y los senos, pero la implicación de otros sitios, como la

piel, pueden aparecer. La evolución puede ser lenta, pero el tumor es la mayoría de las veces agresivo, sobre todo si se encuentra diseminado. Es infrecuente en Estados Unidos y más habitual en Asia. A diferencia del linfoma de linfocitos B grandes agresivo y difuso de la cavidad nasal, el linfoma nasal de linfocitos NK/T no suele extenderse al SNC. Las células suelen ser positivas para marcadores de linfocitos T y CD56. En la enfermedad localizada la quimioterapia y la RT pueden curar al paciente. Pautas quimioterapéuticas que incluyen el uso de L-asparaginasa (p.ej., SMILE, por la combinación de palabras en inglés: *s*teroid, *m*ethotrexate, *i*fosfamide, L-asparaginase, *e*toposide) pueden ser muy eficaces en este trastorno cuando es extranasal.

8. **Linfoma hepatoesplénico de linfocitos T.** Se caracteriza por la infiltración de los sinusoides hepáticos por linfocitos T citotóxicos que expresan el complejo del receptor de linfocitos T γ-δ, en lugar del más habitual α-β. Casi siempre se encuentra afectada la médula ósea, y los ganglios linfáticos lo están en pocas ocasiones. Esta forma poco frecuente de LNH suele asociarse a un síndrome hemofagocítico. A pesar del aspecto poco llamativo de las células, la evolución clínica suele ser inexorable. Se está investigando más una posible relación entre el tratamiento de adolescentes y adultos jóvenes con fármacos bloqueantes del TNF, azatioprina y 6-mercaptopurina.

9. **Linfoma de linfocitos T de tipo enteropatía.** Se manifiesta con lesiones ulcerosas intestinales en pacientes con sensibilidad al gluten (celiaquía) u otra enteropatía la mayoría de las veces. Los pacientes acuden con dolor abdominal, asociado a menudo a una perforación. Es poco frecuente en Estados Unidos.

10. **Linfoma de linfocitos T subcutáneo parecido a la paniculitis.** Es poco habitual y se caracteriza por la infiltración del tejido subcutáneo por linfocitos T citotóxicos que expresan el complejo del receptor α-β de linfocitos T. Los pacientes acuden con múltiples nódulos subcutáneos, generalmente sin enfermedad en otras localizaciones. Un síndrome hemofagocítico constituye una posible complicación y suele anunciar una evolución clínica agresiva.

11. La **MF** y el **síndrome de Sézary (SS)** se describen aparte (*v.* sec. VIII.B).

E. **Neoplasias histiocíticas y de células dendríticas.** Representan una categoría más bien confusa de enfermedades muy poco frecuentes y mal definidas. Las células de origen, histiocitos y células accesorias, desempeñan un papel fundamental en el procesamiento y la presentación de antígenos a los linfocitos T y B.

1. Se ha descrito la **histiocitosis maligna-síndrome hemofagocítico** (fiebre, ictericia, hepatoesplenomegalia, coagulopatía y hemofagocitosis), que la mayoría de las veces representa una complicación de un linfoma de linfocitos T. Se ha documentado que el etopósido y a veces la ciclosporina controlan este síndrome (*v.* cap. 35, sec. III).

2. La **histiocitosis de células de Langerhans** es una afección causada por la proliferación clonal de células de Langerhans. La mayoría de los casos se producen en la infancia. Es una enfermedad que se asocia tanto al LH como al LNH. Puede ser localizada o generalizada, con agresividad variable. En la mayoría de los casos la enfermedad es unifocal (granuloma eosinófilo) y afecta habitualmente al hueso. La enfermedad multifocal monosistémica (enfermedad de Hand-Schüller-Christian) afecta a varias localizaciones orgánicas (generalmente los huesos). En la afectación multisistémica puede ser necesaria la poliquimioterapia.

F. **Alteraciones inmunitarias**

1. La hipogammaglobulinemia suele observarse en LLP, aunque puede aparecer en otros linfomas, sobre todo después del tratamiento con rituximab.

2. Los picos de paraproteínas, a menudo IgM, se observan particularmente en los linfomas linfoplasmocíticos, pero también en otras neoplasias de linfocitos B y en la LAID.

3. Las anemias hemolíticas inmunitarias por anticuerpos fríos o calientes pueden observarse en cualquier neoplasia de linfocitos B, especialmente en el tipo de linfocitos pequeños y algunas veces con LAID.

4. Pueden aparecer otros fenómenos autoinmunitarios, como los anticoagulantes circulantes (p. ej., la enfermedad de Von Willebrand adquirida) o el angioedema (asociado a un déficit de C'1 esterasa), particularmente en los LLP.
5. La hipergammaglobulinemia policlonal se observa habitualmente en pacientes con sida o LLTP.
6. Los defectos funcionales de los linfocitos T son llamativos en el LLTA incluso antes del tratamiento, y en otros linfomas después del tratamiento.

IV. SISTEMA DE ESTADIFICACIÓN Y FACTORES PRONÓSTICO

A. **El sistema de estadificación de Ann Arbor** se ha aplicado al LNH, pero el subtipo histopatológico es el principal factor determinante de la supervivencia en el LNH. La MF tiene un sistema de estadificación diferente (*v.* sec. VIII.B).

B. **Supervivencia** (*v.* fig. 22-2 y tabla 22-5)
   1. Los **linfomas de bajo grado** casi nunca pueden curarse, y parecen ser la causa de un porcentaje uniforme de fallecimientos anuales. Puede que los estadios tempranos, poco frecuentes, del LNH de bajo grado (estadios I o II) puedan curarse en algunos casos, pero incluso eso es dudoso. El tiempo medio de supervivencia se encontraba entre los 6 y los 10 años para los linfomas foliculares en la era anterior al rituximab pero es probable que ya sea posible en este momento.
   2. Los **linfomas de grado intermedio y alto** muestran unas curvas de supervivencia y generalmente dos componentes: un rápido descenso entre el primer y el segundo año, seguido por una meseta que representa una población presuntamente curada. Puede llegar a curarse cerca del 80 % al 90 % de los pacientes en estadio I o en estadio II temprano, y el 50 % de los linfomas de grado intermedio/ alto en estadio III o IV.
   3. La curva de supervivencia del **LCM** muestra un descenso rápido y uniforme, sin meseta de supervivencia, y una mediana de supervivencia de 2 a 2.5 años con la quimioterapia convencional; la supervivencia sea probablemente más larga con un tratamiento más agresivo y el uso de nuevos fármacos.

C. **Factores pronóstico.** En la tabla 22-5 se muestran la extensión de la enfermedad en el momento de manifestarse y las tasas de supervivencia.
   1. **Linfomas de bajo grado**
      a. La **respuesta al tratamiento** es un signo pronóstico en cuanto que la consecución de una RC o una respuesta parcial (RP) excelente con una duración de más de 1 año identifica a los pacientes que probablemente evolucionarán bien.
      b. **Estadio temprano.** Los casos en estadio I y II constituyen < 15 % de todos los pacientes con linfoma de bajo grado. En una serie de pequeño tamaño el 80 % de los pacientes en estadio I o II menores de 40 años y que fueron tratados con RT no mostraba signos de la enfermedad 10 años después del diagnóstico.
      c. **Linfomas foliculares mixtos (grado 2).** No está claro si existen diferencias en la evolución a largo plazo basándose en el grado.
      d. La **escala FLIPI** (*F*ollicular *L*ymphoma *I*nternational *P*rognostic *I*ndex) puede ser útil para determinar el pronóstico en pacientes con linfomas foliculares. Las variables (se otorga un punto por cada una de ellas) son:
         Más de 4 áreas ganglionares afectadas
         Alteración de la LDH
         Edad > 60 años
         Estadio III o IV
         Hemoglobina < 12 g/dL
         Los pacientes con una puntuación FLIPI baja (de 0 a 1) tienen una supervivencia a los 5 años del 90 %, y aquellos con una puntuación elevada (3 o más) tenían una supervivencia a los 5 años del 53 % en la era previa al rituximab.

e. **El índice pronóstico internacional (IPI,** *international prognostic index*), descrito en la sección IV.C.2.a, también es útil para estratificar a los pacientes con linfomas de escasa actividad.
2. **Linfomas de grado intermedio/alto.** Las presentaciones en estadio I o II, que constituyen el 30 % al 40 % de estos linfomas, tienen un elevado porcentaje de curación (80 %), aunque un tumor voluminoso (> 10 cm de diámetro mayor) afecta de forma adversa a la evolución.
   a. El **IPI** ha establecido *cinco factores pronóstico independientes importantes*. La tasa de supervivencia a los 5 años era del 73 % para los pacientes que no mostraban ninguno o uno de los factores de riesgo adversos, y del 26 % para los pacientes con cuatro o cinco factores de riesgo en la era previa al rituximab. En la era del rituximab, incluso los pacientes con 3 a 5 puntos tienen una supervivencia sin progresión de la enfermedad a los 4 años del 55 %. Estos importantes **factores de riesgo adversos** son:
      (1) Edad superior a los 60 años.
      (2) Estado general (ECOG > 1; *v*. cap. 6, tabla 6-1).
      (3) Alteración de la LDH.
      (4) Más de una localización extraganglionar.
      (5) Estadio III o IV.
   b. **Perfil génico.** El análisis retrospectivo de la expresión génica mediante análisis de micromatrices ha identificado a subgrupos de LDLBG con patrones de expresión de grupos génicos característicos. Algunos subgrupos reconocidos pueden parecerse al perfil de expresión de las células del centro folicular, lo que confiere un mejor pronóstico, o al patrón de expresión de linfocitos activados, que conllevaba una evolución peor, incluso con el uso de rituximab. Esta asociación es independiente del IPI y puede explicar por qué falla el tratamiento en determinados pacientes que tienen una puntuación favorable del IPI. Además de la información sobre el pronóstico, se espera que la evolución del perfil génico ofrezca datos importantes sobre la fisiopatología de la enfermedad y la identificación de posibles dianas terapéuticas.
   c. **Sobreexpresión génica.** La sobreexpresión de *c-myc* en pacientes con LLB grandes difuso parece conferir un mal pronóstico así como la detección de translocaciones cmyc con/sin translocación de bcl-2 y bcl-6 (denominados linfomas de doble o triple golpe).

V. EVALUACIÓN DE LA ESTADIFICACIÓN
A. **Evaluación clínica.** Véase «Evaluación de un presunto linfoma», secciones I a IV.
B. **Evaluación para la estadificación inicial**
   1. La evaluación para la estadificación, tal como se esboza en la sección IV.B de «Linfoma de Hodgkin», puede aplicarse generalmente al LNH. La evaluación analítica debe incluir: ácido úrico, electroforesis de las proteínas plasmáticas, pruebas de la hepatitis B y C, y prueba del VIH si el diagnóstico es una neoplasia de linfocitos B de alto grado. Puede sustituirse la β_2-microglobulina por la VSG.
   2. La citometría de flujo en la sangre periférica y en la médula ósea en los linfomas de bajo grado puede definir un exceso clonal y sugerir una afectación hematógena, incluso cuando no se observan células de linfoma circulantes.
   3. La punción lumbar diagnóstica está indicada en el linfoma linfoblástico, en los linfomas que aparecen en el sida, en el LB y probablemente en los linfomas de grado intermedio/alto con una afectación extensa de la médula ósea, de los senos o de los testículos, o con cualquier foco parameníngeo.
   4. Debe realizarse tránsito esofagogastroduodenal y un estudio con contraste de todo el intestino delgado en los pacientes con síntomas gastrointestinales, ferropenia sin causa aparente y/o afectación del anillo de Waldeyer. Se realizará una evaluación endoscópica cuando esté indicado, sobre todo en el LCM.
C. **Evaluación para la reestadificación.** Se realiza para comprobar la RC (en todos los ganglios linfáticos que medían ≥ 1.5 cm). Se repiten todas las pruebas que estaban

alteradas, incluyendo las biopsias de las localizaciones previamente afectadas y accesibles, en particular con histologías posiblemente curables.

En los pacientes con linfomas de grado intermedio o alto y masas residuales en la TC o las radiografías debe realizarse un estrecho seguimiento con estudios seriados; las masas residuales estables no suelen contener un linfoma. La PET suele usarse para asegurar la negatividad del presunto tumor residual inerte. La frecuente presencia de tumores residuales cuando se usa escaneo TC ha dado lugar a la definición de «RC no confirmada» (RCn), en la que existen todos los requisitos de RC a excepción de que un ganglio linfático residual puede medir >1.5 cm, siempre que se haya reducido en >75% en el producto bidimensional. Esta designación prácticamente se ha erradicado por el uso de la PET en la estadificación.

VI. TRATAMIENTO DE LOS LINFOMAS INDOLENTES

A. Estadios I y II verdaderos (15% de los casos). Puede administrarse RT en una dosis de 2 400-3 600 cGy en todas las localizaciones conocidas de la enfermedad (incluidos los ganglios linfáticos de drenaje en la presentación E). La ampliación de los campos de RT no aumenta la tasa de curación y pueden disminuir la tolerancia a la quimioterapia. En algunos pacientes se ha comunicado una supervivencia prolongada sin signos de enfermedad. En pacientes seleccionados la observación también puede ser una opción razonable.

B. Enfermedad en estadio III y IV

1. **Ningún tratamiento.** La mayoría de los pacientes con una enfermedad avanzada poco activa pueden ser observados sin recibir tratamiento y sin que exista una influencia adversa sobre la supervivencia. Pueden producirse remisiones espontáneas en el período sin tratamiento. Este último se instaura cuando existe algún síntoma sistémico, un crecimiento ganglionar rápido o algunas complicaciones inminentes de la enfermedad, como citopenias importantes, fenómenos obstructivos o derrames. Las medianas de los tiempos para «necesitar tratamiento» varían desde los 16 meses para el grupo mixto folicular, pasando por los 48 meses para el grupo folicular de linfocitos pequeños hendidos, hasta los 72 meses para el grupo con linfocitos pequeños.

2. La **monoquimioterapia con clorambucilo o ciclofosfamida, siempre y cuando no se utilice con tanta frecuencia como en el pasado,** con clorambucilo o ciclofosfamida proporciona buenas respuestas en los LNH poco activos. La ciclofosfamida muestra los inconvenientes de la alopecia y la cistitis hemorrágica. Los análogos de las purinas, la fludarabina y la cladribina, tienen una actividad que rivaliza con la de los fármacos alquilantes; hasta el 50% de los pacientes con linfomas de bajo grado tratados anteriormente responde a los análogos de las purinas. Las dosis son:
   a. Clorambucilo, 2 (mg/m^2)/día v.o. a 6 (mg/m^2)/día v.o.
   b. Fludarabina, 25 (mg/m^2)/día i.v. durante 5 días cada 4 semanas.
   c. Cladribina, 0.14 (mg/kg)/día i.v. durante 2 h, 5 días cada 4 semanas, o 0.1 (mg/kg)/día en infusión i.v. continua durante 7 días cada 4 semanas.
   d. Bendamustina, 90 mg/m^2 i.v. los días 1 y 2 cuando se combina con cetuximab cada 3 a 4 semanas.

3. **Poliquimioterapia.** Cuando se necesita una respuesta más rápida puede tratarse al paciente con varios fármacos. El clorambucilo o la ciclofosfamida más corticoesteroides pulsados, y la combinación de fludarabina y mitoxantrona, son pautas que han sido utilizadas (*v.* CVP, en el apéndice C2.I, para obtener un mayor detalle de pautas y dosis).

   La monoquimioterapia y la poliquimioterapia producen RC o RP excelentes en el 60% al 80% de los pacientes. Las pautas que contienen doxorubicina no muestran claras ventajas en los LNH de bajo grado, y se reservan con frecuencia para los estadios avanzados de la enfermedad o las presentaciones adversas. El tratamiento suele continuarse hasta que se alcanza una respuesta máxima. La quimioterapia de mantenimiento no prolonga la supervivencia, puede afectar al tratamiento posterior y ser leucemógena.

4. **Rituximab.** Es un anticuerpo monoclonal anti-CD20 humanizado quimérico que ha sido autorizado para el tratamiento del linfoma de linfocitos B poco activo que recurrencia o que no responde al tratamiento, y como tratamiento de primera línea del linfoma folicular cuando se combina con CVP. Se cree que interviene en la citotoxicidad a través de la activación de linfocitos T citotóxicos dependientes de anticuerpos, posiblemente por activación del complemento, y por mediación directa de la transducción de señales intracelular.
   a. Con la monoterapia con rituximab se espera alcanzar una tasa de respuesta total del 50 % con una mediana de duración de cerca de 1 año en los linfomas de linfocitos B poco activos. Los LLP pueden mostrar una menor respuesta que los LNH foliculares debido a la menor expresión del antígeno CD20. Se han notificado respuestas de alrededor del 30 % en los linfomas de linfocitos grandes que recurrencia o no responden al tratamiento, o en los que aparecen en pacientes mayores de 60 años que no han sido tratados. El rituximab puede combinarse con diversas pautas de quimioterapia, y se cree que éstas muestran efectos sinérgicos, con un aumento documentado de la supervivencia sin signos de enfermedad. El rituximab permite la flexibilidad en su coadministración con otra quimioterapia, aunque no se sabe qué pauta concreta ofrece mejores ventajas. Combinado con fármacos nuevos como la lenalidomida también parece ser sinérgico.
   b. La dosis establecida de rituximab es de 375 mg/m² i.v. semanalmente durante 4-8 semanas. La dosis máxima tolerada aún no se ha definido, aunque resulta dudoso que dosis superiores mejoren los resultados. No existen criterios para la elección de la pauta de 4-8 semanas. Se puede tratar de nuevo en la progresión, con una tasa de respuesta prevista del 40 %. Dada su escasa citotoxicidad, se han investigado posibles pautas de mantenimiento que suelen producir un retraso considerable de la progresión; sin embargo, a causa del frecuente éxito del retratamiento sobre la progresión no está claro si el mantenimiento con este fármaco retrasa realmente el tiempo de resistencia a él.
   c. Es frecuente la aparición de febrícula o de escalofríos relacionados con la infusión, sobre todo la primera vez que se realiza. En ocasiones se observan citopenias. También se han observado reacciones que causan la muerte (anafilaxia, síndrome de lisis tumoral, síndrome de dificultad respiratoria aguda), principalmente en pacientes con células de linfoma circulantes y en los pacientes de la tercera edad; en éstos se recomienda aumentar la dosis de forma escalonada según la tolerancia. Se ha documentado una reactivación de virus latentes (como la hepatitis B y el virus lento), así como fenómenos inmunitarios del tipo de la enfermedad del suero o síndromes de tipo lúpico. La depleción resultante de linfocitos B durante 6 meses o más parece tolerarse bien, aunque puede contribuir a la hipogammaglobulinemia progresiva. Se ha observado también una precipitación de hiperviscosidad en los linfomas linfoplasmocitoides.
5. Los **anticuerpos monoclonales radioactivos** ofrecen la ventaja de la radioinmunoterapia dirigida. Se han documentado tasas de respuesta que van del 50 % al 80 % en los pacientes tratados con anterioridad. Se dispone de anticuerpos anti-CD20 marcados con ^{131}I (tositumomab) y anticuerpos anti-CD20 marcados con ^{90}Y (ibritumomab tiuxetano).
   a. En un estudio clínico aleatorizado que comparó el ibritumomab tiuxetano con el rituximab se demostró una mayor tasa de respuesta (80 % frente a 55 %) y una mayor tasa de RC (30 % frente a 15 %) para el inmunoconjugado radioactivo.
   b. El tratamiento se administra una vez y se tolera bien, con la excepción de la aparición de citopenias. En un tercio de los pacientes aparece una citopenia de grado IV. Los valores más bajos se observan durante las semanas 6 y 7 después del tratamiento. Se excluye a los pacientes de este tratamiento si muestran >25 % de afectación o hipocelularidad en la médula ósea, con recuentos plaquetarios inferiores a 100 000/μL o recuentos de neutrófilos menores de 1 500/μL.

c. El riesgo de radiación con el ibritumomab tiuxetano es insignificante, mientras que se necesita protección con plomo y unas instrucciones más estrictas tras el alta con el tositumomab.
6. **IFN-α.** Se ha utilizado en varios estudios clínicos aleatorizados como parte del tratamiento de inducción o de mantenimiento en pacientes a los que no se había tratado anteriormente. No hay una pauta de dosis que sea superior, y unas dosis de tan sólo 2 o 3 millones de unidades 3 veces a la semana pueden producir respuestas en hasta el 40 % al 60 % de los pacientes.

 El lugar del IFN-α en el tratamiento sistemático del linfoma folicular no está claro. Los resultados obtenidos en algunas series sugieren una potenciación de las tasas de respuesta, prolongación de la duración de la remisión y posiblemente un efecto sobre la supervivencia.
7. **RT paliativa.** Se utiliza en localizaciones de afectación voluminosa y para aliviar la obstrucción o el dolor. Puede utilizarse en monoterapia cuando la mayoría de las localizaciones de la enfermedad no necesitan ningún tratamiento, pero existen molestias en una o dos zonas. Sin embargo, la administración de múltiples aplicaciones de RT agota la médula ósea y no se recomiendan cuando la quimioterapia es una alternativa eficaz.
8. La **inhibición de la vía** es un mecanismo de acción de los fármacos más recientes tales como idelalisib, un inhibidor oral de la cinasa PI3.

C. **Conversión histológica.** Los linfomas indolentes que se transforman en un tipo celular agresivo suelen tener un mal pronóstico. Sin embargo, las presentaciones limitadas y relativamente asintomáticas pueden responder bien al tratamiento utilizado para los LNH de grado intermedio/alto. En los LNH transformados puede afectarse el SNC (sobre todo las meninges), que casi nunca se afecta en los LNH de bajo grado. Debe considerarse la administración de quimioterapia en dosis elevadas y de células madre en los casos de LNH de bajo grado transformado y sensible a la quimioterapia.

D. **Linfoma de linfocitos B cutáneo (LLBC) primario.** Se define como un linfoma carente de diseminación extracutánea en el momento de su manifestación y durante los 6 meses posteriores. Suelen ser la mayoría de las veces foliculares o linfomas de zona marginal que son indolentes, y tienen un buen pronóstico. La enfermedad localizada se trata con RT, incluso si existe una afectación multifocal. Se reserva la poliquimioterapia y el tratamiento con anticuerpos monoclonales para la diseminación a localizaciones anatómicas no contiguas o extracutáneas. El diagnóstico de LLBC primario del tipo de las extremidades inferiores confiere un mal pronóstico y puede obligar a cambiar el método terapéutico.

E. **Tratamientos en experimentación**
1. Los **anticuerpos monoclonales** de varios tipos, además del rituximab, se han utilizado en el tratamiento de LNH de bajo grado (y en algunos agresivos). Las dianas son los antígenos de los linfocitos B (p. ej., CD23, CD19, CD20, CD22) o antígenos comunes más generalizados (CD5, CD25, CD80, CD40).
   a. El **alemtuzumab** es un anticuerpo humanizado frente a CD52 (presente en los linfocitos B, los linfocitos T y los monocitos), del cual se cree que muestra una actividad satisfactoria en el LLC, la leucemia prolinfocítica y determinados linfomas de linfocitos T, aunque su acción es escasa en el LNH indolente.
   b. **Inmunotoxinas.** Se están investigando.
   c. **Nuevos fármacos.** La lenalidomida (un fármaco inmunomodulador) ha demostrado actividad en monoterapia en linfomas foliculares y linfoma de la zona del manto. El bortezomib y el temsirolimus tienen actividad en el LCM.
2. Las **células madre autólogas de médula ósea o de sangre periférica** se están estudiando minuciosamente, después de dosis elevadas de quimioterapia, en pacientes con LNH de bajo grado recurrencial. Aunque ningún dato convincente apoya el tratamiento en dosis elevadas de forma sistemática en el LNH de bajo grado, puede utilizarse en pacientes relativamente jóvenes con presentaciones adversas en un esfuerzo por prolongar las remisiones.

3. El **ATCM** se propone en algunos centros para el tratamiento de pacientes jóvenes que no responden y que tienen familiares donantes, y probablemente deba reservarse para casos aislados. Se ha demostrado que el uso de pautas de preparación menos tóxicas y que no producen mieloablación es un abordaje particularmente útil para el alotrasplante en pacientes con un linfoma poco activo y con una supervivencia inicial sin signos de enfermedad excelente.

VII. TRATAMIENTO DEL LINFOMA NO HODGKINIANO AGRESIVO

El tratamiento de subtipos especiales de linfoma se comenta en la sección VIII. El tratamiento del linfoma asociado al sida se comenta en la sección II del capítulo 37. En los apéndices C2 y C3 se muestran pautas de poliquimioterapia útiles para el tratamiento de estas neoplasias.

A. **Presentaciones localizadas de LNH de grado intermedio/elevado.** Los casos en estadio IA y IIA no voluminosos (< 10 cm), entre ellos las presentaciones extraganglionares (E), pueden tratarse de forma eficaz con 3 o 4 ciclos de una pauta que contenga doxorubicina (p. ej., CHOP), seguida de RTSA (equivalente a 3 000 cGy en 10 fracciones). Prácticamente todos los pacientes alcanzan una RC, y la supervivencia sin signos de enfermedad supera el 80 %. Otro método es la quimioterapia con pauta completa con o sin RT posterior.

B. **Enfermedad en estadios I-II (voluminosa), III y IV.** Se trata con quimioterapia con pauta completa de CHOP (*v.* apéndice C2. II) Con la adición de rituximab si el linfoma es CD20 positivo. En aquellas áreas de afectación voluminosa la RTSA puede beneficiar al paciente si toda la afectación voluminosa que existía antes de administrar la quimioterapia puede englobarse con seguridad en los portales de irradiación.

Según los resultados del estudio aleatorizado GELA (*Group d'Etude des Lymphomes de l'Adulte*), en el que se demostró una mejora de la supervivencia en pacientes de la tercera edad con LNH agresivo (*v.* Coiffier et al., 2002, en lecturas recomendadas), se añade rituximab a cada ciclo de CHOP. Esta adición aumentó la supervivencia total a los 3 años del 49 % al 62 %, en comparación con el tratamiento con CHOP solo. Puede esperarse un control prolongado de la enfermedad («curación») en alrededor del 50 % de los pacientes con LNH de grado intermedio/alto y estadio avanzado tratados con R-CHOP y pautas similares.

A pesar de las opiniones en contra, no hay pruebas de que alguna de las pautas más complejas y tóxicas sea superior a la pauta CHOP. Los resultados de un estudio colectivo que comparó la pauta CHOP con tres de las combinaciones pretendidamente más eficaces demostraron que la pauta CHOP tenía la misma actividad y era menos tóxica. Las afirmaciones sobre los mejores resultados en estudios monocéntricos con otras pautas son probablemente el resultado de un seguimiento incompleto o de un sesgo de selección. Un estudio reciente comparando R-CHOP con dosis R ajustadas en dosis EPOCH ha sido completado teniendo resultados pendientes.

1. Resulta obligada una **reestadificación completa** para evaluar que la respuesta es total. Suele realizarse después de 3 o 4 ciclos de CHOP y de nuevo después de la administración de 6 ciclos. Los pacientes reciben generalmente al menos 2 ciclos adicionales de tratamiento tras alcanzar la RC (habitualmente un total de 6 a 8 ciclos). Lo ideal es que los pacientes alcancen una RC después del cuarto ciclo.
2. La **profilaxis del SNC** con quimioterapia intratecal, parece estar indicada en situaciones asociadas a un riesgo elevado de recurrencia meníngea. Se aconseja particularmente este método en los casos de afectación de los senos paranasales, cuando existe diseminación por contigüidad al SNC y en los LLP. Otras indicaciones pueden ser: linfoma linfoblástico, linfoma testicular primario con metástasis y linfomas de grado intermedio con afectación intensa de la médula ósea, y en los que tienen múltiples focos extraganglionares y aumento de la LDH, si bien esta última indicación resulta más dudosa.

3. **Autotrasplante de células madre.** Se ha propuesto como consolidación durante la primera remisión en pacientes de riesgo elevado, pero su eficacia no se ha demostrado en múltiples estudios clínicos aleatorizados.
4. **Tratamiento de mantenimiento.** No mejora la supervivencia y, por tanto, no se aconseja.

C. **Linfomas de grado intermedio/elevado que recurrencian o no responden al tratamiento**
   1. Los **pacientes que no responden al tratamiento** y no alcanzan una RC pueden recibir tratamiento de rescate con RT de consolidación si el área afectada no es muy extensa. La quimioterapia de rescate, seguida por el autotrasplante de células madre, constituye el método de elección, si es posible. Los pacientes que logran una RP pueden tener una probabilidad de curación del 20 % al 40 %, aunque la tasa de supervivencia a largo plazo en los pacientes realmente resistentes al tratamiento está en torno al 10 %, por lo que no suele recomendarse la quimioterapia en dosis elevadas. En estos pacientes puede considerarse un ATCM.
   2. Las **pautas de quimioterapia de rescate** suelen utilizar dosis elevadas de arabinósido de citosina, o gemcitabina, corticoesteroides y fármacos que contienen platino, con o sin etopósido (*v.* ESHAP en el apéndice C3). Las combinaciones que emplean ifosfamida (ICE, MINE) y otras pautas posiblemente eficaces (EPOCH en infusión) también se muestran en el apéndice C3. Cualquiera de estas pautas puede combinarse con el rituximab, aunque no está claro qué efecto produce esto. Estas pautas suelen dar lugar a una remisión importante pero de corta duración en el 40 % al 50 % de los pacientes. Una pequeña proporción de éstos, probablemente inferior al 10 %, tiene respuestas prolongadas.
   3. **Quimioterapia en dosis elevadas con o sin RT con autotrasplante de médula ósea o trasplante de células madre.** Se ha adoptado una estrategia similar a la utilizada en el LH para tratar el LNH de grado intermedio tras la recurrencia posterior a la quimioterapia habitual de tipo CHOP. Se utiliza una pauta de condicionamiento, basada en una quimioterapia en dosis elevadas, combinada en ocasiones con la irradiación corporal total, y se sigue con la reinfusión de células progenitoras de la sangre periférica crioconservadas y movilizadas por factores de crecimiento. Los resultados de esta estrategia son mejores en las recurrencias sensibles a la quimioterapia, en las cuales cerca del 40 % de los pacientes puede lograr una supervivencia prolongada sin signos de la enfermedad. Los resultados son mucho menos optimistas en los pacientes que no responden a la quimioterapia o en aquellos que nunca han alcanzado una remisión. Los méritos relativos de la quimioterapia de rescate seguida del TCM se han demostrado de forma convincente en un estudio europeo aleatorizado y multicéntrico (el estudio PARMA).
   4. El **ATCM** difiere del autotrasplante de células madre en que una posible reacción inmunitaria del injerto frente al linfoma puede completar los efectos de la pauta de condicionamiento. El nivel en que esto se produce en el linfoma es objeto de debate y puede variar según el tipo de linfoma. El TCM puede ser más razonable en los pacientes jóvenes con un donante adecuado y que no entren dentro de las categorías favorables para beneficiarse de un autotrasplante.
   5. **Tratamientos en experimentación.** Tratamientos más recientes con intención paliativa en ciertas poblaciones de pacientes incluyen lenalidomida e ibrutinib.

D. **El tratamiento del LCM** con pautas habituales de quimioterapia no ha sido eficaz para alcanzar remisiones prolongadas. Para el tratamiento del LCM el M.D. Anderson Cancer Center ha propuesto la pauta hiper-CVAD (*v.* apéndice C2.III), que se alterna con metotrexato en dosis elevadas más citarabina en dosis elevadas. Se ha complementado la pauta con rituximab. En los pacientes de más de 65 años se considera el alotrasplante o el autotrasplante después de 2 a 4 tandas de quimioterapia. Algunos métodos agresivos frente al LCM como éste pueden haber desplazado la curva de la supervivencia hacia la derecha, pero sigue sin estar claro si es posible alcanzar una remisión prolongada. También se ha estudiado el mantenimiento del rituximab después del trasplante autólogo. La bendamustina con rituximab también se utiliza con o sin mantenimiento con rituximab como tratamiento de primera línea. Los pacientes con recurrencia pueden recibir un tratamiento paliativo con fármacos como rituximab, bortezomib y/o radioinmunoterapia. Se han aprobado nuevos fármacos tales como idelalisib, ibrutinib o lenalidomida para su uso ante recaída/resistencia al tratamiento.

E. **El tratamiento del linfoma linfoblástico** se diseña según el tratamiento de la LLA, estrechamente relacionada. Los resultados generales del tratamiento señalan una supervivencia prolongada, sin signos de enfermedad, del 40 %; se observa el mejor pronóstico en los pacientes sin afectación o con una afectación mínima de la médula ósea, sin afectación del SNC y con concentraciones plasmáticas de LDH normales. En los pacientes con presentaciones de mal pronóstico de este tipo de linfoma puede ser considerado el TACM precoz o unos programas de quimioterapia primaria más intensivos.

Los investigadores de la Universidad de Stanford comunicaron una tasa de ausencia de recurrencia del 94 % a los 5 años en pacientes sin los factores pronóstico adversos anteriormente mencionados, con una pauta que consistía en 1 mes de tratamiento de inducción, 1 mes de profilaxis del SNC, 3 meses de consolidación y, finalmente, 7 meses de tratamiento de mantenimiento:

- Ciclofosfamida, 400 mg/m^2 v.o. durante 3 días, las semanas 1, 4, 9, 12, 15 y 18.
- Doxorubicina, 50 mg/m^2 i.v., las semanas 1, 4, 9, 12, 15 y 18.
- Vincristina, 2 mg i.v., las semanas 1, 2, 3, 4, 5, 6, 9, 12, 15 y 18.
- Prednisona, 40 (mg/m^2)/día, durante 6 semanas (disminuyendo); a continuación, a lo largo de 5 días en las semanas 9, 12, 15 y 18.
- La profilaxis del SNC consiste en RT holocraneal (RTHC; 2 400 cGy en 12 fracciones) y metotrexato intratecal (6 dosis de 12 mg cada una) administrado entre las semanas 4 y 9.
- L-asparaginasa, 6 000 unidades/m^2 i.m. (máximo, 10 000 unidades) durante 5 dosis al principio de la profilaxis del SNC.
- El tratamiento de mantenimiento consiste en metotrexato (30 mg/m^2 v.o. semanal) y 6-mercaptopurina (75 [mg/m^2]/día v.o.) durante las semanas 23 a 52.

F. **El tratamiento del LLTA** con poliquimioterapia ha sido muy poco eficaz. Parece prometedora la combinación de zidovudina (AZT) e IFN-α. En ocasiones los pacientes pueden beneficiarse de pautas cortas de poliquimioterapia utilizados en el LNH de grado intermedio/alto, o de la 2-desoxicoformicina, un análogo de las purinas. Los fármacos que se encuentran en investigación, como anticuerpos anti-CCR4, son opciones terapéuticas atractivas para este grupo de pacientes.

G. **Tratamiento de los linfomas periféricos de linfocitos T.** Los pacientes con linfomas agresivos que no son de linfocitos B suelen mostrar recurrencias tras la quimioterapia agresiva y evolucionar peor que los pacientes con LNH de linfocitos B. A menudo las remisiones pueden durar sólo unas semanas (fracaso cinético). En estos casos se encuentran justificados los métodos agresivos con autotrasplantes o alotrasplantes de células madre. Se recomienda la participación de este grupo de pacientes en estudios clínicos. Se están desarrollando tratamientos específicos de tipos histológicos determinados, tales como los que se han descrito para el linfoma de linfocitos T de tipo enteropático (*v.* Sieniawski et al., 2010, en lecturas recomendadas), así como fármacos específicos de estirpe celular, como pralatrexato e inhibidores de la desacetilasa de histonas (HDI, *histone deacetylase inhibitors*). Se han utilizado anticuerpos anti-CD30 conjugados con quimioterapia para tratar linfomas con sobreexpresión de CD30 tales como los LCGA.

1. El **linfoma angioinmunoblástico** se ha tratado, generalmente con malos resultados, con quimioterapia convencional o corticoesteroides, aunque se han observado respuestas prolongadas o regresiones espontáneas ocasionales. Más recientemente, en pequeñas series de casos clínicos se han descrito respuestas al IFN-α, a la ciclosporina o a dosis elevadas de quimioterapia con trasplante de células madre.
2. El **linfoma de linfocitos T/NK de tipo nasal** con afectación localizada del paladar y de los senos (granuloma mortal de la línea media) puede tratarse con

RT seguida de quimioterapia. Pautas quimioterápicas específicas, como la pauta SMILE, que emplea L-asparaginasa y fármacos no susceptibles de multirresistencia, son especialmente atractivos en este grupo de pacientes (*v.* Yamaguchi et al., 2008, en lecturas recomendadas).

3. Los **trastornos cutáneos primarios de linfocitos T positivos para CD30 (Ki-1)** comprenden un espectro de lesiones cutáneas estrechamente relacionadas que, aunque pueden parecer idénticas microscópicamente, pueden distinguirse en la exploración física de la piel del paciente.
   a. La **papulosis linfomatoidea** tiene el mejor pronóstico y con frecuencia se resuelve espontáneamente. Aparece como series de nódulos < 2 cm que pueden tener una ulceración central y dejar cicatrices, pero que se resuelven espontáneamente en 6-8 semanas.
   b. El **linfoma de linfocitos grandes anaplásico cutáneo** (LLGA-C), que se manifiesta en forma de lesiones cutáneas únicas de > 2 cm con centros ulcerados, puede tratarse con radiación local o cirugía o, si es múltiple, con monoquimioterapia (ciclofosfamida o metotrexato semanal en dosis bajas), acompañada o no de corticoesteroides o RT. Puede observarse una remisión espontánea hasta en el 30 % de los casos en 6-8 semanas. Puede confundirse a menudo con el LLGA, el cual se trata como un linfoma agresivo habitual.

VIII. SÍNDROMES ESPECIALES DE LINFOMA

A. **Enfermedad de Castleman sistémica.** Inicialmente, la denominación de enfermedad de Castleman se refería a una *hiperplasia ganglionar gigante localizada* que afecta habitualmente al mediastino o al abdomen. La enfermedad se asocia a la infección por el VHH-8, y probablemente esté promovida por la producción por el virus de IL-6. Se ha descrito un trastorno que muestra las características histopatológicas del tipo de células plasmáticas de la enfermedad de Castleman, pero con una manifestación generalizada.
   1. **Manifestaciones clínicas**
      a. Fiebre, malestar y debilidad.
      b. Linfadenopatía, habitualmente generalizada.
      c. Visceromegalia.
      d. Edema, anasarca y derrames.
      e. Afectación pulmonar y del SNC.
      f. Anemia, trombocitopenia, hipergammaglobulinemia policlonal y aumento de la VSG.
   2. **Histopatología.** Se observa la conservación de la arquitectura ganglionar, pero con centros germinales prominentes, ya sean hiperplásicos o hialinizados, y un importante infiltrado difuso de células plasmáticas.
   3. **Evolución clínica.** Es persistente o episódica, con remisiones y empeoramientos. En ocasiones aparece linfoma o sarcoma de Kaposi. La mediana de la supervivencia es de 30 meses.
   4. **Tratamiento.** Se han observado respuestas ocasionales a los corticoesteroides y los fármacos antitumorales utilizados en el LNH. Se ha implicado a la IL-6 en la patogenia de este trastorno, y se ha documentado una respuesta clínica al tratamiento con un anticuerpo frente a la IL-6.

B. **Micosis fungoide y síndrome de Sezary.** Son linfomas de linfocitos T cutáneos (*v.* Apéndice B4). Se trata de dos trastornos linfoproliferativos malignos cutáneos usualmente de los linfocitos T cooperadores (positivos para CD4). Cerca del 15 % al 20 % se transforma en linfomas de linfocitos grandes positivos o negativos para CD30.
   1. La **manifestación dermatológica** se muestra en forma de parches o placas localizados que pueden evolucionar hacia nódulos tumorales, en la MF, y eritrodermia exfoliativa difusa asociada a células circulantes anómalas, en el SS.
   2. La **histopatología** muestra linfocitos T atípicos con núcleos cerebriformes irregulares (células de la MF) que infiltran la epidermis y la parte superior de la der-

mis, y forman los característicos microabscesos de Pautrier. Los ganglios linfáticos aumentados de tamaño no siempre tienen un infiltrado linfomatoso evidente, aunque algunas técnicas pueden ser positivas, como el ordenamiento génico de los receptores de linfocitos T.
3. **Evolución natural.** A menudo el diagnóstico específico va precedido por un cuadro prolongado de afección cutánea sin diagnosticar.
   a. **Estadios cutáneos de la MF**
      (1) Estadio de parche
      (2) Estadio de placa
      (3) Estadio de tumor
   b. **Afectación ganglionar.** Se produce al ir aumentando la afectación cutánea. La afectación ganglionar confirmada histológicamente, con desaparición completa de los ganglios linfáticos en el estudio microscópico, conlleva un mal pronóstico.
   c. **Afectación visceral.** En la enfermedad avanzada puede estar afectado prácticamente cualquier órgano, sobre todo el hígado, el bazo, los pulmones y el tubo digestivo, aunque la médula ósea está relativamente respetada. Puede observarse un patrón de diseminación epiteliótropo muy característico.
4. **Pronóstico.** Alrededor del 90 % de los pacientes con tumores en estadio IA sobrevive > 15 años con tratamiento; la mediana de la supervivencia no es diferente a la de los testigos de edades similares. La mediana de supervivencia es de 2-4 años desde el inicio del estadio tumoral o la afectación ganglionar, y < 2 años desde la afectación visceral.
5. **Tratamiento tópico**
   a. Los **corticoesteroides tópicos** logran con frecuencia buenas respuestas.
   b. La **mostaza nitrogenada por vía tópica** es útil en los estadios de parches o placas. Puede utilizarse sólo en la piel afectada o realizarse una aplicación corporal total. Pueden aparecer reacciones alérgicas cutáneas.
   c. El **psoraleno con luz ultravioleta A (PUVA)** o la **luz UVB de banda estrecha,** repetido 2-3 veces a la semana, es eficaz en la fase de parche o placa. No están bien definidos los efectos secundarios y los beneficios a largo plazo de su uso.
   d. El gel de **bexaroteno** es un retinoide que se une de forma selectiva a la familia de receptores de retinoides X (RXR). La tasa de respuesta de la afección localizada con parches o placas a la aplicación del gel es > 60 %. El bexaroteno es el único retinoide autorizado para esta indicación.
   e. La **RT con haz de electrones** aplicada sobre toda la piel es técnicamente difícil, pero ha producido remisiones duraderas, de manera particular en los estadios tempranos de la enfermedad. Su aplicación local puede utilizarse en el tratamiento de tumores, especialmente si su número es escaso.
6. La **quimioterapia sistémica** y los **métodos en investigación** han producido respuestas cortas sin efecto alguno sobre la supervivencia.
   a. La **quimioterapia sistémica** se recomienda únicamente en aquellos pacientes con enfermedad avanzada. Diversos fármacos en monoterapia (p. ej., el metotrexato, los corticoesteroides, los fármacos alquilantes, la gemcitabina, el etopósido, la doxorubicina, la doxorubicina liposómica pegilada) producen respuestas transitorias en el 30 % de los pacientes. Los análogos de las purinas 2-desoxicoformicina (pentostatina), cladribina y fludarabina también han logrado unas tasas de respuesta en torno al 30 %. En aquellos pacientes que a veces sufren la transformación de la enfermedad a un linfoma de linfocitos grandes se recomienda el uso de poliquimioterapia.
   b. **Bexaroteno.** Es un rexinoide oral autorizado para su utilización en el tratamiento del LLTC. Los efectos secundarios más frecuentes son la hipertrigliceridemia, el hipotiroidismo central y la mielodepresión.
   c. El **IFN-α** tiene unos índices de respuesta que van del 15 % al 50 % en la MF/SS.
   d. **Denileucina diftitox** (DAB_{389}-IL-2). Se trata de una proteína de fusión entre IL-2 y la toxina diftérica que fue autorizada para su utilización en el

tratamiento de los LLTC que no responden a otros tratamientos. Los efectos secundarios más habituales son el síndrome de filtración capilar vascular, la alteración de las pruebas funcionales hepáticas y las reacciones a la infusión.
- e. **Tratamiento con anticuerpos.** En el tratamiento de los LLTC se han observado respuestas pasajeras a anticuerpos monoclonales frente a los linfocitos T, como el alemtuzumab, especialmente en SS.
- f. La **fotoforesis extracorpórea (FEC),** una forma sistémica de tratamiento con PUVA, es un tratamiento inmunoadyuvante eficaz para los LLTC. El procedimiento consiste en la exposición de células mononucleares sometidas a leucoaféresis a un fármaco fotoactivador con PUVA *ex vivo,* seguida de la reinfusión de las células tratadas. La FEC induce una respuesta antiidiotípica mediada por linfocitos T citotóxicos frente a las células tumorales circulantes. Su mayor eficacia se observa en la fase eritrodérmica (SS) del LLTC.
- g. **IDH.** El vorinostat, un IDH por vía oral, y la romidepsina, un IDH por vía i.v., han sido autorizados para el tratamiento de las manifestaciones cutáneas del LLTC. Los efectos secundarios más comunes son: síntomas gastrointestinales, trombocitopenia y síntomas generales.

C. **El linfoma primario del SNC (LPSNC)** es esencialmente de alto grado histológico (células grandes e inmunoblástico) y tiene su origen en los linfocitos B. Las lesiones son sobre todo parenquimatosas y afectan a las estructuras periventriculares profundas. Aparecen lesiones múltiples en el 20 % al 40 % de los casos. Las leptomeninges están afectadas en el 30 % de los casos en el momento del diagnóstico, y en la mayoría de ellos en la necropsia.

1. **Etiología y epidemiología**
   - a. El LPSNC constituye cerca del 1 % de los tumores cerebrales y el 1 % de los linfomas extraganglionares. La enfermedad se asocia a una edad avanzada (> 60 años), al sida, a la inmunodepresión inducida por fármacos (p. ej., por un trasplante) y a los síndromes de inmunodeficiencia congénitos.
   - b. Constituye cerca del 50 % de todos los linfomas observados en los receptores de trasplantes, y se muestra con una frecuencia algo inferior en el sida. En los casos de sida este linfoma aparece en el marco de una intensa reducción de CD4, con recuentos frecuentemente inferiores a 50/μL.
   - c. La relación con la infección por el VEB la sugiere la detección del genoma *VEB* en algunos casos de LPSNC que aparecen en receptores de trasplantes y enfermos de sida.
2. Las **manifestaciones clínicas** consisten en cefalea, alteraciones de la personalidad y hemiparesia. Son menos frecuentes los síntomas de infiltración meníngea o de compresión de la médula espinal. Es poco frecuente el linfoma sistémico asociado. El linfoma ocular (que se manifiesta como uveítis o vitritis) puede anteceder o seguir al diagnóstico de linfoma del SNC. Cuando el LPSNC surge como una complicación del sida se asocia a una mediana de supervivencia < 3 meses.
3. **Evaluación.** El diagnóstico suele poder realizarse mediante biopsia estereotáctica y sin una exploración quirúrgica formal.
   - a. **TC cerebral.** Las lesiones periventriculares profundas suelen afectar al cuerpo calloso, los ganglios basales o el tálamo, y a menudo son hiperdensas antes de la inyección del contraste. Éste produce un intenso realce generalizado, a diferencia del cuadro de los gliomas y las metástasis. En los pacientes con sida las imágenes antes de la administración del contraste pueden ser hipodensas.
   - b. La **RM cerebral** puede mostrar otras lesiones que no se observan con la TC.
   - c. **Punción lumbar.** Es frecuente observar un aumento inespecífico de las proteínas en el LCR. Pueden encontrarse células anómalas en el 25 % al 35 % de los pacientes a los que se realiza una punción lumbar en el momento del diagnóstico. La identificación de células malignas puede mejorarse mediante técnicas de inmunofluorescencia con anticuerpos monoclonales.

d. Exploración oftalmológica, que incluya un examen con lámpara de hendidura.
e. Anticuerpos frente al VIH; Carga viral del VIH si es positivo.
f. Enumeración del recuento de CD4.
g. TC abdominal, radiografía de tórax (a menudo acompañado de PET).
h. Biopsia de médula ósea.
4. **Tratamiento**
   a. **Corticoesteroides.** Son muy eficaces en el LPSNC. Las lesiones pueden desaparecer sólo con los esteroides, lo que imposibilita el diagnóstico después de la administración de estos fármacos.
   b. **RTHC.** Anteriormente constituía el tratamiento preferido del LPSNC. Parecen necesitarse dosis de 4 000-5 000 cGy, con refuerzos focales de 1 000-1 500 cGy sobre el lecho tumoral. Sin embargo, la RTHC se asocia a una grave neurotoxicidad tardía. Hasta en el 90 % de los pacientes de más de 60 años se observa demencia debilitante, ataxia de la marcha y disfunción urinaria durante el año siguiente al tratamiento, si sobreviven. En algunos pacientes más jóvenes se ha observado una enfermedad vascular cerebral tardía relacionada con el tratamiento, sola o acompañada de leucoencefalopatía progresiva, 7 a 10 años después del tratamiento con RTHC.
   c. La **quimioterapia** con dosis elevadas de metotrexato (> 3 g/m^2) y/o dosis elevadas de Ara-C se ha convertido en el tratamiento preferido porque mejora significativamente la supervivencia sin signos de enfermedad y no se asocia a la elevada incidencia de neurotoxicidad que se observa con tratamiento multimodal. La tasa de respuesta a dosis elevadas de metotrexato es del 70 % al 95 %, con una tasa de supervivencia prevista a los 2 años del 60 % y una mediana de supervivencia de 32 meses. Las recurrencias se tratan con RTHC, quimioterapia de rescate o ambas. No se administra quimioterapia intratecal salvo que la citología del LCR sea positiva. Se están investigando abordajes con dosis elevadas de metotrexato, citarabina y autotrasplante de células madre.
D. **Linfoma gastrointestinal primario (LGIP).** Es la forma más frecuente de enfermedad extraganglionar solitaria y puede aparecer en el estómago, el intestino delgado y el intestino grueso.
   1. **Enfermedades asociadas.** La incidencia del linfoma de linfocitos T de tipo enteropático registra un aumento en pacientes con colitis ulcerosa, enteritis regional o celiaquía. En algunos pacientes con el tipo mediterráneo de LGIP se observa enfermedad de las cadenas pesadas α. El MALToma gástrico se asocia a infección por *H. pylori*.
   2. **Histopatología.** Puede originarse en los linfocitos T o B. El MALToma, el linfoma folicular, el LCM y otros linfomas agresivos pueden encontrarse en cualquier punto a lo largo del tubo digestivo. El LGIP de linfocitos B tiende a manifestarse en estadios inferiores, tiene menos complicaciones y mejor pronóstico que el de linfocitos T.
   3. **Signos y síntomas físicos.** En la mayoría de los pacientes se produce anorexia, náuseas, vómitos, pérdida de peso, hemorragia digestiva o dolor abdominal. Puede existir una masa abdominal, pero no es frecuente detectar linfadenopatías periféricas.
   4. **Complicaciones.** La obstrucción puede complicar la evolución de este linfoma. La perforación y la hemorragia pueden ser síntomas iniciales o complicaciones del tratamiento. El propio tratamiento puede causar una perforación por la lisis de la afectación linfomatosa de todo el espesor de la pared del órgano afectado.
   5. **Diagnóstico.** La endoscopia y las radiografías con contraste baritado suelen mostrar grandes pliegues de la mucosa, ulceración, masas, estrechamiento de la luz o estenosis anulares. Los linfomas gástricos pueden no distinguirse de la úlcera gastroduodenal por criterios endoscópicos y radiológicos. El carcinoma indiferenciado y el adenocarcinoma del tubo digestivo pueden confundirse con un linfoma de grado intermedio/alto incluso tras la evaluación histológica por un experto; es obligatoria la comprobación del diagnóstico mediante inmunohistoquímica.

Debe descartarse la presencia de múltiples puntos de afectación con un estudio esofagogastroduodenal radiológico o endoscópico.
6. **Tratamiento del LGIP**
   a. **Tratamiento quirúrgico.** Puede ser necesaria una laparotomía para establecer el diagnóstico o para tratar las complicaciones. Debe considerarse la resección intestinal en casos de lesiones solitarias, hemorragia incontrolable o riesgo elevado de perforación. Casi nunca se realiza una gastrectomía subtotal en el linfoma gástrico.
   b. El **tratamiento médico** debe basarse en el subtipo histológico y en la extensión de la enfermedad. Las lesiones de grado intermedio/alto se tratan principalmente con poliquimioterapia, como CHOP. La supervivencia a los 2 años tras el tratamiento con CHOP es superior al 90 % para el LGIP de linfocitos B, y del 25 % al 35 % para el de linfocitos T.
7. **MALToma gástrico.** El MALToma gástrico asociado a *H. pylori* suele mostrar una histología de bajo grado. En ocasiones puede producirse la transformación maligna a un linfoma de linfocitos grandes. Antes de la diseminación a los ganglios regionales o distantes puede observarse un engrosamiento importante de la mucosa. En las biopsias por endoscopia puede encontrarse habitualmente *H. pylori*.
   a. **Tratamiento de *H. pylori*.** El MALToma suele desaparecer tras la erradicación de *H. pylori*. Se prevé una tasa de RC de al menos un 70 %, aunque puede observarse hasta 6 meses después del tratamiento. Una translocación t(11;18) es un factor predictivo de ausencia de respuesta al tratamiento antibiótico. Puede utilizarse la siguiente pauta de 2 semanas para el tratamiento de *H. pylori* (en caso de intolerancia puede emplearse amoxicilina en lugar de metronidazol):
      Claritromicina, 500 mg 2 veces al día.
      Metronidazol, 500 mg 2 veces al día.
      Omeprazol, 20 mg 2 veces al día.
   b. **Tratamiento antineoplásico.** No se espera que los pacientes con un componente de linfocitos grandes, una enfermedad penetrante hasta capas profundas o metástasis respondan al tratamiento antimicrobiano. Se utiliza RT de campo ampliado en la enfermedad localizada en el estómago (3 000-3 300 cGy). Probablemente la gastrectomía no sea superior a la RT para el control local, y ya no se usa. También puede usarse el rituximab si está contraindicada la RT. La quimioterapia sistémica se utiliza en los casos de enfermedad más avanzada con síntomas, voluminosas o con áreas de transformación.
E. **Linfoma de Burkitt (LB).** Se trata de un subtipo específico de LNH de alto grado de linfocitos pequeños no hendidos. Las células del LB son muy uniformes, con núcleos redondos u ovales, 2 a 5 nucléolos prominentes y un citoplasma con abundante ARN. Las células son linfocitos B que expresan IgM monoclonal de superficie con hiperexpresión de *c-myc*. Una serie constante de translocaciones citogenéticas (*v.* tabla 22-6) y un crecimiento explosivo caracterizan el LB.
   1. **Epidemiología y etiología**
      a. El LB es endémico en determinadas regiones de África ecuatorial y en otras localizaciones tropicales. En Estados Unidos y el resto del mundo se observa una forma esporádica de LB. La enfermedad aparece predominantemente en la infancia, pero puede observarse en adultos jóvenes, sobre todo la forma esporádica.
      b. En el genoma del LB endémico se ha encontrado el VEB, que casi nunca se encuentra en la forma esporádica. La forma endémica muestra títulos muy elevados de anticuerpos frente al VEB.
   2. Las **manifestaciones clínicas** del LB se muestran en la tabla 22-7.
   3. **Sistema de estadificación.** Se han propuesto diversos sistemas. El sistema NCI es el siguiente:

TABLA 22-7 Manifestaciones clínicas del linfoma de Burkitt

Manifestación	Endémico (África)	Esporádico
Asociación a VEB	Sí	Rara vez
Translocación cromosómica	t(8;14), habitual	t(8;14), habitual
Localizaciones afectadas	Mandíbula, órbita	Abdomen, tubo digestivo, médula ósea
Afectación ganglionar	Rara vez	No infrecuente
Tratamiento	Tasa de supervivencia prolongada del 50 % con ciclofosfamida	Precisa múltiples fármacos
Recurrencia	Posible supervivencia	Pronóstico reservado

Estadio	Distribución de la enfermedad
A	Localización única, solitaria y extraabdominal
AR	Intraabdominal: > 90 % del tumor extirpado
B	Múltiples localizaciones extraabdominales
C	Tumor intraabdominal
D	Intraabdominal más una o más localizaciones extraabdominales

4. **Pronóstico.** Antes del tratamiento eficaz, tan sólo el 30 % de los casos esporádicos sobrevivía. Con la poliquimioterapia y la profilaxis del SNC la tasa de supervivencia es de al menos el 60 %. Los niños y adultos jóvenes con enfermedad en estadio limitado (A, AR, B) tienen un pronóstico excelente, con una tasa de supervivencia del 90 %. La afectación de la médula ósea y del SNC conlleva un mal pronóstico. Los casos de LB en el adulto, sobre todo los que muestran estadios avanzados, tienen peor pronóstico que aquellos que se dan en la infancia. El denominado LB de doble acierto que contiene las translocaciones 8;14 y 14;18 o triple hit que también contienen reordenamientos bcl-6 tiene peor pronóstico.
5. **Tratamiento**
    a. La monoquimioterapia con ciclofosfamida ha logrado la curación en muchas presentaciones localizadas en África.
    b. En la forma esporádica y en el LNH de tipo Burkitt se necesitan pautas agresivas de poliquimioterapia. Una de estas pautas sería hiper-CVAD con o sin rituximab. Otro tratamiento adecuado alterna 2 ciclos de CODOX-M con 2 ciclos de IVAC (*v.* Apéndice C2.III) en pacientes con LNH de tipo Burkitt, con resultados excelentes. Los pacientes de bajo riesgo (con LDH normal y resección completa de un tumor abdominal o una masa extraabdominal única) pueden recibir tratamiento con CODOX-M solo, combinado con profilaxis intratecal. La R-EPOCH ajustada a la dosis se ha utilizado en este grupo de pacientes. *CHOP no es un tratamiento adecuado para este grupo de pacientes.*
    c. Debido a la velocidad de crecimiento extremadamente rápida, la destrucción aguda y masiva del tumor con la quimioterapia inicial suele causar un síndrome de lisis tumoral; esto obliga a realizar una profilaxis de este síndrome cuando se trata inicialmente al paciente (*v.* cap. 32, sec. VII.A).

RECONOCIMIENTO

El autor desea agradecer al Dr. Dennis A. Casciato, quien contribuyó significativamente a versiones anteriores de este capítulo.

Lecturas recomendadas

Linfoma de Hodgkin

Aleman BMP, et al. Involved-field radiotherapy for advanced Hodgkin's lymphoma. *N Engl J Med* 2003;348:2396.

Bonnadonna G, et al. ABVD plus subtotal nodal versus involved–field radiotherapy in early-stage Hodgkins disease: long-term results. *J Clin Oncol* 2004;22:2285.

Borchmann P, et al. Combined modality treatment with intensified chemotherapy and dose-reduced involved field radiotherapy in patients with early unfavorable Hodgkin lymphoma (HL): final analysis of the German Hodgkin Study Group (GHSG) HD11 trial. *Blood* 2009;114:299.

Canellos GP, et al. Chemotherapy of advanced Hodgkin's disease with MOPP, ABVD, or MOPP alternating with ABVD. *N Engl J Med* 1992;327:1478.

Diehl V, et al. Standard and increased-dose BEACOPP chemotherapy compared with COPP–ABVD for advanced Hodgkin's disease. *N Engl J Med* 2003;348:2386.

Dores GM, et al. Second malignant neoplasms among long-term survivors of Hodgkin's disease: a population--based evaluation over 25 years. *J Clin Oncol* 2002;20:3484.

Engert A, et al. Reduced treatment intensity in patients with early stage Hodgkin lymphoma. *N Engl J Med* 2010;363:640.

Hasenclever D, et al. A prognostic score for advanced Hodgkin's disease. *N Engl J Med* 1998;339:1506.

Hutchings M, et al. FDG-PET after two cycles of chemotherapy predicts treatment failure and progression-free survival in Hodgkin lymphoma. *Blood* 2006;107:52.

Meyer RM, et al. Randomized comparison of ABVD chemotherapy with a strategy that includes radiation therapy in patients with limited-stage Hodgkin's lymphoma: National Cancer Institute of Canada Clinical Trials Group and the Eastern Cooperative Oncology Group. *J Clin Oncol* 2005;23:4634.

Oki Y, Younes A. Current role of gemcitabine in the treatment of Hodgkin lymphoma. *Leuk Lymph* 2008;49:883.

Linfoma no hodgkiniano

Armitage JO, et al. New approaches to classifying non-Hodgkin lymphomas: clinical features of the major histologic subtypes. *J Clin Oncol* 1998;16:2780.

Browne WB, et al. The management of unicentric and multicentric Castleman's disease: a report of 16 cases and a review of the literature. *Cancer* 1999;85:706.

Coiffier B, et al. CHOP chemotherapy plus rituximab compared with CHOP alone in elderly patients with diffuse large-B-cell lymphoma. *N Engl J Med* 2002;346:235.

DeAngelis LM, Iwamoto FM. An update on therapy of primary central nervous system lymphoma. *Hematology (Am Soc Hematol Educ Program)* 2006;311.

Feugier P, et al. BCL2 expression is a prognostic factor for the activated B-cell like type of diffuse large B-cell lymphoma: a study by the Groupe d'Etude des Lymphomes de l'Adulte. *J Clin Oncol* 2005;23:4117.

Fisher RI, et al. New treatment options have changed the survival of patients with follicular lymphoma. *J Clin Oncol* 2005;23:8447.

Habermann TM, et al. Rituximab-CHOP with or without maintenance rituximab in patients 60 years of age or older with diffuse large B-cell lymphoma (DLBCL). An update. *J Clin Oncol* 2006;24:3121.

Iqbel J, et al. BCL2 expression is a prognostic factor for the activated B-cell-like type of diffuse large B-cell lymphoma. *J Clin Oncol* 2006;24:961.

Khouri IF, et al. Hyper-CVAD and high-dose methotrexate/cytarabine followed by stem-cell transplantation: an active regimen for aggressive mantle-cell lymphoma. *J Clin Oncol* 1998;16:3803.

Liu Q, et al. Improvement of overall and failure-free survival in stage IV follicular lymphoma: 25 years of treatment experience at the University of Texas M.D. Anderson Cancer Center. *J Clin Oncol* 2006; 24:1582.

Marcus R, et al. CVP chemotherapy plus rituximab compared with CVP as first-line treatment for advanced follicular lymphoma. *Blood* 2005;105:1417.

Montoto S, et al. Risk and clinical implications of transformation of follicular lymphoma to diffuse large B-cell lymphoma. *J Clin Oncol* 2007;25:2426.

Sehn LH, et al. The revised International Prognostic Index (R-IPI) is a better predictor of outcome than the standard IPI for patients with diffuse large B-cell lymphoma treated with R-CHOP. *Blood* 2007;109:1857.

Sieniawski M, et al. Evaluation of enteropathy-associated T-cell lymphoma comparing standard therapies with a novel regimen including autologous stem cell transplantation. *Blood* 2010;115:3664.

Staudt LM, Dave S. The biology of human lymphoid malignancies revealed by gene expression profiling. *Adv Immunol* 2005;87:163.

Swerdlow SH, et al. World Health Organization Classification of Tumours of Hematopoietic and Lymphoid Tissues, 4th Edition. Lyon, France: IARC Press; 2008.

Van Oers MHJ, et al. Chimeric anti-CD20 monoclonal antibody (rituximab; mabthera) in remission induction and maintenance treatment of relapsed/resistant follicular non-Hodgkin's lymphoma. Final analysis of a Phase III randomized intergroup clinical trial. *Blood* 2005;106:107a.

Wilson WH, et al. Dose-adjusted EPOCH chemotherapy for untreated large B-cell lymphomas: a pharmacodynamic approach with high efficacy. *Blood* 2002;99:2685.

Winter JN, et al. Prognostic significance of Bcl-6 protein expression in DLBCL treated with CHOP or R-CHOP: a prospective correlative study. *Blood* 2006;107:4207.

Witzig TE, et al. Randomized controlled trial of Yttrium-90-labeled ibritumomab tiuxetan radioimmunotherapy versus rituximab immunotherapy for patients with relapsed or refractory low-grade, follicular, or transformed B-cell non-Hodgkin's lymphoma. *J Clin Oncol* 2002;20:2453.

Yamaguchi M, et al. Phase I study of dexamethasone, methotrexate, ifosfamide, L-asparaginase, and etoposide (SMILE) chemotherapy for extranodal natural killer (NK)/T-cell lymphoma and -leukemia. *Cancer Sci* 2008;99:1016.

23 Discrasias de células plasmáticas y macroglobulinemia de Waldenström

Sarah M. Larson

Los linfocitos B y las células plasmáticas producen las inmunoglobulinas. En la tabla 23-1 se muestran las propiedades de las inmunoglobulinas plasmáticas normales. Un clon de células que produce inmunoglobulinas puede proliferar hasta alcanzar una masa suficiente para que una proteína monoclonal (proteína M o paraproteína) pueda detectarse como un pico o «aguja» en la electroforesis de las proteínas (EFP) plasmáticas. La «M» de la proteína M puede indicar gammapatía monoclonal como el mieloma, la macroglobulinemia o el aspecto parecido a una M de la gráfica de la EFP. Estos trastornos se incluyen en la clasificación de la Organización Mundial de la Salud (OMS) de las neoplasias de los tejidos linfocíticos (v. Apéndice B4). En el apéndice B3 se muestran sus fenotipos inmunohistoquímicos.

I. EPIDEMIOLOGÍA Y ETIOLOGÍA

A. **Clasificación** de las enfermedades asociadas a paraproteinemia monoclonal
1. **Neoplasias de células plasmáticas**
   a. Mieloma múltiple (MM)
   b. Mieloma múltiple latente (MML)
   c. Gammapatía monoclonal de significación indeterminada (GMSI)
   d. Amiloidosis
   e. Enfermedad de cadenas pesadas (ECP)
   f. Mucinosis papular
2. **Otras enfermedades neoplásicas**
   a. Macroglobulinemia de Waldenström (MW)
   b. Linfoma no hodgkiniano maligno de linfocitos B, leucemia linfocítica crónica (LLC)
   c. Neoplasias de tipos celulares de los que no se sabe que sinteticen inmunoglobulinas (tumores sólidos, leucemia monocítica, síndromes mielodisplásicos)
3. **Trastornos no neoplásicos**
   a. Enfermedades autoinmunitarias (p. ej., lupus eritematoso sistémico)
   b. Patología hepatobiliar
   c. Enfermedades inflamatorias crónicas
   d. Síndromes de inmunodeficiencia
   e. Otras enfermedades (p. ej., enfermedad de Gaucher)
   f. Seudoparaproteinemia (v. sec. IX.C)

B. **Incidencia.** La GMSI, el MML, el MM y la MW son los trastornos asociados habitualmente a las proteínas M. La media de edad en el momento del diagnóstico es de unos 69 años, y la incidencia aumenta con la edad.
1. **GMSI** (anteriormente *gammapatía monoclonal benigna*). La incidencia aproximada de la GMSI es del 0.2 % entre las personas de 25 a 49 años, del 2 % en las que tienen 50 a 79 años, y del 10 % en las personas de 80 a 90 años.
2. El **MML** progresa a MM en una tasa de alrededor del 10 % al año durante los primeros 5 años; la tasa de progresión disminuye después de ese tiempo.

TABLA 23-1 Inmunoglobulinas plasmáticas humanas sanas

Ig (cadena pesada)	PM (× 1 000)	Vida Media (días)	Proporción de las Ig (%)	IV (%)
IgG[a] (γ)	150	20	75	52
IgA (α)	160	6	15	55
IgM (μ)	900	5	10	75
IgD (δ)	180	3	0.2	75
IgE (ε)	190	3	0.005	40

Ig, inmunoglobulina; IV, proporción de Ig distribuida en el espacio intravascular; PM, peso molecular.
[a]La IgG incluye cuatro subclases. Alrededor del 70 % de la IgG es IgG$_1$; el 17 % es IgG$_2$, el 8 % es IgG$_3$ y el 5 % es IgG$_4$. Los datos mostrados se aplican a todos los subtipos excepto a la IgG$_3$. Ésta difiere de otras subclases en que alrededor del 65 % tiene una distribución intravascular, su vida media plasmática es de 7 días y no se afecta por concentraciones plasmáticas elevadas; se une con mucha avidez al complemento (otras subclases lo hacen débilmente, en el caso de que lo hagan) y es más probable que cause hiperviscosidad.

   3. **El MM** Aparece en 3/100 000 personas y constituye el 1 % de los nuevos casos de cáncer en Estados Unidos. La media de edad al momento del diagnóstico es de unos 69 años, y muchos de los pacientes tienen alrededor de 70 años. Los hombres están afectados con una frecuencia ligeramente mayor que las mujeres. El MM es la segunda neoplasia maligna linfohematopoyética más frecuente.
   4. **MW.** Tiene una incidencia en torno del 5 % al 10 % de la del MM. Dos tercios de los casos se observan en hombres.
   5. **Linfomas.** Excluyendo la GMSI, el MM y la MW, cerca de la mitad de los pacientes con gammapatía monoclonal tiene un linfoma linfocítico o LLC. La proteína M es casi siempre inmunoglobulina M (IgM) o inmunoglobulina G (IgG), y no suele producir síntomas. Los pacientes con otros tipos de linfoma no tienen una mayor incidencia de proteínas monoclonales.
C. **Etiología.** No se ha encontrado una etiología específica para la discrasia de células sanguíneas. Los factores predisponentes en los seres humanos parecen ser:
   1. La **exposición a la radiación** aumenta ligeramente el riesgo de sufrir MM. Se ha demostrado que los supervivientes de las bombas atómicas de Japón tienen mayor riesgo de tener gammapatías monoclonales.
   2. **Estimulación antigénica crónica.** Se ha demostrado que muchas proteínas M son anticuerpos dirigidos frente a antígenos específicos, como antígenos microbianos, antígenos eritrocíticos, antígenos neurales, lipoproteínas, factores reumatoides y factores de la coagulación. La estimulación antigénica crónica (p. ej., la osteomielitis y la colecistitis crónicas) puede predisponer a la aparición de MM y GMSI. Los pacientes con una enfermedad autoinmunitaria pueden tener un riesgo elevado de sufrir MM.
   3. **Exposición ambiental.** La exposición a pesticidas y al benceno en el entorno laboral se asocian a una mayor incidencia de MM. En varios estudios epidemiológicos se ha demostrado que los trabajadores en granjas muestran un riesgo elevado de MM.
   4. **Virus del herpes humano 8 (VHH-8)**. Se ha encontrado en las células dendríticas no malignas de la médula ósea de los pacientes con mieloma. Sigue sin determinarse si este virus contribuye al crecimiento de las células plasmáticas malignas en estos pacientes.
   5. El **antecedente familiar de gammapatía monoclonal** es un factor de riesgo de aparición de una discrasia de células plasmáticas.
D. **Citogenética**
   1. **MM.** En las células plasmáticas de la mayoría de los pacientes se han observado múltiples alteraciones complejas del cariotipo. El análisis mediante hibridación *in situ* fluorescente (FISH, *Fluorescent* in situ *hybridization*) ha demostrado que la mayoría de los pacientes con MM tiene células malignas con translocaciones que afectan al cromosoma 14 en el lugar del locus génico de las cadenas pesadas de las

inmunoglobulinas y un número limitado de cromosomas homólogos que no codifican inmunoglobulinas. A diferencia del lugar de la translocación de otras neoplasias malignas de linfocitos B que afecta a la región de unión JH, la localización del punto de escisión en el mieloma suele situarse en las regiones que intervienen en el cambio de clase de cadena pesada de Cμ a otro tipo de cadena pesada.

Se observa hiperdiploidía en cerca del 40 % de los casos de MM, y se asocia a mejora de la supervivencia. Por el contrario, los pacientes con hipodiploidía tienen una mala evolución porque habitualmente se asocia a las translocaciones cromosómicas que se asocian a menor supervivencia.

    a. Alteraciones cromosómicas. Las localizaciones más frecuentes de los puntos de escisión no inmunoglobulínicos comprenden: el cromosoma 11 en la localización de la ciclina D; el cromosoma 16 en la localización del protooncogén *c-MAF*, y el cromosoma 4 en la localización del receptor 3 del factor de crecimiento de los fibroblastos. Casi en el 20 % de los pacientes se produce pérdida de material en el brazo largo del cromosoma 13. Se observa pérdida de 17p en cerca del 10 % de los pacientes. En el mieloma habitualmente se produce también adición de material en 1q21.

        Antes del tratamiento con bortezomib y lenalidomida (*v.* posteriormente), las translocaciones específicas, como t(4;14), se asociaban a una mala evolución, mientras que los pacientes con translocaciones 11;14 tenían mejor pronóstico. Sin embargo, después de la introducción de estos fármacos en el tratamiento combinado, los pacientes con t(4;14) mostraron una mejora en el resultado.

    b. Se observan **mutaciones** de los genes *ras* en alrededor del 20 % de los mielomas, y se asocian a un mal pronóstico. Igualmente, se encuentran mutaciones de *p53* del 15 % al 20 % de los casos, y se asocian a una afección más avanzada y clínicamente agresiva. En la mayoría de los casos pueden producirse alteraciones en el protooncogén *c-MYC*.

        Estos estudios han llevado a una nueva clasificación del mieloma basada en estos resultados. Trabajos recientes indican que características clínicas como la presencia de enfermedad ósea se asocian a perfiles específicos de expresión génica. Además, los polimorfismos mononucleotídicos y los estudios de hibridación genómica comparativa han identificado a pacientes con una evolución diferente a la del MM.

    c. La determinación del **perfil de expresión génica** ha identificado subgrupos específicos de pacientes con MM. Estos estudios han sugerido una evolución notablemente diferente según la expresión de genes específicos. Estos perfiles también pueden predecir la sensibilidad a determinados tratamientos.

2. GMSI y MML. Se ha demostrado que los pacientes con GMSI y MML tienen alteraciones del cariotipo similares a las de los pacientes con MM.

3. MW. Se observan habitualmente cariotipos complejos en la MW. Algunos pacientes tienen translocaciones que afectan al locus de las cadenas pesadas de las inmunoglobulinas en el cromosoma 14, y a *c-MYC* en el cromosoma 8 o bien a *BCL-2* en el cromosoma 18.

II. ANATOMÍA PATOLÓGICA Y EVOLUCIÓN NATURAL

A. La afectación de la médula ósea suele ser característica en el MM y la MW. Las células plasmáticas, que constituyen ≥ 10 % de las células nucleadas de la médula ósea *(excluyendo los eritroblastos),* son características, aunque no diagnósticas del MM.

    1. GMSI. Por definición los pacientes tienen < 10 % de células plasmáticas restringidas por cadenas ligeras y una proteína monoclonal sérica < 3 g/dL.

    2. MML. Proteína monoclonal ≥ 3 g/dL y/o del 10 % al 60 % de afectación de la médula ósea de células plasmáticas clonales, en ausencia de daño en los órganos finales (hipercalcemia, anemia, insuficiencia renal, lesiones líticas). Además, de la ausencia de un biomarcador asociado con la progresión acelerada hasta el daño en el órgano final, incluye una afectación ≥ 60 % en la médula ósea de las células plasmáticas clonales, lesión ósea en la RM > 1 o una relación de la cadena ligera libre implicada/no comprometida ≥ 100.

3. **MM.** Las células plasmáticas suelen constituir del 10% al 100% de las células de la médula ósea; tienen un abundante citoplasma basófilo, además de núcleos excéntricos con zonas claras paranucleares. La inmadurez de las células plasmáticas es evidente por la presencia de nucléolos prominentes («células del mieloma»). La presencia de grandes infiltrados homogéneos o de nódulos de células plasmáticas es indicativa de la presencia de MM. En la enfermedad temprana, la afectación de la médula ósea es parcheada, y pueden obtenerse partículas de médula ósea sana para efectos del muestreo. Para el diagnóstico de MM, es necesario el daño a un órgano final o un biomarcador que indique un riesgo aumentado de progresión hacia un daño de órgano terminal.
4. **MW.** Puede parecerse mucho a la LLC. La médula ósea de la MW contiene de un 10% a un 90% de linfocitos plasmocitoides o linfocitos maduros pequeños; los mastocitos muchas veces son llamativos.
5. **Plasmocitosis reactiva.** La plasmocitosis en la sangre periférica se observa en muchas enfermedades víricas (entre ellas la infección por el virus de la inmunodeficiencia humana [VIH]), en la enfermedad del suero y en la leucemia de células plasmáticas (que es poco frecuente). La plasmocitosis de la médula ósea, cuando no está causada por un mieloma, se caracteriza por una distribución difusa (no infiltrante) y una alineación de células plasmáticas maduras a lo largo de los vasos sanguíneos o junto a las células reticulares de la médula ósea. Como la plasmocitosis reactiva no es un trastorno cloral maligno, las células plasmáticas no tienen restricción por las cadenas ligeras kappa o lambda. La plasmocitosis reactiva de la médula ósea se observa habitualmente en muchos trastornos, entre ellos:
    a. Infecciones víricas
    b. Enfermedad del suero
    c. Colagenosis
    d. Afectación granulomatosa
    e. Cirrosis hepática
    f. Neoplasias
    g. Hipoplasia de la médula ósea

B. **Evolución natural de la GMSI.** La GMSI se observa en cerca del 5% de las personas mayores de 70 años. Aunque en el momento del diagnóstico no muestran síntomas, el 25% de los casos evoluciona a un trastorno maligno (generalmente MM) en un seguimiento de 25 años.

Es importante señalar que el riesgo de malignidad permanece constante a lo largo del tiempo (~ 1% anual). Se ha demostrado que la presencia de un cociente elevado de células plasmáticas anómalas a sanas, caracterizado mediante inmunofluorescencia, predice un mayor riesgo de mostrar MM. Algunos estudios señalan que los pacientes con GMSI muestran un mayor riesgo de sufrir una pérdida ósea acelerada y fracturas, especialmente de los cuerpos vertebrales. Además, estos pacientes parecen tener mayor riesgo de mostrar episodios tromboembólicos.

1. Las **alteraciones cariotípicas** de estos pacientes son similares a las observadas en el MM.
2. La **presencia de concentraciones bajas de inmunoglobulinas normales** se observa en muchos pacientes con GMSI, pero no se asocia a un mayor riesgo de infección ni predice un riesgo superior de transformación maligna.
3. **Neuropatía periférica (NP).** Puede asociarse a un anticuerpo monoclonal que reacciona frente a una glucoproteína asociada a la mielina (MAG) (v. sec. IX.B).

C. **Evolución natural de la MW.** La MW se origina en clones de linfocitos y células plasmáticas que sintetizan cadenas pesadas μ. La evolución natural se parece a la del linfoma linfocítico mucho más que a la del MM. La separación entre la MW y la GMSI, la LLC o el linfoma linfocítico con picos de IgM puede hacerse con FISH y pruebas moleculares para la mutación MYD88 (L265P), que está presente en casi todos los pacientes con MW.

La linfadenopatía, la esplenomegalia y la hiperviscosidad son características de la MW; las lesiones esqueléticas y la alteración funcional renal son raras. La coincidencia

de macroglobulinemia y lesiones osteolíticas suele indicar la presencia de un linfoma maligno o un tumor sólido, más que de una MW primaria. Las lesiones glomerulares son frecuentes en esta afección, pero es raro que se produzca insuficiencia renal. En alrededor del 25 % de los pacientes se observan concentraciones bajas de cadenas ligeras en la orina.
D. **Evolución natural del MM.** Antes de que el MM llegue a ser clínicamente evidente, pueden pasar de 3 a 20 años de crecimiento clonal. La enfermedad puede estar localizada (5 % de los casos), ser inactiva (10 %), o bien puede ser diseminada y progresiva (85 %). Casi todos los casos de MM se originan en forma de GMSI. Las manifestaciones de la progresión de la enfermedad proceden de la afectación esquelética y de la médula ósea, las alteraciones de las proteínas plasmáticas y la aparición de afectación renal.
   1. La **hematopoyesis** suele estar alterada. En el momento del diagnóstico el 60 % de los pacientes tiene anemia, el 15 % leucocitopenia y el 15 % trombocitopenia. La sangre periférica puede mostrar hematíes nucleados y granulocitos inmaduros (reacción leucoeritroblástica).
   2. Pueden aparecer **plasmocitomas** (tumores de células plasmáticas) en cualquier punto del esqueleto o, raras veces, en localizaciones como en cabeza y cuello que son las más comunes. Los plasmocitomas localizados producen un pico monoclonal en la EFP en el suero o en la orina en la mitad de los casos. La mediana de la supervivencia es 10 años. La mayoría de los plasmocitomas que parecen ser solitarios se vuelven generalizados en unos 3 años, fundamentalmente aquellos que afectan al esqueleto. Los plasmocitomas extramedulares pueden tener un mejor pronóstico que los de origen esquelético, y progresan con menos frecuencia hacia el MM.
   3. **Afectación esquelética en el MM**
      a. **Lesiones osteolíticas.** En alrededor del 70 % de los pacientes en el momento del diagnóstico se observan lesiones osteolíticas multiples, en el 15 % hay lesiones osteolíticas únicas o una osteoporosis difusa, y en otro 15 % las radiografías óseas son normales. Las lesiones se observan con mayor frecuencia en cráneo, vértebras, costillas, pelvis y la parte proximal de los huesos largos. Con el uso de la RM se observa que existen alteraciones esqueléticas en casi todos los pacientes con mieloma.

      Antiguamente, se creía que la desmineralización y las lesiones líticas se debían a factores de activación osteoclástica y factores de inhibición osteoblástica producidos por las células plasmáticas neoplásicas y activados por citocinas inflamatorias. Sin embargo, actualmente parece que la pérdida ósea en estos pacientes es una acción recíproca compleja en la que intervienen las células tumorales y las células del estroma de la médula ósea, además de los osteoblastos y los osteoclastos. Los factores responsables afectan a otras moléculas importantes, entre ellas el factor estimulante de colonias de macrófagos, el factor de crecimiento endotelial vascular, las metaloproteinasas de matriz específicas, la proteína inflamatoria de macrófagos-1α (MIP1-α), la proteína dickkopf1 (DKK-1), la proteína frizzled 3 secretora y el activador del receptor del factor nuclear κB (RANK).
      (1) Las **proteínas RANK-RANKL** desempeñan un papel esencial en la aparición de la afectación ósea del mieloma. Se han encontrado concentraciones elevadas de RANKL en la médula ósea del mieloma, y se asocian a un aumento de pérdida ósea.
      (2) La **osteoprotegerina (OPG),** el inhibidor señuelo soluble natural de la vía de transducción de señales de RANKL-RANK, se encuentra disminuido en la médula ósea del MM. El bloqueo de RANKL evita la aparición de lesiones esqueléticas en modelos de MM en animales. El cociente de RANKL/OPG circulante predice la enfermedad ósea en pacientes con MM.
      (3) La **proteína quimiocina inflamatoria de macrófagos (MIP1-α)** también parece desempeñar un papel fundamental en la afectación ósea del mieloma. La MIP1-α está elevada en la médula ósea del mieloma; se asocia a un

aumento de pérdida ósea y puede estimular el crecimiento de las células del mieloma.
- (4) **DKK1,** un inhibidor del desarrollo y de la función de los osteoblastos, tiene también un importante papel en la afectación ósea del mieloma. Las concentraciones de DKK1 están elevadas en la sangre y la médula ósea de los pacientes con mieloma, en comparación con aquellos que están sanos. La inhibición de la función de los osteoblastos conduce finalmente a la disminución de la formación ósea y la estimulación de la pérdida ósea.
- b. Se observan **lesiones osteoblásticas** en < 2 % de los pacientes, a menudo asociadas a neuropatía y síndrome POEMS. Debido a su infrecuencia, el diagnóstico de MM debe sospecharse ante la presencia de lesiones osteoblásticas.
- c. **Síndrome POEMS.** Es un trastorno multisistémico que suele asociarse al mieloma osteoesclerótico. Se caracteriza por la combinación de **p**olineuropatía (neuropatía desmielinizante inflamatoria crónica), visceromegalia *(organomegaly),* **e**ndocrinopatía, proteína **M** (principalmente, IgG-γ o IgA-γ) y alteraciones cutáneas *(skin changes),* como la hiperpigmentación, el engrosamiento y la hipertricosis. También pueden observarse otros síntomas, como caquexia, fiebre, edema, acropaquias y telangiectasias. No existen autoanticuerpos frente a los componentes de los nervios periféricos. El síndrome parece deberse a una intensa activación de las citocinas proinflamatorias. Se ha observado que en los pacientes con síndrome POEMS, en particular aquellos con enfermedad de Castleman asociada, hay presencia de VHH-8.
- d. **Hipercalcemia.** Cerca del 10 % de los pacientes con MM acude con hipercalcemia, y el otro 10 % la presenta durante la evolución de la enfermedad. Esta complicación se debe al aumento de resorción ósea, que produce la liberación de calcio a la circulación. La hipercalcemia es una causa importante de insuficiencia renal entre los pacientes con MM, y la normalización del calcio plasmático suele hacer regresar la insuficiencia renal. Debe evitarse el reposo en la cama y la inmovilización, ya que estos factores pueden contribuir tanto al desarrollo como al empeoramiento de la hipercalcemia. Las concentraciones plasmáticas de fosfatasa alcalina suelen ser normales, pero pueden aumentar con la recalcificación de las fracturas. Es importante recordar a los pacientes que reciben suplementos de calcio y vitamina D que deben suspender estos suplementos hasta que la concentración de calcio esté controlada.
4. **Alteraciones de las proteínas**
    a. **Frecuencia.** En la tabla 23-2 se muestra la incidencia de inmunoglobulinas monoclonales en el MM, en comparación con la GMSI.
    b. El **aumento de la excreción de cadenas ligeras κ o λ en la orina** depende de la velocidad de síntesis desequilibrada de un exceso de cadenas ligeras, el volumen

TABLA 23-2 Frecuencia de inmunoglobulinas monoclonales en el mieloma múltiple y la gammapatía monoclonal de significado indeterminado

Proteína M	MM	GMSI
IgG	52 %	69 %
IgA	21 %	14 %
IgD	2 %	< 1 %
IgM	Muy infrecuente	17 %
Sólo cadenas ligeras	25 %	62 % κ
		38 % λ
Hiposecretora	< 1 %	—

GMSI, gammapatía monoclonal de significado indeterminado; MM, mieloma múltiple.

plasmático, la velocidad de degradación, el catabolismo renal y el volumen de orina. Existen cadenas ligeras monoclonales en la orina en dos tercios de todos los pacientes con MM, y en el 25 % de los que no tienen proteína M en el suero.
- c. Se identifican **cadenas ligeras libres plasmáticas** en pacientes con MM y, sobre todo, en pacientes con enfermedad por lo demás «hiposecretora».
- d. Las **inmunoglobulinas normales** suelen estar disminuidas en el plasma de los pacientes con MM y en ocasiones en aquellos con GMSI. Se desconoce el mecanismo de inhibición de su síntesis. En series anteriores se mostraba una elevada incidencia de infección por microorganismos encapsulados, la cual se pensó que estaba relacionada con el importante descenso en los pacientes de las inmunoglobulinas plasmáticas normales. Sin embargo, el riesgo de infección se produce fundamentalmente durante la neutropenia inducida por la quimioterapia o en los estadios terminales de la enfermedad.
- e. **Otras alteraciones plasmáticas** (*v.* sec. IX.A). La hiperviscosidad resulta inusual en el MM (alrededor del 5 % de los pacientes).
5. Se observa **insuficiencia renal,** tanto aguda como crónica, en el momento del diagnóstico en el 15 % al 20 % de los casos, y durante la evolución de la enfermedad en la mayoría de los pacientes con MM. Muchos pacientes tienen insuficiencia renal por causas distintas al MM, debido a enfermedades comórbidas, como diabetes mellitus, hipertensión, infecciones urinarias, uso de fármacos nefrotóxicos o la deshidratación. Los pacientes con MM que secretan sólo cadenas ligeras urinarias suelen acudir con insuficiencia renal. Las causas más importantes de la insuficiencia renal en estos pacientes son la hipercalcemia y la nefropatía por el mieloma.
- a. La **nefropatía por mieloma** suele atribuirse al depósito de cadenas ligeras κ y λ en los túbulos distales y colectores, que es donde se catabolizan las cadenas ligeras. Los túbulos se dilatan, y están obstruidos aparentemente por unos cilindros rodeados por células gigantes multinucleadas, y sufren atrofia celular. En la mayoría de los pacientes con esta nefropatía por mieloma se observa también afectación de la membrana basal glomerular. En la mayoría de los casos la proteinuria sólo contiene cadenas monoclonales ligeras. Estas alteraciones se observan con frecuencia ligeramente mayor en el MM asociado a la producción de cadenas ligeras λ.

    El mieloma maligno es la causa más frecuente del **síndrome de Fanconi del adulto** (aminoaciduria, glucosuria, fosfaturia y pérdida de electrólitos en la orina). Este síndrome puede preceder en muchos años al reconocimiento del MM.
- b. **Amiloidosis.** También suele observarse en el MM. Afecta a los glomérulos y produce una proteinuria no selectiva.
- c. Hay **hallazgos inconstantes** que pueden agravar la alteración funcional renal, como la pielonefritis, alteraciones metabólicas además de la hipercalcemia (nefrocalcinosis e hiperuricemia), glomeruloesclerosis e infiltración focal por células del mieloma. En ocasiones se observa acidosis tubular renal. El síndrome nefrótico es poco frecuente en el MM salvo que se produzca amiloidosis. Algunos estudios recientes sugieren que la administración crónica de pamidronato i.v. también puede asociarse a síndrome nefrótico (*v.* posteriormente).
- d. **Estudios con contraste intravenoso.** Deben realizarse (si se hacen) con precaución porque los pacientes con MM son más propensos a mostrar insuficiencia renal tras estos estudios, sobre todo si sufren deshidratación.
6. A menudo se produce una alteración de la **función neurológica** en el MM como resultado de diversos mecanismos patogénicos.
- a. **Sistema nervioso central (SNC).** En el 15 % de los pacientes se observa compresión de la médula espinal y de las raíces nerviosas, que suele deberse a un plasmocitoma epidural. La amiloidosis es una causa infrecuente de masas epidurales. El aplastamiento de los cuerpos vertebrales también puede causar compresión de la médula espinal, aunque es más habitual que produzca síntomas radiculares secundarios a la compresión de las raíces nerviosas. Pueden existir parálisis de pares

craneales por oclusión de los agujeros de la base del cráneo. No son frecuentes los plasmocitomas intracerebrales y meníngeos.

A medida que aumenta la supervivencia de los pacientes con mieloma, también parece que el mieloma meníngeo se observa con mayor frecuencia que anteriormente.

Se reconoce que muchos de los nuevos fármacos frente al MM producen astenia y disfunción cognitiva.

    b. NP. El síndrome del túnel carpiano suele deberse a infiltración por amiloide del retináculo flexor de la muñeca (lo que causa compresión del nervio mediano), y es una NP frecuente en el MM. La infiltración de las fibras nerviosas y los vasos nutricios nerviosos por amiloide también puede producir una NP. Además, esta afección puede asociarse con inmunoglobulinas monoclonales frente a MAG (v. sec. IX.B). En raras ocasiones los pacientes con MM y el síndrome POEMS muestran una NP característica. La causa más frecuente de NP en los pacientes con MM es el tratamiento con fármacos como la talidomida y el bortezomib.

    c. Síndromes paraneoplásicos neurológicos (v. cap. 33, sec. V).

III. DIAGNÓSTICO

  A. Síntomas. El cansancio, la debilidad y la pérdida de peso son frecuentes tanto en el MM como en la MW.

    1. Dolor esquelético. Se produce en el 70 % de los pacientes con MM en el momento del diagnóstico, pero es poco frecuente en la MW.

    2. Síntomas de hipercalcemia (v. cap. 28, sec. I). Aparecen en cerca del 10 % de los pacientes con MM en el momento del diagnóstico, y en otro 10 % se producen en la enfermedad más avanzada.

    3. Síntomas del síndrome de hiperviscosidad (hemorragia, alteración neurológica, alteraciones visuales o insuficiencia cardiaca congestiva). Se producen en alrededor del 50 % de los pacientes con MW, y en menos del 5 % de los que sufren MM (v. sec. IX.A.1).

    4. Hipersensibilidad al frío. Puede existir en pacientes con crioglobulinas, especialmente en la MW (v. sec. IX.A.2).

  B. Signos físicos

    1. Hepatoesplenomegalia. Se encuentra en el 40 % de los pacientes con MW en el momento del diagnóstico, y es poco frecuente en el MM, salvo con la variante POEMS.

    2. Linfadenopatía. Se detecta en el 30 % de los pacientes con MW, pero no es habitual en los pacientes con MM, salvo en la enfermedad avanzada.

    3. Dolor óseo a la presión. En los pacientes con MM suele indicar una fractura reciente o infiltración subperióstica por células malignas.

    4. Alteraciones neurológicas. Son frecuentes en el MM; en la MW se deben a la hiperviscosidad o la desmielinización.

    5. Púrpura. Indica trombocitopenia en el MM y síndrome de hiperviscosidad en la MW. En ocasiones los pacientes con MM mostrarán coagulopatías asociadas a la púrpura.

  C. Pruebas complementarias. En el estudio de los pacientes en los que se sospeche la presencia de una neoplasia de células plasmáticas deben realizarse las siguientes pruebas:

    1. Análisis sistemáticos. Hemograma completo, nitrógeno ureico sanguíneo, creatinina, electrólitos, calcio, albúmina y proteínas totales.

    2. Proteínas plasmáticas. Evaluadas mediante EFPP, inmunofijación (IFI) y cuantificación de inmunoglobulinas (CIG). A causa de la variabilidad inherente de los resultados de estas pruebas es necesario realizarlas tanto en el momento del diagnóstico como en el seguimiento de la respuesta al tratamiento. También son útiles las siguientes determinaciones:

      a. La **macroglobulina β_2 plasmática (β_2m)** refleja la masa tumoral y es una medida habitual de la masa tumoral en el MM.

b. La **proteína C reactiva (PCR)** es un marcador indirecto de la interleucina 6 (IL-6), que es un estimulador importante del crecimiento del mieloma.
c. La **lactato deshidrogenasa (LDH)** puede ser una medida de la masa tumoral.
d. **Viscosidad sérica.** Si se sospecha que existe hiperviscosidad.
e. **Cadenas ligeras de suero.**
3. **Cadenas ligeras en orina.** Se mide la excreción de proteínas en 24 h, la EFP urinaria (EFPU) y la IFI de una muestra concentrada de 100 a 200 veces (las tiras urinarias reactivas no suelen ser suficientemente sensibles para detectar cadenas ligeras, y los análisis de la proteína de Bence-Jones no son fiables). Alrededor del 20 % de los pacientes con MM tiene únicamente proteínas M urinarias, y del 20 % al 30 % de los pacientes tendrá proteínas M tanto plasmáticas como urinarias. Es importante medir ambas para determinar la respuesta al tratamiento.

Cerca del 1 % al 2 % de los pacientes con mieloma no muestra proteínas M plasmáticas o urinarias. Esto parece deberse principalmente a alteraciones en el reordenamiento de los genes de las inmunoglobulinas que normalmente producen anticuerpos en las células plasmáticas malignas.
4. La **aspiración** y la **biopsia de la médula ósea** son necesarias para establecer el diagnóstico. En la sección II.A se exponen los hallazgos en la médula ósea. La citometría de flujo puede contribuir a confirmar el diagnóstico, pero no debe utilizarse para evaluar el porcentaje de afectación de las células plasmáticas. Los estudios citogenéticos convencionales con frecuencia no detectan anormalidades dada la baja tasa de proliferación de MM. La biopsia de una lesión osteolítica solitaria, masas, nódulos cutáneos o adenopatías puede ser necesaria en algunos casos.
5. **Evaluación del esqueleto**
    a. Debe hacerse un **estudio radiográfico completo del esqueleto,** incluyendo el cráneo y los huesos largos, en todos los pacientes con un presunto MM.
    b. La **RM** de la columna vertebral puede ser necesaria en algunos pacientes si existe una masa paravertebral o signos de compresión medular o radicular, o un plasmocitoma óseo solitario. La prueba determinará si existe afectación de la médula espinal, y puede ayudar a determinar la extensión de la afectación de la columna por el mieloma. La RM ha adquirido más importancia para evaluar la columna con mayor precisión debido a la aparición de varias técnicas quirúrgicas que ayudan enormemente a controlar el dolor lumbar causado por fracturas debidas a la compresión por pérdida ósea en pacientes con MM.
    c. **Tomografía computarizada (TC)** (sin el uso de contraste). Es útil en la evaluación de presunta complicación ósea a plasmocitomas.
    d. **Tomografía por emisión de positrones (TEP).** Puede contribuir a evaluar la extensión de la enfermedad. El uso sistemático de la TEP está siendo evaluado para el estadio en el momento del diagnóstico y en el seguimiento de los pacientes con MM.
    e. **Gammagrafía ósea.** Es de uso limitado en el MM porque la mayoría de las lesiones son osteolíticas y esta prueba necesita actividad osteoblástica perilesional para dar resultados positivos. Una gammagrafía ósea positiva en el MM suele indicar regiones de fracturas o artritis, salvo en el caso poco frecuente de un mieloma osteoblástico.
    f. **Estudios de densitometría ósea.** Pueden ser útiles en el momento del diagnóstico, y son especialmente útiles en pacientes con MM sin enfermedad osteolítica evidente en las radiografías simples pero que tienen osteopenia u osteoporosis. Estas evaluaciones pueden ayudar a identificar a los pacientes que se podrían beneficiar del tratamiento con bisfosfonatos. Los pacientes con GMSI parecen tener un riesgo elevado de osteopenia y osteoporosis; en este grupo de elevado riesgo debe plantearse claramente una evaluación de la densidad ósea.
    g. Los **marcadores de formación y resorción óseas** pueden predecir el riesgo de complicaciones esqueléticas, pero no deben determinarse de forma sistemática.

6. **Estudios especiales.** Han de obtenerse, cuando se encuentren indicados, la viscosidad del suero, las crioglobulinas y una biopsia rectal, o el análisis de los derrames articulares para hallar amiloide.
D. **Estudios de las proteínas.** En la tabla 23-1 se muestran propiedades de las inmunoglobulinas plasmáticas que tienen importancia clínica. Los estudios cinéticos de la síntesis proteica en los animales y en los seres humanos muestran que la masa tumoral se encuentra estrechamente relacionada con la cantidad de proteína M en la sangre (~ 1 g/dL corresponde a 100 g de tumor y 1×10^{11} células plasmáticas).
  1. La **EFP** tiene un valor enorme para reconocer los casos de gammapatías monoclonales, así como para el seguimiento de los cambios cuantitativos de los picos (espigas). EFP cuantificará la proteína, pero no proporcionará la cadena pesada y/o ligera. La IFI proporcionará esta información y es más sensible para la detección de una proteína monoclonal que el EFP. En la figura 23-1 se muestran ejemplos de patrones de EFP en el suero y la orina.
      a. Las **proteínas M** aparecen como picos altos, estrechos y muy definidos, lo que refleja su homogeneidad estructural. Suelen localizarse en la región γ o γβ. Los picos monoclonales en la región α o αβ no suelen deberse a proteínas M, sino a proteínas reactantes (v. sec. IX.C).
      b. Los **picos de IgG** suelen ser altos, estrechos y localizados en la región β. Los **picos de IgA** son con frecuencia más anchos porque la molécula tiende a formar polímeros de diferentes tamaños; se localizan en la región β. Los **picos de IgM** suelen localizarse cerca del punto de origen. Los **picos de IgD** suelen causar sólo ligeras deflexiones del patrón porque la proteína se encuentra en una concentración relativamente baja.
      c. Las **cadenas ligeras** no se encuentran habitualmente en el plasma porque se catabolizan rápidamente en los riñones o se excretan por la orina. Los picos de cadenas ligeras pueden encontrarse en el plasma de aquellos pacientes con insuficiencia renal o en casos en los que se haya producido polimerización de estas cadenas. En estudios recientes se ha utilizado este método de análisis para establecer una respuesta completa más estricta en pacientes con MM.
          (1) El cociente normal entre cadenas κ y λ en los seres humanos es de 0.26 a 1.65. Esta relación suele mantenerse cuando la excreción de cadenas ligeras se debe a una nefropatía, pero se altera significativamente si la excreción se debe a gammapatías malignas.
          (2) La excreción urinaria de cadenas ligeras monoclonales se encuentra en el 50 % a 60 % de los pacientes con MM y en el 10 % a 20 % de los pacientes con MW. Los que muestran GMSI también pueden tener cadenas ligeras en la orina, pero la cantidad de proteína urinaria monoclonal suele ser < 1 g/24 h.
          (3) Las cadenas ligeras libres de suero pueden utilizarse, además de los estudios urinarios, para seguir a los pacientes.
  2. La **IFI** determina la clase exacta de cadena pesada (γ, α, μ, δ, ε) y de cadena ligera (κ, λ) de la proteína M, además de distinguir aumentos policlonales y monoclonales de las gammaglobulinas. La IEF es más sensible que la EFP para concentraciones bajas y en mezclas heterogéneas de globulinas.
  3. Los cálculos de **CIG** son excelentes para medir concentraciones normales o disminuidas de inmunoglobulinas. La CIG no es fiable si las concentraciones están muy elevadas o si se ha producido agregación de proteínas. La variabilidad de la estimación de la CIG en análisis medidos en el mismo laboratorio a lo largo del tiempo limita su uso para la siguiente respuesta al tratamiento.
  4. **Viscosidad sérica.** La velocidad de descenso del suero a 37 °C a través de un tubo capilar calibrado se compara con la del agua destilada. No se utiliza el plasma porque las concentraciones elevadas de fibrinógeno pueden afectar mucho a los resultados. Los valores sanos de los cocientes de viscosidad sérica oscilan entre 1.4 y 1.9. No suele aparecer ningún síntoma salvo que la viscosidad sea alrededor de 4.

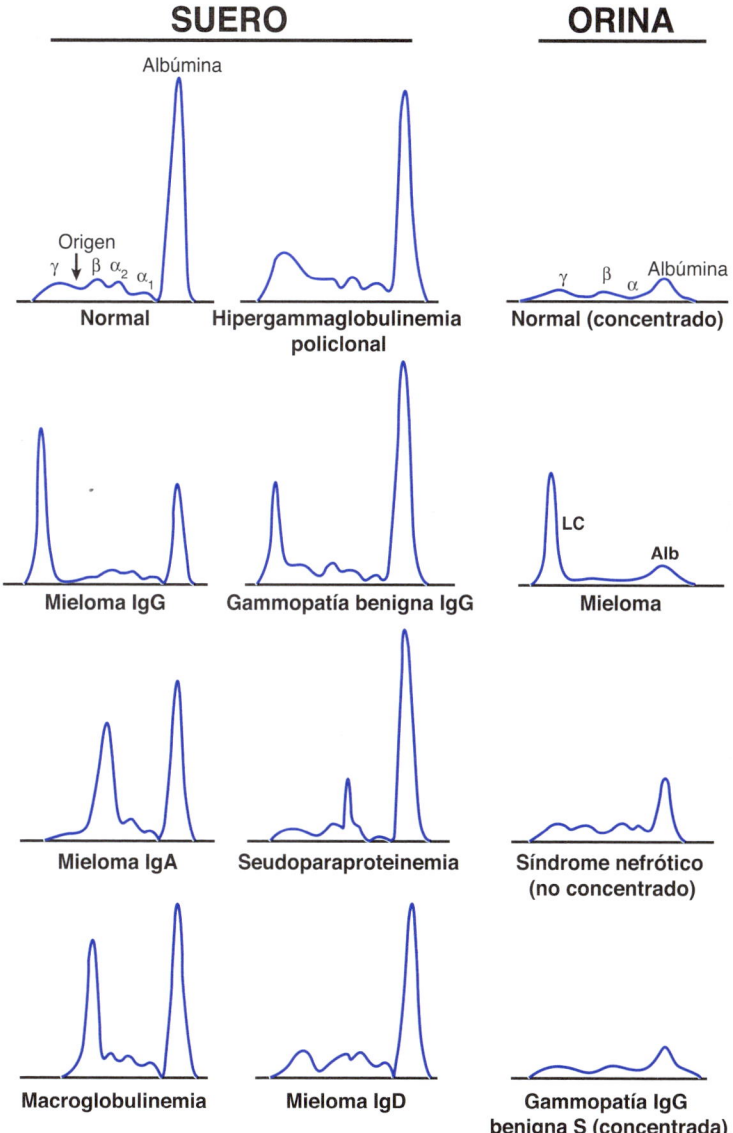

Figura 23-1 Patrones de electroforesis. **SUERO.** Normal. Se indica el punto de aplicación del suero. Hipergammaglobulinemia policlonal: aparece en muchas afecciones. Gammapatía por inmunoglobulina G (IgG) benigna: concentraciones normales de albúmina y globulinas γ, más un pico en la región γ. Seudoparaproteinemia: pequeños picos en las regiones β o α (*v.* sec. IX.C). **ORINA.** Mieloma: pico homogéneo típico de cadenas ligeras (CL) en la región γ. Síndrome nefrótico: paraproteinuria. Gammapatía benigna por IgG: patrón sano en orina.

E. **Diferenciación de las discrasias de las células plasmáticas.** Si no existe demostración de afección maligna mediante una biopsia, puede ser imposible diferenciar en la exploración inicial la GMSI de una afección maligna temprana. Para establecer el diagnóstico deben realizarse evaluaciones seriadas del paciente y de las concentraciones de proteína M durante varios meses o años. Los datos importantes que deben observarse predicen la gammapatía monoclonal benigna o maligna, pero ninguno de ellos es diagnóstico por sí mismo; los pacientes con GMSI pueden progresar lentamente hasta MM. Alrededor del 25 % de los pacientes con GMSI progresa hasta MM o una neoplasia relacionada de linfocitos B (MW, linfoma o amiloidosis). Los hallazgos más importantes que sugieren una afección maligna son los aumentos importantes y progresivos de la proteína M plasmática o de la concentración urinaria de cadenas ligeras.
  1. Las **gammapatías monoclonales por IgM** pueden ser benignas o deberse a MW, a trastornos linfoproliferativos o a tumores epiteliales que pueden manifestarse con una alteración plasmática años antes de que la neoplasia sea evidente. Así, la división de las gammapatías por IgM en GMSI, MW, y la macroglobulinemia son a veces arbitrarias. Únicamente el 0.05 % de pacientes con mieloma acude con una gammapatía monoclonal por IgM y muestra las características típicas del mieloma con afectación ósea osteolítica, insuficiencia renal o ambas.
  2. **Gammapatías monoclonales por IgG, IgA e IgD: criterios para el diagnóstico de MM.** Para establecer el diagnóstico de MM, debe haber evidencia de daño en el órgano final o un biomarcador que prediga la progresión al órgano dañado en el futuro cercano. Las concentraciones elevadas de inmunoglobulinas monoclonales plasmáticas (≥ 3 g/dL) son consistentes con MML, pero no son suficientes para el diagnóstico de MM. Si no puede demostrarse el diagnóstico de MM, el diagnóstico de presunción es GMSI, o MML del nivel de la proteína monoclonal y la cantidad de afectación de la médula ósea por las células plasmáticas clonales. Estos pacientes deben ser monitorizados a intervalos muy regulares para detectar cambios clínicos o de laboratorio que puedan indicar progresión a MM.

IV. SISTEMAS DE ESTADIFICACIÓN Y FACTORES PRONÓSTICO
A. **Sistema de estadificación del MM**
  1. El **sistema de estadificación clásico de Salmon-Durie** del MM se muestra en la tabla 23-3.
  2. El **Sistema de Estadificación Internacional (ISS,** *International Staging System***)** ha sustituido al sistema de Salmon-Durie y recientemente se revisó para incluir LDH y anomalías citogenéticas. La ISS revisada (R-ISS) se utiliza ahora para el pronóstico en la era de los nuevos fármacos y utiliza LDH y citogenética por FISH además de β_2m y albúmina. Para este sistema, del(17p), translocación t(4;14) y translocación t(14;16) se consideran de alto riesgo. La ausencia de estos factores se considera riesgo estándar. Consta de los siguientes estadios, en orden de mejor a peor pronóstico:
     a. **Estadio I:** β_2m plasmática <3.5 mg/L y albúmina plasmática ≥ 3.5 g/L con LDH normal y citogénica de riesgo estándar.
     b. **Estadio II:** ni estadio I ni estadio III.
     c. **Estadio III:** β_2m plasmática ≥ 5.5 mg/L y citogénica de alto riesgo o LDH elevada.
  3. La **β_2m plasmática** es la porción de la cadena ligera de los antígenos leucocíticos humanos (HLA) y se encuentra en las membranas de superficie de la mayoría de las células nucleoladas. Los pacientes con MM y concentraciones iniciales elevadas de β_2m parecen tener un peor pronóstico. A pesar de la gran relación entre las concentraciones de β_2m y el funcionamiento renal, se ha demostrado que la β_2m es un importante factor pronóstico independiente.
     a. También se encuentran concentraciones elevadas de β_2m en pacientes con leucemia mielocítica aguda o crónica, trastornos linfoproliferativos, trastornos mieloproliferativos, síndromes mielodisplásicos, hepatopatías benignas o malignas y enfermedades autoinmunitarias.

TABLA 23-3	Sistema de estadificación de Salmon-Durie para el mieloma múltiple
Estadio	Extensión de la enfermedad

I	**Masa tumoral baja** (<0.6 × 10^{12} células plasmáticas/m^2). Los pacientes deben mostrar *todo* lo siguiente:
	 Hemoglobina > 10 g/dL
	 Calcio plasmático: ≤12 mg/dL
	 Velocidad de producción de componente M baja
	   IgG <5 g/dL
	   IgA <3 g/dL
	   Cadena ligera de componente M en EFPU <4 g/24 h
	 Radiografía esquelética: normal o con un plasmocitoma solitario

II	**Masa tumoral intermedia** (0.6-1.2 × 10^{12} células plasmáticas/m^2). Pacientes que no cumplen los criterios de los estadios I ni III.

III	**Masa tumoral elevada** (> 1.2 × 10^{12} células plasmáticas/m^2). Pacientes que tienen *cualquiera* de los siguientes:
	 Hemoglobina , 8.5 g/dL
	 Calcio plasmático > 12 mg/dL
	 Velocidad de producción de componente M elevada
	   IgG >7 g/dL
	   IgA >5 g/dL
	   Cadena ligera del componente M en EFPU > 12 g/24 h
	 Extensas lesiones líticas óseas

Subestadio A	Creatinina plasmática <2 mg/dL
Subestadio B	Creatinina plasmática ≥2 mg/dL

EFPU, electroforesis de las proteínas urinarias.

    b. La albúmina plasmática también está disminuida en los pacientes con mala evolución y representa una evaluación del estado nutricional, así como de la actividad de las citocinas pro-MM.

B. Factores pronóstico

  1. GMSI. Los pacientes con GMSI progresan a MM en una tasa del 1 % al año. Se ha puesto gran énfasis en el intento de identificar qué pacientes tienen un mayor riesgo de progresión. Se han identificado tres factores, entre los que se incluyen GMSI no IgG, nivel de proteína monoclonal sérica ≥1.5 g/dL y cadena ligera anómala sin suero. El riesgo de progresión a MM a los 20 años es del 58 % para los pacientes con 3 factores de riesgo, del 37 % para los pacientes con 2 factores de riesgo y del 21 % con un factor de riesgo.

  2. MML. El riesgo de progresión a MM es más elevado durante los primeros 5 años, del 10 % por año, y luego disminuye al 3 % por año durante los siguientes 5 años. Además, disminuye al 2 % por año después de 10 años. Los pacientes con una mayor afectación de la médula ósea (> 10 %), una relación anómala de la cadena ligera libre de suero o una proteína monoclonales sérica > 3 g/dL tienen un mayor riesgo de progresión. Se están llevando a cabo estudios para determinar si el uso de estas características junto con estudios citogenéticos y moleculares se deben utilizar para tratar MML de alto riesgo antes de que progrese a MM.

  3. MW. La mediana de supervivencia ha aumentado mucho en estos pacientes, y ya es cercana a los 10 años. La aparición de complicaciones, como la hiperviscosidad, una hemorragia o una infección, contribuye al fallecimiento del paciente. De hecho, actualmente se está observando que muchas muertes se pueden atribuir a mielodisplasia y a leucemias secundarias por los fármacos, especialmente análogos de purinas, que se utilizan para tratar la MW. La edad superior a 60 años, sexo masculino, reducción de la concentración de IgM y una concentración de hemoglobina < 10 g/dL se asocian a un menor tiempo de supervivencia.

4. **MM.** La mediana de supervivencia total de los pacientes con MM ha aumentado mucho en la última década. El pronóstico del MM está mejorando con el amplio espectro de nuevos fármacos disponibles para tratar a los pacientes.
   a. **Índice de marcado (IM).** El IM indica el porcentaje de células en mitosis. Un IM elevado (>3%) se asocia a mal pronóstico en el MM.
   b. **Alteraciones citogenéticas**
      (1) **Anomalías asociadas a mal pronóstico**
         (a) Las alteraciones que suponen la pérdida del cromosoma 17p siguen siendo factores de mal pronóstico.
         (b) Ganancias en el brazo largo del cromosoma 1
         (c) Las translocaciones t(14;16) y t(14;20)
         (d) La translocación t(4;14) se consideraba anteriormente un factor pronóstico deficiente. Sin embargo, el uso de fármacos novedosos, e inhibidores de proteasoma en particular, ha desplazado esta traslocación a un factor de riesgo intermedio.
         (e) La ausencia del cromosoma 13 ya no se considera un factor pronóstico independiente en MM. Se considera un factor de riesgo intermedio.
      (2) **Anomalías asociadas con la enfermedad de riesgo estándar**
         (a) La translocación t(11;14)
         (b) La translocación t(6;14)
         (c) Hiperdiploidia
   c. **Funcionamiento renal.** Anteriormente se pensaba que era un factor importante para el pronóstico. Los grados crecientes de hiperazoemia se asociaban a unas expectativas de vida progresivamente menores. Los avances en plasmaféresis, diálisis y cuidados de apoyo han reducido este factor pronóstico. La evolución del paciente cuyo funcionamiento renal se normaliza con el tratamiento no difiere de la de aquellos que acuden con un funcionamiento renal normal.
   d. **Respuesta al tratamiento.** La magnitud de la respuesta se observa cada vez más como un factor pronóstico de importancia. Los pacientes que muestran enfermedad progresiva durante el tratamiento inicial tienen un peor resultado. Por el contrario, la desaparición completa de la proteína M debida al mantenimiento a largo plazo se asocia con un resultado mejorado. Por esta razón, la medición de la enfermedad residual mínima, realizada por citometría de flujo multiparamétrica o reacción en cadena de la polimerasa (PCR), se está evaluando como un factor pronóstico. Actualmente se está realizando en el contexto de ensayos clínicos y no se utiliza habitualmente como estándar de atención.
   e. **Clase de inmunoglobulina.** Aunque algunos estudios previos señalaban que los pacientes con IgD o enfermedad de cadenas ligeras λ tenían peor pronóstico, los análisis de los factores pronóstico realizados en grandes estudios clínicos del MM no han demostrado que el tipo de paraproteína sea un factor pronóstico.
   f. **Otros factores pronóstico.** La presencia de deleción de *p53*, morfología plasmoblástica, cifras elevadas de células plasmáticas monoclonales circulantes o concentraciones plasmáticas elevadas de LDH, o la citogenética pueden predecir el curso hacia el agravamiento de la enfermedad. En la enfermedad temprana, el patrón y la cantidad de alteraciones en la RM predicen tanto la progresión hacia una enfermedad sintomática como la supervivencia total. El patrón del perfil de expresión génica también puede predecir la evolución.

V. PREVENCIÓN Y DETECCIÓN PRECOZ

La disponibilidad de la EFP y de los paneles de bioquímica para la detección sistemática probablemente ha llevado a la detección precoz de las gammapatías monoclonales. Si se utilizara la IEF para una detección sistemática la detección de la GMSI podría duplicarse, pero no está claro si la supervivencia se vería afectada.

VI. TRATAMIENTO DE LA MACROGLOBULINEMIA DE WALDENSTRÖM (MW)

A. **Diagnóstico**
1. **Criterios para el diagnóstico de MW**
   a. Gammapatía monoclonal por IgM a cualquier concentración.
   b. Infiltración de la médula ósea por linfocitos pequeños, linfocitos plasmocitoides y células plasmáticas, siguiendo un patrón difuso, intersticial o nodular.
   c. El inmunofenotipo es positivo para inmunoglobulina de superficie, CD19 y CD20, y negativo para CD5, CD10 y CD23.
   d. La mutación L265P en el gen *MYD88* está presente en el 91 % de los casos.
2. **Pruebas adicionales en el momento de la presentación**
   a. Radiografías de tórax, TC torácica, abdominal y pélvica.
   b. Viscosidad sérica, crioaglutininas, criocrito.
   c. Serología de la hepatitis.
B. **Tratamiento.** En los pacientes con enfermedad asintomática, sin anemia, hiperviscosidad, insuficiencia renal ni alteraciones neurológicas, debe seguirse el estado clínico y la EFP hasta el momento en el que se confirme la progresión de la enfermedad.
1. **Indicaciones del tratamiento**
   a. Anemia, pancitopenia.
   b. Hiperviscosidad sintomática, crioglobulinemia o neuropatía.
   c. Linfadenopatía voluminosa o visceromegalia sintomática.
   d. Amiloidosis.
   e. Crioglobulinemia.
   f. Enfermedad por crioaglutininas.
   g. Transformación en otra neoplasia maligna agresiva de linfocitos B.
2. **Alternativas terapéuticas.** Se trata a los pacientes de modo similar a aquellos que tienen linfomas de bajo grado (*v.* cap. 22). La hiperviscosidad mejora con la plasmaféresis, ya que > 70 % de las IgM proteínas se encuentra en el plasma, en lugar de los tejidos (*v.* sec. IX.A), pero sólo se necesita en algunos pacientes con concentraciones elevadas de IgM.
   a. Las opciones terapéuticas de los pacientes con MW han cambiado mucho en los últimos años. Aunque se consideraba que los fármacos alquilantes eran el tratamiento inicial de elección, ya no ocurre así. Las opciones terapéuticas actuales incluyen anticuerpos monoclonales, quimioinmunoterapia, nuevos inhibidores y quimioterapia. Si los pacientes tienen una carga baja de la enfermedad y citopenias graves, el rituximab en monoterapia es una opción razonable. Los pacientes con una mayor carga de morbilidad a menudo reciben una pauta basada en bortezomib, como bortezomib, rituximab y dexametasona.
   b. Se debe tratar a los pacientes con MW sólo con varios ciclos de estos fármacos, ya que pueden producirse descensos de la proteína M durante muchos meses después de la interrupción del tratamiento. Además, el tratamiento con rituximab puede asociarse a un aumento inicial de la IgM, la denominada respuesta «de empeoramiento», seguida de un descenso de las concentraciones plasmáticas de IgM y de la masa tumoral. Ha de considerarse la plasmaféresis en los pacientes que muestren una concentración de IgM muy elevada antes del tratamiento o un aumento significativo de la IgM durante los primeros 2 meses de tratamiento anti-CD20. El tratamiento de la hiperviscosidad con plasmaféresis urgente debe ser siempre el primer paso si el síndrome de hiperviscosidad está presente. Pero la plasmaféresis sola no es suficiente para controlar la enfermedad, y debe seguirse con un tratamiento más definitivo.
   c. Para la MW progresiva o recurrente, ya está disponible el primer fármaco aprobado: ibrutinib. Es un medicamento oral inhibidor irreversible de la tirosina cinasa de Bruton (BTK). Si los pacientes ya han recibido ibrutinib, deben ser considerados para un ensayo clínico.

VII. TRATAMIENTO DE LA GAMMAPATÍA MONOCLONAL DE SIGNIFICADO INDETERMINADO Y DEL MIELOMA MÚLTIPLE SOLITARIO, OCULTO O EN ESTADIO I

A. **GMSI.** El calendario de control óptimo para los pacientes con GMSI no está claro, pero la mayoría de los expertos están de acuerdo en que los pacientes deben tener una evaluación clínica y de laboratorio cada 6 meses. Los pacientes con GMSI no deben recibir citotóxicos. Sólo aquellos pacientes que tengan aumentos importantes de las concentraciones de proteína M, nuevos hallazgos de laboratorio o nuevos síntomas han de realizarse estudios diagnósticos adicionales (aspiración y biopsia de la médula ósea, estudios radiológicos esqueléticos). Puede ser útil realizar estudios periódicos de la densidad ósea, a causa del mayor riesgo que existe en estos pacientes de sufrir pérdida ósea y fracturas.

B. **Plasmocitoma solitario de hueso.** Puede llegar a curarse, y se trata con al menos 4000 cGy a 5000 cGy de radioterapia (RT) sobre el campo afectado. Es importante reconocer que un gran número de pacientes tratados por un plasmocitoma solitario de hueso tienen realmente una enfermedad sistémica. De hecho, la presencia de lesiones adicionales en la RM de estos pacientes sugiere que tienen riesgo de mostrar un MM. Todo esto debe tenerse en cuenta antes de realizar un intento de RT local curativa. La proteína M se mide cada 3-6 meses, según esté indicado. El estudio radiológico del esqueleto se lleva a cabo anualmente o cuando aparezcan los síntomas.

C. **Plasmocitoma solitario estramedular.** También puede llegar a curarse y se trata con 4000 cGy a 5000 cGy de RT. Los pacientes deben someterse a imágenes y evaluación de laboratorio 3 a 4 meses después de finalizado el tratamiento. Después de esta evaluación, la mayoría de los pacientes son seguidos cada 3 meses durante los primeros 2 años, y luego las visitas son espaciadas. Sin embargo, no existe un calendario único de seguimiento aceptado. Además, hay diferencias institucionales.

D. **MM latente**
  1. **Definición de MM latente**
     a. Proteína M ≥ 3 g/dL.
     b. La infiltración de la médula ósea por células plasmáticas es $> 10\%$, pero $< 60\%$.
     c. Ausencia de anemia, lesiones líticas (incluyendo RM), insuficiencia renal e hipercalcemia.
     d. Relación de cadena ligera libre involucrada/no comprometida < 100.
  2. **Evolución clínica.** La mayoría de los pacientes que progresan lo harán con un tiempo mediano de 4.8 años. Los factores de riesgo para la progresión se describen en la sección IV.B.
  3. **Tratamiento.** Los pacientes están en observación, sin tratamiento, hasta que la enfermedad progresa hacia MM (anemia, hipercalcemia, insuficiencia renal, lesiones óseas), o una amiloidosis asociada. Sin embargo, se están realizando varios estudios clínicos en los que se intenta ralentizar la progresión de la enfermedad. En un estudio en el que los pacientes con MML de alto riesgo fueron asignados al azar para recibir lenalidomida y dexametasona bajo observación, estos demostraron una supervivencia libre de progresión más prolongada y una tasa de supervivencia global de 3 años. En este punto, el tratamiento de MML debe ocurrir solamente en el contexto de un ensayo clínico. Entre los pacientes con pérdida ósea severa demostrada en densitometría ósea, es razonable considerar el tratamiento con bisfosfonatos.

VIII. TRATAMIENTO DEL MIELOMA MÚLTIPLE (MM)

El tratamiento del MM ha cambiado sustancialmente con la introducción de nuevos fármacos, específicamente los inhibidores de proteasoma, fármacos inmunomoduladores y anticuerpos monoclonales. Estos, en combinación con el trasplante de células madre, han triplicado la supervivencia de los pacientes con MM recién diagnosticado. El primer paso en el proceso de decisión para pacientes con MM recién diagnosticado es si son elegibles para dosis elevadas de melfalán y trasplante de células madre autólogas (TACM, por sus siglas en inglés). Para pacientes que son elegibles para el trasplante,

TABLA 23-4. Criterios de respuesta del International Myeloma Working Group (IMWG)

Respuesta	Definición
sCR = respuesta completa estricta	Inmunofijación negativa de sangre y orina, desaparición de plasmocitoma, <5% de células plasmáticas en la médula ósea, pruebas por citometría de flujo negativas
CR = respuesta completa	Inmunofijación negativa de sangre y orina, desaparición de plasmocitoma, <5% de células plasmáticas en la médula ósea
VGPR = respuesta parcial muy buena	≥90% de reducción de la proteína M en sangre y orina, en orina la proteína M <100 mg/24 h
PR = respuesta parcial	≥50% de reducción en la proteína M, disminución de ≥50% en la diferencia entre cadenas ligeras, disminución ≥50% en la afectación de la médula ósea
SD = Enfermedad estable	No cumple con los criterios para cualquiera de los anteriores

se someterán a tratamiento de inducción seguida de consolidación con trasplante de células madre y tratamiento de mantenimiento. Los pacientes no elegibles para el trasplante se someten a tratamiento de inducción seguida de mantenimiento. La respuesta al tratamiento está determinada por los criterios del International Myeloma Working Group (IMWG), que se describen en la tabla 23-4.

A. **Pautas comunes de primera línea (inducción).** Existen opciones en doblete y triplete disponibles para los pacientes con MM recién diagnosticado. No hay un estándar de atención para el tratamiento de primera línea de MM, y las pautas de tratamiento deben elegirse sobre la base de las características del paciente y la enfermedad. Los pacientes que son elegibles para el trasplante deben tener exposición mínima a fármacos citotóxicos. En general, las pautas que contienen melfalán se usan raramente debido a la disponibilidad de los fármacos novedosos, pero deben evitarse específicamente en pacientes para los que se planifica un trasplante.

1. **Medicamentos inmunomoduladores (IMID).** Los mecanismos de acción de los IMID (talidomida, lenalidomida y pomalidomida) incluyen propiedades inmunomoduladoras y antiangiogénicas. Los fármacos son muy activos en el MM pero difieren en su perfil de toxicidad. Los efectos secundarios que limitan la dosis son neurológicos (somnolencia, neuropatía periférica) para la talidomida, y mielosupresión para lenalidomida y pomalidomida. Los tres son teratógenos y trombofílicos. Se recomienda la profilaxis de tromboembolismo venoso con ácido acetilsalicílico en todos los pacientes que reciben IMID. La pomalidomida sólo se aprueba en el contexto de recaída y resistencia al medicamento.

   a. **Talidomida (con dexametasona u otros esteroides):** una dosis de 100 mg v.o. al día durante la noche es eficaz, pero con menos efectos neuropáticos, que dosis más elevadas.

   b. **MPT** (frecuencia de ciclo cada 4 semanas)
   Melfalán: 4 (mg/m^2)/día en los días 1 a 7
   Prednisona: 40 (mg/m^2)/día en los días 1 a 7
   Talidomida: 100 mg/día por la noche

   c. **MPR** (frecuencia de ciclo cada 28 días)
   Melfalán: 9 mg/m^2 (0.18 mg/kg) v.o. 1 vez/día en los días 1 a 4
   Prednisona: 2 mg/kg v.o. 1 vez/día en los días 1 a 4
   Revlimid (lenalidomida): 10 mg v.o. 1 vez/día en los días 1 a 21

   d. **Rev/Dex** (la frecuencia del ciclo es cada 4 semanas)
   Revlimid (lenalidomida): 25 mg v.o. 1 vez/día durante 21 días seguido de un periodo de descanso de 7 días
   Dexametasona: 40 mg v.o. por semana

e. **Índice de respuesta**
   (1) La **talidomida** en monoterapia produce respuestas duraderas en un tercio de los pacientes recurrentes. La tasa de respuesta a la talidomida más dexametasona es del 60% con una tasa de respuesta completa del 15%. Los efectos secundarios de esta medicación limitan su uso. La segunda y tercera generación IMID, lenalidomida y pomalidomida, respectivamente, se utilizan en su lugar.
   (2) La **lenalidomida** con dexametasona también está asociada con una tasa de respuesta del 60% y cerca de un 20% de respuesta completa. El número de tratamientos de combinación de lenalidomida está aumentando rápidamente, y demuestran tasas de respuesta más elevadas con algunas de estas nuevas pautas que se aproximan al 100% (p. ej., RVD, a continuación).

2. **Tratamiento con inhibidores de proteosomas.** Los inhibidores de proteosoma actualmente disponibles incluyen bortezomib, carfilzomib e ixazomib. El bortezomib se utiliza con frecuencia como parte de una pauta de dos o tres fármacos para el tratamiento de primera línea. Los efectos secundarios limitantes de dosis de bortezomib son neuropatía periférica (predominantemente sensorial) y mielosupresión (especialmente trombocitopenia). El carfilzomib se aprueba después de dos líneas de tratamiento, y el ixazomib está aprobado para pacientes que han recibido de una a tres líneas previas de tratamiento. Estos medicamentos se están estudiando actualmente en combinaciones en el entorno de tratamiento de primera línea. Con esta clase de fármaco se produce la reactivación del herpes zóster, y los pacientes deben recibir profilaxis antiviral. Las pautas enumeradas a continuación son posibles tratamientos de primera línea para los pacientes con MM.
   a. **Bortezomib/Dex** (frecuencia de ciclo cada 3 semanas)
      Bortezomib: 1.3 mg/m^2 SC los días 1, 4, 8 y 11
      Dexametasona: 40 mg v.o. por semana
   b. **BMP** (frecuencia de ciclo cada 6 semanas)
      Bortezomib: 1.3 mg/m^2 SC los días 1, 4, 8, 11, 22, 25, 29 y 32
      Melfalán: 9 mg/m^2 v.o. 1 vez/día los días 1 a 4
      Prednisona: 60 mg/m^2 v.o. 1 vez/día los días 1 a 4
   c. **CyBorD** (frecuencia de ciclo cada 4 semanas)
      Ciclofosfamida: 300 mg/m^2 v.o. los días 1, 8, 15 y 22
      Bortezomib: 1.3 mg/m^2 SC los días 1, 4, 8 y 11
      Dexametasona: 40 mg v.o. los días 1 a 4, 9 a 13, 17 a 20 y 11
   d. **RVD** (frecuencia de ciclo cada 3 semanas)
      Revlimid: 25 mg v.o. 1 vez/día los días 1 a 14
      Velcade (bortezomib): 1.3 mg/m^2 SC los días 1, 4, 8 y 11
      Dexametasona: 40 mg v.o. los días 1, 8 y 15
   e. **Índice de respuesta.** Aunque el bortezomib como fármaco único muestra una tasa de respuesta del 30%, la adición de esteroides aumenta la tasa de respuesta a >50%. La combinación de tres fármacos de DRV se asocia con tasas de respuesta de más del 90%.

B. **Antiguas pautas de quimioterapia para el MM.** Estas pautas se utilizan raramente, pero se enumeran aquí con propósito histórico. Los índices de respuesta global fueron alrededor del 30% con aumento de mielosupresión y efectos secundarios en comparación con las pautas de tratamiento actuales.
   1. **Dexametasona en monoterapia:** 40 mg v.o. diarios durante 4 días en semanas alternas
   2. **M y P** (frecuencia de ciclo de 4 a 6 semanas)
      Melfalán: 10 mg/m^2 v.o. los días 1 a 4
      Prednisona: 60 mg/m^2 v.o. los días 1 a 4
   3. **VAD** (frecuencia de ciclo de 4 semanas)
      Vincristina: 0.4 mg/día durante 4 días por infusión i.v. continua
      Doxorubicina: 9 (mg/m^2)/día durante 4 días por infusión i.v. continua
      Dexametasona: 40 mg v.o. los días 1 a 4, 9 a 13, y 17 a 21

4. **EC** (frecuencia de ciclo cada 4 semanas)
   Etopósido: 100 mg/m^2 i.v. los días 1 a 3
   Ciclosfosfamida: 1000 mg/m^2 i.v. el día 1
5. **DVD** (frecuencia de ciclo cada 4 semanas)
   Doxil (doxorubicina liposómica): 30-40 mg/m^2 i.v. el día 1
   Vincristina: 2 mg i.v. el día 1
   Dexametasona: 40 mg v.o. los días 1 a 4

C. **Duración del tratamiento.** Los pacientes elegibles para el trasplante deben recibir de 4 a 6 ciclos de tratamiento, seguido de la movilización de las células progenitoras de sangre periférica si se logra una respuesta parcial (RP) o mejor. Esto sería seguido por dosis elevadas de melfalán y reinfusión de las células progenitoras previamente crioconservadas. Para los pacientes no elegibles para el trasplante, deben recibir de 6 a 8 ciclos de tratamiento seguidos de mantenimiento. El tiempo óptimo para continuar el tratamiento no está claro y depende de las características del paciente y de la enfermedad, así como de la tolerabilidad de la pauta. Varios estudios han demostrado la eficacia y tolerabilidad de la administración prolongada de los nuevos fármacos, específicamente bortezomib y lenalidomida.

   1. Se ha estudiado el **tratamiento de mantenimiento** con bortezomib y lenalidomida en la población elegible para trasplante y la no elegible para trasplante. Un ensayo demostró un beneficio del mantenimiento con bortezomib sobre el mantenimiento de la talidomida con respecto a la supervivencia libre de progresión y la supervivencia global. Sin embargo, este ensayo utilizó una pauta de inducción de quimioterapia convencional, así como el TACM en tándem. El mantenimiento más utilizado después del TACM es la lenalidomida. En dos grandes ensayos aleatorizados, controlados con placebo, el mantenimiento con lenalidomida se comparó con la observación (grupo placebo). En ambos estudios, los pacientes recibieron una nueva pauta de inducción seguido de TACM. Después de TACM, los pacientes fueron asignados al azar para recibir mantenimiento de lenalidomida con un ensayo que administró lenalidomida durante 2 años y el otro que proporcionó lenalidomida hasta la progresión de la enfermedad o efectos secundarios que limitaron la administración adicional. Ambos ensayos mostraron un beneficio de supervivencia libre de progresión de lenalidomida sobre la observación. Sólo el ensayo que continuó la lenalidomida hasta la progresión de la enfermedad mostró un beneficio de supervivencia. El seguimiento a largo plazo de este ensayo aún no se ha mostrado. Dado estos hallazgos, la duración del tratamiento de mantenimiento es controvertida, pero la mayoría recomiendan al menos 2 años de tratamiento de mantenimiento después del TACM.

D. **Pautas de dosis elevada y trasplante**
   1. **Tratamiento en dosis elevada con TACM.** En algunos estudios se asocia a un aumento de las tasas de remisión completa, de la supervivencia sin signos de enfermedad y de la supervivencia total. Sin embargo, en otros estudios, no se ha demostrado diferencia alguna en cuanto a la supervivencia total a pesar de la mayor tasa de remisión completa observada entre los pacientes que reciben un tratamiento con dosis elevadas. Sigue siendo un estándar de atención para los pacientes con MM recién diagnosticados que son elegibles.

      Las células madre se obtienen de la sangre periférica de los pacientes en el momento de respuesta máxima al tratamiento de inducción. El autotrasplante de células madre de sangre periférica (TCM) no cura al paciente, pero los avances en los cuidados paliativos han reducido la tasa de mortalidad relacionada con el tratamiento (MRT) hasta el 1 % en la mayoría de los centros.

   2. El **alotrasplante de células madre** se asocia a elevadas tasas de MRT (casi el 40 %); por tanto, el uso de este procedimiento se ha reducido a estudios fundamentalmente clínicos en aquellos pacientes más jóvenes que tienen un donante compatible y que han progresado en todos los otros tratamientos disponibles. En los estudios se han utilizado infusiones de leucocitos de donante con alguna reducción de las concentraciones de proteína M, pero también con importantes efectos adversos de

enfermedad de injerto frente a huésped. Algunos estudios intentaron disminuir el MRT utilizando pautas de acondicionamiento de intensidad reducida o disminución de linfocitos T. Sin embargo, el aumento de la tasa de recaída asociada con estos enfoques no ha sido capaz de demostrar un beneficio claro sobre el TCM autólogo.

3. **Autotrasplante de médula ósea.** Dado que se encuentran muchas células tumorales en el autotrasplante, se han realizado esfuerzos por *purgarlo* mediante una selección de células madre. Aunque este procedimiento elimina de forma eficaz las células tumorales del autotrasplante, no mejora la supervivencia total, probablemente a causa de la masa tumoral relativamente grande que permanece en el paciente incluso después del tratamiento mieloablativo.

E. **Enfermedad recurrente y resistente al tratamiento.** Hay una serie de nuevos tratamientos aprobados para estos pacientes, incluyendo inhibidores de proteasoma, fármacos inmunomoduladores, modificadores epigenéticos y anticuerpos monoclonales. La elección del tratamiento para los pacientes debe basarse en la enfermedad y las características del paciente. Para las características de la enfermedad, deben considerarse los tratamientos anteriores, el número de tratamientos previos, la capacidad de tolerar el tratamiento, los objetivos del tratamiento y la trayectoria de la enfermedad. Las características del paciente a considerar incluyen edad, estado de rendimiento, comorbilidades, función orgánica y efectos secundarios residuales de tratamientos anteriores (es decir, neuropatía periférica). La tabla 23-5 enumera varias de las opciones de tratamiento potenciales para pacientes recurrentes y resistentes al tratamiento basados en el número de tratamientos previos.

1. **Inhibidores de los proteosomas.** Como se mencionó anteriormente, hay tres inhibidores de proteasoma disponibles: bortezomib, carfilzomib e ixazomib.

   a. **Bortezomib.** En pacientes reincidentes y resistentes al tratamiento, el bortezomib se ha combinado con dexametasona, lenalidomida y dexametasona, bendamustina y dexametasona, y ciclofosfamida y dexametasona. Los pacientes que no han recibido previamente bortezomib o pacientes en los que éste produjo una respuesta favorable seguido de una pauta de tratamiento diferente o periodo de observación son candidatos ideales para este medicamento en el contexto de recurrencia de la enfermedad.

   b. El **carfilzomib** está aprobado en el entorno de recaída y resistencia al tratamiento en combinación con dexametasona y en combinación con dexameta-

TABLA 23-5 Opciones terapéuticas para los pacientes con mieloma múltiple recaído y resistente al tratamiento

1-3 líneas previas	Más de 2 líneas previas	Más de 3 líneas previas
Daratumumab, lenalidomida, dexametasona		
Daratumumab, bortezomib, dexametasona		
Elotuzumab, lenalidomida, dexametasona	Pomalidomida, dexametasona	Daratumumab
Bortezomib, dexametasona	Carfilzomib, dexametasona	Bendamustina, bortezomib, dexametasona (sin marca)
Bortezomib, lenalidomida, dexametasona	Carfilzomib, lenalidomida, dexametasona	
Ixazomib, lenalidomida, dexametasona	Carfilzomib, pomalidomida, dexametasona (sin marca)	
Lenalidomida, dexametasona		
CyBorD		

sona y lenalidomida. La combinación de carfilzomib y dexametasona mostró una duplicación de la supervivencia libre de progresión en comparación con bortezomib y dexametasona en pacientes con recaída de MM. Se administra como una infusión semanal durante tres semanas, seguida de una semana de descanso. Se está evaluando un programa de dosificación semanal. Se ha notificado cardiotoxicidad severa del 3% al 5% y se debe usar con precaución en pacientes con enfermedad cardiovascular subyacente grave. La neuropatía periférica es rara con carfilzomib.

c. El **Ixazomib** es un inhibidor oral del proteasoma que se administra una vez por semana durante tres semanas, seguida de una semana de descanso. Está aprobado para pacientes recaídos y resistentes al tratamiento que han recibido de 1 a 3 líneas de tratamiento anteriores. La toxicidad gastrointestinal y la trombocitopenia son los efectos secundarios más notables, pero pueden ser manejados con reducciones apropiadas de dosis. Como ocurre con el carfilzomib, la neuropatía periférica es rara con este medicamento.

2. **Modificador epigenético.** El primer inhibidor de la desacetilasa de la pan-histona que se estudió en el MM fue el vorinostat en combinación con un inhibidor del proteasoma, pero no se observó ningún beneficio. El inhibidor más potente, panobinostat, fue evaluado en combinación con bortezomib y dexametasona en pacientes reincidentes y resistentes al tratamiento. Se observó un beneficio de supervivencia libre de progresión y se aprobó la combinación con bortezomib, panobinostat y dexametasona para pacientes que recibieron de 1 a 3 líneas previas de tratamiento. La toxicidad gastrointestinal es el principal efecto secundario, y el panobinostat se empaqueta con loperamida.

3. **Anticuerpos monoclonales.** Dada la disfunción inmunitaria presente en el MM y la pérdida de marcadores de superficie con la maduración terminal de linfocitos B, las pruebas de los anticuerpos monoclonales efectivos no se desarrollaron hasta muy recientemente. Los dos anticuerpos monoclonales aprobados son elotuzumab y daratumumab.

a. **Elotuzumab** es una proteína monoclonal anti-CS1 que funciona a través de la citotoxicidad celular dependiente de anticuerpos (CCDA) y tiene el mecanismo único de unión del receptor Fc a CD16 para activar aún más los linfocitos citolíticos naturales y aumentar la CCDA. El elotuzumab no tiene actividad de un solo fármaco, pero sí tiene actividad en combinación con un fármaco inmunomodulador. La combinación de elotuzumab, lenalidomida y dexametasona produjo un beneficio de supervivencia libre de progresión en comparación con lenalidomida y dexametasona sola en pacientes con MM recurrente y resistente al tratamiento. El elotuzumab es muy bien tolerado y está aprobado en combinación con lenalidomida y dexametasona para pacientes que han recibido de 1 a 3 líneas previas de tratamiento.

b. El **daratumumab** es un anticuerpo monoclonal anti-CD38 que tiene actividad de un solo fármaco en pacientes pretratados con MM. Fue inicialmente aprobado como fármaco sólo para pacientes que han recibido > 3 líneas de tratamiento. Actualmente también está aprobado en combinación con dexametasona más lenalidomida o bortezomib para el tratamiento de pacientes que han recibido al menos un tratamiento previo. La adición de daratumumab a lenalidomida y dexametasona redujo el riesgo de progresión o muerte de la enfermedad en un 63%, y bortezomib y dexametasona redujo el riesgo de progresión o muerte en un 61%. El efecto secundario más destacado son las reacciones a la infusión, que usualmente sólo están presentes en la primera infusión. Los pacientes requieren premedicación significativa e infusiones lentas. El anticuerpo monoclonal también interfiere con el tipo y la prueba de la pantalla para la transfusión de glóbulos rojos empaquetados y causará resultados de anticuerpos falsos positivos. Las muestras de tipo y de pantalla deben tratarse con ditiotreitol (DTT) y unidades K transfundidas.

4. **IMID.** La lenalidomida y la pomalidomida se usan en combinación con dexametasona en el contexto de recurrencia y resistencia al tratamiento. La pomalidomida en combinación con la dexametasona ha mostrado tasas de respuesta que alcanzan el 60 % en pacientes con MM recurrente. Está aprobada para pacientes que han recibido dos tratamientos anteriores.

F. **Tratamiento paliativo.** Tiene una enorme importancia en el MM. La movilidad está frecuentemente limitada debido al dolor de las lesiones líticas y/o debido a fracturas. Los pacientes deben ser referidos para tratamiento físico y ocupacional. El reposo favorece la desmineralización adicional, lo que puede causar hipercalcemia.

1. Los **bisfosfonatos** (pamidronato, 90 mg i.v. durante > 2 h, o ácido zoledrónico, 4 mg i.v. durante 15 min) administrados mensualmente están indicados en todos los pacientes con MM en estadio II o III (y quizá también en estadio I). Estos fármacos han disminuido significativamente la incidencia de complicaciones esqueléticas en esta enfermedad. Los bisfosfonatos disminuyen dolor, uso de analgésicos y evitan el deterioro de la calidad de vida de los pacientes en comparación con un placebo. Los bisfosfonatos también se comentan en el capítulo 34.

   a. En un extenso estudio aleatorizado se ha demostrado que el ácido zoledrónico mensual no sólo redujo las complicaciones esqueléticas, sino que también mejoró la supervivencia total en comparación con un bisfosfonato oral más débil, el clodronato, administrado diariamente en pacientes con MM no tratados previamente que también necesitaban tratamiento frente al MM.

   b. Es importante reconocer que estos fármacos se asocian en ocasiones a insuficiencia renal. El pamidronato causará con mayor frecuencia una lesión glomerular asociada inicialmente a proteinuria, que puede estar en niveles nefróticos. Por el contrario, el ácido zoledrónico causa con más frecuencia una alteración de la función tubular y, por tanto, no se asocia a albuminuria.

   c. Los bisfosfonatos se asocian a un mayor riesgo de **osteonecrosis mandibular** (ONM), complicación que se observa con mayor frecuencia en pacientes que han sufrido recientemente traumatismos o a los que se han realizado operaciones dentales, que muestran una higiene bucal deficiente y que abusan del alcohol y del tabaco. Antes de iniciar el tratamiento con bisfosfonatos debe realizarse un estudio dental completo del paciente, y las extracciones dentales necesarias han de practicarse varios meses antes de iniciar la administración de estos fármacos, para reducir el riesgo de ONM.

   La evolución de ésta es variable, y en muchos pacientes es posible que no empeore, aunque esto podría ocurrir. En ningún estudio se ha valorado si la interrupción de estos fármacos en los pacientes con esta complicación afecta a la evolución de la ONM. Está claro que la intervención quirúrgica para tratar este problema debe mantenerse al mínimo, y sólo la han de llevar a cabo odontólogos con experiencia en este problema.

   d. Se han descrito **fracturas atípicas** de los fémures y de los metatarsianos en pacientes que reciben tratamiento crónico con bisfosfonatos.

2. **Complicaciones esqueléticas**

   a. La **cirugía** se limita en el MM a intervenciones ortopédicas (v. también cap. 34). Las fracturas de los huesos largos suelen necesitar fijación con un clavo medular e irradiación postoperatoria. A veces en las fracturas inminentes con grandes lesiones osteolíticas de la cabeza femoral se realiza fijación interna profiláctica. Si se duda del diagnóstico de la enfermedad subyacente, puede ser necesaria la laminectomía en aquellos casos de compresión medular aguda o fractura vertebral. Deben considerarse tanto la vertebroplastia como la cifoplastia en las fracturas vertebrales por compresión que causan síntomas. La cifoplastia puede revertir la fractura por compresión, además de aliviar inmediatamente y de forma sostenida el dolor en los pacientes con fracturas por compresión vertebral sintomáticas, especialmente cuando se producen en las zonas dorsal o lumbar de la columna. El riesgo de fuga del cemento parece ser menor con esta técnica que con la vertebroplastia, aunque estas intervenciones no se han comparado en ensayos aleatorizados. Sin embargo, en un reciente estudio aleatorizado se observa la superioridad de la cifoplastia inmediata respecto al tratamiento no quirúrgico en pacientes con cáncer con fracturas vertebrales por compresión, y el mieloma fue el tipo más frecuente de cáncer en los pacientes incluidos.

- **b. RT.** En dosis bajas es útil para paliar las lesiones que están localizadas o aquellas que causan compresión medular o radicular. Los tumores subcutáneos pequeños y las lesiones óseas pequeñas y dolorosas pueden tratarse con una sola dosis de 800 cGy. Las lesiones osteolíticas grandes de los huesos largos deben irradiarse antes de que se produzca una fractura. Las lesiones líticas grandes y las masas paravertebrales casi nunca necesitan > 2 000 cGy, administrados durante 5 días. Sin embargo, muchos pacientes mostrarán una mejora importante del dolor con el tratamiento eficaz del mieloma subyacente. En algunos puede ser prudente esperar antes de iniciar la RT para aliviar el dolor. Debido a los efectos radiosensibilizadores de varios fármacos frente al MM, como las antraciclinas (doxorubicina y su formulación liposómica) y el bortezomib, puede ser necesario retrasar el uso de estos fármacos durante el periodo en el que el paciente reciba RT.

- **c. Dolor lumbar.** Se alivia con RT salvo que el dolor se deba a una fractura por compresión. Ya que la compresión medular es una complicación frecuente del MM, el médico no debe dudar en solicitar una RM o una mielografía por TC en los pacientes con MM que muestran dolor lumbar nuevo o un cambio en el mismo. Si esto sucede, el tratamiento debe ser inmediato (*v.* cap. 33, sec. III).

    El uso de RT sobre la columna vertebral debe ser prudente, ya que representa un gran reservorio para la producción de médula ósea sana y, por tanto ha de tenerse en cuenta su afectación por la RT en aquellos pacientes que vayan a necesitar un tratamiento mielotóxico para la enfermedad subyacente. A la vista de las elevadas tasas de respuesta, próximas al 100 % con algunas de las nuevas pautas anti-MM, cada vez se trata más a los pacientes con compresión medular sólo con tratamiento sistémico.

- **d.** El **alivio del dolor** puede lograrse mediante RT focal. Deben pautarse los analgésicos de la forma que consiga el alivio más constante del dolor. Han de evitarse los antiinflamatorios no esteroideos (AINE) para reducir la posibilidad de que aparezca insuficiencia renal. No obstante, a menudo el tratamiento de mieloma alivia de manera eficaz el dolor óseo rápidamente y sin someter a los pacientes a los efectos adversos de la RT.

- **e.** La **deambulación** debe fomentarse al máximo lo antes posible tras la aparición de fracturas o de dolor. Los corsés y las ortesis suelen ser eficaces para aliviar el dolor lumbar, al estabilizar la columna, pero muchas veces los pacientes tendrán la misma evolución con pautas de fisioterapia bien diseñadas.

- **f.** Aparecen **déficits de calcio y de vitamina D** en muchos pacientes con mieloma, y pueden reducirse las concentraciones de calcio con el tratamiento con bisfosfonatos, por lo que se recomienda la administración por vía oral de calcio (1 000 mg/día). Sin embargo, es necesario controlar el calcio plasmático, ya que en algunos pacientes se produce hipercalcemia.

    En todos los pacientes con MM se debe evaluar la concentración de vitamina D en la situación inicial y la dosis de vitamina D debe ajustarse en consecuencia. Independientemente de ello, los pacientes deben recibir de 800 a 1 200 UI al día. Es importante suspender los suplementos de calcio y de vitamina D si el paciente muestra hipercalcemia.

- **g.** El **fluoruro** no aumenta la remineralización ósea en los pacientes con MM; el tratamiento con fluoruro tan sólo aumenta la densidad ósea a causa de la fluorosis.

3. Las **infecciones** son la principal causa de muerte en los pacientes con MM, por lo que deben investigarse y tratarse urgentemente. Estos pacientes muestran infecciones similares a las de otros pacientes con cáncer tratados con quimioterapia. De hecho, el riesgo de infección se encuentra sobre todo durante los periodos de neutropenia inducida por la quimioterapia o en los estadios terminales de la enfermedad. Los pacientes tratados con inhibidores de proteasoma deben recibir profilaxis antivírica porque es frecuente que se produzcan infecciones por el virus del herpes zóster.

Aunque puede intentarse el uso profiláctico de antibióticos e inmunoglobulinas intravenosas IGIV en pacientes con infecciones recurrentes, la mayoría de los pacientes no lo necesitan. El tratamiento con IGIV debe considerarse en los casos de infecciones recurrentes potencialmente mortales.

También deben considerarse las vacunas frente al neumococo y la gripe. Como es una vacuna con virus vivos. En los pacientes con MM debe evitarse la vacunación frente al herpes zóster.

4. **Insuficiencia renal.** Se previene con mayor eficacia mediante la hidratación, el tratamiento de la hiperuricemia y la hipercalcemia, y evitando los contrastes i.v. y los AINE. En algunos estudios aleatorizados recientes se ha demostrado el beneficio de la plasmaféresis. Cuando la insuficiencia renal se agrava, algunos pacientes pueden ser candidatos a la hemodiálisis, especialmente si tienen un pronóstico razonable y han respondido al tratamiento inicial. La hiperazoemia puede mejorar lentamente en estos pacientes; puede que deban seguir en diálisis durante varios meses.

IX. PROBLEMAS CLÍNICOS ESPECIALES EN LOS PACIENTES CON TRASTORNOS DE LAS CÉLULAS PLASMÁTICAS

A. **Alteraciones plasmáticas en los pacientes con proteína M**
  1. **Síndrome de hiperviscosidad.** Normalmente las células sanguíneas contribuyen más a la viscosidad de la sangre entera que las proteínas plasmáticas. La aparición de hiperviscosidad cuando hay proteína M depende de su concentración y de su capacidad de agregación y polimerización. La MW se asocia típicamente a la hiperviscosidad. No suelen aparecer síntomas salvo que la concentración de proteínas M sea superior a 3-4 g/dL y el índice de viscosidad sérica sea mayor de 4 g/dL.
    a. Las **complicaciones** de la hiperviscosidad son:
      (1) **Diátesis hemorrágica.** Se manifiesta por la aparición de hematomas espontáneos, púrpura, hemorragias retinianas, epistaxis o hemorragia de las mucosas. Se agrava con la trombocitopenia. La hemorragia en el síndrome de hiperviscosidad parece deberse a:
        (a) **Interferencia con la coagulación,** especialmente en el tercer estadio de ésta (polimerización de monómeros de fibrina), que produce una prolongación de los tiempos de coagulación.
        (b) **Alteración de la función plaquetaria,** que produce alteraciones de los tiempos de hemorragia, de la retracción del coágulo y de otras funciones plaquetarias.
      (2) **Retinopatía.** Se manifiesta por dilatación y segmentación venosa (aspecto «en ristra de salchichas»), hemorragias retinianas y papiledema.
      (3) **Síntomas neurológicos,** se observan en alrededor del 25 % de los pacientes, e incluyen malestar, defectos neurológicos focales, accidente cerebrovascular y coma.
      (4) **Hipervolemia.** Aparece cuando hay aumento de la concentración de proteína M y causa la distensión de los vasos sanguíneos periféricos asociada a incremento de la resistencia vascular. La expansión del volumen plasmático puede disminuir realmente la viscosidad, pero también puede precipitar una insuficiencia cardiaca congestiva (que se observa en un 10 % de los pacientes con hiperviscosidad).
    b. **Tratamiento.** El síndrome de hiperviscosidad se trata reduciendo la cantidad de proteína M plasmática. La reducción con un tratamiento citotóxico tarda varias

semanas o meses. Se debe tratar a los pacientes sintomáticos con plasmaféresis, de 4 a 6 unidades diarias, hasta que el índice de viscosidad sea < 3. Los pacientes con hiperviscosidad causada por IgM monoclonal suelen responder a la plasmaféresis con mayor rapidez que aquellos que muestran gammapatías por IgG o IgA, porque la IgM tiene una distribución predominantemente intravascular (v. tabla 23-1). Además, existe una relación exponencial entre la viscosidad sérica y la concentración de IgM, de modo que, por ejemplo, una reducción del 20 % de la concentración de IgM produce una disminución del 100 % de la viscosidad sérica. Debe controlarse la mejora observando los cambios de las manifestaciones clínicas, las pruebas de coagulación y las determinaciones de la viscosidad sérica.
2. La **sensibilidad al frío** puede afectar a los pacientes con proteína M (especialmente IgM), la cual tiene propiedades fisicoquímicas que permiten la crioprecipitación. Las crioglobulinas en las discrasias de células plasmáticas y los trastornos linfoproliferativos son monoclonales. Las crioglobulinas de otros trastornos (enfermedades del colágeno vascular e infecciones víricas) son inmunocomplejos solubles circulantes (IgM-IgG, IgA-IgG, IgG-IgG). Sus manifestaciones son: urticaria desencadenada por el frío, fenómeno de Raynaud y púrpura vascular en ausencia de trombocitopenia grave.
3. Las **crioaglutininas** son IgM con una especificidad para antígenos eritrocíticos específicos (generalmente Ia) a temperaturas inferiores a 37 °C. Estas proteínas pueden ser responsables de una leve hemólisis extravascular dependiente del complemento y de acrocianosis, pero no de otros síntomas de sensibilidad al frío salvo que existan también crioglobulinas.
4. **Seudohiponatremia.** Puede observarse con concentraciones elevadas de proteína M (el agua del plasma es desplazada por la proteína M).
5. **Seudorreducción del colesterol-HDL** (C-HDL). Pueden encontrarse concentraciones bajas de C-HDL porque las paraproteínas pueden interferir con las mediciones del C-HDL en diversos analizadores automáticos.
6. Los **hiatos aniónicos**, indicados por la medición de los electrólitos plasmáticos (concentración plasmática de sodio, cloruro y bicarbonato), pueden disminuir en los pacientes con proteínas monoclonales catiónicas. La disminución del hiato se produce por el aumento de los aniones cloruro y bicarbonato.
B. **Neuropatía periférica (NP)**
1. **NP asociada a gammapatía.** Se observa especialmente en aquellos pacientes con gammapatías monoclonales con IgM. Alrededor de un 5 % de los pacientes con una neuropatía neurosensitiva muestra una gammapatía monoclonal asociada. Casi el 10 % de los pacientes con MW o con GMSI y una paraproteína IgM muestra una NP desmielinizante. Las biopsias del nervio dural demuestran la presencia de un depósito de IgM monoclonal en la vaina externa de mielina. Puede demostrarse que el anticuerpo reacciona con la GAM en la mitad de los casos. Estos pacientes suelen tener una polineuropatía fundamentalmente sensitiva o atáxica, mientras que los pacientes con anticuerpos que no reaccionan con MAG suelen mostrar un componente sensitivo y otro motor en la neuropatía. El tratamiento con plasmaféresis puede ser eficaz en algunos casos. Otras formas de tratamiento han incluido dosis elevadas de glucocorticoesteroides, IGIV y rituximab.
2. **NP asociada al tratamiento.** La NP se debe la mayoría de las veces al tratamiento de los trastornos de células plasmáticas con fármacos como la talidomida o el bortezomib. La mayoría de los pacientes tratados con talidomida mostrará una neuropatía irreversible después de 6 meses de tratamiento. Cerca de un tercio de los pacientes tratados con bortezomib sufre una neuropatía relacionada con el tratamiento, que puede ser dolorosa pero que es reversible en la mayoría de los casos. El riesgo de sufrir una neuropatía está directamente relacionado con la dosis utilizada del fármaco. Además, ciclos más prolongados, cambios de la pauta (semanal en comparación con dos veces a la semana) y la vía de administración subcutánea

también se asocian a una reducción de la incidencia y la gravedad de la NP con la administración de bortezomib. Los fármacos como la gabapentina, la pregabalina, la duloxetina, la doxepina y el ácido lipoico α, pueden ser útiles para reducir la gravedad de estas complicaciones.

C. **Seudoparaproteinemia.** La EFP puede detectar proteínas plasmáticas cuando la concentración es > 200 mg/dL. En determinadas situaciones la concentración de una proteína homogénea distinta a las inmunoglobulinas puede ser > 300 mg/dL y aparece como un pico en la EFP. La localización de estos picos suele situarse en las regiones α y β, pero también pueden estar en la región β-γ. El diagnóstico diferencial se clarifica mediante el control del cuadro clínico, la localización del pico en la EFP y la IEF. Las afecciones que pueden causar seudoparaproteinemia son:
1. Hiper-$α_1$-globulinemia (proteína de fase aguda en muchas enfermedades inflamatorias y neoplásicas)
2. Hiper-$α_2$-globulinemia (síndrome nefrótico o hemólisis)
3. Complejos hemoglobina-haptoglobina (hemólisis intravascular)
4. Hiperlipemia
5. Hipertransferrinemia (ferropenia)
6. Productos bacterianos
7. Suero desecado
8. Fibrinógeno (si la medición se realiza con plasma)

D. **Seudomieloma.** Diversas neoplasias, entre ellas el linfoma y el cáncer de mama, de intestino o de las vías biliares, pueden asociarse a la producción de una proteína M. Las mismas neoplasias pueden causar lesiones líticas en el esqueleto e inducir la plasmocitosis en la médula ósea. El seudomieloma debe distinguirse del mieloma auténtico.

E. **Leucemia aguda asociada al tratamiento.** Se comenta en el capítulo 35, sección I.C, en «Citopenia».

F. **Enfermedades por cadenas pesadas (ECP).** Son neoplasias linfocíticas de células plasmáticas poco frecuentes que se caracterizan por la secreción de cadenas pesadas anómalas (γ, α o μ) sin cadenas ligeras (κ, λ). La ECP-α es la más frecuente, y la ECP-μ la más inusual. Las cadenas pesadas también pueden excretarse en la orina y detectarse mediante EFP en orina. Las concentraciones de inmunoglobulinas normales suelen estar disminuidas. Para realizar el diagnóstico de estos trastornos se necesita un estudio inmunohistoquímico detallado. La IEF es una prueba esencial; debe demostrar la reacción de antisueros con la cadena pesada adecuada, y no con cadenas ligeras.
1. **ECP-α.** Casi siempre afecta sólo al subtipo $α_1$ de cadena pesada, y se asocia a linfomas gastrointestinales.
2. **ECP-γ.** Suele afectar a adultos mayores. Las manifestaciones habituales de esta afección son: linfadenopatía generalizada, hepatoesplenomegalia, afectación del anillo de Waldeyer, fiebre, pancitopenia y eosinofilia. La dolencia parece en principio una enfermedad granulomatosa o una enfermedad de Hodgkin. Las biopsias de los ganglios linfáticos y la médula ósea casi nunca proporcionan el diagnóstico. La enfermedad muestra una evolución variable, y aparece a lo largo de meses o de varios años. No ha llegado a establecerse un plan terapéutico satisfactorio.
3. **ECP-μ.** Se observa casi siempre en pacientes con LLC, y ambas afecciones se tratan del mismo modo. Sin embargo, en la ECP-μ no es frecuente observar linfadenopatía y, a diferencia de otras ECP, se excretan grandes cantidades de cadenas ligeras α en la orina. Esta enfermedad poco habitual puede sospecharse cuando un paciente con LLC tiene células plasmáticas vacuoladas anómalas (lo que es característico de la ECP-μ) en la médula ósea.

G. **Amiloidosis.** Puede ser primaria (con o sin neoplasias linfocíticas o de células plasmáticas asociadas), secundaria a diversas enfermedades inflamatorias crónicas o trastornos hereditarios (poliserositis familiar recurrente), o estar asociada al proceso de envejecimiento. La enfermedad se caracteriza por el depósito orgánico de sustancias fibrilares de tipos muy diferentes. Las fibrillas están compuestas, de manera principal o casi exclusiva, por cadenas ligeras de inmunoglobulinas (especialmente el tipo λ) en la amiloidosis

primaria y en la asociada al mieloma; sin embargo, en la amiloidosis secundaria las fibrillas están formadas por otras sustancias diferentes a las cadenas ligeras.
1. **Distribución orgánica de la sustancia amiloide.** Las diversas formas de amiloidosis se superponen de forma considerable. La **amiloidosis secundaria** afecta a riñones, bazo, hígado y glándulas suprarrenales, y casi nunca afecta al corazón, al tubo digestivo o al sistema osteomuscular. La **amiloidosis primaria** y la **amiloidosis asociada al MM** afectan principalmente corazón, tubo digestivo, músculo esquelético, ligamentos (síndrome del túnel carpiano) y al tejido periarticular y sinovial (manifestaciones articulares), así como a la lengua (macroglosia) y a la piel. La afectación cutánea se localiza la mayoría de las veces en las regiones periorbitarias y en los pliegues cutáneos y se manifiesta por púrpura espontánea y equimosis, que pueden agravarse si existe un déficit del factor X de la coagulación, que en ocasiones acompaña a la amiloidosis; son características las equimosis palpebrales tras una proctoscopia. También resultan afectadas las vías respiratorias, las glándulas endocrinas y el sistema nervioso periférico y autónomo.
2. **Diagnóstico**
   a. Debe realizarse la **biopsia** de un órgano afectado (especialmente la médula ósea, el ligamento carpiano, el nervio sural, el recto o las encías) para establecer el diagnóstico de amiloidosis; la biopsia hepática o renal puede causar hemorragia. En la microscopia óptica los depósitos de amiloide tienen un aspecto eosinófilo homogéneo. El diagnóstico se confirma mediante la demostración de birrefringencia específica con microscopia polarizada de muestras teñidas con rojo Congo.
   b. Se encuentran **cadenas ligeras monoclonales** en la orina, tanto en la amiloidosis primaria como en la asociada a MM. En muchos pacientes con amiloidosis primaria se ha observado la presencia de una discrasia de células plasmáticas si el paciente sobrevive el tiempo suficiente. Por otro lado, los pacientes con MM o MW pueden mostrar amiloidosis.
3. **Pronóstico.** Ha mejorado hasta 3-4 años con la introducción de nuevos fármacos, aunque el pronóstico varía mucho dependiendo del tipo de amiloide, la localización, y la extensión de la afectación orgánica, y la presencia de otra posible enfermedad de células plasmáticas asociada. Los pacientes con amiloidosis primaria son los que suelen tener peor pronóstico. Aquellos que muestran una afectación cardiaca tienen peor pronóstico, en tanto que en los pacientes con afectación renal la evolución es mejor. Los nuevos factores pronóstico incluyen las concentraciones plasmáticas de ácido úrico, troponinas y péptido natriurético de tipo cerebral.
4. **Tratamiento.** El tratamiento de la amiloidosis se dirige tanto a los órganos afectados como al proceso subyacente que causa los depósitos de amiloide. No hay datos suficientes para identificar un tratamiento óptimo frente a este trastorno de las células plasmáticas. Las opciones de tratamiento son similares a las del MM e incluyen las pautas CyBorD, bortezomib y dexametasona, los IMID, y el melfalán en dosis elevadas con autotrasplante de células madre. Sin embargo, los resultados de un estudio aleatorizado muestran que no existe mejora alguna de la supervivencia total con el tratamiento en dosis elevadas en comparación con el tratamiento convencional, a pesar del aumento de la supervivencia sin signos de progresión que se observa con el tratamiento más intensivo. Los estudios también sugieren que la talidomida y la lenalidomida, con o sin la adición de glucocorticoesteroides y bortezomib, pueden ser eficaces en los pacientes con amiloidosis y dar lugar a remisiones prolongadas. Los efectos adversos neurotóxicos de la talidomida y el bortezomib deben tenerse en cuenta a la hora de escoger estos fármacos en pacientes que muestran amiloidosis con neuropatía.

H. Mucinosis papular (liquen mixedematoso). Es una afección cutánea caracterizada por la presencia de pápulas y placas cutáneas producidas por el depósito de un material mucinoso. La enfermedad suele ir precedida de piodermia crónica. Se demuestra la presencia de una proteína M, generalmente IgG-λ, con una movilidad característica (más lenta que cualquier otro componente de inmunoglobulina) y una intensa afinidad por la dermis sana. Son infrecuentes otras manifestaciones de MM (plasmocitosis, osteólisis y excreción de cadenas ligeras). El tratamiento con melfalán suele ser eficaz.

AGRADECIMIENTOS

Los autores desean reconocer a los Dres. James R. Berenson y Dennis A. Casciato, que contribuyeron significativamente a las versiones anteriores de este capítulo.

Lecturas recomendadas

Mieloma múltiple

Attal M, et al. Single versus double autologous stem-cell transplantation for multiple myeloma. *N Engl J Med* 2003;349:2495.
Attal M, et al. Lenalidomide maintenance after stem-cell transplantation for multiple myeloma. *N Engl J Med* 2012;366:1782.
Berenson J, et al. Balloon kyphoplasty versus non-surgical fracture management for treatment of painful vertebral body compression fractures in patients with cancer: a multicenter, randomized controlled trial. *Lancet Oncol* 2011;12:225.
Cavo M, et al. International Myeloma Working Group consensus approach to the treatment of multiple myeloma patients who are candidates for autologous stem cell transplantation. *Blood* 2011;117:6063.
Dimopoulos MA, et al. Renal impairment in patients with multiple myeloma: A consensus statement on behalf of the International Myeloma Working Group. *J Clin Oncol* 2010;28:4976.
Korde N, et al. Monoclonal gammopathy of undetermined significance (MGUS) and smoldering multiple myeloma (SMM): novel biological insights and development of early treatment strategies. *Blood* 2011;117:5573.
Kumar SK, et al. Safety and tolerability of ixazomib, an oral proteasome inhibitor, in combination with lenalidomide and dexamethasone in patients with previously untreated multiple myeloma: an open label phase ½ study. *Lancet Oncol* 2014;15:1503.
Kyle RA, et al. Review of 1027 patients with newly diagnosed multiple myeloma. *Mayo Clin Proc* 2003;78:21.
Kyle RA, et al. Clinical course and prognosis of smoldering (asymptomatic) multiple myeloma. *N Engl J Med* 2007;356:2582.
Lokhorst HM, et al. Targeting CD38 with daratumumab monotherapy in multiple myeloma. *N Engl J Med* 2015;373:1207.
Lonial S, Cavanaugh J. Emerging combination treatment strategies combining novel agents in newly diagnosed multiple myeloma. *Br J Haematol* 2009;145:681.
McCarthy PL, et al. Lenalidomide after stem-cell transplantation for multiple myeloma. *N Engl J Med* 2012;366:1770.
Morgan G, et al. First-line treatment with zoledronic acid as compared with clodronic acid in multiple myeloma (MRC Myeloma IX): a randomized controlled trial. *Lancet Oncol* 2010;376:1989.
Palumbo A, Anderson K. Multiple myeloma. *N Engl J Med* 2011;364:1046.
Palumbo A, et al. Revised international staging system for multiple myeloma: a report from the international myeloma working group. *J Clin Oncol* 2015;33:2863.
Raje N, Roodman GD. Advances in the biology and treatment of myeloma bone disease. *Clin Cancer Res* 2011;17:1278.
Richardson PG, et al. Lenalidomide, bortezomib, and dexamethasone combination therapy in patients with newly diagnosed multiple myeloma. *Blood* 2010;116:679.
San Miguel JF, et al. Bortezomib plus melphalan and prednisone for initial treatment of multiple myeloma. *N Engl J Med* 2008;359:906.
San Miguel JF, et al. Panobinostat plus bortezomib and dexamethasone versus placebo plus bortezomib and dexamethasone in patients with relapsed or relapsed and refractory multiple myeloma: a multicenter, randomized, double-blind phase 3 trial. *Lancet Oncol* 2014;15:1195.
Shah JJ, Orlowski RZ. Proteasome inhibitors in the treatment of multiple myeloma. *Leukemia* 2009;23:1964.
Sonneveld P, et al. Bortezomib induction and maintenance treatment in patients with newly diagnosed multiple myeloma: results of the randomized phase III HOVON-65/GMMG-HD4 trial. *J Clin Oncol* 2012;30:3654.
Weber D, et al. Thalidomide alone or with dexamethasone for previously untreated multiple myeloma. *J Clin Oncol* 2003;21:16.

Van de Donk NW, et al. Clinical efficacy and management of monoclonal antibodies targeting CD38 and SLAMF7 in multiple myeloma. *Blood* 2016;127:681.

Zhou Y, et al. The molecular characterization and clinical management of multiple myeloma in the post-genome era. *Leukemia* 2009;23:1941.

Otros temas

Comenzo R. How I treat amyloidosis. *Blood* 2009;114:3147.

Merlini G, et al. Amyloidosis: pathogenesis and new therapeutic options. *J Clin Oncol* 2011;29:1924.

Migliorati CA, et al. Osteonecrosis of the jaw and bisphosphonates in cancer: a narrative review. *Nat Rev Endocrinol* 2011;7:34.

Rajkumar SV, et al. Monoclonal gammopathy of undetermined significance, Waldenstrom macroglobulinemia, AL amyloidosis, and related plasma cell disorders: diagnosis and treatment. *Mayo Clin Proc* 2006;81:693.

Treon SP, et al. CD20-directed antibody-mediated immunotherapy induces responses and facilitates hematologic recovery in patients with Waldenstrom's macroglobulinemia. *J Immunother* 2001;24:272.

Vijay A, Gertz MA. Waldenstrom macroglobulinemia. *Blood* 2007;109:5096.

24 Leucemias crónicas
Herbert Eradat y Ronald L. Paquette

LEUCEMIA LINFOCÍTICA CRÓNICA

I. EPIDEMIOLOGÍA Y ETIOLOGÍA

A. Incidencia. La leucemia linfocítica crónica (LLC) es el tipo más frecuente de leucemia en los países occidentales y supone una tercera parte de todos los casos. La incidencia en Estados Unidos es de 3.5 casos por cada 100 000 personas. El 90 % de los pacientes tiene > 50 años, y la mediana de edad en el momento del diagnóstico es de cerca de 71 años. Los hombres se ven afectados más frecuentemente que las mujeres, con una relación de 2:1.

B. Etiología

1. **Factores genéticos.** La inmensa mayoría de los casos son esporádicos. Se han descrito agrupaciones familiares de LLC. En efecto, el factor de riesgo más importante para el desarrollo de LLC es un antecedente familiar de este tipo de leucemia. Del 8 % al 10 % de los pacientes con LLC de reciente diagnóstico tiene un antecedente familiar de esta leucemia. Entre los familiares en primer grado, el riesgo relativo se sitúa entre 7.0 y 8.5. Esto sugiere una base hereditaria más que ambiental para la LLC familiar. La existencia de parientes sugiere una herencia dominante. En la LLC familiar, estudios de enlace del genoma completo han identificado que el cromosoma 2q21.2 tiene vínculos con la herencia de la LLC. Sin embargo, no se han identificado genes causales en este locus. En la mayoría de los casos se desconoce la etiología.

2. **Factores inmunitarios.** Una inmunodeficiencia hereditaria o adquirida suele asociarse a la LLC y a otras neoplasias linfoproliferativas. Esta observación apoya la idea de que una falla en la vigilancia inmunológica puede causar la proliferación de clones de células malignas y aumentar la tendencia a una posible transducción leucemógena, como por ejemplo mediante un virus.

3. **Alteraciones moleculares y citogenéticas.** Tras la exposición al antígeno se producen mutaciones somáticas del gen de las inmunoglobulinas en el centro germinal de los folículos linfocíticos secundarios. Se detectan hipermutaciones de IgV_H en alrededor de la mitad de los casos de LLC, lo que indica que las células derivan del centro posgerminal de linfocitos B de memoria, y no expresan ZAP-70, molécula que suele necesitarse para la activación selectiva de los linfocitos T pero que se expresa de forma alterada en algunos casos de LLC (linfocitos B). Algunos casos de LLC muestran características de linfocitos B indiferenciados con receptores antigénicos sin mutación y son positivos para ZAP-70.

    Se detectan alteraciones cromosómicas en > 80 % de los casos de LLC, mediante la hibridación *in situ* fluorescente (FISH, *fluorescent* in situ *hybridization*) en interfase. La LLC se caracteriza por la pérdida o la ganancia de material genético cromosómico, en lugar de que ocurra por translocaciones. La citogenética convencional no suele detectar estas alteraciones. En la tabla 24-1 se muestran la incidencia, los genes implicados y las manifestaciones clínicas de las alteraciones cromosómicas más habituales.

4. **Radiación y fármacos citotóxicos.** Las poblaciones expuestas a la radiación ionizante o a la quimioterapia citotóxica no muestran una mayor incidencia de la LLC.

TABLA 24-1	Anomalías cromosómicas en la leucemia linfocítica crónica		
Cromosomas	Frecuencia (%)	Genes implicados	Características clínicas
Del 13q14.3	>50	Telomérico a *RB1*	Buen pronóstico, CD38 bajo, genes de V_H mutados
Del 11q22–q23	19	*ATM*	Mal pronóstico, extensa linfadenopatía
Trisomía 12	15	*MDM-2*	Pronóstico intermedio, CD38 elevado, genes de V_H sin mutación, morfología atípica
Del 17p13.3	15	*p53* (con deleción)	Mal pronóstico, >10% de prolinfocitosis, transformación de Richter

II. ANATOMÍA PATOLÓGICA Y EVOLUCIÓN NATURAL

A. **Anatomía patológica.** La LLC se considera una enfermedad de acumulación debido a un defecto en la muerte celular programada (apoptosis). Otro modelo propuesto para la patogenia de la LLC sugiere que, en un huésped con susceptibilidad genética, hay una estimulación crónica de linfocitos B por un antígeno estereotipado, quizá un autoantígeno de baja afinidad. Éste inicia la expansión de un clon premaligno y, a través de una combinación de estimulación antigénica tónica, incorporación de mutaciones genéticas somáticas y apoyo de un microambiente tumoral, el clon con potencialidad autorreactiva escapa a la vigilancia inmunitaria e inicia su expansión.

1. **Pérdida de la apoptosis**. La deleción 13q14 es la anomalía genética más común de la LLC. Los micro-ARN son pequeñas moléculas no proteínicas que codifican ARN encargado de modular los niveles de ciertas proteínas al unir ARNm de secuencias complementarias. En la LLC, la deleción 13q14 produce una deleción del agrupamiento mi-R15/16 del micro-ARN, con la consecuente regulación al alza de las proteínas antiapoptósicas BCL-2.
2. **Señalización del receptor del linfocito B**. Alrededor de la mitad de los casos de LLC muestra mutaciones en la cadena pesada de las inmunoglobulinas (CPI), y la otra mitad muestra una CPI sin mutar. De manera típica, el primer grupo tiene un curso de la enfermedad más indolente. Ambos grupos de linfocitos B derivan de los linfocitos B de memoria. Las células de la LLC con la CPI sin mutar tienen la capacidad de proliferar en respuesta a la estimulación del receptor del linfocito B (RLB). Estas células con la CPI sin mutar pueden ser autorreactivas y de manera habitual serían objeto de apoptosis, pero evitan la muerte celular a través de la estimulación tónica del RLB o de la transformación de eventos genéticos. Por otro lado, en las células con la CPI mutada, la señalización del receptor del linfocito B favorece una respuesta anérgica y antiapoptósica.
3. **Microambiente tumoral**. En los órganos linfoides, las células tipo nodriza (CTN), las células mononucleares grandes CD14+, expresan de manera constitucional las quimiocinas CXCL-12 (factor derivado del estroma 1-α [Sdf-1, *stromal-derived factor-1α*]) y CXCL-13. Las células de la LLC expresan CXCR-4 (el receptor de Sdf-1), y esta interacción promueve la supervivencia celular a través de la activación de las vías STAT-3 y MAPK. Las CTN también segregan factor activador del linfocito B (BAFF, *B-cell activating factor*) y un ligando inductor de la proliferación (APRIL, *a proliferation-inducing ligand*). El acoplamiento de estos ligandos con las células de la LLC induce NF-κB1 y MCL-1 intracelulares. La CTN puede liberar múltiples señales que favorecen la supervivencia por diferentes vías de señalización. Los linfocitos T CD4+ expresan CD40L, el cual se acopla en el CD40 que se expresa en la superficie de las células de la LLC y de ese modo induce la vía NF-κB. Por consiguiente, el microambiente tumoral mejora la resistencia de la célula de la LLC a la apoptosis y a la quimioterapia.
4. **Factores genéticos adquiridos**. Las anomalías cromosómicas adquiridas que incluyen a los cromosomas 11, 12, 13 y 17 son comunes en la LLC. Además, se han

identificado varios genes que mutan de manera recurrente, como NOTCH1, MYD88, TP53 y SF3B1. Las mutaciones pueden coexistir con algunas de las anomalías cromosómicas analizadas por FISH.

   a. Los pacientes con trisomía 12 siguen un curso de alguna manera más agresivo que aquellos pacientes con FISH normal. En la trisomía 12, los genes que contribuyen a la patogenia de la LLC permanecen desconocidos. Parece haber una asociación entre la trisomía 12 y la presencia de mutaciones en el gen *NOTCH1*, el cual extiende la vida media de la proteína.
   b. Los pacientes con la deleción 11q22-23 (casi el 15% de los pacientes con LLC) experimentan un curso clínico agresivo y una supervivencia más corta. Esta deleción incluye la radixina (*RDX*) y los genes mutados de la ataxia telangiectasia (*ATM*), un hecho crucial para la reparación del ADN. Es probable que la deleción de esta región favorezca la elevada agresividad clonal y la rápida evolución debida a la adquisición de variantes genómicas nuevas.
   c. Casi de manera invariable, los pacientes con la deleción 17p (alrededor del 7% de los pacientes con LLC) tienen un curso clínico agresivo debido a la pérdida de *TP53*. Más del 80% de los casos con la deleción (17p13) tiene mutaciones somáticas de un solo nucleótido en el alelo *TP53* del otro cromosoma 17 (alelo trans), y por consiguiente causa la pérdida casi completa de la función de *TP53*. Esta deleción es una facilitadora principal de la evolución clonal a una enfermedad más agresiva. El número de células leucémicas con la deleción (17p) se incrementa con frecuencia en pacientes que no responden al tratamiento o que recaen después de la quimioterapia.
   d. Mutaciones *NOTCH1*. Hay una clara interrelación entre la mutación *NOTCH1* y resultados decepcionantes del paciente, resistencia al tratamiento y transición a transformación de Richter.

5. **Expresión de marcadores de superficie celular o intracelulares.** La expresión de CD38 y ZAP-70 desempeñan papeles críticos en la patogenia de la LLC.
   a. El CD38 de la superficie celular ejerce un papel pivote en la iniciación y modulación de una serie de señales de entrada procedentes del microambiente. El CD38 se localiza en contacto cercano con el complejo RLB (CD19/CD81) y con moléculas que regulan la localización (CXCR4 y CD49d). Una vez que hace contacto con células accesorias como CTN, su acoplamiento desencadena la activación de vías de señalización intracelular como ZAP-70 y ERK1/2. Estas señales incrementan la quimiotaxis y proliferación de los linfocitos B neoplásicas.
   b. La ZAP-70 intracelular retarda la internalización de la IgM de la superficie celular y del CD79b de la membrana celular, lo que lleva a una señalización prolongada de la vía RLB. Las células de la LLC ZAP-70⁺ tienen más probabilidad de expresar moléculas de adhesión como CD49d y receptores de quimiocina. Éstos promueven la migración hacia una serie de quimiocinas e inhiben la apoptosis.

B. **Evolución natural**
   1. **Alteraciones inmunitarias en la LLC**
      a. **Hipogammaglobulinemia.** En la enfermedad avanzada se observa hipogammaglobulinemia y un mayor riesgo asociado de infección por bacterias encapsuladas.
      b. **Función y repertorio de linfocitos T anómalos.** Hay varias pruebas de función linfocítica *in vitro* que están alteradas. El número de linfocitos T puede estar elevado, pero el repertorio de linfocitos T puede estar contraído. El número de linfocitos T circulantes está elevado 2.5 a 4 veces lo normal, al menos antes del tratamiento. En la LLC, el repertorio de linfocitos T está disminuido de forma significativa, con subgrupos oligoclonales y monoclonales. Los linfocitos T reguladoras supresoras (T_{reg}) están aumentadas en pacientes con LLC. Las citocinas inmunomoduladoras como la IL-6, IL-10 y el FCT-β desvían la respuesta de los linfocitos T colaboradores de una respuesta Th-1 a una respuesta Th-2 anérgica.

c. Pueden no ser identificadas sistemáticamente **paraproteínas monoclonales**; sin embargo, la mayoría de los pacientes con LLC segregan pequeñas cantidades de paraproteínas (generalmente inmunoglobulina M [IgM]). Estas paraproteínas casi nunca producen síntomas de hiperviscosidad.

d. En alrededor del 10 % de los pacientes con LLC se produce **anemia hemolítica por anticuerpos calientes con prueba de Coombs positiva,** y en el 5 % se observa una trombocitopenia inmunitaria. Son poco frecuentes la neutropenia inmunitaria y la aplasia eritrocítica pura.

e. **Cáncer en la piel.** En comparación con la población general, en los pacientes con LLC la incidencia de carcinoma cutáneo se multiplica por 8, y las neoplasias epiteliales viscerales, por 2.

2. **Evolución clínica.** La evolución clínica de la LLC es muy variable. Dado que la mayoría de los pacientes son adultos mayores, el > 30 % fallece debido a enfermedades no relacionadas con la leucemia.

  a. **Manifestaciones.** En la mayoría de los pacientes la LLC se reconoce por primera vez en una exploración física sistemática (que muestra adenopatía o hepatoesplenomegalia) o por un hemograma completo de rutina (con evidencia de linfocitosis). Las manifestaciones clínicas aparecen a medida que las células leucémicas se acumulan en ganglios linfáticos, bazo, hígado y médula ósea.

    (1) Los **infiltrados pulmonares** y los **derrames pleurales** son frecuentes en la enfermedad avanzada.

    (2) La **afectación renal** es frecuente en la LLC, aunque la alteración funcional es rara a menos que exista uropatía obstructiva, pielonefritis, nefropatía autoinmunitaria o hiperuricemia secundaria a la lisis tumoral por el tratamiento.

    (3) La **transformación** en un linfoma difuso de linfocitos grandes (síndrome de Richter) o en una leucemia prolinfocítica se produce en < 5 % de todos los pacientes con CLL; sin embargo, se estima que es mayor en pacientes que han requerido tratamiento para su enfermedad.

    (4) La **afectación cutánea** no es frecuente.

    (5) Las **lesiones osteolíticas** y la **afectación mediastínica aislada** no son frecuentes y sugieren un diagnóstico diferente a la LLC.

  b. **Progresión de la enfermedad.** Se acompaña de un deterioro de inmunidad humoral y celular. A medida que la enfermedad avanza los pacientes muestran pancitopenia progresiva, fiebre persistente e inanición. La muerte suele producirse por infección, hemorragia u otra complicación de la enfermedad.

    (1) El **herpes zóster** es la causa del 10 % de las infecciones en los pacientes con LLC.

    (2) Los **patógenos bacterianos** asociados a la hipogammaglobulinemia son: *Streptococcus pneumoniae, Haemophilus influenzae* y del género *Legionella.*

    (3) *Pneumocystis jiroveci* (antiguamente conocido como *P. carinii*), puede ser el microorganismo infeccioso etiológico en pacientes con infiltrados pulmonares, especialmente en aquellos que han tenido tratamiento con corticoesteroides, análogos de nucleósidos de purina o inhibidores de PI3 cinasa.

III. DIAGNÓSTICO

A. Signos y síntomas. Los pacientes con LLC descubierta de forma casual suelen estar asintomáticos. El cansancio crónico y la reducción de la tolerancia al esfuerzo son los primeros síntomas que aparecen. La enfermedad avanzada y progresiva se manifiesta por un intenso cansancio que es desproporcionado para el grado de anemia, y por fiebre, equimosis y pérdida de peso.

Debe examinarse cuidadosamente al paciente en busca de linfadenopatía, esplenomegalia y hepatomegalia. Puede producirse edema o tromboflebitis debido a la obstrucción de los vasos linfáticos o venosos por un ganglio linfático aumentado de tamaño.

B. **Pruebas complementarias**
1. **Hemograma**
   a. **Eritrocitos.** La anemia puede deberse a la infiltración linfocítica de la médula ósea, al hiperesplenismo, a la hemólisis inmunitaria y a otros factores. Los eritrocitos suelen ser normocíticos y normocrómicos si no hay una hemólisis intensa.
   b. **Linfocitos.** El recuento absoluto de linfocitos suele estar elevado. Puede superar la cifra de 500 000/mL. Los linfocitos suelen ser maduros, con citoplasma escaso y cromatina nuclear en grumos. Cuando se realizan extensiones de sangre periférica las células se rompen con facilidad y se produce un típico aspecto de células «en cesta» o «de frotis».
   c. **Granulocitos.** Los recuentos absolutos de granulocitos son normales hasta la enfermedad avanzada.
   d. **Plaquetas.** Puede producirse trombocitopenia por infiltración de la médula ósea, hiperesplenismo o trombocitopenia inmunitaria.
2. **Otras pruebas útiles** que deben realizarse en los pacientes con LLC son:
   a. Marcadores biológicos de la enfermedad. FISH para la trisomía 12, del (11q), del (13q) y del (17p). Análisis de cariotipo de metafase para cariotipos complejos. Secuenciación TP53.
   b. Análisis molecular para detectar el estado de mutación de la CPI (región variable).
   c. CD38 y expresión de ZAP-70 por citometría de flujo.
   d. Citometría de flujo de los linfocitos de sangre periférica para buscar los marcadores típicos de la LLC (positivo para CD5, CD19, CD20, CD23, negativo para CD10) (*v.* apéndice B3).
   e. Pruebas funcionales renales y hepáticas.
   f. Prueba de la hepatitis B (anticuerpo de superficie de la hepatitis B, antígeno de superficie de la hepatitis B y anticuerpo del núcleo de la hepatitis B), si se planifica el tratamiento con un anticuerpo monoclonal anti-CD20.
   g. Prueba de antiglobulinas (Coombs) directa, recuento de reticulocitos, bilirrubina fraccionada y haptoglobina.
   h. Electroforesis de las proteínas plasmáticas e inmunoglobulinas cuantitativas séricas.
   i. Tomografía computarizada (TC), que puede utilizarse para evaluar los ganglios linfáticos mediastínicos, retroperitoneales, abdominales y pélvicos. La PET/TC es útil para evaluar los ganglios hipermetabólicos y dirigir la biopsia de ganglios linfáticos si hay sospecha de transformación de Richter.
3. El **estudio de la médula ósea** no suele ser necesario para establecer el diagnóstico en aquellos pacientes con linfocitosis persistente. El patrón de infiltración de la médula ósea es un factor pronóstico (*v.* sec. IV.A.2). Entre las indicaciones para la obtención del aspirado y la biopsia de médula ósea están:
   a. Trombocitopenia, para distinguir la trombocitopenia inmunitaria de la infiltración grave de la médula ósea.
   b. Anemia sin causa aparente con prueba de Coombs negativa.
4. La **biopsia de los ganglios linfáticos** en los pacientes con LLC muestra un linfoma maligno del tipo de linfocitos pequeños. No está indicada esta biopsia en la LLC salvo que se sospeche una transformación de Richter.

C. **Establecimiento del diagnóstico de LLC.** El grupo de trabajo del National Cancer Institute (NCI) sobre la LLC ha establecido unas directrices útiles acerca de los requisitos mínimos para el diagnóstico de esta enfermedad, que son:
1. La linfocitosis absoluta de la sangre periférica ($\geq 5\,000/\mu L$) que se mantiene, con linfocitos de apariencia madura.
2. **Inmunofenotipo característico:**
   a. Linfocitos B monoclonales (restringidas a la cadena ligera κ o λ).
   b. Expresión de antígenos de pan-linfocitos B (CD19, CD20 y CD23).

c. Coexpresión de CD5 en los linfocitos B leucémicos.
d. Exclusión de linfoma de células de manto a través de ciclina D1 o FISH para t(11;14).
e. Inmunoglobulinas de superficie de baja intensidad (la mayoría de las veces IgM).

D. Diagnóstico diferencial

1. **Causas benignas de linfocitosis en los adultos:** los linfocitos son policlonales y tienden a aparecer activados.
   a. Infecciones víricas, especialmente hepatitis, citomegalovirus y virus de Epstein-Barr (VEB). No hay linfadenopatía ni hepatoesplenomegalia, o son muy leves, en los pacientes mayores con mononucleosis infecciosa. La presencia de fiebre, alteración de las pruebas funcionales hepáticas (PFH) compatible con hepatitis y serologías positivas para el VEB deben distinguir la mononucleosis de la LLC. Otras serologías virales también deben ser evaluadas.
   b. Brucelosis, fiebre tifoidea, paratifoidea e infecciones crónicas.
   c. Enfermedad autoinmunitaria; fármacos y reacciones alérgicas.
   d. Tirotoxicosis e insuficiencia suprarrenal.
   e. Tras una esplenectomía.
2. La **linfocitosis de linfocitos B monoclonales** puede tener el inmunofenotipo característico e idéntico al de la LLC, con linfocitos B monoclonales con antígenos de linfocitos B CD19, CD20, y coexpresión de CD5 y CD23. Sin embargo, esta entidad se muestra con linfocitos B monoclonales absolutos menores de 5000/μL. Las adenopatías y otras características clínicas de un trastorno linfoproliferativo están ausentes. Esto puede verse en alrededor del 5% de los adultos sanos mayores de 40 años; no obstante, un pequeño porcentaje de estos pacientes puede progresar a LLC.
3. El **linfoma de células del manto** debe diferenciarse de la LLC. La evolución natural y el manejo de los trastornos son diferentes. En el linfoma de células del manto, los linfocitos circulantes tienen un inmunofenotipo característico de los linfocitos B monoclonales (cadenas ligeras restringidas κ y λ), con expresión de antígenos de la linfocito B (CD19, CD20) y coexpresión de CD5 sobre los linfocitos B leucémicas, pero de manera típica falta la expresión de CD23. Por inmunohistoquímica, las células son positivas a la ciclina D1 y con FISH se demuestra la presencia de t(11;14).
4. La **tricoleucemia** debe diferenciarse de la LLC. El tratamiento de estas dos afecciones es diferente. El diagnóstico depende del reconocimiento de unas características «células peludas» mediante inmunofenotipificación (*v.* Apéndice B3). Esta entidad también es positiva para la mutación *BRAF* V600E.
5. Los **linfomas cutáneos de linfocitos T** se sospechan si la afectación cutánea es extensa. Se diferencian de la LLC mediante la identificación de núcleos cerebroides y el fenotipo de linfocitos T cooperadores (por inmunohistoquímica y citometría de flujo), los cuales son característicos de esta enfermedad (*v.* sec. B3).
6. La **fase leucémica del linfoma no hodgkiniano** (LNH) suele distinguirse de la LLC por datos morfológicos e inmunitarios. El linfoma folicular, de la zona marginal, el de células de manto, la leucemia de células pilosas y el linfoma de linfocitos B grandes difusos pueden mostrar todos con linfocitos B monoclonales circulantes. Las células del LNH suelen estar hendidas, mientras que las de la LLC nunca lo están. Además, las del LNH muestran concentraciones elevadas de inmunoglobulinas de superficie sin antígenos CD5 y CD23, y las de la LLC suelen mostrar lo opuesto.
7. En la **leucemia prolinfocítica** hay linfocitos grandes con nucléolos destacados. La linfadenopatía es mínima; la esplenomegalia es masiva (*v.* sec. VI.B).
8. La **leucemia/linfoma de linfocitos granulares grandes** (LLGG) tiene una morfología característica, con un citoplasma abundante y muy definido de tonalidad pálida o clara y múltiples gránulos azurófilos característicos de distintos tamaños.

Las células son linfocitos T o linfocitos citolíticos naturales (NK, *natural killers*), y la mayoría corresponden a estos últimos. El inmunofenotipo es positivo para CD3, CD8, CD16 y CD57. La LLGG es indolente y se asocia casi siempre a neutropenia. Cerca de un tercio de los pacientes sufre artritis reumatoide.

IV. SISTEMA DE ESTADIFICACIÓN Y FACTORES PRONÓSTICO

A. **Factores pronóstico.** Los hemogramas completos pueden detectar casos asintomáticos de LLC, pero esto no influye en la supervivencia total de estos pacientes.
1. La **estadificación clínica** es útil para determinar el pronóstico y decidir cuándo iniciar el tratamiento. La anemia y la trombocitopenia influyen de forma adversa en el pronóstico cuando se deben a infiltración leucémica («atiborramiento») de la médula ósea, pero no cuando se deben a la destrucción autoinmunitaria de eritrocitos o plaquetas.
2. El **patrón de la infiltración de la médula ósea** también parece afectar al pronóstico. Los pacientes con los patrones nodular o intersticial de afectación medular muestran tiempos de supervivencia más prolongados que los pacientes con afectación difusa.
3. **Genes IgV.** Dos subgrupos de LLC se definen por el estado de mutación de IgV_H. Los pacientes con mutaciones somáticas de los genes V_H suelen tener un mejor pronóstico que los que muestran genes V_H sin mutación.
4. La **expresión de CD38** en las células de la LLC (> 30 %) se asocia generalmente a un peor pronóstico que la ausencia o la expresión escasa de CD38.
5. **Alteraciones cromosómicas** La presencia de la del(11q) o de la del(17p) se vincula con una corta supervivencia sin progresión a pesar de la quimioterapia y de la quimioinmunoterapia. La presencia de la deleción(17p) mantiene su efecto desfavorable incluso en pacientes tratados con inhibidores de la señalización del receptor del linfocito B. Un cariotipo complejo con más de dos anomalías cromosómicas sin relación en más de una célula en la cariotipificación de las células estimuladas de la LLC también se vincula con un pronóstico desfavorable. En contraste, si la única anomalía que aparece con la FISH es la del(13q), se relaciona con un pronóstico favorable. En general, se cree que la trisomía 12 implica un pronóstico desfavorable.
6. **Otros factores pronóstico adversos** incluyen un periodo de duplicación linfocítica menor a 12 meses y una concentración plasmática elevada de microglobulina β_2.

TABLA 24-2 Clasificación de Rai modificada de la leucemia linfocítica crónica

Estadio	Extensión de la enfermedad	Riesgo	Mediana de supervivencia (años)
0	Linfocitosis de la médula ósea (40 % linfocitos) y en sangre (> 5 000/mL)	Bajo	10
I	Estadio 0 más linfadenopatía	Intermedio	7
II	Estadio 0 o I más esplenomegalia y/o hepatomegalia	Intermedio	7
III	Estadio 0, I o II más anemia (hemoglobina < 11.0 g/dL)[a]	Elevado	2
IV	Estadio 0, I o II más trombocitopenia (plaquetas < 100 000/mL)[a]	Elevado	2

[a]Excluyendo la anemia o la trombocitopenia causadas por la destrucción inmunitaria de células.

B. **Sistema de estadificación.** Se utilizan dos sistemas de estadificación. La *clasificación de Rai modificada* de la LLC, así como el sistema de clasificación Binet. Para los pacientes con citopenias, las citopenias mediadas por inmunidad no se utilizan como base para estos sistemas de estadios (tabla 24-2) (*v.* sec. III.C las diferencias con los criterios del grupo de trabajo del NCI).

V. TRATAMIENTO

A. **Indicaciones del tratamiento.** La LLC suele ser de curso indolente, y el tratamiento de la enfermedad estable asintomática no está justificado. La magnitud del recuento de linfocitos en sangre no indica la necesidad de iniciar el tratamiento, sino que el inicio de éste viene determinado por el ritmo, evaluado con métodos clínicos, de la enfermedad. La remisión completa tradicionalmente no ha sido el objetivo, aunque a medida que se han puesto a disposición estrategias de tratamiento más efectivas, la remisión completa y la enfermedad residual mínima son cada vez más importantes. Las indicaciones para instaurar el tratamiento en la LLC son:
  1. Síntomas sistémicos persistentes o progresivos relacionados con LLC, incluyendo fiebre, sudoración, pérdida de peso, fatiga severa.
  2. Linfadenopatía, que es sintomática, causa obstrucción mecánica o amenaza la función del órgano final.
  3. Aumento progresivo del tamaño de los ganglios linfáticos, el hígado o el bazo.
  4. Enfermedad en estadio III o IV (riesgo elevado) debida a la sustitución de la médula ósea por linfocitos.
  5. Hemólisis o trombocitopenia inmunitarias.
  6. Tiempo de duplicación linfocítica rápido.

B. **Opciones de tratamiento**
  1. **Nucleósidos.** Los análogos de los nucleósidos de purina (**fludarabina, cladribina** [2-clorodesoxiadenosina, 2 CdA], o **pentostatina**) pueden ser el tratamiento inicial de elección en pacientes que se beneficiarían de una remisión rápida y sostenida, como los designados para tratamientos agresivos adicionales. La fludarabina es superior a los fármacos alquilantes y se vincula con una tasa de respuesta completa y duración de la respuesta incrementadas, pero no en la supervivencia global. Con esta clase de fármacos, el tratamiento prolongado va seguido de marcada inmunosupresión y un riesgo incrementado de infecciones oportunistas, hemólisis autoinmunitaria y mielodisplasia. De manera típica, estos nucleósidos se combinan con un fármaco alquilante, con anticuerpos monoclonales anti-CD20, o con ambos.
  2. **Fármacos alquilantes.** Siguen siendo útiles y efectivos en el tratamiento paliativo. Los pacientes con la deleción(11q) se benefician con esta clase de compuestos en su pauta terapéutica. El **clorambucilo** es efectivo para el tratamiento paliativo. De manera típica, la **ciclofosfamida** se combina con análogos de nucleósidos y anticuerpos monoclonales anti-CD20. La **bendamustina** es un fármaco alquilante con un anillo bencimidazol similar a las purinas. Éste exhibe una resistencia cruzada más baja con otros fármacos alquilantes. De manera típica, también se combina con anticuerpos monoclonales anti-CD20.
  3. **Anticuerpos monoclonales.** Son muy útiles en la LLC, particularmente en el contexto de la quimioinmunoterapia.
      a. El **rituximab** es un anticuerpo monoclonal anti-CD20 quimérico. En el entorno de primera línea, la monoterapia con rituximab tiene una actividad modesta, con una tasa de respuesta total de alrededor del 50 %, pero las tasas de remisión completa son relativamente bajas. Se trata de una pauta terapéutica muy tolerable, sin mielosupresión significativa. Puede representar una opción apropiada para pacientes que padecen comorbilidades sustanciales o un desempeño funcional disminuido. Por convención, para la LLC, la dosis estándar es diferente de la dosis de 375 mg/m^2 que se prescribe en el LNH. En pacientes con LLC, la dosis estándar es de 375 mg/m^2 en la semana 1, seguida por 500 mg/m^2 en las infusiones posteriores. En monoterapia, la tasa de remisión es baja. Sin embargo,

por lo general, el rituximab no se vincula con mielosupresión. El principal efecto adverso es el síndrome de liberación de citocinas relacionado con la infusión, que se asocia típicamente a la primera infusión.
- b. El **obinutuzumab** es un anticuerpo monoclonal anti-CD20, tipo II, humanizado, sintetizado por glucoingeniería. Los datos sugieren que, en combinación con el clorambucilo, es superior en eficacia al clorambucilo solo y al clorambucilo con rituximab.
- c. El **ofatumumab** es otro anticuerpo monoclonal anti-CD20 pero es completamente humano. Como fármaco único, es efectivo para el tratamiento de la LLC resistente a la fludarabina y al alemtuzumab. En el tratamiento de pacientes con LLC sin tratamientos previos que son candidatos inapropiados para pautas basados en la fludarabina, el ofatumumab combinado con el clorambucilo ha demostrado superioridad con respecto al clorambucilo sólo en términos de tasa de respuesta global y tasa de respuesta completa.
- d. **Alemtuzumab.** Es un anticuerpo monoclonal humanizado anti-CD52 cuyo antígeno se expresa en más del 95 % de los linfocitos B y T maduros y que puede utilizarse en el tratamiento de la LLC que no responde a la fludarabina. El alemtuzumab elimina preferentemente las células de la LLC de la sangre, la médula ósea y el bazo, pero es menos eficaz en las localizaciones ganglionares de la enfermedad. Cerca de un tercio de los pacientes presentará una respuesta parcial a este fármaco; las respuestas completas no son frecuentes. Alemtuzumab puede causar: síndrome de liberación de citocinas, inmunodepresión y neutropenia. Las reacciones agudas a la infusión tras la administración i.v. se reducen notablemente con inyección s.c. La inmunodepresión ha causado infecciones oportunistas; como profilaxis por lo que se recomienda la administración de trimetoprima/sulfametoxazol y aciclovir.
4. **Inmunomoduladores.** La **lenalidomida** muestra una actividad modesta en la LLC. Como fármaco único, tiene una tasa de respuesta global de alrededor del 56 % sin remisiones completas. La principal morbilidad relacionada con este fármaco es una reacción en la que el tumor parece encenderse, que ocurre en más del 85 % de los pacientes. También se vincula con neutropenia, trombocitopenia, anemia y episodios febriles. Hay datos sugestivos de que en un subgrupo de pacientes con la IgV_H sin mutar y en pacientes mayores con la anomalía 11q, esta clase de fármacos puede provocar una tasa de respuesta global y una tasa de remisión completa más elevadas. Debido a la toxicidad significativa relacionada con este fármaco, no se recomienda su uso fuera de los ensayos clínicos.
5. **Inhibidores de la señalización del receptor del linfocito B.** Varios inhibidores de molécula pequeña recientes que se dirigen frente a la cinasa de fosfoinosítido 3 (PI-3) y frente a la tirosina cinasa de Bruton (BTK) son efectivos en la LLC.
   - a. El **ibrutinib** es un inhibidor de la BTK de unión covalente y reversible. Se administra a través de una dosificación diaria continua de 420 mg hasta que nota progresión u ototoxicidad. El ibrutinib causa un «cambio de compartimento», con mejora rápida de las adenopatías y movilización temprana concurrente de linfocitos en sangre. La linfocitosis puede ser abrumadora, pero las secuelas clínicas como la leucostasia son extremadamente raras. Si hay evidencia de mejora clínica global, no debe confundirse con que la enfermedad ha dejado de progresar. La resolución de la linfocitosis puede ser prolongada e incompleta; no obstante, ésta no parece impactar la supervivencia sin progresión. El ibrutinib es efectivo en los pacientes sin tratamiento previo y en aquéllos con enfermedad en recaída o resistente al tratamiento. En pacientes con la deleción(17p) también es activo, con una tasa de respuesta ganglionar mayor del 80 %. Se tolera bien. Se observan episodios hemorrágicos en especial cuando se administra junto con warfarina. También se relaciona con fibrilación auricular.
   - b. El **idelalisib** es un inhibidor oral de la isoforma delta de la cinasa de PI-3. Ha sido aprobado en combinación con rituximab para el tratamiento de la LLC

resistente al tratamiento o en recaída. También, en combinación con la bendamustina y el rituximab (BR), ofrece una mejora en la supervivencia global, en comparación con la BR sola, en pacientes con LLC en recaída o resistente al tratamiento. Su perfil de toxicidad incluye hepatotoxicidad, en especial en los primeros 3 meses del tratamiento; exantema; diarrea/colitis y neumonía/neumonitis; reactivación del CMV, y *Pneumocystis jirovecii*.

C. **Consideraciones terapéuticas.** La LLC es una enfermedad de adultos mayores con una edad mediana de 72 años al momento del diagnóstico, por lo que con frecuencia se producen comorbilidades en este grupo de pacientes. Entre éstas se incluyen desempeño, edad, función renal, reserva de la médula ósea y condición física. Todo ello debe tomarse en consideración en la selección del tratamiento de los pacientes con LLC. Además, antes de iniciar el tratamiento, debe valorarse la deleción(17p), ya que estos pacientes pueden resultar beneficiados con pautas que no sean de quimioterapia citotóxica. La deleción(11q) debe valorarse antes de iniciar el tratamiento, ya que estos pacientes pueden beneficiarse con los alquilantes en su pauta terapéutica.

D. **Los tratamientos de combinación modernos** producen tasas de respuesta elevadas (70-95 %) y tasas de respuesta completa también elevadas (20-65 %) en los pacientes sin tratamiento previo. Para todas las estrategias de quimioinmunoterapia se recomienda la **profilaxis** con fluconazol, aciclovir y trimetoprima-sulfametoxazol.
  1. **Quimioinmunoterapia**
      a. La combinación de **fludarabina, ciclofosfamida y rituximab (FCR)** se relaciona con una tasa de respuesta global que excede el 90 % y una tasa de remisión completa cercana al 44 %. Esta combinación es superior a la FC en términos de SLP y SP.
      b. La combinación de **pentostatina, ciclofosfamida** y **rituximab (PCR)** ha demostrado actividad clínica significativa similar a la FCR.
      c. La combinación de **bendamustina** y **rituximab (BR)** mostró una respuesta global del 88 % y una tasa de remisión completa del 23 %, con una respuesta de durabilidad razonable, en los pacientes sin tratamiento previo.

         La FCR y la BR se han comparado como tratamientos de primera línea para los pacientes con LLC sin la deleción 17p. Las tasas de respuesta global fueron similares en ambos grupos de tratamiento, sin diferencia en la supervivencia global; sin embargo, la pauta FCR produjo una tasa de remisión completa más elevada, un número mayor de casos con estado de enfermedad residual negativo o mínimo, y en consecuencia una supervivencia sin progresión inmediata más prolongada. Como tal, el FCR permanece como el tratamiento estándar de primera línea para los pacientes sin tratamiento previo. Pese a ello, el FCR se relaciona con infecciones graves significativas más frecuentes, en especial en la población de pacientes mayores.
      d. El **rituximab con dosis elevadas de prednisolona** tiene una tasa de respuesta global mayor del 95 %, con una tasa de remisión completa cercana al 32 % y una supervivencia sin progresión de 30.5 meses. Se recomienda la profilaxis con fluconazol, aciclovir y trimetoprima-sulfametoxazol.
      e. Las combinaciones de **obinutuzumab y clorambucilo** o **rituximab y clorambucilo** son otras opciones, con tasas de respuesta elevada de alrededor del 80 % y tasas de remisión completa del 10 % al 15 %. La combinación con rituximab es un poco menos eficaz que la de clorambucilo con obinutuzumab, pero se recomienda si el paciente no tolera este último.
  2. **Inhibidores de la señalización del receptor del linfocito B**
      a. Para el tratamiento continuo con un solo fármaco, el **ibrutinib** es otra opción para los adultos con LLC sin tratamiento previo. Este fármaco ha demostrado eficacia en la LLC, incluso, pero sin limitarse, en la enfermedad caracterizada por la deleción(17p), como tratamiento de primera línea y en las recaídas. Las tasas de respuesta global fueron del 86 %, con una tasa reducida de RC (4 %).

b. La combinación de **idelalisib** y **rituximab** es una elección terapéutica razonable para pacientes con recaída de la LLC que tienen comorbilidades y no son candidatos a las opciones de quimioinmunoterapia. La respuesta global fue del 81% y la mayoría de los pacientes alcanzó una RP.
   E. Tratamiento de la enfermedad que no responde. Están disponibles varias opciones terapéuticas efectivas para pacientes con enfermedad que no responde al tratamiento, como se describió en las secciones previas; pese a ello, el tratamiento ideal de tales pacientes no se conoce. La monoterapia en dosificación continua con ibrutinib o la combinación de idelalisib y rituximab son opciones razonables. La repetición del tratamiento con quimioinmunoterapia es también una opción, en particular para aquellos que tuvieron una respuesta favorable, es decir, una duración de la respuesta inicial mayor que la mediana de la supervivencia sin progresión para una pauta terapéutica particular).
   F. Radioterapia (RT). Se recomienda la irradiación local sólo para la reducción de las masas ganglionares que ponen en peligro la función de un órgano y que responden mal a la quimioterapia. La irradiación esplénica puede mejorar la enfermedad en las demás localizaciones y puede mejorar transitoriamente los signos de hiperesplenismo; sin embargo, no se ha establecido su utilidad clínica.
   G. Cirugía. La esplenectomía rara vez se indica en los pacientes con LLC que muestran anemia hemolítica o trombocitopenia inmunitarias que no responden al tratamiento con inmunoglobulina intravenosa (IGIV), corticoesteroides, o rituximab o a los que se debe tratar con éstos de forma crónica. También puede considerarse esplenectomía en pacientes con esplenomegalia sintomática o hiperesplenismo funcional.

VI. PROBLEMAS CLÍNICOS ESPECIALES EN LA LEUCEMIA LINFOCÍTICA CRÓNICA
   A. Síndrome de Richter. Alrededor del 5% a 10% de los pacientes con LLC muestra un linfoma difuso de linfocitos grandes, con empeoramiento rápido. Las manifestaciones clínicas son: fiebre, pérdida de peso, linfadenopatía localizada o generalizada que aumenta de tamaño, linfocitopenia (al igual que otras citopenias) y disglobulinemia. Habitualmente se inicia quimioterapia combinada con CHOP o R-EPOCH. Los pacientes deben ser considerados para trasplante autólogo o alógeno después de la remisión.
   B. Leucemia prolinfocítica. Es una variante poco frecuente de la LLC. La principal manifestación clínica es la esplenomegalia masiva sin adenopatías importantes. La leucocitosis suele superar la cifra de 100 000/μL y se caracteriza por grandes células linfoicas con nucléolos únicos y prominentes. Los cortes histológicos casi no muestran figuras mitóticas, a pesar del aspecto inmaduro de las células leucémicas.
   1. Un 80% de los casos afecta a linfocitos B que tienen marcadores de superficie diferentes a los de la LLC típica (los linfocitos B de la leucemia prolinfocítica muestran una elevada concentración de inmunoglobulinas de superficie y los antígenos de los linfocitos B CD19 y CD20, pero no suelen mostrar el antígeno CD5). El 20% de los casos son de linfocitos T, generalmente con un fenotipo de linfocito T cooperador (positivo para CD3 y CD4).
   2. Un pequeño porcentaje de pacientes con LLC muestra una transformación «prolinfocitoide», en la que más del 30% de las células de la sangre periférica son prolinfocíticas. Esto difiere de la leucemia prolinfocítica de nueva aparición, en la que las células mantienen las características inmunitarias de la LLC y la evolución clínica parece una LLC típica, si bien en una fase avanzada de la enfermedad.
   3. Puede ser útil la monoterapia con fludarabina, cladribina o alemtuzumab, o la poliquimioterapia con CHOP.

TRICOLEUCEMIA

I. EPIDEMIOLOGÍA Y ETIOLOGÍA
La tricoleucemia (reticuloendoteliosis) constituye alrededor del 2% de todas las leucemias. Se observa con mayor frecuencia entre hombres que en mujeres, con una propor-

ción de 5:1. La mediana de edad de los pacientes es de 55 años, y es rara su presentación en personas menores de 30 años. Se desconoce su etiología.

II. ANATOMÍA PATOLÓGICA Y EVOLUCIÓN NATURAL

- A. **Anatomía patológica.** Las células patognomónicas, que muestran proyecciones citoplásmicas irregulares, pueden identificarse en la sangre periférica, la médula ósea, el hígado y el bazo de los pacientes afectados. La tricoleucemia es un trastorno crónico de los linfocitos B.
- B. **Evolución natural.** La evolución natural se caracteriza por la neutropenia. La cronología puede variar y oscilar entre una evolución relativamente fulminante, pasando por una evolución con empeoramientos y remisiones espontáneas, hasta una supervivencia prolongada durante décadas. Los pacientes con tricoleucemia suelen acudir con síntomas inespecíficos y de aparición gradual, esplenomegalia, neutropenia o pancitopenia, y las infecciones. La tricoleucemia clásica es generalmente sensible a los tratamientos (*v.* más adelante) y el paciente puede tener una esperanza de vida normal. Una variante del trastorno (tricoleucemia-v) representa una enfermedad más agresiva con distintos perfiles inmunofenotípicos y moleculares y es menos sensible a los tratamientos estándar.

III. DIAGNÓSTICO

- A. **Signos y síntomas.** La debilidad y el cansancio son los síntomas iniciales en alrededor del 40 % de los casos. En un 20 % de los pacientes puede existir hemorragia, infección reciente o molestias abdominales. La esplenomegalia suele estar presente ± hepatomegalia. La adenopatía periférica es rara.
- B. **Pruebas complementarias**
    1. **Hemograma completo.** En el 85 % de los pacientes existe anemia y trombocitopenia. Un 60 % tiene neutropenia; en el 20 % se observa aumento de los tricoleucocitos con leucocitosis pero una neutropenia absoluta. La monocitopenia es común.
    2. **Bioquímica sanguínea.** En sólo del 10 % al 20 % de los pacientes están alteradas las pruebas funcionales hepáticas y renales. Se observa hiperglobulinemia policlonal o disminución de la concentración de inmunoglobulinas normales en el 20 % de los pacientes.
- C. **Estudios especiales para el diagnóstico.** El diagnóstico de tricoleucemia se realiza mediante la identificación de células mononucleares patognomónicas en la sangre periférica o en la médula ósea, aunque se necesita un inmunofenotipo característico de tricoleucemia. Las células tienen los bordes irregulares y serrados, con proyecciones citoplásmicas delgadas y similares a cabellos características y núcleos redondos y excéntricos con cromatina esponjosa. El citoplasma aparece de color azul cielo con gránulos.
    1. **Inmunofenotipo y caracterización molecular**: las células clásicas de la LCP expresan CD20, CD19, CD11c, CD25, CD103 y CD123. Alrededor del 10 % de los pacientes con LCP tiene una variable más agresiva de la enfermedad (LCPv), con células positivas a CD20, CD19 y CD11c, pero negativas a CD25 y CD123. Las células clásicas de la LCP tienen una mutación p.V600E en el BRAF. Las células de la LCPv expresan el BRAF de tipo natural.
    2. **Microscopia con contraste de fases con tinción supravital de preparaciones en fresco.** Es útil para mostrar las características celulares porque el citoplasma de los tricoleucocitos suele conservarse mal en los frotis mixtos con tinción de Wright.
    3. **Fosfatasa ácida resistente al tartrato** (FART). Los tricoleucocitos tienen una intensa actividad fosfatásica ácida, que es resistente a la inhibición por ácido tartárico 0.05 M. En la mayoría de los pacientes con tricoleucemia el estudio de la FART es intensamente positivo, pero no es necesario para el diagnóstico y puede detectarse en otras neoplasias linfocíticas.
    4. **Aspiración de la médula ósea.** Con frecuencia no es eficaz («punción seca»). La biopsia de la médula ósea muestra una disposición celular laxa y esponjosa característica, incluso cuando existe una intensa infiltración por tricoleucocitos.

La fibrosis de la médula ósea con fibras de reticulina también es característica en las áreas de infiltración tricoleucémica, y es la causante de la elevada frecuencia de punciones secas.
5. **Morfología esplénica.** El bazo es el órgano con una infiltración más densa en la tricoleucemia. La pulpa roja puede contener una lesión vascular característica: seudosenos delimitados por tricoleucocitos.

D. **Diagnóstico diferencial.** Es importante distinguir la tricoleucemia de otras enfermedades porque el tratamiento es notablemente diferente. La tricoleucemia se confunde la mayoría de las veces con la LLC, el linfoma maligno, la mielofibrosis o la leucemia monocítica. La diferenciación se consigue mediante la identificación de la célula patognomónica, el perfil inmunitario característico, en la actualidad generalmente sin una prueba de la FART, y los hallazgos anatomopatológicos en la biopsia de la médula ósea.

IV. TRATAMIENTO

A. **La decisión de tratar.** Muchos casos tienden a mostrar una evolución lenta, y estos pacientes tienen supervivencias excelentes sin tratamiento alguno. Éste debe retrasarse en los pacientes asintomáticos hasta que aparezca una anemia sintomática, o una granulocitopenia y/o una trombocitopenia clínicamente preocupantes, o infecciones. Antes de iniciar el tratamiento, es importante diferenciar la tricoleucemia clásica de la variante, ya que esta última tiene una respuesta pobre a los análogos de nucleósidos de purina pero responde al tratamiento de anticuerpos.

B. **Nucleósidos de purina.** Debido a la proliferación linfoide significativa, la profilaxis con aciclovir y trimetoprima-sulfametoxazol debe ser considerada.
1. La **cladribina** es el tratamiento de elección de la tricoleucemia clásica. El fármaco se puede administrar en infusión i.v. continua en una dosis de 0.1 (mg/kg)/día durante 7 días. Se han publicado otras pautas, que incluyen un tratamiento i.v. en bolo durante 5 días, o una inyección de bolo subcutáneo de 5 días (0.14 mg/kg/d). Prácticamente, todos los pacientes con tricoleucemia clásica, responden al tratamiento, y el 95% alcanza una respuesta completa. Se produce una recurrencia en el 35% de los pacientes, generalmente después de 3 años, y la mayoría responde a una pauta de combinación adicional de cladribina. Los efectos adversos se han limitado a la aparición de fiebre transitoria, generalmente asociada a la neutropenia. La supervivencia a los 9 años supera el 95%.
2. **Pentostatina.** También es un tratamiento eficaz en la tricoleucemia clásica. La mayoría de los pacientes no sólo muestra una normalización del hemograma, sino también una respuesta completa, con desaparición de los tricoleucocitos en la médula ósea. El exantema y la neurotoxicidad pueden ser algunas de las complicaciones de este tratamiento. La dosis es de 4 mg/m^2 i.v. cada 2 semanas durante 3 a 6 meses.

C. **Tratamientos biológicos**
1. El rituximab tiene actividad pero no es tan eficaz como un solo fármaco como los análogos de la purina. Puede ser eficaz cuando se combina con análogos de purina para mejorar la respuesta en pacientes con la tricoleucemia-v.
2. Los inhibidores de BRAF, los inhibidores de los receptores de linfocitos B y el inmunoconjugado anti-CD22 han mostrado cierta actividad en la tricoleucemia y actualmente se están evaluando en ensayos clínicos

LEUCEMIA MIELÓGENA CRÓNICA

I. EPIDEMIOLOGÍA Y ETIOLOGÍA

La leucemia mielógena crónica (LMC) es un trastorno mieloproliferativo con una alteración citogenética característica y una tendencia a evolucionar desde una fase crónica (FC) a una fase blástica (FB) con características similares a las de la leucemia aguda.

A. **Incidencia.** La LMC tiene una incidencia de cerca de 1 caso por cada 100 000 personas, y comprende el 20 % de las leucemias del adulto en los países occidentales. La mediana de edad al inicio de la enfermedad es de unos 55 años, pero los niños pueden verse afectados con poca frecuencia.

B. **Etiología.** La causa de la mayoría de los casos de LMC se desconoce, aunque la exposición a la radiación es un factor de riesgo identificado. No hay predisposición familiar a este trastorno.

II. PATOGENIA Y EVOLUCIÓN NATURAL

A. **Clonalidad.** La LMC es una enfermedad clonal de una célula madre anómala. Las células mieloides, eritroides, megacariocíticas y linfocíticas B intervienen en el clon maligno.

B. **Cromosoma Filadelfia (Ph^1).** Es el diminuto cromosoma producido por una translocación desequilibrada entre los cromosomas 9 y 22. Esta translocación, designada t(9;22), fusiona la porción 3′ del gen *c-ABL* del brazo largo del cromosoma 9 (banda q34) con el extremo 5′ del gen de la región cromosómica de concurrencia de roturas *(BCR, breakpoint cluster region)* en el brazo largo del cromosoma 22 (banda q11). El gen de fusión resultante codifica una proteína quimérica de 210 kD (p210) con actividad de tirosina cinásica constitutiva. La proteína codificada por *BCR-ABL* estimula la proliferación y aumenta la supervivencia de las células madre hematopoyéticas en la LMC.

  1. **Cromosoma Ph^1 en la leucemia aguda.** El cromosoma Ph^1 puede ocurrir en cerca del 30 % de los adultos con leucemia linfoblástica aguda (LLA) y rara vez en adultos con leucemia mielógena aguda (LMA). Algunos de estos casos representan una LMC en crisis blástica *de novo* que nunca fue diagnosticada en FC.

C. **Evolución clínica.** Se reconocen tres estadios en la LMC: FC, fase acelerada (FA) y fase blástica (o crisis blástica, FB). La mayoría de los pacientes son diagnosticados cuando están en fase crónica. Todas las fases de la enfermedad pueden manifestarse con cansancio, febrícula y sudoración nocturna, además de saciedad precoz o dolor abdominal por esplenomegalia. Los síntomas tienden a ser más intensos en la enfermedad avanzada. La evolución de la FB a partir de la FC puede estar indicada por la aparición de trombocitopenia o esplenomegalia progresiva, leucocitosis con un mayor número de blastos ($\geq 10\%$), basofilia ($\geq 20\%$) o síntomas generales recurrentes, incluyendo dolor óseo, mientras el paciente está en una dosis estable de tratamiento. En ese contexto debe evaluarse de nuevo el estado de la enfermedad.

Se observan otros cambios citogenéticos, diferentes a la anomalía del cromosoma Ph^1, asociados a la evolución de la crisis blástica. Alrededor del 70 % de las crisis blásticas son mieloides, y en ellas los blastos muestran un fenotipo indistinguible de la leucemia mieloide aguda. Los casos de crisis blástica son linfocíticos, y en ellos los blastos son linfoblastos B similares a los de la leucemia linfocítica aguda. Los restantes casos de crisis blástica son linfocíticos, y en ellos los blastos tienen características inmunofenotípicas de linfocitos pre-B o tienen características bifenotípicas (mieloides y linfocíticas B).

III. MANIFESTACIONES CLÍNICAS

A. **Signos y síntomas**

  1. La LMC puede ser asintomática, y se descubre casualmente gracias a análisis sistemáticos.
  2. La excesiva cantidad de células mieloides metabólicamente activas pueden causar fiebre y sudoración. También suele observarse cansancio y malestar general.
  3. El dolor óseo espontáneo y a la palpación puede deberse a la masa leucémica expansiva en la médula ósea.
  4. Existe esplenomegalia en la mayoría de los casos, y puede ser masiva. Puede manifestarse en forma de saciedad precoz, plenitud abdominal o dolor. La hepatomegalia es menos frecuente y no suele causar síntomas.

5. Una notable leucocitosis (particularmente la que supera la cifra de 100 000/μL) puede asociarse a los síntomas de leucostasis. Las manifestaciones pueden ser: alteraciones visuales y convulsiones, además de infartos cerebrales o miocárdicos y priapismo.

B. **Pruebas analíticas**
1. **Leucocitos.** La cifra de leucocitos suele superar los 30 000/mL, y suele oscilar entre 100 000/μL y 300 000/μL en el momento de realizar el diagnóstico. El frotis de sangre periférica en la FC suele describirse con aspecto de aspirado de médula ósea, debido a la presencia de todas los estadios de maduración de las células mieloides. Los mieloblastos constituyen < 10 % de los leucocitos en la sangre periférica, y los promielocitos más los blastos combinados componen < 30 % en la FC. Los eosinófilos y los basófilos suelen estar elevados, pero los basófilos constituyen < 20 % de los leucocitos en la sangre periférica en la FC.
2. **Plaquetas.** La trombocitosis es habitual, y el recuento plaquetario puede ser superior a 1 000 000/μL al manifestarse la enfermedad. Inusualmente, la LMC puede presentarse con trombocitosis aislada. En la FC la trombocitopenia no es habitual.
3. **Eritrocitos.** La concentración de hemoglobina suele ser normal, pero puede existir una ligera anemia normocítica y normocrómica. Pueden observarse algunos eritrocitos nucleados en el frotis de sangre periférica.
4. **Aspiración y biopsia de la médula ósea.** Debe realizarse en todos los pacientes como parte de la evaluación para el diagnóstico. Se necesita para determinar el estadio de la enfermedad en el momento de su presentación. En todos los casos la médula ósea es intensamente hipercelular a causa de una hiperplasia mieloide masiva que produce un cociente mieloide:eritroide muy aumentado. Las cifras de megacariocitos suelen estar aumentadas. También puede existir fibrosis, pero rara vez es intensa en la FC.
5. **Análisis citogenético.** Debe realizarse cuando se examina la médula ósea en todos los pacientes. La característica t(9;22) se identifica en la mayoría de los pacientes. Sin embargo, casi nunca se producen translocaciones complejas que puedan enmascarar la translocación *BCR-ABL*. En esta situación, la FISH y la reacción en cadena de la polimerasa (RCP) para *BCR-ABL* pueden identificar la anomalía característica. Lo mejor es ordenar las tres pruebas inicialmente para asegurar que no se pierda una translocación oculta. La citogenética es particularmente importante para determinar si existen anomalías cromosómicas adicionales asociadas a la enfermedad avanzada.
6. La prueba de **FISH** para el reordenamiento génico *BCR-ABL* puede realizarse en sangre periférica o en médula ósea. Esta prueba utiliza sondas de ADN marcadas con fluorocromo para detectar el reordenamiento de ABL al locus BCR y no requiere células en división, por lo que se puede realizar en sangre periférica o médula ósea. Puede ser útil si existen translocaciones cromosómicas complejas.
7. La **reacción en cadena de la polimerasa** (**RCP**) es una prueba molecular realizada en el ARN de la sangre periférica que identifica la translocación *BCR-ABL*. Al igual que la prueba FISH, es capaz de detectar el reordenamiento *BCR-ABL* si se producen traslocaciones cromosómicas complejas. La RCP es el método más sensible para el seguimiento de la enfermedad residual en todos los pacientes. Cuando se ajustan de acuerdo con la Escala Internacional, los resultados deben ser comparables entre todos los laboratorios que utilizan esa metodología. También permite la evaluación de los resultados de un paciente individual de acuerdo con los marcos de respuesta recomendados actualmente.
8. La actividad de la **fosfatasa alcalina leucocítica** en los granulocitos circulantes se encuentra disminuida o ausente en la LMC, y anteriormente era una determinación útil para el diagnóstico. Esta prueba ha sido reemplazada por la FISH o la reacción en cadena de la polimerasa para detectar la translocación *BCR-ABL*.
9. **Ácido úrico.** La hiperuricemia suele estar presente en el momento del diagnóstico.

IV. CRITERIOS DIAGNÓSTICO Y VARIABLES PRONÓSTICAS
A. Criterios de la Organización Mundial de la Salud (OMS) para el diagnóstico de la LMC en la fase crónica:
1. Leucocitosis en la sangre periférica debido a un mayor número de neutrófilos maduros e inmaduros.
2. Sin displasia significativa.
3. Promielocitos, mielocitos y metamielocitos > 10% de los leucocitos.
4. Blastos < 10% de los leucocitos.
5. Monocitos habitualmente < 3% de los leucocitos.
6. Médula ósea hipercelular con proliferación de granulocitos y a menudo expansión de megacariocitos pequeños con núcleos hipolobulados.
7. Menos del 10% de blastos en la médula ósea.

B. Criterios de la OMS para el diagnóstico de la LMC en la fase acelerada. Necesita contar con uno o más de los siguientes:
1. Blastocitos entre el 10% y el 19% en la sangre o en la médula ósea.
2. Basófilos ≥ 20% de los leucocitos en sangre periférica.
3. Plaquetas ≥ 1 000 000/μL que no responden al tratamiento, o ≤ 100 000/μL sin relación con el tratamiento.
4. Aumento de tamaño del bazo y/o número creciente de leucocitos que no responden al tratamiento.
5. Datos citogenéticos de evolución clonal (alteraciones citogenéticas además del cromosoma Ph[1]).

C. Criterios de la OMS para el diagnóstico de la LMC en la fase blástica
1. Blastocitos ≥ 20% de las células de la médula ósea o de los leucocitos periféricos.
2. Formación blástica extramedular (p. ej., lesiones óseas osteolíticas, linfadenopatía).

D. Diagnóstico diferencial
1. Las **reacciones leucemoides** casi nunca muestran todo el espectro de las células mieloides (especialmente, mielocitos, promielocitos o blastos) en la sangre periférica y carecen de la translocación *BCR-ABL*.
2. **Otros trastornos mieloproliferativos** pueden presentarse con leucocitosis y trombocitosis, pero no tendrán la translocación *BCR-ABL*.
3. **LMC atípica (Ph[1] negativa)**. Alrededor del 1% al 2% de los casos que desde el punto de vista clínico parecen ser LMC son Ph[1] negativos por citogenética de la médula ósea, FISH y ensayos con la RCP. La sangre periférica demuestra una leucocitosis con más del 10% de metamielocitos, mielocitos o promielocitos. La disgranulopoyesis es muy acentuada, y con frecuencia se observan células de seudo-Pelger-Huet. Los monocitos son menos del 10% de los leucocitos y no hay basofilia. Los blastocitos pueden estar incrementados, pero representan menos del 20% de los leucocitos en sangre o médula ósea. La médula ósea es hipercelular y predominantemente mieloide con disgranulopoyesis marcada. Anemia, trombosis, trombocitopenia y esplenomegalia son características clínicas comunes. La citogenética suele ser normal, pero pueden observarse la trisomía 8 o la deleción 20q. No se observa el reordenamiento de *RFCDPA, RFCDPB* o *RFCF-1*. Las mutaciones activadoras del receptor del factor estimulante de la colonia de granulocitos (RFECG) se muestran hasta en el 40% de estos pacientes. Otras anomalías moleculares informadas incluyen mutaciones de SETB-1, NRAS o CBL. La hidroxiurea puede emplearse para tratar la leucocitosis y la esplenomegalia. Debido a las señales del RFECG a través de la vía JAK/STAT, la inhibición de la actividad de la cinasa JAK es un prometedor tratamiento potencial para los pacientes con la mutación T618I del RFECG, por lo que este método está bajo investigación clínica en la actualidad.
4. La **leucemia neutrofílica crónica** es un trastorno infrecuente caracterizado por neutrofilia madura (leucocitos ≥ 25000/μL con > 80% de neutrófilos segmentados y cayados). A diferencia de la LMC atípica, las células mieloides inmaduras representan menos del 10% de los leucocitos en sangre, y no se observa displasia mieloide. No hay aumento de blastos en la sangre ni en la médula ósea. Los estudios citogenéticos suelen ser normales, y no hay translocación *BCR-ABL* o reordena-

miento de *RFCDPA, RFCDPB,* o *RCF-1.* Como la LMC atípica, se producen con frecuencia mutaciones del gen *CSF3R,* en especial T618I.

E. **Variables pronósticas.** Las puntuaciones de Sokal (www.roc.se/Sokal.asp) y de Hasford (www.pharmacoepi.de/cgi-bin/cmiscore.cgi) utilizan variables como la edad, el tamaño del bazo, el recuento plaquetario, el porcentaje de blastos en sangre periférica y los porcentajes de basófilos y eosinófilos en sangre periférica para calcular la probabilidad de alcanzar la remisión en pacientes en fase crónica, pero no se utilizan actualmente para seleccionar el tratamiento. La evaluación continua de la respuesta durante el tratamiento ha pasado a ser un factor predictivo más importante de la supervivencia sin progresión. La enfermedad en fase avanzada, especialmente una crisis blástica, se asocia a un pronóstico muy adverso y justifica la derivación a un centro terciario capaz de realizar una evaluación de trasplante de células madre hematopoyéticas.

V. TRATAMIENTO

A. **El imatinib** interfiere competitivamente con la unión de ATP al dominio cinasa de ABL, actuando así como un inhibidor de tirosina cinasa (TKI, *tyrosine kinase inhibitor*). El uso de este fármaco en LMC ha conducido a tasas de supervivencia que se aproximan a las de los controles de edad. La supervivencia libre de progresión a largo plazo de los pacientes con LMC en tratamiento con imatinib se correlaciona con la profundidad de respuesta al tratamiento.

1. **Dosis de imatinib.** La dosis estándar de imatinib es 400 mg/día en la FC y 600 mg/día en la fase avanzada. Una respuesta subóptima (tabla 24-3) puede justificar un aumento de la dosis hasta 600 mg/día u 800 mg/día administrada en dosis fraccionadas, como 400 mg 2 veces/día. Los posibles efectos secundarios son: retención de líquidos, náuseas, diarrea, calambres musculares, exantema, cansancio y mielodepresión. Si los efectos adversos moderados justifican la reducción de la dosis, debe intentarse de nuevo un incremento hasta una dosis habitual una vez solucionados los efectos secundarios. Cuando se compara con el imatinib como tratamiento inicial para la LMC de CP, los TKI de segunda generación, dasatinib o nilotinib, inducen un logro más rápido de los hitos terapéuticos y reducen el riesgo de progresión de la enfermedad, pero están asociados con una supervivencia similar a largo plazo.

TABLA 24-3 Recomendaciones de la *European Leukemia Net* para el tratamiento de CML (2013)

Tiempo desde el inicio	Respuesta óptima	Advertencia	Fracaso terapéutico
3 meses	BCR-ABL ≤10% y/o Ph+ <65%	BCR-ABL >10% y/o Ph+ 65%-95%	No CHR o Ph+ >95% o mutaciones nuevas
6 meses	BCR-ABL ≤10% y/o Ph+ <35%	Ph+ 35%-65%	BCR-ABL >10% y/o Ph+ >65% y/o mutaciones nuevas
12 meses	BCR-ABL ≤1% y/o Ph+ 0	BCR-ABL 1%-10% y/o Ph+ 1%-35%	BCR-ABL >10% y/o Ph+ >35% y/o mutaciones nuevas
Entonces y en cualquier momento	BCR-ABL ≤0.1%	CCA/Ph- (-7 o 7q-) o BCR-ABL >1%	Pérdida de CHR Pérdida de CCyR o PCyR Mutaciones nuevas Pérdida confirmada de MMR CCA/Ph+

CHR, respuesta hemática completa; CCyR, respuesta citogenética completa; PCyR, respuesta citogenética parcial; MMR, respuesta molecular mayor; Ph+, metafases positivas al cromosoma de Filadelfia; CCA/Ph-, anormalidades cromosómicas clonales en células Ph.

2. La **resistencia adquirida al imatinib** se define como la pérdida de una respuesta hemática o citogenética previa. Un aumento confirmado en el nivel de QCRP-*BCR-ABL* de 10 veces o más también puede ser indicativo de resistencia a fármacos. Los mecanismos de resistencia mejor entendidos son mutaciones puntuales de *BCR-ABL* que deterioran la unión de imatinib al dominio de ABL cinasa o alteran la capacidad de la proteína para entrar en una conformación inactiva en respuesta a fármaco. Se debe solicitar un análisis de las mutaciones de *BCR-ABL* si se produce resistencia adquirida. La LMC con la mayoría de las mutaciones habituales de *BCR-ABL* que se producen bajo tratamiento con imatinib pueden ser tratadas eficazmente por los inhibidores de cinasa de segunda generación dasatinib, nilotinib o bosutinib. Las mutaciones V299L y F317I *BCR-ABL* confieren resistencia relativa al dasatinib, el V299L es resistente al bosutinib, mientras que las mutaciones Y253H, E255V/K y F359V/C son resistentes al nilotinib. La mutación T315I es altamente resistente a todos los TKI, pero el medicamento de tercera generación, ponatinib. Otro mecanismo de resistencia a todos los TKI es la amplificación del número de copias de *BCR-ABL*, que se detecta mediante FISH.
B. **Medicamentos adicionales.** Los TKI de *BCR-ABL* de segunda generación dasatinib, nilotinib y bosutinib se desarrollaron inicialmente y se autorizaron para tratar a pacientes con LMC con resistencia o intolerancia al imatinib. Estos fármacos son inhibidores más potentes de la cinasa *BCR-ABL* que el imatinib. En estudios aleatorizados se ha visto posteriormente que las tasas de CCyR y MMR después de un año de tratamiento con dasatinib o nilotinib fueron significativamente mayores que con imatinib. Por tanto, la FDA también los autorizó como tratamiento inicial de pacientes con LMC en fase crónica recién diagnosticada.
  1. El **dasatinib** es un inhibidor de las cinasas de *SRC* y *ABL* que se administra una vez al día con una comida. La dosis inicial es de 100 mg/día en la FC y 140 mg/día en la fase avanzada. Los efectos adversos frecuentes son mielodepresión, retención de líquidos (especialmente derrame pleural), diarrea, exantema y dolor óseo. El dasatinib produce una alteración del funcionamiento plaquetario y puede producir hemorragia digestiva o intracraneal grave en pacientes con trombocitopenia profunda.
  2. El **nilotinib** es un análogo del imatinib que se administra a una dosis de 300 mg 2 veces/día en pacientes recién diagnosticados y 400 mg 2 veces/día después del fracaso del imatinib o en la enfermedad FA. Los pacientes deben ayunar 2 h antes y 1 h después de las tomas para evitar un aumento de la absorción del fármaco, que puede resultar en la prolongación de la fase QT. El nilotinib prolonga la fase QT, y en los primeros estudios clínicos se notificaron muertes súbitas. Los efectos adversos habituales son mielodepresión, artralgias y mialgias, exantema y náuseas. Otras alteraciones de laboratorio producidas por el nilotinib son: aumento de la lipasa, hiperglucemias, hiperbilirrubinemia y aumentos de transaminasas. Los resultados adversos oclusivos arteriales también parecen ocurrir más comúnmente con nilotinib que con imatinib.
  3. El **bosutinib** es un inhibidor de las cinasas *SRC* y *ABL* que está aprobado para el tratamiento de los pacientes con LMC que no responden o son intolerantes a los TKI. La dosificación se inicia a 500 mg/día con los alimentos. Los efectos colaterales gastrointestinales como diarrea, náusea y vómito son comunes y deben tratarse con fármacos antimotilidad, antieméticos y modificación de la dosis, según lo indiquen los datos clínicos. La mielosupresión y las anomalías de la función hepática son efectos colaterales adicionales que requieren vigilancia.
  4. **Ponatinib** es un TKI de tercera generación que fue desarrollado de manera específica para atender la mutación T315I de *BCR-ABL*, lo que confiere un elevado nivel de resistencia a todos los otros TKI. Es de destacar que muestra actividad clínica frente a cada mutación que se origina durante el tratamiento con todos los otros TKI, y que induce la tasa de respuesta más elevada después de la falla de cualquiera de los fármacos de segunda generación. Desafortunadamente, se encontró que causa oclusiones arteriales y trombosis venosas en al menos el 27 % de

los pacientes. Entre otros efectos, puede ocasionar infartos miocárdicos mortales, accidentes cerebrovasculares, ataques isquémicos transitorios (AIT) y oclusiones vasculares periféricas graves que requieren procedimientos de revascularización urgentes. Estas complicaciones se muestran incluso en pacientes sin factores de riesgo cardiovascular conocidos. Aunque no ha sido valorado en la práctica clínica, debe considerarse el uso de tratamiento antiplaquetario profiláctico en cada paciente sin trombocitopenia que reciba ponatinib. Los efectos colaterales serios adicionales incluyen insuficiencia cardiaca, de manera que se recomienda vigilar la función del corazón. También se ha observado hepatotoxicidad grave, lo que justifica la vigilancia de la función hepática cuando se inicia el fármaco. Estos riesgos deben sopesarse frente a los beneficios potenciales del ponatinib en cada paciente. Quizá su uso principal tiene lugar como un recurso intermedio antes del trasplante en un paciente resistente a todos los otros TKI. La dosis de inicio recomendada de 45 mg/día puede no ser adecuada para los pacientes mayores o aquellos con comorbilidades que pueden incrementar los riesgos que acompañan a este fármaco.

5. La **omacetaxina** es un fármaco con un novedoso mecanismo de acción: inhibe la síntesis de ARN. En consecuencia, su actividad no se afecta por mutaciones de *BCR-ABL*; esto lo convierte en un fármaco con menos selectividad mielosupresora, por lo que las cuentas sanguíneas deben vigilarse de manera cercana. También puede causar hiperglucemia. Las dosis es de 1.25 mg/m^2 dos veces diarias en la forma de inyecciones subcutáneas durante 14 días de un ciclo de inducción de 28 días. En los pacientes que responden, el tratamiento de mantenimiento es de 1.25 mg/m^2 dos veces al día durante 7 días en un ciclo de 28 días. Está aprobado para los pacientes con LMC que no respondieron a por lo menos dos TKI. Puede usarse como un recurso intermedio hasta el trasplante en pacientes que no responden ni toleran ninguno de los TKI.

C. **Monitorización de la eficacia. Es esencial una monitorización estrecha de la respuesta para optimizar la evolución de los pacientes.** Las redes European Leukemia Net (ELN) y National Comprehensive Cancer Network han elaborado directrices sobre la adecuación de la respuesta al imatinib como tratamiento inicial de la LMC en fase crónica (tabla 24-3). En los pacientes con una respuesta subóptima al tratamiento inicial se debe considerar la escalada de la dosis o tratamiento con un TKI alternativo. Se debe realizar una biopsia de la médula ósea con citogenética y el análisis de mutación *BCR-ABL* antes de cambiar de tratamiento debido al fracaso en la obtención de puntos de referencia de respuesta, especialmente durante los primeros 2 años de tratamiento cuando ocurre la mayoría de los acontecimientos de progresión.

1. La **respuesta hemática completa** (RHC) se define como una normalización de los recuentos en la sangre periférica. Se considera que la no consecución de este objetivo en 3 meses es un fracaso primario del tratamiento y justifica un cambio de tratamiento.
2. **Respuestas citogenéticas.** La citogenética de la médula ósea ha sido suplantada en gran medida por la monitorización de la PCR de sangre periférica. Sin embargo, si no se dispone de pruebas de PCR, se deben realizar pruebas citogenéticas cada 3 meses hasta que se alcance una respuesta citogenética completa. De lo contrario, la biopsia de médula ósea con citogenética se puede utilizar para evaluar lo que parece ser una respuesta inadecuada por PCR.
    a. Una **respuesta citogenética parcial** (RCP) es la reducción del cromosoma Ph^1 hasta ≤35% de las metafases de la médula ósea. Idealmente, debe observarse un PCyR durante 3 meses. La falta de un PCyR a los 6 meses indica la necesidad de evaluar y abordar la causa del fracaso del tratamiento, y posiblemente al cambiar el TKI.
    b. Se define la **respuesta citogenética completa** (RCC) como la normalización de la citogenética de la médula ósea. El CCyR se logra idealmente a los 6 meses y como máximo a los 12 meses.
    c. La **respuesta citogenética mayor** (RCMa) combina RCP y RCC.

3. La **prueba de la RCPC** para *BCR-ABL* que se realiza en sangre periférica es un método muy sensible para valorar la respuesta al tratamiento. La RCPC debe practicarse al inicio y cada 3 meses. Un incremento confirmado de 10 veces en la RCPC se considera clínicamente significativo. Si se produce un incremento progresivo inexplicado en el ensayo de la RCPC (> 10 veces), debe considerarse una biopsia de la médula ósea.
   a. Un *BCR-ABL* **de 10 % o menor** a los 3 meses ha surgido como un predictor importante de éxito a largo plazo del tratamiento con TKI. Los pacientes que no alcanzan este valor de referencia a los 3 meses deben hacerlo a los 6 meses.
   b. La **respuesta molecular principal** (RMP) o de 0.1 % o menor en la inmunosupresión (IS) es una reducción logarítmica negativa de 3 o mayor (1 000 veces) en el nivel de la enfermedad comparado con un control de referencia de muestras del paciente sin tratar. Los pacientes que alcanzan este resultado al final del primer año tienen un riesgo mínimo de progresión retrógrada o anómala de la enfermedad a los 5 años.
   c. Una **RCP indetectable** (RCP-I) o una IS menor de 0.0032 % representa los límites de sensibilidad del ensayo RCP. Los pacientes tratados con imatinib que mantuvieron una respuesta RCP-I estable durante un mínimo de 2 años fueron retirados del tratamiento y monitorizados de manera cercana ante la posibilidad de una recaída. Cerca del 40 % de los pacientes permanecieron RCP-I sin tratamiento durante al menos 5 años. Se observaron resultados similares en los pacientes con RCP-I persistente (> 2 años) que recibieron TKI de segunda generación. En consecuencia, la RCP-I debe ser el objetivo del tratamiento con cualquier paciente «más joven» que, por otra parte, requeriría un tratamiento de por vida.
4. La **FISH** es algo más sensible que el estudio citogenético habitual (evalúa 200 a 300 células frente a 20 células, respectivamente), y puede realizarse en la sangre periférica, pero no se ha utilizado para evaluar la respuesta en ningún estudio clínico, y no se ha validado prospectivamente como criterio de valoración indirecto de la evolución.

D. **El objetivo del tratamiento** debe ser evitar la progresión a enfermedad avanzada mediante una dosis y pauta de TKI con efectos colaterales aceptables. Debido a que el logro de la RMP parece relacionarse con una posibilidad mínima de progresión de la enfermedad, debe ser el objetivo del tratamiento en la mayoría de los pacientes. La expectativa de vida de la mayoría de los pacientes con LMC tratados con TKI depende más de las comorbilidades que de la LMC, de manera que en los pacientes mayores o en aquéllos con comorbilidades múltiples puede ser adecuada una citorreducción menos agresiva para evitar la progresión de la enfermedad durante sus vidas. En contraste, en los pacientes más jóvenes debería esperarse que se requiera tratamiento por muchos años. Aunque no ha sido validado en ensayos clínicos prospectivos, es razonable pretender alcanzar el estado RCP-I en los pacientes más jóvenes con la perspectiva de suspender los TKI en algún momento en el futuro. Debe hacerse todo el esfuerzo posible para fomentar el cumplimiento, en especial en los pacientes jóvenes. La selección de un TKI con efectos colaterales aceptables es de importancia crítica dada la duración prolongada del tratamiento requerido por la LMC.

E. **El seguimiento de la seguridad** para mielosupresión es similar para todos los TKI. En el momento del inicio del tratamiento todas las células de la sangre periférica derivan del clon de la LMC. Por tanto, se prevé que se produzcan citopenias durante la transición a la hematopoyesis normal inducida por el tratamiento con estos inhibidores. La mayoría de los efectos adversos de laboratorio de los TKI se observan en las primeras semanas después del inicio del tratamiento. Es esencial un seguimiento inicial estrecho de las posibles alteraciones clínicas y de laboratorio.
   1. Debe realizarse un HC con recuento diferencial, PFH y evaluación de los electrólitos antes de iniciar el tratamiento y cada 2 semanas hasta que los recuentos sanguíneos se hayan normalizado. Las alteraciones electrolíticas se deben corregir antes del inicio del tratamiento. Las indicaciones de la suspensión del fármaco

incluyen recuento absoluto de neutrófilos <1000/µL, plaquetas <500000/µL, AST/ALT >5 veces por encima del límite superior de la normalidad (LSN), o bilirrubina >3 veces por encima del LSN.
2. En los pacientes que tomen dasatinib se debe evaluar de manera sistemática en la exploración física la aparición de un derrame pleural. Esta complicación puede incluso ocurrir después de muchos meses de tratamiento.
3. En los pacientes que tomen nilotinib se debe realizar un electrocardiograma (ECG) antes de iniciar el tratamiento. El valor inicial de QTcF debe ser <450 ms antes de iniciar el fármaco, para minimizar el riesgo de prolongación clínicamente significativa de la fase QT. Debe repetirse el ECG después de 1 semana de tratamiento para asegurarse de que QTcF sea <450 ms durante el tratamiento.
4. El nilotinib y el ponatinib pueden causar pancreatitis, por lo que la amilasa y la lipasa deben ser monitorizadas periódicamente después de iniciar el tratamiento. Los aumentos asintomáticos en estos ensayos son comunes, pero el fármaco debe mantenerse para niveles superiores a 2.5 veces por encima de la ULN.
5. Todos los TKI son metabolizados por las enzimas microsómicas hepáticas del sistema del CYP3A4, por lo que deben evitarse el jugo de toronja y los fármacos inductores o inhibidores de esta enzima.
6. **Debe evitarse la gestación con todos los TKI porque son teratógenos.**

F. **El trasplante de médula ósea (TMO)** es el único tratamiento incuestionablemente curativo en la LMC, aunque su utilidad en esta enfermedad ha disminuido debido al gran éxito de los TKI. El inconveniente del trasplante es que existe un riesgo de cerca del 20% de mortalidad al cabo de 1 año. En comparación, el riesgo de muerte de CML en un TKI es <10% en 10 años, y el uso previo de un TKI antes del trasplante no parece afectar de forma adversa al pronóstico. Por tanto, el TMO se reserva principalmente para aquellos pacientes en el segundo CP de la crisis de la explosión, tienen la mutación T315I, o han experimentado el fracaso del tratamiento a dos o más TKI.

Los resultados del TMO en la LMC son los siguientes:
1. Se ha comunicado una supervivencia prolongada (5-10 años) sin signos de enfermedad en del 60% al 80% de los pacientes con LMC en fase crónica a los que se ha tratado con TMO procedente de donantes emparentados. El alotrasplante de donantes no emparentados con compatibilidad 10/10 produce resultados de supervivencia que son ligeramente inferiores a los de aquellos pacientes que reciben trasplantes de donantes emparentados compatibles. Las tasas de supervivencia tras el TMO parecen alcanzar una meseta al cabo de 3 a 7 años.
2. Los pacientes sometidos a TMO muestran un riesgo de muerte relacionada con el trasplante durante el año siguiente al procedimiento del 20%. En el 10% al 60% de los casos se produce una enfermedad de injerto frente al huésped y es el riesgo principal. La incidencia de (EICH) grave, y la mortalidad aumenta con la edad y con el grado de disparidad de los antígenos leucocíticos humanos (HLA, *human leukocyte antigen*) entre el donante y el receptor.
3. Las tasas de supervivencia disminuyen a la mitad cuando se realiza un TMO en la FA, y de nuevo a la mitad cuando se realiza durante la FB.
4. Las recurrencias de LMC en FC pueden tratarse de forma eficaz con infusiones de linfocitos del donante original (o ILD) sin quimioterapia adicional. Puede esperarse que se produzca una RCC en alrededor del 60% de los pacientes con LMC en fase crónica tratados con ILD. El principal riesgo de este tratamiento es un empeoramiento de la EICH. Idealmente hay que hacer que los pacientes que muestran recurrencias con enfermedad en FA o FB vuelvan a la FC antes del uso de la ILD.

G. **Tratamiento de la fase acelerada (FA) y de la fase blástica (FB).** No se dispone de estudios aleatorizados que guíen la elección del TKI en estos pacientes. Se ha propuesto que se utilice como tratamiento inicial dasatinib 140 mg/día, nilotinib 400 mg 2 veces/día o imatinib 600 a 800 mg/día en pacientes en FA. Debe cambiarse a un fármaco de segunda generación diferente a los pacientes que evolucionen hasta FA con un TKI, y se les debe derivar a un centro trasplantador. Los pacientes con FA que alcancen una RCC pueden mantener un efecto beneficioso estable del tratamiento con TKI. En relación con los pacientes que tengan inicialmente FB o que evolucionen hacia esta fase de la enfermedad, deberían ser tratados en un ensayo clínico o se debería plantear el tratamiento con combinaciones de TKI y quimioterapia. Para el tratamiento de la crisis blástica aguda se pueden utilizar las pautas terapéuticas utilizadas para la LLA con positividad de Ph[1]. Debido a su capacidad de penetración en el SNC, el dasatinib puede tener un beneficio particular en los pacientes en riesgo de esta complicación, tales como aquellos con crisis de blastos linfoides. Las pautas de inducción de la LMA se pueden combinar con un TKI para la crisis blástica mieloide. Si se alcanza una segunda fase crónica o FA, el trasplante de células madre alógenas es la única opción que confiere una probabilidad de supervivencia a largo plazo. Los efectos adversos de todos los TKI son más frecuentes y potencialmente más graves en pacientes que consultan con enfermedad avanzada. En los pacientes que tengan citopenias graves (neutrófilos < 500/µL o plaquetas < 20 000/µL) durante el tratamiento se debe realizar una biopsia de médula ósea para determinar si los recuentos bajos se deben al fármaco o a la enfermedad. Si la médula ósea es hipocelular y no hay aumento de los blastos, se debe suspender el tratamiento hasta que los neutrófilos sean ≥ 1 000/µL y las plaquetas sean ≥ 20 000 hasta 50 000/µL. Si persiste un número elevado de blastos en la médula ósea, se debe mantener el tratamiento, y debe repetirse la biopsia de la médula ósea en 2-4 semanas en caso de que persistan las citopenias.

H. Otros métodos terapéuticos
1. **Alopurinol.** Se administra a los pacientes 300 mg/día en el momento del diagnóstico, y se continúa hasta que se normaliza la cifra de leucocitos.
2. **Leucocitaféresis.** Disminuye rápidamente el recuento de leucocitos durante breves periodos, debe ser considerado en pacientes con síntomas pulmonares, del sistema nervioso central o priapismo por leucostasis, que suele aparecer cuando la cifra de leucocitos supera los 100 000/µL, especialmente con proporciones importantes de blastos en la sangre. La leucocitaféresis debe empezar a realizarse en combinación con tratamiento citorreductor con hidroxiurea o tratamiento con TKI.
3. **Interferón α.** Puede inducir respuestas hemáticas y citogenéticas en pacientes con LMC, y fue el tratamiento habitual durante muchos años. Este fármaco ha sido suplantado por TKI. Sin embargo, puede ser útil en pacientes gestantes que precisan tratamiento citorreductor, porque no se piensa que sea teratógeno.
4. **Hidroxiurea.** Se ha usado (hasta 2 g 3 veces/día v.o.) durante muchos años para reducir rápidamente los recuentos sanguíneos en pacientes con LMC. Se tolera bien, aunque no induce respuestas citogenéticas. La rápida eficacia de los TKI ha relegado a la hidroxiurea a un papel muy secundario en el tratamiento, excepto en el marco de leucocitosis marcada antes de que el diagnóstico sea seguro.
5. **Quimioterapia.** Se utiliza junto con un TKI en CML de crisis blástica como se ha indicado anteriormente.

LEUCEMIA MIELOMONOCÍTICA CRÓNICA

I. TERMINOLOGÍA

La leucemia mielomonocítica crónica (LMMC) se clasifica como un «síndrome mielodisplásico (SMD)/mieloproliferativo» en el sistema de la OMS (*v.* Apéndice B). Se divide en dos subtipos (LMMC-1 y LMMC-2), según el porcentaje de blastocitos en la médula ósea.

II. DIAGNÓSTICO

A. Manifestaciones clínicas. Se trata de una enfermedad que afecta la mayoría de las veces a las personas de la tercera edad. A menudo está presente la esplenomegalia, que tiende a aumentar a medida que la enfermedad avanza. La hepatomegalia es inusual, y la linfadenopatía es poco frecuente.

B. Diagnóstico. Según la clasificación de la OMS, necesita todo lo siguiente:
1. Debe existir una monocitosis persistente y sin causa aparente (> 1 000/µL).

2. Ha de faltar el cromosoma Ph[1] o el gen de fusión *BCR-ABL*.
3. La médula ósea debe tener menos del 20 % de blastocitos (mieloblastos, monoblastos y promonocitos), y la displasia ha de afectar a una o más estirpes celulares.
4. Si no se observa displasia, debe existir una anomalía citogenética clonal, la monocitosis tiene que haber estado presente durante al menos 3 meses y deben haberse excluido otras posibles causas de la monocitosis.

C. **Otras alteraciones analíticas que suelen observarse:**
1. Se encuentra **linfocitosis** de 11 000 a 50 000/µL (debido a la mayor cantidad de granulocitos y monocitos) en la mayoría de los pacientes, aunque en ocasiones existe leucocitopenia. La morfología de los leucocitos es característicamente anómala. Son infrecuentes las células con nucléolos en la sangre periférica. Se observa eosinofilia en la LMMC portadora de una reorganización del gen *PDGFRB* (*v.* sec. II.E.).
2. **Anemia leve,** a menudo macrocítica.
3. La **trombocitopenia** es leve en la mayoría de los pacientes, y grave en el 15 %. Algunos pacientes tienen recuentos plaquetarios normales. En raras ocasiones se observa trombocitosis.

D. **Los aspirados de la médula ósea** en la LMMC son hipercelulares. Es típica una hiperplasia granulocítica con características monocitoides, pero no es habitual una hiperplasia monocítica pura. Los blastos suponen < 10 % de las células nucleadas en la LMMC-1 y del 10 % al 19 % en la LMMC-2. Las características displásicas típicamente se encuentran presentes en una o más estirpes celulares.

E. **Alteraciones citogenéticas.** Se producen en cerca del 20 % al 40 % de los casos, aunque no está presente el cromosoma Ph[1]. Es importante evaluar si existe reordenamiento del gen *PDGFRB* en el cromosoma 5q33, mediante FISH o RPC cuando la eosinofilia esté presente. *PDGFRB* puede emparejarse con *ETV6* en el cromosoma 12p13, con *HIP1* en el cromosoma 7q11, con *RAB5* en el cromosoma 17p13 y otros. El gen de fusión creado por estas translocaciones codifica una proteína en la que la actividad tirosina cinásica de *PDGFRB* es activa de manera constitutiva. El tratamiento con imatinib de los pacientes con reordenamientos del gen *PDGFRB* ha inducido remisiones hemáticas y citogenéticas por la capacidad del fármaco de inhibir la actividad cinásica de *PDGFRB*.

F. **Anomalías moleculares.** Incluyen mutaciones puntuales de los genes *KRAS, NRAS ASXL1, CBL, EZH2, TET2, JAK2* y *RUNX1*, predominantemente en pacientes sin alteraciones citogenéticas. Estas alteraciones genéticas no son específicas de la LMMC porque también se observan en otros trastornos fibroproliferativos, síndromes mielodisplásicos y LMA (cap. 26). Las proteínas codificadas se pueden clasificar desde el punto de vista funcional en las que participan en las vías de transducción de señales de factores de crecimiento *(KRAS, NRAS, ASXL1, CBL, JAK2)* y las que se relacionan con la regulación epigenética del ADN *(EZH2, TET2).*

III. EVOLUCIÓN CLÍNICA

Es esencial distinguir la LMMC de la leucemia mielomonocítica aguda. La LMMC-1 suele tener un inicio gradual y una evolución lenta. La mayoría de estos pacientes viven ≥ 2 años, y muchos sobreviven > 5 años. Los pacientes con LMMC-2 tienen un riesgo elevado de evolución a LMA y deben tratarse para mejorar los recuentos de sangre periférica y prevenir la evolución del LMA.

IV. TRATAMIENTO

A. **El alotrasplante de células madre** sigue siendo la única opción curativa en la LMMC. Los criterios para determinar la adecuación de este tratamiento se deben extrapolar de la experiencia en el SMD (cap. 25).
B. **Imatinib.** Debe administrarse a aquellos pacientes con un reordenamiento del gen *PDGFRB* en el cromosoma 5q33. Se han observado remisiones completas con la administración de 400 mg/día de imatinib en este subgrupo, poco frecuente, de pacientes con LMMC.

C. **Se ha descrito que los fármacos hipometilantes**, como azacitidina y decitabina, inducen remisiones parciales o completas del 30 % al 60 % de los pacientes con LMMC. Del otro 10 % al 20 % adicional de pacientes tienen cierta mejora hemática. En los estudios aleatorizados de estos fármacos en comparación con el tratamiento paliativo en pacientes con SMD se incluyó a números pequeños de pacientes con LMMC. En estos estudios se demostró una tasa de respuesta superior y una mayor supervivencia sin signos de progresión en los pacientes del estudio tratados con fármacos hipometilantes que en los tratados con el mejor tratamiento paliativo.

Las indicaciones del tratamiento incluyen enfermedades de riesgo elevado (LMMC-2) para prevenir la evolución a LMA, y citopenias graves o resistentes a las medidas terapéuticas de apoyo. Los fármacos deben utilizarse igual que en los SMD y tienen que administrarse al menos 4 ciclos antes de valorar la respuesta, salvo que existan signos de progresión de la enfermedad. El tratamiento habitualmente se continúa mientras haya mejora clínica, a menos que el trasplante esté planificado. Parece haber pocos efectos tóxicos a largo plazo aparte de la mielodepresión.

D. **La hidroxiurea** puede utilizarse para disminuir la leucocitosis o la esplenomegalia en la LMMC, pero no induce remisiones.
E. **La quimioterapia de inducción,** como en la leucemia mieloide aguda, se debe reservar a la progresión de la enfermedad, porque no se ha demostrado que mejore la supervivencia.
F. **Los estimulantes de la eritropoyesis** pueden tenerse en cuenta en los pacientes con enfermedad de riesgo bajo (blastos en médula ósea < 5 %) y anemia sintomática. Igual que en el SMD, una concentración plasmática de eritropoyetina < 200 U/l y una necesidad mínima o nula de transfusiones se asocian a mayor probabilidad de respuesta.
G. **Transfusiones de hemoderivados.** Son medidas habituales en el tratamiento paliativo de los pacientes con LMMC que muestran anemia y/o trombocitopenia sintomáticas.

AGRADECIMIENTOS

Los autores desean reconocer a los Dres. Gary Schiller y Dennis A. Casciato, que contribuyeron significativamente a las versiones anteriores de este capítulo.

Lecturas recomendadas

Leucemia linfocítica crónica

Chiorazzi N, Rai KR, Ferranini M. Chronic lymphocytic leukemia. *N Engl J Med* 2005;352:804.

Damle RN, et al. B-cell chronic lymphocytic leukemia cells express a surface membrane phenotype of activated, antigen-experienced B lymphocytes. *Blood* 2002;99:4087.

Dighiero G, et al. Chlorambucil in indolent chronic lymphocytic leukemia. French Cooperative Group on Chronic Lymphocytic Leukemia. *N Engl J Med* 1998;338:1506.

Dohner H, et al. Genomic observations and survival in chronic lymphocytic leukemia. *N Engl J Med* 2000;343:1910.

Hamblin TJ, et al. Unmutated Ig V(H) genes are associated with a more aggressive form of chronic lymphocytic leukemia. *Blood* 1999;94:1848.

Mavromatis B, Cheson BD. Monoclonal antibody therapy of chronic lymphocytic leukemia. *J Clin Oncol* 2003;21:1874.

O'Brien SM, et al. Rituximab dose-escalation trial in chronic lymphocytic leukemia. *J Clin Oncol* 2001;19:2165.

Rai KR, et al. Fludarabine compared with chlorambucil as primary therapy to chronic lymphocytic leukemia. *N Engl J Med* 2000;343:1750.

Shanafelt TD, et al. Pentostatin, cyclophosphamide, and rituximab regimen in older patients with chronic lymphocytic leukemia. *Cancer* 2007;109:2291.

Van Den Neste E, et al. Chromosomal translocations independently predict treatment failure, treatment-free survival and overall survival in B-cell chronic lymphocytic leukemia patients treated with cladribine. *Leukemia* 2007;21:1715.

Weiss MA, et al. Pentostatin and cyclophosphamide: an effective new regimen in previously treated patients with chronic lymphocytic leukemia. *J Clin Oncol* 2003;21:1278.

Tricoleucemia

Chadha P, et al. Treatment of hairy cell leukemia with 2-chlorodeoxyadenosine (2-CdA): long-term follow-up of the Northwestern University experience. *Blood* 2005;106:241.

Cheson BD, et al. Treatment of hairy cell leukemia with 2-chlorodeoxyadenosine via the group C protocol mechanism of the National Cancer Institute: a report of 979 patients. *J Clin Oncol* 1998;16:3007.

Goodman GR, et al. Extended follow-up of patients with hairy cell leukemia after treatment with cladribine. *J Clin Oncol* 2003;21:891.

Kreitman RJ, et al. Efficacy of the anti-CD22 recombinant immunotoxin BL22 in chemotherapy-resistant hairy-cell leukemia. *N Engl J Med* 2001;345:241.

Leucemia mielógena crónica

Baccarani M, et al. European LeukemiaNet recommendations for the management of chronic myeloid leukemia: 2013. *Blood* 2013;122:872–884.

Cortes JE, et al. A phase 2 trial of ponatinib in Philadelphia chromosome-positive leukemias. *N Engl J Med* 2013;369:1783–1796.

Hochhaus A, et al. Six-year follow-up of patients receiving imatinib for the first-line treatment of chronic myeloid leukemia. *Leukemia* 2009;23:1054–1061.

Hochhaus A, et al. Long-term benefits and risks of frontline nilotinib vs imatinib for chronic myeloid leukemia in chronic phase: 5-year update of the randomized ENESTnd trial. *Leukemia* 2016;30(5):1044–1054. doi: 10.1038/leu.2016.5.

Hughes T, et al. Impact of baseline BCR-ABL mutations on response to nilotinib in patients with chronic myeloid leukemia in chronic phase. *J Clin Oncol* 2009;27:4204.

Jabbour E, et al. Early response with dasatinib or imatinib in chronic myeloid leukemia: 3-year follow-up from a randomized phase 3 trial (DASISION). *Blood* 2014;123:494–500.

Kantarjian HM, et al. Bosutinib safety and management of toxicity in leukemia patients with resistance or intolerance to imatinib and other tyrosine kinase inhibitors. *Blood* 2014;1309–1318.

Müller MC, et al. Dasatinib treatment of chronic-phase chronic myeloid leukemia: analysis of responses according to preexisting *BCR-ABL* mutations. *Blood* 2009;114:4944.

O'Brien S, et al. Chronic myelogenous leukemia, version 1.2014. Featured updates to the NCCN guidelines. *JNCCN* 2013;11:1327–1340.

Swerdlow SH, et al. *WHO Classification of Tumours of Haematopoietic and Lymphoid Tissues.* 4th ed. Lyon, France: International Agency for Research on Cancer, 2008.

Weisdorf DJ, et al. Allogeneic bone marrow transplantation for chronic myelogenous leukemia: comparative analysis of unrelated versus matched sibling donors. *Blood* 2002;99:971.

LMC atípica/leucemia neutrofílica crónica

Gotlib J, et al. The new genetics of chronic neutrophilic leukemia and atypical CML: implications for diagnosis and treatment. *Blood* 2013;122:1707.

Leucemia mielomonocítica crónica

Aribi A, et al. Activity of decitabine, a hypomethylating agent, in chronic myelomonocytic leukemia. *Cancer* 2007;109:713.

Costa R, et al. Activity of azacitidine in chronic myelomonocytic leukemia. *Cancer* 2011;117(12):2690–2696.

25 Neoplasias mieloproliferativas

Ronald L. Paquette

ASPECTOS COMPARABLES

La clasificación de la Organización Mundial de la Salud (OMS) de las neoplasias mieloproliferativas (NMP) crónicas incluye la policitemia verdadera (PV), la mielofibrosis (MF) idiopática crónica, la trombocitemia esencial (TE), la leucemia eosinófila crónica (LEC)/síndrome hipereosinófilo (SHE), la leucemia mielógena crónica (LMC), la leucemia neutrófila crónica y las NMP crónicas no clasificadas. La leucemia mielomonocítica crónica (LMMC) comparte características de una NMP y las de un síndrome mielodisplásico (SMD). En el capítulo 24 se han presentado los detalles de la LMC y la LMMC. Este capítulo se centrará en la PV, TE, MF, LEC/SHE y la mastocitosis sistémica (MS).

Cada una de las NMP se debe a una alteración genética en una célula progenitora hematopoyética pluripotencial que induce la producción excesiva de una o más estirpes celulares. Cada enfermedad se distingue por la línea predominante que se produce en exceso. La tabla 25-1 compara algunas características clínicas distintivas importantes de las NMP. Varios de ellos se superponen de forma considerable, y puede ser necesaria una observación prolongada para aclarar el diagnóstico.

La eritrocitosis, la granulocitosis, la eosinofilia, la basofilia y la trombocitosis pueden deberse a trastornos diferentes a las NMP, como se expone en el capítulo 35. Del mismo modo, la fibrosis de la médula ósea puede ser secundaria a otras etiologías, como se comenta en el cap. 35, sec. I.B.

I. PATOGENIA

Las NMP son trastornos neoplásicos clonales que se originan a partir de una célula madre hematopoyética pluripotencial. Las alteraciones moleculares que subyacen en las NMP se superponen.

A. Alteraciones citogenéticas y moleculares

1. **Mutaciones *JAK2*.** Se ha identificado una mutación en el gen de la cinasa Janus 2 (*JAK2*) en la PV, en la TE y en la MF (>95%, 55% y 65%, respectivamente). La proteína JAK2 es una tirosina cinasa que fosforila el receptor de la eritropoyetina (EPO), la trombopoyetina, el factor estimulante de colonias de granulocitos, el factor estimulante de colonias de granulocitos y macrófagos y la interleucina 3 en respuesta a la unión del ligando. La activación de *JAK2* inicia de esta forma una cascada de señalizaciones que inducen la proliferación celular en respuesta a estos factores de crecimiento. La mutación *JAK2* observada con mayor frecuencia produce la sustitución de valina por fenilalanina en la posición 617 (V617F) del exón 14. La proteína mutada permite que las células hematopoyéticas sobrevivan en ausencia de factores de crecimiento y que tengan una mayor proliferación cuando están expuestas a concentraciones bajas de factores de crecimiento. La mutación V617F de *JAK2* se produce en cerca del 95% de los casos de PV, el 50% en los de TE o MF, el 20% en las NMP no clasificadas y el 2% de los SHE. La mutación es homocigota en alrededor del 40% de los casos de PV debido a la recombinación mitótica. Las mutaciones que afectan al exón 12 de *JAK2* se han identificado en cerca del 4% de los pacientes con PV. Las mutaciones *JAK2* V625F y F556V en TE son raramente informadas.

TABLA 25-1	Características clínicas de las neoplasias mieloproliferativas y la leucemia mieloide crónica (LMC)				
Característica	PV	TE	MF	NMP-NC	LMC
Grado de proliferación celular[a]					
Eritrocitosis	2+	N	N o D	N	N
Trombocitosis	1+ → 2+	4+	2+ → 4+	1+	1+ → 2+
Granulocitosis	1+ → 2+	N → 2+	D → 2+	1+ → 2+	4+
Fibrosis medular	1+	N → 1+	3+ → 4+	N → 1+	N → 1+
Hematopoyesis extramedular	Tardía	A → 1+	2+ → 4+	A → 1+	N → 1+
Proporción de pacientes con					
Esplenomegalia	75%	30%	95%	Variable	95%
Hepatomegalia	40%	A	75%	A	50%
Citogenética					
Cromosoma Ph[1]	A	A	A	A	80%
Cariotipos anómalos	10%-20%	A	35%	Desconocido	Ph[1], bcr/abl
Mutaciones de JAK2	95%	50%	50%	20%	A
Principales manifestaciones clínicas	Hiperviscosidad, trombosis	Trombosis, hemorragia	Poiquilocitosis, esplenomegalia	Leucoeritroblastosis	Infiltración leucémica
Transición a leucemia aguda	Poco frecuente	Poco frecuente	5-10% a los 10 años	Desconocido	6% a los 5 años

A, ausente; D, disminuido; LMC, leucemia mielógena crónica; MF, mielofibrosis con metaplasia mieloide; N, normal; PV, policitemia verdadera; TE, trombocitemia esencial; NMP-NC, neoplasia mieloproliferativa no clasificable.
[a]Las designaciones 1+ → 4+ indican grados relativos de relevancia o importancia.

2. **Mutaciones MPL.** Se han identificado mutaciones puntuales en la posición 515 (exón 10) del receptor de la trombopoyetina (MPL) en el 5% al 10% de los pacientes con MF o TE. También se han documentado mutaciones raras fuera del exón 10 (T119I, S204P, S204F, Y591N, Y591D). La proteína mutada MPL es hipersensible a la trombopoyetina, o activa la vía de transmisión de señales de *JAK2* en ausencia de trombopoyetina.
3. **Mutaciones de calreticulina (CALR).** La calreticulina es una proteína chaperona del retículo endoplásmico que regula el plegamiento proteico. Normalmente no se le asocia con algún rol conocido de señalización de factor de crecimiento, pero se encuentra mutada en el 70% de los pacientes con TE y MF que no tienen mutación de *JAK2*. Las mutaciones de CALR son recíprocamente exclusivas para *JAK2* o mutaciones de MPL, lo que sugiere que la proteína mutada posee un nuevo procedimiento de interactuación que interfiere en la señalización de *JAK2*. Las numerosas y diferentes mutaciones de CALR ocurren en el exón del gen 9, provocando que un sector de 1 par de bases produzca una nueva secuencia en el carboxilo-terminal de la proteína CALR. El C-terminal mutado posee muchos residuos aminoácidos con carga positiva que reemplazan a los residuos con carga negativa de la proteína CALR normal. Este C-terminal mutado se une específicamente a MPL y activa una señal de cascada hacia abajo desde el receptor en ausencia de ligando.
4. Se han identificado **mutaciones** en otros genes que codifican proteínas que participan en procesos fundamentales de la célula. Las mutaciones de estos genes también se observan en las enfermedades malignas mieloides.
    a. **Transducción de señales de las cinasas.** CBL ubicuitina diversas tirosina cinasas de receptor, lo que origina su inactivación. Se han observado mutaciones con pérdida de función de CBL en la MF. LNK inhibe la vía de transducción de señales de JAK2. Se han descrito mutaciones inactivadoras de LNK en la TE y la MF.
    b. **Regulación epigenética.** TET2 transfiere un grupo hidroxilo a la metilcitosina del ADN. Se han descrito mutaciones de TET2 del 5% al 20% de los NMP. ASXL1 participa en la desmetilación de las histonas y está mutado en <10% de los pacientes con NMP. EZH2 participa en la metilación de las histonas y está mutado en cerca del 13% de los casos de MF.
5. Las **anomalías cromosómicas** se encuentran en alrededor del 20% de los casos de PV en el momento del diagnóstico, y las más frecuentes son las deleciones de 20q o 13q, o las trisomías de los cromosomas 8 o 9. En la MF se encuentran cariotipos anómalos en el 35% de los casos; las deleciones de 20q o 13q, o trisomía de 1q, suponen el 70% de los cariotipos anómalos encontrados. En algunos casos de LEC, una deleción intersticial muy pequeña en el cromosoma 4q12 fusiona los genes *FIP1L1* y *PDGFR-A* (receptor A del factor de crecimiento derivado de las plaquetas α) y produce un nuevo gen de fusión transformante. La translocación t(5;12)(q33;p13) se observa en otros casos de LEC, y fusiona el gen β *PDGFR-B* al gen *ETV6*.

B. **Las NMP familiares** se asocian al polimorfismo de un sólo nucleótido en regiones no codificantes de los genes *JAK2, MECOM, TERT o HBS1L-MYB*. Estas variantes no pueden ser probadas de manera rutinaria actualmente.

C. **Hematopoyesis en los NMP.** Se caracteriza generalmente por el crecimiento autónomo de células progenitoras sin que existan factores de crecimiento, con hipersensibilidad a los efectos de proliferación de éstos.
1. La **eritropoyesis** *in vitro* en medios semisólidos necesita normalmente EPO exógena. Las células madre de la médula ósea de los pacientes con PV forman colonias *in vitro* sin EPO exógena, y proliferan en respuesta a concentraciones de EPO muy bajas. Las concentraciones plasmáticas de EPO suelen estar bajas en la PV, y normales o elevadas en la mayoría de los casos de policitemia secundaria.

2. La **granulocitopoyesis** suele encontrarse aumentada en diversos grados en todos los NMP, y se manifiesta por neutrofilia (y en algunos casos eosinofilia o basofilia) e hiperplasia mieloide en la médula ósea.
3. **Megacariocitopoyesis.** Los progenitores megacariocíticos de los pacientes con TE pueden crecer de forma autónoma *in vitro* sin la adición de trombopoyetina.
4. **Hematopoyesis extramedular.** Se produce en el hígado y en el bazo en los pacientes con MF, y contribuye al aumento de tamaño del órgano.

D. **Médula ósea en los NMP.** Muestra hipercelularidad, con frecuencia de las tres estirpes, pero esto es diagnóstico de un trastorno específico sólo en la MF. Los megacariocitos tienen un notable aumento de tamaño y de número en la TE y la MF en todos los estadios de enfermedad, y en menor grado en la PV. La agrupación de megacariocitos es una característica histopatológica común de la NMP.
1. Se observa **fibrosis reticulínica de la médula ósea** en todos los pacientes con MF, y con el tiempo en algunos con PV o TE. La fibrosis se debe a la liberación de citocinas, entre ellas el factor de crecimiento transformante β y el factor básico de crecimiento de fibroblastos, por megacariocitos o monocitos clonales. Los factores de crecimiento actúan sobre fibroblastos no clonales y células del estroma e inducen el aumento del depósito de varias glucoproteínas intersticiales y de la membrana basal, como el colágeno de los tipos I, III, IV y V. El colágeno de tipo III es el que está aumentado uniformemente y de forma preferente. Las finas fibras de reticulina que pueden observarse mediante tinciones argénticas son principalmente colágeno de tipo III, y no se tiñen con colorantes tri-crómicos.
2. **MF.** La fibrosis de la médula ósea es importante en la MF. El número de megacariocitos está aumentado, y éstos son atípicos, inmaduros y de mayor tamaño. La granulopoyesis de neutrófilos es hiperplásica. Se observa también una notable neovascularización, incluso en la fase proliferativa temprana de la enfermedad.
3. **PV.** La hiperplasia de las tres estirpes celulares en la médula ósea es el dato más característico de la PV. La hiperplasia eritroide es más importante. Los megacariocitos están aumentados de tamaño y agrupados, son maduros y pleomorfos, con núcleos multilobulados. En la mayoría de los pacientes no tratados los depósitos de hierro se encuentran disminuidos o no existen. En la eritrocitosis secundaria puede haber hiperplasia eritroide, pero los megacariocitos siguen siendo pequeños y sanos, sin tendencia a la agrupación.
4. **TE.** Las características de la TE son: un número aumentado de megacariocitos que muestran un aumento de tamaño, con un citoplasma maduro y unos núcleos multilobulados, y una tendencia a la agrupación en la médula ósea. La celularidad aumenta de forma variable. En la trombocitosis reactiva puede haber un aumento del número de megacariocitos, pero su tamaño y morfología son sanos, y no se observa ninguna tendencia a la agrupación.

II. COMPLICACIONES DE LAS NEOPLASIAS MIELOPROLIFERATIVAS

A. **Los fenómenos trombóticos**, tanto venosos como arteriales, pueden complicar la PV, la TE y MF. Las isquemias miocárdicas y cerebrovasculares son más comunes en pacientes con NMP que en individuos de la misma edad. Las trombosis en lugares atípicos, tales como los senos venosos cerebrales, vena mesentérica, vena porta, o vena hepática son características de las NMP. Ante un paciente con dichas complicaciones de coagulación, debe descartarse NMP si no se ha diagnosticado previamente.
1. **Riesgo de trombosis y prevención.** Los principales factores de riesgo de trombosis en la PV, la TE y MF incluyen edad > 60 años y antecedente de episodio trombótico previo. Otros factores de riesgo adicionales son hipertensión, hiperlipemia, diabetes y antecedente de tabaquismo. En la TE y la MF, la mutación V617F de JAK2 confiere un aumento del riesgo de trombosis. El *International Prognostic Score of thrombosis in Essential Thrombocythemia* (IPSET-thrombosis) asigna 1 punto por

edad > 60 años, 2 puntos por historia de trombosis, 1 punto por factores de riesgo cardiovascular, y 2 puntos por mutación V617F de JAK2. Los pacientes de bajo riesgo (< 2 puntos), generalmente no requieren tratamiento. El ácido acetilsalicílico se considera para pacientes de riesgo intermedio (2 puntos) siempre que no haya contraindicaciones. El tratamiento citorreductor se recomienda en caso de enfermedad de alto riesgo (> 2 puntos). Aquellos pacientes que presenten trombosis a pesar del manejo médico óptimo, podrían requerir anticoagulación además de la citorreducción, con o sin tratamiento antiplaquetario.

En la PV el riesgo de trombosis aumenta con el hematocrito, por lo que se realizan flebotomías para mantenerlo en valores < 45 % en hombres y < 42 % en mujeres. Todos los pacientes con PV deben tomar diariamente ácido acetilsalicílico infantil. Los pacientes con mayor riesgo (> 60 años de edad o trombosis previa) deben ser considerados para tratamiento citorreductor en adición a otras medidas. Los pacientes con PV deben recibir hidroxiurea cuando la citorreducción sea clínicamente indicada, si bien la elección del medicamento en la TE no es tan clara. Una prueba aleatorizada demostró que la hidroxiurea (HU) fue más efectiva que la anagrelida (AG) para prevenir complicaciones trombóticas arteriales en pacientes con TE de riesgo alto. El inconveniente de la administración a largo plazo de HU es el riesgo pequeño, aunque significativamente más alto de leucemia mieloide aguda en pacientes quienes reciben HU, el cual no se ha observado con AG. Los pacientes jóvenes con TE que requieran citorreducción de largo plazo por trombosis, probablemente deban recibir AG.

2. **Trombosis arterial microvascular.** La eritromelalgia, el edema doloroso localizado y la sensación de calor en extremidades distales, es una manifestación vascular-oclusiva característica de las NMP. Puede ser controlada con dosis bajas de ácido acetilsalicílico, aunque pudiera requerir tratamiento citorreductor.

B. **Riesgo de hemorragia en TE.** El nivel del recuento plaquetario no se correlaciona con el riesgo de trombosis en la TE. De hecho, un recuento plaquetario elevado (por encima de 1 millón/μL) puede asociarse con un aumento de riesgo de hemorragia, debido a la gran cantidad de multímeros de von Willebrand secuestrados por plaquetas. Esta afección, el **síndrome von Willebrand adquirido** (SVW), debe evaluarse mediante la prueba de actividad del cofactor ristocetina antes de iniciar con tratamiento antiplaquetario en pacientes con TE. La actividad < 20 % sería una contrindicación para la administración de ácido acetilsalicílico. La evaluación cuidadosa de riesgo/beneficio debe hacerse previamente a la administración de ácido acetilsalicílico a pacientes con recuentos por encima de 1 millón/μL. Aún no se ha identificado ninguna disfunción plaquetaria característica de TE.

C. **Embarazo en TE y PV.** Se asocia en de un 20 % a un 30 % con aborto espontáneo durante el primer trimestre, y el riesgo declina en adelante. El parto prematuro ocurre en un 6 % de los embarazos. Las complicaciones maternas, incluyendo trombosis, hemorragia y preeclampsia parecen ser más comunes en pacientes con PV que con TE. Los riesgos conocidos incluyen la mutación V617F de JAK2 (en TE), recuento plaquetario > 1 millón, edad > 35 años, y especialmente el historial de complicaciones ocurridas previamente durante el embarazo. Hay una cantidad limitada de series de casos acerca del tratamiento profiláctico durante el embarazo. Se puede considerar usar dosis bajas de ácido acetilsalicílico en la mayoría de los pacientes siempre que no exista condición que predisponga al sangrado (plaquetas > 1 millón, o SVW adquirido). El ácido acetilsalicílico parece ser seguro durante el embarazo, pero se desconoce su beneficio. Usualmente se suspende de 1 a 2 semanas antes de la fecha probable de parto. La heparina de bajo peso molecular puede iniciarse tras la suspensión del ácido acetilsalicílico o comenzarse al inicio del embarazo en pacientes de alto riesgo. Usualmente se suspende 12 h antes de la fecha del probable parto. El interferón α se reserva para los pacientes con TE de mayor riesgo que requieren tratamiento de disminución de plaquetas. Debido al riesgo elevado de trombosis en el posparto, puede considerarse el reiniciar la administración de ácido acetilsalicílico y heparina de bajo peso molecular siempre que no haya contraindicaciones para ello, y continuarlo durante 6 semanas.

D. **La hiperuricemia** se muestra comúnmente en pacientes con NMP activa. El tratamiento con alipurinol puede prevenir artritis gotosa, nefropatía acidoúrica y nefrolitiasis.
E. **Puede ocurrir progresión a mielofibrosis** en pacientes con TE o PV varios años después del diagnóstico. El descenso de niveles de hemoglobina y recuento plaquetario, esplenomegalia progresiva y el desarrollo de síntomas constitutivos, son signos clínicos de tal proceso.
F. **Transformación en leucemia mielógena aguda (LMA).** El riesgo de progresión a LMA es de cerca del 2% en la TE, 5% en PV y 30% en MF durante los 10 años siguientes al diagnóstico.
G. **El tratamiento citorreductor** puede indicarse en pacientes con PV, MF o TE con riesgo alto de trombosis. También puede usarse para reducir los síntomas a panmielosis o esplenomegalia.
   1. **Hidroxiurea o hidroxicarbamida (HU).** Es un inhibidor de la reductasa ribonucleótida que interfiere con la síntesis de ADN. HU es el fármaco elegido para el tratamiento inicial de panmielosis asociada a PV. Es menos útil que el ruxolitinib en MF. En TE, la HU puede ser más eficaz que el AG para reducir la probabilidad de trombosis arterial y el progreso de MF. Los efectos secundarios de la HU incluyen: mielosupresión, anemia macrocítica, fiebre, exantema cutáneo, estomatitis, úlceras en piernas, náusea, diarrea, e insuficiencia renal. La hidroxiurea posee bajo riesgo de leuquemogenia, un inconveniente en el caso de los pacientes más jóvenes que requieren tratamiento citorreductor de largo plazo.
   2. La **anagrelida** es un inhibidor selectivo de producción de plaquetas que controla la trombocitosis en pacientes con NMP durante 1 a 6 semanas. La dosis de mantenimiento suele ser de 2 mg/día a 2.5 mg/día dividido en dos tomas. Los principales efectos secundarios del AG son: dolor de cabeza, palpitaciones, retención de líquidos, anomalías de función hepática, náusea, diarrea y dolor abdominal. También puede causar taquicardia, síndrome de QT largo (*torsades de pointes*) y fallo cardiaco congestivo; por tanto, que debe ser utilizado con cautela en pacientes con problemas cardiacos. La neumonitis intersticial es un efecto secundario poco común, pero potencialmente grave. La seguridad de su uso en mujeres embarazadas aún no se ha establecido, así que debe evitarse en tal circunstancia. La administración crónica puede causar anemia progresiva. EL AG podría asociarse más con la fibrosis medular que la HU.
   3. **Ruxolitinib.** Es un inhibidor de *JAK1/JAK2* indicado inicialmente para reducir los síntomas constitucionales y la esplenomegalia en la MF de riesgo intermedio o alto, primaria o secundaria a otra NMP. Además, parece mejorar la supervivencia en la MF, por eso es el tratamiento de elección inicial. Su actividad frente a *JAK2* no es específica para la mutación V617F y provee un beneficio similar sin importar el sitio de la mutación. El ruxolitinib mitiga la necesidad de flebotomía, reduce la esplenomegalia y los síntomas constitucionales en pacientes con PV que son intolerantes o resistentes al tratamiento con HU. La dosis diaria aprobada para la MF es de 20 mg dividido en dos tomas, para recuentos plaquetarios > 200 000/µL y 15 mg dividido en 2 tomas; para recuentos plaquetarios entre 100 000 y 200 000/µL; en la PV, es de 10 mg dividido en dos tomas. Sin embargo, estos esquemas de dosificación pueden inducir rápida y profundamente la reducción de los recuentos sanguíneos. Por ello, **es mejor iniciar el tratamiento con 5 mg dividido en dos tomas al día y valorar el aumento gradual hasta el punto tolerado.** La dosis media capaz de controlar los síntomas de la MF es de 10 mg/día en 2 tomas, si bien podrían requerirse dosis mayores para la reducción óptima de la esplenomegalia. Los efectos secundarios incluyen: anemia, trombocitopenia, mareos, diarrea, fiebre, aumento ponderal y aumento del riesgo de herpes zóster.
   4. El **interferón α** suprime al progenitor hematopoyético y la proliferación de fibroblastos en la médula ósea. Reduce los niveles de citocinas fribrogénicas, incluyendo al factor de crecimiento derivado de plaquetas y el factor de crecimiento transformante β. El interferón α, administrado en dosis de 500 000 a 3 millo-

nes de unidades vía subcutánea tres veces por semana, puede reducir el recuento sanguíneo, eliminar el requerimiento de flebotomía (en la PV), reducir la esplenomegalia, mitigar el prurito y probablemente retrasar la MF. Su efecto en el riesgo tromboembólico se desconoce. En TE y PV, puede reducir lentamente el porcentaje de células con mutaciones *V617F* de *JAK2* en el curso de varios meses y lograr la remisión molecular completa, pero su impacto en la evolución natural de la NMP no es claro. Su uso es limitado debido a los efectos secundarios, que incluyen: fatiga, pérdida ponderal, alteración del estado mental, depresión, neuropatía periférica y enfermedad autoinmunitaria. El interferón α no es leuquemogénico ni teratogénico, así que puede utilizarse en mujeres embarazadas. El interferón α pegilado es una preparación mejor tolerada que requiere dosis menos frecuentes (una vez por semana) y tiene efectos secundarios menos graves. El interferón pegilado se inicia con dosis de 90 mg/semanal v.s. durante 2 semanas aumentándose gradualmente cada 2 semanas según la tolerancia hasta los 180 mg/semana.
5. El **fósforo radioactivo (^{32}P) y los fármacos alquilantes** pueden controlar la panmielosis y reducir la incidencia de trombosis, pero aumentan de manera inaceptable la LMA.

POLICITEMIA VERDADERA

En la sección «Aspectos comparables», al principio de este capítulo, se expone la patogenia y las complicaciones de la PV.

I. DIAGNÓSTICO

La PV es una NMP clonal que contiene una mutación V617F de *JAK2* en > 95 % de los casos. Las mutaciones *JAK2* en el exón 12 están presentes en la mayoría del resto de los pacientes. Por tanto, el análisis de mutaciones del gen *JAK2* segregará la PV de las causas secundarias de eritrocitosis.

A. **Criterios de la OMS (2008).** El diagnóstico de PV precisa los dos criterios mayores más que cualquier criterio menor, o el criterio A1 más dos criterios menores.

1. **Criterios mayores**

   A1. Hemoglobina (Hg) > 18.5 g/dL en hombres, > 16.5 g/dL en mujeres, o Hg > percentil 99 del intervalo de referencia específico de método para la edad, el sexo y la altitud de residencia
   Hg > 17 g/dL en hombres, o > 15 g/dL en mujeres si hay un aumento mantenido de > 2 g/dL respecto al valor inicial que no se debe a la corrección de la ferropenia
   Masa eritrocítica > 25 % por encima del valor medio predicho

   A2. Presencia de mutación de V617F de *JAK2* o del exón 12

2. **Criterios menores**

   B1. Biopsia de médula ósea hipercelular para la edad del paciente con crecimiento de las tres estirpes (panmielosis) y proliferación llamativa de las series eritroide, granulocítica y megacariocítica

   B2. Concentración plasmática de EPO por debajo del intervalo de referencia normal

   B3. Formación de colonias eritroides endógenas *in vitro*

B. **Pruebas complementarias**
   1. **Masa eritrocítica (ME).** Se marcan eritrocitos autólogos con ^{51}Cr, se inyectan por vía i.v. y se obtiene una muestra de sangre para cuantificar la dilución de las células marcadas y calcular la ME circulante. La determinación de la ME utilizando ^{51}Cr está disponible con poca frecuencia en la actualidad.
   2. **Anomalía genética clonal.** La presencia de la mutación V617F de *JAK2* o de la mutación del exón 12 en la sangre o en la médula ósea es adecuada para demostrar una etiología clonal de la eritrocitosis. La ausencia de mutaciones de *JAK2* indica una causa secundaria de la eritrocitosis.

3. **Análisis de formación de colonias eritroides.** La médula ósea de la PV muestra independencia de la EPO en cultivo. Este análisis no se hace de forma sistemática en los laboratorios clínicos.
4. **Estudios complementarios.**
   a. **Hemograma completo.** Los eritrocitos suelen ser normocíticos y normocrómicos, salvo que exista ferropenia. La poiquilocitosis y la anisocitosis acompañan a la transición a MF en la enfermedad avanzada. Dos tercios de los pacientes tienen granulocitosis de 12 000/25 000/µl cuando se manifiesta la enfermedad. Puede haber formas tempranas, aunque no es habitual. Dos tercios de los pacientes tienen basofilia. Los recuentos plaquetarios suelen ser de 450 000/800 000/µL, en ocasiones con una morfología anómala.
   b. **Concentraciones plasmáticas de EPO.** Pueden ser normales o estar disminuidas en la PV. Aunque cabría esperar que la expansión autónoma de la ME suprimiera la producción de EPO, este análisis no puede distinguir de modo fiable la PV de la eritrocitosis dirigida por la EPO. Además, en la eritrocitosis hipóxica es habitual que la concentración plasmática de EPO sea normal, salvo que la hipoxemia sea extrema.
   c. **Ecografía, TC abdominales o RM.** Pueden descartar causas renales o hepáticas de eritrocitosis y cuantificar el tamaño del bazo.
   d. **Estudios de la médula ósea.** Pueden utilizarse para demostrar la panmielosis y la morfología anómala de los megacariocitos compatibles con la PV o para cuantificar la extensión de la fibrosis de reticulina si se sospecha una transición a MF.
C. **Diagnóstico diferencial.** Comprende los demás NMP y la eritrocitosis relativa o secundaria (*v.* cap. 35, sec. I, en «Aumento de los recuentos sanguíneos»). La reducción del volumen plasmático, la hipoxemia (p. ej., grandes alturas, enfisema, apnea del sueño), los quistes renales o el carcinoma renal, las neoplasias hepáticas y los miomas uterinos pueden causar eritrocitosis secundaria.

II. EVOLUCIÓN CLÍNICA

Con los tratamientos contemporáneos la supervivencia de los pacientes con PV se acerca a la de la población por lo demás sana de características similares. La mediana de la supervivencia supera los 12 años.

A. **Los signos y los síntomas predominantes** en la enfermedad temprana son causados por un aumento de la ME, que produce plétora e hiperviscosidad. La hiperviscosidad favorece la disminución del flujo sanguíneo y causa hipoxia tisular. Las manifestaciones incluyen dolor de cabeza, mareos, vértigo, acúfenos, trastornos visuales, claudicación, apoplejía, angina de pecho e infarto de miocardio. En el 75 % de los casos existe una ligera esplenomegalia, y hay hepatomegalia en el 40 %. La esplenomegalia es inicialmente causada predominantemente por un aumento del depósito esplénico de eritrocitos y no por hematopoyesis extramedular. El prurito, la urticaria y la gota son relativamente frecuentes en la PV.

B. **Fases de la enfermedad**
   1. **Fase eritrocítica.** La fase de eritrocitosis persistente que necesita flebotomías frecuentes dura entre 5 y 25 años.
   2. **Fase de consumo.** Finalmente, el paciente entra en una fase de «consumo» o de «agotamiento»; la necesidad de las flebotomías disminuye notablemente, y el paciente entra en una fase de aparente remisión. Aparece al final la anemia, pero suelen persistir la trombocitosis y la leucocitosis. El bazo aumenta de tamaño, y la fibrosis de la médula ósea puede estar presente.
   3. **Fase mielofibrótica.** Aparece MF en el 5 % a 10 % de los pacientes con PV. La anemia y, a menudo, la trombocitopenia evolucionan en esta fase. Síntomas constitucionales y esplenomegalia progresiva. La fibrosis reticulínica con o sin osteosclerosis está presente en la médula ósea. Cuando aparecen citopenias y una esplenomegalia progresiva, las manifestaciones clínicas, la evolución y el tratamiento son los mismos que para la MF primaria.

III. TRATAMIENTO
  A. **Principios del tratamiento** (*v.* «Complicaciones de las MPN»)
  1. La **flebotomía** reduce el hematocrito (<45 para varones, <42 para mujeres)
      a. En un principio pueden extraerse 500 mL de sangre a días alternos (sólo 250 mL de sangre en pacientes con una vasculopatía grave).
      b. Con cada 500 mL de sangre se extraen unos 200 mg de hierro (el contenido total de hierro corporal sano es de unos 5 g). La deficiencia de hierro para reducir la eritropoyesis es un objetivo de la flebotomía crónica, por lo que no se debe reemplazar el hierro.
  2. El **ácido acetilsalicílico en dosis baja** reduce el riesgo trombótico y controla la eritromelalgia.
  3. El **tratamiento citorreductor** debe administrarse a pacientes de alto riesgo.
  4. Los **factores de riesgo cardiovasculares** deben ser modificados cuando sea necesario.
  5. Tratamiento paliativo
      a. **Hiperuricemia.** Se trata con alopurinol, 100-600 mg/día v.o.
      b. **Anticoagulación.** En las complicaciones trombóticas agudas se trata igual que en los pacientes sin PV.
      c. **Prurito.** Se puede tratar de la siguiente manera:
         (1) Debe probarse en un principio con antihistamínicos, como la hidroxizina, 25 mg v.o. 4 veces/día.
         (2) Inhibidores selectivos de la recaptación de serotonina, entre ellos la paroxetina (20 mg/día) y la fluoxetina (10 mg/día).
         (3) Si fallan las medidas anteriores, pueden tratarse con HU o ruxolitinib.
      d. La **esplenomegalia sintomática** debe tratarse con HU o ruxolitinib.
  B. Cirugía
  1. **Cirugía programada.** Debe evitarse si la PV es inadecuadamente controlada, debido a un alto riesgo de complicaciones hemorrágicas o trombóticas. Si se requiere cirugía, se recomiendan los siguientes métodos:
      a. **Flebotomía.** Debe reducirse el hematocrito hasta el 45%. La sangre obtenida mediante flebotomía puede guardarse para la autotransfusión.
  2. **Cirugía urgente.** Debe realizarse una flebotomía agresiva antes de la cirugía, si el HCT no está controlado. Evaluar la necesidad de reemplazo del factor de coagulación si se eliminan >4 unidades.
  3. **Esplenectomía.** Se realiza en ocasiones por una esplenomegalia masiva en la fase mielofibrótica de la PV. Desgraciadamente, una elevada tasa de mortalidad perioperatoria puede esperarse para los pacientes de la tercera edad o débiles. Además, la esplenomegalia que no responde al tratamiento es a menudo un indicador de progresión de la enfermedad, que puede llegar a ser evidente poco después del procedimiento.

TROMBOCITOPEMIA ESENCIAL

En la sección «Aspectos comparables», al principio de este capítulo, se exponen la patogenia, los hallazgos en la médula ósea y las complicaciones de TE.

I. DIAGNÓSTICO
  A. **Criterios de la OMS (2008).** El diagnóstico de TE precisa todos los cuatro criterios mayores (A1 a A4)

  A1. Recuento plaquetario >450 000/μL de manera sostenida
  A2. La médula ósea muestra proliferación principalmente megacariocítica, con aumento del número de megacariocitos grandes y maduros. La granulopoyesis y la eritropoyesis no están aumentadas, o están desviadas hacia la izquierda
  A3. No cumple los criterios de la OMS de LMC, PV, MF, SMD ni de otra neoplasia mieloide
  A4. Presencia de mutación de JAK2 o MPL, u otro marcador clonal; sin datos de trombocitosis reactiva

B. **Pruebas analíticas**
1. **Recuentos plaquetarios.** Siempre superan la cifra de 450 000/µL, y con frecuencia se observan como agrupaciones de plaquetas gigantes o como fragmentos de megacariocitos.
    a. **Eritrocitos.** Puede estar presente anemia hipocrómica y macrocítica. Los cuerpos de Howell-Jolly pueden indicar atrofia esplénica debida a infartos repetidos.
    b. **Granulocitosis.** Existe en la mitad de los casos, generalmente con cifras de 15 000-30 000/µL. No es frecuente observar mielocitos ni formas iniciales, y la basofilia es leve, si es que existe.
2. **Estudios del hierro,** incluyendo hierro, capacidad total de fijación de hierro y ferritina para excluir la ferropenia como causa de la trombocitosis.
3. Deben solicitarse **marcadores inflamatorios,** como velocidad de sedimentación de Westergren, ANA y factor reumatoide, si está indicado clínicamente para descartar la inflamación como causa de trombocitosis.
4. El **estudio de la médula ósea** muestra hipercelularidad con gran aumento del número de megacariocitos, que a menudo aparecen en grupos (*v.* «Aspectos comparables», sec. I.C). Los depósitos de hierro deben ser adecuados. Los estudios citogenéticos no muestran cromosoma Filadelfia ni reorganización del gen *BCR/ABL* (que sí se observa en la LMC), ni deleción de 5q (que sí se observan en el SMD).
C. **El diagnóstico diferencial de la TE** incluye trombocitosis reactiva (esplenectomía, ferropenia, neoplasia maligna, infección, inflamación o hemorragia digestiva, como se discute en el cap. 35, sec. VII, en «Aumento de los recuentos sanguíneos»), trombocitosis familiar relacionada con aumento de la concentración de trombopoyetina, los otros NMP, LMC y SMD. Los subtipos de SMD que se asocian con más frecuencia a trombocitosis son anemia resistente al tratamiento con la deleción 5q, alteración cromosómica y anemia resistente al tratamiento con sideroblastos en anillo.

II. EVOLUCIÓN CLÍNICA
A. **Signos y síntomas.** Cuando se descubre la TE la mayoría de los pacientes no muestran síntomas. El bazo puede estar aumentado de tamaño, ser sano o atrófico. No hay hepatomegalia. La hematopoyesis extramedular no es un rasgo importante de la TE. Un 10 % a un 15 % de los pacientes muestra prurito.
B. **Efectos adversos trombóticos o hemorrágicos.** Estos son los mencionados en «Complicaciones de las MPN».
C. **Supervivencia.** Se aproxima a la de las personas de igual edad por lo demás sanas de características comparables. La mediana de supervivencia supera los 10 años, y la tasa de supervivencia a los 5 años es > 80 %. La transformación de TE en MF es poco frecuente, y la leucemia mieloide aguda es rara si no se han utilizado fármacos leucemógenos.

III. TRATAMIENTO
A. **La prevención de la trombosis** se aborda en detalle más arriba en «Complicaciones de las MPN».
1. **SA de dosis baja para ET** de riesgo intermedio o alto
2. **Tratamiento citorreductivo** para la enfermedad de alto riesgo
3. **Trombocitoaféresis.** Está indicada en el tratamiento de urgencia de las complicaciones potencialmente mortales de la trombocitosis grave.
4. Los **factores de riesgo cardiovascular** deben modificarse cuando sea posible.

MIELOFIBROSIS PRIMARIA

En la sección «Aspectos comparables», al principio de este capítulo, se exponen la patogenia, los hallazgos en la médula ósea y las complicaciones de las NMP. La exposición a la radiación se asocia a una mayor incidencia de MF, pero sólo supone un pequeño porcentaje de casos. Factores genéticos familiares pueden predisponer a MF.

I. DIAGNÓSTICO

A. Criterios de la OMS (2008). El diagnóstico de MF precisa los tres criterios mayores y dos criterios menores.

1. Criterios mayores

- **A1.** En la médula ósea hay proliferación y atipia de los megacariocitos (megacariocitos pequeños a grandes con cociente nucleocitoplásmico aberrante; núcleos hipercromáticos y con pliegues irregulares; y agrupamiento denso) acompañados por fibrosis con reticulina o colágeno. Si no hay fibrosis con reticulina, los cambios de los megacariocitos se deben acompañar con aumento de la celularidad de la médula ósea, proliferación granulocítica y disminución de la eritropoyesis (MF prefibrótica).
- **A2.** No cumple los criterios de la OMS de LMC, PV, TE, SMD ni de otra neoplasia mieloide.
- **A3.** Mutación V617F de JAK2, u otro marcador clonal; sin antecedentes de fibrosis reactiva.

2. Criterios menores

- **B1.** Frotis sanguíneo leucoeritroblástico (eritrocitos nucleados y granulocitosis) con anisocitosis y poiquilocitosis
- **B2.** Aumento de la LDH plasmática
- **B3.** Anemia
- **B4.** Esplenomegalia palpable

B. Pruebas analíticas

1. Se producen mutaciones de *JAK2*, *CALR* o *MPL* en el 50%, 30% y 5% de los pacientes con MF, respectivamente, y son mutuamente excluyentes. Los pacientes triples negativos tienen un pronóstico adverso. La presencia de la mutación excluye causas secundarias de fibrosis, pero no otras NMP.
2. **Eritrocitos.** La anemia es moderada en dos tercios de los pacientes cuando se manifiesta la enfermedad. El cuadro hemático característico de la MF consta de: dacriocitos (células «en lágrima»), ovalocitos, anisocitosis pronunciada, policromasia y eritrocitos nucleados. La reticulocitosis puede estar presente.
3. Los **granulocitos** suelen ser del orden de 10 000/30 000/μL. Los blastocitos y los promielocitos constituyen < 10% de los granulocitos. Se observa granulocitopenia en una minoría de los pacientes, y los basófilos están sólo ligeramente aumentados.
4. El **número de plaquetas** experimenta un aumento en un tercio de los pacientes, es normal en otro tercio y experimenta una disminución en la tercera parte de los pacientes con MF, dependiendo del estadio de la enfermedad. La trombocitopenia es indicativa de enfermedad avanzada.
5. El **examen de la médula ósea** muestra hipercelularidad, hiperplasia granulocítica y un número notablemente aumentado de megacariocitos atípicos. La fibrosis es irregular y de distribución variable; la reticulina se incrementa casi siempre.
6. Las **alteraciones inmunitarias,** como anticuerpos monoclonales (10%), pruebas de Coombs directas positivas (20%), hiperglobulinemia policlonal, factor reumatoide, anticuerpos antinucleares, anticuerpos antifosfolipídicos o inmunocomplejos circulantes, se encuentran en pacientes con MF. La anemia en estos pacientes puede responder favorablemente a un ensayo de glucocorticoides.

C. El diagnóstico diferencial de la MF incluye otras NMP, LMC, SMD, LMA del subtipo megacarioblástico (M7), tricoleucemia, linfoma de Hodgkin, carcinoma metastásico asociado a la fibrosis de la médula ósea (reacción desmoplásica), enfermedades autoinmunitarias (especialmente el lupus eritematoso diseminado) e infección micobacteriana diseminada. En el cap. 35, sec. I.B, en «Citopenia», se comenta la MF secundaria.

II. EVOLUCIÓN CLÍNICA

A. Síntomas. Puede deberse a una producción excesiva de citocinas inflamatorias como interleucina 6, anemia o esplenomegalia. Prácticamente todos los pacientes muestran esta última, que puede ser masiva, y el 75% de los pacientes tiene hepatomegalia. La progresión a LMA suele manifestarse con fiebre, pérdida de peso y dolor óseo debilitante.

B. Complicaciones trombóticas. Los pacientes con MF están en mayor riesgo de complicaciones trombóticas, como se describe en «complicaciones de NMPs».

C. Supervivencia. El curso clínico de la MF es extremadamente variable. La muerte se debe a insuficiencia cardiaca, infección, hemorragia o transformación a LMA. El desarrollo de LMA ocurre en cerca del 30% de los pacientes con MF. Se ha publicado una gran cantidad de sistemas de índices de pronóstico. Estas fueron validadas antes del uso del ruxolitinib, el cual parece prolongar la supervivencia media para la FM.

1. El **índice del pronóstico dinámico internacional (DIPSS)** puede usarse en el momento del diagnóstico o posteriormente.
   a. **Variables**
      (1) Hemoglobina < 10 g/dL (2 puntos)
      (2) Recuento de leucocitos > 25 000/µL
      (3) Blastocitos en sangre periférica ≥ 1% (1 punto)
      (4) Síntomas constitucionales (1 punto)
      (5) Edad ≥ 65 años (1 punto)
   b. **Escala de clasificación**
      0 puntos: riesgo bajo (fuera de media de supervivencia)
      1-2 puntos: riesgo intermedio-1 (supervivencia media de 9.8 años)
      3-4 puntos: riesgo intermedio-2 (supervivencia media de 4.8 años)
      5-6 puntos: riesgo alto (supervivencia media de 2.3 años)
2. Pronóstico tras ajuste con **DIPSS**
   a. **Variables**
      (1) DIPSS intermedio-1 (1 punto)
      (2) DIPSS intermedio-2 (2 puntos)
      (3) DIPSS riesgo alto (3 puntos)
      (4) Cariotipo desfavorable (1 punto) (Complejo con ≥ 3 anomalías o de 1 a 2 anomalías que incluyan +8, -7/7q, i(17)q, -5/5q-, 12p-, inv(3), o reacomodo 11q23.
      (5) Plaquetas < 100 000/µL (1 punto)
      (6) Dependiente de trasfusión de eritrocitos (1 punto)
   b. **Escala de clasificación**
      0 puntos: riesgo bajo (supervivencia media de 185 meses)
      1 punto: riesgo intermedio-1 (supervivencia media de 78 meses)
      2–3 puntos: riesgo intermedio-2 (supervivencia media de 35 meses)
      4-6: riesgo alto (supervivencia de 16 meses)

D. Síndromes asociados

1. La **hipertensión portal y las varices** en la MF se deben a aumentos masivos del flujo sanguíneo esplenoportal y a la disminución de la elasticidad vascular hepática. Esta disminución se debe a la hematopoyesis extramedular y al consiguiente depósito de colágeno.
2. Pueden aparecer **tumores hematopoyéticos extramedulares** en cualquier localización. Los focos de estos tumores en las superficies serosas pueden causar derrames que contienen células hematopoyéticas inmaduras. Debe realizarse una biopsia para descartar la conversión a leucemia mieloide aguda (sarcoma mieloide).

III. TRATAMIENTO

A. Tratamiento médico (*v.* «Complicaciones de las NMP»)

1. El **ácido acetilsalicílico en dosis baja** debe administrarse para prevenir trombosis, a menos que esté contraindicado por trombocitopenia.

2. **Ruxolitinib.** Debe considerarse para pacientes con síntomas constitucionales o esplenomegalia. Aunque puede mejorar los síntomas y prolongar la supervivencia, también exacerba la anemia y la trombocitopenia.
3. **Hidroxiurea.** Puede reducir la esplenomegalia en la MF, pero es menos efectiva que el ruxolitinib, además de ser un mielosupresor.
4. **Interferón α.** Su uso es complicado por sus efectos secundarios intolerables y el empeoramiento de las citopenias.
5. La **lenalidomida** en dosis de 10 mg v.o. 1 vez al día puede mejorar la anemia y la trombocitopenia en una minoría de pacientes, pero es más probable que exacerbe las citopenias en su lugar.
6. Los **glucocorticoesteroides** como la prednisona (a partir de 20 mg/día) pueden mejorar los síntomas generales de la anemia en la minoría de los pacientes con MF.
7. Los **andrógenos** como la fluoximesterona (10 mg v.o. 2 veces al día) o el danazol (200 a 400 mg v.o. 2 veces al día), pueden mejoran la anemia en una minoría de los pacientes con MF, aunque se necesitan varios meses de tratamiento para que la mejora sea evidente.
8. Los **fármacos estimulantes de la eritropoyesis** pueden mejorar la anemia en algunos pacientes con MF, pero su eficacia probablemente se reduciría con el ruxolitinib, así como las señales de EPO a través de *JAK2*.

B. **Trasplante de médula ósea o de células madre de sangre periférica.** Puede sanar la MF, pero se asocia con un riesgo del 10 % al 20 % de mortalidad sin recurrencia en 1 año. Elegir el momento adecuado para el trasplante es difícil, debido a que el impacto del ruxolitinib a largo plazo en la supervivencia aún no ha sido cabalmente evaluado. De cualquier modo, es crítico hacer el trasplante en un paciente candidato antes de que ocurra la evolución a LMA. Por ello, el trasplante debe considerarse para estadio intermedio-2, enfermedad de alto riesgo o pacientes con riesgo intermedio-1 que no muestran mejora con ruxolitinib. Las pautas de acondicionamiento de intensidad reducida pueden extender el uso de trasplantes a pacientes de mayor edad al disminuir la mortalidad sin recurrencia, pero con el costo de aumentar el riesgo de recurrencia.

C. **Esplenectomía.** Puede sanar síntomas masivos de la esplenomegalia y de manera impredecible mejorar la anemia y la trombocitopenia. Hay un riesgo de mortalidad perioperatoria de 10 %. Las citopenias de sangre periférica pueden persistir o empeorar si una cantidad significativa de la hematopoyesis extramedular ocurriera fuera del bazo desde antes de la cirugía. No hay pruebas preoperatorias confiables que puedan predecir cuánto contribuye el bazo a la hematopoyesis. De modo inverso, una trombocitosis importante puede seguir a la esplenectomía en cerca del 20 % de los pacientes y ésta asociarse al aumento del riesgo postoperatorio de trombosis. La hepatomegalia progresiva puede seguir a la esplenectomía en cerca del 16 % de los pacientes. Debido a que la esplenomegalia es un indicador común de enfermedad progresiva, el desarrollo de LMA ocurre en cerca del 16 % de los pacientes después de un año de la cirugía. A parte de la recuperación hematopoyética temprana, aun no es claro si existe algún otro beneficio de la esplenectomía de rutina previa a un trasplante alogénico.

D. **Radioterapia**
Dosis reducidas de RT (20-300 cGy por ciclo, administrados en fracciones diarias de 20 cGy) aplicadas sobre el bazo pueden aliviar el dolor y la saciedad precoz secundarias a una esplenomegalia masiva en la MF, generalmente durante unos meses. Debe considerarse la RT cuando la esplenectomía está contraindicada.

LEUCEMIA EOSINÓFILA CRÓNICA Y SÍNDROME HIPEREOSINÓFILO

I. DEFINICIÓN Y MANIFESTACIONES
A. **La LEC y el SHE** se caracterizan por eosinofilia en sangre (eosinófilos $\geq 1\,500/\mu L$) y por infiltración tisular de eosinófilos relativamente maduros que producen una

alteración funcional en múltiples órganos. La LEC se distingue del SHE porque en la primera existen datos de clonalidad, como alteraciones citogenéticas o moleculares o aumento de los blastocitos (> 2 % en sangre o > 5 % en la médula ósea). Además, la clasificación de la OMS distingue la LEC de las neoplasias mieloides con eosinofilia y de las alteraciones de *PDGFRA, PDGFRB* o *FGFR1* por las translocaciones cromosómicas características observadas en estas últimas. Sin embargo, el SHE es idiopático y no es clonal. Como la LEC y el SHE tienen manifestaciones clínicas superpuestas, puede resultar difícil distinguirlos, y el SHE es un diagnóstico de exclusión. Ambos se observan predominantemente en hombres, entre los 20 y los 50 años de edad.

B. **Etiología y patogenia.** La mayoría de las veces la LEC se asocia a una pequeña deleción intersticial del gen *CHIC2* en el cromosoma 4q12, que fusiona el gen *PDGFRA* con el gen *FIP1L1* y produce un nuevo gen de fusión transformante. Esta deleción resulta demasiado pequeña para detectarse mediante la citogenética habitual, pero sí puede identificarse mediante hibridación fluorescente *in situ* (FISH) o reacción en cadena de la polimerasa con transcriptasa inversa para la fusión *FIP1L1-PDGFRA*. Estos pacientes a menudo tienen mastocitos en la médula ósea. La LEC también puede asociarse a una translocación que afecta al gen *PDGFRB* en el cromosoma 5q31-33 y al gen *ETV6* en el cromosoma 12p12-13, u otros numerosos compañeros, lo que produce la formación de otro nuevo gen de fusión. Estos pacientes suelen mostrar eosinofilia que acompaña la LMMC. En otros casos raros de LEC pueden resultar de la traslocación que implica *FGFR1*, *ABL1*, o *JAK2*. La secuencia de la siguiente generación ha logrado identificar mutaciones comunes en otras neoplasias mieloides, en cerca del 27 % de los pacientes que se creía tenían un SHE, reclasificandolos a LEC. Estas mutaciones incluyen ASXL1, TET2, EZH2, SETBP1, CBL y NOTCH1. Estos pacientes tienen un curso clínico similar al de otros pacientes con LEC.

La etiología del SHE es idiopática por definición. En algunos casos puede haber una producción excesiva de citocinas que estimula la producción de eosinófilos, como el factor estimulante de colonias de granulocitos-macrófagos, la interleucina 3 o la interleucina 5.

C. **Afectación orgánica**
  1. **Afectación del sistema hematopoyético.** El recuento absoluto de eosinófilos puede ser > 1500/µL sin que existan otras causas de eosinofilia que puedan tenerse en consideración durante el diagnóstico, y suele oscilar entre los 3000/µL y los 25000/µL. Los eosinófilos suelen ser maduros, pero a menudo contienen una menor cantidad de gránulos que son de tamaño pequeño. La mitad de los pacientes tiene anemia normocítica y normocrómica. La citología de la médula ósea muestra hiperplasia mieloide, con una cifra que oscila entre el 25 % y el 75 % de los eosinófilos, que han cambiado a la izquierda al madurar. No se observan aumentos de las cifras de mieloblastos ni alteraciones citogenéticas.
  2. **Afectación cardiaca** (55 % a 75 % de los casos). La necrosis miocárdica se asocia a la presencia de un mayor número de eosinófilos en la biopsia endomiocárdica. Se producen trombos en los ventrículos o las aurículas, los cuales pueden embolizar. Tras unos 2 años de eosinofilia se produce insuficiencia mitral o tricuspídea y una miocardiopatía restrictiva debido a la fibrosis endomiocárdica.
  3. **Afectación neurológica.** Puede incluir: tromboembolia cerebral de origen cardiaco, encefalopatía y polineuropatía sensitiva periférica.
  4. **Afectación pulmonar.** Suele manifestarse en forma de tos crónica no productiva. Inicialmente, la radiografía de tórax puede ser clara, pero puede haber derrames pleurales. Las alteraciones de las pruebas funcionales respiratorias son poco frecuentes si no existe insuficiencia cardiaca congestiva o una embolia pulmonar con origen en el ventrículo derecho. Se observa infiltración difusa o focal en el 20 % de los pacientes. Es infrecuente la presencia de asma bronquial en la LEC y el SHE.

5. **Afectación cutánea.** Se observan exantemas en > 50 % de los casos. Pueden aparecer lesiones pruriginosas, o angioedematosas, pápulas o nódulos eritematosos, o úlceras en las mucosas.
6. **Afectación de otros órganos.** Se observa esplenomegalia en el 40 % de los casos. Las manifestaciones reumáticas que aparecen son: artralgias, derrames y fenómeno de Raynaud. Se han observado también gastritis eosinófila, enterocolitis, hepatitis crónica activa y síndrome de Budd-Chiari. Puede producirse visión borrosa a causa de microembolias, y hematuria microscópica.

II. DIAGNÓSTICO DIFERENCIAL

En el cap. 35, sec. III, «Aumento de los recuentos sanguíneos», se comenta la eosinofilia.

A. **Otros NMP crónicos.** Los pacientes con LEC o SHE casi nunca muestran expansiones de otras estirpes celulares, además de los eosinófilos, hasta el grado observado en los demás NMP, y no tienen MF grave.
B. **Otras neoplasias hematopoyéticas.** Especialmente, la leucemia mielomonocítica aguda con citogenética con inv(6), linfoma de linfocitos T, linfoma de Hodgkin y MS.
C. **Síndromes eosinófilos limitados a órganos específicos.** Carecen de la afectación multiorgánica que se observa en la LEC o el SHE.
D. **Síndrome de Churg-Strauss.** Se trata de la principal vasculitis asociada a eosinofilia. Se caracteriza por asma, infiltrados pulmonares, eosinofilia, anomalías de los senos paranasales, neuropatía y vasos sanguíneos que muestran eosinófilos extravasculares. El asma suele estar ausente en el SHE, que lo distingue del síndrome de Churg-Strauss.

III. DIAGNÓSTICO

A. **Criterios para el diagnóstico de SHE**
1. Aumento persistente del recuento absoluto de eosinófilos > 1 500/μL, durante más de 6 meses
2. Ausencia de parásitos, alergias u otras causas de eosinofilia
3. Signos de afectación orgánica
4. Ausencia de alteraciones cromosómicas, que justificarían el diagnóstico de LEC

B. **Estudios y pruebas útiles**
1. Anamnesis y exploración física completas, hemograma completo, pruebas funcionales hepáticas y renales, y análisis de orina
2. Concentración de inmunoglobulina E y pruebas serológicas para detectar trastornos del colágeno vascular
3. Radiografía de tórax
4. Electrocardiograma, ecocardiograma y análisis de la troponina T plasmática para detectar afectación cardiaca
5. Aspirado y biopsia de médula ósea con análisis cromosómicos
6. FISH y reacción en cadena de la polimerasa para los reordenamientos génicos *PDGFRA* y *PDGFRB* y *FGFR1*
7. Análisis de reordenamiento del gen de receptores de linfocitos T, para descartar un trastorno clonal de linfocitos T
8. Secuencia del genoma de próxima generación para mutaciones genéticas asociadas a neoplasia mieloide
9. Biopsia de lesiones cutáneas
10. Concentración plasmática de triptasa y análisis de mutaciones de *c-KIT,* para descartar MS
11. Diversas muestras de heces para buscar huevos y parásitos
12. Serología para descartar infección por el género *Strongyloides*

IV. PRONÓSTICO

Históricamente, > 75 % de los pacientes sobrevivía durante al menos 5 años, y el 40 % lo hacía durante al menos 10 años, según la posibilidad de tratar los efectos de la lesión orgánica. La insuficiencia cardiaca congestiva y una leucocitosis > 90 000/μL en el momento de la presentación de la enfermedad se asocian a un mal pronóstico.

V. TRATAMIENTO.

A. Imatinib. Se debe tratar a los pacientes con LEC o SHE con imatinib, 400 mg/día, porque se ha determinado que incluso los pacientes con reordenamientos génicos de *PDGFRA* o *PDGFRB* responden a este tratamiento. Dosis de tan sólo 100 mg/día son eficaces para tratar a algunos pacientes. Cuando existen translocaciones de *PDGFRA* y *PDGFRB* debe seguirse la enfermedad cada 3 meses, mientras se está en tratamiento, con reacción en cadena de la polimerasa cuantitativa (si se dispone de ella) o FISH. En los pacientes con alteraciones cardiacas iniciales deben seguirse de forma seriada las concentraciones de troponina T tras iniciar el tratamiento con imatinib con objeto de vigilar la posible aparición de un empeoramiento de la disfunción cardiaca. Esta posible complicación del tratamiento puede reducirse con la administración de glucocorticoesteroides antes del tratamiento en los pacientes con riesgo.

B. Glucocorticoides. Muchos pacientes se benefician con el tratamiento de glucocorticoides. El tratamiento se reserva usualmente para la enfermedad sintomática. Las dosis moderadamente elevadas de prednisona (1 [mg/kg]/día) se deben iniciar y luego disminuir a la menor dosis efectiva tolerada.

C. Tratamiento citorreductor con HU o inteferón α puede ser útil para pacientes sintomáticos. Los fármacos hipometilantes pueden considerarse para pacientes con aumento de blastos

MASTOCITOSIS (MC)

I. PATOGENIA

En la mastocitosis se incluye un grupo homogéneo de enfermedades caracterizadas por crecimiento anómalo y acumulación de MC en uno o más sistemas orgánicos. Aunque no suele clasificarse como un síndrome mieloproliferativo, los mastocitos son células mieloides y derivan de progenitores positivos para CD34+ por tanto, la mastocitosis se incluye en este capítulo.

Los mastocitos expresan el receptor del factor de células madre (CD117), CD2, y CD25. *KIT* es el oncogén que codifica el receptor de tirosina cinasa del factor de las células madre. Las mutaciones de KIT se producen en el dominio de la tirosina cinasa y se asocian a la fosforilación autónoma y la activación del receptor. Más del 80% de los pacientes con MS tiene la mutación puntual de *KIT* en el codón 816 (fundamentalmente D816V), detectada por reacción en cadena de la polimerasa.

II. CLASIFICACIÓN DE LA MASTOCITOSIS DE LA OMS.
Se muestra a continuación (obsérvese que la mutación D816V se ha encontrado en todas estas categorías):

Mastocitosis cutánea (MCC)
Mastocitosis sistémica indolente (MCSI)
Mastocitosis sistémica agresiva (MCSA)
MCS con afectación hemática clonal de estirpes diferentes a los mastocitos (p. ej., LMA, LMMC, SMD, NMP y LEC/SHE)
Leucemia con mastocitos
Sarcoma con mastocitos y mastocitoma extracutáneo (fenómenos localizados muy poco frecuentes)

III. MANIFESTACIONES CLÍNICAS

La MC que afecta a niños supone >85% de los casos. Se manifiesta como urticaria pigmentaria o MC difusa. Habitualmente tiene una evolución benigna que desaparece antes de la pubertad.

La MCS es una enfermedad poco frecuente que afecta fundamentalmente a los adultos y se observa con mayor frecuencia entre israelíes y caucásicos de piel clara. Los mastocitos infiltran cualquier órgano que contiene tejido mesenquimatoso (particularmente ganglios linfáticos, hígado, bazo y médula ósea) y producen cambios destructivos o fibróticos locales. La infiltración orgánica a menudo indica la aceleración de la enfermedad.

A. **Alteraciones cutáneas.** La urticaria pigmentaria es la manifestación inicial más frecuente de la enfermedad sistémica. Se observan nódulos cutáneos de color pardo, infiltrados de manera difusa por mastocitos; los nódulos pueden ser localizados o difusos, planos o elevados, ampollosos o eritematosos. Un leve traumatismo cutáneo puede producir urticaria o dermografismo.
B. **Infiltración orgánica.** Puede aparecer años después de hacerlo las lesiones cutáneas y se manifiesta por hepatomegalia, linfadenopatía, dolor óseo, fibrosis de médula ósea y en ocasiones leucemia con mastocitos. Son frecuentes las lesiones osteoescleróticas en las radiografías. La infiltración de órganos extracutáneos suele indicar una aceleración de la enfermedad. En ocasiones se observa hiperclorhidria, que puede causar úlcera gastroduodenal y malabsorción.
C. **Los síntomas de hiperhistaminemia** pueden precipitarse por la exposición al frío, alcohol, narcóticos, fiebre o baños calientes, e incluyen:
  1. Sofoco eritematoso, urticaria, edema, prurito
  2. Dolor abdominal, náuseas, vómitos (en ocasiones, diarrea), flatulencia y esteatorrea
  3. Hipotensión repentina

IV. DIAGNÓSTICO

El diagnóstico histopatológico de MCS se realiza con inmunotinción frente a triptasa, CD117, CD2 y CD25. La médula ósea debe ser analizada en lugar de sangre para la mutación *KIT* D816V.

A. **La MCC** se confirma por biopsia cutánea; no se necesita la biopsia de médula ósea: las concentraciones plasmáticas de triptasa son normales.
B. **La MCS** se diagnostica mediante biopsia cutánea y de médula ósea. Debido a sus implicaciones en el tratamiento, ha de determinarse la variante de la mutación *KIT*. El diagnóstico se establece con el criterio mayor más un criterio menor, o tres criterios menores.
  1. **Criterios mayores para el diagnóstico.** Infiltrados densos y multifocales de mastocitos (>15 mastocitos por infiltrado) en la médula ósea u otros órganos extracutáneos.
  2. **Criterios menores**
    a. En muestras de biopsia de médula ósea o de otras lesiones extracutáneas, >25% de los mastocitos son fusiformes o tienen una morfología atípica.
    b. Expresión de CD2 y/o CD25 en mastocitos de sangre, médula ósea u otros órganos.
    c. Mutación puntual de *KIT* en el codón 816 en la médula ósea o en órganos extracutáneos.
    d. Concentración plasmática de triptasa >20 ng/mL.

V. TRATAMIENTO

En la inmensa mayoría de los pacientes con MCSI la afección es muy estable durante muchos años. Los resultados de varios tratamientos no han sido satisfactorios.

A. **El antagonismo de la histamina** mediante bloqueo de los receptores H_1 y H_2 puede ser eficaz en los sofocos, el prurito y las molestias gástricas. La inhibición de la ciclooxigenasa puede evitar la hipotensión inducida por la prostaglandina D_2 cuando esté indicado. El cromoglicato oral (200 mg v.o. 4 veces al día) puede evitar los síntomas gastrointestinales y el dolor óseo.
B. **La citorreducción** se considera cuando el paciente muestra signos de alteración funcional orgánica, como anemia (hemoglobina <10 g/dL), neutropenia (<1 000/µL), trombocitopenia (<100 000/µL), alteración de las pruebas funcionales hepáticas, ascitis, hiperesplenismo, malabsorción con pérdida de peso, o grandes lesiones osteolíticas u osteoporosis grave.
  1. **Cladribina** (2-CdA). Se asocia a una importante tasa de respuesta de alrededor del 50%. La pauta de dosificación es de 0.1-0.15 (mg/kg)/día administrados por vía i.v. en 2 a 3 h, durante 5 días consecutivos cada 2 a 6 meses, y a lo largo de 1 a 6 ciclos.

2. **Interferón α.** Se asocia a una tasa de respuesta de alrededor del 20%, así como a una morbilidad significativa causada por el fármaco. Las dosis han oscilado entre 9 y 42 millones de unidades a la semana, administradas generalmente con glucocorticoesteroides.
3. **Inhibidores de tirosinas cinasas,** con actividad frente a *KIT,* incluyendo imatinib y dasatinib, no son muy activos frente a las mutaciones de D816. El imatinib es efectivo para pacientes con MCS y eosinofilia que alojan la fusión de *FIP1L1-PDGFRA.* El midostaurín, activo en LMA con FLT-3 mutado, es activo, pero no ha sido aprovado por la Food and Drug Administration.

C. **Enfoque terapéutico**
1. **MC y MS.** Los pacientes se tratan con fármacos dirigidos sólo a mediadores histamínicos salvo que exista osteopenia grave o episodios recurrentes de tipo shock. En los casos de MS oculta se mantiene en observación a los pacientes; cuando la enfermedad progresa puede considerarse la citorreducción.
2. **MCS con progresión lenta.** Puede tratarse con 2-CdA o interferón α. Si no existe la mutación D816V se considerará el imatinib.
3. **MCS con progresión rápida.** Estos casos, y los de leucemia, se tratan con quimioterapia multiagente. También puede considerarse el trasplante de médula ósea.

RECONOCIMIENTOS

El autor agradece al Dr. Dennis A. Casciato quien contribuyó significativamente a versiones anteriores de este capítulo.

Lecturas recomendadas

Neoplasias mieloproliferativas

Griesshammer M, Struve S, Barbui T. Management of Philadelphia negative chronic myeloproliferative disorders in pregnancy. *Blood Rev* 2008;22:235.

Swerdlow SH, et al. *WHO Classification of Tumours of Haematopoietic and Lymphoid Tissues.* 4th ed. Lyon, France: International Agency for Research on Cancer; 2008.

Policitemia verdadera

Landolfi R, Marchioli R, Kutti J, et al. Efficacy and safety of low-dose aspirin in polycythemia vera. *N Engl J Med* 2004;350:114.

Trombocitemia esencial

Barbui T, Finazzi G, Carobbio A, et al. Development and validation of an International Prognostic Score of thrombosis in World Health Organization-essential thrombocythemia (IPSET-thrombosis). *Blood* 2012;120:5128.

Gisslinger H, Gotic M, Holowiecki J, et al. Anagrelide compared with hydroxyurea in WHO-classified essential thrombocythemia: the ANAHYDRET study, a randomized controlled trial. *Blood* 2013;121:1720.

Griesshammer M, Heimpel H, Pearson TC. Essential thrombocythemia and pregnancy. *Leuk Lymphoma* 1996;22:57.

Harrison CN, Campbell PJ, Buck G, et al. Hydroxyurea compared to anagrelide in high-risk essential thrombocytopenia. *N Engl J Med* 2005;353:33.

Passamonti F, Randi ML, Rumi E, et al. Increased risk of pregnancy complications in patients with essential thrombocythemia carrying the *JAK2 (617V>F)* mutation. *Blood* 2007;110:485.

Mielofibrosis

Ballen KK, Shrestha S, Sobocinski KA, et al. Outcome of transplantation for myelofibrosis. *Biol Blood Marrow Transplant* 2010;16:358.

Gangat N, Caramazza D, Vaidya R, et al. DIPSS Plus: a refined dynamic international prognostic scoring system for primary myelofibrosis that incorporates prognostic information from karyotype, platelet count, and transfusion status. *J Clin Oncol* 2010;29:392.

Passamonti F, Cervantes F, Vannucchi AM, et al. A dynamic prognostic model to predict survival in primary myelofibrosis: a study by the IWG-MRT (International Working Group for Myeloproliferative Neoplasms Research and Treatment). *Blood* 2010;115:1703.

Síndrome hipereosinófilo

Cools J, DeAngelo DJ, Gotlib J, et al. A tyrosine kinase created by fusion of the PDGFRA and FIP1L1 genes as a therapeutic target of imatinib in idiopathic hypereosinophilic syndrome. *N Engl J Med* 2003;348:13.

Gotlib J, Cools J, Malone JM III, et al. The FIP1L1-PDGFRa fusion tyrosine kinase in hypereosinophilic syndrome and chronic eosinophilic leukemia: implications for diagnosis, classification, and management. *Blood* 2004;103:2879.

Kilon AD. How I treat hypereosinophilic syndromes. *Blood* 2015;126:1069.

Wang SA, Tam W, Tsai AG, et al. Targeted next-generation sequencing identifies a subset of idiopathic hypereosinophilic syndrome with features similar to chronic eosinophilic leukemia, not otherwise specified. *Mod Pathol* 2016;29(8):854–864. doi: 10.1038/modpathol.2016.75.

Mastocitosis

Garcia-Montero AC, Jara-Acevedo M, Teodosio C, et al. KIT mutation in mast cells and other bone marrow hematopoietic cell lineages in systemic mast cell disorders: a prospective study of the Spanish Network on mastocytosis (REMA) in a series of 113 patients. *Blood* 2006;108:2366.

Kluin-Nelemans HC, Oldhoff JM, Van Doormaal JJ, et al. Cladribine therapy for systemic mastocytosis. *Blood* 2003;102:4270.

Orfao A, Garcia-Montero AC, Sanchez L, Escribano L, et al. Recent advances in the understanding of mastocytosis: the role of KIT mutations. *Br J Haematol* 2007;138:12.

Pardanani A, Elliott M, Reeder T, et al. Imatinib for systemic mast-cell disease. *Lancet* 2003;362:535.

Pauls JD, Brems J, Pockros PJ, et al. Mastocytosis: diverse presentations and outcomes. *Arch Intern Med* 1999;159:401.**Major criteria**

26 Leucemia aguda y síndromes mielodisplásicos

Mira Kistler y Gary Schiller

LEUCEMIA AGUDA

La leucemia aguda incluye leucemia mieloide aguda (LMA) y leucemia linfoblástica aguda (LLA).

I. EPIDEMIOLOGÍA E INCIDENCIA

A. **Incidencia.** La LMA es la más común en adultos, con una incidencia de 4/100 000 habitantes por año. La LLA tiene una incidencia de 1.7/100 000 habitantes y es la leucemia infantil más común.

1. **Tipo celular.** De todos los casos de LLA, el 80 % se observa en los niños, mientras que el 90 % de los casos ocurre en adultos.
2. **Edad.** En los adultos los valores de incidencia de LMA empiezan a crecer de forma exponencial a partir de los 50 años; las tasas de incidencia por edades son de 3.5/100 000 en los adultos de 50 años y aumentan significativamente hasta 15 a los 70 años, y hasta 35 a los 90 años. La edad mediana en el diagnóstico de los pacientes con LMA en Estados Unidos es de 67 años. En la LLA se observa un máximo de incidencia a los 3-4 años; disminuye uniformemente después de los 9 años y aumenta pasados los 40 años. A pesar de considerarse un cáncer de la infancia, el aumento de la incidencia relacionado con la edad que se produce en la mayoría de las neoplasias también se observa en la LLA.
3. **Sexo.** La leucemia aguda muestra predilección por el sexo masculino sólo en los pacientes muy jóvenes y en los ancianos.

B. **Etiología**

1. **Hereditaria**
   a. Los **síndromes hereditarios** que se asocian a alteraciones cromosómicas, o, a un elevado riesgo de leucemia aguda y a una excesiva quimiosensibilidad son: síndrome de Bloom, pancitopenia congénita de Fanconi (aplasia de Fanconi), síndrome de Down y ataxia telangiectasia.
   b. Los **hermanos** de los pacientes más jóvenes con leucemia aguda tienen un riesgo 5 veces mayor de desarrollar una leucemia. Hay una concordancia de cerca del 15 % si un miembro de una pareja de gemelos monocigotos muestra LMA, aunque esto se puede deber a metástasis placentarias.

2. **Radiación.** Es un factor leucemógeno bien documentado en los seres humanos. Se ha demostrado un aumento de la incidencia de leucemia proporcional a la dosis de radiación acumulada en las poblaciones expuestas a bombas atómicas, en pacientes irradiados por espondilitis anquilosante y en los radiólogos (antes de las actuales precauciones para la protección). No se cree que dosis < 100 cGy se asocien a la aparición de leucemia. Los tipos de leucemia inducidos por la radiación son la LLA, la LMA y la leucemia mielógena crónica (LMC), pero no la leucemia linfocítica crónica.

3. **Virus.** No se ha demostrado que constituyan un factor etiológico en las leucemias agudas del ser humano, aunque se ha observado una asociación del virus de

Epstein-Barr (VEB) con la LLA-L3 (leucemia de Burkitt). En el capítulo 22, en «Linfoma no hodgkiniano», se comenta el HTLV-1.
4. **Sustancias químicas.** La capacidad de los productos químicos de causar leucemia aguda y pancitopenia está relacionada probablemente con su capacidad de producir una mutación o ablación de las células madre de la médula ósea.
   a. **Benceno y tolueno.** Se identificaron hace un siglo como carcinógenos asociados a la leucemia aguda. Ésta aparece de 1 a 5 años después de la exposición y suele ir precedida de hipoplasia de la médula ósea, displasia y pancitopenia.
   b. **Fármacos.** La leucemia inducida por fármacos suele ir precedida de mielodisplasia. Los fármacos alquilantes y los inhibidores de la topoisomerasa II administrados durante periodos largos se asocian a un riesgo notablemente aumentado de LMA en comparación con la población general de la misma edad. También se ha considerado que la exposición a arsenicales es un importante factor de riesgo de aparición de leucemia. La LMA secundaria suele suponer de un 10% a un 20% de todos los casos de LMA.
5. **Enfermedades hemáticas.** En > 80 % de los casos de LMC se observa una transformación en leucemia aguda («crisis blástica»), algo que forma parte de su evolución natural. Los pacientes con síndromes mielodisplásicos (SMD) tienen claramente una mayor probabilidad de evolucionar a la LMA. La incidencia de ésta en los trastornos mieloproliferativos (TMP), el mieloma y algunos tumores sólidos aumenta por el uso de quimioterapia.
6. **Tabaquismo.** El consumo de cigarrillos se asocia a un aumento de cerca del 50% del riesgo de sufrir leucemia.

II. ANATOMÍA PATOLÓGICA, CLASIFICACIÓN Y EVOLUCIÓN NATURAL DE LA LEUCEMIA AGUDA

A. **Clasificación**
   1. **Características morfológicas de las leucemias agudas**
      a. La **clasificación histopatológica de FAB (*French-American-British*, francesa-estadounidense-británica)** de la leucemia aguda se propuso originalmente en 1976. Este sistema ha sido sustituido por la clasificación de la Organización Mundial de la Salud (OMS), que se muestra posteriormente. La clasificación FAB definió como sigue los subtipos M1-M7 y L1-L3 de leucemia aguda (tabla 26-1), aunque con frecuencia queda fuera en las interpretaciones modernas de la LMA.
      b. **Bastones de Auer.** Son condensaciones anómalas de gránulos citoplásmicos. Su presencia en las células inmaduras distingue la LMA de la LLA; su ausencia carece de utilidad para el diagnóstico.

TABLA 26-1 Clasificación FAB de la leucemia aguda

Subtipos FAB	Tipo de leucemia aguda
M0	Mieloblástica sin maduración
M1	Mieloblástica con maduración mínima
M2	Mieloblástica con maduración
M3	Promielocítica; M3v: promielocítica («microglanular»)
M4	Mielomonocítica; M4 Eos: mieloblástica con eosinófilos (Eos) anómalos
M5	Monocítica: mal (M5a) o bien (M5b) diferenciada
M6	Eritroleucemia
M7	Megacarioblástica
L1	LLA, forma infantil
L2	LLA, forma del adulto
L3	LLA, tipo Burkitt

c. Las **características citológicas** de los subtipos de la leucemia aguda, particularmente las configuraciones nucleares, la granularidad citoplásmica y la prevalencia de bastones de Auer, se muestran en el Apéndice B5.
d. **Citobioquímica.** Puede resultar difícil identificar el tipo de célula inicial, pero esto se ve facilitado por la citometría de flujo. Las técnicas histoquímicas utilizadas tradicionalmente, en especial para la mieloperoxidasa y la esterasa inespecífica (v. Apéndice B5), se ven en la LMA. La actividad mieloperoxidásica puede evaluarse tanto por citoquímica como por citometría de flujo.
e. Los **marcadores inmunitarios evaluados mediante la citometría de flujo** suelen distinguir la LLA de la LMA, así como identificar los subtipos. Estos marcadores se resumen en Apéndice B5. Los anticuerpos frente a las glucoproteínas plaquetarias (CD41 o CD61) son útiles para distinguir la leucemia megacariocítica (M7). La citometría de flujo ha sustituido ampliamente a la citoquímica en la mayoría de los centros a la hora de clasificar las leucemias agudas. La citometría de flujo resulta especialmente útil cuando se usan anticuerpos frente a antígenos panmieloides (CD13 y CD33), antígenos de monocitos (especialmente CD11b y CD14) y antígenos frente a células progenitoras hematopoyéticas (CD34 y HLA-DR).
2. La **clasificación de la OMS** ha sustituido a la clasificación FAB. Esta última proporcionaba una estructura morfológica y citoquímica consistente, no reflejaba la diversidad citogenética o clínica de la enfermedad. El sistema de clasificación de la OMS tiene en cuenta los avances en el conocimiento de la biología de la LMA, y sus diferentes subtipos divididos en enfermedades caracterizadas por una biología proliferativa y en otras caracterizadas por trastornos de la maduración. La clasificación de la LMA de la OMS se muestra a continuación (v. también Apéndice B5).
a. **LMA con anomalías citogenéticas recurrentes**
  (1) LMA con inv(16)(p13;q32), o t(16;16)(p13;q22) CBFB-MYH11.
  (2) Leucemia promielocítica aguda (LPA) y variantes; t(15;17)(q21;q11) y sus variantes.
  (3) LMA con t(8;21)(q22;q22); RUNX1-RUNX1T1.
  (4) LMA con anomalías de 11q23 (LLM).
  (5) LMA con inv(3)(q21q26.2) o t(3;3)(q21;q26.2); RPN1-EVI1.
  (6) LMA con t(6;9)(p23q34) DEK-NUP214.
  (7) LMA (megacarioblástico) con t(1;22)(p13;q13); RBM15-MKL1.
  (8) LMA con NPM1 mutado (entidad provisional).
  (9) LMA con CEBPA mutado (entidad provisional).
b. **LMA con cambios relacionados con la mielodisplasia**
c. **LMA y SMD, relacionados con el tratamiento** (fármacos alquilantes, inhibidores de la topoisomerasa, otros tipos).
d. **LMA no clasificada en otro grupo**
  (1) LMA mínimamente diferenciada.
  (2) LMA sin maduración.
  (3) LMA con maduración.
  (4) Leucemia mielomonocítica aguda.
  (5) Leucemia monoblástica y monocítica aguda.
  (6) Leucemia eritroide aguda.
  (7) Leucemia megacarioblástica aguda.
  (8) Panmielosis aguda con mielofibrosis.
  (9) Leucemia basófila aguda (muy poco frecuente).
e. **Sarcoma mieloide** («cloroma», «sarcoma granulocítico»; masas extramedulares de monoblastos y mieloblastos).
f. **Proliferaciones mieloides relacionadas con el síndrome de Down**
g. **Neoplasia de células dendríticas plasmocitoides blásticas**
h. Las **leucemias linfocíticas agudas** se incluyen actualmente en la clasificación de la OMS de tejidos linfocíticos como «leucemia/linfoma linfoblástico de

linfocitos B precursores» y «leucemia/linfoma linfoblástico de linfocitos T precursores» (*v.* Apéndice B4). En el sistema FAB se denominaban subtipos de LLA L1, L2 o L3.
3. **Las dos diferencias más importantes entre las clasificaciones FAB y de la OMS** son:
   a. Un umbral blástico inferior para el diagnóstico de LMA: la OMS define la LMA cuando el porcentaje de blastos alcanza el **20 %** en la médula ósea (en lugar del 30 %, como se define en la clasificación FAB).
   b. Debe considerarse que los pacientes con anomalías citogenéticas clonales recurrentes tienen LMA independientemente del porcentaje de blastos: t(8;21) (q22;q22), t(16;16)(p13;q22), inv(16)(p13;q22) o t(15;17)(q22;q12).
B. Anatomía patológica. El estudio de la médula ósea en la leucemia aguda demuestra la presencia de hipercelularidad con una infiltración monótona de células inmaduras. Se observa una gran disminución de los elementos sanos de la médula ósea. La maduración de los eritroblastos es habitualmente megaloblastoide en todos los tipos de LMA, especialmente en el subtipo M6. En el Apéndice B5 se exponen las características citológicas de los subtipos de LMA.
C. Evolución natural. En la leucemia aguda, los progenitores de leucocitos inmaduros y con mal funcionamiento sustituyen progresivamente a la médula ósea normal e infiltran otros tejidos. La recurrencia es inevitable en la mayoría de los pacientes, salvo que la RC tras el tratamiento de inducción y consolidación dure al menos 4 años. La recurrencia se asocia a una respuesta cada vez peor al tratamiento y, si se alcanza una segunda remisión o algunas más posteriores, generalmente es de menor duración. El tratamiento ineficaz suele ir seguido por la muerte del paciente en 2 meses. El fallecimiento en la leucemia aguda suele deberse a una infección o a una hemorragia.
D. Biología de la leucemia promielocítica aguda (LPA)
   1. **Morfología.** Clasificada como M3 en la clasificación FAB, la LPA se caracteriza morfológicamente por la presencia de células blásticas con gránulos muy azurófilos, haces de bastones de Auer y un núcleo bilobulado o reniforme. Aunque la mayoría de los casos agudos de LPA cumple la descripción de blastos hipergranulares, se ha identificado una variante citológica microgranular (M3v), en la que los blastos tienen un núcleo bilobulado, multilobulado o reniforme y, con la tinción habitual, no se observan gránulos o sólo existen algunos gránulos azurófilos finos. La aparente escasez de gránulos se debe a su tamaño microscópico. M3v suele asociarse a hiperleucocitosis, y supone un 15 % a un 20 % de los casos de LPA.
   2. **Inmunofenotipificación.** Los blastos de la LPA son positivos para CD33 y CD13, pero negativos para HLA-DR, y suelen tener un bajo nivel de expresión de CD34. Los blastos de M3v tienden a ser positivos para CD34, CD2 y CD19.
   3. **Citogenética.** Tanto la forma clásica como la forma M3v de la LPA se asocian a una anomalía citogenética específica, t(15;17)(q22;q21). Esta translocación altera el gen PML en el cromosoma 15 y el receptor *a* del ácido retinoico (RAR*a*) en el cromosoma 17, lo que da lugar a un gen de fusión (PML/RAR*a*). El producto proteico de este gen conserva el dominio de unión al ligando del ácido retinoico (AR) y desempeña un papel esencial en la leucemogenia, así como en la mediación de la respuesta a los retinoides.
      a. Se han caracterizado otras tres translocaciones alternativas asociadas a la LPA:
         (1) t(11;17)(q23;q21), que afecta al gen *PLFZ* en el cromosoma 11.
         (2) t(5;17)(q35;q21), que afecta al gen *NPM* en el cromosoma 5.
         (3) t(11;17)(q13q21), que afecta al gen *NuMA* en el cromosoma 11.
         (4) t(1;17) se produce poco infrecuente.
      b. La LPA mediada por PML/RAR*a* es sensible a los retinoides, como lo son las variantes de la LPA mediadas por *NPM*/RAR*a* y por *NuMA*/RAR*a*. Por el contrario, se considera que la LPA asociada a *PLZF*/RAR*a* es resistente a los retinoides y al trióxido de arsénico.

III. DIAGNÓSTICO
A. Síntomas
1. La **debilidad** y el **cansancio inespecíficos** son los síntomas más habituales. También resultan frecuentes los hematomas, la fiebre y la pérdida de peso.
2. La **afectación del sistema nervioso central (SNC)** puede manifestarse por cefalea, náusea, vómito, visión borrosa o alteración de los pares craneales.
3. La **sensación de plenitud abdominal** suele reflejar hepatoesplenomegalia, que es más frecuente en la LLA y en el subtipo monocítico de la LMA.
4. Puede aparecer **oliguria** por deshidratación, nefropatía por ácido úrico o coagulación intravascular diseminada (CID).
5. El **estreñimiento** puede indicar hipocalcemia o hipopotasemia; en la leucemia monocítica puede producirse pérdida de potasio.

B. Signos físicos
1. **Exploración general**
   a. La palidez, las petequias y la púrpura son los signos más frecuentes en la leucemia aguda.
   b. El dolor esternal con la palpación, la linfadenopatía y la hepatoesplenomegalia son mucho más frecuentes en la LLA que en la LMA.
   c. El meningismo puede indicar que existe afectación del SNC. La leucemia del SNC es más frecuente en la LLA. Cuando se observa en pacientes con LMA, suele corresponder a los subtipos M4 (particularmente con eosinófilos anómalos en la médula ósea) y M5. Es mucho menos frecuente en los demás subtipos de LMA, pero puede observarse en la recurrencia.
   d. Los infiltrados leucémicos en el fondo de ojo aparecen como manchas de Roth con hemorragias en llama.
2. La **infiltración o masas de blastos extramedulares**, que afectan especialmente a la piel, las órbitas, las mamas, las encías y los testículos, se observan la mayoría de las veces en las leucemias monocíticas agudas (M5) y la LLA.
3. La **hemorragia** desproporcionada para el nivel de trombocitopenia sugiere la presencia de CID, particularmente frecuente en la LPA.
4. Los **signos de infección** deben buscarse cuidadosamente.

C. Pruebas complementarias.
Debe realizarse la evaluación del frotis de sangre periférica en todos los casos en los que la leucemia aguda forme parte del diagnóstico diferencial. El hallazgo de blastos leucémicos circulantes establece el diagnóstico, pero debe confirmarse mediante el estudio de la médula ósea, a partir del cual es más probable obtener un análisis citogenético positivo. El análisis mediante hibridación *in situ* fluorescente (FISH, *fluorescent* in situ *hybridization*) de las anomalías moleculares recurrentes más habituales puede identificar distintas anomalías clonales que no se encuentran fácilmente mediante la citogenética convencional.

1. **Hemograma**
   a. **Leucocitos.** El recuento leucocítico se encuentra elevado en el 60 % de los casos, es cercano a lo sano en el 15 % y está disminuido en el 25 %, según los valores de referencia del centro terapéutico. Se demuestra la presencia de blastos circulantes prácticamente en todos los casos de leucemia aguda; sin embargo, algunos pacientes acuden con un porcentaje muy bajo de éstos.
   b. **Eritrocitos.** El 90 % de los pacientes tiene anemia normocítica y normocrómica, que suele ser grave. La cifra de reticulocitos casi siempre está disminuida. La macrocitosis suele reflejar la maduración megaloblástica y sugiere un antecedente de SMD. La presencia de eritrocitos nucleados circulantes supone una indicación para una evaluación rápida de la médula ósea.
   c. **Plaquetas.** Su número está disminuido en el 90 % de los casos, y en alrededor del 40 % es < 50 000/µL.
2. Los **análisis bioquímicos** que deben realizarse son:
   a. Determinación de las concentraciones plasmáticas de ácido úrico, calcio ionizado, fósforo, magnesio y lactato deshidrogenasa (LDH).

b. Pruebas funcionales renales y hepáticas en plasma.
   c. Pruebas de coagulación para detectar CID.
3. Los **hallazgos en la médula ósea** se han comentado anteriormente, en la sección II. Un exceso de blastos del 20 % establece el diagnóstico de leucemia aguda.
4. Los resultados de la **citometría de flujo** para la LMA se muestran en el Apéndice B5. Los resultados para la LLA se muestran en el Apéndice B3.
5. Las **pruebas citogenéticas** son esenciales en todos los pacientes debido a su relevancia para el pronóstico. Es indispensable efectuar pruebas de evaluación de bandas cromosómicas y FISH empleando un panel de referencia de las leucemias agudas más frecuentes. Las anomalías citogenéticas distinguen tipos únicos de AML y constituyen el factor con mayor poder predictivo para tratamiento, duración de respuesta y recaídas. Las anomalías citogenéticas, de acuerdo con las recomendaciones de la *European Leuokemia Net*, pueden clasificarse como favorables, intermedias (estándar) y desfavorables (pobres):
   a. Favorables. Aquellas en las que se identifican las siguientes anomalías citogenéticas:
      i. t(8;21)(q22;q22); RUNX1-RUNX1T1;
      ii. inv(16)(p13.1q22) o t(16;16)(p13.1q22); CBFB-MYH11;
      iii. Mutación NPM1 *sin* Mutación FLT3-ITD
      iv. Mutación bialélica CEBPA
   b. Intermedias. Aquellas en las que se identifican las siguientes anomalías citogenéticas:
      i. Cariotipo normal
      ii. Mutación NPM1 *con* mutación FLT3-ITD
      iii. Mutación FLT3-ITD
      iv. Factor de unión nuclear con mutación c-kit
      v. t(9;11)(p22;q23); MLLT3-MLL
      vi. Otras anomalías no clasificadas como favorables o desfavorables
   c. Desfavorables: Aquellas en las que se identifican las siguientes anomalías citogenéticas:
      i. Citogenética compleja
      ii. Cariotipo monosomal (−5,−7, 5q−)
      iii. 17p anormal
      iv. inv(3)(p21;q26.2) o t(3;3)(q21;q26.2); RPN1-EVI1
      v. t(6;9)(p23;q34); DEK-NUP214
      vi. t(v;11)(v;q23); rearreglos MLL
      (Döhner H, Estey EH, Amadori S, et al. Diagnosis and Management of acute leukemia in adults: Recommendations from an international expert panel, on behalf of the European Leukemia Net. *Blood* 2010;115:453.)
6. **Estudios moleculares.** Los marcadores moleculares identificados a través del análisis genómico sirven como factores pronóstico independientes para la LMA y se usan para guiar el tratamiento. Estos marcadores ayudan a estratificar el cariotipo LMA sano (45 % de los pacientes con LMA) en subgrupos. **Todos los pacientes con LMA recién diagnosticada deben someterse a FLT3 (tirosina cinasa 3 similar a Fms), NPM1 (nucleofosmina 1) y CEBPA (proteína de unión al potenciador de CCAAT α).**

   Las mutaciones bialélicas NPM1 y CEBPA confieren un pronóstico favorable. Las mutaciones en DTI-FLT3 (duplicaciones en tándem internas) ocurren en el 30 % de los pacientes con LMA y confieren un pronóstico menos favorable. Estos y otros marcadores moleculares se utilizan para agrupar a los pacientes en las categorías de riesgo favorable, intermedio y bajo para guiar las recomendaciones de tratamiento y trasplante.

   Las mutaciones más recientes identificadas mediante secuenciación de genes incluyen DNMT3A e IDH1 y 2, TET2 y ASLX1. Los estudios han identificado asociaciones pronósticas con estas mutaciones; sin embargo, todavía están bajo investigación tanto como marcadores pronósticos como para objetivos terapéuti-

cos, y no se han incorporado a los criterios de riesgo estándar y recomendaciones para el trasplante o el tratamiento.
7. Los **estudios radiológicos** que deben solicitarse son:
   a. **Radiografía de tórax,** para observar infiltrados leucémicos o infecciosos.
   b. **Radiografías óseas** de áreas dolorosas espontáneamente o a la palpación, para buscar aumento perióstico o destrucción ósea por masas óseas extramedulares.
   c. Deben realizarse **TC** del tórax y del abdomen/pelvis en los pacientes con LLA para detectar linfadenopatía y organomegalia.
8. En algún momento debe realizarse el **estudio del líquido cefalorraquídeo (LCR)** en los pacientes con LLA, en los que suele formar parte del tratamiento de inducción. Debe estudiarse el LCR en pacientes con leucemia monocítica aguda y en aquellos con LMA y meningismo o alteraciones del SNC. Pueden instilarse citarabina o metotrexato en el LCR al finalizar el estudio, a causa de la posibilidad de que se haya producido una contaminación leucémica desde la sangre (*v.* sec. IX.B).

   La afectación meníngea leucémica se asocia a una disminución de la glucosa y a un aumento de la concentración de proteínas en el LCR, junto con pleocitosis y presencia de células leucémicas en el estudio citológico.

IV. FACTORES PRONÓSTICO Y SUPERVIVENCIA

La RC es el principal factor pronóstico en todas las formas de leucemia aguda. Una RC se define por los siguientes elementos:
- La médula ósea contiene menos del 2% al 5% de blastos, y éstas no deben ser clonales.
- Se han recuperado los recuentos de granulocitos y plaquetas.

A. **Factores pronóstico de la LMA.** Los factores más importantes que indican un **mal pronóstico** en la LMA son los siguientes:
1. Edad avanzada (descrita típicamente como > 60 años).
2. Antecedente de mielodisplasia.
3. LMA relacionada con el tratamiento.
4. Leucocitosis cuando se muestra la enfermedad.
5. Citogenética y marcadores moleculares desfavorables.

B. **Factores pronóstico de la LPA**
1. La enfermedad de bajo riesgo se define como recuento leucocítico $\leq 10\,000/\mu L$ y plaquetas $> 40\,000/\mu L$.
2. La enfermedad de riesgo intermedio se define como recuento leucocítico $\leq 10\,000/\mu L$ y plaquetas $\geq 40\,000/\mu L$.
3. La enfermedad de alto riesgo se define como recuento leucocítico $> 10\,000/\mu L$.

C. **Factores pronóstico de la LLA.** La LLA no es una enfermedad uniforme y muestra subtipos con diferentes características biológicas, clínicas y pronósticas. Los factores pronóstico más importantes son la edad, el recuento leucocítico inicial, el inmunofenotipo y las características citogenéticas.
1. **Factores pronóstico favorables en la LLA del adulto.** El *Cancer and Leukemia Group B* (CALGB) identificó las siguientes características clínicas y biológicas que se relacionan con un pronóstico favorable a largo plazo:
   a. Menor edad.
   b. Recuento leucocítico ($\leq 30\,000/\mu L$).
   c. Ausencia de cromosoma Filadelfia (Ph[1]).
2. **Factores pronóstico adversos en la LLA**
   a. **Características clínicas**
   (1) Mayor edad.
   (2) Recuento leucocítico $> 30\,000/\mu L$.
   (3) La RC se alcanza tarde (después de 3-4 semanas).
   b. **Inmunofenotipo**
   (1) LLA de linfocitos pre-B.

(2) LLA de linfocitos pre-T.
(3) LLA de linfocitos T maduros.
  c. **Citogenética y genética molecular**
    (1) t(9;22)(p34;q11) [Ph[1]]; gen de fusión *BCR/ABL:* se observa en el 25 % de los adultos con LLA.
    (2) t(1;19)(q23;p13); *PBX/E2A:* se observa en el 25 % de los niños con LLA.
    (3) 11q23 anómalo; reordenamiento del gen *MLL:* mal pronóstico en adultos y en lactantes < 1 año de edad.
    (4) t(4;11)/LLA1-AF4; las características clínicas habituales de este subtipo incluyen las siguientes:
      (a) Leucocitosis (mediana de 180 000/µL).
      (b) Morfología L1 o L2 con estirpe de linfocitos B.
      (c) Inmunofenotipo desfavorable (CD10–, CD19+, HLA-DR+) con coexpresión frecuente de marcadores mieloides (CD15+, CDw65+).
    (5) Expresión de resistencia a múltiples fármacos (rara vez analizado).
3. **Tasas de respuesta y de supervivencia**
  a. **LMA.** De un 40 % a un 70 % de los pacientes logran una RC a la quimioterapia de inducción habitual. La mediana de la supervivencia es de 12-24 meses en los pacientes que alcanzan la RC; la mediana de la duración de la primera remisión es de 10-12 meses. Alrededor del 20 % de los pacientes que alcanza una RC (5 % al 15 % de todos los pacientes) sobrevive > 5 años, y muchos de ellos pueden curarse. La mayoría de las recurrencias se producen en 3 años.

  Cerca del 50 % de los pacientes con citogenética «favorable» que alcanzan una RC sobrevive. Sólo el 5 % al 15 % de los pacientes en RC logra una supervivencia prolongada si tiene > 60 años o muestra LMA tras un SMD primario o secundario.
  b. **LLA** (*v.* también «Leucemia aguda» en el cap. 19).
    (1) **Niños con «riesgo medio»** (1-9 años, recuento de leucocitos < 50 000/µL, subtipo de linfocitos B precursores y sin factores pronóstico adversos). De todos los casos, < 20 % tienen recurrencia si se tratan adecuadamente, y > 80 % tiene una supervivencia de 5 años sin signos de la enfermedad. En estos pacientes no es habitual la recurrencia o el fallecimiento tras 4 años de RC continua.
    (2) **Niños con «riesgo elevado»** (con factores pronósticos adversos). Muestra una duración de la remisión y una supervivencia similares a la de los adultos, aunque algunas series comunican que un 70 % de los pacientes sobrevive sin signos de enfermedad durante 4 años. El tiempo de supervivencia en los lactantes es < 2 años.
    (3) **Adolescentes y adultos.** Tienen una mediana de la duración de la primera RC de 12 a 24 meses y una mediana de supervivencia de 24 a 30 meses. Los adolescentes mayores (17 a 21 años) parecen tener un tiempo de supervivencia notablemente mayor si se les trata con protocolos pediátricos agresivos. La mediana de la supervivencia es < 18 meses en los pacientes de > 60 años con un recuento leucocítico elevado cuando se detecta la enfermedad.

V. TRATAMIENTO DE LOS PACIENTES CON LEUCEMIA AGUDA QUE PUEDEN RECIBIR UN ALOTRASPLANTE DE CÉLULAS MADRE HEMATOPOYÉTICAS (ATCMH)

En todos los pacientes en los que puede realizarse un ATCMH cuando inicialmente se diagnostica leucemia aguda (generalmente < 70 años) son muy importantes las siguientes precauciones:
  A. **Reducción de leucocitos e irradiación de todos los hemoderivados administrados.**
  B. **Realizar una tipificación HLA** del paciente, tanto para antígenos de clase I como de clase II, en el momento del ingreso o antes de recibir cualquier tratamiento que vaya a producir una reducción de los recuentos hemáticos.

C. **Valorar las concentraciones de anticuerpos frente a citomegalovirus (CMV)** en el momento del ingreso. Debe comprobarse que todos los hemoderivados sean negativos para el CMV hasta disponer de las concentraciones. Los pacientes que dan resultados negativos frente al CMV deberán recibir hemoderivados negativos para el CMV si se contempla el alotrasplante, mientras que los que muestran resultados positivos para el CMV pueden recibir productos seguros en relación con el CMV (positivos pero leucofiltrados).

VI. TRATAMIENTO DE LA LMA

A. **Inducción a la remisión.** El tratamiento estándar consiste en citarabina infusional más una antraciclina. Se ha administrado citarabina a dosis que varían desde 100 mg/m^2 a 6 000 mg/m^2, pero no está claro que dosis mayores en la inducción den mejores resultados. También parece que se obtienen resultados similares con daunorubicina, idarubicina y mitoxantrona a dosis equipotentes. Se considera que la daunorubicina a una dosis de 45 mg/m^2 es claramente inadecuada; dosis mayores (60-90 mg/m^2) se asocian a mayor supervivencia total sin aumento de los efectos tóxicos de grado 3 a 5 ni de la muerte temprana. La idarubicina puede inducir una mayor tasa de remisión, pero la supervivencia general en comparación con dosis más elevadas de daunorubicina es similar. Una pauta típica sería:

Citarabina, 200 (mg/m^2)/día en infusión i.v. continua durante 7 días, y

Daunorubicina, 60-90 mg/m^2 (o idarubicina, 12 mg/m^2; o mitoxantrona, 12 mg/m^2) en embolada i.v. los días 1, 2 y 3.

Si los blastos no desaparecen de la sangre y la médula ósea tras el primer ciclo de tratamiento, y el paciente puede tolerar otro, se repite de nuevo la poliquimioterapia. Habitualmente se consigue una RC cerca de 1 mes después de iniciar el tratamiento. Más del 95 % de las RC se logra con uno o dos ciclos de quimioterapia de inducción.

1. **Efectos adversos del tratamiento de inducción**
   a. Puede aparecer un **síndrome de lisis tumoral** con hiperuricemia, hiperfosfatemia, hipocalcemia e hiperpotasemia. Los pacientes con leucemia aguda deben recibir previamente alopurinol (300-600 mg/día), si es posible, 12 a 48 h antes de iniciar la quimioterapia. Los pacientes con alto riesgo de lisis tumoral tales como recuento leucocítico > 100 × 10^9/L o ácido úrico > 7.5 deben recibir una dosis de rasburicasa.
   b. **Alteraciones cardiacas.** Las antraciclinas pueden asociarse a cambios electrocardiográficos, arritmias o insuficiencia cardiaca congestiva. Debe realizarse a todos los pacientes una gammagrafía cardiaca o un ecocardiograma para valorar la fracción de eyección del ventrículo izquierdo antes de iniciar el tratamiento con antraciclinas.
   c. **Necrosis tisular.** Las antraciclinas son fármacos vesicantes y, si se extravasan hacia los tejidos, causarán una grave necrosis tisular. Un método más seguro sería utilizar un catéter de acceso a una vía venosa central (catéter de Hickman) bien fijado, cuya ubicación y estado de retorno de flujo deberán comprobarse antes de realizar la infusión de la antraciclina.
   d. La **pancitopenia** secundaria a la mielodepresión se debe a la enfermedad y es un objetivo del tratamiento; por ello aparecen complicaciones infecciosas y hemorrágicas. Los pacientes dependerán de las transfusiones hasta que se alcance la remisión y se restablezca la hematopoyesis normal.
   e. La **náusea** y el **vómito** tienden a ser mínimos si se utiliza una pauta antiemética eficaz. El potencial emético de la citarabina es bajo, pero los pacientes necesitan antieméticos eficaces durante la administración de antraciclinas. Una pauta habitual incluye un antagonista de la serotonina y dexametasona (10 mg/día v.o.) durante los 3 días de la administración de la antraciclina.
   f. La **alopecia** es habitual y suele ser reversible.
   g. **Efectos adversos de las dosis elevadas de citarabina.** Cuando se utiliza en dosis elevadas (2-3 g/m^2 en 1-3 h), la citarabina puede asociarse a efectos tóxicos cerebelosos, oftálmicos y gastrointestinales, particularmente en los pacientes de > 60 años. Estos efectos se observan con menos frecuencia cuando se

administra el fármaco en dosis inferiores (1.5 g/m^2) o cuando se infunde una dosis mucho menor durante periodos más prolongados (100-400 mg/m^2 en infusión i.v. continua).
2. **Pacientes adultos mayores.** El tratamiento de los pacientes >60 años resulta controvertido. En general los pacientes de edad avanzada no toleran los efectos adversos del tratamiento de inducción intensivo del mismo modo que lo hacen los pacientes más jóvenes; la mortalidad relacionada con el tratamiento durante la inducción se sitúa entre el 10% y el 30%, con las pautas intensivas. Además, los pacientes sufren a menudo LMA con manifestaciones adversas de la enfermedad, con frecuencia tras un antecedente de SMD o con una citogenética de riesgo elevado. Las tasas de remisión son bajas. Sin embargo, en diferentes estudios se ha visto que un tratamiento intensivo prolonga la supervivencia y mejora la calidad de vida en comparación con los cuidados paliativos solos.
    a. Los factores de riesgo desfavorable que se asocian a pronóstico adverso y supervivencia corta son los siguientes:
    (1) Edad ≥75 años.
    (2) Trastorno hemático previo durante más de 1 año.
    (3) Datos citogenéticos de riesgo elevado.
    (4) Leucocitos >50 000/μL.
    (5) LDH >600 UI/L.
    (6) Mal estado funcional (Escala ECOG >2)
    b. Los pacientes que no tienen los factores de riesgo desfavorable anteriores pueden recibir tratamiento con la pauta siguiente (no se ha demostrado que una administración más intensiva de daunorubicina sea útil en este grupo de edad):
    Citarabina, 100 (mg/m^2)/día en infusión i.v. continua durante 7 días, y
    Daunorubicina, 60-90 mg/m^2 (o idarubicina, 12 mg/m^2) en embolada i.v. los días 1, 2 y 3.
    c. Las pautas menos intensivas, que se han asociado a menos mielodepresión y a menos muertes tempranas, en pacientes ancianos con buena situación médica general, incluyen los siguientes:
    (1) Citarabina, 100 (mg/m^2)/día durante 5 días en infusión i.v. continua, e idarubicina, 12 mg/m^2 i.v. en una sola dosis.
    (2) Los fármacos hipometilantes azacitidina y decitabina han demostrado una mejor supervivencia global si se compara con el mejor cuidado de soporte, y tienen una toxicidad mínima.
    (3) «Citarabina a dosis baja» (10 mg/m^2 s.c. 1-2 veces/día o 20 mg s.c. 2 veces/día durante 10 días cada 4 a 6 semanas).
    (4) La clofarabina es una alternativa de intensidad intermedia aceptable a la inducción estándar.
    d. El tratamiento paliativo es una opción razonable en algunos pacientes adultos mayores con LMA, particularmente los que no tienen una buena situación médica general, aunque la supervivencia habitualmente se mide en semanas.
B. **Tratamiento tras la remisión.** Una vez alcanzada la RC, el objetivo más importante es evitar la recurrencia. Las células leucémicas que no son clínicamente evidentes se encuentran casi siempre en la médula ósea. Se necesita tratamiento para erradicar la leucemia residual o la recurrencia será inevitable. Sin embargo, el mejor método de tratamiento tras la remisión sigue siendo controvertido.
1. **En los pacientes de <60 años** suele optarse por una de las tres posibilidades terapéuticas siguientes tras la remisión.
    a. **Consolidación intensiva de la quimioterapia.** Se administran dosis relativamente elevadas de fármacos poco después de que el paciente haya alcanzado la RC, recuperado la función hematopoyética normal y cualquier complicación del tratamiento anterior. Se administran tres o cuatro ciclos de dosis elevadas de citarabina (HDAC) a pacientes con LMA de riesgo favorable o aquellos pacientes que no proceden al trasplante después de la quimioterapia de inducción.

b. **Trasplante de células madre hematopoyéticas (TCMH) autólogo.** Puede ofrecer menor riesgo de recurrencia que la quimioterapia intensiva, pero la recurrencia sigue siendo mayor que la asociada al alotrasplante. La principal causa de muerte sigue siendo la recurrencia de la enfermedad.
c. **ATCMH.** La mayoría de los estudios prospectivos no han conseguido demostrar que el alotrasplante proporcione alguna ventaja en cuanto a la supervivencia en los pacientes de bajo riesgo (citogenética favorable) en la primera remisión. Por otro lado, se demostró una disminución de la recurrencia y un aumento de la supervivencia sin signos de enfermedad en los pacientes con un riesgo medio. Los pacientes con una citogenética desfavorable parecían ser los que más se beneficiaban del ATCMH.
2. **Pacientes mayores de 60 años.** Aunque todos los estudios extensos han incluido el tratamiento después de la remisión en estos pacientes, no hay ninguna estrategia estándar después de la remisión. Los pacientes adultos mayores no se beneficiaron de ninguna dosis de citosina. Una única dosis de HDAC ajustada a la edad y las comorbilidades del enfermo es una opción razonable en estos pacientes. Con pautas de acondicionamiento de intensidad reducida el ATCMH se ha convertido en una opción válida.
C. **Tratamiento de las recurrencias.** Las recurrencias de la LMA suelen ser sistémicas (tanto en médula ósea como en cualquier otro lugar). En ocasiones la recurrencia extramedular (p. ej., los cloromas cutáneos o ganglionares) puede anteceder a la sistémica. Hasta un 50 % de los pacientes con LMA recurrente logra una segunda RC con tratamiento. Debe considerarse seriamente para un ATCMH a los pacientes elegibles para los que se disponga de un donante de células madre histocompatible.
D. **Tratamiento dirigido a un objetivo molecular.** Los inhibidores de la tirosina cinasa muestran actividad en pacientes con LMA y mutación FLT3. En un estudio de fase II, se evaluó al sorafenib en combinación con 5-azacitidina en pacientes con LMA FLT3-ITD recurrente. Se valoraron los resultados en 37 sujetos y se informó una tasa de respuesta del 46 % con 27 % de respuestas completas con recuperación incompleta del recuento celular, un 16 % con respuesta completa y un 3 % con respuesta parcial. El sorafenib debe tenerse en cuenta para la LMA resistente al tratamiento o recurrente.

El ensayo RATIFY es un estudio aleatorio, de fase III, controlado con placebo, en el que se evaluó a la **midostaurina**, una pequeña molécula de objetivos moleculares múltiples e inhibidora de FLT3, causante de la inducción estándar y de consolidación en pacientes con mutaciones FLT3-ITD y FLT3-TKD. En este ensayo, se demostró que la adición de midostaurina a la quimioterapia y después al tratamiento de mantenimiento mejoró la supervivencia libre de actividad tumoral (8 meses frente a 3 meses) y la supervivencia global (74.7 frente a 26 meses con placebo). Al tiempo de hacer este escrito, este fármaco todavía no cuenta con aprobación.

VII. TRATAMIENTO DE LA LEUCEMIA PROMIELOCÍTICA AGUDA

A. **Inducción.** A los pacientes con sospecha de padecer LPA debe iniciarse la administración de ácido todo-*trans*-retinoico (ARTT), mientras se esperan los resultados citogenéticos confirmatorios, en un intento por controlar la coagulopatía que amenaza la vida. Si se corrobora otro diagnóstico, el ARTT se suspende. Este último y el trióxido de arsénico (TOA) actúan con fármacos de diferenciación en la LPA.

En el estudio APL0406 intergrupal, se comparó el ARTT más TOA frente al ARTT más idarubicina en un estudio de fase III. Las tasas de RC fueron similares en ambos grupos, pero la SLE a 2 años fue del 97 % para ARTT-TOA y del 86 % para ARTT-idarubicina. La supervivencia global fue mejor en el grupo ARTT-TOA. En este estudio, se demostró que ARTT-TOA no fue inferior a ARTT más quimioterapia. La combinación de ARTT más TOA es menos tóxica.
1. A los **pacientes con riesgo bajo e intermedio** se les puede tratar con ARTT más trióxido de arsénico, ARTT más idarubicina, o ARTT más daunorubicina y citarabina como tratamiento de inducción.

2. Los **enfermos con alto riesgo** deben recibir tratamiento con ARTT más quimioterapia. La pauta incluye ARTT más daunorubicina y citarabina, ARTT más idarubicina, y ARTT más TOA e idarubicina.
B. **Consolidación.** Después de la RC en la LPA resulta obligada la administración de un tratamiento de consolidación para evitar la recurrencia. El tratamiento consiste en continuar ARTT más ATO o ARTT con una antraciclina, con o sin citarabina.
C. **Mantenimiento.** Después de la consolidación y confirmación de la remisión molecular, los pacientes pasan al tratamiento de mantenimiento. En fechas recientes, se puso en duda el papel del mantenimiento con ARTT y TOA en enfermos con riesgos bajo e intermedio. En el estudio de no inferioridad SO521, los pacientes con riesgo bajo e intermedio tratados con inducción estándar mediante ARTT más quimioterapia y consolidación que incluyó TOA se distribuyeron al azar. Los que lograron remisión molecular fueron tratados de manera aleatoria con observación y mantenimiento con ARTT, 6-mercaptopurina y metotrexato. Después de 36 meses de seguimiento, no hubo recurrencias en ningún grupo del estudio, lo que sugiere la probabilidad de que los enfermos tratados con ARTT y TOA no requieren mantenimiento.
  1. Los pacientes deben proceder a la pauta de mantenimiento asociado con el protocolo de inducción y consolidación sobre el que el paciente ha sido tratado.
  2. Los pacientes deben ser monitorizados a intervalos regulares por la reacción en cadena de la polimerasa (PCR, *polymerase chain reaction*) para evaluar la remisión molecular continua.
D. **Síndrome de diferenciación de la LPA (SDLPA).** Se trata de un síndrome cardiorrespiratorio que se manifiesta con fiebre, pérdida de peso, dificultad respiratoria, infiltrados pulmonares intersticiales, derrame pleural y pericárdico, hipotensión episódica e insuficiencia renal aguda. El trastorno se atribuye a la rápida diferenciación de los blastos a neutrófilos (clonales), con las consiguientes complicaciones vasculares, y puede inducirse por el ARTT o el trióxido de arsénico. La incidencia es del 25 % cuando sólo se utiliza ARTT. La administración coincidente de ARTT y quimioterapia puede reducir la incidencia a menos del 10 %, aunque es algo que no ha quedado claramente establecido. Los corticoesteroides pueden ser eficaces como profilaxis y como tratamiento del síndrome de diferenciación. La tasa de mortalidad de este síndrome ha descendido del 30 % al 5 %, lo que probablemente refleje el reconocimiento precoz y la rápida instauración del tratamiento con dexametasona. No hay factores que predigan claramente la aparición de este síndrome.
E. **CID.** Se trata de una coagulopatía que empeora por la quimioterapia citotóxica, que se observaba anteriormente en > 90 % de los pacientes con LPA y que causaba graves manifestaciones hemorrágicas superiores a lo esperado para el nivel de trombocitopenia. Tanto la incidencia como la gravedad de la CID han disminuido gracias al tratamiento de diferenciación. Las alteraciones analíticas que se observan no sólo son las asociadas a la CID (disminución del fibrinógeno, además de aumento de la fibrina y de los productos de degradación del fibrinógeno), sino que también hay signos de una mayor fibrinólisis (deficiencia adquirida del inhibidor de la fibrinólisis α_2-antitripsina).

Debe controlarse estrechamente la aparición de CID en los pacientes, y tratarla ante el primero de sus signos. Las transfusiones de plaquetas y crioprecipitado (para mantener las concentraciones de fibrinógeno) constituyen la clave del tratamiento. La heparina casi nunca se usa actualmente. Los antifibrinolíticos, como el ácido épsilon-aminocaproico, pueden ser útiles cuando la fibrinólisis es excesiva.

VIII. TRATAMIENTO DE LA LEUCEMIA LINFOBLÁSTICA AGUDA
A. **Inducción de la remisión**
  1. **Niños** (*v.* también el cap. 19). La combinación de vincristina con prednisona (V + P) o dexametasona produce una RC en del 85 % al 90 % de los casos de LLA en la infancia; se añade típicamente asparaginasa. La daunorrubicina o la doxorubicina se añaden para los pacientes de mayor riesgo. La mayoría de los niños logra la RC a lo largo de las 4 semanas de tratamiento; si no se alcanza la RC en 6 semanas,

se inician tratamientos alternativos, ya que no hay razón para continuar con los fármacos iniciales salvo en circunstancias inusuales, como la ataxia telangiectasia. Los niños suelen alcanzar la RC sin una mielodepresión prolongada.
  a. A los **pacientes con riesgo medio** se los trata con V + P más asparaginasa, durante 4 a 6 semanas.
      Vincristina, 1.5 mg/m² (máximo de 2 mg) en pulso i.v. semanal
      Prednisona, 40 (mg/m²)/día v.o.
      Peg-asparaginasa, 2 500 U/m² i.v.
  b. A los **pacientes de riesgo elevado** se los trata con V + P, Peg-asparaginasa y daunorubicina (25 mg/m²) i.v. cada semana durante 2 dosis.
2. **Adultos.** La pauta V + P produce una RC del 45 % al 65 % de los adultos con LLA. La adición de una antraciclina (con o sin asparaginasa) aumenta la tasa de RC al 75 %. Las pautas con cinco fármacos pueden aumentar más la tasa de RC, hasta el 85 %; un ejemplo es el siguiente (v. Larson RA et al. en la bibliografía).
      Ciclofosfamida, 1 200 mg/m² i.v. el día 1
      Daunorubicina, 45 mg/m² i.v. los días 1, 2 y 3
      Vincristina, 2 mg i.v. los días 1, 8, 15 y 22
      Prednisona, 80 mg/m² i.v. o v.o. los días 1 a 21
  En nuestra práctica, administramos peg-asparaginasa 2 500 unidades/m² IV para adultos menores de 40 años y consideramos 1 500 unidades/m² para adultos de 40 a 60 años, y no damos peg-asparaginasa a adultos mayores de 60 años.
3. **Efectos adversos del tratamiento de inducción**
  a. **V + P**
      (1) Cólico intestinal y estreñimiento (deben usarse laxantes formadores de masa como profilaxis)
      (2) Neuropatía periférica (generalmente reversible)
      (3) Mielodepresión
      (4) Alopecia (poco frecuente)
  b. **V + P más una antraciclina.** Igual que anteriormente, en la sec. VIII.A.3.a, junto con náusea, vómito, estomatitis, alopecia, mielodepresión y, posiblemente, afectación cardiaca.
  c. **V + P más Peg-asparaginasa.** Igual que anteriormente, en la sec. VIII.A.3.a, con la adición de defectos de la coagulación con disminución de la concentración de fibrinógeno, reacciones alérgicas, encefalopatía, hiperbilirrubinemia, aumento de las transaminasas hepáticas, pancreatitis, flebitis o trombosis. Utilizamos dosis reducidas de peg-asparaginasa en adultos mayores debido al aumento de la gravedad de las toxicidades con la edad, y generalmente mantenemos la medicación después de los 60 años.
B. **La profilaxis del SNC** tras la quimioterapia de inducción evita la recurrencia precoz en el SNC, y es obligatoria en el tratamiento de la LLA. El SNC es la localización inicial de la recurrencia en más de la mitad de los niños salvo que se realice la profilaxis, y también es una localización frecuente de recurrencia en los adultos.
  1. **Pautas.** La forma de realizar la profilaxis del SNC es controvertida. Muchos especialistas recomiendan la administración intratecal de metotrexato (se administran 6-12 mg/m² de metotrexato sin conservantes hasta un máximo de 15 mg/dosis que se da 2 veces a la semana durante 5-8 dosis). A menudo se combina el metotrexato intratecal con la irradiación craneal (~ 2 400 cGy en 12 fracciones durante 2.5 semanas) en pacientes de > 1 año de edad. Algunos especialistas recomiendan el metotrexato intratecal sólo en aquellos pacientes con un escaso riesgo de recurrencia (edad de 2-9 años, leucocitos < 10 000/µL y CD10+). El tratamiento intratecal triple (metotrexato, hidrocortisona, citarabina) con o sin dosis elevada de metotrexato sistémico o citarabina puede sustituir a la irradiación craneal, que puede conducir a discapacidad intelectual tardía cuando se utiliza en niños. En los adultos se considera suficiente sólo con la quimioterapia intratecal.
  2. Las **toxicidades asociadas con la profilaxis del SNC** incluyen encefalopatía transitoria, alopecia después de la irradiación craneal, aracnoiditis química, leucoencefalopatía y efectos neuropsicológicos.

C. **Tratamiento intensivo tras la remisión**
  1. El **tratamiento de consolidación** con poliquimioterapia intensiva ha sido eficaz en cuanto a la mejora de la supervivencia en los niños, y se considera el tratamiento de referencia. En un análisis retrospectivo realizado con adultos se observó una mejor evolución en los estudios clínicos que utilizaban un tratamiento de consolidación intensivo con poliquimioterapia, aunque los estudios aleatorizados no fueron concluyentes. Las dosis elevadas de citarabina pueden ser eficaces en la LLA de linfocitos T y en algunos subgrupos de riesgo elevado. Las dosis elevadas de metotrexato pueden ser eficaces en la LLA de linfocitos B.
  2. Se ha demostrado que el **ATCMH** en la primera RC mejora la supervivencia de los adultos con LLA en todos los grupos de edad. No se recomienda en la primera RC en los niños con LLA de riesgo habitual, pero puede ser importante en subgrupos específicos de LLA (tal vez para pacientes con el cromosoma Ph^1 positivo LLA) o en aquellos que muestran recurrencia tras la remisión inicial.
D. El **tratamiento de mantenimiento** durante 2 a 3 años es obligatorio en la LLA infantil, y también suele utilizarse en los adultos.
  1. **Fármacos eficaces.** El metotrexato (20 mg/m^2 v.o. hasta un máximo de 35 mg a la semana) más la mercaptopurina (50-75 [mg/m^2]/día v.o.) son los elementos clave del tratamiento de mantenimiento en la LLA. Es importante que los fármacos se administren en dosis suficientes para producir mielodepresión, para poder causar un efecto sobre la supervivencia sin signos de enfermedad. También se administran pulsos mensuales de V + P. Se administra típicamente quimioterapia intratecal cada 90 días.
  2. **Efectos adversos del tratamiento de mantenimiento**
      a. El tratamiento se interrumpirá si aparece alguno de los siguientes episodios:
         (1) Mielodepresión importante (que limita la dosis, pero es un objetivo necesario)
         (2) Alteración de las pruebas funcionales hepáticas (PFH)
         (3) Estomatitis, diarrea
         (4) Necrosis tubular renal secundaria al metotrexato (se vigila estrechamente el funcionamiento renal)
      b. Inmunodepresión (aumento de la posibilidad de infección, sobre todo varicela e infección por *Pneumocystis jirovecii*)
      c. Inhibición del crecimiento
      d. Alteraciones cutáneas
      e. Osteoporosis con el tratamiento prolongado con metotrexato
  3. **Cuándo debe interrumpirse el tratamiento de mantenimiento**
      a. **Niños.** La quimioterapia prolongada tiene importantes consecuencias en los niños, ya que pueden aparecer efectos secundarios adversos tardíos. A la mayoría de los niños en remisión se los trata durante 30 a 36 meses; el 20 % de los niños que deja el tratamiento tiene una recurrencia, la mayoría de ellos durante el primer año. No se ha demostrado que la biopsia testicular programada de los niños antes de interrumpir el tratamiento de mantenimiento tenga valor clínico alguno.
      b. **Adultos.** La mayoría de los adultos con LLA muestra recurrencia a pesar del tratamiento de mantenimiento. Sigue sin respuesta la pregunta de durante cuánto tiempo deben continuar el tratamiento de mantenimiento los adultos con LLA, aunque parece que las pautas prolongadas y con dosis más intensivas conducen a mejores resultados. Según la experiencia en los niños, los autores recomiendan que el tratamiento de mantenimiento se prolongue al menos 2 años en los adultos con LLA.
E. **Tratamiento de las recurrencias.** La LLA puede recurrenciar de forma sistémica o en «santuarios» (testículos o SNC).
  1. **Recurrencia extramedular.** Sin profilaxis sobre el SNC es habitual que se produzca recurrencia sólo en el SNC. La recurrencia en los testículos también se produce, pero es menos frecuente. Los pacientes con recurrencia extramedular solitaria y una médula ósea sana pueden tratarse tan sólo de forma local (irradiación del SNC más

quimioterapia intratecal en la recurrencia del SNC, o irradiación testicular en la recurrencia en esta localización). Con frecuencia la recurrencia en estas localizaciones predice una recurrencia sistémica.
2. La **recurrencia sistémica** puede tratarse eficazmente con los fármacos utilizados en la inducción de la remisión original en la mitad de los casos, pero en toda recurrencia debe considerarse rápidamente la posibilidad de un alotrasplante.
   a. El **blinatumomab** es un acoplador biespecífico de linfocito T (ABeT) dirigido frente a las regiones CD19 y CD3 de los linfocitos T citotóxicos y que está aprobado para la LLA-B Ph negativa recurrente/resistente al tratamiento. En un estudio multicéntrico de fase II, se evaluaron 189 pacientes con enfermedad recurrente/resistente al tratamiento y se notificó remisión completa o remisión completa con recuperación hematológica incompleta en el 43 % de los pacientes. El blinatumomab se administró en forma de infusión intravenosa continua durante 4 semanas. Los efectos tóxicos del fármaco incluyeron toxicidad neurológica que se manifestó por convulsiones y encefalopatía; además, hubo un síndrome de liberación de citocinas.
   b. La **vincristina liposómica** está aprobada para la recaída de la LLA-B Ph negativa.
F. **Tratamiento con objetivos moleculares**
   1. **LLA Ph positiva.** En la LLA Ph positiva, la adición de un inhibidor de la tirosina cinasa BCR-ABL mejora las tasas de respuesta y permite la realización de un trasplante alógeno a un número mayor de pacientes. En el estudio UKALLXII/ECOG2993, se evaluaron pacientes antes de la introducción del imatinib y luego con la administración tardía y temprana de éste. En el estudio se encontró que la RC fue del 92 % en el grupo con imatinib en comparación con el 82 % en el grupo previo al imatinib. En general, la supervivencia a 4 años de los pacientes del grupo con imatinib fue del 38 %, frente al 22 % en el grupo previo al imatinib. La mayoría de los enfermos que recibió imatinib pudo someterse al trasplante de células madre alógenas.

   En la LLA Ph positiva, se agregaron inhibidores de la tirosina cinasa al tratamiento de inducción estándar y se continuó después del trasplante o durante la fase de mantenimiento, si el paciente no había sido sometido a trasplante en la primera RC.
   2. **LLA CD20 positiva.** El anticuerpo monoclonal anti-CD20, rituximab, es beneficioso cuando se agrega a las pautas estándar de quimioterapia frente a la LLA. El estudio GRAALL-R2005 es un ensayo multicéntrico con distribución al azar en el que se comparó el protocolo GRAALL con y sin rituximab en pacientes con edades de 18 a 59 años CD20 positivos y LLA-B Ph negativa. En dicho estudio, 220 pacientes fueron asignados al azar y se informó que los sujetos que recibieron rituximab mostraron una baja incidencia de recaídas, el 18 % frente al 30.5 %, y una SLE a 2 años del 65 % frente al 52 %. En los pacientes con trasplante alógeno hubo un beneficio significativo de la supervivencia global a 2 años del 74 % frente al 63 %.

IX. TRATAMIENTO DE LAS LEUCEMIAS AGUDAS: OTRAS CONSIDERACIONES
A. **Tratamiento adyuvante o paliativo**
   1. Los **catéteres venosos centrales permanentes** se utilizan durante la fase de inducción para facilitar la administración de los tratamientos i.v., además de la obtención de muestras de sangre para las pruebas analíticas.
   2. **Tratamiento con hemoderivados**
      a. Las **transfusiones de plaquetas** están claramente indicadas en los pacientes con trombocitopenia grave cuando existe hemorragia activa, fiebre o infección. Si no hay petequias ni hemorragia, se transfunden plaquetas de modo profiláctico cuando los recuentos son de ≤10 000/μL, salvo que el paciente tenga fiebre, en cuyo caso las plaquetas deben mantenerse ligeramente por encima de 20 000/μL, debido al aumento de consumo de las plaquetas.

b. Las **transfusiones de concentrados de eritrocitos** se utilizan para tratar la anemia sintomática y la hemorragia activa. La concentración de hemoglobina se mantiene generalmente ≥ 8 g/dL, ya que estos pacientes tienen una médula ósea arregenerativa. Si el paciente sangra activamente o tiene antecedentes de hemorragia, la transfusión se realiza para lograr una concentración de hemoglobina superior.
c. Las **transfusiones de granulocitos** no suelen recomendarse. No obstante, pueden utilizarse en determinados contextos, como una sepsis micótica fulminante, cuando se espera que el paciente se recupere en un periodo de tiempo breve. Si no existe una posibilidad razonable de recuperación, no deben utilizarse este tipo de transfusiones.
3. **Infecciones.** En caso de que aparezca fiebre, es vital iniciar rápidamente la administración empírica de antibióticos por vía i.v. La elección de los antibióticos depende del centro, pero siempre debe incluir una cobertura adecuada de bacterias gramnegativas y también de *Staphylococcus aureus* en aquellos pacientes en los que se sospecha una infección relacionada con el catéter. Cuando la fiebre es persistente, se ha demostrado que la cobertura antimicótica mejora la supervivencia de los pacientes.
   a. El **tratamiento de la fiebre causada por neutropenia** se comenta con detalle en la sección II del capítulo 36.
   b. **Profilaxis frente a la infección** (*v.* cap. 36).
4. **Síndrome de lisis tumoral** (*v.* cap. 32).
B. **Tratamiento de la leucemia meníngea**
   1. **Manifestaciones.** La leucemia meníngea debe considerarse en el marco de la neuropatía craneal, otros signos neurológicos o la alteración del estado mental. Los blastos identificados mediante el estudio citológico del LCR son diagnósticos, aunque la evaluación del LCR no es sensible.
   2. **Tratamiento.** No se ha determinado aún un tratamiento óptimo. En la mayoría de los pacientes se ha aplicado irradiación craneal o craneorraquídea durante un periodo de 3 semanas, además de quimioterapia intratecal. Esta última sola puede no ser suficiente.
      a. **Fármacos.** En el tratamiento intratecal se utiliza metotrexato sin conservantes (6-12 mg/m^2 hasta un máximo de 15 mg) o citarabina (50 a 100 mg). Si existe insuficiencia renal se evitará el metotrexato. El uso concomitante de metotrexato durante la irradiación del SNC se puede asociar a aumento de la toxicidad sobre el SNC. Los efectos adversos de este fármaco en la periferia pueden evitarse mediante la administración de ácido folínico por v.o. o i.v.
      b. **Diluyentes.** Algunos centros disponen de LCR artificial (solución B de Elliott) para diluir los fármacos citotóxicos.
      c. **Técnica.** La quimioterapia intratecal se administra de forma gradual y en condiciones isovolúmicas, mediante extracciones e inyecciones seriadas de LCR con una jeringa que contiene los quimioterápicos. Los fármacos pueden administrarse mediante punción lumbar o cisternal, o a través de un reservorio intraventricular (Ommaya).
      d. **Duración.** La quimioterapia intratecal se administra a intervalos de 2 a 7 días hasta que desaparezcan del LCR las células anómalas y el exceso de proteínas. Posteriormente el tratamiento se continúa a menudo a intervalos de 1 a 2 meses.
C. **Problemas clínicos especiales**
   1. **Leucostasis.** Es más frecuente en la LMA que en la LLA, y se observa habitualmente en aquellos pacientes con recuentos de leucocitos > 100 000/µL. El espesamiento de la sangre afecta a la circulación y se producen alteraciones orgánicas. Los blastos circulantes pueden reducirse rápidamente mediante leucocitaféresis, con lo que disminuyen los riesgos de leucostasis, CID y alteraciones metabólicas asociadas a la lisis tumoral. La hidroxiurea (3 g/día) u otra quimioterapia pueden instaurarse con la leucocitaféresis.

2. **Afectación ocular y gingival.** La irradiación de los ojos afectados con infiltrados leucémicos puede evitar la ceguera. La hipertrofia gingival en pacientes con leucemia monocítica no necesita un tratamiento especial, ya que debe resolverse con la quimioterapia de inducción.
3. **Pacientes expuestos a infecciones por el virus de la varicela zóster.** Deben tratarse con aciclovir e inmunoglobulina para el zóster (*v.* cap. 36).
4. **Leucemia aguda durante el embarazo** (*v.* cap. 27, sec. III).

SÍNDROMES MIELODISPLÁSICOS

Los síndromes mielodisplásicos (SMD) son un grupo de trastornos malignos que afectan a las células madre hematopoyéticas, lo que da lugar a cambios displásicos y a una hematopoyesis ineficaz. Los SMD pueden ser considerados como una condición preleucémica, y los pacientes están en mayor riesgo de transformación de AML. El diagnóstico de síndrome mielodisplásico primario sólo puede realizarse si no hay afecciones que causen una mielodisplasia secundaria, como exposición a fármacos y toxinas, tratamiento con factores de crecimiento, infecciones víricas, trastornos inmunitarios, trastornos congénitos, deficiencias de vitaminas, deficiencia de cobre y suplemento excesivo de zinc. En concreto, las deficiencias de ácido fólico y de vitamina B_{12} son trastornos reversibles que pueden producir cambios morfológicos de la médula ósea que se pueden confundir con mielodisplasia.

I. MANIFESTACIONES CLÍNICAS

Los SMD suelen afectar a pacientes de >65 años, con la incidencia de aumentar aún más con la edad. Los hombres son más afectados que las mujeres. Por lo general se diagnostica cuando los estudios de laboratorio muestran una citopenia, especialmente una anemia macrocítica. Los síntomas son inespecíficos y suelen reflejar el grado de citopenias. La exploración física suele ser normal. La médula ósea suele mostrar alteraciones displásicas.

II. DISHEMATOPOYESIS

La **alteración de la hematopoyesis** se manifiesta por citopenias en presencia de una médula ósea normocelular o hipercelular. Los componentes y las características de la alteración de la hematopoyesis, que se observan en diversas combinaciones en cada síndrome, son:

A. **Diseritropoyesis**
1. **Sangre periférica.** Anemia y reticulocitopenia por eritropoyesis ineficaz; anisocitosis, poiquilocitosis, punteado basófilo; macrocitosis (cuando existe una maduración megaloblastoide); y poblaciones de eritrocitos dimórficos (normocíticos, normocrómicos y microcíticos, hipocrómicos).
2. **Médula ósea.** Hiperplasia o hipoplasia eritroide; sideroblastos en anillo; maduración megaloblastoide (células multinucleadas, fragmentos nucleares, cariorrexis o vacuolas citoplásmicas).
3. **Otros análisis.** La disminución de la expresión de CD55 y CD59 en granulocitos y eritrocitos define la hemoglobinuria paroxística nocturna. En algunos casos de mielodisplasia puede detectarse una citoquímica positiva para ácido peryódico de Schiff (PAS) y un aumento de las concentraciones de hemoglobina fetal.

B. **Alteración de la granulopoyesis**
1. **Sangre periférica.** Neutropenia; gránulos neutrófilos disminuidos o anómalos; hiposegmentación de neutrófilos (anomalía de seudo-Pelger-Huët), hipersegmentación o núcleos extraños.
2. **Médula ósea.** Hiperplasia granulocítica; gránulos anómalos o disminuidos en precursores de neutrófilos; aumento del número de blastos.
3. **Otros análisis.** Disminución de la puntuación de fosfatasa alcalina neutrófila y de la actividad mieloperoxidásica.

C. **Alteración de la megacariopoyesis**

1. **Sangre periférica.** Trombocitopenia; plaquetas grandes con gránulos anómalos o disminuidos.
2. **Médula ósea.** Disminución del número de megacariocitos; micromegacariocitos; megacariocitos con núcleos grandes, únicos o múltiples, núcleos pequeños separados.
3. **Otros análisis.** Alteración de las pruebas funcionales plaquetarias.

III. CLASIFICACIÓN
A. **Clasificación FAB de los SMD.** En un principio se clasificó a los pacientes basándose totalmente en las alteraciones morfológicas y displásicas que se dan en al menos dos de tres de las estirpes celulares hematopoyéticas, en seis subtipos:
   1. Anemia resistente al tratamiento (AR): < 5 % de blastos en médula ósea.
   2. AR con sideroblastos en anillo (ARSA): < 5 % de blastos más > 15 % de sideroblastos en anillo.
   3. AR con un exceso de blastos (AREB): 5 % al 20 % de blastos en médula ósea.
   4. AREB en transformación (AREB-T): 21 % al 30 % de blastos en médula ósea.
   5. Leucemia mielomonocítica crónica (LMMC): ≤ 20 % de blastos en médula ósea más monocitosis en sangre periférica > 1 000/µL.
   6. LMA: > 30 % de blastos en médula ósea.
B. **La OMS** revisó y reestructuró la clasificación FAB tradicional y los datos citogenéticos incorporados. El umbral de porcentaje de explosión para la definición de LMA se redujo de un 30 % a un 20 %. Se eliminó la categoría de RAEB-T. La clasificación de la OMS para los SMD se muestra en el Apéndice B.6.

IV. ANOMALÍAS GENÉTICAS
A. **La citogenética es importante en el diagnóstico y el pronóstico de los SMD.**
   1. Los pacientes con citopenias y cuadro clínico de SMD, pero sin dismorfología importante en el examen de la médula ósea, pueden recibir el diagnóstico de SMD si muestran las siguientes anomalías citogenéticas:
      a. Anomalías desequilibradas: -7 o del(7q), -5 o del(5q), i(17q) o t(17p, i(17q) o t(17p, del(11q), del(12p), del(9q), Idic(x)(q13).
      b. Anomalías equilibradas: t(11;16)(q23;p13.3), t(3;21)(q26.2;q22.1), t(1;3) (p36.3;q21.1), t(2;11)(p21;23), inv(3)(q21q26.2), t(6;9)(p23;q34).
   2. Las siguientes anomalías genéticas son diagnósticas de LMA sin que importe el recuento de blastos: t(8;21)(q22;q22), inv(16)(p13.1q22) o t(16;16)/p12.1;q22), y t(15;17)(q22;q21.1).
   3. **Síndrome 5q–.** Se reconoce que es una entidad clínica característica que afecta predominantemente a las mujeres; tiene un pronóstico favorable, con un escaso riesgo de transformación a LMA. Esta entidad debe distinguirse de la LMA caracterizada por deleción del cromosoma 5 o 5q con otras anomalías cromosómicas. El síndrome 5q está asociado con la respuesta a la lenalidomida.
B. **Genética molecular.** En pacientes con SMD, se identifican mutaciones genéticas recurrentes. Algunos de los genes mutados con más frecuencia son *SF3B-1, TET-2, ASXL-1, SRSF-2 y RUNX-1*. Los genes mutados participan en la regulación epigenética, empalme del ARN, transcripción y vías de señalización. Muchas de estas mutaciones también se encuentran en la LMA. La información pronóstica se vincula con alguna de estas mutaciones genéticas. Sin embargo, los datos de la mutación genética aún no se han incorporado en las pautas estándar de pronóstico o tratamiento.

V. PRONÓSTICO
La esperanza de vida en los SMD oscila entre varios meses y los 10 años, según el cuadro inicial, la citopenia, la citogenética y la edad. El *International Prognostic Scoring System* (IPPS, Sistema internacional de puntuación pronóstica) fue el sistema pronóstico original introducido en 1997 y constituye una agrupación pronóstica ponderada basada en las citopenias, la citogenética y el porcentaje de blastos en la médula ósea. El IPSS-R se introdujo en 2012 y añade más datos citogenéticos y utiliza diferentes puntos de corte para las

citopenias. Los pacientes se clasifican en categorías de muy bajo, bajo, intermedio, alto o muy alto riesgo. En la tabla 26-2 se muestra la clasificación del sistema IPSS-R y las medianas de supervivencia asociadas. El IPSS y el IPSS-R se desarrollaron utilizando casos SMD *de novo*. Los pacientes con SMD secundario suelen tener un peor pronóstico que aquellos con enfermedad *de novo*.

VI. TRATAMIENTO DE LOS SÍNDROMES MIELODISPLÁSICOS

Dado que el tratamiento de los SMD no es eficaz en la mayoría de los pacientes, debe animarse a éstos a participar en ensayos clínicos. La elección terapéutica debe basarse en la edad del paciente, el estado general y la categoría del subgrupo IPSS. A continuación se muestran algunas de las opciones terapéuticas de las que disponen los pacientes.

A. La atención de apoyo es un pilar del tratamiento para SMD
  1. **Transfusiones.** Los pacientes reciben transfusiones de apoyo de eritrocitos y plaquetas. Es posible que los pacientes con enfermedad de bajo riesgo sólo requieran atención de apoyo.
  2. La **eritropoyetina** (EPO) aumenta las concentraciones de hemoglobina en alrededor del 15 % de los pacientes; del 5 % al 10 % puede disminuir la necesidad de transfundir eritrocitos. Las respuestas suelen producirse en 2 a 3 meses, si es que lo hacen. Las concentraciones plasmáticas de EPO antes del tratamiento están inversamente relacionadas con la probabilidad de respuesta. Las **dosis elevadas de EPO** (40 000-60 000 U a la semana) pueden ser útiles. La dosis se ajusta si el fármaco es eficaz. La respuesta es más probable si el paciente tiene sideroblastos en anillo y concentraciones plasmáticas de EPO < 500 mU/mL.
  3. La **combinación de EPO y G-CSF** (1 [mg/kg]/día) puede aumentar la tasa de respuesta de la anemia y producir actividad eritropoyética sinérgica en aquellos pacientes que no responden a la eritropoyetina sola.

B. Tratamientos para la remisión
  1. Los **fármacos hipometilantes del ADN** se usan en pacientes de riesgo bajo e intermedio, y en los de alto riesgo que no son candidatos para un tratamiento intensivo. En un estudio aleatorizado de fase III en el que se comparó la azacitidina (75 [mg/m$_2$]/d s.c. durante 7 días cada 28 días) con cuidados de apoyo sin medicamentos, se identificó el valor de dicho fármaco en la mejora del recuento de eritrocitos, la disminución o eliminación de la necesidad de transfusiones, y la mejora de la supervivencia y la calidad de vida. La decitabina produjo un espectro similar de mejora en un estudio aleatorio de fase III.
  2. La **lenalidomida** está aprobada para el tratamiento de pacientes con SMD de riesgo bajo o intermedio y la deleción 5q. El tratamiento con este fármaco mejora la anemia, reduce la necesidad de trasfusiones y mejora la citogenética. Los pacientes que responden al tratamiento con este fármaco pueden tener una supervivencia global mayor y un riesgo reducido de progresión a LMA.
  3. **Tratamiento inmunosupresor.** La baja celularidad medular y la ausencia de blastos aumentan la probabilidad de respuesta de los SMD a los fármacos inmunosupresores, como la prednisona, la globulina antitimocitos (GAT) y la ciclosporina.

C. Tratamientos curativos en los SMD de riesgo elevado. La quimioterapia de inducción seguida del ATCMH puede conducir a la resolución completa de la mielodisplasia. Aunque habitualmente se creía que el ATCMH era la única opción curativa de los SMD, la supervivencia sin signos de enfermedad a los 3 años prevista en pacientes de < 60 años depende de la categoría de riesgo de la enfermedad. El ATCMH puede ofrecerse en la enfermedad de riesgo intermedio o avanzada.

La quimioterapia habitual de los SMD o la LMA relacionada con SMD se asocia a unas tasas de respuesta menores que las de la LMA *de novo*. Esta disparidad se debe a la avanzada edad de los pacientes con SMD, la citogenética de riesgo desfavorable y el aumento de la expresión de resistencia a múltiples fármacos.

D. Tratamiento de la LMMC. Se comenta en el capítulo 24 en «Leucemia mielomonocítica crónica».

TABLA 26-2. Sistema de puntuación internacional revisado (IPSS-R, *Revised International Scoring System*) para síndromes mielodisplásicos

Puntuación IPSS-R

	0	0.5	1.0	1.5	2.0	3.0	4.0
Citogenética	Muy bueno		Buena		Intermedia	Pobre	Muy pobre
Blastos en médula ósea (%)	≤2		>2 a <5		5 a 10	>10	
Hemoglobina (g/dL)	≥10		8 a <10	<8			
Recuento plaquetario (x 10^3/µL)	≥100	50 a 100	<50				
Recuento de neutrófilos (por/µL)	≥0.8	<0.8					

Riesgo IPSS-R:
muy bueno, del(11q), −Y; bueno, citogenética normal, del(5q), del(12p), del(20q), doble con inclusión de del(5q); intermedio, del(7q), +8, +19, iso(17q), y cualquier otro clon independiente solo o doble; malo, −7, inv(3)/t(3q)/del(3q), doble con inclusión de −7/del(7q), 3 anomalías; muy malo, >3 anomalías

Puntuación total	Grupo de riesgo IPSS-R	Mediana de supervivencia (años)	Mediana de tiempo para el desarrollo de LMA al 25% (años)
≤1.5	Muy bajo	8.8	NR
>1.5 a 3.0	Bajo	5.3	10.8
>3 a 4.5	Intermedio	3.0	3.2
>4.5 a 6	Alto	1.6	1.4
>6	Muy alto	0.8	0.7

Republicada con autorización de la American Society of Hematology, de Greenber PL, Tuechler H, Schanz, J, et al. Revised international prognostic scoring system for myelodysplastic syndromes. *Blood* 2012;120:2454-2465: permiso otorgado por Copyright Clearance Center, inc.

AGRADECIMIENTOS

Los autores desean reconocer a los Dres. Mary Territo y Dennis A. Casciato, que contribuyeron significativamente a las versiones anteriores de este capítulo.

Lecturas recomendadas

Leucemia aguda

Cashen AF, Schiller GJ, O'Donnell MR, et al. Multicenter, phase II study of decitabine for the firstline treatment of older patients with acute myeloid leukemia. *J Clin Oncol* 2010;28:556.

Döhner H, Estey EH, Amadori S, et al. Diagnosis and management of acute myeloid leukemia in adults: recommendations from an international expert panel, on behalf of the European Leukemia Net. *Blood* 2010;115:453.

Dombret H, Gardin C. An update of current treatments for adult acute myeloid leukemia. *Blood* 2016;127:53.

Fielding AK, Rowe JM, Buck G, et al. UKALLXII/ECOG2993: addition of imatinib to a standard treatment regimen enhances long-term outcomes in Philadelphia positive acute lymphoblastic leukemia. *Blood* 2014;123:843.

Juliusson G, Antunovic P, Derolf A, et al. Age and acute myeloid leukemia: real world data on decision to treat and outcomes from the Swedish Acute Leukemia Registry. *Blood* 2009;113:4179.

Larson RA, Dodge RK, Burns CP, et al. A five-drug remission induction regimen with intensive consolidation for adults with acute lymphoblastic leukemia: cancer and leukemia group B study 8811. *Blood* 1995;85:2025.

Lo-Coco F, Avvisati G, Vignetti M, et al. Retinoic acid and arsenic trioxide for acute promyelocytic leukemia. *N Engl J Med* 2013;369:111.

Luskin MR, Lee JW, Fernandez HF, et al. Benefit of high-dose daunorubicin in AML induction extends across cytogenetic and molecular groups. *Blood* 2016;127:1551.

Rowe JM, Buck G, Burnett AK, et al. Induction therapy for adults with acute lymphoblastic leukemia: results of more than 1500 patients from the international ALL trial: MRC UKALL XII/ ECOG E2993. *Blood* 2005;106:3760.

Schiller GJ. High-risk acute myelogenous leukemia: treatment today ... and tomorrow. *Hematol Am Soc Hematol Educ Program* 2013;2013:201.

Shiller GJ. Evolving treatment strategies in patients with high-risk acute myeloid leukemia. *Leuk Lymphoma* 2014;55:2438.

Topp MS, G.kbuget N, Stein AS, et al. Safety and activity of blinatumomab for adult patients with relapsed or refractory B-precursor acute lymphoblastic leukaemia: a multicenter, single-arm, phase 2 study. *Lancet Oncol* 2015;16:57.

Síndromes mielodisplásicos

Greenberg PL, Tuechler H, Schanz J, et al. Revised International Prognostic Scoring System for Myelodysplastic Syndromes. *Blood* 2012;120:2454.

Guillermo Garcia-Manero. Myelodysplastic syndromes: 2015 Update on diagnosis, risk-stratification and management. *Am J Hematol* 2015;90:832.

Haferlach T, Nagata Y, Grossman V, et al. Landscape of genetic lesions in 944 patients with myelodysplastic syndromes. *Leukemia* 2014;28:241.

Malcovati L, Hellstrom-Lindberg Eva, Bowen D, et al. Diagnosis and treatment of primary myelodysplastic syndromes in adults: recommendations from the European LeukemiaNet. *Blood* 2013;122:2943.

Swerdlow SH, et al. *World Health Organization Classification of Tumours of Haematopoietic and Lymphoid Tissues.* Lyon, France: IARC Press; 2008.

IV Complicaciones

27 Función sexual, fecundidad y cáncer durante el embarazo

Jordan E. Rullo, Kathryn J. Ruddy y Alison W. Loren

I. SALUD SEXUAL

El impacto del cáncer en la salud sexual y en las relaciones sexuales de los pacientes es un aspecto importante de su calidad de vida. Es imperativo que los proveedores de cuidados de la salud compartan con sus pacientes el impacto que puede tener cada opción de tratamiento en el desarrollo futuro de la función sexual y su sexualidad con el fin de ayudar en la selección y planificación del mismo.

A. Cáncer de mama

1. **Cirugía**
   a. La **lumpectomía** puede causar un cambio en la sensibilidad mamaria, cicatrices y deformación de la mama.
   b. La **mastectomía** puede producir en las mujeres una mala percepción de la imagen corporal y dañar la autoestima si se compara el resultado final con la lumpectomía. La mastectomía puede socavar los sentimientos de feminidad y provocar duelo por la pérdida de una o ambas mamas, así como por las cicatrices.
   c. La **reconstrucción mamaria** puede ayudar a mejorar la percepción de la imagen corporal, la sexualidad y la función sexual. Sin embargo, la sensibilidad en las mamas y el pezón continúa alterada.
2. La **radioterapia** causa fatiga, la cual puede producir un descenso en el deseo sexual. La radiación también causa daño en la piel, decoloración y dolor de ésta en el sitio radiado.
3. La **quimioterapia** con un fármaco alquilante puede causar insuficiencia ovárica prematura (IOP). Esto condiciona una menopausia inducida por el tratamiento y puede conducir a un descenso del deseo sexual, síndrome genitourinario de la menopausia (SGM), dispareunia, disminución de la sensibilidad genital, incontinencia urinaria y síntomas vasomotores. La mujer que experimenta síntomas vasomotores tiene el doble de posibilidades de experimentar disfunción sexual.
4. **Manipulación endocrina**
   a. El **tamoxifeno** tiene un efecto estrogénico leve sobre la mucosa vaginal y puede causar un incremento de la lubricación vaginal.
   b. Los **inhibidores de la aromatasa** provocan más limitaciones sexuales que el tamoxifeno. Entre éstas se incluyen resequedad vaginal, dispareunia y disminución del deseo sexual.

B. Cáncer prostático

1. La **prostatectomía radical** (PR) causa problemas de disfunción eréctil (DE) posquirúrgica en hasta el 85 % de los varones. Ésta puede ser permanente o temporal, con una duración en estos casos de hasta 24 meses, en la prostatectomía radical con preservación de los nervios. La eyaculación es imposible. La PR puede causar acortamiento del pene de 1 cm a 3 cm en la mayoría de los hombres tras el primer año que sigue a la cirugía, pero el método con preservación nerviosa protege frente a esta complicación.
2. La **radiación con rayo externo** y la **braquiterapia** pueden causar tasas similares de DE comparada con la PR. Con el tiempo, la braquiterapia puede reducir el

riesgo de DE en comparación con la radiación mediante rayo externo, y ésta también es una causa conocida de aneyaculación.
3. La **criocirugía** causa DE. Se estima que la función eréctil se preserva en más del 60% de los varones que se someten a una ablación focal, en comparación del 25% al 47% de aquellos que sufren una intervención de todo el glande.
4. El **tratamiento de privación de andrógeno (TPA)** puede causar DE, cambio de la función orgásmica, disminución del deseo sexual, feminización corporal y atrofia genital. La administración intermitente de este tratamiento frente a la administración continua ha mostrado tener mejores resultados en la función sexual.

C. **Cáncer cervical**
1. La **histerectomía simple** causa acortamiento vaginal, dispareunia, sensación genital reducida, así como lubricación vaginal escasa y dificultades orgásmicas. El impacto de la histerectomía a largo plazo incluye una disminución del deseo sexual y de la lubricación vaginal.
2. La **histerectomía radical (HR)** causa una disfunción sexual mayor comparada con la histerectomía simple. De manera habitual, reduce la lubricación, longitud y elasticidad vaginales, así como provoca disfunción orgásmica e intestinal y vesical. La manera en que la mujer alcanza el orgasmo (vaginal, cervical o por estimulación clitoriana) puede predecir el impacto del tipo de cirugía en la función orgásmica.
3. En comparación con la cirugía, la **radioterapia** causa más problemas relacionados con la excitación sexual, función orgásmica, lubricación vaginal, dispareunia, longitud vaginal y todo lo que se vincula con la satisfacción sexual.
4. La **exenteración pélvica total** con construcción de una neovagina puede permitir la penetración vaginal en alrededor de la mitad de las mujeres al año siguiente de la cirugía. Las dificultades habituales incluyen dolor, tamaño pequeño de la neovagina y resequedad vaginal. La lubricación vaginal natural ya no es posible.

D. **Cáncer colorrectal**
1. La **radioterapia (RT)** del cáncer colorrectal causa DE, disfunción orgásmica y disfunción eyaculadora en el varón y dispareunia en la mujer.
2. **Cirugía**
   a. La **escisión mesorrectal total (EMT)** realizada mediante robots produce una mejor recuperación de la función sexual que la EMT laparoscópica.
   b. La **resección anterior (RA) y la resección abdominoperineal (RAP)** causan DE en los varones y dispareunia en las mujeres. Las dificultades en la función sexual son menos comunes después de la RA que después de una RAP.
   c. La **exenteración pélvica** causa DE permanente y aneyaculación.
   d. La **colostomía y la ileostomía**, así como la presencia del estoma resultante, se vinculan con disfunción sexual en muchos pacientes. La disfunción sexual puede continuar incluso después de revertir la ostomía.

E. **Cáncer vesical**
1. La **cistectomía radical (CR)** puede causar dispareunia, estrechamiento y/o acortamiento vaginal, deterioro en la lubricación vaginal y el orgasmo. En varones, la CR puede causar DE y bajo deseo sexual. La cistectomía radical con preservación de los nervios puede evolucionar con una mejor conservación de la función sexual que la CR.

F. **Cáncer testicular**
1. **Cirugía**
   a. La **hemiorquiectomía** y la **orquiectomía** se vinculan con un deseo sexual disminuido, malestar sexual y DE. Las tasas de DE son del 18% al 25%.
   b. La **disección retroperitoneal de los ganglios linfáticos (DRPG)** incrementa la probabilidad de disfunción eyaculadora y suele conducir a eyaculación retrógrada. La DRPG con preservación de nervios lleva a la eyaculación retrógrada del 10% al 15% de los pacientes.
2. La **radiación** adyuvante a la cirugía puede conducir a una DE mayor cuando se compara con otras opciones terapéuticas.
3. La **quimioterapia** combinada con cirugía puede conducir a una disminución temporal del deseo sexual, así como a problemas de erección y dificultades de

eyaculación. La quimioterapia basada en cisplatino puede causar «encogimiento» testicular y reducción localizada del flujo sanguíneo.
G. Cáncer ovárico
1. Con mucha frecuencia, la **ovariectomía** causa una reducción del deseo sexual, resequedad vaginal y dispareunia en la mujer premenopáusica con menopausia anticipada debida a la ablación ovárica. La ovariectomía puede causar problemas de resequedad vaginal y dispareunia en mujeres que acaban de entrar en la menopausia.
H. Cáncer endometrial
1. La **braquiterapia vaginal** y la **radioterapia con rayo externo** causan tasas similares de resequedad vaginal y disminución del bajo deseo sexual 5 años después de la radiación.
I. Neoplasias hematológicas
1. Trasplante de células madre hematopoyéticas
a. La **radiación corporal total (RCT)** puede causar resequedad vaginal y dispareunia a largo plazo así como un bajo deseo sexual, DE y azoospermia en el varón. En las mujeres, otro efecto colateral es la insuficiencia ovárica prematura (IOP), la cual impacta del 40 al 100 % de las mujeres.
b. La **enfermedad de injerto contra huésped (EICH) genital crónica** puede causar resequedad vaginal, estenosis, adherencias y dispareunia. Afecta a del 29 % al 49 % de las mujeres con EICH crónica. En los varones, la EICH genital puede causar fimosis, cicatrización uretral, estenosis y DE. Puede afectar hasta al 20 % de los varones con EICH crónica.
J. Tratamiento de los problemas sexuales
1. **Valoración:** es importante que la función sexual se valore antes del tratamiento y a intervalos regulares. Esto se puede lograr mediante preguntas directas como: ¿tiene usted alguna preocupación sobre su salud sexual?, en combinación con una prueba breve de detección (*v.* fig. 27-1).
2. **Asesoramiento breve:** hay que garantizar a los pacientes que no están solos. También hay que proporcionarles información acerca del impacto del tratamiento del cáncer en su sexualidad y la función sexual. Los folletos sobre la salud sexual y el cáncer son gratis en el sitio web de la American Cancer Society (www.cancer.org). Los pacientes deben saber que por ahora su normalidad es la que muestran. Los pacientes pueden necesitar sugerencias específicas para aliviar o sobrellevar la disfunción sexual, incluido el momento en que se considere

---

Detector de un solo asunto para problemas sexuales autorreportados

En los pasados 12 meses, ¿hubo un periodo de 3 meses o más donde usted tuvo alguno de los siguientes problemas o preocupaciones? Revisar todos los que aplican.

☐ Ud. quería sentir más interés en la actividad sexual
☐ Tuvo dificultad con las erecciones (en conseguir la erección del pene o en que se mantenga rígido) —SÓLO EN VARONES
☐ Siente que su vagina está seca o, demasiado reseca —SÓLO EN MUJERES
☐ Ha sentido dolor durante o después de la actividad sexual
☐ Ha tenido dificultad por alcanzar un orgasmo
☐ Se siente ansiosa(o) en relación con la actividad sexual
☐ No disfruta de la actividad sexual
☐ Tuvo algún otro problema o preocupación sexual
☐ No tuvo problemas ni preocupaciones sexuales

Figura 27-1 Valoración breve y validada de los problemas sexuales. Reproducido con autorización de Springer de Flynn K, Lindau ST, Lin L, et al. Development and validation of a single-item screener for self-reporting sexual problems in U.S. adults. *J Gen Intern Med* 2015; 30(10):1468–1475.

seguro reiniciar la actividad sexual con penetración, la recomendación es que no participe en ninguna actividad sexual dolorosa, y que se abstenga del contacto físico asexual. Incluir a la pareja del paciente en estas conversaciones puede ser beneficioso. Si es necesario, referir al paciente a un especialista en medicina sexual o un terapeuta sexual.

3. **Intervenciones**
   a. Los **síntomas vasomotores** se tratan con mayor efectividad con el tratamiento hormonal (TH) sistémico. En pacientes con cánceres sensibles al receptor de hormona, es necesaria una conversación completa sobre los riesgos y beneficios antes de cualquier intervención hormonal.
   b. La **resequedad vaginal por SGM** se trata con efectividad con estrógeno vaginal en dosis bajas, que produce un aumento mínimo del estrógeno sérico. En pacientes con cánceres sensibles al receptor de hormona, es necesaria la conversación sobre los riesgos y beneficios antes de cualquier intervención. Un humidificante tres veces por semana durante un mínimo de 12 semanas es una opción no hormonal.
   c. La **dispareunia** puede reducirse con el uso de un lubricante durante la actividad sexual. Elegir un lubricante libre de glicerina, con base acuosa. El ospemifeno es un modulador selectivo del receptor de estrógeno aprobado por la Food and Drug Administration (FDA) de Estados Unidos para el tratamiento de la dispareunia, pero no ha sido estudiado en los supervivientes de cáncer, y hay cierto riesgo teórico de interacción con los tratamientos endocrinos y/o de que sea causal de cáncer uterino. La lidocaína aplicada en el vestíbulo vulvar antes de la actividad sexual con penetración puede ser una opción paliativa.
   d. La **estenosis vaginal** se trata con el uso de dilatadores vaginales y lubricantes, guiados por un fisioterapeuta especializado en salud pélvica. La actividad sexual con penetración regular puede actuar como un sustituto al uso de dilatadores.
   e. La **mialgia del suelo pélvico**, experimentada como dolor con la penetración profunda (comparada con la inicial), como ocurre de manera usual con la dispareunia, se trata con mayor efectividad por intermedio de un fisioterapeuta especializado en el suelo pélvico.
   f. La **mastectomía relacionada** con una imagen corporal pobre puede ser parcialmente aliviada con el uso, al menos, de una prótesis. El programa de la American Cancer Society *Reach to Recovery* puede asistir en este proceso.
   g. El tratamiento de la **EICH genital crónica** en mujeres incluye primero el tratamiento de la deficiencia de estrógeno y después el tratamiento con glucocorticoides tópicos, la ciclosporina tópica del conducto vaginal, y el uso profiláctico de dilatador dos veces por semana.
   h. La **disfunción eréctil** se trata con inhibidores de la PDE-5 como recurso de primera línea. Sin embargo, éstos no son efectivos en los primeros 6 meses que siguen a la PR en la mayoría de los hombres. La PR requiere rehabilitación del pene, lo cual incluye erecciones inducidas con recursos médicos (mediante inyecciones peneanas) dos a tres veces por semana para mantener la salud del tejido. Del 52 % al 67 % de los hombres recupera la función eréctil con este tipo de rehabilitación. Las erecciones también pueden inducirse con un dispositivo de vacío. Si ninguna de las anteriores es efectiva durante 24 meses, la cirugía con implante peneano es la última opción.
   i. La **eyaculación retrógrada y la aneyaculación** se tratan con simpatomiméticos o fármacos anticolinérgicos como la efedrina, midodrina, imipramina o seudofedrina, las cuales pueden restaurar la eyaculación anterógrada en del 50 % al 100 % de los hombres.
   j. El **deseo/excitación sexual bajo** es multifactorial y en primer lugar puede no deberse al diagnóstico o tratamiento del cáncer. Es necesario valorar los factores psicológicos, relacionales y socioculturales para determinar el factor causal. Los factores comunes incluyen fatiga, depresión, imagen corporal deficiente y una relación conflictiva. Se ha encontrado que el tratamiento conductivo-conductual basado en la atención plena es efectivo en casos de deseo sexual bajo

en los pacientes con cáncer. La flibanserina cuenta con aprobación de la FDA para tratar el deseo sexual bajo en la mujer premenopáusica, pero no ha sido estudiada en las poblaciones con cáncer.

k. Las **dificultades para alcanzar el orgasmo** pueden deberse a una estimulación inadecuada, a los inhibidores selectivos de la recaptación de serotonina, o a sensibilidad genital reducida debida a los cambios hormonales, o puede tener una etiología multifactorial. Ante la incapacidad orgásmica debida a la sensibilidad genital disminuida, el uso de estimulación vibrátil con un lubricante puede ser beneficioso.

l. Las bolsas de **ostomía** deben vaciarse antes de la actividad sexual, y puede utilizarse una cubierta para la ostomía durante la misma.

II. FECUNDIDAD

Se recomienda la consulta con un especialista en fecundidad o esterilidad tan pronto como sea posible después del diagnóstico de cáncer (lo ideal es hacerlo antes de administrar el tratamiento antineoplásico) en hombres y mujeres que estén interesados en preservar la fecundidad. La tecnología reproductiva ha evolucionado con rapidez y la referencia oportuna a especialistas en endocrinología reproductiva facilita la preservación óptima de la fecundidad con un retraso mínimo del tratamiento oncológico. No hay evidencia de que el embarazo sea inseguro en supervivientes de cáncer, ni tampoco que los tratamientos antineoplásicos en el pasado causen anomalías en las células germinales que puedan conducir a una tasa mayor de defectos en el nacimiento de la descendencia de los supervivientes de cáncer (aunque los partos pretérmino y los nacimientos con bajo peso son un poco más comunes en las supervivientes de cáncer). Con la excepción de los síndromes de cáncer familiar y los casos de exposición a la radiación del feto, no hay un riesgo incrementado de cáncer en los recién nacidos de pacientes supervivientes de cáncer. Las referencias a asesoramiento genético son apropiadas cuando se sospecha una predisposición hereditaria al cáncer. Más importante aún, todos los pacientes con cáncer deben recibir asesoramiento acerca de la anticoncepción durante el tratamiento del cáncer.

HOMBRES

A. **Hipogonadismo previo al tratamiento.** Las cifras reducidas de espermatozoides antes del tratamiento del cáncer son frecuentes en pacientes con tumores germinales de testículo, quizá debido a la enfermedad en sí misma o a irregularidades de las gónadas propensas a una enfermedad maligna. Lo anterior también es usual en varones con otras neoplasias como el linfoma de Hodgkin y la leucemia, que tienen cifras reducidas de espermatozoides antes del tratamiento. Asimismo, el cáncer metastásico y la desnutrición pueden reducir los niveles de hormonas y limitar la capacidad reproductora de los pacientes masculinos con cáncer antes del tratamiento. Las complicaciones vinculadas con la enfermedad pueden dificultar que el hombre pueda conservar el semen en bancos específicos.

B. **Efectos de la RT.** Los testículos son extremadamente radiosensibles. Dosis testiculares tan bajas como 15 cGy provocan una supresión transitoria de la espermatogenia, con azoospermia prolongada si se emplean dosis más elevadas y esterilidad permanente después de dosis mayores de 600 cGy. Cuando el tratamiento comienza, es posible que la reducción de las cifras de espermatozoides no se dé hasta pasados los primeros 2 a 3 meses, pero el daño en el ADN de los espermatozoides formados ocurre casi de inmediato. Por eso, los pacientes con cáncer deben usar anticoncepción efectiva apenas inicie la radiación.

C. **Efectos de la quimioterapia.** La quimioterapia gonatotóxica también puede deteriorar la espermatogenia, y las dosis más elevadas son más problemáticas. Como con la radiación, el daño en el ADN se produce con gran celeridad tras la exposición a la quimioterapia, y la reducción de la cifra de espermatozoides tarda más en ocurrir. Por consiguiente, el asesoramiento anticonceptivo es esencial.

1. Los **fármacos alquilantes como la ciclofosfamida** causan agotamiento dependiente de la dosis de células germinales. Las probabilidades de azoospermia se

incrementan en un 22 % y la de oligospermia en un 14 % por cada 1 000 mg/m^2 de incremento en la dosis equivalente de ciclofosfamida. La recuperación de los espermatozoides puede ocurrir en del 20 % al 25 % de los pacientes incluso después de los tratamientos más intensivos, como el trasplante de células hematopoyéticas (TCH) mieloablativo, aunque la recuperación puede retrasarse durante años después del tratamiento.
2. **Otros fármacos** que tienen mucha probabilidad de provocar cifras reducidas de espermatozoides son la doxorubicina, la vinblastina y el cisplatino.
3. **Pautas combinadas.** Cerca de la mitad de todos los pacientes tratados con cisplatino, etopósido y bleomicina frente a los cánceres testiculares no seminomatosos recuperan la producción de espermatozoides dentro de los primeros 3 años. Muchas pautas combinadas que se emplean para tratar enfermedades malignas hematológicas y no hematológicas no causan azoospermia permanente, aunque siempre es más seguro ofrecer técnicas de preservación de la fecundidad antes de la quimioterapia a cualquier hombre que desee niños biológicos en el futuro.
4. **Trasplante de células hematopoyéticas (TCH).** Las pautas de radioterapia o quimioterapia mieloablativas que requieren trasplante de células hematopoyéticas (tanto alógeno o autólogo) suelen incluir dosis muy elevadas de fármacos alquilantes (ciclofosfamida y/o busulfano), o de RCT a dosis mayores de 800 cGy, o ambas (quimioterapia y radioterapia). Por ello, los pacientes que se someten a TCH por tratamiento mieloablativo tienen cerca del 100 % de probabilidades de sufrir azoospermia.

D. **Medidas para proteger la función reproductora en varones**
1. El **almacenamiento en bancos de espermatozoides** debe ofrecerse a todos los hombres que estén interesados en su fecundidad futura antes de recibir un tratamiento potencialmente gonadotóxico. De manera típica, los bancos de espermatozoides requieren autoestimulación para producir tres muestras separadas entre 48 h y 96 h. En algunos hombres, la eficacia de los bancos de espermatozoides puede estar limitada debido a cifras reducidas de los mismos (menores de 20 millones/mL), con escasa motilidad (menos de 50 %), antes de que comience el tratamiento. En hombres que no pueden producir muestras de espermatozoides para almacenar en bancos (debido a su juventud, malestar o azoospermia), la aspiración microquirúrgica epididimaria de espermatozoides, la extracción testicular de espermatozoides y la electroeyaculación son opciones para recoger espermatozoides antes de que comience el tratamiento antineoplásico. Tal vez, la barrera más importante para lograr el almacenamiento de espermatozoides es el error de los oncólogos en asesorar y referir a estos pacientes, ya que menos de la mitad de los oncólogos documenta que realizan de manera consistente tales referencias.
2. La **inseminación artificial** puede intentarse en mujeres cuyas parejas tienen una buena calidad de espermatozoides postratamiento a pesar de cifras espermáticas reducidas. Las tasas de aneuploidía espermática se incrementan de inmediato tras la quimioterapia y la radioterapia, de manera que un hombre debe esperar por lo menos 12 meses después de su tratamiento antes de intentar fecundar a su pareja con espermatozoides que no se almacenaron en bancos antes del tratamiento.
3. La **fecundación *in vitro* (FIV)** puede efectuarse antes del tratamiento del cáncer para crear embriones congelados. Esto puede ser exitoso incluso en varones con pocos espermatozoides, y la inyección intracitoplásmica de espermatozoides puede facilitar la fecundación incluso en algunos hombres que aparentan ser azoospérmicos (se requiere sólo un espermatozoide viable).
4. La **toma de decisión para realizar el tratamiento oncológico** puede verse comprometida debido a las preocupaciones de los pacientes sobre la fecundidad. En varones con un carcinoma testicular de riesgo bajo (u otros cánceres de riesgo bajo), la quimioterapia y la radioterapia pueden omitirse en favor de la vigilancia con el fin de optimizar la fecundidad. En varones con cáncer prostático, pueden tomarse en cuenta la prostatectomía con conservación de los nervios, la disección modificada de los ganglios linfáticos para minimizar la eyaculación retrógrada, y el blindaje testicular durante la radiación.

MUJERES

Tanto la quimioterapia como la radioterapia son tóxicas para los ovarios, lo que provoca una disminución de la reserva ovárica y una insuficiencia ovárica prematura de una manera dependiente de la dosis, clase y edad. Incluso cuando el tratamiento del cáncer no causa una amenorrea permanente inmediata, puede suscitarse un envejecimiento acelerado del ovario, un acortamiento de la «ventana de fecundidad» y una menopausia temprana. Por ejemplo, la mujer que recibe 300 cGy de radiación en la pelvis a la edad de 20 años puede esperar la llegada de la menopausia en alrededor de los 35 años; las mujeres que reciben 1 200 cGy a esa edad tendrán la menopausia casi de manera inmediata.

A. **Efectos de la RT.** Los testículos y los ovarios son muy sensibles a la radiación y cerca del 50 % de los ovocitos se pierden a dosis de 200 cGy en los ovarios, y las dosis mayores de 500 cGy suelen provocar una insuficiencia ovárica permanente.

B. **Efectos de la quimioterapia.** La probabilidad de insuficiencia ovárica permanente después de la quimioterapia se incrementa con la edad y depende de la clase y dosis de fármacos citotóxicos, donde los fármacos alquilantes son los que guardan una relación más fuerte con el riesgo de amenorrea. La quimioterapia ejerce efectos diferenciales sobre la corteza ovárica y los ovocitos, lo que depende de su fase de maduración. La quimioterapia es directamente tóxica para los folículos ováricos maduros al inducir la apoptosis de las células de la granulosa nutritiva circundante. Además, la quimioterapia puede reducir la vascularización de los folículos primordiales, causar fibrosis de la corteza ovárica y generar la inclusión de folículos primordiales adicionales para su conversión en folículos maduros, los cuales son susceptibles a la toxicidad directa.

1. **Fármacos alquilantes**: estos fármacos son los más tóxicos para los ovarios y causan destrucción de los ovocitos dependiente de la dosis. Como hecho destacado, el riesgo de amenorrea permanente aumenta con el incremento de la edad y el tiempo de tratamiento. Las mujeres que atraviesan por la década de los 40 años tratadas con dosis significativas de fármacos alquilantes casi nunca recuperan su función menstrual. La gonadotoxicidad de los alquilantes se atribuye a la citotoxicidad directa de los mismos, que puede ocurrir de manera independiente del ciclo celular.

2. **Otros fármacos**: los fármacos basados en el platino también son tóxicos para los ovarios. Los fármacos más recientes y dirigidos tienen efectos desconocidos sobre la fecundidad y requieren más estudios. Al menos uno de estos fármacos, el bevacizumab, se ha documentado que provoca tasas mayores de amenorrea, la cual puede convertirse en permanente.

3. **Pautas combinadas**: a la edad de 40 años, hay una probabilidad aproximada del 50 % de menopausia permanente durante una quimioterapia estándar con múltiples fármacos para el cáncer de mama en estadio inicial. Incluso en mujeres que recuperan la menstruación después de la quimioterapia, es probable que la menopausia se produzca más temprano de lo que hubiera sucedido de manera habitual. El asesoramiento a las mujeres acerca de la probabilidad de una insuficiencia ovárica prematura y una menopausia temprana es esencial. De manera típica, las mujeres con enfermedades malignas hematológicas se tratan mediante tratamientos con múltiples fármacos que tienen menos del 20 % de probabilidad de causar amenorrea permanente inmediata, aunque las pautas más intensivas basadas en alquilantes (como el BEACOPP de dosis escaladas para el linfoma de Hodgkin de alto riesgo) pueden provocar tasas más elevadas de insuficiencia ovárica permanente.

4. **Trasplante de células madre hematopoyéticas**: como se ha destacado, el TCMH mieloablativo (tanto alógeno como autólogo) está condicionado por fármacos alquilantes en dosis elevadas y/o radiación corporal total a dosis que se espera resulten en un 100 % de probabilidades de amenorrea inmediata permanente. Aunque los métodos de intensidad reducida usan dosis más bajas y se relacionan con una toxicidad mucho menos marcada, parece que la función de los ovarios y la fecundidad todavía resultan muy afectadas. Por ello, los trasplantes de intensi-

dad reducida también deben considerarse como de toxicidad elevada. La presencia de la enfermedad crónica de injerto también puede afectar la fecundidad.
C. **Cirugía.** La cirugía de ovario, cuello uterino y útero puede causar esterilidad en la mujer. En ocasiones, las pacientes con cáncer que necesitan una histerectomía sin ovariectomía optan por utilizar un vientre de alquiler para concretar sus embarazos futuros si las leyes del estado y su economía lo permiten.
D. Medidas para proteger la fecundidad en la mujer
   1. La **criopreservación de embriones** es el método de referencia para preservar la fecundidad antes del tratamiento del cáncer.
   2. **Criopreservación de ovocitos.** En centros experimentados, la criopreservación de ovocitos (para pacientes que carecen de pareja y no desean usar espermatozoides de donador) es tan exitosa como la de los embriones. La criopreservación de ovocitos se considera el estándar del cuidado, junto con la criopreservación de embriones. Tanto la criopreservación de embriones como de ovocitos suele requerir un periodo de 10 a 14 días de estimulación hormonal y un procedimiento transvaginal de invasión mínima para recuperar los ovocitos estimulados. Los protocolos de estimulación alternativos que minimizan la exposición al estrógeno pueden ser deseables en mujeres con neoplasias sensibles a hormonas.
   3. En la actualidad, la **criopreservación del tejido ovárico** se encuentra en fase experimental en Estados Unidos y está contraindicada en mujeres con enfermedades malignas hematológicas, ya que se ha documentado la potencial contaminación del tejido con células malignas.
   4. **Análogos de la hormona liberadora de gonadotropina (GnRH).** Existen numerosos ensayos prospectivos y aleatorizados conflictivos acerca de la eficacia de los análogos de la GnRH para preservar la fecundidad. La mayor parte de la evidencia sugiere que la administración de análogos de la GnRH antes y durante la quimioterapia puede reducir el riesgo de amenorrea permanente e insuficiencia ovárica prematura. Los análogos de la GnRH tienen ventajas adicionales como:
      a. Potencial para preservar la función ovárica, no sólo la fecundidad, lo cual ejerce efectos positivos sobre la salud en términos de síntomas menopáusicos, densidad mineral ósea y reducción del riesgo cardiovascular.
      b. No requieren el «periodo de espera» de 10 a 14 días (por parte de los antagonistas de la GnRH) de los métodos que exigen la estimulación y recuperación de los ovocitos.
      c. Evita la menstruación y/o menorragias durante el tratamiento, aunque algunas mujeres experimentan sangrado vaginal después de la primera dosis.
      d. Si las opciones estándar de cuidado como la criopreservación de ovocitos o embriones son factibles y apropiadas, los análogos de la GnRH no deben considerarse como el único método de preservación de la fecundidad. Sin embargo, en mujeres que requieren un tratamiento antineoplásico urgente o inmediato, o en aquellas en que la estimulación hormonal y/o la recuperación de ovocitos se cataloga como de alto riesgo, se requiere una conversación cuidadosa sobre los riesgos, efectos colaterales y expectativas que se derivan del uso de análogos de la GnRH, ya que este método puede representar la única opción para estas pacientes.
   5. **Toma de decisión sobre el tratamiento oncológico.** Algunos tratamientos para el cáncer pueden modificarse para reducir el riesgo de esterilidad posterior. Por ejemplo, es posible exceptuar a las pacientes de que reciban la pauta de quimioterapia para reducir el riesgo de recurrencia del cáncer de mama en el estadio inicial. Para el cáncer cervical, puede considerarse la traquelectomía radical en estadio inicial con el fin de preservar la función reproductora futura.
   6. **Enfermedades malignas hematológicas.** Estas pacientes pueden mostrar de forma aguda citopenias, infecciones, coagulación intravascular diseminada, tromboembolismo venoso o compromiso cardiopulmonar significativos. Por consiguiente, aplican algunas consideraciones especiales como:

a. El estado clínico de la paciente puede excluir la consideración de las opciones estándar para preservar la fecundidad. Estas pacientes pueden necesitar un tratamiento urgente o emergente que excluye el periodo de estimulación hormonal o un procedimiento de recuperación invasor, y pueden ser no elegibles para la criopreservación de tejido ovárico debido a la preocupación de su contaminación maligna. En consecuencia, es factible que el tratamiento hormonal con análogos de la GnRH sea la única opción disponible para ellas.
b. Es esencial que el proveedor de cuidados de la salud sea capaz de identificar a las pacientes que no son elegibles para los métodos estándar de preservación de la fecundidad. La primera prioridad del oncólogo debe ser tratar a las pacientes potencialmente curables con tratamientos óptimos y sin retrasos innecesarios.
c. Aunque las pautas de quimioterapia usadas para las leucemias agudas y el linfoma de Hodgkin pueden vincularse con una posibilidad de amenorrea permanente menor del 20%, es posible que generen una reserva ovárica disminuida a largo plazo. Como existe la posibilidad de recoger ovocitos después de completar el tratamiento, ésta puede ser una estrategia apropiada dado el acortamiento de la ventana de fecundidad que pueden enfrentar estas pacientes.
d. Hay una posibilidad sustancial de recaída en muchas de estas pacientes, que suele enfrentarse con un TCH. Como se destaca antes, el TCH se vincula con una probabilidad cercana a 100% de insuficiencia ovárica permanente. En vista de estas consideraciones, es razonable referir a estas pacientes con un especialista en reproducción, incluso después de completar el tratamiento.
7. La **leucemia mielógena crónica (LMC)** requiere tratamiento de por vida con inhibidores de la tirosina cinasa (TKI, *tyrosine kinase inhibitors*) orales. Éstos medicamentos se acompañan de un riesgo incrementado de aborto espontáneo y anomalías congénitas y, por ello, están contraindicados en el embarazo. En primer lugar, las mujeres que reciben una pauta de TKI que desean el embarazo deben lograr una respuesta molecular completa (> 4.5 logaritmos de reducción en los transcritos cuantitativos de bcr/abl por IS) durante al menos 2 años de duración, después de los cuales los TKI pueden suspenderse temporalmente para permitir la concepción y la gestación. Los TKI deben retomarse de inmediato después del parto; por ello, la lactancia está contraindicada. Si se produce un embarazo sorpresivo mientras se toma un TKI, el fármaco debe interrumpirse de inmediato. La vigilancia cercana de las cifras sanguíneas y la vigilancia molecular de bcr/abl por PCR cuantitativa es esencial. Un nuevo diagnóstico de LMC asintomática en fase crónica durante el embarazo puede manejarse de forma expectante, con una vigilancia atenta hasta el parto. En todo caso, si la LMC progresa durante el embarazo, puede usarse interferón con seguridad antes del parto.

III. EMBARAZO DURANTE EL CÁNCER
A. Antecedentes
1. **Incidencia.** El cáncer cervical, mamario y el melanoma son los cánceres que más se diagnostican durante el embarazo (afectan a 1 de cada 1 000 embarazos en total). Las enfermedades malignas hematológicas son raras (0.02% de los embarazos), con el linfoma de Hodgkin como la más común entre ellas.
2. **Evolución natural.** La incidencia de enfermedades malignas no aumenta durante el embarazo, aunque la incidencia del cáncer de mama se incrementa durante pocos años después de cada embarazo. El embarazo no afecta el pronóstico a menos que impida el tratamiento recomendado, e incluso el cáncer de mama sensible a la hormona no ha mostrado mayor probabilidad de recurrir durante el embarazo.
3. **Teratogenia.** La exposición a la quimioterapia o radioterapia durante el primer trimestre puede causar defectos del nacimiento y/o aborto espontáneo. Muchas mujeres dan a luz a neonatos saludables después del tratamiento con quimioterapia durante el segundo y tercer trimestre, aunque aún persiste el riesgo de retraso

del crecimiento intrauterino y retraso asociado del desarrollo. Los especialistas en medicina maternofetal con experiencia en cáncer durante el embarazo deben ser los encargados de atender a estas pacientes.

B. **Estudios diagnósticos durante el embarazo**
   1. Las **biopsias** bajo anestesia local son casi por completo seguras para el feto. Incluso las biopsias con anestesia general son de bajo riesgo.
   2. Los **estudios a evitar**, a menos que sean imprescindibles para la salud de la madre, son: gammagrafías, estudios con contraste GI/GU, TC abdominal o de tórax, FDG-TEP y radiografías pélvica y de la columna lumbosacra. La ecografía es la alternativa preferida a las TC y a las gammagrafías, y la RM también es probablemente segura, al menos en el segundo y tercer trimestre.
   3. Los **mamogramas** tienen un valor predictivo negativo bajo en el embarazo y durante la lactancia debido a la ingurgitación mamaria.
   4. Las **radiografías de tórax, columna y huesos largos** suelen ser posibles con el uso de blindaje abdominal apropiado. La dosis de radiación ionizante para el feto es menor de 0.5 cGy con estos estudios.
   5. Las **imágenes del ganglio centinela** pueden efectuarse con seguridad ya que la dosis de ^{99m}Tc para el feto es insignificante.
   6. Los **aspirados y biopsias de la médula ósea** pueden practicarse con seguridad con la paciente en decúbito lateral.

C. **Principios para el manejo del cáncer durante el embarazo**
   Los objetivos globales del manejo del cáncer durante el embarazo son (a) priorizar y optimizar la curabilidad del cáncer al evitar que su tratamiento se retrase o modifique, e (b) intentar un parto a término cuando sea posible.
   1. La **prevención del embarazo** debe reforzarse en todas las mujeres en edad de procrear que se encuentren bajo tratamiento activo. Deben atenderse las opciones de anticonceptivos, y es esencial referirlas a especialistas de planificación familiar apropiados. Deben plantearse todas las opciones, incluida la terminación del embarazo, cuando una mujer embarazada requiere tratamiento frente al cáncer; el aborto terapéutico (AT) puede practicarse hasta la semana 24 de la gestación.
   2. La **determinación de la edad gestacional** es un primer paso esencial cuando coinciden cáncer y embarazo para informar sobre la seguridad de los estudios diagnósticos y el tratamiento.
   3. **Quimioterapia**. Si su retraso no compromete la confiabilidad, la quimioterapia durante el primer trimestre debe evitarse. Si no es posible, la terminación del embarazo debe considerarse con firmeza. La quimioterapia se ha administrado con seguridad durante el segundo y el tercer trimestre, pero los riesgos son mayores en el segundo trimestre. Una conversación completa del manejo de la paciente embarazada con cáncer excede las intenciones de este capítulo. Es absolutamente esencial que un equipo multidisciplinario de especialistas en medicina maternofetal, hematólogos, radiooncólogos y neonatólogos intervenga en la atención de estas pacientes.
   4. **Fármacos específicos**. El trastuzumab nunca debe administrarse durante el embarazo debido a un riesgo mayor del 70% de sufrir oligohidramnios/anhidramnios cuando se administra en los trimestres segundo y tercero. El tratamiento endocrino (como el tamoxifeno) casi nunca se administra durante el embarazo debido a su teratogenicidad, con un riesgo mayor durante el primer trimestre. El metotrexato está contraindicado al principio del embarazo, y el rituximab ha mostrado cruzar la placenta y provocar aborto espontáneo, parto pretérmino y citopenias en el feto. Como se explicó antes, el tratamiento con TKI está contraindicado en las pacientes con LMC durante el embarazo, como muchos otros fármacos orales del tipo de la talidomida y sus derivados.
   5. **Tratamiento de la leucemia aguda**. Las leucemias agudas representan desafíos particulares debido a las citopenias profundas y los riesgos infecciosos relacionados, así como la necesidad de instalar un catéter central permanente. En general, la leucemia aguda que se diagnostica antes de la semana 20 debe manejarse con AT seguido por el tratamiento estándar; después de la semana 20, puede intentarse el

tratamiento estándar sin terminación del embarazo, pero los riesgos sustanciales de sangrado, coagulación e infección se mantienen como las principales preocupaciones. Un subtipo particular de LMA, la leucemia promielocítica aguda (LPA), se relaciona a menudo con coagulación intravascular diseminada. La LPA es curable cuando se trata de manera apropiada; la atención estándar dicta la institución urgente de ATRTT (ácido transretinoico total), el cual es teratógeno en el primer trimestre. Por consiguiente, la paciente con LPA en el primer trimestre debe someterse a un AT, pero el ATRTT puede administrarse con seguridad en el segundo trimestre o después. El arsénico, otro fármaco muy potente frente a la LPA, es muy teratógeno y está contraindicado durante el embarazo.

6. **Radiación**. La radioterapia durante las primeras 15 semanas de gestación está contraindicada; si se requiere, es esencial la consulta con un físico médico para estimar la dosis fetal. El tratamiento con protones promete ser una alternativa más segura que la radiación tradicional. Los efectos tardíos de la exposición fetal a la radiación incluyen una incidencia más elevada de cáncer tiroideo y leucemia, así como retraso mental, retrasos del desarrollo, cataratas y esterilidad; estos riesgos dependen de la dosis.

7. **Cirugía**. La cirugía suele ser segura durante el embarazo excepto en los casos del cáncer cervical y el uterino (puede efectuarse una colposcopia, pero la biopsia por curetaje endocervical está contraindicada. Si es posible, la conización cervical debe evitarse debido al riesgo incrementado de hemorragia cervical y a una incidencia elevada de resección incompleta).

8. **Espera vigilante**. Deben tomarse en consideración el manejo expectante del cáncer cervical en estadio inicial (estadio IA con < 3 mm de invasión), el linfoma de Hodgkin en estadio inicial y los linfomas no hodgkinianos indolentes (hasta después del parto).

9. La **lactancia** suele estar contraindicada debido a que los fármacos antineoplásicos se excretan en la leche humana y han causado neutropenia en los lactantes.

Lecturas recomendadas

Función sexual

Huffman LB, Hartenbach EM, Carter J, et al. Maintaining sexual health throughout gynecologic cancer survivorship: a comprehensive review and clinical guide. *Gynecol Oncol* 2016;140(2):359.

Chung E, Brock G. Sexual rehabilitation and cancer survivorship: a state of art review of current literature and management strategies in male sexual dysfunction among prostate cancer survivors. *J Sex Med* 2013;10(suppl 1):102.

Traa MJ, De Vries J, Roukema JA, et al. Sexual (dys)function and the quality of sexual life in patients with colorectal cancer: a systematic review. *Ann Oncol* 2012;23(1):19.

Fecundidad

Loren AW, Mangu PB, Beck LN, et al. Fertility preservation for patients with cancer: American Society of Clinical Oncology clinical practice guideline update. *J Clin Oncol* 2013;31(19):2500.

Meirow D, Biederman H, Anderson RA, et al. Toxicity of chemotherapy and radiation on female reproduction. *Clin Obstet Gynecol* 2010;53:727.

Meistrich ML. Effects of chemotherapy and radiotherapy on spermatogenesis in humans. *Fertil Steril* 2013;100:1180.

Practice Committee of American Society for Reproductive Medicine. Fertility preservation in patients undergoing gonadotoxic therapy or gonadectomy: a committee opinion. *Fertil Steril* 2013;100:1214.

Ruddy KJ, Partridge AH. Fertility (male and female) and menopause. *J Clin Oncol* 2012;30(30):3705.

Wallace WH, Thomson AB, Saran F, et al. Predicting age of ovarian failure after radiation to a field that includes the ovaries. *Int J Radiat Oncol Biol Phys* 2005;62:738.

Cáncer durante el embarazo

Andersson TM, Johansson AL, Fredricksson I, et al. Cancer during pregnancy and the postpartum period: a population-based study. *Cancer* 2015;121(12):2072.

Lishner M, Avivi I, Apperley JF, et al. Hematologic malignancies in pregnancy: management guidelines from an international consensus meeting. *J Clin Oncol* 2016;34(5):501.

Palani R, Milojkovic D, Apperley JF. Managing pregnancy in chronic myeloid leukaemia. *Ann Hematol* 2015;94(suppl 2):S167.

Sitios web

Fertile hope: fertility resources for cancer patients. **www.fertilehope.org**.
Referrals to sexual medicine or sex therapist. **www.ISSWSH.org and www.aasect.org**.
Physical therapy referrals for pelvic floor. **www.apta.org and www.hermanwallace.com**.

28 Complicaciones metabólicas
Carolyn Maxwell

I. HIPERCALCEMIA
A. **Mecanismos.** El cáncer es la causa más común de hipercalcemia en los pacientes hospitalizados.
 1. **Metástasis óseas.** La mayoría de los tumores capaces de producir metástasis óseas pueden producir también hipercalcemia. La producción local de diversas sustancias por las células tumorales estimula la resorción ósea osteoclástica. Esto ocurre más comúnmente en cáncer de mama y mieloma múltiple.
 2. La **hipercalcemia humoral de las neoplasias malignas** se debe a la producción de una sustancia similar a la hormona paratiroidea (PTH), denominada péptido relacionado con la PTH (PTH-RP), por diversos carcinomas (tumores epidermoides de muchos órganos, de células renales, de mama). El PTH-RP tiene una actividad de resorción ósea e interactúa con el receptor de la PTH renal para estimular la resorción renal de calcio.
 3. En algunos linfomas, pueden producirse **metabolitos de la vitamina D** (p. ej., 1.25-dihidroxivitamina D) que promueven la absorción intestinal de calcio.
 4. Las **prostaglandinas** y la **interleucina 1** (IL-1) producidas por varios tumores pueden causar en ocasiones hipercalcemia, quizá por un aumento de la resorción ósea.
 5. La **secreción ectópica de la PTH** parece ser rara.

B. **Diagnóstico**
 1. Los **síntomas de hipercalcemia** dependen de la concentración plasmática de calcio ionizado y de la rapidez con la que aumenta esta concentración. Las concentraciones plasmáticas de calcio que aumentan rápidamente tienden a producir obnubilación y coma aunque estén sólo algo elevadas (p. ej., 13 mg/dL). Las concentraciones plasmáticas de calcio que se elevan lentamente, en cambio, tienden a causar sólo síntomas leves, incluso con concentraciones plasmáticas superiores a 15 mg/dL.
    a. **Síntomas iniciales:** poliuria, nicturia, polidipsia, anorexia, cansancio con facilidad, debilidad.
    b. **Síntomas tardíos:** apatía, irritabilidad, depresión, disminución de la capacidad de concentración, obnubilación, coma, debilidad muscular intensa, náuseas, vómitos, dolor abdominal indefinido, estreñimiento (incluido estreñimiento resistente al tratamiento), prurito, alteraciones visuales.
 2. **Diagnóstico diferencial de la hipercalcemia.** Las posibles etiologías de la hipercalcemia son:
    a. Neoplasia maligna.
    b. Hiperparatiroidismo primario.
    c. Tratamiento con diuréticos tiazídicos.
    d. Intoxicación por vitamina D o vitamina A.
    e. Síndrome de leche y alcalino.
    f. Hipercalcemia hipocalciúrica benigna familiar.
    g. Otros: inmovilización de pacientes con un recambio óseo acelerado (p. ej., enfermedad de Paget o mieloma), sarcoidosis, tuberculosis y otras enfermedades granulomatosas, hipertiroidismo, administración de litio, insuficiencia suprarrenal, fase diurética de la insuficiencia renal aguda, hepatopatía grave.

3. **Pruebas complementarias.** En todos los pacientes con cáncer y poliuria, cambios del estado mental o síntomas gastrointestinales, debe estudiarse la posible presencia de hipercalcemia.
   a. **Pruebas habituales**
      (1) **Concentraciones séricas de calcio, fosfato y albúmina**
         (a) El calcio ionizado constituye alrededor del 47 % del calcio plasmático y se encuentra en equilibrio con el calcio que está unido a las proteínas, en especial a la albúmina. A grandes rasgos, se puede considerar que 1 g de albúmina sérica se une a 0.8 mg de calcio. Cuando la albúmina plasmática es baja, el calcio plasmático medido puede corregirse (hasta una concentración de albúmina normal de 4 g/dL) mediante la siguiente fórmula:

$$\text{Calcio plasmático corregido (mg/dL)} = \text{calcio medido} + 0.8 \times (4.0 - \text{albúmina medida})$$

         (b) La hipercalcemia prolongada con hipofosfatemia sugiere un hiperparatiroidismo primario.
      (2) **Fosfatasa alcalina plasmática.** Las concentraciones elevadas pueden deberse a hiperparatiroidismo o a metástasis óseas o hepáticas.
      (3) **Electrólitos séricos.** Las concentraciones plasmáticas de cloruro se encuentran frecuentemente elevadas en el hiperparatiroidismo primario. La acidosis tubular renal puede complicar la hipercalcemia crónica.
      (4) **Nitrógeno ureico sanguíneo (BUN, *blood urea nitrogen*) y creatinina plasmática.** El efecto directo de la hipercalcemia sobre los riñones puede causar diabetes insípida con una alteración de la conservación tubular renal de agua (síntomas de poliuria), que conduce a deshidratación y azotemia.
      (5) **Electrocardiograma (ECG).** La hipercalcemia produce un acortamiento relativo del intervalo Q-T y una prolongación del intervalo P-R. La onda T es ancha con concentraciones sanguíneas por encima de los 16 mg/dL y, paradójicamente, prolonga el intervalo Q-T.
      (6) **Radiografías abdominales y óseas**
         (a) La **nefrocalcinosis** y otras calcificaciones ectópicas son frecuentes en la hipercalcemia prolongada.
         (b) La **reabsorción subperióstica** es patognomónica del hiperparatiroidismo, aunque la osteopenia difusa es el hallazgo radiológico más frecuente en esta enfermedad.
   b. **Estudios adicionales.** Los resultados de la primera evaluación pueden indicar la necesidad de medir las concentraciones plasmáticas de PTH o de realizar otras pruebas.
      (1) **Signos de hiperparatiroidismo primario coincidente**
         (a) Antecedente prolongado y documentado de hipercalcemia o litiasis renal.
         (b) Signos radiográficos de osteopatía hiperparatiroidea (reabsorción subperióstica, osteítis fibrosa quística, o cráneo en sal y pimienta).
         (c) Acidosis hiperclorémica, particularmente con un cociente cloruro-fosfato ≥ 34.
         (d) Concentración plasmática elevada de PTH en presencia de hipercalcemia.
         (e) Ausencia de hipocalciuria; si el cociente entre el aclaramiento de calcio y el aclaramiento de creatinina en una muestra de orina de 24 h es <0.01, es probable que el paciente presente hipercalcemia hipocalciúrica familiar, que puede, por lo demás, parecer un hiperparatiroidismo primario. Sin embargo, debe señalarse que primero ha de corregirse la deficiencia de vitamina D para evaluar con exactitud la excreción urinaria de calcio.

(2) **Signos de la hipercalcemia humoral de una neoplasia maligna**
  (a) Concentraciones plasmáticas de PTH bajas o en el límite bajo de la normalidad, en presencia de hipercalcemia.
  (b) Concentración plasmática elevada de PTH-RP.
  (c) Alcalosis metabólica.
  (d) Concentración plasmática baja de 1.25-dihidroxivitamina D.

C. **Tratamiento**
 1. La **hipercalcemia aguda y sintomática** debe tratarse como una urgencia.
   a. **Hidratación y diuresis salina.** Para promover la excreción urinaria de calcio, lo fundamental es alcanzar y mantener un volumen intravascular y una hidratación sanos. La solución salina isotónica se administra inicialmente a velocidades elevadas, por ejemplo, 200-300 mL/h, y luego se reduce gradualmente.
     (1) Se controlan rigurosamente el **aporte** y la **salida de líquidos,** además del **peso corporal.** Si es necesario, se pueden administrar diuréticos de bucle para tratar la sobrecarga de volumen en pacientes con enfermedad cardiaca o renal.
     (2) Las **concentraciones sanguíneas de calcio, potasio y magnesio** se miden cada 8 h a 12 h, y se ajustan las concentraciones de cationes en las soluciones i.v.
     (3) El **tratamiento se continúa** hasta que la concentración de calcio sérico se encuentre por debajo de 12 mg/dL. Las manifestaciones del sistema nervioso central (SNC) en los pacientes ancianos o en coma pueden no mejorar hasta que las concentraciones plasmáticas de calcio sean sanos y se mantengan así durante varios días.
   b. Los **bisfosfonatos** son potentes inhibidores de la actividad de los osteoclastos y resultan eficaces en el tratamiento de la hipercalcemia del cáncer. El ácido zoledrónico es el más eficaz de los disponibles, y se administra en una sola infusión i.v. de 4 mg en 100 mL de solución salina normal durante 15 min. El pamidronato se administra en una sola infusión i.v. de 60-90 mg en 250 mL a 500 mL de solución salina normal durante 2-4 h. Con ambos fármacos se observa una disminución significativa del calcio plasmático en 2 a 4 días, que generalmente persiste durante varias semanas. Debe tenerse precaución al administrar estos fármacos a pacientes con insuficiencia renal. Los pacientes deben estar bien hidratados tanto antes como después de la administración i.v. de bisfosfonatos. Las dosis pueden repetirse cada 7 a 30 días. Un posible efecto adverso de los bisfosfonatos es la osteonecrosis de la mandíbula (*v.* cap. 34). Las fracturas subtrocantéricas atípicas del fémur también se han informado raramente con uso prolongado.
   c. La **calcitonina** es útil para una reducción rápida de las concentraciones plasmáticas de calcio. Las concentraciones plasmáticas de calcio disminuyen a las 2-3 h de la administración. El fármaco inhibe la resorción ósea y aumenta la depuración renal de calcio. El efecto es transitorio, y generalmente sólo se limita a 48 h debido al desarrollo rápido de taquifilaxis. La alergia es la única complicación importante del tratamiento. La calcitonina sintética se administra en una dosis de 4 unidades/kg s.c. o i.v. cada 8-12 h; la dosis se puede aumentar hasta 8 unidades/kg cada 8-12 h si es necesario. La calcitonina puede administrarse cuando la diuresis u otros fármacos están contraindicados o ineficaces (p. ej., insuficiencia renal, insuficiencia cardiaca congestiva).
   d. El **denosumab,** un anticuerpo monoclonal con afinidad por el ligando del factor κ nuclear (LFKN), es un potente inhibidor de la acción de los osteoclastos y se usa para la hipercalcemia resistente a los bisfosfonatos. Puede ser de máximo beneficio en pacientes con contraindicación para usar los bisfosfonatos por insuficiencia renal. No se ha establecido aún la dosis óptima de denosumab para tratar la hipercalcemia, pero se recomienda administrar la menor, que es de 0.3 mg/kg s.c. de forma inicial, ya que las más elevadas pueden causar

hipocalcemia prolongada. Este efecto puede atenuarse si se establecen cantidades adecuadas de vitamina D antes del tratamiento. Lo mismo que los bisfosfonatos, los efectos adversos de la exposición prolongada al denosumab fueron osteonecrosis de la mandíbula y fracturas femorales atípicas.
- e. **Diálisis.** La diálisis peritoneal y la hemodiálisis disminuyen rápidamente el calcio plasmático, pero casi nunca se utilizan y generalmente se consideran una opción de último recurso.
- f. **Otros tratamientos** como el nitrato de galio y la mitramicina pueden utilizarse para reducir los niveles séricos de calcio en el contexto agudo; la preocupación por diversas toxicidades y la potencia superior de los bisfosfonatos y la calcitonina hacen que estos fármacos de segunda línea rara vez se utilicen.
2. **Hipercalcemia crónica.** Se fomenta la ambulación para reducir al mínimo la resorción ósea que acompaña a la inmovilización. Se prescribe un aporte libre de líquidos (2-3 L/día). Se evitan los alimentos que contienen gran cantidad de calcio, como los productos lácteos. Las tiazidas agravan la hipercalcemia y no deben administrarse. Puede ser útil el tratamiento de la enfermedad maligna subyacente.
    - a. **Glucocorticoesteroides.** La prednisona, 20-40 mg/día v.o., o la hidrocortisona, 100-150 mg i.v. cada 12 h, pueden utilizarse en pacientes con tumores sensibles a los glucocorticoesteroides (p. ej., el linfoma, el mieloma múltiple y la enfermedad granulomatosa). Los glucocorticoesteroides también aumentan la excreción renal de calcio.
    - b. **Bisfosfonatos.** Puede administrarse ácido zoledrónico (4 mg i.v.) o pamidronato (60-90 mg i.v.) cada 7 a 30 días, según sea necesario para controlar la hipercalcemia.
    - c. **Denosumab** 0.3 mg/kg, o hasta 120 mg s.c., cada 4 semanas.
    - d. Los **calciomiméticos** como el cinacalcet se usan para tratar la hipercalcemia relacionada con PTH, como en el carcinoma paratiroideo, el hiperparatiroidismo terciario y, en menor grado, el hiperparatiroidismo primario.
3. **¿Cuándo debería considerarse la cirugía del cuello para el hiperparatiroidismo primario?**
    La intervención quirúrgica paratiroidea se justifica en los siguientes casos:
    - a. Datos clínicos y de laboratorio (*v.* anteriormente) que sugieren hiperparatiroidismo.
    - b. Cáncer bajo control y supervivencia esperada razonablemente prolongada del paciente.
    - c. El estado general del paciente hace aceptable el riesgo quirúrgico.
    - d. La hipercalcemia es lo suficiente intensa para justificar el tratamiento. Debería considerarse la intervención quirúrgica si los niveles séricos de calcio sólo se elevan un poco, ya que hay pruebas de complicaciones como la nefrolitiasis recurrente o la disminución de la densidad mineral ósea que se creen debidas al aumento de los valores de la PTH.
    - e. La gammagrafía paratiroidea con tecnecio 99m sestamibi o la ecografía de cuello muestran un probable adenoma paratiroideo.

II. HIPOCALCEMIA
A. Mecanismos
1. **Paraneoplasia.** La hipocalcemia es un síndrome paraneoplásico muy poco frecuente.
    - a. **Captación rápida de calcio.** Los pacientes con metástasis óseas osteoblásticas pueden mostrar en ocasiones hipocalcemia a causa de la captación de calcio en las lesiones óseas. Además, los pacientes con metástasis óseas por cáncer de próstata o de mama tratados con fármacos hormonales pueden mostrar hipocalcemia, supuestamente a causa de la rápida curación ósea. El condrosarcoma calcificante es un tumor poco frecuente que se ha asociado a hipocalcemia.
    - b. La producción de **calcitonina** por el carcinoma medular tiroideo casi nunca causa hipocalcemia.

2. **Deficiencia de magnesio.** El magnesio es necesario tanto para la secreción de PTH como para su acción periférica. La hipomagnesemia produce una hipocalcemia que no responde al tratamiento restitutivo con calcio. Se produce deficiencia de magnesio en las siguientes circunstancias:
   a. Pacientes con un drenaje nasogástrico prolongado.
   b. Pacientes que reciben hiperalimentación parenteral sin reposición de magnesio.
   c. Alteración del funcionamiento tubular renal inducida por el tratamiento con cisplatino, con pérdida urinaria de magnesio.
   d. Tratamiento diurético crónico o diuresis por glucosuria.
   e. Alcoholismo crónico (el alcohol interfiere con la conservación renal de magnesio).
   f. Diarrea crónica.
   g. Tratamiento con anticuerpos bloqueadores de receptor del factor de crecimiento epidérmico (EGFR, *epidermal growth factor receptor*): cetuximab (6-55 %) y panitumumab (7 %).
3. **Otras causas de hipocalcemia:** tratamiento de la hipercalcemia, especialmente si se usan bisfosfonatos i.v. o denosumab; hipoalbuminemia (seudohipocalcemia); hiperfosfatemia (*v.* sec. III); pancreatitis; nefropatía; hipoparatiroidismo; seudohipoparatiroidismo (resistencia a la PTH); raquitismo y osteomalacia; sepsis; la exposición al quelante de calcio (citrato, EDTA) de una transfusión sanguínea de gran volumen; el gadolinio, cuando se utiliza para la obtención de imágenes por resonancia magnética, puede causar hipocalcemia espuria y asintomática que se resuelve en cuestión de horas.

B. **Diagnóstico**
  1. **Signos y síntomas.** Se agravan por hiperventilación y otras causas de alcalosis.
     a. La **tetania** es el signo más destacado de la hipocalcemia y se manifiesta por parestesias (especialmente entumecimiento y hormigueo del rostro, las manos y los pies), calambres musculares, laringoespasmos o convulsiones. Otros problemas son: diarrea, cefalea, letargo, irritabilidad y pérdida de la memoria reciente. Sin embargo, la hipocalcemia crónica puede tolerarse bien, con escasos síntomas.
     b. En los casos prolongados puede aparecer sequedad cutánea, alteraciones ungueales, cataratas y papiledema.
     c. **Signo de Chvostek:** espasmo de los músculos que rodean la boca, la nariz o los ojos tras dar golpecitos sobre el nervio facial.
     d. **Signo de Trousseau:** espasmo de la mano durante 3 a 4 min de esfuerzo mientras se infla un manguito de presión sobre el brazo hasta el punto medio entre las presiones sistólica y diastólica.
  2. **Pruebas complementarias.** Se deben medir las concentraciones plasmáticas de calcio, fósforo, magnesio, electrólitos, BUN, creatinina, albúmina, PTH intacta y 25-hidroxivitamina D. El ECG puede mostrar prolongación del intervalo QT; durante el tratamiento hay que vigilar el ECG.

C. **Tratamiento**
  1. La **hipocalcemia grave, aguda y sintomática** (calcio plasmático <6 mg/dL) suele tratarse en una unidad de cuidados intensivos con monitorización ECG.
     a. **Gluconato cálcico o cloruro cálcico.** Se administra 1 g, diluido en 50 mL de suero glucosado al 5 % o suero salino normal, durante 10-20 min. Esto se sigue después de una infusión lenta de calcio, que se prepara combinando 11 g de gluconato de calcio en D5W o solución salina normal, para alcanzar un volumen final de 1 000 mL. A continuación se infunde a una velocidad de 50 mL/h.
     b. **Sulfato magnésico.** Se administra también 1 g i.v. o i.m. cada 8-12 h, si se desconoce la concentración sanguínea de magnesio o si es < 1.5 mg/dL, hasta que se normalicen las concentraciones de calcio o magnesio.
     c. Los **pacientes que hiperventilan** deben respirar en una bolsa de papel para que disminuya la alcalosis respiratoria.

d. Las **concentraciones plasmáticas de calcio** se miden cada 1 a 2 h hasta que la concentración plasmática de calcio sea > 7 mg/dL.
2. **Hipocalcemia moderada** (calcio plasmático de 6-8 mg/dL).
   a. Calcio. Puede administrarse por v.o. o, si el paciente muestra síntomas graves, por vía i.v.
   (1) Carbonato cálcico, 2.5 g/día, o citrato cálcico, 4 a 5 g/día v.o. en dosis divididas: una u otra forma, proporcionará unos 1 000 mg de calcio elemental al día.
   (2) Gluconato cálcico, 2 g i.v. en 500 mL de glucosa al 5 % en agua; se administra cada 8 h.
   b. La **hipomagnesemia** (< 1.5 mg/dL) se trata con sulfato magnésico, 1 g i.m. o i.v. 1 o 2 veces al día, hasta que la concentración sanguínea sea normal. La hipomagnesemia persistente puede tratarse con magnesio oral, 300 mg/día en dosis divididas.
   c. Los **pacientes que se recuperan de una hipercalcemia** y que han recibido bisfosfonatos i.v. o denosumab pueden mostrar hipocalcemia recurrente y potencialmente mortal en los 4 días siguientes a la interrupción del tratamiento.
   d. Los **pacientes con hipoparatiroidismo postiroidectomía** se comentan en el capítulo 16, sec. III.G.1.

III. HIPERFOSFATEMIA

A. Mecanismos. La hiperfosfatemia (> 4.5 mg/dL) es una complicación poco frecuente del tratamiento de determinados tumores, fundamentalmente de la leucemia y de los linfomas (especialmente el linfoma de Burkitt). La rápida lisis tumoral libera grandes cantidades de potasio, fosfato y ácidos nucleicos (que se metabolizan a ácido úrico).

B. Diagnóstico. La concentración plasmática de fosfato en sí no produce síntomas. La lesión renal o la insuficiencia renal aguda se deben a la precipitación de fosfato cálcico en los riñones. Pueden producirse tetania y convulsiones si la concentración de calcio ionizado disminuye excesivamente (p. ej., por alcalosis por la administración de bicarbonato o vómitos).

1. **Pruebas analíticas.** Deben medirse frecuentemente las concentraciones plasmáticas de fosfato, calcio y otros electrólitos en los pacientes propensos durante la pauta inicial del tratamiento antineoplásico.
2. **Diagnóstico diferencial**
   a. Hipoparatiroidismo.
   b. Insuficiencia renal.
   c. Destrucción tisular rápida tras un traumatismo muscular o una quemadura (rabdomiólisis).
   d. Síndrome de lisis tumoral (*v.* cap. 32).
   e. Dosis elevadas, orales o rectales, de fosfatos.

C. Tratamiento

1. **Agudo.** Las concentraciones elevadas de fosfato deben reducirse rápidamente para evitar o revertir la insuficiencia renal. La expansión de volumen con solución salina normal aumenta la excreción de fosfato, pero debe utilizarse con precaución ya que la hidratación empeorará la hipocalcemia. La insulina i.v. en combinación con dextrosa se puede utilizar para conducir el fosfato en las células. Se vigila la bioquímica sérica cada 4-6 h. La hemodiálisis es a menudo necesaria en casos resistentes al tratamiento, en aquellos con hiperfosfatemia severa (> 14 mg/dL) y en pacientes con insuficiencia renal.
2. **Crónico.** Además de una dieta con bajo contenido de fosfato, se administran fijadores de fosfato orales para que se unan al fosfato en el intestino.
   a. Sevelamer clorhidrato, 800-1 600 mg v.o. 3 veces/día con las comidas.
   b. Carbonato de lantano, 500-1 000 mg v.o. 3 veces/día con las comidas.

IV. HIPOFOSFATEMIA

A. **Mecanismos.** La hipofosfatemia (<3 mg/dL) se asocia en ocasiones a los tumores de crecimiento rápido (como la leucemia aguda), probablemente porque las células neoplásicas consumen fosfato. La hipofosfatemia grave (<1 mg/dL) puede causar rabdomiólisis o hemólisis. La hipopotasemia puede asociarse a la hipofosfatemia, aunque no están claros los motivos de esto. En los pacientes con cáncer la hipofosfatemia acompaña con mucha frecuencia a alteraciones importantes de la nutrición y a la caquexia.

B. **Diagnóstico**
  1. **Pruebas analíticas.** La hipofosfatemia suele reconocerse en los estudios sistemáticos de los electrólitos plasmáticos en pacientes con alteraciones nutricionales.
  2. **Diagnóstico diferencial de la hipofosfatemia**
     a. La pérdida renal de fosfato acompaña a determinados síndromes asociados a las neoplasias malignas, entre ellas el mieloma (síndrome de Fanconi), las neoplasias endocrinas múltiples (hiperparatiroidismo) y la osteomalacia oncógena.
     b. Tratamiento con antiácidos fijadores de fosfato u otros fijadores del mismo.
     c. Inanición o malabsorción (disminución del aporte de fosfato).
     d. Caquexia.
     e. Alcoholismo.
     f. Recuperación de la malnutrición sin un suplemento adecuado de fósforo (síndrome de realimentación).
     g. Crecimiento tumoral rápido y masivo.
     h. Alcalosis.
     i. Tratamiento de la cetoacidosis diabética.
     j. Uso de bisfosfonatos i.v.
     k. Uso de imatinib, sunitinib, sorafenib o temsirolimús.

C. **Tratamiento**
  1. En los pacientes con concentraciones de fósforo <1.5 mg/dL se administrarán 0.25-0.5 mmol/kg de fosfato sódico neutro o de fosfato sódico y potásico por vía i.v. durante 8 a 12 h. El tratamiento con fósforo intravenoso conlleva el riesgo de hipocalcemia, precipitación de fosfato de calcio en los riñones y arritmias. Debe efectuarse una vigilancia estrecha de la concentración sérica de fosfato (cada 6 h), con cambio de los suplementos orales una vez que alcance >1.5 mg/dL, de ser posible.
  2. Los pacientes con concentraciones plasmáticas de fósforo de 1.5 mg/dL deben recibir complementos orales de fosfato inorgánico que vienen en varias formas, a menudo en combinación con sodio y potasio. Se debe tener cuidado para evitar la sobreexplotación de estos elementos.
  3. A los pacientes con *hipopotasemia simultánea* se los trata con 20 mEq de KCl en solución al 10% 3 veces al día, o con preparados de fosfato que contienen potasio. Existen preparados que contienen 50 mEq a 57 mEq de potasio por cada gramo de fosfato.

V. HIPERNATREMIA

A. **Mecanismos.** La hipernatremia se debe casi siempre a pérdida de agua por pérdida de líquidos corporales. Cualquier pérdida de líquidos hipotónicos (p. ej., sudoración, hiperventilación, fiebre, vómitos, aspiración nasogástrica) causa hipernatremia leve si no se trata. Los aumentos extremos de las concentraciones plasmáticas de sodio (>160 mEq/L) sólo suelen observarse en tres situaciones clínicas:
  1. **Disminución o ausencia de aporte de líquidos.** Es la causa más frecuente de hipernatremia, especialmente en aquellos pacientes con incapacidades que alteran el aporte sano de líquidos.
  2. **Diabetes insípida** (producción insuficiente de vasopresina [ADH, *antidiuretic hormone*]). Suele deberse a un traumatismo craneal (accidental o neuroquirúrgico) o hipofisario, o a neoplasias hipotalámicas (primarias o metastásicas). Aunque

existen otras causas poco frecuentes de diabetes insípida, casi la mitad de los casos son idiopáticos. La diabetes insípida nefrógena se observa cuando los riñones no pueden responder a concentraciones circulantes normales de ADH, y puede deberse a hipercalcemia, hipopotasemia o fármacos. Los pacientes con incluso diabetes insípida severa (central o nefrogénica) generalmente mantendrán niveles de sodio séricos sanos o cercanos a los sanos, siempre y cuando el mecanismo de sed esté intacto y haya acceso libre al agua.
3. La **diuresis osmótica** y, con frecuencia, la diarrea osmótica se observan en pacientes obnubilados que reciben una carga masiva de urea por alimentación por sonda nasogástrica con abundantes proteínas. Otros estados de urea elevada incluyen pacientes con catabolismo de tejido aumentado y aquellos en recuperación de azotemia. Aparece deshidratación progresiva, y la diuresis osmótica produce una diuresis aparentemente normal.

B. Diagnóstico
1. **Signos y síntomas.** La mayoría de los pacientes con hipernatremia grave ya están gravemente enfermos. La contribución específica de la hipertonía suele ser difícil de distinguir de la causa subyacente.
2. **Pruebas analíticas.** Para realizar el diagnóstico de diabetes insípida debe hacerse una prueba de privación de agua. Se hace una determinación inicial del peso corporal, la concentración plasmática de sodio, la osmolalidad plasmática y la osmolalidad urinaria. Se limita completamente el aporte de agua; sin embargo, *nunca* debe privarse de agua a estos pacientes sin una observación continua. Desde la mañana deben determinarse cada hora el volumen de orina y los estudios que se habían hecho en situación inicial. La prueba ha de finalizar si el peso del paciente disminuye > 3 % o si la osmolalidad plasmática supera los 300 mOsm/kg. Hasta obtener los resultados de la determinación directa, puede calcularse rápidamente y de forma fiable la osmolalidad plasmática a partir de las concentraciones plasmáticas de sodio, nitrógeno ureico y glucosa mediante la siguiente fórmula:

$$\text{Osmolalidad plasmática} = 2\ (\text{sodio}) + \text{BUN}/2.8 + \text{glucosa}/18$$

   a. **Criterios para el diagnóstico de diabetes insípida.** La osmolalidad urinaria es < 600 mOsm/kg cuando la osmolalidad plasmática es > 300 mOsm/kg.
   b. **Diferenciación de la diabetes insípida hipofisaria.** Se descarta una diabetes insípida importante si la osmolalidad urinaria es > 600 mOsm/kg tras la privación de agua, en ausencia de glucosuria o de una inyección reciente de un medio de contraste. La osmolalidad urinaria entre 200 mOsm/kg y 600 mOsm/kg sugiere una diabetes insípida parcial. Es necesario distinguir entre la diabetes insípida hipofisaria (central) y la neurógena. Para hacerlo se evalúa la respuesta renal a la ADH. Se administra desmopresina, 4 mcg por vía s.c., al finalizar la prueba de privación de agua, y se obtienen muestras de orina cada hora durante 3 h más. Tras la inyección de desmopresina la osmolalidad urinaria supera los 400 mOsm/kg en los pacientes con deficiencia de ADH, y los 800 mOsm/kg en las personas sanas; los valores son inferiores en los pacientes con diabetes insípida nefrógena.

C. Tratamiento
1. La **hipernatremia grave** es potencialmente mortal y debe tratarse con precaución. La corrección demasiado rápida del déficit hídrico puede precipitar un edema cerebral mortal. Es importante determinar, si es posible, el momento del inicio de la hipernatremia, ya que la hipernatremia aguda (inicio < 48 h) puede y debe ser corregida más rápidamente que la hipernatremia crónica.
   a. La **hipernatremia aguda** debe corregirse con solución glucosada al 5 % en agua, con el propósito de disminuir la concentración sérica de sodio en 1-2 mmol/L/h hasta una de 145 mmol/L como objetivo final. Es indispensable vigilar la concentración de sodio en forma estrecha (cada 2-3 h) y ajustar la velocidad de

administración de las soluciones de acuerdo con esto. También es importante identificar la fuente de la pérdida activa de líquidos si está presente, para resolver o disminuir el problema tanto como sea posible.
- b. La **hipernatremia crónica** debe corregirse a una velocidad mucho menor para evitar un daño cerebral irreversible por edema, así como las convulsiones. La concentración sérica de sodio objetivo de 145 mmol/L se mantiene inalterada, pero la velocidad de corrección no debe exceder los 10 mmol/L/día.
- c. En un paciente que también muestra **hipovolemia** y requiere expansión del volumen plasmático, la hipernatremia debe tratarse con sumo cuidado. En esa situación de inicio hay que emplear solución salina fisiológica normal, con vigilancia estrecha de la concentración de sodio sérico hasta que se alcance la estabilidad hemodinámica, momento en que se puede cambiar a solución glucosada al 5 % en agua.
- d. **Tratamiento del déficit crónico de ADH.** Habitualmente supone la administración de desmopresina (desamino-D-arginina vasopresina [DDAVP]), 5 a 10 µg por vía intranasal o 1 a 2 µg por inyección s.c., que produce de 6 a 18 h de antidiuresis. Para evitar la intoxicación hídrica no se administra la siguiente dosis hasta que vuelven a aparecer la sed y la poliuria. La desmopresina oral también se encuentra disponible para el tratamiento crónico; se administran dosis de 0.05-1.2 mg/día.

VI. HIPONATREMIA: SÍNDROME DE SECRECIÓN INADECUADA DE VASOPRESINA

A. Mecanismos
1. La **ADH** se libera normalmente desde el lóbulo posterior de la hipófisis (neurohipófisis), en respuesta a un aumento de la osmolalidad o una disminución del volumen plasmático. La liberación de ADH se inhibe normalmente por la disminución de la osmolalidad plasmática y por el aumento del volumen plasmático. La hormona actúa aumentando la resorción de agua en los túbulos colectores renales.
2. **Síndrome de secreción inadecuada de vasopresina (SIADH,** *syndrome of inappropriate antidiuretic hormone*). La producción no regulada de la ADH produce un aumento de la retención de agua por los riñones, un incremento del agua corporal total y una moderada expansión del volumen plasmático. La hipotonía plasmática no puede suprimir la secreción de ADH. Las consecuencias del SIADH son: hiponatremia, hipoosmolalidad plasmática e incapacidad para excretar orina con la máxima dilución.
3. **Tumores asociados.** Puede haber una producción ectópica de ADH en cualquier tumor maligno, pero se asocia la mayoría de las veces al carcinoma broncógeno, especialmente al tipo microcítico, y al mesotelioma.
4. Las **afecciones del SNC** (p. ej., lesiones expansivas, hemorragias, infecciones) y las infecciones pulmonares (p. ej., neumonía, tuberculosis, abscesos) pueden causar una liberación excesiva de ADH desde la neurohipófisis.
5. Puede producirse **pérdida cerebral de sal** en pacientes con traumatismos craneales o hemorragia intracraneal. Este síndrome es similar al SIADH y se manifiesta con hiponatremia y aumento de la excreción urinaria de sodio. Sin embargo, al contrario del SIADH, se observa contracción del volumen plasmático con la pérdida cerebral de sal, y el BUN y la creatinina plasmática pueden ser elevados-sanos o pueden estar ligeramente reducidos. El tratamiento se dirige a la reposición de sal y de volumen.
6. **Fármacos asociados a la hiponatremia**
    - a. **Diuréticos.** Suelen producir hiponatremia, especialmente en aquellos pacientes sin limitación del aporte de líquidos.
    - b. **Carbamazepina y oxcarbazepina.** Inducen la secreción de ADH.
    - c. **Narcóticos intravenosos.** Se han asociado a SIADH.

d. **Antidepresivos y antipsicóticos.** En ocasiones se han asociado al SIADH.
e. **Vincristina y vinblastina.** Pueden producir SIADH y una intensa hiponatremia. Las manifestaciones se observan 1 a 2 semanas después del tratamiento.
f. **Ciclofosfamida.** Cuando se administra por vía i.v. puede causar SIADH. Aparece una hiponatremia leve 4-12 h después de una dosis, que persiste durante unas 20 h y suele ser asintomática.
g. **Cisplatino, dosis elevadas de melfalán y tiotepa.** Se han asociado a SIADH.
h. La **náusea,** que es un efecto secundario común de muchos de los fármacos quimioterapéuticos anteriores, es también un potente estímulo para la liberación de ADH.

B. **Diagnóstico**
1. **Signos y síntomas.** En los pacientes con hiponatremia los síntomas habituales son letargo, náuseas, anorexia y debilidad generalizada. Si la hiponatremia es grave o de inicio rápido puede aparecer confusión, convulsiones, coma y muerte.
2. **Pruebas analíticas.** En la tabla 28-1 se muestran los resultados analíticos en las afecciones asociadas a la hiponatremia. Las determinaciones que deben obtenerse en los pacientes con hiponatremia son:
   a. **En todos los pacientes con hiponatremia**
      (1) Concentraciones plasmáticas de electrólitos, creatinina, nitrógeno ureico, calcio, fosfato, glucosa, proteínas totales y triglicéridos.
      (2) Sodio urinario.
   b. **En pacientes con hiponatremia y sin aumento del BUN**
      (1) Osmolalidad plasmática y urinaria.
      (2) Radiografía de tórax por si hay signos de cáncer de pulmón y TC o RM craneal para buscar lesiones del SNC.

TABLA 28-1 Hiponatremia: diagnóstico diferencial y resultados analíticos

Afección	BUN	Osmolalidad S	Osmolalidad U	Concentración urinaria de sodio
SIADH	D, (N)	D	I	N, I
Estados edematosos	D, N, I	D	I	D
Mixedema	N	D	N, I	(D), N, I
Estados con pérdida de sal				
Déficit de mineralocorticoesteroides	I	D	I	I
Déficit de glucocorticoesteroides	N	D	(N), I	N, I
Diuréticos	N, I	D	I	(D), N, I
Insuficiencia renal crónica	I	D	D, N, I	D, N, I
Pérdida cerebral de sal	N, I	D	I	N, I
Pérdida gastrointestinal con reposición hipotónica	N, I	D	D	D
Ingesta de agua compulsiva	N, D	D	D	N
Defecto osmorregulador hipotalámico	N	D	N	D, N, I
Seudohiponatremia				
Hiperglucemia	N, I	I	D, N, I	N
Manitol	N, I	N	D, N	D, N
Hiperlipemia o paraproteinemia intensa	N	N	N	N

BUN, nitrógeno ureico sanguíneo; D, disminuido; I, incrementado; N, normal; O, orina; S, suero; SIADH, síndrome de secreción inadecuada de vasopresina. Los paréntesis indican una cantidad leve o una aparición ocasional.

c. **En pacientes con signos de hipofunción endocrina**
      (1) Pruebas funcionales tiroideas.
      (2) Pruebas funcionales suprarrenales.
      (3) Pruebas funcionales hipofisarias, si es necesario.
3. Los **criterios para el diagnóstico del SIADH** incluyen *los cinco* datos siguientes:
   a. **Hiponatremia** con un BUN desproporcionadamente bajo (a menudo < 10 mg/dL).
   b. **Ausencia de contracción del volumen intravascular.** La excreción urinaria persistente de sodio constituye una evidencia indirecta de expansión volumétrica (concentración de sodio en orina > 30 mEq/L, excreción fraccional de sodio > 1).
   c. **Ausencia de retención anómala de líquidos,** como el edema periférico o la ascitis.
   d. **Funcionamiento renal, tiroideo y suprarrenal sano**
   e. **Hipotonía plasmática con una orina que no muestra una dilución máxima.** Un adulto sano debe poder diluir la orina hasta una osmolalidad de 50 a 75 mOsm/kg cuando hay disminución de la osmolalidad plasmática; los valores superiores al anterior constituyen signos de presunción de actividad de la ADH en los túbulos renales. La orina debe mostrar una dilución que no llega a ser máxima, pero no tiene por qué ser hipertónica con respecto al plasma. La osmolalidad urinaria > 75 a 100 mOsm/kg (o la densidad urinaria > 1.003) con una osmolalidad plasmática < 260 mOsm/kg suele ser diagnóstica de SIADH.
C. **Tratamiento.** El contro! del cáncer causante suele solucionar los problemas asociados al SIADH ectópico.
   1. **Hiponatremia grave** (sodio plasmático < 110 mEq/L, o < 120 mEq/L con síntomas graves tales como convulsión). Debe tratarse de forma enérgica a los pacientes en coma o con convulsiones e hiponatremia grave, preferiblemente en una unidad de cuidados intensivos. Debe administrarse tratamiento urgente con solución salina hipertónica (al 3 %) en bolos de 100 mL, con repetición una a dos veces más (un total de tres) cada 10 min, ante la persistencia de los síntomas neurológicos. De ser necesario, luego se puede continuar la administración lenta de solución salina hipertónica (10-30 mL/h), con vigilancia estrecha de la concentración sérica de sodio. La tasa objetivo de la corrección depende de la agudeza de la hiponatremia: un aumento a 4 a 6 mmol/L en las primeras 6 h es apropiado para la hiponatremia < 48 h de duración. En cambio, la velocidad de corrección de la hiponatremia crónica debe ser de 6-8 mmol/L en las primeras 24 h.
   2. **Hiponatremia moderadamente intensa** (sodio plasmático > 110 mEq/L, síntomas leves tales como letargo y sin convulsiones o coma).
      a. La **restricción de líquidos** es de máxima importancia en el tratamiento de todos los pacientes con SIADH, y debe corregir la hiponatremia en 3 a 5 días. En los pacientes con concentraciones plasmáticas de sodio < 125 mEq/L deben restringirse los líquidos de 500-700 mL/día. Los pacientes con concentraciones plasmáticas de sodio superiores pueden tener la limitación en 1 000 mL/día.
      b. **Comprimidos de sal**, 3 g cada 8 h, para aumentar la concentración sérica de sodio. El efecto puede acentuarse con la coadministración de un diurético de asa para incrementar la eliminación de agua.
      c. Los **antagonistas del receptor de vasopresina** (conivaptán, tolvaptán) son eficaces para inducir la diuresis de agua libre y elevar el valor sérico del sodio en el SIHAD. El costo elevado y la potencial toxicidad hepática significativa son factores que limitan el uso amplio y prolongado de estos fármacos.
      d. A razón de 300-600 mg por vía oral dos veces al día, la **demeclociclina** induce resistencia renal a la HAD y facilita la excreción de agua libre. Aunque sus efectos son variables, el fármaco puede ser útil en pacientes que no pueden tolerar la restricción crónica de líquidos o que muestran una mejora insuficiente de la

hiponatremia. El fármaco es nefrotóxico e implica el efecto potencial de causar náusea y vómito.

VII. HIPERPOTASEMIA
A. Mecanismos
1. En pacientes con o sin cáncer, la hiperpotasemia a menudo se produce como consecuencia de una insuficiencia renal.
2. La hiperpotasemia puede deberse a una rápida lisis tumoral durante el tratamiento.
3. La deficiencia de mineralocorticoides produce hiperpotasemia.
4. Se observa seudohiperpotasemia en los pacientes con leucocitosis o trombocitosis persistentes, en especial en los trastornos mieloproliferativos.
5. Medicamentos asociados con la hiperpotasemia:
   a. Diuréticos ahorradores de potasio (espironolactona, eplerenona, amilorida, triamtereno).
   b. Inhibidores de la calcineurina (ciclosporina, tacrolimus).
   c. β-bloqueadores no selectivos (propranolol, labetalol).
   d. Inhibidores de la enzima convertidora de la angiotensina y bloqueadores de los receptores de la angiotensina.
   e. Octreotida.
   f. Diazoxido.
   g. Minoxidil.

B. Diagnóstico
1. Los **síntomas** consisten fundamentalmente en debilidad y alteraciones neuromusculares.
2. **Pruebas complementarias**
   a. Concentración plasmática de potasio.
   b. La gravedad de las alteraciones electrocardiográficas se corresponde con la de la hiperpotasemia; a medida que ésta empeora, el ECG muestra un aumento de la amplitud de la onda T, una disminución de la amplitud de la onda R y un incremento de la profundidad de la onda S; una prolongación del intervalo P-R y un ensanchamiento del complejo QRS; y, a continuación, un patrón de onda sinusal que termina en asistolia o taquiarritmia ventricular.
3. **Diagnóstico diferencial:** insuficiencia renal, aporte excesivo de potasio, especialmente con insuficiencia renal, efecto de los fármacos, insuficiencia suprarrenal, acidosis, destrucción celular (p. ej., lisis tumoral, rabdomiólisis).

C. Tratamiento
1. En los pacientes con alteraciones importantes en el ECG puede administrarse gluconato cálcico i.v. (10 mL de solución al 10%) para antagonizar el efecto de la hiperpotasemia sobre las membranas de las células cardiacas. Estos pacientes también deben someterse a monitorización cardiaca continua.
2. Se consigue un descenso inmediato del potasio mediante la administración i.v. de 10 unidades de insulina regular más 50 mL a 100 mL de solución glucosada al 50%. Si la glucosa sérica es > 250 mg/dL, la insulina puede administrarse sin dextrosa.
3. Los agonistas adrenérgicos β también producen desplazamiento de potasio desde el plasma hasta las células. Se puede administrar albuterol nebulizado a dosis de 10-20 mg (estas dosis son mucho mayores que las que se utilizan para tratar el asma). Hay un efecto aditivo cuando se administra con insulina.
4. Puede lograrse la eliminación de potasio del organismo con resinas de intercambio catiónico como el poliestireno sulfonato sódico, 15-30 g cada 6 h. El sulfonato sódico de poliestireno no debe administrarse a pacientes con íleo u otra enfermedad obstructiva del intestino.
5. Si el funcionamiento renal es adecuado y el paciente no está deshidratado, se puede administrar por vía intravenosa un diurético del asa, como furosemida 40-80 mg, para aumentar la excreción urinaria de potasio.

6. Se necesitará hemodiálisis para el tratamiento de la hiperpotasemia crónica o que no responde al tratamiento.
7. La hiperpotasemia debida a insuficiencia suprarrenal puede corregirse mediante el mineralocorticoesteroide sintético fludrocortisona, en dosis de 0.05-0.20 mg/día.

VIII. HIPOPOTASEMIA
A. Secreción ectópica de ACTH
1. **Mecanismos.** Diversos tumores, especialmente carcinoma microcítico de pulmón, timoma maligno, cáncer de páncreas, tumores de células de los islotes y carcinoides bronquiales, pueden sintetizar ectópicamente ACTH y producir síndrome de Cushing. Aunque puede producirse hipopotasemia en el síndrome de Cushing de cualquier etiología, es particularmente frecuente (>50%) en pacientes con síndrome de Cushing por secreción ectópica de ACTH.
2. **Diagnóstico**
   a. **Signos y síntomas.** Las causas neoplásicas más frecuentes del síndrome de ACTH ectópica son rápidamente mortales. Las características del síndrome de Cushing suprarrenal o hipofisario suelen estar ausentes. Los signos iniciales suelen ser caquexia, debilidad e hipertensión. Los tumores de crecimiento más lento o benignos producen el característico rostro redondeado, obesidad del tronco, estrías de color morado en las áreas cutáneas de tensión y diabetes mellitus manifiesta.
   b. **Pruebas analíticas**
      (1) En los pacientes oncológicos que muestran debilidad deben medirse los electrólitos plasmáticos. La hipopotasemia y la alcalosis metabólica pueden ser importantes (concentración plasmática de potasio de tan sólo 1 mEq/L, bicarbonato >30 mEq/L) en aquellos pacientes con síndrome de ACTH ectópica.
      (2) El diagnóstico de síndrome de secreción ectópica de ACTH puede establecerse rápidamente mediante la demostración de la ausencia de supresión de las concentraciones de ACTH en la mayoría de los casos con el tratamiento con dexametasona a dosis elevadas (*v.* cap. 16, sec. V.C.2).
3. **Tratamiento del síndrome de ACTH ectópica.** El control del tumor subyacente es el método más eficaz. La hipopotasemia suele ser difícil de corregir. La reposición de potasio consiste en la administración de dosis de 80-150 mEq/día v.o. o i.v. Los síntomas graves pueden mejorar en ocasiones con fármacos supresores suprarrenales, como diversas combinaciones de mitotano, metirapona, ketoconazol y aminoglutetimida. Los efectos adversos de estos fármacos pueden ser peores que los síntomas de la enfermedad subyacente. Puede ser útil la espironolactona, 100-400 mg/día. En los escasos pacientes con un tumor de crecimiento lento que no responde al tratamiento y que causa síndrome de ACTH ectópica puede considerarse la suprarrenalectomía.

B. Otras causas de la hipopotasemia
1. Pérdidas gastrointestinales asociadas a alcalosis (vómitos, aspiración nasogástrica prolongada, neoplasias del colon [adenoma velloso], consumo crónico de laxantes).
2. Pérdidas gastrointestinales asociadas a acidosis (diarrea crónica, ureterosigmoidostomía, síndrome de Zollinger-Ellison).
3. Hiperaldosteronismo.
4. Hipercortisolismo no dependiente de ACTH.
5. Consumo de regaliz.
6. Acidosis tubular renal.
7. Hipercalcemia, hipomagnesemia.
8. Hipofosfatemia en estados anabólicos (p. ej., crecimiento tumoral rápido).
9. Tratamiento respiratorio que produce alcalosis en pacientes con retención crónica de dióxido de carbono.
10. Medicamentos asociados con la hipopotasemia:

a. Diuréticos perdedores de potasio (bucle, tiazida, inhibidores de la anhidrasa carbónica).
b. Anfotericina B.
c. β-agonistas.
d. Corticosteroides.
e. Efedrina y pseudoefedrina.
f. Cisplatino.

IX. HIPERURICEMIA

A. **Mecanismos.** La hiperuricemia constituye un importante problema en los pacientes con trastornos mieloproliferativos, linfomas, mielomas y leucemias, pero generalmente esto no es así en los pacientes con tumores sólidos.

1. **Hiperuricosuria.** La excreción de ácido úrico está aumentada en los pacientes no tratados que tienen trastornos mieloproliferativos, leucemia mielocítica aguda o crónica, o leucemia linfoblástica aguda. Los pacientes con linfoma muestran una excreción normal o ligeramente aumentada de ácido úrico. Durante el tratamiento con fármacos citotóxicos o RT, la lisis tumoral masiva libera ácidos nucleicos y causa un exceso de producción de ácido úrico, especialmente en aquellos pacientes con linfoma o leucemia.
2. **Nefropatía por ácido úrico.** Se produce por la precipitación de cristales de ácido úrico en la orina ácida y concentrada de la médula renal, los túbulos distales y los túbulos colectores. El barro resultante produce una nefropatía obstructiva intrarrenal y cambios intersticiales inflamatorios.
3. **Cálculos de xantina.** Se deben a la inhibición de la xantina oxidasa por el alopurinol en un cuadro de hipermetabolismo de las purinas, y casi nunca es una complicación de las neoplasias malignas.
4. Los **cálculos de oxipurinol** casi nunca se observan tras el tratamiento con dosis masivas de alopurinol.

B. **Diagnóstico.** Se establece mediante la determinación de las concentraciones de ácido úrico en la sangre y en la orina. La tasa de excreción normal del ácido úrico es de 300-500 mg/día.

C. **Tratamiento** (*v*. cap. 32).

X. HIPOURICEMIA

A. **Mecanismos.** La hipouricemia suele deberse a defectos de la reabsorción del ácido úrico en los túbulos renales proximales. También ocurre en la hepatopatía grave debido a la pérdida de actividad xantina oxidasa. También se ha documentado su asociación a diversos tumores, especialmente el linfoma de Hodgkin (LH) y el mieloma.

B. **Diagnóstico**

1. **Síntomas.** Los pacientes generalmente están asintomáticos.
2. **Pruebas analíticas.** Las concentraciones sanguíneas de ácido úrico identifican la alteración; una concentración de <2 mg/dL se considera definitiva de hipouricemia.
3. **Diagnóstico diferencial**
   a. Expansión en volumen del líquido extracelular en pacientes que reciben fluidos intravenosos de alto volumen.
   b. Enfermedad tubular renal proximal: síndrome de Fanconi (el mieloma es una causa frecuente en los adultos), enfermedad de Wilson, defecto aislado en pacientes por lo demás sanos.
   c. Fármacos uricosúricos: salicilatos, contrastes radiológicos, atorvastatina, losartán, captopril y enalapril, probenecid, fenofibrato, bloqueadores de los canales de calcio.
   d. Tratamiento con inhibidores de la xantina oxidasa (alopurinol, febuxostato) o de la urato oxidasa (rasburicasa).
   e. Xantinuria hereditaria.
   f. Neoplasias, especialmente el LH.

g. Hepatopatía.
h. SIADH.
i. Nutrición parenteral total.
C. Complicaciones
1. Se ha documentado **lesión renal aguda** en pacientes con hipouricemia renal principalmente familiar, después del ejercicio.
2. La nefrolitiasis por **ácido úrico** se informa a tasas más elevadas en pacientes con hipouricemia renal.

XI. HIPERGLUCEMIA
A. Mecanismos
1. Se observan **curvas de tolerancia a la glucosa diabética** con un déficit relativo de insulina en muchos pacientes con cáncer, particularmente en pacientes con desnutrición o caquexia. La reposición nutricional parece mejorar esas alteraciones.
2. Los **tumores** que producen hormonas, como el glucagonoma, el somatostatinoma, el feocromocitoma y los productores de ACTH con el hipercortisolismo resultante, causan hiperglucemia.
3. Fármacos
   a. **Glucocorticoides.** A menudo, el uso de dexametasona u otros glucocorticoides como antieméticos o parte del esquema de quimioterapia causan hiperglucemia.
   b. Los inhibidores de la vía P13K/AKT/mTOR, como el everolimús y el temsirolimús, producen resistencia a la insulina con hiperglucemia resultante del 13% a 50% de los pacientes.
   c. En el cáncer de próstata, el tratamiento de reducción de andrógenos aumenta la resistencia a la insulina.
4. La **destrucción** carcinomatosa del **páncreas** también puede causar diabetes.
5. **Coma hiperosmolar no cetósico.** Puede ser una complicación del tratamiento con ciclofosfamida, vincristina, asparaginasa o prednisona, en pacientes con diabetes mellitus incluso leve.
B. **Diagnóstico.** La determinación de la glucemia de forma aleatoria o 2 h después de una comida revela la alteración en la mayoría de los pacientes.
C. Tratamiento
1. El **estado nutricional** debe mejorarse en pacientes oncológicos con intolerancia a la glucosa, si es posible. El tratamiento de la hiperglucemia importante a causa de un tumor se logra mediante el control de la neoplasia o con la administración de insulina o de hipoglucemiantes orales, según sea necesario.
2. El **coma hiperosmolar** debe tratarse enérgicamente mediante la reposición de las pérdidas de volumen con solución salina i.v. hasta que la presión arterial se estabilice. La infusión de insulina (1-4 U/h) normalmente controla la hiperglucemia.
3. **Si se evitan los glucocorticoesteroides,** se evitará la hiperglucemia inducida por esteroides.

XII. HIPOGLUCEMIA
A. **Mecanismos.** Algunos tumores, especialmente grandes, a menudo sarcomas retroperitoneales y en ocasiones otros cánceres, pueden producir sustancias similares a la insulina (la mayoría de las veces factor de crecimiento similar a proinsulina-2 [pro-IGF-2]). Los carcinomas hepatocelulares y las metástasis hepáticas extensas de tumores primarios de distintas localizaciones pueden agotar los depósitos de glucógeno y alterar la gluconeogenia. El insulinoma se comenta en la sección VI.C del capítulo 16.
1. Etiologías de la hipoglucemia
   a. Tumores malignos
      (1) Insulinoma.
      (2) Tumor retroperitoneal de gran tamaño productor de pro-IGF-2.

(3) Carcinoma hepatocelular.
(4) Metástasis hepáticas extensas.
b. Fármacos
(1) Administración clandestina o terapéutica de insulina.
(2) Hipoglucemiantes orales.
(3) Alcohol.
(4) Salicilatos.
(5) Pentamidina.
(6) Enfermedad del vómito de Jamaica (por consumo de *Blighia sapida*).
(7) Quinina (en dosis antipalúdicas).
c. Trastornos metabólicos
(1) Inanición.
(2) Insuficiencia hepática o renal crónica.
(3) Insuficiencia suprarrenal.
(4) Hipopituitarismo.
(5) Mixedema.
(6) Glucogenosis.
(7) Hipoglucemias reactivas (p. ej., posgastrectomía o cirugía bariátrica).
(8) Sepsis.
2. **Seudohipoglucemia.** Pueden observarse una glucemia falsamente baja en pacientes con una granulocitosis intensa, especialmente en aquellos que muestran trastornos mieloproliferativos, debido al consumo *in vitro* de glucosa por las células tumorales.

B. Diagnóstico
1. **Signos y síntomas.** La hipoglucemia produce alteraciones del estado mental, cansancio, convulsiones o coma. Algunos pacientes muestran signos de hipoglucemia en ayunas, como una personalidad alterada por las mañanas que mejora tras el desayuno. La presencia de temblores, sudoración, taquicardia y dolor de estómago por hambre sugiere una disminución aguda de la glucemia.
2. **Pruebas analíticas.** Una concentración sanguínea de glucosa < 55 mg/dL establece la presencia de hipoglucemia. Debe medirse la concentración plasmática de péptido C e insulina durante un episodio de hipoglucemia en los pacientes en los que se sospeche el abuso subrepticio de insulina. La ausencia de péptido C con una concentración elevada de insulina sugiere el diagnóstico de administración exógena de insulina.

C. Tratamiento
1. **Glucosa intravenosa.** En cualquier paciente con hipoglucemia no explicada se debe extraer una muestra de sangre para medir la concentración de glucosa, insulina y péptido C, seguido inmediatamente por la infusión i.v. rápida de 50 mL de solución de glucosa al 50 %. La glucemia plasmática puede permanecer baja incluso mientras se está administrando la solución de glucosa concentrada. En todos los pacientes con concentraciones de glucosa < 40 mg/dL y los pacientes con síntomas y glucemias < 60 mg/dL se debe administrar una infusión continua de glucosa al 10 % a un ritmo de 50-150 mL/h; la velocidad de administración se ajustará para mantener la glucosa por encima de los 60 mg/dL. Se medirá la glucemia cada 3-4 h hasta lograr la estabilización.
2. El **glucagón,** 1 mg i.m. o i.v., también eleva la glucemia al promover la glucogenólisis y la gluconeogenia. El tratamiento crónico con glucagon se ha administrado con bomba de infusión.
3. La **octreotida,** un análogo de la somatostatina, puede disminuir la hipersecreción de insulina, y en ocasiones la glucosa plasmática se ha normalizado en pacientes con tumores secretores de pro-IGF-2, aunque a veces puede empeorar la hipoglucemia, o provocarla, por la inhibición de la secreción de glucagon y de hormona de crecimiento.
4. **Otras medidas.** Si la glucemia no puede aumentarse hasta valores seguros con infusiones de glucosa, deberá administrarse prednisona o diazóxido.

RECONOCIMIENTOS

El autor desea agradecer al Dr. Harold E. Carlson, quien contribuyó significativamente a versiones anteriores de este capítulo.

Lecturas recomendadas

Abu-Alfa AK, Younes A. Tumor lysis syndrome and acute kidney injury: evaluation, prevention and management. *Am J Kidney Dis* 2010;55(suppl. 3):S1.

Ariaans G, de Jong S, Gietema JA, et al. Cancer-drug induced insulin resistance: innocent bystander or unusual suspect. *Cancer Treat Rev* 2015;41:376.

Cooper MS, Gittoes NJL. Diagnosis and management of hypocalcaemia. *BMJ* 2008;336:1298.

Cryer PE, Axelrod L, Grossman AB, et al. Evaluation and management of adult hypoglycemic disorders: an Endocrine Society clinical practice guideline. *J Clin Endocrinol Metab* 2009;94:709.

Ellison DH, Berl T. The syndrome of inappropriate antidiuresis. *N Engl J Med* 2007;356:2064.

Gaasbeck A, Meinders AE. Hypophosphatemia: an update on its etiology and treatment. *Am J Med* 2005;118:1094.

Marinella MA. Refeeding syndrome in cancer patients. *Int J Clin Pract* 2008;62:460.

Reagan P, Pani A, Rosner MH. Approach to diagnosis and treatment of hypercalcemia in a patient with malignancy. *Am J Kidney Dis* 2014;63(1):141.

Ruggiero SL, Mehrotra B. Bisphosphonate-related osteonecrosis of the jaw: diagnosis, prevention and management. *Annu Rev Med* 2009;60:85.

Santarpia L, Koch CA, Sarlis NJ. Hypercalcemia in cancer patients: pathobiology and management. *Horm Metab Res* 2010;42:153.

Sood MM, Sood AR, Richardson R. Emergency management and commonly encountered outpatient scenarios in patients with hyperkalemia. *Mayo Clin Proc* 2007;82:1553.

Sterns RH. Disorders of plasma sodium – causes, consequences, and correction. *N Engl J Med* 2015;1372(1):55.

Tisdall M, Crocker M, Watkiss J, et al. Disturbances of sodium in critically ill adult neurologic patients. *J Neurosurg Anesthesiol* 2006;18:57.

Vaidya C, Ho W, Freda BJ. Management of hyponatremia: providing treatment and avoiding harm. *Cleve Clin J Med* 2010;77:715.

Wagner J, Arora S. Oncologic Metabolic Emergencies. *Emerg Med Clin North Am* 2014;32:509.

29 Complicaciones cutáneas
Bartosz Chmielowski y Richard F. Wagner, Jr.

I. METÁSTASIS CUTÁNEAS

A. **Incidencia y anatomía patológica.** La piel no es una localización infrecuente de las metástasis de los tumores sólidos. De los pacientes con afectación metastásica, del 2 % al 10 % muestra metástasis cutáneas. En los hombres las neoplasias malignas internas más habituales que producen metástasis cutáneas son cáncer de pulmón (24 %), cáncer de colon (19 %), melanoma (13 %), carcinoma epidermoide de la cavidad bucal (12 %) y carcinoma de células renales (6 %). En las mujeres son el cáncer de mama (69 %), cáncer de colon (9 %), melanoma (5 %), cáncer de pulmón (4 %) y cáncer de ovario (4 %). La afectación cutánea por una neoplasia maligna puede producirse por un proceso metastásico o por la extensión directa del tumor a la piel.

B. **Evolución natural.** Las metástasis cutáneas pueden retrasarse 10 a 15 años tras el tratamiento quirúrgico inicial del melanoma, el carcinoma de mama y el cáncer renal primarios, o pueden constituir el primer indicio de la presencia de una neoplasia interna. Los mecanismos de propagación incluyen propagación hematógena y linfática, invasión directa de tejidos contiguos e implantación iatrógena.

1. El **cáncer de mama** representa casi el 75 % de los casos de las pacientes con metástasis cutáneas. Puede mostrar ocho tipos clinicoanatomopatológicos distintos de afectación cutánea:

   a. Inflamatorio (parche o placa eritematosa, erisipeloide, con un borde activo, que suele afectar a la mama, aunque pueden afectarse también otras zonas cutáneas).

   b. En coraza (induración morfeiforme difusa).

   c. Telangiectásico (pápulas con aspecto violáceo causado por la acumulación de sangre en los canales vasculares).

   d. Nodular (generalmente múltiples pápulas-nódulos duros, en ocasiones ulcerados).

   e. Alopecia neoplásica (placas ovales de alopecia, de color rosado, bien delimitadas e indoloras, causadas por la extensión homogénea del carcinoma de mama), que también puede observarse en otras neoplasias.

   f. Enfermedad de Paget (placa escamosa, muy bien delimitada, sobre el pezón o la aréola, que representa la infiltración cutánea del cáncer).

   g. Carcinoma de mama del pliegue inframamario (nódulo cutáneo que puede parecer un carcinoma basocelular).

   h. Nódulo histiocitoide palpebral (se manifiesta como una tumefacción palpebral indolora con induración).

2. **Cáncer de pulmón.** Las metástasis cutáneas del cáncer de pulmón pueden aparecer en cualquier superficie, pero son más frecuentes en la pared torácica y en la parte posterior del abdomen; el cáncer microcítico de pulmón causa metástasis con mayor frecuencia en la espalda. Entre el 1.5 % y el 16 % de los pacientes con cáncer de pulmón muestra metástasis cutáneas; en la mitad de estos pacientes, es el primer signo de la enfermedad. El cáncer de pulmón tiene también una tendencia particular a producir metástasis en la región anal y en las puntas de los dedos de las manos o de los pies.

3. **Neoplasias gastrointestinales (GI) malignas.** Las metástasis cutáneas del cáncer de colon y de recto suelen aparecer tras haberse diagnosticado la enfermedad. La pared abdominal y el área perineal son las localizaciones más frecuentes.

4. **Melanoma.** Tanto el melanoma cutáneo como el extracutáneo pueden causar metástasis cutáneas. Suelen mostrarse como múltiples nódulos pigmentados, aunque también pueden ser eritematosos o sin pigmentación.
5. **Neoplasias malignas urológicas.** De todas las neoplasias malignas urológicas, el carcinoma de células renales es el que causa metástasis cutáneas con mayor frecuencia, aunque también se han documentado metástasis de neoplasias vesicales, prostáticas y testiculares. Estas metástasis suelen ser el primer signo del carcinoma de células renales, pero también pueden aparecer muy tarde (hasta 10 años después del diagnóstico).
6. **Metástasis subungueales.** Las lesiones malignas de las uñas pueden clasificarse en tres grupos: lesiones metastásicas desde una localización primaria distante, afectación cutánea por una neoplasia maligna hematopoyética o linfoproliferativa, y cáncer primario en esta localización. El cáncer de pulmón es el tipo de neoplasia maligna que con mayor frecuencia puede causar metástasis en el lecho ungueal, seguido por las neoplasias genitourinarias, de mama, cabeza y cuello, y sarcomas. Las metástasis subungueales suelen manifestarse en forma de un aumento de tamaño eritematoso, de hinchazón de la parte distal del dedo o de un nódulo violáceo. A menudo, son dolorosas, pero también pueden sangrar, o estar calientes y ser pulsátiles o fluctuantes. Se trata de lesiones que pueden confundirse con una infección o un traumatismo; en casi la mitad de las personas afectadas son un signo inicial de la neoplasia.
7. **Metástasis umbilicales** (nódulo de sor María José). Se encuentra entre el 1 % al 3 % de los pacientes con neoplasias abdominales. El nombre de nódulo de sor María José se lo dio un profesional de enfermería que trabajaba en la clínica Mayo y que reconoció que la metástasis umbilical denotaba una enfermedad incurable cuando al paciente se le realizaba una laparotomía. Los orígenes más frecuentes son las neoplasias gastrointestinales (52 %), ginecológicas (28 %), gástricas (23 %) y ováricas (16 %).

C. **Pronóstico.** Las metástasis cutáneas suelen indicar un estadio avanzado de la enfermedad y el pronóstico. Depende del éxito del tratamiento de la malignidad primaria.

D. **Diagnóstico.** Se basa en los resultados de la biopsia.

E. **Tratamiento.** En la mayoría de las metástasis cutáneas el tratamiento es sintomático, y tienden a regresar cuando el tumor primario responde al tratamiento sistémico. En ocasiones estas lesiones necesitan un tratamiento con RT local, cirugía, crioterapia o tratamiento fotodinámico.

II. SÍNDROMES PARANEOPLÁSICOS CUTÁNEOS

Los síndromes paraneoplásicos cutáneos comprenden un grupo heterogéneo de síndromes dermatológicos que describen lesiones cutáneas que no contienen células malignas, pero que aparecen cuando existe una neoplasia subyacente.

A. **Acantosis pigmentaria.** Se caracteriza por placas hiperpigmentadas y aterciopeladas en cuello, axila, ingle y fosa antecubital. En la mayoría de los casos refleja las alteraciones metabólicas que se observan en pacientes con obesidad, síndrome metabólico o diabetes. Si las lesiones aparecen bruscamente y progresan con rapidez, o si se asocian con afectación de las mucosas o engrosamiento de los dermatoglifos, pueden reflejar una neoplasia subyacente, principalmente un adenocarcinoma del tubo digestivo (en > 50 % de los casos, cáncer gástrico). Las causas benignas de acantosis pigmentaria son más comunes que las malignas.

B. **La Amiloidosis** (primaria sistémica) secundaria a una enfermedad no neoplásica casi nunca afecta a la piel. Los pacientes con un mieloma múltiple o, con menos frecuencia, macroglobulinemia de Waldenström pueden mostrar «púrpura por pellizco» (equimosis o placas purpúricas que aparecen espontáneamente o tras un traumatismo leve). Las lesiones se observan fundamentalmente en áreas flexoras, piel paranasal, región anogenital, cuello y alrededor de los ojos.

C. **Dermatomiositis y poliomiositis.** Pertenecen al grupo de miopatías inflamatorias idiopáticas. Entre el 15 % y el 25 % de los casos de dermatomiositis y alrededor del

10 % de los de polimiositis se asocian a una neoplasia maligna. En los pacientes con dermatomiositis se han documentado casos de casi todos los tipos de neoplasias, aunque los más frecuentes son el carcinoma ovárico, junto con el cáncer de mama y de pulmón. La dermatomiositis puede preceder a la aparición de la neoplasia hasta en 5 años. El tratamiento del proceso neoplásico mejorará los síntomas, y el empeoramiento de éstos puede anunciar una recurrencia tumoral.

Estas miopatías se caracterizan por debilidad de la musculatura proximal, con o sin dolor a la palpación. Los pacientes suelen señalar que no pueden cepillarse el pelo. Los signos patognomónicos de esta afección son las pápulas aplanadas y eritematosas sobre las articulaciones interfalángicas (pápulas de Gottron) y la coloración rosadoviolácea alrededor de los ojos (exantema en heliotropo). Otros signos son: telangiectasias periungueales, alteraciones de la coloración de la piel en placas, exantema escamoso y de color rojo del cuero cabelludo y fotosensibilidad. Las pruebas analíticas suelen mostrar una concentración elevada de creatinina cinasa, aunque se han documentado casos en los que esta concentración es normal, y que posiblemente se asocien con mayor frecuencia a un tumor maligno.

D. **Enfermedad de Paget.** La enfermedad de Paget *extramamaria* es una neoplasia incurable que se observa en las áreas que contienen glándulas apocrinas, principalmente axilas y periné. Puede asociarse a un cáncer contiguo o distante. La extirpación quirúrgica es el tratamiento primario de las lesiones cutáneas. También pueden responder a la aplicación tópica de 5-fluorouracilo (5-FU) o imiquimod.

E. **Eritema anular repentino.** Se caracteriza por una erupción extensa de lesiones eritematosas, anulares y con descamación, rápidamente progresivas y que parecen los anillos de la madera, sobre la mayor parte del cuerpo, respetando manos, pies y rostro. Con frecuencia se acompaña de prurito intenso. Casi siempre es una representación de una neoplasia maligna subyacente, y antecede a la detección de ésta entre 1 y 24 meses. El cáncer de pulmón es el que se comunica con mayor frecuencia, seguido del cáncer de esófago y de mama.

F. **Eritema migratorio necrolítico (EMN).** Se trata de una dermatosis inflamatoria poco frecuente, generalmente asociada a *glucagonoma* y casi nunca con afecciones benignas, como hepatopatías, enfermedad inflamatoria intestinal, pancreatitis y malabsorción. Las manifestaciones iniciales son una erupción transitoria de lesiones eritematosas irregulares en las que aparece una ampolla central, que posteriormente sufre erosión y se cura con hiperpigmentación. Las lesiones se distribuyen alrededor de los orificios o se localizan en las áreas sometidas a mayor presión y fricción (p. ej., periné, nalgas, ingles, parte inferior del abdomen y extremidades inferiores).

G. **Hiperqueratosis palmoplantar.** Se caracteriza por un engrosamiento simétrico y amarillento de las palmas y de las plantas. Hay formas hereditarias y no hereditarias. La forma adquirida puede asociarse al LH, leucemia, cáncer de mama y cáncer gástrico. Las formas familiares se asocian intensamente al carcinoma epidermoide de esófago, al de mama y al carcinoma ovárico. En las formas familiares la aparición de la neoplasia se retrasa > 30 años tras la aparición de la hiperqueratosis. La exposición al arsénico puede predisponer a una hiperqueratosis palmar punteada y a un mayor riesgo de cáncer.

H. **Hipertricosis lanuginosa adquirida.** Consiste en la aparición de vello fino y sin pigmentación, localizado preferentemente en la cabeza y el cuello. Se ha asociado al cáncer de pulmón y al de colon, pero también puede observarse en el shock, la tirotoxicosis, la porfiria y la ingestión de ciclosporina, minoxidil, fenitoína y penicilina. El tratamiento consistirá en la extirpación de la neoplasia.

I. **Ictiosis.** La ictiosis adquirida se manifiesta por descamación simétrica cuya intensidad oscila desde una leve aspereza o sequedad hasta una espectacular descamación de color blanco-pardo. El diámetro de las escamas puede oscilar entre < 1 mm y > 1 cm. Afecta principalmente al tronco y las extremidades, y las lesiones suelen ser más acentuadas en las superficies extensoras. Debe diferenciarse de la ictiosis vulgar de inicio tardío, la xerosis y la enfermedad de Refsum. El linfoma de Hodgkin (LH) es la neoplasia que se asocia con más frecuencia a la ictiosis adquirida, pero también puede aparecer en pacientes con un linfoma cutáneo de linfocitos T o con carcinomas de mama, pulmón o vejiga. Puede deberse también a una enfermedad no neoplásica (p. ej., síndromes autoinmunitarios, trastornos endocrinos, alteraciones nutricionales, enfermedades infecciosas y, finalmente, reacciones farmacológicas).

J. **Papilomatosis.** La papilomatosis cutánea florida describe la súbita aparición de múltiples *pápulas queratósicas* acuminadas que morfológicamente parecen verrugas víricas. Inicialmente se observan en las manos y las muñecas, y se extienden posteriormente por todo el cuerpo y la cara. El síndrome siempre refleja una neoplasia subyacente, con mayor frecuencia un adenocarcinoma gástrico.

K. **Paquidermoperiostosis.** Hay engrosamiento cutáneo y aparición de nuevos pliegues (facies leonina). Son localizaciones típicas: el cuero cabelludo, la frente, los párpados, las orejas y los labios. Puede haber aumento del tamaño de la lengua, las eminencias tenar e hipotenar, los codos y las rodillas. Existe acropaquia. La biopsia muestra engrosamiento de la capa córnea e hipertrofia de las glándulas sudoríparas y sebáceas. La forma familiar de paquidermoperiostosis no suele asociarse a tumores malignos.

L. **Pénfigo.** El pénfigo paraneoplásico es un trastorno mucocutáneo ampolloso, autoinmunitario y poco frecuente, que suele manifestarse con lesiones erosivas y dolorosas de las mucosas y erupciones papuloescamosas pruriginosas, que a menudo progresan hasta ampollas. Las pruebas con inmunofluorescencia demuestran la presencia de autoanticuerpos frente a IgG y C3 depositados entre las células en la epidermis y, con un patrón lineal, a lo largo de la unión dermoepidérmica. Las neoplasias subyacentes más habituales son el LH, la leucemia linfocítica crónica y la enfermedad de Castleman.

M. **Piodermia gangrenosa.** Se trata de una *dermatosis neutrófila* idiopática. Se manifiesta clásicamente en forma de pústulas o nódulos fluctuantes y dolorosos a la presión, que se extienden periféricamente para formar úlceras con bordes bien definidos y elevados. De todos los casos, del 50 % al 70 % se asocia a una enfermedad sistémica subyacente, entre ellas la colitis ulcerosa, la enfermedad de Crohn, la diverticulitis, afecciones hemáticas y reumáticas, hepatopatías, carcinomas viscerales y estados de inmunodeficiencia. Los trastornos hemáticos asociados son leucemias linfocítica y mieloide agudas, trastornos mieloproliferativos, mieloma, macroglobulinemia de Waldenström, y linfomas de Hodgkin y no hodgkinianos. También se ha documentado su presencia en pacientes con carcinoma de colon, vejiga, próstata, mama, bronquial, ovario y corticosuprarrenal.

N. **Pitiriasis rotunda.** Se manifiesta en forma de lesiones redondas, hiperpigmentadas y escamosas en tronco, nalgas y muslos. Se diagnostica en muy pocas ocasiones en pacientes caucásicos. En el 6 % de los casos aparece en pacientes con neoplasias, principalmente carcinomas hepatocelular y gástrico.

O. **Prurito.** El prurito que no responde al tratamiento, en pacientes sin hepatopatía, puede asociarse a ferropenia, a trastornos tiroideos, a insuficiencia renal y también a neoplasias, con mayor frecuencia linfomas, trastornos mieloproliferativos, mieloma múltiple, leucemia y carcinoides.

P. **Reticulohistiocitosis multicéntrica.** Se caracteriza por pápulas de color rosa, pardo o gris, que aparecen inicialmente sobre las manos y que luego se extienden al rostro. Las lesiones también pueden mostrarse en rodillas, codos, tobillos, hombros, pies o caderas, y pueden tener un aspecto en cuentas de coral. Cerca del 20 % al 25 % de los casos se asocia a neoplasias malignas, entre ellas neoplasias hemáticas, ováricas, gástricas y cervicales.

Q. **Signo de Leser-Trélat.** Se trata de un indicio de que existe una neoplasia interna y describe la erupción repentina de múltiples queratosis seborreicas pruriginosas. Las lesiones suelen mostrar una base inflamatoria. El signo de Leser-Trélat debe diferenciarse de la presencia de múltiples queratosis seborreicas benignas. Los tipos predominantes de neoplasias son adenocarcinomas gastrointestinales, trastornos linfoproliferativos y cáncer de pulmón o mama.

II. Síndromes paraneoplásicos cutáneos

R. **Síndrome de Bazex** (acroqueratosis paraneoplásica). Consiste en la aparición de lesiones psoriasiformes en las áreas acras (orejas, nariz, uñas, manos, pies, codos, rodillas); en el 18 % de los casos puede haber prurito. Es un síndrome universalmente asociado a las neoplasias malignas, principalmente al carcinoma de las vías aerodigestivas superiores, pero también al carcinoma de próstata, carcinoma hepatocelular, linfoma y carcinoma vesical. En casi dos terceras partes de los casos las lesiones cutáneas anteceden al diagnóstico de la neoplasia.

S. **Síndrome de Cushing ectópico.** Se debe a la secreción de una prohormona de la corticotropina (ACTH, *adrenocorticotropic hormone*) o de ACTH, la mayoría de las veces por un carcinoma microcítico de pulmón o un carcinoide bronquial, y en ocasiones por timomas, tumores de células insulares, carcinoma no microcítico de pulmón y feocromocitoma. Se manifiesta en forma de pérdida de masa muscular proximal, hipertensión, hipopotasemia, generalmente pérdida de peso (no aumento) e hiperpigmentación frecuente.

T. **Síndrome de eritrodermia exfoliativa.** Se trata de un eritema generalizado de la piel, que se acompaña de un grado variable de descamación. Con frecuencia existe también prurito intenso y linfadenopatía generalizada. Los tumores malignos suponen de un 5 % a un 12 % de los casos, y la asociación más frecuente es con el linfoma cutáneo de linfocitos T, y casi nunca con tumores sólidos o con leucemia mielógena aguda.

U. **Síndrome de Sweet** (dermatosis neutrófila febril aguda). Se manifiesta como una erupción aguda de placas o nódulos eritematosos y dolorosos a la presión con superficies irregulares. Las lesiones pueden aparecer en cualquier punto del cuerpo, pero son más frecuentes en el rostro y en el tronco. El estudio histológico demuestra un infiltrado denso de neutrófilos. El exantema suele acompañarse de fiebre, neutrofilia periférica, artritis y conjuntivitis. Alrededor del 10 % de los pacientes muestran una neoplasia subyacente; la más frecuente es la leucemia mielógena aguda. El tratamiento con prednisona parece ser el más eficaz.

V. **Urticaria pigmentaria.** Es una característica inicial del 55 % al 100 % en los pacientes con mastocitosis sistémica. La lesión primaria es una mácula o pápula hiperpigmentada que se transforma en un habón cuando se irrita de forma mecánica (signo de Darier). En algunos casos, las lesiones pueden no estar pigmentadas, o ser telangiectásicas o nodulares.

W. **Vasculitis leucocitoclástica necrosante.** Es una manifestación poco frecuente de las neoplasias malignas que aparece en forma de púrpura palpable, típicamente en áreas declives. La vasculitis es más habitual en las neoplasias hematológicas que en los tumores sólidos. En ocasiones puede ser también una complicación del tratamiento antineoplásico.

X. **Vitíligo.** Se trata de la hipopigmentación de la piel causada por la pérdida de melanocitos y suele aparecer en pacientes con un melanoma maligno. Es la consecuencia de una respuesta de mecanismo inmunitario frente a antígenos compartidos por los melanocitos sanos y las células del melanoma. La aparición de vitíligo en los pacientes con melanoma se asocia a un buen pronóstico. Es un efecto secundario común de la inmunoterapia exitosa en pacientes con melanoma.

Y. **Otros trastornos cutáneos paraneoplásicos**
   1. **Alopecia mucinosa.** Puede aparecer durante la evolución de una neoplasia linforreticular, como consecuencia de la degeneración mucinosa del colágeno que rodea a los folículos pilosos y las glándulas sebáceas. La alopecia resultante no se relaciona con el tratamiento.
   2. **Engrosamiento de los dermatoglifos.** Tiene un aspecto similar al intestino anterior bovino y se manifiesta como engrosamiento de la piel de las palmas con dermatoglifos exagerados. Más del 90 % de los pacientes tiene una neoplasia asociada, la mayoría de las veces de pulmón, estómago o aparato genitourinario.
   3. **Eritemas circinados.** El eritema anular centrífugo es un aumento circular de la piel que permanece estable durante semanas o meses. Es inicialmente un área eritematosa pequeña, que aumenta lentamente de tamaño y deja un círculo central de piel con aspecto sano. Las lesiones pueden ser pruriginosas.

Los eritemas circinados se asocian la mayoría de las veces a enfermedades no neoplásicas (especialmente, síndromes del colágeno vascular, angitis e infecciones). Muchos casos son idiopáticos. Con menos frecuencia se asocian a tumores como el linfoma y, en ocasiones, al cáncer visceral.
4. **Eritromelalgia.** Se manifiesta con dolor y calor en las extremidades (particularmente en los dedos), que están eritematosas. Los trastornos mieloproliferativos son las neoplasias asociadas más habituales. El ácido acetilsalicílico proporciona alivio.
5. **Pigmentación de la piel.** Puede aparecer coloración gris anómala de la piel por melanosis en los pacientes con un melanoma maligno extendido. La coloración morada periorbitaria puede observarse en aquellos pacientes con depósito de amiloide en los párpados por infiltración y púrpura. El síndrome de púrpura palpebral tras una proctoscopia está bien descrito en estos pacientes.
6. **Porfiria cutánea tardía** (PCT). Se trata de una enfermedad ampollosa que aparece en la piel expuesta a la luz solar. El carcinoma hepatocelular y los tumores hepáticos metastásicos se asocian en ocasiones a una PCT paraneoplásica.

III. SÍNDROMES HEREDITARIOS ASOCIADOS A NEOPLASIAS

Varios síndromes genéticos que afectan a la piel predisponen a la aparición de neoplasias internas sin que exista una asociación paraneoplásica.

A. **Ataxia-telangiectasia.** Es un trastorno autosómico recesivo causado por mutaciones del gen *ATM,* que desempeña un papel esencial en la respuesta celular a la lesión del ADN. El síndrome se caracteriza por neurodegeneración progresiva, telangiectasias oculares y cutáneas, inmunodeficiencia y envejecimiento prematuro. Estos pacientes tienen un elevado riesgo de sufrir neoplasias hemáticas, entre ellas los linfomas de Hodgkin y no hodgkinianos, y leucemia.

B. **Enfermedad de Cowden** (síndrome de múltiples hamartomas-neoplasia). Es una genodermatosis autosómica dominante con penetrancia incompleta caracterizada por múltiples tricolemomas (tumores de los anejos cutáneos), pápulas mucocutáneas y un riesgo elevado de neoplasias malignas. Está causado por inactivación de *PTEN* (un homólogo de la fosfatasa y la tensina que ha sufrido una deleción en el cromosoma 10), un gen supresor tumoral de la fosfatasa dual. Los pacientes con pérdida de la expresión de *PTEN* de tipo natural de un alelo tienen un mayor riesgo de sufrir tumores malignos de mama, de la glándula tiroides, de endometrio y cerebrales.

C. **Enfermedad de Von Recklinghausen (neurofibromatosis de tipo 1).** Es una afección hereditaria, autosómica dominante, causada por mutaciones del gen supresor tumoral *NF1*. Alrededor de la mitad de las personas afectadas heredan el gen de un progenitor afectado, y el resto de los casos se debe a una mutación espontánea. Se observan máculas ovales hiperpigmentadas de bordes lisos (manchas de café con leche) al principio de la infancia. Otras lesiones cutáneas son: pecas en áreas no expuestas al sol, hamartomas del iris y neurofibromas cutáneos. Las personas con enfermedad de Von Recklinghausen tienen un mayor riesgo de sufrir neoplasias que la población general. Existe un riesgo del 10% de mostrar tumores malignos de las vainas nerviosas a lo largo de toda la vida. Otras neoplasias (feocromocitoma, rabdomiosarcoma urogenital, astrocitoma, glioma del tronco encefálico y leucemia mielógena crónica juvenil) se observan con menos frecuencia.

D. **Síndrome de Cronkhite-Canada.** Es un síndrome de poliposis gastrointestinal no familiar, adquirida y poco frecuente que se asocia a gastroenteropatía con pérdida de proteínas, alopecia, distrofia ungueal e hiperpigmentación. Los pacientes tienen un elevado riesgo de sufrir carcinomas gástricos, colónicos y rectales.

E. **Síndrome de Gardner.** Es una variante de la poliposis adenomatosa familiar (PAF) con síntomas extracolónicos; se debe a mutaciones en el gen supresor tumoral *APC*. Se trata de una enfermedad autosómica dominante que se caracteriza por la presencia de poliposis del colon, osteomas y tumores mesenquimatosos de la piel y de tejidos blandos. En la mayoría de los pacientes aparecen alteraciones cutáneas y óseas unos 10 años antes que la poliposis. Las manifestaciones cutáneas más frecuentes del síndrome de Gardner son los quistes sebáceos o epidermoides (66%), que se encuentran en cara, cuero cabelludo y extremidades. Otras manifestaciones cutáneas son fibromas, neurofibromas, lipomas, leiomiomas y lesiones cutáneas pigmentadas. Los pacientes tienen un riesgo elevado de mostrar cáncer de colon y tumores desmoides.

F. **Síndrome de Howel-Evans.** Es un síndrome familiar poco frecuente que asocia la queratodermia palmoplantar no epidermolítica focal (tilosis) a la aparición precoz de carcinoma epidermoide esofágico. El locus se ha encontrado en el cromosoma 17q25 (gen *TOC*).

G. **Síndrome de Muir-Torre** Genodermatosis poco frecuente, asociada a mutaciones de las proteínas de reparación de errores de emparejamiento, hMSH-2 y hMLH-1. Se diagnostica con mayor frecuencia por la aparición sincrónica o metacrónica de al menos una neoplasia de glándulas sebáceas y otra neoplasia maligna interna. El síndrome se caracteriza por un patrón de herencia autosómica dominante con penetrancia y expresión variables. Entre las neoplasias viscerales se encuentran el carcinoma colorrectal y el carcinoma del aparato genitourinario.

H. **Síndrome de Peutz-Jeghers.** Es un trastorno autosómico dominante causado por mutaciones en la línea germinal o silenciado epigenético de la serina/treonina cinasa LKB1 (también conocida como STK11). Se caracteriza por hiperpigmentación de la piel y las mucosas (pecas peribucales de color azul-negro) y aparición de múltiples pólipos intestinales que pueden transformarse en un adenocarcinoma intestinal.

I. **Síndrome de Werner.** Es un trastorno autosómico recesivo causado por mutaciones del gen *WRN*, que interviene en el mantenimiento de telómeros anómalos. Se caracteriza por envejecimiento prematuro y aparición precoz de algunas patologías relacionadas con la edad (alopecia, cardiopatía isquémica, osteoporosis, cataratas, diabetes mellitus, hipogonadismo) y cáncer (especialmente sarcomas).

J. **Síndrome de Wiskott-Aldrich.** Es un síndrome de inmunodeficiencia ligado al cromosoma X que está causado por mutaciones del gen *WAS*, que desempeña un papel esencial en la polimerización de la actina. Su fenotipo clínico comprende trombocitopenia con plaquetas pequeñas, eccema de aspecto y distribución típicos, infecciones recurrentes causadas por inmunodeficiencia y aumento de la incidencia de manifestaciones autoinmunitarias y neoplasias. La neoplasia comunicada con mayor frecuencia es el linfoma de linfocitos B, a menudo positivo para el virus de Epstein-Barr (VEB).

K. **Síndrome del nevo basocelular** (síndrome de Gorlin) (*v.* cap. 17).

IV. EFECTOS CUTÁNEOS ADVERSOS DE LA RADIOTERAPIA

La severidad de las reacciones cutáneas depende tanto de factores relacionados con el tratamiento como de otros relacionados con el propio paciente. Los factores relacionados con el tratamiento incluyen mayor volumen de tratamiento por campo, mayor dosis total, gran tamaño de la fracción, mayor duración del tratamiento y tipo de energía utilizada. Los factores de riesgo del paciente son: aplicación sobre áreas cutáneas de mayor humedad o fricción (axilas, mama, periné), higiene cutánea deficiente, quimioterapia coincidente, edad avanzada, presencia de afecciones concomitantes, estado nutricional afectado, tabaquismo y exposición crónica al sol.

A. **Los efectos tempranos** suelen definirse como efectos secundarios que aparecen en los 90 días siguientes al tratamiento de RT. Entre la segunda y la cuarta semanas se observa la aparición de eritema, sequedad, depilación y cambios de la pigmentación. Entre la tercera y la sexta semanas de tratamiento puede observarse descamación seca, que también puede ir seguida por descamación húmeda, generalmente después de la quinta semana. Finalmente la lesión cutánea puede progresar hasta necrosis dérmica y ulceración secundaria.

B. **Los efectos tardíos** se asocian a la lesión dérmica y consisten en atrofia dérmica, telangiectasias y fibrosis invasora. Puede haber pérdida permanente de las uñas y de los apéndices cutáneos, alopecia y disminución o ausencia de sudoración. Los pacientes tratados con RT tienen mayor riesgo de mostrar neoplasias cutáneas secundarias, especialmente carcinoma espinocelular.

C. **Profilaxis de la lesión cutánea.** Para reducir el riesgo de lesiones cutáneas los pacientes deben lavarse la piel con agua tibia y jabón suave, con objeto de mantener la zona irradiada limpia y evitar el riesgo de aparición de infecciones bacterianas superpuestas. Además, debe evitarse frotar la piel, no han de utilizarse irritantes cutáneos ni productos tópicos con base metálica (cremas con óxido de zinc, desodorantes que contengan aluminio); deben utilizarse prendas de algodón sueltas y evitarse las temperaturas extremas.

D. **Tratamiento de las reacciones cutáneas.** En los pacientes con eritema y descamación seca pueden utilizarse cremas hidrófilas o humectantes basadas en lanolina, que no deben aplicarse sobre soluciones de continuidad de la piel. Deben evitarse los productos con base de vaselina que contengan irritantes cutáneos como alcohol, perfume, otros aditivos y ácidos α hidroxílicos, aunque en general se tolera bien la vaselina blanca. Los pacientes también deben evitar la natación en piscinas cloradas, saunas y lagos, y la exposición al calor y frío extremos. Los esteroides en dosis bajas (hidrocortisona al 1%, furoato de mometasona al 0.1%, betametasona al 0.1%) disminuyen la inflamación y el prurito.

Si se desarrolla la descamación húmeda, es el principio general para que las heridas cicatricen más rápidamente. El área afectada se debe limpiar con suero salino a temperatura ambiental; puede aplicarse una pomada de barrera protectora que retenga la humedad. Los hidrogeles en forma de láminas o de geles amorfos y los vendajes con hidrocoloides se usan con frecuencia.

La piel atrófica tiene una elevada predisposición a la aparición de úlceras y grietas cutáneas; se trata fundamentalmente con una pomada y evitando que se lesione. El objetivo del tratamiento de las úlceras crónicas es controlar la cantidad de secreción y evitar las infecciones bacterianas sobreañadidas. Puede que sea necesaria una intervención quirúrgica. La fibrosis crónica es la complicación más difícil de tratar, pero se observó una disminución de la frecuencia con un uso profiláctico de pentoxifilina y tocoferol (vitamina E 1 000 unidades/d).

V. EFECTOS CUTÁNEOS ADVERSOS DE LA QUIMIOTERAPIA

A. **Alopecia.** Inducida por la quimioterapia, suele iniciarse de 1 a 2 semanas después del tratamiento inicial y se hace más evidente al cabo de 1 a 2 meses. La gravedad de la alopecia puede reducirse con el uso de torniquetes y el enfriamiento del cuero cabelludo. En la mayoría de los casos es reversible, y el cabello crece de nuevo mostrando un cambio de color y estructura. Debe animarse a los pacientes a que utilicen pelucas y pañuelos.

B. **Distrofias ungueales.** Las uñas suelen afectarse por la quimioterapia. La bleomicina, la ciclofosfamida y la doxorubicina pueden causar la aparición de líneas de Beau, unas crestas transversales que se desplazan distalmente y desaparecen en los intervalos sin tratamiento. Las líneas de Mees, unas líneas blancas múltiples cuyo número se relaciona con los ciclos de la quimioterapia, se asocian a la daunorubicina. La onicólisis puede deberse al tratamiento con docetaxel, doxorubicina, fluorouracilo y mitoxantrona.

C. **Extravasación de antineoplásicos.** Describe el proceso de salida o infiltración directa de un antineoplásico hacia los tejidos. Los fármacos se dividen en tres grupos según la posibilidad de causar lesión tisular local: **fármacos vesicantes** (inducen la formación de ampollas y úlceras y causan destrucción tisular); **fármacos irritantes** (causan dolor en el punto de extravasación o a lo largo de la vena, con o sin respuesta inflamatoria), y **fármacos no vesicantes** (casi nunca producen reacciones). En el grupo de los fármacos vesicantes se incluyen fármacos con un gran potencial vesicante: actinomicina D, amsacrina, daunorubicina, doxorubicina, epirubicina, idarubicina, mecloretamina, mitomicina C, mitoxantrona, trabectedina, vinblastina, vincristina, vindesina, vinorelbina. Los fármacos irritantes son: bendamustina, bleomicina, bortezomib, busulfano, carboplatino, carmustina, cisplatino, cladribina, ciclofosfamida, citarabina, dacarbazina, docetaxel, etopósido, fluorouracilo, gemcitabina, ifosfamida, irinotecán, ixabepilona, melfalán, oxaliplatino, paclitaxel, estreptozocina, tenipósido, topotecán y trastuzumab emtansina.

1. **Prevención.** Todos los fármacos vesicantes deben administrarse a través de una vía central, siempre que sea posible. El uso de estas vías reduce significativamente la posibilidad de que se produzca extravasación del fármaco, aunque no la elimina del todo. Si tienen que utilizarse vías periféricas, sólo debe hacerse en el caso de las infusiones cortas y bajo control directo del personal de enfermería. Debe evitarse el dorso de la mano y las áreas cercanas a las articulaciones porque la extravasación puede causar una lesión funcional importante. Cuando se coloca una vía i.v., la vena debe encontrarse con un solo intento y el punto de entrada no ha de cubrirse con esparadrapo. Se comprobará la permeabilidad de la vía con una extracción de sangre suave y mediante la administración de líquidos i.v. antes de iniciar la administración del antineoplásico. El paciente deberá comunicar lo antes posible cualquier malestar o molestia.
2. **Manifestación clínica.** La extravasación suele causar dolor inmediato, seguido de eritema y edema en unas horas, e induración progresiva en un periodo de unos días. En las siguientes semanas, de 1 a 3, puede producirse ulceración y necrosis cutánea. La necrosis puede afectar tendones, fascias y periostio subyacentes. En ocasiones la extravasación es indolora y se detecta tarde, lo que puede empeorar la lesión tisular.
3. **Tratamiento.** Tan pronto como se percibe la extravasación debe interrumpirse la infusión del fármaco y elevarse la extremidad afectada. El catéter i.v. no debe retirarse inmediatamente, pues ha de utilizarse para aspirar el líquido del lugar y para administrar un posible antídoto. Si no se dispone de ningún antídoto puede retirarse el catéter.

    No hay que lavar la vía, y se evitará aplicar presión sobre la zona. Se recomienda la aplicación de frío durante 24 a 48 h, con bolsas heladas, en todos los casos de extravasación salvo con los alcaloides de la vinca y las epipodofilotoxinas (etopósido); en estos dos grupos, se utilizarán compresas calientes. La mayoría de los médicos usa también compresas calientes con la extravasación de paclitaxel y docetaxel.

    Se debe tratar quirúrgicamente a los pacientes que muestran úlceras que no cicatrizan y necrosis tisular. Se dispone de un número limitado de antídotos específicos.
    a. El **tiosulfato sódico** se utiliza como antídoto para la mecloretamina, el cisplatino y la dacarbazina: se mezclan 4 mL de solución de tiosulfato sódico al 10 % con 6 mL de agua estéril, y se inyectan por vía i.v., 2 mL por cada 100 mg de cisplatino, seguidos de la inyección s.c. de 1 mL alrededor del área de extravasación.
    b. La **hialuronidasa** (150-900 U a través de la vía i.v. y alrededor del punto de la extravasación) se utiliza para tratar la extravasación de los alcaloides de la vinca, el paclitaxel, la ifosfamida y las epipodofilotoxinas.
    c. El **dexrazoxano** se utiliza en la extravasación de antraciclinas. Se administra por vía intravenosa a través de un acceso i.v. diferente diariamente durante 3 días iniciando dentro de las 6 h de extravasación a las dosis de 1 000 mg/m^2, 1 000 mg/m^2 y 500 mg/m^2.
    d. El **DMSO**, 1-2 mL al 50 %, se aplica tópicamente y se permite que se seque al aire en aquellos pacientes con extravasación de antraciclinas (se prefiere el dexrazoxano) o mitomicina C.
    e. Los **corticoesteroides** pueden ser útiles en los casos de extravasación del oxaliplatino.

D. **Hidradenitis ecrina neutrófila.** Muestra una histopatología característica de infiltrados neutrófilos en las glándulas ecrinas, con áreas de necrosis. Se manifiesta como una erupción eritematosa de nódulos hemorrágicos, pústulas y placas, limitada típicamente a cabeza, cuello, tronco o extremidades. La erupción suele aparecer entre 2 y 3 semanas después de la quimioterapia, y se ha descrito con mayor frecuencia tras el uso de citarabina, aunque también con bleomicina, clorambucilo, daunorubicina y mitoxantrona. Desaparece espontáneamente sin dejar cicatrices.

E. **Hiperpigmentación.** Puede producirse localmente, en el punto de infusión, o de forma difusa sobre la piel; puede afectar también a las uñas y a las mucosas. Se sabe que el busulfano causa un «bronceado de busulfano», una pigmentación oscura difusa que puede parecer una enfermedad de Addison. La bleomicina es una causa de hiperpigmentación flagelada con estrías de coloración en forma de bandas en las áreas de traumatismo, predominantemente en el tronco y en la parte proximal de las extremidades. La administración repetida de 5-FU produce una hiperpigmentación supravenosa serpiginosa de las venas por encima de la piel. El metotrexato en administración semanal puede causar el «signo de la bandera», o bandas hiperpigmentadas que se alternan con el color sano del cabello del paciente. Otros fármacos que pueden causar hiperpigmentación son: cisplatino, ciclofosfamida, dactinomicina, daunorubicina, doxorubicina, etopósido, hidroxiurea, ifosfamida, nitrosoureas, paclitaxel, plicamicina, procarbazina, tiotepa y alcaloides de la vinca.

F. Reacciones a la radiación
1. **Aumento de los efectos adversos cutáneos causados por la RT.** Se ha asociado a la bleomicina, la dactinomicina, la doxorubicina, el fluorouracilo, la gemcitabina, la hidroxiurea, el metotrexato y el paclitaxel.
2. **Fotosensibilidad.** Puede observarse en los pacientes tratados con dacarbazina, dactinomicina, fluorouracilo, hidroxiurea, metotrexato, mitomicina, procarbazina y vinblastina.
3. **Reactivación del eritema inducido por la luz UV.** Se ha asociado al metotrexato, la gemcitabina y los taxanos.
4. **Recuerdo de la radiación** (es decir, reacción inflamatoria de una zona irradiada anteriormente tras la exposición a un quimioterápico). Se ha descrito con la bleomicina, la capecitabina, la ciclofosfamida, la citarabina, la dactinomicina, la daunorubicina, el docetaxel, la doxorubicina, el etopósido, el fluorouracilo, la gemcitabina, la hidroxiurea, la lomustina, el metotrexato, el melfalán, el paclitaxel, el tamoxifeno y la vinblastina.

G. **Reacciones de hipersensibilidad.** Se han documentado con casi todos los quimioterápicos. Los tipos de reacción pueden variar desde urticaria, prurito y angioedema, hasta eritema multiforme y la necrólisis epidérmica tóxica. La anafilaxia puede estar asociada con el uso de fármacos de platino y taxanos. Los taxanos se administran rutinariamente junto con esteroides y los bloqueadores de H1 y H2. La asparaginasa puede causar reacciones que van desde la urticaria al shock anafiláctico en el 25 % de los pacientes, y suele recomendarse la realización de una prueba de intradermorreacción con 2 unidades del fármaco antes de iniciar el tratamiento.

Los anticuerpos monoclonales quiméricos y humanizados, como obinutuzumab, rituximab, cetuximab, alemtuzumab y trastuzumab, se administran con difenhidramina y paracetamol para reducir la incidencia de reacciones relacionadas con la infusión. Las reacciones a la infusión son muy frecuentes (hasta el 45 %) en pacientes tratados con ofatumumab.

H. **El síndrome mano-pie** (eritema de partes acras, eritrodisestesia palmoplantar). Este síndrome se asocia tradicionalmente al uso de dosis elevadas de citarabina, fluorouracilo, capecitabina y doxorubicina liposómica (*v.* sec. VI). En pacientes tratados con doxorubicina liposómica, dexametasona oral y dimetilsulfóxido (DMSO) al 99 % por vía tópica aplicado cuatro veces al día durante 14 días, se atenuaron los síntomas del síndrome mano-pie.

VI. EFECTOS ADVERSOS CUTÁNEOS DEL TRATAMIENTO MOLECULAR DIRIGIDO E INMUNOTERAPIA

A. **Alopecia.** Se aprecia pérdida completa del pelo en pacientes tratados con sonidegib y vismodegib, y parcial con dabrafenib y vemurafenib.
B. **Complicaciones cutáneas de la inmunoterapia.** El tratamiento con anticuerpos bloqueadores de CTLA-4 (ipilimumab) y PD-1 (nivolumab, pembrolizumab) puede complicarse por el desarrollo de episodios inmunitarios adversos. De manera habitual,

el paciente se queja de (del 20% al 68%) prurito (tratado con difehidramina oral, hidroxina, esteroides tópicos) y un exantema maculopapular, en ocasiones síndrome de Stevens-Johnson, necrólisis epidérmica tóxica, exantema complicado por una ulceración dérmica de espesor total o ampollas necróticas, y manifestaciones hemorrágicas. Estos pacientes deben tratarse con metilprednisolona IV a dosis elevadas o 1 a 2 (mg/kg)/día de prednisona oral y el tratamiento se ha de suspender de modo permanente.

C. **Puede verse una erupción exantemática papular** con el uso de axitinib, bosutinib, imatinib, desatinib, pazopanib y regorafenib. Con frecuencia, son leves y autolimitadas.

D. **Exantema acneiforme.** Algunas moléculas pequeñas (afatinib, erlotinib, gefitinib, lapatinib, osimertinib) y algunos anticuerpos monoclonales (cetuximab, necitumumab, panitumumab) que se dirigen frente al receptor del factor de crecimiento epidérmico (EGFR, *epidermal growth factor receptor*) se asocian a la aparición de un exantema acneiforme característico en hasta el 70% de los pacientes. Las lesiones típicas rodean los folículos pilosos y consisten en erupciones maculopapulosas pruriginosas, que pueden evolucionar a pústulas. El exantema tiene predilección por las zonas seborreicas (parte superior del tronco, cara, cuero cabelludo, cuello). La erupción puede complicarse por infecciones secundarias causadas con más frecuencia por *Staphylococcus aureus*.

Como profilaxis del exantema acneiforme se puede utilizar minociclina (100 mg/día) o doxiciclina (100 mg 2 veces/día). Estos fármacos se deben combinar con aplicación de emolientes y uso de cremas con pantalla solar de amplio espectro. En los pacientes que presenten el exantema se recomienda evitar la exposición a la luz solar y usar lociones humectantes o coloides. Son de ayuda la clindamicina tópica al 1% y los esteroides de baja potencia (hidrocortisona al 2.5% o alclometasona al 0.05%). Si el exantema empeora, pueden usarse fluocinonida tópica al 0.05% o 0.5 mg/kg de prednisona oral, y suspender de manera momentánea el fármaco bloqueador del EGFR.

Puede observarse un exantema similar con el imatinib, ponatinib, trametinib, vandetanib, y con los nuevos inhibidores de mTOR, como temsirolimús y everolimús.

E. **Hipopigmentación e hiperpigmentación.** En 38% de los pacientes tratados con pazopanib, hay despigmentación del pelo; sucede lo mismo con menos frecuencia con sorafenib y sunitinib, y rara vez con imatinib. Estos fármacos también pueden causar hipopigmentación de la piel. Asimismo, el imatinib puede causar hiperpigmentación dérmica.

F. **Lesiones escamoproliferativas.** Se ha descrito la aparición de queratoacantomas y epiteliomas cutáneos en cerca del 5% de los pacientes tratados con sorafenib. La frecuencia de estas lesiones aumentó significativamente tras la introducción de la segunda generación de inhibidores específicos de BRAF (18-26%) y dafrafenib (6-26%). Los CE se reducen con mucha frecuencia cuando se combinan inhibidores de BRAF y MEK (vemurafenib/cobimetinib, dabrafenib/trametinib). Además, por lo común se inducen lesiones queratínicas verrugosas con el uso de los primeros. Los pacientes tratados con estos fármacos deben permanecer bajo vigilancia dermatológica regular. Se debe realizar una vigilancia dermatológica frecuente a los pacientes tratados con estos fármacos.

G. **La paroniquia** también se vincula con el uso de fármacos bloqueadores del EGFR; también se describió en pacientes tratados con vandetanib.

H. **Síndrome mano-pie** (eritema de partes acras, eritrodisestesia palmoplantar). Se manifiesta inicialmente en forma de hormigueo y quemazón de palmas y plantas, que progresa hasta dolor intenso, edema y aparición de placas eritematosas simétricas y bien delimitadas. Las lesiones pueden extenderse al dorso de manos y pies. Las áreas pálidas progresan hacia la formación de vesículas y ampollas que se descaman. Por lo regular, se vinculan con el uso de axitinib (29%), cabozantinib (50%), regorafenib (47%), pazopanib (6%), sorafenib (30-60%), sunitinib (10-20%) y vandetanib.

Este síndrome suele tratarse con la interrupción del antineoplásico o la disminución de la dosis. Se recomienda a los pacientes que utilicen calcetines de algodón y que eviten los puntos de presión, que laven las zonas afectadas con agua tibia con sulfato magnésico, que utilicen cremas que contengan del 20% al 40% de urea o del 6% al 10% de ácido salicílico para evitar la formación de callos (la eliminación preventiva de éstos puede disminuir el riesgo de mostrar este síndrome) y que apliquen cremas humectantes para evitar el endurecimiento cutáneo. Las áreas eritematosas se tratan con esteroides tópicos, puede usarse lidocaína al 2% para aliviar el dolor.

En pacientes tratados con vemurafenib y dabrafenib, se observa hiperqueratosis plantar (formación aumentada de callos sin cambios eritematosos).

Lecturas recomendadas

Alcaraz I, Cerroni L, Rütten A, et al. Cutaneous metastases from internal malignancies: a clinicopathologic and immunohistochemical review. *Am J Dermatopathol* 2012;34(4):3.

Bentzen SM. Preventing or reducing late side effects of radiation therapy: radiobiology meets molecular pathology. *Nat Rev Cancer* 2006;6(9):702.

Hymes SR, Strom EA, Fife C. Radiation dermatitis: clinical presentation, pathophysiology, and treatment 2006. *J Am Acad Dermatol* 2006;54:28.

Melosky B, Anderson H, Burkes RL, et al. Pan Canadian Rash Trial: a randomized phase III trial evaluating the impact of a prophylactic skin treatment regimen on epidermal growth factor receptor-tyrosine kinase inhibitor-induced skin toxicities in patients with metastatic lung cancer. *J Clin Oncol* 2016;34(8):810.

Pérez Fidalgo JA, García Fabregat L, Cervantes A, et al. Management of chemotherapy extravasation: ESMO–EONS clinical practice guidelines. *Eur J Oncol Nurs* 2012;16(5):528.

Reyes-Habito CM, Roh EK. Cutaneous reactions to chemotherapeutic drugs and targeted therapies for cancer: Part I. Conventional chemotherapeutic drugs. *J Am Acad Dermatol* 2014;71:203.

Reyes-Habito CM, Roh EK. Cutaneous reactions to chemotherapeutic drugs and targeted therapy for cancer: Part II. Targeted therapy. *J Am Acad Dermatol* 2014;71:217.

30 Complicaciones torácicas

Bartosz Chmielowski

I. OBSTRUCCIÓN DE LA VENA CAVA SUPERIOR (VCS)
   A. **Epidemiología y etiología**
   1. **Causas malignas** (el 60-85 % de los casos)
      a. El **cáncer de pulmón** supone el 75 % de las neoplasias malignas que producen obstrucción de la VCS. El cáncer no microcítico de pulmón (CNMP) es responsable del 50 % de los casos, y el cáncer microcítico de pulmón (CMP), del 25 % de todos los casos. Se produce síndrome de la VCS en cerca del 3 % de los pacientes con cáncer de pulmón.
      b. El **linfoma no hodgkiniano** (LNH) supone del 10 % al 15 % de los casos de obstrucción maligna de la VCS. Casi todos los casos tienen histología intermedia o de alto grado. El linfoma de Hodgkin (LH) y los linfomas de bajo grado raras veces producen obstrucción de la VCS.
      c. **Otras causas malignas.** Otros tumores malignos que se asocian con menos frecuencia al síndrome de la VCS son el timoma, neoplasias de células germinales mediastínicas primarias, el mesotelioma y tumores sólidos con metástasis en los ganglios linfáticos mediastínicos.
   2. **Causas benignas** (cerca del 30 % de los casos)
      a. **Fibrosis mediastínica e infecciones crónicas**
         (1) Actualmente hasta el 50 % de los casos de síndrome de la VCS que no se deben a neoplasias malignas se pueden atribuir a la mediastinitis fibrosante, cuya causa más frecuente es una respuesta excesiva del anfitrión a una infección *previa* por *Histoplasma capsulatum*. Otras infecciones asociadas a mediastinitis fibrosante son tuberculosis, actinomicosis, aspergilosis, blastomicosis y filariasis linfática.
         (2) Mediastinitis fibrosante idiopática.
         (3) Asociado a tiroiditis de Riedel, fibrosis retroperitoneal, colangitis esclerosante y enfermedad de Peyronie.
         (4) Tras radioterapia (RT) sobre el mediastino.
      b. **Trombosis de la vena cava.** Generalmente está relacionada con la presencia de dispositivos intravasculares residentes. Sin embargo, si se considera la frecuencia de uso de catéteres de acceso venoso central, la incidencia de la trombosis relacionada con el catéter de la VCS parece ser baja.
         (1) Cateterismo venoso central prolongado, marcapasos transvenosos, catéteres en la arteria pulmonar con globo en la punta, derivación venosa peritoneal
         (2) Policitemia verdadera, hemoglobinuria paroxística nocturna
         (3) Síndrome de Behçet
         (4) Idiopática
      c. **Tumores mediastínicos benignos**
         (1) Aneurisma aórtico o de la arteria subclavia derecha
         (2) Tumores dermoides, teratomas, timoma
         (3) Bocio
         (4) Sarcoidosis

B. Patogenia
1. **Obstrucción y trombosis.** Los tumores que crecen en el mediastino comprimen la vena cava, de paredes delgadas, y hacen que se colapse. La trombosis venosa por estasis o invasión vascular del tumor a menudo parece la responsable del síndrome de la VCS de inicio agudo.
2. **Circulación colateral.** La rapidez del inicio de los signos y síntomas de la obstrucción de la VCS depende de la velocidad a la que se produce la obstrucción completa de la VCS en relación con la generación de colaterales venosas. La obstrucción de la vena cava causada por una neoplasia suele progresar demasiado aprisa como para producir la suficiente circulación colateral, que aliviaría el síndrome. Si la obstrucción se produce por encima de la vena ácigos, la VCS obstruida podría drenar entonces al sistema de esa vena. La vena ácigos, a pesar de, se encuentra obstruida frecuentemente por el tumor por debajo de su origen.
3. **Incompetencia de las válvulas de la vena yugular interna.** Este infrecuente trastorno produce una urgencia que se manifiesta por el llenado de estas venas. Cerca del 10 % de los pacientes puede fallecer rápidamente por edema cerebral.

C. Diagnóstico. El diagnóstico del síndrome de la VCS suele basarse en los hallazgos clínicos y en la presencia de una masa mediastínica. La evidencia en la TC de flujo colateral debido a una masa es un indicio que apoya la presencia de VCS. *El síndrome de la VCS casi nunca debe tratarse antes de realizar un diagnóstico histológico.*
1. **Síntomas.** Los pacientes con una neoplasia maligna pueden mostrar síntomas de síndrome de la VCS en un plazo de semanas o meses porque el rápido crecimiento del tumor no da tiempo adecuado para que se desarrolle flujo colateral.
    a. Los síntomas iniciales más frecuentes son la disnea (50 % de los pacientes), la hinchazón facial y cervical (40 %), y la hinchazón del tronco y las extremidades superiores (40 %). También resultan habituales la sensación de atragantamiento, la plenitud facial y la cefalea.
    b. La obstrucción de la VCS puede acompañarse en ocasiones de compresión medular, y afecta generalmente a las vértebras cervicales inferiores y a las primeras torácicas. El síndrome de la VCS precede en estos casos a la compresión medular. La coexistencia de estas dos complicaciones debe sospecharse seriamente en aquellos pacientes con dolor en la parte superior de la espalda.
2. **Signos físicos.** Los hallazgos físicos más frecuentes son: distensión de las venas torácicas (65 %), distensión de las venas cervicales y edema facial (55 %), taquipnea (40 %), plétora facial y cianosis (15 %), edema de las extremidades superiores (10 %), y parálisis de las cuerdas vocales y síndrome de Horner (3 %). Las venas de la fosa antecubital se encuentran distendidas y no se colapsan cuando se eleva el brazo por encima del nivel del corazón. Las venas retinianas pueden estar dilatadas en la exploración del fondo de ojo. Puede existir matidez con la percusión sobre el esternón. El estridor laríngeo y el coma son signos de gravedad.
3. **Radiografías**
    a. La **radiografía de tórax** demuestra una masa en > 90 % de los pacientes.
    b. **TC torácica.** La TC con contraste puede señalar el área de la obstrucción, el grado de la oclusión y la presencia de venas colaterales. La TC muestra ausencia de contraste en las estructuras venosas centrales con opacificación de las vías colaterales. Puede servir de guía para la punción-aspiración con aguja fina.
    c. **Venocavografía superior.** La TC con realce con contraste con tecnología multidetector muestra la localización exacta de la obstrucción, y es el procedimiento de elección para planificar la colocación de endoprótesis.
        (1) La **flebografía bilateral de las extremidades superiores** se utiliza con poca frecuencia.
        (2) La **flebografía por RM** es una técnica alternativa que puede ser útil en pacientes con alergia a los contrastes y en pacientes en los que no se puede obtener un acceso venoso para los estudios con contraste.
    d. Deben programarse **RM de las vértebras cervicales y torácicas superiores** en pacientes con el síndrome de la VCS y dolor lumbar, particularmente si

hay síndrome de Horner o datos de destrucción vertebral en las radiografías simples.
4. **Diagnóstico histológico.** Es importante para identificar las neoplasias que deben tratarse con antineoplásicos para mejorar la supervivencia. Tras el inicio de la RT el diagnóstico histológico es difícil de interpretar a causa de la necrosis causada por la radiación. Igualmente, los esteroides pueden afectar a la histología si el diagnóstico subyacente es un linfoma.
   a. La **citología** de esputo es positiva; también lo es la del líquido del derrame pleural en casi todos los pacientes con síndrome de la VCS.
   b. La **broncoscopia** y el cepillado bronquial son positivos en el 60 % de los pacientes. La broncoscopia y la biopsia bronquial en pacientes con síndrome de la VCS casi nunca se asocian a complicaciones graves si las realiza un endoscopista con experiencia.
   c. La **biopsia de ganglios linfáticos** palpables puede ser útil.
   d. La **biopsia transtorácica guiada por imágenes** puede intentarse en caso de lesiones periféricas que no pueden abordarse fácilmente mediante una broncoscopia, y en aquellas en que la broncoscopia no proporciona un resultado diagnóstico.
   e. La **cirugía toracoscópica asistida por vídeo** (CTAV) casi siempre proporciona un diagnóstico histológico definitivo. Los puntos sangrantes suelen visualizarse y pueden controlarse.
   f. La **mediastinoscopia** con biopsia tiene cierto riesgo de hemorragia y de otras complicaciones. Sin embargo, cuando se realiza en un grupo muy seleccionado de pacientes se obtienen resultados positivos en el 80 % de los casos.
   g. La **biopsia de la médula ósea** puede ser útil en aquellos pacientes en los que se sospecha un CMP o un linfoma.
D. **Tratamiento.** Hay pocos datos clínicos o experimentales que indiquen que el síndrome de la VCS no resuelto sea potencialmente mortal. Las directrices terapéuticas actuales insisten en la importancia de un diagnóstico histológico exacto antes del inicio del tratamiento. El tratamiento de urgencia está indicado sólo cuando existe disfunción cerebral, disminución del gasto cardiaco u obstrucción de las vías respiratorias superiores.
1. **Prótesis endovasculares.** La colocación percutánea de endoprótesis metálicas autoexpandibles proporciona un alivio rápido en del 90 % al 100 % de los pacientes. La endoprótesis se implanta con una guía introducida por vía percutánea a través de la vena yugular interna, subclavia o femoral, con anestesia local. Puede que no sea suficiente una única endoprótesis para abarcar toda la extensión de la zona estenótica; en ocasiones son necesarias dos o incluso tres endoprótesis en serie. En algunos casos puede ser necesaria la angioplastia con globo, la trombólisis o la trombectomía mecánica dirigida por catéter antes de la implantación de la endoprótesis.
   a. Las **indicaciones claras** para la implantación de prótesis endovasculares en el síndrome de la VCS son pacientes con síntomas graves, especialmente cuando el diagnóstico del tejido no se conoce todavía.
   b. A menudo se recomienda la **anticoagulación a corto plazo** después de la implantación de una endoprótesis. Los abordajes razonables incluyen tratamiento antiagregante plaquetario dual (p. ej., clopidogrel, 75 mg/día, más ácido acetilsalicílico) en los 3 meses siguientes a la implantación de la endoprótesis o warfarina (con el objetivo de mantener un índice normalizado internarcional (INR, *international normalized ratio*) de 1.5 a 2.0).
2. La **RT** está indicada como único tratamiento en pacientes con síndrome de la VCS sintomático producido por tumores radiosensibles. La dosis total de RT varía entre los 3 000 cGy y los 5 000 cGy, según la situación general del paciente, la gravedad de los síntomas, la localización anatómica y el tipo histológico del

tumor maligno subyacente. Los síntomas pueden mejorar espectacularmente incluso sin lograr la permeabilidad de la VCS.

La RT produce alivio completo de los síntomas de obstrucción de la VCS en 2 semanas en cerca del 70 % de los pacientes con cáncer de pulmón. Sin embargo, puede que no se produzca alivio de los síntomas durante hasta 4 semanas, y cerca del 20 % de los pacientes no consiguen alivio con la RT. Además, los efectos beneficiosos de la RT a menudo son transitorios, y muchos pacientes muestran síntomas recurrentes antes de morir por la enfermedad subyacente.

3. La **quimioterapia** está indicada como tratamiento inicial en pacientes con síndrome de la VCS sintomático por LNH, CMP, cáncer de células germinales y (posiblemente) cáncer de mama. En estas situaciones, la respuesta clínica a la RT sola generalmente es rápida. Además, estos pacientes a menudo pueden conseguir una remisión a largo plazo y una paliación duradera con las pautas terapeuticas estándar. En algunas situaciones (p. ej., CMP en estadio limitado y algunos tipos de LNH), la adición de RT a la quimioterapia sistémica puede reducir la incidencia de recurrencia local y prolongar la supervivencia total.

4. **Tratamiento urgente.** En pacientes con síndrome de la VCS sintomático que consultan con estridor, problemas respiratorios o disminución del funcionamiento del sistema nervioso central, se recomienda el tratamiento urgente con una prótesis endovascular seguida por RT.

5. **Tratamiento de apoyo.** Debe corregirse la obstrucción de la vía respiratoria, y la hipoxia se debe tratar con la administración de oxígeno. Se debe elevar la cabeza para reducir la presión hidrostática y el edema de la cabeza y el cuello. Los corticoesteroides reducen el edema cerebral y mejoran la obstrucción porque reducen la reacción inflamatoria asociada al tumor y a la RT. Los diuréticos pueden ser útiles.

6. Los **anticoagulantes** y los **antifibrinolíticos** pueden ser útiles si la causa subyacente de la trombosis de la VCS es un catéter permanente. Está indicada la extracción del catéter, además de la anticoagulación sistémica. Estos fármacos casi nunca hacen desaparecer la trombosis de la vena cava, pero pueden usarse en combinación con la colocación de una endoprótesis. Cuando se produce trombosis extensa como complicación de la estenosis de la VCS, el tratamiento trombolítico local dirigido con catéter puede ser útil para reducir la longitud de la obstrucción y el número y la longitud de las endoprótesis necesarias, y también para reducir el riesgo de embolización. El trombo también se puede extraer mediante trombectomía mecánica, aunque esta técnica se utiliza con menos frecuencia que la trombólisis.

7. La **descompresión quirúrgica** de la obstrucción aguda de la VCS y la incompetencia de las válvulas yugulosubclavias consiste en la reconstrucción o la derivación de la VCS mediante un injerto espiral de la vena safena o una derivación de la vena safenoaxilar izquierda, que puede realizarse con anestesia local. La experiencia con este procedimiento ha sido fundamentalmente con el síndrome de la VCS no asociado a neoplasias.

II. METÁSTASIS PULMONARES

A. **Aspectos generales**

1. **Incidencia.** Los pulmones son las localizaciones más frecuentes de las metástasis a distancia de casi todos los tumores malignos, excepto aquellos que se originan en el tubo digestivo.

2. **Diseminación a los pulmones.** El melanoma maligno, los sarcomas óseos y de tejidos blandos, los tumores trofoblásticos y los carcinomas de células renales, de colon y tiroideos tienden a diseminarse por vía vascular, y suelen causar nódulos pulmonares metastásicos discretos. Los tumores malignos de mama, páncreas, estómago e hígado pueden extenderse directamente por los conductos linfáticos, afectar a los ganglios mediastínicos y producir infiltración intersticial o linfangí-

tica, atelectasia focal o segmentaria y metástasis pleurales con derrame. Los tumores de células germinales y los sarcomas también pueden afectar al mediastino.
3. **Tipos de metástasis**
   a. La **metástasis endobronquial** no resulta infrecuente en el linfoma de Hodgkin, el hipernefroma y el adenocarcinoma de mama.
   b. La **metástasis pulmonar solitaria** es relativamente infrecuente, pero puede observarse en pacientes con melanoma maligno o adenocarcinoma de mama, de útero, de testículo, de riñón o de vejiga urinaria.
   c. **Metástasis pulmonar aislada.** El sarcoma osteógeno, el sarcoma de tejidos blandos y el carcinoma testicular son los tumores con mayor probabilidad de causar metástasis pulmonares sin afectar a otros órganos. Los carcinomas renal y uterino también pueden producir metástasis pulmonares aisladas. El melanoma maligno casi nunca produce metástasis pulmonares sin afectar también a otros órganos.
   d. Las **metástasis pulmonares linfangíticas** son rápidamente mortales. La mediana de la supervivencia es < 2-3 meses en los pacientes sin un tratamiento eficaz.
   e. **Metástasis pulmonares centrales.** Los tumores malignos que invaden estructuras hiliares o mediastínicas pueden causar obstrucción de la VCS, obstrucción de vías respiratorias grandes, neumonía postobstructiva e invasión del pericardio, el miocardio o el esófago.

B. **Diagnóstico.** Una nueva lesión pulmonar en un paciente con una neoplasia maligna conocida puede ser una metástasis, un cáncer de pulmón que aparece como segundo tumor primario (particularmente si el paciente es fumador) o una lesión benigna.
   1. **Signos y síntomas.** La mayoría de los pacientes con una metástasis pulmonar solitaria están asintomáticos. Los pacientes que tienen más probabilidad de tener síntomas como tos, dolor torácico, hemoptisis o disnea progresiva tienen afectación metastásica central, hiliar, mediastínica o linfangítica. La disnea desproporcionada con respecto a los hallazgos radiográficos, sin que existan hallazgos radiológicos, debe hacer sospechar una diseminación linfangítica. La exploración física también puede ser totalmente negativa.
   2. **Estudios radiográficos.** No hay ninguna técnica de imagen actual que pueda distinguir un tumor benigno de uno maligno, o un tumor primario de una metástasis. Las radiografías simples no detectan lesiones de un diámetro inferior a 1 cm. La TC helicoidal de resolución elevada detecta cerca de un 25 % más de nódulos que la TC convencional, e incluso nódulos de tan sólo 2-3 mm; sin embargo, esta mayor sensibilidad se obtiene a expensas de la especificidad.
      a. Los nódulos metastásicos suelen ser depósitos redondos, bien delimitados y de bordes lisos, y están localizados predominantemente en la zona subpleural o en el tercio externo de los campos pulmonares. Por el contrario, los cánceres de pulmón primarios suelen ser únicos, a menudo tienen bordes irregulares y densidades lineales asociadas, y están localizados con más frecuencia en las zonas centrales.
      b. Cuando hay múltiples nódulos, aumenta significativamente la probabilidad de enfermedad metastásica. Sin embargo, pueden verse alteraciones multifocales en los carcinomas bronquioloalveolares primarios, que pueden manifestarse con múltiples nódulos pulmonares y opacificación en vidrio esmerilado, y en enfermedades pulmonares no malignas agudas y crónicas graves.
      c. Cerca de la mitad de los pacientes con metástasis pulmonares linfangíticas tienen radiografías de tórax normales; el resto de los pacientes tienen cambios intersticiales inespecíficos.
   3. **Tomografía por emisión de positrones (PET).** La principal utilidad de la PET radica en la detección de enfermedad extratorácica.
   4. Las **citologías de esputo** son positivas tan sólo en del 5 % al 20 % de los pacientes con metástasis nodulares.

5. **Estudios funcionales pulmonares.** Las metástasis pulmonares linfangíticas producen de forma característica un defecto restrictivo con hipocapnia, pero sin hipoxemia. La enfermedad pulmonar restrictiva puede confirmarse por una alteración de la capacidad de difusión del pulmón del monóxido de carbono (DLCO) y una capacidad pulmonar total y un volumen residual bajos.
6. La **broncoscopia** (con o sin ecografía endobronquial) está indicada como parte de la evaluación en casos de lesiones de localización central identificadas en la TC, en pacientes con síntomas de afectación de la vía respiratoria y en tipos celulares que tienen propensión a la afectación endobronquial, como carcinomas de mama, colon y células renales.

C. **Resección (metastasectomía) de las metástasis pulmonares.** La resección quirúrgica extensa de las metástasis pulmonares en pacientes seleccionados de forma adecuada ofrece una probabilidad de prolongar la supervivencia sin enfermedad que no sería posible con tratamiento sistémico.
   1. **Consideraciones para la resección quirúrgica de las metástasis de cánceres primarios específicos**
      a. **Neoplasias de cabeza y cuello.** Debe estudiarse a los pacientes con antecedentes de carcinoma de cabeza y cuello (especialmente carcinoma laríngeo) y que muestran un nódulo pulmonar como si hubieran mostrado un nuevo tumor pulmonar primario. No hay modo de diferenciar una metástasis solitaria de un segundo cáncer primario en estos pacientes.
      b. **Carcinoma testicular.** Los nódulos pulmonares solitarios en el paciente tratado pueden desarrollarse en forma de teratomas malignos o bien de lesiones que contienen un cáncer activo, por lo que debe tenerse en cuenta la resección.
      c. **Sarcomas.** Los pacientes con sarcomas son controlados con TC torácicas de forma sistemática, por si aparecen metástasis pulmonares que puedan extirparse, ya que los pulmones suelen ser la única localización de las metástasis. El tratamiento óptimo de los sarcomas osteógenos es la quimioterapia de inducción si los tumores son múltiples.
      d. **Cáncer de mama.** En pacientes con antecedentes de cáncer de mama resulta adecuada la resección de metástasis pulmonares solitarias, ya que el 50 % de estas pacientes pueden tener una lesión benigna o un nuevo cáncer primario pulmonar.
   2. **Factores asociados a mejor pronóstico**
      a. **Radicalidad de la resección.** En casi todos los trabajos se observa que la resección completa de la enfermedad metastásica se asocia a los mejores resultados.
      b. **Intervalo sin enfermedad (ISE)** entre el diagnóstico del tumor primario y la metástasis. Se observan mayores tasas de supervivencia a los 5 años en pacientes con un ISE > 36 meses que en los que tienen un ISE < 1 año.
      c. **Número de metástasis.** Una única metástasis, o un número bajo de metástasis unilaterales, tienen mejor pronóstico que muchas metástasis o que metástasis bilaterales.
      d. El **retraso de la intervención** después del momento en el que se identifica por primera vez una metástasis pulmonar puede permitir inicialmente que las metástasis ocultas se hagan evidentes; si están en los pulmones, se podría realizar una resección más completa; si están en otras localizaciones, se evitaría una cirugía inútil. En el análisis multivariante, esperar más de 3 meses desde la detección de las metástasis pulmonares hasta la resección fue un factor pronóstico significativo e independiente para mejorar la supervivencia.
   3. **Estudios que se deben realizar antes de la metastasectomía**
      a. Se prefiere la TC helicoidal de resolución elevada y de cortes finos, mejor que la TC convencional, para maximizar la detección de todos los focos de enfermedad intratorácica.
      b. Estudio de imagen (TC o PET-TC) para excluir las metástasis extrapulmonares.

c. Estudio de imagen del encéfalo en pacientes que tienen tumores que con frecuencia producen metástasis en el encéfalo (p. ej., cáncer de pulmón, cáncer de mama, melanoma).
d. Evaluación de los ganglios linfáticos mediastínicos igual que se haría en un paciente con cáncer de pulmón primario. La estadificación quirúrgica de los ganglios linfáticos mediastínicos e hiliares antes de la metastasectomía pulmonar ofrece información diagnóstica y pronóstica.

4. **Criterios de resección.** Puede utilizarse CTAV en pacientes con pocas metástasis pequeñas en la periferia pulmonar. El tipo histológico, el número de lesiones y su bilateralidad contraindican la resección o influyen negativamente en la supervivencia si se cumplen los criterios de selección que se señalan más adelante. La resección en cuña es el tratamiento recomendado de las metástasis pulmonares en pacientes que cumplen todos los criterios siguientes:
   a. La situación médica general del paciente y su estado funcional respiratorio son adecuados para cirugía.
   b. Las metástasis están limitadas al pulmón (no hay tumor extrapulmonar no controlable), y aparentemente todas las metástasis se pueden extirpar por completo.
   c. El tumor primario está controlado (no hay datos de recurrencia local) o es controlable.
   d. También puede estar indicada la resección de una o más lesiones pulmonares en un paciente con un tumor maligno conocido cuando no se puede excluir un nuevo cáncer de pulmón primario.
   e. No hay ningún método mejor de tratamiento.

5. El **momento de la metastasectomía** depende de la vía de abordaje quirúrgico prevista (toracotomía abierta o CTAV). Puede seleccionarse la metastasectomía mediante CTAV en los nódulos periféricos aislados en una localización favorable, porque el tiempo de recuperación y el riesgo quirúrgico son mínimos. Sin embargo, sería necesaria una toracotomía abierta en caso de un nódulo profundo o cuando hay numerosos nódulos de tamaños variables. El retraso de la cirugía abierta y la repetición de la TC durante 2-3 meses permiten mostrar toda la extensión de la enfermedad y evitar la cirugía innecesaria sin afectar al pronóstico.

D. Tratamiento de las metástasis pulmonares irresecables

1. El **tratamiento sistémico** (quimioterapia, tratamiento dirigido, tratamiento hormonal, inmunoterapia) en los tumores que responden a estos tratamientos. Los tumores de células germinales y trofoblásticos pueden curarse a pesar de la presencia de metástasis pulmonares.

2. **Control local.** La RT es útil para la paliación de las complicaciones locales de los tumores metastásicos, como obstrucción bronquial, obstrucción de la vena cava, hemoptisis o dolor producido por invasión de la pared torácica por el tumor. La RT estereotáctica, la ablación por radiofrecuencia y la crioterapia pueden ser opciones alternativas.

3. **Metástasis pulmonares linfangíticas.** Representan un problema urgente en el diagnóstico y el tratamiento. El alivio sintomático de la disnea puede lograrse rápidamente con prednisona, 60 mg/día v.o. La quimioterapia es eficaz en los tumores que responden a ella. La manipulación hormonal no suele ser eficaz, o alcanza una respuesta tan lenta que no resulta útil. Los síntomas de las metástasis pulmonares linfangíticas que no responden al tratamiento pueden paliarse con dosis bajas de irradiación pulmonar.

III. DERRAMES PLEURALES NEOPLÁSICOS

A. Patogenia

1. **Etiología.** Los tumores malignos que causan derrames pleurales son: carcinoma broncopulmonar (especialmente adenocarcinoma), cáncer de mama, linfoma, tumor de origen primario desconocido, carcinoma gástrico, carcinoma ovárico, melanoma y sarcoma.

2. **Tipos de derrames pleurales.** El derrame pleural maligno es causado por una infiltración directa de la pleura por cáncer (la citología/biopsia pleural es positiva para malignidad). Los derrames pleurales paramangulares resultan de obstrucción bronquial, linfática o venosa. La atelectasia, la neumonía y la hipoalbuminemia graves que complican la neoplasia también pueden causar derrames pleurales.

B. **Evolución natural.** El derrame pleural neoplásico es un signo de enfermedad avanzada. El espacio pleural se oblitera progresivamente por fibrosis y tumor de las serosas. Los pacientes con derrames pleurales carcinomatosos tienen una supervivencia media de 4 meses a partir del diagnóstico, aunque esto varía según la respuesta al tratamiento sistémico del tumor subyacente.

C. **Diagnóstico diferencial.** La diferenciación entre líquido pleural y fibrosis pleural o consolidación pulmonar puede no ser posible mediante la exploración física o la radiografía de tórax. La aspiración del líquido puede ser difícil si hay tabicaciones. La ecografía resulta útil para la identificación y la obtención de muestras de pequeñas bolsas de derrame.

1. **Signos y síntomas.** La tos y la disnea son los síntomas más frecuentes del derrame pleural. La matidez con la percusión, la disminución del murmullo vesicular y de la transmisión de la voz, la disminución del frémito vocal y la egofonía son los signos clásicos. La tráquea puede desplazarse hacia el lado opuesto al derrame. El engrosamiento pleural por fibrosis o afectación neoplásica también produce matidez y disminución de la vibración.

2. **Toracocentesis.** Debe realizarse en cualquier paciente con un presunto derrame pleural maligno, infeccioso o empiémico. Han de analizarse en el líquido pleural: las proteínas, la concentración de lactato deshidrogenasa (LDH), la densidad, el pH, la glucosa, el recuento celular y la citología, y, además, el líquido debe teñirse y cultivarse para bacterias (especialmente micobacterias) y hongos. Si el aspecto del derrame es quiloso, se determinarán las concentraciones de triglicéridos y colesterol. Los derrames neoplásicos suelen ser exudativos, pero también pueden ser trasudados. Los resultados del análisis son con frecuencia inespecíficos.

   a. La **discriminación entre trasudados y exudados** se realiza comparando el contenido de parámetros fundamentales del líquido pleural con los correspondientes valores en el plasma o con el límite superior de la normalidad (LSN) del laboratorio. Las reglas diagnósticas varían de unos sistemas de clasificación a otros. Las **características de los exudados** en diversos sistemas son las siguientes:
   – Cociente de proteínas en líquido pleural/plasma > 0.5
   – Proteínas en líquido pleural > 2.9 g/dL (29 g/L)
   – Cociente de LDH en líquido pleural/plasma > 0.6
   – LDH en líquido pleural > 0.45× o > 0.67× LSN de la LDH plasmática
   – Colesterol en líquido pleural > 45 mg/dL (1.165 mmol/L)

   b. La **citología** es positiva en la mitad de los derrames pleurales neoplásicos. La repetición del análisis citológico aumenta el rendimiento si la primera toracocentesis es negativa.

   c. Los **recuentos de leucocitos** en el derrame pleural neoplásico pueden estar elevados o disminuidos; las células predominantes pueden ser neutrófilos o linfocitos o eosinófilos.

   (1) **Linfocitosis.** La linfocitosis en el líquido pleural, particularmente con recuentos de linfocitos que representan cerca del 95 % de las células nucleadas totales, indica pleuresía tuberculosa (puede confirmarse midiendo el nivel de adenosina desaminasa), linfoma, sarcoidosis, pleuresía reumatoidea crónica, síndrome de las uñas amarillas o quilotórax. En los derrames pleurales carcinomatosos hay predominio linfocítico en más de la mitad de los casos.

III. Derrames pleurales neoplásicos | 657

(2) Suele observarse **eosinofilia** (eosinófilos del líquido pleural que representan más del 10 % de las células nucleadas totales) en pacientes con una etiología benigna del derrame pleural como fármacos, infección (micótica o parasitaria), neumotórax, hemotórax, infarto pulmonar, derrame pleural benigno por amianto e incluso toracocentesis previa. La malignidad rara vez causa eosinofilia.

d. **pH.** En los pacientes con bronconeumonía, un pH <7.2 en la toracocentesis inicial puede predecir la aparición de un empiema que debe drenarse mediante un tubo. También pueden encontrarse, sin embargo, valores <7.2 en pacientes con neoplasias o enfermedades del colágeno vascular.

3. **Biopsia pleural**
   a. **Biopsia pleural con aguja.** Es un procedimiento a ciegas, menos sensible que la citología. En los pacientes con un derrame pleural con citología negativa, el rendimiento de este procedimiento es únicamente del 7 %.
   b. **CTAV.** Se utiliza con mayor frecuencia en Estados Unidos. Puede visualizarse toda la pleura costal y una buena parte de la pleura diafragmática y mediastínica, con lo que puede realizarse la biopsia directa de la lesión pleural. Aunque es un procedimiento que se tolera bien, tiene algunos riesgos y supone un gasto importante.

D. **Tratamiento.** La insuficiencia respiratoria causada por el derrame neoplásico puede mejorar con la extracción de 1 500 mL de líquido mediante una aspiración con aguja. La extracción de una cantidad excesiva de líquido pleural puede asociarse a edema pulmonar reactivo. En un pequeño porcentaje de pacientes el derrame pleural no reaparece después de una única evacuación. En la mayoría de los casos el derrame es recurrente y se necesitan métodos terapéuticos más definitivos.

1. **Quimioterapia.** El derrame pleural secundario a tumores metastásicos que responden al tratamiento sistémico (linfoma, carcinoma de mama, ovárico, testicular, cáncer con objetivos moleculares y fármacos moleculares disponibles, que responden a la inmunoterapia) debe tratarse con la combinación de fármacos adecuada. Los resultados pueden ser espectaculares si el derrame aparece al principio de la enfermedad, antes de que se produzca resistencia a los antineoplásicos. Los derrames pleurales que aparecen en una fase avanzada o terminal de la enfermedad no suelen responder al tratamiento sistémico.

2. **RT.** Los derrames pleurales causados por linfadenopatías mediastínicas se tratan mejor con RT.

3. **Catéter pleural residente.** Puede ser necesaria una intervención más invasora si el derrame pleural maligno reaparece rápidamente (p. ej., < 1 mes), de manera que la frecuencia de las toracocentesis terapéuticas de repetición sería problemática. Para algunos autores, la implantación de un catéter pleural residente con drenaje intermitente por el paciente es el paso inicial preferido en los pacientes que tienen derrames malignos recurrentes. Esta técnica es la opción menos invasora y precisa una estancia hospitalaria pequeña o nula. Además, está indicado el drenaje con un catéter pleural residente cuando hay atrapamiento pulmonar permanente u obstrucción endobronquial por el tumor; en estos pacientes está contraindicada la pleurodesis química debido a las elevadas tasas de fracaso cuando el pulmón no puede expandirse hacia la pared torácica. La pleurodesis se puede producir espontáneamente, o se puede intentar más adelante con un fármaco esclerosante si falla el catéter residente.

4. La **pleurodesis** (sínfisis pleural visceroparietal) se realiza mediante una toracostomía con tubo. La decisión de realizar pleurodesis química muchas veces se basa en una supervivencia prevista relativamente más prolongada (p. ej., más de 3 meses) y en el deseo de realizar una única intervención definitiva.
   a. **Selección de los pacientes.** La pleurodesis debe realizarse en aquellos pacientes que cumplan las siguientes condiciones:

(1) Los síntomas del paciente (disnea) se deben al derrame pleural, y no a una metástasis linfangítica o intrapulmonar (es decir, los síntomas mejoran tras la aspiración del líquido).

(2) El derrame pleural reaparece tras aspiraciones con aguja repetidas (2 veces), o se acumula rápidamente (en unos días).

(3) Se calcula que la esperanza de vida del paciente es superior a 1 mes.

b. **Procedimiento de drenaje**

(1) Se inserta el tubo de tórax en la localización más declive, preferiblemente en la línea axilar anterior. Se permite primero que el líquido pleural drene a través de un sistema de drenaje por gravedad con cierre hidráulico. A continuación puede aplicarse aspiración para asegurar un drenaje completo.

(2) Cuando se drenan < 100 mL en 24 h se realiza una radiografía de tórax para valorar la cantidad de líquido residual y la magnitud de la reexpansión del pulmón subyacente.

(3) La evacuación del líquido pleural puede tardar varios días. Es necesario que el pulmón se expanda para que las pleuras visceral y parietal se aproximen mucho, en preparación para la sínfisis. La inyección de sustancias esclerosantes sin una aposición de las superficies pleurales es ineficaz, y puede causar tabicaciones.

c. **Instilación de sustancias esclerosantes**

(1) Se pinza primero el tubo de tórax y se limpia con soluciones antisépticas. Se administra un narcótico para evitar el dolor.

(2) Se inyecta la sustancia esclerosante, en 30 mL de solución salina, en el tubo de tórax, que se lava a continuación con 50 mL de solución salina. No suele ser necesario cambiar de postura al paciente para distribuir la sustancia por el espacio pleural.

(3) El tubo de tórax debe permanecer pinzado durante 6 h. A continuación se permite que el líquido pleural drene, preferiblemente con aspiración, hasta que se drenen < 100 mL en 24 h.

(4) Tras la instilación de un fármaco puede haber más cantidad de drenaje por exudación pleural a causa de la irritación por el fármaco. Un tubo que no funcione bien o que se bloquee puede causar complicaciones (dolor, atelectasia e infección), y debe retirarse.

d. **Elección de la sustancia esclerosante**

(1) El **talco** es el esclerosante preferido. El talco esterilizado, sin amianto, puede utilizarse como polvo en la toracotomía (aerosolización) o en la toracoscopia (insuflación), o como una solución acuosa a través de un tubo de tórax. El último ejemplo se asocia a unas tasas de eficacia del 90 % al 100 % en el control de los derrames pleurales neoplásicos. En un metaanálisis de 10 estudios aleatorizados se encontró que la probabilidad de recurrencia del derrame era menor con talco que con otros esclerosantes (p. ej., bleomicina o tetraciclinas) y que con tubo de drenaje solo. No está claro si es preferible la insuflación de talco durante la CTAV o la instilación de una papilla de talco a través del tubo de tórax.

(2) **Doxiciclina.** El derivado de tetraciclinas doxiciclina es un esclerosante alternativo con tasas de éxito descritas de cerca del 80 %. Puede ser necesario repetir la instilación de doxiciclina.

(3) La **bleomicina** se usa raramente, y se absorbe casi el 50 % por vía sistémica, aunque puede producir efectos secundarios sistémicos.

e. **Complicaciones de la esclerosis pleural**

(1) **Neumotórax.** Puede aplicarse aspiración para reexpandir el pulmón si el tubo de tórax no está bloqueado. Si el tubo está obliterado (no hay oscilación del líquido), estará indicado insertar otro nuevo.

(2) Puede producirse **tos** por reexpansión de un pulmón atelectásico tras la extracción del líquido pleural que ejercía compresión. Este síntoma se resuelve espontáneamente y puede ser beneficioso, ya que contribuye a la desaparición de la atelectasia.
(3) El **dolor torácico** puede ser secundario a la inserción del tubo torácico o a la instilación de fármacos. Suele desaparecer en unos 5 días, aunque puede necesitar opiáceos.
(4) La **fiebre** puede deberse a atelectasia o neumonitis, o a la sustancia esclerosante.
(5) La **tabicación del líquido** puede producirse por un drenaje inadecuado o por la instilación de sustancias esclerosantes antes de que el pulmón se haya reexpandido por completo. La inyección de una sustancia radioopaca en el espacio pleural, seguida por radiografías en bipedestación y en decúbito lateral, puede confirmar este problema. No se recomienda tratar de romper la tabicación mediante manipulación con el tubo.
(6) Puede producirse **empiema y fístula pleurocutánea** cuando el tumor siembra la localización de un tubo de tórax. El empiema puede producirse por contaminación o por comunicación broncopleural.
5. La **pleurectomía**. La pleurectomía total o subtotal (resección de la pleura visceral y parietal) y la decorticación (extirpación del reborde pleural fibroso) puede controlar los derrames pleurales malignos en pacientes en los que ha fracasado la pleurodesis química. La intervención conlleva una morbilidad y una mortalidad elevadas, y sólo se encuentra indicada en aquellos pacientes por lo demás sanos en los que han fracasado el resto de tratamientos más conservadores.
6. La **derivación pleuroperitoneal** es una opción que se utiliza con poca frecuencia en pacientes que tienen atrapamiento pulmonar o quilotórax maligno, o en los que ha fracasado la pleurodesis.

IV. COMPLICACIONES PULMONARES DEL TRATAMIENTO
A. Etiología
1. **Mecanismos de lesión pulmonar.** Se conoce mal la patogenia de la lesión pulmonar inducida por antineoplásicos. Se piensa que la mayoría de los efectos tóxicos se deben a citotoxicidad directa.
2. Los **tipos de reacciones pulmonares** a los quimioterápicos incluyen broncoespasmo, neumonitis intersticial aguda, neumonitis por hipersensibilidad, bronquiolitis obliterativa con neumonía en organización (BONO), edema pulmonar no cardiógeno, neumonitis intersticial crónica con aparición insidiosa de fibrosis parenquimatosa difusa y enfermedad pleural. Puede observarse embolia pulmonar con talidomida y lenalidomida. Puede producirse lesión pulmonar aguda por síndrome hemolítico-urémico con mitomicina C.
3. **Fármacos asociados.**
   a. **Quimioterapia:** la bleomicina del 1 % al 10 %, carmustina (BCNU) del 2 % al 30 %, busulfano (5 %), citarabina (20 %), mitomicina C del 3 % al 10 %, fludarabina (10 %), gemcitabina del 2 % al 13 %, y metotrexato del 2 % al 8 % se vinculan con mucha frecuencia a toxicidad pulmonar. El clorambucilo, ciclofosfamida, etopósido, irinotecán, paclitaxel, docetaxel y procarbazina, rara vez causan toxicidad pulmonar. Otros fármacos, pueden causar lesiones pulmonares esporádicas.
   b. **Fármacos con objetivos moleculares:** la enfermedad pulmonar intersticial/neumonitis se describió en del 1 % al 8 % de los pacientes tratados con:
   – Inhibidores del EGFR (*epidermal growth factor receptor*) (gefitinib, erlotinib, osimertinib). Pueden ser mortales en del 15 % al 30 % de los casos. El riesgo también crece en pacientes que se tratan con panitumumab, pero no con cetuximab.
   – Inhibidores de ALK (crizotinib, ceritinib, alectinib).
   – El imatinib causa con frecuencia edema por retención de líquidos.
   – Con el dasitinib, los derrames pleurales son más comunes y también se ha

descrito hipertensión de la arteria pulmonar.
- Trametinib.
- Idelalisib.
- Rituximab.
- Ado-trastuzumab emtansina.
- Inhibidores de mTOR: everolimús del 8 % al 14 %, temsirolimús del 1 %
  al 5 %. Se diagnosticó hemorragia pulmonar en pacientes tratados con inhibidores del factor de crecimiento endotelial vascular (FCEV; bevacizumab, sorafenib, sunitinib).

4. Entre los **factores de riesgo que favorecen la lesión pulmonar inducida por quimioterapia** están:
   a. Edad avanzada, antecedentes de tabaquismo, neumopatía previa y disfunción renal para algunos fármacos.
   b. RT torácica administrada simultánea o secuencialmente, particularmente con fármacos radiosensibilizadores como gemcitabina, doxorubicina o bleomicina.
   c. Otros quimioterápicos, como el tratamiento simultáneo con bleomicina y cisplatino, gemcitabina con un taxano, o mitomicina C con vinblastina.
   d. Exposición a tratamiento con concentraciones de oxígeno inspirado elevadas.
   e. Se identificó que el factor estimulador de las colonias de granulocitos (G-CSF, filgrastim) era un posible factor de riesgo de aparición de lesión pulmonar inducida por bleomicina en estudios en animales.

B. **Diagnóstico diferencial.** La neumonitis por la quimioterapia no tiene un patrón radiográfico característico, y puede asociarse a radiografía de tórax normal o a infiltrados difusos. A menudo es difícil establecer el diagnóstico de los efectos adversos pulmonares causados por los fármacos, porque los pacientes oncológicos también pueden tener otras anomalías pulmonares concomitantes.

C. **Diagnóstico.** Los efectos pulmonares inducidos por los fármacos pueden ser de inicio lento o rápido, y casi nunca se producen tras la interrupción del fármaco. Excepto en los infrecuentes casos de fibrosis diferida que se ven con las nitrosoureas y la bleomicina, la toxicidad pulmonar habitualmente se produce en un plazo de semanas a varios meses después del inicio del tratamiento. Las manifestaciones clínicas son similares independientemente del fármaco específico.

1. **Síntomas.** Tos seca y disnea, que pueden ser llamativas.
2. **Signos.** Fiebre, taquipnea y estertores frecuentes en las variedades agudas. La expansión incompleta o asimétrica del tórax puede ser un signo precoz. Las erupciones cutáneas son frecuentes en la toxicidad pulmonar por metotrexato.
3. La **eosinofilia** es un signo asociado en ocasiones, especialmente si se ha utilizado metotrexato, procarbazina o tretinoína.
4. Las **radiografías de tórax** pueden ser normales. Las alteraciones más típicas son unas densidades lineales en ambas bases. También pueden producirse patrones nodular, intersticial, alveolar y mixto. La linfadenopatía hiliar es infrecuente, excepto en la neumopatía inducida por metotrexato.
5. **TC.** Las alteraciones más frecuentes en la TC de resolución elevada son opacidades en vidrio esmerilado, consolidación, engrosamiento de los tabiques interlobulillares y nódulos centrolobulillares. El patrón, la distribución y la extensión de las alteraciones tienen poca utilidad diagnóstica y pronóstica.
6. Las **pruebas funcionales respiratorias** suelen mostrar hipoxemia, reducción de la DLCO y defecto ventilatorio restrictivo (disminución de las capacidades vital y pulmonar total). En el mejor de los casos hay controversia sobre el seguimiento sistemático de la DLCO durante el tratamiento con fármacos que se sabe que producen toxicidad pulmonar. Las PFR, como la DLCO, no son sensibles ni específicas para la toxicidad pulmonar inducida por fármacos, y muchos autores han puesto en duda la importancia clínica de los cambios de sus resultados.
7. **Broncoscopia y lavado alveolar.** No hay cambios específicos de la toxicidad pulmonar inducida por fármacos en la broncoscopia ni en el lavado broncoalveolar.

8. Puede realizarse una **biopsia pulmonar** mediante CTAV cuando siga sin estar clara la etiología, aunque los hallazgos histopatológicos de la toxicidad pulmonar inducida por fármacos son inespecíficos.
D. **Tratamiento.** Consiste en la selección minuciosa de los pacientes antes de la administración de fármacos que pueden afectar a los pulmones o que potencian los efectos de la radiación.
   1. El uso de estos fármacos debe interrumpirse en los pacientes que presenten signos y síntomas de efectos adversos.
   2. Se han propuesto los glucocorticoesteroides, como la prednisona, para minimizar la lesión pulmonar en el paciente sintomático que no mejora al suspender el fármaco. Los esquemas posológicos de los corticoesteroides y su eficacia son anecdóticos e inconstantes.
   3. El reinicio de los fármacos responsables es posible pero difícil, aunque esta maniobra ha sido eficaz en ocasiones. La necesidad fundamental de tener un fármaco específico para una neoplasia maligna específica pesa mucho en esta importante decisión. Sin embargo, generalmente no se recomienda el reinicio, y está contraindicado en pacientes con fibrosis pulmonar.
E. **Complicaciones pulmonares vinculadas con la inmunoterapia.** Los anticuerpos bloqueadores de MP-1 (pembrolizumab y nivolumab) provocan neumonitis inmunitaria en el 1 % al 3 % de los pacientes tratados. La mayoría de los casos es leve, pero algunos son mortales. El tratamiento con ipilimumab (anticuerpos bloqueadores de CTLA-4) exacerbó la sarcoidosis e indujo neumonía. La toxicidad pulmonar es muy rara con este fármaco.

V. OTRAS COMPLICACIONES PULMONARES
A. **Neumopatía inducida por la radiación (NIR)**
   1. Los **pacientes a los que se administra RT en el tórax o el cuello por una neoplasia maligna** tienen riesgo de NIR (neumonitis aguda o subaguda o fibrosis). Hay muchos factores que afectan al riesgo de NIR, como el método de irradiación, el volumen de pulmón irradiado, la dosis total y la frecuencia de la irradiación, las neumopatías previas, el antecedente de tabaquismo, el estado funcional, la quimioterapia asociada y tal vez factores genéticos.
   2. **Fármacos radiosensibilizadores.** Se sabe que varios quimioterápicos sensibilizan a la RT; entre ellos están doxorubicina, taxanos, dactinomicina, bleomicina, mitomicina, ciclofosfamida, vincristina y gemcitabina. Los pacientes que reciben estos fármacos tienen mayor riesgo de mostrar NIR.
      a. La **gemcitabina** se incluye en muchos protocolos de tratamiento del cáncer de pulmón y es un potente sensibilizador a la radiación; cuando se administra simultáneamente, la toxicidad pulmonar es prohibitiva, incluso con dosis reducidas.
      b. Se ha descrito que la **suspensión de los glucocorticoesteroides** durante la RT aumenta el riesgo de neumonitis por radiación.
      c. La frecuencia de la neumonía inducida por radiación parece aumentar por el **tratamiento endocrino simultáneo** del cáncer de mama. Muchos oncólogos radioterápicos prefieren iniciar el tratamiento endocrino de estos pacientes después de finalizar la RT.
   3. Puede producirse **neumonitis de recuerdo de la radiación** cuando se administran determinados antineoplásicos (p. ej., doxorubicina, etopósido, gemcitabina, paclitaxel, carmustina, gefitinib y trastuzumab) a un paciente que ha recibido RT previa en el pulmón.
   4. **Neumonitis por radiación aguda.** Puede aparecer un infiltrado alveolar agudo de 3 a 10 semanas después de completar la RT. La neumonitis es más frecuente cuanto mayor sea la dosis de radiación y el tamaño del portal.
      a. **Manifestaciones.** El paciente no suele tener síntomas, aunque puede observarse tos seca, disnea, fiebre y leucocitosis. Los síntomas causados por la neumonitis por radiación subaguda en general se producen cerca de 4 a 12 semanas después de la irradiación, y habitualmente desaparecen en 2 semanas.

En la radiografía de tórax a menudo se ve una alteración de bordes nítidos, que sigue los límites del portal de radiación, y es prácticamente diagnóstica de NIR. Sin embargo, las estrategias terapéuticas conformales y estereotácticas no producen este hallazgo de «línea recta» debido a la compleja distribución de la RT. La TC puede mostrar opacidades en vidrio esmerilado alveolares parcheadas u opacidades consolidativas. El estudio funcional pulmonar generalmente muestra una reducción de los volúmenes pulmonares, la capacidad de difusión y la distensibilidad pulmonar.

    b. Tratamiento. Los glucocorticoesteroides son útiles para el alivio de los síntomas de la neumonitis que producen los fármacos y la irradiación. La dosis habitual es al menos 60 mg de prednisona 1 vez al día durante 2 a 3 semanas con una reducción lenta durante 3 a 12 semanas. Pueden plantearse inmunodepresores si los glucocorticoesteroides no son eficaces. Los antibióticos generalmente no son útiles salvo que haya infección. La pentoxifilina (400 mg 3 veces/día), tiene propiedades inmunomoduladoras y antiinflamatorias, y puede tener un moderado beneficio preventivo.

  5. Fibrosis pulmonar intersticial. Puede aparecer a los 4 meses de la RT. Los pacientes pueden mostrar neumopatía restrictiva, bloqueo alveolocapilar o corazón pulmonar. El papel de los corticoesteroides en la prevención de la progresión de la enfermedad es dudoso.

B. Microangiopatía trombótica pulmonar tumoral con hipertensión pulmonar. Se caracteriza por proliferación fibrocelular de la íntima en las arterias pulmonares pequeñas y en las arteriolas de los pacientes con un carcinoma metastásico, sobre todo un adenocarcinoma. Esta afección aparece cuando la embolia microscópica de células neoplásicas induce la activación local de la coagulación y la proliferación fibrocelular de la íntima, pero no ocluye los vasos afectados. El aumento de la resistencia vascular produce hipertensión pulmonar. Debe considerarse esta complicación en el diagnóstico diferencial de los pacientes con un carcinoma diagnosticado y que muestran cor pulmonar agudo o subagudo.

C. Infecciones pulmonares. Se comentan en el capítulo 36.

VI. METÁSTASIS PERICÁRDICAS Y MIOCÁRDICAS

A. Epidemiología y etiología. La afectación metastásica del corazón es relativamente frecuente; el 8 % de los pacientes presenta enfermedad metastásica que afecta al corazón. La afectación cardiaca se puede deber a metástasis hematógenas, invasión directa desde el mediastino o crecimiento del tumor en la vena cava y extensión hacia la aurícula derecha.

  1. El derrame pericárdico neoplásico suele ser un fenómeno preterminal. El epicardio se afecta en el 75 % de las lesiones metastásicas, y los derrames pericárdicos se asocian a un 35 % de metástasis en esta localización.

  2. Los carcinomas broncopulmonares y de mama constituyen cerca del 75 % de los casos de derrame pericárdico neoplásico. También afectan con frecuencia al corazón melanomas, leucemias, linfomas, sarcomas de tejidos blandos, carcinomas renales, carcinomas esofágicos, carcinomas hepatocelulares y carcinomas tiroideos. El derrame pericárdico, que suele ser insignificante, se observa en el 20 % de los pacientes con LNH en el momento de su manifestación inicial.

B. Evolución natural

  1. La mayoría de las metástasis pericárdicas y miocárdicas son clínicamente silentes; unos dos tercios no se diagnostican antes de la muerte del paciente. El pronóstico parece estar relacionado con el tipo de tumor. Las metástasis pericárdicas producen síntomas al causar derrame pericárdico con taponamiento, pericarditis constrictiva o arritmias.

  2. Las metástasis miocárdicas producen síntomas al causar bloqueos de conducción y arritmias. Es poco frecuente que causen rotura miocárdica, valvulopatías o embolias en otros órganos.

C. **Diagnóstico de derrame pericárdico.** Las manifestaciones clínicas se producen por disminución del gasto cardiaco y congestión venosa. Con frecuencia aparece lentamente un taponamiento cardiaco con síntomas similares a la insuficiencia cardiaca congestiva.
  1. **Signos de taponamiento pericárdico**
     a. Distensión de las venas del cuello, que aumenta con la inspiración (signo de Kussmaul).
     b. Descenso de la presión sistólica > 10 mm Hg al final de la inspiración (pulso paradójico).
     c. Tonos cardiacos distantes con disminución del impulso cardiaco; posible roce pericárdico.
     d. Crepitantes pulmonares, hepatomegalia o ascitis.
  2. **Pruebas para el diagnóstico**
     a. Las **radiografías de tórax** pueden mostrar un aumento de la silueta cardiaca o una configuración «en garrafa».
     b. Las **alteraciones electrocardiográficas (ECG)** suelen ser inespecíficas. Un pulso alternante total que afecta tanto a la onda P como al complejo QRS resulta casi patognomónico del taponamiento pericárdico. Si la alternancia es sólo del complejo QRS, sugiere un taponamiento cardiaco, pero no es específica de éste.
     c. **Ecocardiografía.** Puede detectar tan sólo 15 mL de líquido. Los hallazgos del ecocardiograma de colapso ventricular y auricular derecho en diástole son muy indicativos de taponamiento.
     d. El **cateterismo cardiaco** es la prueba de referencia para el diagnóstico y el seguimiento. El igualamiento de las presiones en las cavidades define el taponamiento.
     e. La **RMC** ofrece información más detallada.
     f. **Pericardiocentesis.** Debe introducirse un pequeño catéter a través de una aguja en el saco pericárdico, y fijarlo a un drenaje con cierre hidráulico, para evitar la recurrencia del derrame hasta que se haya llegado al diagnóstico final.
     g. **Análisis del líquido.** Los derrames pericárdicos neoplásicos suelen ser exudados, y a menudo son hemorrágicos. El análisis y la interpretación del líquido son iguales que en el derrame pleural (*v.* sec. III.C.2). Los hallazgos citológicos pueden ser difíciles de interpretar en aquellos pacientes a los que se ha tratado con RT. La citología negativa no descarta el diagnóstico de un derrame neoplásico maligno.
D. **Tratamiento**
  1. **Pericardiocentesis y drenaje con un catéter.** El tratamiento conservador del derrame pericárdico neoplásico con pericardiocentesis o con drenaje de corta duración con un catéter según sea necesario (con o sin la instilación de quimioterápicos intrapericárdicos) puede ser un tratamiento eficaz en algunos pacientes. Son poco frecuentes las complicaciones graves de la aspiración pericárdica a través de una vía de acceso paraesternal izquierda o xifoesternal, pero puede producirse laceración cardiaca o de las coronarias, de otros vasos, del hígado o del estómago y, en muy raras ocasiones, una reacción similar a un shock importante. El neumotórax y las arritmias son poco frecuentes. Sin embargo, se ha observado que la descompresión pericárdica subxifoidea urgente con anestesia local no se asocia a mortalidad quirúrgica. El catéter de drenaje puede dejarse colocado varios días si es necesario, sin que exista un mayor riesgo de infección. Puede retirarse cuando el drenaje sea inferior a los 75-100 mL/h. Siempre debe considerarse el tratamiento sistémico, que ha de utilizarse cuando sea necesario.
  2. La **RT** puede utilizarse en tumores que sean radiosensibles. Se han documentado tasas de respuesta totales del 60 % con una dosis de 3 500 cGy administrada durante 3-4 semanas.
  3. **Sustancias esclerosantes.** Pueden instilarse quimioterápicos o doxiciclina en el interior del pericardio para inducir esclerosis pericárdica y obliterar el espacio pericárdico. La esclerosis pericárdica produce una disminución de la reacumula-

ción de líquido en del 50 % al 75 % de los pacientes. La instilación del fármaco debe realizarse con vigilancia del ECG y tras colocar una vía venosa por si se producen arritmias. Se ha comunicado la aparición de pericarditis constrictiva e insuficiencia cardiaca que no responde al tratamiento.
4. **Pericardiectomía.** La cirugía debe reservarse para los que muestran: *a)* una acumulación rápida de derrames pericárdicos que no pueden controlarse de forma conservadora, *b)* una pericarditis constrictiva inducida por la radiación y *c)* una esperanza de vida de 6 meses o más.
   a. La **pericardiectomía subtotal** (resección de todo el pericardio anterior hasta los nervios frénicos) es el procedimiento quirúrgico de elección en aquellos pacientes cuya esperanza de vida es razonablemente prolongada. La pericardiectomía subtotal es superior a la ventana pleuropericárdica, que puede sellarse poco después de la cirugía. La tasa de éxito oscila entre el 90 % y el 95 %.
   b. **Intervenciones quirúrgicas alternativas para el taponamiento pericárdico**
      (1) Se ha demostrado la eficacia de la **pericardiotomía percutánea con globo** para mejorar el taponamiento cardiaco en > 90 % de los casos, con pocas complicaciones.
      (2) La **pericardiotomía subxifoidea** fue segura y eficaz en el 85 % de los pacientes a los 6 meses.
      (3) La **CTAV** es una técnica mínimamente invasora para el tratamiento de los derrames pericárdicos, pero sigue necesitando anestesia general y la capacidad de tolerar la ventilación unipulmonar. Ofrece escasas ventajas sobre la pericardiotomía subxifoidea, y debe aplicarse en situaciones en las que este método haya fracasado.
5. **Metástasis miocárdicas.** En los pacientes con neoplasias diseminadas y arritmias cardiacas nuevas, sin causa aparente, que no responden al tratamiento, debe considerarse la irradiación cardiaca, especialmente si se sabe que existe afectación mediastínica o pericárdica.

VII. OTRAS COMPLICACIONES CARDIACAS

A. **La endocarditis trombótica no bacteriana («marasmática»)** es rara, pero, si ocurre, es más frecuente en aquellos pacientes con adenocarcinoma mucinoso de pulmón, de estómago o de ovario. Aparecen vegetaciones de fibrina no infectadas en las válvulas cardiacas, que por lo demás son normales. El tratamiento con anticoagulantes o antiagregantes plaquetarios puede ser razonable en algunos casos, pero los resultados de estos tratamientos no son alentadores.

B. **La endocarditis bacteriana** no es más frecuente entre los pacientes con cáncer que en la población general.

C. Pericarditis y pancarditis por radiación
   1. La aparición de **pancarditis** o la **pericarditis aguda** se ve raramente porque se utilizan dosis mucho más bajas de radiación en el manejo de tumores mediastínicos.
      a. **Manifestaciones.** Los síntomas y los signos se parecen a los de la pericarditis aguda o crónica de otras causas: dolor pleurítico, roce pericárdico, alteraciones del ECG y aumento de la silueta cardiaca en la radiografía. La mayoría de los pacientes, a pesar de ello, están asintomáticos.
      b. **Tratamiento.** El tratamiento en la fase aguda consiste en la administración de corticoesteroides y antipiréticos, así como en la realización de una pericardiocentesis.
   2. **Miocardiopatía.** Es una secuela infrecuente de las grandes dosis de radiación sobre el corazón, particularmente con el uso simultáneo o previo de doxorubicina. Puede producirse una insuficiencia cardiaca resistente al tratamiento.

D. Miocardiopatía inducida por antraciclinas. La miocardiopatía es un importante efecto adverso, limitante de la dosis, de las antraciclinas (doxorubicina, doxorubicina liposómica, daunorubicina, epirubicina e idarubicina). La mitoxantrona parece ser

menos cardiotóxica. Los mecanismos de la toxicidad cardiaca no se conocen bien. La topoisomerasa II (Top2) es el objetivo principal de las antraciclinas. Los tejidos tumorales contienen cantidades aumentadas de Top2-α, y el tejido cardiaco contiene Top2-β. Se cree que la unión de la doxorubicina a la Top2-β origina daño cardiaco.
1. **Tipos de efectos adversos cardiacos**
   a. La **cardiotoxicidad aguda** es un fenómeno relativamente infrecuente y no se relaciona con la dosis total. Entre sus manifestaciones están las siguientes: arritmias, especialmente taquicardia sinusal y fibrilación auricular, que no se correlacionan con la aparición posterior de miocardiopatía crónica; bloqueo cardiaco; cambios inespecíficos del segmento ST-onda T; derrames pericárdicos o pleurales (después de 1-2 días); y disminución subclínica de la fracción de eyección ventricular izquierda (FEVI) (puede producirse insuficiencia cardiaca congestiva reversible después de la primera dosis). Estos episodios habitualmente desaparecen en un plazo de 1 semana.
   b. La **miocardiopatía crónica** se relaciona con la dosis total y el método de administración. Los hallazgos microscópicos son inespecíficos y muestran edema intersticial, vacuolización citoplásmica, degeneración de las fibras musculares y deformación de las mitocondrias. El corazón se dilata y puede contener trombos murales.

   Es frecuente que se produzca disfunción ventricular izquierda subclínica. La insuficiencia cardiaca congestiva se desarrolla habitualmente dentro de los 3 meses posteriores a la última dosis de antraciclinas, pero puede ocurrir incluso 10 años después. En los adultos, la toxicidad tardía/diferida es preocupante, principalmente en situaciones clínicas en las que se utilizan antraciclinas como parte de una pauta curativa o postoperatoria. Desde la introducción de inhibidores de la enzima convertidora de angiotensina (ECA) y β-bloqueadores en el manejo de la insuficiencia cardiaca, el resultado ha mejorado significativamente.
   c. **Factores de riesgo. La dosis acumulada es el principal factor predictivo.** La incidencia total de la insuficiencia cardiaca congestiva relacionada con la doxorubicina es del 3 % al 4 %. La incidencia es del 1 % al 2 % con dosis totales de 300 mg/m^2, del 3 % al 5 % para las dosis de 400 mg/m^2, del 5 % al 8 % para las dosis de 450 mg/m^2, del 6 % al 20 % para las dosis de 500 mg/m^2 y del 25 % para > 550 mg/m^2. Otros factores de riesgo son los siguientes:
      (1) Edad. Los pacientes mayores de 65 años y los niños corren mayor riesgo. Entre los niños, la cardiotoxicidad se puede observar con dosis acumulativas más bajas.
      (2) Enfermedades previas como cardiopatía, enfermedad vascular periférica, hipertensión o diabetes mellitus.
      (3) RT torácica simultánea o previa (especialmente con dosis > 4 000 cGy); este factor es particularmente importante en mujeres que recibieron previamente irradiación de la pared torácica por cáncer de la mama izquierda.
      (4) Tratamiento simultáneo con otros quimioterápicos cardiotóxicos (especialmente trastuzumab, paclitaxel, docetaxel o ciclofosfamida).
2. **Evaluación de la lesión cardiaca.** Los síntomas, los signos físicos y las alteraciones del ECG (reducción del voltaje del QRS en un 30 %) aparecen demasiado tarde para ser útiles.
   a. La **biopsia endomiocárdica** es el método más específico para determinar la toxicidad de las antraciclinas, aunque es invasora y se puede asociar a complicaciones.
   b. **Ecocardiograma y ventriculografía isotópica (MUGA,** *multigated radionuclide angiography*)**.** Son métodos no invasores para determinar la FEVI; deben medirse en situación inicial (aunque hay controversia en este sentido), especialmente en los pacientes con factores de riesgo. Los intervalos sugeridos para repetir la ecocardiografía son 300 mg/m^2, 450 mg/m^2 y, a partir de ahí,

cada 100 mg/m². Se prefiere la ventriculografía isotópica en pacientes con mala ventana ecocardiográfica (p. ej., obesidad).
   c. La **RM cardiaca** puede ser útil en pacientes seleccionados cuando los resultados de la ecocardiografía y la ventriculografía isotópica sean subóptimos o contradictorios.
   d. Los **biomarcadores,** como las troponinas y el péptido natriurético cerebral (BNP, *brain natriuretic peptide*), tienen interés, pero no se ha establecido su utilidad en el seguimiento de la posible cardiotoxicidad de las antraciclinas.
3. **Prevención**
   a. Las **dosis acumuladas a lo largo de la vida** deben ser ≤ 450-500 mg/m² para la doxorubicina y la daunorubicina y < 800-900 mg/m² para la epirubicina. Algunos pacientes pueden tolerar dosis acumulativas más elevadas.
   b. **Resultados del seguimiento durante el tratamiento.** Debe realizarse un ecocardiograma o una ventriculografía isotópica en todos los pacientes que se espera que reciban ≥ 300 mg/m² de doxorubicina o daunorubicina o ≥ 240 mg/m² de epirubicina. Deben realizarse estudios seriados durante el tratamiento (se hace más comúnmente después del ciclo 4) y después del mismo durante un periodo no especificado; debe considerarse que el paciente tiene riesgo de aparición de miocardiopatía durante varios años después del tratamiento.
      Se debe suspender la antraciclina si el paciente muestra datos clínicos de insuficiencia cardiaca congestiva, o **si disminuye la FEVI:**
      (1) por debajo del 45 % en adultos y por debajo del 55 % en niños
      (2) Un 10 % por debajo del límite inferior de lo sano
      (3) Un 20 % desde cualquier nivel
   c. **Velocidad de infusión.** La aparición de efectos adversos cardiacos está relacionada con las concentraciones plasmáticas máximas de doxorubicina. La administración semanal (20 mg/m²) se asocia a menor incidencia de cardiotoxicidad que la administración mensual (60 mg/m²). La infusión continua a lo largo de 24-96 h, a través de un catéter venoso central, es menos cardiotóxica que la administración en embolada.
   d. Las **antraciclinas liposómicas** (doxorubicina, daunorubicina) son eficaces en diversas neoplasias (cáncer de ovario, cáncer de mama y sarcoma de Kaposi) y se asocian a disminución del riesgo de toxicidad cardiaca clínica y subclínica.
   e. Se ha demostrado que los **inhibidores de la enzima conversora de la angiotensina, los bloqueadores de los receptores de la angiotensina II (BRA)** y los **β-bloqueadores** (p. ej., carvedilol) protegen frente a la toxicidad cardiaca de las antraciclinas en algunos estudios.
   f. El **dexrazoxano** es un cardioprotector que puede disminuir la incidencia y la gravedad de la miocardiopatía, pero algunos estudios sugieren que también puede disminuir la tasa de respuesta. Debido a esta observación, no debe utilizarse en adultos en el contexto adyuvante. Puede utilizarse en pacientes con enfermedad metastásica cuya dosis acumulada haya alcanzado más de 300 mg/m².
E. **Cardiotoxicidad inducida por quimioterapia distinta a las antraciclinas.** Muchos quimioterápicos se han asociado a cardiotoxicidad. Las complicaciones graves incluyen vasoespasmo u oclusión vascular que produce angina o infarto de miocardio, arritmias, necrosis miocárdica que produce miocardiopatía dilatada y pericarditis.
   1. **Cardiotoxicidad isquémica**
      a. El **5-fluorouracilo (5-FU)** puede causar isquemia cardiaca con angina, hipotensión o insuficiencia cardiaca congestiva. Parece que el mecanismo es vasoespasmo arterial coronario. La incidencia de estos efectos adversos es dudosa, aunque se ha observado que aparecen en del 2 % al 8 % de los pacientes, particularmente cuando se administra el fármaco mediante una infusión i.v. continua en pa-

cientes con antecedentes de cardiopatía. Estas manifestaciones son reversibles cuando se interrumpe el fármaco; los pacientes responden bien a los tratamientos convencionales. Sin embargo, la tasa de mortalidad es del 2% al 15% en los pacientes afectados.
   b. La **capecitabina** se ha asociado a observaciones similares a las del 5-FU; se produce isquemia cardiaca en del 3% al 9% de los pacientes.
2. La **mitoxantrona** tiene una estructura similar a las antraciclinas y puede causar una disminución de la fracción de eyección en del 3% al 6% de los pacientes, e insuficiencia cardiaca congestiva manifiesta en del 1% al 3% de los pacientes. Estos efectos se relacionan con la dosis acumulada, y se observan en >10% de los pacientes tratados con >120 mg/m^2 y que han recibido anteriormente doxorubicina. La mitoxantrona también se asocia a un síndrome de miocarditis-pericarditis.
3. **Anticuerpos monoclonales**
   a. El **trastuzumab** puede producir disminución de la FEVI y, con menos frecuencia, insuficiencia cardiaca congestiva, particularmente cuando se utiliza con antraciclinas. Se produce miocardiopatía en cerca del 3% de las pacientes con cáncer de mama tratadas con doxorubicina y ciclofosfamida seguidas por un taxano y trastuzumab. La cardiotoxicidad relacionada con el trastuzumab es prácticamente reversible en la mayoría de los casos. En algunas mujeres puede ser seguro el reinicio del trastuzumab después de la resolución de las alteraciones cardiacas.

   En el contexto del tratamiento postoperatorio es adecuada una evaluación inicial antes del inicio del trastuzumab y el seguimiento seriado de la FEVI para detectar precozmente disfunción cardiaca. Cuando se utiliza para tratar la enfermedad metastásica la decisión es más compleja a la vista del efecto beneficioso clínico que ofrece el trastuzumab.
   b. **Bevacizumab.** La toxicidad cardiovascular incluye angina, infarto de miocardio, insuficiencia cardiaca, hipertensión, accidente cerebrovascular y episodios tromboembólicos arteriales. Cuando se administra inmunoterapia se puede producir disfunción ventricular izquierda en el 2% de los pacientes. El riesgo de insuficiencia cardiaca en los que reciben simultáneamente antraciclinas puede ser de hasta el 14%, mientras que los que habían sido tratados previamente con una antraciclina tienen un nivel de riesgo intermedio. Otros fármacos antiangiogénicos (aflibercept, ramucirumab) se asocian con un mayor riesgo de efectos adversos trombóticos.
   c. El **rituximab** se asocia a arritmias o angina en <1% de las infusiones.
   d. El **alemtuzumab** se asocia a un riesgo elevado de insuficiencia cardiaca y arritmias.
4. **Inhibidores de tirosina cinasa**
   a. **Imatinib.** A pesar de ser teóricamente un factor causal por la vía de *bcr-abl,* se produce insuficiencia cardiaca significativa en <2% de los pacientes con leucemia mielógena crónica tratados con imatinib. No se ha observado disfunción ventricular izquierda en pacientes tratados con imatinib por tumores del estroma gastrointestinal.
   b. **Lapatinib.** Menos del 2% de los pacientes tratados han tenido disminución de la FEVI, y esta alteración fue habitualmente asintomática.
   c. El **sunitinib** y el **sorafenib** se han asociado a un riesgo definido de cardiotoxicidad. El sunitinib se ha asociado a disminución de la FEVI en cerca del 20%, y a ICC en hasta el 10% de los pacientes tratados; la cardiotoxicidad fue reversible y no se asoció a episodios clínicos adversos. Se dispone de menos datos del sorafenib.
   d. Los fármacos **nilotinib, dasatinib** y **bosutinib** se han asociado a prolongación de QT y muerte súbita. Antes del inicio del fármaco, deben corregirse las alteraciones de las concentraciones plasmáticas de potasio y magnesio. Deben

evitarse otros fármacos que afecten al intervalo QT. Se tiene que realizar un seguimiento seriado del ECG.
- e. El **vandetanib** se utiliza principalmente para el tratamiento del cáncer medular de tiroides. Se ha asociado a prolongación del intervalo QT, taquicardia ventricular polimorfa en entorchado y muerte súbita. En gran medida debido al riesgo cardiovascular, el vandetanib está disponible sólo mediante un programa de distribución restringida.
- f. El **cobimetinib** y el **trametinib** (inhibidores de la MEK) reducen la FEVI, por lo que se recomienda la vigilancia de rutina durante el tratamiento.
- g. El **axitinib**, el **lenvatinib**, el **pazopanib** y el **regorafenib** (inhibidores de la multicinasa, incluido el VEGF [*vascular endothelial growth factor*) pueden causar hipertensión y aumentar el riesgo de accidentes trombóticos.
- h. **Ponatinib:** el 20 % de los pacientes desarrolló accidentes trombóticos graves, y 4 % sufrió una disminución seria de la FEVI.
- i. El **ceritinib**, el **crizotinib**, el **osimertinib** y el **vemurafenib** pueden causar prolongación del QTc.
5. Fármacos alquilantes
    - a. La **ciclofosfamida** puede potenciar la cardiotoxicidad inducida por la doxorubicina. Cuando se administra en dosis elevadas, puede causar necrosis miocárdica y miocarditis hemorrágica.
    - b. La **ifosfamida** se asocia a arritmias, cambios del segmento ST-onda T e insuficiencia cardiaca relacionada con la dosis.
    - c. El **cisplatino** ocasionalmente ha producido bradicardia, taquicardia supraventricular, bloqueo de rama, hipertensión, miocardiopatía isquémica e insuficiencia cardiaca congestiva.
    - d. El **busulfano** puede causar fibrosis endocárdica.
6. Los **taxanos** pueden potenciar la miocardiopatía inducida por antraciclinas.
    - a. El **paclitaxel** suele causar bradicardia asintomática, pero también puede producir en ocasiones trastornos de la conducción, isquemia cardiaca y taquicardia ventricular.
    - b. El **docetaxel** causa a veces derrame pericárdico, y es raro que produzca otras alteraciones cardiacas.
7. **Otros**
    - a. La **citarabina** ha causado pericarditis y miocardiopatía en contadas ocasiones.
    - b. **Bleomicina.** La pericarditis es una complicación infrecuente pero potencialmente grave asociada a la bleomicina. En pacientes jóvenes se ha observado enfermedad arterial coronaria, isquemia miocárdica e infarto de miocardio.
    - c. La **mitomicina C,** a dosis acumuladas > 30 mg/m^2, se ha asociado a aparición de insuficiencia cardiaca. La cardiotoxicidad puede ser aditiva si se administra con antraciclinas.
    - d. La **tretinoína** (ATRA) puede producir derrames pericárdicos, miocarditis, pericarditis y, raras veces, isquemia cardiaca como parte del «síndrome del ácido retinoico». Se producen alteraciones similares con el **trióxido de arsénico** cuando se utiliza para tratar la leucemia promielocítica aguda recurrente. El trióxido de arsénico también puede causar prolongación del intervalo QT y arritmias, además de requerir una cuidadosa atención de los niveles de potasio y magnesio cuando se usa.
8. **Inmunoterapia**
    - a. El **interferón** α se ha asociado a una alteración funcional cardiaca reversible.
    - b. La **interleucina 2** causa síndrome de fuga capilar con hipotensión y edema periférico, pero esto puede causar miocardiotoxicidad directa.
    - c. **Ipilimumab.** Se han descrito casos raros de pericarditis.

AGRADECIMIENTO

El autor quiere agradecer al Dr. Dennis A. Casciato su contribución significativa a versiones anteriores de este capítulo.

Lecturas recomendadas

Fagedet D, Thony F, Timsit JF, et al. Endovascular treatment of malignant superior vena cava syndrome: results and predictive factors of clinical efficacy. *Cardiovasc Intervent Radiol* 2013;36:140.

Heffner JE, Klein JS. Recent advances in the diagnosis and management of malignant pleural effusions. *Mayo Clin Proc* 2008;83:235.

McCurdy MT, Shanholtz CB. Oncologic emergencies. *Crit Care Med* 2012;40:2212.

Meadors M, Floyd J, Perry MC. Pulmonary toxicity of chemotherapy. *Semin Oncol* 2006;33:98.

Monsuez JJ, et al. Cardiac side-effects of cancer chemotherapy. *Int J Cardiol* 2010;144:3.

Movsas B, et al. Pulmonary radiation injury. *Chest* 1997;111:1061.

Quiros RM, Scott WJ. Surgical treatment of metastatic disease to the lung. *Semin Oncol* 2008;35:134.

Rice TW, Rodriguez RM, Light RW. The superior vena cava syndrome: clinical characteristics and evolving etiology. *Medicine (Baltimore)* 2006;85:37.

Silvestri F, et al. Metastases of the heart and pericardium. *G Ital Cardiol* 1997;27:1252.

Swain SM, Whaley FS, Ewer MS. Congestive heart failure in patients treated with doxorubicin: a retrospective analysis of three trials. *Cancer* 2003;97:2869.

Tan C, Sedrakyan A, Browne J, et al. The evidence on the effectiveness of management for malignant pleural effusion: a systematic review. *Eur J Cardiothorac Surg* 2006;29:829.

Torrisi JM, Schwartz LH, Gollub MJ, et al. CT findings of chemotherapy-induced toxicity: what radiologists need to know about the clinical and radiologic manifestations of chemotherapy toxicity. *Radiology* 2011;258:41.

Treasure T, Milošević M, Fiorentino F, et al. Pulmonary metastasectomy: what is the practice and where is the evidence for effectiveness? *Thorax* 2014;69:946.

Wilson LD, Detterbeck FC, Yahalom J. Clinical practice. Superior vena cava syndrome with malignant causes. *N Engl J Med* 2007;356:1862.

Zhang S, Liu X, Bawa-Khalfe T, et al. Identification of the molecular basis of doxorubicin-induced cardiotoxicity. *Nat Med* 2012;18:1639.

31 Complicaciones abdominales
Bartosz Chmielowski

I. HEMORRAGIA DIGESTIVA
A. Etiología
1. **Causas benignas.** La hemorragia digestiva en pacientes con cáncer activo habitualmente está producida por gastritis aguda, enfermedad ulcerosa péptica, esofagitis, desgarros de Mallory-Weiss, varices esofágicas, colitis isquémica, enfermedad diverticular o displasia; sólo del 10 % al 15 % están producidos por hemorragia directa por el tumor.
2. **Causas malignas.** Las causas malignas más frecuentes de hemorragia digestiva alta son cáncer esofágico, cáncer gástrico, linfoma gástrico, tumores del estroma gastrointestinal (TEGI) y tumores metastásicos que afectan al estómago. La hemorragia digestiva baja habitualmente está producida por cáncer colorrectal o cáncer metastásico en el intestino (p. ej., melanoma). Para diagnosticar la hemorragia procedente del intestino delgado, los pacientes pueden precisar una enteroscopia o una endoscopia con cápsula.
3. **Secundaria a los tratamientos antineoplásicos.** La hemorragia es una complicación frecuente de la radioterapia (RT), y se puede deber a esofagitis, enteritis o proctitis por radiación. La quimioterapia puede inducir mucositis entérica. Además, los pacientes pueden tener infecciones superpuestas (esofagitis por *Candida* o por citomegalovirus [CMV]; *Clostridium difficile* o enteritis por bacilos gramnegativos; o tiflitis). Los nuevos antineoplásicos antiangiógenos (bevacizumab, sunitinib, sorafenib, pazopanib) aumentan el riesgo de hemorragia y el riesgo de complicaciones hemorrágicas durante la cirugía.
4. **Secundaria al tratamiento paliativo en pacientes con cáncer.** Los pacientes con cáncer pueden sangrar por esofagitis erosiva secundaria al tratamiento oral con bisfosfonatos o con cloruro potásico, o por una gastritis erosiva secundaria al consumo de corticoesteroides o antiinflamatorios no esteroideos (AINE).

B. Tratamiento.
La situación de neoplasia maligna puede influir en la intensidad del tratamiento. La mayoría de las veces la hemorragia está producida por causas benignas, y frecuentemente es irreversible. Por tanto, se puede aplicar un tratamiento intensivo en todos los pacientes con buen estado funcional.

Inicialmente se realiza reposición con líquidos intravenosos y hemoderivados, y los esfuerzos diagnósticos se concentran en determinar la causa. En casos de hemorragia tumoral muchas veces es necesaria una intervención quirúrgica; a los pacientes con hemorragia digestiva persistente por tumores irresecables se les puede tratar con RT. A largo plazo el tratamiento sistémico eficaz frente al cáncer tiene su máxima utilidad en el tratamiento de la hemorragia procedente del tumor.

II. OBSTRUCCIÓN INTESTINAL
A. Etiología.
La obstrucción intestinal se define como la ausencia de paso del contenido intestinal por el intestino, y se puede clasificar en completa y parcial, mecánica o funcional. En pacientes con antecedentes de cáncer se debe al tumor original o a sus metástasis en del 60 % al 70 % de los casos. En alrededor del 20 % al 30 % de los pacientes existe una causa benigna de obstrucción, y del 10 % al 20 % muestra una nueva lesión primaria. La obstrucción duodenal está producida la mayoría de las veces por colangiocarcinoma, carcinoma pancreático y carcinoma de la vesícula biliar; la

obstrucción intestinal distal es secundaria principalmente a cánceres de colon y de ovario.
1. Los **mecanismos** de la obstrucción intestinal en las neoplasias malignas incluyen lo siguiente:
   a. Presión externa sobre el intestino causada por masas mesentéricas o epiploicas.
   b. Masas que obstruyen la luz intestinal.
   c. Masas intraluminales que invaden la mucosa y reducen el peristaltismo (seudoobstrucción).
   d. Invasión del plexo nervioso intestinal, que causa íleo localizado o difuso, indistinguible clínicamente de una obstrucción mecánica.
   e. Invaginación con algunos tumores, fundamentalmente melanomas.
   f. La seudoobstrucción ocurre en pacientes con carcinomatosis peritoneal en ausencia de obstrucción mecánica.
   g. Adherencias secundarias a operaciones previas.
   h. Complicaciones de la RT y de la quimioterapia intraperitoneal.
   i. Uso de fármacos colinérgicos o simpaticomiméticos (íleo, seudoobstrucción).
2. **Diagnóstico diferencial.** Las consideraciones diagnósticas en los pacientes oncológicos son:
   a. **Neurotoxicidad por alcaloides de la vinca.** Puede causar estreñimiento. Fundamentalmente en pacientes ancianos, el íleo paralítico y la disminución del tono intestinal pueden causar impactación fecal elevada con obstrucción intestinal. Es mejor prevenir la impactación que tratarla.
   b. **Lesión del intestino delgado por la radiación** (*v.* sec. VI.D). Puede observarse en radiografías o TC del intestino delgado en forma de destrucción de la mucosa, úlceras, rigidez, estenosis, adherencia, engrosamiento de la pared intestinal y dilatación intestinal.
   c. **Diverticulitis.** Puede producir áreas de gran estrechez en el colon distal, que no suelen distinguirse radiológicamente de un carcinoma constrictivo. Si no existe afectación metastásica en otra localización, deben extirparse estas lesiones con independencia del tumor coexistente.
   d. Entre las **otras causas no malignas de íleo y obstrucción** están las adherencias, la hernia, la enfermedad inflamatoria intestinal, el vólvulo, la invaginación espontánea, la pancreatitis aguda y el infarto intestinal.
B. **Tratamiento de la obstrucción intestinal producida por el cáncer.** Siempre debe incluirse la situación del cáncer de un paciente en la toma de decisiones sobre el tratamiento intensivo de la obstrucción digestiva. Los pacientes con cáncer terminal se benefician del tratamiento sintomático intensivo, pero no de la intervención quirúrgica, la nutrición parenteral ni la colocación a largo plazo de una sonda nasogástrica (NG).
   1. **Reposición de líquidos.** El secuestro intraluminal de líquido produce depleción del líquido. En pacientes terminales una hidratación excesiva puede empeorar los síntomas porque puede aumentar la secreción intraluminal de líquido o puede producir sobrecarga de volumen.
   2. **Descompresión.** En los pacientes con signos de obstrucción intestinal debe realizarse la descompresión colocando una sonda NG y aplicando una aspiración intermitente. Las complicaciones del uso prolongado de una sonda NG son la erosión nasal y la sinusitis. El objetivo es combinar la descompresión con otros métodos que se mencionan más adelante, para reducir el tiempo que se tenga la sonda NG colocada. En los casos que no responden, la descompresión con una gastrostomía de descarga o mediante la inserción endoscópica percutánea de una sonda de gastrostomía suele ser el único método paliativo disponible cuando fallan otras medidas.
   3. **Endoprótesis.** Las endoprótesis metálicas expandibles se han utilizado para tratar la obstrucción de casi todas las zonas del tubo digestivo, entre ellas el esófago, la salida gástrica, el duodeno, el yeyuno proximal, el íleon terminal, el colon y el

recto. Aunque para la colocación de las endoprótesis se necesita un endoscopista experto o un radiólogo intervencionista, este procedimiento alivia la obstrucción en > 80 % de los pacientes, y puede evitar la necesidad de la cirugía en aquellos que no pueden curarse. Las tasas de complicaciones son bajas, pero se debe mencionar la hemorragia, el desplazamiento de la endoprótesis y el crecimiento tumoral en ésta.

4. **Intervención quirúrgica.** El antecedente de cáncer, o incluso la presencia de un tumor activo, no supone necesariamente una contraindicación a la cirugía. Alrededor del 75 % de los pacientes con una obstrucción intestinal vuelve a tener un funcionamiento intestinal sano tras la cirugía, que se mantiene hasta la muerte en el 45 % de los pacientes. En alrededor del 25 % de éstos los síntomas no mejoran con la cirugía. La intervención quirúrgica debe considerarse si la obstrucción no mejora tras 4 o 5 días de descompresión.

5. **Otros métodos de tratamiento**
   a. La **quimioterapia** puede intentarse en los pacientes con una obstrucción causada por la carcinomatosis. En algunos tumores, como los linfomas tratados con quimioterapia, y los TEGI y los melanomas tratados con tratamiento dirigido, se observa mejora sintomática a los pocos días de iniciar el tratamiento.
   b. La **RT** puede mejorar la obstrucción intestinal en los pacientes con carcinomatosis peritoneal por carcinoma ovárico o linfoma intestinal extendido que no responde al tratamiento. La RT dirigida a una sola lesión obstructiva también puede ser útil.
   c. **Tratamiento de pacientes preterminales con obstrucción neoplásica que no responden al tratamiento**
      (1) La **aspiración con sonda NG** se utiliza para aliviar el dolor abdominal. Se administran líquidos i.v. para mantener la hidratación.
      (2) Los **opiáceos** se administran por vía s.c. o i.v. para aliviar el dolor; son adecuados en el dolor abdominal continuo, pero pueden agravar el dolor cólico.
      (3) Los **anticolinérgicos,** como el butilbromuro de hioscina, 60-380 mg/día, y el glucopirrolato, pueden aliviar el dolor, especialmente el dolor cólico, y también reducir náusea y vómito, los cuales pueden tratarse con diversos fármacos.
      (4) Las **fenotiazinas** (proclorperazina, prometazina, clorpromazina) reducen las náuseas y los vómitos.
      (5) La **metoclopramida** puede ser útil en pacientes con obstrucción intestinal funcional o parcial; no se debe utilizar con anticolinérgicos ni en pacientes con obstrucción intestinal cólica o completa.
      (6) El **haloperidol**, 1-5 mg s.c. 3 veces/día, es útil en pacientes con náuseas y trastorno confusional.
      (7) La **dexametasona,** 6-16 mg/día por vía parenteral, puede contribuir a disminuir el edema y posiblemente a reducir los síntomas obstructivos.
      (8) La **octreotida,** 100-300 mg cada 8 h s.c., es un fármaco eficaz que disminuye las secreciones gastrointestinales, reduce la distensión y, en muchos casos, permite retirar la sonda NG.
      (9) La **olanzapina,** a dosis de 2.5-20 mg/día, puede reducir los vómitos en pacientes en los que no han sido eficaces otros fármacos.

III. METÁSTASIS HEPÁTICAS Y EN LAS VÍAS BILIARES
A. Incidencia y anatomía patológica
1. **Hígado.** El hígado es una localización habitual de metástasis, y éstas constituyen más de la mitad de las causas de muerte en determinadas neoplasias, como el cáncer colorrectal.
   a. **Hígado afectado con frecuencia.** Neoplasias gastrointestinales (incluyendo carcinoides, adenocarcinoma pancreático y tumores de los islotes), cáncer de pulmón, cáncer de mama, coriocarcinoma, melanoma, linfomas y leucemias.

b. **Hígado afectado en ocasiones.** Carcinoma de la parte distal del esófago, riñón, próstata, endometrio, glándulas suprarrenales y tiroides, cáncer testicular, timoma, angiosarcoma.

c. **Hígado afectado en raras ocasiones.** Carcinoma de la parte proximal del esófago, ovario y piel; mieloma de células plasmáticas; la mayoría de los sarcomas.

2. **Obstrucción biliar extrahepática.** Puede producirse por metástasis ganglionares en el hilio hepático, sobre todo por neoplasias gastrointestinales y cáncer de pulmón (especialmente el microcítico).

B. Evolución natural. La evolución clínica de las metástasis hepáticas depende del comportamiento del tumor y de la sensibilidad de éste a la quimioterapia. El aumento evidente del tamaño del hígado en < 8 semanas es típico del cáncer microcítico de pulmón y del linfoma de alto grado; ambos tumores responden bien al tratamiento. El aumento rápido del tamaño del hígado en los pacientes con otros tumores es menos frecuente.

C. Diagnóstico
1. **Signos y síntomas.** Cualquier combinación de dolor o de molestias en el cuadrante superior derecho, pérdida de peso, cansancio, anorexia, ictericia o fiebre debe hacer pensar en la posibilidad de metástasis hepáticas, particularmente en aquellos pacientes con antecedentes de cáncer. Cuando se descubren las metástasis tiene síntomas el 65 % de los pacientes, y hepatomegalia, el 50 %.

2. **Pruebas complementarias**
   a. **Pruebas funcionales hepáticas (PFH).** Deben determinarse en todos los pacientes con sospecha de metástasis. Una concentración elevada de fosfatasa alcalina desproporcionada en relación con las concentraciones de transaminasas sugiere la presencia de una lesión expansiva o de obstrucción biliar.
   b. **Pruebas de imagen del hígado.** Se realizan en todos los pacientes con anamnesis, hallazgos físicos o datos analíticos que sugieran la presencia de metástasis hepáticas. Las técnicas más sensibles son la TC y la RM hepáticas. La ecografía puede utilizarse para evaluar si una lesión es sólida o líquida.

3. **Biopsia hepática.** Debe realizarse para confirmar la presencia y el tipo de tumor en las siguientes circunstancias:
   a. No hay antecedente primario de cáncer, y el hígado es la única localización evidente de la enfermedad.
   b. Ha existido un intervalo prolongado sin signos de enfermedad (> 2 años) desde la extirpación del tumor primario.
   c. La alteración hepática *no es típica* de la evolución natural del cáncer primario y en cualquier caso cuando los resultados de ésta afecten las decisiones terapéuticas.

4. **Obstrucción biliar extrahepática.** En estos pacientes deben realizarse estudios especiales para descartar causas benignas de la obstrucción, como litiasis biliar o estenosis de las vías biliares.
   a. La **TC** hepática se realiza para buscar masas parenquimatosas o del hilio hepático, además de la obstrucción del árbol biliar.
   b. La **colangiografía transhepática percutánea** o estudio retrógrado con contraste del árbol biliar se realiza según la disponibilidad de radiólogos y gastroenterólogos con experiencia.
   c. La **colangiopancreatografía por resonancia magnética (CPRM)** es un método no invasor para evaluar el tratamiento biliar y los conductos pancreáticos, y es exacto en el 95 % de los casos siempre que el paciente cumpla con el examen.
   d. La **laparotomía** está indicada tanto para el diagnóstico definitivo como para el tratamiento si el resto de los estudios sugieren obstrucción extrahepática y no existen otras localizaciones tumorales, o si éstas se encuentran controladas.

D. Tratamiento
1. **Cirugía**
   a. La **resección de las metástasis hepáticas** se ha realizado en pacientes muy seleccionados, y debe considerarse especialmente en aquellos que muestran

cáncer de colon y metástasis únicamente en el hígado. Las modernas técnicas anatómicas han reducido la mortalidad quirúrgica a <6%. Por lo general, en los pacientes seleccionados adecuadamente (los que muestran cuatro metástasis o menos, ausencia de afectación extrahepática y un buen estado general), la supervivencia a los 5 años es del 20% al 40%. El éxito es mayor en los pacientes con tumores que crecen lentamente y con un intervalo sin signos de enfermedad de más de 1 año.

- **b.** La **obstrucción de las vías biliares extrahepáticas** puede descomprimirse quirúrgicamente si el prurito es muy intenso. La ictericia no suele ser por sí misma una indicación para la cirugía salvo que deba realizarse una laparotomía para diagnosticar al paciente.
  - **(1)** El **drenaje percutáneo** mediante la colocación de un catéter interno o externo proporciona una paliación razonable. El drenaje se consigue en el 60% al 85% de los casos. La complicación más frecuente es la colangitis, que parece relacionarse con la presencia de múltiples puntos de obstrucción o de un drenaje inadecuado. En del 20% al 75% de los pacientes se necesita una nueva intervención, con manipulación del tubo, sustitución de éste o cirugía. La tasa de éxito de la paliación es de un 80%, similar al que se consigue con una colecistoyeyunostomía.
  - **(2)** La **implantación endoscópica de prótesis** es otra opción que tiene éxito en el 80% de los pacientes. La colangitis por un drenaje inadecuado causa una tasa de mortalidad del 2% al 5%. Las tasas de morbilidad son similares a las que se asocian a los procedimientos percutáneos. El drenaje es interno y resulta más cómodo para los pacientes.

2. La **RT** en dosis bajas (<2 400 cGy) es útil para aliviar el dolor de las metástasis hepáticas que no responden al tratamiento. Aplicada sobre masas hiliares, puede mejorar la obstrucción de las vías biliares. El tratamiento externo es más adecuado en aquellos pacientes con un buen estado general, una concentración de bilirrubina <1.5 mg/dL y ausencia de metástasis extrahepáticas. La radiocirugía estereotáctica es eficaz cuando hay un número limitado de metástasis.

3. Quimioterapia
- **a.** La **quimioterapia oral e i.v.** es útil para tratar tumores que responden a ella. El tumor primario determina la selección de fármacos. La dexametasona (4 mg v.o., i.v. o s.c. 2 veces al día) puede aliviar el dolor debido a la distensión y la inflamación de la cápsula hepática.
- **b.** Algunos médicos utilizan la **perfusión directa de quimioterapia** en el hígado mediante canulación de la arteria hepática para tratar metástasis hepáticas aisladas. Este beneficio no ha sido satisfactorio, a pesar de que los tratamientos sistémicos han evolucionado significativamente, pocas veces se utilizan.

4. La **quimioembolización transarterial (QETA)** es un método terapéutico en el cual se inyecta un fármaco quimioterápico en la arteria hepática (o sus ramas) seguido por embolización con un procoagulante. Se basa en la observación de que el tumor obtiene su irrigación sanguínea a través de dicha arteria, mientras que la del hígado depende de la misma arteria y de la vena porta. Por lo regular, se emplea en pacientes con carcinoma hepatocelular, pero puede emplearse en otros tumores con una pequeña carga de metástasis hepáticas, por ejemplo, el melanoma uveal.

5. Otras opciones para las metástasis hepáticas son la ablación por radiofrecuencia, la crioablación y la instilación de alcohol.

IV. ASCITIS ASOCIADA AL CÁNCER

A. Patogenia
1. La **carcinomatosis peritoneal** con ascitis neoplásica pero sin metástasis hepáticas está producida la mayoría de las veces por cánceres de ovario y vejiga y por mesotelioma. La ascitis maligna en los carcinomas de colon, estómago y vías biliares habitualmente se acompaña de metástasis hepáticas. Las neoplasias extraabdominales que producen más habitualmente la carcinomatosis peritoneal son los

carcinomas broncopulmonares y de mama. La ascitis maligna está producida por aumento de la producción del líquido inducida por el tumor, aumento de la permeabilidad vascular y marcada neovascularización del peritoneo.
2. **Metástasis hepáticas masivas.**
3. El **carcinoma hepatocelular en un paciente con cirrosis** se ve en pacientes con hepatitis B crónica, hepatitis C crónica y cirrosis alcohólica.
4. La **ascitis quilosa** puede deberse a la obstrucción o la rotura de las principales vías linfáticas abdominales. Habitualmente está producida por linfoma.
5. Se ve **oclusión de las venas hepáticas (síndrome de Budd-Chiari)** en pacientes con estados de hiperviscosidad, particularmente policitemia verdadera. Los pacientes con obstrucción venosa hepática tienen hígados grandes y dolorosos a la palpación, y ascitis de evolución rápida.
6. La **peritonitis** causada por *Streptococcus bovis* puede ser un signo inicial de un carcinoma de colon derecho. La ascitis de cualquier etiología puede infectarse.

B. **Diagnóstico**
1. **Diagnóstico diferencial de la ascitis.** Las enfermedades neoplásicas que causan ascitis son: metástasis hepáticas, metástasis peritoneales, seudomixoma peritoneal y mesotelioma primario. Las etiologías de la ascitis se clasifican mejor mediante el gradiente de concentración de la albúmina plasmática y en la ascitis, que es la diferencia entre las concentraciones de la albúmina en el plasma y el líquido ascítico (tabla 31-1). El gradiente predice la presencia o la ausencia de hipertensión portal y, en paralelo, la respuesta al tratamiento con diuréticos.
2. La **paracentesis** se realizará en todos los pacientes con una probable ascitis neoplásica, para llegar al diagnóstico y para descartar las infecciones que la complican. La ascitis por carcinomatosis suele ser un exudado, a menudo sanguinolento. En el líquido ascítico debe determinarse:
   a. **Aspecto.** Se observa líquido transparente en pacientes con cirrosis y metástasis hepáticas; el líquido turbio/traslúcido está producido por un aumento del número de células secundario a carcinomatosis peritoneal; el líquido lechoso es típico de la ascitis quilosa; la ascitis de color rosa/hemorrágica es secundaria al aumento del número de eritrocitos en el líquido.
   b. **Cultivo.** Para bacterias (incluidos bacilos acidorresistentes) y hongos.
   c. **Albúmina.** Se medirá para calcular el gradiente.
   d. **Exudados.** Se asocian a concentraciones de proteínas totales > 2.5 g/dL, recuento de leucocitos > 250/mL (la linfocitosis sugiere peritonitis tuberculosa) y una concentración de lactato deshidrogenasa > 50 % de la concentración plasmática.
   e. Las concentraciones en el líquido ascítico significativamente mayores que las concentraciones plasmáticas de **amilasa o triglicéridos** indican una etiología pancreática o un contenido quiloso, respectivamente.

TABLA 31-1 | Gradiente de albúmina plasmática-líquido ascítico

Gradiente de albúmina elevado (≥ 1.1 g/dL; hipertensión portal probable)	Gradiente de albúmina bajo (< 1.1 g/dL; hipertensión portal improbable)
Metástasis hepática masiva	Carcinoma peritoneal
Hepatopatía crónica	Inflamación peritoneal (micótica, tuberculosa, vasculítica)
Obstrucción de las venas hepáticas (síndrome de Budd-Chiari)	Ascitis oncótica secundaria a hipoalbuminemia
Síndrome de obstrucción de los sinusoides hepáticos	Pancreatitis
Insuficiencia cardiaca	Idiopática
Hemodiálisis con sobrecarga de líquido	

f. La concentración de **glucosa** suele ser < 60 mg/dL en la carcinomatosis.

g. Citología. Es positiva en más de la mitad de los casos de carcinomatosis peritoneal.

C. Tratamiento. El tratamiento del cáncer primario con el tratamiento eficaz (puede utilizarse cirugía citorreductora en pacientes con cáncer de ovario) es el más importante. De lo contrario, el tratamiento de la ascitis neoplásica va dirigido principalmente a aliviar los síntomas.

1. Los **diuréticos,** como la furosemida y la espironolactona, pueden probarse, aunque es posible que no sean eficaces en la ascitis de la carcinomatosis peritoneal. Los diuréticos pueden ser útiles en los pacientes con gradientes de albúmina elevados.

2. La **paracentesis con extracción de grandes volúmenes** se reserva para los pacientes con síntomas como disnea, anorexia, saciedad precoz, náusea, vómito y dolor. Puede utilizarse un catéter de plástico de calibre 14 o 16, o un catéter para la diálisis peritoneal; este último es preferible para la extracción de una gran cantidad de líquido. Se mantendrá sujeto el catéter con un punto de sutura.

   a. No deben extraerse grandes cantidades de líquido peritoneal si se sospecha una causa hepática, como cirrosis o síndrome de Budd-Chiari.

   b. Si se sospecha una neoplasia, debe extraerse la mayor cantidad posible de líquido. La extracción de grandes volúmenes de líquido ascítico producido por la carcinomatosis peritoneal no suele causar desplazamientos de líquido peligrosos.

3. La **quimioterapia sistémica** es el tratamiento de elección en los tumores que no responden. La adición de bevacizumab, un fármaco antiangiógeno, puede ser especialmente importante en mujeres con cáncer ovárico complicado por ascitis.

4. **Quimioterapia intraperitoneal.** La instilación de quimioterapia directamente en el abdomen puede controlar algunos derrames neoplásicos. En primer lugar, se elimina el volumen máximo de ascitis, usando preferiblemente un catéter de diálisis peritoneal. Se disuelve el fármaco escogido en 100 mL de solución salina normal, se inyecta en el catéter y se administran 100 mL más de solución salina normal para lavar el catéter. Se cambia la postura del paciente cada pocos minutos, durante 1 h, para que el fármaco se disperse. Si el tratamiento es eficaz, puede repetirse la dosis a intervalos. Tras el procedimiento puede producirse fiebre o dolor abdominal, que puede persistir hasta durante 1 semana, y puede necesitarse una paracentesis para confirmar que la peritonitis es estéril.

   a. Entre los **fármacos eficaces** están cisplatino, paclitaxel, rituximab, mitomicina C, tiotepa, bleomicina, 5-fluorouracilo y bevacizumab. En ocasiones se utiliza quimioterapia intraperitoneal hipertérmica (QIPH) en el periodo preoperatorio en pacientes con carcinomatosis peritoneal.

5. **Derivaciones peritoneovenosas** (LeVeen y Denver). Pueden utilizarse para tratar los casos que no responden al tratamiento, si la esperanza de vida del paciente es > 1 mes y éste no muestra una cardiopatía o una nefropatía importantes, ni coagulación intravascular diseminada (CID). El líquido ascítico no debe ser hemorrágico, ni estar infectado ni tabicado, y tampoco debe contener una gran cantidad de células neoplásicas. Las complicaciones de estas derivaciones son: fibrinólisis primaria o CID clínicamente silente (casi 100 %), sepsis (20 %), edema pulmonar (15 %), embolia pulmonar (10 %), hemorragia digestiva alta, fiebre sin sepsis, trombosis de la vena cava superior, neumonía, desplazamiento de la derivación, seromas alrededor del catéter (10 %) y siembra neoplásica hacia la vena cava superior en los tejidos subcutáneos adyacentes. La trombocitopenia se debe a CID y hemodilución. No hay pruebas de que las derivaciones mejoren la calidad de vida.

6. **Seudomixoma peritoneal.** Los adenocarcinomas mucinosos, los tumores benignos que producen mucina y los mucoceles apendiculares pueden producir un material gelatinoso abundante que no se puede eliminar mediante paracentesis. Se producen obstrucciones intestinales recurrentes y ascitis progresiva. La lapa-

rotomía está indicada para eliminar la mayor cantidad posible de material gelatinoso. El procedimiento puede repetirse si hay recurrencia, según la anatomía cambiante y la formación de adherencias.

V. PANCREATITIS Y METÁSTASIS PANCREÁTICAS

A. **Etiología.** La pancreatitis en pacientes con cáncer está producida la mayoría de las veces por las mismas enfermedades que en la población general (es decir, litiasis biliar y consumo de alcohol), aunque también pueden contribuir la hipertrigliceridemia y la hipercalcemia. Con menos frecuencia puede estar producida por la propia neoplasia maligna, por los fármacos o por lesiones yatrógenas.

Se produce pancreatitis aguda en hasta el 16 % de los pacientes tratados con L-asparaginasa. También se ha descrito en pacientes tratados con citarabina, cisplatino, metotrexato, ciclofosfamida, doxorubicina, ifosfamida y esteroides. Los inhibidores de tirosina cinasa (sorafenib, sunitinib, pazopanib y otros) pueden con frecuencia causar un aumento asintomático de la lipasa, pero se observa pancreatitis manifiesta en menos del 1 % de los pacientes.

La lista de intervenciones que se pueden complicar por pancreatitis incluye CPRE y QETA del hígado. El cáncer microcítico de pulmón es el tumor que con mayor frecuencia produce metástasis pancreáticas, pero también se han descrito metástasis pancreáticas de linfoma, melanoma y carcinomas de mama, colon y riñón.

Recientemente se ha descrito una pancreatitis autoinmunitaria crónica que se asocia a infiltración tisular por células plasmáticas positivas para IgG4 y aumento de la concentración plasmática de IgG4. Esta enfermedad se trata con corticoesteroides.

B. **El diagnóstico de pancreatitis** depende de los signos y de las pruebas analíticas. Los análisis de sangre muestran aumento de la lipasa y la amilasa, acompañada por frecuencia de leucocitosis, hipoglucemia o hiperglucemia, e hipocalcemia. La TC del abdomen es la mejor técnica para ver una masa en el páncreas.

C. **Tratamiento.** La pancreatitis que se produce como complicación de un cáncer metastásico se debe tratar con reposo intestinal, líquidos intravenosos y analgésicos. También es importante eliminar el fármaco responsable si es posible. La pancreatitis grave se puede complicar por un síndrome de respuesta inflamatoria sistémica (SRIS), y los pacientes pueden necesitar apoyo con vasopresores y ventilación mecánica.

VI. EFECTOS ADVERSOS DE LA RADIACIÓN SOBRE EL HÍGADO Y EL TUBO DIGESTIVO

A. **Enfermedad hepática inducida por la radiación (EHIR).** El hígado no tolera dosis elevadas de radiación. Cerca del 5 % de los pacientes tratados con dosis hepáticas totales de 30 a 35 cGy muestran EHIR. Por tanto, la RT es poco útil para el tratamiento de las metástasis hepáticas. La hepatitis aguda causada por la radiación puede ser leve o grave, y puede producir cirrosis.

1. **Manifestaciones.** Los signos y síntomas se manifiestan al cabo de 2 semanas a 3 meses tras el final de la irradiación. Los pacientes consultan con hepatomegalia anictérica, ascitis y aumento de las enzimas hepáticas. La fosfatasa alcalina generalmente está más elevada que las transaminasas. La biopsia hepática muestra endoflebitis con engrosamiento y obstrucción de las venas centrales, además de necrosis leve o atrofia celular, hallazgos similares a los observados en la enfermedad venooclusiva inducida por la quimioterapia (*v.* sec. VII abajo).
2. **Tratamiento.** Es sintomático, y los corticoesteroides y los diuréticos pueden ser útiles.

B. **Esofagitis por radiación**
1. **Esofagitis aguda.** Habitualmente se produce en 2-3 semanas tras el inicio de la RT y se manifiesta con disfagia, odinofagia y dolor mediastínico. La administración simultánea de quimioterapia aumenta el riesgo de esofagitis. Se trata a estos pacientes con solución de lidocaína viscosa, analgésicos (opioides, AINE), inhibidores de la bomba de protones y fármacos procinéticos (metoclopramida).

Cuando se producen síntomas se recomienda a los pacientes que tomen comidas pequeñas, frecuentes y suaves; muchas veces hay que tomar los alimentos en puré. En ocasiones pueden llegar a necesitarse suplementos nutricionales a través de una sonda de gastrostomía.

2. **Estenosis esofágica.** Se trata de una complicación tardía y poco habitual, que es más frecuente cuando se administra simultáneamente quimioterapia. En los pacientes con síntomas se realizará una dilatación. Habitualmente se prescriben antiácidos y procinéticos para reducir el riesgo de reestenosis.

C. Gastritis por radiación

1. **Gastritis por radiación aguda.** Los síntomas pueden comenzar tan pronto como hasta 24 h después del inicio del tratamiento. Generalmente se manifiesta con anorexia, náusea, vómitos y dolor abdominal. En ocasiones se puede complicar por la aparición de una úlcera gástrica.
2. La **gastritis por radiación tardía** se manifiesta como gastritis crónica atrófica, dispepsia o gastritis ulcerosa. Se trata a estos pacientes con inhibidores de la bomba de protones, antagonistas de los receptores H_2 o sucralfato.

D. Enteritis por radiación

1. **Enteritis por radiación aguda**
   a. Las **manifestaciones** suelen estar relacionadas con el volumen de intestino irradiado y la dosis diaria. La mayoría de las lesiones afectan al íleon terminal. Los pacientes tratados con quimioterapia simultánea (oxaliplatino, irinotecán) o con anticuerpos bloqueantes del EGFR (*epidermal growth factor receptor*) (cetuximab, panitumumab) son los que más riesgo tienen de enteritis por radiación.
      (1) Las náuseas, los vómitos y la anorexia no suelen persistir > 3 días tras la interrupción de la RT.
      (2) La diarrea es más grave en los pacientes con laparotomías y que han desarrollado adherencias. Pueden aparecer síntomas tras la segunda semana de RT, y suelen desaparecer en las 2 semanas siguientes a su finalización.
   b. **Tratamiento**
      (1) Los **antieméticos,** en especial los antagonistas de los receptores 5-HT$_3$, se administran por lo regular a lo largo del día en pacientes con vómito persistente. Si los síntomas son intensos, pueden ser necesarias la hiperalimentación parenteral y la reducción de la dosis diaria de radiación.
      (2) **Diarrea.** Se administra eliminando de la dieta las bebidas alcohólicas, los alimentos ricos en fibra y los productos lácteos. La tintura de opio, la colestiramina y el difenoxilato-atropina pueden ser útiles.

2. **Enteritis por radiación crónica.** Con la administración de dosis > 4 500 cGy sobre el abdomen suele producirse un síndrome de dolor abdominal, malabsorción, estenosis intestinales, hemorragia, perforaciones y fístulas; todos estos síntomas son más frecuentes si existen adherencias posquirúrgicas. Los síntomas pueden aparecer meses o años después de terminar el tratamiento. Mientras se corrige la alteración intestinal, puede ser necesaria la hiperalimentación parenteral.
   a. Los **síndromes de dolor abdominal** se tratan con analgésicos, laxantes formadores de masa y modificaciones de la dieta.
   b. Las **perforaciones** y las **fístulas** indican peor pronóstico que las estenosis y la hemorragia; la neoplasia recurre en el 70 % de los pacientes.
   c. **Obstrucción intestinal.** La descompresión con sonda puede resolverla. Se evitará la laparotomía, si es posible. Si la obstrucción progresa debe realizarse una derivación intestinal (tasa de mortalidad del 10 %) en lugar de una resección intestinal, si no existe un intestino gangrenoso (tasa de mortalidad del 75 %).
   d. La **diarrea crónica** con malabsorción es poco frecuente, y se trata de forma sintomática. Pueden aparecer náuseas, vómitos y anorexia. Los triglicéridos de cadena media pueden contribuir a reducir la pérdida de grasa en las heces, así como a mejorar la linfangiectasia intestinal con pérdida de proteínas inducida por la radiación. La esteatorrea puede deberse a un sobrecrecimiento bacteriano; se administra

tetraciclina, 250 mg 4 veces al día, de 10 a 14 días de forma empírica (provisional). También pueden usarse prednisona y sulfasalazina.

E. **La proctitis por radiación** es más comúnmente vista como una complicación de tratamiento del cáncer de próstata, pero también puede ocurrir en pacientes con cáncer anal, rectal cervical, uterina, vejiga urinaria y testicular.
  1. **Proctitis aguda transitoria**
     a. **Manifestaciones.** Tenesmo, diarrea y, en ocasiones, hemorragia leve. Los síntomas suelen resolverse poco después de finalizar la RT.
     b. **Tratamiento.** No suele estar indicado. Si los síntomas son prolongados o graves, pueden utilizarse enemas o supositorios de esteroides, ablandadores fecales, aceite mineral, una dieta pobre en residuos, tintura de opio, difenoxilato más atropina, sucralfato rectal, oxígeno hiperbárico y metronidazol.
  2. **Proctitis por radiación tardía.** Aparece entre 6 meses y 2 años después de la RT, aunque en ocasiones puede producirse muchos años después del tratamiento.
     a. **Manifestaciones.** Tenesmo, diarrea y hematoquecia. La proctoscopia demuestra la presencia de una mucosa hemorrágica y edematosa, con disminución de la flexibilidad y, en ocasiones, úlceras.
     b. **Tratamiento**
        (1) La **inflamación grave** se trata como se ha descrito en la proctitis aguda.
        (2) Para las **úlceras rectales** que no responden a un tratamiento conservador se aconseja la cirugía.
        (3) La **estenosis rectal tardía** se tratará con dilatación y ablandadores fecales.

VII. SÍNDROME DE OBSTRUCCIÓN SINUSOIDAL

El síndrome de obstrucción sinusoidal (SOS) se conocía previamente como enfermedad venooclusiva. El SOS hepático es un proceso obliterativo no trombótico de las venas hepáticas centrales o sublobulillares que se caracteriza por la aparición rápida de hiperbilirrubinemia, ascitis y hepatomegalia dolorosa, así como por una evolución clínica variable.

A. **Causas**
  1. Los alcaloides de pirrolizidina hepatotóxicos que se encuentran de forma natural en las plantas (otros contaminantes de la dieta implicados son la aflatoxina y las nitrosaminas) son la causa más frecuente en todo el mundo. La quimioterapia y la irradiación, especialmente en aquellos pacientes a los que se ha realizado un trasplante renal, hepático o de médula ósea y que han tenido enfermedad del injerto frente al huésped, también son causas importantes en el mundo occidental.
  2. Prácticamente todas las pautas quimioterápicas en dosis elevadas pueden causar SOS hepático. Se ha considerado que la azatioprina, la 6-mercaptopurina, la 6-tioguanina y la dacarbazina son posibles causas de lesión vascular hepática.
  3. Otras causas son: cirrosis posnecrótica, neoplasia hepática maligna primaria o metastásica, trastornos mieloproliferativos (particularmente policitemia verdadera) y otros estados de hipercoagulabilidad.

B. **Diagnóstico.** El diagnóstico de SOS hepático viene indicado por un cuadro clínico típico en un paciente con factores de riesgo. Es frecuente observar inversión del flujo en la vena porta mediante ecografía Doppler. La biopsia hepática puede ser útil para hacer el diagnóstico, aunque se realiza con poca frecuencia. El método intravenoso es útil en los pacientes con trombocitopenia.

C. **Tratamiento**
  1. El **tratamiento de apoyo** está indicado porque la mayoría de los pacientes se recuperan (70 %). Resulta útil el tratamiento del equilibrio hídrico y los diuréticos. En aquellos pacientes que muestran un SOS grave, la diálisis y la ventilación mecánica tienen poco efecto sobre la evolución, y su uso continuado deberá contemplarse según el pronóstico general del paciente.
  2. El **defibrótido** es un polidesoxirribonucleótido que se caracteriza por actividad antitrombótica, fibrinolítica y angiógena. El estudio del defibrótido en pacientes con SOS grave después del trasplante de células madre hematopoyéticas mostró

resolución de los síntomas del 36% a 55% de los pacientes. Históricamente se observaba resolución en sólo el 9% de los pacientes. El defibrótido está aprobado para pacientes con SOS hepática con disfunción renal o pulmonar.
3. El **trasplante hepático** por SOS grave se ha intentado en pacientes en los que la enfermedad subyacente tenía muchas posibilidades de curación con el tratamiento citorreductor.
4. **Otros procedimientos quirúrgicos,** como las derivaciones peritoneovenosas o intrahepáticas, han producido resultados variables en la SOS.
5. El **ácido ursodesoxicólico** a una dosis de 600-900 mg/día en varias tomas se utiliza en algunos centros trasplantadores como profilaxis del SOS.

VIII. COMPLICACIONES DE LA INMUNOTERAPIA

El tratamiento con anticuerpos bloqueadores de CTLA-4 (ipilimumab) o de PD-1 (pembrolizumab, nivolumab) puede ir seguido del desarrollo de complicaciones inmunitarias adversas que en ocasiones pueden amenazar la vida o ser mortales.

A. Diarrea con o sin **enterocolitis** sintomática (fiebre, cólicos, hipersensibilidad abdominal). La diarrea/colitis grave se observa en del 5% al 7% de los pacientes tratados con ipilimumab, en del 2% al 4% de los tratados con nivolumab o pembrolizumab, y en el 26% de los tratados con la combinación de ipilimumab y nivolumab.

B. Hepatitis que se muestra con aumento de los valores de AST, ALT, y bilirrubinas. Puede acompañarse de náusea, vómito, fatiga e ictericia. La hepatitis grave se diagnostica del 1% al 2% de los pacientes tratados con ipilimumab, el 1% de los tratados con nivolumab o pembrolizumab, y el 13% de los tratados con la combinación de ipilimumab y nivolumab.

C. Pancreatitis autoinmunitaria, que se muestra con insuficiencia endocrina (diabetes dependiente de insulina) y exocrina (malabsorción, diarrea). Se ve en menos del 1% de los pacientes. Puede haber aumento asintomático de la lipasa en del 9% al 20% de los pacientes. Se trata con reposición de insulina y de enzimas pancreáticas. No queda claro si los esteroides en grandes dosis pueden revertir el proceso.

D. Manejo. Cuando hay signos/síntomas leves, por ejemplo, menos de 4 evacuaciones intestinales al día, aumento de las enzimas hepáticas <2.5 veces el límite superior sano, el tratamiento puede continuar. Conforme los efectos colaterales empeoran, el tratamiento debe detenerse e iniciarse una pauta terapéutica con esteroides a dosis de 0.5 mg/kg a 2 mg/kg de prednisona o un equivalente. Los sujetos muy enfermos pueden requerir esteroides intravenosos. Si no hay respuesta a los esteroides, pueden ser de ayuda otros medicamentos como el infliximab a razón de 5 mg/kg una vez al día para la colitis o 1 g de micofenolato de mofetilo dos veces al día para la hepatitis. Los antidiarreicos y la hidratación deben iniciarse de inmediato.

La administración temprana de esteroides conduce a la resolución rápida de los síntomas. Después de controlar los efectos colaterales, los esteroides deben reducirse de manera gradual, por lo general en un periodo de 4 semanas. Ha de considerarse el uso de profilaxis con base en antimicóticos y pneumonia *Pneumocystis carinii* (PCP) mientras se administran grandes dosis de esteroides.

Lecturas recomendadas

Adam RA, Adam YG. Malignant ascites: past, present and future. *J Am Coll Surg* 2004;198(6):999.
Barish MA, Yucel EK, Ferrucci JT. Magnetic resonance cholangiopancreatography. *N Engl J Med* 1999;341:258.
Clark K, Smith JM, Currow DC. The prevalence of bowel problems reported in a palliative care population. *J Pain Symptom Manage* 2012;43:993.
Dawson LA, Ten Haken RK. Partial volume tolerance of the liver to radiation. *Semin Radiat Oncol* 2005;15(4):279.
Imbesi JJ, Kurtz RC. A multidisciplinary approach to gastrointestinal bleeding in cancer patients. *J Support Oncol* 2005;3(2):101.
Lawrence TS, Robertson JM, Anscher MS, et al. Hepatic toxicity resulting from cancer treatment. *Int J Radiat Oncol Biol Phys* 1995;31:1237.

Parikh AA, et al. Radiofrequency ablation of hepatic metastasis. *Semin Oncol* 2002;29:168.
Rubbia-Brandt L. Sinusoidal obstruction syndrome. *Clin Liver Dis* 2010;14(4):651.
Sasson AR, Sigurdson ER. Surgical treatment of metastasis. *Semin Oncol* 2002;29:107.
Shadad AK, Sullivan FJ, Martin JD, et al. Gastrointestinal radiation injury: symptoms, risk factors and mechanisms. *World J Gastroenterol* 2013;19:185.
Soriano A, Davis MP. Malignant bowel obstruction: individualized treatment near the end of life. *Cleve Clin J Med* 2011;78(3):197.
Sussman-Schnoll F, Kurtz RC. Gastrointestinal emergencies in the critically ill cancer patient. *Semin Oncol* 2000;27:270.

32 Complicaciones renales
Sandy T. Liu y Alexandra Drakaki

I. VISIÓN DE CONJUNTO

El síndrome de insuficiencia renal aguda (IRA) es una constelación de empeoramiento progresivo del funcionamiento renal, trastornos electrolíticos, alteraciones acidobásicas y modificaciones del equilibrio hídrico y del estado de volumen. Las tres categorías del síndrome de IRA son **insuficiencia prerrenal, lesión tubular renal directa** (necrosis tubular aguda [NTA], nefritis tubulointersticial, glomerulonefritis aguda) e **insuficiencia posrenal** (obstrucción del sistema colector renal y de las vías urinarias).

La insuficiencia renal se puede deber a las consecuencias directas o indirectas del tumor, el tratamiento antineoplásico, la inmunodepresión, complicaciones infecciosas y el uso de antibióticos, así como el uso de contraste en las pruebas diagnósticas. Una anamnesis cuidadosa y minuciosa, y una exploración física y pruebas diagnósticas apropiadas que incluyan ecografía de riñón, análisis de orina y recolección de orina de 24 h, son los primeros pasos para el estudio inicial.

II. INSUFICIENCIA PRERRENAL

A. **Patogenia.** La disminución del volumen circulante eficaz (VCE; p. ej., por vómito, diarrea, hemorragia) constituye un estímulo fisiológico para que se produzcan cambios metabólicos y bioquímicos que dan lugar a una reducción del flujo sanguíneo renal y del filtrado glomerular (FG). Además, los pacientes con disminución del VCE tienen un estímulo mediado por barorreceptores que causa aumento de la secreción de vasopresina (ADH), disminución del flujo sanguíneo renal y aumento fisiológico de la concentración circulante de renina, angiotensina II y aldosterona. Los efectos combinados de la disminución del flujo sanguíneo renal y del aumento de la concentración de ADH, angiotensina II y aldosterona, dan lugar a la excreción de un volumen bajo de orina que está muy concentrada (aumento de la gravedad específica y la osmolalidad urinarias), contiene poco sodio y muchas veces contiene grandes cantidades de potasio (el potasio puede ser variable y habitualmente no se utiliza como prueba diagnóstica). El cuerpo intenta mantener la presión arterial (PA) y la estabilidad hemodinámica a expensas del funcionamiento renal. La tabla 32-1 muestra los valores analíticos que diferencian la insuficiencia prerrenal de la insuficiencia renal en los pacientes oligúricos.

1. La **disminución del FG** produce retención de urea (junto con sodio) y creatinina.
2. La **concentración plasmática de creatinina** refleja principalmente la masa muscular y el FG, en un «estado de equilibrio». Los pacientes ancianos y los pacientes malnutridos con poca masa muscular tienen una creatinina plasmática relativamente baja. Debido a esto, un consejo/inconveniente importante es que la concentración plasmática de creatinina puede estar todavía en el «intervalo sano de laboratorio», aunque el FG puede haber disminuido significativamente.
3. El **BUN** es un producto de la degradación metabólica de las proteínas ingeridas que se produce en el hígado y se excreta por el riñón. Aunque en la IRA habrá aumento de la creatinina y del BUN, puede haber concentraciones no tan elevadas de BUN cuando hay una menor ingesta de proteínas, una disminución del funcionamiento hepático y caquexia con emaciación muscular. Por el contrario, una ingesta elevada de proteínas, un estado catabólico significativo, la presencia de sangre en el tubo digestivo y los estados prerrenales graves pueden dar lugar a concentraciones de BUN muy elevadas en relación con la creatinina plasmática.

TABLA 32-1. Distinción entre causas prerrenales y renales de hiperazoemia

Característica	Prerrenal	Renal
Excreción fraccional de sodio: $EF_{Na} = [(U_{Na} \times S_{creat}) \div (S_{Na} \times U_{creat})] \times 100$	≤1%	≥2%
U_{Na}	<15 mEq/L	>30 mEq/L
Cociente $U_{creat}:S_{creat}$	>40	<20
Cociente $BUN:S_{creat}$	>20	<20
Respuesta a líquidos o diuréticos del asa	Positivo	Negativa

BUN, nitrógeno ureico en sangre; creat, creatinina; EF, excreción fraccional; Na, sodio; S, concentración sérica; U, concentración urinaria.

B. **Causas de insuficiencia prerrenal.** La tabla 32-2 muestra causas generales de insuficiencia prerrenal, con factores específicos que pueden predisponer a los pacientes con neoplasias a mostrar esta afección.

C. **Diagnóstico.** La anamnesis podría guiar la identificación de las causas probables de un aumento de la pérdida de líquidos (p. ej., diarrea, vómito, hemorragia) o secuestro (p. ej., derrames pleurales, ascitis, edema, «tercer espacio», hemorragia retroperitoneal, insuficiencia cardiaca congestiva [ICC]). La exploración física es de vital importancia

TABLA 32-2. Causa de la disminución del volumen circulante eficaz y de la insuficiencia prerrenal en pacientes con neoplasias malignas

Causa general	Factores predisponentes en pacientes con neoplasias malignas
Hipovolemia	
Disminución de la ingesta	Anorexia por la neoplasia o la quimioterapia; enfermedad intercurrente, obnubilación, descuido
Aumento de las pérdidas	
Vómito	Obstrucción intestinal, quimioterapia
Diarrea	Hiperalimentación enteral, carcinoide, VIPoma, quimioterapia, asociada a antibióticos
Pérdida de sangre	Relacionada con el tumor o la quimioterapia
Renal	
Diabetes insípida (DI)	Tumor pineal primario, craneofaringioma, metástasis (cáncer de mama)
DI nefrógena	Insuficiencia renal crónica, riñón del mieloma, litio, demeclociclina, nefrocalcinosis
Diuresis osmótica	Hipercalcemia, hiperglucemia
Hipoalbuminemia	Desnutrición, hepatopatía grave, síndrome nefrótico
Desplazamientos intra- y extravasculares	
Insuficiencia cardiaca congestiva, bajo gasto cardiaco	Derrame pericárdico neoplásico, pericarditis o miocarditis inducida por radiación
Sepsis, shock	Linfoma, leucemia, mieloma, neutropenia por quimioterapia
Disminución del flujo sanguíneo renal	
Obstrucción de la arteria renal	
Intrínseca	Estenosis de la arteria renal, ateroembolia
Extrínseca	Tumor (infrecuente)
Síndrome hepatorrenal	Metástasis hepáticas
Fármacos	Inhibidores de la enzima convertidora de angiotensina (ECA), antagonistas del receptor de la angiotensina (ARA), ciclosporina, tacrolimús, antiinflamatorios no esteroideos (AINE)

para valorar el estado del volumen y para obtener indicios de la patogenia de las alteraciones:
1. Se considera que hay **hipotensión** cuando la PA sistólica en decúbito supino es <90 mm Hg. Se considera que hay cambios de los parámetros hemodinámicos (cambios ortostáticos) cuando hay una disminución de la PA sistólica de 20 mm Hg o de la PA diastólica de 10 mm Hg y un aumento de la frecuencia cardiaca (10-20 latidos/min) cuando se cambia al paciente de la posición de decúbito supino a la sedestación o a la bipedestación. Estos hallazgos son indicativos de depleción del volumen intravascular y, por tanto, de VCE bajo. Deben tenerse en consideración los fármacos que afectan a la PA (antihipertensivos) y a la frecuencia cardiaca (β-bloqueantes y antagonistas del calcio), porque pueden hacer que los cambios de estos parámetros hemodinámicos sean menos intensos.
2. Las **venas del cuello aplanadas** en decúbito supino sugieren depleción de volumen.
3. **Obstrucción: En los pacientes sin depleción de volumen evidente,** la palpación y la percusión minuciosas de la vejiga, el tacto rectal para evaluar la próstata en los hombres y la exploración pélvica en las pacientes pueden desviar la atención hacia una causa obstructiva.

D. El tratamiento de la insuficiencia prerrenal es corregir la causa subyacente y, cuando sea posible, restaurar el VCE hasta la normalidad.
1. Los **pacientes hipovolémicos** habitualmente necesitan grandes volúmenes de cristaloides (p. ej., cloruro sódico al 0.9%, con o sin glucosa) o soluciones coloidales (p. ej., albúmina). Aunque las soluciones de albúmina aumentan específicamente el volumen intravascular, son costosas y su efecto es a menudo transitorio.
2. La **insuficiencia renal reversible** es diagnóstica de insuficiencia prerrenal y a menudo no se detecta hasta después de un ensayo terapéutico y de la repetición de los análisis de sangre y de orina. Si no se trata de manera eficaz y completa, la insuficiencia prerrenal puede producir una lesión renal más significativa y NTA.

III. UROPATÍA OBSTRUCTIVA QUE CAUSA INSUFICIENCIA RENAL
A. Patogenia
1. **Obstrucción ureteral.** La uremia puede deberse a una obstrucción bilateral (o unilateral en el caso de que sólo funcione un riñón) como resultado de:
   a. Tumores vesicales y tumores de los sistemas colectores.
   b. Tumores uterinos, especialmente el carcinoma de cuello uterino.
   c. Tumores retroperitoneales (poco frecuentes), entre ellos el linfoma, el sarcoma y los tumores metastásicos.
   d. Tumores renales intrínsecos (poco frecuentes).
   e. Fibrosis retroperitoneal, incluida la causada por radiación, fármacos (busulfano), tumores carcinoides (especialmente rectales), síndrome de Gardner (poliposis colorrectal familiar) o reacciones desmoplásicas a las metástasis.
   f. Coágulos sanguíneos dentro del sistema colector o de la vejiga por hemorragia.
   g. Necrosis papilar renal (NPR).
   h. Nefrolitiasis.
   i. Acumulación de cálculos o de cristales por aumento de la producción o la excreción de ácido úrico.
   j. Algunos fármacos pueden cristalizar por sobresaturación del fármaco y convertirse en los principales componentes de los cálculos. Entre los fármacos que inducen la formación de cálculos están el trisilicato de magnesio, el ciprofloxacino, las sulfamidas, el triamtereno, el indinavir y la efedrina.
2. **Obstrucción de la salida de la uretra.** Entre las causas se encuentra el cáncer primario de próstata, uretra, cuello uterino, ovario, vejiga y endometrio. Las metástasis desde el pulmón, el aparato digestivo, la mama y el melanoma hacia los órganos de la pelvis, la próstata y la uretra constituyen causas poco frecuentes de esta complicación.

B. Diagnóstico
1. **Síntomas.** A menudo al principio no hay síntomas, o son imprecisos. La anuria es muy sugestiva, pero la obstrucción parcial de alto grado de los uréteres puede en ocasiones causar insuficiencia renal con un volumen de orina sano. Una diuresis

variable o una incontinencia por exceso de flujo que causa goteo sugiere una obstrucción de la salida de la vejiga.
2. Los **signos físicos** son los de la enfermedad subyacente. La matidez en la percusión de la región suprapúbica sugiere una masa o distensión vesical.
3. La **ecografía** puede mostrar hidronefrosis. Sin embargo, en la obstrucción aguda y en la obstrucción crónica con englobamiento del sistema colector por el tumor puede haber alteraciones mínimas. En un paciente oligúrico, un sistema colector con un aspecto sano pero lleno sugiere obstrucción. El bloqueo de un solo riñón puede ser menos grave. En algunos casos la ecografía puede pasar por alto la obstrucción, especialmente cuando el VCE y el volumen urinario son bajos.
4. La **determinación de la orina residual posmiccional** suele ser útil para evaluar la obstrucción de salida por tumefacción, estenosis o cicatrización uretrales; hipertrofia prostática benigna en hombres o masas ováricas en mujeres. En estos pacientes, la inserción de un catéter Foley debe realizarse junto con la ecografía. La tomografía computarizada (TC) de la pelvis también puede ser útil en el diagnóstico, aunque se debe evitar el colorante intravenoso, ya que puede ser nefrotóxico, especialmente en pacientes con un VCE bajo.
5. La **cistoscopia** podría demostrar la obstrucción de la salida de la vejiga, mostrar la extensión de los tumores vesicales y permitir la ureterografía retrógrada, que puede mostrar estenosis ureteral o bloqueo de la unión uretrovesical.

C. Tratamiento
1. La **obstrucción de las vías urinarias** podría ir acompañada por infección, y en algunos casos cálculos renales. La obstrucción es una urgencia médica que precisa diagnóstico, tratamiento y seguimiento inmediatos. Como en la insuficiencia prerrenal, la obstrucción posrenal, si no se corrige, puede producir un síndrome de IRA, y también es causa de IRC.
2. Los **cálculos** pueden expulsarse espontáneamente o pueden extraerse mediante litotricia o alguno de los diversos métodos urológicos disponibles.
3. Los **coágulos sanguíneos** en el sistema colector sufrirán lisis espontánea; los coágulos de mayor tamaño en la vejiga deben eliminarse mediante la irrigación continua de ésta, una cistoscopia o ambas técnicas.
4. La **fibrosis retroperitoneal** puede tratarse mediante nefrostomías percutáneas o la liberación quirúrgica de los uréteres afectados.
5. Los **linfomas obstructivos** suelen tratarse de forma eficaz con quimioterapia, con o sin radioterapia focal.
6. **Tumores sólidos.** La mayoría de los pacientes con tumores pélvicos que causan obstrucción se encuentran en un estadio avanzado de la enfermedad; el tratamiento, incluso el drenaje percutáneo de la pelvis renal, debe considerarse cuidadosamente contemplando la posibilidad de paliación, la extensión de la enfermedad y el pronóstico general.

IV. LESIÓN TUBULAR RENAL DIRECTA COMO CAUSA DE INSUFICIENCIA RENAL

A. **La insuficiencia renal aguda** puede tener un inicio súbito inmediatamente después de una agresión renal (p. ej., la administración de contraste radiológico, hiperuricemia después de la lisis tumoral, embolización de colesterol después de intervenciones intravasculares). También puede aparecer de forma más lenta, a lo largo de días o semanas, como una consecuencia indirecta de una neoplasia (p. ej., hipercalcemia, riñón del mieloma a causa de los depósitos de proteínas de Bence Jones) o de un tratamiento (p. ej., nefritis intersticial después de la administración de determinados fármacos).
1. En los episodios más graves y llamativos de IRA existe con frecuencia oliguria. La mayoría de las causas de IRA en muchos pacientes se manifiestan, sin embargo, con valores de diuresis sanos o casi sanos.
2. La oliguria se define como >400-500 mL/24 h. Como se deben excretar 600 mOsm de solutos al día, y la capacidad de concentración máxima del riñón es de 1 200 mOsm, se debe excretar un mínimo de 400-500 mL de orina al día para excretar estos solutos. Una diuresis normal o mayor a ésta en la IRA, también

denominada insuficiencia renal «no oligúrica», habitualmente se relaciona con una insuficiencia renal menos grave. A pesar de la reducción del FG y de la imposibilidad de eliminar adecuadamente los productos de degradación metabólica, las células tubulares renales aumentan la excreción fraccional de agua y mantienen lo que parece ser un volumen urinario sano, lo que a menudo engaña al paciente y al personal médico y les lleva a bajar la guardia a pesar de una gran reducción del FG y de unos marcadores de laboratorio de funcionamiento renal muy anómalos.
3. El hallazgo de anuria completa se ve habitualmente sólo en casos extremos de insuficiencia renal grave (necrosis cortical renal, NTA profunda y glomerulonefritis aguda) o de obstrucción completa que afecta a los dos riñones o, en algunos casos, a un riñón único anatómico o funcional. La anuria produce cambios más llamativos y rápidos del equilibrio electrolítico e hídrico y precisa un tratamiento más inmediato.
4. Aunque la IRA suele ser transitoria y reversible, algunas causas pueden producir una insuficiencia renal permanente (p. ej., efectos adversos del cisplatino, síndrome hemolítico-urémico [SHU] inducido por la mitomicina). Los fármacos pueden causar una lesión renal por diversos mecanismos (tabla 32-3). Aunque la IRA se puede resolver, los pacientes a menudo quedan con disfunción renal residual e IRC.

B. **La necrosis tubular aguda** (NTA) suele tener un inicio repentino, muchas veces puede haber superposición entre enfermedad «prerrenal», insuficiencia renal aguda y enfermedad posrenal.

TABLA 32-3 Fármacos que afectan a los riñones en pacientes oncológicos

Necrosis tubular aguda

Antibióticos	Aminoglucósidos, anfotericina, pentamidina, cefalosporina (raro), vancomicina (raro, pero especialmente con aminoglucósidos)
Quimioterápicos	Metotrexato, cisplatino (a menudo, lesión irreversible), carboplatino (especialmente en dosis elevadas), estreptozocina y otras nitrosoureas, ciclosporina (aguda: cambios hemodinámicos; crónica: fibrosis intersticial), tacrolimús, ifosfamida (especialmente, cuando se combina con ciclofosfamida), interferón α (principalmente, por depleción del volumen intravascular), suramina y pentostatina
Inhibidores de tirosina cinasa	Sorafenib, sunitinib, imatinib, y dasatinib
Obstrucción tubular	Aciclovir, metotrexato y sulfamidas (insuficiencia renal aguda inducida por cristales)
Nefritis intersticial aguda	Penicilinas, cefalosporinas, ciprofloxacino (posiblemente también con otras fluoroquinolonas), sulfamidas, tiazidas, furosemida, bumetanida (pero no el ácido etacrínico), antituberculosos, antiinflamatorios no esteroideos (AINE, generalmente después de 3 a 6 meses de uso) y alopurinol sorafenib, sunitinib, ipilimumab, nivolumab, pembrolizumab, avelumab, atezolizumab, durvalumab

Insuficiencia renal crónica irreversible (de leve a grave)

Síndrome hemolítico-urémico grave	Mitomicina (el citotóxico más comunicado; potenciado por el tamoxifeno), cisplatino, ciclosporina, gemcitabina, estreptozocina e interferón α (infrecuente)
Fibrosis intersticial tubular	Cisplatino, ciclosporina, tacrolimús, ifosfamida, carmustina, estreptozocina
Síndrome de Fanconi (parcial o completo)	Ifosfamida, azacitidina

1. **Análisis de orina en la NTA**
   a. La **gravedad específica urinaria** habitualmente es próxima a la isostenuria (1.010).
   b. Es típica la **proteinuria leve** (nefrítica, habitualmente 1+ a 2+ en el análisis de orina con tira reactiva), en contraposición con la proteinuria en el intervalo nefrótico (que generalmente es 3+ o 4+ en el análisis con tira reactiva).
   c. **Sedimento.** Al comienzo puede haber alteraciones poco llamativas en el sedimento. A menudo puede sospecharse la NTA por la presencia de muchos cilindros granulares de color «marrón sucio» en la orina. Habitualmente se ven pocos leucocitos y eritrocitos, excepto en casos de glomerulonefritis aguda. Los cilindros eritrocíticos son infrecuentes. El hallazgo de células epiteliales tubulares renales (células de mayor tamaño con núcleos más grandes) es diagnóstico de lesión tubular renal.
2. Se reconocen **varios mecanismos patogénicos** (*v.* tabla 32-3). Un control cuidadoso de los medicamentos para pacientes hospitalizados y ambulatorios es necesario, especialmente con el uso creciente de medicamentos adquiridos «sin receta» que podrían ser potencialmente nefrotóxicos.
3. Los **principales hallazgos histológicos** son la destrucción y el desprendimiento de las células epiteliales tubulares, con conservación de las membranas basales tubulares y signos de regeneración epitelial (figuras mitóticas). Pueden observarse cilindros proteináceos y células inflamatorias. Los glomérulos suelen estar conservados. La lesión puede ser irregular, con algunas nefronas de aspecto sano. La rotura de las membranas basales de los túbulos (tubulorrexis) y de los glomérulos sugiere una necrosis cortical, lo que conlleva un mal pronóstico renal. El tratamiento consiste en evitar los trastornos hídricos y en otras medidas complementarias hasta que se recupere el funcionamiento renal. En algunos casos puede ser necesaria la diálisis.
4. El **contraste radiológico** es una causa importante de IRA en pacientes con neoplasias a causa de la gran frecuencia con la que se realizan estudios con contraste a estos pacientes. Entre los factores predisponentes se encuentran la edad superior a los 60 años, la diabetes mellitus, la depleción de volumen, otros estudios recientes con contraste radiológico, las dosis de contraste elevadas, el tratamiento simultáneo con fármacos neurotóxicos y, posiblemente, la hiperuricemia.
   a. Los **medios de contraste yodados** tienen una sólida relación con la aparición de NTA y de síndromes de IRA, especialmente en pacientes con nefropatía previa. Los medios de contraste hiperosmolares parecen ser más tóxicos. Con el creciente uso clínico de medios de contraste isotónicos e hipotónicos se puede reducir el riesgo de IRA. La hidratación intravenosa (no oral) con suero salino isotónico (normal) es superior al uso de suero salino a 0.45%, y es el método más eficaz para prevenir o reducir las consecuencias de la lesión tubular renal. La *N-acetilcisteína* también se ha utilizado en pacientes de alto riesgo para prevenir la nefropatía inducida por contraste. El mecanismo es a través de una disminución de la vasoconstricción y la generación de radicales libres de oxígeno.
   b. La **fibrosis sistémica nefrógena (FSN)** es un síndrome reconocido en una fecha relativamente reciente que se produce exclusivamente en pacientes con insuficiencia renal. Más del 95% de los casos de FSN se asocian al uso intravenoso de **gadolinio como «medio de contraste» para la resonancia magnética**. Diferentes medios de contraste con gadolinio se pueden asociar a menor riesgo de FSN, que puede ser irreversible. El gadolinio está contraindicado de manera relativa en pacientes con insuficiencia renal, especialmente los que reciben diálisis.
5. La **prevención de la NTA** suele ser difícil en pacientes complicados que pueden mostrar sepsis o hipotensión, y que pueden haber sido tratados o haber necesitado fármacos neurotóxicos y/o que hayan participado en estudios que utilizan materiales de contraste radiológico. Las siguientes medidas son razonables:

a. Evitar fármacos nefrotóxicos y vigilar las concentraciones de los fármacos cuando los mismos sean necesarios.

b. Debe mantenerse a los pacientes con una hidratación óptima prestando atención al volumen intravascular y con un seguimiento frecuente de los signos vitales como PA, frecuencia del pulso, gasto cardiaco, volumen urinario y la saturación de oxígeno.

c. Mantener flujo de orina elevado en aquellos pacientes con riesgo de que se depositen cristales en los túbulos, con líquidos y diuréticos del asa, y alcalinizar la orina en pacientes con rabdomiólisis, hiperuricemia o un tratamiento con dosis elevadas de MTX.

d. La prevención de la NTA inducida por contrastes radiológicos se consigue hidratando a los pacientes y evitando los estudios seriados durante un breve periodo. El uso de *N*-acetilcisteína, 600 mg v.o., 2 veces/día antes del procedimiento, puede ser adecuado.

C. La nefritis tubulointersticial aparece de forma aguda tras la administración de una lista cada vez mayor de fármacos, pero puede hacerlo de forma más lenta después de 6 a 12 meses de tratamiento con antiinflamatorios no esteroideos (AINE; *v.* tabla 32-3). La presentación inicial es la de una IRA no oligúrica con hallazgos sistémicos variables, como exantema cutáneo alérgico, fiebre o artralgias. Pueden observarse leucocitosis con eosinofilia, aunque probablemente sea más frecuente la piuria con eosinofiluria. La hematuria microscópica es un hallazgo muy habitual en la nefritis tubulointersticial alérgica aguda.

1. **Desde el punto de vista histológico,** existe una reacción inflamatoria difusa en el intersticio, a veces con invasión de los túbulos por leucocitos. Los eosinófilos pueden ser predominantes o tener una presencia mínima.

2. El **pronóstico renal** es bueno si se interrumpe el fármaco agresor. Existen escasos datos que hablen en favor del uso de una pauta corta de corticoesteroides (40-60 mg/día de prednisona) si la insuficiencia renal es grave o persiste. Sólo en contadas ocasiones se necesita diálisis.

D. Invasión tumoral

1. **Los tumores renales primarios** suelen invadir, evidentemente, el parénquima renal, pero para que exista insuficiencia renal es necesaria una afectación renal bilateral extensa, y esto sucede rara vez. La causa más habitual de insuficiencia renal en los pacientes con tumores renales primarios es la ablación quirúrgica de tejido renal, la consecuencia de los intentos de extirpar el tumor.

2. Las **metástasis de tumores sólidos** en los riñones son una causa poco habitual de insuficiencia renal o de muerte.

3. **Tumores linfoproliferativos.** La afectación renal es frecuente en la leucemia linfoblástica aguda (alrededor del 50 % de los casos) y el linfoma. La insuficiencia renal es menos frecuente, pero también sucede. Los hallazgos en la orina son: proteinuria, hematuria y a menudo células tumorales que, cuando existen, son muy sugestivas de invasión renal. Los estudios de imagen muestran unos riñones de gran tamaño, con un funcionamiento deficiente pero sin hidronefrosis. El tratamiento con irradiación local o quimioterapia se ha asociado a resolución de la insuficiencia renal, así como a disminución del tamaño renal hasta la normalidad o casi; ambas alteraciones pueden reaparecer si el tumor vuelve a aparecer.

E. La glomerulonefritis aguda que causa insuficiencia renal es tan poco frecuente en los pacientes con neoplasias malignas subyacentes como en la población general. Algunos trastornos linfoproliferativos pueden producir crioglobulinemia mixta, que puede causar una glomerulonefritis rápidamente progresiva (con semilunas).

F. La necrosis cortical renal es una infrecuente causa de IRA secundaria a necrosis isquémica de la corteza renal. Las lesiones habitualmente están producidas por una disminución significativa de la perfusión arterial renal secundaria a espasmo vascular, lesión microvascular o coagulación intravascular. La necrosis cortical renal habitualmente es bilateral. Aunque todavía no está clara la patogenia de la enfermedad, el supuesto factor inicial es un vasoespasmo intenso de los vasos pequeños. Si este vasoespasmo es breve y se restablece el flujo vascular se produce NTA. Un vasoespasmo más prolongado puede producir necrosis y trombosis de las arteriolas distales y los glomérulos, y se produce necrosis cortical renal. En el SHU hay un mecanismo adicional que supone la lesión endotelial mediada por endotoxinas que causa trombosis vascular.

G. **La necrosis papilar renal** se caracteriza por necrosis por coagulación de las pirámides medulares renales y de las papilas, debido a diversas enfermedades asociadas y toxinas que actúan sinérgicamente para la aparición de isquemia. La evolución clínica de la NPR es variable, dependiendo del grado de deterioro vascular, la presencia de factores causales asociados, la salud general del paciente, la bilateralidad de la afectación y, sobre todo, el número de papilas afectadas.

1. La NPR puede producir infección secundaria de focos necróticos descamados, depósito de cálculos, o separación y finalmente desprendimiento de las papilas, con obstrucción aguda inminente del aparato urinario.
2. La NPR es potencialmente desastrosa y, cuando hay afectación bilateral u obstrucción de un riñón único, puede producir insuficiencia renal. Las secuelas infecciosas de la NPR son más graves si el paciente tiene múltiples problemas médicos, particularmente diabetes mellitus.

V. INSUFICIENCIA RENAL CRÓNICA EN PACIENTES CON CÁNCER

El éxito en el desarrollo de tratamientos médicos avanzados ha llevado a un gran aumento del número de pacientes que viven con insuficiencia renal crónica (IRC), de pacientes que viven con un cáncer tratado con éxito y de pacientes que viven con ambas enfermedades, y también con otros trastornos. En muchos países se permite que el paciente con insuficiencia renal progresiva y avanzada reciba tratamientos renales artificiales (diálisis) o trasplante renal. Se estima que en Estados Unidos hay cerca de 30 millones de personas con IRC o con riesgo de padecerla, y alrededor de 600 000 reciben tratamiento habitual con diálisis.

A. **Clasificación de la IRC**

Estadio 0 FG ≥ 90 (mL/min)/1.73 m². El paciente tiene mayor riesgo de IRC (p. ej., diabetes, hipertensión, antecedentes familiares de nefropatía). El tratamiento supone la reducción del riesgo de IRC.

Estadio 1 FG ≥ 90 (mL/min)/1.73 m². El paciente tiene alteraciones urinarias (p. ej., hematuria, proteinuria). El abordaje general supone el tratamiento de las enfermedades comórbidas y la ralentización de la progresión.

Estadio 2 FG de 60 a 89 (mL/min)/1.73 m². El tratamiento supone la estimación de la progresión.

Estadio 3 FG de 30 a 59 (mL/min)/1.73 m². El abordaje supone la evaluación y el tratamiento de las complicaciones (p. ej., tratamiento de la anemia por deficiencia de eritropoyetina, deficiencia de vitamina D e hiperparatiroidismo secundario).

Estadio 4 FG de 15 a 29 (mL/min)/1.73 m². El abordaje supone la preparación para el tratamiento sustitutivo renal (p. ej., tratamiento de la hipercalcemia, la hiponatremia y los cambios acido-básicos significativos).

Estadio 5 FG ≤ 15 (mL/min)/1.73 m²; denominada previamente insuficiencia renal terminal («IRT»). El tratamiento casi siempre precisa alguna forma de diálisis o de «tratamiento sustitutivo renal», como el trasplante renal.

B. **IRC en pacientes con cáncer.** La tasa de supervivencia a los 2 años es significativamente menor en pacientes con cáncer con insuficiencia renal que en los que no tienen IRC. Se ha planteado la hipótesis de que esta disminución de la supervivencia se relaciona con las complicaciones cardiovasculares de la IRC, y un ajuste de las dosis de los fármacos. Debido a la disponibilidad de tratamientos antineoplásicos cada vez más eficaces, los pacientes pueden mostrar IRC después de la recuperación de una IRA o como una consecuencia crónica del tratamiento.

VI. SÍNDROME NEFRÓTICO

Es una complicación inusual de las neoplasias, aunque reconocida, que puede deberse a depósitos glomerulares de amiloide, a depósito de inmunocomplejos o a mecanismos inmunitarios menos definidos.

A. **Incidencia.** Se desconoce la incidencia del síndrome nefrótico como consecuencia de procesos neoplásicos. De un 6% a un 10% de los pacientes con síndrome nefrótico muestran finalmente una neoplasia. Los pacientes con síndrome nefrótico deben ser evaluados con una anamnesis y una exploración clínica exhaustivas, junto con un hemograma completo, una radiografía de tórax y una prueba de sangre oculta en las heces, salvo que los síntomas o los signos sugieran la necesidad de pruebas adicionales. Debe realizarse una colonoscopia en aquellos pacientes de más de 50 años con antecedentes familiares de cáncer de colon. En las mujeres se realizará una mamografía y una exploración pélvica con citología de Papanicolaou como parte de la exploración sistemática.

La medición de las proteínas en la orina de 24 h es un procedimiento de referencia. La medición del cociente proteínas/creatinina urinario en una muestra de orina puntual es una prueba más rápida; habitualmente se ve un cociente de 3.5 o mayor, o una proteinuria 4+ en un análisis con tira reactiva en un paciente bien hidratado, y es diagnóstico de proteinuria en el intervalo nefrótico.

B. **Asociaciones del síndrome nefrótico.** Se asocia a muchos procesos neoplásicos, entre ellos: linfoma de Hodgkin (el más frecuente), otros muchos trastornos linfoproliferativos (entre ellos, el linfoma cutáneo de linfocitos T), timoma, carcinoma epidermoide, adenocarcinomas de pulmón, mama, riñón, glándula tiroides, cuello uterino, próstata y tubo digestivo (esófago, estómago, páncreas y colon), mesotelioma y melanoma múltiple. Se ha documentado con frecuencia una nefropatía membranosa en pacientes con enfermedad del injerto frente al huésped tras un trasplante de médula ósea.

El síndrome nefrótico puede aparecer simultáneamente con las manifestaciones clínicas de la neoplasia. Con mayor frecuencia, lo que parecen ser verdaderas asociaciones de síndrome nefrótico se observan meses antes o después de las manifestaciones del tumor. La recurrencia del tumor tratado previamente puede estar precedida por la reaparición del síndrome nefrótico varias semanas o meses antes.

C. **Tratamiento.** Puede producirse remisión del síndrome nefrótico con la eliminación parcial o completa del tumor, especialmente en el linfoma de Hodgkin. El tratamiento con corticoesteroides de un síndrome nefrótico asociado a un tumor suele ser ineficaz si dicho tumor no puede controlarse.

VII. EFECTOS RENALES DE LOS TRATAMIENTOS ANTINEOPLÁSICOS

La quimioterapia puede producir nefrotoxicidad por diversos mecanismos. Los factores que pueden potenciar la disfunción renal y contribuir a la capacidad nefrotóxica de los antineoplásicos incluyen depleción del volumen intravascular, uso concomitante de otros fármacos nefrotóxicos o de medios de contraste radiográfico iónicos en pacientes con o sin disfunción renal previa, obstrucción del aparato urinario relacionada con el tumor y nefropatía intrínseca idiopática o relacionada con otras comorbilidades o con el propio cáncer.

A. **Síndrome de lisis tumoral (SLT)**
   1. **Mecanismo.** El SLT es una urgencia oncológica que está producida por una lisis masiva de células tumorales con liberación de grandes cantidades de potasio, fosfato y ácidos nucleicos hacia la circulación sistémica. La hiperuricemia es una consecuencia del catabolismo de los ácidos nucleicos purínicos a hipoxantina y xantina y después a ácido úrico por la vía de la enzima xantina oxidasa. El ácido úrico es poco soluble en agua, particularmente en el entorno habitualmente ácido de los túbulos distales y del sistema colector renal. La producción y la excreción excesivas de ácido úrico en el SLT pueden dar lugar a precipitación y depósito de cristales en los túbulos renales y nefropatía aguda por ácido úrico con IRA. La hiperfosfatemia con depósitos de fosfato cálcico en los túbulos renales también puede producir IRA.

   El SLT se produce la mayoría de las veces después del inicio del tratamiento citotóxico en pacientes con tumores que tienen una elevada tasa de proliferación, una gran masa tumoral y una elevada sensibilidad al tratamiento citotóxico (es decir, particularmente linfomas de alto grado y leucemia linfoblástica aguda).

2. **Manifestaciones.** Los síntomas asociados al SLT reflejan en gran medida las alteraciones metabólicas asociadas (hiperpotasemia, hiperfosfatemia e hipocalcemia). Entre ellas se encuentran: náusea, vómito, diarrea, anorexia, letargo, hematuria, insuficiencia cardiaca, arritmias cardiacas, convulsiones, calambres musculares, tetania, síncope y posiblemente muerte súbita.
3. **Prevención.** El mejor tratamiento del SLT es la prevención. La pauta preventiva supone la hidratación i.v. intensiva y la administración de fármacos hipouricemiantes (alopurinol, rasburicasa o febuxostat). Febuxostat se puede administrar a dosis completa en la insuficiencia renal y hepática.
    a. Se recomienda la **hidratación i.v.** antes del tratamiento en todos los pacientes con riesgo intermedio o elevado de SLT. El objetivo es la inducción de una diuresis elevada de 80-100 mL/m^2/h, que minimice la probabilidad de precipitación de ácido úrico en los túbulos. Los líquidos de hidratación recomendados son cloruro sódico al 5% de dextrosa/0.45% y cloruro de sodio al 0.9% en pacientes hiponatrémicos. La furosemida se puede utilizar para mantener la producción urinaria.
    b. **Alcalinización urinaria.** Hay controversia sobre la utilidad de la alcalinización urinaria con bicarbonato sódico (para mantener el pH urinario en un valor tan elevado como 7, porque los cristales de ácido úrico tienen mayor probabilidad de formarse en un entorno urinario ácido). El uso de bicarbonato sódico está indicado claramente sólo en pacientes con acidosis metabólica.
    c. **Fármacos hipouricemiantes**
        (1) El **alopurinol** es un análogo de la hipoxantina que inhibe competitivamente la xantina oxidasa, y de esta manera bloquea el metabolismo de la hipoxantina y la xantina a ácido úrico. La dosis habitual de alopurinol en adultos es de 100 mg/m^2 cada 8 h (máximo 800 mg/día), generalmente se inicia de 24 h a 48 h antes del comienzo de la quimioterapia de inducción, y se mantiene hasta que se produzca la normalización de la concentración plasmática de ácido úrico y de otros datos de laboratorio de lisis tumoral (p. ej., aumento de la concentración plasmática de lactato deshidrogenasa).
        (2) La **rasburicasa** (urato oxidasa recombinante) se tolera bien, reduce rápidamente la concentración de ácido úrico y es eficaz en la prevención y el tratamiento de la hiperuricemia en el SLT. La reducción rápida de la concentración plasmática de ácido úrico contrasta con el efecto del alopurinol, que reduce la formación de ácido úrico y, por tanto, no reduce de manera aguda la concentración plasmática de ácido úrico. La dosis recomendada de rasburicasa es de 0.15-0.2 mg/kg 1 vez/día durante 5 días. Sin embargo, dosis menores (3-6 mg), o una duración más corta del tratamiento (o incluso una única dosis), pueden ser eficaces en algunos pacientes, lo cual depende de si la indicación es la prevención del SLT o el tratamiento del SLT ya establecido. Se recomienda la rasburicasa mejor que el alopurinol si la concentración de ácido úrico antes del tratamiento es ≥7.5 mg/dL y para los pacientes de alto riesgo. La rasburicasa está **contraindicada** en mujeres gestantes o lactantes y en pacientes con deficiencia de glucosa-6-fosfato deshidrogenasa (G6PD) porque el peróxido de hidrógeno, un producto generado por la degradación del ácido úrico, puede producir anafilaxia, hemólisis grave y metahemoglobinemia en pacientes con deficiencia de G6PD.
        (3) El **febuxostat** es un inhibidor de la xantina oxidasa más potente, que se puede administrar en la insuficiencia renal. Los datos no son claros si es superior al alopurinol. El febuxostat es 500 veces más potente que el alopurinol. No es necesario modificar la dosis en la insuficiencia renal y hepática. Sin embargo, en algunos casos puede ser necesario administrar colquicina para prevenir la gota aguda porque el fármaco reduce rápidamente el ácido úrico.

4. El **tratamiento de los trastornos electrolíticos** se comenta en el capítulo 28.
B. **Puede producirse nefritis por radiación** desde 6 a 12 meses hasta varios años después de dosis renales mayores de 2 000 cGy, dependiendo de la dosis y de la proporción de tejido renal irradiado. Los casos con un inicio más temprano se pueden manifestar como hipertensión grave o maligna, proteinuria <2 g/día y sedimento urinario activo con hematuria microscópica y cilindros granulares. Los casos de aparición tardía pueden simular una nefritis intersticial crónica con un sedimento urinario poco llamativo, posible pérdida de sal o hipoaldosteronismo hiporreninémico. El tratamiento de ambas manifestaciones supone el control de la PA cuando esté elevada.
C. **La púrpura trombocitopénica trombótica/síndrome hemolítico-urémico (PTT-SHU) inducida por fármacos** se discute en el capítulo 35. El mecanismo basado en qué fármacos están desencadenando el desarrollo de PTT-SHU es debido bien a los efectos citotóxicos sistémicos o a través de reacciones inmunomediadas.
  1. **Toxicidad sistémica** (parece relacionarse con la dosis acumulada del fármaco). Mitomicina C, gemcitabina, cisplatino con o sin bleomicina, ciclosporina, tacrolimús, los nuevos tratamientos dirigidos (pazopanib, bevacizumab y sunitinib), y uso de radioterapia y quimioterapia a dosis elevadas antes del trasplante de células madre hematopoyéticas.
  2. **De mecanismo inmunitario.** Quinina, ticlopidina y, con menos frecuencia, clopidogrel.
D. **Síndrome del ácido retinoico.** Puede haber infiltración del riñón por leucocitos, lo que produce IRA como parte del síndrome del ácido retinoico, que está producido por el tratamiento de la leucemia promielocítica aguda con ácido todo-*trans*-retinoico (*v.* cap. 26). El síndrome responde a los corticoesteroides.
E. **Nefrotoxicidad del cisplatino**
  1. Entre los **mecanismos** están la toxicidad sobre las células epiteliales tubulares, la vasoconstricción de la microvasculatura renal y sus efectos proinflamatorios. La nefrotoxicidad por el cisplatino también parece estar mediada por el transportador de cationes orgánicos (hOCT2). Las concentraciones plasmáticas máximas de platino libre elevadas se asocian a aumento del riesgo de IRA. La incidencia y la gravedad de la insuficiencia renal aumentan con ciclos posteriores, y finalmente se puede hacer irreversible. El cisplatino también se puede asociar a una microangiopatía trombótica con datos de PTT-SHU cuando se administra con bleomicina.
  2. **Manifestaciones.** La manifestación más importante de la nefrotoxicidad por cisplatino es la insuficiencia renal, que puede ser progresiva. Otras manifestaciones renales son pérdida urinaria de magnesio y de sal, glucosuria y aminoaciduria (síndrome de tipo Fanconi).
  3. **Prevención.** El abordaje estándar para prevenir la nefrotoxicidad inducida por cisplatino es la administración de suero salino isotónico i.v. para establecer un flujo urinario de al menos 100 mL/h en las 2 h previas y las 2 h siguientes a la administración de la quimioterapia.
    a. No está clara la pauta de hidratación óptima para prevenir la nefrotoxicidad asociada a la administración de cisplatino. A menudo se utiliza manitol para inducir la diuresis, aunque no hay datos claros de que esto sea necesario. Generalmente no es necesaria la adición de furosemida salvo que haya datos de sobrecarga de líquidos.
    b. Puede tratarse a los pacientes con tumores intraperitoneales con cisplatino o carboplatino intraperitoneal para alcanzar concentraciones locales elevadas del fármaco y concentraciones plasmáticas relativamente bajas. En esta situación se puede administrar **tiosulfato sódico** i.v. simultáneamente para que se una covalentemente al platino que entre en la circulación sistémica. El complejo resultante no produce toxicidad sistémica ni renal, y tampoco tiene efecto antitumoral.
    c. Debe evitarse la administración simultánea de otros fármacos potencialmente nefrotóxicos, como aminoglucósidos, antiinflamatorios no esteroideos y medios de contraste yodados.

d. En general se debe evitar el cisplatino en pacientes con una concentración plasmática de creatinina > 1.5 mg/dL o un FG estimado < 50 mL/min. Las posibles excepciones son cuando el cisplatino tiene una utilidad curativa demostrada, como en los pacientes con cáncer testicular.

F. **Nefrotoxicidad por ifosfamida**
   1. **Mecanismos.** Estudios *in vitro* indican que el metabolito cloroacetaldehído es tóxico para las células tubulares, al contrario que el fármaco original y que el otro metabolito, acroleína. Otro posible mecanismo de la toxicidad puede ser la depleción de energía por lesión mitocondrial.
   2. **Manifestaciones.** Aunque la ifosfamida puede producir una reducción leve del FG, la lesión renal se manifiesta principalmente por uno o más de los siguientes signos de disfunción tubular:
      a. Deterioro del funcionamiento tubular proximal, que se manifiesta por glucosuria renal, aminoaciduria, proteinuria tubular (es decir, proteínas de bajo peso molecular pero no albúmina) y un gran aumento de la excreción de β-2-microglobulina.
      b. Hipofosfatemia inducida por disminución de la reabsorción de fosfato en el túmulo proximal.
      c. Pérdida renal de potasio.
      d. Acidosis metabólica con hiato aniónico sano (hiperclorémica) por acidosis tubular renal distal (tipo 1) o proximal (tipo 2).
      e. La poliuria por diabetes insípida nefrógena (es decir, resistencia a la ADH) da lugar a una orina diluida y es relativamente poco frecuente. Cuando se produce poliuria, la mayoría de las veces es una respuesta adecuada al tratamiento con suero salino isotónico que produce diuresis de sodio.
   3. **Prevención.** El pilar de la prevención de la nefrotoxicidad por ifosfamida es reducir la dosis acumulada del fármaco. El riesgo de nefrotoxicidad es bajo con dosis acumuladas de ifosfamida de 60 g/m^2 o menores, y cuando se produce toxicidad generalmente es leve a moderada. El tratamiento con mesna reduce el riesgo de cistitis hemorrágica, pero no está claro si reduce el riesgo de nefrotoxicidad.

G. **Nefrotoxicidad por metotrexato (MTX)**
   1. **Mecanismos.** El MTX se elimina principalmente por los riñones, y cerca del 90 % se excreta sin modificaciones por la orina. Por tanto, cualquier reducción del FG dará lugar a concentraciones plasmáticas elevadas del fármaco de manera sostenida, que pueden inducir mielotoxicidad u otros efectos tóxicos. A dosis bajas el MTX no es nefrotóxico. Sin embargo, cuando se administra en dosis elevadas, puede precipitar en los túbulos e inducir directamente lesiones tubulares, así como provocar una disminución transitoria del TFG después de cada dosis, con recuperación completa en 6 h a 8 h.
   2. **Manifestaciones.** La IRA inducida por MTX habitualmente no es oligúrica, y es reversible en casi todos los casos en 1 a 3 semanas. El principal riesgo de la insuficiencia renal inducida por MTX es que hay una grave disminución de la eliminación del MTX, lo que da lugar a un retraso en la excreción del fármaco, concentraciones plasmáticas mayores de lo esperado y aumento de la toxicidad sistémica.
   3. **Prevención.** La probabilidad de insuficiencia renal inducida por MTXDE se puede minimizar (aunque no eliminar) con hidratación, tanto para mantener un flujo urinario elevado como para reducir la concentración de MTX en el líquido tubular, y con la alcalinización de la orina hasta un pH cercano a 7.0.

H. **Nefrotoxicidad de los bisfosfonatos**
   1. **Mecanismos**
      a. El **pamidronato** se ha asociado a aparición de síndrome nefrótico por diferentes mecanismos, como glomeruloesclerosis segmentaria focal colapsante. La mayoría de los casos se han descrito en pacientes con mieloma múltiple.
      b. **Ácido zoledrónico.** La insuficiencia renal significativa atribuible al ácido zoledrónico es poco frecuente, y aparentemente se asocia especialmente a dosis

mayores y a duraciones de la infusión < 15 min. El mecanismo de la nefrotoxicidad parece ser diferente al que se observa en pacientes tratados con pamidronato.
2. **Tratamiento y prevención.** Debe medirse la creatinina plasmática antes de cada una de las dosis de pamidronato o ácido zoledrónico. Por lo demás, una hiperazoemia no explicada (aumento ≥ 0.5 mg/dL de la creatinina plasmática o una concentración absoluta > 1.4 mg/dL en pacientes con valores iniciales sanos) debe llevar a la interrupción transitoria del bisfosfonato.
   a. **Reinicio de los bisfosfonatos.** Puede plantearse el aumento del tiempo de infusión del pamidronato hasta más de 2 h, y el del ácido zoledrónico de 30 min a 60 min, cada 4 semanas si el funcionamiento renal vuelve hasta un valor que se diferencie menos del 10% del valor inicial.
   b. **Hipocalcemia.** La mayoría de los pacientes que reciben bisfosfonatos de potencia elevada no muestran hipocalcemia por los mecanismos compensadores. Sin embargo, en algunos casos estos mecanismos compensadores pueden estar bloqueados (p. ej., paratiroidectomía previa, concentración baja de vitamina D, hipoparatiroidismo hipomagnesémico, insuficiencia renal) y se produce hipocalcemia.

I. **Otros fármacos quimioterápicos potencialmente nefrotóxicos**
   1. El **carboplatino** puede producir lesión tubular aguda que se manifiesta por hipomagnesemia y pérdida recurrente de sal, aunque raras veces produce IRA.
   2. Los **alcaloides de la vinca** pueden producir hiponatremia porque inducen síndrome de secreción inadecuada de vasopresina (SIADH, *syndrome of inappropriate antidiuretic hormone*).
   3. Las **nitrosoureas** pueden producir nefritis intersticial con insuficiencia renal progresiva por esclerosis glomerular y fibrosis tubular. La estreptozocina produce con frecuencia proteinuria, al igual que otros síndromes tubulares, por lesión tubular proximal.

J. **Anticuerpos monoclonales**
   1. Los **inhibidores de la vía del factor de crecimiento endotelial vascular (FCEV), bevacizumab, aflibercept y ramucirumab,** pueden causar hipertensión, proteinuria o síndrome nefrótico. El mecanismo parece ser la microangiopatía trombótica renal. Los estudios muestran que la hipertensión preexistente es un factor de riesgo significativo para el desarrollo de hipertensión con esta terapéutica.

   Debe revisarse la presión sanguínea antes de la administración de cualquier fármaco anti-FCEV, vigilarla de manera regular después de iniciar el tratamiento, y luego cada 2 o 3 semanas siempre y cuando la presión sanguínea permanezca estable. En pacientes que reciben inhibidores de la angiogenia, el límite superior de la presión sanguínea es 140/90 mm Hg. A menudo, la hipertensión causada por estos fármacos se maneja con facilidad mediante los antihipertensivos habituales. Se prefieren los inhibidores de la enzima convertidora de angiotensina (ECA), ya que suman a su efecto hipotensor el beneficio de disminuir la proteinuria. Pueden requerirse otros fármacos antihipertensivos para controlar la presión sanguínea. Los nitratos pueden aumentar la producción de óxido nítrico y causar vasodilatación, y de ese modo facilitar el control de la presión sanguínea. En pacientes que desarrollan una urgencia hipertensiva o una encefalopatía, se recomienda suspender el tratamiento.

   Antes de recibir una terapéutica antiangiógena, debe practicarse un examen general de orina (EGO) de detección para detectar una probable proteinuria. Si se descubre una proteinuria grado 1+, debe cuantificarse su excreción mediante el cociente albúmina/creatinina. Se recomienda referir a un nefrólogo para evaluación adicional y para el tratamiento de alguna nefropatía crónica (NC). En caso de que se desarrolle proteinuria durante el tratamiento, si el nivel es ≥ 2 g/24 h, las directrices actuales recomiendan suspender el fármaco antiangiógeno hasta que las proteínas urinarias sanen. La proteinuria de espectro nefrótico y la microangiopatía trombótica son razones para suspender el tratamiento.

2. Los **inhibidores de la vía del receptor del factor de crecimiento epidérmico** (**EGFR,** *Epidermal growth factor receptor*)**, panitumumab, cetuximab y necitumumab** pueden causar hipomagnesemia e hipopotasemia. El mecanismo de la hipomagnesemia parece ser por consumo renal. En pacientes que reciben anticuerpos frente al EGFR, se indica el manejo cuidadoso de esta entidad debido a las potenciales arritmias cardiacas graves. Las cifras séricas de magnesio deben vigilarse con regularidad, y determinarse la frecuencia por la gravedad del déficit. La restitución intravenosa es la manera más efectiva. La amilorida es un diurético ahorrador de potasio que ha mostrado aumentar el nivel sérico de magnesio y puede ser una opción en pacientes normovolémicos y normotensos que toman cetuximab. Por lo general, la hipomagnesemia se resuelve en 4 a 6 semanas después de suspender el tratamiento. El mecanismo de la hipopotasemia puede deberse a efectos tóxicos directos sobre los riñones. Otro factor contribuyente puede ser la hipomagnesemia concurrente.

K. **Tratamientos con objetivos moleculares**
   1. **Inhibidores de la tirosina cinasa (TKI).** Con todos estos inhibidores se ha observado disfunción renal con proteinuria, hiponatremia, hipofosfatemia y aumento de la creatinina. La patología de la toxicidad renal puede deberse a microangiopatía trombótica, nefritis intersticial aguda, NTA, glomerulonefritis y glomeruloesclerosis segmentaria focal.
      a. El **sorafenib y sunitinib** pueden causar proteinuria o síndrome nefrótico. El mecanismo parece ser la microangiopatía trombótica renal. Hay informes de casos sobre la aparición de nefritis intersticial aguda causante de IRA confirmados por biopsia. Los pacientes requieren vigilancia regular y si los resultados de laboratorio muestran proteinuria, en especial en el espectro nefrótico, debe disminuirse la dosis o suspenderse el medicamento. Otros TKI antiangiógenos como **pazopanib, lenvatinib y axitinib** se relacionan con proteinuria asintomática.
      b. El **imatinib** y el **dasatinib** pueden causar IRA por el desarrollo de un SLT que conduce al depósito de ácido úrico en los túbulos colectores. Otro mecanismo postulado parece ser el desarrollo de daño tubular en la forma de vacuolización por NTA y síndrome parcial de Fanconi con vacuolas apicales en algunas células tubulares. El imatinib puede inhibir la proliferación renal de las células del mesangio dependientes del factor de crecimiento derivado de plaquetas (FCDP) de manera dependiente de la dosis y puede entorpecer la reparación tubular, lo que resulta en el desarrollo de NTA. En los pacientes con mayor riesgo de desarrollar IRA, es necesaria la vigilancia estrecha. Debe emplearse la menor dosis posible de este fármaco ya que algunos de los efectos dependen de la dosis. La prevención de la nefrotoxicidad también comprende evitar la administración concomitante de fármacos nefrotóxicos, prevenir la deshidratación y prescindir de los diuréticos de asa. También se puede suscitar una hipofosfatemia secundaria a la inhibición de la reabsorción tubular de fósforo. Debe tratarse de manera intensa por sus posibles efectos en el metabolismo óseo. La administración de vitamina D puede atenuar los efectos del hipoparatiroidismo y de la hipopotasemia y debe tenerse en cuenta en pacientes con un nivel bajo de esta vitamina. El calcitriol puede ser una mejor opción en pacientes con deficiencia grave de fosfato, ya que los suplementos orales de fosfato tienen potencial para unirse al calcio de la dieta. Se ha observado una disminución del FG en pacientes también tratados con **bosutinib.**
      c. **Ibrutinib.** El tratamiento con este fármaco se relaciona con casos de insuficiencia renal grave, por lo que la creatinina debe revisarse de manera periódica.
   2. **Inhibidores de la DmR**
      a. El **everolimús** puede causar proteinuria, aunque el mecanismo es dudoso; una posibilidad puede ser la producción disminuida de FCEV que se observa en los podocitos, lo que conduce al daño de estos. Otros mecanismos propuestos incluyen la expresión disminuida de cubilina y megalina, que intervienen en la endocitosis de proteínas como la albúmina en el túbulo proximal, lo

que conduce a una captación disminuida y a la proteinuria secundaria. Los pacientes que reciben el tratamiento DmR deben vigilarse con regularidad por el desarrollo de proteinuria. La forma leve puede manejarse con un inhibidor de la ECA o un bloqueador de los receptores de la angiotensina en conjunto con pautas dietéticas y modificaciones del estilo de vida dirigidas a controlar la presión sanguínea. La proteinuria se resuelve después de suspender el fármaco agresor sin secuelas permanentes en los riñones. Los enfermos que desarrollan glomeruloesclerosis segmentaria focal y glomerulonefritis membranoproliferativa pueden beneficiarse con la plasmaféresis.

L. **Inhibidores de los puntos de control: ipilimumab (anticuerpos anti-CTLA-4), nivolumab y pembrolizumab (anticuerpos anti-MP-1), avelumab, atezolizumab, durvalumab (anticuerpos anti-PD-L1).**

Esta clase de medicamentos aumenta la respuesta inmunitaria y conduce a resultados adversos de tipo inmunitario por inmunidad celular o autoinmunidad. Aunque rara, se ve una lesión renal relacionada con el tratamiento en del 0% al 4% de los casos, que incluye creatinina elevada, autoinmunidad, nefritis intersticial y síndrome nefrótico. Se indican esteroides cuando la gravedad de los resultados adversos de tipo inmunitario justifica la reversión.

El daño renal por ipilimumab se vincula por lo general con reacciones de hipersensibilidad, como exantema, fiebre y eosinofilia. Se ve daño renal dentro de las 3 semanas siguientes al inicio de la terapéutica y se muestra como empeoramiento súbito de la función renal acompañada de proteinuria leve y EGO anómalo, pero con presión sanguínea normal y ausencia de edema.

Un mecanismo indirecto de insuficiencia renal por estos inhibidores de los puntos de control es la rabdomiólisis inmunitaria, ya que los productos de la descomposición muscular pueden precipitarse en los riñones y conducir a trastornos de la función renal. Es una complicación rara pero bien descrita y comprobada en la práctica clínica. En tales casos, es necesaria la determinación sérica de CK, aldolasa, troponina y mioglobina urinaria.

RECONOCIMIENTOS

Los autores desean agradecer a los Dres. Kenneth S. Kleinman y Dennis A. Casciato, que contribuyeron significativamente a versiones anteriores de este capítulo.

Lecturas recomendadas

Abbas A, et al. Renal toxicities of targeted therapies. *Target Oncol* 2015;10:487.
Aspelin P, et al. Nephrotoxic effects in high-risk patients undergoing angiography. *N Engl J Med* 2003;348:491.
Cairo MS, et al. Recommendations for the evaluation of risk and prophylaxis of tumour lysis syndrome (TLS) in adults and children with malignant diseases: an expert TLS panel consensus. *Br J Haematol* 2010;149:578.
Coresh J, Selvin E, Stevens LA, et al. Prevalence of chronic kidney disease in the United States. *JAMA* 2007;298:2038.
Cortes J, Moore JO, Maziarz RT, et al. Control of plasma uric acid in adults at risk for tumor lysis syndrome: efficacy and safety of rasburicase alone and rasburicase followed by allopurinol compared with allopurinol alone—results of a multicenter phase III study. *J Clin Oncol* 2010;28:4207.
Giraldez M, Puto K. A single, fixed dose of rasburicase (6 mg maximum) for treatment of tumor lysis syndrome in adults. *Eur J Haematol* 2010;85:177.
Janus N, et al. Proposal for dosage adjustment and timing of chemotherapy in hemodialyzed patients. *Ann Oncol* 2010;21:1395.
Kapoor M, Chan G. Malignancy and renal disease. *Crit Care Clin* 2001;17:571.
Kini A, et al. A protocol for prevention of radiographic contrast nephropathy during percutaneous coronary intervention: effect of selective dopamine receptor agonist fenoldopam. *Catheter Cardiovasc Interv* 2002;55(2):169.

Kintzel PE. Anticancer drug-induced kidney disorders. *Drug Saf* 2001;24:19.
Kintzel PE, et al. Anti-cancer drug renal toxicity and elimination: dosing guidelines for altered renal function. *Cancer Treat Rev* 1995;21:33.
Klag MJ, Whelton PK, Randall BL, et al. Blood pressure and end-stage renal disease in men. *N Engl J Med* 1996;334:13–18.
Launay-Vacher V. Epidemiology of chronic kidney disease in cancer patients: lessons from the IRMA study group. *Semin Nephrol* 2010;30:548.
National Kidney Foundation. K/DOQI clinical practice guidelines for chronic kidney disease: evaluation, classification, and stratification. *Am J Kidney Dis* 2002;39:S1.
Spain L, et al. Management of toxicities of immune checkpoint inhibitors. *Cancer Treat Rev* 2016;44:51.
Tepel M, et al. Prevention of radiographic-contrast-agent-induced reductions in renal function by acetylcysteine. *N Engl J Med* 2000;343:180.
Weber JS, et al. Toxicities of Immunotherapy for the practitioner. *J Clin Oncol* 2015;33:2092.

33 Complicaciones neuromusculares
Yoshie Umemura y Lisa M. DeAngelis

I. METÁSTASIS CEREBRALES
A. Patogenia
1. **Incidencia.** Las series necrópsicas muestran que el 25 % de los pacientes que fallecen por cáncer muestran metástasis intracraneales; el 15 % tienen metástasis encefálicas y el 10 % muestran metástasis durales y leptomeníngeas.
2. **Tumor de origen.** El tumor que con mayor frecuencia causa metástasis encefálicas es el cáncer de pulmón, que es responsable de casi la mitad de ellas. Las metástasis encefálicas causadas por tumores pulmonares pueden aparecer al principio de la evolución de la neoplasia, y su diagnóstico es sincrónico (p. ej., antes o simultáneamente que el tumor primario) en alrededor de una tercera parte de los casos. Otros tipos de tumores que suelen causar este tipo de metástasis son el cáncer renal, el cáncer de mama y el melanoma (cada uno de los cuales comprende el 20 %, el 5 % y el 10 % de los casos, respectivamente), junto con metástasis procedentes de orígenes primarios desconocidos (5 %). Los carcinomas del tubo digestivo, de ovario y de útero raras veces producen metástasis intracerebrales.
3. **Mecanismo.** La diseminación del tumor al sistema nervioso central (SNC) suele ser por vía hematógena, y la distribución de las lesiones se encuentra en paralelo con la distribución de flujo arterial. De las metástasis encefálicas, el 80 % es supratentorial, el 15 % es cerebelosa y el 5 % se encuentra en el tronco encefálico. Sin embargo, las metástasis de algunas localizaciones primarias tienen predilección por alguna región encefálica. Por ejemplo, el cáncer de colon y las neoplasias pélvicas tienden a producir metástasis en la fosa posterior, mientras que el cáncer de pulmón suele hacerlo en el compartimento supratentorial. Alrededor del 50 % de las metástasis son solitarias, especialmente las de los cánceres de pulmón, riñón y colon; las metástasis del melanoma y del cáncer de mama tienden a ser múltiples. Las metástasis pueden ser sólidas, quísticas o hemorrágicas (especialmente las del coriocarcinoma, melanoma y del carcinoma tiroideo).

B. Evolución natural.
Sin tratamiento, los tumores cerebrales metastásicos causan una alteración neurológica progresiva que conduce al coma y a la muerte; la mediana de la supervivencia es de sólo 1 mes. Alrededor de la mitad de los pacientes con metástasis encefálicas fallece de su enfermedad neurológica, y el resto por causas sistémicas. Entre los pacientes tratados, la mediana de la supervivencia total es amplio de 3 a 25 meses dependiendo del número de metástasis, presencia de enfermedad sistémica activa y variedad de opciones terapéuticas.

C. Cuadro clínico.
Las metástasis pueden causar una disfunción cerebral focal o generalizada cuando se manifiestan. Los síntomas suelen aparecer lentamente y progresan en unas semanas. En ocasiones el inicio es repentino si se produce una hemorragia aguda en la metástasis.
1. **Signos y síntomas generalizados.** La cefalea y la alteración del estado mental se observan cada uno de ellos en el 50 % de los pacientes. Otros signos no localizados son los síntomas de aumento de la presión intracraneal, como el papiledema, las náuseas y los vómitos.
2. Los **síntomas** y los **signos focales,** entre ellos la hemiparesia, los defectos de los campos visuales y la afasia, dependen de la localización de la metástasis.
3. Las **convulsiones** son la manifestación inicial en un 20 % de los pacientes.

4. **Diagnóstico diferencial.**
   a. La **encefalopatía metabólica,** como la debida a hiponatremia, hipercalcemia, hipoxemia, uremia, encefalopatía hepática e hipotiroidismo.
   b. La **encefalopatía inducida por fármacos** como los analgésicos, los sedantes, los glucocorticoesteroides, los quimioterápicos y otros.
   c. Las **infecciones del SNC,** como las meningitis bacterianas y micóticas, la encefalitis herpética, la leucoencefalopatía multifocal progresiva y el absceso cerebral (*v.* cap. 36).
   d. **Carencias nutricionales,** como la encefalopatía de Wernicke.
   e. **Enfermedad cerebrovascular (ECV),** debido a trastornos trombóticos y coagulación intravascular diseminada (CID).
   f. **Trastornos paraneoplásicos** (*v.* sec. V).
D. **Evaluación.** La prueba óptima para detectar las metástasis encefálicas es la RM. Sólo debe utilizarse la TC si la RM no es factible (p. ej., pacientes con marcapasos). La mayoría de los tumores metastásicos mejoran tras la administración de un medio de contraste, y en todos los pacientes deben realizarse ambos tipos de estudio, con y sin contraste. Otras lesiones detectables por TC o RM que pueden parecer metástasis encefálicas son los abscesos cerebrales, una afección parasitaria y, en ocasiones, un accidente cerebrovascular. La punción lumbar no es útil para el diagnóstico, y con frecuencia está contraindicada.
E. **Tratamiento.** El objetivo del tratamiento de los pacientes con metástasis encefálicas es aliviar los síntomas neurológicos y prolongar la supervivencia. Las recomendaciones terapéuticas exactas dependen de la histología del tumor, del grado de diseminación general del mismo y del estado general del paciente.
   1. La **dexametasona,** generalmente 10 mg i.v. seguidos de 2 mg a 4 mg v.o. o i.v. cada 6 h, produce una espectacular regresión de los déficits neurológicos y mejora la cefalea. La dexametasona no es necesaria en los pacientes asintomáticos. En la mayoría de los pacientes los esteroides pueden reducirse una vez que se ha administrado el tratamiento definitivo.
   2. El **tratamiento anticonvulsivo** debe administrarse sólo a los pacientes que muestran convulsiones. Las mejores opciones son los antiepilépticos que no inducen al sistema microsómico hepático, como levetiracetam, lacosamida o lamotrigina, entre otros. Los anticonvulsivos profilácticos no son útiles en pacientes con metástasis cerebrales. No protegen frente a futuras crisis convulsivas, se asocian a frecuentes efectos secundarios y pueden estimular el metabolismo de muchos antineoplásicos y, por tanto, reducir su eficacia.
   3. La **radioterapia (RT)** es el tratamiento de referencia para metástasis múltiples o no extirpables, y para lesiones demasiado grandes para la radiocirugía. Es paliativo y puede ser útil cuando tanto el SNC como la enfermedad sistémica están progresando. El campo suele englobar todo el encéfalo, con una dosis recomendada de 3 000 cGy en 10 fracciones diarias.
   4. La **cirugía** proporciona una gran mejora de la supervivencia en los pacientes con una sola metástasis cerebral. La mediana de la supervivencia en los pacientes tratados quirúrgicamente es de 9 a 16 meses, y el 12 % de los pacientes sobrevive 5 años o más. Los candidatos a la resección quirúrgica deben tener una o, posiblemente, dos metástasis cerebrales, y una enfermedad sistémica limitada o controlada. Se considera también la resección quirúrgica en otros casos, de forma individualizada, y puede verse influida por la necesidad de llegar a un diagnóstico histológico. La RT encefálica total y radiocirugía tras la resección quirúrgica mejora el control de la afección del SNC, pero no prolonga la supervivencia.
   5. **Radiocirugía.** Administra una gran dosis de radiación sobre un objetivo bien definido; la curva de dosis de esta técnica asegura que se administra poca radiación sobre los tejidos circundantes. La radiocirugía puede administrarse con la misma eficacia mediante un bisturí de rayos γ, bisturí cibernético o un acelerador lineal. Se trata de un procedimiento ambulatorio, eficaz y mínimamente invasor,

que constituye una opción terapéutica para los pacientes con una a tres o posiblemente más metástasis intracraneales. La radiocirugía puede utilizarse en lugar de la resección quirúrgica o la RT encefálica total, o como complemento a uno u otro tratamiento. Las tasas de control local parecen ser iguales con la cirugía que con la radiocirugía. Esta última ofrece una ventaja en las metástasis a las que no se puede acceder quirúrgicamente, las metástasis múltiples y los tipos de tumor que no responden a la RT habitual (p. ej., el carcinoma de células renales o el melanoma), en los que el control por radiocirugía parece ser superior. Debe limitarse esta técnica a lesiones de ≤ 3 cm de diámetro, y en ocasiones puede producir una radionecrosis asintomática o una dependencia prolongada de los corticoesteroides.
6. **Quimioterapia.** Los antineoplásicos se usan principalmente para tratar metástasis cerebrales en la recurrencia o, en ocasiones, en lesiones asintomáticas encontradas en una RM sistemática. Se han documentado respuestas en pacientes con cáncer de mama metastásico, carcinoma microcítico de pulmón (CMP) y linfoma. Se seleccionan pautas eficaces según el tumor primario subyacente y los tratamientos que el paciente recibió anteriormente.

El tratamiento dirigido ha demostrado ser eficaz frente a las metástasis en el SNC que contienen mutaciones sensibilizadoras, como erlotinib en el cáncer no microcítico de pulmón (CNMP) con mutaciones de EGFR (*epidermal growth factor receptor*), lapatinib y capecitabina en el cáncer de mama positivo para *HER2* o los inhibidores de BRAF en melanomas con mutaciones de BRAF. La inmunoterapia como el ipilimumab y el nivolumab son opciones terapéuticas adicionales para los pacientes con metástasis cerebrales por melanoma o cáncer de pulmón.

II. METÁSTASIS MENÍNGEAS

A. **Patogenia**
 1. **Incidencia.** Se han encontrado metástasis leptomeníngeas en la necropsia del 8 % de los pacientes con un proceso maligno sistémico.
 2. **Tumores asociados.** Aunque cualquier tumor sistémico puede causar metástasis en las leptomeninges, los que lo hacen con mayor frecuencia son los linfomas, la leucemia (especialmente la aguda), el carcinoma pulmonar (especialmente el microcítico), el carcinoma de mama y el melanoma.
 3. **Mecanismo.** Las metástasis en las leptomeninges se producen por diseminación hemática a través de los vasos aracnoideos o del plexo coroideo, por infiltración a lo largo de raíces nerviosas y por extensión desde el encéfalo o desde metástasis durales. Las localizaciones de las metástasis más densas suelen ser la base del encéfalo, las fisuras craneales principales y la cola de caballo.
B. **Evolución natural.** Las metástasis leptomeníngeas pueden afectar a cualquier zona del SNC que esté en contacto directo con el líquido cefalorraquídeo (LCR). El tumor puede crecer como una lámina por la superficie del encéfalo, la médula espinal, los pares craneales o las raíces nerviosas, y también puede invadir estas estructuras, causando una disfunción focal. Las células neoplásicas pueden obstruir las vellosidades aracnoideas y alterar la reabsorción del LCR, causando hidrocefalia.
C. **Cuadro clínico.** Lo característico de las metástasis leptomeníngeas son los signos neurológicos no contiguos, en múltiples niveles, y la presencia de signos neurológicos desproporcionados en relación con los síntomas del paciente. Existen cuatro cuadros clínicos iniciales básicos que pueden observarse solos o combinados; en raras ocasiones existe meningismo.
 1. **Medular.** Al menos el 50 % de los pacientes con metástasis leptomeníngeas muestra síntomas medulares. Los signos y síntomas son: dolor lumbar, dolor radicular, debilidad y entumecimiento (más de las piernas que de los brazos), y pérdida del control de los esfínteres.
 2. **Cerebral.** Alrededor de la mitad de los pacientes acuden con signos y síntomas cerebrales, como cefalea, letargo, alteración del estado mental, ataxia y crisis convulsivas (parciales y generalizadas).

3. **Pares craneales.** Los signos y síntomas son: pérdida visual, diplopía, entumecimiento facial, debilidad facial, disfagia e hipoacusia.
4. **Hidrocefalia.** Los signos y síntomas del aumento de la presión intracraneal son: cefalea, disminución del nivel de consciencia, apraxia de la marcha e incontinencia urinaria.

D. **Evaluación.** El diagnóstico de metástasis leptomeníngeas suele sospecharse por los datos clínicos, pero a veces es difícil llegar a un diagnóstico definitivo. El diagnóstico puede confirmarse por hallazgos característicos en la RM o por la demostración de la presencia de células neoplásicas en el LCR.

1. **Pruebas de diagnóstico por imagen.** Debe realizarse una RM con contraste del encéfalo y toda la columna vertebral en todos los pacientes para evaluar la extensión completa de la enfermedad. Si puede realizarse una RM, se realizará una TC craneal y una mielografía por TC de la columna. Los hallazgos definitivos en estas técnicas de neuroimagen son: nódulos en la cola de caballo, realce de los pares craneales, realce de los surcos o las cisternas, o realce de la superficie de la médula espinal. En un paciente con cáncer conocido estos hallazgos son suficientes para hacer el diagnóstico, y no es necesaria la confirmación de la presencia de células tumorales en el LCR. Los signos radiológicos de hidrocefalia comunicante o de metástasis cerebrales adyacentes a la superficie ventricular o situadas profundamente en los surcos sugieren una afectación leptomeníngea, pero necesitan un estudio de imagen raquídeo definitivo o la visualización de células tumorales en el LCR para confirmar el diagnóstico.

2. **Examen del LCR.** En el LCR se determinan las concentraciones de proteínas y glucosa, el recuento celular y la citología. Deben realizarse cultivos sistemáticos porque en el diagnóstico diferencial se incluye la meningitis infecciosa crónica. El LCR puede obtenerse por punción lumbar o, si se sospecha bloqueo raquídeo, mediante punción cervical con guía radiológica.

   a. **Presión de apertura.** Debe medirse siempre la presión de apertura para valorar la presión intracraneal. Los pacientes pueden tener una gran aumento de la PIC incluso sin hidrocefalia.

   b. **Estudios sistemáticos.** El aumento de las proteínas y la pleocitosis (generalmente linfocítica) son datos inespecíficos que se observan en el 75% de los pacientes con metástasis leptomeníngeas. En <25% se observa una concentración baja de glucosa, pero es muy indicativa cuando está presente.

   c. El **estudio citológico** confirma el diagnóstico en alrededor de la mitad de los pacientes en la primera punción lumbar. El rendimiento diagnóstico aumenta hasta un 90% en la tercera punción, pero el 10% de los pacientes seguirá sin diagnóstico. Puede resultar útil el uso de técnicas de diagnóstico molecular, particularmente en las neoplasias hematopoyéticas. La tinción inmunohistoquímica y la hibridación *in situ* fluorescente (FISH, *fluorescence* in situ *hybridization*) (es decir, en neoplasias malignas hematológicas, o para detectar la aneusomía del cromosoma 1 en tumores mamarios u otros tumores sólidos) pueden aumentar el rendimiento diagnóstico. Los estudios de citometría de flujo, que evalúan alteraciones del ADN y calculan el grado de aneuploidía, también serán de ayuda en los casos en los que se sospechen metástasis leptomeníngeas (especialmente debidas a una leucemia o un linfoma) cuando la citología del LCR no es diagnóstica.

   d. Los **marcadores tumorales** pueden ser pruebas complementarias para el diagnóstico, y son útiles para controlar la respuesta al tratamiento. Los marcadores bioquímicos específicos tumorales son: la β_2-microglobulina (leucemia y linfoma), el antígeno carcinoembrionario (tumores de pulmón, colon y mama), el antígeno oncológico 15-3 (cáncer de mama), la gonadotropina coriónica y la α-fetoproteína (tumores de células germinales) y los marcadores linfocíticos (especialmente los marcadores de linfocitos B) para diferenciar células leucémicas o linfomatosas de linfocitos normales T reactivos. Los marcadores inespecíficos que pueden estar elevados en diversos tipos tumorales son la β-glucuronidasa y la isoenzima 5 de la lactato deshidrogenasa; los marcadores más nuevos son la telomerasa y el factor de crecimiento endotelial vascular (VEGF, *vascular endothelial growth factor*). Todos los marcadores tumorales se deben medir en el plasma, y si el cociente de concentración plasmática en el LCR es <60:1, el marcador se está sintetizando en el SNC. Las metástasis cerebrales no aumentan la concentración de marcadores tumorales en el LCR.

E. **Tratamiento.** El tratamiento óptimo de la meningitis neoplásica aún no se ha establecido. La premisa básica ha sido tratar la enfermedad voluminosa o clínicamente activa con RT, y el resto del SNC con quimioterapia intratecal. Sin embargo, la quimioterapia sistémica parece tener un papel importante y puede asociarse a mejores resultados. Puede lograrse una respuesta en alrededor de la mitad de los pacientes, aunque la mediana de la supervivencia es inferior a 6 meses. Los pacientes con cáncer de mama, leucemia y linfoma son los que tienen un mejor pronóstico.

1. La **dexametasona** tiene una escasa eficacia en los pacientes con afectación leptomeníngea, salvo en los que tienen un linfoma, donde actúa como un quimioterápico. Debe evitarse su uso salvo que el paciente presente una presión intracraneal elevada.
2. La **RT** está limitada a áreas de afectación clínica, aunque la enfermedad no sea evidente en esa localización en los estudios de imagen. La dosis habitual es de 3 000 cGy administrados en 10 fracciones. Con frecuencia se alivia así el dolor y se puede lograr la estabilización neurológica del paciente. Los déficits neurológicos fijos no suelen mejorar. La RT aplicada sobre todo a SNC debe evitarse, pues se asocia a una elevada morbilidad, causa mielodepresión y la evolución del paciente no mejora.
3. La **quimioterapia intratecal** puede utilizarse para tratar todo el espacio subaracnoideo, aunque el fármaco intratecal no penetra en los nódulos de afectación subaracnoidea. Se administrará por punción lumbar o preferiblemente mediante un reservorio intraventricular (reservorio de Ommaya). El fármaco suele administrarse 2 veces a la semana hasta que no se encuentren células anómalas en el LCR, y luego se administra a intervalos progresivamente más prolongados. Deben utilizarse fármacos sin conservantes. La dosis es fija y no se calcula por metro cuadrado porque el volumen de LCR es idéntico en todos los adultos, independientemente de su tamaño. Para que la quimioterapia intratecal sea eficaz, el flujo de LCR debe tener una dinámica normal. Los pacientes con lesiones voluminosas o hidrocefalia siempre tienen una alteración del flujo del LCR, y no deberán recibir quimioterapia intratecal hasta que pueda documentarse un flujo normal del LCR mediante una gammagrafía con indio intratecal. La quimioterapia intratecal puede complicarse con una meningitis o aracnoiditis química aguda, lo que puede causar cefalea, náuseas, fiebre y rigidez de nuca, y simular una meningitis infecciosa. La aracnoiditis puede observarse con cualquier fármaco, pero es destacada con la citarabina liposómica, y debe tratarse a los pacientes con corticoesteroides durante unos días antes de cada inyección, con el fin de reducir al mínimo sus efectos adversos.
   a. Metotrexato, 12 mg 2 veces a la semana, seguido de ácido folínico de rescate.
   b. Citarabina, 30-60 mg 2 veces a la semana.
   c. Tiotepa, 10 mg 2 veces a la semana.
   d. Citarabina liposómica, 50 mg en semanas alternas.
   e. Rituximab, 25 mg 2 veces a la semana.
4. **Quimioterapia sistémica**. Tiene la ventaja de que alcanza todas las zonas de la enfermedad, penetra en lesiones voluminosas a las que no pueden llegar los fármacos por vía intratecal y no depende del flujo del LCR para alcanzar todo el espacio subaracnoideo. La elección del fármaco se basa en su capacidad de penetrar en el LCR y en el espectro de quimiosensibilidad del tumor primario. Los fármacos más utilizados son: dosis elevadas de metotrexato (≥ 3 g/m^2), dosis

elevadas de citarabina (3 g/m^2) y tiotepa. Sin embargo, se han utilizado otros muchos fármacos de forma eficaz, como la capecitabina en el cáncer de mama. Hay descripciones aisladas del efecto beneficioso del bevacizumab.

III. COMPRESIÓN EPIDURAL DE LA MÉDULA ESPINAL

La compresión epidural de la médula espinal es una urgencia neurooncológica. Ante cualquier paciente oncológico con dolor lumbar debe realizarse una evaluación inmediata y exhaustiva, y los que presenten una disfunción neurológica localizada en la médula espinal o en la cola de caballo necesitarán una evaluación y un tratamiento urgentes.

A. Patogenia

1. **Incidencia.** Alrededor del 5 % de los pacientes con cáncer muestra signos clínicos de compresión de la médula espinal.
2. **Distribución.** Alrededor del 10 % de las metástasis epidurales se produce en la columna cervical, el 70 % en la columna dorsal y el 20 % en la columna lumbosacra. Del 10 % al 40 % de los pacientes muestra un tumor epidural multifocal.
3. **Tumores responsables.** Cualquier tumor puede causar compresión de la médula espinal, aunque el cáncer de pulmón constituye el 15 % de los casos; el carcinoma de mama, el carcinoma de próstata, el carcinoma de origen desconocido, el linfoma y el mieloma suponen, cada uno, un 10 % de los casos.
4. **Mecanismos.** Un tumor llega al espacio epidural por (1) extensión directa desde una metástasis al cuerpo vertebral que crece en el espacio epidural o (2) tumor como el linfoma, puede crecer hacia el interior del conducto raquídeo a través de los agujeros de conjunción sin causar destrucción ósea. También puede producirse disminución secundaria de la vascularización, que puede causar un infarto venoso que da lugar al deterioro repentino e irreversible que se observa en algunos pacientes. La metástasis directa en el parénquima de la médula espinal es una causa poco frecuente de disfunción medular en los enfermos de cáncer.

B. Diagnóstico

1. **Evolución natural.** La progresión de la enfermedad desde la columna vertebral hasta el espacio epidural con invasión neural se manifiesta clínicamente en forma de dolor local en la espalda, seguido de síntomas radiculares y finalmente mielopatía.
    a. La etapa inicial de dolor localizado puede durar varias semanas o, en tumores como el cáncer de mama o de próstata y el linfoma, hasta varios meses.
    b. Los síntomas radiculares, como el dolor que se irradia en una distribución radicular, anuncia una progresión adicional del tumor, pero sigue siendo un síntoma relativamente temprano.
    c. Una vez que aparece la paraparesia o el entumecimiento ascendente de las extremidades inferiores, la progresión puede ser muy rápida y puede desarrollarse una mielopatía completa en unas horas.
2. El **cuadro clínico** depende del nivel de la afectación medular.
    a. **Dolor lumbar (raquialgia).** Es el síntoma inicial en > 95 % de los pacientes con compresión de la médula espinal causada por una neoplasia. El dolor es sordo y suele localizarse en la parte superior de la espalda; suele empeorar en decúbito, a diferencia del dolor por una enfermedad degenerativa en la misma zona. Puede desencadenarse fácilmente el dolor al presionar sobre el nivel espinal adecuado.
    b. **Radiculopatía.** Suele manifestarse por dolor en la distribución de un dermatoma, pero también puede incluir la pérdida sensitiva o motora en la distribución de las raíces afectadas. La afectación cervical y lumbar suele causar una radiculopatía unilateral, mientras que la afectación dorsal causa una radiculopatía bilateral y produce un dolor con una distribución en banda. El dolor de las radiculopatías dorsales puede en ocasiones ser similar al de la pleuritis, la colecistitis o la pancreatitis. El causado por las radiculopatías cervical o lumbar puede simular una hernia discal.

c. La **mielopatía** puede ocurrir rápidamente y los signos incluyen debilidad bilateral de la pierna y entumecimiento, pérdida del intestino y función de la vejiga dependiendo del nivel de afectación espinal. Como datos neurológicos asociados se encuentran: hiper-reflexia, signo de Babinski y disminución del tono del esfínter anal. La afectación en la cola de caballo suele causar retención urinaria y anestesia en silla de montar. La ataxia sin disfunción motora, sensitiva o autónoma constituye una presentación poco habitual de una compresión medular. Las metástasis en el parénquima de la médula espinal pueden causar una mielopatía sin raquialgia.

3. **Evaluación.** Dado que el pronóstico empeora cuando aparece mielopatía, el diagnóstico de las metástasis epidurales debe establecerse antes de que se inicie la lesión de la médula espinal.

   a. La **RM** es el procedimiento de elección para evaluar a los pacientes en los que se sospecha compresión medular. Esta prueba define el nivel de compresión neural y la magnitud de la afectación ósea; no es invasora y detecta con precisión otras entidades en el diagnóstico diferencial de la mielopatía. Además, pueden obtenerse imágenes de toda la columna vertebral, lo que resulta esencial en todos los pacientes con metástasis epidurales. El tumor epidural se visualiza mejor sin gadolinio. El contraste identificará la metástasis leptomeníngea o una metástasis de la médula espinal si son consideraciones diagnósticas.

   b. La **mielografía por TC** puede utilizarse si al paciente no se le puede realizar una RM. Si la mielografía muestra un bloqueo completo, el medio de contraste debe administrarse en las zonas lumbar y cervical alta para poder establecer la extensión de la enfermedad. Si se realiza la mielografía, debe enviarse siempre LCR para su estudio sistemático y un examen citológico. La mielografía está contraindicada en los pacientes con coagulopatía y puede empeorar un déficit neurológico por debajo del nivel de un bloqueo espinal completo.

4. **Diagnóstico diferencial**

   a. **Lesiones estructurales.** Hematoma epidural (puede producirse espontáneamente o tras procedimientos invasores, especialmente en pacientes con una coagulopatía), absceso epidural, hernia discal o aplastamiento vertebral osteoporótico.

   b. **Lesiones no estructurales.** Síndromes paraneoplásicos (*v.* sec. V), mielopatía por radiación (*v.* sec. VI.B.3), o síndrome de Guillain-Barré.

   c. La **raquialgia** sin hallazgos neurológicos en pacientes con pruebas de imagen normales de la columna vertebral puede deberse a metástasis leptomeníngeas, lumbosacras, del plexo braquial o retroperitoneales, las cuales pueden diagnosticarse con RM con contraste, estudios del LCR, o RM o TC corporales.

C. **Pronóstico.** La evolución mejora notablemente si el tratamiento se inicia antes de que aparezcan síntomas medulares. En general, si el paciente anda en el momento del diagnóstico, permanecerá así tras el tratamiento, pero si no puede caminar cuando se le realiza el diagnóstico, resulta menos probable que vuelva a hacerlo. Otros factores que afectan al pronóstico son el nivel de afectación de la médula espinal y la velocidad de progresión de la afectación neurológica. Los pacientes con cáncer de mama y con linfoma tienden a evolucionar mejor porque los tumores responden al tratamiento. Los pacientes con cáncer de pulmón o de próstata que no responden al tratamiento y que muestran una compresión medular que progresa rápidamente tienden a evolucionar peor.

D. **Tratamiento.** Una vez establecido el diagnóstico de tumor epidural, es esencial que la intervención terapéutica sea rápida.

1. La **dexametasona** es útil para mejorar los síntomas neurológicos y contribuye a controlar el dolor asociado a la compresión medular epidural. El tratamiento debe iniciarse inmediatamente, incluso antes de realizar pruebas para el diagnóstico, salvo que el paciente sufra un linfoma, en cuyo caso los corticoesteroides pueden

causar regresión tumoral y un resultado falsamente negativo en la RM. La dosis depende del grado de afectación neurológica. Si sólo hay radiculopatía, las dosis suelen ser de 10 mg i.v., seguidos de 4 a 8 mg i.v. o v.o. 2 veces/día. En la enfermedad que evoluciona rápidamente o que muestra signos de mielopatía, se tratará con 100 mg i.v. seguidos de 24 mg i.v. 2 veces/día. Con estas dosis tan elevadas es esencial una reducción rápida, que debe iniciarse en 48 h.
2. La **RT** es eficaz para la compresión medular. No sólo retrasa el crecimiento tumoral, sino que también alivia el dolor. La RT es sobre todo útil en los tumores que son sensibles a la radiación (p. ej., el linfoma y el cáncer de mama), en las lesiones en estadios tempranos y lentamente progresivas, y en las metástasis por debajo del cono medular. La dosis habitual es de 3 000 cGy dividido en 10 fracciones, pero datos recientes sugieren que un curso más corto con 2 000 cGy dividido en 5 fracciones es igualmente eficaz.
3. La **cirugía** se utiliza en el tratamiento de algunos pacientes con metástasis en la columna vertebral. En un estudio reciente, prospectivo y aleatorizado se vio que la cirugía seguida de RT es superior a la RT sola, pues proporciona una supervivencia significativamente mayor y una mejor evolución neurológica, que incluye el restablecimiento de la deambulación en los pacientes parapléjicos. En estas operaciones suele realizarse la resección del cuerpo vertebral mediante una vía de acceso anterior; se reconstruye el cuerpo y se estabiliza la columna. Los pacientes deben tener un estado general razonable, con la afección sistémica controlada, para que pueda considerarse este método. Tras la intervención puede aplicarse RT, dependiendo del cáncer primario. La laminectomía tiene poca utilidad en el tratamiento de la afectación metastásica de la columna, ya que el tumor suele originarse por delante, y la descompresión posterior no alivia la presión sobre la médula espinal. Otras indicaciones específicas de la cirugía son:
    a. Necesidad de un diagnóstico anatomopatológico.
    b. Progresión de las alteraciones neurológicas durante la RT; en esta situación la cirugía rara vez restablece la función neurológica perdida.
    c. Compresión medular recurrente en una zona irradiada anteriormente.
    d. Inestabilidad de la columna vertebral.
4. La **quimioterapia** se usa en tumores muy sensibles, como el linfoma y los tumores de células germinales, si la afectación neurológica es limitada.

IV. METÁSTASIS EN EL SISTEMA NERVIOSO PERIFÉRICO
A. Plexo braquial
1. **Anatomía.** El plexo braquial está formado por las raíces nerviosas C5 a D1. La parte superior del plexo inerva la musculatura proximal del brazo y conduce la sensibilidad del antebrazo y el pulgar. La parte inferior inerva la musculatura de la mano y conduce la sensibilidad del quinto dedo. La porción inferior del plexo está muy cerca del sistema linfático en la axila.
2. **Mecanismo.** El mecanismo más frecuente por el que un tumor afecta al plexo braquial es por crecimiento por contigüidad desde el lóbulo superior del pulmón, o desde los ganglios linfáticos axilares o paravertebrales. El cáncer de pulmón, el cáncer de mama y el linfoma son los tumores que con mayor frecuencia causan una plexopatía braquial metastásica.
3. **Cuadro clínico.** El síntoma inicial más frecuente es el dolor, que tiende a irradiar desde el hombro hasta los dedos, y que aumenta al mover el hombro. Según la extensión de la afectación del plexo braquial, aparecen parestesias y debilidad, con pérdida de reflejos osteotendinosos y signos de atrofia muscular. Entre los hallazgos asociados pueden encontrarse una masa axilar o supraclavicular palpable y un síndrome de Horner.
4. **Diagnóstico diferencial.** El principal diagnóstico diferencial es la plexopatía causada por la radiación en aquellos pacientes que han recibido RT por su enfermedad primaria (p. ej., el cáncer de mama). Los tumores metastásicos tienden a afectar al tronco inferior del plexo porque se encuentra muy próximo a los vasos

linfáticos, mientras que la plexopatía por RT afecta con mayor probabilidad al tronco superior. Sin embargo, suelen encontrarse características de afectación de ambos plexos, tanto del superior como del inferior, por lo que esta diferenciación carece de valor para el diagnóstico. Otras causas de plexopatía son: traumatismo quirúrgico, traumatismo secundario a mala colocación de la extremidad durante la anestesia, neuritis braquial y tumores del plexo inducidos por la radiación.
- a. La **plexopatía metastásica** viene indicada por dolor inicial intenso, debilidad de la mano y síndrome de Horner.
- b. La **plexopatía por radiación** viene señalada por ausencia de dolor o dolor leve, debilidad de la cintura escapular y linfedema progresivo. A menudo pueden identificarse alteraciones cutáneas producidas por la radiación, como las telangiectasias, en el portal de la RT.
5. **Evaluación.** En la TC, la RM o tomografía por emisión de positrones (PET) se verá una masa tumoral en el plexo en la mayoría de los pacientes con plexopatía metastásica. La exploración quirúrgica y la biopsia casi nunca son necesarias para confirmar el diagnóstico, pero sí lo son en los pacientes con enfermedad infiltrante difusa que no constituye una masa aislada. La afectación epidural de la columna cervical o dorsal superior puede acompañar a la plexopatía metastásica en algunos pacientes, particularmente en aquellos que muestran síndrome de Horner; por lo tanto, pueden necesitarse imágenes de la columna vertebral en estos pacientes.
6. **Tratamiento.** El tumor suele tratarse con RT si no se había aplicado anteriormente; en caso contrario, la quimioterapia puede ser útil. El principal problema del tratamiento suele ser el control del dolor; la función neurológica puede no recuperarse incluso con un tratamiento eficaz de la lesión metastásica. No existe ningún tratamiento para la plexopatía por radiación. La fisioterapia puede ayudar a mantener la función residual del brazo y de la mano tras ambos tipos de lesión del plexo.

B. **Plexo lumbosacro**
1. **Mecanismo.** La plexopatía lumbosacra neoplásica se debe fundamentalmente a la extensión directa de tumores intraabdominales, aunque el 25 % de los casos se debe a metástasis de tumores extraabdominales. Casi la mitad de los pacientes con plexopatía metastásica también muestra una afectación raquídea epidural. La plexopatía por radiación puede deberse a la irradiación pélvica y manifestarse de forma similar.
2. **Cuadro clínico.** El síntoma inicial más frecuente es el dolor; normalmente el dolor lumbar o pélvico intenso y continuo se irradia hacia una pierna. Tras él aparecen parestesias, debilidad y pérdida de reflejos. Suele conservarse la función vesical. El linfedema, la debilidad indolora y las parestesias son más habituales en la plexopatía por radiación.
3. **Evaluación.** La TC o la RM detectarán el tumor que afecta al plexo o a las áreas presacras. Puede necesitarse también una RM de la columna vertebral.
4. **Tratamiento.** La RT y la quimioterapia se usan para tratar la neoplasia, según esté indicado. Con frecuencia se necesita tratamiento del dolor y fisioterapia.

C. **Nervios periféricos.** La extensión de tumores sistémicos a los nervios periféricos es una rara complicación neurológica inusual de los procesos neoplásicos. Se produce fundamentalmente en dos contextos.
1. La **polineuropatía infiltrante** se debe a la invasión del endoneuro por un linfoma o una leucemia, causando neurolifematosis. En semanas o meses produce una neuropatía multifocal, asimétrica y diseminada, que puede ser fulminante en algunos casos y que conduce a la muerte. Puede producirse una siembra secundaria al LCR, con la consiguiente metástasis leptomeníngea. El diagnóstico se realiza por la biopsia de un nervio sensitivo afectado o con más frecuencia por el hipermetabolismo que se ve en la PET como trayectos tumorales a lo largo de las raíces y de los nervios periféricos.
2. La **diseminación de tumores por el perineuro** se observa con tumores cutáneos y tumores primarios de cabeza y cuello (cáncer de piel, de laringe, de faringe y

de lengua). Los tumores invaden el espacio perineural, se extienden proximalmente a lo largo del nervio y pueden entrar en la cavidad craneal y extenderse al tronco encefálico. Los nervios facial y trigémino son los que se afectan con mayor frecuencia, a menudo simultáneamente, probablemente debido a que ambos inervan densamente el rostro. También pueden afectarse los nervios de la órbita. El diagnóstico se basa en la sospecha clínica y se confirma mediante una biopsia de un nervio cutáneo. La RM casi nunca muestra unos pares craneales engrosados con realce con el contraste.

V. SÍNDROMES PARANEOPLÁSICOS

Los síndromes paraneoplásicos neurológicos son poco frecuentes, se encuentran muchas veces antes de que se diagnostique el cáncer. Los pacientes con síndromes paraneoplásicos tienden a consultar con un tumor menos extendido y tener una supervivencia más prolongada que la población de referencia que padece el mismo cáncer. En algunos de estos trastornos se ha demostrado una patogenia autoinmunitaria, y ciertos anticuerpos específicos se asocian a muchos de los trastornos paraneoplásicos. Estos anticuerpos se generan como una respuesta antitumoral y están dirigidos frente al tumor del paciente; se cree que reaccionan de forma cruzada con subgrupos neuronales específicos, produciendo una alteración neurológica y el síndrome clínico. Es importante saber que pueden aparecer trastornos clínicamente idénticos en pacientes sin cáncer, pero que en ellos no se demuestra la presencia de estos autoanticuerpos.

A. **Degeneración cerebelosa paraneoplásica (DCP).** Se trata de un síndrome de disfunción pancerebelosa que muestra un inicio subagudo. Entre sus manifestaciones se encuentran: ataxia troncal y de las extremidades, disartria y nistagmo. Los pacientes suelen estar tan graves que se encuentran postrados en la cama, tienen un habla ininteligible y no son capaces de valerse por sí mismos. Pueden observarse síntomas neurológicos asociados, como demencia o neuropatía, pero éstos tienden a ser mucho menos graves.

1. **Patogenia.** En los pacientes con DCP los tumores expresan antígenos que se encuentran normalmente sólo en el cerebelo, y se cree que el síndrome paraneoplásico resulta como consecuencia de la circulación de anticuerpos que se unen tanto al tumor como a las células de Purkinje en el cerebelo. Cerca del 50 % de los pacientes afectados tiene anticuerpos antitumorales, el más habitual de los cuales es el anticuerpo anti-Yo, que se observa en mujeres con neoplasias ginecológicas y cáncer de mama. Otros anticuerpos asociados a este síndrome son: anti-Hu (fundamentalmente, en el cáncer microcítico de pulmón), anti-Ri (cáncer de mama) y anti-Tr (principalmente en hombres con linfoma de Hodgkin).

2. **Diagnóstico.** La manifestación neurológica puede establecer un diagnóstico definitivo cuando se detectan anticuerpos anti-Yo, anti-Hu o anti-Ri en el plasma o el LCR. Otras características para el diagnóstico son la presencia de células inflamatorias en el LCR, la atrofia cerebelosa aislada en la imagen, y la ausencia de otras causas de disfunción cerebelosa. Si no hay ninguna neoplasia maligna diagnosticada, debe realizarse un estudio exhaustivo para encontrarla. En ocasiones se realiza cirugía exploradora con histerectomía y ooforectomía sin una masa evidente, y se identifican tumores microscópicos. Se puede observar una neoplasia oculta en la autopsia junto con la pérdida de células de Purkinje del cerebelo.

3. **Tratamiento.** Los pacientes con DCP no responden a la plasmaféresis, al tratamiento inmunodepresor con esteroides o fármacos citotóxicos, ni al tratamiento de la neoplasia subyacente. La situación del paciente suele estabilizarse en un nivel de discapacidad grave.

B. **Neuronopatía sensitiva paraneoplásica (NSP).** También denominada *ganglionitis de las raíces dorsales*, se trata de un síndrome de pérdida subaguda y progresiva de la sensibilidad vibratoria y propioceptiva, resultando en una ataxia sensorial severa que deja a los pacientes incapaces de caminar. La sensibilidad al dolor, la temperatura y el roce también se afectan, en menor grado, y el paciente suele percibir parestesias y disestesias dolorosas. La neuropatía puede afectar al sistema nervioso autónomo y causar retención urinaria, hipotensión, alteraciones pupilares, impotencia e hiperhidrosis. La conservación del sistema motor es una característica del síndrome, aunque los pacientes pueden mostrar debilidad leve por atrofia por desuso. En los pacientes con una enfermedad neurológica más extendida, como la demencia, la mielopatía o la disfunción cerebelosa, el trastorno recibe el nombre de *encefalomielitis paraneoplásica* (EMP).

1. **Patogenia.** En los pacientes con NSP o EMP se ha demostrado la presencia de un anticuerpo circulante, denominado anti-Hu (también denominado ANNA-1 *[antineuronal nuclear antibody type 1]*, anticuerpo antinuclear neuronal de tipo 1), que se asocia principalmente al CMCP. Desde el punto de vista clínico, el anticuerpo se dirige fundamentalmente a los ganglios de las raíces dorsales, causando inflamación y pérdida neuronal. A pesar de la presencia del antígeno en tumores microcíticos, sólo un 15 % de los pacientes desarrolla el anticuerpo y sólo unos pocos de éstos muestran el síndrome neurológico que se asocia a concentraciones muy elevadas de anti-Hu. Rara vez se ha descrito un síndrome del tronco encefálico aislado.
2. **Diagnóstico.** La NSP se sospecha frecuentemente por el cuadro clínico, ya que el síndrome neurológico es muy específico. Los estudios electromiográficos (EMG) en los pacientes con NSP suelen mostrar ausencia total de potenciales de acción sensitivos y unos potenciales de acción muscular compuestos normales o casi normales. Puede realizarse un diagnóstico definitivo mediante la detección del anticuerpo anti-Hu en el plasma y el LCR. Los estudios del LCR muestran un aumento de las proteínas, una leve pleocitosis y bandas oligoclonales.
3. **Tratamiento.** La plasmaféresis, el tratamiento inmunodepresor y el tratamiento de la neoplasia subyacente no resuelven los déficits neurológicos, aunque pueden detener la progresión.

C. **Opsoclonía-mioclonía.** La opsoclonía es un trastorno de la movilidad ocular que consiste en movimientos oculares irregulares, involuntarios y multidireccionales, que persisten con los ojos cerrados y durante el sueño. Puede asociarse a mioclonía (contracciones breves y repentinas de los músculos flexores). La presencia de opsoclonía-mioclonía se asocia clásicamente al neuroblastoma en los niños, en quienes anuncia un buen pronóstico. Con menos frecuencia, se asocia con el anticuerpo anti-Ri (o ANNA-2) en mujeres adultas con cáncer de mama, causando ataxia y encefalopatía. La opsoclonía-mioclonía puede recurrenciar y remitir, y puede resolverse espontáneamente.

D. **La retinopatía asociada al cáncer** es un síndrome de pérdida visual que se inicia con oscurecimiento del campo visual y ceguera nocturna, y progresa hacia una ceguera total. Se asocia la mayoría de las veces al carcinoma microcítico de pulmón y al melanoma. Este trastorno se asocia a un anticuerpo que reconoce la proteína *recoverina* de las células fotorreceptoras de la retina. Puede diagnosticarse mediante la detección de este anticuerpo en el plasma y mediante electrorretinografía.

E. **Encefalitis límbica.** Las primeras manifestaciones son las alteraciones del ánimo (depresión y ansiedad), seguidas de una profunda pérdida de la memoria a corto plazo. También pueden observarse crisis convulsivas, alucinaciones e hipersomnia. Con frecuencia máxima, la encefalitis límbica paraneoplásica se relaciona con anticuerpos frente a los antígenos intracelulares que se observan en el CPM (anticuerpos anti-Hu) o en tumores de células germinales (anticuerpos anti-Ma2). También puede ser producto de anticuerpos frente a antígenos de la superficie celular como los receptores AMPA (*alpha-amino-3-hydroxy-5-methyl-4-isoxazole propionic acid*) y GABA-B (*gamma-aminobutyric acid*) que se observan en los cánceres de pulmón, mama y timo. La encefalitis límbica autoinmunitaria, y no la límbica paraneoplásica, se relaciona con un anticuerpo dirigido frente a LGI1, un componente del canal del potasio con compuerta de voltaje.

F. **Encefalitis por anticuerpos frente al receptor N-metil-D-aspartato (anti-NMDAR).** Se produce principalmente en mujeres jóvenes, y se asocia a teratomas ováricos cuando es paraneoplásico (alrededor del 50 % de los casos). Las pacientes muestran una enfermedad en múltiples fases que se caracteriza por psicosis, déficit de memoria y convulsiones, trastornos que progresan hasta ausencia de reactividad, movimientos anómalos e inestabilidad autónoma. El diagnóstico se establece por la presencia de anticuerpos anti-NMDAR. Las pacientes mejoran con la resección del tumor y el tratamiento inmunodepresor.

G. **Neuropatía motora o enfermedad de la motoneurona.** Constituye un espectro de trastornos para los que la asociación a una neoplasia sigue estando poco caracterizada. Este síndrome puede aparecer cuando la enfermedad neoplásica está avanzada, incluso durante la remisión. Se observa con mayor frecuencia en linfoma de Hodgkin y no hodgkiniano y se asocia habitualmente a una paraproteinemia. Puede observarse una afección similar que forma parte del espectro de enfermedades asociado al anticuerpo anti-Hu y al CMCP. Estos trastornos se caracterizan por una pérdida progresiva de la función motora, que puede resolverse espontáneamente; se respeta el sistema sensitivo. Desde el punto de vista anatomopatológico se observa una pérdida de células de las astas anteriores. Los estudios EMG pueden ayudar a establecer el diagnóstico.

H. **Neuropatías asociadas a discrasias de células plasmáticas.** Una polineuropatía sensitivomotora distal y simétrica puede asociarse a discrasias de células plasmáticas, entre ellas la gammapatía monoclonal de significado indeterminado (GMSI), el mieloma múltiple con o sin amiloidosis, el mieloma osteoesclerótico y la macroglobulinemia de Waldenström. La polineuropatía puede aparecer como parte del síndrome POEMS (**p**olineuropatía, **o**rganomegalia, **e**ndocrinopatía, gammapatía **m**onoclonal y alteraciones cutáneas *[skin changes]*). A menudo se asocia a una paraproteína monoclonal y causa una neuropatía desmielinizante. La neuropatía es progresiva, aunque no suele producirse dolor ni afectación del sistema nervioso autónomo. En algunos pacientes es eficaz el tratamiento de la enfermedad subyacente o la plasmaféresis.

I. **Polimiositis y dermatomiositis.** Estos trastornos pueden causar debilidad muscular proximal, simétrica y dolorosa que se manifiesta por dificultad para levantarse de una silla o peinarse. Sólo un pequeño porcentaje de pacientes con este síndrome muestra una neoplasia asociada.

J. **Miastenia grave.** Causa cansancio progresivo con el esfuerzo. Se produce en el 30% de los pacientes con un timoma; el 10% de los pacientes con miastenia grave tiene un timoma. El síndrome se debe a anticuerpos frente al receptor de acetilcolina, que producen bloqueo funcional en la membrana postsináptica de la unión neuromuscular, o anticuerpos frente a la cinasa muscular específica (MuSK), que tienen efectos tanto presinápticos como postsinápticos. El diagnóstico se realiza por la detección del anticuerpo en el plasma del paciente, por la respuesta al cloruro de edrofonio y por la característica respuesta EMG a la estimulación repetida. El tratamiento incluye: bromuro de piridostigmina, esteroides, plasmaféresis y resección de un timoma asociado o del timo.

K. **Síndrome miasténico de Lambert-Eaton (SMLE).** Se caracteriza por debilidad muscular proximal, especialmente en la cintura pélvica. A diferencia de la miastenia grave, la debilidad mejora con el ejercicio. También pueden asociarse a esta afección: hiperreflexia, dolor muscular a la palpación y disfunción vegetativa (hipotensión ortostática, impotencia, sequedad bucal). El SMLE se debe a un autoanticuerpo que reacciona con canales de calcio regulados por voltaje (CCRV) de las terminaciones nerviosas colinérgicas periféricas, principalmente asociado con SCLC pero también observado con linfoma y timoma. Una tercera parte de los pacientes no tiene malignidad.

1. **Diagnóstico.** El diagnóstico de SMLE se establece por la detección de anticuerpos frente a los CCRV de tipo P/Q y por el EMG, con potenciales de acción musculares compuestos pequeños que aumentan tras un breve esfuerzo o después de repetidos estímulos a frecuencias elevadas (20-50 Hz).
2. **Tratamiento.** El tratamiento eficaz consiste en el tratamiento de la neoplasia subyacente y la 3-4-diamino-piridina (10-20 mg v.o. 2 o 4 veces/día) para el tratamiento sintomático. Cuando la 3.4-diaminopiridina es ineficaz o no dispo-

nible, se pueden utilizar hidrocloruro de guanidina, piridostigmina, esteroides, inmunoglobulina i.v. y plasmaféresis.

VI. EFECTOS ADVERSOS DE LA RADIACIÓN SOBRE EL SISTEMA NERVIOSO

A. **Mecanismo.** El SNC es muy propenso a la lesión por la radiación. El grado de disfunción neurológica depende de la dosis total de radiación y del tamaño de la fracción, del volumen encefálico y medular irradiado y del tiempo transcurrido desde la RT. Las reacciones se clasifican en agudas, tardías iniciales y tardías finales. Se cree que las reacciones agudas o inmediatas durante la RT se deben a la rotura transitoria de la barrera hematoencefálica, lo que causa un aumento de la presión intracraneal. El riesgo de sufrir reacciones agudas aumenta con tamaños de fracción > 200 cGy. Se cree que las reacciones diferidas tempranas, que aparecen de semanas a meses después de la radiación y suelen resolverse espontáneamente, se deben a desmielinización. Las reacciones diferidas tardías, que surgen de meses a años después de la radiación, producen una lesión permanente del SNC. Desde el punto de vista anatomopatológico se observa la destrucción tisular con necrosis por coagulación de la sustancia blanca afectada. La hialinización de vasos sanguíneos que causa trombosis es un rasgo específico de la radionecrosis.

B. **Síndromes causados por la radiación.** En respuesta a la RT, y según la localización de la irradiación, se producen síndromes neurológicos específicos.
   1. **Encefalopatía por radiación.** La encefalopatía por radiación aguda se manifiesta en forma de cefalea, náuseas y vómitos. La encefalopatía diferida temprana suele parecer una recurrencia tumoral, tanto clínica como radiológicamente, y consiste en la aparición de cefalea, letargo y empeoramiento o reaparición de síntomas neurológicos lateralizantes. La encefalopatía por radiación crónica se asocia a atrofia encefálica, y es más probable que se produzca tras la RT holocraneal que después de la RT focal. Los hallazgos clínicos son: pérdida de memoria, disfunción cognitiva (alteraciones del aprendizaje en los niños), alteraciones de la marcha e incontinencia urinaria. Este trastorno crónico responde a menudo a la derivación del LCR.
   2. La **necrosis por radiación** es una reacción diferida tardía a la RT que parece una recurrencia tumoral. Causa empeoramiento de los déficits neurológicos focales y lesiones con realce progresivo en las pruebas de imagen. La PET o perfusión por RM pueden ser útiles para diferenciar la necrosis por radiación de la recurrencia tumoral, pero estas pruebas también dan resultados falsamente negativos y positivos. Los glucocorticoesteroides son útiles, y como la lesión necrótica produce un efecto expansivo, suele ser útil la extirpación quirúrgica. Se ha informado que el bevacizumab mejora la necrosis por radiación y puede ayudar a reducir los requerimientos de corticoesteroides. Sin embargo, la administración prolongada de bevacizumab puede provocar deterioro clínico tras una mejora inicial.
   3. **Mielopatía por radiación.** No se producen reacciones agudas a la irradiación de la columna vertebral. Las reacciones diferidas tempranas aparecen en forma de sensaciones parecidas a descargas eléctricas en los brazos y las piernas, que duran unos segundos y que se desencadenan por la flexión del cuello (signo de Lhermitte). Se trata de una afección que suele resolverse espontáneamente. La lesión diferida tardía de la médula espinal produce una mielopatía progresiva que inicialmente puede ser asimétrica; típicamente aparece entumecimiento y debilidad ascendente que progresa hacia una paraplejía simétrica. Este trastorno es secundario a la necrosis de la sustancia blanca, y suele producirse con dosis $\geq 5\,000$ cGy administradas con fraccionamiento convencional.
   4. **Plexopatía por radiación.** La plexopatía braquial y lumbosacra, una reacción diferida tardía a la RT, se comenta en la sección IV.A.4.
   5. **Pérdida de sentidos especiales.** La pérdida visual y auditiva es una secuela relativamente frecuente de la irradiación craneal. La pérdida visual puede deberse a neuropatía óptica inducida por la radiación, retinopatía, glaucoma, formación

de cataratas y síndrome del ojo seco. La pérdida auditiva se debe a otitis media (efecto agudo o diferido temprano) o a lesión neurosensitiva (efecto diferido tardío).
   6. **Déficits hormonales.** Se producen como resultado de una disfunción hipotalámica e hipofisaria tras la irradiación craneal. El déficit más frecuente afecta a la hormona del crecimiento, pero también puede producirse disfunción tiroidea, suprarrenal y gonadal.
C. Tratamiento. Las reacciones agudas y diferidas tempranas se resuelven espontáneamente, pero suelen responder al tratamiento con esteroides. Las lesiones agudas y algunas de las reacciones diferidas tempranas, pueden evitarse premedicando a los pacientes con esteroides antes de iniciar la RT craneal. Los pacientes con grandes tumores del SNC y edema cerebral concomitante deben recibir siempre esteroides durante al menos 48 h antes de la RT. Las reacciones diferidas tardías, que suelen deberse a una lesión neuronal y glial, no se recuperan con el tratamiento; sin embargo, los esteroides pueden reducir la tumefacción y los síntomas en aquellos pacientes con radionecrosis. Si es reducida, la radionecrosis se resolverá finalmente por sí misma, pero si la región afectada es grande, puede ser necesaria la resección del tejido desvitalizado.
D. Tumores inducidos por la radiación. Tienden a aparecer varias décadas después de la irradiación, y pueden ser meningiomas, tumores de las vainas nerviosas, astrocitomas y sarcomas; estos tumores habitualmente son malignos.
E. Enfermedad cerebrovascular inducida por la radiación. Se debe a aterosclerosis acelerada que se pone de manifiesto años después de la irradiación. Se cree que se produce por la oclusión de los vasos nutricios vasculares. Los pacientes tienen riesgo de sufrir crisis isquémicas y accidente cerebrovascular.

VII. COMPLICACIONES NEUROLÓGICAS DE LA QUIMIOTERAPIA

Las complicaciones neurológicas de la quimioterapia son frecuentes y dependen de la dosis de los antineoplásicos, tanto si el fármaco se administra como parte de una pauta de poliquimioterapia como si se administra junto con RT. Los quimioterápicos pueden producir efectos adversos sobre todo el sistema nervioso o causar una neurotoxicidad más limitada, que afecte sólo al SNC o el sistema nervioso periférico. Se observan diversos síndromes clínicos, muchos de los cuales son específicos de fármaco.
A. La encefalopatía (insomnio, agitación, somnolencia, depresión, confusión, cefalea) suele aparecer inmediatamente después de la administración del fármaco. Los antineoplásicos responsables son: metotrexato, citarabina, procarbazina, mitotano, L-asparaginasa, ifosfamida, cisplatino, vincristina, 5-fluorouracilo, tamoxifeno, nitrosoureas, etopósido, interferón a, blinatumomab, brentuximab y, en raras ocasiones, fludarabina y 5-azacitidina. Aunque no son una quimioterapia, los linfocitos T del receptor de antígeno quimérico (RAQ) pueden producir encefalopatía días después de la infusión, caracterizada por convulsiones, obtundación y disminución de la producción verbal.
B. Síndrome cerebeloso (ataxia, náusea y vómito, nistagmo). Puede observarse después del uso de citarabina, procarbazina, fluorouracilo y nitrosoureas.
C. Crisis convulsivas. Pueden aparecer tras la administración de cisplatino, hidroxiurea, L-asparaginasa, ifosfamida, procarbazina y, en raras ocasiones, vincristina.
D. La neuropatía periférica (parestesias, pérdida de reflejos osteotendinosos, debilidad distal de las extremidades) es una complicación neurológica habitual de la quimioterapia. Es acumulativo y al menos parcialmente (si no completamente) reversible con discontinuación del fármaco ofensor. La vincristina, el paclitaxel y el cisplatino causan cierto grado de neuropatía periférica en casi todos los pacientes. Otros fármacos que pueden causar neuropatía son: bortezomib, docetaxel, oxaliplatino, talidomida, vindesina, vinblastina, procarbazina, etopósido y tenipósido.
E. La neuropatía craneal (pérdida auditiva, visual y gustativa) puede aparecer por el uso de cisplatino, vincristina y nitrosoureas.
F. La mielopatía (tetraparesia, paraparesia, disfunción intestinal y vesical) es una complicación poco frecuente de la quimioterapia intratecal, incluidos el metotrexato y la

citabina. Se ha descrito mielopatía sólo después de la administración del fármaco mediante punción lumbar, no con un reservorio intraventricular (de Ommaya).
G. **Neurotoxicidad inducida por la combinación de radioterapia y quimioterapia.** La combinación de irradiación craneal y quimioterapia, particularmente con metotrexato, nitrosoureas o citarabina, puede tener un efecto tóxico sinérgico sobre las estructuras encefálicas normales. Esto puede causar una lesión permanente, que afecta a menudo a la sustancia blanca y causa una leucoencefalopatía que conlleva un proceso de demencia progresiva. No se conoce tratamiento alguno, pero algunos pacientes responden temporalmente a la derivación ventriculoperitoneal.

VIII. OTRAS COMPLICACIONES DEL CÁNCER

A. **Enfermedad cerebrovascular.** Los accidentes cerebrovasculares y las hemorragias son la segunda causa más frecuente de lesiones en el SNC en los pacientes oncológicos después de las metástasis. En series necrópsicas se demuestra que el 15 % de los pacientes oncológicos muestra ECV, y la mitad de ellos tienen síntomas a lo largo de la vida. Además de los factores de riesgo habituales que se aplican a la población general, los pacientes oncológicos tienen afecciones adicionales que les predisponen a la enfermedad cardiovascular.
  1. La **embolia cerebral** puede deberse a:
    a. Endocarditis trombótica no bacteriana, observada especialmente en adenocarcinomas de pulmón y del tubo digestivo. Es probablemente la causa más frecuente de infarto cerebral en pacientes con carcinoma, aunque es difícil de diagnosticar. El diagnóstico de las lesiones valvulares se establece mejor mediante una ecocardiografía transesofágica.
    b. Embolias sépticas desde infecciones micóticas sistémicas, con mayor frecuencia por el género *Aspergillus*.
    c. Embolia tumoral (poco frecuente).
  2. La **trombosis** puede causar accidentes cerebrovasculares (arteriales), así como oclusiones del seno sagital superior (venosos). Este último síndrome se manifiesta con cefalea, obnubilación y a veces infartos venosos bilaterales, que pueden ser hemorrágicos. Los trastornos trombóticos en el cáncer se deben a:
    a. CID.
    b. Síndromes de hiperviscosidad.
    c. Quimioterapia, especialmente L-asparaginasa, que causa trombosis de los senos venosos.
    d. Vasculitis, generalmente como complicación de una infección por herpes zóster, o en pacientes con enfermedad de Hodgkin.
  3. Las **hemorragias** son más frecuentes en los pacientes con leucemia, pero también pueden observarse en aquellos con tumores sólidos. Las causas específicas son:
    a. Trombocitopenia.
    b. CID.
    c. Hiperleucocitosis (leucemia mielógena aguda).
    d. Invasión tumoral de los vasos sanguíneos.
    e. Diátesis hemorrágica (p. ej., en la insuficiencia hepática).
    f. Metástasis cerebrales.
  4. Los **hematomas subdurales** pueden producirse por:
    a. Metástasis.
    b. Punción lumbar que produce hipotensión intracraneal.
    c. Trombocitopenia.
    d. Traumatismo craneal (leve o postoperatorio).
B. **Las infecciones del SNC** se exponen en el capítulo 36.
C. **Complicaciones oculares oncológicas**
  1. **Metástasis oculares y orbitarias**
    a. **Etiología.** Las metástasis oculares y orbitarias se producen la mayoría de las veces en el cáncer de mama. La diseminación hematógena hasta el ojo o globo también es una complicación de la leucemia aguda, el melanoma, el sarcoma,

y los adenocarcinomas de pulmón, vejiga y próstata. Los tumores malignos de cabeza y cuello pueden erosionar directamente la órbita.
  b. **Diagnóstico.** Los pacientes muestran dolor ocular, diplopía, pérdida visual y exoftalmos. En el estudio oftalmoscópico pueden observarse hemorragias, infiltrados leucémicos o masas en el fondo de ojo. La RM cerebral o la TC de las órbitas, el encéfalo y los tejidos circundantes pueden ser diagnósticos. La biopsia se realiza si la masa retroorbitaria es la única localización de la enfermedad.
  c. **Tratamiento.** Debe administrarse prednisona, 40 (mg/m^2)/día v.o., para disminuir el dolor. La RT sobre la órbita puede mejorar la visión. El tratamiento urgente del ojo con pequeñas dosis de RT puede evitar la ceguera en pacientes con afectación ocular por una leucemia aguda. La RT orbitaria u ocular puede producir cataratas posteriormente, aunque casi nunca causa una pérdida visual permanente.
2. **Trombosis de la vena central de la retina**
  a. **Etiología.** La trombosis de la vena central de la retina puede producirse en síndromes de hiperviscosidad asociados a la macroglobulinemia de Waldenström y en ocasiones al mieloma de células plasmáticas y con marcada eritrocitosis de policitemia verdadera.
  b. **Diagnóstico.** Los pacientes muestran una pérdida visual dolorosa y repentina. Puede que exista un ensanchamiento «en ristra de salchichas» de las venas conjuntivales y retinianas. El fondo de ojo puede mostrar también hemorragias, exudados duros y blandos y microaneurismas.
  c. **Tratamiento.** Se utiliza la plasmaféresis en las paraproteinemias neoplásicas (*v.* cap. 23) y la flebotomía en la policitemia verdadera (*v.* «Policitemia verdadera», cap. 25).
3. **Oclusión arterial retiniana**
  a. **Etiología.** La oclusión embólica arterial retiniana se debe la mayoría de las veces a aterosclerosis, pero en raras ocasiones puede observarse en el mixoma auricular, la endocarditis trombótica no bacteriana y la crioglobulinemia.
  b. **Diagnóstico.** Los pacientes muestran una pérdida visual repentina y dolorosa, y se observa un fondo de ojo pálido con una mancha de color rojo brillante en la fóvea.
  c. **Tratamiento.** Debe realizarse una consulta oftalmológica inmediatamente, y en candidatos adecuados se plantea el tratamiento trombolítico intraarterial si los síntomas tienen tan sólo unas horas de duración. Las medidas conservadoras incluyen masaje vigoroso del ojo, administración de un vasodilatador y aspiración del humor acuoso.
4. **Amaurosis fugaz.** Puede aparecer en pacientes con una trombocitosis importante (recuento plaquetario > 800 000/µL) causada por trastornos mieloproliferativos, especialmente trombocitemia esencial y policitemia verdadera. El tratamiento consiste en la administración de antiagregantes plaquetarios (p. ej., ácido acetilsalicílico, 81-325 mg/día) y quimioterapia. La trombocitaféresis también puede usarse en los casos graves.

Lecturas recomendadas

Chamberlain M, Soffietti R, Raizer J, et al. Leptomeningeal metastasis: a response assessment in neuro-oncology critical review of endpoints and response criteria of published randomized clinical trials. *Neuro Oncol* 2014;16:1176.

DeAngelis LM, Posner JB. *Neurologic Complications of Cancer*. 2nd ed. New York: Oxford University Press, 2009.

Lin X, DeAngelis LM. Treatment of brain metastases. *J Clin Oncol* 2015;33:3475.

Magge RS, DeAngelis LM. The double-edged sword: neurotoxicity of chemotherapy. *Blood Rev* 2015;29:93.

Navi BB, Reiner AS, Kamel H, et al. Association between incident cancer and subsequent stroke. *Ann Neurol* 2015;77:291.

Rades D, Šegedin B, Conde-Moreno AJ, et al. Radiotherapy with 4 Gy × 5 versus 3 Gy × 10 for metastatic epidural spinal cord compression: final results of the SCORE-2 trial (ARO 2009/01). *J Clin Oncol* 2016;20:597.

Rosenfeld MR, Titulaer MJ, Dalmau J. Paraneoplastic syndromes and autoimmune encephalitis: five new things. *Neurol Clin Pract* 2012;2:215.

Stone JB, DeAngelis LM. Cancer-treatment induced neurotoxicity-focus on newer treatments. *Nat Rev Clin Oncol* 2016;13:92.

34 Complicaciones óseas y articulares

Rodolfo Zamora, Darin J. Davidson y Howard A. Chansky

I. METÁSTASIS EN LA CORTICAL ÓSEA

A. Patogenia. Las metástasis del carcinoma son el tumor maligno más frecuente que afecta al esqueleto; los sitios más afectados son la columna vertebral, pelvis, costillas y fémur. Las células tumorales pueden producir metástasis en los cuerpos vertebrales o en el cráneo sin entrar en la circulación sistémica, a través del plexo venoso vertebral de Batson (un sistema venoso sin válvulas a lo largo de toda la columna vertebral que se comunica con otros sistemas venosos, desde la pelvis hasta el encéfalo).

1. **Mecanismos.** La destrucción mediada por los osteoclastos y la destrucción directa mediada por las células tumorales son los dos mecanismos por los que las metástasis destruyen el hueso. También puede producirse estimulación o inhibición de la actividad osteoblástica. El equilibrio relativo entre las actividades osteoclástica y osteoblástica determina si una lesión es lítica o blástica. Las células neoplásicas secretan muchos factores de los cuales se sabe que estimulan la proliferación y la actividad de los osteoclastos y producen osteólisis, posiblemente de forma indirecta a través de los osteoblastos. Estos factores son los siguientes:
   a. Factores transformantes y factores de crecimiento fibroblásticos; factores de necrosis tumoral.
   b. Prostaglandinas; interleucina 1 (IL-1), IL-6 e IL-11.
   c. Proteína liberadora de hormona paratiroidea.
   d. Proteínas morfógenas óseas.
   e. Proteínas de degradación de la matriz, como las metaloproteinasas específicas.
   f. Activador del receptor del ligando del factor nuclear kappa B (RANKL), el factor esencial de diferenciación de los osteoclastos.
   g. Quimiocinas y receptores de quimiocinas.
   h. Proteínas inhibidoras de osteoblastos: Dickkopf-1 y proteína frizzled 2 secretada.

2. **Frecuencia.** Un número relativamente pequeño de neoplasias produce la mayoría de los tumores que se diseminan hasta los huesos.
   a. **Tumores que habitualmente producen metástasis óseas.** Carcinomas de origen desconocido, de pulmón, mama, riñón, próstata y glándula tiroides; linfoma; melanoma y, en ocasiones, sarcomas primarios de hueso.
   b. **Tumores que casi nunca producen metástasis óseas.** Carcinoma ovárico y la mayoría de los sarcomas de tejidos blandos.
   c. **Algunos carcinomas tienen predilección por las metástasis en localizaciones esqueléticas particulares.** Por ejemplo, las metástasis esqueléticas en las manos son poco frecuentes, aunque cerca del 50 % de estas metástasis se originan en un tumor primario pulmonar mientras que las metástasis de los pies son más comúnmente causadas por tumores del tubo digestivo y genitourinario. Los carcinomas de células renales a menudo producen metástasis en los huesos de la cintura escapular.

3. Los **tipos de metástasis óseas** y su incidencia en diversos tumores se muestran en la tabla 34-1. Las lesiones osteolíticas son las más comunes, seguidas de lesiones mixtas y osteoblásticas.
   a. Las **lesiones osteolíticas** se caracterizan por áreas radiotransparentes específicas: frecuentemente carcinomas de células renales y mamarios.

TABLA 34-1 Características radiológicas de las metástasis óseas

Tumores predominantemente líticos	Tumores líticos y blásticos mixtos	Tumores predominantemente blásticos	Otras causas de lesiones óseas blásticas
Cáncer no microcítico de pulmón	Cáncer de mama	Cáncer microcítico de pulmón	Tuberculosis
Cáncer renal	Cáncer epidermoide (la mayoría de localizaciones primarias)	Cáncer de próstata	Fluorosis
		Carcinoides	Artrosis
Mieloma múltiple	Neoplasias gastrointestinales (la mayoría)	Gastrinoma	Osteopetrosis
Melanoma		Cánceres gástricos	Enfermedad de Paget
	Cáncer tiroideo	Mastocitosis	Esclerosis tuberosa
		Linfomas	

    b. Las **lesiones osteoblásticas** se caracterizan por zonas radioopacas: frecuentemente cáncer de próstata.
    c. Lesiones mixtas. Habitualmente en el carcinoma de mama y en la mayoría de los tumores.
B. Evolución natural. Las metástasis óseas suelen limitarse a la sustancia ósea, y generalmente no atraviesan los espacios articulares. Producen dolor, fracturas patológicas, afectación neurológica e inmovilidad progresiva, y la consiguiente pérdida de calidad de vida. La afectación ósea incapacitante puede hacer que los pacientes que quedan postrados en cama puedan mostrar úlceras por decúbito, hipercalcemia e infecciones.
  1. Las metástasis de la columna vertebral comúnmente producen dolor. Las metástasis de la columna cervical que compriman la médula pueden causar mielopatía y debilidad de los músculos respiratorios, con parálisis, neumonía y, posiblemente, muerte. Las metástasis de la columna dorsal que compriman la médula pueden causar paraplejía.
  2. Las metástasis osteoblásticas (p. ej., cáncer de próstata) o la afectación extensa de los espacios de la médula ósea pueden causar una pancitopenia que no responde al tratamiento. Las fracturas patológicas son menos frecuentes en la variante osteoblástica.
C. Pronóstico. La esperanza de vida de los pacientes con metástasis óseas varía pero, en general, la presencia de metástasis esquelética determina la mortalidad de la enfermedad.
D. Diagnóstico
  1. Signos y síntomas
    a. El **dolor óseo sordo y terebrante,** que es peor por la noche que con la actividad física, es característico del dolor de las metástasis óseas. A medida que avanza la enfermedad se hace más importante el dolor al cargar peso, implicación de la corteza y aumento del riesgo de fractura patológica. Estas características son totalmente opuestas al dolor típico de las enfermedades degenerativas, en las que es peor el dolor relacionado con la actividad que el del reposo. La compresión directa del hueso afectado puede reproducir el dolor.
    b. El **dolor óseo que aumenta con la actividad** suele ser el primer síntoma de una fractura inminente; por otro lado, las fracturas patológicas, particularmente en huesos que no cargan peso, también pueden ser indoloras. Los pacientes suelen referir una caída, pero a menudo no está claro si la fractura fue la causa o el efecto de la misma.
    c. La **inestabilidad de la columna a causa de la osteopenia** puede producir un dolor mecánico lancinante. El paciente sólo se siente bien cuando está acostado y absolutamente quieto.

I. Metástasis en la cortical ósea

   d. El **dolor vertebral de C7 a D1** suele referirse a la región interescapular; en estos pacientes es esencial la radiografía de columna cervical y dorsal.
   e. El **dolor vertebral de D12 a L1** suele referirse a la cresta ilíaca o a las articulaciones sacroilíacas.
   f. El **dolor sacro** suele referirse a las nalgas, el periné y la parte posterior de los muslos. Es un dolor que empeora de forma característica al sentarse o acostarse, y que se alivia en bipedestación.
2. Las **concentraciones plasmáticas de fosfatasa alcalina** suelen encontrarse elevadas en los pacientes con metástasis óseas, y los aumentos parecen reflejar una respuesta osteoblástica (o de curación) a la destrucción por el tumor. En los tumores osteolíticos puros, la concentración plasmática de fosfatasa alcalina es normal.
3. La **gammagrafía ósea** utilizando metilenbisfosfonato marcado con ^{99m}Tc es la prueba más eficaz de detección sistemática de metástasis óseas. Con frecuencia detecta las metástasis meses antes de que los cambios radiológicos sean evidentes. Las gammagrafías radioisotópicas reflejan la actividad osteoblástica; por tanto, las lesiones puramente líticas, pueden no ser evidentes en estas pruebas.
   a. Especificidad. Los pacientes con un cáncer diagnosticado y dolor óseo dan resultados positivos en la gammagrafía en el 60 % al 70 % de los casos; los resultados son positivos en el 10 % al 15 % de los pacientes sin dolor óseo. La presencia de múltiples «puntos calientes» es más específica que la presencia de sólo uno o dos puntos.
      (1) Los tumores retroperitoneales suelen producir una respuesta ósea caracterizada por captación difusa del isótopo en la cara anterior de la columna vertebral.
      (2) Los pacientes con metástasis de cáncer de mama o de próstata, si responden clínicamente al tratamiento hormonal, pueden mostrar nuevas áreas anómalas en la gammagrafía por curación ósea y aumento de la actividad osteoblástica.
      (3) El mieloma múltiple, un proceso predominantemente osteolítico excepto cuando hay una fractura patológica, es la causa más frecuente de gammagrafía ósea falsamente negativa.
      (4) Se observa disminución de la captación del radioisótopo en el hueso irradiado y, por tanto, no puede interpretarse como un signo de ausencia de metástasis ni de menor masa tumoral.
   b. Afecciones benignas que pueden dar un resultado positivo en la gammagrafía ósea: consolidación ósea tras una fractura, osteítis por radiación, artritis y espondilitis, osteomielitis, osteonecrosis, osteoporosis regional, enfermedad de Paget ósea, hiperostosis frontal interna, enfermedad de Albers-Schönberg, osteogenia imperfecta.
4. **Radiografías simples.** Siguen siendo esenciales para el diagnóstico y la caracterización de las metástasis óseas. Las lesiones metastásicas deben afectar del 30 % al 50 % de la matriz ósea para que puedan verse en las radiografías simples. Las *infecciones esqueléticas* por bacterias piógenas se asocian frecuentemente a reacciones escleróticas; las infecciones granulomatosas crónicas, sin embargo, pueden producir lesiones puramente líticas. Se observan metástasis líticas sopladas en el carcinoma de células renales y de tiroides y expresan la presencia de componente de tejido blando.
   a. Indicaciones. Deben realizarse radiografías y compararse con otras anteriores de las áreas afectadas en los pacientes con dolor óseo, alteraciones de la exploración física que sugieren una fractura o alteraciones asintomáticas en la gammagrafía ósea.
   b. La **afectación vertebral** por metástasis se manifiesta por la pérdida de los pedículos de las apófisis espinosas laterales y por el colapso vertebral con conservación del espacio intervertebral. Las infecciones pueden afectar al espacio del disco intervertebral y destruirlo. Algunas infecciones cónicas (p. ej., la tuberculosis o la brucelosis), sin embargo, pueden afectar a las vértebras y

no a los espacios intervertebrales, lo que causa un colapso vertebral, y puede simular un proceso neoplásico.

   c. La **osteítis tras la irradiación** produce lesiones líticas o mixtas, difusas (en lugar de localizadas) e irregulares, que se limitan al puerto de la radiación.
5. La **tomografía por emisión de positrones (PET)** no ofrece una información anatómica tan detallada como la gammagrafía ósea estándar, aunque esta limitación se puede superar mediante la realización de un estudio combinado con PET/TC. La PET es más específica para la detección de metástasis esqueléticas, aunque la gammagrafía ósea sigue siendo más sensible y mucho menos costosa que la PET. También debe considerarse la exposición a la radiación de los escáneres PET y el costo.
6. La **TC** resulta útil para caracterizar metástasis óseas, particularmente de la columna vertebral, cuando se detectan puntos calientes en la gammagrafía. Las TC distinguen la erosión cortical, las fracturas sutiles y la calcificación o la osificación de la matriz. Las metástasis esqueléticas alrededor de la columna vertebral y la pelvis se describen mejor con tomografías computarizadas, y en algunos casos, la reconstrucción 3D puede ser útil para planificar la cirugía.
7. La **RM** es la mejor prueba para delimitar la extensión extraósea de una masa de los tejidos blandos a través de la cortical ósea (p. ej., compresión epidural). Esta técnica demuestra en detalle la extensión intraósea. La RM también se puede utilizar para mostrar fracturas por insuficiencia o fracturas patológicas sutiles alrededor de la cadera y la pelvis, o para evaluar localizaciones específicas asociadas a dolor. La RM puede sobreestimar el tamaño de las lesiones y la presencia de fracturas.
8. **Biopsia.** Hay que contar con experiencia específica en histopatología ósea. Si sólo está afectado un hueso, la biopsia debe enfocarse como si la lesión pudiera extirparse para su curación. Del mismo modo, los sarcomas óseos primarios pueden imitar una sola lesión metastásica.
   a. **Indicaciones.** Si no se dispone de otras localizaciones asociadas a un escaso riesgo de morbilidad, está indicada la biopsia ósea para el diagnóstico diferencial en los pacientes con:
      (1) Una lesión ósea aislada que el radiólogo interpreta como compatible con un tumor óseo primario.
      (2) Una lesión ósea osteolítica en una zona esencial (p. ej., la columna cervical o el cuello femoral) sin antecedentes de cáncer.
      (3) Antecedente de una neoplasia que causa metástasis óseas, dolor óseo localizado, radiografías normales de la zona, resultados dudosos de la gammagrafía ósea y la concentración de fosfatasa alcalina, y ausencia de signos de afectación en otras localizaciones.
      (4) Dolor óseo aislado en una región que fue irradiada anteriormente y que tiene hallazgos radiográficos que no son típicos de una osteítis posterior a la irradiación.
   b. **Contraindicaciones.** La biopsia ósea no debe realizarse en pacientes asintomáticos con un cáncer diagnosticado pero que padecen lesiones osteolíticas aisladas en áreas no esenciales y de las cuales se sospecha que son lesiones benignas o metastásicas.

E. **El tratamiento médico** es necesario en los pacientes con múltiples localizaciones metastásicas dolorosas.
   1. El **tratamiento sistémico** es crucial para los pacientes con metástasis óseas. Si un tumor responde al tratamiento sistémico, puede llevar a una mejora rápida de los síntomas del paciente.
   2. El **denosumab** es un anticuerpo monoclonal con afinidad por el ligando del factor nuclear κ (RANKL, *receptor activator of nuclear factor kappa B ligand*), en la actualidad el fármaco preferido para tratar las metástasis óseas.
      a. **Mecanismos.** Los osteoblastos secretan RANKL, que activa a los precursores de osteoclastos y la osteólisis subsiguiente. El denosumab se une a RANKL,

bloquea la interacción entre éste y RANK (un receptor localizado en la superficie de los osteoclastos) e impide la formación de osteoclastos.
  b. **Uso.** El denosumab cuenta con aprobación de la Food and Drug Administration (FDA) de Estados Unidos para disminuir los sucesos relacionados con el esqueleto (SRE) en los pacientes con metástasis óseas de tumores sólidos (1200 mg s.c. cada 4 semanas). No se necesita ajuste de dosis ante alteraciones renales. La prevención frente a los SRE es mejor que la obtenida con ácido zoledrónico.
  c. Las **reacciones adversas** incluyen dolor lumbar, exantema y osteonecrosis de la mandíbula (ONM). Con una dosis mensual de 120 mg, también puede producirse hipocalcemia, hipofosfatemia, fatiga, cefalea, náusea, diarrea y disnea. Debe administrarse vitamina D y calcio profilácticos para prevenir la hipocalcemia.
3. Los **bisfosfonatos** son inhibidores potentes de la resorción ósea mediada por los osteoclastos y son análogos del pirofosfonato endógeno, con un átomo de carbono que sustituye al átomo de oxígeno. La amplia variedad de sustituciones alternativas del carbono da como resultado diferencias notorias en las propiedades frente a la resorción y los efectos secundarios.

    Su concentración ósea es muy elevada y se tornan inactivos en términos biológicos una vez que forman parte del hueso que no está en remodelación. Como resultado, se requiere la administración continua de bisfosfonato para alcanzar la inhibición de la resorción ósea duradera deseada. Después de la absorción ósea de los bisfosfonatos, el fármaco tiene una vida media de eliminación terminal muy prolongada, cercana a los 10 años.
  a. **Bisfosfonatos intravenosos.** El ácido zoledrónico (4 mg i.v. durante 15 min) y el pamidronato (90 mg i.v. durante 2 h) cada 3 a 4 semanas, reducen considerablemente la morbilidad y los consiguientes episodios esqueléticos en los pacientes con mieloma y metástasis óseas. Aunque se ha demostrado la eficacia tanto del pamidronato como del ácido zoledrónico en los pacientes con afectación ósea osteolítica causada por un cáncer de mama o un mieloma, tan sólo el ácido zoledrónico ha reducido los episodios esqueléticos entre pacientes con otros tumores, con independencia de que la enfermedad proceda de lesiones metastásicas óseas osteolíticas, osteoblásticas o mixtas. El dolor mejora en alrededor de la mitad de los pacientes tratados con pamidronato, incluso sin tratamientos antineoplásicos. Los ensayos recientes muestran que después de 9 a 12 meses de tratamiento, la dosificación se puede cambiar a cada 12 semanas sin un impacto en la frecuencia de los efectos adversos esqueléticos.

    Los glucocorticoesteroides y la ablación gonadal con fármacos como los agonistas de la hormona liberadora de gonadotropina o los inhibidores de la aromatasa aumentan la pérdida ósea e incrementan el riesgo de fractura. En varios estudios se ha demostrado la capacidad de los bisfosfonatos i.v. administrados con menos frecuencia de prevenir la osteopenia y aumentar realmente la densidad ósea. No obstante, es necesario que se realicen más estudios para establecer la seguridad y la eficacia a largo plazo de este método en esta población de alto riesgo.

    Los bisfosfonatos también pueden tener efecto antitumoral de metástasis ósea. En algunos estudios aleatorizados se ha visto una reducción de las metástasis, tanto esqueléticas como viscerales, en pacientes con mieloma o cáncer de mama.
  b. **Efectos secundarios de los bisfosfonatos**
    (1) **Disfunción renal.** El tipo de lesión renal es diferente con los dos bisfosfonatos. El pamidronato causará con mayor frecuencia lesión glomerular asociada inicialmente a proteinuria. Por el contrario, el ácido zoledrónico causa más a menudo disfunción tubular y, por tanto, no suele asociarse a albuminuria.

    La nefrotoxicidad depende tanto de la dosis como del tiempo de infusión. Después de la interrupción transitoria del bisfosfonato y de que el

funcionamiento renal vuelva a la situación inicial, se puede reiniciar con cautela el fármaco utilizando tiempos de infusión más prolongados (p. ej., 30 a 60 min para el ácido zoledrónico).
- (2) **Hipocalcemia.** La mayoría de los pacientes que reciben bisfosfonatos de potencia elevada no muestran hipocalcemia debido a los mecanismos compensadores, de los cuales el más importante es el aumento de la secreción de paratirina. Muchas veces contribuyen otros factores, como la hipomagnesemia y la reducción del aclaramiento de creatinina. Por tanto, durante el tratamiento con bisfosfonatos se deben seguir las concentraciones plasmáticas de creatinina, magnesio, calcio y fosfato.
- (3) La **osteonecrosis de la mandíbula** se define como la presencia de hueso expuesto en la región maxilofacial que no cura tras 8 semanas de tratamiento. Los bisfosfonatos i.v. se asocian a aumento del riesgo de ONM (en el 3-8% de los pacientes). El uso simultáneo de inhibidores de la angiogenia (p. ej., bevacizumab, sunitinib) puede ser un factor de riesgo aditivo de aparición de ONM en pacientes tratados con bisfosfonatos.

  Esta complicación se observa con mayor frecuencia en aquellos pacientes con antecedentes recientes de cirugía dental (especialmente extracción o implante dental) traumatismo, higiene dental deficiente, o un consumo excesivo de alcohol y tabaquismo. Antes de iniciar el tratamiento con bisfosfonatos se debe realizar a los pacientes una exploración dental completa, y cualquier extracción dental o resección de la mandíbula que deba hacerse se realizará varios meses antes de iniciar la administración de estos fármacos con objeto de reducir el riesgo de aparición de ONM. El tratamiento conservador de la ONM con desbridamiento limitado, tratamiento antibiótico y enjuagues orales puede llevar a la curación. La intervención quirúrgica para tratar este problema se debe minimizar, y sólo la deben realizar odontólogos con experiencia en el mismo.
- (4) **Otros efectos adversos de los bisfosfonatos i.v.**
  - (a) En cerca del 15% al 30% de los pacientes que nunca han recibido estos fármacos, los fármacos intravenosos producen fiebre transitoria y un síndrome seudogripal.
  - (b) Puede producirse dolor óseo, articular o muscular intenso y raras veces incapacitante en un plazo de días, meses o años tras el inicio de un bisfosfonato, y no siempre desaparece por completo al suspender el tratamiento.
  - (c) Raras veces pueden producirse conjuntivitis, uveítis, escleritis e inflamación orbitaria, aunque estas manifestaciones deben llevar a una evaluación oftalmológica rápida; no se recomienda continuar el tratamiento con el bisfosfonato responsable.
  - (d) Se ha propuesto una asociación moderada entre el uso de bisfosfonatos orales e intravenosos y la fibrilación auricular y el accidente cerebrovascular.
4. **Criterios de respuesta de las metástasis óseas al tratamiento.** La aparición de nuevas lesiones osteoblásticas en las radiografías o en la gammagrafía ósea, o el aumento del tamaño de las lesiones escleróticas, no indica necesariamente que las metástasis progresan. En realidad, estos hallazgos pueden representar una mejora clínica. Aunque la respuesta de las metástasis óseas al tratamiento es difícil de cuantificar, puede evaluarse al valorar el alivio del dolor y calidad de vida, los marcadores tumorales plasmáticos, los marcadores bioquímicos de resorción ósea (p. ej., excreción urinaria de hidroxiprolina) y la TC. La PET es una técnica prometedora, aunque todavía no validada, para evaluar la respuesta de las metástasis al tratamiento.
5. Las **ortesis de la columna vertebral** pueden ayudar a aliviar el dolor y protege las estructuras neurovasculares mientras se resuelven las lesiones con RT o tra-

tamiento sistémico. La fuerza ósea debe ser adecuada para resistir la fuerza de la gravedad. Las ortesis de las extremidades inferiores casi nunca resultan útiles.

F. **Tratamiento radioterápico**
   1. La **RT externa** mejora el dolor y puede producir consolidación ósea y evitar la fractura. Aún no se ha definido la dosis óptima de RT. Las dosis bajas (p. ej., 800 cGy administrados una sola vez) pueden ser tan eficaces como las dosis de 2500 cGy a 4000 cGy durante 2 a 4 semanas. Sin embargo, esta pauta de dosis única o muy corta, indudablemente cómoda, puede no ser adecuada en aquellos pacientes con un pronóstico relativamente bueno.
      a. **Fracturas patológicas.** La administración de RT tras la fijación ortopédica de fracturas patológicas es el tratamiento de referencia. Después de la fijación ortopédica, el hueso que engloba toda la prótesis se incluye en el portal de radiación. La RT puede iniciarse tan pronto como el paciente pueda moverse, especialmente si se puede evitar la incisión; en caso contrario, el tratamiento se pospone hasta que la piel haya cicatrizado.
      b. **Focos aislados de dolor óseo.** La RT controla el dolor local de las metástasis óseas en más del 80 % de los pacientes en un periodo que va de las 2 semanas a los 3 meses. La irradiación de algunos focos con un dolor muy intenso puede reducir las dosis de analgésicos necesarias para tratar a los pacientes con múltiples focos dolorosos.
      c. Las **lesiones osteolíticas asintomáticas** de la columna cervical, se irradian cuando no están en riesgo de fractura, para evitar complicaciones.
   2. Los **radiofármacos,** como el estroncio-89 (^{89}Sr), el samario-153 (^{153}Sm) y el radio-223 (^{223}Ra), pueden reducir el dolor durante varios meses en alrededor del 75 % de los pacientes con metástasis óseas de cáncer de mama o próstata.
      a. El ^{223}Ra emite partículas α. El preparado se asemeja al calcio y se incorpora al hueso en las zonas de mayor recambio. Está aprobado para el tratamiento de pacientes con metástasis óseas sintomáticas del cáncer de próstata. El tratamiento da como resultado una mejora no sólo de los síntomas, sino también de la supervivencia total.
      b. El ^{89}Sr y el ^{153}Sm son radiofármacos que emiten partículas β y se captan y retienen de manera preferencial en los sitios de mayor recambio mineral óseo; su captación en el hueso adyacente a las metástasis es hasta cinco veces mayor que en el hueso normal. Estos tratamientos tienen el potencial de proveer paliación significativa del dolor óseo, sin beneficio en la supervivencia y con mielosupresión significativa, lo que ha limitado su uso.

G. **Tratamiento quirúrgico.** La cirugía desempeña un papel esencial en el tratamiento de las metástasis óseas que compromenten la función neurológica; la deambulación o el dolor no está bien controlado con tratamientos médicos como RT o tratamiento sistémico.

Debe solicitarse una consulta con un traumatólogo en todos los pacientes con lesiones metastásicas que se considere que tienen riesgo de fractura patológica, inminente o real de una extremidad. La fractura patológica es una emergencia real y grave que debe ser evitada. La mediana de supervivencia de los pacientes con fractura patológica es menor que la de los pacientes sin fractura, subyacente en la importancia de la fijación profiláctica en pacientes con fractura inminente. Cuando se considera el tratamiento quirúrgico, los principales factores que se contemplan son el estado general del paciente, los objetivos funcionales y el bienestar y la calidad de vida; la sensibilidad prevista del tumor a la RT sola; la facilidad para proporcionar cuidados de enfermería; y la morbilidad del procedimiento que se está considerando.

   1. El **metilmetacrilato,** un cemento óseo acrílico, incrementa la fuerza de compresión y la capacidad de torsión, favorece la hemostasia, y debe utilizarse con los dispositivos de fijación allí donde la reserva ósea no sea adecuada para permitir una fijación o una implantación rígidas. El monómero circulante puede estar asociado con complicaciones cardiacas intraoperatorias, aunque esto es poco frecuente.

2. **Complicaciones.** El riesgo de infección aumenta en las localizaciones irradiadas anteriormente y en los pacientes inmunodeprimidos. Entre las razones por las que fracasa una fijación interna se encuentran: fijación inicial deficiente, selección inadecuada del implante y progresión de la enfermedad en el campo quirúrgico.
3. **Embolización.** La hemorragia durante la estabilización quirúrgica o la biopsia de una lesión metastásica puede ser potencialmente mortal. Pueden estar indicadas la angiografía prequirúrgica y la oclusión de vasos nutricios, particularmente en las lesiones del acetábulo o de la columna vertebral.
4. **Rehabilitación.** Los pacientes tratados quirúrgicamente por fracturas patológicas causadas por metástasis son buenos candidatos a programas de rehabilitación intensiva salvo que tengan hipercalcemia o necesiten la administración de narcóticos parenterales, lo que se asocia a tiempos de supervivencia muy cortos.
5. **Pronóstico.** En general la mediana de supervivencia es < 1 año después del tratamiento quirúrgico de una fractura patológica inminente o real.

H. **Tratamiento quirúrgico de los huesos de las extremidades.** El umbral para tratar las lesiones de las extremidades inferiores es menor que el de las extremidades superiores, ya que las primeras son las que soportan el peso y, además, se produce un aumento de la carga mecánica sobre el hueso afectado, con un mayor riesgo de fractura. Sin embargo, los brazos también desarrollan fuerzas importantes de distracción y rotación. Además, los pacientes con metástasis en las extremidades inferiores suelen necesitar muletas o andadores, que generan grandes fuerzas de compresión en los huesos de los brazos.

1. Los **métodos quirúrgicos** para tratar las metástasis óseas de las extremidades son:
   a. **Refuerzo del hueso afectado** con férulas internas (placas óseas, tornillos de compresión de la cadera con placas laterales, vástagos intramedulares). Siempre que se pueda se prefiere la fijación intramedular (clavos o endoprótesis), particularmente en el fémur y alrededor de la cadera, ya que la primera causa menos disección, produce una fijación más duradera y permite volver a soportar peso con mayor rapidez. Las excepciones son la fijación del hueso para la enfermedad metastásica extensa y el antebrazo, en el que las placas y los huesos rellenos de cemento permiten a los pacientes volver a las actividades de carga de peso.
   b. **Extirpación del tumor metastásico** del hueso (mediante resección quirúrgica o legrado), inserción de un dispositivo de fijación interna o una prótesis, y fijación complementaria con cemento óseo.
   c. **Reconstrucción de las superficies articulares** del húmero proximal, la cadera o la rodilla tras una escisión *en bloque* de segmentos afectados de hueso periarticular con artroplastia articular total o hemiartroplastia. La artroplastia con prótesis es útil en la reconstrucción de grandes lesiones periarticulares destructivas, rescate de dispositivos de fijación interna que han fallado y rescate de lesiones en las que no existen opciones de RT para evitar la progresión de la enfermedad.
   d. **Amputación de extremidades disfuncionales** ocupadas totalmente por el tumor en pacientes con dolor intratable, esperanzas de vida razonables y ausencia de tratamiento terapéutico que conserven la extremidad.
2. **Extremidades superiores.** Las lesiones de mayor tamaño en pacientes que usan andadores o muletas pueden tratarse más eficazmente con tratamiento quirúrgico seguido de RT. Las opciones quirúrgicas preferidas son la estabilización para lesiones no articulares y reemplazo protésico cuando la lesión afecta a la articulación adyacente.
3. **Extremidades inferiores: cirugía ortopédica profiláctica.** La fijación interna profiláctica, seguida de RT para inhibir el posterior crecimiento tumoral, se considera siempre en los pacientes con lesiones líticas del cuello o la diáfisis femorales que muestran riesgo de fractura patológica. A veces, la fijación profiláctica incluye la resección de la lesión y el reemplazo con una prótesis oncológica. La cirugía profiláctica debe tenerse en cuenta en las siguientes circunstancias:

a. El paciente muestra un buen estado médico general.
b. La lesión lítica del fémur o la tibia tiene > 2.5 cm de diámetro o afecta a más de la mitad de toda la anchura cortical (supone una probabilidad de fractura del 50 % si no se trata).
c. Se ha producido arrancamiento espontáneo del trocánter menor.
d. Lesión lítica peritrocantérica dolorosa.
e. Persiste el dolor de las lesiones líticas a pesar de la RT.
4. **Extremidades inferiores: fracturas patológicas.** Las fracturas patológicas que no se tratan casi nunca alcanzan la curación y, aunque la RT puede lograr un control local, la consolidación ósea sigue siendo improbable. La fijación interna está indicada en las fracturas patológicas del fémur o de la tibia para disminuir el dolor y permitir la deambulación precoz.
   a. **Fracturas de la cabeza y el cuello femorales.** Puede considerarse la fijación interna, aunque no suele ser adecuada. La hemiartroplastia femoral cementada es segura, proporciona un alivio prolongado del dolor, permite la deambulación y es el método que se prefiere. Se necesita la colocación de una prótesis, particularmente si la amplia destrucción cortical no permite una construcción estable, incluso si se reforzara con cemento óseo. La incidencia de complicaciones es del 20 %. La protección de todo el fémur con reemplazo de tallo largo no es necesaria cuando las lesiones distales no están presentes. Se prefieren los implantes cementados, ya que el tiempo necesario para que el paciente pueda volver a soportar peso completo es menor.
   b. **Fracturas intertrocantéreas.** Habitualmente se prefieren los dispositivos intramedulares para reforzar todo el fémur con un dispositivo que permita distribuir la carga. Se considera la colocación de prótesis si la pérdida ósea es importante, dificultando la estabilidad estructural. Es importante preservar el mecanismo abductor, mejorando la función de la extremidad. A los 5 y 10 años, la tasa de supervivencia del implante es del 84 % y del 70 %, respectivamente. La incidencia de complicaciones es, sin embargo, importante.
   c. Las **fracturas subtrocantéreas** suelen extenderse al área intertrocantérea o la diáfisis femoral. Son fracturas que suelen estabilizarse con un clavo de reconstrucción con cementación cuando es necesario. Los tornillos de cadera deslizantes se asocian a una elevada frecuencia de fallo del implante. Una destrucción extensa puede necesitar la utilización de prótesis oncológicas modulares o de sustitución calcarina.
   d. Las **fracturas de la diáfisis femoral** necesitan fijación intramedular con tornillos de bloqueo y cemento óseo si existe una extensa pérdida de cortical.
   e. **Lesiones del acetábulo.** La cirugía de reconstrucción con una artroplastia total de cadera suele ser eficaz en los pacientes con una esperanza de vida razonable. Se describe el procedimiento de Harrington para la reconstrucción del área supra-acetabular, incluyendo el uso de pasadores Steinmann que van desde el ilio hasta el ramo púbico superior y hasta la columna posterior que llena la cavidad con cemento óseo. Este procedimiento generalmente es seguido por un reemplazo de cadera. Muchas veces la pared medial acetabular necesita proporcionar un soporte estructural adicional (p. ej., como reconstrucción en jaula o compuesto con cemento y alambres). También se pueden considerar prótesis oncológicas personalizadas para el manejo de estas lesiones.
I. **Tratamiento de los huesos de la cabeza y el tronco.** A la mayoría de los pacientes con inestabilidad mecánica leve de la columna y el cuello, o dolor lumbar, se les puede tratar eficazmente con tratamiento médico de apoyo (p. ej., quimioterapia, corticoesteroides), ortesis y RT. La cirugía se asocia a una incidencia elevada de complicaciones (alrededor del 20 %), pero es muy importante cuando la columna se vuelve inestable. Los sistemas de fijación segmentaria de la columna utilizan tornillos pediculares para fijar barras a la parte posterior de la columna en múltiples niveles vertebrales. Algunas técnicas más recientes utilizan combinaciones de cemento óseo, aloinjertos óseos e implantes metálicos (jaulas) para sustituir o complementar

los cuerpos vertebrales dañados. Los pacientes pueden levantarse de la cama el primer día del postoperatorio, y necesitan típicamente una ortesis ligera de plástico a medida.

Como generalización en el paciente adecuado, la descompresión quirúrgica y la estabilización combinadas con RT son más eficaces que la RT sola.

1. La **cirugía en las metástasis vertebrales** puede estar indicada en las siguientes circunstancias:
   a. No se ha podido detectar cáncer metastásico en otras localizaciones.
   b. La inestabilidad mecánica por la fractura causa dolor y deformidad progresiva.
   c. La fractura patológica o la extensión del tumor causa compresión medular o radicular.
   d. Se sabe que un tumor sintomático es resistente a la RT o sigue progresando a pesar de la RT adecuada.
2. La **estabilización de la columna puede no estar indicada** en las siguientes circunstancias:
   a. Existen múltiples metástasis óseas y de tejidos blandos.
   b. Hay más de dos vértebras destruidas que necesitan sustitución.
   c. El paciente muestra un mal estado nutricional, inmunitario o respiratorio, o una enfermedad grave no relacionada con la neoplasia.
   d. La esperanza de vida es limitada (habitualmente < 3 meses).
3. Por lo general, **la estabilidad de la columna vertebral** se evalúa mediante la calificación de la inestabilidad neoplásica de la columna vertebral (SINS, *spinal instability neoplastic score*), que incluye la localización de la lesión, la presencia del dolor mecánico, el tipo de lesión (citoblástico, citolítico o mixto), la alineación de la columna, la gravedad del colapso vertebral y la participación de facetas, pedículos o la unión costovertebral en el tumor o la fractura. Las calificaciones equivalentes o mayores de 13 sugieren inestabilidad de la columna y requieren estabilización quirúrgica (tabla 34-2).
4. Las **metástasis de la columna cervical** a menudo precisan RT independientemente de los síntomas. Un collarín cervical blando sólo deben usarlo los pacientes con una afectación mínima. Una ortesis rígida de tipo collarín es el soporte adecuado si existe alguna estabilidad intrínseca.

   La colocación de implantes metálicos para sustituir cuerpos vertebrales por delante, y los tornillos en los pedículos o las masas laterales por detrás, puede restablecer la integridad de la columna vertebral y la médula espinal. En los pacientes con una esperanza de vida muy limitada, en vez de practicar una cirugía mayor debe inmovilizarse la cabeza con un dispositivo especial en halo con colocación de tornillos craneales.
5. **Metástasis en la columna dorsolumbar**
   a. Las **lesiones dolorosas** pueden precisar RT. En primer lugar ha de realizarse una RM para buscar puntos de posible compresión epidural y para señalar los campos de radiación. Muchos pacientes tienen una masa de tejidos blandos que se extiende alrededor de las vértebras afectadas. Estas masas comprimen nervios, contribuyen al dolor y deben incluirse en el portal de irradiación. Las ortesis y los corsés de fibra de vidrio pueden reducir el dolor lumbar y ayudar a estabilizar la columna.
   b. Las **metástasis que progresan rápidamente** y que no responden a la RT pueden tratarse con la descompresión abierta de la médula espinal y la fijación interna para permitir la movilidad precoz (1-3 semanas), aunque el pronóstico de estos pacientes es malo.
6. **Descompresión medular**
   a. La **laminectomía** proporciona un acceso directo a los tumores posteriores y posterolaterales, pero pone en peligro la estabilidad de la columna. La compresión medular suele deberse a tumores del cuerpo vertebral (por delante de la médula espinal); así pues, la laminectomía no alivia los síntomas de manera

I. Metástasis en la cortical ósea | 725

TABLA 34-2. Sistema de calificación de la inestabilidad neoplásica de la columna vertebral (SINS)

Localización en la columna

De una articulación (occipucio-C2, C7-T2, T11-L1, L5-S1)	3
Columna móvil (C3-C6, L2-L4)	2
Semirrígida (T3-T10)	1
Rígida (S2-S5)	0

Dolor con el movimiento/carga de la columna vertebral

Sí	3
No, o no mecánico	1
Sin dolor	0

Calidad de la lesión ósea

Citolítica	2
Citolítica/citoblástica mixta	1
Citoblástica	0

Alineación radiográfica de la columna vertebral

Presencia de subluxación/traslación	4
Deformidad reciente (cifosis/escoliosis)	2
Alineación normal	0

Colapso de cuerpos vertebrales

>50%	3
<50%	2
Afectación del 50% del cuerpo, pero sin colapso	1
Ninguna de las anteriores	0

Afección posterolateral de elementos de la columna vertebral

Bilateral	3
Unilateral	1
Ninguna	0

Calificación	Clasificación	Tratamiento
0–6	Columna estable	Médico
7–12	Inestabilidad inminente	Quirúrgico
13–18	Inestabilidad	Justifica la interconsulta quirúrgica y una posible intervención

fiable. Por debajo del nivel de la tercera vértebra cervical la laminectomía sólo debe usarse en lesiones de los elementos dorsales, las láminas y los pedículos.

 b. La **descompresión quirúrgica anterior** de la médula espinal se realiza mediante toracotomía o laparotomía. La descompresión anterior conlleva la resección del cuerpo vertebral y de todo el tumor anterior a la médula espinal (vertebrectomía). La columna se reconstruye con un injerto o una jaula, y suele necesitarse una estabilización posterior con vástagos y tornillos pediculares. La vía de abordaje anterior produce una estabilidad mecánica inmediata y es la mejor posi-

bilidad para la mejora neurológica. Se ha comunicado una tasa de éxito asociada del 75% al 90%, con menos pérdida de sangre y menos complicaciones que con la laminectomía.
- c. La **descompresión quirúrgica posterolateral** es una alternativa para las lesiones técnicamente difíciles localizadas por encima de la sexta vértebra dorsal, y es útil en los pacientes más debilitados.
  - (1) La descompresión posterolateral extirpa parte de la costilla y de la lámina para poder acceder al cuerpo vertebral y descomprimir la cara anterior de la médula espinal desde el lateral. Tras realizar la vertebrectomía y extirpar los discos, el cirujano inserta un puntal vertical (injerto o jaula) entre los platillos de las vértebras normales por encima y por debajo de la localización tumoral. Las barras de fijación posterior, que pueden colocarse a través de las mismas incisiones, proporcionan una estabilidad inmediata.
  - (2) La ventaja de este método es que no se necesita una toracotomía. Puede colocarse la instrumentación espinal anterior simultáneamente al extirpar el tumor, a menudo mediante técnicas endoscópicas guiadas por vídeo. Este procedimiento puede reducir la morbilidad del paciente, los días de ingreso en la unidad de cuidados intensivos y la duración de la hospitalización. Sin embargo, el acceso al tumor suele estar limitado porque el cirujano trabaja alrededor de la médula espinal.
7. La **vertebroplastia percutánea** y la **cifoplastia con globo** son intervenciones mínimamente invasoras que consisten en la inyección percutánea, bajo guía radiológica, de metilmetacrilato en un cuerpo vertebral afectado. La cifoplastia utiliza un globo para recuperar la altura vertebral y comprimir tanto el hueso esponjoso como el tumor antes de inyectar el cemento. Ambos procedimientos pueden realizarse rápidamente, se ha demostrado que producen una reducción rápida y sostenida del dolor lumbar en pacientes con metástasis, y se asocian a un riesgo quirúrgico bajo y a una morbilidad mínima. La extrusión de cemento es la complicación más frecuente, generalmente asintomática.
   - a. **Contraindicaciones.** La vertebroplastia y la cifoplastia están contraindicadas cuando hay compresión epidural o afectación grave del cuerpo vertebral posterior adyacente al conducto raquídeo.
   - b. Se estima que se produce **embolia pulmonar por metilmetacrilato,** una de las posibles complicaciones más graves, del 3% al 23% de los pacientes, independientemente de que se evalúe a los pacientes con radiografía de tórax simple o con TC. Este riesgo parece ser mayor con la vertebroplastia que con la cifoplastia. Predominan las embolias periféricas asintomáticas y no es necesario ningún tratamiento. Las embolias sintomáticas en las arterias pulmonares se tratan durante 6 meses con warfarina, que aparentemente detiene la progresión de la oclusión trombótica inducida por el cuerpo extraño, mientras teóricamente se endoteliza el cemento. En casos de deterioro cardiopulmonar agudo y potencialmente mortal se ha utilizado la trombectomía torácica abierta y la extracción vascular percutánea.

II. AFECCIONES ÓSEAS Y ARTICULARES PARANEOPLÁSICAS E INFILTRANTES

- A. **Osteoartropatía hipertrófica (OAH).** Se manifiesta por acropaquias en los dedos de las manos, dolor y derrame en articulaciones grandes, y periosteítis de huesos tubulares. Las articulaciones que se afectan con mayor frecuencia son los tobillos, las rodillas, los codos y las muñecas. Una reacción perióstica extremadamente dolorosa suele afectar a las superficies extensoras de las piernas y los antebrazos. La alteración en la piel suprayacente se asemeja a la celulitis, con induración, eritema y *piel de naranja.*
  1. **Tumores asociados.** La osteoartropatía aparece con mayor frecuencia en los adenocarcinomas pulmonares, y en ocasiones en adenocarcinomas gastrointestinales y sarcomas intratorácicos. Las causas benignas deben ser descartadas.

2. **Diagnóstico.** Las acropaquias deben ser evidentes; debe preguntarse a los pacientes por la duración de la alteración. La esponjosidad a la palpación de los lechos ungueales proximales puede indicar acropaquias incipientes. Las radiografías de las articulaciones dolorosas o de los huesos largos suelen mostrar reacciones periósticas.
3. **Tratamiento.** El control del tumor asociado suele mejorar los síntomas de la OAH. El dolor puede aliviarse con diversos antiinflamatorios no esteroideos (AINE). Se ha descrito que también son eficaces el pamidronato y el ácido zoledrónico.

B. **Otros síndromes paraneoplásicos reumáticos**
   1. La **paquidermoperiostosis** asociada al cáncer de pulmón supone un crecimiento excesivo y denso de periostio que da lugar a acropaquias y cara leonina (*v.* cap. 29, sec. II.M).
   2. El **dolor articular**, la **necrosis de la grasa subcutánea (paniculitis)** y la **eosinofilia** en ocasiones constituyen los datos iniciales de un cáncer pancreático.
   3. **Hipercalcemia e hipocalcemia** (*v.* cap. 28).
   4. Los **síndromes mielodisplásicos** se asocian a diversos fenómenos de patogenia probablemente autoinmunitaria. Entre las manifestaciones reumáticas están: artritis monoarticular, policondritis recurrencial, fenómeno de Raynaud, síndrome de Sjögren y vasculitis.

C. **Manifestaciones reumáticas que sugieren una neoplasia oculta.** Ninguna característica distintiva de los síndromes reumáticos define la coexistencia de una neoplasia. Las manifestaciones pueden mejorar o desaparecer con el tratamiento dirigido a la neoplasia. Los siguientes síndromes deben ser una indicación para realizar un estudio exhaustivo en busca de un proceso neoplásico, *concretamente si aparecen por primera vez en personas de ≥ 50 años*.
   1. Poliartritis seronegativa explosiva que se manifiesta con hinchazón y dolores articulares, con predilección por las extremidades inferiores, respetando las articulaciones pequeñas y las muñecas, y con una sinovitis inespecífica leve identificada por biopsia sinovial.
   2. Gammapatía monoclonal en un paciente con AR típica.
   3. Fascitis palmar y poliartritis.
   4. Fascitis eosinófila que no responde al tratamiento esteroideo.
   5. Fenómeno de Raynaud (a menudo con afectación simétrica de los dedos de las manos y progresión hacia la necrosis).
   6. Vasculitis leucocitoclástica cutánea.

D. **Infiltración directa por la neoplasia de los tejidos articulares**
   1. Los **sarcomas** rara vez aparecen como neoplasias primarias en cualquier articulación. La afectación intraarticular de un sarcoma es típicamente el resultado de la siembra directa en la articulación.
   2. Las **metástasis** pueden afectar a cualquier articulación y simular una artritis inflamatoria.
   3. La **artritis leucémica aguda** se debe a la infiltración leucémica de la membrana sinovial. Suele ser simétrica y puede simular una fiebre reumática o una AR juvenil. En el 25 % de los casos el hueso adyacente puede mostrar lesiones líticas, osteoporosis o alteraciones osteoblásticas. El tratamiento de la leucemia subyacente resuelve la artritis.
   4. La **artritis leucémica crónica** es poco frecuente y suele ser simétrica, pero por lo demás es similar al tipo agudo tanto en los patrones radiográficos como en la respuesta al tratamiento.

III. EFECTOS ADVERSOS DE LA RADIACIÓN SOBRE LOS HUESOS

A. La **radioosteonecrosis mandibular** puede ser una complicación de la RT de los tumores malignos de cabeza y cuello. El problema se observa con mayor frecuencia en los pacientes con tumores de gran tamaño, invasión ósea, antecedentes de consumo importante de alcohol y tabaquismo, dentadura en mal estado, higiene bucal deficiente y mal estado nutricional. La mandíbula se vuelve quebradiza y se sobreinfecta, y aparecen dolor, fracturas y fístulas supurativas.

1. Los **criterios para el diagnóstico** incluyen: dolor localizado y dolor a la palpación; ulceración o necrosis de la mucosa (en ocasiones, una fístula) con exposición del hueso; pérdida de piezas dentales en la zona sospechosa; las radiografías muestran una lesión lítica en la mandíbula, a veces con un secuestro radiodenso o un involucro; y las manifestaciones no deben ser evidentes clínicamente durante al menos 4 meses después de completar el tratamiento.
2. La **prevención** de la osteonecrosis conlleva la realización de las extracciones dentales que sean necesarias antes de la RT, además de la higiene bucal y del tratamiento con fluoruro durante la RT y después de la misma. Si es posible, no debe realizarse ninguna extracción dental al paciente durante los 2 años siguientes a la RT. Incluso con estas precauciones aparece osteonecrosis en el 5 % al 10 % de los pacientes cuando se aplica RT en dosis elevadas sobre la mandíbula.
3. **Tratamiento**
    a. El **Tratamiento conservador** implica: enjuagues bucales frecuentes con peróxido de hidrógeno (agua oxigenada) diluido o una solución de bicarbonato sódico y sal; antibióticos sistémicos, generalmente penicilina; pomada tópica de nistatina o bacitracina, y desbridamiento suave.
    b. El **Tratamiento intensivo** incluye: tratamientos con oxígeno hiperbárico y resección quirúrgica de la parte no viable de la mandíbula.

B. **La osteítis por radiación** puede parecer una metástasis ósea. En la sección I.D se comenta la diferenciación entre estos trastornos.

C. **Sarcomas óseos inducidos por la radiación.** Se han observado tras la irradiación a dosis elevadas de lesiones benignas y malignas. La incidencia es < 0.1 % de todos los supervivientes a los 5 años; el periodo de latencia es > 5 años. Los sarcomas inducidos por radiación son generalmente de alto grado, y la mayoría de los pacientes muestran un tumor localmente avanzado. El pronóstico es más pobre que para los sarcomas de *novo* comparables.

D. **Cierre prematuro de las epífisis y las apófisis óseas.** Puede causar acortamiento, cifosis y asimetría de las estructuras óseas en los niños que se han tratado con RT.

E. **La lesión por radiación de los tejidos blandos** depende de la dosis y de las estructuras que están abarcadas por los campos de irradiación dirigidos a la zona ósea.

F. **Miopatía hipotiroidea.** Puede producirse mialgia, rigidez y aumento de la creatina cinasa plasmática después de la irradiación externa del cuello como consecuencia del hipotiroidismo inducido por la radiación. Estos síntomas pueden seguir a la RT en un plazo de meses o incluso años.

IV. TRASTORNOS REUMÁTICOS RELACIONADOS CON EL TRATAMIENTO SISTÉMICO DE LAS NEOPLASIAS MALIGNAS

A. **Necrosis aséptica de la cadera.** Se trata de una complicación de las dosis elevadas de glucocorticoesteroides. El riesgo es proporcional a la dosis del fármaco, y no a la duración del tratamiento. El aumento de presión en el espacio intramedular causa la aparición súbita de dolor en la cadera. El diagnóstico precoz se establece mejor mediante RM. Cabe prever que la extirpación de los núcleos óseos de las zonas de necrosis alivie el dolor, aunque no de forma completa, y puede alterar favorablemente la evolución natural de la osteonecrosis. El reemplazo de cadera se prefiere en los estadios sintomáticos posteriores al colapso.

B. **El reumatismo posterior a la quimioterapia** es un síndrome de mialgias y artralgias que aparece de 1 a 3 meses tras finalizar la quimioterapia posquirúrgica del cáncer de mama con ciclofosfamida y 5-fluorouracilo. En algunos casos se observa una leve tumefacción periarticular. Los AINE no son eficaces. Los síntomas se resuelven espontáneamente y suelen remitir en unos meses.

1. Las **artralgias asociadas al tratamiento con taxanos** (paclitaxel y docetaxel) habitualmente comienzan de 2 a 3 días después del tratamiento y desaparecen en 5 días.

2. Las **artralgias asociadas al tratamiento hormonal** aparecen con frecuencia en pacientes en tratamiento con inhibidores de la aril-aromatasa (anastrozol, letrozol, exemestano) por un cáncer de mama. Las artralgias y la rigidez articular subjetiva son síntomas frecuentes y se producen en hasta el 40 % de las mujeres tratadas con alguno de estos fármacos. A menudo el problema no se resuelve con un cambio de fármaco dentro de esa clase, y puede llevar a la interrupción de este tratamiento. También se han comunicado artralgias en pacientes tratadas con tamoxifeno, pero de menor grado e intensidad. Estos episodios siguen siendo importantes, ya que el tratamiento prolongado se ve afectado por su aparición.
3. El **uso de bleomicina** se ha asociado con casos de esclerodermia.
C. **El fenómeno de Raynaud** es un efecto adverso frecuente del tratamiento con cisplatino, oxaliplatino, vinblastina y bleomicina.
D. **Osteoporosis.** Muchas pautas terapéuticas oncológicas conllevan el riesgo de causar osteoporosis. Las más frecuentes son las que incluyen corticoesteroides o causan hipogonadismo, incluyendo el tratamiento con privación de andrógenos y los inhibidores de la aromatasa. Entre los fármacos citotóxicos que intervienen en la aparición de osteoporosis se encuentran el metotrexato y la ifosfamida. El riesgo de osteoporosis debe evaluarse mediante densitometría ósea. Cuando sea adecuado puede considerarse el tratamiento restitutivo hormonal, con calcio más vitamina D, con bisfosfonatos, y/o con denosumab.
E. **Inmunoterapia con inhibidores de puntos de control** (ipilimumab, pembrolizumab, nivolumab). Los inhibidores de puntos de control forman un nuevo grupo de medicamentos antineoplásicos que actúan a través del desencadenamiento de respuestas inmunitarias. El tratamiento puede vincularse con sucesos adversos relacionados con la inmunidad: pueden exacerbarse los trastornos autoinmunitarios previos (p. ej., artritis reumatoide, artritis psoriásica) o quizá aparezca una nueva poliartritis que simula entidades reumáticas, pero que casi siempre es negativa para el factor reumatoide y otros anticuerpos.

RECONOCIMIENTOS

Los autores desean agradecer a los Dres. Dennis A. Casciato y James R. Berenson, que contribuyeron significativamente a versiones anteriores de este capítulo.

Lecturas recomendadas

Bauer HCF. Controversies in the surgical management of skeletal metastases. J Bone Joint Surg Br 2005;87:608.

Berenson J, et al. Long-term pamidronate treatment of advanced multiple myeloma patients reduces skeletal events. J Clin Oncol 1998;16:593.

Berenson J, et al. Balloon kyphoplasty versus non-surgical fracture management for treatment of painful vertebral body compression fractures in patients with cancer: a multicenter, randomized controlled trial. Lancet Oncol 2011;12:225.

Blacksburg SR, Witten MR, Haas JA. Integrating bone targeting radiopharmaceuticals into the management of patients with castrate-resistant prostate cancer with symptomatic bone metastases. Curr Treat Options Oncol 2015;16:325.

Dougall WC, Chaisson M. The RANK/RANKL/OPG triad in cancer-induced bone diseases. Cancer Metastasis Rev 2006;25:541.

Filleul O, Crompot E, Saussez S. Bisphosphonate-induced osteonecrosis of the jaw: a review of 2,400 patient cases. J Cancer Res Clin Oncol 2010;136:1117

Fisher CG, et al. A novel classification system for spinal instability in neoplastic disease: an evidence-based approach and expert consensus from the Spine Oncology Study Group. Spine 2010;35(22):E1221–E1229.

Fizazi K, et al. A randomized phase III trial of denosumab versus zoledronic acid in patients with bone metastases from castration-resistant prostate cancer. J Clin Oncol 2010;28:951s.

Johnson DB, Sullivan RJ, Ott PA, et al. Ipilimumab therapy in patients with advanced melanoma and preexisting autoimmune disorders. JAMA Oncol 2016;2:234.

Krueger A, et al. Management of pulmonary cement embolism after percutaneous vertebroplasty and kyphoplasty: a systematic review. Eur Spine J 2009;18(9):1257.

Lipton A. Treatment of bone metastases and bone pain with bisphosphonates. Support Cancer Ther 2007;4:92.
Lipton A, et al. Effect of denosumab versus zoledronic acid in preventing skeletal-related events in patients with bone metastases by baseline characteristics. Eur J Cancer 2015;53:75–83.
Loprinzi CL, Duffy J, Ingle JN. Postchemotherapy rheumatism. J Clin Oncol 1993;11:768.
Naschitz JE, Rosner I. Musculoskeletal syndromes associated with malignancy (excluding hypertrophic osteoarthropathy). Curr Opin Rheumatol 2008;20:100.
Patchell RA, et al. Direct decompressive surgical resection in the treatment of spinal cord compression caused by metastatic cancer: a randomised trial. Lancet 2005;366:643.
Pelton WM, et al. Methylmethacrylate pulmonary emboli: radiographic and computed tomographic findings. J Thorac Imaging 2009;24:241.
Piccioli A, Spinelli MS, Maccauro G. Impending fracture: a difficult diagnosis. Injury 2014; 45(suppl 6):S138–S141.
Saad F, Lipton A, Cook R, Chen YM, et al. Pathologic fractures correlate with reduced survival in patients with malignant bone disease. Cancer 2007;110:1860–1867.
Schneiderbauer MM, et al. Patient survival after hip arthroplasty for metastatic disease of the hip. J Bone Joint Surg Am 2004;86-A(8):1684.
Smith MR, et al. Denosumab in men receiving androgen-deprivation therapy for prostate cancer. N Engl J Med 2009;361:745.
Thambapillary S, et al. Implant longevity, complications and functional outcome following proximal femoral arthroplasty for musculoskeletal tumors: a systematic review. J Arthroplasty 2013;28(8):1381–1385.

# Complicaciones hemáticas

Mary Territo

AUMENTO DE LOS RECUENTOS SANGUÍNEOS

I. ERITROCITOSIS (POLICITEMIA)

La eritrocitosis se define como un aumento del hematocrito y del recuento de eritrocitos por arriba de los límites superiores normales. Los niveles varían dependiendo del laboratorio, pero, en general, los hombres con hematocrito > 52 % y hemoglobina > 18 y mujeres con hematocrito > 48 y hemoglobina > 16 se consideran personas con eritrocitosis.

A. **Eritrocitosis relativa.** Se caracteriza por una masa eritrocítica normal y un volumen plasmático disminuido. Entre sus causas se encuentran: deshidratación, diuréticos, quemaduras, fuga capilar, disminución de la presión oncótica («tercer espacio»), hipertensión y estrés («síndrome de Gaisböck»).

B. **Eritrocitosis primaria.** Se debe a defectos intrínsecos de los progenitores eritroides.
   1. La **eritrocitosis primaria adquirida** (policitemia verdadera [PV]) es un trastorno clonal. La mayoría de los pacientes con PV tiene una mutación somática en un gen del cromosoma 9p (gen *JAK2*). La eritrocitosis aparece independientemente de la concentración plasmática de eritropoyetina (EPO). La proliferación sin control de elementos de la médula ósea produce un aumento de la masa eritrocítica y se comenta en el capítulo 25, «Policitemia verdadera».
   2. Las **policitemias congénita y familiar primaria** se deben a mutaciones en la línea germinal más que a mutaciones somáticas. Puede implicar una detección anómala del oxígeno (mutaciones del gen von Hippel-Lindau) o mutaciones del receptor de la EPO.

C. **Eritrocitosis secundaria.** Se asocia a un aumento de la masa eritrocítica por estimulación extrínseca de los progenitores por sustancias circulantes, como la EPO.
   1. **Eritrocitosis adecuada:** la médula ósea responde a la EPO apropiada.
      a. **Trastornos congénitos.** Entre ellos se encuentran: las hemoglobinopatías con una elevada afinidad por el oxígeno, la hiperproducción de EPO y la deficiencia familiar de 2,3-bisfosfoglicerato.
      b. La **hipoxemia crónica** es un estímulo potente para inducir la producción de EPO. Son causas de la hipoxemia: neumopatías, cortocircuitos intracardiacos de derecha a izquierda, presión atmosférica baja (altitudes elevadas), hipoventilación alveolar (afección cerebral o síndrome de hipoventilación-obesidad) e hipertensión portal. La desaturación arterial intermitente y la eritrocitosis pueden deberse a la apnea del sueño o a la posición en decúbito supino, particularmente en los pacientes obesos con enfermedades pulmonares.
      c. **Tabaquismo importante.** La exposición excesiva y mantenida al monóxido de carbono por el consumo de cigarrillos o de puros, que produce una mayor afinidad entre el oxígeno restante y la molécula de hemoglobina, es una causa frecuente de eritrocitosis.
      d. El **tratamiento con andrógenos** estimula también la eritropoyesis.
      e. El **cloruro de cobalto** induce hipoxia tisular y el consiguiente aumento de la producción de EPO.
   2. **Eritrocitosis inadecuada.** Se produce con concentraciones de EPO elevadas sin que exista hipoxia tisular generalizada. Esto puede verse en una variedad de enfer-

medades y puede ser un síntoma de presentación o asociado con la producción de EPO ectópica de algunos tumores.
- a. Las **nefropatías** suponen alrededor del 60 % de todos los casos de eritrocitosis inadecuada, y los adenocarcinomas renales son la causa de la mitad de estos casos. El resto de causas renales de eritrocitosis lo constituyen los quistes, otros tumores, la hidronefrosis y el trasplante.
  - (1) El **carcinoma de células renales** sintetiza EPO y se asocia a eritrocitosis en el 1 % al 5 % de los casos.
  - (2) El **trasplante renal** se asocia a eritrocitosis en el 10 % de los pacientes. La eritrocitosis ha sido atribuida a estenosis de la arteria trasplantada, rechazo del injerto, hipertensión, hidronefrosis, diuréticos e hiperproducción de EPO desde el tejido renal residual, especialmente en la poliquistosis renal.
- b. El **carcinoma hepatocelular** y el **hemangioblastoma cerebeloso** suponen, cada uno de ellos, del 1 % al 20 % de los casos de eritrocitosis inadecuada.
- c. **Otras causas** de eritrocitosis inadecuada son poco frecuentes. Los leiomiomas uterinos de gran tamaño y el carcinoma ovárico pueden causar hipoxia renal o producción ectópica de EPO. Los feocromocitomas y los aldosteronomas pueden causar eritrocitosis por múltiples mecanismos.

D. Evaluación de los pacientes con eritrocitosis

1. **Evaluación inicial.** En todos los pacientes con eritrocitosis persistente deben realizarse las siguientes pruebas:
   - a. **Anamnesis y exploración física completas** para buscar causas conocidas del aumento del hematocrito. Se preguntará por tratamientos que se asocian a una eritrocitosis absoluta o relativa (tratamiento con andrógenos o diuréticos), y se observará si existe esplenomegalia, que podría sugerir una PV. Si se sospecha depleción del volumen intravascular se repondrá el volumen y se evaluará posteriormente al paciente.
   - b. **Hemograma.** La presencia de granulocitosis, eosinofilia, basofilia o trombocitosis sugiere PV.
   - c. **Saturación arterial de oxígeno.** La masa eritrocítica es cercanamente proporcional al grado de desaturación arterial. Una saturación arterial de oxígeno < 90 % y una PaO_2 < 60-65 mm Hg pueden causar eritrocitosis y sugerir causas pulmonares o cardiacas.
   - d. **Si el paciente es fumador, se medirá la concentración de carboxihemoglobina;** valores > 5 % se asocian a eritrocitosis. El tabaquismo puede causar también granulocitosis. También deben evaluarse las complicaciones pulmonares del tabaquismo.
   - e. **Concentración plasmática de EPO.** Está disminuida en la PV y en las alteraciones del receptor de EPO. La concentración es normal o está aumentada en otros trastornos asociados a eritrocitosis.

2. **Pruebas especiales para el diagnóstico**
   - a. La determinación de la **masa eritrocítica** era anteriormente una prueba esencial para distinguir la eritrocitosis absoluta de la relativa. La masa eritrocítica se mide con eritrocitos marcados con ^{51}Cr, y el volumen plasmático se mide simultáneamente con albúmina marcada con ^{125}I para detectar disminución del volumen intravascular. Sin embargo, la disponibilidad de esta prueba es cada vez menor, y la medición de los niveles de EPO se ha sustituido.
   - b. La **radiografía abdominal** (ecografía o TC) está indicada en todos los pacientes con eritrocitosis absoluta que no se explica por PV o hipoxemia, porque la frecuencia de lesiones renales es elevada.
   - c. La **mutación del gen *JAK2*** debe considerarse si se sospecha PV.
   - d. La **curva de disociación de la oxihemoglobina** está indicada en pacientes con antecedentes familiares de eritrocitosis sin causa aparente.
   - e. **Otras pruebas para el diagnóstico** de eritrocitosis inadecuada se realizan *si* la detección sistemática muestra alteraciones que podrían indicar una afección de un órgano específico.

f. El **estudio de la médula ósea** no es diagnóstico de ningún trastorno asociado a la eritrocitosis, pero en la PV puede mostrar almacenamiento reducido de hierro, hiperplasia de otras líneas celulares o fibrosis.

II. NEUTROFILIA

A. **Definición**
  1. **Neutrofilia.** Es un aumento en el número de neutrófilos (el límite superior de los valores normales es de 8 000/μL). La granulocitosis se utiliza con frecuencia, ya que los neutrófilos son usualmente la principal línea celular involucrada, pero también puede referirse a aumentos de eosinófilos o de basófilos.
  2. **Reacciones leucemoides.** El término *reacción leucemoide* debe limitarse a neutrofilia significativa con presencia de algunas células inmaduras en la circulación (desplazamiento hacia la izquierda).
  3. **Reacciones leucoeritroblásticas.** Se caracterizan por la presencia de neutrófilos inmaduros y de eritrocitos nucleados en la sangre periférica. Los recuentos plaquetarios pueden ser normales, estar aumentados o disminuidos. Esta imagen puede verse con (**a**) tumor metastásico en la médula ósea, (**b**) fibrosis de la médula ósea con hematopoyesis extramedular, (**c**) recuperación de la médula ósea tras una mielodepresión intensa, (**d**) shock hemorrágico, y (**e**) hemólisis rápida y anemias hereditarias.

B. **Mecanismos de la neutrofilia**
  1. **Aumento de proliferación en la médula ósea.** Se observa en las neoplasias mieloproliferativas (NMP, *v.* cap. 25), el rebote medular tras la depresión por fármacos o virus, y como respuesta crónica a una infección, una inflamación o un tumor. El mecanismo de la granulocitosis inducida por un tumor conlleva la mayoría de las veces un aumento de la producción de factores estimuladores de colonias de granulocitos o de colonias de granulocitos y macrófagos (G-CSF, GM-CSF) y de las interleucinas 1 (IL-1) e IL-3.
  2. **Aumento de la proliferación en la médula ósea y de la supervivencia de los granulocitos.** Se observa en la leucemia mielógena crónica (LMC, cap. 24).
  3. **Desplazamiento desde la reserva en la médula ósea a la circulación.** Se observa en respuesta a los corticosteroides, estrés, endotoxinas, etiocolanolona, infección y al ejercicio.
  4. **Disminución de la salida a los tejidos.** Se observa tras el tratamiento crónico con corticoesteroides.

C. **La diferenciación entre las reacciones leucemoides** y las NMP o la LMC supone la realización de una evaluación clínica completa de los signos de infecciones u otros trastornos subyacentes y la detección de esplenomegalia. La fórmula leucocítica, la concentración de la fosfatasa alcalina de neutrófilos (baja en LMC, normal o aumentada en NMP y granulocitosis reactiva), la citogenética y la determinación de BCR/ABL, JAK-2 u otras mutaciones (*v.* caps. 24 y 25) suelen ser diagnósticas. La evaluación de la médula ósea puede ser necesaria.

III. EOSINOFILIA

A. **Definición.** El límite superior normal en la cuenta absoluta de eosinófilos en sangre periférica es 550/μL. Su aumento puede verse en diversos trastornos malignos y no malignos. El recuento persistente > 1 500/μL durante al menos 6 meses sin una causa secundaria conocida es característica del síndrome hipereosinófilo (SHE) y por lo general se acompaña de disfunción orgánica. En la actualidad, la mayoría de los pacientes con este síndrome pueden identificarse con anomalías genéticas clonales específicas (esto se trata en el capítulo 25).

B. **Causas de eosinofilia:**
  1. **No malignas:** hay diversas causas que deben excluirse antes de atribuir los hallazgos a un problema neoplásico. Incluyen alergias, hipersensibilidad a ciertos fármacos, enfermedades de la piel (muchos tipos), infecciones (por hongos, protozoarios, me-

tazoarios), enfermedades autoinmunitarias, síndromes pulmonares eosinófilos, hepatitis crónica activa, y síndromes de inmunodeficiencia.
2. **Tumores sólidos:** puede verse eosinofilia en relación con muchos de éstos y tiende a indicar una enfermedad avanzada. Esta relación puede vincularse con necrosis tumoral o a la liberación de citocinas (CK) por los tumores (FEC-G, IL-3, IL-5). La eosinofilia puede resolverse después de la extirpación quirúrgica del tumor y reaparecer con la recurrencia del mismo.
3. **Tumores linfoides:** se diagnostica eosinofilia hasta en el 20% de los pacientes con linfoma de Hodgkin y con frecuencia se vincula con los linfomas de linfocitos T. En estos trastornos también son comunes la eosinofilia en la médula ósea y los tejidos. Las células tumorales liberan IL-5 y otras CK, de donde resulta eosinofilia. Un subconjunto de leucemias de linfocitos B se vincula con la anomalía citogenética t(5;14), la cual yuxtapone el gen de la IL-3 en el cromosoma 5 a la cadena pesada de la inmunoglobulina (IgH) en el cromosoma 14 y con frecuencia conduce a eosinofilia.
4. **Tumores mieloides:** la eosinofilia puede ser vista vinculada con las NMP y con la LMC como parte del clon maligno, y si es extensa puede relacionarse con daño tisular inducido. Los pacientes con leucemia mielógena aguda (LMA) con inversión o translocación del cromosoma 16 muestran eosinofilia secundaria y un pronóstico más o menos bueno. También puede haber eosinofilia en casi el 30% de los pacientes con LMA con la translocación 8:21. En estos casos, los eosinófilos son parte del clon maligno.

IV. BASOFILIA

A. **Definición.** Los basófilos son las células sanguíneas menos comunes (<1%) en la sangre periférica normal. El límite superior del valor normal es de 50 basófilos/µL.

B. **Causas de basofilia.**
1. **No maligno:** la basofilia puede observarse en asociación con hemólisis, infecciones, reacciones de hipersensibilidad, trastornos inflamatorios crónicos e hipotiroidismo, y en condiciones de asplenia.
2. **Maligno:** la basofilia se observa comúnmente en las NMP y puede contribuir al prurito que acompaña a la PV en algunos pacientes. También puede observarse un aumento en el número de basófilos en asociación con la enfermedad de Hodgkin.

V. MONOCITOSIS

A. **Definición.** El límite superior del valor normal es de 500-800/µL de sangre periférica.

B. **Causas de monocitosis**
1. **No maligna:** puede verse con la enfermedad inflamatoria del intestino, esprúe, hepatopatía alcohólica, enfermedades del colágeno vascular (como artritis reumatoide, lupus eritematoso sistémico, poliarteritis nodosa y arteritis temporal), sarcoidosis, hiperesplenismo y diversas infecciones micobacterianas, *Listeria*, endocarditis bacteriana subaguda, sífilis, e infecciones por el virus de la varicela-zóster y el citomegalovirus (CMV).
2. **Malignas:** puede verse relacionada con leucemias, linfomas, mieloma y síndromes mielodisplásicos. Es una característica de la leucemia mielomonocítica crónica. También puede verse en diversos tumores sólidos con o sin metástasis.

VI. LINFOCITOSIS

El diagnóstico diferencial de la linfocitosis se expone en la sección III.D del capítulo 24, en «Leucemia linfocítica crónica».

VII. TROMBOCITOSIS

A. **La trombocitosis** (recuento de plaquetas >450 000/µL) se vincula a menudo con tumores sólidos y puede ser un hallazgo en la presentación o preceder al diagnóstico de una neoplasia maligna. Las células tumorales pueden producir IL-6 y otras CK que inducen trombopoyetina, la cual condiciona el aumento del recuento plaquetario. También puede ser consecuencia de un tumor o metástasis a la médula ósea. Por lo general, la vinculada con tumores sólidos es moderada, pero en ocasiones puede exceder de 1 000 000/µL

Además de contribuir a los riesgos trombóticos del cáncer, el aumento del recuento de plaquetas puede vincularse con un incremento en las probabilidades de enfermedad metastásica y mala evolución en pacientes con tumores sólidos. Las plaquetas pueden recubrir a las células tumorales circulantes y así protegerlas frente a la vigilancia inmunitaria, pueden secretar CK y factores de crecimiento y de ese modo contribuir a establecer la irrigación sanguínea en los tumores metastásicos.

B. Causas. La trombocitosis también puede ser secundaria a la deficiencia de hierro, infecciones o inflamación, hemorragia aguda, recuperación de la mielosupresión (virus, etanol, sustancias citotóxicas), hemólisis, estados hipoesplénicos (postesplenectomía, infartos esplénicos y atrofia), y ciertos fármacos (alcaloides de la vinca, adrenalina). Se ve una trombocitosis primaria en las neoplasias mieloproliferativas (trombocitopenia esencial, *v.* cap. 25).

CITOPENIAS

La disminución de los elementos de la sangre circulante puede deberse a disminución o producción ineficaz en la médula ósea, a aumento de la destrucción o utilización de células o a secuestro en el bazo. Los pacientes con cáncer suelen tener una combinación de las tres alteraciones. El tipo y la duración de la citopenia dependen de múltiples factores.

I. PANCITOPENIA POR INSUFICIENCIA DE LA MÉDULA ÓSEA
  A. Metástasis en la médula ósea
  1. **Incidencia.** Los carcinomas de mama, próstata y pulmón son los tumores sólidos que se asocian con mayor frecuencia a metástasis extensas en la médula ósea. El melanoma, el neuroblastoma, y los carcinomas de riñón, de las glándulas suprarrenales y de la glándula tiroides también las causan con frecuencia.
  2. **Hallazgos.** El volumen tumoral en la médula ósea no se relaciona directamente con el grado de mielodepresión. Las metástasis de la médula ósea suelen hallarse en enfermos sin alteraciones hemáticas. Los enfermos ocasionalmente muestran dolor óseo, espontáneo o a la presión, así como signos radiográficos de afectación de la cortical ósea o tienen una concentración plasmática de fosfatasa alcalina elevada.
      a. Las **alteraciones paraneoplásicas de la médula ósea** pueden ser cuantitativas y cualitativas de la hematopoyesis. Si no hay metástasis medulares, pueden producirse alteraciones comparables a las observadas en los síndromes mielodisplásicos primarios, entre ellos mielodisplasia de todas las líneas celulares, alteraciones muy reactivas, modificaciones del estroma y remodelado de la médula ósea.
      b. La **biopsia de la médula ósea** es superior al aspirado (con examen de la muestra del coágulo) a la hora de detectar las metástasis; aunque ambas técnicas son complementarias. Deben observarse los bordes de los frotis de las preparaciones citológicas de los aspirados de médula ósea por si se aprecian agregados de células neoplásicas. La tinción inmunohistoquímica para marcadores epiteliales y citometría de flujo puede ser útil en la identificación de carcinomas.
      c. **Alteraciones en la sangre periférica.** En casi todos los pacientes con tumores sólidos que tienen un frotis sanguíneo leucoeritroblástico puede demostrarse la presencia de metástasis en la médula ósea. La trombocitopenia (sin radioterapia [RT] o quimioterapia) es el siguiente mejor indicador. La leucocitosis, eosinofilia, monocitosis y trombocitosis se asocian a resultados positivos en la biopsia de la médula ósea en el 20 % de los casos.
  B. Fibrosis de la médula ósea
  1. **Incidencia.** La fibrosis medular extensa de la médula ósea es característica de la mielofibrosis primaria (MF) y de la PV avanzada (*v.* cap. 25). La fibrosis medular

también puede ser secundaria a la infiltración neoplásica por una leucemia o un carcinoma metastásico, o como efecto a distancia de algunos tumores sin células tumorales demostrables en la médula ósea.

La *fibrosis secundaria* de la médula también puede observarse como reacción a fármacos tóxicos (benceno, radiación, fármacos citotóxicos), agentes infecciosos (especialmente la tuberculosis y la sífilis), enfermedades hematológicas (mielodisplasia, anemia perniciosa, anemia hemolítica), trastornos vasculares del colágeno y otros trastornos (osteopetrosis, mastocitosis, osteodistrofia renal, enfermedad de Gaucher, linfadenopatía angioimmunoblástica).

2. **Hallazgos.** El frotis sanguíneo leucoeritroblástico es característico de la fibrosis de la médula ósea de cualquier etiología, y puede observarse esplenomegalia.

C. **Anomalías de la médula ósea secundarias al tratamiento.**
  1. **Insuficiencia:** la radiación ionizante y la mayoría de los fármacos quimioterápicos causan supresión de su funcionamiento. Aunque la recuperación es usual después de las dosis estándar de quimioterapia, no sucede igual con la radiación, donde la recuperación es inversamente proporcional a la dosis y al volumen tratado y puede no completarse nunca. Después de una dosis excesiva de 3 000 cGy, la médula ósea puede ser reemplazada por tejido graso y fibroso.
  2. **Mielodisplasia y leucemia relacionadas con el tratamiento.** Al diseñar la estrategia terapéutica, siempre debe considerarse la aparición de mielodisplasia y leucemia relacionadas con el tratamiento. Sin embargo, debe recordarse que, para desarrollar estas complicaciones, el paciente debe haber sido tratado con efectividad y que viva lo suficiente para manifestar los efectos tóxicos, de manera que la condición efectiva es la primera consideración.
      a. **Aparición.** Las neoplasias mieloides relacionadas con el tratamiento (NMt) constituyen del 10 % al 20 % de los pacientes con LMA. Esta incidencia aumentó, ya que los enfermos viven más como resultado de las pautas más efectivos. Se ven casos de NMt en tumores sólidos (en especial, mama, ovario, células germinales, cáncer microcítico de pulmón) y hematológicos (linfoma de Hodgkin, linfomas no hodgkinianos, mieloma y leucemia linfoblástica aguda de la niñez [LLA]). En niños con LLA que logran una remisión completa, el riesgo de LMA es mayor que el de desarrollar una recurrencia de LLA. En el linfoma de Hodgkin, las modificaciones de las estrategias de tratamiento muestran una reducción del riesgo de NMt de casi un 7 % mediante los tratamientos antiguos a un 0.3 % con los actuales.
      b. **Fármacos leucemógenos.** El riesgo de inducir LMA se relaciona con la dosis total acumulada y es probable que se relacione con su intensidad. El riesgo también puede depender del horario de administración.
         (1) Los **fármacos alquilantes** (p. ej., melfalán, ciclofosfamida, cisplatino, dacarbazina) son los que más se vinculan con un potencial leucemógeno. Hay un largo periodo de latencia de 3 a 10 años después de la exposición, y con frecuencia una fase mielodisplásica previa.
         (2) Los **inhibidores de la topoisomerasa II** (etopósido, tenipósido, mitoxantrona) tienden a mostrar un periodo de latencia más corto (1 a 3 años) y por lo general carecen de una fase mielodisplásica previa. Otros nitrosoureas, la procarbazina y el cisplatino también son importantes.
         (3) La **radioterapia** se vincula con un incremento mínimo del riesgo de padecer LMA cuando se administra sola, pero con un riesgo aumentado de forma sinérgica cuando se combina con fármacos leucemógenos.
      c. **Anomalías cromosómicas.** Deleciones que afectan a los cromosomas 5q, 7q o a ambos, se encuentran en la LMA secundaria al tratamiento con fármacos alquilantes, y con frecuencia se vinculan con cariotipos complejos. Estas mismas aberraciones se observan en pacientes que desarrollan LMA tras la exposición a solventes y pesticidas leucemógenos. En cambio, ciertas translocaciones equilibradas que se relacionan con 11q23 y 21q22 parecen ser características de la LMA que se produce después del tratamiento con inhibidores de la topoi-

somerasa II, como el etopósido. Los pacientes con estas leucemias vinculadas al tratamiento tienden a responder mal a la quimioterapia estándar y en general tienen mal pronóstico. Puede considerarse el tratamiento con dosis elevadas de células madre hematopoyéticas trasplantadas para el paciente apropiado.

II. PANCITOPENIA POR HIPERESPLENISMO

A. **Patogenia.** La esplenomegalia de cualquier etiología (incluidas las metástasis carcinomatosas) puede producir fagocitosis de las células sanguíneas circulantes en el bazo y conducir a la aparición de citopenias. El hiperesplenismo con la suficiente gravedad como para plantear la posibilidad de una esplenectomía aparece con mayor frecuencia en los trastornos linfoproliferativos y en la mielofibrosis.

B. **Diagnóstico.** El diagnóstico del hiperesplenismo se basa en el juicio clínico. La única prueba verdaderamente diagnóstica es la mejora de las citopenias tras la esplenectomía.

C. Tratamiento
   1. Las **indicaciones para la esplenectomía** en el hiperesplenismo son las siguientes:
      a. El paciente muestra un bazo palpable significativamente aumentado.
      b. La citopenia es grave (p. ej., anemia que necesita transfusiones frecuentes, neutropenia grave asociada a infecciones bacterianas graves y recurrentes, o trombocitopenia con manifestaciones hemorrágicas).
      c. Cuando se han descartado otras causas de citopenia (p. ej., coagulación intravascular diseminada [CID]).
      d. Se espera un tiempo razonable de supervivencia después de la esplenectomía.
      e. El estado general del paciente es lo suficientemente bueno como para que el riesgo de mortalidad quirúrgica sea aceptable.
      f. Se dispone de cirujanos con experiencia a la hora de realizar esplenectomías en situaciones adversas. El abordaje laparoscópico debe considerarse cuando sea apropiado.
   2. **Consecuencias de la esplenectomía**
      a. El **cuadro sanguíneo tras la esplenectomía** se caracteriza por la presencia de cuerpos de Howell-Jolly en los glóbulos rojos circulantes, neutrofilia, eosinofilia, basofilia, linfocitosis, monocitosis y trombocitosis.
      b. La **sepsis postesplenectomía** es una complicación potencialmente mortal, especialmente en los niños menores de 6 años. Los microorganismos más frecuentes son *Streptococcus pneumoniae* y *Haemophilus influenzae*. Se ha comunicado una incidencia de sepsis en los pacientes con linfoma de Hodgkin a los que se realiza una esplenectomía del 1 % al 3 %. Debe realizarse la vacunación antes de la esplenectomía. Los episodios febriles deben tratarse de forma inmediata y agresiva en pacientes asplénicos.

III. PANCITOPENIA POR HISTIOCITOSIS

A. **La linfohistiocitosis hemofagocítica/síndrome de activación de macrófagos (LHH/SAM)** es un síndrome adquirido de proliferación y activación exageradas de los histiocitos. La forma adquirida muchas veces se asocia a una infección vírica sistémica (especialmente por el virus de Epstein-Barr [VEB]), aunque también se han observado en ocasiones otros microorganismos. LHH/SAM puede desarrollarse sobre el fondo de otra enfermedad primaria, como la autoinmunidad, las inmunodeficiencias o las neoplasias. Los linfomas son la neoplasia más comúnmente asociada (especialmente los trastornos de los linfocitos T de los linfocitos citolíticos naturales [NK, *natural killers*] y en la enfermedad de Hodgkin) y deben buscarse en todos los pacientes que muestran este síndrome. Se observan alteraciones de los genes implicados en las vías de la respuesta inmunitaria (p. ej., *PRF1*, *STX11* y *MUNC13-4*) en niños con la forma genética de la enfermedad, y se están identificando con una frecuencia cada vez mayor en pacientes con las formas adquiridas de la enfermedad, por lo que los pacientes que muestran esta enfermedad pueden tener una predilección genética subyacente.

1. **Patogenia.** Se trata de un síndrome hiperinflamatorio sistémico en el que la estimulación excesiva de los linfocitos T y la proliferación de estas células lleva a una alteración de la regulación inmunitaria, una tormenta de CC y la activación sistémica de macrófagos. Esto puede producir importantes fallas orgánicas de hígado, riñones, cerebro o pulmones. La gravedad de los síndromes varía desde leve a letal.
2. Los **datos clínicos** son fiebre, gran malestar, mialgias y con frecuencia hepatoesplenomegalia (la que es menos prevalente en adultos que en niños). Como mínimo, se ven dos citopenias en casi todos los casos. Los síntomas neurológicos y la insuficiencia de múltiples órganos pueden dominar el cuadro y ser muy acentuados.
    a. La **biopsia de la médula ósea** suele ser hipocelular, con un aumento de los macrófagos, que están vacuolados y contienen eritrocitos y eritroblastos digeridos (y ocasionalmente fagocitan otros elementos hematopoyéticos).
    b. La **biopsia de los ganglios linfáticos** muestra evidencia de linfoma o muestra una estructura ganglionar normal con histiocitos hemofagocíticos. Estas células también pueden observarse en biopsias hepáticas, y pueden ser evidentes en otros órganos afectados.
    c. **Pruebas hematológicas**
        (1) Las proteínas de fase aguda y las CC proinflamatorias están elevadas.
        (2) Los triglicéridos, la ferritina y la LDH están frecuentemente elevados. Con frecuencia hay disminución del fibrinógeno y el sodio.
        (3) El CD25 soluble está elevado, y se produce disminución o ausencia de la actividad de las células NK.
        (4) Suelen existir parámetros que indican una CID (*v.* sec. Coagulopatía).
3. **Tratamiento**
    a. Los pacientes con una afectación que va de leve a moderadamente grave pueden recuperarse en unas semanas si la infección puede tratarse o si la enfermedad puede resolverse de forma natural en el caso de que el sistema inmunitario del paciente esté intacto.
    b. Los pacientes en tratamiento inmunodepresor pueden necesitar una reducción de la dosis de los fármacos.
    c. Los pacientes con síndrome grave (inducido por el VEB y de otra causa) pueden precisar 10 meses o más de tratamiento con dexametasona, etopósido y ciclosporina A para suprimir la liberación de CC y revertir la proliferación de linfocitos T. Puede plantearse el alemtuzumab o el trasplante de células madre alógenas en la enfermedad agresiva. El etopósido en monoterapia, la globulina antitimocítica y la gammaglobulina se han utilizado para manifestaciones menos intensas.

IV. ANEMIA EN PACIENTES CON CÁNCER
A. Anemia por pérdida de sangre o ferropenia
1. La **patogenia** comprende: pérdida de sangre de los tumores ulcerados, cirugía extensa, enfermedades gastrointestinales benignas, y hemosiderinuria por hemólisis intravascular crónica.
2. **Diagnóstico.** No debe suponerse que los pacientes con neoplasias gastrointestinales diagnosticadas sangran a causa de un tumor ulcerado. Debe buscarse sangre oculta en las heces.
    a. Las **pruebas hematológicas** pueden demostrar que existe macrocitosis e hipocromía (aunque esto se puede modificar por la tendencia a la macrocitosis que inducen algunos quimioterápicos). Algunos indicios importantes que pueden señalar una hemorragia reciente son la policromasia (a menudo notable de 5 a 10 días después de una hemorragia aguda) o la trombocitosis (como reacción a la hemorragia). La hiposideremia y la hipertransferrinemia suelen quedar ocultas en los pacientes con cáncer por la presencia de una anemia de las enfer-

medades crónicas (AEC) concomitante; la reducción de las concentraciones plasmáticas de ferritina suelen ser más útiles en el diagnóstico. Pueden ser útiles también los análisis del receptor soluble de transferrina (que está elevado en la ferropenia pero no en la AEC).
  b. El **examen de la médula ósea** que demuestra la ausencia de hierro tingible no es fiable en los pacientes con cáncer. La presencia de hierro tingible descarta ferropenia pero podría ser compatible con AEC.
  c. **Ensayos terapéuticos.** El sulfato ferroso, 325 mg v.o. administrados 3 veces al día durante 30 días, debe elevar la concentración de la hemoglobina en los pacientes con ferropenia y una hematopoyesis por lo demás intacta si no hay hemorragia activa y no se utilizan fármacos supresores de la médula.
B. **Anemia por carencias nutricionales.** Se produce anemia megaloblástica, macro-ovalocitosis, hipersegmentación de los neutrófilos y, en los casos graves, pancitopenia.
  1. La **deficiencia de ácido fólico** es la causa más frecuente de anemia megaloblástica en los pacientes con cáncer. La disminución del aporte de folato resulta habitual en el cáncer avanzado. Existe un aumento de las necesidades de folato en la anemia hemolítica autoinmunitaria, los estados postoperatorios, el tratamiento i.v. prolongado y la competencia por el uso del folato por parte de las células neoplásicas que proliferan rápidamente. También puede observarse una deficiencia de folato tras el uso de antagonistas del mismo (p. ej., el metotrexato).
  2. La **deficiencia de vitamina B_{12}** puede observarse en aquellos pacientes con cáncer a los que se ha realizado una gastrectomía o tienen un envolvimiento extenso de linfoma del estómago (el sitio de producción de factor intrínseco). También puede ocurrir en forma secundaria a un linfoma o resección del íleon terminal (el sitio de absorción de vitamina B_{12}). El reemplazo sistémico de B_{12} debe administrarse a todos los pacientes que se someten a gastrectomía o ileoctomía terminal para evitar esta complicación.
C. **Anemia de las enfermedades crónicas**
  1. **Patogenia.** La AEC es un proceso multifactorial en el cual las CK producidas por el tumor y la inflamación conducen a restricción del hierro disponible, supresión transitoria de la eritropoyesis, y acortamiento leve de la vida del eritrocito. Las CK inflamatorias (por lo común, IL-6) inducen la liberación de hepcidina del hígado, lo que conduce al atrapamiento del hierro en macrófagos, hepatocitos y enterocitos intestinales. Esto provoca un menor aporte de hierro a la transferrina plasmática, y de este modo menos hierro disponible para la producción de eritrocitos. Lo anterior conduce al característico hierro sérico bajo, pese a los depósitos tisulares adecuados de hierro. Las CK inflamatorias como el factor de necrosis tumoral α (TNF-α), IL-1 e interferón γ pueden entorpecer la liberación y actividad normales de la EPO (eritropoyetina), lo que conduce a una eritropoyesis reducida. Estas CK también pueden conducir a la activación de macrófagos, lo que significa ingestión y destrucción prematura de los eritrocitos. La AEC es más intensa con metástasis diseminadas, pero puede observarse en pacientes con tumores localizados.
  2. **Diagnóstico**
    a. **Hemograma.** En la AEC los eritrocitos suelen ser normocíticos y normocrómicos. Algunos pacientes tienen macrocitosis e hipocromía. El recuento de reticulocitos suele ser normal.
    b. **Estudios del hierro plasmático.** Tanto el hierro sérico como la transferrina (capacidad total de fijación de hierro) se reducen, la ferritina sérica puede ser normal o estar aumentada, y los niveles de receptores solubles de transferrina son normales (en comparación con la anemia por deficiencia de hierro donde habitualmente se encuentran transferrinas elevadas, ferritina sérica disminuida y los receptores de transferrina están elevados). Las reservas de hierro de la médula ósea son normales al incrementarse.
  3. **Tratamiento.** La AEC casi nunca es lo suficientemente grave como para necesitar transfusiones de eritrocitos. Sin embargo, la EPO recombinante humana puede

corregir la AEC en muchos casos. El reemplazo sistémico del hierro también se puede considerar si es severo.
- D. **Anemia causada por el parvovirus B19.** El parvovirus B19 es el fármaco etiológico de las crisis aplásticas agudas transitorias en los pacientes con anemias hemolíticas. Esta complicación también se observa en pacientes tratados con quimioterapia, sobre todo como tratamiento de la leucemia. Una infección aguda se manifiesta en forma de empeoramiento de la anemia, exantema y poliartralgias. En pacientes inmunodeprimidos, la respuesta de los anticuerpos frente al virus puede estar disminuida; si la infección persiste puede ocasionar una insuficiencia crónica de la médula ósea, y manifestarse principalmente en forma de anemia. El objetivo del virus es una célula progenitora eritroide y la médula ósea muestra hipoplasia eritroide. Puede ser útil el tratamiento con gammaglobulinas específicas comerciales.
- E. **Aplasia eritrocítica pura** (AEP). Se trata de la hipoplasia aislada y grave de los elementos eritroides en la médula ósea.
    1. **Patogenia.** La mayoría de las veces AEP es idiopática. Cerca del 10 % de los casos se asocian con un timoma. También se han asociado a esta afección trastornos linfoproliferativos y algunos carcinomas.
    2. **Diagnóstico.** Existe una anemia normocítica y normocrómica, así como reticulopenia. La biopsia de la médula ósea muestra una importante disminución o ausencia de precursores eritroides, con megacariocitos y elementos mieloides normales. Las radiografías de tórax muestran una masa mediastínica si está asociada a un timoma.
    3. **Tratamiento.** La extirpación del timoma produce la remisión de la AEP en alrededor del 20 % de estos casos. Los pacientes con y sin timoma pueden responder al tratamiento con ciclofosfamida, ciclosporina o globulina antitimocítica.
- F. **Hemólisis inmunitaria por anticuerpos calientes (IgG)**
    1. **Patogenia.** La hemólisis autoinmunitaria por anticuerpos IgG se observa la mayoría de las veces en pacientes con neoplasias linfoproliferativas. Más de la mitad de los pacientes de algunas series tienen una neoplasia asociada (usualmente linfoide); sólo el 2 % de los casos se asocia a un tumor sólido. Esta complicación también se ha documentado tras el tratamiento con varios citostáticos (p. ej., la fludarabina). Los eritrocitos cubiertos por IgG son retirados de la circulación por el sistema reticuloendotelial, predominantemente en el bazo (hemólisis extravascular).
    2. **Diagnóstico.** Los pacientes con hemólisis autoinmunitaria por anticuerpos calientes suelen tener un inicio gradual de anemia intensa, con ictericia leve y esplenomegalia. El frotis de sangre periférica muestra policromasia, un grado importante de esferocitosis y con frecuencia, eritrocitos nucleados. Suele producirse un aumento de los reticulocitos, pero pueden ser normales si hay cualquier otra causa de anemia. La prueba directa con antiglobulina (DAT o prueba directa de Coombs) es positiva con antisueros anti-IgG o anticomplemento, frecuentemente con especificidad para el sistema del grupo sanguíneo Rh. Otras causas (es decir, fármacos víricos, autoinmunitarios) deben descartarse.
    3. **Tratamiento.** La prednisona con o sin rituximab suele tener éxito. Los pacientes con tumores sólidos asociados a hemólisis inmunitaria responden a la prednisona en escasas ocasiones. Otros tratamientos incluyen ciclosporina, micofenolato, azatioprina o ciclofosfamida. Los pacientes que tienen una respuesta insatisfactoria o necesitan tratamiento crónico con corticosteroides pueden requerir una esplenectomía si su condición general lo permite.
- G. **Hemólisis inmunitaria por crioanticuerpos (IgM)**
    1. **Patogenia.** Las crioaglutininas son moléculas de IgM que se fijan a las membranas de los eritrocitos a temperaturas bajas, y fijan el complemento. A 37 °C las moléculas de IgM se disocian de la célula, pero el complemento permanece fijo. Las crioaglutininas son más frecuentes en el linfoma, y su presencia es poco habitual en otras neoplasias. Los anticuerpos se dirigen más comúnmente frente al sistema I/i, pero también se observan anticuerpos frente al M, P y precursores

de sistemas ABH o de Lewis. La hemólisis manifiesta (a menudo, intravascular) es inusual, salvo en aquellos pacientes con títulos muy elevados (> 1:10 000) de crioaglutininas.
2. **Diagnóstico.** Los pacientes con títulos elevados de crioaglutininas pueden mostrar acrocianosis o fenómeno de Raynaud. Puede observarse aglutinación de eritrocitos en las extensiones de sangre periférica, aunque no son llamativos los esferocitos. La prueba de Coombs directa es muy positiva cuando se realiza a 4 °C, pero a 37 °C sólo es positiva con un antisuero anticomplemento.
3. **Tratamiento.** A menudo es eficaz el rituximab, 375 mg/m^2 semanalmente durante 4 semanas. El clorambucilo y la ciclofosfamida pueden ser útiles en pacientes con una enfermedad sintomática crónica por crioaglutininas. Otros fármacos que pueden ser útiles incluyen fludarabina, eculizumab y bortezomib. Los productos sanguíneos y las soluciones intravenosas deben calentarse antes de la infusión.

H. **La anemia hemolítica microangiopática (AHMA)** con fragmentación eritrocítica se ha descrito en pacientes con adenocarcinoma (particularmente cáncer gástrico) y sarcomas vasculares (es decir, hemangioendotelioma o angiosarcoma). En la fisiopatología de la AHMA intervienen los filamentos de fibrina de la CID, las embolias tumorales pulmonares intraluminales, el estrechamiento de las arteriolas pulmonares por la proliferación de la íntima o un efecto secundario de la quimioterapia. La mayoría de los pacientes con AHMA se encuentran en el espectro CID y trombocitopenia trombótica asociada a la quimioterapia (*v.* sec. V.C, a continuación).

V. TROMBOCITOPENIA POR AUMENTO DE LA DESTRUCCIÓN PLAQUETARIA

El aumento de la destrucción de las plaquetas suele asociarse a megacariocitos normales aumentados en la médula ósea y a un descenso de la vida útil de las plaquetas.

A. **La CID** es una causa frecuente del aumento de la destrucción de las plaquetas en los pacientes con cáncer y se comenta en la sección III «Coagulopatía».

B. **La púrpura trombocitopénica inmunitaria (PTI)** puede verse como una complicación de las enfermedades linfoproliferativas, y casi nunca se asocia a un carcinoma. La trombocitopenia en la PTI se debe a la destrucción de plaquetas cubiertas por IgG por el sistema reticuloendotelial.
1. El **diagnóstico** de la PTI es un diagnóstico de presunción, en ausencia de signos de CID o de trombocitopenia inducida por fármacos y con el hallazgo de una médula ósea no diagnóstica que contiene cifras normales o aumentadas de megacariocitos. Deben descartarse otras causas de trombocitopenia inmunitaria (viral, autoinmunitaria, drogas).
2. **Tratamiento.** Para lograr un control eficaz de la PTI es esencial controlar la enfermedad subyacente.
   a. El tratamiento con glucocorticoides (p. ej., prednisona 60-80 mg/día v.o.), inmunoglobulinas intravenosas, inmunoglobulina anti-D (sólo si los hematíes son Rh (D)+ y los pacientes no tienen esplenectomía), el rituximab, algunos fármacos alquilantes y los alcaloides de la vinca, pueden producir con éxito la remisión en algunos pacientes. La esplenectomía está indicada en aquellos pacientes en los que fracasan estas medidas y muestran una trombocitopenia sintomática o necesitan de forma crónica dosis relativamente elevadas de prednisona. Los agonistas de los receptores de trombopoyetina (eltrombopag, romiplostim) pueden ser eficaces para el tratamiento de mantenimiento.
   b. Muchos casos de PTI son crónicos; los recuentos plaquetarios son de 50 000-80 000/µl y no suelen dar lugar a problemas de sangrado. Si no existen síntomas es mejor observar a estos pacientes sin administrar ningún tratamiento inmunodepresor prolongado.

C. **Enfermedades microangiopáticas trombóticas (EMT): la púrpura trombocitopénica trombótica (PTT) y el síndrome hemolítico-urémico (SHU)** son trastornos de múltiples causas y síntomas superpuestos y, en conjunto, son parte de las microangiopatías trombóticas (MAT). La AHMA se vincula con frecuencia. Estos trastornos se caracterizan por el depósito de un material similar a las sustancias hialinas en arteriolas y capilares de la trombosis microvascular oclusiva, hay trombocitopenia, hemólisis con esquistocitosis, y daño orgánico terminal (renal, SNC, y otros). Las CK como el TNF-α y la IL-8 causan secreción del factor de von Willebrand (FVW), mientras la IL-6 inhibe la separación *in vitro* de los multímeros del FVW y puede contribuir a la formación patológica de trombos en el SHU. La activación endotelial y las anomalías del complemento también pueden estar involucradas. La PTT primaria se vincula con niveles séricos muy bajos de la metaloproteasa ADAMTS 13 (ya sea debida a la producción disminuida o por autoanticuerpos frente a ADAMTS 13). Esta enzima se encarga de la división del FVW en sus multímeros y de regular la formación de trombos, de manera que, ante niveles muy bajos, hay formación patológica de trombos como en la PTT. La plasmaféresis o la reposición plasmática han producido respuestas en muchos de estos pacientes.

Las MAT pueden vincularse con diversas enfermedades malignas (por lo general, en estadios tardíos) y postrasplante de la médula ósea (PMO). Por lo común, las MAT son secundarias al tratamiento de estas enfermedades malignas con fármacos citotóxicos o inmunológicos.

1. Las **MAT inducidas por quimioterapia** pueden verse con la mitomicina y la gemcitabina y se cree que se relacionan con lesiones endoteliales inespecíficas que provocan estos fármacos lo que conduce a la exposición del subendotelio, la activación plaquetaria y la coagulación microvascular posterior. La ciclosporina y tacrolimús pueden causar problemas semejantes.
2. **MAT relacionadas con la inmunoterapia**: en ocasiones los fármacos inmunoterápicos (p. ej., alemtuzumab) se vinculan con la MAT. Parece que se relaciona con la liberación de CK (TNF-α, IL-6), y conduce a la formación patológica de trombos. Las inmunotoxinas también se han implicado en esta entidad patológica.
3. **MAT inducidas por el tratamiento con antifactor de crecimiento endotelial vascular (FCEV):** esta entidad ha sido comprobada con fármacos que inhiben al FCEV (bevacizumab, sunitinib). La ausencia de señalización del FCEV puede conducir al compromiso del endotelio y a la trombosis patológica secundaria. La esquistocitosis puede pasar desapercibida.
4. **Diagnóstico.** Las bases diagnósticas de la PTT/SHU son microangiopáticas (es decir, la hemólisis y la trombocitopenia); con frecuencia, otros datos adicionales son los niveles séricos de LDH muy elevados, cambios acelerados de las anomalías neurológicas, fiebre y disfunción renal. Hay ausencia de irregularidades de la coagulación relacionadas con CID.
5. **Tratamiento:** debe suspenderse o reducirse el fármaco causal. Se usan corticoesteroides, reposición plasmática o plasmaféresis debido a su efectividad sobre la PTT primaria, aunque su actividad no es clara cuando el nivel plasmático de ADAMT13 es normal. En algunos pacientes, puede dar resultado el tratamiento de inmunoadsorción extracorpórea de complejos inmunitarios de IgG con proteína A estafilocócica. Por lo general, se observan respuestas en las primeras 3 semanas. El rituximab ha demostrado ser efectivo en algunos enfermos. Otros fármacos a considerar incluyen ciclofosfamida, vincristina y eculizumab para pacientes que no responden.

VI. GRANULOCITOPENIA

La granulocitopenia en los pacientes con cáncer suele deberse a quimioterapia, RT, otros fármacos, infecciones graves o afectación tumoral de la médula. Existe una base inmunitaria o debida a CC en la granulocitopenia asociada a leucemia linfocítica granular de linfocitos T y casos raros de timoma.

La granulocitopenia predispone a los pacientes a las infecciones (*v.* cap. 36). La infección en pacientes con neutropenia grave (< 500 neutrófilos/μL) puede ser una complicación mortal y se debe tratar rápidamente con antimicrobianos. Deben obtenerse muestras para cultivo y se debe iniciar la administración de antibióticos de amplio espectro ante los primeros signos de fiebre o infección; posteriormente se podrán modificar los antibióticos si se identifica un microorganismo específico. Como la neutropenia grave también aumenta el riesgo de micosis, debe plantearse la adición de un antimicótico en pacientes que no respondan a los antibióticos si no se identifica otra causa.

VII. LINFOCITOPENIA

La linfocitopenia previa al tratamiento es un factor pronóstico independiente en diversos tumores sólidos, como el cáncer de recto, cérvix y el metastásico de mama. Puede ser secundaria a la CT/RT. Los corticoesteroides son linfolíticos, y muchos anticuerpos terapéuticos (p. ej., rituximab, alemtuzumab, GAT) se dirigen frente a las poblaciones de linfocitos. La linfocitopenia relacionada con el tratamiento puede vincularse con resultados adversos. Pueden desarrollarse infecciones oportunistas (p. ej., *Pneumocystis*, CMV, zóster), y debe realizarse tratamiento temprano o considerar la profilaxis (*v.* cap. 36).

VIII. MONOCITOPENIA

La monocitopenia como hallazgo aislado carece de importancia clínica específica. Se observa monocitopenia con CT/RT, en anemia aplásica, y es un hallazgo constante en la tricoleucemia, para la cual representa un importante indicio diagnóstico. La monocitopenia grave se ve en pacientes con el síndrome mono-MAC y se relaciona con infecciones micobacterianas. Por lo general, la monocitopenia se acompaña de disminución en los linfocitos B, NK y de células dendríticas, y con frecuencia tiene mutaciones GATA-2. Estos pacientes tienen un riesgo aumentado de infecciones oportunistas y tendencia a desarrollar enfermedades malignas hematológicas.

IX. TRATAMIENTO CON HEMODERIVADOS

A. Transfusión de eritrocitos
1. Las **indicaciones** con concentrados de eritrocitos sirven para aumentar el volumen sanguíneo (con solución salina o soluciones coloidales cuando la pérdida intensa de sangre pone en peligro la integridad del sistema cardiovascular) y el incremento de la capacidad de transporte de oxígeno (cuando la anemia causa o puede causar hipoxia tisular). La mayoría de los pacientes tolera bien una anemia crónica moderadamente intensa, y no existen unas concentraciones específicas de hemoglobina que obliguen a la transfusión, y el estado clínico del paciente debe dictar sobre todo cuando se necesitan transfusiones de glóbulos rojos. Los concentrados de eritrocitos se administran para aumentar la capacidad de transporte de oxígeno de la sangre en una cardiopatía congestiva incipiente o real, o para revertir los síntomas isquémicos cardiacos o del sistema nervioso central. Cuando se determina la concentración de hemoglobina que precipita los síntomas, se trasfunde de forma preventiva a los pacientes con anemia crónica para superar esa concentración.
2. Reacciones a la transfusión
    a. Fiebre y escalofríos. La mayoría de las reacciones febriles se debe a anticuerpos del receptor dirigidos frente a los antígenos granulocíticos y antígenos leucocíticos humanos (HLA, *human leukocyte antigen*) específicos sobre los leucocitos de la sangre del donante. Las reacciones febriles se producen en hasta un 80 % de los pacientes que reciben transfusiones múltiples. La reacción suele iniciarse durante la transfusión, continúa durante 2-6 h, y puede persistir durante 12 h.

    La premedicación con un antipirético y un antihistamínico (habitualmente paracetamol y difenhidramina), la leucorreducción con presoraje de las unidades de los concentrados de eritrocitos y plasma reducido de las unidades plaquetarias puede disminuir pero no eliminar las reacciones febriles de transfusión.
    b. Las **reacciones alérgicas** con urticaria aparecen en el 5 % de los pacientes transfundidos. Algunas de estas reacciones se deben a anticuerpos del receptor dirigidos frente a componentes de inmunoglobulinas y otras proteínas del plasma del donante. Estas reacciones suelen ser leves y responden a los antihistamínicos.

Es particularmente probable que se produzcan estas reacciones o anafilaxia en pacientes con deficiencia congénita de IgA que han formado anticuerpos anti-IgA (1 de cada 800 personas). Las reacciones pueden evitarse utilizando eritrocitos lavados o congelados, porque estos componentes se preparan mediante procedimientos que retiran el plasma del donante.

c. Las **reacciones transfusionales importantes con hemólisis intravascular aguda** tienen más probabilidades de producirse como consecuencia de un error humano durante la preparación o la administración de la sangre. Suele aparecer fiebre y escalofríos en los primeros 30 min de la transfusión, y se acompañan con frecuencia de dolor lumbar, sensación de compresión torácica, taquicardia, hipotensión, taquipnea, náuseas, vómitos, oliguria, hemoglobinuria y CID. El riesgo de una reacción transfusional hemolítica mortal es de cerca del 1:100 000. Se examina el plasma para buscar datos de confirmación, y éstos se comparan con una muestra anterior a la transfusión: aumento de la hemoglobina plasmática libre (plasma rosado) y metahemalbúmina (plasma pardo). A continuación se realiza una evaluación detallada de los anticuerpos examinados en el proceso de pruebas cruzadas.

d. Las **reacciones transfusionales hemolíticas diferidas** se producen de 5 a 14 días después de la transfusión y se asocian particularmente a anticuerpos frente a los aloantígenos de los sistemas de grupos sanguíneos Kidd, Duffy, Kell o Rh. La hemólisis es extravascular y se manifiesta por ictericia y ausencia de una mejora de las concentraciones de hemoglobina tras la transfusión. En estos casos los pacientes se han aloinmunizado por una transfusión anterior o un embarazo, pero la concentración de aloanticuerpos era demasiado baja para detectarse en el momento de la transfusión; la siguiente transfusión ha generado una respuesta anamnésica de los anticuerpos.

e. La **púrpura postransfusional** se manifiesta por la aparición de trombocitopenia grave a los 5-8 días de la transfusión, y se observa en un 2% de los pacientes que carecen del antígeno plaquetario Pl^{A1}.

f. La **contaminación bacteriana** casi nunca se produce en concentrados de eritrocitos (generalmente por bacterias gramnegativas criopáticas), aunque es más probable que ocurra con concentrados de plaquetas que han estado guardados (a temperatura ambiental) durante > 4 días.

g. **Contaminación viral.** Las entrevistas de detección sistemática antes de la donación y las pruebas serológicas después de ésta han reducido significativamente la incidencia de algunas infecciones virales transmitidas por la transfusión (hepatitis B, hepatitis C y VIH). El riesgo (por unidad de las unidades de sangre que son negativas en las pruebas analíticas) de transmisión de virus a través de una transfusión son: 1:150 000 para el virus de la hepatitis B, 1 200 000 a 1 900 000 para el virus de la hepatitis C, 1:1 400 000 a 1:2 100 000 para VIH y 1:640 000 para los virus linfótropos de linfocitos T humanos de los tipos 1 y 2.

h. La **enfermedad de injerto contra el huésped** (EICH; v. cap. 38) puede producirse después de la transfusión de células sanguíneas en pacientes que han recibido una pauta de acondicionamiento para un PMO. Puede producirse EICH transfusional después de la transfusión de sangre en pacientes muy inmunodeprimidos tras la quimioterapia y en pacientes que tienen inmunodeficiencias congénitas. La EICH también puede producirse en pacientes sin inmunodepresión si la sangre del donante es homocigota para uno de los haplotipos HLA del receptor, y particularmente si el donante es un familiar en primer grado. La EICH puede evitarse mediante la irradiación de la sangre antes de la transfusión (v. sec. IX.A.3.f).

i. **Otras complicaciones** son las asociadas a una transfusión masiva (sobrecarga de volumen sanguíneo, hipocalcemia, hiperpotasemia, hipotermia), sobrecarga de hierro con transfusiones crónicas, aloinmunización y lesión pulmonar aguda relacionada con la transfusión (LPART, v. sec. IX.D.2.d).

3. **Usos de los preparados de eritrocitos**
   a. **Sangre entera reciente.** Ninguno.
   b. **Concentrados de eritrocitos.** El elemento esencial del tratamiento con transfusión de eritrocitos.
   c. **Concentrados de eritrocitos lavados con solución salina.** Están indicados en pacientes con deficiencia de IgA (particularmente aquellos que muestran títulos elevados de IgA), con reacciones urticariales en transfusiones anteriores, con necesidad de evitar la transfusión de complemento o con hipersensibilidad al plasma (este último caso es muy infrecuente).
   d. **Concentrados de eritrocitos con reducción de leucocitos.** Se usan en pacientes que necesitan transfusiones crónicas y en los que mostraron reacciones transfusionales febriles no hemolíticas anteriormente; también se emplean en pacientes inmunodeprimidos en los que se pretende reducir el riesgo de infección por el CMV transmitido por la transfusión (particularmente cuando no se dispone de unidades seronegativas para CMV). Los leucocitos se retiran por centrifugación, lavado o filtración (esta última técnica se usa con mayor frecuencia). Estos productos proporcionan $<5 \times 10^8$ leucocitos por unidad de sangre.
   e. **Eritrocitos congelados.** Se trata de un recurso para tipos sanguíneos poco frecuentes, de un aporte de reserva para los tipos sanguíneos frecuentes, de un sustituto del concentrado de eritrocitos lavado con solución salina o con reducción de los leucocitos mediante filtrado cuando estos métodos no pueden evitar las reacciones febriles o alérgicas a la transfusión, y un método adicional para la donación autóloga. El lavado generoso necesario para eliminar los crioconservantes de los eritrocitos congelados deja la suspensión totalmente desprovista de leucocitos, plaquetas y componentes plasmáticos. Las principales limitaciones son el coste y el tiempo necesario para su preparación y almacenamiento.
   f. **Concentrados de eritrocitos sometidos a irradiación γ.** Se administran para evitar que los linfocitos T viables causen una EICH inducida por la transfusión en el receptor. El grupo sanguíneo se suele tratar con una dosis de 1 500 cGy.
   g. Los **donantes dirigidos o designados** entre los familiares o los amigos, en contra de lo esperado, no ofrecen más seguridad frente a la transmisión de virus que los donantes voluntarios (probablemente a causa de la ausencia de fiabilidad, en ocasiones, de la anamnesis de esos candidatos en el proceso de detección sistemática anterior a la donación). Además, cuando no están irradiadas, estas unidades se asocian a un mayor riesgo de EICH cuando las proporcionan familiares en primer grado de pacientes inmunodeprimidos.
B. **Transfusión de granulocitos.** Los granulocitos obtenidos mediante aféresis casi nunca son útiles para el tratamiento de pacientes con granulocitopenia. El principal factor que determina la evolución de la sepsis son la eficacia del tratamiento antimicrobiano y la recuperación del funcionamiento de la médula ósea. La transfusión de granulocitos en ocasiones puede ser útil como complemento transitorio a los antimicrobianos en pacientes con neutropenia grave e infección activa. La transfusión de leucocitos puede dar lugar a EICH transfusional y a la transmisión del CMV. Si se realiza una transfusión de granulocitos, se deben irradiar las células transfundidas, y se deben utilizar donantes seronegativos para el CMV para receptores seronegativos.
C. **Transfusión de plaquetas**
   1. **Factores que influyen en la decisión de transfundir plaquetas**
      a. **Recuento plaquetario.** Con recuentos plaquetarios $>20 000/\mu l$, casi nunca se producen hemorragias espontáneas. Los recuentos plaquetarios $<10 000/\mu l$ se asocian a mayor riesgo de hemorragia espontánea, especialmente cuando la trombocitopenia se debe a disminución de la producción, en lugar de a aumento de la destrucción de las plaquetas. Una trombocitopenia que empeora progresi-

vamente se asocia con mayor frecuencia a hemorragia activa que los recuentos plaquetarios estables o crecientes.
- b. **Edad de las plaquetas.** Las plaquetas jóvenes (producidas tras la destrucción periférica) son de mayor tamaño y proporcionan una hemostasia mejor que las plaquetas antiguas. Generalmente los pacientes con trombocitopenia grave inmunitaria o postinfecciosa no muestran secuelas hemorrágicas importantes.
- c. La **hemorragia activa,** incontrolable mediante medidas locales, o la hemorragia en órganos vitales o inaccesibles, es una indicación absoluta para la transfusión de plaquetas en los pacientes con trombocitopenia de cualquier intensidad.
- d. La **fiebre,** la **infección** y el **tratamiento con corticoesteroides** aumentan el riesgo de hemorragia grave en pacientes con recuentos plaquetarios muy bajos.
- e. Los **fármacos y las enfermedades que afectan de forma adversa al funcionamiento plaquetario** pueden ser responsables de que se necesiten transfusiones si hay hemorragia o durante la cirugía, a pesar de contar con recuentos plaquetarios adecuados (*v.* sec. IX.C.6).
- f. En la **trombocitopenia inmunitaria** las transfusiones de plaquetas suelen carecer de utilidad.
- g. Los **pacientes con trombocitopenia que no responde a la transfusión de plaquetas** pueden estar aloinmunizados, pero también pueden mostrar CID, TMP/SHU o PTI.

2. **Problemas asociados a las transfusiones de plaquetas.** La mayoría de las plaquetas se produce actualmente por trombocitoaféresis, por lo que los concentrados de plaquetas contienen $<5 \times 10^6$ leucocitos; puede considerarse que estos productos están «libres de leucocitos».
   - a. **Aloinmunización.** Es importante la compatibilidad de los HLA y ABO entre el donante y el receptor para lograr un aumento eficaz del recuento plaquetario después de la transfusión. La aloinmunización necesita la presencia de HLA de clase I y clase II. Las plaquetas solas no llevan a la producción de anticuerpos, ya que sólo llevan HLA de clase I y antígenos específicos plaquetarios; los antígenos de clase II necesarios para la aparición de aloinmunización los proporcionan monocitos, linfocitos y células dendríticas transfundidas. Los antígenos Rh desempeñan un papel poco importante en la aloinmunización tras la transfusión de plaquetas.
   - b. **Reacciones a la transfusión de plaquetas.** Casi nunca se produce una contaminación infecciosa, aunque es más habitual que con los concentrados de eritrocitos, ya que las plaquetas se guardan a temperatura ambiental por más de 5 días. TRALI puede ocurrir después de las transfusiones de plaquetas (*v.* sec. IX.D.2.d). La hemólisis del pequeño número de eritrocitos del donante que contaminan los concentrados de plaquetas del donante tienen consecuencias mínimas. Sin embargo, con frecuencia aparecen **reacciones febriles** incluso en transfusiones de plaquetas con compatibilidad ABO, por las siguientes causas:
     - (1) Los **anticuerpos del receptor frente a los leucocitos** atacan a los leucocitos del donante que se encuentran en los concentrados de plaquetas transfundidos. Esta reacción se evita mediante una depleción leucocítica eficaz de los concentrados de plaquetas.
     - (2) Las **citocinas liberadas por los leucocitos durante el almacenamiento,** particularmente TNF-α e IL-1 (que son pirógenos muy potentes), se transfunden de forma pasiva. Esta reacción se evita mediante la depleción leucocítica antes de guardar los concentrados de plaquetas.
     - (3) Los **anticuerpos del receptor frente a las células y las proteínas** de la unidad del donante forman inmunocomplejos que desencadenan la liberación de CC. Esta reacción que afecta a plaquetas incompatibles no se ve afectada por la depleción leucocítica, y justifica la realización de pruebas de anticuerpos de HLA adicionales y anticuerpos específicos de las plaquetas, si se dispone de ellas.

c. Los **filtros para la depleción leucocítica** retiran los leucocitos del donante mediante la retención de barrera en las microfibras de los filtros, mediante la adherencia al material filtrado, y con interacciones mediadas por plaquetas y leucocitos.
3. **Selección del preparado de plaquetas que se va a transfundir.** Depende de las transfusiones previstas en el futuro y de la presencia de aloinmunización.
   a. **Unidades aleatorias (con compatibilidad ABO).** Una unidad aleatoria es el concentrado de plaquetas procedentes de 1 unidad de sangre entera. Estas unidades de plaquetas se pueden combinar y pueden utilizarse en pacientes con trombocitopenia transitoria que no se espera que reaparezca, y cuando se necesitan plaquetas inmediatamente.
   b. **Plaquetas de un solo donante** (concentrados por trombocitoaféresis) son el principal producto plaquetario utilizado. Se obtienen por centrifugación de densidad utilizando una máquina de aféresis. Un concentrado de trombocitaféresis es equivalente a cerca de 6 a 8 unidades aleatorias de plaquetas y se puede obtener de un donante dos o tres veces a la semana. Los concentrados de plaquetas de un solo donante son el producto de elección en aquellas situaciones en las que se necesitan transfusiones repetidas de plaquetas porque disminuye la aloinmunización.
   c. **Plaquetas con compatibilidad ABO comprobada.** Se dispone de ellas para su posible uso en pacientes con aloinmunización.
   d. **Plaquetas con compatibilidad HLA.** Se necesitan plaquetas con compatibilidad de los HLA (sólo HLA de clase I) para pacientes aloinmunizados, pero no siempre se dispone de ellas. La probabilidad de una compatibilidad de los HLA idéntica es de 1 a 4 entre hermanos, y de 1 de cada 1 000 en la población general.
   e. **Deben evitarse las plaquetas de familiares** en los pacientes que son posibles candidatos a PMO, pero pueden utilizarse después del trasplante. El donante de médula puede utilizarse como fuente de plaquetas de HLA idénticos tras haber comenzado el programa de acondicionamiento para el trasplante.
4. **Transfusiones profilácticas**
   a. **Leucemia aguda.** Aunque existe cierto debate sobre si las transfusiones de plaquetas profilácticas son superiores a las transfusiones de plaquetas terapéuticas únicamente, las transfusiones de plaquetas profilácticas se usan habitualmente para mantener las plaquetas por encima de 10 000/μL. Se necesitan niveles más altos si los pacientes están febriles o tienen síntomas de sangrado.
   b. En la **anemia aplásica** se evitarán, si es posible, las transfusiones profilácticas.
   c. **Embarazo.** Se administrarán, de forma empírica, transfusiones de plaquetas a las embarazadas con trombocitopenia inducida por un tratamiento inmunodepresor o por la leucemia.
5. **Eficacia de las transfusiones de plaquetas.** Vienen determinadas por la medición de los recuentos plaquetarios inmediatamente antes, 1-24 h después de la transfusión. Si el paciente no responde con un aumento de unas 20 000 al cabo de 1 h, la transfusión debe considerarse un fracaso. El resultado a las 24 h puede verse afectado, además, por complicaciones hemáticas coincidentes.
6. **Otras medidas**
   a. **Enfermedades que afectan al funcionamiento plaquetario.** Los pacientes con uremia que están sangrando constantemente necesitan diálisis, crioprecipitados o acetato de desmopresina (DDAVP) con ácido aminocaproico para mejorar el funcionamiento plaquetario. En los pacientes con disfunción plaquetaria secundaria a las paraproteínas es necesario controlar la enfermedad subyacente o realizar una plasmaféresis.
   b. El **DDAVP** puede ser útil en pacientes con disfunción plaquetaria inducida por el ácido acetilsalicílico, en una dosis de 0.3 μg/kg administrados en 20 min.
   c. **Pacientes aloinmunizados que no responden a la transfusión de plaquetas.** Las dosis elevadas de gammaglobulina i.v. (400 [mg/kg]/día durante 5 días)

permiten en ocasiones un mayor aumento de las plaquetas en aquellos pacientes que no responden a la transfusión de éstas. Pueden ser útiles las transfusiones de plaquetas compatibles en las pruebas cruzadas o con compatibilidad HLA. En situaciones difíciles puede intentarse la plasmaféresis de forma empírica, aunque raras veces es útil.

  d. **Menorragia en pacientes con trombocitopenia.** Debe tratarse con medroxiprogesterona, 20 mg/día v.o., para inducir amenorrea. Por otro lado, puede utilizarse leuprolida, 3.75 mg i.m. al mes, si el recuento plaquetario es lo suficientemente elevado como para permitir la administración i.m. Los pacientes que serán tratados con fármacos que causan una caída esperada significativa en el recuento de plaquetas (es decir, tratamiento de leucemia aguda o trasplante de células madre) deben comenzar un tratamiento anovulatorio antes de la quimioterapia y se continúa hasta que el recuento plaquetario sea superior a $> 50\,000/\mu l$.

D. **Transfusión de proteínas plasmáticas**
  1. **Preparaciones**
    a. El **plasma fresco congelado (PFC)** contiene todos los factores de coagulación, y es útil para reponer todas las deficiencias adquiridas de estos factores (p. ej., CID, transfusión masiva, hepatopatía), pero frecuentemente requiere infusiones de gran volumen. PFC se puede utilizar en las siguientes situaciones:
      (1) Reposición de deficiencias de factores de coagulación aislados
      (2) Resolución de deficiencias documentadas de factores de coagulación tras transfusiones de sangre masivas
      (3) Reversión del efecto de la warfarina en pacientes que necesitan una operación inmediata o que muestran una hemorragia activa
      (4) Tratamiento de la deficiencia de antitrombina (AT) o de la PTT
    b. El **crioprecipitado** contiene FVW, fibrinógeno (factor I), factor VIII y factor XIII. Es útil en el tratamiento de deficiencias adquiridas del fibrinógeno y del factor VIII (p. ej., CID), cuando debe evitarse sobrecarga de volumen del tratamiento con plasma, o para el reemplazo del fibrinógeno debido a la hemorragia masiva.
    c. El **fraccionamiento de las proteínas plasmáticas** ha dado lugar a los siguientes productos, disponibles en el mercado, que se obtienen acumulando plasma de miles de donantes y después fraccionándolo para obtener sus componentes: los procesos de inactivación viral han mejorado la seguridad de estos productos.
      (1) **Fibrinógeno.** Puede utilizarse para el reemplazo de fibrinógeno con hemorragia masiva.
      (2) **Complejos de protrombina** (factores II, VII, IX, X, proteína C y proteína S). Se usan en deficiencias congénitas de factores de estos factores y en casos de sobredosis de cumarina con hemorragia potencialmente mortal. Los primeros productos conllevan el riesgo de inducir trombosis venosa y/o DIC debido a factores activados en el producto, pero el riesgo se ha reducido con las preparaciones más actuales no activadas.
      (3) La **albúmina** y la **fracción proteica purificada** tienen la misma concentración de albúmina al mismo coste. Se utilizan para expandir el volumen sanguíneo, pero no son útiles en la hipoalbuminemia crónica de la malabsorción, la nefrosis o la cirrosis, ni tampoco como complemento nutricional.
      (4) La **inmunoglobulina intravenosa (IGIV)** se produce a partir de la fracción de globulina γ de suero mezclado. Puede ser útil como factor de restitución en pacientes con hipogammaglobulinemia, como puede verse en linfomas, mielomas, o después de un trasplante de médula ósea. Para reponer inmunoglobulinas, se administran dosis de 200-400 mg/kg cada 3 semanas. La IGIV puede usarse como inmunomodulador en una amplia variedad de trastornos inmunitarios, como las citopenias. En estas situaciones se usan dosis más elevadas (p. ej., 2 [g/kg]/mes).

2. **Riesgos**
   a. **Alergia.** Todos los preparados de plasma se asocian a una incidencia baja de reacciones de enfermedad del suero. También puede observarse fiebre, urticaria o eritema.
   b. La **sobrecarga de volumen** es una consideración importante cuando se administra PFC. Pueden producirse efectos adversos por el citrato cuando la transfusión se realiza rápidamente (100 mL/min).
   c. La **infección** por los virus de la hepatitis B, la hepatitis C y la hepatitis delta, el VIH, el CMV y el VEB es un posible riesgo en todos los productos de plasma, pero la selección cuidadosa de los donantes y los procedimientos de inactivación viral han reducido el riesgo.
   d. La **lesión pulmonar aguda por transfusión (LPAT)** es una complicación rara, en ocasiones mortal. Puede verse en cualquier tipo de transfusión sanguínea que contenga plasma (eritrocitos, leucocitos, plaquetas, PFC). Los pacientes desarrollan una insuficiencia respiratoria aguda con disnea, hipoxia, fiebre y edema pulmonar no cardiógeno, que por lo general ocurre dentro de las 6 h postransfusión sin otras causas conocidas. Parece que la patogenia consta de dos pasos. Primero, el paso primordial, en el que hay un trastorno subyacente (por lo general, inflamatorio) que conduce al reclutamiento y activación de los neutrófilos en los vasos pulmonares. El segundo es cuando el plasma transfundido contiene anticuerpos frente a HLA o antígenos de neutrófilos humanos (HNA, *human neutrophil antigens*) que reaccionan y activan los granulocitos del receptor y las células endoteliales, lo que favorece la fuga vascular. Esta activación también puede ser causada con una base no inmunitaria por lípidos con actividad biológica, CK y micropartículas de las plaquetas liberadas por las células durante el tiempo de almacenamiento de la sangre.

   El tratamiento es sintomático y se basa en la aplicación de oxígeno (la intubación y ventilación mecánica son necesarias 70 % de las veces). Se usan el volumen corriente y la presión de meseta bajos. Las trasfusiones deben detenerse de inmediato. La atención a los donadores de sangre y las estrategias de recolección pueden reducir la incidencia de LPAT. Como por lo general los anticuerpos anti-HLA y anti-HNA se obtienen de transfusiones o embarazos previos, evitar a estos individuos para la donación de PFC ha sido de ayuda. La leucorreducción y la reducción plasmática de eritrocitos y productos plaquetarios antes de almacenarlo también puede ser de ayuda.

COAGULOPATÍA

Los pacientes con cáncer pueden tener anomalías en su sistema de coagulación que conducen a trombosis y sangrado. Estos procesos están interrelacionados y a veces ocurren simultáneamente, lo que complica las decisiones terapéuticas.

I. TROMBOSIS EN PACIENTES CON CÁNCER

Se considera que la presencia de un cáncer, particularmente cuando está diseminado, es un estado de «hipercoagulabilidad» o «trombofilia». Desde la descripción que realizó Trousseau en 1865 se han documentado repetidamente las tromboembolias venosas (TEV) múltiples o migratorias en pacientes con cáncer. Pueden formarse vegetaciones de fibrina con plaquetas mitrales o aórticas, y pueden dar lugar a una endocarditis no infecciosa («marasmática») con embolia paradójica en órganos periféricos. También se ha descrito una evolución acelerada de la claudicación intermitente y de la cardiopatía isquémica en pacientes con cáncer, lo cual probablemente represente variantes adicionales del síndrome de Trousseau.

A. **Incidencia.** La incidencia total de episodios trombóticos en los pacientes con cáncer es del 10 % al 15 %, especialmente durante el postoperatorio. El riesgo postoperatorio de TEV en los enfermos de cáncer es cerca del doble del que muestran los pacientes sin esta enfermedad (el 37 % y el 20 %, respectivamente), y el riesgo de embolia pulmonar mortal es unas 4 veces mayor en los pacientes con cáncer.

En alrededor del 5 % al 10 % de los pacientes con TEV idiopática se demuestra finalmente que existe una neoplasia, sobre todo durante los 6 primeros meses posteriores al diagnóstico. Se han encontrado embolias pulmonares en la necropsia en cerca de la mitad de los pacientes con cáncer extendido, y éstas han precedido al diagnóstico de cáncer en el 1 % al 15 % de los pacientes. Las neoplasias que se asocian con mayor frecuencia a la trombosis son los NMP y los carcinomas gastrointestinales, de pulmón o de ovario. Alrededor del 7 % de los pacientes con cáncer de páncreas muestra el síndrome de Trousseau clásico.

B. Mecanismos de la hipercoagulabilidad
1. El **cáncer se asocia a los siguientes factores trombofílicos:**
   a. La **rotura de los vasos sanguíneos** por el tumor expone el colágeno y la membrana basal endotelial, lo que puede desencadenar la coagulación. La neovascularización tumoral activa las reacciones plaquetarias y el factor XII.
   b. Las neoplasias pueden producir directamente varios factores procoagulantes, de los cuales el mejor caracterizado es el **procoagulante similar al factor tisular (FT).** El FT forma un complejo con el factor VIIa para activar los factores IX y X, iniciando la cascada de coagulación que conduce a la formación de trombina y fibrina. Lo producen las células de muchos tumores sólidos y blastos leucémicos. El FT también parece ser un promotor importante del crecimiento tumoral y de la angiogenia. El FT aumenta la expresión del FCEV por las células tumorales y, a su vez, el FCEV activa el FT. La inducción de la angiogenia por el FT también conlleva su interacción con los receptores activados por las proteasas (PAR, *protease-activated receptors*).
   c. Las **citocinas inflamatorias,** particularmente el TNF y la IL-1, pueden ser liberadas por las células tumorales y las células reguladoras inmunitarias en situaciones patológicas. Estas citocinas pueden inducir la expresión del FT en macrófagos asociados al tumor y en células endoteliales. Estas últimas se vuelven procoagulantes bajo la influencia de las citocinas. Las citocinas también aumentan la expresión de las moléculas de adhesión, el factor activador de las plaquetas y el inhibidor del activador del plasminógeno de tipo 1 (PAI-1). Las citocinas disminuyen la expresión de la trombomodulina y el receptor de la proteína C de las células endoteliales.
   d. Por tanto, se establece un **estado de hipercoagulabilidad** en los pacientes con cáncer por la activación de la cadena de la coagulación, la activación de las plaquetas, la estimulación de la adhesión a las células endoteliales, la supresión de la fibrinólisis y la inhibición de la vía de la proteína C anticoagulante.
2. Algunos **factores comórbidos,** como edad avanzada, antecedentes de inmovilidad por TEV, obesidad, ingreso hospitalario, cirugía, cateterismo, enfermedades médicas graves (como infección), quimioterapia concomitante y trombofilia hereditaria, contribuyen a que la hipercoagulabilidad sanguínea se manifieste clínicamente. La estasis venosa, como consecuencia del reposo en cama, y la compresión vascular por masas tumorales, también intervienen en este proceso.
3. Los **tratamientos oncológicos** asociados a un mayor riesgo de trombosis son:
   a. **Moduladores selectivos de los receptores de estrógenos**: tamoxifeno, raloxifeno.
   b. **Progestinas**: megestrol.
   c. **Análogos de la talidomida**: talidomida, lenalidomida, pomalidomida.
   d. **Fármacos citotóxicos**: 5-fluorouracilo, capecitabina, asparaginasa, bleomicina, carmustina, cisplatino, mitomicina C, alcaloides de la vinca, dosis elevadas de quimioterapia con PMO.
   e. **Inhibidores del factor de crecimiento endotelial vascular (VEGF,** *vascular endothelial growth factor*): bevacizumab, sunitinib, sorafenib, ponatinib.
   f. **Inhibidores del receptor del factor de crecimiento epidérmico (EGFR,** *epidermal growth factor receptor*): cetuximab, panitumumab).

C. **Tratamiento de la trombosis asociada al cáncer.** En la fase aguda, la heparina de bajo peso molecular (HBPM) (enoxaparina, dalteparina, tinzaparina) es el anticoagulante preferido sobre la heparina no fraccionada (HNF). En este tipo de pacientes, no existen datos suficientes sobre el uso del fondoparinux, de los inhibidores directos de la trombina (dabigatrán) y de los inhibidores del factor Xa (rivaroxabán, apixabán, edoxabán). Como tratamiento a largo plazo, también se prefiere la HBPM sobre la warfarina o los anticoagulantes orales directos. El tratamiento se continúa de 3 a 6 meses. Los pacientes que están en gran riesgo de trombosis recurrente, por ejemplo, los inmovilizados, los que padecen un cáncer activo, los que tienen una gran masa de coágulos o muestran coágulos persistentes pese al tratamiento, deben considerarse para anticoagulación extendida más allá de los 6 meses.

La trombocitopenia inducida por la heparina es poco común (1-5 % de los pacientes tratados con HNF y en < 1 % de los que reciben HBPM), pero es necesario tomarlo en cuenta, sobre todo si se desarrolla en los enfermos que la reciben.

D. **Tratamiento de la trombosis recurrente en pacientes con cáncer.** Es difícil porque no suele responder al tratamiento y porque los pacientes tienen localizaciones de posibles hemorragias.
  1. **Tratamiento anticoagulante.** El uso de HBPM está respaldado por datos observacionales.
     a. Si se produce trombosis recurrente durante el tratamiento con warfarina, debe cambiarse a HBPM. El aumento del objetivo de dosis de warfarina aumenta excesivamente el riesgo de hemorragia.
     b. Si se produce trombosis recurrente durante el tratamiento con HBPM, debe aumentarse la dosis en un 20 % a 25 %. Si no se produce mejora clínica en una semana, se debe medir la concentración máxima de actividad anti-Xa (el objetivo debe ser de 1.6-2.0 U/mL para la administración una vez al día, o de 0.8-1.0 U/mL para la administración 2 veces al día).
  2. **Contraindicaciones para el tratamiento anticoagulante:**
     a. Defecto de la coagulación previo o foco hemorrágico activo.
     b. Ulceración inaccesible (p. ej., en el tubo digestivo).
     c. Hemorragia o cirugía recientes en el ojo o en el SNC.
     d. Hipertensión arterial grave o endocarditis bacteriana.
     e. Anestesia regional o lumbar; drenaje con tubo en T.
  3. **Embarazo:** Si la anticoagulación es necesaria se utilizará HNF o HBPM porque atraviesan la placenta menos que la warfarina.
  4. **Interrupción de la vena cava:** en general, los filtros de la vena cava deben ser evitados en estos pacientes para el tratamiento de la trombosis debido a su invasividad, costo y la falta de eficacia demostrada. Sin embargo, el filtro de vena cava inferior recuperable puede ser considerado cuando los anticoagulantes están contraindicados. El filtro es eficaz para prevenir la embolia pulmonar, pero aumenta el riesgo de TEV recurrente.
  5. Las **medias elásticas de compresión gradual** deben utilizarse, cuando proceda, sobre todo en pacientes postoperatorios y postrados.
  6. La **extirpación del tumor** puede controlar los episodios trombóticos, aunque a menudo resulta imposible realizarla.
  7. **Consideraciones especiales para la anticoagulación en los pacientes con cáncer.** El objetivo en el tratamiento de la TEV (evitar la muerte y otras complicaciones de la embolia pulmonar) no puede necesariamente aplicarse al enfermo con cáncer en estado preterminal. El objetivo de la anticoagulación en estos pacientes es, con mayor probabilidad, evitar el dolor en las extremidades o el tórax. El tratamiento con warfarina en los pacientes con cáncer suele ser caótico y se asocia a cambios imprevisibles de la respuesta a la dosis debido a la presencia de una nutrición deficiente, una alteración del funcionamiento hepático, una infección y el tratamiento simultáneo con otros fármacos (especialmente antibióticos). Además, puede ser necesaria la interrupción transitoria de la anticoagulación a causa de una trombocitopenia inducida por la quimioterapia.

E. **Profilaxis de la trombosis venosa en los pacientes oncológicos**
 1. La **cirugía oncológica** se asocia a un riesgo de trombosis venosa del 35 % si no se realiza profilaxis. La utilización de HBPM disminuye la incidencia hasta el 13 %. La adición de profilaxis mecánica a los anticoagulantes reduce el riesgo al 5 %. También se ha demostrado que el fondaparinux es eficaz en esta situación. En directrices de consenso se recomienda prolongar la profilaxis durante al menos 1 mes después de la operación en pacientes con cáncer, particularmente en aquellos con otros factores de riesgo de TEV.
 2. **Ingreso hospitalario.** Las recomendaciones de consenso respaldan la profilaxis antitrombótica en pacientes con cáncer cuando ingresan en el hospital.
 3. **Catéteres venosos centrales.** Las dosis bajas de warfarina o HBPM parecen no tener efecto sobre la reducción de las complicaciones trombóticas relacionadas con los catéteres. Se observa mayor riesgo de trombosis en estos pacientes si el catéter está mal colocado, si está insertado en las venas del lado izquierdo, si el paciente tiene más de 60 años o si muestra una afección metastásica.
 4. **Quimioterapia.** El riesgo de TEV en los pacientes con cáncer tratados con quimioterapia es particularmente elevado. La HBPM reduce la TEV clínicamente importante, aunque no se han definido adecuadamente la dosis óptima, la duración y las poblaciones de pacientes específicas.

F. **Pruebas para el diagnóstico en pacientes con TEV idiopática (no provocada)**
 1. El **diagnóstico clínico de la trombosis venosa** se realiza mediante la exploración física y la ecografía venosa o la venografía. Esta última y la prueba de captación del fibrinógeno tienen unas tasas de detección superiores a las de la ecografía. Se estima que cerca del 20 % de la TEV idiopática tiene una malignidad subyacente. La presencia de trombosis venosa, un soplo cardiaco y una embolia arterial sugieren un carcinoma productor de mucina subyacente.
 2. Una **neoplasia oculta** puede ser una causa de trombosis venosa idiopática, pero la prueba agresiva para el cáncer no mejora la supervivencia, y generalmente no se recomienda. La búsqueda diagnóstica se justifica en pacientes con signos y síntomas sugestivos de cáncer.
 3. **Pruebas de la coagulación.** Pueden realizarse durante el primer episodio tromboembólico idiopático en una persona por lo demás sana con objeto de buscar un posible defecto biológico que predisponga a la trombosis. Entre estos análisis se encuentran:
    a. Anticoagulante lúpico y pruebas serológicas para los anticuerpos antifosfolípidicos.
    b. Pruebas funcionales de la proteína C y la AT 3.
    c. Pruebas funcionales de la proteína S (análisis inmunológicos de proteína S total y libre).
    d. Prueba de coagulación de resistencia a la proteína C activada (y la prueba genética de factor V Leiden).
    e. Detección sistemática de disfibrinogenemia (tiempo de trombina [TT], análisis inmunológico y funcional del fibrinógeno).
    f. Homocisteína plasmática total.
    g. Prueba genética de mutación del gen de la protrombina (protrombina 20210A).
    h. Varios datos analíticos que *no predicen* una enfermedad tromboembólica en los pacientes con cáncer son: aumento del número de plaquetas o de las concentraciones de marcadores de activación plaquetaria, marcadores de generación de trombina, fibrinógeno y factores V, VIII, IX y XI; disminución de las concentraciones plasmáticas de AT3 y supresión de la actividad fibrinolítica.

II. COAGULACIÓN INTRAVASCULAR DISEMINADA

La CID es un síndrome adquirido caracterizado por la activación sistémica intravascular de la coagulación, que conduce a la privación de fibrina en el torrente sanguíneo. Puede ser provocado por numerosos trastornos incluyendo complicaciones obstétricas, traumatismos, infecciones y carcinomas. La CID es una complicación frecuente en los pacientes con cáncer metastásico, ya sea como consecuencia de las metastasis mismas o complicando las infecciones. La trombosis o hemorragia local o difusa puede ocurrir en todas las combinaciones.

A. **Patogenia de la CID.** Comprende interacciones complejas entre la coagulación, fibrinólisis y los sistemas inflamatorios que resultan en el síndrome clínico de la CID. Con todos estos factores, se producen o introducen procoagulantes en la circulación y sobrepasan a los mecanismos anticoagulantes, lo que conduce a la generación de trombina y CID. El **factor tisular** (FT) y la cadena de citocinas producidas por los tumores y tejidos lesionados adyacentes pueden conducir a la trombosis. Una vez que el FT se expresa, la cascada de la coagulación genera trombina a través del factor VII, lo que conduce al depósito de fibrina y plaquetas. Luego, la **trombina** amplifica la coagulación y la inflamación por la activación de los factores VIII, V, y XI (lo que conduce a más generación de trombina y fibrina), plaquetas (conduce a la agregación y activación plaquetaria), factor XIII, y el inhibidor de la fibrinólisis activable por la trombina (lo que condiciona coágulos resistentes a la fibrinólisis). Las proteasas de la coagulación (trombina, Xa, VIIa-FT) regulan la inflamación al alza. La lesión o inflamación del tumor puede comprometer al endotelio, lo que conduce a la trombosis microvascular y a la disfunción multiorgánica resultante. La **antitrombina** (AT), un inhibidor circulante de la proteasa de serina que en condiciones normales neutraliza a la trombina, factor Xa, y a las otras proteasas de serina de la coagulación, se consume en la CID, lo que permite más generación de trombina. El plasminógeno se activa en **plasmina**, que lisa la fibrina y genera sus productos de degradación (como los dímeros D). En la CID, los IAP pueden afectar la fibrinólisis, lo de que resulta una microtrombosis persistente. Con la activación crónica de la coagulación, hay utilización y consumo de plaquetas y factores de la coagulación y también fibrinólisis activa, lo que provoca una **tendencia hemorrágica** paradójica en presencia de una trombosis en curso.

B. **Diagnóstico.** La producción generalizada de trombina en la CID induce el depósito de fibrina, que da lugar a consumo de plaquetas, fibrinógeno, factores V y VIII, proteína C, AT y componentes del sistema fibrinolítico. La gravedad de las manifestaciones de la CID depende del diagnóstico subyacente, la rapidez de la CID y la intensidad de la fibrinólisis secundaria. Algunos pacientes sangran abundantemente y muestran importantes alteraciones en todas las pruebas para detectar CID; otros principalmente tienen microtrombi y disfunción orgánica. Por otro lado, la CID puede ser subclínica y manifestarse únicamente por anomalías ligeras de laboratorio y trombocitopenia.

1. **Manifestaciones clínicas**
   a. **Tipo de hemorragia.** Los pacientes con CID grave sangran simultáneamente en múltiples localizaciones. Son frecuentes petequias, equimosis, hemorragia de las mucosas, goteo en punciones venosas, vías y catéteres. Los pacientes con CID crónica (la que se ve habitualmente en las neoplasias) pueden mostrar hemorragias mínimas.
   b. **Lesión orgánica.** En la CID grave son complicaciones frecuentes: hemólisis microangiopática, hipotensión, oliguria e insuficiencia renal. La isquemia renal cortical inducida por microtrombosis de las arteriolas glomerulares aferentes y la necrosis tubular aguda debida a la hipotensión son las principales causas de la disfunción renal en la CID. Tanto las enfermedades subyacentes a la CID como la propia CID pueden causar un shock. Los trombos microvasculares y la tromboembolia pueden causar disfunción de cualquier órgano (p. ej., necrosis acra, manifestaciones neurológicas y disfunción pulmonar).

2. **Pruebas analíticas.** No hay una prueba única que sea diagnóstica de CID, pero la combinación de hallazgos puede ayudar a hacer el diagnóstico.
   a. **Frotis de sangre periférica.** Pueden observarse disminución de plaquetas, eritrocitos fragmentados o microesferocitos.
   b. **Recuento plaquetario.** Casi siempre existe trombocitopenia, aunque la CID sola produce raras veces recuentos plaquetarios < 50 000/µL. Deben buscarse

causas concomitantes de la trombocitopenia cuando haya trombocitopenia grave en presencia de CID.
- c. **Pruebas de coagulación.** El tiempo de protrombina (TP) y el tiempo de tromboplastina parcial activada (TTPa) pueden estar ligeramente reducidos, sanos o prolongados. Se observa una prolongación del TT con hipofibrino-genemia grave (< 50 mg/dL) o un aumento clínicamente significativo de los productos de degradación de la fibrina. El TT también puede estar prolongado en el tratamiento con heparina, la disfibrinogenemia y la paraproteinemia maligna.
- d. La **concentración de fibrinógeno** suele estar disminuida. Los niveles de fibrinógeno > 50 mg/dL (el intervalo sano es de 200-400 mg/dL) no deben causar alteraciones del TT. Es importante recordar que el fibrinógeno es una proteína de una fase aguda y que suele estar elevado en el embarazo y en estados inflamatorios; por tanto, un resultado normal puede ser realmente anómalo.
- e. **Prueba del dímero D:** la actividad fibrinolítica de la plasmina inducida degrada a la fibrina entrecruzada y origina los dímeros D. Se espera que los dímeros D estén elevados en la CID. El hallazgo de éstos no asegura el diagnóstico de CID ya que otros trastornos (p. ej., otros estados trombóticos) pueden causar su aumento. Sin embargo, la prueba negativa tiene un valor predictivo negativo confiable.
- C. **Tratamiento.** Pocos pacientes con CID mejoran si no se corrige el problema subyacente. El tratamiento no es necesario si sólo hay datos analíticos. Se recomienda la siguiente secuencia:
    1. **Tratamiento de la causa subyacente.** Esto es algo que puede ser inútil en los pacientes que sólo tienen un cáncer diseminado, pero deben considerarse las posibles ventajas del tratamiento antimicrobiano, la cirugía adicional, la RT o la quimioterapia. Hay que tratar enérgicamente la hipotensión, la hipoperfusión tisular, la acidosis, la hipoxemia y el episodio desencadenante (p. ej., la sepsis).
    2. **Administración de hemoderivados.** Los pacientes con niveles bajos de fibrinógeno, trombocitopenia o TP prolongado, con una hemorragia activa o en alto riesgo de mostrarla, sin evidencias de tromboembolismo venoso o arterial, pueden considerarse para el tratamiento de reposición. En la trombocitopenia importante, pueden administrarse trasfusiones de plaquetas. Fibrinógeno, crioprecipitados (fibrinógeno y factor VII) y, en ocasiones, PFC pueden inyectarse para corregir la coagulopatía. Pueden usarse concentrados de protrombina sin activar para corregir los factores de la coagulación dependientes de la vitamina K cuando los pacientes estén euvolémicos o hipervolémicos, en vez de utilizar los grandes volúmenes requeridos por el PFC.
    3. **Vigilancia de los pacientes.** El recuento plaquetario, la concentración de fibrinógeno y la evaluación clínica son los factores más útiles para el seguimiento.

III. OTROS DEFECTOS DE LA HEMOSTASIA ASOCIADOS AL CÁNCER
- A. **Las alteraciones del funcionamiento plaquetario son frecuentes en las neoplasias.**
    1. **Mecanismos:** Estos pueden deberse al recubrimiento de las superficies de las plaquetas mediante productos de degradación de la fibrina (con CID) o con paraproteínas (con mieloma), azotemia concomitante, disfunción plaquetaria inherente asociada con trastornos mielodisplásicos o NMP, o fármacos con actividad antiplaquetaria (es decir, ácido acetilsalicílico, antiinflamatorios no esteroideos, clopidogrel, ticlopidina).
    2. **Diagnóstico:** Los **signos** de disfunción plaquetaria son: la aparición fácil de hematomas, la hemorragia gingival al cepillarse los dientes y otras hemorragias leves de las mucosas. Con respecto a las pruebas analíticas, algunas pruebas de función plaquetaria *in vitro* tienen validez clínica dudosa. Hay que descartar trombocitopenia, CID e hiperazoemia mediante la realización de las pruebas adecuadas.

3. **Tratamiento.** Los pacientes con hemorragia y disfunción plaquetaria necesitan tratamiento de la afección subyacente, y pueden necesitar transfusiones de plaquetas. También puede ser útil transitoriamente la administración de DDAVP, 0.3 µg/kg i.v. durante 20 min.
B. **Paraproteinemia.** Las alteraciones de la hemostasia asociadas al mieloma de células plasmáticas se comentan en el capítulo 23.
C. **Las metástasis hepáticas,** cuando son extensas, pueden imposibilitar la síntesis de factores de la coagulación. El tratamiento con vitamina K es usualmente ineficaz. La hemorragia activa puede controlarse con la administración de concentrados de factor de protrombina y fibrinógeno. Se puede utilizar FFP, pero los grandes volúmenes necesarios pueden no ser tolerados.
D. **Disfibrinogenemia.** Los disfibrinógenos son moléculas anómalas de fibrinógeno que pueden ser hereditarias o adquiridas y se asocian al carcinoma hepatocelular o a las metástasis hepáticas. Existe una notable alteración del TP, el TTPa y el TT. Los niveles de fibrinógeno son bajas cuando se miden por métodos de coagulación, pero son normales si se usan métodos de precipitación inmunológicos o físicos. La hemorragia no es frecuente, aunque puede producirse. Las complicaciones trombóticas son más comunes.
E. **Los inhibidores circulantes de la coagulación adquiridos** aparecen en diversos tumores (p. ej., un inhibidor parecido a la heparina en la mastocitosis, anticuerpos frente a factores de coagulación en los linfomas). Resulta dudoso que estos inhibidores sean responsables de la aparición de hemorragia sin que existan otras causas, como uremia o trombocitopenia.
F. **Deficiencias de factores específicos**
   1. **Deficiencia o disfunción del factor XIII.** Es habitual en pacientes con cáncer, aunque no suele causar problemas clínicos. El TP, el TTPa y el TT muestran valores normales, aunque el análisis del factor XIII está alterado. Los episodios hemorrágicos se tratan con PFC, 5 mL/kg a la semana.
   2. **Deficiencia de factor X.** Puede ser en ocasiones una alteración aislada de la coagulación en pacientes con amiloidosis, que puede asociarse también a fibrinólisis sistémica. Los episodios hemorrágicos se tratan con PFC o complejos de protrombina.
   3. **Deficiencias de factor XII y factor Fletcher (precalicreína).** Se han descrito en pacientes con cáncer, pero tienen poca importancia clínica.
   4. **Enfermedad de Von Willebrand adquirida.** Se ha comunicado en enfermos de cáncer, sobre todo en los NMP asociados a una intensa trombocitosis.
G. **Alteraciones de la hemostasia asociadas a citotóxicos**
   1. La **hipofibrinogenemia** o la disfibrinogenemia y la deficiencia de antitrombina, es común con el uso de L-asparaginasa. Los episodios trombóticos también son comunes.
   2. El **antagonismo de la vitamina K** aparece simultáneamente con el tratamiento con actinomicina D.
   3. La **disfunción plaquetaria** (de importancia cuestionable) se ha descrito en el tratamiento con citarabina, daunorubicina, melfalán, vincristina, mitomicina C, L-asparaginasa y dosis elevadas de quimioterapia en preparación para un PMO.
   4. El **síndrome de Budd-Chiari** se asocia al tratamiento con dacarbazina.

Lecturas recomendadas

Blake-Haskins JA, Lechleider RJ, Kreitman RJ. Thrombotic microangiopathy with targeted cancer agents. *Clin Cancer Res* 2011;17:5858.

Churpek JE, Larson RA. The evolving challenge of therapy-related myeloid neoplasms. *Best Pract Res Clin Haematol* 2013;26:309.

Dasararaju R, Marques MB. Adverse effects of transfusion. *Cancer Control* 2015;1:16.

Feinstein DI. Disseminated intravascular coagulation in patients with solid tumors. *Oncology* 2015;29:96.

Filipovich AH. Hemophagocytic lymphohistiocytosis (HLH) and related disorders. *Hematology Am Soc Hematol Educ Program* 2009:127.

Lee AYY. Thrombosis in cancer: an update on prevention, treatment and survival benefits of anticoagulants. *Hematology Am Soc Hematol Educ Program* 2010;2010:144.

Lin RJ, Afshar-Kharghan V, Schafer AI. Paraneoplastic thrombocytosis: the secrets of tumor self-promotion. *Blood* 2014;124:184.

Nemeth E, Ganz T. Anemia of inflammation. *Hematol Oncol Clin North Am* 2014;28:671.

Schram AM, Berliner N. How I treat hemophagocytic lymphohistiocytosis in the adult patient. *Blood* 2015;125:2908.

Watkins T, Surowiecka MK, McCullough J. Transfusion indications for patients with cancer. *Cancer Control* 2015;22:38.

Zhang L, Wang SA. A focused review of hematopoietic neoplasms occurring in the therapy-related setting. *Int J Clin Exp Pathol* 2014;7:3512.

Zhang L, Zhou J, Sokol L. Hereditary and acquired hemophagocytic lymphohistiocytosis. *Cancer Control* 2014;21:301.

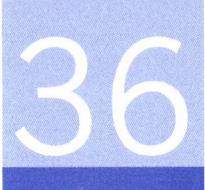

36 Complicaciones infecciosas
Bhagyashri Navalkele y
Pranatharthi H. Chandrasekar

I. INTRODUCCIÓN
La infección es una causa importante de morbilidad y mortalidad en los pacientes oncológicos. La detección rápida de la infección y el inicio del tratamiento antimicrobiano apropiado son importantes para tratar a los pacientes febriles con neutropenia. La pérdida de los mecanismos de defensa del huésped, como son las barreras mecánicas naturales frente a la infección, la disminución del número de neutrófilos funcionales y la alteración de la inmunidad mediada por células y de la humoral, son factores de compromiso que predisponen a infecciones. Estos factores pueden presentarse por el cáncer subyacente o por su tratamiento. En este capítulo, se revisan los diversos tipos de infecciones que se producen en los pacientes con cáncer y se resumen las recomendaciones terapéuticas estándar, incluidos los avances recientes. Las recomendaciones son aplicables en la mayoría de los pacientes con cáncer en los que se sospecha o comprueba una infección, con algunas excepciones que requieren la toma de decisiones individuales. Se recomienda la participación de médicos expertos en el tratamiento y diagnóstico de las enfermedades infecciosas. Este capítulo no incluye infecciones en quienes reciben trasplantes de médula ósea.

II. NEUTROPENIA Y FIEBRE
A. Principios. Los pacientes neutropénicos con fiebre sola o con signos clínicos y síntomas de infección, incluso en ausencia de fiebre, deben ser evaluados como una emergencia médica. La mayoría de los pacientes neutropénicos febriles no tienen un sitio identificable de infección. Sin embargo, deben ser evaluados rápidamente para la identificación de la etiología infecciosa subyacente y el pronto inicio del tratamiento antimicrobiano.

B. Definiciones
1. **Fiebre.** Una sola medición de la temperatura bucal > 38.3 °C, o una temperatura 38.0 °C sostenida durante 1 h constituye un cuadro febril. No se recomienda medir la temperatura axilar y/o rectal.
2. **Neutropenia.** Un recuento absoluto de neutrófilos (RAN) < 500 células/mm^3 o la reducción prevista a < 500 células/mm^3 en los siguientes 2 días se considera neutropenia. La neutropenia intensa es aquella RAN < 100 células/mm^3. Un tipo variable de neutropenia relacionada con una cifra normal de leucocitos pero con alto riesgo de infección se denomina «neutropenia funcional», por la alteración de la función fagocítica de los neutrófilos en los pacientes con cánceres hematológicos.
3. **Pacientes de bajo riesgo**: se consideran aquellos con una duración esperada de la neutropenia < 7 días, sin trastornos comórbidos y con pruebas normales de función hepática y renal.
4. **Pacientes de alto riesgo**: son los enfermos oncológicos con ciertos factores de riesgo y peligro elevado de sufrir infecciones graves, por lo que requieren hospitalización inmediata e inicio de un tratamiento antimicrobiano empírico. Incluye a aquéllos con cualquiera de los siguientes factores: RAN < 100 células/mm^3 que se espera dure más de 7 días, inestabilidad hemodinámica, infecciones sistémicas como la mucositis que dan origen a disfagia, vómito-diarrea-dolor abdominal, un cambio agudo del estado mental, la sospecha de infección del torrente sanguíneo (ITS) relacionada con un catéter, infiltrado pulmonar nuevo o hipoxemia. Aquéllos

con trastornos comórbidos, como una neumopatía crónica subyacente, edad avanzada, cáncer metastásico o avanzado, un mal estado funcional, o estudios de laboratorio anómalos con presencia de insuficiencia hepática aguda (cifras de aminotransferasas mayores de 5 veces lo normal), o insuficiencia renal (depuración de creatinina <30 mL/min), también se consideran de alto riesgo. Los pacientes con leucemia aguda o síndrome mielodisplásico (SMD), o con tratamiento de quimioterapia de inducción por leucemia aguda, se consideran de alto riesgo.

C. Prevención de infecciones en neutropenia

1. **Medidas generales**
   a. La higiene habitual de las manos, antes de entrar y después de salir de la habitación del paciente, es la medida preventiva más importante para reducir la transmisión de la infección.
   b. El cuidado diario de los pacientes con trasplante de células madre no hematopoyéticas neutropénicas no requiere precauciones especiales o el uso de la sala de un solo paciente.
   c. El baño diario con buena higiene oral, dental y perineal se aconseja en todos los pacientes inmunocomprometidos. Se debe realizar una inspección diaria de la piel con especial atención a los puntos de entrada susceptibles a infección como sitios vasculares y examen perineal.
   d. No debe haber flores frescas o secas ni plantas en las habitaciones de los pacientes neutropénicos porque pueden ser portadoras de mohos, tales como especies de *Aspergillus* y *Fusarium*.
   e. Debe evitarse el tratamiento con mascotas, o mascotas a la cabecera de la cama del paciente.
   f. Una dieta consistente en alimentos bien cocinados y limpiados, frutas y verduras frescas es aceptable. No se permiten comidas preparadas.
   g. En ausencia de un brote, se recomienda al personal de control de la infección que realice cultivo de vigilancia bacteriana de rutina del medio ambiente y/o los dispositivos.

2. **Aislamiento**
   a. Cuando se espera el contacto con los fluidos corporales del paciente, deben aplicarse las precauciones de barrera estándar: guantes, batas y mascarillas.
   b. El aislamiento del paciente neutropénico (gorros, mascarillas, guantes y batas) no tiene un beneficio determinado. Además, impide una buena asistencia al paciente al limitar el contacto directo con los trabajadores de la salud (TS) y familiares.
   c. Deben seguirse las precauciones de aislamiento de las políticas de control de infecciones hospitalarias con algunas infecciones (p. ej., *Staphilococcus aureus* resistente a meticilina [SARM], *Clostridium difficile*, y las causadas por bacilos gramnegativos resistentes a múltiples fármacos [RMF]).
   d. Se recomiendan habitaciones con ventilación especial constituida por filtros de aire con partículas de eficacia elevada y habitaciones con más de 12 recambios de aire por hora sólo para quienes reciben trasplantes alógenos de células madre hematopoyéticas (TCMH), ya que no tiene beneficio comprobado en otros pacientes con neutropenia.

3. **Instrucciones para los trabajadores de cuidados de la salud (TCS) y visitantes**
   a. Los visitantes y TCS a pacientes con infecciones que se transmiten por vía directa, aérea o por gotitas, deben evitar el contacto con enfermos neutropénicos y en caso necesario usar barreras apropiadas antes de acudir a visitarlos o atenderlos.
   b. Los visitantes y los TCS deben acatar y hacer respetar todas las recomendaciones de salud. Por ejemplo, deben tener actualizadas sus vacunaciones, como la anual de la gripe, la de sarampión-parotiditis-rubeola y la de la varicela, para evitar la diseminación de enfermedades prevenibles por vacunas a pacientes con cáncer.

4. **Profilaxis con antimicrobianos**: el principal motivo para la profilaxis con fármacos antibacterianos, antivirales o antimicóticos es prevenir infecciones y la mortalidad relacionada durante la crisis de neutropenia o inmunosupresión. En todos los pacientes con cáncer y neutropenia, la profilaxis antimicrobiana sistemática aumenta el riesgo de efectos secundarios relacionados con el antimicrobiano, como la modificación de la flora digestiva normal y la aparición de resistencia bacteriana/viral/micótica. Con base en evidencia sólida, sólo se recomienda la profilaxis en pacientes con cáncer de alto riesgo.
   a. Se puede considerar la profilaxis con fluoroquinolonas (p. ej., ciprofloxacina o levofloxacina) en pacientes con alto riesgo de infección y que se espera presenten neutropenia prolongada o intensa durante más de 7 días. La profilaxis con fluoroquinolonas disminuye la tasa de crisis febriles, las infecciones bacterianas documentadas y las bacteriemias por microorganismos grampositivos y gramnegativos. Pruebas recientes han constatado una disminución de la mortalidad por todas las causas y las relacionadas con infecciones, en especial con el uso de ciprofloxacina, en los pacientes con alto riesgo de infección.
   b. Se recomienda iniciar la profilaxis con antibióticos en los pacientes de alto riesgo, al principio o después de concluir el tratamiento citotóxico, y suspenderlo a causa de un injerto, o al iniciar el tratamiento empírico en las neutropenias febriles.
   c. El riesgo de aparición de infecciones bacterianas resistentes a fluoroquinolonas y aquella causada por *C. difficile* debido a la profilaxis constituye una preocupación grave. Se recomienda la vigilancia sistemática de estas infecciones en un centro oncológico.
   d. En pacientes en quienes se espera una duración breve de la neutropenia (<7 días), no se recomienda la profilaxis con antibióticos.
   e. Suele recomendarse el uso sistemático de trimetoprima-sulfametoxazol para prevenir la neumonía por *Pneumocystis jirovecii* (NPJ) en pacientes con sida y con una cifra de linfocitos CD4 <200 células/µL o <15%. En un contexto sin VIH, el riesgo de infección por NPJ se relaciona con el tratamiento citotóxico que afecta a la inmunidad mediada por células. También se recomienda la profilaxis con trimetoprima-sulfametoxazol en los pacientes que reciben esteroides (dosis de prednisona equivalentes a ≥20 mg/día durante ≥3 semanas) junto con la quimioterapia, pero no en todos los que presentan neutropenia.
   f. La profilaxis intravenosa con vancomicina, a veces en combinación con quinolonas, se ha utilizado para prevenir las infecciones por bacterias grampositivas relacionadas con el catéter, práctica que puede llevar a la aparición de microorganismos resistentes y *desalienta con firmeza*.
   g. Fármacos antimicóticos: son raras las infecciones micóticas invasoras; sin embargo, se relacionan con complicaciones graves y mortalidad elevada. Se recomienda la profilaxis antimicótica (posaconazol) en los pacientes de alto riesgo (sometidos a quimioterapia intensiva por leucemia aguda/SMD) frente a los dos microorganismos patógenos invasores más importantes, las especies de *Candida* y *Aspergillus*.
   h. No se recomienda que los pacientes de bajo riesgo, como los que padecen linfoma y mieloma múltiple, reciban profilaxis antimicótica.
   i. Recientemente se ha constatado seguridad, tolerabilidad y eficacia frente a aspergilosis y mucormicosis del antimicótico de amplio espectro sulfato de isavuconazonio. En la actualidad, no se recomienda este fármaco triazólico para profilaxis.
   j. Fármacos antivirales: se recomienda con firmeza la profilaxis con aciclovir para aquellos pacientes seropositivos al VHS sometidos a quimioterapia de inducción por leucemia. La profilaxis antiviral debe continuarse hasta la resolución de la neutropenia o la mucositis. Puede proveerse una profilaxis de mayor duración en circunstancias especiales, como las infecciones recurrentes por el VHS.

k. Pueden considerarse el uso de los factores estimulantes de colonias mieloides profilácticos en pacientes bajo quimioterapia (con exclusión de la de tipo paliativo), con alto riesgo ($\geq 20\%$) de neutropenia febril.

5. Vacunación

En pacientes con inmunosupresión, la vacunación es una forma eficaz para prevenir y disminuir la morbilidad y la mortalidad por enfermedades prevenibles por vacunación. Aunque quizá los pacientes con inmunosupresión no desarrollen una respuesta adecuada a la vacunación activa por la alteración de su inmunidad, sí disminuyen la morbilidad y mortalidad relacionadas con las infecciones prevenibles. Las vacunas inyectadas se aplican antes de iniciar la quimioterapia, el uso de fármacos inmunosupresores, la esplenectomía o la radioterapia.

a. En pacientes con inmunosupresión, están contraindicadas las vacunas de microorganismos vivos que incluyen los virus del sarampión, varicela, rubeola, parotiditis epidémica, poliomielitis, viruela, fiebre amarilla y la antigripal intranasal de virus vivos atenuados (FluMist). Deberían evitarse las vacunas con microorganismos vivos durante al menos tres meses después de la quimioterapia de dosis elevadas o la radioterapia por cánceres hematológicos.

b. Se considera que las vacunas inactivadas son de administración segura en los pacientes con inmunosupresión. Las vacunas permisibles en circunstancias adecuadas incluyen a la difteria, tétanos, tosferina, tifoidea, cólera, peste, influenza, hepatitis A y B y la infección por *S. Pneumoniae.*

c. Los pacientes deben ser vacunados frente a la gripe una vez al año, porque la inmunidad es de breve duración y cada año ocurre cambio antigénico de las cepas «epidémicas».

d. En los pacientes con cáncer, se recomienda especialmente la vacunación frente a neumococos. Hay dos tipos de vacunas de este tipo: la conjugada (PCV13) y la de polisacáridos (PPSV23), y deben administrarse ambas. Para quienes se vacunan por primera vez frente a los neumococos, de manera inicial se aplica la PCV13, seguida 8 semanas después de la PPSV23. Si de manera inicial se administró PPSV23, la PCV13 se puede administrar después de un intervalo de 1 año. En pacientes <65 años, puede repetirse la vacunación con PPSV23 (una o dos dosis) después de cinco años de la dosis más reciente de la misma vacuna.

e. No deben administrarse vacunas durante ciclos de quimioterapia intensa por la menor respuesta inmunitaria, excepto la vacuna de antigripal anual inactivada. Cuando sea necesario, también se puede administrar la vacuna antigripal durante la neutropenia inducida por quimioterapia.

D. Predisposición a las infecciones

1. El grado y la duración de la neutropenia son los factores de riesgo más importantes y fáciles de medir que predisponen a la aparición de infecciones. Aquellas que se presentan en el contexto de una neutropenia de duración relativamente breve (5 a 7 días), y se deben con más probabilidad a una infección bacteriana, reflejo de la participación sustancial de los granulocitos en la prevención y control de las infecciones bacterianas. Los defectos en la función de los granulocitos, la inmunidad humoral y la mediada por células son posibles factores contribuyentes, en particular cuando la neutropenia es de mayor duración. En los pacientes con neutropenia intensa que dura más de 7 días, las infecciones micóticas se vuelven una gran preocupación.

2. Los defectos en las barreras mecánicas normales del huésped frente a las infecciones constituyen una predisposición importante a las infecciones.

a. Los sitios más importantes de tales brechas son la piel, los senos paranasales y el tubo digestivo; la pérdida de estas barreras permite la infección local y diseminada de la microflora endógena y colonizadora (ambiental) de la piel y el tubo digestivo. La pérdida de integridad de la barrera mucosa da como resultado la traslación de la flora microbiana colonizadora al torrente sanguíneo, con la consecuencia de una infección grave, incluso con una carga bacteriana baja, por la ausencia de neutrófilos en la defensa. La mucositis aumenta el riesgo tanto de ITS bacteriana como de aquella por especies de *Candida*. La aplicación de dispositivos de acceso vascular crea una puerta de entrada a las infecciones por microorganismos de los tejidos blandos circundantes y el torrente sanguíneo. Otros procedimientos invasores, como la biopsia de médula ósea, conllevan un riesgo de infección que se relaciona con el sitio del procedimiento.

    b. Otros tipos de alteraciones de las barreras normales del huésped que predisponen a las infecciones incluyen la invasión tumoral de las superficies mucosas y la piel, la pérdida de reflejos de protección, como el tusígeno, y la obstrucción del drenaje de los órganos huecos, como la vejiga y la vesícula.

3. La hospitalización aumenta el riesgo de colonización e infección por microorganismos patógenos resistentes.

4. Fármacos biológicos recientes: los anticuerpos monoclonales, como el rituximab y el alemtuzumab, se usan como tratamientos dirigidos frente a linfomas y leucemias. El uso de estos fármacos biológicos se vincula con una inmunosupresión más prolongada, que aumenta el riesgo de infecciones bacterianas, micóticas, virales y micobacterianas.

E. Microorganismos

1. Desde el **principio** de una neutropenia, ya en la primera semana, las bacterias predominan como entes patógenos documentados por microbiología. En el pasado, las bacterias grampositivas eran la causa más frecuente de ITS. En la actualidad, las infecciones por bacterias tanto grampositivas como gramnegativas conllevan tasas similares de ITS. Entre las infecciones bacterianas resistentes, las debidas a *Staphylococcus aureus* resistente a meticilina (SARM), especies de *Enterococcus* resistentes a la vancomicina (ERV) y bacterias gramnegativas, como la familia *Enterobacteriaceae* productora de β-lactamasa de amplio espectro (BLAE) (*v.* sec. V.D.), son causa frecuente de ITS. Las especies de *Enterobacteriaceae* productoras de carbapenemasa son menos frecuentes, pero pueden presentarse infecciones bacterianas graves con opciones terapéuticas limitadas.

2. Más **tarde** en el curso de la neutropenia, después de la primera semana, los hongos, en particular las levaduras (especies de *Candida*), suelen vincularse con infecciones de las mucosas y otras infecciones graves menos comunes, como la candidemia hepatoesplénica y la candidosis diseminada. Los mohos (en particular las especies de *Aspergillus*) deben considerarse como entes patógenos potenciales, por lo general, después de 2 semanas de neutropenia.

F. Diagnóstico

1. Anamnesis y exploración física. Debe obtenerse una anamnesis minuciosa, centrándose en la aparición de nuevos síntomas o infecciones previas, exposiciones antimicrobianas previas, contactos con pacientes y otras posibles etiologías no infecciosas para la fiebre. Los signos clásicos de inflamación pueden no estar presentes debido a la ausencia de exudados neutrófilos en los tejidos infectados, aunque el dolor localizado puede ser un indicio importante. Se realizará una exploración detallada del fondo de ojo, bucofaringe, incluyendo dientes y puentes dentales, pulmones, periné y región perianal, así como de piel, incluyendo las vías de acceso vascular y otras soluciones de continuidad de la piel relacionadas con procedimientos para el diagnóstico. No suele realizarse tacto rectal ni exploración pélvica, ya que un traumatismo sobre la mucosa durante la exploración puede causar bacteriemia.

2. Pruebas analíticas. Además de las pruebas de laboratorio habituales, deben obtenerse al menos dos hemocultivos con rapidez, uno del catéter venoso central (si está presente) y otro de una vena periférica. Si la fiebre persiste, los hemocultivos (2) pueden obtenerse en dos días consecutivos. Es posible usar las cifras séricas de β-D-glucano y β-galactomanano como guías para el diagnóstico de infección micótica.

a. Si está presente un CVC, ha de revisarse con cuidado el sitio de salida en la piel. Si hay drenaje del sitio de salida del CVC, hay que enviar el exudado al laboratorio para estudio por tinción de Gram y cultivos bacteriano y micótico.
b. Deben buscarse las lesiones cutáneas de forma exhaustiva; cuando están presentes, requieren aspiración o biopsia para cultivos bacterianos o micóticos y estudio histopatológico.
c. Los pacientes con síntomas o infiltrados respiratorios en los estudios de imagen de tórax, deben ser objeto de hemocultivo de esputo y tinción de Gram bacterianos. Durante brotes estacionales, se estudian los especímenes obtenidos por lavado o hisopo nasales en busca de infecciones respiratorias virales, como por adenovirus, VSR, de gripe A y B y parainfluenza. Puede utilizarse el panel de estudios virales respiratorios por RCP.
d. El urocultivo está indicado en los pacientes sintomáticos con disuria o polaquiuria, o aquellos con septicemia y una sonda urinaria permanente.
e. Si hay diarrea, deben enviarse muestras para análisis de toxinas de *C. difficile*. En los pacientes con una hospitalización mayor de tres días, puede considerarse el cultivo sistemático de heces en busca de especies de *Salmonella, Shigella, Campilobacter* y *Norovirus*. Si la diarrea se extiende durante más de 7 días, deben considerarse estudios en busca de especies de *Giardia, Criptosporidium, Ciclospora* e *Isospora*.
f. En pacientes con neutropenia, los marcadores de inflamación como la proteína C reactiva, la velocidad de sedimentación globular (VSG) y las cifras de procalcitonina no deben ser objeto de seguimiento debido a que la evidencia existente es inadecuada para respaldar su uso.
3. **Estudios de imagen.** Al principio, siempre debe practicarse una radiografía de tórax (vistas posteroanterior y lateral) como parte de la valoración inicial. En caso de fiebre persistente y neutropenia, con signos y síntomas de localización, debe solicitarse una tomografía computarizada (TC) de pulmones, abdomen/pelvis, cabeza o senos paranasales, según esté indicado. La TC de tórax es apropiada para la detección temprana de una infección micótica (aspergilosis) en los pacientes con fiebre persistente y neutropenia prolongada, a pesar de la ausencia de síntomas pulmonares y una radiografía de tórax normal.

G. Tratamiento

1. Los **pacientes febriles con neutropenia** deben valorarse con rapidez en cuanto a datos de infección. Incluso si no hay manifestaciones infecciosas, además de fiebre, siempre está indicada la institución temprana del tratamiento antimicrobiano *empírico* (en las 2 h que siguen al cuadro clínico inicial).

   Con base en su estado clínico, los pacientes de bajo riesgo pueden tratarse con seguridad mediante antimicrobianos bucales o intravenosos como ambulatorios, con seguimiento estrecho forzoso de su evolución. Los pacientes de alto riego justifican su hospitalización y el tratamiento con antibióticos intravenosos, con independencia de la duración y gravedad previstas de la neutropenia.

   En la tabla 36-1 se muestran los antibacterianos, antivirales y antimicóticos útiles para tratar la fiebre por neutropenia.

2. **Tratamiento antimicrobiano intravenoso:** la mayoría de los pacientes entra en la categoría de «alto riesgo» y ha de requerir el inicio del tratamiento empírico.
   a. El propósito del tratamiento empírico es proveer la cobertura frente a posibles microorganismos patógenos mientras se esperan los resultados de cultivo. Se puede usar la información del antibiograma para ajustar el tratamiento empírico, con base en los patrones locales de resistencia.
   b. Tratamiento antibacteriano empírico: la infección por bacterias grampositivas es más frecuente, pero las que causan las gramnegativas *conllevan* una mayor mortalidad. El principal propósito del tratamiento empírico inicial es la cobertura frente a bacilos gramnegativos de origen gastrointestinal, como *Pseudomonas aeruginosa*. Por lo general, su cobertura puede lograrse con un β-lactámico. Los fármacos apropiados para este propósito incluyen piperacilina-tazobactam,

TABLA 36-1 Antimicrobianos útiles en la fiebre neutropénica (FN)

Antibiótico	Dosis habitual en FN	Comentarios
Antibacteriales orales		
Ciprofloxacino	750 mg v.o. cada 12 h	Como tratamiento oral en pacientes neutropénicos de bajo riesgo
Amoxicilina/clavulanato	Amoxicilina 875 mg/clavulanato potásico 125 mg v.o. cada 12 h	
Carbapenémicos		
Imipenem-cilastatina[a]	0.5 g i.v. cada 6 h	Administrar 1.0 g/6-8 h puede predisponer a las convulsiones particularmente en la insuficiencia renal
Meropenem	1.0 g i.v. cada 8 h	Tiene menos probabilidad de inducir convulsiones que el imipenem-cilastatina
Penicilinas de espectro ampliado		
Piperacilina-tazobactam	3.375 g i.v. cada 6 h	Neumonía nosocomial/shock séptico: 4.5 g i.v. cada 6 h
Cefalosporinas		
Cefepima	2.0 g i.v. cada 8 h	Frecuentemente utilizado como fármaco de primera línea en la neutropenia febril
Aminoglucósidos[b]		
Gentamicina	1.7-2.0 (mg/kg)/8 h i.v. o 5-7 (mg/kg)/24 h	El aumento del riesgo de nefrotoxicidad es una preocupación
Tobramicina	1.5-2.0 (mg/kg)/8 h i.v. o 5-7 (mg/kg)/24 h	
Amikacina	7.5 (mg/kg)/8 h i.v. o 15 (mg/kg)/24 h	
ANTIMICÓTICOS		
Equinocandinas		
Caspofungina	70 mg i.v. 3 1 dosis de carga, seguido de 50 mg/24 h i.v.	Las equinocandinas son el tratamiento inicial de elección para la candidemia
Anidulafungina	200 mg i.v. 1 dosis de carga, seguido de 100 mg/24 h i.v.	
Micafungina	100 mg/24 h i.v.	
Triazoles		
Fluconazol	800 mg (12mg/kg) v.o./v.i. × 1 dosis de carga, seguido de 400 mg/24 h v.i. o v.o.	Opción de tratamiento alternativo para pacientes no críticos sin exposición previa a fluconazol como tratamiento de reducción después de eliminada la candidemia
Itraconazol	200 mg/24 h v.o.	Generalmente no se prefiere debido a la mala actividad frente a moho Se prefiere la forma de suspensión sobre la forma de comprimido
Voriconazol	400 mg 2 veces/día v.o. (6 mg/kg) cada12h × 2 dosis de carga, seguido de 200 mg v.o. (3 mg/kg) cada 12 h	Buena actividad frente a *Candida* y *Aspergillus;* muchas interacciones medicamentosas; tiene indicación de la FDA para el tratamiento de la aspergilosis invasora
Posaconazol	400 mg 2 veces/día v.o. comprimidos de liberación prolongada 300 mg por vía oral diaria (preparación IV no disponible)	Profilaxis frente a la aspergilosis invasora y la infección por *Candida* Puede utilizarse como tratamiento reductor de la mucormicosis

(Continúa)

TABLA 36-1 Antimicrobianos útiles en la fiebre neutropénica (FN) (continuación)

Antibiótico	Dosis habitual en FN	Comentarios
Sulfato de isavuconazonio	372 mg v.o./i.v. cada 8 h × 6 dosis (48 h) seguido de 372 mg v.o./i.v. diario	Aprobado para el tratamiento de la aspergilosis invasora y la mucormicosis. No se requiere ajuste renal
Preparaciones de Anfotericina[c]		
Anfotericina B liposómica	3-5 mg/kg i.v. diariamente	Fármaco eficaz pero menos preferido debido a nefrotoxicidad
Anfotericina B desoxicolato	0.5-0.7 mg/kg i.v. cada 24h	Toxicidad y nefrotoxicidad relacionadas con la perfusión
Anfotericina B lípido complejo	3-5 mg/kg i.v. cada 24 h	El complejo lipídico de la anfotericina B tiene efectos secundarios relacionados con la infusión de batidos y rigores, que no se observan con Ambisome.
FÁRMACOS ANTIVIRALES		
Inhibidores de neuraminidasa		
Oseltamivir	75 mg v.o. dos veces al día	Tratamiento durante 5 días o más en pacientes gravemente enfermos con gripe A/B
Zanamivir	10 mg (5 mg inhalación × 2) dos veces al día	
Peramivir	600 mg i.v. × 1 dosis	Fármaco alternativo IV en pacientes con mala absorción de oseltamivir
Inhibidores de la ADN polimerasa		
Aciclovir	Infección localizada por HSV 5 mg/kg i.v. cada 8 h. Encefalitis VHS 10 mg/kg i.v. cada 8 h. VZV infección sistémica 10 mg/kg i.v. cada 8 h. HSV infección oral/genital 400 mg v.o. 3 veces/día	Tratamiento de las infecciones por HSV y VZV. Se prefiere la formulación i.v. para infecciones graves. Poca absorción oral. Dosis más elevada recomendada para infecciones del SNC
Valaciclovir	Herpes zoster: 1 g v.o. t.i.d. HSV: 1 g v.o. 2 veces/día	Tratamiento eficaz de reducción gradual de las infecciones no graves de HSV/VZV en pacientes no críticos
Inhibidor de ARN polimerasa		
Ribavirin	6 g en aerosol administrado por máscara facial dos veces al día	Se utiliza para el tratamiento de la infección del RSV

[a] 1.0 g cada 8 h a cada 6 h puede administrarse en situaciones de riesgo para la vida o para infecciones por organismos que sólo moderadamente susceptibles a imipenem-cilastatina (principalmente algunas cepas de *P. aeruginosa*) y resistentes a la mayoría de los otros fármacos.
[b] Todos los aminoglucósidos se dosifican en función del peso corporal ideal.
[c] El desoxicolato de anfotericina B tiene una nefrotoxicidad considerable y debe evitarse en pacientes con cáncer. Sin embargo, las preparaciones de lípidos son caras y necesitan ser usadas juiciosamente.

cefepima, y carbapenemas seleccionadas (meroperem o imipenem-cilastatina), que también proveen una cobertura moderada a excelente frente a muchos microorganismos (no todos) grampositivos y bacterias anaerobias, y a menudo se usan como monoterapia para la fiebre con neutropenia. Pruebas recientes mostraron la eficacia de la monoterapia con un fármaco β-lactámico frente a especies de *Pseudomonas*, en comparación con la cobertura doble de un β-lactámico más un aminoglucósido frente a especies de *Pseudomonas*. En general, la monoterapia es apropiada cuando el paciente no se expuso en repetidas ocasiones a los antimicrobianos y el laboratorio de microbiología y las instalaciones donde se aplica el tratamiento no han registrado resistencia apreciable a estos microorganismos. Si el paciente muestra un estado crítico o hay preocupación con respecto a una infección por bacterias más resistentes, puede justificarse la adición de otros fármacos, entre los que se incluyen vancomicina, fluoroquinolonas (ciprofloxacina y levofloxacina), aminoglucósidos (en particular la amikacina) y colistina.

c. En los pacientes con riesgo de infección por microorganismos resistentes, bacteriemia o inestabilidad clínica, la modificación del esquema antibiótico empírico inicial es apropiada. La infección por microorganismos resistentes incluye a SARM, ERV, *Enterobacteriaceae* productoras de BLAE o bacterias gramnegativas productoras de carbapenemasa (*v*. sec. V.D). A menudo, se requiere un grado significativo de experiencia en relación con el patrón de resistencia bacteriana del hospital local para atender estos aspectos, por lo que siempre debe considerarse la interconsulta a infectología.

d. El uso empírico inicial de vancomicina está indicado en pacientes con sospecha de presentar una infección relacionada con un CVC, neumonía bacteriana, infección de piel y tejidos blandos o inestabilidad hemodinámica. No se recomienda la adición sistemática de vancomicina para la cobertura empírica en los pacientes febriles con neutropenia, ya que no ha mostrado beneficio alguno en reducir la duración de la fiebre o la mortalidad total.

e. El antecedente de un exantema cutáneo inducido por penicilina sin complicaciones no es contraindicación para el uso de fármacos β-lactámicos (penicilinas, cefalosporinas y carbapenemas). En la mayor parte de los casos, el antecedente de alergia es falso. Sin embargo, deben evitarse estos fármacos en pacientes con antecedente de hipersensibilidad inmediata a las penicilinas (u otros fármacos β-lactámicos)**,** del síndrome de Stevens-Johnson o de necrólisis epidérmica tóxica secundarios al uso de penicilina. En la circunstancia ocasional en que un fármaco β-lactámico tiene clara contraindicación por el riesgo de una reacción alérgica grave, los esquemas empíricos alternativos incluyen ciprofloxacina-clindamicina o aztreonam-vancomicina, sobre los cuales existen datos limitados.

3. **Tratamiento antimicrobiano por vía oral.** El tratamiento antimicrobiano por vía oral con ciprofloxacino más amoxicilina/clavulanato es seguro y adecuado cuando se limita a pacientes adultos con riesgo bajo de complicaciones por la neutropenia. Estos pacientes no muestran un foco identificable de infección, y carecen de otros signos clínicos de infección sistémica aparte de la fiebre y no muestran otros factores de riesgo. No se recomienda usar fluoroquinolonas como tratamiento empírico en los pacientes febriles con neutropenia que ya recibieron profilaxis con fluoroquinolonas. No obstante, aquéllos bajo tratamiento por vía oral requieren observación cuidadosa y acceso inmediato a la atención médica. Está indicado el ingreso al hospital y el tratamiento antimicrobiano empírico IV si la fiebre persiste o aparecen nuevos signos de infección. Otras opciones son la hospitalización inicial para la administración de antibióticos intravenosos, seguida por cambio al tratamiento oral y el alta, o el envío a casa bajo tratamiento con antibióticos i.v.

4. **Manejo del tratamiento antimicrobiano**
La respuesta de la fiebre al inicio del tratamiento antimicrobiano, si es que se produce, suele tardar de 3 a 5 días. Tras iniciar el tratamiento existen varias posibilidades: deterioro durante los siguientes 1 a 3 días, resolución de la fiebre en los primeros 3 a 5 días y persistencia de fiebre durante los primeros 3 a 5 días. En caso de producirse un deterioro rápido, debe reevaluarse inmediatamente al paciente y el tratamiento.

En la mayoría de los estudios la mediana del tiempo hasta la defervescencia tras el inicio del tratamiento es cerca de 5 días. Por tanto, en un paciente clínicamente estable, salvo que se mantenga la fiebre, el médico debe considerar esperar cerca de 5 días antes de emprender cambios en el tratamiento antimicrobiano, a no ser que en los cultivos iniciales aparezca un microorganismo resistente al antimicrobiano que se está administrando. Los cambios del tratamiento con un antibiótico deben realizarse generalmente por razones específicas; una consecuencia no pretendida de un incremento agresivo e injustificable de la dosis del antimicrobiano es favorecer la infección por microorganismos muy resistentes.

a. En los pacientes en los que la fiebre desaparece en 3 días debe mantenerse el tratamiento de amplio espectro durante todo el periodo de neutropenia, realizando modificaciones adecuadas de tratamiento según los resultados de los cultivos o de otras pruebas diagnósticas. Se interrumpirá éste cuando los cultivos y la evaluación clínica indiquen la erradicación de la infección y el RAN sea > 500 células/mm^3. El cambio del tratamiento antibiótico i.v. al oral es razonable si el paciente está estable clínicamente y no se sospecha que haya disminución de la absorción de los antibióticos en el tubo digestivo. La infección documentada clínicamente se debe tratar de una manera que sea adecuada para el tipo de infección, independientemente de la rapidez con la que se resuelva la neutropenia.

b. Para los pacientes cuya fiebre persiste durante los primeros 4-7 días de tratamiento empírico o provisional y en los cuales no se ha identificado un proceso infeccioso específico, existen diversas posibilidades. En caso de fiebre persistente de origen desconocido durante 4 días las acciones más adecuadas son las siguientes:

   (1) Continuar el tratamiento con la pauta inicial.
   (2) Cambiar o añadir un antibacteriano a la pauta original.
   (3) Añadir un antimicótico a la pauta (realizando o no cambios en la pauta antibacteriana).

c. Fiebre persistente después de la resolución de la neutropenia: la persistencia de la fiebre después del tratamiento antimicrobiano de amplio espectro y la recuperación de RAN > 500 células/mm^3 sugiere fiebre por medicamentos, infección bacteriana profunda o infección por micobacterias u hongos (p. ej., aspergilosis o candidiasis).

Las causas de fiebre persistente es la respuesta lenta al tratamiento, infección bacteriana que no responde a la pauta indicada, aparición de una segunda infección, concentraciones de antibióticos no adecuadas debido a una dosis inferior a la óptima, penetración inadecuada de la fuente o de los fármacos en un foco infeccioso, como tejido necrótico infectado o un CVC, infección no bacteriana, fiebre de origen no infeccioso como fiebre medicamentosa o fiebre tumoral, o embolia pulmonar durante el injerto o la resolución de la neutropenia.

d. Al volver a evaluar el estado del paciente después de 3 o 4 días de tratamiento el médico debe repetir la evaluación diagnóstica inicial, revisar los resultados de los cultivos, obtener muestras para cultivos adicionales y considerar la realización de pruebas de imagen, si existen nuevos síntomas o signos de localización. Todos los cambios del tratamiento deben estar indicados por los hallazgos de la nueva evaluación.

Si el paciente ha permanecido clínicamente estable y no existen nuevos datos en la reevaluación, es razonable continuar con el tratamiento inicial. Si se espera que la neutropenia se haya resuelto en 5 días, este enfoque resulta adecuado.

e. Si hay signos de enfermedad progresiva, deben considerarse cambios de la pauta antimicrobiana. La naturaleza de estos cambios deben indicarla los hallazgos durante la nueva evaluación clínica del paciente y los componentes del tratamiento antimicrobiano inicial. Son ejemplos de nuevos hallazgos: la aparición de dolor abdominal (que sugiere neutropenia, enterocolitis u otros procesos intraabdominales), la aparición de diarrea (que sugiere una infección por *C. difficile*), la detección de infiltrados pulmonares, la secreción o la inflamación en puntos de entrada de catéteres, el empeoramiento de una estomatitis y la detección radiográfica de opacidades sinusales. Pueden considerarse imágenes adicionales con TC abdomen/pelvis o tórax TC o senos paranasales para la detección

de infecciones fúngicas invasoras y ampliación empírica del tratamiento antimicrobiano, incluido el tratamiento empírico para la diarrea asociada a *C. difficile* hasta la infección.
- f. La adición del tratamiento antimicótico a las pautas terapéuticas de pacientes con fiebre tras el tratamiento antimicrobiano inicial ha sido controvertida, particularmente en lo que respecta al momento de iniciar dicho tratamiento y al antimicótico concreto que debe utilizarse. La mayoría de los especialistas opinan que en un paciente con fiebre persistente y neutropenia intensa después de 4 a 7 días de tratamiento antimicrobiano empírico debe considerarse la adición de un antimicótico. En la mayoría de los casos, esto no se aplicaría a pacientes con tumores sólidos, sino sólo a aquellos con cánceres hematológicos que reciben quimioterapia intensiva. Para detectar una infección micótica sistémica ha de realizarse una evaluación exhaustiva, que debe incluir la consideración de la biopsia de lesiones sospechosas, radiografías de tórax, radiografías sinusales y TC torácica y abdominal. Si no se encuentra un foco de infección bacteriana debe haber una elevada sospecha de micosis. Los hongos con mayor probabilidad de causar fiebre en un momento relativamente temprano de la evolución de una neutropenia son los que pertenecen al género *Candida*.
- g. La influencia de la profilaxis antifúngica debe considerarse cuidadosamente antes del tratamiento antimicótico empírico. En la sección VI se ofrece una exposición detallada del tratamiento de las infecciones micóticas y el uso de antimicóticos.

5. **Duración del tratamiento**
   - a. **Tratamiento antibacteriano:** El indicador más importante para decidir la interrupción del tratamiento antibacteriano es el recuento de neutrófilos. Si el RAN es >500 células/mm^3 y el paciente permanece afebril durante 2 días consecutivos debe interrumpirse el tratamiento, salvo que se necesite uno más prolongado para tratar una infección específica documentada (p. ej., neumonía o bacteriemia).

     En los pacientes en los que cesa la fiebre pero permanece la neutropenia después de completar el curso completo de tratamiento antimicrobiano, la profilaxis con fluoroquinolona puede reanudarse hasta que la médula se recupere (RAN > 500 células/mm^3).
   - b. **Tratamiento antimicótico:** Si se documentó una infección micótica específica, la duración del tratamiento antimicótico vendrá determinada por el patógeno y la naturaleza de la infección. Debido a las diferentes actividades de los tres grupos principales de antimicóticos que se administran habitualmente a los pacientes con fiebre neutropénica (equinocandinas, triazoles y preparados de amfotericina B), cada vez es más necesario establecer un diagnóstico etiológico. Conocer el hongo causante de la infección debe permitir la selección del antimicótico más eficaz y facilitar la limitación de los efectos adversos.

     Si no se ha documentado la infección micótica, pero se da el tratamiento antimicótico empírico, no se tiene claro durante cuánto tiempo debe administrarse el tratamiento antimicótico. Éste puede interrumpirse si se resuelven la fiebre y la neutropenia, si el paciente se encuentra bien, si los cultivos son negativos y si los estudios de imagen no muestran lesiones sospechosas de micosis.
   - c. **Tratamiento antivírico**
     El uso empírico de antivíricos no se recomienda. Las lesiones localizadas causadas por el virus del herpes simple (VHS) o el virus de la varicela zóster (VVZ) pueden proporcionar una puerta de entrada a otros patógenos, y pueden tratarse con aciclovir, valaciclovir o famciclovir oral. La infección/enfermedad por el citomegalovirus (CMV) es poco frecuente sin la profunda inmunodepresión que se observa en pacientes con sida o trasplante de células madre. La enfermedad por CMV es poco común en pacientes con cáncer tratados con quimioterapia estándar.

6. **Transfusión de granulocitos**
   En los pacientes que reciben quimioterapia de inducción a dosis elevadas a causa de una leucemia, un factor de riesgo importante de infecciones bacterianas y micóticas lo representa la neutropenia prolongada. La transfusión de granulocitos para disminuir la tasa de infecciones, de hospitalización y de morbilidad y mortalidad vinculadas se ha investigado durante muchos decenios. Un estudio controlado aleatorio, multicéntrico, pequeño, y de potencia insuficiente, que se acaba de concluir hace poco tiempo, mostró que no se produjo ningún beneficio agregado en los pacientes que reciben tratamiento antimicrobiano con o sin la transfusión de granulocitos. Una transfusión de dosis elevadas de granulocitos ($\geq 0.6 \times 10^9$ granulocitos/kg) se vinculó con un mejor resultado. El uso de la transfusión de granulocitos en los pacientes con neutropenia todavía es controversial, y no se recomienda de manera sistemática.

III. INFECCIONES ESPECÍFICAS EN EL PACIENTE COMPROMETIDO

A. **Infiltrados pulmonares**
   1. **Causas no infecciosas**
      Alrededor del 25 % al 30 % de los casos de fiebre con infiltrados pulmonares en los pacientes con cáncer se deben a causas no infecciosas, como neumonitis por radiación, neumonitis medicamentosa, embolia y hemorragia pulmonar, y reacción transfusional por leucoaglutininas.
   2. **Causas infecciosas**
      a. Los síntomas agudos y graves que progresan en 1 a 2 días sugieren un patógeno bacteriano habitual, un virus o un proceso no infeccioso (p. ej., embolia pulmonar o hemorragia pulmonar). Un cuadro subagudo (de 5 a 14 días) sugiere neumocistosis o, en ocasiones, aspergilosis o nocardiosis. Un cuadro prolongado (de varias semanas) resulta más típico de las infecciones micobacterianas o micóticas, la fibrosis por radiación o la neumonitis medicamentosa. A pesar de la sensibilidad de los pacientes con cáncer a los patógenos oportunistas, *S. pneumoniae* y los virus de la gripe son las causas más probables de las infecciones pulmonares fuera del entorno hospitalario. *Escherichia coli, Klebsiella pneumoniae, Serratia marcescens, Pseudomonas aeruginosa,* el género *Acinetobacter, Stenotrophomonas* y *S. aureus* son los patógenos bacterianos nosocomiales que se contraen con mayor frecuencia. El género *Aspergillus* y *Legionella pneumophila* también se pueden contraer en el hospital.
      b. La asociación entre el carcinoma pulmonar y la tuberculosis (TB) pulmonar se relaciona con la mayor sensibilidad a las infecciones oportunistas de los pacientes con cáncer. La erosión de un tumor en un foco tuberculoso quiescente probablemente explique algunos casos. El diagnóstico de TB necesita la confirmación anatomopatológica en muestras de biopsia o bacteriológicas. El tratamiento quirúrgico del carcinoma broncopulmonar en estadio temprano puede tener que posponerse, e incluso puede estar contraindicado, cuando hay una TB activa. La quimioterapia y la radioterapia pueden dar lugar a la extensión de la TB.
   3. **Enfoques diagnósticos**
      a. **Examen del esputo.** Si el esputo contiene muchos neutrófilos o macrófagos y < 10 células epiteliales por campo de bajo aumento, es probable que los resultados del cultivo del esputo sean válidos. Los pacientes neutropénicos normalmente presentan neutrófilos en el esputo; por tanto, la utilidad diagnóstica del esputo se vuelve incierta.

      La neumonía por aspiración suele estar causada por la microflora bucal, lo que quita valor al cultivo de esputo sistemático.

      S. pneumoniae es un microorganismo de crecimiento lento difícil de encontrar en el esputo, aunque cerca del 25 % de las neumonías neumocócicas se asocia a bacteriemia concomitante.

Muchos microorganismos oportunistas que producen neumonía se encuentran con escasa frecuencia en el esputo (p. ej., *Nocardia asteroides*, el género *Aspergillus* y otros mohos).

Los cultivos de esputo de los pacientes hospitalizados, sobre todo los tratados con antibióticos, contienen a menudo *Candida*. Aunque la candidemia y la candidosis diseminada son complicaciones frecuentes de la inmunodepresión, la neumonía por *Candida* es muy poco frecuente. Por tanto, el aislamiento de *Candida* en el esputo no debe considerarse diagnóstico de infección, sino simplemente colonización

b. Serología. Puede ser útil para identificar infecciones causadas por *Coccidioides immitis*. La serología resulta útil para diagnosticar infecciones causadas por el género *Aspergillus, L. pneumophila, Mycoplasma pneumoniae, Toxoplasma gondii* y CMV. Existe un retraso asociado a la mayoría de las pruebas serológicas, y algunas no son muy sensibles ni específicas.

c. Pruebas antigénicas. Las pruebas antigénicas en la sangre son útiles para diagnosticar infecciones causadas por *Cryptococcus neoformans*. Las pruebas antigénicas urinarias tienen valor para el diagnóstico de infecciones causadas por *S. pneumoniae, L. pneumophila* del serogrupo 1 e *Histoplasma capsulatum*. La detección del antígeno criptocócico en cualquier líquido corporal se considera diagnóstica de una infección.

El uso de métodos diferentes al cultivo para el diagnóstico de otras micosis está evolucionando. La detección del género *Candida* depende principalmente del cultivo. La prueba del galactomanano plasmático para el diagnóstico de la aspergilosis se ha convertido en una importante herramienta de diagnóstico. En un metaanálisis se observó una sensibilidad para la prueba del 61 % al 71 %, y una especificidad del 89 % al 93 %. Las pruebas de galactomanano en el suero y el líquido de lavado broncoalveolar se han vuelto útiles. El ensayo de β-D-glucano sérico puede detectar un componente de pared celular (1.3-β-D glucano) de muchos hongos. Esto es más útil para descartar la candidiasis sistémica, ya que tiene un alto valor predictivo negativo.

Deben obtenerse hemocultivos en todos los pacientes.

d. Imágenes y procedimientos: una radiografía de tórax normal hace que una neumonía sea poco probable, aunque las radiografías simples de los pulmones pueden ser poco sensibles para detectar la enfermedad temprana. En los pacientes neutropénicos con fiebre de origen desconocido y radiografías de tórax con alteraciones debe realizarse una TC de alta resolución para detectar una enfermedad cavitaria oculta o la enfermedad pulmonar inflamatoria. La TC tiene un especial valor para el diagnóstico de micosis pulmonares invasoras, como la aspergilosis identificado con la presencia del «halo» la TC de tórax. La toracocentesis debe realizarse en los pacientes con un derrame pleural (generalmente poco frecuentes en el entorno neutropénico). El diagnóstico es vital en el paciente inmunodeprimido. El mayor rendimiento y el mejor control de la hemorragia se consigue mediante la visualización directa con una biopsia pulmonar abierta o cirugía toracoscópica asistida por vídeo (CTAV). Este procedimiento puede ser necesario cuando el paciente está gravemente enfermo. Si el proceso neumónico es menos rápido, la broncoscopia con lavado parece constituir el mejor método inicial. Cuando existe una masa o una consolidación en el campo periférico, la biopsia por punción y aspiración con aguja fina puede ser adecuada, por la menor posibilidad de que aparezcan complicaciones.

Las técnicas invasoras no suelen estar justificadas en las neoplasias avanzadas porque suelen añadir morbilidad con pocas esperanzas de lograr un beneficio significativo. En estos casos puede estar justificado el tratamiento antibiótico empírico dirigido frente a los patógenos más probables.

4. El **tratamiento** de la neumonía aguda debe iniciarse de inmediato tras la obtención de los cultivos. No debe considerarse que los pacientes con bacilos acidorresistentes, *Nocardia asteroides, Cryptococcus* o género *Aspergillus* en el esputo no deben considerarse colonizados con tales organismos y deben ser tratados. La prueba molecular rápida es útil para diferenciar *Mycobacterium tuberculosis* de micobacterias atípicas.

B. **Infecciones del sistema nervioso central.** Las infecciones del SNC pueden manifestarse con simples alteraciones del estado mental, de las capacidades motoras, o con convulsiones y coma. El meningismo es un dato fundamental de la enfermedad, aunque puede estar ausente. La resonancia magnética (RM) está indicada cuando se sospecha edema cerebral, un absceso o una encefalitis desmielinizante. Puede ser especialmente útil para definir la encefalitis vírica en aquellas áreas en las que se observan focos realzados, como en la toxoplasmosis.

1. A continuación se exponen las consideraciones especiales en pacientes con cáncer en los cuales se sospecha o se ha demostrado una infección en el SNC.

   a. **Meningitis:** Los pacientes con cáncer tienen una mayor incidencia de patógenos atípicos, lo que puede producirse como un resultado directo de la inmunodepresión, la afectación del SNC por la neoplasia o las infecciones oportunistas tras una operación craneofacial.

   Los pacientes neutropénicos casi nunca sufren meningitis por gramnegativos, a pesar de una incidencia relativamente elevada de bacteriemia por gramnegativos. Cuando se produce meningitis, los patógenos suelen ser miembros de la familia *Enterobacteriaceae* (p. ej., *E. coli, Klebsiella*), *P. aeruginosa* o *Listeria monocytogenes*. También se ha descrito meningitis causada por aspergilosis o cigomicosis, aunque rara.

   Pacientes con defectos de la inmunidad celular: *L. monocytogenes* y *C. neoformans* son los patógenos más probables. Puede producirse meningitis y meningoencefalitis por el VVZ, el VHS, el virus JC (leucoencefalopatía multifocal progresiva), el VIH, el CMV, *T. gondii* y *Strongyloides stercoralis*.

   b. Los **abscesos cerebrales** están causados la mayoría de las veces por bacterias aerobias y anaerobias mixtas. En el paciente inmunodeprimido los abscesos cerebrales se deben a menudo al género *Aspergillus*, los microorganismos responsables de la mucormicosis, *N. asteroides* o *T. gondii*. *Toxoplasma* pueden producir meningitis, encefalitis necrosante o abscesos. En casos atípicos, debe obtenerse tejido cerebral para su examen en el momento del drenaje quirúrgico.

2. **Diagnóstico**

   a. **Punción lumbar (PL)**

   En primer lugar debe realizarse una TC cerebral urgente. En los pacientes con lesiones expansivas en la TC, un neurólogo o un neurorradiólogo con experiencia debe realizar una PL o una punción cisternal.

   El hematoma subdural raquídeo es una complicación ocasional de la PL en pacientes con trombocitopenia grave. Sin embargo, los signos clínicos de la infección tienen más importancia que la consideración de los riesgos. Se recomiendan las siguientes directrices:

   Si el recuento plaquetario es $<50\,000/\mu L$ han de transfundirse plaquetas inmediatamente antes de realizar la PL. Si aparece dolor lumbar o signos neurológicos, deben transfundirse más plaquetas.

   Deben evaluarse en el líquido cefalorraquídeo (LCR) los siguientes elementos:

   (1) Concentraciones de glucosa y proteínas, recuentos celulares, cultivo bacteriano habitual y antibiograma, tinción de Gram y citología. El recuento de leucocitos en el LCR es $>100/\mu L$ en alrededor del 90 % de los pacientes con meningitis bacteriana, y $>1\,000/\mu L$ en el 15 % al 20 % de éstos. Los neutrófilos constituyen $>80\,\%$ del recuento de leucocitos en el 80 % al 90 % de los pacientes; en ocasiones predominan los linfocitos en el LCR, especialmente en los pacientes neutropénicos y en alrededor del 25 % de los pacientes con meningitis por *L. monocytogenes*.

III. Infecciones específicas en el paciente comprometido | 771

(2) Cultivo y tinción para bacilos acidorresistentes; tinciones en frotis de sangre periférica y cultivos para detectar hongos; preparación con tinta china; antígeno criptocócico; y detección sistemática y serología con fijación de complemento para *Coccidioides immitis* (según la geografía y el hongo predominante).

(3) Debe realizarse un análisis de reacción en cadena de la polimerasa para VIH, virus JC, virus del herpes, *Toxoplasma* y *M. tuberculosis,* sólo si los datos analíticos o clínicos sugieren la probabilidad de esa infección específica.

C. Infecciones cutáneas
1. Las neoplasias que invaden la piel (p. ej., la micosis fungoide) se asocian a infecciones en las que intervienen patógenos habituales, como *S. aureus* y *Streptococcus pyogenes.*
2. Las deficiencias de la inmunidad celular suelen asociarse a infecciones cutáneas por el VVZ o el VHS.
3. Los pacientes neutropénicos pueden mostrar infecciones cutáneas con pocos signos físicos o con signos atípicos. *S. aureus* y *S. pyogenes* son habituales. Las manifestaciones más graves representan infecciones sistémicas, y entre ellas se encuentran la formación de ampollas, placas equimóticas elevadas o nódulos, úlceras necróticas de color negro o ectima gangrenoso. Estas manifestaciones más importantes de una infección sistémica suelen estar causadas por *P. aeruginosa;* sin embargo, otros patógenos incluyendo *Aeromonas hydrophila* y miembros de la familia *Enterobacteriaceae* y hongos, entre ellos *Candida*, el género *Aspergillus* y miembros de la clase *Zygomycetes* (estas últimas infecciones suelen denominarse mucormicosis), puede causarlos también.

D. Infecciones del tubo digestivo e intraabdominales
1. La esofagitis puede deberse a *Candida* o al VHS y raramente CMV.
2. La colitis con ulceración está producida en ocasiones por el CMV. La infección por *Aspergillus* y *Mucor* también pueden afectar al tubo digestivo. En la mayoría de los centros médicos es más común la infección colónica por *Clostridium difficile.*
3. La cevitis o tiflitis y la ileocolitis son procesos que probablemente se produzcan como consecuencia de varios factores, entre ellos la lesión de las mucosas, la neutropenia y la microflora intestinal residente. Suelen poder apreciarse por TC abdominal, y pueden confundirse con la colitis inducida por *Clostridium difficile* cuando existe engrosamiento de la pared del colon. El dolor en el cuadrante inferior derecho que simula una apendicitis puede indicar tiflitis durante la neutropenia inducida por quimioterapia.
4. Los abscesos intraabdominales se producen cuando el intestino o el aparato genital se obstruyen, necrosan o perforan a causa de un tumor. Las infecciones mixtas derivadas de la microflora del colon incluyen bacilos intestinales gramnegativos; son habituales diversas especies de enterococos y algunos miembros de la familia de *Bacteroides fragilis.* Pueden aparecer abscesos por *Streptococcus bovis* y sepsis en carcinomas de colon y de páncreas.
5. Los abscesos perirrectales aparecen con frecuencia en los pacientes neutropénicos, especialmente en aquellos que tienen leucemia aguda; suelen estar causados por combinaciones de bacterias aerobias y anaerobias. La característica fundamental de la infección perirrectal en los pacientes neutropénicos es el dolor en la defecación.
6. Infecciones hepáticas: se producen también abscesos múltiples secundarios a una infección bacteriana o micótica sistémica. La candidosis hepatoesplénica puede ser una infección extremadamente difícil de diagnosticar. Generalmente se manifiesta clínicamente con dolor en el cuadrante superior derecho durante la recuperación de la neutropenia. La imagen es útil en el diagnóstico. Incluso las infecciones por virus del herpes, como el VVZ, el VHS, el CMV o el VEB, pueden manifestarse como una masa o como lesiones necróticas en el hígado en los pacientes inmunodeprimidos.

E. **Las infecciones de las vías urinarias** son frecuentes en los pacientes con cáncer a causa de las uropatías obstructivas, el uso de sondas urinarias y los ingresos hospitalarios prolongados y repetidos. Estas infecciones se deben con frecuencia a bacterias gramnegativas o a miembros del género *Candida* resistentes. El género *Candida* a menudo coloniza el aparato urinario de los pacientes que tienen sondas permanentes o diabetes mellitus, particularmente si han recibido tratamiento antibiótico recientemente. El aislamiento de *Candida* en la orina puede representar en ocasiones una infección significativa del aparato urinario (y no una colonización que se resuelve con el retiro de la sonda vesical), aunque siempre debe llevar a sospechar una fungemia oculta.

F. **La supresión de la médula ósea (infección)** suele reflejar una enfermedad sistémica o diseminada, e incluyen infecciones virales, *M. tuberculosis, Mycobacterium avium,* hongos, *Salmonella* y *Listeria*. La biopsia de médula ósea para el cultivo puede ser una herramienta diagnóstica importante. La mielodepresión que parece una anemia aplásica se produce en la infección por el adenovirus, HHV6, HHV7, CMV, parvovirus B19, micobacterias, histoplasmosis o brucelosis.

G. **Infecciones asociadas a una vía central**

La incidencia de la infección de catéteres i.v., entre ellos las vías centrales, los catéteres de silicona (de Hickman, Broviac o Groshong) y los dispositivos implantables es elevada y a menudo plantea un problema importante a los médicos.

La mayoría de las infecciones de las vías centrales se debe a *S. aureus* (*Staphylococcus* positivo para coagulasa) o a especies de *Staphylococcus* negativos para coagulasa. El paciente neutropénico puede sufrir también infecciones de los catéteres venosos por diversos BGN, entre ellos *P. aeruginosa,* por *Candida* y otros hongos.

En casi todos los casos los catéteres vasculares periféricos y CVC infectados deben retirarse, y ha de administrarse el tratamiento antibiótico adecuado. Además, también debe retirarse el CVC en el que existe una infección subcutánea (del bolsillo) o un absceso en el punto de entrada. Puede intentarse conservar el CVC si el microorganismo es poco virulento (p. ej., los estafilococos negativos para coagulasa) mediante el uso de antibióticos intravenosos adecuados. Se han desarrollado una serie de directrices clínicas para ayudar a los médicos con este problema. En los entornos neutropénicos, la extirpación del catéter no siempre es necesaria; el juicio debe ser ejercido.

La vancomicina, con un ajuste de la dosis en caso de disfunción renal, debe utilizarse como tratamiento inicial de infección por microorganismos grampositivos. Las alternativas incluyen daptomicina y linezolid. Si posteriormente se encuentra que el microorganismo es «sensible a meticilina», entonces se debe usar oxacilina/nafcilina.

Algunos especialistas han recomendado el «sellado intraluminal con antibióticos», en el que el catéter se llena con una elevada concentración de un antibiótico adecuado y luego se cierra durante periodos variables de tiempo, pero los estudios clínicos controlados no son suficientes para obtener conclusiones sobre la utilidad de este método en el marco de la neutropenia.

Se aconseja el tratamiento con un antimicrobiano sistémico durante al menos 14 días para las infecciones no complicadas de la línea central y de 4 a 6 semanas para las complicadas.

Todos los catéteres periféricos y centrales no tunelizados (a éstos últimos a menudo se los denomina «catéteres centrales insertados por vía percutánea») deben ser eliminados, si se ha documentado bacteriemia o si existen signos de infección en el punto de inserción.

Como regla general, los catéteres venosos deben eliminarse en las siguientes circunstancias:

1. Todas las infecciones de los trayectos subcutáneos o abscesos alrededor de los reservorios subcutáneos.
2. Todas las infecciones de los catéteres causadas por hongos.
3. Persistencia de bacteriemia/fungemia al cabo de 48-72 h de tratamiento, independientemente del patógeno.

4. Bacteriemia causada por *S. aureus,* ERV, género *Bacillus, Corynebacterium jeikeium* o bacilos grampositivos.
5. Infecciones asociadas a tromboflebitis, embolia séptica o hipotensión.
6. Catéter no permeable (taponado).

Se debe considerar individualmente en pacientes neutropénicos.

Una vez eliminado, la punta del catéter central puede enviarse para cultivo e identificación de la infección en pacientes sépticos con bacteriemia no identificada.

IV. INFECCIONES VÍRICAS

A. Virus respiratorios

Las infecciones virales respiratorias son causa frecuente de fiebre durante la neutropenia. Las causas más frecuentes son virus de influenza/parainfluenza, el sincitial respiratorio, el adenovirus y el metaneumovirus. Las infecciones virales suelen causar afección de vías respiratorias superiores, pero a veces, bajo la inmunosupresión en proceso, pueden diseminarse a las vías respiratorias inferiores, con la neumonía resultante y una elevada tasa de mortalidad. El tratamiento de la mayoría de las infecciones virales suele ser sintomático. Se recomienda diferir la quimioterapia durante las enfermedades virales de las vías respiratorias.

1. **Gripe:** las infecciones por virus de la gripe A y B son causas frecuentes de afección de las vías respiratorias superiores durante la temporada gripal. Dan como resultado morbilidad y mortalidad significativas en los pacientes con cáncer, a quienes se debe vigilar con respecto a la aparición de complicaciones que surgen después de una gripe, como infecciones bacterianas secundarias por *Streptococcus pneumoniae* o *S. Aureus.*

   El diagnóstico se basa en pruebas rápidas de antígenos de la gripe confirmadas por RCP. Ante una enfermedad similar a la gripe, se recomienda iniciar **tratamiento** empírico con 75 mg de oseltamivir cada 12 h por vía oral. Otras opciones terapéuticas frente a la gripe incluyen zanamivir en 2 inhalaciones por vía oral (de 5 mg cada una), cada 12 h. Los pacientes con gripe confirmada deben tratarse durante cinco días con base en su estado clínico. En fecha reciente se aprobó el primer medicamento antiviral i.v., peramivir, en una dosis única de 600 mg para tratar sólo la gripe sin complicaciones. El uso de peramivir debe tenerse en cuenta en los pacientes en estado crítico con absorción GI deficiente del oseltamivir administrado por vía oral.

2. **Virus sincitial respiratorio (VSR):** la infección causada por el VSR se relaciona con un mayor riesgo de progresión de las vías respiratorias superiores a las inferiores en los pacientes con inmunosupresión. La infección de las vías respiratorias inferiores puede vincularse con un mal pronóstico y una tasa de mortalidad que puede alcanzar el 80%. El VSR puede sospecharse con base en síntomas respiratorios sugestivos de afección de vías respiratorias superiores o inferiores, y confirmarse por RCP positiva para VSR de especímenes de lavado nasal o bronquioalveolar. El tratamiento de la afección de vías respiratorias superiores por el VSR no está indicado. La enfermedad de vías respiratorias inferiores puede tratarse con ribavirina en aerosol o su combinación con IGIV. No se conoce la dosis eficaz de ribavirina; de manera convencional, se ha usado la de 2 g en aerosol cada 6 h a través de una mascarilla facial. Están en estudio nuevos y mejores antivirales frente al VSR.

B. Virus del herpes simple (VHS):
ocurre reactivación del VHS en el 60% de los pacientes con inmunosupresión y seropositivos. En pacientes con neutropenia, una causa frecuente de fiebre es la mucositis oral o ulceración digestiva o perianal causadas por el VHS. La incidencia de reactivación disminuye por el uso sistemático de profilaxis antiviral (por lo general, con aciclovir) en los pacientes seropositivos al VHS que se someten a tratamiento de inducción por leucemia. Aquéllos con neoplasias reticuloendoteliales o defectos en los linfocitos T, o quienes reciben quimioterapia citotóxica, pueden mostrar viremia por VHS, que a menudo produce ulceración y hemorragia del tubo digestivo,

hepatitis (manifiesta, en ocasiones, con lesiones similares a abscesos) e infecciones de las vías respiratorias. Los pacientes con el síndrome de Sézary o dermatitis atópica pueden mostrar enfermedad mucocutánea fulminante progresiva (eccema herpético), que quizás recurra o se disemine a las vísceras.

1. **Diagnóstico:** se basa en la sospecha clínica y se confirma por pruebas de laboratorio de VHS.
   a. RCP: las pruebas de RCP para VHS constituyen el estándar de referencia diagnóstica de la infección por este virus. Se puede estudiar una muestra en hisopo procedente de la base de la lesión ulcerada o la biopsia tisular, por amplificación o identificación de ADN de VHS por RCP.
   b. La citología muestra la masa intranuclear característica, rodeada por una cromatosis marginal y, a menudo, un halo circundante a la inclusión. No hay inclusiones citoplásmicas. La inmunofluorescencia para el antígeno del VHS también es rápida y específica.
   c. El VHS prolifera con celeridad en los cultivos tisulares (24-72 h) y produce una imagen citopatológica única.

2. **Tratamiento**
   El **aciclovir** es un tratamiento seguro y eficaz de las infecciones por VHS en pacientes con y sin inmunosupresión. El fármaco reduce la descamación viral y la intensidad de los síntomas y facilita la curación. El famciclovir y el valaciclovir sustituyen al aciclovir porque tienen esquemas de dosificación más fáciles y mejor biodisponibilidad. El **valaciclovir**, a razón de 1 000 mg cada 12 h por vía oral, o el **famciclovir,** 250 mg cada 8 h por vía oral, constituyen el tratamiento preferido de las infecciones por el VHS. La dosis de aciclovir es de 200 mg cinco veces al día por vía oral o 400 mg cada 8 h durante 7 o 10 días, ante la afección mucocutánea leve a moderada. Como ungüento, el aciclovir es útil para las infecciones locales primarias, pero no parece prevenir las recurrencias. Las infecciones graves (p. ej., encefalitis por VSH) que requieren tratamiento i.v. deben tratarse con 10 mg/kg i.v. de aciclovir cada 8 h durante 7 a 10 días.

   La **vidarabina** es eficaz en forma tópica para la queratitis.

C. **Citomegalovirus (CMV):** a menudo, las infecciones por el CMV se muestran como una mononucleosis negativa para el EBV. La infección por el CMV ocurre en pacientes con inmunosupresión grave, como en el sida, los de trasplante de médula ósea y órganos sólidos, los que reciben esteroides a dosis elevadas o algún antagonista del factor de necrosis tumoral. En pacientes de cáncer sometidos a quimioterapia/radioterapia estándar, la infección/enfermedad por CMV todavía es rara. La fiebre, la neumonía intersticial y la enfermedad ulcerativa del conducto digestivo son las manifestaciones más frecuentes de la infección por CMV. El CMV, que tiene tropismo por las células endoteliales, también causa retinitis, encefalitis y neuropatía periférica. Puede suprimir la inmunidad celular, el funcionamiento de las células reticuloendoteliales y las reservas de granulocitos.

La infección primaria por el CMV puede producirse alrededor del parto o más adelante, e inevitablemente desemboca en una infección latente. Puede ocurrir después de transfusiones de sangre infectada que contengan granulocitos. La cantidad de CMV latentes y el riesgo de recurrencia se relacionan con la magnitud de la multiplicación del virus durante la infección primaria. El riesgo de recurrencia de la infección por CMV es relativamente elevado en los pacientes inmunodeprimidos.

La infección por CMV del tubo digestivo puede causar una grave afección inflamatoria o ulcerosa en el paciente inmunodeprimido. Las manifestaciones serán: dolor, ulceración, hemorragia, diarrea y perforación. Todos los niveles del tubo digestivo pueden afectarse, particularmente el estómago y el colon. El estudio anatomopatológico demuestra la presencia de úlceras difusas con inclusiones de CMV dispersas.

1. **Diagnóstico**
   a. El CMV crece lentamente (hasta 6 semanas) y el cultivo no suele ser útil. La detección precoz de anticuerpos mediante el enzimoinmunoanálisis de adsor-

ción (ELISA, *enzyme-linked immunosorbent assay*) en los cultivos puede acelerar la identificación.
- **b.** La histocitología muestra las características de las células aumentadas de tamaño con inclusiones nucleares densas y halos amplios rodeando a las inclusiones. Las inclusiones citoplásmicas son frecuentes, pero no se observan múltiples núcleos.
- **c.** La seropositividad de los anticuerpos frente al CMV indica una infección latente, pero no es suficiente para predecir el riesgo de recurrencia.

  El análisis inmunofluorescente anticomplementario, el método de ELISA y los análisis de anticuerpos por inmunofluorescencia indirecta (FA, *fluorescent antibody*) son indicadores sensibles de infección. Aparecen anticuerpos IgG durante la fase aguda de la enfermedad y se mantienen durante toda la vida, mientras que los anticuerpos IgM surgen pronto y desaparecen en 4 a 8 semanas. En algunos pacientes se observan máximos de IgM recurrentes, lo que indica inmunidad parcial frente al CMV o exposición a nuevas variantes del virus.
- **d.** La reacción en cadena de la polimerasa, tanto *in situ* como en el ADN extraído de muestras macroscópicas, es la herramienta más útil para aislar e identificar la presencia y la localización del CMV en la enfermedad clínica. En los últimos años, el ensayo de detección de antígeno de CMV ha sido reemplazado por prueba de PCR en suero con CMV. La metodología está estandarizada CMV PCR y se utiliza ampliamente en la actualidad.

2. Tratamiento
- **a.** Ganciclovir: La eficacia de este fármaco en la retinitis y la colitis por CMV está bien documentada, pero es menos eficaz en la neumonía o la meningoencefalitis por CMV. Tras el trasplante de células madre, la administración profiláctica de ganciclovir resuelve la neumonitis por CMV y reduce considerablemente la incidencia de infecciones por CMV.
- **b.** El foscarnet y el cidofovir son otros fármacos que pueden utilizarse en el tratamiento de la reactivación/enfermedad del CMV. Foscarnet es el fármaco alternativo en pacientes con supresión severa de la médula ósea. El CMV resistente al ganciclovir no es infrecuente en aquellos con exposición previa al fármaco.

D. Virus de la varicela zóster

La varicela suele asociarse a una extensa diseminación visceral y una mortalidad elevada en los pacientes inmunodeprimidos, sobre todo en los receptores de trasplantes de médula ósea. Los dermatomos generalmente debido a la reactivación del virus de la varicela latente se caracteriza por la aparición de vesículas agrupadas sobre una base eritematosa, que suele distribuirse a lo largo de uno a tres dermatomas. La presencia de varias lesiones fuera de la distribución dermatómica no indica necesariamente que exista diseminación. La infección diseminada por el VVZ se manifiesta por encefalopatía, síndrome de Guillain-Barré, mielitis transversa, miositis, neumonía, trombocitopenia, hepatitis y artritis.

1. Diagnóstico. Sobre la base de la distribución dermatómica, el VVZ suele diagnosticarse durante la exploración física. La prueba de PCR/cultivo de líquido vesicular puede ser confirmatorio.

2. Tratamiento. El VZV es muy fácilmente transmisible por vía aérea. En presencia de infección diseminada, los pacientes deben ser aislados con precauciones aéreas y de contacto.
- **a.** El aciclovir i.v. es el tratamiento de elección del zóster oftálmico y de la infección diseminada por VVZ en los pacientes inmunodeprimidos (10 [mg/kg]/8 h i.v. durante 7 a 10 días; el funcionamiento renal debe controlarse por si aparecen signos de nefrotoxicidad). El zóster «localizado» o no diseminado puede tratarse con aciclovir i.v. inicialmente, y luego con fármacos orales hasta completar 7 a 10 días de tratamiento: aciclovir (800 mg 5 veces/día), valaciclovir (1 000 mg 3 veces/día) o famciclovir (500 mg 3 veces/día).

b. El ganciclovir tiene una actividad considerable frente al VVZ, pero no se prefiere en vista de su potencial mielosupresor.
   c. La vacuna con VVZ vivos disponible para la vacunación primaria frente a la varicela y la prevención de infección recurrente por el VVZ (herpes zóster), están contraindicados en el paciente inmunodeprimido.
   d. La inmunoglobulina VVZ puede evitar o atenuar la gravedad de la infección en pacientes inmunodeprimidos si se administra poco después de la exposición.

V. INFECCIONES BACTERIANAS

A. *Clostridium difficile*. *C. difficile* es actualmente la infección más común asociada con el cuidado de la salud. Esta enfermedad diarreica del colon, mediada por toxinas, se asocia casi invariablemente al uso reciente o coincidente de antimicrobianos. En los centros oncológicos donde el uso de antibióticos (profiláctico y empírico) suele ser común, la infección por *C. difficile* es un problema molesto. La diseminación horizontal de *C. difficile* en centros sanitarios se ha vuelto enormemente habitual. Se ha observado la asociación de una cepa clonal epidémica (Bi/NAP1/027) de *C. difficile* con elevada resistencia a las fluoroquinolonas, producción elevada de toxina y esporulación, y una mayor morbi-mortalidad.

Clostridium difficile tiene una mayor predisposición a causar infección en pacientes con uso reciente de antibióticos, >65 años, inmunocomprometidos, que usan quimioterapia, inhibidores de la bomba de protones y han sido hospitalizados recientemente. La infección por *C. difficile* (ICD) adquirida en la comunidad se observa sin ningún factor de riesgo asociado.

1. **Diagnóstico.** Prueba de las heces para PCR *C. difficile*, es una prueba altamente sensible basado en ADN (detecta la presencia de la toxina productora de genes) se utiliza ampliamente. La presencia de ≥3 heces acuosas sueltas en un periodo de 24 h con deposición positiva para *C. difficile* PCR es el diagnóstico de ICD. Las heces no deben ser analizadas en ausencia de deposiciones sueltas. El enzimoinmunoanálisis (EIA) para las toxinas A y B se utiliza en algunos centros pero tiene una menor sensibilidad. El cultivo de heces para este microorganismo como técnica única sin detección de toxinas no es clínicamente útil. Se considera que la presencia de seudomembranas o de placas características en la colonoscopia es diagnóstica, pero se trata de hallazgos que se observan en un número inferior al 50 % de los pacientes, y se necesita una endoscopia digestiva baja para la detección. No se recomienda la «detección sistemática» y la vigilancia para detectar infección por *C. difficile* porque el estado de portador intestinal (sin diarrea) es frecuente, y la detección del estado de portador no tiene significado clínico.

2. **Tratamiento.** La diarrea nosocomial que no puede atribuirse a complementos nutricionales hiperosmolares o preparados para alimentación por sonda sugiere la presencia de una afección sintomática por *C. difficile*. En estos pacientes debe realizarse aislamiento de contacto, hay que solicitar una prueba para detectar toxinas de *C. difficile* y tiene que considerarse el inicio de un tratamiento empírico.

   a. Si la diarrea es leve y puede detenerse el microorganismo agresor, la resolución de la diarrea suele lograrse en cerca del 90 % de los pacientes sin ningún riesgo importante de recurrencia o recaída.

   b. Si la enfermedad es leve o moderada (ausencia de fiebre alta, leucocitosis importante y dolor abdominal espontáneo o a la palpación), resulta adecuado el tratamiento con metronidazol. Las dosis habituales de este fármaco son de 500 mg por vía oral 3 veces al día. El metronidazol se evita debido al aumento de los efectos adversos de náuseas y vómitos observados en pacientes con quimioterapia de cáncer en curso. Vancomicina 125 mg 4 veces al día durante 10 a 14 días se puede considerar la opción de tratamiento de primera línea en pacientes con cáncer.

   c. Si la enfermedad es grave (presencia de fiebre alta o dolor abdominal o insuficiencia renal o recuento de leucocitos >15 000 células/μL), puede ser

prudente administrar vancomicina oral, 125 mg 4 veces al día durante 10 a 14 días.
- **d.** Los pacientes con ICD complicado severo (peritonitis, íleo, megacolon tóxico, inestabilidad hemodinámica) deben recibir una dosis más elevada de vancomicina oral o nasogástrica 500 mg 4 veces al día, con metronidazol 500 mg i.v. tres veces al día, durante 10 a 14 días. Puede administrarse vancomicina rectal en pacientes con íleo completo.
- **e.** Está indicada la consulta con el cirujano para una posible colectomía cuando existen signos clínicos de progresión de la toxicidad, signos radiográficos de dilatación progresiva del colon (megacolon tóxico) o preocupación por la pérdida de integridad de la pared del colon.
- **f.** Alrededor del 25 % de los pacientes tratados con metronidazol o vancomicina oral por diarrea por *C. difficile* muestra una recurrencia de la misma. Generalmente la repetición del tratamiento es eficaz, aunque no es infrecuente que se produzcan múltiples recurrencias, por lo que puede necesitarse un curso adelgazante de la vancomicina durante varias semanas.
- **g.** La fidaxomicina oral, 200 mg cada 12 h durante 10 días, fue aprobada para el tratamiento de la diarrea por *C. difficile*. El uso de la fidaxomicina es limitado por su alto costo, pero puede ser útil en las infecciones recurrentes.
- **h.** En la actualidad, el trasplante de microbiota fecal (TMF) es una opción terapéutica de uso amplio para la ICD recurrente/resistente al tratamiento. La instilación de heces de donadores sanos a través de una sonda nasogástrica o enema a los pacientes con ICD tiene una elevada tasa de éxitos. El uso del TMF es prometedor en los pacientes con ICD recurrente y en quienes fracasó el tratamiento estándar. El TMF es un tratamiento seguro y eficaz en cuanto a costo, pendiente de actualización de las guías para tratar la ICD.

B. *Staphylococcus aureus*

El tratamiento eficaz de la infección por *S. aureus* se modificó de manera sustancial en el último decenio y es posible que continúe en cambio. La causada por SARM es la más frecuente de todas las infecciones por *S. aureus*. Los fármacos a considerar para el tratamiento de infecciones demostradas o que se sospecha se deben a *S. aureus* incluyen vancomicina, daptomicina y linezolida.

1. **Vancomicina.** La mayor experiencia clínica de tratamiento frente a la infección por SARM es con vancomicina; la mayoría de los expertos la considera el fármaco ideal. Sin embargo, como ahora se requieren concentraciones crecientes progresivas de vancomicina («deslizamiento de la CIM») para tratar la infección por SARM, muchos expertos están preocupados respecto de que este fármaco pudiese perder su calidad de primera línea en cualquier momento. Las recomendaciones del tratamiento de las infecciones graves por SARM incluyen una concentración de vancomicina sérica constante pretendida de 15-20 µg/mL de sangre.
2. La **daptomicina** tiene también buena actividad frente al SARM y se ha usado con éxito. El fármaco se une de modo significativo al factor tensoactivo pulmonar; por tanto, no está indicado para tratar la neumonía. Además, el «deslizamiento de la CIM» de la vancomicina antes señalado, a menudo también parece vincularse con uno similar de la daptomicina; no se ha definido el significado clínico de este dato, pero es un hecho que preocupa.
3. La **linezolida** tiene buena actividad frente a la mayoría de los microorganismos grampositivos, incluido el SARM. Las principales preocupaciones acerca de la linezolida son su naturaleza bacteriostática y su potencial toxicidad hematológica, que incluye trombocitopenia, anemia y mielosupresión. La trombocitopenia, el efecto adverso hematológico más preocupante, se supone un proceso de mediación inmunitaria que se relaciona en particular con el tratamiento con linezolida > dos semanas de duración.
4. La **ceftarolina** es la cefalosporina con actividad frente a diversos microorganismos, incluido el SARM, aprobada por la Food and Drug Administration (FDA) de Estados Unidos para el tratamiento de infecciones agudas de piel y tejidos

blandos, así como de la neumonía adquirida en la comunidad por microorganismos susceptibles. Los datos para respaldar la eficacia de la ceftarolina para infecciones en los pacientes con inmunosupresión son escasos. Además, no se ha definido si se convertirá en otro fármaco útil para tratar la mayoría de las infecciones causadas por SARM (además de las de piel/tejidos blandos).
C. **Las especies de *Enterococcus* resistentes a la vancomicina (ERV)** se convirtieron en microorganismos patógenos importantes en muchos centros hospitalarios. El tratamiento empírico recomendado para la sospecha de ERV es con linezolida o daptomicina.
D. **Las bacterias gramnegativas (BGN) resistentes a múltiples fármacos** son cada vez más frecuentes en los aislados y constituyen un reto clínico importante. Son microorganismos productores de BLAE (la forma más frecuente de BGN resistentes a múltiples fármacos) y carbapenemasa (una forma relativamente rara).
   1. Las BGN productoras de BLAE se consideran resistentes a las penicilinas (incluida la piperacilina-tazobactam) y las cefalosporinas (incluida la cefepima). Debido a que no se dispone de una prueba de laboratorio estandarizada y específica para la producción de BLAE, los expertos en microbiología y la FDA propusieron una revisión de la interpretación de la susceptibilidad de laboratorio (concentración inhibitoria mínima, CIM), que debería eliminar las pruebas de BLAE y proporcionar una interpretación más uniforme de la actividad antimicrobiana.

   En general, las BGN que producen BLAE son a menudo resistentes a otras clases de antibióticos, como aminoglucósidos y fluoroquinolonas. La mayoría de los expertos recomienda el uso de una carbapenema (ertapenem, imipenem o meropenem) si el paciente muestra inestabilidad clínica o el cultivo genera sospecha de BGN por la elevada incidencia de producción de BLAE.
   2. Las infecciones por BGN productoras de carbapenemasa son raras, pero hay preocupación significativa en cuanto a la diseminación amplia de estos microorganismos. En general, la mayoría de los expertos consideraría añadir polimixina B, colistina o tigeciclina al esquema terapéutico, si el paciente muestra inestabilidad clínica o los resultados del cultivo generan sospecha de una BGN productora de carbapenemasa. Para el tratamiento de la infección en pacientes con neutropenia, los datos clínicos acerca de la eficacia de estos fármacos son escasos. En tales circunstancias, sería prudente una interconsulta a infectología.
   3. Los antibióticos más recientes, como ceftolozán/tazobactam (con actividad frente a especies de *Pseudomonas*) y ceftazidima/avibactam (con actividad frente a la carbapenemasa de *Klebsiella pneumoniae*) son buenas alternativas para las infecciones intraabdominales y de vías urinarias complicadas, con el fin de limitar el uso de fármacos carbapenémicos de amplio espectro.
E. **Micobacterias**
   La **TB** activa se observa del 0.5% al 1% de los pacientes con neoplasias malignas. La infección es predominantemente pulmonar en el 70%, diseminada en el 20%, y afecta a ganglios linfáticos y otras localizaciones no pulmonares en el 10% de los casos.

   La incidencia de la **infección por *micobacterias* atípicas** (especialmente *M. kansasii* y **complejo de *M. avium*** [CMA]) es significativamente superior en los pacientes con cáncer o sida que en la población general. La infección por *M. kansasii* se ha asociado a tricoleucemia. La resistencia a los fármacos antituberculosos clásicos no es infrecuente entre las micobacterias atípicas. En los pacientes con neoplasias malignas se aíslan en ocasiones otras micobacterias atípicas.
   1. **Patogenia.** La anergia cutánea y el tratamiento con corticoesteroides, citotóxicos o irradiación predisponen a la reactivación de *M. tuberculosis* quiescente. Sin embargo, actualmente se ha observado que algunos casos de TB en adultos representan nuevos casos de infección, en lugar de una reactivación.
   2. **TB resistente.** La inmigración desde países de elevada prevalencia, la coinfección con el VIH y los brotes en algunos centros en los que viven muchas personas son los principales responsables del aumento de la incidencia de casos de TB durante la

pasada década. Coincidiendo con el aumento de TB, se han producido brotes de TB resistente a múltiples fármacos. Un antecedente de tratamiento antituberculoso es el principal factor predictivo de la presencia de resistencia.
3. **Diagnóstico**
   a. La radiografía de tórax muestra infiltrados en los segmentos apicales y posteriores de los lóbulos superiores, o en los segmentos apicales de los lóbulos inferiores, como manifestaciones más frecuentes de TB posprimaria. Sin embargo, los datos radiográficos pueden ser confusos en pacientes inmunodeprimidos, en los que puede no haber linfadenopatía intratorácica, derrames pleurales, infiltrados miliares ni cavidades. Las radiografías de tórax son normales en el 10% al 15% de los pacientes inmunodeprimidos con TB.
   b. La prueba cutánea de la tuberculina o la prueba de oro QuantiFERON-TB o la prueba T-SPOT suele ser negativa en los pacientes inmunodeprimidos con TB, y no resulta útil en la evaluación de pacientes con una presunta TB activa. El diagnóstico de TB puede establecerse visualizando el microorganismo en frotis de esputo teñidos o en un cultivo de esputo o de localizaciones extrapulmonares para *M. tuberculosis*. El esputo expectorado puede ser adecuado para el frotis y el cultivo. El esputo inducido por aerosol es superior al expectorado o al aspirado de jugo gástrico en los pacientes que expectoran poco. El lavado broncoalveolar y la biopsia transbronquial pueden ser necesarios cuando el resto del material no proporciona el diagnóstico. Después de la identificación de AFB positivo en frotis de esputo, la prueba de sonda de ADN, si está disponible, es útil en la identificación rápida de especies de micobacterias. Sin embargo, aún se requieren cultivos de micobacterias para las pruebas de susceptibilidad a los antimicrobianos; los métodos recientes (p. ej., GeneXpert) son prometedores.
   c. Derrames: las muestras de líquido pleural pueden permitir el aislamiento del microorganismo hasta en el 30% de los casos, y las biopsias pleurales por punción percutánea (tres biopsias en tres localizaciones) proporcionan un rendimiento de hasta el 75%. El cultivo del líquido pericárdico puede ser positivo hasta en el 50% de los casos, y la biopsia pericárdica proporciona un 80% de resultados positivos en la histología o en el cultivo. El análisis de los hallazgos en el líquido de ascitis no es útil salvo que se concentre el líquido; se prefiere la biopsia peritoneal.
4. **Tratamiento**
   a. **TB latente.** Una prueba de tuberculina positiva en pacientes inmunocomprometidos se define como un corte de ≥ 5 mm de induración. El tratamiento incluye isoniazida (INH) 300 mg/d durante 9 meses, rifampicina 600 mg al día durante 4 meses, o isoniazida 900 mg/día con rifapentina 900 mg/d semanalmente durante 12 semanas bajo tratamiento observado directamente.
   b. **TB activa.** Debido al aumento de resistencia a los fármacos, el US Public Health Service ha publicado nuevas directrices para el tratamiento inicial de la TB. Hasta que se disponga de los datos del antibiograma, se debe tratar a los pacientes con TB activa con la administración diaria de isoniazida, rifampicina, pirazinamida y etambutol. Tras 2 meses de tratamiento en los pacientes con microorganismos sensibles a los fármacos ha de cambiarse la pauta a la administración de isoniazida y rifampicina diariamente durante otros 4 meses o hasta que los cultivos de esputo hayan sido negativos durante 3 meses. Se han recomendado otras pautas para asegurar el cumplimiento en aquellos pacientes que necesitan un tratamiento observado directamente.
   c. La **TB resistente a múltiples fármacos**, definida como la que es resistente a la isoniazida y la rifampicina como mínimo, es extremadamente difícil de tratar, y resulta esencial un diagnóstico precoz y un tratamiento individualizado. Para interrumpir su transmisión se necesitan estrictos procedimientos de aislamiento y una quimioterapia agresiva con una combinación de fármacos.

d. Complejo de *Mycobacterium avium* (CMA): constituye un reto distinguir la colonización de la infección real. A menudo, el tratamiento es difícil de tolerar. El tratamiento de la infección pulmonar por CMA debe incluir dos a tres antimicrobianos, con macrólidos, ya sea claritromicina (1 000 mg) o azitromicina (500 mg), etambutol (25 mg/kg) y rifampicina (600 mg/día), administrados tres veces a la semana durante un año. El tratamiento de la infección por CMA diseminada es con claritromicina (1 000 mg/día) o azitromicina (250 mg/día), más etambutol (15(mg/kg)/día) y rifabutina (150 a 350 mg/día), hasta que se produzca la reconstitución del sistema inmunitario.

F. Complejo *Nocardia asteroides*
Se han descrito varios tipos de alteraciones de la inmunidad celular asociados a la nocardiosis. Alrededor del 20 % de los casos se producen en pacientes tratados con corticoesteroides. En los pacientes inmunodeprimidos, el 75 % de los casos de nocardiosis afecta a los pulmones.

La nocardiosis puede ser asintomática, resolverse espontáneamente o producir una bronconeumonía de los lóbulos inferiores con cavidades, abscesos o empiema. La nocardiosis diseminada suele afectar al tejido subcutáneo, los músculos y el encéfalo. Se recomienda a todos los pacientes con nocardiosis que tengan un CT/MRI de encéfalo para descartar el absceso cerebral intracraneal.

1. **Diagnóstico.** La tinción Gram del esputo muestra filamentos ramificados, «arrosariados» grampositivos. El esputo debe examinarse también con la tinción de Ziehl-Neelsen modificada porque el microorganismo es débilmente acidorresistente.
2. **Tratamiento.** Actualmente, debido al aumento de la resistencia a los antibióticos, el tratamiento de combinación es el recomendado para la nocardiosis. El trimetoprim-sulfametoxazol (componente de trimetoprim de 5-10 (mg/kg)/día en dosis divididas) sigue siendo el fármaco de elección. Otros fármacos eficaces incluyen carbapenemas como imipenem o meropenem, amikacina, o cefalosporinas de tercera generación (p. ej., ceftriaxona). Se recomienda una combinación de estos fármacos. En pacientes con alergia a las sulfas, se prefiere el imipenem con amikacina. En pacientes con nocardiosis del SNC, se recomienda un mínimo de 12 meses de tratamiento o más tiempo hasta el final del tratamiento inmunosupresor.

G. *Listeria monocytogenes* puede confundirse con cocos grampositivos, *H. influenzae* o difteroides en la tinción Gram de las muestras. Las infecciones son más frecuentes en aquellos pacientes con defectos de la inmunidad celular.

Listeria monocytogenes es una causa más frecuente de meningitis bacteriana en los pacientes con carcinoma, tratados con corticoesteroides u otro tratamiento inmunodepresor, especialmente por un linfoma o edad > 65 años. La infección del SNC con meningitis o meningoencefalitis o absceso cerebral supone el 80 % de los casos. La tasa de mortalidad de las infecciones del SNC es del 20 % al 30 %. La bacteriemia o sepsis constituye el 20 % de los casos en los adultos. La afectación pulmonar suele presentarse en forma de empiema.

1. **Diagnóstico**
   a. Los cultivos de sangre son positivos en el 60 % al 75 % de los pacientes con infección del SNC. Los cultivos de LCR suelen ser positivos en la meningitis por Listeria.
   b. En el LCR predominan los linfocitos o los neutrófilos polimorfonucleares. La concentración de proteínas oscila entre la normalidad y 100 mg/dL. Las concentraciones de glucosa son bajas en la mitad de los casos.
2. **Tratamiento**
   Se administra ampicilina, 200 (mg/kg)/día i.v., en 6 dosis divididas. La mayoría de los especialistas recomiendan añadir gentamicina durante la primera semana a la ampicilina para obtener un efecto sinérgico. La duración total del tratamiento es más larga en pacientes inmunocomprometidos, al menos 3 semanas para la meningitis y 6 semanas para el absceso cerebral. En los pacientes que no

toleran este último fármaco, la mejor alternativa parece ser la combinación de trimetoprima-sulfametoxazol.

H. *Legionella*

La legionelosis puede afectar a pacientes sanos o inmunodeprimidos, especialmente a los tratados con glucocorticoesteroides. Un retraso en el tratamiento se asocia con una tasa elevada de mortalidad. Se trata de una enfermedad que produce típicamente una consolidación pulmonar lobular que evoluciona hacia infiltrados irregulares. Las manifestaciones que sugieren esta enfermedad son: tos no productiva, consolidación pulmonar y los procesos extra pulmonares incluyendo diarrea, hiponatremia y confusión.

1. **Diagnóstico**
   a. Se debe buscar la detección del antígeno de *Legionella* en la orina. Esta prueba sólo detecta *Legionella pneumophila* del serogrupo 1; sin embargo, este serogrupo es el que causa las formas más graves de enfermedad en el ser humano.
   b. Los cultivos de especímenes respiratorios en medios especializados desarrollados específicamente para el aislamiento de *Legionella* son los que deben solicitarse.
   c. Puede utilizarse la tinción de Dieterle (plata) para detectar bacterias en los tejidos. La positividad del estudio del anticuerpo fluorescente mediante FA directa es muy indicativa de legionelosis.
   d. Los títulos de anticuerpos no son útiles al principio de la enfermedad.
2. **Tratamiento**
   Las fluoroquinolonas respiratorias como la levofloxacina 750 mg i.v./v.o. al día es el fármaco de elección en pacientes inmunocomprometidos con enfermedad de Legionarios. Otras alternativas incluyen macrólidos tales como azitromicina 500 mg diarios o doxiciclina 100 mg 2 veces/día. Se recomienda una mayor duración del tratamiento durante 21 días en pacientes inmunocomprometidos.

VI. INFECCIONES MICÓTICAS

El huésped con inmunodepresión grave, particularmente con neutropenia prolongada, tiene riesgo de sufrir una infección por diversos hongos, muchos de los cuales casi nunca causan una infección en las personas sanas. Para muchas infecciones fúngicas, la identificación específica del laboratorio puede no ser posible. La recuperación de hongos «no patógenos» tradicionales de fluidos estériles tales como líquido espinal o sangre o de cultivos de biopsia debería elevar la sospecha de que tales organismos en el huésped inmunocomprometido pueden ser patógenos «oportunistas».

El diagnóstico exacto de la infección por hongos es un desafío. El galactomanano sérico, el β-D-glucano sérico y la tomografía computarizada se han vuelto útiles en el diagnóstico de la etiología fúngica. La prueba de PCR sigue siendo de investigación. En general, la infección por candidiasis ocurre tempranamente en la neutropenia, mientras que la infección del moho ocurre después de la segunda semana de neutropenia.

A. Antimicóticos

Los tres tipos principales de antimicóticos que pueden ser útiles en el paciente con neutropenia y fiebre persistente son las equinocandinas, los triazoles y los preparados de amfotericina B (AmB). En la tabla 36-1 se muestran las dosis.

1. **Equinocandinas.** Constituyen el grupo más reciente de antimicóticos; los que están comercializados actualmente son: caspofungina, anidulafungina y micafungina. Aunque se tiene mayor experiencia clínica con caspofungina, estos tres fármacos poseen actividad antimicótica y efectos adversos similares, por lo que pueden utilizarse indistintamente. Las equinocandinas tienen una excelente actividad *in vitro* frente a la mayoría de las especies de *Candida* (incluyendo *C. glabrata* resistente al fluconazol) y *Aspergillus*.
2. **Triazoles.** Se trata de antimicóticos clínicamente útiles que tienen espectros de actividad, efectos adversos y posibles interacciones farmacológicas muy diferentes. Todos son eficaces en el tratamiento de las infecciones por *Candida albicans*.

a. Fluconazol. Aunque es muy eficaz frente a *C. albicans,* tiene mucha menos actividad frente a algunas especies de *Candida* no *albicans* que los nuevos triazoles. Anteriormente se consideraba que el fluconazol era una alternativa razonable a la anfotericina B en aquellos centros en los que las infecciones por determinadas especies de *Candida* (*C. krusei* y algunas cepas de *C. glabrata*) y mohos (p. ej., género *Aspergillus*) eran relativamente poco frecuentes. La principal utilidad del fluconazol en pacientes neutropénicos es el tratamiento de la infección mucocutánea por *Candida* y la infección sistémica por *C. albicans* en pacientes en los que no están indicados los antimicóticos de amplio espectro.
b. El itraconazol tiene un espectro de actividad más amplio que el fluconazol. Su principal utilidad clínica es frente a la histoplasmosis y la blastomicosis. Tiene una actividad moderada frente a *Aspergillus.*
c. El voriconazol tiene un espectro de actividad más amplio que el fluconazol y el itraconazol, y es activo frente a la mayoría de las especies de *Candida, Aspergillus* y otros hongos menos habituales. Es el fármaco de elección hoy en día para la aspergilosis invasora y el más útil de los triazoles para el tratamiento empírico y específico de patógeno de las micosis en pacientes neutropénicos. Las posibles interacciones farmacológicas son elevadas al usar este fármaco. Las reacciones adversas más frecuentes son alteraciones visuales, que no suelen necesitar la interrupción del tratamiento, y reacciones cutáneas. El voriconazol i.v. se solubiliza en sulfobutiléter-β-ciclodextrina (SBECD), que se acumula cuando hay disfunción renal moderada; se recomienda que no se usen los preparados i.v. si el aclaramiento de creatinina es <50 mL/min. La biodisponibilidad del voriconazol oral es excelente, y el preparado oral no contiene SBECD. En algunos pacientes con una alteración funcional renal puede ser factible un cambio al tratamiento oral.
d. El posaconazol parece prometedor para la profilaxis de la infección en aquellos pacientes con inmunodepresión importante, como los que muestran leucemia aguda y receptores de trasplante de células madre. El fármaco impide eficazmente la candidemia y la aspergilosis.
e. El isavuconazol, recientemente liberado, es eficaz en aspergilosis y mucormicosis.
f. Tanto el voriconazol y en menor medida los demás triazoles presentan importantes interacciones medicamentosas. En la mayoría de ellas intervienen las isoformas del citocromo P450, y pueden causar aumentos o disminuciones importantes de las concentraciones de voriconazol o del fármaco que interactúa y producir un posible efecto adverso o una falta de eficacia, respectivamente.
3. **Preparaciones de AmB**
a. El desoxicolato de AmB (AmBD) ha sido el fármaco de referencia para el tratamiento de las micosis, pero existen algunas reticencias a la hora de utilizarlo a causa de su nefrotoxicidad y eventos adversos relacionados con la infusión. En pacientes neutropénicos la preocupación aumenta por el habitual uso coincidente de quimioterápicos y antimicrobianos nefrotóxicos. Por tanto, esta preparación de anfotericina B se evita en pacientes con cáncer.
b. No se ha demostrado que las formulaciones lipídicas de AmB tengan mayor eficacia que el AmBD para el tratamiento de las micosis, pero son más seguros y menos probable que causen nefrotoxicidad. Sus principales inconvenientes han sido otros posibles efectos secundarios y su mayor costo. Entre estos preparados se encuentran:
(1) Complejo de AmB lipídica (ABLC)
(2) AmB coloidal en dispersión (ABCD) – no favorecida.
(3) AmB liposómica, que actualmente es la única formulación lipídica aprobada por la FDA como tratamiento empírico de presuntas infecciones micóticas en pacientes neutropénicos febriles.
B. **Elección del fármaco antimicótico:** Se han elaborado directrices razonablemente claras para el tratamiento antimicótico en fases tempranas de la neutropenia, en gran medida porque la principal preocupación es la candidiasis diseminada. Con el trata-

miento antibacteriano de amplio espectro prolongado y el tratamiento antimicótico empírico, la mayor oportunidad y presión selectiva tienden a causar infecciones inusuales. La disponibilidad de nuevos triazoles y equinocandinas ha proporcionado mayores opciones terapéuticas, con menores efectos adversos; también ha aumentado el riesgo de que se administre un antimicótico que no sea activo frente al patógeno micótico presente en el paciente. Todo esto obliga a un diagnóstico microbiológico de la infección, que puede necesitar procedimientos invasores a fin de obtener material de biopsia para el cultivo y la tinción micótica.

1. **Principios.** La estrategia para administrar un tratamiento antimicótico empírico en aquellos pacientes con cáncer con neutropenia se basa en los siguientes principios:
   a. Durante los primeros días de fiebre neutropénica los patógenos más probables son bacterias; por tanto, los abordajes diagnósticos y el tratamiento empírico no están centrados principalmente en los hongos patógenos.
   b. Durante los primeros 4 a 7 días de fiebre neutropénica los hongos patógenos que tienen mayor probabilidad de encontrarse pertenecen al género *Candida* y, con una frecuencia mucho menor, al género *Aspergillus*. Las equinocandinas y los nuevos triazoles tienen una excelente actividad *in vitro* frente a la mayoría de los hongos de los géneros *Candida* y *Aspergillus*, y son poco tóxicos. El fluconazol se elige si el organismo objetivo es sólo *Candida*; Sin embargo si *Candida* y *Aspergillus* necesitan ser dirigidos, entonces, entre los azoles, el voriconazol es el fármaco apropiado. El posaconazol no tiene aprobación por parte de la FDA para el tratamiento en tales situaciones.
   c. A medida que aumenta la duración de la neutropenia y la fiebre más allá de 7 a 10 días, aumenta la probabilidad de infección por un hongo. Esto debe llevar a una búsqueda exhaustiva para detectar una infección oculta y a plantearse un tratamiento antimicótico más intensivo.
   d. El AmBD y las formulaciones lipídicas de AmB presentan el mayor espectro de actividad antimicótica de todos los grupos de antimicóticos. Las equinocandinas pueden carecer de la más amplia actividad de los preparados de AmB y de los nuevos triazoles frente a algunos géneros de hongos clínicamente importantes que pueden causar una infección en fases más avanzadas de la neutropenia.
   e. Entre las equinocandinas, la mayor experiencia clínica se tiene con la caspofungina; sin embargo, la micafungina y la anidulafungina tienen una eficacia clínica similar. Es importante señalar que las equinocandinas no están disponibles como fármacos orales y no son activas frente a *Cryptococcus neoformans,* las micosis endémicas (p. ej., género *Coccidioides, Histoplasma capsulatum*) y muchos mohos (p. ej., género *Fusarium, Scedosporium apiospermum, Zygomycetes*). Las interacciones farmacológicas son menores que las observadas con los triazoles.
   f. Entre los triazoles, el voriconazol puede ser una alternativa razonable a una equinocandina o a un preparado de AmB. Con el voriconazol hay que prestar atención a los posibles efectos secundarios y a las interacciones farmacológicas; además, se recomienda que no se administre por vía i.v., si es posible, cuando el aclaramiento de creatinina sea < 50 mL/min, para evitar la acumulación del diluyente utilizado para solubilizar el fármaco. De los demás azoles, se cree que el fluconazol y el itraconazol no tienen un espectro de actividad suficientemente amplio frente al género *Candida*.
2. **Recomendaciones**
   a. Después de 4 a 7 días de fiebre y neutropenia persistentes a pesar de los antibióticos, debe iniciarse el tratamiento antimicótico empírico con una formulación lipídica de AmB *o* caspofungina *o* voriconazol.
   b. En los pacientes que ya reciben profilaxis frente a los mohos se debe plantear el cambio a otra clase de antimicótico por vía intravenosa debido a la posible selección de un moho resistente al fármaco profiláctico. Los fármacos frente a los mohos incluyen:

(1) Amfotericina (todos los preparados son activos frente a muchos mohos).
(2) Equinocandinas (la anidulafungina, la caspofungina y la micafungina tienen buena actividad *in vitro* frente a algunos mohos, particularmente la especie más frecuente del género *Aspergillus*, *A. fumigatus*).
(3) Azoles. El voriconazol y el posaconazol tienen una actividad diferente pero amplia frente a los mohos. El voriconazol tiene una amplia actividad *in vitro* frente a la mayoría de las especies del género *Aspergillus*, entre ellas *A. fumigatus*. El posaconazol es activo frente a *Candida*, *Aspergillus* y *Mucor*. El fluconazol no tienen una actividad clínicamente útil frente a los mohos.

   c. Problemas renales. Si existen problemas con la función renal (alteración preexistente de la función renal, uso concomitante de fármacos nefrotóxicos o aparición de alteración durante la administración de AmB), utilizar una equinocandina o voriconazol resulta muchas veces razonable y adecuado. Si existe un importante deterioro clínico que podría estar causado por una micosis, sería prudente iniciar el tratamiento con AmB.

C. Candidiasis

Los principales factores de riesgo de la candidiasis sistémica son el tratamiento con inmunodepresores, neutropenia, antibióticos, cirugía gastrointestinal, glucocorticoesteroides y la alimentación parenteral. Los catéteres venosos centrales permanentes, el consumo de drogas por vía i.v., y las enfermedades subyacentes que producen defectos funcionales de los polimorfonucleares o de la inmunidad celular (p. ej., leucemia, linfoma, diabetes mellitus) también se asocian a la infección. La candidemia asociada al catéter vascular es la más común.

1. **Cuadro clínico.** La candidiasis localizada puede afectar a piel, boca, esófago, recto o vagina. La diseminada puede manifestarse con fiebre únicamente, sepsis, endoftalmitis, nódulos cutáneos, enfermedad renal, artritis o miositis. Con la diseminación, *C. albicans* y, en ocasiones, otras especies de *Candida* pueden producir lesiones retinianas de color blanco-amarillento de endoftalmitis. La afectación visceral (candidosis hepatoesplénica) supone otra secuela de la diseminación, y suele manifestarse en el momento de la resolución de la neutropenia.

2. **Diagnóstico**
   a. Cultivos. Aunque se ha demostrado que los hemocultivos sólo eran positivos en el 50 % de los pacientes con candidiasis diseminada en la necropsia, el rendimiento de los nuevos métodos de cultivo es superior. El crecimiento de *Candida* en el laboratorio permite determinar la especie, lo que puede influir en la selección del tratamiento. La documentación de una candidiasis diseminada puede también evitar la búsqueda continua de causas de fiebre.
   b. Serología: El β-D-glucano sérico es una prueba útil. En su mayoría, una prueba negativa tiene un valor predictivo negativo alto.

3. **Tratamiento.** Deben retirarse rápidamente los cuerpos extraños infectados, como los CVC.
   a. Profilaxis. Los fármacos tópicos, como la nistatina y el clotrimazol, no son apropiados para la prevención de la infección sistémica. El uso profiláctico de fluconazol (u otros fármacos antifúngicos de triazol) es apropiado, particularmente en pacientes con LMA sometidos a quimioterapia de inducción.
   b. Tratamiento sistémico. Si se ha aislado una especie de *Candida* en el paciente, el tratamiento con una equinocandina es adecuado. Cuando se ha documentado la especie o se ha probado la sensibilidad terapéutica podría cambiarse a un triazol, según la especie detectada, si el paciente tolera la equinocandina y si se ha logrado la estabilidad clínica.

D. Criptococosis

Los pacientes tratados con corticoesteroides y los afectados por el sida o el linfoma de Hodgkin tienen la mayor incidencia de infección por *C. neoformans*.

La infección pulmonar puede ser asintomática. La radiografía de tórax mostrará una bronconeumonía local, afectación lobular o nódulos que pueden cavitarse. La

infección del SNC es la más común; suele manifestarse como una meningoencefalitis gradual, sin signos de infección más allá de las meninges. En la infección diseminada, pueden observarse diversos signos cutáneos, que oscilan desde lesiones maculopapulares o nodulares hasta celulitis.
1. **Diagnóstico**
   a. Cultivo. *C. neoformans,* una levadura encapsulada que se replica por gemación, puede crecer fácilmente a partir de la sangre, las secreciones respiratorias, el LCR y las biopsias cutáneas, en medios habituales.
   b. El LCR muestra típicamente un aumento de la presión de apertura y pleocitosis linfocítica en la meningoencefalitis criptocócica. En la mitad de los casos se observa una concentración baja de glucosa. La preparación con tinta china es positiva en alrededor del 40 % de los casos; debido a su baja sensibilidad, la mayoría de los laboratorios ya no ofrecen esta prueba.
   c. Serología. La presencia de un antígeno polisacárido criptocócico en el LCR es diagnóstica y se detecta en el > 90 % de los casos de meningitis. La presencia del antígeno en el suero documenta la infección sin embargo, puede no ser una herramienta confiable para el diagnóstico. No son útiles los análisis de anticuerpos.
2. **Tratamiento.** La principal dificultad que tiene el médico con el tratamiento de la infección criptocócica es determinar si existe una infección meníngea. La mayor experiencia médica con el tratamiento de la infección criptocócica es la de los pacientes con infección por el VIH; esta experiencia influye enormemente en los algoritmos de tratamiento. Ninguna **equinocandina** es activa frente a *Cryptococcus.*
   a. La meningitis y la enfermedad diseminada pueden ser tratadas con AmBD, 0.7 (mg/kg)/día, con flucitosina complementaria durante 2 semanas. Se prefieren preparados lipídicos de amfotericina. Esta inducción de 2 semanas va seguida por la administración de fluconazol, en dosis de 400 mg/día (tras una dosis de carga de 400 mg) por v.o. o i.v. Se debe evaluar la presión de apertura durante PL. La hipertensión intracraneal sin que exista una masa intracraneal puede hacer necesaria la repetición de la PL para reducir la presión y asegurar una perfusión cerebral adecuada.
   b. Infección extrameníngea. La mayoría de los pacientes con infección extrameníngea puede recibir fluconazol (400-800 mg/día) si se ha descartado infección meníngea.

E. **Aspergilosis**
La infección suele producirse por la inhalación de esporas, lo que conduce a una infección del parénquima pulmonar o de los senos paranasales. La diseminación suele producirse desde los pulmones. Cerca del 70 % al 80 % de las cepas son *Aspergillus fumigatus.*

El cuadro clínico típico inicial de la aspergilosis en los pacientes inmunodeprimidos es la aparición de fiebre, de nódulos o infiltrados pulmonares; a medida que la enfermedad progresa puede observarse infarto, necrosis y gangrena por invasión vascular. Casi un tercio de los pacientes no muestra alteraciones radiológicas al principio de la enfermedad.

La diseminación complica la afección pulmonar en el 25 % al 50 % de los casos. Pueden producirse diversas lesiones cutáneas, abscesos múltiples, infarto cerebral o úlceras gastrointestinales con hemorragia. La recuperación de la médula ósea puede conducir a la licuefacción de los focos pulmonares que conducen a la hemoptisis. Puede producirse entonces una erosión y una hemorragia potencialmente mortal a causa de la naturaleza vasculotrópica de la infección.

1. **Diagnóstico.** El método diagnóstico de referencia es la recuperación del microorganismo a partir de una muestra adecuada; esto conlleva invariablemente un cultivo de una muestra de la biopsia. El género *Aspergillus* se obtiene en raras ocasiones de las secreciones traqueobronquiales, y prácticamente nunca de hemocultivos. El ensayo de galactomanano en suero, que detecta un polisacárido

de pared celular de especies de *Aspergillus*, es una buena herramienta para el diagnóstico. El diagnóstico de aspergilosis suele basarse en la demostración de la presencia de hifas tabicadas y ramificadas en los tejidos. Sin embargo, otros hongos (p. ej., *Scedosporium apiospermum*, géneros *Fusarium* y *Penicillium*) pueden ser indistinguibles de *Aspergillus* en el corte histológico. Los estudios radiográficos de tórax pueden mostrar nódulos, con o sin cavitación, o infiltrados de base pleural. La presencia del «signo del halo» (atenuación baja que rodea a una lesión nodular) en la TC de resolución elevada puede observarse en la aspergilosis pulmonar temprana. Más adelante, puede observarse un signo de «semiluna aérea», que indica cavitación con el retorno de neutrófilos. Sin embargo, otros microorganismos vasculotrópicos pueden producir signos radiográficos similares. Por tanto, debe insistirse en la biopsia y el cultivo siempre que sea posible. El líquido de lavado broncoalveolar debe ser probado para el antígeno galactomanano. La presencia del antígeno es altamente sugestiva de aspergilosis. Con la confirmación de la infección difícil de lograr, con frecuencia, los criterios clínicos y radiológicos se utilizan para el diagnóstico.

2. **Tratamiento**
   a. La mayor experiencia es con el AmBD, en dosis de 1.0-1.5 (mg/kg)/día; esta pauta causa casi siempre una alteración funcional renal significativa. Los preparados lipídicos de amfotericina B (ABLC y LAmB) se toleran mejor y suelen administrarse en una dosis diaria de al menos 5 (mg/kg)/día.
   b. El voriconazol tiene la autorización de la FDA para el tratamiento de la aspergilosis invasora y se está convirtiendo rápidamente en un pilar del tratamiento de esta afección. El tratamiento debe iniciarse con 2 dosis de 6 mg/kg i.v. separadas entre sí 12 h, seguidas por 4 (mg/kg)/12 h. El paciente que responde a este tratamiento puede pasar al fármaco oral a los 7 días.
   c. El fluconazol es **inactivo** frente a la aspergilosis. Posaconazol no está aprobado por la FDA para el tratamiento. El isavuconazol es un fármaco alternativo al voriconazol.
   d. La caspofungina ha sido autorizada por la FDA para el tratamiento de la aspergilosis en los pacientes que no pueden tolerar otras formas de tratamiento o en aquellos en que éstas hayan fracasado («tratamiento de rescate»). Alternativamente se puede usar micafungina o anidulafungina.
   e. Datos recientes sugieren el uso de tratamiento combinado para aspergilosis invasora con voriconazol y anidulafungina.
   f. La resección quirúrgica de la aspergilosis pulmonar invasora con una lesión cavitada puede evitar la hemoptisis y la recurrencia en determinados pacientes. En los pacientes leucémicos el logro de una remisión completa ocurre cuando se combina con un tratamiento antimicótico agresivo y se produce un aumento de la tasa de curaciones en la aspergilosis.

F. **Mucormicosis.** Los miembros de la clase taxonómica de los zigomicetos constituyen un complejo grupo de microorganismos. Con frecuencia creciente, se ha reconocido su infección en pacientes con leucemia o linfoma, bajo tratamiento con glucocorticoides, con diabetes mellitus, desnutrición, quemaduras, o que fueron objeto de un trasplante. La mortalidad es elevada.

Los géneros *Rhizopus*, *Absidia*, y *Mucor* producen manifestaciones patológicas y clínicas similares debido a neutrófilos en los exudados, necrosis tisular e invasión vascular, que originan trombosis e infarto.

La neumonía puede vincularse con una tos seca o hemoptisis. Las radiografías quizá muestren infiltrados intersticiales, consolidación o cavitación lobular.

La afección cerebral suele ser secundaria a la pulmonar y se muestra como infarto o absceso. Los estudios de líquido cefalorraquídeo no suelen ser útiles. En contraste, ocurre mucormicosis rinocerebral con máxima frecuencia en la diabetes mellitus descontrolada.

La enfermedad diseminada puede causar gastroenteritis, perforación intestinal o hemorragia, peritonitis o absceso en cualquier órgano.

1. **Diagnóstico:** Los microorganismos de la clase *Zigomicetos* muestran hifas anchas, sin tabiques, a menudo con ramificación en ángulo recto en los especímenes tisulares. Los fármacos causales de la zigomicosis pueden ser difíciles de cultivar. El diagnóstico se hace al demostrar al microorganismo por cultivo o, más a menudo, mediante tinciones especiales de cortes tisulares.
2. **Tratamiento:** se recomienda una dosis de DCA o una de la fórmula lipídica de AMB, aunque estos fármacos, en realidad, son en gran parte adyuvantes. La eliminación del estado predisponente y la resección del tejido infectado, cuando es posible, son los principales recursos terapéuticos. El posaconazol parece brindar beneficio después del tratamiento con un preparado de AMB. El isavuconazol tiene aprobación de la FDA para el tratamiento de la mucormicosis.

G. Neumocistosis

El PJ, ahora considerado un hongo, se reactiva en los pacientes con neutropenia intensa o deficiencia inmunitaria de mediación celular, y causa neumonía (NPJ). Con frecuencia, los pacientes afectados son aquellos que reciben corticoesteroides, padecen un linfoma, o los que reciben células madre con la enfermedad de injerto frente a huésped. La neumonía es de inicio agudo y rápida progresión, a diferencia de los pacientes con sida. La hipoxemia de progresión rápida con infiltrados intersticiales difusos debería hacer surgir la sospecha de infección por PJ. La tinción específica del microorganismo en el esputo inducido o el lavado bronquioalveolar es útil para el diagnóstico.

El tratamiento ideal consiste en administrar trimetoprima-sulfametoxazol, desde hace tiempo; en pacientes sin infección por VIH, el uso de esteroides no ha mostrado ser de beneficio. La profilaxis sistemática con trimetoprima-sulfametoxazol es apropiada en pacientes que reciben corticoesteroides (prednisona > 20 mg/día durante > 3 semanas), en particular, aquéllos con tumores cerebrales.

H. Otras micosis

1. **Micosis endémicas:** *Histoplasma capsulatum, Coccidioides immitis* y *Blastomyces dermatitidis* pueden obtenerse fácilmente de los tejidos y producen alteraciones histopatológicas típicas (patognomónicas). Las infecciones por estos patógenos humanos habituales pueden manifestarse como infecciones oportunistas en pacientes inmunodeprimidos; particularmente en áreas endémicas para tales organismos.
2. **Trichosporonosis:** *Trichosporon beigelii* constituye un grupo de hongos que no pueden distinguirse fácilmente sin el uso de técnicas moleculares. *Trichosporon beigelii* provoca piedra blanca, una infección del pelo. Causa una micosis oportunista emergente difícil de diagnosticar y a la que se ha atribuido una elevada mortalidad. La infección sistémica se ha descrito con mayor frecuencia en pacientes neutropénicos tratados con quimioterapia.
    a. La afectación cutánea se produce en el 30 % de los pacientes, y suele manifestarse en forma de pápulas y nódulos de color morado, con necrosis o ulceración central. Las muestras de biopsia de estas lesiones muestran invasión dérmica por elementos micóticos. El cultivo es positivo en > 90 % de los casos.
    b. Para que se resuelva la infección diseminada parece que debe resolverse la neutropenia. Los triazoles son los antimicóticos más activos. Las equinocandinas, los preparados de AmB y AmBD no parecen ser eficaces.
3. **Escedosporiosis:** La escedosporiosis se debe a la forma asexual *Scedosporium apiospermum (Pseudallescheria boydii)*, que es una causa cada vez más frecuente de infecciones oportunistas, y puede causar afectación del SNC y fungemia en pacientes con leucemia. Aunque las infecciones no suelen responder a la AmB, los triazoles pueden ser eficaces, y se prefiere el voriconazol. Algunas especies (p. ej., *S. prolificans*) son resistentes a todos los fármacos disponibles.
4. **Fusariosis.** Algunos miembros del género *Fusarium* son hongos ubicuos que se asocian con poca frecuencia a una infección. La fusariosis diseminada suele aparecer en pacientes neutropénicos, conlleva una elevada tasa de mortalidad, y se manifiesta con fiebre, y máculas, pápulas y nódulos cutáneos difusos. El género *Fusarium* puede aislarse de muestras de biopsia de lesiones cutáneas (se observan

hifas con el microscopio óptico) o de aspirados bronquiales de lesiones pulmonares o de hemocultivos. Las formulaciones lipídicas de AmB y AmBD pueden erradicar la infección. El voriconazol está indicado en los pacientes con fusariosis que no toleran o no responden a otro tratamiento. Algunos médicos prefieren un preparado lipídico de AmB más voriconazol ya que las susceptibilidades pueden variar.
  5. **Shock fungémico.** A medida que ha aumentado el uso de antibióticos empíricos para tratar las bacterias, ha aumentado la posibilidad de que algunos hongos, particularmente del género *Candida,* puedan causar un cuadro de tipo shock séptico no a diferencia de los causados por bacterias.

VII. INFECCIONES POR PARÁSITOS
  A. **Toxoplasmosis**
  Los parásitos en general son causas raras de infecciones en pacientes neutropénicos febriles. Los principales factores de riesgo para la toxoplasmosis son los pacientes con sida, receptores de médula ósea y trasplante de órganos sólidos, neoplasia hematológica (enfermedad de Hodgkin) y embarazo. La manifestación común de toxoplasmosis en la población inmunocomprometida se disemina o toxoplasma encefalitis debido a la reactivación del toxoplasma en individuos seropositivos.
  Los pacientes sintomáticos muestran una enfermedad con febrícula caracterizada por una linfadenopatía localizada o generalizada, hepatoesplenomegalia, malestar y cansancio. Cualquier órgano puede afectarse. La infección en aquellos pacientes con inmunidad celular sana puede imitar un tumor cerebral o un trastorno linfoproliferativo.
  1. **Diagnóstico**
    a. **Histología.** Es importante la identificación de trofozoítos en lugar de quistes, porque estos últimos pueden persistir durante décadas. La anatomía patológica de los ganglios linfáticos es característica de la toxoplasmosis. La tinción inmunohistoquímica (IHC) se realiza en una muestra de tejido para la visualización de organismos. El resultado positivo de IHC es sugestivo de infección; sin embargo, el resultado negativo no descarta la enfermedad. El cultivo se utiliza rara vez.
    b. La **serología** es ampliamente utilizada para el diagnóstico de la enfermedad. Los anticuerpos IgM sugieren una infección reciente. Muchos pacientes, sin embargo, muestran una afección asintomática como resultado de la reactivación de una enfermedad latente. Finalmente sólo la IgG será probablemente detectable. Si IgM e IgG son negativas, no sugiere infección reciente o pasada, excepto en pacientes con inmunodeficiencia grave cuando la serología no es confiable.
    c. **PCR. Toxoplasma.** La PCR de cualquier líquido corporal como sangre, LCR, lavado broncoalveolar o tejido cerebral es altamente específica para el diagnóstico de toxoplasmosis. Esta prueba es útil para la detección temprana en sangre/líquido cefalorraquídeo.
    d. **Imágenes.** La TC/RM del cerebro se utiliza para detectar múltiples lesiones del toxoplasma en anillo o calcificadas en el cerebro. El diagnóstico diferencial es el linfoma del SNC; la biopsia es necesaria para la confirmación.
  2. **Tratamiento.** Se administra pirimetamina (un antagonista del ácido fólico) y una sulfamida en dosis divididas durante 3 a 6 semanas. La aparición de efectos adversos hemáticos a menudo interrumpe el tratamiento. También se administra ácido folínico para reducir al mínimo los efectos de la mielodepresión.
    a. La **pirimetamina** se administra como dosis de carga de 200 mg v.o. seguidos de un tratamiento de mantenimiento con 50-75 mg/día, asociado a ácido folínico, 10-20 mg/día, por v.o. La sulfadiazina, 1.0 g a 1.5 g de 4 veces/día, se administra conjuntamente con pirimetamina.
    b. Otra combinación para la enfermedad aguda es la pirimetamina (100 mg/día v.o.) y ácido folínico más clindamicina (1.2 g/día i.v. en dosis divididas).

c. La atovacuona fue aprobada por la FDA para su uso como fármaco de combinación con pirimetamina o sulfadiazina para la encefalitis toxoplasmática aguda entre los pacientes con sulfa alergia o pirimetamina indisponible o también hipersensibilidad.
   d. Los fármacos adyuvantes incluyen corticosteroides en pacientes con edema cerebral significativo o anticonvulsivos en pacientes con convulsiones.
B. Otras infecciones parasitarias como la estrongiloidiasis, la malaria, la giardiasis y la babesiosis son menos frecuentes en Estados Unidos. La administración es la misma que en los huéspedes no inmunocomprometidos.

Lecturas recomendadas

Freifeld AG, et al. Clinical practice guidelines for the use of antimicrobial agents in neutropenic patients with cancer: 2010 update by the Infectious Diseases Society of America. *Clin Infect Dis* 2011; 52:e56.

Maertens JA, et al. Isavuconazole versus voriconazole for primary treatment of invasive mould disease caused by Aspergillus and other filamentous fungi (SECURE): a phase 3, randomised-controlled, non-inferiority trial. *Lancet* 2016; 387:760.

Marr KA, et al. Combination antifungal therapy for invasive aspergillosis: a randomized trial. *Ann Intern Med* 2015; 162:81.

Marty FM, et al. Isavuconazole treatment for mucormycosis: a single-arm open-label trial and case-control analysis. *Lancet Infect Dis* 2016; 16(7):828.

Mermel LA, et al. Clinical practice guidelines for the diagnosis and management of intravascular catheter-related infection: 2009 update by the Infectious Diseases Society of America. *Clin Infect Dis* 2009; 49:1.

Pappas PG, et al. Clinical practice guidelines for the management of candidiasis: 2016 update by the Infectious Diseases Society of America. *Clin Infect Dis* 2016; 62(4):e1.

Pfeiffer CD, et al. Diagnosis of invasive aspergillosis using a galactomannan assay: a meta-analysis. *Clin Infect Dis* 2006; 42:1417.

Price TH, et al. Efficacy of transfusion with granulocytes from G-CSF/dexamethasone-treated donors in neutropenic patients with infection. *Blood* 2015; 126:2153.

Smith TJ, et al. 2006 update of recommendations for use of white blood cell growth factors: an evidence-based clinical practice guideline. *J Clin Oncol* 2006; 24:3187.

Walsh TJ. Treatment of aspergillosis: clinical practice guidelines of the Infectious Diseases Society of America. *Clin Infect Dis* 2008; 46:327.

Wong GC, Abdul Halim NA, Tan BH. Antifungal prophylaxis with posaconazole is effective in preventing invasive fungal infections in acute myeloid leukemia patients during induction and salvage chemotherapy. *Clin Infect Dis* 2015; 61:1351.

37 Neoplasias relacionadas con el sida y con otros estados de inmunodeficiencia

Ronald T. Mitsuyasu y Mary Territo

NEOPLASIAS RELACIONADAS CON EL SIDA

I. INTRODUCCIÓN

A pesar de los grandes avances en el tratamiento y en la supervivencia de los pacientes infectados por el virus de la inmunodeficiencia humana (VIH), el cáncer es actualmente una de las principales causas de muerte en pacientes con sida. En la era del tratamiento antirretrovírico de gran actividad (TARGA) los pacientes infectados por el VIH viven más que nunca, y el TARGA ha reducido mucho la incidencia de la mayoría de los cánceres definitorios de sida, como el sarcoma de Kaposi (SK), el linfoma no hodgkiniano (LNH; incluyendo el linfoma primario del sistema nervioso central [SNC]) y el carcinoma cervical invasor. Lamentablemente, el aumento de la incidencia de otros cánceres no definitorios del sida (CNDS) ha sido significativo, y el tratamiento de los pacientes que muestran neoplasias malignas en el contexto de una infección por el VIH sigue siendo muy difícil.

II. LINFOMA RELACIONADO CON EL SIDA

A. Incidencia

1. El LNH sigue siendo una de las enfermedades definitorias del sida más frecuentes, y aparece en cerca del 16 % de los nuevos casos de sida. Todos los grupos de edad y todos los grupos con riesgo de adquirir la infección por el VIH tienen la misma probabilidad de mostrar un linfoma.

2. La incidencia del LNH generalmente es paralela a la disminución progresiva de linfocitos CD4. Con el uso extendido del TARGA en diversas partes del mundo, que hace que aumenten los linfocitos CD4 en la población, la incidencia del linfoma ha disminuido. En este contexto, el riesgo de sufrir un linfoma depende del último recuento de CD4, y no del recuento más bajo.

B. Anatomía patológica. La mayoría de los linfomas relacionados con el sida son tumores de linfocitos B de un tipo anatomopatológico de alto grado. Alrededor del 60 % de los pacientes está diagnosticado de linfoma inmunoblástico, plasmoblástico o de linfocitos pequeños no hendidos; estos últimos pueden ser de subtipo Burkitt o no Burkitt. Se han documentado linfomas de linfocitos B de grado intermedio, difusos, grandes y muchos tipos no-GCB en el 30 % al 40 %. Los pacientes infectados por el VIH también tienen una mayor incidencia de linfoma de linfocitos B de bajo grado y de diversos linfomas de linfocitos T, aunque son mucho menos frecuentes.

También se ha identificado linfoma primario con derrame (LPD) en pacientes infectados por el VIH que también están infectados por el virus del herpes humano-8 (VHH-8). Los pacientes acuden con derrames serosos neoplásicos, generalmente sin que existan lesiones expansivas específicas. La mediana de la supervivencia es de unos 6 meses.

C. **Manifestaciones clínicas.** Alrededor del 80 % de los pacientes con un linfoma relacionado con el sida diagnosticado recientemente muestra síntomas generales B, que consisten en fiebre, sudoración nocturna profusa y/o pérdida de peso. Cerca de entre el 60 % y el 90 % de los pacientes tienen una enfermedad avanzada que a menudo se manifiesta en localizaciones extraganglionares. Esto los distingue claramente de la población con linfoma en general, en los cuales alrededor del 40 % acude con una afectación extraganglionar. Las localizaciones más habituales de la afectación extraganglionar inicial son el SNC (prevalencia del 30 % en el momento del diagnóstico), el tubo digestivo (25 %), la médula ósea (20-33 %) y el hígado (10 %).

D. **Diagnóstico y evaluación para la estadificación**
   1. **Biopsia.** Los estudios inmunofenotípicos o genotípicos suelen ser útiles para confirmar la naturaleza monoclonal y el subtipo histológico del tumor.
   2. **Tomografía computarizada (TC).** La evaluación para la estadificación debe iniciarse con una TC torácica, abdominal y pélvica. Casi dos tercios de los pacientes con un linfoma relacionado con el sida tienen signos de afectación linfomatosa intra-abdominal, que afecta la mayoría de las veces a los ganglios linfáticos, el tubo digestivo, el hígado, los riñones y las glándulas suprarrenales.
   3. **Tomografía por emisión de positrones (PET).** Se utiliza actualmente con bastante frecuencia junto con la TC, y puede detectar una actividad mínima de la enfermedad y se puede utilizar después del tratamiento para diferenciar el linfoma activo residual de la cicatriz y la fibrosis.
   4. Debe realizarse el aspirado y la biopsia de la **médula ósea.**
   5. **Punción lumbar (PL).** Aunque no es necesaria en la mayoría de los pacientes con un linfoma de nueva aparición, sí debe realizarse de forma sistemática en la evaluación para la estadificación de los pacientes con un linfoma relacionado con el sida. Alrededor del 20 % de los pacientes infectados por el VIH muestra afectación leptomeníngea incluso cuando no tiene síntomas de afectación del SNC. Actualmente se ha convertido en una práctica habitual inyectar la primera dosis de metotrexato o citarabina en el momento de la PL de estadificación inicial, en un intento por evitar la recurrencia aislada del SNC. Cuando hay afectación activa del líquido cefalorraquídeo (LCR) por el linfoma las alteraciones pueden ser relativamente leves, con una mediana de recuento leucocítico muchas veces de < 10 células/mL, aunque es muy frecuente que haya aumento de las proteínas y disminución de la concentración de glucosa en el LCR. En los pacientes con enfermedad activa generalmente se pueden detectar con claridad células de linfoma anómalas en el estudio citológico, de citometría de flujo o citogenético.

E. **Factores pronóstico.** La disminución de la supervivencia en el linfoma relacionado con el sida se asocia a los siguientes factores: linfocitos CD4 < 100/µL, estado general de Karnofsky < 70 %, edad > 35 años, estadio IV (especialmente la enfermedad leptomeníngea), lactato deshidrogenasa plasmática elevada, mayor puntuación IPI (de 2 a 3) y algunos subtipos de linfoma (p. ej., linfoma primario del SNC [LPSNC], LPD) y tal vez algunos subtipos de linfoma difuso de linfocitos B grandes (LDCBG; p. ej., el fenotipo de linfocitos B activados).

F. **Tratamiento**
   1. **Uso de pautas quimioterápicas a dosis completa.** Antes de poder contar con el TARGA se aconsejaba el uso de modificaciones de dosis bajas de las pautas habituales porque los estudios clínicos prospectivos indicaban que las pautas con dosis habituales se asociaban a un aumento significativo de los efectos adversos. En la era del TARGA *estas recomendaciones ya no son válidas.*

   En los estudios en los que se han utilizado pautas a dosis completa, generalmente combinados con TARGA, se han observado mejores resultados con pautas de dosis completa y pautas con mayor intensidad de dosis que con el uso combinado de rituximab. Aunque hubo mejora de las tasas de respuesta y de la supervivencia sin progresión con rituximab, especialmente cuando se utilizaba combinado con la pauta EPOCH, las preocupaciones sobre un peor resultado debido a las muertes de causa infecciosa han llevado a recomendar un mayor

uso de antibióticos profilácticos y factores de crecimiento hematopoyéticos en esta población, especialmente en pacientes con recuento de linfocitos CD4 < 100 células/mm^3.
2. El **tratamiento antirretrovírico** puede usarse simultáneamente con la poliquimioterapia (práctica actualmente aceptada) o puede interrumpirse hasta completarse ésta, y reanudarse inmediatamente. En los estudios farmacocinéticos no se han observado interacciones clínicamente significativas entre el TARGA (incluidos los inhibidores de la proteasa [IP]) y la poliquimioterapia del linfoma.
3. **Quimioterapia en infusión: (R)-EPOCH.** Una pauta EPOCH con ajuste de la dosis se ha utilizado con resultados excelentes, incluyendo aquellos con linfoma de Burkitt. Se administran tres de los cinco fármacos en infusión i.v. continua (IVC). Los ciclos se repiten cada 21 días, hasta un total de 6 ciclos. La pauta específica con ajuste de la dosis en pacientes con sida es la siguiente:
Rituximab, 375 mg/m^2 i.v. el día 1 (en el estudio R-EPOCH)
Etopósido, 50 (mg/m^2)/día los días 1 a 4 en IVC
Doxorubicina, 10 (mg/m^2)/día los días 1 a 4 en IVC
Vincristina, 0,4 (mg/m^2)/día los días 1 a 4 en IVC (sin dosis máxima)
Prednisona, 60 (mg/m^2)/día v.o. los días 1 a 5
Ciclofosfamida i.v. el día 5; 375 mg/m^2 si CD4 > 100; 187 mg/m^2 si CD4 < 100
   a. En los ciclos posteriores, si el valor mínimo del recuento absoluto de neutrófilos (RAN) era > 500 células/mL, la dosis de ciclofosfamida se ajustaba en incrementos de 187 mg/m^2 hasta una dosis máxima de 750 mg/m^2 i.v.
   b. Se administra el factor estimulador de las colonias de granulocitos en una dosis de 5 (mg/kg)/día por vía s.c. desde el día 6 hasta que el RAN sea > 5 000/mL tras el punto más bajo.
   c. Se administra metotrexato intratecal en dosis de 12 mg los días 1 y 5 durante un mínimo de 4 dosis como tratamiento profiláctico o hasta que el LCR esté libre de células malignas en los pacientes con enfermedad activa.
   d. Es obligatoria la profilaxis de la neumonía por *Pneumocystis,* y se administra profilaxis frente a *Mycobacterium avium* con recuentos CD4 < 100/mL.
   e. **Resultados de EPOCH en el linfoma relacionado con el sida**
      (1) En el estudio inicial del NCI, la tasa total de remisión completa es del 74 %, incluyendo un 56 % de pacientes con linfocitos CD4 < 100/mL y un 87 % de pacientes con linfocitos CD4 > 100/mL. Con una mediana de seguimiento de 56 meses sólo se han producido dos recurrencias, y la supervivencia sin signos de enfermedad es del 92 %. La supervivencia total a los 56 meses es del 60 %, mientras que la supervivencia total de los pacientes con linfocitos CD4 > 100/μL al inicio es del 87 %.
      (2) En un estudio aleatorizado posterior, los pacientes recibieron la misma pauta EPOCH del estudio del NCI con ajuste de la dosis, con administración de rituximab simultáneamente el día 1 de cada ciclo o semanalmente durante 6 semanas después de finalizar el tratamiento con EPOCH. La tasa de respuesta y la supervivencia sin enfermedad al cabo de 1 año eran mayores en el grupo de tratamiento simultáneo (tasa de respuesta: 82 % y 75 %, respectivamente, y supervivencia sin enfermedad: 78 % y 68 %, respectivamente).
G. **Linfoma primario del SNC** (*v.* también el cap. 22, sec. VIII.C, en «Linfoma no hodgkiniano»).
   1. **Manifestaciones clínicas.** Los pacientes con LPSNC acuden con una enfermedad por el VIH bastante avanzada con una mediana de linfocitos CD4 < 50/μl y un antecedente de sida antes del linfoma. Los síntomas y los signos iniciales varían, y entre ellos se encuentran convulsiones, cefaleas y alteraciones neurológicas focales. También pueden observarse cambios sutiles del comportamiento o de personalidad.
   2. **Diagnóstico.** Las pruebas radiográficas muestran lesiones expansivas cerebrales que aparecen en cualquier punto. Es probable que sean relativamente grandes (2-4 cm)

y relativamente poco numerosas (1-3). Pueden tener realce anular. Las exploraciones PET pueden proporcionar información más específica en cuanto a la diferenciación entre el LPSNC y otras lesiones expansivas cerebrales en los pacientes con infección por el VIH. Además, como este linfoma relacionado con el sida casi siempre se asocia a infección por el virus de Epstein-Barr (VEB), también puede usarse en el diagnóstico la determinación de proteínas latentes del VEB en el LCR. Si los resultados son dudosos se necesitará una biopsia cerebral para llegar a un diagnóstico definitivo.

3. **Tratamiento.** La dosis elevada de metotrexato con rescate de leucovorina se considera ahora la modalidad de tratamiento primario para LPSNC en pacientes con o sin SIDA. La radioterapia (RT) se asocia a una remisión completa en el 20% al 50% de los casos, pero la mediana de la supervivencia ha sido sólo de 2 a 3 meses. Aunque la RT puede no aumentar la duración de la supervivencia, sí mejora la calidad de vida, a veces espectacularmente. El uso del TARGA con antineoplásicos ha mejorado la supervivencia.

III. LINFOMA DE HODGKIN

A. **Incidencia.** No se considera que el linfoma de Hodgkin (LH) sea una afección que defina el sida, aunque su incidencia ha aumentado significativamente en los pacientes infectados por el VIH en la era posterior al TARGA. Es probable que esto se deba a que la célula de Reed-Sternberg (RS), la célula maligna del LH, precisa la presencia de linfocitos CD4+, que aportan señales de proliferación y supervivencia para las células de RS malignas.

B. **Biología.** Durante años se ha sugerido la existencia de una asociación entre el LH y el VEB a partir de los datos epidemiológicos en pacientes que no son VIH, cerca de la mitad de los cuales tienen presencia del VEB integrado clonalmente en las células de RS. Dentro del contexto de la infección por el VIH, el VEB está presente casi universalmente en las células de RS malignas.

C. **Manifestaciones clínicas.** Los pacientes con una infección por el VIH subyacente muestran manifestaciones clínicas y anatomopatológicas del LH diferentes de las esperadas en aquellos sin infección por el VIH.

1. **Localizaciones de la enfermedad.** La mayoría de los pacientes infectados por el VIH con LH tiene una afectación extraganglionar diseminada en el momento del diagnóstico, y un 80% al 90% están en estadio III o estadio IV. Los síntomas generales B se observan en el 80% al 90% de los pacientes. Pueden observarse localizaciones extraganglionares inusuales, entre ellas el ano y el recto, además del SNC. La médula ósea está afectada en el 50% al 60% en el momento del diagnóstico, y puede ser la única localización de la enfermedad en pacientes con síntomas B, generalmente cuando existen citopenias periféricas.

2. **Anatomía patológica.** Son más abundantes los subgrupos de LH de celularidad mixta y de depleción linfocítica. Los subtipos de esclerosis nodular y de predominio linfocítico también aparecen en el contexto de la infección por el VIH.

D. **Tratamiento.** La pauta ABVD (v. Apéndice C1) es la usada con mayor frecuencia, junto con los factores de crecimiento hematopoyéticos. La pauta BEACOPP (v. Apéndice C1), cuando se utiliza simultáneamente con el TARGA, se ha asociado a una mejora de la tasa de respuesta y de la tasa de supervivencia global. No se sabe si esta mejora se debe a la adición del TARGA o a esa pauta específica, aunque es probable que el TARGA sea el factor más importante. Un estudio del brentuximab vedotin con ABVD en la LH asociada al sida se encuentra en curso en Estados Unidos y Francia.

IV. SARCOMA DE KAPOSI

A. **Incidencia y epidemiología.** El SK relacionado con el sida se ve en todos los grupos de riesgo de VIH de todo el mundo, y la mayoría de los casos en Estados Unidos se observan en hombres homosexuales o bisexuales. Con la llegada del TARGA la incidencia del SK ha descendido espectacularmente en Estados Unidos y en otras zonas con recursos abundantes. Este destacado cambio en la incidencia de la enfermedad, coincidiendo con el notable descenso de la viremia del VIH y la mejora de la función inmunitaria asociada al TARGA, sirve para resaltar el papel esencial de la inmunidad en la aparición y el control del SK.

B. **Patogenia: virus del herpes humano-8**
   1. El VHH-8 se asocia directamente a todos los tipos de SK, incluido el asociado al VIH, el trasplante de órganos y al SK clásico que se observa en hombres ancianos de ascendencia mediterránea.
   2. El virus se encuentra a las máximas concentraciones en la saliva. La transmisión salival de la infección por el VHH-8 coincidiría con la forma primaria de transmisión de otros VHH, como el VEB.
   3. Para que aparezca un SK se necesita claramente la infección por el VHH-8, aunque el virus en sí puede no ser suficiente para que surja el SK. Alrededor del 2% al 10% de personas normales y sanas de Estados Unidos muestran anticuerpos frente el VHH-8 sin enfermedad clínica.

C. **Patogenia.** La infección por el VIH induce una respuesta de citocinas inflamatorias con secreción de interleucina 6 (IL-6), IL-1, factor de necrosis tumoral α (TNF-α, *tumoral necrosis factor*) y otros. Estas citocinas actúan como factores de crecimiento para las células endoteliales infectadas por el VHH-8 y también pueden intervenir en el cambio de morfología de estas células hasta convertirse en las típicas células fusiformes, lo que caracteriza la lesión del SK. Además, la secreción de factores angiógenos, como el factor de crecimiento básico de fibroblastos (FCBF) y el factor de crecimiento endotelial vascular (FCEV), entre otros, por las células mononucleares infectadas por el VIH-1 sirve para inducir la notable proliferación vascular que caracteriza la lesión del SK. El propio VHH-8 tiene genes que codifican una IL-6 vírica y otras proteínas que contribuirán más al crecimiento y la diseminación del tumor.

D. **Manifestaciones clínicas**
   1. **Evolución natural de la enfermedad.** Algunos pacientes muestran una enfermedad que progresa lentamente a lo largo de años, mientras que otros tienen un SK fulminante, que avanza rápidamente y que conduce velozmente a la muerte.
   2. **Localizaciones de la afectación.** El paciente con SK suele acudir con una afectación cutánea que puede consistir en lesiones hiperpigmentadas nodulares o irregulares, las cuales suelen ser asintomáticas. Puede haber linfedema, que puede ser profundo, a veces sin que existan lesiones visibles. A menudo se observa linfadenopatía, en ocasiones sin que haya lesiones cutáneas del SK.

      Otro lugar frecuente de afectación es la cavidad bucal, que en ocasiones se asocia a la presencia de SK en el tubo digestivo inferior. Literalmente puede afectarse cualquier órgano, aunque resulta infrecuente la afectación del SNC. La afectación pulmonar en el SK se asocia a un mal pronóstico y tiene una tasa de mortalidad mayor, y habitualmente obliga a instaurar un tratamiento inmediato con quimioterapia.

E. **Diagnóstico y evaluación para la estadificación.** Debe realizarse una biopsia inicial con confirmación anatomopatológica. La detección de genes del VHH-8 en el tumor facilita el diagnóstico. No es necesaria una estadificación sistemática en el paciente con SK. Se realizará una valoración de la enfermedad visible en la piel y la cavidad bucal, una radiografía del tórax inicial y la determinación del número de linfocitos CD4 en la sangre. Si el paciente muestra síntomas que sugieren una afectación gastrointestinal (p. ej., dolor abdominal, pérdida de peso o diarrea) se realizará una endoscopia. Ante alteraciones inexplicables en la radiografía de tórax debe realizarse una broncoscopia; el diagnóstico del SK suele realizarse mediante la visualización y no a través de una biopsia, debido a la localización submucosa o parenquimatosa de la mayoría de los tumores pulmonares.

F. **Factores pronóstico.** Los factores asociados a un mal pronóstico son: *a)* antecedentes o presencia de una infección oportunista; *b)* presencia de síntomas B, que consisten en fiebre, sudoración nocturna profusa o pérdida de peso de más del 10% del peso corporal normal, y *c)* linfocitos CD4 < 200/μl.

G. **Tratamiento**
1. **TARGA.** El tratamiento inicial de los pacientes con SK debe ser únicamente una pauta antirretrovírica eficaz. En los pacientes en los que nunca se ha administrado TARGA antes, la tasa de respuesta total del SK a este tratamiento es cerca de un 60 % después de los 6 meses de utilización (con remisión completa en el 11 %), y aumenta al 75 % a los 24 meses, observándose remisiones completas en cerca del 60 %. Si el SK no regresa a pesar de una reducción de la viremia del VIH y de un aumento de los linfocitos CD4, puede considerarse un tratamiento alternativo para el SK. Debido a los posibles efectos de (IP) del VIH sobre la inhibición de la metaloproteinasa de la matriz (MMP-2) y la inhibición de bFGF y VEGF (*vascular endotelial growth factor*) y sus efectos antiangiógenos, muchos médicos tienden a preferir y utilizar pautas de TARGA que contengan IP en pacientes con VIH y SK.
2. El **tratamiento antiherpético** con ganciclovir, cidofovir, foscarnet y aciclovir no tiene función probada en el tratamiento de la SK. Se están investigando abordajes para estimular la expresión de genes fundamentales del VHH-8 con o sin tratamiento antiherpético.
3. **Tratamiento local.** El SK es una enfermedad diseminada en el momento del diagnóstico en los pacientes con sida, incluso aunque sólo sea evidente la enfermedad localizada.

    La alitretinoína tópica (ácido 9-*cis*-retinoico) se asocia a una tasa de respuesta del 30 % al 50 %, y se ha autorizado para su uso en el SK cutáneo. Puede inyectarse vincristina (0.1 mg), vinblastina (0.1 mg) o interferón α (1 millón de U) en las lesiones individuales, aunque se trata de métodos dolorosos que se asocian a la posibilidad de una infección secundaria. Actualmente no suelen aconsejarse las inyecciones locales.

    Las lesiones locales también pueden tratarse eficazmente con crioterapia, láser o escisión quirúrgica. La irradiación local puede ser útil para el control rápido de las lesiones voluminosas o para controlar el linfedema extenso debido a tumores localmente invasores o a linfadenopatía extensa; sin embargo, hay que tener una gran precaución para evitar efectos adversos.
4. **Modificadores de la respuesta inmunitaria.** El ácido 9-*cis*-retinoico puede ser útil en el tratamiento del SK por su capacidad de reducir la IL-6, que es un factor de crecimiento para el SK. El interferón α también es eficaz (1-2 millones de U/día), especialmente cuando se combina con los antirretrovíricos. Se han estudiado otros fármacos biológicos que parecen reducir las citocinas inflamatorias o los factores angiógenos, con unos resultados preliminares indicativos de su eficacia. Entre estos fármacos se encuentran rapamicina, bevacizumab, talidomida, lenalidomida y pomalidomida.
5. **Quimioterapia.** Está indicada en la enfermedad rápidamente progresiva, el linfedema grave, la afectación pulmonar y la enfermedad visceral sintomática. La doxorubicina liposómica y la daunorrubicina liposómica se utilizan con mayor frecuencia como tratamiento de primera línea. El uso de estos fármacos se asocia con la mayor eficacia y menor toxicidad. El paclitaxel (100 o 135 mg/m^2 administrado i.v. cada 2 a 3 semanas) también es altamente efectivo. Otros fármacos quimioterápicos con cierta actividad en el SK son los alcaloides de la vinca (vincristina, vinblastina y vinorelbina), la bleomicina y la gemcitabina.

V. CÁNCER DE CUELLO UTERINO

A. **Incidencia.** El cáncer de cuello uterino es un diagnóstico definitorio del sida. Las mujeres constituyen uno de los grupos de crecimiento más rápido en el número de nuevos casos de sida en Estados Unidos. El principal factor de riesgo de la infección por el VIH en estas pacientes es la transmisión heterosexual, generalmente de una pareja cuya situación del VIH es desconocida para la mujer.

La incidencia precisa del carcinoma cervical, aunque estadísticamente es mayor que la de las mujeres no infectadas por el VIH, sigue siendo muy baja en Estados Unidos y en otros países en los que es habitual realizar la citología cervicovaginal

con la tinción de Papanicolaou (Pap) o virus del papiloma humano (VPH) y la intervención ablativa son comunes. Se desconoce la incidencia de las lesiones precursoras (neoplasia intraepitelial cervical [NIC] en la biopsia, o lesiones intraepiteliales epidermoides [LIE] en la citología cervicovaginal), aunque en grandes estudios de cohortes con mujeres infectadas por el VIH se ha señalado una elevada prevalencia de cepas de VPH oncógenas. El TARGA se ha asociado a una disminución espontánea de estas lesiones precursoras. La incidencia de carcinoma cervical invasor y de lesiones premalignas aumentó en la era del TARGA, muy probablemente debido al aumento de la concienciación de las pacientes y de los médicos y de una mayor realización de pruebas de cribado.
- B. **Factores biológicos**
  1. **Papel del virus del papiloma humano (VPH)** (*v.* cap. 12). Los recuentos inferiores de linfocitos CD4+ se han asociado con mayores prevalencias de la infección por el VPH entre las mujeres infectadas por el VIH.
  2. **Papel de la vacuna del VPH.** Se ha autorizado en Estados Unidos una vacuna frente a los serotipos 6, 11, 16 y 18 del VPH, y se recomienda su uso en niñas y niños desde los 9 hasta los 26 años para la prevención de la infección primaria por el VPH. La vacuna ha sido eficaz en la inducción de inmunidad frente al VPH, así como a la hora de disminuir la incidencia de NIC/LIE. Se han realizado estudios de seguridad e inmunogenia de la vacuna tetravalente frente al VPH en hombres positivos para el VIH, y en mujeres positivas para el VIH; en estos estudios se ha demostrado un buen perfil de seguridad y de inmunogenia en pacientes con VPH con negatividad de subtipo. No obstante, dado que la mayoría de las mujeres infectadas por el VIH ya han sido infectadas por múltiples tipos de VPH, se deberá determinar la eficacia real de este abordaje en la prevención de la NIC y del cáncer cervical invasor.
- C. **Manifestaciones clínicas.** Las manifestaciones clínicas del cáncer cervical en las mujeres infectadas por el VIH no difieren de las de las mujeres que no lo están. Los datos preliminares sugieren que las mujeres con infección por el VIH tienen más probabilidades de tener una enfermedad en estadio avanzado, de tener tipo anatomopatológico de alto grado y de mostrar una recurrencia tras el tratamiento definitivo.
- D. **Tratamiento.** Debido a la naturaleza agresiva del carcinoma cervical en las mujeres infectadas por el VIH, es extremadamente importante el diagnóstico precoz de estas pacientes, en el momento en que se observan lesiones preneoplásicas en la citología cervicovaginal o en la biopsia local. Se recomienda que se realicen citologías vaginales cada 12 meses a las mujeres infectadas por el VIH, además de una evaluación de la situación con respecto al VPH. Se realizará una colposcopia y una biopsia si el resultado para el VPH es positivo o si hay alteraciones en la citología cervicovaginal, entre ellas atipia. Tras el tratamiento ablativo definitivo para NIC II o III alrededor de la mitad de las pacientes recurrencia en 1 a 2 años. Por tanto, son necesarios una vigilancia y un seguimiento constantes. El cáncer cervical invasor se trata según el estadio y las enfermedades concurrentes, y es el mismo en mujeres con positividad del VIH que en las que son seronegativas.

VI. CARCINOMA ANAL
- A. **Incidencia.** Aunque no es diagnóstico de sida, se sabe que la incidencia de carcinoma anal relacionado con el VPH está aumentada en los hombres homosexuales, incluso con independencia de la infección por el VIH. En hombres positivos para el VIH después de la era del TARGA se ha estimado que la incidencia de cáncer anal está entre 78 y 137 casos por cada 100 000 pacientes-año, que es un valor tan elevado como la incidencia de cáncer cervical en mujeres en la era previa al cribado con citología cervicovaginal. Igual que en mujeres positivas para el VIH, los hombres con infección por el VIH tienen mayor probabilidad de mostrar displasia premaligna y lesiones anales invasoras malignas. La infección anal por el VPH es bastante frecuente en las mujeres infectadas por el VIH, y también en los hombres con infección por el VIH y sin antecedentes de actividad homosexual.

B. **Factores biológicos.** Igual que el cáncer cervical, el cáncer anal se asocia a infección previa por el VPH, y habitualmente están implicados los serotipos 16, 18, 31, 33 o 35. La mayoría de los casos de cáncer anal en hombres positivos para el VIH en Estados Unidos se deben a los serotipos 16 y 18. Se producen alteraciones histológicas en cerca de 40 % de los pacientes, especialmente en los que tienen recuentos de CD4 < 200 células/mm^3.

C. **Manifestaciones clínicas.** La mayoría de los pacientes con displasia o cáncer anal están completamente asintomáticos. Sin embargo, los signos y síntomas iniciales más frecuentes son dolor rectal, hemorragia, secreción y síntomas de obstrucción, o la detección de una masa en un tacto rectal. Los pacientes con inmunodepresión grave (es decir, linfocitos CD4 < 50/mm^3) pueden consultar con enfermedad más avanzada y agresiva.

D. **Tratamiento.** Debido a la elevada prevalencia de infección por el VPH y la creciente incidencia de las LIE anales (LIEA) y de cánceres anales invasores detectados en hombres y mujeres con positividad del VIH, la detección sistemática de pacientes con positividad del VIH con frotis con tinción de Papanicolaou anales anuales o con visualización directa mediante anoscopia de alta resolución (AAR) y biopsia se está convirtiendo en una técnica estándar en muchas consultas de VIH. La detección de LIEA de cualquier grado en el frotis de Papanicolaou, o de neoplasia intraepitelial anal (NIA), precisa AAR y biopsia. En los pacientes que tienen NIA II-III generalmente se realiza tratamiento de ablación con cirugía, electrocoagulación o coagulación por infrarrojos. En estos pacientes, igual que los que tienen NIA I o ASUC, se recomienda el seguimiento cada 6 meses.

El cáncer anal invasor se puede controlar de manera eficaz con elevadas tasas de respuesta con quimioterapia (p. ej., mitomicina C o cisplatino, con fluorouracilo durante 5 días) y RT concurrente. Los pacientes con menores recuentos de linfocitos CD4 parecen tener mayor probabilidad de efectos tóxicos graves por el tratamiento y pueden precisar una colostomía y una resección extensa para el tratamiento de rescate en caso de recurrencia.

VII. OTRAS NEOPLASIAS MALIGNAS NO DEFINITORIAS DE SIDA

A. **Incidencia.** Con las mejoras del tratamiento del VIH los pacientes viven más tiempo y están presentando otros cánceres que no son definitorios de sida. Un gran número de trabajos de todo el mundo muestra actualmente que otros cánceres como el LH, cáncer anal, cáncer de pulmón, cáncer hepático, cánceres de cabeza y cuello, cánceres cutáneos no melanomatosos, carcinoma de células de Merkel, tumores de células germinales, cánceres epidermoides de diversos órganos y leiomiosarcomas en niños, se producen con mayor frecuencia en pacientes infectados por el VIH. El análisis de la incidencia de estos CNDS indica actualmente que en el mundo desarrollado estos cánceres se producen con mayor frecuencia que los cánceres definitorios de sida. Debe señalarse que la incidencia de los tumores más frecuentes, como cánceres de mama, próstata y colon, no parece ser mayor en la población con infección por VIH.

B. **Factores biológicos.** No se conoce por completo el motivo de este aumento de la incidencia de CNDS, aunque es probable que la mayor longevidad debida al TARGA, combinada con la inmunodepresión mantenida, tenga una participación significativa. Además, también pueden contribuir, el envejecimiento inmunitario más rápido debido a la activación inmunitaria continua por el VIH, la coinfección con otros virus oncogénicos y la exposición a posibles carcinógenos. Incluso después de controlar la elevada prevalencia de tabaquismo en la población con infección por el VIH, el riesgo relativo de cáncer de pulmón parece ser al menos dos veces mayor en los pacientes con positividad del VIH que en la población general. También se ha propuesto en varios modelos tumorales la inducción de inestabilidad genética o la participación directa del VIH en la expresión de oncogenes o la inhibición de genes supresores tumorales.

C. **Manifestaciones clínicas.** Aunque no hay estudios comparativos sistemáticos, los pacientes con VIH y CNDS generalmente parecen tener una edad más temprana, un estadio tumoral más avanzado en el momento del diagnóstico y mayor probabilidad de recurrencia después del tratamiento definitivo.

D. **Tratamiento.** Las estrategias terapéuticas generalmente han seguido los mismos abordajes ajustados por el estadio que se utilizan en personas no infectadas con el VIH. El reconocimiento de la mayor probabilidad y la mayor gravedad de los efectos tóxicos de los fármacos, la posibilidad de las interacciones medicamentosas entre los antineoplásicos y los fármacos utilizados para el tratamiento del VIH (especialmente con PI y cobicistat), y la necesidad de ofrecer tratamiento de apoyo y antibióticos profilácticos y factores de crecimiento se deben incorporar al tratamiento de los pacientes con VIH que tienen neoplasias malignas.

Debido al elevado riesgo de estos cánceres en pacientes con infección por VIH, también se debe insistir más en la incorporación de la prevención del cáncer al tratamiento. Por tanto, además de la detección sistemática anual con frotis y Papanicolaou cervical y anal, la administración de vacunaciones frente a la hepatitis y el VPH, los protectores solares y evitar una exposición excesiva al sol, debe ser recomendado a los pacientes VIH positivos.

NEOPLASIAS MALIGNAS RELACIONADAS CON EL TRASPLANTE DE ÓRGANOS

El trasplante de órganos sólidos (TOS) es una gran arma terapéutica. Cuando se los compara con la población general, después de esta intervención, se observa que los pacientes tienen el riesgo de desarrollar neoplasias malignas *de novo* tres a 10 veces más elevado. Con toda probabilidad, la necesidad de inmunosupresión es el principal factor de riesgo. Esta puede conducir a una reducción de la vigilancia frente al cáncer y a la promoción de virus oncógenos. Además, los medicamentos inmunosupresores pueden tener un efecto directo sobre las células tumorales.

En los trasplantes de células madre hematopoyéticas (TCMH), los tumores sólidos son casi dos veces más frecuentes que en la población sana y de casi tres veces para los pacientes que se siguen más de 15 años. En éstos, por lo general, no se necesita inmunosupresión, a menos que se trate de enfermedades de injerto frente a huésped (EIFH), de modo que resulta probable la participación de otros factores de riesgo, como la predisposición genética y la quimioterapia/radioterapia previas.

A. **Las neoplasias malignas cutáneas** son los cánceres secundarios más comunes, ya que más de la mitad de los pacientes trasplantados las desarrolla.
   1. Los **cánceres cutáneos de células escamosas** (CCCE) son los más frecuentes, y su incidencia aumenta con el transcurrir del tiempo después del trasplante. Tienden a ser múltiples y de comportamiento más agresivo. Los receptores de corazón o pulmones tienen una mayor incidencia en comparación con los de riñón e hígado. Los enfermos con TCMH y una EIFH que requiere inmunosupresión prolongada también muestran mayor incidencia. Ésta aumenta en los fumadores, individuos de piel blanca, edad avanzada, y varones. Los inhibidores de la calcineurina y la azatioprina tienen un mayor vínculo con los CCCE; parece que la incidencia es menor cuando se usan inhibidores de DmR. Los CCCE se vinculan con el virus del papiloma humano (VPH) en el 80% de los casos con trasplantes y CCCE relacionado (en comparación con el 40% en pacientes inmunocompetentes).
   2. Los **carcinomas basocelulares** son más comunes en los trasplantados (casi cuatro veces más que en los individuos inmunocompetentes), pero no parecen ser más agresivos.
   3. El **sarcoma de Kaposi** se ve en casi el 6% de los pacientes trasplantados y tiende a ocurrir en los primeros años después del trasplante. La mayoría de los casos se vincula con reactivación del VHH-8.
   4. Aunque raros, los **carcinomas de células de Merkel** son cinco a diez veces más frecuentes en pacientes trasplantados.
   5. El **melanoma maligno** es un poco más común en pacientes trasplantados pero parece ser más agresivo.

6. **Tratamiento.** Se deben enseñar medidas preventivas a los pacientes, como el uso de cremas protectoras solares, evitar el sol, y dejar de fumar. Puede considerarse la vacuna frente al VPH. De rutina, debe efectuarse la revisión de toda la piel del cuerpo e instruir al paciente a que notifique cualquier hallazgo inusual en su piel. Para el CCCE, una vez detectada la lesión, aumenta la probabilidad de lesiones múltiples adicionales, y los controles deben hacerse con más frecuencia. Por lo general, el tratamiento de los tumores de la piel postrasplante es similar al que se recomienda para los pacientes inmunocompetentes (*v.* cap. 17). Además, conviene modificar el tratamiento inmunosupresor a las dosis más bajas necesarias para mantener el injerto y considerar el cambio a un inhibidor DmR como el sirolimús en lugar de la ciclosporina, tracolimús, o azatioprina. En los pacientes que necesitan quimioterapia, debe considerarse un tratamiento antimicrobiano profiláctico porque han de enfrentar más riesgos infecciosos.

B. **Linfomas (trastornos linfoproliferativos postrasplante [TLPT]).**
   1. **Histología.** Los TLPT son un grupo heterogéneo de trastornos linfoides que surge después del trasplante. Varía de hiperplasias polimorfas indolentes a neoplasias monomorfas agresivas. La mayoría de los casos (> 80 %) surge de linfocitos B. El subtipo más común es el LCBGD, pero también destacan el linfoma semejante al de Burkitt/Burkitt y el mieloma de células plasmáticas. Las variantes de linfocitos T constituyen del 10 % al 15 % de los casos e incluyen linfomas de linfocitos T periféricos, linfoma de linfocitos T γ/δ y variedades de del linfocito citolítico natural (NK, *natural killer*) T. El linfoma semejante a la enfermedad de Hodgkin es menos común. Por lo regular, se observa afectación extraganglionar, incluido el SNC.
   2. Los **factores de riesgo** para el desarrollo de TLPT incluyen el tipo de órgano trasplantado, intensidad de la inmunosupresión, edad, infecciones virales (VEB), y tiempo transcurrido postrasplante. El riesgo de LCBGD es 10 a 15 veces mayor en pacientes trasplantados que en la población sana. La incidencia es mayor (5-20 %) en trasplantes intestinales y multiviscerales, le siguen pulmones y corazón (2-10 %), y es más bajo (1-5 %) en los trasplantes de riñón e hígado. Con mucha probabilidad, las diferencias se relacionan con el grado de inmunosupresión y el contenido de linfocitos del donador en el injerto. El riesgo de desarrollar un TLPT es mayor en el primer año después del trasplante, con casi el 90 % de estos tumores incitados por el VEB.
   3. **Patogenia.** En los pacientes con TOS, por lo general, los TLPT se originan en las células del receptor, aunque se han reportado casos raros de afectación por las del donador.

      Los TLPT tempranos, esto es, dentro del primer año postrasplante, son más comunes en pacientes jóvenes que son seronegativos para el VEB antes del trasplante (en especial, cuando el donador es positivo para el VEB). En huéspedes inmunocompetentes, es más probable que los TLPT que surjan después del primer año presenten similitudes con los linfomas. Sólo el 50 % de estos linfomas tardíos se relaciona con el VEB, y por lo regular se vincula con translocaciones c-myc.

      En pacientes con TCMH, los TLPT son excepcionales, pero cuando se muestran lo hacen, por lo general, en los primeros 6 meses después del trasplante y casi todos se originan en células del donador. Los TLPT son raros en pacientes con TCMH, pero en este grupo hay una incidencia aumentada de LH.
   4. **Presentación clínica.** Los síntomas más comunes son fiebre y linfadenopatías, pero es frecuente la enfermedad extraganglionar y puede afectar al aloinjerto, de manera que cualquier síntoma inexplicable debe originar sospecha clínica, y tiene que realizarse vigilancia para hacer un diagnóstico temprano. El SNC se ve afectado en hasta el 30 % de los pacientes y puede ser el único sitio de afectación.
   5. **Pruebas diagnósticas.** El estudio de TEP-TC de la cabeza, tórax, abdomen, y pelvis es importante para el diagnóstico y para vigilar la respuesta al tratamiento.

En pacientes con afectación del SNC, deben realizarse estudios de RM del encéfalo y la columna vertebral, y examen del líquido cefalorraquídeo. Cuando sea posible, han de tomarse muestras escisionales o múltiples muestras con aguja gruesa para biopsias con el fin de obtener tejidos adecuados para determinar la estirpe histológica, inmunofenotipo, citometría de flujo, estado VEB, y análisis genético.

La determinación serológica del VEB previa al trasplante ayuda a valorar el riesgo. El nivel en aumento de ADN-VEB en sangre después del trasplante es un factor de riesgo que predice la aparición de TLPT. La vigilancia de este nivel contribuye a iniciar un tratamiento temprano con reducción de la inmunosupresión y ayuda a valorar la respuesta al tratamiento.

6. **Tratamiento**
   a. **La reducción de la inmunosupresión** debe realizarse con vigilancia estrecha para evitar la pérdida del injerto o la reagudización de la EIFH.
   b. El **rituximab** debe usarse para el TLPT positivo al CD-20, con inclusión de los subtipos polimorfo y monomorfo de LCBGD. En los adultos, puede lograrse la supervivencia libre de progresión en más del 40 % a 2 años con monoterapia a base de rituximab, pero se requiere quimioterapia citotóxica adicional para curar los TLPT en la mayoría y en todos los pacientes con enfermedades agresivas.
   c. **Quimioterapia.** En los pacientes adultos, es útil la quimioterapia basada en antraciclinas (p. ej., ciclofosfamida, doxorubicina, vincristina, prednisona [CHOP] *v.* cap. 22) en combinación con rituximab o de manera secuencial después de un ciclo inicial de 3 a 4 semanas de rituximab. En sujetos pediátricos con la enfermedad de aparición temprana, la pauta de dosis bajas consistente en seis ciclos administrados cada 3 semanas resultó en una tasa de RC del 63 %. Los primeros dos ciclos incluyeron ciclofosfamida (600 mg/m^2 intravenosos) en el día 1 de cada ciclo, prednisona (1 mg/kg orales, 2 veces/día) o metilprednisolona (0.8 mg/kg intravenosos cada 12 h) en los días 1 a 5 de cada ciclo, y rituximab (375 mg/m^2 intravenosos) en los días 1, 8, y 15 de cada ciclo para un total de 6 dosis. Los pacientes con enfermedad más agresiva requieren dosis más elevadas.

   El tratamiento del TLPT negativo al CD-20 debe ser similar al de los pacientes no trasplantados (*v.* cap. 22). Los sujetos con TLPT más linfoma del SNC se tratan con dosis elevadas de quimioterapia con base en metotrexato y citarabina secuencial a dosis elevadas (*v.* cap. 22).
   d. **Otros tratamientos.** En el TCMH y el de órganos sólidos relacionados pueden considerarse las infusiones de leucocitos del donador, pero pueden vincularse con aumento del EIFH o rechazo. La inmunoterapia adoptiva a base de linfocitos T citotóxicos específicos frente al VEB ha tenido resultados prometedores con un perfil de baja toxicidad, pero está en espera de una mejor disponibilidad del producto y más estudios.
   e. Lo **efectos colaterales** pueden ser importantes en estos pacientes. Además del posible rechazo del injerto secundario a reducción de la inmunosupresión, hay aumento significativo de los procesos infecciosos y posible reactivación de la hepatitis. Pueden considerarse las IGIV para reponer la caída en los valores de las inmunoglobulinas que se produce con el rituxamib y por la posibilidad de proveer anticuerpos anti-VEB en algunos pacientes. También deben considerarse los antibióticos profilácticos, y es importante el tratamiento temprano de los síntomas infecciosos.

C. **Otros cánceres.** Hay aumento en la frecuencia de neoplasias malignas viscerales: el riesgo aumenta con la edad y el tiempo después del trasplante. Además de la inmunosupresión, para el desarrollo del tumor son importantes los antecedentes de exposición (p. ej., tabaquismo, drogas, hepatitis) y las enfermedades subyacentes. Los receptores de trasplante renal tienen una incidencia 12 veces mayor de tumores sólidos (en especial de vías urinarias, GI, y ginecológicos). En los trasplantados de hígado, los riesgos acumulados para desarrollar enfermedades malignas no cutáneas a 5 y 15 años pos-TOS son de casi el 9% y el 25%, con un riesgo del doble si los pacientes fueron trasplantados por cirrosis alcohólica comparada con otras entidades patológicas. Los pacientes trasplantados del corazón mostraron una incidencia de neoplasias malignas del 16% a 5 años y del 26% a 8 años después de trasplante (en especial, los cánceres de células escamosas de labio/ano, y los renales). Los receptores de trasplantes de pulmones tienen también incidencia de enfermedades malignas del 16% a 5 años y el 26% a 8 años después del trasplante (en especial, cánceres de pulmón, ano y bucales).

Es importante la búsqueda y vigilancia de rutina de posibles cánceres en todos los pacientes trasplantados. Son medidas importantes minimizar los factores de riesgo (p. ej., exposición al sol, tabaquismo, consumo de alcohol) y reducir la inmunosupresión (cuando sea posible).

El tratamiento de estas neoplasias malignas en estos pacientes es similar al de los enfermos inmunocompetentes; sin embargo, debe tenerse el cuidado de apreciar los riesgos infecciosos subyacentes y la función orgánica al momento de elegir el tratamiento. Por lo común, se usan inhibidores de los puntos de control inmunitario como tratamiento de varias neoplasias malignas en pacientes inmunocompetentes, pero su beneficio en los inmunocomprometidos no ha sido establecido, y se vincula con aumento del riesgo de rechazo del aloinjerto.

NEOPLASIAS MALIGNAS EN TRASTORNOS AUTOINMUNITARIOS

A. **Introducción.** La desregulación inmunitaria es una marca distintiva de estos trastornos. En estos pacientes, la desregulación inmunitaria y la inmunosupresión por el tratamiento pueden cohibir la vigilancia inmunitaria relacionada con el cáncer, lo que conduce a un desarrollo mayor de neoplasias malignas.

B. Trastornos autoinmunitarios
   1. La **artritis reumatoide** se vincula con un riesgo aumentado al doble de linfoma/leucemia y un incremento marcado del riesgo de cáncer de pulmón y cánceres de la piel con exclusión de los melanomas.
   2. La **enfermedad inflamatoria del intestino (EII)** se vincula con un riesgo aumentado de cánceres GI, hepático y renal.
   3. La **psoriasis** se vincula con un riesgo aumentado de cánceres de la piel con exclusión del melanoma.
   4. El **lupus sistémico** tiene un riesgo aumentado de linfomas y cánceres renales.

C. **Tratamiento y riesgo de cáncer.** En años recientes se han desarrollado muchos esquemas inmunosupresores nuevos para el tratamiento de trastornos autoinmunitarios como la artritis reumatoide, EII, y psoriasis. Estos tratamientos han tenido un gran impacto en las respuestas de estos trastornos. Sigue la controversia con respecto a si estos productos biológicos representan un riesgo adicional de cáncer para estos pacientes. Sí parece haber un riesgo aumentado para el desarrollo de linfomas y cánceres de la piel (en particular, el de células escamosas) con el uso de éstos, en especial con las combinaciones de inhibidores del TNF con metotrexato o azatioprina. En los pacientes con EII tratados con la combinación de azatioprina más un inhibidor del TNF, hay un incremento importante de un tipo raro de linfoma (linfomas hepatoesplénicos de linfocitos T), de manera que deben considerarse tratamientos alternativos para estos pacientes.

D. **En caso de trastornos autoinmunitarios**, el tratamiento del cáncer es similar a los tratamientos estándar para cada cáncer. Pese a ello, debe tenerse cuidado para valorar el riesgo aumentado de infecciones que acompaña a estos trastornos. Hay que instruir a los pacientes sobre medidas preventivas como el uso de filtros solares, evitar la exposición al sol y dejar de fumar. De rutina, ha de revisarse toda la piel del cuerpo, y enseñar a los pacientes a notificar cualquier hallazgo inusual. Los linfomas pueden aparecer en sitios extraganglionares y afectar órganos blanco de la enfermedad autoinmunitaria subyacente (p. ej., glándulas salivales en el síndrome de Sjögren), de manera que un alto índice de sospecha debe indicar la valoración clínica.

Lecturas recomendadas
Neoplasias relacionadas con el sida
Barta SK, Xue X, Wang D, et al. Treatment factors affecting outcomes in HIV-associated non-Hodgkin lymphomas: a pooled analysis of 1546 patients. *Blood* 2013;122:3251.

Brickman C, Palefsky JM. Cancer in the HIV-infected host: epidemiology and pathogenesis in the antiretroviral era. *Curr HIV/AIDS Rep* 2015;12:288.

Carbone A, Vaccher E, Gioghini A, et al. Diagnosis and management of lymphomas and other cancers in HIV-infected patients. *Nat Rev Clin Oncol* 2014;11:223.

Coghill AE, Shiels MS, Suneja G, et al. Elevated cancer-specific mortality among HIV-infected patients in the United States. *J Clin Oncol* 2015;33:2376.

Gibson TM, Morton LM, Shiels MS, et al. Risk of non-Hodgkin lymphoma subtypes in HIV-infected people during the HAART era: a population-based study. *AIDS* 2014;28:2313.

Spano JP, Poizot-Martin I, Costagliola D, et al. Non-AIDS-related malignancies: expert consensus review and practical applications from the multidisciplinary CANCERVIH Working Group. *Ann Oncol* 2016;27:397.

Suneja G, Shiels MS, Angulo R, et al. Cancer treatment disparities on HIV-infected individuals in the United States. *J Clin Oncol* 2014;32:2344.

Neoplasias relacionadas con otros estados de inmunodeficiencia
Chockalingam R, Downing C, Tyring SK. Cutaneous squamous cell carcinomas in organ transplant recipients. *J Clin Med* 2015;4:1229.

Dierickx D, Tousseyn T, Gheysens O. How I treat posttransplant lymphoproliferative disorders. *Blood* 2015;126:2274.

Gross TG, Orjuela MA, Perkins SL, et al. Low-dose chemotherapy and rituximab for post-transplant lymphoproliferative disease (PTLD): a children's oncology group report. *Am J Transplant* 2012;12:3069.

San-Juan R, Comoli P, Caillard S, et al.; on behalf of the ESCMID Study Group of Infection in Compromised Hosts (ESGICH). Epstein Barr virus-related post-transplant lymphoproliferative disorder in solid organ transplant recipients. *Clin Microbiol Infect* 2014;20:109.

38 Trasplante de células madre hematopoyéticas
Mary Territo

I. PRINCIPIOS
A. Trasplante de células madre hematopoyéticas. El trasplante de células madre hematopoyéticas (TCMH) es una opción terapéutica importante en un número cada vez mayor de trastornos malignos y no malignos. Se ha utilizado en enfermedades neoplásicas en las siguientes situaciones:
1. Para restablecer la función de la médula ósea (MO) tras la administración de dosis muy elevadas (mieloablativas/inmunoablativas) de quimioterapia con o sin radioterapia (QT/RT) que se administra para destruir células neoplásicas. Este enfoque requiere que:
    a. El tumor debe tener una curva de dosis-respuesta con mucha pendiente, de modo que el aumento a dosis elevadas del fármaco produzca un incremento de la destrucción tumoral.
    b. Los fármacos que proporcionan esta curva dosis-respuesta con mucha pendiente deben tener la toxicidad sobre MO como principal efecto adverso limitante de la dosis.
    c. Los tipos de tumores que pueden utilizar este enfoque incluyen principalmente las neoplasias malignas hematológicas (leucemias, linfomas, mielomas, mielodisplasias), pero también testicular y de células germinales, neuroblastomas y algunos tumores sólidos.
2. Para sustituir células hematopoyéticas deficientes o defectuosas en enfermedades como la anemia aplásica, y trastornos hemáticos, inmunitarios y metabólicos congénitos.
3. Para administrar de forma eficaz inmunoterapia sensible frente a las células tumorales (el efecto del injerto contra el tumor [ICT]).

B. La elección del tipo de trasplante que se realiza y el tipo de tratamiento de acondicionamiento que se utiliza dependerá de la enfermedad que se va a tratar, de la situación clínica del paciente y de las células del donante de las que se dispone.

C. Los resultados del trasplante dependerán de muchos factores, entre ellos la edad del paciente, el estadio de la enfermedad, los factores de riesgo de la enfermedad, los tratamientos anteriores, las afecciones comórbidas y el tipo de tratamiento de acondicionamiento utilizado. En los alotrasplantes, la relación con el donante, la compatibilidad del antígeno leucocítico humano (HLA, *human leukocyte antigen*), el tipo de donante y la dosis de células del donante también son variables importantes que influyen los resultados.

II. FUENTES DE CÉLULAS MADRE
Las células madre hematopoyéticas (CMH) se encuentran normalmente en la MO, pero pueden encontrarse en mayor número en la sangre durante la recuperación de las citopenias inducidas por la quimioterapia, y también pueden movilizarse desde la MO a la sangre con el factor estimulador de colonias de granulocitos (G-CSF) o plerixafor. La sangre del cordón umbilical (SCU) es una fuente muy abundante de CMH que también puede utilizarse para los trasplantes.

A. La médula ósea se obtiene a través de múltiples aspirados hasta alcanzar una dosis deseada de unas 3×10^8 células nucleadas por kilogramo de peso del receptor (cerca de 1-1.5 L para un adulto). Si es necesario, las células recogidas pueden ser procesadas para retirar los eritrocitos o el plasma para trasplantes con incompatibilidad de los antígenos ABO o para retirar poblaciones específicas de linfocitos.

B. **Células madre de sangre periférica (CMSP).** Se administra primero a los donantes G-CSF para movilizar las CMH hacia la sangre periférica (en los donantes autólogos se administra frecuentemente la quimioterapia antes del G-CSF). Las CMSP se extraen de la fracción nucleada de la sangre mediante aféresis. Pueden necesitarse múltiples recogidas para alcanzar el objetivo de dosis (1-5 × 10^6 células CD34 positivas por kilogramo de peso del paciente). Pueden conservarse las células para luego ser procesadas y crioconservadas para un uso posterior o pueden infundirse directamente al paciente por vía intravenosa. Este producto actúa algo más rápidamente que la MO, tiene una incidencia similar de la enfermedad del injerto contra el huésped (EICH) aguda y muestra una mayor incidencia de EICH crónica (EICHC).
C. **Células de la sangre del cordón umbilical.** Se obtienen de la vena umbilical de la placenta una vez que el cordón se ha separado del recién nacido. Esta sangre posee abundantes CMH y los linfocitos están indiferenciados. Este producto requiere un ajuste de HLA menos estricto, genera menos EICH que la MO y las CMSP, pero actúa más lentamente.
D. **Manipulación e ingeniería del injerto.** Todas estas fuentes de células madre pueden manipularse de diversas formas, según la intención del trasplante. Los tipos de manipulaciones comprenden la depleción de linfocitos T o de subpoblaciones de linfocitos, el enriquecimiento de células positivas para CD34 y la expansión de las células madre. También se están obteniendo mediante ingeniería genética CMH y subpoblaciones de linfocitos para potenciar la destrucción de tumores, y el control de las infecciones o sustituir las deficiencias genéticas.

III. TIPOS DE TRASPLANTE DE CÉLULAS MADRE HEMATOPOYÉTICAS

A. **Autotrasplante.** Se utilizan las células del propio paciente como fuente de CMH. Se usa fundamentalmente para permitir el uso de dosis muy elevadas (mieloablativas) de QT/RT para destruir células tumorales y luego proporcionar células autólogas posteriores para la recuperación de la médula. La ventaja de este método es que no hay que buscar un donante alógeno y que no existe EICH. El inconveniente está en que puede haber células tumorales residuales en el trasplante y no se consigue un efecto del trasplante frente al tumor.
B. **Alotrasplante.** Las CMH se obtienen de otra persona, y deberá comprobarse la compatibilidad de los antígenos HLA del donante con los del paciente. La tipificación HLA se realiza para los antígenos de clase I (A, B y C) y para los de clase II (DR y DQ), con el fin de identificar a los donantes compatibles adecuados. La ventaja del trasplante alogénico es que el producto tiene células madre sanas, sin células tumorales ni células anómalas. Además de permitir la recuperación tras la QT/RT mieloablativa, utilizado para el control de tumores, las CMH alógenas pueden usarse para remplazar células madre deficientes o defectuosas (tal como se utilizan en la anemia aplásica y en diversos trastornos genéticos). El trasplante alógeno también proporciona inmunoterapia adoptiva frente a las células tumorales del receptor (efecto de ICT). Este efecto ICT puede ser el objetivo principal del trasplante y puede a veces permitir una reducción en la intensidad del tratamiento de acondicionamiento. Los inconvenientes del trasplante alógeno radican en que es necesario encontrar un donante compatible y en que el paciente puede mostrar EICH.
   1. **Hermano donante compatible (HDC):** El mejor donante es un hermano con los mismos dos haplotipos HLA que el receptor (comprobado en ambos cromosomas para HLA-A, HLA-B, HLA-C y HLA-DR; una «concordancia de HLA de 8 de 8»). Los donantes idénticos gemelos (singénicos) son los mejores donantes inmunológicamente (sin riesgo de EICH), pero tienen un mayor riesgo de recaída después del trasplante debido a un menor efecto ICT. Sólo un 30 % de los pacientes contará con un donante hermano emparejado identificable, de modo que las fuentes alternativas de células madre deben ser consideradas para la mayoría de los pacientes. La elección de la fuente alternativa de donante a utilizar depende de múltiples factores, incluyendo la disponibilidad de los donantes, la urgencia del trasplante, la probabilidad de recaída, la necesidad de células adicionales después del trasplante y la experiencia del centro de trasplante.

2. **Trasplante de médula ósea de desconocidos (UBMT o MUD, *Matched unrelated adult donors*):** existen grandes registros de personas de todo el mundo que han donado de forma voluntaria CMH para aquellos pacientes que no sean familiares y necesiten un trasplante. Los resultados con donantes no relacionados con HLA han sido comparables a los trasplantes de HDC. El tiempo para identificar y recoger el donante es variable y puede ser un factor para los pacientes que necesitan un trasplante urgente. Las posibilidades de encontrar un donante apropiado para un paciente concreto dependen de la tipificación HLA específica del mismo, y varían significativamente según los diferentes grupos étnicos, (alrededor del 90 % para los caucásicos, pero sólo alrededor del 60 % en los afroamericanos).
3. **Donadores relacionados con compatibilidad parcial o haploidénticos (haplo):** los miembros familiares que son compatibles para un solo haplotipo HLA (4 de 8 HLA compatibles) pueden ser donadores. Los padres, hijos, o hermanos que no tienen un HLA idéntico pueden considerarse como donadores, y de ese modo mejorar las posibilidades de encontrar un donador. El empleo de donadores relacionados por haplo requiere estrategias adicionales, como el empleo de ciclofosfamida postrasplante o la manipulación del injerto para limitar la EICH y permitir la evolución adecuada del injerto. Estas estrategias también pueden limitar el efecto ICT.
4. **Células sanguíneas del cordón no relacionadas (CSCNR).** Muchos bancos de sangre del cordón almacenan la sangre para su uso en pacientes no relacionados que necesitan trasplantarse. Las células están disponibles con rapidez si se necesita un trasplante urgente. Las células sanguíneas del cordón requieren menos compatibilidad HLA, de manera que pueden usarse 4 de 6 unidades HLA compatibles (HLA-A, HLA-B, HLA-DR), lo que permite mejorar las posibilidades de hallar un donador. Parece haber menos EICH y menos recurrencias con las CSC, pero la incorporación del injerto y la reconstitución inmunitaria suceden con más lentitud. La dosis celular es limitada y puede necesitarse el uso de 2 unidades de células sanguíneas del cordón (trasplante doble de células del cordón) en individuos grandes.

IV. TRATAMIENTO DE ACONDICIONAMIENTO

Los pacientes reciben una pauta de preparación (acondicionamiento) con dosis elevadas de QT/RT antes del trasplante. Para los trasplantes alogénicos y autólogos, el tratamiento pretende la mayor destrucción tumoral sin tener en cuenta los efectos mieloablativos de los fármacos, pero las dosis se encuentran limitadas por los efectos adversos sobre otros órganos. La elección del tratamiento de acondicionamiento para los trasplantes autólogos depende del tipo de tumor y de los factores de riesgo del paciente. Para los trasplantes alogénicos, las condiciones deben proveer ablación inmunitaria suficiente para prevenir el rechazo de las CMH extrañas.

Las pautas del *acondicionamiento mieloablativo (AMA)* usan las dosis máximas de quimioterapia que pueden tolerarse, con o sin radioterapia. Estas dosis no permiten la recuperación hematológica autóloga y requieren la infusión posterior de las células hematopoyéticas del donador para proveer recuperación hemática e inmunitaria. Las dosis típicas que se incluyen en el AMA son 200 mg/kg de ciclofosfamida con 16 mg/kg de busulfano o radiación corporal total (RCT) con 10 Gy. También puede combinarse con otros fármacos como melfalán, tiotepa y etopósido. Las pautas de AMA producen la eliminación total del tumor, pero también provocan toxicidad no hematológica importante que los pacientes enfermos o mayores no pueden tolerar.

El *acondicionamiento de intensidad reducida (AIR)* emplea dosis menores para el acondicionamiento, pero aún son mieloablativas y permiten la aceptación tanto inmunitaria como hematológica del injerto donado. Las pautas más comunes emplean fludarabina en combinación con dosis reducidas de busulfano, ciclofosfamida, melfalán, o tiotepa, o con RCT reducida (5 a 8 Gy). Estos trasplantes se basan más en los efectos ICT que en la eliminación total del tumor por la pauta, y se vinculan con un aumento leve de la recurrencia del tumor en comparación con las pautas AMA. La ventaja es que tienen mortalidad disminuida sin recurrencia, de manera que puede considerarse el trasplante en pacientes con comorbilidades o de edad avanzada.

En el *acondicionamiento no mieloablativo (ANM)*, las pautas reducen aún más las dosis, con citopenias o efectos tóxicos mínimos, y permiten la recuperación celular autónoma sin necesitar las células madre del donador. Es efectivo como tratamiento inmunosupresor y puede resultar en la aceptación total del injerto de células linfohemopoyéticas alogénicas de un donador. Los ejemplos de estas pautas incluyen RCT (1-2 Gy), radiación linfoide total, globulina antitimocitos, o combinaciones de fludarabina (90 mg) y ciclofosfamida (1 a 2 G/m^2). Se usan sobre todo en linfomas de bajo grado.

V. TRATAMIENTO ADYUVANTE

A. **Productos de sangre.** Todos los hemoderivados *(salvo las CMH)* deben irradiarse con 1.5 Gy (para evitar la EICH transfusional) tan pronto como se inicia la pauta de acondicionamiento. Las **transfusiones de eritrocitos** deben administrarse para mantener el hematocrito del paciente en el 27% (o mayor si está clínicamente indicado). Para los trasplantes alogénicos, cuando hay una discrepancia ABO entre el paciente y el donante, el paciente debe ser transfundido con sangre de tipo O para todas las transfusiones de glóbulos rojos a partir del momento del ingreso. Con respecto a las **transfusiones de plaquetas**, las transfusiones profilácticas generalmente se administran para mantener plaquetas por encima de 10 000/mL, pero se necesitan niveles más elevados si los pacientes son febriles o tienen síntomas de sangrado.

B. **Medidas complementarias específicas.** Los pacientes deben recibir una hidratación adecuada y tratamiento antiemético durante la pauta de preparación. Debe administrarse alopurinol a todos los pacientes con tumores voluminosos y suspenderlo en el día menos 1 o antes según la masa tumoral original y la respuesta del paciente. Debido a la mala alimentación y al tratamiento antibiótico, la mayoría de los pacientes requiere administración semanal de vitamina K_1. Las mujeres que están menstruando deben iniciar anovulatorios antes de comenzar la pauta acondicionadora (p. ej., noretindrona, 5-10 mg/día v.o.) y continuar su administración hasta que el recuento de plaquetas se recupere a > 50 000/mL. De acuerdo con el estado clínico de la enfermedad maligna subyacente, el FECG (o factor estimulante de las colonias de granulocitos) puede administrarse al inicio del día más 2 después del trasplante.

C. **Aislamiento protector y profilaxis**
  1. El **aislamiento protector** debe iniciarse cuando el recuento absoluto de neutrófilos sea < 500/μL. Las habitaciones del hospital deben contar con unidades de filtración del aire. Las personas que entran en la habitación del paciente deben lavarse las manos o usar guantes antes de pasar al área del paciente. Durante el aislamiento se bañará diariamente al paciente con una solución microbicida. Al iniciar la pauta de acondicionamiento puede instaurarse un tratamiento profiláctico con antibacterianos, antimicóticos y antivíricos.
  2. **Profilaxis frente a *Pneumocystis*.** Todos los pacientes con alotrasplantes y los pacientes con autotrasplantes que han sido tratados con dosis elevadas de corticoesteroides deben recibir tratamiento profiláctico frente a *Pneumocystis*. Al iniciar el tratamiento de acondicionamiento se administrará trimetoprima-sulfametoxazol (un comprimido de doble dosis cada 8 h), y se interrumpirá 1 día antes del trasplante. Debe reinstaurarse la profilaxis una vez que hayan prendido de manera sostenida los neutrófilos (un comprimido de doble dosis v.o. cada 8 h 2 veces a la semana, con ácido folínico, 5 mg 2 veces a la semana) y se continuará hasta el día 100 después del trasplante, o más tiempo si el paciente continúa recibiendo inmunodepresión. En los pacientes con alergia a las sulfamidas puede utilizarse como alternativa: dapsona (50-100 mg v.o. diarios), atovacuona, (1 500 mg 1 vez al día), o pentamidina (300 mg en aerosol o 4 mg/kg i.v.) una vez al mes.
  3. **Profilaxis/prevención del citomegalovirus (CMV).** Los pacientes seronegativos para el CMV antes del trasplante pueden recibir sólo hemoderivados seronegativos para el CMV o hemoderivados con una reducción leucocítica. Los pacientes seropositivos para el CMV a los que se realiza un alotrasplante deben recibir ganciclovir (6 mg/kg i.v. al día), empezando al iniciar el tratamiento de acondicio-

namiento e interrumpiéndolo el día antes del trasplante. Tras el alotrasplante puede reiniciarse el ganciclovir (6 mg/kg i.v. al día, 5 días a la semana) una vez que hayan «prendido» de manera sostenida los neutrófilos, y se debe continuar hasta el día 100 como profilaxis. Por otro lado, después del injerto debe controlarse la viremia semanalmente con la evaluación del ADN de CMV en la sangre para determinar cuándo es necesario el tratamiento preventivo.

D. Prevención y supresión de la EICH. Los pacientes que reciben un alotrasplante de CMH necesitan un tratamiento inmunodepresor para evitar o suprimir la EICH.

1. **Inhibidores de la calcineurina.** Debe administrarse *ciclosporina* (3 [mg/kg]/día) o *tacrolimús* (0.03 [mg/kg/]día) a todos los receptores de alotrasplantes, empezando el día menos 2. Las dosis se ajustan para mantener unas concentraciones plasmáticas terapéuticas. Se ajustan las dosis si hay insuficiencia renal.
2. La **ciclofosfamida postrasplante** (las células donadoras de haplo no modificadas se infunden el día 0, permitiendo inicialmente la proliferación de linfocitos T alorreactivos. Luego se administra ciclofosfamida 50 (mg/kg)/día en días más 3 y más 4 postrasplante para agotamiento de linfocitos T *in vivo*) ha demostrado ser una profilaxis eficaz de EICH en trasplantes de haplo.
3. También pueden usarse **otros fármacos** (corticoesteroides, globulina antitimocítica [ATG, timoglobulina], micofenolato, sirolimus o metotrexato) en función del riesgo de EICH del trasplante y del estado del paciente.
4. **Depleción de linfocitos T y subconjuntos.** La EICH es un proceso mediado por linfocitos T. La depleción intensa de linfocitos T del injerto de CMH puede disminuir intensamente la incidencia y la gravedad de esta reacción. Sin embargo, la depleción intensa de linfocitos T se acompaña de mayor riesgo de fracaso del trasplante, de enfermedad linfoproliferativa después del trasplante y de mayor riesgo de recurrencia del tumor, de forma que la supervivencia sin signos de enfermedad no aumenta. En algunos centros se utilizan programas que emplean la depleción de linfocitos T o que añaden subpoblaciones linfocíticas en varios momentos que pueden ser útiles.

VI. COMPLICACIONES DEL TRASPLANTE DE CÉLULAS MADRE HEMATOPOYÉTICAS

A. **La EICH** es un síndrome que se produce por la reacción de las células inmunocompetentes del donante frente a los tejidos de un receptor inmunodeprimido. La presentación de antígenos al receptor produce activación y proliferación de los linfocitos T del donante. Por tanto, se generan linfocitos citotóxicos específicos del huésped que intervienen en la lesión tisular. Durante este proceso se secretan citocinas que estimulan la lesión tisular mediante mecanismos citotóxicos específicos (lesión directa por las citocinas, linfocitos citolíticos naturales, macrófagos). Para reducir la EICH se han utilizado técnicas de manipulación que consisten en la depleción de linfocitos T del injerto y el uso de fármacos frente a los linfocitos T y de anticuerpos frente a determinadas citocinas. La EICH puede subclasificarse en aguda (EICHA), que aparece entre unas 2 y 8 semanas después del TCMH alógeno, y EICHC, que suele aparecer tras 8 semanas.

1. **Incidencia.** La incidencia de la EICH depende de diversos factores, como el grado de histocompatibilidad, la edad del paciente, la intensidad del tratamiento de acondicionamiento, el tipo de profilaxis para la EICH y el origen de las células madre.
   a. Una EICHA de grado II-IV ocurre en < 30 % en hermanos con compatibilidad HLA, pero puede ser del 60 % al 90 % en trasplantes de donantes no emparentados y no compatibles. La incidencia de EICHA de grado III-IV es de un 35 % para los trasplantes de donantes adultos no emparentados con incompatibilidad de 7 de 8 antígenos HLA, pero sólo del 10 % en trasplantes de SCU no compatible.
   b. La EICHC aparece en el 25 % al 60 % de los pacientes que sobreviven > 4 meses después del alotrasplante. Unos dos tercios de los pacientes que muestran EICHC han sufrido antes EICHA.

2. **Diagnóstico**
   a. La **EICHA** se manifiesta fundamentalmente por la afectación de la piel, el hígado y el tubo digestivo. En la tabla 38-1 se muestra el sistema de gradación de la EICHA según la gravedad de la afectación orgánica.
      (1) Generalmente el inicio de la EICHA se caracteriza por un exantema maculopapular en la cabeza, las palmas y las plantas, que puede extenderse a continuación y afectar a todo el cuerpo. Pueden aparecer formación de ampollas y descamación en los casos graves.
      (2) Las concentraciones de bilirrubina se encuentran elevadas. El aumento de la fosfatasa alcalina puede ocurrir más tarde. El aumento de transaminasas pueden ocurrir y pueden progresar a insuficiencia hepática.
      (3) La presencia de diarrea acuosa secretora, que puede ser bastante intensa, es característica de la afectación gastrointestinal; puede producirse íleo paralítico. Pueden producirse náusea y vómito persistentes en la afectación gastrointestinal. En la exploración radiológica puede demostrarse la presencia de edema de la pared intestinal, a veces con un aspecto de «huella de pulgar».
      (4) El diagnóstico clínico de EICHA frecuentemente se confunde por la presencia de efectos adversos relacionados con la quimioterapia, infección,

TABLA 38-1. Estadificación y gradación de la enfermedad del injerto contra el huésped (EICH) aguda

Órgano	Extensión de la afectación	Estadio
Piel	Exantema maculopapular <25% del área superficial corporal	1
	Exantema maculopapular 25-50%	2
	Exantema maculopapular >50%	3
	Exantema >50% con descamación, con o sin ampollas	4
Hígado	Bilirrubina 2-3 mg/dL	1
	Bilirrubina 3.1-6 mg/dL	2
	Bilirrubina 6.1-15 mg/dL	3
	Bilirrubina >15 mg/dL	4
Gastrointestinal	Diarrea >500 mL/día (>500 mL/m^2 en niños)	1
	Diarrea >1 000 mL/día (500-1 000 mL/m^2 en niños)	2
	Diarrea >1 000 mL/día (500-1 000 mL/m^2 en niños)	3
	Diarrea >1 500 mL/día y dolor/íleo/sangre (>1 500 mL/m^2, sangre o íleo en niños)	4
Gradación general de la EICH aguda		
Grado I	Exantema que afecta >50% de la superficie corporal (estadio cutáneo 1-2); concentraciones de bilirrubina >2 mg/dL; diarrea <500 mL/día	
Grado II	Exantema por toda la superficie corporal (estadio cutáneo 1-3); bilirrubina >3 mg/dL (estadio hepático 1); diarrea >1 000 mL/día (estadio intestinal 1)	
Grado III	Estadio cutáneo 1-3; bilirrubina >15 mg/dL (estadio hepático 2-3); diarrea >1 500 mL/día (estadio intestinal 2-3)	
Grado IV	Cualquier órgano con afectación en estadio IV	

EICH, enfermedad del injerto contra el huésped.
Adaptado de Gluksberg H, Storb R, Fefer A, et al. Clinical manifestations of graft-versus-host disease in human recipients of marrow from HLA-matched sibling donors. *Transplantation* 1974;18-295.

reacciones alérgicas o enfermedad venooclusiva (EVO), que pueden imitar algunas de las manifestaciones de la EICHA.
  b. La **EICHC** se caracteriza por un proceso inflamatorio crónico, causando fibrosis y síndromes similares a las enfermedades del colágeno vascular. La EICHC puede afectar piel, ojos, boca, pulmones, tubo digestivo, hígado, aparato genitourinario y los sistemas inmunitario, musculoesquelético y hematopoyético. También pueden observarse trastornos similares a procesos autoinmunitarios, como artritis, citopenias inmunitarias y polimiositis, además de alteraciones cutáneas esclerodérmicas y trastornos gastrointestinales y pulmonares.
3. **Tratamiento.** Todos los pacientes que reciben un alotrasplante de CMH deberán recibir tratamiento profiláctico (*v.* sec. V.D) para evitar la aparición de complicaciones importantes por la EICH. La aparición de EICH después del trasplante se relaciona también con un efecto del injerto contra el tumor y puede ser beneficiosa.
  a. Los pacientes con EICHA de grados II-IV suelen estar recibiendo un inhibidor de la calcineurina cuando se les diagnostica. Debe ajustarse la dosis para las concentraciones plasmáticas subterapéuticas. Puede instaurarse además una depresión adicional de los linfocitos T con fármacos como los corticoesteroides, el micofenolato y sirolimus. También se ha utilizado el tratamiento con globulina antitimocito (GAT), alemtuzumab, un inhibidor de la antiinterleucina 2 (daclizumab) o inhibidores anti-TNF (etanercept); y se han instaurado tratamientos dirigidos a problemas orgánicos específicos, como los tratamientos cutáneos tópicos, corticoesteroides entéricos tópicos (budesónida), antiperistálticos (loperamida), antisecretores (octreotida) y ácidos biliares (ursodiol).
  b. En el tratamiento de la EICHC se utilizan inhibidores de la calcineurina, corticoesteroides, micofenolato, sirolimus y talidomida. Otros tratamientos que también se han utilizado con éxito ocasional son la fotoquimioterapia extracorpórea (fotoféresis con exposición de células sanguíneas mononucleares al compuesto fotosensibilizante PUVA [psoraleno más UVA] antes de la reinfusión), células madre mesenquimales, pentostatina, alemtuzumab (anticuerpo anti-CD52, o rituximab (anticuerpo anti-CD20).
    (1) Los pacientes con EICHC tienen un mayor riesgo de infección y, por tanto, necesitan profilaxis y un tratamiento precoz de las infecciones, seguimiento de la inmunoglobulina G (IgG) e infusión de IgG i.v. si existe una hipoglobulinemia importante.
    (2) Las medidas complementarias consisten en esteroides, lubricantes cutáneos, colirios oculares, saliva artificial y nistatina o aciclovir, si está indicado, para las infecciones bucales.
    (3) Los pacientes con EICH esclerodérmica y limitación de la amplitud de los movimientos pueden beneficiarse de la fisioterapia.
    (4) Todos los pacientes postrasplante deben utilizar protectores solares y evitar la exposición al sol.
B. **Infecciones.** Aunque numerosos avances en los tratamientos antimicrobianos han mejorado la supervivencia total después de un trasplante, las complicaciones infecciosas siguen siendo las causas más frecuentes de morbilidad y mortalidad tras TCMH autólogos y alógenos.
  1. El **tratamiento de acondicionamiento** causa una intensa neutropenia durante periodos prolongados (de 2 a 4 semanas en adelante), y los pacientes tienen riesgo de sufrir infecciones. Son frecuentes las infecciones por bacterias grampositivas y gramnegativas, así como por *Candida, Aspergillus* y otras infecciones micóticas. Los pacientes deben recibir antibióticos de amplio espectro y antimicóticos, bien de forma profiláctica después del trasplante o bien de forma terapéutica ante los primeros signos de fiebre o de infección.
  2. **Infecciones virales y reactivación:** la reactivación de las infecciones víricas por herpes es común tras el trasplante, especialmente con el tratamiento intensivo con EICH y después de trasplantes de SCU. La infección por el CMV es particularmente problemática tras el alotrasplante. Las infecciones por CMV suelen pro-

ducirse después de que el injerto haya prendido. Deben usarse dosis terapéuticas de ganciclovir (5 mg/kg i.v. cada 12 h durante 3 semanas). Los pacientes con neumonía por CMV deben recibir además IG i.v. (500 mg/kg en días alternos, durante 10 dosis). También se pueden considerar otros fármacos antivirales como foscarnet, cidofovir o valganciclovir.

Las infecciones por varicela zóster, adenovirus, virus sincitial respiratorio, virus de la gripe y otros virus después del trasplante pueden ser bastante graves y se asocian a una tasa de mortalidad elevada. El tratamiento con aciclovir, oseltamivir, ribavirina, vidarabina, inmunoglobulina (IG) i.v. y otros fármacos debe instaurarse pronto. La reactivación del virus de Epstein-Barr puede estar asociada con una enfermedad linfoproliferativa postrasplante (v. cap. 36).

3. Las infecciones por **Pneumocystis jirovecii** pueden causar problemas tras el trasplante, y los pacientes deben recibir un tratamiento profiláctico con trimetoprima-sulfametoxazol, como se comenta en la sección V.C.2. Los pacientes que muestran una infección por *Pneumocystis* deben recibir dosis terapéuticas de trimetoprima-sulfametoxazol (15-20 [mg/kg]/día [componente trimetoprima] i.v. administrados en 3 o 4 dosis divididas cada 6-8 h). La dapsona, la atovacuona o la pentamidina pueden utilizarse en pacientes con alergias a las sulfas.

4. Pueden producirse **infecciones por bacterias encapsuladas** *(Streptococcus pneumoniae, Neisseria meningitidis, Haemophilus)* después de completarse el injerto (a veces 1 año o más) y generalmente se relaciona con una opsonización deficiente de los microorganismos. La IVIG debe administrarse si los niveles de inmunoglobulina son bajos. Deben vacunarse a los pacientes frente a estos organismos (además de realizar otras vacunaciones primarias y de refuerzo) una vez que se hayan interrumpido los fármacos inmunodepresores profilácticos de la EICH. Es importante tratar rápidamente a los pacientes sintomáticos.

C. **Reconstitución inmunitaria retardada.** El TCMH produce una alteración inmunitaria importante. El tipo de trasplante, la pauta de acondicionamiento y la presencia de EICH afectan tanto a la gravedad como a la duración de la inmunodeficiencia. Tras el trasplante debe reconstituirse todo el sistema inmunitario del paciente con células del donante. Además de la alteración cuantitativa de los linfocitos, pueden observarse pérdida de reactividad a las pruebas cutáneas, alteración de respuestas proliferativas y reducción de la producción de citocinas por los linfocitos y los macrófagos, lo que predispone a los pacientes a infecciones y también a síndromes linfoproliferativos postrasplante. La respuesta mediada por anticuerpos puede estar alterada, y puede causar una respuesta escasa a la vacunación, así como susceptibilidad a los patógenos. Debe administrarse dosis de IG i.v. a los pacientes en los que no se normalizan las concentraciones de IgG. La presencia de EICH y sus tratamientos retrasa más la recuperación inmunitaria.

D. **Hemorragia.** Los pacientes tienen riesgo de hemorragia por trombocitopenia hasta que el injerto de plaquetas prende. Esto suele suceder después de que lo haga el injerto de neutrófilos, pero pueden alcanzarse recuentos de plaquetas espontáneos > 20 000/mL en la mayoría de los pacientes hacia el día 21 después del autotrasplante y hacia el día 28 después del alotrasplante (aunque pueden tardarse > 40 días en los trasplantes de SCU). Las anomalías hepáticas también pueden contribuir.

E. **Efectos adversos sobre otros órganos.** El uso de dosis elevadas de QT/RT en el tratamiento de acondicionamiento antes del trasplante permite ignorar los efectos adversos sobre la MO de los fármacos, pero se deben tener en cuenta que no elimina las toxicidades no medianas de estos fármacos sobre otros órganos.

1. Tras el trasplante pueden observarse efectos adversos sobre los pulmones, los riñones, el corazón, el hígado, el tubo digestivo, las glándulas endocrinas y el sistema nervioso central.

2. Las infecciones, la sepsis, la lisis tumoral y la exposición a otros fármacos pueden añadirse a la agresión que sufren los órganos después del trasplante.

3. La EICH también puede causar efectos adversos sobre determinados órganos tras los alotrasplantes.

4. La **EVO hepática,** también conocida como **síndrome de obstrucción de los sinusoides hepáticos**, probablemente se deba a la lesión de las células endoteliales de los

sinusoides y los hepatocitos por las elevadas dosis del tratamiento de acondicionamiento (v. cap. 31.VII). Ésta suele observarse en el primero o el segundo mes posterior al trasplante y se caracteriza por hepatomegalia con dolor en el hipocondrio derecho, retención de líquidos sin causa aparente e ictericia. Puede observarse una EVO leve hasta en el 60% de los pacientes, que puede ser reversible sin necesidad de ningún tratamiento. Sin embargo, cuando es grave, la EVO se asocia con un fallo multiorgánico y es frecuentemente mortal.

Lecturas recomendadas

Bacigalupo A, Ballen K, Rizzo D, et al. Defining the intensity of conditioning regimens: working definitions. Biol Blood Marrow Transplant 2009;15:1628.

Bejanyan N, Haddad H, Brunstein C. Alternative donor transplantation for acute myeloid leukemia. J Clin Med 2015;4:1240.

Cohn CS. Transfusion support issues in hematopoietic stem cell transplantation. Cancer Control 2015;22:52.

Gyurkocza B, Sandmaier BM. Conditioning regimens for hematopoietic cell transplantation: one size does not fit all. Blood 2014;124:344.

Hamadani M. Autologous hematopoietic cell transplantation: an update for clinicians. Ann Med 2014;46:619.

Isidori A, Clissa C, Loscocco F, et al. Advancement in high dose therapy and autologous stem cell rescue in lymphoma. World J Stem Cells 2015;7:1039.

Jamil MO, Mineishi S. State-of-the-art acute and chronic GVHD treatment. Int J Hematol 2015;101:452.

Laubach J, Garderet L, Mahindra A, et al. Management of relapsed multiple myeloma: recommendations of the International Myeloma Working Group. Leukemia 2016;30(5):1005–1017.

Nishihori T, Shaheen M, El-Asmar J, et al. Therapeutic strategies for cytomegalovirus in allogeneic hematopoietic cell transplantation. Immunotherapy 2015;7:1059.

Pintail SR, Champlin RE. Pushing the envelope—nonmyeloablative and reduced intensity preparative regimens for allogeneic hematopoietic transplantation. Bone Marrow Transplant 2015;50:1157.

Reddy NM, Perales MA. Stem cell transplantation in Hodgkin lymphoma. Hematol Oncol Clin North Am 2014;28:1097.

Richardson PG, Riches ML, Kernan NA, et al. Phase 3 trial of defibrotide for the treatment of severe veno-occlusive disease and multi-organ failure. Blood 2016;127(13):1658–1665.

Vyas P, Appelbaum FR, Craddock C. Allogeneic hematopoietic cell transplantation for acute myeloid leukemia. Biol Blood Marrow Transplant 2015;21:8.

Apéndices

Apéndice A   Glosario de nomenclatura citogenética   814

Apéndice B   Identificadores tumorales y clasificación de las neoplasias hematolinfocíticas de la OMS 2016   815

    Apéndice B1.   Algoritmos diagnósticos inmunohistoquímicos   816

    Apéndice B2.   Inmunofenotipos esperados de los tumores   818

    Apéndice B3.   Inmunofenotipos discriminatorios de neoplasias linfocíticas   824

    Apéndice B4.   Clasificación de las neoplasias hematopoyéticas y linfociticas de la Organización Mundial de la Salud (OMS) (2016)   827

    Apéndice B5.   Leucemias agudas: citología, inmunofenotipo y clasificación de la Organización Mundial de la Salud (OMS) (2016)   833

    Apéndice B6.   Revisión de la clasificación de los síndromes mielodisplásicos (SMD) de la OMS (2016)   837

Apéndice C   Pautas de poliquimioterapia para los linfomas   838

    Apéndice C1.   Pautas para el linfoma de Hodgkin (LH)   839

    Apéndice C2.   Pautas para el linfoma no hodgkiniano (LNH)   840

    Apéndice C3.   Pautas de rescate para el linfoma de Hodgkin y no hodgkiniano   841

Apéndice A

Glosario de nomenclatura citogenética

Símbolo	Definición	Ejemplo
p	**Brazo corto** de un cromosoma (brazo por encima del centrómero); un número como prefijo indica el número del cromosoma; un número como sufijo se refiere a una banda concreta del cromosoma	22p5 es la quinta banda desde el centrómero en el brazo corto del cromosoma 22
q	**Brazo largo** de un cromosoma (brazo por debajo del centrómero); la numeración es igual que en p	22q5 es la quinta banda desde el centrómero en el brazo largo del cromosoma 22
t	**Translocación** de parte de un cromosoma a otro. El primer paréntesis indica los cromosomas implicados y el segundo indica las bandas afectadas por los puntos de escisión en los cromosomas respectivos	t(3;21)(q26;q22) es la translocación de material entre los brazos largos de los cromosomas 3 y 21, con puntos de escisión en la banda q26, en el cromosoma 3, y en la banda q22, en el cromosoma 21
ins	**Inserción** de material extra (p. ej., partes de un cromosoma) en un cromosoma	ins(3;3)(q26;q21q26) es la inserción de la banda 26 en una posición entre las bandas 21 y 26 en los brazos largos del cromosoma 3 (para los diferentes cromosomas implicados, se siguen las convenciones de t)
inv	**Inversión** (o giro en dirección opuesta) de una parte del cromosoma	inv(3)(q21;q6) es la inversión de bandas de 21 a 26 en el brazo largo del cromosoma 3
+ o –	**Antes de un cromosoma:** adición (+) o pérdida (–) de todo un cromosoma	+8 o –7 es un cromosoma 8 extra o un cromosoma 7 perdido (v. **del**)
+ o –	**Después de un brazo:** material adicional (+) o pérdida de material (–) en el brazo designado de un cromosoma específico	7q– indica material perdido en el brazo largo del cromosoma 7 (v. **del**)
del	Deleción de todo o parte de un cromosoma	del(7q) o del (7)(q22) es la deleción del brazo largo o de la banda 22 del brazo largo del cromosoma 7, respectivamente (v. «+ o –»)
der	**Cromosoma derivado:** un cromosoma anómalo producido por un reordenamiento estructural, generalmente de naturaleza equilibrada, que afecta a dos o más cromosomas	der(1;7)(q10;p10) (v. **t, ins, inv**)
i	**Isocromosoma:** cromosoma simétrico compuesto por un brazo largo o corto duplicado con un centrómero asociado	i(17q) es el cromosoma 17 con brazos largos duplicados
idic	**Isocéntrico:** cromosoma anómalo simétrico compuesto por la duplicación de todo el brazo y su centrómero con parte del otro brazo adyacente	idic(X)(q13)
dic	**Dicéntrico:** cromosoma con dos centrómeros	
/	**Mosaicismo:** dos poblaciones de células	46, XX/47, XX, + 8—algunas células tienen un cariotipo normal; algunas tienen un cromosoma adicional 8.

Apéndice B

Identificadores tumorales y clasificación de las neoplasias hematolinfocíticas de la OMS 2016

B1–B5: Maria E. Vergara-Lluri y Russell K. Brynes

B6: Mary Territo

Apéndice B1   Algoritmos diagnósticos inmunohistoquímicos   816

    I. Algoritmo diagnóstico inmunohistoquímico de los tumores de origen incierto y/o neoplasias indiferenciadas   816

    II. Algoritmo diagnóstico inmunohistoquímico para carcinoma/tumor de sitio primario desconocido   817

Apéndice B2   Inmunofenotipos esperados de los tumores   818

    I. Immunofenotipos esperados para tipos específico de células neoplásicas   818

    II. Tumores de células azules pequeñas   818

    III. Tumores de tejido mesenquimatoso y de los tejidos blandos   820

    IV. Hígado, páncreas y vía biliar   821

    V. Tumores neurales   821

    VI. Tumores de células germinales y del estroma de los cordones sexuales   822

    VII. Tumores cutáneos   822

    VIII. Carcinomas de sitio primario desconocido («cpd»)/tumores de origen desconocido   823

Apéndice B3   Inmunofenotipos discriminatorios de las neoplasias linfocíticas   824

Apéndice B4   Clasificación de las neoplasias hematopoyéticas y linfociticas de la Organización Mundial de la Salud (OMS) (2016)   827

Apéndice B5   Leucemias agudas: citología, inmunofenotipo y clasificación de la Organización Mundial de la Salud (OMS) (2016)   833

Apéndice B6   Revisión de la clasificación de los síndromes mielodisplásicos (SMD) de la OMS (2016)   837

Apéndice B1 Algoritmos diagnósticos inmunohistoquímicos

I. Algoritmo diagnóstico inmunohistoquímico de los tumores de origen incierto y/o neoplasias indiferenciadas

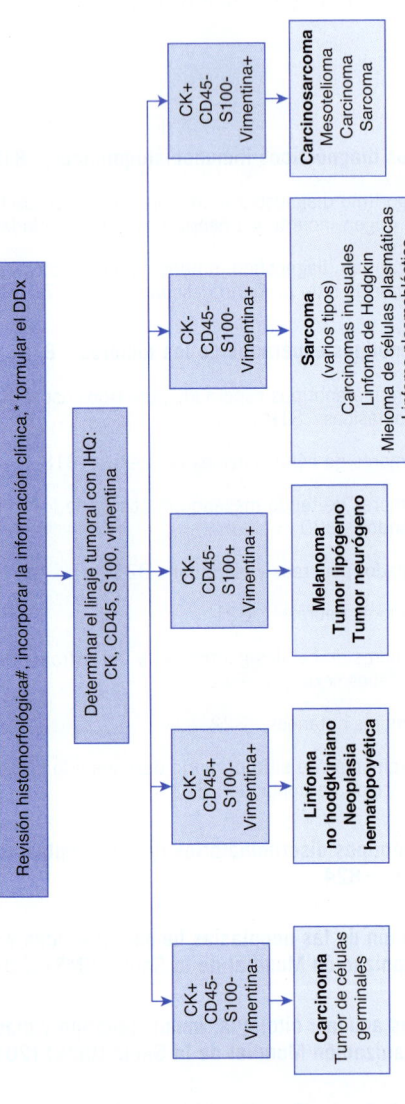

DDx, diagnóstico diferencial; *la información clínica incluye: edad, sexo, localización del tumor, malignidad previa; #Histomorfología: célula fusiforme, epitelioide, célula pequeña, pleomorfa. Las entidades en **negritas** representan los diagnósticos más frecuentes en estas categorías.

+, positivo; –, negativo; CK, citoqueratina; IHQ, tinción inmunohistoquímica.
Véase apéndices B2 y B3 para una evaluación detallada.

II. Algoritmo diagnóstico inmunohistoquímico para carcinoma/tumor de sitio primario desconocido

CK7 + / CK20 -	CK7 - / CK20 +	CK7 + / CK20 +	CK7 - / CK20 -
ADC pulmonar (Coeficiente de difusión aparente) (FTT1 +, Napsina A +) **CA mamario** (GATA3 +) **CA tiroideo** (FTT1 +, tiroglobulina +) **Glándula salival Conducto genital femenino (ADC endometrial, CA ovárico)** [PAX8 +] **Mesotelioma** (Calretinina +)	**ADC colorrectal** (CDX2, SATB2 +) **ADC de intestino delgado** **CA de célula de Merkel**	**ADC gástrico** **ADC esofágico** **ADC pancreatobiliar** **CA urotelial** (P40 +, GATA3 +) **CA mucinoso de ovario**	**CA hepatocelular** (HepPar1 +) **CA de la célula renal** **ADC prostático** (PSA +) **CA de células escamosas** (P40 +) **Tumores de células de la granulosa y de células germinales** (véase B2.VI) **Carcinoma suprarrenocortical**

+, positivo; -, negativo; ADC, adenocarcinoma; CA, carcinoma, CK, citoqueratina; HepPar-1, parafina 1 de hepatocitos; PSA, antígeno prostático específico; FTT, factor de transcripción tiroideo

Véase el Apéndice B2.VIII para la evaluación amplia del carcinoma de origen desconocido

Apéndice B2 — Inmunofenotipos esperados de los tumores

I. Inmunofenotipos esperados para tipos específicos de células neoplásicas

Tipo de célula	CK	Vim	ACE	S100	MTNE	CD45	AME	Otros marcadores positivos útiles
Adenocarcinoma	+	0	+	–/+	0	0	+	B72.3, BerEP4, MOC-31; Véase VIII.
Carcinoma de células escamosas	+	+/–	+/–	0	0	0	+	CK5/6, p63, p40, SOX2, desmocolina-3
Carcinoma de células uroteliales	+	0	+/–	0	0	0	+	GATA3, p63, S100P, CK5/6, CK903, CK20
Linfoma	0	+	0	0	0	+	0	Véase Apéndice B4.
Melanoma	0	+	–/+	+	0	0	0	Mart1 (Melan-A), MHN-45, FTAM, SOX10, PNL2
Mesotelioma	+	+	0	0	0	0	+	Calretinina, CK5/6, WT1, D2-40, mesotelina
Sarcoma	0	+	0	Variable	0	0	0	Véase III.
Tumores neuroendocrinos	+/–	+/–	–/+	0	+	0	+	Carcinomas: queratina punteada

II. Tumores de células azules pequeñas

A. Tumores de células azules pequeñas en adultos

Tumor	CK	AME	CD99	S100	MTNE[a]	CD45	Des	Otros marcadores positivos útiles [Eventos moleculares/genéticos]
Carcinoma	+	+	0	0	0	0	0	
Carcinoma de célula de Merkel	+	+/–	–/+	0	+/–	0	0	CK20[b]
Carcinoma de células pequeñas	+/–[b]	+/–	0	0	+/–	0	0	TTF1+ en el pulmón primario
Linfoma	0	0	0	0	0	+	0	Véase Apéndice B3
Melanoma	0	0	0	+	0	0	0	Mart1 (Melan-A), MHN-45, FTAM, SOX10, PNL2
Sarcoma sinovial	+/–	+/–	+/–	–/+	0	0	0	TLE1 Monofásico: [SS18–SSX1, SS18–SSX2, o fusión de SS18–SSX4] Bifásico: [Predominantemente fusión de SS18–SSX1]
Tumor desmoplásico de células redondas pequeñas	+	+	–/+	0	–/+	0	+[b]	WT1 (N-terminal) [fusión de EWSR1–WT1]

[a]Marcadores neuroendocrinos MTNE: sinaptofisina, cromogranina, enolasa específica de neuronas, CD56.

Véase la nota de pie de página para todas las partes del Apéndice B2 al final de esta sección (B2.VIII.).

Apéndice B2 — Inmunofenotipos esperados de los tumores (*continuación*)

[b]Patrón puntiforme/tipo punto perinuclear.

B. Tumores de células azules pequeñas en niños

Tumor	CK	AME	CD99	S100	MTNE[a]	WT1	Musc[b]	Otros marcadores positivos útiles [Efectos moleculares/genéticos]
Neuroblastoma	0	0	0	–/+	+	–	0	CD56, NSE, neuroblastoma
Rabdomiosarcoma	0	0	–/+	0	0	+/–[c]	+	Alveolar: [Fusión de *PAX3–FOXO1A* Fusión de *PAX7–FOXO1A* Fusión de *PAX3–NCOA1* Fusión de *PAX3–AFX*] Embrionario: [Trisomías 2q, 8 y 20; pérdida de heterocigosidad en 11p15]
Sarcoma sinovial	+/–	+/–	+/–	–/+	0	0	0	TLE1 Monofásico: [*SS18–SSX1*, *SS18–SSX2*, o fusión de *SS18–SSX4*] Bifásico: [Predominantemente fusión de *SS18–SSX1*]
TENP/sarcoma de Ewing	0	0	+	–/+	–/+	0	0	[*EWSR1* con diferentes parejas de fusión: *IVLA1, ERG, FEV, ETV1, E1AF, ZSG*; fusión de *FUS–ERG*]
Tumor de Wilms/nefroblastoma	+	+	–/+	+/–	0	+	[d]	

[a]Marcadores neuroendocrinos MTNE: sinaptofisina, cromogranina, enolasa específica de neuronas, CD56.
[b]Marcadores musculares: desmina, AEM, MyoD1, miogenina.
[c]Positividad citoplásmica.
[d]Componente blastémico: desmina +.

Véase la nota de pie de página para todas las partes del Apéndice B2 al final de esta sección (B2.VIII.).

Apéndice B2 Inmunofenotipos esperados de los tumores (*continuación*)

III. Tumores de tejido mesenquimatoso y de los tejidos blandos

Tumor	CK	Vim	Des	AML	CD34	S100	Otros
Angiosarcoma	–/+	+	0	–/+	+	0	CD31, IVLA1
Condrosarcoma mixoide extraesquelético	0	+	0	0	0	+/–	[Fusión de *EWS–NR4A3*; Fusión de *TAF2N–NR4A3*; Fusión de *TCF12–NR4A3*]
Cordoma	+	+	0	0	0	+	AME, HBME, braquial
Fibrosarcoma	0	+	0	0	0	0	Infantil congénito: [Fusión de *ETV6–NTRK3*]
Leiomiosarcoma	0	+	+/–	+	0	0	Caldesmon [complejo con deleción frecuente de 1p]
Liposarcoma	0	+	–/+	–/+	–/+	–/+	MDM2+, CDK4+ Bien diferenciado: [forma de anillo del cromosoma 12; amplificación de *MDM2*, *CDK4*, y otros] Células mixtas/redondas: [fusión de *TLS–DDIT3*; fusión de *EWSR1–DDIT3*] Pleomorfo [complejo]
PEC-omas	0	+/–	+/–	+	–/+	–/+	Diferenciación de músculo liso (AML, desmina) y melanocítica (MHN-45, Melan-A, FTAM) [Reordenamientos o amplificaciones de *FTE3* en un subconjunto]
Rabdomiosarcoma	0	+	+	+/–	0	0	MyoD1 Alveolar: [fusión de *PAX3–FOXO1A* fusión de *PAX7–FOXO1A* fusión de *PAX3–NCOA1* fusión de *PAX3–AFX*] Embrionario: [Pérdida de heterozigosidad en 11p15]
Sarcoma alveolar de partes blandas	0	–/+	Focal	–/+	0	–/+	FTE3 [fusión de *FTE3–ASPL*]
Sarcoma de células claras de la vaina del tendón/melanoma de partes blandas	0	+	0	0	0	+/–	SOX10, Melan-A, FTAM, MHN-45 [fusión de *EWSR1–ATF1*; fusión de *EWSR1–CREB1*]
Sarcoma de Kaposi	0	+	0	0	+	0	HHV8, CD31
Sarcoma epitelioide	+	+	0	–/+	+/–	0	Coexpresión de AME, CK y CD34 [pérdida de *INI1*]
Sarcoma pleomorfo de alto grado[a]	0	+	0	–/+	–/+	0	
Sarcoma sinovial	+/–	+	0	0	0	–/+	CD99, TLE1 Monofásico: [fusión de *SS18–SSX1*, *SS18–SSX2*, o de *SS18–SSX4*] Bifásico: [Predominantemente fusión de *SS18–SSX1*]

Véase la nota de pie de página para todas las partes del Apéndice B2 al final de esta sección (B2.VIII.).

Apéndice B2: Inmunofenotipos esperados de los tumores (continuación)

Tumor	CK	Vim	Des	AML	CD34	S100	Otros
TENP/Sarcoma de Ewing	0	+	0	0	0	–/+	CD99, IVLA1 [*EWSR1* con diferentes parejas de fusión: *IVLA1, ERG, FEV, ETV1, E1AF, ZSG*; fusión de *FUS–ERG*]
Tumor de células granulares	0	+	0	0	0	+	Inh, CD68
Tumor estromal gastrointestinal (TEGI)	0	+	0	–/+	+/–	0	CD117 (c kit), DOG1 [mutaciones en *c-KIT*, *PDGFRA*, etc.]
Tumor fibroso solitario	0	+	0	0	+	0	[fusión de *NAB2-STAT6*]
Tumor maligno de la vaina del nervio periférico	0	+	0	0	–/+	Focal +/–	[Complejo]
Tumor miofibroblástico inflamatorio	+/–	+	+/–	+/–	0	0	ALK+/–, actina con acentuación citoplásmica periférica distintiva [fusión de *TPM3–ALK*; fusión de *TPM4–ALK*; fusión de *CLTC–ALK*; fusión de *RANB2–ALK*]
Tumor rabdoide	+	+	–/+	–/+	0	+/–	[Deleción de 22q; inactivación de *INI1*]

[a]El sarcoma pleomorfo de alto grado fue previamente designado como histiocitoma fibroso maligno.

IV. Hígado, páncreas y vía biliar

Carcinoma	CK7	CK20	S100P	CD5	CD10	CK19, CA19-9	AFP	HepPar-1, Arginasa-1, Glipicano-3
Adenocarcinoma pancreático	+	–/+	+	–/+	0	+	0	0
Colangiocarcinoma	+	–/+	0	+	0	+	0	0
Hepatocelular	0	0	0	0	+[a]	0	+/–	+

[a]Patrón canalicular; mismo patrón visto con ACE policlonal.

V. Tumores neurales

Tumor	CK	S100	Syn	PAFG	AME	Otras tinciones positivas
Astrocitoma	+/–	+/–	0	+	+/–	
Cordoma	+	+	0	0	+	HBME, braquial
Craneofaringioma	+	0	0	0	+/–	
Ependimoma	+/–	+/–	0	+	–/+	
Meduloblastoma	0	–/+	+	–/+	0	CD56, NSE
Meningioma	–/+	–/+	0	0	+	RP
Neuroblastoma	0	–/+	+/–	0	0	CD56, NSE
Neurofibroma	0	+	0	0	0	
Oligodendroglioma	0	+	0	–/+	0	Olig2
Papiloma del plexo coroideo	+	+/–		+/–	–/+	Transtirretina
Paraganglioma	0	0[a]	+	–/+	0	
Schwannoma	0	+	0	+/–	0	

[a]Las células sustentaculares que rodean el zellballen son S100+.

Véase la nota de pie de página para todas las partes del Apéndice B2 al final de esta sección (B2.VIII.).

Apéndice B2 — Inmunofenotipos esperados de los tumores (*continuación*)

VI. Tumores de células germinales y del estroma de los cordones sexuales

Tumor	CK	PLAP	OCT4	SALL4	CD117	hCG	AFP	Otros marcadores positivos útiles
Carcinoma embrionario	+	+/−	+	+	0	0[a]	−/+	LIN28, NANOG, CD30, SOX2
Coriocarcinoma	+	+/−	0	+/−	0	+	0	CD10
Seminoma	−/+	+	+	+	+	0[a]	0	LIN28, D2-40
Teratoma	+	−/+	0	−/+	0	0	0	
Tumor de células de Leydig	+/−	0	0	0	0	0	0	SF-1, inhibina, Melan-A, CD10, CD99, calretinina
Tumor del saco vitelino	+	+/−	0	+	+/−	0	+/−	Glipicano-3, LIN28
Tumores de las células de Sertoli y de la granulosa[b]	−/+	0	0	0	0	0	0	SF-1, inhibina, calretinina, FOXL2

[a]Positivo en sincitiotrofoblasto.
[b]Negativos para AME.

VII. Tumores cutáneos

Tumor	CK7	CK20	CK903[a]	EMA	BerEP4	S100	Otros
Carcinoma de células basales	−/+	0	+	0	+	0	
Carcinoma de células de Merkel	0	+[b]	NA	+	+	0	NET[c]
Carcinoma de células escamosas	−/+	0	+	+	−/+	0	CK5/6, p63, p40, SOX2, desmocolina -3
Enfermedad de Paget	+	−/+	+/−[d]	+	+/−	0	ACE, CAM5.2, P-15LEQ
Melanoma	0	0	0	0	0	+	Mart1 (Melan-A), MHN-45, FTAM, SOX10, PNL2
Tumor de células granulares	0/0		0	0	NA	+	Inhibina, CD68

[a]Queratina de elevado peso molecular.
[b]Positividad paranuclear parecida a un punto.
[c]NET, marcadores neuroendocrinos: sinaptofisina, cromogranina, enolasa específica de neuronas, CD56.
[d]Positiva en neoplasia lobular; negativa en neoplasia ductal.

Véase la nota de pie de página para todas las partes del Apéndice B2 al final de esta sección (B2.VIII.).

Apéndice B2 — Inmunofenotipos esperados de los tumores (*continuación*)

VIII. Carcinomas de sitio primario desconocido («cpd»)/tumores de origen desconocido

CK7	CK20	Carcinoma/tumor de origen desconocido	Marcadores adicionales
+	0	GIN seroso	PAX8+, RE+, WT1+
		GIN endometrioide	PAX8+, RE+, Vim+
		GIN mucinoso	CDX2–
		Carcinoma de mama	GATA3+, RE+, GCDFP+/–, MGB+/–
		GI, parte superior (p. ej., estómago)	CDH17+, CDX2+/–
		Adenocarcinoma pulmonar	FTT1+, napsina A, GATA3–, CDX2–
		Mesotelioma	Calretinina+, CK5/6+, WT1+, D2-40+, mesotelina; BerEP4–, CD15–, B72.3–, FTT1–, MOC-31
		Tiroideo, folicular/papilar	PAX8+, FTT1+, Thyg+, Calc–
		Tiroideo, medular	FTT1+, Thyg–, Calc+, MTNE+, ACEm+
		De células renales (cromófobo)	CD10–/+, CD117+; ACIX–, PAX2/8–
0	+	GI, parte inferior (p. ej., colorrectal)	SATB2+, CDX2+, CDH17+
		Células de Merkel	MTNE+, punto perinuclear+ CK20
+	+	Adenocarcinoma pancreatobiliar, ductal	MUC5AC+, CK17+, S100P+, maspina +, IMP3+, AC 19–9+, ACEm+ GATA3, UPII/UPIII, CK5/6+,
		Célula urotelial	p63+, CK903+, S100P+
0	0	Tumores de células de la granulosa y de células germinales	Véase B2.VI
		Hepatocelular	HepPar1+, glipicano-3+, arginasa-1+, AFP+/–
		Prostático	PSA+, PSAP+, ERG, NKX3.1
		Células pequeñas	MTNE+, panqueratina (punteada)+
		Células escamosas	CK5/6+, p63+, p40+, SOX2+, desmocolina-3+
		Célula renal (células claras)	pVHL+, ACIX+, CD10+, CCR+, PAX2/8+, Kim-1
		Carcinoma adrenocortical	Mart1+, calretinina+, Inh-A+, SF-1+

Clave para todas las partes del Apéndice B2: +, positivo en >90% de los casos; – o 0, negativo en >90% de los casos; +/–, en general positivo (positivo en 40–89% de los casos); –/+, en general negativo (positivo en 11–39% de los casos); **AE1/AE3**, citoqueratina, a menudo referida en la bibliografía como «pancitoqueratina/panqueratina», aunque no detecta todas las queratinas; **AFP**, fetoproteína α; **AMACR**, P504S racemasa de α-metilacil-CoA; **AC**, antígeno del cáncer; **CAIX**, anhidrasa carbónica IX; **Calc**, calcitonina; **CD**, grupos de diferenciación; **CD45**, antígeno leucocitario común (ALC); **CDH17**, cadherina 17; **ACE**, antígeno carcinoembrionario; **CK**, citoqueratinas; **Des**, desmina; **DOG1**, descubierto en GIST1; **DPC4**, miembro de la familia SMAD 4; **RE**, receptor de estrógeno; **AME**, antígeno de la membrana epitelial; **IVLA1**, integración del virus de la leucemia amigo 1; **GATA3**, proteína de unión GATA 3; **P-15LEQ**, proteína 15 del líquido de la enfermedad quística; **PAFG**, proteína del ácido fibrilar glial; **GYN**, cánceres ginecológicos; **hCG**, gonadotropina coriónica humana; **HepPar-1**, parafina de hepatocitos 1; **MHN-45**, melanoma humano negro 45; **Inh**, inhibina; **IMP3**, proteína de unión 3 al ARN mensajero del factor de crecimiento II similar a la insulina; **ALC**, antígeno leucocitario común (CD45); **ACEm**, ACE monoclonal; **Mart-1** (Melan-A), antígeno asociado al melanoma reconocido por los linfocitos T 1; **Maspin**, inhibidor de la proteasa de serina mamaria; **MGB**, mamoglobina; **FTAM**, factor de transcripción asociado a la microftalmía; **Musc**, marcadores musculares (Des, AEM, MyoD1); MyoD1, específico del músculo estriado; **AEM**, actina específica del músculo; **MTNE**, marcadores tumorales neuroendocrinos (CD56, cromogranina, sinaptofisina); **NSE**, enolasa específica de neuronas; **OCT4**, factor de transcripción 4 de octámero; **PSAP**, fosfatasa ácida prostática; **PLAP**, fosfatasa alcalina placentaria; **TNEP**, tumor neuroectodérmico primitivo; **RP**, receptor de progesterona; **PSA**, antígeno prostático específico; **pVHL**, supresor tumoral de von Hippel-Lindau; **CCR**, carcinoma de célula renal; **SALL4**, proteína 4 parecida a sal; **S100**, proteína S100; **S100P**, S100 placentaria; **AML**, actina del músculo liso; **Thyg**, tiroglobulina; **FTT1**, factor de transcripción tiroideo 1; **FTE3**, factor de transcripción E3; **TLE1**, potenciador de la división 1 similar a la transducina; **Vim**, vimentina; **FwW**, factor de von Willebrand (antígeno relacionado con el factor VIII).

Referencias: (1) Lin F, Liu H. Immunohistochemistry in undifferentiated neoplasm/tumor of uncertain origin. Arch Pathol Lab Med 2014;138:1583–1610; (2) Rekhtman N, Bishop JA, eds. Quick Reference Handbook for Surgical Pathologists. Berlin: Springer-Verlag, 2011; (3) PathIQ/ImmunoQuery. Amirsys. https://immunoquery.pathiq.com/PathIQ/Home.do (Last accessed on April 7, 2016); (4) CAP SoftTissue 3.1.2.0 protocol. Protocol for the examination of specimens from patients with tumors of soft tissue. http://www.cap.org/ShowProperty?nodePath=/UCMCon/Contribution%20Folders/WebContent/pdf/softtissue-13protocol-3120.pdf (Last accessed on April 7, 2016); (5) Society for Hematopathology, WHO Update, USCAP 2015 Presentations by Arber DA, Campo E, Jaffe ES, Harris NL. http://www.uscap.org/meetings/detail/2015-annual-meeting/sessions/1316 (Last accessed on April 8, 2016).

Apéndice B3 — Inmunofenotipos discriminatorios de neoplasias linfocíticas

Células o neoplasia	Positivo	Negativo
De linfocitos B	CD19, 20[a], 22, 23, 45RA, 79a; PAX5 [a]Por lo general ausente tras el tratamiento anti-CD20 (rituximab)	
Neoplasias de linfocitos B		
LCBG ALK+	ALK citoplásmica, AME, CD138, IgA, [CD45]	CD3, 20, 30, 79a
LCBGD HHV8+, NOS* (antes LCBG que se origina en la enfermedad de Castleman multicéntrica vinculada con HHV8)	IgM, Lambda, HHV8 [CD20, 38]	CD79a, 138, EBER
Leucemia de células pilosas (LCP)	CD11c, 19, 20, 22, 25, 103, 123; FMC7; TRAP; ciclina D1[débil]; anexina A1; BRAF	CD5, 10, 23
Variante de LCP	CD11c, 19, 20, 103; FMC7; DBA-44, Ig. brillantes	CD5, 10, 23, 25, anexina A1, TRAP, BRAF, CD123
Leucemia linfoblástica/linfoma de linfocitos B	CD10, 19, 79a, [CD20, 22, 34]; HLA-DR, PAX5; TdT	MPO
Leucemia linfocítica crónica/linfoma de linfocitos pequeños (LLC/LLP)	CD5, 19, 20[dim], 23, 38[b], 43, 49d, 200 [CD11c]; BCL2, LEF1, Zap-70[b] [[b]Define un grupo con enfermedad más agresiva]	CD10, FMC7
Leucemia prolinfocítica de linfocitos B	CD19, CD20, CD5, CD23 positivo en 10%–30% de los casos	
Linfoma con derrame primario	CD30, 38, 45, 138; EBER; HHV8; EMA	CD19, 20, 22, 79a; Ig., BCL6
Linfoma cutáneo primario del centro folicular	CD10, 19, 20, 22; BCL6	Ig., BCL2, MUM1
Linfoma de Burkitt (LB)	CD10, 19, 20, 22 [21]; BCL6, Ki 67 (100%), c-MYC, reordenamiento *MYC/Ig*	CD5, 23, TdT, BCL2, MUM1
Linfoma de células del manto (LCM)	CD5, 19, 20, 43; FMC7; ciclina D1, SOX11, BCL2	CD11c, 23, 25
Linfoma de linfocito B de alto grado, con reordenamientos *MYC* y *BCL2* y/o *BCL6** (antes, linfoma de linfocito B inclasificable con características intermedias entre LCBGD y LB, llamado linfoma de doble/triple golpe)	CD10, 19, 20, 22,79a, [BCL2], BCL6, Ki 67 (>80%), c-MYC	
Linfoma de linfocito B, inclasificable, con características intermedias entre LCBGD y el linfoma de Hodgkin clásico	CD15, 20, 30, 45, 79a; PAX5; OCT2; BOB.1	

(Continúa)

Apéndice B3	Inmunofenotipos discriminatorios de neoplasias linfocíticas (*continuación*)	
Células o neoplasia	**Positivo**	**Negativo**
Linfoma difuso de linfocito B grande (LCBGD) LCBGD, NOS	CD19, 20, 22, 79a, [CD10, BCL2, BCL6, MUM1, c-MYC] Coexpresión de MYC y BCL2, Se considera un marcador pronóstico (linfoma de "expresión doble") BCL2, MUM1, [BCL6]	CD10
LCBG rico en linfocitos T/histiocitos	EBER [CD30, MUM1]	
LCBGD primario del SNC	EBER	
LCBGD cutáneo primario de la extremidad inferior	EBER	
EBV+ LCBGD, NOS* (antes EBV+ LCBGD del adulto mayor)		
LCBGD asociado con inflamación crónica		
Granulomatosis linfomatoide		
Linfoma intravascular de linfocito B grande	CD5 (muchos casos), 19, 20, 22, 79a	CD10
Linfoma linfoplasmocítico	CD19, 20, 22, 138, 200	CD5, 10
Linfoma mediastínico primario de linfocito B grande	CD19, 20, 23, 30 (débil), 79a	Igs; CD5, 10
Linfoma plasmablástico	CD30, 38, 138, 79a, MUM1, EMA, EBER [79a, IgG]	CD20, 45, PAX5, HHV8
Linfomas de la zona marginal (extraganglionar [MALT], esplénico, ganglionar)	CD19, 20, 22, [CD11c, 43]	CD5, 10, 23, 103
Linfomas foliculares (LF)	CD10, 19, 20, 22; BCL2, BCL6, LMO2, HGAL	CD5, 11c, 23, 43; MUM1
Neoplasias de células plasmáticas (GMSI, mieloma de células plasmáticas, plasmacitoma solitario, etc.)	CD38, 43, 56, 79a,138 [CD117, ciclina D1] Cadena citoplásmica ligera/pesada	CD19, [CD20, 45]
Linfocitos T	CD1a, 2, 3, 4, 5, 7, 8, 43, 45RO	
Linfocitos NK	CD2, citoplásmica 3, 7, 8, 11c, 16, 56, 57; AIT-1, granzima B, [perforina]	
Neoplasias de linfocitos T/NK		
Enteropatía relacionada con linfoma de linfocito T	CD2, 3, 7, 43, 103, [CD8, 30, 56]	CD4, 5
LCGA, ALK negativo	CD2, 3, 4, 5, 43, [EMA, TIA-1]	CD8, ALK
LCT epiteliotrópico monomórfico intestinal (LTEMI)*	CD8, 56, MATK, RCT γδ (la mayoría)	
Leucemia de linfocitos NK agresivos	CD2, 3 citoplásmica, 16, 56	CD57
Leucemia linfoblástica T/linfoma	CD2, 3, 5, 7, [CD1a, 4, 8, 10, 34, 99]; TdT	
Leucemia linfocítica granular de linfocito T grande granular	CD2, 3, [5, 7], 8, 11c, 57; TIA-1	CD4
Leucemia prolinfocítica de linfocito T	CD2, 3, 4, 5, 7, [CD8]; TCL1	CD1a, TdT, HLA-DR
Leucemia/linfoma de linfocito T adulto	CD2, 3, 4, 5, 25, [30]; HTLV-1	CD7, 8, 16, 56, 57; ALK

(*Continúa*)

Apéndice B3	Inmunofenotipos discriminatorios de neoplasias linfocíticas (*continuación*)	
Células o neoplasia	**Positivo**	**Negativo**
Linfoma anaplásico de células grandes (LCGA), ALK positivo	CD2, 4, 5, 25, 30, 43, [CD3, 45, 45RO]; ALK-1; AIT-1; AME; pérdida de antígenos pan-T comunes	CD7, 8; EBER
Linfoma angioinmunoblástico de linfocitos T	CD3, 10, [CD2, 3, 5, 7], CD4 > CD8, BCL6, CXCL13, PD-1, EBER, CD20+ inmunoblastos	Pérdida de antígenos pan-T comunes
Linfoma de linfocito T hepatoesplénico	CD2, 3, 7, [56]; TIA-1, TCRγδ	CD4, 5, 8; RCTαβ (rara vez +)
Linfoma de linfocitos NK/T extraganglionar, de tipo nasal	CD2, CD3 citoplásmico, 43, 45RO, 56; EBER; AIT-1; granzima B	CD3 (superficie), CD4, 5, 8
Linfoma folicular de linfocitos T* *LPCT ganglionar con fenotipo HFT**	Dos de tres antígenos relacionados con HFT deben ser positivos: CD279/PD-1, CD10, BCL6, CXCL13, ICOS, SAP, y CCR5	
Linfoma periférico de linfocitos T, NOS	CD2, 3, 5 [CD4 >8]; pérdida de antígenos pan-T comunes [CD5, 7]	CD10, CXCL13, PD-1
Micosis fungoides Síndrome de Sezary	CD2, 3, 4, 5, 25^c, 45RO; TCRβ [^cDefine a un grupo con enfermedad más agresiva]	CD7, 8, 26
Paniculitis subcutánea–similar al linfoma de linfocito T	CD3, 8; TIA-1	CD4, 56
Trastorno linfoproliferativo crónico de linfocitos NK	CD3 citoplásmica, 7, 11c, 16, 56, [2, 5, 7, 8, 57], AIT-1	CD3, 4
Linfoma de Hodgkin (LH)		
Células de Reed-Sternberg del LH clásico	CD15, 30, [20, 79a], PAX5, BCL6, Ki 67	CD45, EMA, ALK-1, OCT2, BOB.1
Células en «palomitas de maíz» LeH del tipo de «linfocito de predominio nodular»	CD20, 45, 79a, [EMA], PAX5, OCT2, BOB.1	CD15, 30

[X], en ocasiones es positivo. *Las entidades provisorias se listan en cursivas.*
ALK-1, cinasa de linfoma anaplásico [regulado al alza por t(2;5) en el LCGA]; **BCL**, localización del punto de rotura (**BCL2** es positivo en la LMC, en casi todos los LF, LLC/LLP, y algunos LCBGD); **BCL6** es positivo en el LF y algunos LCBGD); **BOB.1**, es positivo en las células de Reed-Sternberg del linfoma de Hodgkin de predominio linfocitario; **CD**, grupos de diferenciación; **CD45**, antígeno leucocitario común (ALC); **SNC**, sistema nervioso central; ciclina **D1**, (BCL1) es positiva en LCM, algunas LCP, y enfermedades malignas de células plasmáticas; **CXCL13**, C-X-C motivo de la quimiocina 13; **EBER**, ARN codificado por el EBV; **VEB**, virus de Epstein-Barr; **AME**, antígeno de la membrana epitelial; **FMC7**, antígeno de superficie del linfocito B encontrado en el linfoma de la célula del manto, el linfoma folicular, y la LCP; **HHV8**, virus del herpes humano tipo 8; **HLA-DR**, antígeno leucocitario humano-DR; **HTLV-1**, virus linfotrópico de linfocito T humana tipo I; **Ig.**, inmunoglobulinas; **LeH**, linfocítico e histiocítico; **GMSI**, gammapatía monoclonal de significado incierto; **MPO**, mieloperoxidasa; **MUM1**, oncogén 1 del mieloma múltiple; **NK**, asesina natural; **OCT2**, positivo en células de Reed-Sternberg de linfoma de Hodgkin de predominio linfocítico; **Pax-5**, antígeno pan-B positivo en linfomas de linfocitos B y en los linfomas de Hodgkin con predominio linfocítico y clásico; **PD-1**, muerte programada 1; **LCT1**, proteína 1 de la leucemia y el linfoma de linfocitos T; **RCT**, proteína receptora del linfocito T (RCTαβ reconoce las cadenas αβ del RCT; RCT γδ reconoce las cadenas γδ del RCT); **TdT**, desoxitransferasa terminal (positiva en las neoplasias de células linfocíticas tímicas corticales y linfoblástica); **AIT-1**, antígeno intracelular del linfocitoT (se encuentra en los linfocitos T citotóxicas y en los gránulos citoplásmicos de los linfocitos NK); **TRAP**, fosfatasa ácida resistente al tartrato.
*Cambios a la clasificación de 2008.

Apéndice B4: Clasificación de las neoplasias hematopoyéticas y linfocíticas de la Organización Mundial de la Salud (OMS) (2016)

Neoplasias	%LNH	Variantes [sinónimos] y comentarios; anomalías genéticas y/o moleculares que se encuentran con más frecuencia; cambios destacados de la clasificación de 2016 de la OMS
Precursores de neoplasias linfocíticas (véase Apéndice B5-Leucemias agudas		
Otras neoplasias mieloides y linfocíticas		
Neoplasias mieloides con reordenamiento del *RFCDPB*		t(5;12)(q31~31;p13); *ETV6–RFCDPB*
Neoplasias mieloides y linfocíticas con anomalías del *RFCF-1*		Reordenamientos del *RFCF-1* con diferentes partes fusionadas. t(8;13)(p11;q12) *ZNF198–RFCF-1* es la más común
Neoplasias mieloides y linfocíticas con eosinofilia y anomalías del RFCDPA		del(4)(q12;q12) críptica; *FIP1L1–RFCDPA*
Neoplasias de linfocitos B maduros		
EBV+ LCBGD, NOS*,[H] (antes: EBV+ LCBGD del adulto mayor)		10% de LCBGD en Asia
*EBV+ úlcera mucocutánea**,[L]		Surge en contextos de inmunosupresión
Enfermedad de cadena pesada (ECP) μ	Rara	La ECP μ se parece a la LLC
Enfermedad de cadena pesada α	Rara	La ECP α se considera una variante del linfoma MALT
Enfermedad de cadena pesada γ	Rara	La ECP γ se parece a la LLP
Enfermedades por depósito de inmunoglobulina monoclonal*		Amiloidosis primaria Enfermedades por depósito de cadenas ligeras y pesadas monoclonales Neoplasias de células plasmáticas vinculadas con síndromes paraneoplásicos, como el síndrome POEMS y el síndrome TEMPI (provisorio)
Gammapatía monoclonal de significado incierto (GMSI), IgG/A*		
Gammapatía monoclonal de significado incierto (GMSI), IgM*	—	[Gammopatía monoclonal benigna] Relación más cercana con la LLP y otros linfomas de linfocitos B que del mieloma
Granulomatosis linfomatoide [L,H]	Rara	
*HHV8+ LCBGD, NOS** (antes LCBG que se origina en la enfermedad multicéntrica de Castleman asociada con HHV8)		
LCBG ALK positivo[H]	Rara	
LCBG intravascular [H]	Rara	
LCBG mediastínico primario (tímico) [M]	2-4%	[Linfoma de células grandes mediastínico] mutaciones *CIITA* Amplicón 9p24 (incluye a *JAK2, PD-L1, PD-L2*)
LCBG rico en linfocitos T/histiocitos[H]		<10% de todos los LCBGD

(Continúa)

Apéndice B4	Clasificación de las neoplasias hematopoyéticas y linfocíticas de la Organización Mundial de la Salud (OMS) (2016) (*continuación*)	
Neoplasias	**%LNH**	**Variantes [sinónimos] y comentarios; anomalías genéticas y/o moleculares que se encuentran con más frecuencia; cambios destacados de la clasificación de 2016 de la OMS**
LCBGD asociado con inflamación crónica		
LCBGD cutáneo primario, tipo extremidad inferior[M]		4% de LCP, 20% de LCP de linfocitos B
LCBGD primario del SNC[M]	<1%	
Leucemia de células pilosas[L] (LCP)	2%	*BRAF* V600E en 79%–100% de LCP En la mayoría de los casos, mutaciones *MAP2K1* que emplean IGHV4-34 y falta de la mutación *BRAF*
Leucemia prolinfocítica de células MO	Rara	1% de las leucemias linfocíticas
Linfocitosis de linfocitos B monoclonales (LBM)*[L]		Deben distinguirse las LBM de cuentas bajas de las de cuentas elevadas
Linfoma con derrame primario[H]		[Linfoma basado en una cavidad corporal] Incluye el LDP "extracavitario" y el LDP «sólido»
Linfoma cutáneo primario del centro folicular		60% de LCP de linfocitos B
Linfoma de Burkitt[H]	2%	t(8;14)(q24;q32); *MYC–IGH* t(2;8)(p12;q24); *MYC–IGK* (excepcional) t(8;22)(q24;q11); *MYC–IGL* (excepcional) Mutaciones *TCF3* o *ID3* en 70% de los casos
Linfoma de células del manto[M] Neoplasia *in situ* de células del manto*	3-10%	Variantes de células pequeñas, blastoides, pleomorfas, similares a las de la zona marginal t(11;14)(q13;q32); *CCND1–IGH* Subtipos de LCM: 1. IGHV sin mutar o con mutaciones mínimas, sobre todo SOX11+ 2. IGHV mutado, sobre todo SOX11– (LCM indolente, leucémico y aganglionar con compromiso de SP, MO y/o esplénico) – Mutaciones *TP53, NOTCH1, NOTCH2* en una escasa proporción de casos de importancia clínica potencial – Reordenamientos *CCND2* en ~50% de LCM ciclina D1-negativa
Linfoma de linfocitos B de alto grado con reordenamientos *MYC* y *BCL2* y/o *BCL6**,[H] (antes, linfoma de linfocitos B inclasificable, entre LCBGD y linfoma de Burkitt)		Todos los LCBG con reordenamientos *MYC* y *BCL2* y/o *BCL6* (el linfoma llamado de «doble golpe»), excepto los casos que llenan todos los criterios para linfoma folicular o linfoblástico Especificar si es un LCBGD o un linfoma de linfocitos B de morfología inclasificable (LCBi)
Linfoma de linfocitos B de alto grado, NOS*		Morfología LCBi u otras características de alto grado sin reordenamientos «doble golpe»
Linfoma de linfocitos B grandes (LCBG) con reordenamiento IRF4*		Nueva entidad provisoria que se distingue del LF de tipo pediátrico y de otros LCBGD Localizado; suele comprometer el anillo de Waldeyer y los ganglios linfáticos cervicales

(*Continúa*)

Apéndice B4 — Clasificación de las neoplasias hematopoyéticas y linfocíticas de la Organización Mundial de la Salud (OMS) (2016) (*continuación*)

Neoplasias	%LNH	Variantes [sinónimos] y comentarios; anomalías genéticas y/o moleculares que se encuentran con más frecuencia; cambios destacados de la clasificación de 2016 de la OMS
Linfoma de linfocitos B inclasificable, con características intermedias entre LCBGD y linfoma de Hodgkin clásico[M/H]		[Linfoma de zona gris LHC-LCBGD] Dos subtipos: (1) LHC-LCBGD mediastínico de la zona gris (2) LHC-LCBGD no mediastínico de la zona gris
Linfoma difuso de linfocitos B grandes, NOS[M] Tipo de linfocitos B del centro germinal* Tipo de linfocitos B activadas* [genético o inmunofenotípico; clasificación de las células de origen]	25-30%	t(14;18)(q32;q21); *IGH–BCL2* Coexpresión de MYC y BCL2 considerados un marcador pronóstico (linfoma «de doble expresión»)
Linfoma extraganglionar del tejido linfático asociado a la mucosa (linfoma MALT) de la zona marginal	7-8%	[MALToma] t(11;18)(q21;q21); *API2–MALT1* t(14;18)(q32;q21); *IGH–MALT1* t(3;14)(p14.1;q32); *FOXP1-IGH*
Linfoma folicular[V] Neoplasia folicular *in situ** Linfoma folicular tipo duodenal*[L]	20%	t(14;18)(q32;q21); *IGH–BCL2* Las mutaciones *CREBBP, KMT2D (MLL2), EZH2* suelen ser eventos tempranos y objetivos terapéuticos potenciales. El LF de bajo grado y aparición difusa* es un grupo de masas inguinales localizadas que carecen de reordenamientos *BCL2* y tienen deleciones 1p36.
Linfoma ganglionar de la zona marginal[L] *Linfoma pediátrico ganglionar de la zona marginal*	1.6%	[Linfoma monocitoide de linfocitos B]
Linfoma linfoplasmacítico[L] (LLP) Macroglobulinemia de Waldenström	1.2%	[Macroglobulinemia de Waldenström] mutación *MYD88* en 90%-100% MW/LLP Mutación *CXCR4* en 25% MW resistente al ibrutinib
Linfoma pediátrico de tipo folicular*[L]		Localizado; morfología variable con comportamiento indolente
Linfoma plasmablástico[H]		Los reordenamientos *MYC* son comunes
Linfoma tipo Burkitt con aberraciones 11q		Ausencia de reordenamiento MYC; mutación *ID3*; aberraciones 11q
Linfoma/leucemia esplénico de linfocitos B, inclasificable Linfoma difuso de linfocitos B pequeñas de la pulpa roja esplénica *Variante de leucemia de células pilosas*	Rara	[Variante de leucemia de células pilosas, linfoma difuso de linfocitos B pequeñas de la pulpa roja esplénica] *MAP2K1* en 50% de LCP-v; en el otro 50% de LCPc IGHV4-34
LLC/LLP[L]	7%	[LLC, LLP] Categoría de pronóstico pobre: IgVH sin mutar; deleción 17p13/mutación P53 del13q14.3 Trisomía 12 *NOTCH1, SF3B1, TP53, ATM, BIRC3*— mutaciones de relevancia clínica potencial

(*Continúa*)

Apéndice B4 — Clasificación de las neoplasias hematopoyéticas y linfocíticas de la Organización Mundial de la Salud (OMS) (2016) (*continuación*)

Neoplasias	% LNH	Variantes [sinónimos] y comentarios; anomalías genéticas y/o moleculares que se encuentran con más frecuencia; cambios destacados de la clasificación de 2016 de la OMS
LZM esplénico[L]	<2%	[Linfoma esplénico con linfocitos vellosos circulantes] Ausencia de 7q21-32
Mieloma de célula plasmática (mieloma múltiple)	10-15% de neoplasias hematopoyéticas	Leucemia de célula plasmática indolente, latente, no secretoria
Plasmacitoma extraóseo		
Plasmacitoma solitario de hueso		
Neoplasias de linfocitos T y NK maduras		
CD30 cutáneo primario + trastorno linfoproliferativo de linfocitos T periféricos[V]		
Papulosis linfomatoide (PL)[V]		Variantes de PL: Tipo A: se asemeja al LCGA C, células grandes dispersas Tipo B: se asemeja a la MF Tipo C: se asemeja al LCGA C, células grandes monótonas Tipo D: se asemeja al LCT CD8+, cutáneo primario, agresivo, epidermotrópico, citotóxico Tipo E: PL angioinvasora con reordenamiento del cromosoma 6p25
Linfoma cutáneo primario de células grandes y anaplásicas (LCGA)		
EBV sistémico + linfoma de linfocitos T de la infancia* (antes "EBV sistémico + ELP de linfocitos T" para destacar el curso clínico agresivo)		
Hydroa vacciniforme-similar al trastorno linfoproliferativo* (antes Hydroa vacciniforme-similar al linfoma)		
Leucemia agresiva de linfocitos NK[H]	Rara	Asiática
Leucemia linfocítica granular de linfocitos T grandes[L]	2%-3%	Mutaciones *STAT3* y *STAT5*, por último relacionadas con una enfermedad clínicamente más agresiva
Leucemia prolinfocítica de linfocitos T[H]	2%	Células pequeñas, "cerebriformes"; 2% de leucemias linfocíticas maduras del adulto t(14;14)(q11;q32), inv14q(q11;q32); *RCTα-LCT1*
Leucemia/linfoma de linfocitos T adultas[V] (HTLV-1)		Agudo[H], linfomatoso[H], crónico[L], latente[L]
Linfoma angioinmunoblástico de linfocitos T[H] (LAIT)	1%-2%	Mutaciones *RHOA, IDH2*
Linfoma cutáneo primario acral de linfocitos T* CD8+,[L]		

(*Continúa*)

| Apéndice B4 | Clasificación de las neoplasias hematopoyéticas y linfocíticas de la Organización Mundial de la Salud (OMS) (2016) (*continuación*) |

Neoplasias	%LNH	Variantes [sinónimos] y comentarios; anomalías genéticas y/o moleculares que se encuentran con más frecuencia; cambios destacados de la clasificación de 2016 de la OMS
Linfoma cutáneo primario de linfocitos T γδ		
Linfoma cutáneo primario de linfocitos T[H] CD8+ citotóxico, epidermotrópico, agresivo		
Linfoma de células grandes y anaplásicas (LCGA), ALK-negativo[M],*		Mutaciones *DUSP22* e *IRF4* en el cromosoma 6p25 (pronóstico superior) Reordenamientos *TP63* (muy agresivos)
Linfoma de células grandes y anaplásicas (LCGA), ALK-positivo[L]	3%	t(2;5)(p23;q35); *NPM–ALK*
*Linfoma de células grandes y anaplásicas vinculado con implantes de mama**		
Linfoma de linfocitos T asociado (LTAE) a una enteropatía[H]		Polimórfico Asociado con enfermedad celíaca, en primer lugar en descendientes de europeos del noreste
Linfoma de linfocitos T*, intestinal epiteliotrópico, monomórfico (antes LTAE II)		Monomórfico No se asocia con enfermedad celíaca, en primer lugar en asiáticos e hispanos Incorporación de 8q24, lo que implica mutaciones *MYC STAT5B* en todos los tipos que se originan en los linfocitos T γδ
Linfoma extraganglionar de linfocitos NK y T, tipo nasal[V]		Mutaciones *STAT5B*, *STAT3*
Linfoma folicular de linfocitos T (LFCT)*		Mutaciones *TET2, IDH2, DNMT3, RHOA, CD28*
*Linfoma ganglionar periférico de linfocitos T de fenotipo T colaboradora folicular (TCF)** (categoría sombrilla, que incluye LAIT, LFCT, y otro LPCT ganglionar con fenotipo TCF)		Fusiones génicas *ITK–SYK* or *CTLA4–CD28*
Linfoma hepatoesplénico de linfocitos T[H]	<1%	Isocromosoma 7q Mutaciones *STAT5B, STAT3*
Linfoma periférico de linfocitos T, NOS[H]	4%	Linfoepitelioide (linfoma de Lennert), zona T; 30% de linfoma periférico de linfocitos T
Micosis fungoides (MF)[L]	—	Reticulosis pagetoide; MF foliculotrópico; laxitud cutánea granulomatosa; 50% de LCP
Paniculitis subcutánea similar al linfoma de linfocitos T[L, M]	<1%	
Síndrome de Sezary [M]	Rara	
Trastorno linfoproliferativo crónico de linfocitos NK[L]	—	[Leucemia linfocítica granular crónica de NK grandes; linfocitosis crónica de linfocitos NK] mutaciones *STAT3*
Trastorno linfoproliferativo de linfocitos T indolente del tubo digestivo,[L]*		

(*Continúa*)

Apéndice B4 — Clasificación de las neoplasias hematopoyéticas y linfocíticas de la Organización Mundial de la Salud (OMS) (2016) (*continuación*)

Neoplasias	%LNH	Variantes [sinónimos] y comentarios; anomalías genéticas y/o moleculares que se encuentran con más frecuencia; cambios destacados de la clasificación de 2016 de la OMS
Trastorno linfoproliferativo* cutáneo primario de linfocitos T CD4-positivas pequeñas/ medianas (antes linfoma cutáneo primario de linfocitos T CD4-positivas pequeñas/ medianas)		
Linfoma de Hodgkin (LH)		
LH clásico (LHC)		
LHC con esclerosis nodular		
LHC de celularidad mixta		
LHC rico en linfocitos		
LHC con linfocitos agotados		
LH de predominio linfocítico nodular		[L y H nodular]
Trastornos linfoproliferativos postrasplante (TLPT)		
TLPT como la mononucleosis infecciosa		
TLPT como linfoma de Hodgkin clásico		
TLPT de hiperplasia folicular florida*		
TLPT hiperplásicos plasmacíticos		
TLPT monomórficos (tipos celulares NK/T y B)		
TLPT polimórficos		

Las entidades provisorias se listaron en cursivas.

Los grados de los linfomas reflejan el comportamiento clínico: L, bajo; M, intermedio/alto; H, alto; V, variable.

ALK-1, cinasa de linfoma anaplásico; **LLA**, leucemia linfoblástica aguda; **SIDA** síndrome de inmunodeficiencia adquirida; **LLC/LLP**, leucemia linfocítica crónica/linfoma linfocítico pequeño; **HTLV-1**, virus linfotrópico de linfocito T humano tipo I; **LeH**, linfocítico e histiocítico; **LNH**, linfoma no hodgkiniano; **NK**, asesina natural; **NOS**, no especificado de otra forma; **LCP**, linfomas cutáneos primarios; **POEMS**, polineuropatía, organomegalia, endocrinopatía, gammapatía monoclonal y cambios en la piel; **TEMPI**, telangiectasias, EPO elevada/eritrocitosis, gammapatía monoclonal (GMSI de IgG), colecciones líquidas perinéfricas, cortocircuitos intrapulmonares.

Con datos de: (1) Swerdlow SH, Campo E, Harris NL, et al. *World Health Organization Classification of Tumours of Haematopoietic and Lymphoid Tissues.* Lyon, France: IARC Press, 2008; (2) Swerdlow SH, Campo E, Pileri SA, et al. The 2016 revision to the World Health Organization classification of lymphoid neoplasms. Blood 2016;127(20):2375–2390.

*Cambios a la clasificación de 2008.

Apéndice B5 — Leucemias agudas

Leucemias agudas: citología, inmunofenotipo y clasificación de la Organización Mundial de la Salud (OMS) (2016)

Subtipo de leucemia aguda de la OMS	Células inmaduras	Anomalías citogenéticas recurrentes y comentarios
LMA con anomalías genéticas recurrentes		
Entidad provisoria: LMA con fusión *BCR/ABL1* *		
Entidad provisoria: LMA con *RUNX1* mutado*		
Leucemia mieloide aguda (LMA) con t(8;21)(q22;q22); *RUNX1-RUNX1T1*	N: redondo, indentado G: presentes BA: ++	t(8;21). Predominan los blastos y los promielocitos tempranos; gránulos secundarios de neutrófilos presentes; extremos delgados y agudos en los BA; esplenomegalia; SM CD34, CD13, CD33dim, CD19, MPO
Leucemia promielocítica aguda [LPA] con *PML-RARA** [antes LPA con t(15;17) (q22;q12); *PML-RARA*]	N: redondo, plegado, torcido G: grandes BA: +++	t(15;17), t(11;17), y t(5;17) y variantes; «células astilladas» (bandas de los BA); CID común CD13, CD33, CD117; MPO++, [CD2, CD4, CD56]; CD34–, CD14–, HLA-DR–
Variante microgranular de LPA con *PML-RARA*	N: torcido, bilobulado G: escasos BA: +	Los gránulos de tamaño submicroscópico explican su aparente escasez; MPO muy +; fácil de confundir con la LMMA CD2, CD4dim, CD13, CD33, CD34, CD117, MPO++; CD14–, HLA-DR–
LMA (megacarioblástica) con t(1;22)(p13;q13); *RBM15-MKL1*		Megacarioblastos pequeños y grandes similares a LMegA, NOS. Fibrosis +/– CD33, CD34, CD31, CD41, CD61, CD64dim, CD117dim; CD13–, HLA-DR–
LMA con inv(16)(p13.1q22) o t(16;16)(p13.1;q22); *CBFB-MYH11*	N: reniforme, plegado G: variables BA: +/–	Morfología mielomonocítica; algunos gránulos eosinófilos se tiñen de color oscuro, SM. Sospecharla si CD2+ y se coexpresa con marcadores mieloides; CD10–, CD20–, MPO+, NSE+
LMA con inv(3)(q21;q26.2) o t(3;3)(q21;q26.2); *GATA2, MECOM** [antes LMA con inv(3) (q21;q26.2) o t(3;3) (q21;q26.2); *RPN1-EVI1*]		Displasia de linajes múltiples, cuenta plaquetaria normal o elevada, megacariocitos atípicos en médula ósea
LMA con mutaciones bialélicas de *CEBPA** [LMA con *CEBPA* mutado]		LMA con maduración o diferenciación (mielo)monocítica
LMA con *NPM1* mutado		Características mielomonocíticas o monocíticas; proteína citoplásmica NPM+
LMA con t(6;9)(p23;q34); *DEK-NUP214*		Basófilos aumentados, sideroblastos con anillos, displasia de linajes múltiples; LMMA o LMA con maduración común
LMA con t(9;11)(p22;q23); *MLLT3-KMT2A** [antes LMA con t(9;11) (p22;q23); *MLLT3-LML*]	N: redondo, reniforme, plegado G: raros BA: +/–	Grandes células monoblásticas o con características mielomonocíticas MPO–, NSE+, vinculada con el tratamiento inhibidor de la topoisomerasa II, SM CD4, CD11b, CD11c, CD33, CD14, CD56, CD64, HLA-DR [CD34, CD117]; CD34–

(Continúa)

Apéndice B5 Leucemias agudas (continuación)

Subtipo de leucemia aguda de la OMS	Células inmaduras	Anomalías citogenéticas recurrentes y comentarios
LMA con cambios relacionados con mielodisplasia		Displasia en cuando menos 50% de las células de dos líneas celulares medulares; anomalías de los cromosomas 5, 7, etc. [*Eliminar casos *de novo* sin anomalías citogenéticas relacionadas con SMD si *NPM1* y *CEBPA^{dm}* están mutados]
Neoplasias mieloides relacionadas con el tratamiento		Se muestra con LMA, SMD o características mixtas (t-LMA, t-SMD); pródromo usual de SMD
Relacionada con el alquilante o con la radioterapia		Anomalías de los cromosomas 5 y 7
Relacionada con el inhibidor de la topoisomerasa II		LMA evidente, a menudo monocítica, sin una fase común con el SMD; anomalías 11q23 [*LML*]
LMA, NOS		
Leucemia aguda monoblástica y monocítica (LAMo)	N: grande, redondo a reniforme; gran nucléolo G: presente BA: -	Las monoblásticas se componen de >80% de monoblastos y promonocitos, SM CD4+, CD11b+, CD11c+, CD13+, CD14+, CD56+, CD64+, CD68+; [CD7+, CD34+, D117+]; MPO−; NSE++
Leucemia megacarioblástica aguda (LMegA)	N: redondo a indentado G: escasos a numerosos y finos BA: —	CD41+ y CD61+ (glucoproteínas plaquetarias); a menudo, con fibrosis medular acentuada CD41+ (GpIIb/IIIa), CD61+ (GpIIIa), CD36+; CD34−, CD45−, HLA-DR−, MPO−
Leucemia mielomocítica aguda (LMMA)	N: redondas a reniformes a plegados G: presentes BA: +	Muestra diferenciación granulocítica y monocítica; SM CD4+, CD11b+, CD11c+, CD13+, CD14+, CD33+, CD34+, CD56+, CD64+, CD15+, CD117+; HLA-DR+; MPO+; NSE+/++
Leucemias agudas eritroides (LAE; eritroleucemia y leucemia eritroide pura)	N: redondo G: poco BA: +	Eritroleucemia: ≥20% mieloblastos más hiperplasia eritroide florida y displasia con formas binucleadas y multinucleadas, vacuoladas, y sideroblastos con anillos; importante para distinguir de las anemias megaloblásticas, SMD con blastos 2 excesivos. E-cadherina+, hemoglobina A+, glucoforina ±, CD36+; CD71dim+; MPO ±, NSE−
LMA con maduración	N: redondo a reniforme a PPH G: presente BA: +	Los casos con aumento de los basófilos se asocian a alteraciones de t(6;9) y 12p. CD13+, CD33+, CD34+, CD117+, MPO++, [CD7+], CD2−, CD19−, CD56−
LMA con mínima diferenciación	N: redondo G: ausente BA: -	Se confunde con LLA y LMegA; requiere CD13+, CD33+, o CD117+ a confirmar CD34+, CD38+; HLA-DR+; [CD7+, CD11b+, CD14+, CD64+, TdT+]; MPO−

(*Continúa*)

Apéndice B5 — Leucemias agudas (*continuación*)

Subtipo de leucemia aguda de la OMS	Células inmaduras	Anomalías citogenéticas recurrentes y comentarios
LMA sin maduración	N: redondo a indentado G: escaso BA: raro	Algunos casos se confunden con LLA CD13+, CD33+, CD34+, CD117+, HLA-DR+, MPO+
Panmielosis aguda con mielofibrosis (PAMF)	N: redondo a indentado G: escasos a numerosos BA: —	Distinguir de la LMegA por panmielosis. Los blastos son MPO–, lisozima–, CD34+, CD68+, y CD117+. CD41–, CD61–, factor de von Willebrand –, glucoforina–, HbA– La presencia de anomalías citogenéticas relacionadas con el SMD (p. ej., deleción 5/5q–, deleción 7/7q–, etc.) excluye el diagnóstico de PAMF

Sarcoma mieloide

Proliferaciones mieloideas relacionadas con el síndrome de Down

Leucemia mieloide relacionada con el síndrome de Down		De manera usual, proliferación megacarioblástica De manera usual, surge en los primeros 3 años de vida, con o sin MAT previa, y persiste si no se trata Se vincula con mutaciones *GATA1*
Mielopoyesis anómala transitoria (MAT)		De manera habitual, proliferación megacarioblástica Aparece al nacer o días después del nacimiento → se resuelve en 1–2 meses Se vincula con mutaciones *GATA1*
Neoplasia de células dendríticas plasmacitoides blásticas	N: redondo a oval G: escaso BA: —	Lesiones cutáneas comunes CD4+, CD56+, CD 123+ [CD43, CD45RA, TdT débil]

Leucemias agudas de linaje ambiguo

LAFM con t(9;22) (q34.1;q11.2); *BCR/ABL1*		De manera habitual, B y fenotipo mieloide
LAFM con t(v;11q23) *KMT2A* reordenada* [antes *LML*]		Blastos dimórficos, a menudo linfoblastos B y monoblastos
LAFM, B/mieloide, NOS		Linfoblastos B dimórficos y blastos con marcadores mieloides
LAFM, T/mieloide, NOS		Linfoblastos T dimórficos y blastos con marcadores mieloides
Leucemia aguda de fenotipo mixto (LAFM)		Dos o más poblaciones diferentes desde el punto de vista inmunofenotípico —una mieloide y una LLA-B o LLA-T; o una sola población que se identifica como LLA-B o LLA-T con MPO+
Leucemia aguda indiferenciada	N: redondo G: – BA: –	Expresa no más de un marcador relacionado con el linaje; puede ser CD34, HLA-DR, o CD38+

(*Continúa*)

Apéndice B5 Leucemias agudas (continuación)

Subtipo de leucemia aguda de la OMS	Células inmaduras	Anomalías citogenéticas recurrentes y comentarios
Neoplasias de precursor linfocítico		
Leucemia/linfoma linfoblástico B con hiperdiploidía		
Leucemia/linfoma linfoblástico B con hipodiploidía		
Leucemia/linfoma linfoblástico B con t(1;19)(q23;p13.3); *TCF3–PBX1*		
Leucemia/linfoma linfoblástico B con t(12;21)(p13;q22); *ETV6–RUNX1*		
Leucemia/linfoma linfoblástico B con t(5;14)(q31.1;q32.3); *IL3–IGH*		
Leucemia/linfoma linfoblástico B con t(9;22)(q34.1;q11.2); *BCR/ABL1*		
Leucemia/linfoma linfoblástico B con t(v;11q23); *KMT2A* reordenado* [antes *LML*]		
Leucemia/linfoma linfoblástico B, NOS	N: redondo a circunvalado G: ausentes a raros BA: –	Población celular homogénea (parecida a la LLA); los blastos expresan marcadores celulares mieloides B o T; véase el Apéndice C5. CD10+, CD19, CD79a, TdT, HLA-DR, PAX5+, MPO–, NSE–
Entidad provisoria: **Leucemia/linfoma linfoblástico B**, similar a ***BCR/ABL1*** (p. ej., LLA-B «tipo Filadelfia»)*— firma de expresión génica similar a LLA Ph+		
Entidad provisoria: **Leucemia/linfoma linfoblástico B con *iAMP21****		
Leucemia/linfoma linfoblástico T	N: redondo a circunvalado G: ausentes o raros BA: –	Población celular homogénea (parecida a la LLA de linfocito T); véase el Apéndice C5. CD2, CD3, CD5, CD7, TdT+; MPO– NSE–
Entidad provisoria: leucemia linfoblástica temprana precursora de linfocito T		

Con datos de: (1) Swerdlow SH, Campo E, Harris NL, et al. *World Health Organization Classification of Tumours of Haematopoietic and Lymphoid Tissues*. Lyon, France: IARC Press, 2008; (2) Swerdlow SH, Campo E, Pileri SA, et al. The 2016 revision to the World Health Organization classification of lymphoid neoplasms. Blood 2016;127(20):2375–2390.

++, muy positivo; +, suele ser positivo o estar presente; ±, variable; –, suele ser negativo, estar ausente o ser débil; N, núcleo; G, gránulos citoplásmicos; BA, bastones de Auer.

LLA, leucemia linfoblástica aguda; **CID**, coagulación intravascular diseminada; **Gp**, glucoproteína plaquetaria; **LYS**, lisozima (muramidasa); **MPO**, mieloperoxidasa y negro de Sudán B; **SMD**, síndrome mielodisplásico; **SM**, sarcoma mieloide; **NPM**, nucleofosmina; **NOS**, no especificado de otra forma; **NSE**, esterasa inespecífica; **PPH**, seudoanomalía de Pelger-Huet; **TdT**, desoxitransferasa terminal.

Nota:
Antígenos panmieloides: CD13, CD33, y CD117.
Antígenos de células progenitoras hematopoyéticas: CD34, HLA-DR.
Antígenos monocíticos: CD11b, CD14 (también CD4, CD11c, CD56, CD64).
Los niveles incrementados de lisozima se miden en el suero y caracterizan a la leucemia monocítica mixta (LMMA) o pura (AMoL).
*Cambios a la clasificación de 2008.

Apéndice B6 — Revisión de la clasificación de los síndromes mielodisplásicos (SMD) de la OMS (2016)[a]

Tipo de SMD [proporción de casos]	Sangre periférica	Médula ósea
Citopenias refractarias de la infancia	Citopenias en 1–3 líneas. Suele haber cambios displásicos en >10% de los neutrófilos. Blastos: <2%	Displasia en >10% de las células en 1–3 LCMO Blastos: <5% Los micromegacariocitos pueden estar presentes
SMD con blastos excesivos (SMD-BE)* [40%] SMD-BE-1* (antes RAEB-1) SMD-BE-2* (antes RAEB-2)	Citopenias con displasia en 1–3 LCMO Monocitos: <1 000/mL Blastos: 2%–4% Blastos: 5%–19%	Displasia en 0–3 LCMO; suele ser hipercelular Blastos: 5%–9%; BA: ninguno Blastos: 10%–19%; o BA. BA: ninguno o presentes
SMD con del (5q) aislada	Anemia con, sin u otras citopenias, con, sin o trombocitosis Blastos: <1%	Blastos: <5%; BA: no hay Megacariocitos hiperlobulados e hipoplasia eritroide frecuente Evidencia de del(5q) sola, o con 1 anomalía adicional, excepto −7 o del(7q)
SMD con displasia de linajes múltiples (SMD-DLM)* [30%] (antes ARDLM)	1–3 citopenias Blastos: <1%	Displasia en <10% en el LCMO múltiple SA: <15% Blastos: <5%
SMD con displasia de un solo linaje (SMDDSL)* [10%–20%] (antes AR)	Anemia aislada (normocítica/macrocítica), +/− neutropenia o trombocitopenia Blastos: <1%	Displasia en 1 línea <10% en afectados de LCMO SA: <15% [o <5%, si la mutación *SF3B1* está presente] Blastos: <5%; BA: ninguno No hay bastones de Auer
SMD con SA* [3%–11%] (antes RARS) SMD-SA-DSL: displasia de un solo linaje* SMD-SA-DLM: displasia de linajes múltiples	<1% blastos 1–2 citopenias 2–3 citopenias	<5% blastos, SA: >15% [o >5%, si la mutación *SF3B1* está presente] No hay BA Hiperplasia y displasia eritroide sólo en 1–3 líneas displásicas
SMD, inclasificable (SMD-I)[c]	1. SMD con 1% de blastos en sangre periférica (<5% blastos en médula ósea, sin BA) 2. SMD-DSL con pancitopenia (<1% blastos en sangre, <5% en médula ósea, no BA) 3. Tiene una anomalía citogenética característica (<1% blastos en sangre, <5% en médula ósea, <15% SA, sin BA)	

Las entidades provisorias se listan en cursiva.

BA, bastones de Auer; **LCMO**, linajes de células de médula ósea; **Ph+**, cromosoma Filadelfia o gen de fusión BCR/ABL; **AR**, anemia refractaria; **ARDLM**, anemia refractaria con displasia de linajes múltiples; **SA**, sideroblastos con anillos (cinco o más gránulos de hierro envolviendo un tercio o más del núcleo); ±, con o sin.

*Cambios a la clasificación de 2008.

[a]Adaptado de Arber DA, Orazi A, Hasserjian R, et al. The 2016 revision to the World Health Organization classification of myeloid neoplasms and acute leukemia. *Blood* 2016;127(20):2391–2405.

[b]Véase el capítulo 26, Síndromes mielodisplásicos, Sección II, para revisar las definiciones de las diversas displasias.

[c]MD-DSL: la anemia refractaria (AR, es el tipo más predominante, por lejos), neutropenia refractaria, o trombocitopenia refractaria. El SMD-I no debe equipararse con las "citopenias idiopáticas de significado indeterminado".

Apéndice C
Pautas de poliquimioterapia para los linfomas
Lauren C. Pinter-Brown y Mary Territo

Apéndice C1 Pautas para el linfoma de Hodgkin (LH)   839

      I. Pautas tradicionales de primera línea para el LH   839

      II. Pautas de elevada intensidad de dosis para el LH   839

Apéndice C2 Pautas para el linfoma no hodgkiniano (LNH)   840

      I. LNH de bajo grado   840

      II. LNH de grado intermedio o alto   840

      III. LNH de alto grado   840

Apéndice C3 Pautas de rescate para el linfoma de Hodgkin y no hodgkiniano   841

Apéndice C1 — Pautas para el linfoma de Hodgkin (LH)[a]

Pauta (frecuencia de ciclo)	Fármaco alquilante	Alcaloide vegetal	Antraciclina o antibiótico	Corticoesteroide	Otros
I. Pautas tradicionales de primera línea para el LH					
ABVD (28 días)		Vbl 6 (d 1 + 15)	Doxo 25 (d 1 + 15) Bleo 10 (d 1 + 15)		DTIC 375 (d 1 + 15)
MOPP (28 días)	Mecl 6 (d 1 + 8)	Vcr 1,4 (d 1 + 8)		Pred 40 v.o. (d 1 → 14)	Pcz 100 v.o. (d 1 → 14)
COPP (21 días)	Ciclof 400-650 (d 1 + 8)	Vcr 1,4[b] (d 1 + 8)		Pred 40 v.o. (d 1 → 14)	Pcz 100 v.o. (d 1 → 14)
MOPP-ABV híbrido (28 días)	Mecl 6 (d 1)	Vcr 1,4[b] (d 1) Vbl 6 (d 8)	Doxo 35 (d 8) Bleo 10 (d 8)	Pred 40 v.o. (d 1 → 14)	Pcz 100 v.o. (d 1 → 7)
II. Pautas de elevada intensidad de dosis para el LH					
Stanford V (28 días)	Mecl 6 (d 1 + 15)	Vbl 6 (d 1 + 5) Vcr 1,4[b] (d 8 + 22) Etop 60 (d 15)	Doxo 25 (d 1 + 15) Bleo 5 (d 8 + 22)	Pred 40 v.o. (días alternos durante 3 ciclos)	
BEACOPP (21 días)	Ciclof 650 (d 1)	Etop 100 (d 1 → 3) Vcr 1,4[b] (d 8)	Doxo 25 (d 1) Bleo 10 (d 8)	Pred 40 v.o. (d 1 → 14)	Pcz 100 v.o. (d 1 → 7)
BEACOPP escalado (21 días)	Ciclof 1 250 (d 1)	Etop 200 (d 1 → 3) Vcr 1,4[b] (d 8)	Doxo 25 (d 1) Bleo 10 (d 8)	Pred 40 v.o. (d 1 → 14)	Pcz 100 v.o. (d 1 → 7)

Bleo, bleomicina (dosis en unidades/m²); Ciclof, ciclofosfamida; Cl, clorambucilo; Doxo, doxorubicina; DTIC, dacarbazina; Etop, etopósido; Mecl, mecloretamina (mostaza nitrogenada); Pcz, procarbazina; Pred, prednisona; Vbl, vinblastina; Vcr, vincristina.
[a]Fármacos y dosis en mg/m² (días del ciclo que se administra). Todas las dosis se administran por vía i.v., salvo las indicadas v.o., por vía oral.
[b]Máximo de 2 mg por dosis.

Apéndice C2 Pautas para el linfoma no hodgkiniano (LNH)[a]

Pauta (frecuencia de ciclo)	Fármaco alquilante	Alcaloide vegetal	Antraciclina o antibiótico	Antimetabolito	Corticoesteroide	Otros (considere la posibilidad de agregar rituximab al régimen para todos los CD20 + LNH)
I. LNH de bajo grado						
Cl y P (14-28 días)	Cl 16 v.o. (d 1 o d 1 → 5)				Pred 40 v.o. (d 1 → 5)	
CVP (21 días)	Ciclof 1000 (d 1) o Ciclof 400 v.o. (d 1 → 5)	Vcr 1,4[b] (d 1)			Pred 100[c] v.o. (d 1 → 5)	
BR (21-28 d)	Bendamustina 70-90 mg/m² i.v. [d 1 + 2]					Ritux 375 [d 1]
II. LNH de grado intermedio o alto						
CHOP (21 días)	Ciclof 750 (d 1)	Vcr 1,4[b] (d 1)	Doxo 50 (d 1)		Pred 100[c] v.o. (d 1 → 5)	
III. LNH de alto grado (p. ej., linfoma de células del manto)						
CODOX-M/IVAC: Codox-M CODOX-M (2 ciclos alternando con IVAC)	Ciclof 800 (d 1) Ciclof 200 (d 2 → 5)	Vcr 1,5 (d 1 + 8)	Doxo 40 (d 1)	Mtx 1200 en 1 h; luego 240/h × 23 h (d 10)	Citar IT 70[c] (d 1 + 3) Mtx IT 12[c] (d 15)	Leuc[d] G-CSF del 13 hasta que RAN >1000
IVAC (2 ciclos alternando con CODOX-M)	Ifos 1500 en 1-2 h con mesna 360 en 1 h cada 3 h (d 1 → 5)	Etop 60 (d 1 → 5)		Citar 2000 en 1-2 h cada 12 h (d 1 + 2)	Mtx IT 12[c] (d 5)	G-CSF del 7 hasta que RAN >1000
R-HiperCVAD Ciclo 1	Ciclof 300 cada 12 h (d 1 → 3)	Vcr 2[c] (d 4 + 11)	Doxo 25/d IVC (d 4 + 5)		Dexa 40[c] v.o. (d 1 → 4 y d 11 → 14)	Ritux 375 (d 1 y 8) G-CSF del d 6 hasta leucocitos >4500
R-HiperCVAD Ciclo 2				Mtx 200 en embolada, luego 800 en 24 h (d 1)	Citar 3000[e] en 1 h cada 12 h × 4 dosis (2 + 3)	Leuc[f] Ritux 375 (d 1)

Bleo, bleomicina (dosis en unidades/m²); Ciclof, ciclofosfamida; Citar, citarabina; Cl, clorambucilo; Dexa, dexametasona; Doxo, doxorubicina; Etop, etopósido; Flu, fludarabina; Fol, ácido folínico; G-CSF, factor estimulador de colonias de granulocitos (5 mcg/kg s.c. o i.v. al día); Ifos, ifosfamida; IVC, infusión i.v. continua de 24 h; Mtx, metotrexato; Pred, prednisona; RAN, recuento absoluto de neutrófilos por µL; Ritux, rituximab; Vcr, vincristina. De los leucocitos se indica el recuento por microlitro.

[a]Fármacos y dosis en mg/m² (días del ciclo que se administra). Todas las dosis se administran por vía i.v., salvo cuando se hace por vía oral (v.o.) o intratecal (IT), que se indica. Suele añadirse rituximab, 375 mg/m² semanalmente durante 4 semanas, a estas pautas en LNH positivos para CD20.
[b]Máximo dosis de 2 mg.
[c]Dosis total (no por m²).
[d]Se administraron 192 mg / m² de ácido folínico a las 36 h después del inicio de Mtx y luego 12 mg / m² cada 6 h hasta que el nivel sérico de Mtx sea <10-8 M.
[e]Reducir la dosis de citarabina a 1 000 mg/m² por dosis para pacientes mayores de 60 años o con niveles de creatinina sérica superiores a 1,5 mg / dL.
[f]Ácido folínico 50 mg v.o. administrado 24 h después de que Mtx haya terminado y luego 15 mg cada 6 h × 8 dosis (ajustado de acuerdo con el nivel sérico de Mtx).

Apéndice C3 — Pautas de rescate para el linfoma de Hodgkin y no hodgkiniano[a]

Pauta (frecuencia del ciclo)	Fármaco alquilante	Alcaloide vegetal	Antraciclina/ antibiótico	Otros (considere la posibilidad de agregar rituximab al régimen para todos los CD20 + LNH)
EPOCH (21 días) (también puede ser considerado para el tratamiento inicial)	Ciclof 750 i.v. embolada (d 5)	Etop 50/d IVC (d 1 → 4) Vcr 0,4/d IVC (d 1 → 4)	Doxo 10/d IVC (d 1 → 4)	Prednisona 60/d v.o. (d 1 → 5) G-CSF diario desde el d 6 hasta que RAN > 10000/μL Cotrimoxazol 2 comprimidos 2 veces/día 3 × días consecutivos/semana Se modifican las dosis según el recuento de CD4 en pacientes con sida (v. cap. 37, sec. II.F.3)
ESHAP (21–28 días)	Cispl 25/d IVC. (d 1 → 4)	Etop 40 (d 1 → 4)		Citarabina 2000 en 2 h (d 5 × 1 dosis) Solu-Medrol 500[b] (d 1 → 4)
IGEV (21 d)	Ifos 2000 i.v. (infundir en 2 h) [d 1 → 4] + mesna	Vin 20 i.v. [d 1]		Gem 800 i.v. [d 1 + 4] Prednisona 100 mg v.o. [d 1 → 4]
DHAP (21–28 d)	Cis 100 CIV [d 1]			Citarabina 2000 cada 12h × 2 dosis (+ gotas para los ojos prednisolona) Dexametasona 40 mg/d PO [d 1 → 4]
ICE (21–28 días)	Ifos 5000 en 1 h (d 1 → 3)	Etop 100 (d 1 → 3)		Carboplatino ABC = 5 (d 2) Mesna 5000 IVC (d 2)
MINE (21–28 días)	Ifos 1330 over 1 h [d 1 → 3]	Etop 65 (d 1 → 3)	Nov 8 (d 1)	Mesna 1330 i.v. en 1 h con Ifos (d 1 → 3) y 500 mg[b] v.o. 4 h después de finalizar la Ifos
GDP (21 d)	Cis 75 i.v. [d 1]			Gem 1 000 i.v. [d 1 + 8] Dexametasona 40 mg/d v.o. [d 1–4]
GemOx (14–21 días)	Ox 100 (d 1)			Gem 1 000 (d 1)

ABC, área bajo la curva; Ciclof, ciclofosfamida; Cispl, cisplatino; Doxo, doxorubicina; Etop, etopósido; G-CSF, factor estimulador de colonias de granulocitos; Gem, gemcitabina; Ifos, ifosfamida; IVC, infusión i.v. continua de 24 h; Nov, Novantrona (mitoxantrona); Ox, oxaliplatino; RAN, recuento absoluto de neutrófilos por μL; sida, síndrome de inmunodeficiencia adquirida; Vcr, vincristina; Vin, Vinorelbina.

[a]Fármacos y dosis en mg/m² (días de administración en el ciclo). Todas las dosis se administran en embolada intravenosa (i.v.), salvo cuando se utilizan por vía oral (v.o.) o en IVC, como se indica. El rituximab, 375 mg/m² i.v., se añade con frecuencia a estas pautas.

[b]Dosis total (no por m²).

Índice alfabético de materias

Nota: los números de página seguidos de t indican la tabla; aquellos en *cursiva* indican la figura.

^{131}I, carcinoma tiroideo bien diferenciado, 30-31
^{18}F-2-fluoro-2-desoxi-*d*-glucosa (^{18}F-FDG), 24-25, 30, 186, 388, 393, 394
^{223}RaCl$_3$, 32
^{32}P coloidal, 33
^{99m}Tc macroagregados de albumina, 30
^{99m}Tc metoxiisobutilo (MIBI), 28-29
^{99m}Tc-metilenbisfosfonato, 717
^{99m}Tc, perfusión pulmonar, 30

A

AAF. *Ver* Aspiración con aguja fina (AAF)
ABeT. *Ver* Acoplador biespecífico de linfocito T (ABeT)
Abiraterona, 111, 359
Ablación ovárica, 284
Ablación
 tumores carcinoides, 377, 380
 ovárica, 284
Abraxane (proteína ligada a paclitaxel), 75
Absceso
 cerebral, 770
 intraabdominal, 771
 perirrectal, 771
Acantosis pigmentaria, 638
Aciclovir, 550-551, 554, 602, 686t, 759, 764t, 767, 773-775, 795, 809, 810
Ácido 5 hidroxiindolacético (5-HIAA), 378-379
Ácido
 retinoico (RAR), 105, 119
 todo-trans-retinoico (ARTT), 596, 597
 úrico, 471, 556, 590, 634, 690
 zoledrónico, 289, 359, 534, 622, 623, 693, 719, 727
Aclorhidria, 208
Acontecimientos adversos relacionados con la inmunidad (EAri), 121-123
Acoplador biespecífico de linfocito T (AbeT), 94, 119, 600
ACP. *Ver* Analgesia controlada por el paciente (ACP)
Actinomicina D, 59, 317, 321, 322, 431, 439, 442, 444, 644, 755
Activador de receptor de factor nuclear-κB (RANK), 517
Adamantinoma, 423, 451
Adenocarcinoma
 adenocarcinomas papilares, 384
 cáncer de la vesícula biliar, 252
 cáncer de próstata, 351
 cáncer de pulmón, 183
 cáncer gástrico, 208
 ductal, 264
 esofágico, 203
 folicular, 384
Adenocarcinoma de las glándulas de Bartolino, 308
Adenocarcinoma ductal, 239, 264
Adenocarcinomas papilares, 384
Adenoma/s
 hepatocelular, 247
 hipofisario, 373
 paratiroideo, 376
 renales benignos, 335
 vellosos, 211
 vías biliares, 255
Adenosis vaginal, 305
Ado-trastuzumab emtansina, 15, 95, 288, 660
AEP. *Ver* Aplasia eritrocítica pura (AEP)
Afatinib, 15, 83-84, 187, 195-196, 195t, 647
Afectación cardiaca, 484
Aflatoxinas, 247
Aflibercept, 667, 694
Agonistas de hormona liberadora de gonadropina (GnRH), 358
Albinismo oculocutáneo, 413
Albúmina, 523, 525, 621, 675, 748
Alcalinización urinaria, 691
Aldesleukin, 104-105, 117
Alectinib, 78, 187, 195t, 196, 659
Alemtuzumab, 95, 101, 501, 507, 550, 552, 646, 667, 738, 742, 743, 761, 809
Alfafetoproteína (α-FP), cánceres testiculares, 329
Algoritmo diagnóstico inmunohistoquímico de los tumores
 origen incierto, 816
 y/o neoplasias indiferenciadas, 817
Aloinmunización, 746
Alopecia, 598, 637, 641, 646,
 mucinosa, 641
Alopurinol, 65, 563, 572, 575, 594, 633, 686t, 691, 806
Alteraciones
 cardiacas, 594
 cromosómicas, 419, 515, 548, 569, 736-737

Alteraciones (*Continúa*)
neurológicas
mieloma múltiple, 525, 528
macroglobulinemia de Waldenstrom, 520
progresión de 705
Altretamina, 51-52
Amaurosis fugaz, 713
Ambiente tumoral, 9-10
Ameloblastoma, 450-451
American Cancer Society (ACS), 147, 148t, 222, 261, 355
American Society of Clinical Oncology (ASCO), 147, 220-221, 262-263
Amianto, etiología del cáncer de pulmón, 181
Amigdalectomía lingual, 178
Amigdalectomía, 239
Amiloidosis, 336, 538-539, 638
Amputación, 427-429, 722
Anagrelida, 105, 571, 572
Analgesia controlada por el paciente (ACP), 129
Análisis cromosómico, 11
Análisis de conformación de una cadena (SSCA), 12
Análisis de formación de colonias eritroides, 574
Análisis de la calcitonina plasmática, 383
Análisis heteroduplex, 12
Análisis Oncotype DX, 277-278
Análogos de somatostatina, 379, 447
Anastrozol, 112, 283, 729
Andrógenos, 110-111, 283, 317, 351, 358-359, 376, 579, 729, 731
Anemia, 738-741
hemolítica microangiopática (AHMA), 741
perniciosa, 208
Anemias hemolíticas inmunitarias por anticuerpos
calientes, 496
fríos, 496
Aneyaculación, 611
Angiografía, 241, 242, 256, 367
Angiosarcoma, 419, 421
Anomalía/s
genética clonal, 573
inmunológicas
linfoma no hodgkiniano, 486
mielofibrosis primaria, 576
moleculares, 564, 590
Ansiedad/depresión, 134
Antagonismo
de la histamina, 583
de la vitamina K, 755

Antagonistas
del calcio, 392, 397
del receptor de vasopresina, 630
Antiandrógenos, 111, 358
Antibióticos antitumorales, 59
actinomicina D, 59
bleomicina, 59-60
daunorubicina hidrocloruro, 60
doxorubicina, liposómica, 61
epirubicina, 62
farmacología, 59
idarubicina, 62
mitomicina, 63
mitoxantrona, 63-64
Anticoagulación a corto plazo, 651
Anticolinérgicos, 672
Anticuerpo anti-CD20 marcado con 90Y, 33
Anticuerpos anti-EGFR, 194, 232
Anticuerpos monoclonales, 94, 489, 501, 533, 667, 694
ado-trastuzumab emtansina, 95
alemtuzumab, 95
atezolizumab, 95-96
bevacizumab, 96
blinatumomab, 96-97
brentuximab vedotina, 97
cetuximab, 97-98
daratumumab, 98
dinutuximab, 98-99
elotuzumab, 99
ipilimumab, 99-100
leucemia linfocítica crónica, 542-552
mecanismos, 95
mieloma múltiple, 533
necitumumab, 100
nivolumab, 100
obinutuzumab, 100-101
ofatumumab, 101
panitumumab, 101-102
pembrolizumab, 102
pertuzumab, 102
radioactivos, 500
ramucirumab, 102-103
rituximab, 103
siltuximab, 103-104
trastuzumab, 104
Antidepresivos, 129-131, 629
tricíclicos (ATC), 129
Antieméticos, 678
Antiestrógenos, 111
Antígeno
carcinoembrionario (CEA, *carcinoembryonic antigen*), 220-221, 228, 389
específico de la próstata (PSA), 353-354

Antígenos específicos de tumor, 116
Antimetabolitos
  5-fluorouracilo, 64-65
  6-mercaptopurina, 65
  6-tioguanina, 65-66
  azacitidina, 66
  capecitabina, 66
  citarabina, 66-67
  clofarabina, 68
  decitabina, 68
  farmacología, 64
  fludarabina, 68-69
  gemcitabina, 69
  hidroxiurea, 69
  metotrexato, 69-70
  nelarabina, 70-71
  pemetrexed, 71
  pentostatina, 71
  pralatrexato, 71-72
  trifluridina/tipiracilo, 72
Antipsicóticos, 629
Antitrombina (AT), 753
Antraciclinas liposómicas, 666
Aparatos de gammacámara, 22
Aplasia eritrocítica pura (AEP), 446, 740
Apoptosis, 3-4, 490, 543
Aromatasa, 112, 277, 283
Artralgia, 728-729
Artritis leucémica
  aguda 727
  crónica, 727
Artritis reumatoide, 801
Ascitis, 460
  asociado al cáncer, 675-677
  diagnóstico, 675-676
  maligna, 674-675
  quilosa, 675
Asparaginasa, 76-77, 597, 634, 646, 750
  Erwinia chrysanthemi, 77
  pegilada, 77-78
Aspergilosis, 769, 785-786
Aspiración con aguja fina (AAF), 177-178, 182, 268
Astrocitoma, 365, 368, 369
  pilocítico, 370-371
  juvenil, 370-371
Ataxia-telangiectasia, 642
Atezolizumab, 95-96, 120, 194t, 686t, 696
Autofagia, 4
Autonomía, 16
Avelumab, 418, 696
Axitinib, 91, 340, 647, 668, 695
Azacitidina, 66, 565, 595, 604, 686t, 711
Azotemia prerrenal, 77

B

Baclofeno, 130
Bacterias gramnegativas (BGN) resistentes a múltiples fármacos, 778
Banca de espermatozoides, 613
Basofilia, 734
Bastones de Auer, 587
Becquerelio (Bq), 20
Beleodaq, 85
Belinostat, 85
Benceno, 514, 587
Bendamustina, 52, 483, 499, 504, 532, 549, 551, 644
Bevacizumab, 96, 191, 192-197, 197t, 224, 231-234, 245, 288, 300, 314, 339, 370, 430t, 431, 450, 614, 660, 667, 670, 676, 692, 694, 703, 710, 720, 742, 750
Bexaroteno, 105-106, 506
Bicalutamida, 111, 358
Biopsia
  cánceres durante el embarazo, 617
  con aguja gruesa estereotáctica, 269
  de ganglio periférico, 469
  endomiocárdica, 665
  gástrica endoscópica, 470
  glándula tiroides, 383-384
  linfoma, 469-470
  melanoma maligno, 404-405
  metástasis, cortical ósea, 718
  pecho, 269
  percutánea con aguja, en cáncer de pulmón diagnóstico, 185-186
  pleural, 471, 656
    con aguja, 657
  próstata, 354-355
  pulmón, 661, 769
  por escisión, 177, 235, 269, 800
  por punción percutánea y transbroqueal, 185-186
  por punción y aspiración, 383
  transtorácica guiada por imágenes, 651
Bioquimioterapia, 408
Bisfosfonato, metástasis óseas, 289
  complicaciones metabólicas, 622
  cuidados paliativos, 131
  hipocalcemia, 623
  infusión
    en el manejo del cáncer de mama, 289
    hipercalcemia, 534
    para la metástasis ósea, 719-720
  intravenosos, 719
  nefrotoxicidad, 694

Bleomicina, 59-60, 157, 316, 331, 332, 363, 479, 644-646, 658-661, 668, 692, 729
  lesión pulmonar, 484
Blinatumomab, 96, 97, 119, 600
Bloqueadores de los receptores de la angiotensina II (BRA), 666
Bocios mediastínicos, 445
Bortezomib, 85, 89, 501, 515, 527, 530-533, 535, 537-539
Bosutinib, 80, 559, 667, 695
BRA. *Ver* Bloqueadores de los receptores de la angiotensina II (BRA)
Braquiterapia, 38, 43-44, 303, 357, 444, 608
  a dosis elevada, 38, 44
  vaginal, 303, 610
  velocidad de dosis baja (VDB), 38, 44
BRCA-1, 3, 261, 262
Brentuximab vedotina, 97, 483, 793
Broncoespasmo, 381
Broncoscopia, 182, 185, 651, 654, 660, 794
  de fibra óptica flexible, 185
Busulfano, 52, 644, 668, 805

C

Cabazitaxel, 72, 360
Cabozantinib, 91, 340, 340t, 647
Café, 239
Calcio, 389, 535, 620-625
  deficits, 535
  sérico
    hipercalcemia, 620
    hipocalcemia, 625
Calcitonina, 388, 389, 622, 623
Cálculos, 685
  de oxipurinol, 633
  de xantina, 633
Calificación de la inestabilidad neoplásica de la columna vertebral (SINS), 724, 725t
Cáncer
  ambiente tumoral, 9-10
  anal, 237
  características 6-7
  características de
    activación de invasión y metástasis, 5-6
    evasión de la destrucción inmunitaria, 6
    evasión de supresores del crecimiento, 2-3
    habilitación de la inmortalidad replicativa, 4-5
    reprogramación del metabolismo energético, 6
    resistencia a la muerte celular, 3-4
    sostenimiento de la señalización proliferativa, 2
  cervical, 299
  colorrectal, 229-231
  crecimiento de la célula cancerosa, principios, 7-9
  de cabeza y cuello, 157
  de mama, 279t
  medicina de precisión, 13-15
  práctica médica, oncología clínica, 15-18
  pruebas moleculares y genéticas
    detección de mutaciones, 10-11
    estudios citogenéticos, 11-12
    perfilado de la expresión génica, 13
    pruebas genotípicas, 12
    secuenciación de nueva generación, 12-13
Cáncer anal
  anatomía patológica, 235, 239
  diagnóstico 235-236
  epidemiología y etiología, 234-235
  estadificación y factores pronóstico, 236
  evolución natural, 235
  gestión, 236-238
  prevención y detección precoz, 236
  relacionado con el sida, 796-797
Cáncer anaplásico, tiroideo, 382, 384, 389
Cáncer colorrectal
  detección sistemática y prevención, 222-223
  diagnóstico 220-221
  epidemiología y etiología, 214-220
  estadificación y factores pronóstico, 221-222
  patología e historia natural, 220
  síndrome, PFA, 218
  tratamiento, 223-234
Cáncer colorrectal hereditario sin poliposis (CCHSP), 218
Cáncer de cavidad bucal, 164
Cáncer de células de Hürthle, 382
Cáncer de cuello uterino
  anatomía patológica y evolución natural, 295-296
  diagnóstico 297
  epidemiología y etiología, 295
  prevención y detección precoz, 296-297
  problemas clínicos especiales, 300
  relacionado con el sida, 795-796
  sistema de estadificación y factores pronóstico, 297
  tratamiento, 298-300
Cáncer de esófago
  anatomía patológica y evolución natural, 203

detección sistemática y detección precoz, 204
diagnóstico 203-204
epidemiología y etiología, 202-203
sistema de estadificación y factores pronóstico, 204
tratamiento, 204-207
Cáncer de estómago. *Ver* Cáncer gástrico
Cáncer de la ámpula de Vater
anatomía patológica, 257-258
sistema de estadificación y factores pronóstico, 258
tratamiento, 258
Cáncer de la vesícula biliar
diagnóstico 253
epidemiología y etiología, 251-252
estadificación y factores pronóstico, 253-254
patología y evolución natural, 252
prevención, 254
tratamiento, 254
Cáncer de laringe, 170-171
Cáncer de mama luminal A-B, 265
Cáncer de mama, 261-291
administración
carcinoma ductal *in situ*, 271-272
carcinoma lobulillar, 272
estadio IV, 286-289
quimioterapia, 275-285
radiación, 264
tratamiento endocrinológico, 283-284
anatomía patológica, 264-266
clasificación histopatológica, 264-265
clasificación molecular, 264-266
detección, sistemática y precoz, 266-268
diagnóstico, 268-269
durante el embarazo, 290-291
enfermedad diseminada
metástasis cerebrales y orbitarias, 289
metástasis óseas, fármacos sistémicos, 289
positividad de los receptores hormonales, 285-287
quimioterapia, 287-289
estadificación y pronóstico, 269-271
factores etiológicos, 263-264
incidencia, 261
metástasis, 637
predisposición genética, 261-263
Cáncer de ovario, 309
anatomía patológica y evolución natural, 310-311, 310t
diagnóstico, 311
epidemiología y etiología, 309-310
evaluación, 312-315

prevención y detección precoz, 312
problemas clínicos especiales, 318
sistema de estadificación y factores pronóstico, 312
tumores de células germinales, 315-317
tumores del estroma de los cordones sexuales, 317
Cáncer de páncreas
anatomía patológica, 239
diagnóstico, 239-241
epidemiología y etiología, 238-239
estadificación y factores pronóstico, 241-242
tratamiento, 242-246
Cáncer de pene, 361-363
anatomía patológica y evolución natural, 361-362
diagnóstico 362
epidemiología y etiología, 361
prevención y detección precoz, 362
sistema de estadificación y factores pronóstico, 362
tratamiento, 363
Cáncer de piel, 822
carcinoma de células de Merkel, 416-418
carcinomas epidermoides, 412-416
células basales, 413-416
Cáncer de próstata, 350
anatomía patológica y evolución natural, 351-352
diagnóstico, 352-354
epidemiología y etiología, 350-351
estadificación y factores pronóstico, 354-355
prevención y detección precoz, 355
problemas clínicos especiales, 361
tratamiento, 355-360
Cáncer microcítico de pulmón (CMP), 182, 198-199, 198t
Cáncer de pulmón, 649
administración de
CMP, 198-199, 198t
CNMP, 188-198, 189, 191t, 194t, 195t, 197t
anatomía patológica y evolución, 182-183
diagnóstico y evaluación posterior, 183-186
epidemiología y etiología, 181-182
metástasis, 637
prevención y detección precoz, 187-188
problemas clínicos, 199
sistema de estadificación y factores pronóstico, 186-187
Cáncer de recto. *Ver* Cáncer colorrectal

Cáncer de vejiga
  anatomía patológica y evolución natural, 341-343
  diagnóstico, 343-344
  epidemiología y etiología, 342-343
  prevención y detección precoz, 345
  problemas clínicos, 349
  sistema de estadificación y factores pronóstico, 344-345
  tratamiento, 345-349
Cáncer gástrico de tipo intestinal, 208-209
Cáncer gástrico difuso, 208
Cáncer gástrico
  anatomía, patología y evolución natural, 209-210
  detección sistemática y detección precoz, 211
  diagnóstico 210-211
  epidemiología y etiología, 207-209
  estadificación y factores pronóstico, 211
  tratamiento, 212-214
Cáncer labial, 163
Cáncer medular tiroideo, 382, 383, 388-389
Cáncer microcítico de pulmón estadio extenso (CMPE), 198-199, 198t
Cancer testicular
  anatomía patológica y evolución natural, 325-327
  diagnóstico 327-329
  epidemiología y etiología, 325
  prevención y detección precoz, 330
  problemas clínicos, 332
  sistema de estadificación y factores pronóstico, 329-330
  tratamiento 330-332
Cáncer uretral
  anatomía patológica y evolución natural, 349-350
  epidemiología y etiología, 349
  tratamiento, 350
Cáncer vaginal
  anatomía patológica y evolución natural, 306
  diagnóstico 306
  epidemiología y etiología, 305
  prevención y detección precoz, 306
  sistema de estadificación y factores pronóstico, 306
  tratamiento, 306-307
Cáncer vulvar
  anatomía patológica y evolución natural, 307-308
  diagnóstico, 308
  epidemiología y etiología, 307
  factores pronóstico y supervivencia, 308
  prevención y detección precoz, 308
Cánceres del aparato digestivo
  cáncer colorrectal, 214-234
  cáncer de esófago, 202-207
  cáncer de la ámpula de Vater, 257-258
  cáncer de la vesícula biliar, 251-254
  cáncer de las vías biliares, 254-257
  cáncer de páncreas, 238-246
  cáncer gástrico, 207-214
  cáncer hepático, 246-251
  evaluación 472
  metástasis, 637-638
Cánceres durante el embarazo
  antecedentes, 616-618
  estudios diagnóstico, 617
  principios para el manejo, 617-618
Cánceres en la infancia, 433-444
  incidencia y vigilancia, 433-434
  leucemia aguda, 434-435
  linfoma 435
  neuroblastoma, 436-438
  rabdomiosarcoma, 440-441
  retinoblastoma, 442-444
  sarcoma de Ewing, 441-442
  tumor de Wilms, 438-440
  tumores cerebrales, 436
Cánceres ginecológicos
  cáncer de cuello uterino, 295-300
  cáncer de ovario, 309-318
  cáncer del cuerpo uterino, 300-305
  cáncer vaginal, 305-307
  cáncer vulvar, 307-309
  efectos adversos de la radiación de la pelvis, 294-295
  epidemiología, 294
  estudios para el diagnóstico, 294
  localmente avanzado en la pelvis, 294
  neoplasia trofoblástica gravídica, 318-321
Candidiasis, 161, 769, 771, 784-785
Capecitabina, 66, 87, 104, 157, 212, 213, 224, 225, 231-234, 285, 287, 288, 667, 700
Captación y descarboxilación de precursores de aminas (APUD), 376
Carbamazepina, 374, 628
Carbapenemasa, 761, 763t
Carboplatino, 52-53, 58, 157-159, 192, 194, 197, 197t, 205, 214, 282, 287, 313, 314, 464, 692, 694
Carcinoide/s
  gástrico, 378
  ileales, 378
  bronquiales, 183, 378

del intestino delgado, 377
pulmonares benignos y malignos, 377
sin actividad endocrina, 378
Carcinoma basoepidermoide, 414
Carcinoma de células de Merkel, 416-418, 798
Carcinoma de células embrionarias
ovario, 317
testicular, 326
Carcinoma de células escamosas
periungueal, 413
Carcinoma de la corteza suprarrenal, 392-393
Carcinoma de riñón, 732
anatomía patológica y evolución natural, 335-336
diagnóstico, 336-337
epidemiología y etiología, 334
prevención y detección precoz, 338
sistema de estadificación y factores pronóstico, 337-338
tratamiento, 338-341
Carcinoma ductal *in situ,* 271-272
Carcinoma endometrial, 300, 302. *Ver* Cáncer del cuerpo uterino
Carcinoma hepatocelular (CHC), 246, 248, 675. *Ver* Hígado, cáncer
Carcinoma *in situ* (CIS, crecimiento intraepitelial plano), 342, 343, 345, 361
Carcinoma lobulillar, 265, 272
Carcinoma medular, 384
Carcinoma nasofaríngeo, 157, 168-169
Carcinoma no microcítico de pulmón (CNMP) 182-183, 188-198, 189, 194t, 195t, 197t
Carcinoma tiroideo, 30-31, 381-389, 385t
Carcinoma verrugoso, 413
Carcinomas adenoideos quísticos, 450
Carcinomas adenoides quísticos, 183
Carcinomas basocelulares nodular, 413
Carcinomas basocelulares, 308, 412-416, 798
Carcinomas cromófobos, 335
Carcinomas de células escamosas (CCE), 456, 798
anatomía patológica, 413-414
basocelulares, 414
diagnóstico 414
epidemiología, 412-413
estadificación, 414
etiología, 412-413
evolución natural, 413-414
factores pronósticos, 414

prevención, 414-415
tratamiento, 415-416
Carcinomas de células transicionales, 335
Carcinomas de sitio primario desconocido (CPD), 823
algoritmo, tratamiento de 455
definición 454
diagnóstico e histopatología, 456-458
epidemiología y biología, 454-456
localización del tumor primario, 460-461
localizaciones de las metástasis y pronóstico, 458-460
problema, 454
tratamiento, 461-464
Carcinomas de trompas de Falopio, 318
Carcinomas tímicos, 447
Carcinomatosis peritoneal, 463, 674
Carcinosarcomas, 183, 304, 450
Cardiomiopatía inducida por antraciclina, 61, 62, 664-667
Cardiotoxicidad
aguda, 665
isquémica, 666-667
Carencias nutricionales, 699
Carfilzomib, 89-90, 530, 532-533
Cariotipificación espectral (SKY), 12
Carisoprodol, 130
Carmustina, 53, 659
Catecolaminas
diagnóstico de feocromocitoma, 26
imágenes MIBG para, 26-27
metabolitos, 390-391
miocardiopatía, 390
tumores endocrinos, 376
Catéteres venosos centrales permanentes, 600
Cateterismo
cardiaco, 663
venoso, problemas con, 649
Cavidad
bucal, cánceres, 164-166
nasal, cánceres de, 173-175
CBC esclerosante, 413
CCE. *Ver* Carcinomas de células escamosas (CCE)
CCN. *Ver* Cirugía conservadora de nefronas (CCN)
CEA. *Ver* Antígeno carcinoembrionario (CEA)
Cefalosporinas, 763t, 777
Ceftarolina, 777-778
Celebrex, 130
Células
de sangre del cordón umbilical, 804
endoteliales, 10

Células (*Continúa*)
  estromales, 10
  inmunitarias, 10
  lagunares, 473
  madre cancerosas (CSC, cancer stem cells), 9-10
  madre de sangre periférica, 579, 804
  presentadoras de antígeno (CPA), 108, 115
  Reed-Sternberg (RS), 470
Cementoma, 451
CentiGray, 20, 34
Ceritinib, 78-79, 196, 668
Cetuximab, 97-98, 157-159, 224, 232, 624, 695, 750
Cevitis, 771
CHC. *Ver* Carcinoma hepatocelular (CHC)
Ciclinas, 8
Ciclo celular 7-8
  puntos de control, 8
Ciclobenzaprina, 130
Ciclofosfamida, 53-54, 198, 282, 291, 321, 341, 392, 410, 434, 439, 442, 499, 504, 510, 530, 532, 549, 598, 612, 629, 646, 667, 668, 740, 741, 792, 800, 805-807
Ciclotrón, 22, 23
CID. *Ver* Coagulación intravascular diseminada (CID)
Cifoplastia con globos, 726
Cigomicosis, 770
Cirrosis, 70, 246, 675
Cirugía con conservación
  de la extremidad, 427-428
  de la mama (CCM), 274-275
  de nefronas (CCN), 338
Cirugía del cuello para el hiperparatiroidismo primario, 623
Cirugía micrográfica de Mohs, 415
Cirugía toracoscópica videoasistida, 191, 651, 769
Cisplatino, 54, 57, 64, 71, 100, 157-159, 191-198, 197t, 198t, 205, 206, 213, 214, 254, 257, 299, 304, 309, 314, 316, 321, 331, 332, 348, 395, 416, 439, 447, 459, 462, 463, 610, 624, 629, 646, 668, 711
Cistectomía, 346-347
Cistectomía radical, 346, 609
Cistoadenocarcinoma, 239, 255
Cistosarcoma filoide, 265
Cistoscopia, 294, 343-345, 685
Citarabina, 66-67, 668
  leucemia aguda, 595
  leucemia mieloide aguda (LMA), 594

Citogenética, 420
  anomalías, 564, 567, 588, 591
  leucemia aguda, 589-590, 593
  leucemia promielocítica aguda, 589-590
  nomenclatura, 814
  prueba, 560, 591
  síndromes mielodisplásicos, 603-604
Citogenética y genética molecular, 593, 603
Citología, 184-185, 241, 306, 344, 651, 676
  de esputo, 184, 199, 653
  mediante punción y aspiración con aguja fina percutánea, 241
  urinaria, 244
Citomegalovirus (CMV), 594, 774-775, 806
  leucemia aguda, 591
  marcadores inmunitarios evaluados, 588
Citometría de flujo del ADN, 271
Citopenias, 735
  anemia, 738-741
  cáncer de próstata, 361
  granulocitopenia, 742-7433
  linfocitopenia, 743
  monocitopenia, 743
  pancitopenia
    hiperesplenismo, 737
    histiocitosis, 737-738
    insuficiencia de la médula ósea, 735-737
  tratamiento con hemoderivados, 743-749
  trombocitopenia, 741-742
Citorreductor, 571, 584
Cladribina, 67, 499, 549, 554, 583
Clasificación para la estadificación de Cotswolds, 476, 476t
Clasificación de Rye, 473
Clasificación del LH, 473
Clasificación Rai, 548t, 549
Clasificación REAL (*Revised European American Lymphoma*), 487
Claudin-low (con expresión baja de claudina), 266
Clofarabina, 68, 595
Clorambucilo, 54-55, 100, 499, 549-551, 741
Clorhidrato de Tipiracilo, 231
Cloruro
  cálcico, 624
  de ^{201}Tl (talioso), 28-29
CMV. *Ver* Citomegalovirus (CMV)
CMSP. *Ver* Células madre de la sangre periférica (CMSP)
CNMP. *Ver* Carcinoma no microcítico de pulmón (CNMP)
Coagulación
  con láser, 444

intravascular diseminada (CID), 590, 597, 741, 753-755
Coagulopatía
　alteraciones del funcionamiento plaquetario, 754
　antagonismo de la vitamina K, 755
　coagulación intravascular diseminada, 752-754
　deficiencia del factor Fletcher, 755
　deficiencia de factor X, 755
　deficiencia de factor XIII, 755
　deficiencia del factor XII, 755
　disfibrinogenemia, 755
　disfunción plaquetaria, 755
　enfermedad de von Willebrand adquirida, 755
　hipofibrinogenemia, 755
　inhibidores circulantes de la coagulación adquiridos, 755
　metástasis hepáticas, 755
　paraproteinemia, 755
　síndrome de Budd-Chiari, 755
　trombosis, 749-752
Coágulos sanguíneos, 684, 685
Cobimetinib, 81-82, 410, 668
Cociente de intensificación del oxígeno (CIO), 35
Colangiografía transhepática percutánea (CTHP), 253, 673
Colangiopancreatografía
　por resonancia magnética (CPRM), 673
　retrógrada endoscópica (CPRE), 240, 241, 256
Colecistocinina, 238
Colimador multilaminar (CML), 42
Colitis, 122, 771
　ulcerosa, 216, 252
Colonoscopia, 216, 223, 228, 434
Colostomía, 223, 609
Colposcopia, 297
Coma hiperosmolar no cetósico, 634
Complejo mayor de histocompatibilidad (CMH), 115
Complejos de protrombina, 748
Complicaciones abdominales
　hemorragia digestiva, 670
　hormonas gastrointestinales, neoplasias endocrinas, 376
　obstrucción intestinal, 670-672
Complicaciones abdominales
　ascitis asociada al cáncer, 674-676
　ascitis maligna, 674-675
　de la inmunoterapia, 680
　hemorragia digestiva (HD), 670
　metástasis en la vías biliares, 672-674

metástasis hepáticas, 672-674
metástasis pancreática, 677
obstrucción intestinal, 670-672
radiación sobre el hígado y el tubo digestivo, 677-679
síndrome de obstrucción sinusoidal, 679-680
Complicaciones cardiacas
　cardiotoxicidad, 666-668
　endocarditis, 664
　miocardiopatía inducida por antraciclina, 664-666
　pericarditis, 664
Complicaciones cutáneas
　efectos adversos
　　inmunoterapia, 647-648
　　quimioterapia, 644-647
　　radioterapia, 643-644
　　tratamiento dirigido molecularmente, 647-648
　metástasis, cutáneas
　　cáncer de mama, 637
　　cáncer de pulmón, 637
　　diagnóstico, 638
　　incidencia y anatomía patológica, 637
　　melanoma, 638
　　metástasis subungueales, 638
　　metástasis umbilicales, 638
　　neoplasias gastrointestinales (GI) malignas, 637
　　neoplasias malignas urológicas, 638
　　pronóstico 638
　　tratamiento, 638
　síndromes hereditarios asociados a neoplasias
　　ataxia telangiectasia, 642
　　enfermedad de Cowden, 642
　　enfermedad de von Recklinghausen, 642
　　síndrome de Cronkhite-Canadá, 642
　　síndrome de Gardner, 642-643
　　síndrome de Howel-Evans, 643
　　síndrome de Muir-Torre, 643
　　síndrome de Peutz-Jeghers, 643
　　síndrome de Werner, 643
　　síndrome de Wiskott-Aldrich, 643
　　síndrome del nevo basocelular, 643
　síndromes paraneoplásicos
　　acantosis pigmentaria, 638
　　alopecia mucinosa, 641
　　amiloidosis, 638
　　dermatomiositis, 638-639
　　enfermedad de Paget, 639
　　engrosamiento de los dermatoglifos, 642
　　eritema anular repentino, 639
　　eritema migratorio necrolítico (EMN), 639

Complicaciones cutáneas (*Continúa*)
  eritemas circinados, 641-642
  eritrodermia exfoliativa, 641
  eritromelalgia, 642
  hiperqueratosis palmoplantar, 639
  hipertricosis lanuginosa adquirida, 639
  ictiosis, 639-640
  papilomatosis, 640
  paquidermoperiostosis, 640
  pénfigo, 640
  pigmentación de la piel, 642
  pioderma gangrenosa, 640
  pitiriasis rotunda, 640
  porfiria cutánea tardía (PCT), 642
  prurito, 640
  reticulohistiocitosis multicéntrica, 640
  signo de Leser-Trélat, 640
  síndrome de Bazex, 641
  síndrome de Cushing ectópico, 641
  sindrome de Sweet, 641
  urticaria pigmentaria, 641
  vasculitis leucocitoclástica necrosante, 641
  vitíligo, 641
Complicaciones de huesos y articulaciones
  metástasis cortical ósea, 715-726, 716t
  paraneoplásicas, infiltrantes, 726-727
  quimioterapia, trastornos reumáticos, 728-729
  relacionado con la radiación, 727-728
Complicaciones hematológicas
  basofilia, 734
  citopenias, 735-749
    anemia, 738-740
    granulocitopenia, 742
    linfocitopenia, 743
    monocitopenia, 743
    pancitopenia, 735-738
    tratamiento con hemoderivados, 743-749
    trombocitopenia, 741-742
  coagulopatía
    antagonismo de la vitamina K, 755
    coagulación intravascular diseminada, 752-754
    deficiencia del factor X, 755
    deficiencia del factor XIII, 755
    deficiencia del factor Fletcher, 755
    deficiencia del factor XII, 755
    disfibrinogenemia, 755
    disfunción plaquetaria, 755
    enfermedad de Von Willebrand adquirida, 756
    hipofibrinogenemia, 755
    inhibidores circulantes de la coagulación adquiridos, 755
    metástasis hepáticas, 755
    paraproteinemia, 755
    signos de la función plaquetaria, 754
    síndrome de Budd-Chiari, 755
    trombosis, 751-752
  eosinofilia, 733-734
  eritrocitosis (policitemia), 731-733
  granulocitosis, 732
  linfocitosis, 734
  monocitosis, 734
  trombocitosis, 734
Complicaciones metabólicas
  hipercalcemia, 620-623
  hiperfosfatemia, 625
  hiperglucemia, 634
  hipernatremia, 626-628
  hiperpotasemia, 631
  hiperuricemia, 633
  hipocalcemia, 623-625
  hipofosfatemia, 626
  hipoglucemia, 634-635
  hiponatremia, 628-630, 629t
  hipopotasemia, 632-633
  hipouricemia, 633-634
Complicaciones neuromusculares
  combinación con la radioterapia, 710-711
  complicaciones oculares, 712
  compresión epidural de la médula espinal, 703-705
  enfermedad cerebrovascular, 712-713
  infecciones del SNC, 713
  metástasis del sistema nervioso periférico, 705-707
  metástasis encefálicas, 698-700
  metástasis meníngeas, 700-703
  quimioterapia, 711-712
  síndromes paraneoplásicos, 707-710
Complicaciones oculares, 712
Complicaciones renales
  glomerulonefritis aguda, 688
  insuficiencia prerrenal, 682-684, 683t
  insuficiencia renal aguda, 685-686, 686t
  metástasis del tumores sólidos, 688
  necrosis cortical renal, 688
  necrosis papilar renal, 689
  necrosis tubular aguda, 686-688, 686t
  nefritis tubulointersticial, 688
  tratamientos antineoplásicos, 690-696
  tumores linfoproliferativos, 688
  tumores renales primarios, 688
  uropatía obstructiva, insuficiencia renal, 684-685

Complicaciones torácicas
cardiomiopatía inducida por antraciclina, 664-666
cardiotoxicidad inducida por quimioterapia distinta a las antraciclina, 666-668
Compresión epidural de la médula espinal, 703-705
derrames pleurales neoplásicos, 655-659
endocarditis bacteriana, 664
endocarditis trombótica no bacteriana, 664
metástasis pericárdicas y miocárdicas, 662-664
obstrucción superior de la vena cava, 649-652
pericarditis por radiación y pancarditis, 664
Comprimidos de sal, 630
Concentración plasmática de creatinina, 621, 682, 693
Concentrados de eritrocitos
con reducción de leucocitos, 745
lavados con solución salina, 745
sometidos a irradiación g, 745
Condilomas gigantes del pene, 361
Condrosarcoma, 423-424, 428
Conjugado de anticuerpo-fármaco ado-trastuzumab emtansina (T-DM-1), 288
Contadores de pozo, 22
Contracción del volumen intravascular, 630
Convulsiones
diagnóstico, 366-368
problemas clínicos especiales, 374
quimioterapia, complicaciones neurológicas, 711
tumores neurológicos, 365
Cordoma, 424, 428
Coriocarcinoma
cáncer testicular, 325, 326
cánceres ginecológicos, 322
neoplasia trofoblástica gravídica, 318
ovárico, 317
Corteza ósea, 459
Corticosteroides, 357-359, 396, 505-507, 645, 743
CPA. *Ver* Célula presentadora de antígeno (CPA)
CMP. *Ver* Cáncer microcítico de pulmón (CMP)
CPD. *Ver* Cancer de sitio primario desconocido (CPD)
Craneofaringiomas, 373
Criocirugía, 251, 415, 428, 609

Crioprecipitado, 597, 748
Criopreservación
de embriones, 615
de tejido ovárico, 615
Crioterapia, 444
Criptorquidia, 325, 330
Criterios de evaluación de la respuesta en los tumores sólidos (RECIST), 25
Criterios de respuesta relacionados con la inmunidad (CRri), 121
Crizotinib, 15, 79, 187, 195t, 196, 668
Cromogranina A (CgA), 379
Cromosoma Filadelfia, 81, 555
CTHP. *Ver* Colangiografía transhepática percutánea (CTHP)
Cuernos cutáneos, 413-414
Cuestionario de evaluación de síntomas de Edmonton (ESAS), 125
Cuidados de hospicio, 139
Cuidados paliativos, 125, 464
ansiedad/depresión, 134
conversaciones con los pacientes y sus familiares
cuidado de hospicio, 138
especialistas, 139
objetivos del tratamiento, 135-137
servicios, 139
suspensión de la quimioterapia paliativa, 137-138
delirio, 134
dolor, 125-131
estomatitis, 134-135
estreñimiento, 131-132
náusea/vómito, 132-134
valoración del paciente, 125
Curios (Ci), 20
Curvas de supervivencia, 487
Curvas de supervivencia celular, 36-37

D

Dabrafenib, 82, 388, 410, 411, 648
Dacarbazina (DTIC), 55, 58, 392, 411, 430, 431, 452, 646, 679, 736, 755
Daño tubular renal directo
glomerulonefritis aguda, 688
invasión tumoral, 688
lesión renal aguda, 685-686, 686t
metástasis de tumores sólidos, 688
necrosis cortical renal, 688
necrosis papilar renal, 689
necrosis tubular aguda, 686-688, 686t
nefritis tubulointersticial, 688
síndrome nefrótico, 689-690
tumores renales primarios, 688

Daptomicina, 777, 778
Daratumumab, 98, 532t, 533
Dasatinib, 80, 559, 562, 563, 667, 695
Daunorubicina, 60, 61, 594, 595, 598, 646, 666, 755
Deambulación, 535, 623
Decitabina, 68, 565, 595, 604
Defectos
  cosméticos, 162
  de la coagulación, 77
Deficiencia
  factor X, 539, 756
  factor Fletcher, 755
  factor XII, 756
  factor XIII, 756
  magnesio, 624
Déficit crónico de ADH, tratamiento, 628
Déficit de la vitamina B_{12}, 212
Déficits hormonales, 711
Degeneración cerebelosa paraneoplásica, 707-708
Delirio 134
Demeclociclina, 630
Denileucina diftitox, 106-107, 506
Denosumab, 285, 289, 359, 622-623, 625, 718-719
Densitometría ósea, 521
Derivaciones peritoneovenosas, 676-677
Dermatomiositis, 239, 638-639, 709
Derrame pleural, 460, 656-660
  neoplásico, 655-659
Desamino-D-arginina vasopresina (DDAVP), 628, 747
Descompresión espinal, 725-726
Destrucción carcinomatosa del pancreas, 634
Determinación residual de orina residual, 685
Dexametasona, 109, 110, 133, 291, 369, 375, 528-533, 532t, 594, 597, 632, 634, 672, 674, 699, 702, 704-705
Diabetes
  insípida, 626-627
  mellitus, 238
Diagnóstico por la imagen de los tumores prostáticos, 27-28
Diálisis, 623, 679
Diarrea, 678, 680
  asociada a Clostridium difficile, 762
  crónica, 678-679
Diátesis hemorrágica, 536
Dietas, 208, 216, 223, 238
Dificultades de orgasmo, 612
Digestión por enzimas de restricción, 11
Dihidropirimidina (DPD), 65, 225
Dimetilsulfóxido, 646

Dinutuximab, 98-99, 438
DIPSS. *Ver* Índice del pronóstico dinámico internacional (DIPSS)
Discrasias de células plasmáticas. *Ver* Gammapatía monoclonal de significación indeterminada (GMSI); mieloma múltiple; macroglobulinemia de Waldenström
  diagnóstico 524
  neuropatías asociadas a, 709
  problemas clínicos
    amiloidosis, 519, 539
    enfermedades de cadena pesada, 538-539
    mucinosis papular, 539
    neuropatía periférica, 537-538
    pseudomieloma, 538
    pseudoparaproteinemia, 538
    síndrome de hiperviscosidad, 536-537
Disección
  cervical, tipos de, 156
  retroperitoneal de los ganglios linfáticos (DRPG), 609
Diseritropoyesis, 602
Disestesias agudas, 57
Disfagia obstructiva, 162
Disfibrinogenemia, 755
Disfunción
  eréctil, 611
  renal, 719
  vocal permanente, 389
Disnea, 133-134, 653
Dispareunia, 611
Displasia, 215
  mucosa, 208-209
  postirradiación, 300
Dispositivos híbridos, 23
Distribución de dosis, heterogénea, 40
Distrofias ungueales, 644-645
Diuresis
  osmótica, 627
  salina, 622
Diuréticos, 628, 676
Docetaxel, 72-73, 102, 157, 159, 191t, 193-195, 197, 213, 280-282, 285, 287, 288, 305, 359, 360, 431, 646, 668
Dolor, 125
  adyuvantes, 129-131
  articular, 727
  control adecuado del dolor, obstáculos, 125
  hiperalgesia inducida por opioides, 129
  lumbar, 327, 467, 535
  medicamentos 127-128
    conversión entre diferentes medicamentos, 128
    inicio del tratamiento 126-127

óseo, paliación, 31-32
pacientes con disfunción renal, 129
principios importantes, 131
tratamiento opioide, efectos colaterales 129
torácico, 659
uso del fentanilo transdérmico, 128-129
valoración 126
vías adicionales de administración de opioides, 129
Dosis
baja de aspirina
mielofibrosis primaria, 576
policitemia verdadera, 573
biológicamente eficaz (DBE), 38
uniforme equivalente (DUE), 40
Doxiciclina, 196, 658, 663, 781
Doxil (doxorubicina liposomal), 61-62, 531
Doxorubicina (hidroxidaunorubicina), 60-61, 251, 276t, 280, 281, 282, 304, 305, 348, 430, 430t, 431, 434, 450, 479, 484, 499, 503, 530, 531, 598, 645, 646, 664-668, 792, 795
liposómica, 61
Drenaje percutáneo, 674
Drenaje, procedimiento, 658
DRPG. *Ver* Disección retroperitoneal de los ganglios linfáticos (DRPG)
Durvalumab, 696

E

EAri hepáticos, 122
Eastern Cooperative Oncology Group (ECOG), 125, 126, 159, 280
EBR. *Ver* Efectividad biológica relativa (EBR)
Ecocardiogramas, 281, 434
y ventriculografía isotópica (MUGA, *multigated radionuclide angiography*), 665
ECOG. *Ver* Eastern Cooperative Oncology Group (ECOG)
Ecografía
abdominal, 240, 253, 256, 471
policitemia verdadera, 573
sospecha de evaluación de linfoma, 470
sospecha de linfoma, 469
cáncer renal, 334
cuello, 388
endoscópica, 203, 210, 221, 240, 394
tiroides, 383
transvaginal, 302
uropatía obstructiva, 349
ECP. *Ver* Enfermedades por cadenas pesadas (ECP)
Edema
de brazo, en cáncer de mama, 289-290
facial masivo, 162
Efectividad biológica relativa (EBR), 35
Efecto
de la dosis, 38
de Lázaro, 461
del conflicto doble, 38-39
Efectos adversos de la vitamina A, 109
EHIR. *Ver* Enfermedad hepática inducida por la radiación (EHIR)
EHNA. *Ver* Esteatohepatitis no alcohólica (EHNA)
EICH. *Ver* la enfermedad del injerto contra el huésped (EICH)
Electrocardiograma (ECG), 81, 621, 624
Electrolitos séricos, 621
Electrones, 19, 34-35
de Auger, 19
Elotuzumab, 99, 533
EMA-CE, régimen de quimioterapia, 322
EMA-CO, régimen de quimioterapia, 321
Embarazo molar, 319-322
Embarazo y cáncer. *Ver* Cáncer durante el embarazo
cáncer de mama, 290-291
cáncer de ovario, 318
Embolia cerebral, 712
EMP. *Ver* Encefalomielitis paraneoplásica (EMP)
Encefalitis
anti-NMDAR, 708-709
límbica, 708
Encefalomielitis paraneoplásica (EMP), 708
Encefalopatía, 77, 711
inducida por fármacos, 699
metabólica, 699
radiación, 710
Endocarditis trombótica no bacteriana, 664
Endoprótesis esofágica, 204
Endoscopia, 210, 221
Enfermedad cardiaca carcinoide, 381
Enfermedad cerebrovascular, 699, 712
Enfermedad congénita, 438
Enfermedad de Bourneville, 365
Enfermedad de Bowen, 361, 414
Enfermedad de Castleman, 505
Enfermedad de Cowden, 642
Enfermedad de Crohn, 216, 218
Enfermedad de Paget, 265, 307, 425, 639
Enfermedad de von Hippel-Lindau, 334, 366
Enfermedad de von Recklinghausen, 642
Enfermedad del injerto contra el huésped (EICH), 144, 610, 745, 804,

Índice alfabético de materias

Enfermedad del injerto contra el huésped (EICH) (*Continúa*)
  genital crónica, 610, 611
  incidencia, 807
  manifestaciones clínicas, 808t
  prevención y supresión de 807
  reacciones de transfusión, 745
Enfermedad diseminada
  metástasis cerebrales y orbitarias, 289
  metástasis óseas, fármacos sistémicos, 289
  positividad de los receptores hormonales, 285-287
  quimioterapia, 287-289
Enfermedad hepática inducida por la radiación (EHIR) 677
Enfermedad infradiafragmática, 481
Enfermedad intestinal inflamatoria (EII)
  colitis ulcerosa, 216
  trastornos autoinmunitarios, 801
Enfermedad persistente, 389
Enfermedad recurrente, 388, 418
Enfermedad supradiafragmática, 480
Enfermedad venooclusiva (EVO), 809
Enfermedades hemáticas, 587, 615-616
Enfermedades microangiopáticas trombóticas (EMT), 741-742
Enfermedades por cadenas pesadas (ECP), 538
Enteritis por radiación, 678-679
  crónica, 678-679
Enterococcus resistentes a la vancomicina (ERV), 778
Enzalutamide, 111, 359
Eosinofilia, 564, 657, 733-734
Ependimoma, 371
Epidermodisplasia verruciforme, 412
Epididimitis, 327, 328
Epirubicina, 62, 212, 213, 380, 666
  cisplatino e infusión continua 5-FU (ECF), 213
EPO. *Ver* Eritropoyetina (EPO)
Equinocandinas, 781, 783
Eribulina, 73, 287, 431
Eritema
  anular repentino, 639
  inducido por luz UV, 646
  migratorio necrolítico (EMN), 640
  circinado, 641-642
Eritrocitos, 546, 556, 574, 590, 743-746
  congelados, 745
  mielofibrosis primaria, 577
  trombocitemia esencial, 576
Eritrocitosis, 336, 731-733
  adecuada, 731
  inapropiada, 732
  primaria, 731
  relativa, 731
  secundaria, 731-732
Eritromelalgia, 571, 642
Eritroplasia de Queyrat, 361
Eritropoyesis, 569
Eritropoyetina
  proteína JAK2, 567
  síndromes mielodisplásicos, 604
Erlotinib, 84, 157, 192, 195, 195t, 196, 233, 245
Erupción
  acneiforme, 98
  exantemática papular, 647
ESAS. *Ver* Cuestionario de evaluación de síntomas de Edmonton (ESAS)
Escedosporiosis, 788
Escisión mesorrectal total (EMT), 609
Esclerosis tuberosa, 365
Esofagitis
  aguda, 677
  Candida/VHS y CMV, 771
  crónica 202
  péptica, 202
  radiación, 677-678
Espermatoceles, cáncer testicular, 328
Esplenectomía
  hiperesplenismo, 737
  leucemias crónicas, 552
  mielofibrosis primaria, 579
  trombocitemia esencial, 575
Esplenomegalia, 469, 553, 555, 563
  sintomática, 575
Estado nutricional, hiperglucemia, 634
Esteatohepatitis no alcohólica (EHNA), 247
Estenosis
  esofágica, 678
  vaginal, 611
Esterilidad, mujer, 484
Estesioneuroblastoma, 173-175, 451
Estomatitis, 134-135
Estramustina, 73-74
Estreñimiento
  causas, 131
  principios, 132
  tratamientos, 131-132
Estreptozocina, 55, 394, 686t, 694
Estrógenos, 111, 263, 301, 305, 310, 317, 376, 422,
Estudio corporal completo, 388
Estudio radiográfico completo del esqueleto, 521
Estudios de hierro, 576
Estudios de ventilación pulmonar, 30

Índice alfabético de materias | 857

Estudios funcionales cardiacos, radioisotópicos, 29
Etopósido, 62, 174, 192, 198, 198 t, 316, 321, 331, 332, 371, 393, 395, 417, 438, 441, 442, 463, 483, 496, 502, 531, 613, 737, 738, 792, 805
Evaluación clínica del pertuzumab y el trastuzumab (CLEOPATRA), 288
Everolimús, 87-88, 286, 340, 340t, 341, 380, 395, 397, 660, 695
EVO hepática, 810
Exemestano, 112, 284, 286
Exenteración pélvica, 609
 total, 345, 609
Exploraciones físicas, en cáncer de mama, 267
Exposición
 a la luz ultravioleta, 401, 412
 al arsénico inorgánico, 412
 a los estrógenos, 263, 300
  cuerpo uterino, 300
  en el cáncer de mama, 263
 ambiental, 514
 laboral, 238, 341
Extravasación
 de fármacos quimioterapéuticos
  fármacos irritantes, 645
  fármacos no vesicantes, 644
  fármacos vesicantes, 645
  manifestación clínica, 645-646
  prevención, 645
  tratamiento, 645
Exudados, 656, 675
Eyaculación retrógrada y aneyaculación, 611

F

FAB. *Ver* Francesa-estadounidensebritánica (FAB)
Factor de crecimiento tumoral-β (TGF-β), 3
Factor estimulador de colonias, 410, 780
Factor tisular (FT), 753
Famciclovir, 774, 775
Fármacos alquilantes, 573, 668, 736
 altretamina, 51-52
 bendamustina, 52
 busulfano, 52
 carboplatino, 52-53
 carmustina, 55
 ciclofosfamida, 53-54
 cisplatino, 54
 clorambucilo, 54-55
 dacarbazina, 55
 estreptozocina, 55

 farmacología general, 51
 función reproductora en varones, 612
 ifosfamida, 55-56
 leucemia linfocítica crónica, 549
 lomustina, 56
 melfalán, 56
 mostaza nitrogenada, 56-57
 oxaliplatino, 57
 procarbazina, 57-58
 temozolomida, 58
 tiotepa, 58
 trabectedina, 58-59
 función reproductora en mujeres, 614
Fármacos antiinflamatorios no esteroideos (AINE), 223, 670
Fármacos basados en platino, 614
Fármacos diversos, 104
Fármacos estimulantes de la eritropoyesis, 565, 579
Fármacos hipometilantes, 565
Fármacos hormonales,
 agonistas de la hormona liberadora de gonadotropina (GnRH), 110
 andrógenos, 110
 antiandrógenos, 111
 antiestrógenos, 111
 estrógenos, 111
 glucocorticoides, 111
 inhibidores de aromatasa, 112
 mitotano, 112
 progestágenos, 113
Fármacos leucemógenos, 736
Fármacos no vesicantes, 644
Fármacos que actúan sobre el huso mitótico
 cabazitaxel, 72
 docetaxel, 72-73
 eribulina, 73
 estramustina, 73-74
 farmacología 72
 ixabepilona, 74
 paclitaxel unido a proteínas, 75
 paclitaxel, 74-75
 vinblastina, 75
 vincristina, 75-76
  liposómica, 76
 vindesina, 76
 vinorelbina, 76
Fármacos
 antifibrinolíticos, 597, 652
 antimicóticos, 759, 763t-764t, 781-784
Farydak, 85-86, 533
Fase
 de consumo, policitemia verdadera, 574
 eritrocítica, policitemia verdadera, 574
 G_0, ciclo celular, 7

Fase (*Continúa*)
  G₁, ciclo celular, 7
  G₂, ciclo celular, 8
  M, 8
  mielofibrótica, 574
  S, 7
Febuxostat, 691-692
Fecundidad, 612
  hombres
    hipogonadismo previo
      al tratamiento, 612
    quimioterapia, efecto de, 612-613
    radioterapia, efecto de 612
  mujer
    cirugía, 615
    efecto RT, 614
    proteger la fertilidad, medidas para 615-616
    quimioterapia, 614-615
Fenitoína, 374, 475, 487
Fenobarbital, 381
Fenómeno de Raynaud, 729
Fenotiazinas, 672
Fenotipificación inmunológica, 470
Fenoxibenzamina, 380, 391
Fentanilo transdérmico, 128-129
Feocromocitoma, 389-392
Fibrinógeno, 748, 749, 754, 755
Fibroblastos, 10
Fibroelastoma papilar, 449
Fibrohistiocitoma maligno (HFM) óseo, 424
Fibrosarcoma, 419, 421, 424, 428
Fibrosis
  médula ósea, 736
  pulmonar intersticial , 662
  reticulínica de la médula ósea, 570
  retroperitoneal, 486, 684
  sistémica nefrogénica (FSN), 687
Fiebre, 336, 659, 744, 757-768
  de Pel-Ebstein, 467
  neutropénica
    diagnóstico 761-762
    transfusión de granulocitos, 768
    tratamiento antivírico, 767
    tratamiento empírico, 762, 763t-764t, 764, 773
Filosofía, principios bioéticos, 16
Filtrado glomerular (FG), 682
FISH. *Ver* Hibridación i*n situ* fluorescente (FISH)
Flebografía bilateral de las extremidades superiores, 650
Flebotomía, 247, 571, 575
Fluconazol, 160, 551, 763t, 782-786

Fludarabina, 68-69, 101, 410, 499, 506, 549, 550, 551, 659, 805, 806
Flujo vascular, 29-30
Fluoroquinolonas, 759, 765, 776, 778, 781
Fluorouracilo, 64-65
Fluoruro, 535
Fluoximesterona, 287, 579
Flutamida, 111, 358
FOLFIRI, régimen de quimioterapia, 230-233
Formación ósea, marcadores, 521
Formas de emisiones radioactivas, 19
Formulación de trabajo (WF), 487
Fosfatasa
  ácida resistente al tartrato (FART), 553
  alcalina sérica, 426, 621, 717
Fósforo, 624
  radioactivo (32P), 573
Fotoforesis extracorpórea (FEC), 507
Fotones, 34
Fotosensibilidad, 646
Fracción
  de supervivencia (FS), 36
  proteica purificada, 748
Fraccionamiento
  alteración, 38-39
  radiobiología, 37
Fracturas patológicas, metástasis óseas 723
Francés-Estadounidense-Británica (FAB)
  clasificación histopatológica, 587
  leucemia aguda, 589
  síndromes mielodisplásicos, 603
FUFOX régimen de quimioterapia, 231
Fulvestrant, 111, 286
Función hepática, alteración, 336
Función plaquetaria, alteración, 536

G

Gabapentina, 130, 374, 538
Gammaglobulina, 747
Gammagrafía
  con pentetreotida (octreotida), 27
  del receptor de la somatostatina (GRS), 379, 394
  isotópica, 391
  ósea, 23-24, 186, 521, 717
Gammapatía monoclonal de significado indeterminado (GMSI)
  alteraciones de las proteínas, 518-519, 518t
  citogenética, 514-515
  diagnóstico, 520-524
  epidemiología, 513-515
  etiología, 514

historia natural, 516
incidencia, 513-514
patología, 515-520, 518t
tratamiento, 528
Gammopatía monoclonal benigna. *Ver* gammapatía monoclonal de significado indeterminado (GMSI)
Ganglio linfático centinela
biopsia
en cáncer de mama, 273
en melanoma maligno, 404, 406-407
imágenes, 617
linfogammagrafía para detección, 26
Ganglionitis de la raíz dorsal. *Ver* Neuronopatía sensitiva paraneoplásica (NSP)
Ganglios linfáticos
biopsia, 651
centinela
biopsia en melanoma maligno, 403
en cirugía de cáncer de mama, 273, 290
linfogammagrafía: para detección, 26
inguinales, 469
metástasis
cáncer de cabeza y cuello, 166
cáncer de mama, 261
cervical, de origen desconocido, 152
melanoma maligno, 307
regionales aumentados, 407
Gastrectomía, 238
parcial, 238
Gastrinoma, 395
Gastritis
aguda, 670
atrófica, 208, 209
crónica 209
eosinófilos, 581
por radiación, 678
Gefitinib, 84, 195-196, 195t
Gemcitabina, 50t, 69, 84, 100, 157, 193, 194, 197, 197t, 199, 242, 243, 244, 245, 254, 257, 287, 299, 305, 314, 332, 348, 430t, 431, 464, 483, 503, 506, 644, 646, 659, 660, 661, 686t, 692, 742, 795
Gen
CHEK-2, 262
HER2/neu, 104, 270-271, 280
NF2, 3
PTEN, 262
supresor tumoral p53, 3, 247, 271
Genes
cuidadores, 7
de predisposición de penetrancia baja, 400
de predisposición de penetrancia elevada, 400
porteros, 7
GH-RHomas, 394
Ginecomastia, 327, 332
Glándulas
paratiroideas, 29
salivales, en cáncer, 175-176
Gliomas, 368-370, 368t
del tronco encefálico, 371
Glomerulonefritis aguda, 688
Glotis, 170
Glucagón, 635
Glucagonomas, 397
Glucocorticoides, 582
carcinomas basocelulares y epidermoides, 412
fármacos hormonales, 110
hiperglucemia, 634
hipocalcemia, 623-625
mielofibrosis primaria, 576
Gluconato cálcico, 624
Glucosa, 676
intravenosa, 635
GMSI. *Ver* Gammapatía monoclonal de significación indeterminada (GMSI)
Gonadotropina coriónica humana (hCG), cáncer testicular, 328-329
Goserelin, 110
Granulocitopenia, 742-743
Granulocitopoyesis, 570
Granulocitopoyesis, alteracion, 602
Granulocitos, 546, 576, 601, 745, 768
diagnóstico 545
mielofibrosis primaria, 576
transfusiones, 746
causas infecciosas, 768
leucemia aguda, 746
Granulocitosis, 576, 732
Gravedad específica urinaria, 687
Gray (Gy), 20, 34
grosor tumoral, 405
Gripe, 773
GVAX, 118

H

TARGA. *Ver* Tratamiento antirretrovírico de gran activida (TARGA)
Haloperidol, 132, 672
Hemangiopericitomas, 450
Hemangiosarcoma, 421
Hematomas subdurales, 712
Hematopoyesis
extramedular, 570, 578

Hematopoyesis (*Continúa*)
MM, 517
NMP, 569-570
Hematuria macroscópica, 349
Hemiorquiectomía, 609
Hemograma
  análisis, 732
  anemia de las enfermedades crónicas (AEC), 739
  eritrocitos, 590
  leucemia linfocítica crónica, 542
  leucocitos, 590
  plaquetas, 590
Hemólisis, 744
  inmunitaria por anticuerpos calientes (IgG), 740
  inmunitaria por crioanticuerpos (IgM), 740-741
Hemorragias, 712
Hepatitis, 77, 677, 680
Hepatoesplenomegalia, 520
Herniación, 375
Hernias inguinales, 328
Herpes zóster, 485
  inmunodepresión celular, 485
  leucemia linfocítica crónica, 542
Hialuronidasa, 183, 645
Hiatos aniónicos, 537
Hibridación de oligonucleótido específico de alelo (ASO, *allele-specific oligonucleotide*), 11
Hibridación genómica comparativa (CGH, *comparative genomic hybridization*), 12
Hibridación *in situ* fluorescente (FISH), 11, 187, 344, 556, 561
Hidra (hidroxiurea), 69, 563, 565
Hidradenitis ecrina neutrofílica, 645
Hidratación
  hidratación i.v., 691
  hipocalcemia, 623-625
Hidrocefalia, 367, 374, 701
Hidroceles, en cáncer testicular, 328
Hidroxicarbamida, 69, 572
Hidroxiurea (HU), 572
  farmacología, 69
  indicaciones, 69
  leucemia mielomonocítica crónica, 565
  leucocitosis y esplenomegalia, 557
  mielofibrosis primaria, 576
  tratamiento citorreductor, 572, 575, 582
Hígado
  cáncer de las vías biliares, 257
  cáncer
    anatomía patológica y evolución natural, 247-248
    diagnóstico, 248-249
    epidemiología y etiología, 246-247
    estadificación y factores pronóstico, 249-250
    prevención y detección precoz, 250
    tratamiento, 250-251
  enfermedad venooclusiva, 809
  infección de 771
  inmunofenotipos esperados de los tumores, 821
  metástasis, 460, 672-674, 755
  pruebas funcionales, 471
  trasplante, 257
Hipercalcemia, 336, 471, 518, 520, 620-623, 727
  aguda, 622-623
  crónica, 623
  humoral de las neoplasias malignas, 620, 622
Hiperdiploidía, 515
Hiperesplenismo, 737
Hiperfosfatemia
  aguda, 625
  crónica, 625
Hiperfraccionamiento, 38
Hipergammaglobulinemia policlonal, 494, 497
Hiperglobulinemia, 336
Hiperglucemia, 77, 390, 634
Hipernatremia, 626-628
  aguda, 627
  crónica, 628
Hiperpigmentación, 646, 647
Hiperplasia
  con atipia, de mama, 264
  ganglionar gigante localizada, 505
  nodular, 352
    focal (HNF), 247-248
Hiperpotasemia, 631
Hiperqueratosis palmoplantar, 639
Hipersensibilidad, 73, 646
Hipertensión, 336, 390
  portal, 469, 578
Hipertiroidismo, 122
Hipertricosis lanuginosa adquirida, 639
Hiperuricemia, 471, 572, 575, 633
Hipervolemia, 536
Hipocalcemia, 694, 720, 727
  aguda, 624-625
  grave, 624-625
  moderada, 625
  sintomática, 624-625
Hipofibrinogenemia, 755

Hipofisitis, 122
Hipofosfatemia, 626
Hipofraccionamiento, 39, 46
Hipofunción endocrina, 630
Hipogammaglobulinemia, 471, 496, 544
Hipoglucemia
 ayuno, 396
 diagnóstico 635
 mecanismos, 634-635
 tratamiento de, 396-397, 635
Hipomagnesemia, 625
Hiponatremia, 628-631, 629t
 grave, 630
 moderadamente intensa, 630
Hipoparatiroidismo, 389
 postiroidectomía, 625
Hipopigmentación, 648
Hipopotasemia, 632-633
Hipotensión
 insuficiencia prerrenal, 682-684
 tumores carcinoides, 377
Hipótesis de la célula diana, 36
Hipotiroidismo, 122, 386, 484
Hipouricemia, 633-634
Hipovolemia, 628
Histerectomía, 300, 320-321
 cáncer cervical, 296
 cáncer uterino, 302-303
 radical (HR), 609
 simple, 609
Histiocitosis, 737-738
 de células de Langerhans, 496
Histograma de dosis-volumen (HDV), 40
HNPCC. *Ver* Cáncer colorrectal sin poliposis hereditario o CCHSP
Hormona/s
 antidiurética (ADH), 626-628, 682
  liberadora de gonadotropina (GnRH) agonistas, 110, 615
 esteroideas, 376
 peptídicas
  catecolamina, 376
  en neoplasias endocrinas, 376
  pericardiotomía percutánea con globo, 664
SUH. *Ver* Síndrome urémico hemolítico (SUH)

I

Ibritumomab, 33
Ibrutinib, 83, 503, 527, 550-552, 695
Ibuprofeno, 130
Ictiosis, 486, 639-640

Idarubicina, 62, 594-597
Idelalisib, 89, 550, 552
Identificadores de tumores
 clasificación de las neoplasias hematopoyéticas, 827-832
 diagnóstico inmunohistoquímico
  carcinoma 817
  tumores de origen incierto y/o neoplasias indiferenciadas, 816
 inmunofenotipos
  carcinomas de sitio primario desconocido, 823
  hígado, páncreas y vía biliar, 821
  inmunofenotipos esperados de los tumores, 818
  neoplasias linfocíticas, 824-826
  tumores cutáneos, 822
  tumores de células azules pequeñas, 818-819
  tumores de células germinales y del estroma de los cordones sexuales, 822
  tumores de tejido mesenquimatoso y de los tejidos blandos, 820-821
  tumores neurales, 821
 leucemias agudas, 833-836
Ifosfamida, 55-56, 157, 159, 304, 332, 428, 430t, 431, 441, 442, 503, 644, 645, 646, 668, 677, 686t, 693, 711, 729
Ileocolitis, 771
Ileostomía, 609
Imágenes de 67Ga, 25
Imágenes de MIBG. *Ver* ^{131}I-Metayodobenzilguanidina (MIBG)
Imágenes de viabilidad tumoral, 28-29
Imágenes del transportador de noradrenalina con metayodobenzilguanidina (MIBG) 26-27
Imatinib, 80-81, 92, 411, 428, 430, 450, 558-559, 560, 562, 564, 582, 584, 600, 626, 647, 659, 667, 686t, 695
 LEC, 582
 melanoma maligno, 411
 SHE, 582
Impotencia, 349
Índice de marcado (IM), 526
Índice del pronóstico dinámico internacional (DIPSS), 578
Índice pronóstico internacional, 498
Indometacina, 130
Inducción de remisión
 leucemia linfoblástica aguda (LLA), 597
 leucemia mieloide aguda (LMA), 594-596
Infección (s), 162
 bacterianas, 776-781
 crónica por *H. pylori*, 486

Infección (s) (*Continúa*)
  leucemia aguda 586
  medicina nuclear, 30
  micóticas, 781-788
  mieloma múltiple, 535
  neutropenia y fiebre (*Ver* Neutropenia; Fiebre neutropénica)
  paciente comprometido, 768-773
  parásitos, 788-789
  víricas, 773-776
  por el VHC, 246-247
  por *helicobacter pylori*, 208
Infecciones asociadas a una vía central, 772-773
Infecciones bacterianas
  bacterias gramnegativas (BGN) resistentes a múltiples fármacos, 778
  Clostridium difficile, 776-777
  complejo nocardia asteroides, 780
  Enterococo resistente a la vancomicina (ERV), 778
  Legionella, 781
  Listeria monocytogenes, 780-781
  micobacterias, 778-780
  Staphylococcus aureus, 777-778
Infecciones del tubo digestivo, 771
Infecciones fúngicas micóticas
  antimicóticos, 781-782
  aspergilosis, 785-786
  Blastomyces dermatitidis, 787
  candidiasis, 784-785
  Coccidioides immitis, 787
  criptococosis, 784-785
  escedosporiosis, 788
  fusariosis, 788
  Histoplasma capsulatum, 787
  mucormicosis, 786-787
  neumocistosis, 787
  shock fungémico, 788
  Trichosporon beigelii, 787
Infecciones intraabdominales, 771
Infecciones parasitarias
  estrongiloidiasis, 789
  giardiasis, 789
  malaria y babesiosis, 789
  toxoplasmosis, 788-789
Infecciones relacionadas con esplenectomía, 485
Infecciones víricas
  citomegalovirus (CMV), 774-775
  virus de la varicela zóster (VVZ), 775-776
  virus del herpes simple, 773-774
  virus respiratorios, 773
Infiltración
  extramedular, 590
  orgánica, 582
Infiltrados pulmonares, 768-770
Inflamación
  crónica, 10, 413
  marcadores inflamatorios 576
  promotora de tumores, 7
Infusión de estroncio-89, 359
Inhibición de la vía, 500
Inhibidor MEK
  cobimetinib, 81-82
  dabrafenib, 82
  melanoma maligno, 410
  trametinib, 82
  vemurafenib, 82-83
Inhibidores ALK. *Ver* Inhibidores de la cinasa del linfoma anaplásico (ALK, *anaplastic lymphoma kinase*)
Inhibidores BRAF
  cobimetinib, 81-82
  dabrafenib, 82
  melanoma maligno, 410
  trametinib, 82
  vemurafenib, 82-83
Inhibidores BTK (tirosina cinasa de Bruton)
  ibrutinib, 83
Inhibidores circulantes de la coagulación adquiridos, 755
Inhibidores de BCL-2, venetoclax, 79
Inhibidores de BCR-ABL
  bosutinib, 80
  dasatinib, 80
  imatinib, 80-81
  nilotinib, 81
  ponatinib, 81-82
Inhibidores de cinasa relacionada con Jano (JAK) 87
Inhibidores de la aromatasa (IA), 112, 305, 608, 719, 729
  bloqueo, 283-284
Inhibidores de la CDK (cinasa dependiente de ciclina) 4/6
  palbociclib, 83
Inhibidores de la cinasa del linfoma anaplásico (ALK, *anaplastic lymphoma kinase*)
  alectinib, 78
  ceritinib, 78-79
  crizotinib, 79
Inhibidores de la enzima conversora de angiotensina, 666
Inhibidores de la recaptación de serotonina-noradrenalina (IRSN), 130
Inhibidores de la recaptación selectiva de serotonina (IRSS), 130

Inhibidores de la ruta erizo
  sonidegib, 90
  vismodegib, 90
Inhibidores de la topoisomerasa II, 736
Inhibidores de la topoisomerasa, 59
  etopósido, 62
  farmacología 59
  irinotecán, 62-63
  tenipósido, 64
  topotecán, 64
Inhibidores de la vía del receptor del factor de crecimiento epidérmico (EGFR), 695
  afatinib, 83-84
  erlotinib, 84
  gefitinib, 84- 85
  osimertinib, 85
Inhibidores de la α5-reductasa (finasterida, dutasterida), 359
Inhibidores de cinasa dependiente de ciclina (CDK) 4/6, 83
Inhibidores de los puntos de control, 119, 233, 696, 729
Inhibidores de proteasomas, 530
  bortezomib, 89-90
  carfilzomib, 90
  ixazomib, 90
Inhibidores de tirosina cinasa, 584, 667-668, 695-696
Inhibidores del kit, 411, 447
Inhibidores del receptor del factor de crecimiento del endotelio vascular (RFCEV)
  axitinib, 91
  cabozantinib, 91
  lenvatinib, 92
  malato de sunitinib, 92
  pazopanib, 92-93
  regorafenib, 93
  sorafenib, 93-94
  vandetanib, 94
Inhibidores del receptor del factor de crecimiento epidérmico (RFCE)
  afatinib, 83
  erlotinib, 84
  gefitinib, 84-85
  osimertinib, 85
Inhibidores DmR (diana mamífera de la rapamicina)
  everolimús, 87-88
  temsirolimús, 88
Inhibidores HDAC (desacetilasa de histona), 50, 85, 86, 504
  belinostat, 85
  panobinostat, 85-86
  romidepsin, 86
  vorinostat, 86
Inhibidores HDAC (desacetilasa de histona)
  belinostat, 85
  panobinostat, 85-86
  vorinostat, 86
Inhibidores HDAC. *Ver* Histone deacetylase (HDAC) inhibitors
Inhibidores HER2 (receptor 2 del factor de crecimiento epidérmico humano)
  lapatinib, 86-87
Inhibidores JAK (cinasa relacionada con Jano)
  ruxolitinib, 87
Inhibidores PARP (polimerasa de poli-(ADP-ribosa)
  olaparib, 88
Inhibidores PI3Kδ (3-cinasa de fosfatidilinositol)
  idelalisib, 89
Inhibidores SMO («Suavizada»)/vía de Hedgehog
  sonidegib, 90
  vismodegib, 90-91
Inhibidores suprarrenales, 112
Inhibidores, tirosina cinasa de Bruton (BTK), 550
Inmunodeficiencia, 446
  linfoma de Hodgkin, 472-486, 474t, 476t, 478, 481t
  linfoma no hodgkiniano, 486-510, 488t
Inmunodepresión, 366
  crónica, 412
Inmunoedición, 114
Inmunofenotipos
  leucemia promielocítica aguda (LPA), 589
  características 587
  neoplasias hematolimpias
    carcinomas de sitio primario desconocido («cpd»)/tumores de origen desconocido, 823
    hígado, páncreas y vía biliar, 821
    tipos específicos de células neoplásicas, inmunofenotipos esperados, 818
    tumores cutáneos, 822
    tumores de células azules pequeñas, 818-819
    tumores de células germinales y del estroma de los cordones sexuales, 822
    tumores de tejido mesenquimatoso/ de los tejidos blandos, 820-821
    tumores neurales, 821

Inmunoglobulina
  intravenosa (IGIV), 536, 748
  plasmática, 471, 514t
Inmunoglobulinas, 513
  IgA
    gammapatías monoclonales, 524
    picos, 522
  IgD
    gammapatías monoclonales, 524
    picos, 522
  IgG
    gammapatías monoclonales, 524
    picos, 522
  IgM
    gammapatías monoclonales, 524
    picos, 522
Inmunología tumoral
  inmunoedición, 114
  inmunovigilancia, 114
  mecanismos de respuestas antitumoral, 114-117
Inmunoterapia, 159
  acoplador biespecífico del linfocito T (ABeT), 119
  cáncer renal, 340-341
  carcinoma de células de merkel, 416
  complicaciones cutáneas, 646
  criterios de respuesta relacionados con la inmunidad (CRri), 121
  acontecimientos adversos relacionados con la inmunidad (EAri), 121-123
  inhibidores de los punto de control, 119-120
  melanoma metastásico, 408
  moduladores inmunitarios innatos, 117
  tratamiento de transferencia de células adoptivas (TCA), 118-119
  vacunas frente al cáncer, 117-118
  virus oncolíticos, 120-121
Inmunoterapia con transferencia de células adoptivas (TCA), 410
  linfocitos infiltrantes de tumores, 118
  receptor de antígeno quimérico, 119
Inmunoterapia frente al cáncer
  acoplador biespecífico del linfocito T, 119
  criterios de respuesta relacionados con la inmunidad, 121
  acontecimientos adversos relacionados con la inmunidad (EAri), 121-123
  inhibidores de los puntos de control, 119-120
  inmunología tumoral
    inmunoedición, 114
    inmunovigilancia, 114
  respuestas antitumorales, mecanismos, 114-117
  moduladores inmunitarios innatos, 117
  tratamiento de transferencia de células adoptivas, 118-119
  vacunas frente al cáncer, 117-118
  virus oncolíticos, 120-121
Inmunotoxinas, 501
Inseminación artificial, 613
Insuficiencia cardiaca, 378
Insuficiencia posrenal, 682
  diagnóstico 684-685
  patogenia, 684
  tratamiento, 685
Insuficiencia prerrenal
  causas de, 683
  diagnóstico 683-684
  patogenia, 682
  síntomas, 684
Insuficiencia renal
  crónica (IRC), 689
  reversible, 684
Insuficiencia suprarrenal, 122
Insulinomas, 395-397
Interferón, 379-380
  interferón α (IFN-α), 572-573, 668
    linfoma no hodgkiniano, 502
    mastocitosis, 582
    mielofibrosis primaria, 576
  interferón a-2b, 106, 408-409
    melanoma metastásico, 408-409
  interferón g (IFNγ), 114-115
Interleucina
  interleucina-1 (IL-1), 620
  interleucina-2 (IL-2), 117, 341, 410, 668
Intervalo sin enfermedad (ISE), 338, 654
Inyección liposómica de irinotecán (ILI), 245
Iones pesados, 35
IPI. *Ver* Índice pronóstico internacional (IPI)
Ipilimumab, 99, 100, 120, 121, 122, 123, 409-411, 661, 668, 680, 696, 700, 729
Irinotecan, 63, 97, 101, 198, 198t, 224, 230-234, 245
Irradiación craneal profiláctica (ICP), 198
Irritantes, 645
Isavuconazol, 782, 786, 787
ISE. *Ver* Intervalo sin enfermedad (ISE)
Itraconazol, 763t, 782, 783
Ixabepilona, 74, 287
Ixazomib, 90, 533

J

Justicia, 16

K

Karnofsky Performance Status (KPS), 125, 126t
Ketamina, 131

L

Labetalol, 391
Lacosamida, 374
Lactato deshidrogenasa (LDH), 471, 521
Laminectomía, 724-726
Lamotrigina, 130, 374
Lanreotida, 106-107, 380, 394, 396, 397, 447
Laparoscopia, 204, 241
Laparotomía, 470, 673
Lapatinib, 86, 288-289, 667, 700
LCP. *Ver* leucemia de células pilosas (LCP)
LEC. *Ver* leucemia eosinófila crónica (LEC)
Legionella pneumophila, 768
Legrado endocervical, 297
Leiomioma
  metastatizante, 422
  peritoneal diseminado (LPD), 422
Leiomiosarcoma, 419, 422
Lenalidomida, 99, 107, 501, 515, 528-534, 550, 579, 604
Lenvatinib, 92, 668, 695
Lesión pulmonar aguda por transfusión (LPAT), 749
Lesiones
  en tránsito, 404
  escamoproliferativas, 647
  osteoblásticas, 517, 716
  osteolíticas, 517-518, 545, 715, 721
  renales agudas, 634, 682, 685-686, 686t
Letrozol, 86, 112, 283-284, 286, 289
Leucemia aguda, 747-748
  administración, 593-602
  clasificación, 587-590
  diagnóstico, 590-592, 591t
  epidemiología, 586
  etiología, 586-587
  factores pronóstico, 592-593
  supervivencia, 592-593
Leucemia de células pilosas (LCP), 553
  anatomía patológica y evolución natural, 543
  diagnóstico, 545-548
  epidemiología y etiología, 542
  leucemia linfocítica crónica, 542
  tratamiento, 554
Leucemia eosinófila crónica (LEC), 579-582
Leucemia linfoblástica aguda (LLA), 434-435, 589
  administración, 598-600
  clasificación, 587-590
  diagnóstico, 590-592, 591t
  etiología, 586-587
  historia natural, 589
  incidencia 586
  patología 589
  pronóstico 592-593
  supervivencia, 592-593
Leucemia linfocítica crónica (LLC), 542-552
  anatomía patológica y evolución natural, 543-545
  diagnóstico, 545-548
  epidemiología y etiología, 542, 543t
  problemas clínicos, 552
  sistema de estadificación y factores pronóstico, 548-549, 548t
  tratamiento, 549-552
Leucemia linfocítica granular/linfoma, 495
Leucemia meníngea, 601
Leucemia mielógena crónica (LMC), 554-563
  criterios diagnósticos, 557-558
  epidemiología y etiología, 554-555
  función reproductiva de las mujeres, 616
  manifestaciones clínicas, 555-556
  patogenia y evolución natural, 555
  tratamiento, 558-563, 558t
  variables pronósticas, 558
Leucemia mieloide aguda (LMA), 435, 485
  administración, 594-596
  clasificación de, 587-589, 833-836
  diagnóstico, 590-592, 591t
  etiología, 586-587
  factores pronóstico, 592
  historia natural, 589
  incidencia 586
  insuficiencia de la médula ósea, 736
  leucemia promielocítica aguda, biología de, 589-590
  patología 589
  supervivencia, 592-593
Leucemia mielomonocítica crónica (LMMC), 563-565
  diagnóstico, 563-564
  evolución clínica 564
  síndromes mielodisplásicos, 604
  terminología 563
  tratamiento, 564-565
Leucemia prolinfocítica, 547, 552
Leucemia promielocítica aguda (LPA)
  administración, 596-597
  biología de 589-590
  factores pronóstico, 592

Leucemia/linfoma de linfocitos
NK agresivo, 495
Leucemia/linfoma de linfocitos T del adulto
(LLTA), 486, 494, 504
Leucocitaféresis, 563
Leucocitos, 556, 590
Leucoplasia, 361
Leucostasis, 601
Leuprolidea 110, 358, 748
Leurocristina (vincristina), 75
Levetiracetam, 374
LGIP. *Ver* linfoma gastrointestinal primario
Lidocaína, 130, 611, 648
Linezolida, 772, 777-778
Linfadenopatía, 468, 520
  diagnóstico diferencial, 468-469
  de la línea media, 459
  indolora, 467
Linfangiosarcoma, 419, 421
Linfocinas, producción de 491
Linfocitopenia, 743
Linfocitos, 546
Linfocitos B
  inhibidores de señalización del receptor,
  548, 550-551
  linfoma linfoblástico, 494
Linfocitos infiltrantes del tumor (LIT),
118
Linfocitos NK, 486, 495
  autotrasplante de células madre en
  503-504
  pautas de quimioterapia de rescate, 503
  periféricos de linfocitos T, 504
  síndrome de Sézary, 505-507
Linfocitos T
  leucemia de linfocitos grandes
  anaplásicos, 494
  leucemia prolinfocítica, 495
  subgrupos, 115
Linfocitosis, 471, 547, 656, 734
  de linfocitos B monoclonales, 547
Linfocitos NK
  leucemia linfocítica granular, 495
  linfoma no hodgkiniano (LNH), 493-494
  linfomas, 486, 494
Linfogammagrafía, 25-26
Linfohistiocitosis hemofagocítica, 737-738
Linfoma, 335, 514. *Ver* Linfoma de
  Hodgkin (LH); Linfoma no hodgkiniano (LNH)
  clasificación 827-832
  diagnóstico diferencial, 468-469, 468t
  evaluación clínica, 470-472
  infancia, 435
  inmunofenotipos de, 824-826
  pautas de rescate, 841
  presunto, 467-472
  procedimientos de biopsia, 469-470
  que involucra ovario, 318
  quimioterapia
    linfoma no hodgkiniano (LNH),
    840
  relacionado con el SIDA, 790-793
  signos y síntomas de, 467
  sistema nervioso central, 472, 790
Linfoma angioinmunoblástico, 495, 504
Linfoma con derrame primario, 493, 790
Linfoma de Burkitt, 493, 509-510, 510t
Linfoma de células del manto (LCM),
  472, 547
Linfoma de Hodgkin (LH), 435, 472-486,
  474t, 476t, 478, 481t, 793, 839
Linfoma de la zona marginal, 492
Linfoma de linfocitos B cutáneo
  (LLBC), 501
Linfoma de linfocitos B cutáneo (LLBC)
  primario, 501
Linfoma de linfocitos grandes anaplásico
  cutáneo (LLGA-C), 505
Linfoma de linfocitos grandes anaplásicos
  (LLGA), 495
Linfoma de linfocitos T subcutáneo parecido
  a la paniculitis, 496
Linfoma folicular
  agresividad, 492
  citogenética, 491
  comportamiento, 492
  edad y sexo, 486
  subtipo, 491
Linfoma folicular, Índice pronóstico internacional (IPI, 497
Linfoma gastrointestinal primario (LGIP),
  508-509
Linfoma hepatoesplénico de linfocitos T, 496
Linfoma linfoblástico, 504
Linfoma no hodgkiniano (LNH), 435,
  467-513, 649
  Burkitt, 509-510, 510t
  clasificación, 587-589
  enfermedad de Castleman, 505
  fase leucémica, 547
  linfoblástico, 502-503
  linfoma primario del SNC, 507-508
  MALTomas, 492, 509
  micosis fungoide, 505-507
  pautas de quimioterapia para 840
  translocaciones cromosómicas,
  490-491, 490t
Linfoma primario del SNC (LPSNC), 371
  etiología y epidemiología, 507

evaluación 507
linfoma de Burkitt (LB), 509-510, 510t
MALToma gástrico, 509
manifestaciones clínicas, 507
tratamiento 508
Linfoma tiroideo, 384
Linfoma, tipo T de enteropatía, 496
Linfomas cutáneos de linfocito T, 106, 547
Linfomas difusos de linfocitos B grandes (LDLBG), 493
Linfomas linfocíticos de linfocitos pequeños (LLP), 490t
Linfomas linfoplasmocíticos, 491
Linfomas obstructivos, 685
Linfomas periféricos de linfocito T, 504
Liposarcoma, 422-423
Líquido cefalorraquídeo (LCR), 372, 592, 770, 785
Listeria monocytogenes, 780
LKB-1, 3, 643
LLA. *Ver* Leucemia linfoblástica aguda
LLC. *Ver* Leucemia linfocítica crónica
LLP. *Ver* Linfomas linfocíticos de linfocitos pequeños
LMA. *Ver* leucemia mieloide aguda
LMC. *Ver* leucemia mieloide crónica
LMMC. *Ver* Leucemia mielomonocítica crónica
Lomustina, 56, 370, 372, 646
LPSNC. *Ver* Linfoma primario del SNC
Lumpectomía, 608

M

Macroglobulina β_2 plasmática (β_2m) 520, 524-525
Malato de sunitinib, 92, 339, 447, 667, 695
MALToma, 470, 492, 508, 509
MammaPrint, 278-279
Mamografías, 266-267, 434, 617
Masa/s
 eritrocítica (ME), 573
 hiliares, 469
 suprarrenales, cáncer de pulmón, 184
Mastectomía, 263, 273, 608, 611
Mastocitosis, 582-584
Máximo de Bragg, 35, 43
Mecloretamina, 56-57
Mediadores humorales, 378
Medias masas mediastínicas, 448
Mediastino, anatomía, 445
Mediastinoscopia, 470, 651
Medicamentos asociados, 632
Medicamentos inmunomoduladores (IMID), 529-530, 550

Medicamentos quimioterapéuticos
 alquilantes, 51-59
 antibióticos antitumorales, 59-64
 anticuerpos monoclonales, 94-104
 antimetabolitos, 64-72
 dirigidos a moléculas, 78-94
 hormonales, 110-113
 inhibidores de la topoisomerasa, 59-64
 que actúan sobre el huso mitótico, 72-76
 simultáneo o secuencial, 193
Medicina de precisión, 14
Medicina nuclear
 características, 19-23
 emisiones radioactivas, 19
 estudios de diagnóstico por la imagen de tumores, 21t, 23-29
Medios de contraste yodados, 687
Médula espinal
 compresión, 460, 703-705
 tumores, 367
Médula ósea, 10, 459
 aspiración, 521, 553, 617
 biopsia, 470, 521, 651
 dishematopoyesis, 603
 estudio, 546
 fallo
  anomalías, 736-737
  fibrosis de la médula, 735-736
  fibrosis, 735-736
  leucemia linfoblástica aguda, 736-737
  metástasis, 735
  mielodisplasia relacionada con el tratamiento, 736-737
 granulopoyesis, 603
 hallazgos, leucemia aguda, 591
 indolente, 501
 infección, 772
 infiltración, patrón de, 548
 Linfoma de Hodgkin, sitios de afectación, 476
 megacariopoyesis, 603
 metástasis, 439, 459
 mielofibrosis primaria, 577
 neoplasias mieloproliferativas, 570
 policitemia verdadera, 574
 trombocitopenia esencial, 576
Meduloblastoma, 371-372, 372t
Megacariocitopoyesis, 570
Megacariopoyesis, alteración, 603
Melanoma. *Ver* Melanoma maligno
 anterior, 401
 de extensión superficial, 403
 de las mucosas, 406
 desmoplásico, 403
 lentiginoso acro, 403

Melanoma (*Continúa*)
  lentigo maligno, 403
  maligno, 307, 400-412, 798
  nevoide, 403
  nodular, 403
Melanosis neurocutánea, 366
Melfalán, 56, 528-531, 539, 540, 629
Meloxicam, 130
Meningiomas, 373
Meningitis, 770
Menorragia, 748
Mepesuccinato de omacetaxina, 78, 560
Merlin, 3
Mesotelioma, 183
Metástasis cerebrales, 199, 698-700, 411-412, 460
  cuadro clínico, 698-699
  evaluación, 699
  evolución natural, 698
  patogenia, 698
  tratamiento, 699-700
Metástasis cutáneas, 637
Metástasis de la columna vertebral, 724
Metástasis de los ganglios linfáticos cervicales, 459
Metástasis del sistema nervioso periférico
  nervios periféricos, 706-707
  plexo braquial, 705-706
  plexo lumbosacro, 706
Metástasis en la columna dorsolumbar, 724
Metástasis en la cortical ósea, 715-726
  diagnóstico, 716-718
  evolución natural, 716
  patogenia, 715-716
  pronóstico 716
  tratamiento médico, 718-721
  tratamiento quirúrgico, 721-726
  tratamiento radioterápico, 721
Metástasis en los ganglios linfáticos axilares, 459
Metástasis en los ganglios linfáticos inguinales, 459
Metástasis en tránsito, 404, 407
Metástasis endobronquial, 653
Metástasis hepáticas, 672-674, 755
Metástasis leptomeníngeas, 700-701
Metástasis linfáticas, 165
Metástasis meníngeas,
  cuadro clínico, 700-701
  evaluación 701-702
  evolución natural, 700
  patogenia 700
  tratamiento, 702-703
Metástasis oculares, 713
Metástasis pancreáticas, 677

Metástasis pericárdicas y miocárdicas, 662-664
  cáncer de mama, 637
  cáncer de pulmón, 637
  cánceres del tracto gastrointestinal (GI), 637-638
  diagnóstico, 638
  incidencia y anatomía patológica, 637
  melanoma, 638
  pronóstico 638
  tratamiento, 638
Metástasis pulmonares, 459
  complicaciones pulmonares, 661-662
  diagnóstico, 653-654
  diseminación a los pulmones, 652
  incidencia, 652
  resección (metastasectomía), 654-655
  tipos de metástasis, 653
Metástasis subungueales, 406, 638
Metástasis umbilicales, 638
Metástasis vertebrales, 724-726
Metástasis vías biliares, 672-674
Metilmetacrilato, 721
  embolia pulmonar, 726
Metiltestosterona, 111
Metocarbamol, 130
Metoclopramida, 132, 672
Método de secuenciación automatizada, 12
Metotrexato (MTX), 69-70, 157, 159, 247, 317, 321, 348, 428, 434, 503, 504, 505, 506, 508, 592, 598, 599, 601, 617, 646, 660, 686, 693, 702, 739, 791-793
Mialgia del suelo pélvico, 611
Miastenia grave, 446, 709
Micobacterias, 778-780
Micosis fungoide, 496, 505-507
Microambiente tumoral, 116, 543
Microbiota, 116-117
Microordenamientos, 13
Midostaurina, 596
Mielofibrosis, 572, 576-579
  primaria
  características clínicas, 568t
  diagnóstico 577
  evolución clínica, 578
  patogenia, 567, 569-570
  tratamiento, 579
Mieloma múltiple
  afectación esquelética en 517-518
  anatomía patológica, 515-520
  citogenética, 514-515
  diagnóstico, 520-524
  epidemiología, 513-515
  etiología, 514

evolución natural, 703
    alteraciones de las proteínas, 518-519
    función neurológica, 519-520
    insuficiencia renal, 519
    hematopoyesis, 517
    incidencia, 513-514
    latente (MML)
        citogenética, 514-515
        etiología, 515
        factores pronóstico, 525
        incidencia, 513
        tratamiento, 528
    plasmocitomas, 517
    sistema de estadificación, 524-526, 525t
Mielopatía, 704, 710-712
    transversa, 486
Miocardiopatía, 664
    crónica, 665
    inducida por antraciclinas, 664-666
Mitad de vida, núcleo, 19
Mitogen-activated protein kinase (MAPK), 402, 410
Mitomicina, 63, 237, 686t
    C, 63, 237, 346, 668
Mitotano, 112, 393
Mitoxantrona, 63-64, 359, 360, 499, 594, 664, 667, 736
Mitramicina, 623
Mixoma, 449
MML. *Ver* Mieloma múltiple latente (MML)
MEN. *Ver* Neoplasias endocrinas
    Múltiples. (MEN, *multiple endocrine neoplasias*)
Modelo/s
    cuantitativos, 36-37
    de impacto único, objetivos múltiples (MIUOM), 36
    lineal cuadrático (LC), 36
Modificador epigenético, 533
Mola hidatiforme, 318
Monocitopenia, 743
Monocitosis, 734
Mostaza nitrogenada (mecloretamina), 56-57, 73, 506
mTOR. *Ver* Inhibidores del objetivo mamífero de la rapamicina (mTOR)
Mucinosis papular, 539
Muerte programada 1 (PD-1), 120
Mutaciones
    BRCA1 o BRCA2, 351
    calreticulina (CALR), 569
    detección de 10-11
    EGFR, 187
    gen supresor tumoral p53, 247
    mieloma múltiple, 514

MPL, 569
    regulación epigenética, 569
    señales de las cinasas, 569
Mutaciones
    de calreticulina (CALR), 569, 577
    JAK2, 567, 577
    MPL, 569

N

Naproxeno, 130
Narcóticos. *Ver* Opioides
    intravenosos, 628
Nasal-tipo de células NK y linfomas de linfocito T, 495
Náusea/vómito
    hiponatremia, 628
    tratamientos, 132-133
    vinorelbina, 76
Necitumumab, 100, 695
Necrosis, 4, 375, 710
    aséptica
        cabeza femoral, 485
        cadera 728
    cortical renal, 688
    de la grasa subcutánea, 727
    papilar renal (NPR), 689
    tisular, 594
    tubular aguda (NTA), 686-688, 686t
Nefrectomía, 338, 339
Nefritis
    intersticial 692
    radiación 692
    tubulointersticial, 688
Nefroblastoma, 335, 438-440
Nefrocalcinosis, 621
Nefropatía por mieloma, 519
Nefrotoxicidad
    del cisplatino, 692-693
    por ifosfamida, 693
Nelarabina, 70-71
Neoplasia de la parte bucal de la lengua, 164
Neoplasia intraepitelial cervical (NIC), 295, 298
Neoplasia intraepitelial vulvar, 308, 309
Neoplasia trofoblástica gravídica, 318-322
    anatomía patológica y evolución natural, 319
    diagnóstico, 319-320
    epidemiología y etiología, 318
    prevención y detección precoz, 320
    problemas clínicos especiales 322
    sistemas de estadificación y factores pronóstico, 320
    tratamiento, 320-322

Neoplasias endocrinas múltiples (MEN), 376-377
Neoplasias hematopoyéticas
 algoritmos diagnósticos inmunohisto-químicos, 816-817
 clasificación de las neoplasias hematopoyéticas y linfocíticas de la Organización Mundial de la Salud (OMS) (2016), 827-832
 inmunofenotipos discriminatorios, 824-826
 inmunofenotipos
  carcinomas de sitio primario desconocido («cpd»)/tumores de origen desconocido, 823
  hígado, páncreas y vía biliar, 821
  inmunofenotipos esperados para tipos específicos de células neoplásicas, 818
  tumores cutáneos, 822
  tumores de células azules pequeñas, 818-819
  tumores de células germinales y del estroma de los cordones sexuales, 822
  tumores de tejido mesenquimatoso y de los tejidos blandos, 820-821
  tumores neurales, 821
 leucemias agudas, 833-836
 revisión de la clasificación de los síndromes mielodisplásicos (SMD) de la OMS (2016)a, 837
Neoplasias malignas urológicas, 638
Neoplasias mediastínicas, 445
Neoplasias mieloides relacionadas con el tratamiento (NMt), 736
Neumonitis, 122, 484, 660, 661
 por radiación aguda, 661-662
Neumotórax, 658, 663
Neurinoma del acústico, 373-374
Neuroblastoma
 anatomía patológica y evolución natural, 437
 diagnóstico 436
 epidemiología y etiología, 436
 factores pronóstico, 437-438
Neurofibromatosis, 365, 419
Neuronopatía sensitiva paraneoplásica (NSP), 707
Neuropatía asociada a discrasias de células plasmáticas, 709
Neuropatía sensitiva paraneoplástica, 708
Neuropatía craneal, 711
Neuropatía motora o enfermedad de la motoneurona, 709
Neuropatía periférica, 73, 75, 537-558, 711-712
 cisplatino, 57

 docetaxel, 73
 gammapatía monoclonal de significado indeterminado (GMSI), 516
 paclitaxel, 73
 sistema nervioso, 710-711
 trastornos de células plasmáticas, 537-538
 vincristina, 76
Neuropatía sensitiva paraneoplástica, 708
Neuropatía sensitiva periférica, 58
Neurotoxicidad, 56, 66, 70, 74, 712
Neutrofilia, 733
Neutrones, 35, 43
Neutropenia, 73
 aislamiento, 758
 definiciones, 757-758
 factores estimulantes de colonias mieloide profilácticos, 759
 fármacos antifúngicos, 789
 infecciones cutáneas, 771
 microorganismos, 761
 predisposición a las infecciones, 760-761
 profilaxis con fluoroquinolonas, 759
 profilaxis intravenosa con vancomicina, 759
 trimetoprima-sulfametoxazol, 759
Nevos congénitos, 401
NGS. Consulte la secuenciación de nueva generación (NGS)
NHL. Ver Linfoma no hodgkiniano (LNH)
NIC. Ver Neoplasia intraepitelial cervical (NIC)
Nicho metastásico, 10
Nilotinib, 81, 559, 562, 667
Nilutamida, 111
Ninlaro (Ixazomib), 90
Nitrógeno ureico sanguíneo (BUN, *blood urea nitrogen*), 621, 629, 682
Nitrosoureas, 694
Nivolumab, 100-101, 120, 160, 194t, 341, 409-410, 680, 696
Nódulos
 pulmonares, 24, 186
  solitarios, 24-25
 umbilicales, 460
NPR. Ver Necrosis papilar renal (NPR)
NSP. Ver Neuronopatía sensitiva paraneoplásica (NSP)
Nucleósidos, 232, 549
Núclidos, 19, 20t
Número atómico, 19

O

Obinutuzumab, 100-101, 550, 551

Objetivo mamífero de la rapamicina (mTOR), 340
  everolimús, 87
  inhibidores, 696
  temsirolimús, 88
Obstrucción biliar extrahepática, 673
Obstrucción de la vena cava superior (VCS) 649-652
  diagnóstico 650-651
  epidemiología y etiología, 649
  patogenia, 650
  tratamiento, 651-652
Obstrucción de las vías respiratorias superiores, 162
Obstrucción intestinal, 381, 670-672, 678
Obstrucción ureteral, 684
Oclusión arterial
  hepática, 380
  retiniana, 713
Octreotida, 394, 635
  hipoglucemia, 635
  imágenes, 27
Ofatumumab, 101-102, 550, 646
Ojo
  irritación y lagrimeo excesivo, 65
  metástasis, 712-713
  trastornos neurológicos, 99
Olanzapina, 132, 672
Olaparib, 88, 315, 360
Oligodendroglioma, 367, 368
Oliguria, 590, 685
Oncocitomas, 335
OncoVEXGM-CSF. Talimogene laherparepvec, 120
Ooforectomía, 313, 707
Opioides, 126, 128t, 129, 131, 132, 677
Opsoclonía-mioclonia, 708
Organización Mundial de la Salud (OMS)
  clasificación, 473, 487
  leucemia aguda, 587, 589
  síndromes mielodisplásicos, 602
Orquiectomía, 330, 357, 358
Osimertinib, 85, 196, 647, 668
Osteoartropatía hipertrófica (OAH), 726-727
Osteonecrosis de la mandíbula, 662-663, 719
Osteoporosis, 729
Osteoprotegerina (OPG), 517
Osteosarcoma, 419
Ostomía, 612
Ototoxicidad, 54
Oxaliplatino, 58, 97, 102, 212, 213, 224-226, 230, 231, 233, 234, 245, 645
Oxcarbazepina, 628

P

Paciente comprometido, infecciones específicas en el, 768-773
Paclitaxel, 74-75, 157, 159, 192, 197t, 205, 206, 214, 279, 280, 282, 287, 304, 313, 314, 332, 431, 646, 668
  unido a proteínas, 75
Palbociclib, 83, 286
Paliación del dolor óseo metastásico con isótopos radioactivos, 31-32
Pamidronato, 534, 693, 719
Pancarditis, 664
Pancarditis aguda, 664
Pancitopenia, 594, 735-739
  insuficiencia de la médula ósea, 735-737
  por hiperesplenismo, 737-738
  por histiocitosis, 737-738
Pancitopenia congénita de Fanconi, 586
Páncreas
  inmunofenotipos esperados de los tumores, 821
  metástasis, 677
Pancreatectomía, 242
Pancreatitis, 77, 238, 677, 680
  aguda, 77
  autoinmunitaria, 680
  crónica y hereditaria, 238
Panendoscopia, 178
Panitumumab, 101-102, 232, 659, 695
Panobinostat, 85, 533
Papanicolaou, 296-297, 298, 301
Papilomatosis, 640
Papulosis linfomatoidea, 505
Paquidermoperiostosis, 640, 727
Paracentesis, 675-676
Paracetamol, 52, 101, 126, 130, 646, 743
Paragangliomas, 389, 451-452
Paraneoplasia, 623
Paraproteinemia, 754
Paroniquia, 647
PARP (polimerasa de poli-ADP-ribosa) inhibidores, 88
Parvovirus B19, anemia debida a, 740
Pauta/s
  ABVD, 479, 481
  de la Clínica Mayo, 225
  de quimioterapia
    de rescate, 503
  FOLFOX, 214, 224-226
  FU/LV, 224-226
  EPOCH, 791
Pazopanib, 92-93, 339-340, 43, 647, 668, 695

PBSCs. *Ver* células madre de la sangre periférica (CMSP)
PCA Consulte Analgesia controlada por el paciente (ACP)
PCNSL. *Ver* linfoma primario del SNC (LPSNC)
Pecho
  afección benigna, 268
  biopsia, 268, 269
  conservación, 273
  enfermedad de Paget, 265
  implantes, cáncer de mama, 290
Pelvis
  efectos adversos de la irradiación, 295
  localmente avanzado en, 294-295
Pembrolizumab, 102, 120, 160, 194, 194t, 195, 409, 680, 696
Pemetrexed, 71, 191t, 193, 195, 196, 197t
Penectomía parcial, 350
Pénfigo, 640-641
Penicilinas, espectro extendido, 763t
Pentostatina, 71, 549, 551, 554
Pérdida cerebral de sal, 628
Perforación intestinal, 122
Pericardiectomía, 664
Pericardiectomía subtotal, 664
Pericardiocentesis, 663
Pericardiotomía subxifoidea, 664
Pericitos, 10
Peritonitis, 675
Pertuzumab, 102-103, 285, 288
PET. *Ver* Tomografía por emisión de positrones (PET)
PI3Kδ (3-cinasa de fosfatidilinositol), inhibidores, 89
Piel
  complicaciones de cáncer relacionadas con (*Ver* Complicaciones cutáneas)
  erupción por tratamiento, 196
  infecciones, 771
  metástasis, 404
Pielograma intravenoso (PIV), 343
Piodermia gangrenosa, 640
Pitiriasis rotunda, 640
Plan de atención de supervivencia OncoLife, 147, 148t
Planificación del tratamiento, 41
Plaquetas, 556, 590
  diagnóstico, 756
  mielofibrosis primaria, 577
  transfusiones, 601
  tratamiento con hemoderivados, 743-749
  trombocitemia esencial, 575
Plasma fresco congelado (PFC), 748
Plasmina, 753, 754

Plasmocitoma solitario de hueso, 528
Plasmocitomas, 517
Plasmocitosis, reactiva, 516
Platinol (cisplatino), 57, 348
Pleurectomía, 659
Pleurodesis, 657-658
Plexo
  braquial, 705-706
  lumbosacro, metástasis a, 706
Plexopatía, 706, 710
Pneumocystis jirovecii, 551, 810
Poliartritis, 123
Policitemia verdadera, 573-575
Policitemia, 731-733
Polimiositis, 239, 709
Pólipos
  adenomatosos, 211, 215
  cáncer colorrectal, 215-216
  gástricos, 209-211
    hiperplásicos, 211
    inflamatorios, 211
  síndromes de poliposis familiar, 216, 217t
Poliposis adenomatosa del colon (APC, *adenomatous polyposis coli*), 218, 366
Pomalidomida, 107, 532t, 534
Ponatinib, 81-82, 559-560, 668
Porfiria cutánea tardía, 642
Posaconazol, 759, 763t, 782, 784, 786, 787
Positrones, 19
Pralatrexato, 71-72
Prednisona, 380, 396, 504, 529, 530, 598, 713, 741, 792
Pregabalina, 130
Preparaciones de AmB, 764t, 782
Presión intracraneal (PIC), 367
Probabilidad
  de complicaciones en el tejido sano (PCTS), 39
  de control tumoral, 39
Procarbazina, 57-58, 711
Proctitis transitoria aguda, 679
Proctitis, radiación, 679
Productos dirigidos a moléculas
  inhibidores BCL-2
  inhibidores BRAF, MEK
    cobimetinib, 81-82
    dabrafenib, 82
    trametinib, 82
    vemurafenib, 82-83
  inhibidores de la cinasa del linfoma anaplásico (ALK, *anaplastic lymphoma kinase*)
    alectinib, 78
    ceritinib, 78-79
    crizotinib, 79

inhibidores de RCB-ABL
  bosutinib, 80
  dasatinib, 80
  imatinib, 80-81
  nilotinib, 81
  ponatinib, 81
  venetoclax, 79
Profilaxis intravenosa con vancomicina, 759
Progestinas, 301, 750
Propranolol, 322, 391
Prostaglandinas, 620
Prostatectomía radical (PR), 356, 608
Prostatitis
  crónica y granulomatosa, 352
  en diferencial de cáncer postrado diagnóstico, 352
Proteína asociada con el linfocito T citotóxico (ALTC-4), 119-120
Proteína C reactiva, 521
Proteína cinasa activada por mitógenos (MAPK, *Mitogen-activated protein kinase*), 402, 410
Proteína dickkopf1 (DKK-1), 517, 518
Proteína Ki-67, 271
Proteína quimiocina inflamatoria de macrófagos, 517-518
Proteína RB, 2
Proteínas M, 522, 536-537
Proteínas plasmáticas, 520-521, 536, 748-749
Protones, 35, 618
Prueba cutánea de tuberculina, 779
Prueba de oro QuantiFERON-TB, 779
Prueba de supresión con dexametasona, 393
Prueba T-SPOT, 779
Pruebas de expresión génica, 458
  aplicabilidad clínica, 13
  microordenamientos (ordenamientos de oligonucleótidos), 13
  mieloma múltiple, 513
  secuenciación del transcriptoma, 13
  utiliza micromatrices multigénicas de ADN, 265
Pruebas de función tiroidea, 77
Pruebas funcionales renales, 471
Pruebas funcionales respiratorias, 660
Pruebas funcionales suprarrenales, 393
Prurito, 467, 575, 641
PSA. *Ver* Antígeno prostático específico (PSA)
Pseudomonas aeruginosa, 762, 768
Psoraleno con luz ultravioleta A (PUVA), 506
Psoriasis, 801

PTI. *Ver* Púrpura trombocitopénica inmunitaria (PTI)
Pulmones
  biopsia, 661
  lesión 484
  metástasis, 655
Punción lumbar, 367, 770-771
Púrpura, 520, 744
  trombocitopénica inmunitaria (PTI), 741
  trombocitopénica trombótica (PTT), 692, 742

Q

QRTC. *Ver* Quimiorradioterapia concurrente (QRTC)
Queratoacantoma, 414
Queratosis actínica, 415
Quimioembolización
  arterial transcatéter (QEAT), 251
  transarterial (QETA), 674
Quimioinmunoterapia, 549, 551, 552
Quimiorradioterapia concurrente (QRTC), 157-158
Quimioterapia
  cáncer de mama, 608
  cáncer testicular, 609
  cánceres durante el embarazo, 617
  carcinoma de células de Merkel, 417-418
  carcinomas basocelulares y epidermoides, 416
  citotóxica, 380
    carcinoma cortical adrenal, 393
    tumores carcinoides, 380
  complementaria
    cáncer de cabeza y cuello, 158-159
    cáncer de mama invasivo, 275-285, 276, 276t, 278t, 279t
    cáncer de pulmón, 191, 191t
    cáncer gástrico, 212, 224
    sarcomas, 428, 431
  concurrente, 154-155
  efectos adversos
    cutáneo, 643-644
    distrofias ungueales, 644
    reacciones a la radiación, 646
    síndrome mano-pie, 645
  enfermedad diseminada, 287-289
  gliomas, 369-370
  intraperitoneal, 676
  intratecal, 702
  linfoma primario del SNC, 508
  meduloblastoma, 372
  M-VAC, 348, 440, 441
  neoadyuvante

Quimioterapia (*Continúa*)
  cáncer de mama, 281-285
  cáncer de pulmón, 191-193
  cánceres del tracto gastrointestinal, 211
  sarcomas óseos, 427-428
  tumor ovárico, 312
 neurológicas, 711-712
 quimiorradioterapia concurrente (QRTC)
  cáncer de pulmón, 192
  carcinomas epidermoides de cabeza y cuello, 156-160
 quimioterapia sistémica (QTS), 298
 sarcomas de tejidos blandos, 430
 sarcomas óseos, 428
Quistes renales, 337

R

Rabdomiosarcoma, 327, 423, 440-441
Rad, 20
Radiación
 cáncer testicular, 619
 corporal total (RCT), 610
 de aniquilación, 19
 ionizante, 34-35, 412
 leucemia aguda, 586
 necrosis, 375, 710
 nefritis, 692
 tardía
  gastritis, 678
  proctitis, 679
Radiculopatía, 703
Radio-223, 359
Radiocirugía, 699-700
 estereotáctica (RCE), 44-45
Radioembolización arterial transcatéter (REAT), 251
Radiofármacos, 21t, 31, 721
Radiografía de tórax
 cáncer del tracto urinario, 337
 complicaciones pulmonares, 660
 complicaciones torácicas, 650
 criptococosis, 784
 infecciones bacterianas, 779
 leucemia aguda, 592
 metástasis de pericardio y miocardio, 663
 sospecha de linfoma, 471
 tumores de células germinales, 315
Radiografías óseas, 517, 592
Radiografías simples
 complicaciones óseas y articulares, 715
 sarcomas, 426
Radioisótopos terapéuticos, 20, 30-33

32P coloidal para derrames malignos, 33
anticuerpo anti CD20 marcado con 90Y para linfoma, 33
cáncer de próstata metastásico resistente a la castración, 32
carcinoma tiroideo, 30-31
Radioosteonecrosis mandibular, 727-728
Radioterapia (RT)
 adaptativa (RTA), 46
 cáncer cervical, 609
 cáncer colorrectal, 609
 cáncer de mama, 608
 carcinoma de células merkel, 416
 carcinomas basocelulares y de células escamosas, 415-416
 compresión epidural de la médula espinal, 705
 con rayo externo, 608, 610
 conformada (RTC), 42
 corporal estereotáctica (RTCE), 46-47, 192
 de intensidad modulada (IMRT), 42-43
 del sitio afectado (RTSA), 478, 480
 funcional guiada por la imagen, 45
 gliomas, 368
 guiada por la imagen (RTGI), 45-46
 leucemia linfocítica crónica 542
 meduloblastoma, 371
 melanoma maligno, 407
 metástasis cerebrales, 699
 metástasis leptomeníngea, 706
 mielofibrosis primaria, 576
 orientada con precisión, 42-44
 radiación estereotáctica, 44-45
 tumores carcinoides, 377
Ramucirumab, 102-103, 191t, 194, 207, 214, 231-232, 667, 694-695
RAQ. *Ver* Receptor de antígeno quimérico (RAQ)
Rasburicasa, 691
Rayos β, 19
Rayos γ, 19
Reabsorción subperióstica 621
Reacción en cadena de la polimerasa (PRC), 10, 458, 771
Reacciones
 alérgicas, 77, 78, 743-744
 febriles, 746
 transfusionales hemolíticas diferidas, 744
Reactivos de fase aguda, 471
Reactores, 23
Recaída locorregional aislada (RLRA), 285
Receptor
 de antígeno quimérico (RAQ), 119, 711

de estrógeno (RE), 302, 461
de linfocito T (TCR), 115, 118-119
del factor de crecimiento epidérmico humano 2 (HER2) inhibidores
  cáncer gástrico, 214
  lapatinib (Tykerb), 86
N-metil-D-aspartato (NMDA), 709
Recurrencia
  extramedular, 596, 599
  sistémica, 600
Refuerzo integrado simultáneo (RIS), 43
Regímenes IMID, 529-530
Regorafenib, 93, 232, 430, 647, 668
Regulación epigenético, 569
Rem (R), 20
Remisión completa (RC), 592, 597
Reordenamientos genéticos
  BCR-ABL, 555, 556, 557, 558t, 559, 560, 561, 564, 576
  FGFR1, 580, 581
  linfoma no hodgkiniano, 486
  MLL, en lactantes, 435
  PDGFRA, 580, 581, 582, 430
  PDGFRB, 564, 580, 581, 582
Reparación de lesiones subletales (RLSL), 37
Resección
  abdominoperineal (RAP), 609
  anterior (RA), 609
  curativa, 212
  endoscópica de la mucosa, 204
  transuretral del tumor vesical (RTTV), 345, 346
  transuretral prostática (RTUP), 351, 354
  paliativa, 212
Resonancia magnética (RM), 240, 249, 253
  carcinoma cortical adrenal, 394
  feocromocitoma, 389-392
  metástasis óseas corticales, 718
  mieloma múltiple, 526
  policitemia vera, 573
  sarcomas, 426
  sospecha de evaluación de linfoma, 472
  tumores carcinoides, 377
  tumores neurológicos, 365
Respuesta
  hemática completa (RHC), 560
  inmunitaria adaptativa, 116
  metabólica, concepto de, 25
Retención anómala de líquidos, 630
  ausencia de, 630
Retinoblastoma, 442-444
  familiar, 419, 443
Retinopatía
  asociada al cáncer, 708

discrasias de células plasmáticas y WM, 536
Reumatismo, posterior a la quimioterapia, 728-729
Riñón, cáncer de. *Ver* Cáncer renal
Rituximab, 33, 51, 89, 94, 103, 483, 497, 499-504, 509, 527, 549-552, 554, 600, 617, 667, 702, 741, 743, 761, 791, 792, 800
RM cerebral, 507-508
Romidepsin, 86
Roswell Park Memorial Institute (RPMI) pauta 225
RTCE. *Ver* Radioterapia corporal estereotáctica (RTCE)
RTGI. *Ver* Radioterapia guiada por la imagen (RTGI)
Ruxolitinib (Jakafi), 87, 572, 575, 578, 579

S

Salud sexual
  cáncer cervical, 609
  cáncer colorrectal, 609
  cáncer de endometrial, 610
  cáncer de mama, 608
  cáncer ovárico, 610
  cáncer prostático, 608-609
  cáncer testicular, 609-610
  cáncer vesical, 609
  neoplasias hematológicas, 610
  tratamiento, 610-612, 610f
Sarcomas, 727
  administración
    hueso, 427
    sarcomas de tejidos blandos, 429-431, 430t
  diagnóstico, 426
  epidemiología, 419
  etiología, 419
  evolución natural, 420-421
  linfoma de Hodgkin, 472
  ovario, 318
  patología, 420-426
Sarcoma alveolar de tejidos blandos, 421-423
Sarcoma de células claras, 421
Sarcoma de Kaposi, 419, 422, 430, 793-795, 798
Sarcoma epitelioide, 421
Sarcoma mieloide, 588
Sarcoma osteógeno, 425-428
Sarcoma paróstico (yuxtacortical), 425
Sarcoma paróstico, 425
Sarcoma pleomorfo, 421-422

Sarcoma sinovial, 423
  factores pronóstico, 426-427
  prevención y detección precoz, 427
  sistema de estadificación, 426-427, 427t
Sarcomas óseos
  aspectos clínicos, 419, 423-426
  tratamiento, 427-428
Sarcomas uterinos, 304-305
  anatomía patológica y evolución natural, 301
  diagnóstico 301-302
  epidemiología y etiología, 300-301
  prevención y detección precoz, 302
  problemas clínicos, 305
  sarcomas uterinos, 304-305
  sistema de estadificación y factores pronóstico, 302
  tratamiento, 302-304
Schistosomum haematobium, 341
Schwannoma, 365, 373-374, 419, 448
  vestibular, 373-374
  y tumor de la vaina nerviosa maligna (TVNM), 423
SDLPA. *Ver* Síndrome de diferenciación LPA (SDLPA)
Secreción ectópica de la PTH, 620
Secuenciación de nueva generación (NGS), 12-13, 262
Secuenciación del transcriptoma, 13
Seguimientos, epidemiología y resultados finales (SEER), 144-145
Seminoma, 325, 326
Seminoma espermatocítico, 326
Senescencia, 4
Seno/s
  esfenoidal, 173
  etmoidales, 173
  frontales, 173
  maxilar, 173-174
  paranasales, cánceres de 172-174
Sensibilidad a la luz solar, 401
Señales de las cinasas, 569
Sequedad vaginal, 611
Seudocápsula, 429
Seudohipoglucemia, 635
Seudohiponatremia, 537, 629t
Seudomieloma, 538
Seudomixoma peritoneal, 318, 676
Seudoparaproteinemia, 538
Seudopubertad, 317
Seudorreducción del colesterol-HDL, 537
Sida. *Ver* Síndrome de inmunodeficiencia adquirida
Sievertio (Sv), 20
Sigmoidoscopia periódica, 223

Siltuximab, 103-104
Síndromes. *Ver* Síndromes paraneoplásicos
  ácido retinoico, 109
  ara-C, 66
  ataxia-telangiectasia, 642
  Bazex, 641
  Budd-Chiari, 581
  carcinoma basocelular nevoide, 366
  cerebeloso, 711
  Churg-Strauss, 581
  Cronkhite-Canadá, 642
  Cushing ectópico, 641
  del nevo basocelular, 413, 642
  diferenciación LPA, 597
  dolor abdominal, 678
  enfermedad de Cowden, 642
  eritrodermia exfoliativa, 641
  Fanconi del adulto, 519
  feminización testicular, 325
  Gardner, 642
  Gorlin, 365-366, 413
  hiperviscosidad, 520, 536-537
  histiocitosis maligna-hemofagocítico, 496
  Howel-Evans, 202
  Li-Fraumeni, 366, 419
  lisis tumoral, 601
  Lynch, 217, 301
  mano-pie, 647
  mielodisplásico, 727
  Muir-Torre, 643
  nefrótico, 689-690
  neoplásicos hereditarios, 366
  neurocutáneo hereditario, 365-366
  paraneoplásico asociado, 182, 210, 248, 311, 343
  paraneoplásico, 240, 336, 362, 439, 707-710
  Peutz-Jeghers, 643
  poliposis, 211, 216-217
  radiación, 710-711
  retroparotídeo, 168
  retrosfenoideo, 168
  Richter, 552
  SHU, 692, 742
  SIADH, 628-630, 629t
  SMD, 602-606
  SMLE, 709-710
  somnolencia, 41
  SRIS, 68, 677
  Stauffer, 336
  Sweet, 641
  Turcot, 217t, 366
  von Recklinghausen, 642
  Werner, 643
  Wiskott-Aldrich, 643

Zollinger-Ellison, 395
Síndrome 5q–, 603
Síndrome carcinoide, 377, 378, 380, 381
Síndrome cerebeloso, 711
Síndrome de ACTH ectópica, 632
Síndrome de activación de macrófagos (SAM), 737-738
Síndrome de Ara-C, 66
Síndrome de Bazex, 641
Síndrome de Bloom, 586
Síndrome de Budd-Chiari, 581, 675, 755
Síndrome de Churg-Strauss, 581
Síndrome de Cronkhite-Canadá, 642
Síndrome de Cushing ectópico, 641
Síndrome de Cushing, 240, 377, 641
Síndrome de diferenciación LPA (SDLPA), 597
Síndrome de dolor abdominal, 678
Síndrome de Down, 588
Síndrome de eritrodermia exfoliativa, 641
Síndrome de Fanconi del adulto, 519
Síndrome de feminización testicular, 325
Síndrome de Gardner, 642
Síndrome de Gorlin, 365, 413, 643
Síndrome de hiperviscosidad, 520, 536
Síndrome de Howel-Evans, 643
Síndrome de inmunodeficiencia adquirida (sida) 234
   tratamiento antirretrovírico de gran actividad (TARGA), 790
   tumores malignos
      cáncer de cuello uterino, 795-796
      carcinoma anal, 796-797
      linfoma de Hodgkin, 793
      linfoma, 790-793
      neoplasias malignas no definitorias de sida, 797-798
      relacionadas con el trasplante de órganos, 798-801
      Sarcoma de Kaposi, 793-795
      trastornos autoinmunitarios, 801-802
Síndrome de Lhermitte, 41, 160, 486
Síndrome de Li-Fraumeni, 262, 419
Síndrome de lisis tumoral (SLT), 594, 601, 625, 690-692
Síndrome de Lynch, 218, 301
Síndrome de melanoma familiar con nevos atípicos múltiples (MFNAM), 400-401
Síndrome de Muir-Torre, 643
Síndrome de obstrucción sinusoidal (SOS), 679-680. *Ver* Enfermedad venooclusiva
Síndrome de Peutz-Jeghers, 643
Síndrome de radiación, 710-711
Síndrome de respuesta inflamatoria, sistémica, 68, 677
Síndrome de Richter, 552
Síndrome de secreción inadecuada de vasopresina (SIADH), 628-630, 629t
Síndrome de Sezary, 505-507
Síndrome de Stauffer, 336
Síndrome de Sweet, 641
Síndrome de Turcot, 217t, 366
Síndrome de von Willebrand adquirido (SVW), 571, 756
Síndrome de Werner, 643
Síndrome de Wiskott-Aldrich, 643
Síndrome de Zollinger-Ellison, 395
Síndrome del ácido retinoico, 109, 692
Síndrome del carcinoma basocelular nevoide, 365-366
Síndrome del cólera pancreático, 397
Síndrome del nevo basocelular, 413, 643
Síndrome hemolítico urémico (SHU), 69, 692, 741-742
Síndrome mano-pie, 646, 647-648
Síndrome miasténico de Lambert-Eaton (SMLE), 709-710
Síndrome nefrótico, 486, 689-690
Síndrome POEMS, 518
síndrome retroesfenoideo, 168
Síndrome retroparotídeo, 168
Síndromes de poliposis familiar, 216, 217t
Síndromes de poliposis intestinal, 216, 217t
Síndromes de poliposis, 26, 211
Síndromes hereditarios, 586
Síndromes mielodisplásicos (SMD), 564, 602, 727, 837
   anomalías genéticas, 603
   clasificación 603
   dishematopoyesis, 602-603
   manifestaciones clínicas, 602
   pronóstico 603
   tratamiento, 604
Síndromes neoplásicos hereditarios, 366
Síndromes neurocutáneos hereditarios, 365-366
Síndromes paraneoplásicos, 707
   acantosis pigmentaria, 638
   afecciones óseas y articulares, 726-727
   alopecia mucinosa, 641
   amiloidosis, 638
   dermatomiositis, 639
   enfermedad de Paget, 639
   eritema anular repentino, 639
   eritema migratorio necrolítico, 639
   eritemas circinados, 641-642
   eritrodermia exfoliativa, 641
   eritromelalgia, 642
   hiperqueratosis palmoplantar, 639

Síndromes paraneoplásicos (*Continúa*)
  hipertricosis lanuginosa adquirida, 639
  ictiosis, 639-640
  papilomatosis, 640
  paquidermoperiostosis, 640
  paraneoplásicos, 707-710
  pénfigo, 640
  pigmentación de la piel, 642
  pioderma gangrenosa, 640
  pitiriasis rotunda, 640
  porfiria cutánea tardía (PCT), 642
  prurito, 640
  reticulohistiocitosis multicéntrica, 640
  signo de Leser-Trélat, 640
  síndrome de ACTH, 632
  síndrome de Bazex, 641-642
  síndrome de Cushing ectópico, 639
  síndrome de obstrucción sinusoidal, 679-680
  síndrome de Sweet, 641
  urticaria pigmentaria, 641
  vasculitis leucocitoclástica necrosante, 641
  vitiligo, 641
Síndromes paraneoplásicos asociados, 182, 210, 248, 311, 343
Síndromes paraneoplásicos inmunitarios, 446
Síndromes paraneoplásicos poco frecuentes, 446
Síntomas de hiperhistaminemia, 583
Síntomas de la enfermedad metastásica, 404
  en ganglios linfáticos axilares unilaterales, 462
  en los ganglios linfáticos cervicales, 456
  feocromocitoma, 389
  melanoma maligno, 405
  quimioterapia, 244-245
  sarcoma de Ewing y el tumor neuroectodérmico primitivo (TNEP), 442
  síntomas 404
Síntomas vasomotores, 611
Sipuleucel-T, 108-109, 118, 360
Sistema amplificador de mutaciones refractarias (ARMS, *amplification refractory mutation system*), 11
Sistema de estadificación clásico de Salmon-Durie, 524, 525t
Sistema de estadificación de Ann Arbor, 497
Sistema de estadificación internacional (ISS), 524
Sistema de estadificación TNM, 414
Sistema inmunitario innato, 115-116
Sistema internacional de puntuación (R-ISS), 603-604

Sistema nervioso central (SNC), 699. *Ver* tumores neurológicos
  hiponatremia, 628
  infección de 770-771
  linfoma no hodgkiniano, 502
  linfoma, 790
  mieloma múltiple, 519-520
  profilaxis, 598
  sospecha de evaluación de linfoma, 472
Sitio primario desconocido,
  carcinomas (*Ver* Carcinomas sitio primario desconocido [CPD])
  tumor de, inmunofenotipos, 823
SMD. *Ver* Síndromes mielodisplásicos (SMD)
SMLE. *Ver* Síndrome miastenico de Lambert-Eaton (SMLE)
SNC. *Ver* Sistema nervioso central (SNC)
Sonidegib, 91, 416, 646
Sorafenib, 93-94, 251, 339, 340, 388, 596, 647, 667, 695
Southern blotting, 12
SPECT. *Ver* Tomografía computarizada por emisión de fotón único (SPECT)
Staphylococcus aureus resistente a la meticilina (SARM), 761
Subglotis, 171
Subunidades funcionales (SUF), 39
Sulfato magnésico, 624
Supervivencia del cáncer
  cáncer infantil, 149
  definición de 140-141
  población geriátrica, consideraciones especiales 147-148
  pruebas genéticas, 144
  resumen del tratamiento y plan de atención de la supervivencia, 144-147
  tratamiento del cáncer e intervenciones dirigidas, efectos tardíos 141-144, 142t-143t
Supraglottis, 171
Supresor tumoral, 247

T

Talco, 658
Talidomida, 108-109, 529-531, 537, 539, 659, 750
Talimogeno, 108-109
  laherparepvec, 108, 120-121, 410
Tamoxifeno, 111-112, 265, 272, 277, 278, 283, 284, 287, 300, 304, 314, 608, 729
Taponamiento pericárdico, 663
Taxanos, 279-280, 668

TCM autólogo, 483-484, 532
TCMH. *Ver* trasplante de células madre hematopoyéticas (TCMH)
Técnica de reducción de campo, 43
TEGI. *Ver* Tumor del estroma gastrointestinal (TEGI)
Tejido
 de respuesta tardía, 37
 tipo H (resistente), 40
 tipo F (flexible), 40
Temozolomida, 58, 369, 370, 395, 411, 430t, 431, 442, 450
Temsirolimús, 88, 340, 660
Tendencia hemorrágica, 753
Tenipósido, 64, 736
Teratogenia, 616-617
Teratoma, 326-327
Tetania, 624, 625
Timo, 114-115
Timomas, 445-447, 446t
Tioguanine, 65-66, 679
Tiosulfato sódico, 646, 692-693
Tiotepa, 58, 629, 702, 703
Tipificación HLA, 593
Tiroglobulina, 387-388
Tiroxina, 387
Tizanidina, 130
TMO. *Ver* Trasplante de médula ósea (TMO)
Tolueno, 587
Tomografía computarizada (TC), 240, 253
 cáncer testicular, 329
 carcinoma cortical adrenal, 394
 estudios de imagen del tumor, 23
 feocromocitoma, 388, 391
 leucemia aguda, 592
 metástasis de la cortical ósea, 718
 mieloma múltiple, 521
 policitemia vera, 574
 por emisión de fotón único (SPECT), 22
 sarcomas, 426
 tumores carcinoides, 379
 tumores neurológicos, 367
 urografía, 343-344
Tomografía por emisión de positrones (PET)
 cáncer colorrectal, 214
 cáncer de esófago, 202
 cáncer testicular, 325
 cánceres del tracto gastrointestinal, 210
 evaluación posterior de cáncer de pulmón, 185
 imágenes de ^{18}F-FDG con PET, 22, 24-25
 metástasis en la cortical ósea, 715
 metástasis pulmonares, 653
 mieloma múltiple, 513
Topiramato, 130
Topotecán, 64, 198t, 199, 438, 442
Toracocentesis, 471, 656, 769
Toradol, 130
Tos, 658, 660, 786
Trabectedina, 58-59, 431
Trametinib, 82-83, 410, 668
Transcripción asociada a microftalmía factor, 403
Transferencia lineal de energía (TLE), 35
Transfusión de sangre. *Ver* Tratamiento de componentes de sangre
Transfusión hemolítica intravascular aguda reacciones, 744
Transfusiones
 de concentrados de eritrocitos, 601, 743-745
 eritrocitos, 743-746
 empaquetados, 533
 granulocitos, 745
 hemoderivados, 565
 plaquetas, 746-748
 proteínas plasmáticas, 748-749
 síndromes mielodisplásicos, 604
Transición epitelial-mesenquimatosa (EMT), 5
Trasplante de células madre autólogas (TACM), 483, 504, 528-529, 531
Trasplante de células madre hematopoyéticas (TCMH), 141, 593-594, 613, 803-811
 aislamiento protector y profilaxis, 806-807
 alogénico, 596, 579, 804-805
 autólogo, 596, 804
 efectos adversos sobre otros órganos, 810-811
 enfermedad de injerto contra huésped, 807-809
 EVO hepática, 811
 fuentes de células madre, 803-804
 función reproductiva de las mujeres, 614-615
 hemorragia 810
 infecciones, 809-810
 medidas complementarias específicas, 806
 neoplasias hematológicas, 610
 productos de sangre, 806
 reconstitución inmunitaria retardada, 810
 tipos de trasplante, 804-805
 tratamiento adyuvante, 805-806
Trasplante de médula ósea (TMO), 562, 579
Trasplante de órganos sólidos (TOS), 798-801
Trasplante renal, 732

Trastornos autoinmunitarios, 469, 487, 801
Trastornos inmunitarios sistémicos 468
Trastornos linfoproliferativos postrasplantes (TLPT), 799-800
Trastornos metabólicos, 635
Trastornos mieloproliferativos, 469, 557
 leucemia eosinófila crónica (LEC) 580-582
 mastocitosis (MC), 582-584
 mielofibrosis primaria, 576-579
 patogénesis, 567, 569-570
 policitemia verdadera, 573-575
 síndrome hipereosinofílico (SHE), 580-582
 trombocitopenia esencial, 575-576
Trastornos neurológicos paraneoplásicos (TNP)
Trastornos neurológicos paraneoplásicos (TNP), 116
Trastuzumab, 95, 104, 206, 207, 214, 266, 270, 278t, 280-282, 285, 288, 289, 291, 617, 667
Tratamiento antibacteriano, 767
Tratamiento antimicrobiano
 duración,767
 intravenoso, 762-765
 manejo, 765-767
 oral, 765
 para la fiebre neutropénica, 761, 763t-764t
Tratamiento antineoplásico, 509
Tratamiento antiretrovírico de gran actividad (TARGA)
 sarcoma de Kaposi, 793
 tratamiento antineoplásico, 793
Tratamiento antivírico, 767
Tratamiento citorreductor, 572-573, 575, 582
Tratamiento con partículas, 43, 155
Tratamiento de arco volumétrico modulado (TAVM), 43
Tratamiento de componentes de sangre
 eritrocitos, 743-745
 granulocitos, 745
 leucemia aguda 601
 plaquetas, 745-748
 proteínas plasmáticas, 748-749
Tratamiento de inducción, toxicidad de
 leucemia linfoblástica aguda (LLA), 597
 leucemia mieloide aguda (LMA), 594-596
Tratamiento de privación de andrógeno (TPA), 356-358, 609
Tratamiento del cáncer de próstata metastásico resistente a la castración con
Tratamiento dirigido frente a moléculas específicas, 395, 447, 646-648
Tratamiento endocrino simultáneo, 661
Tratamiento hormonal sustitutivo (THS), 263-264
 cáncer de mama, 263-264
 tamoxifeno, 729
Tratamiento inmunosupresor, 604
Tratamiento intensivo tras la remisión, 599
Tratamiento multimodal, 451
 cáncer de pulmón de células no pequeñas, 192
 carcinoma de pulmón de células pequeñas, 198, 198t
Tratamiento oncológico, toma de decisiones, 613
 función reproductiva en hombres, 613
 función reproductiva en mujeres, 615
Tratamiento para la remisión, 604
Tratamiento tras la remisión, 595-596, 599
Tratamiento, anticoagulante, 575, 652, 751
Tratamiento, anticonvulsivo, 374, 699
Tratamientos dirigidos frente al factor de crecimiento endotelial, 339-340
Tratamientos en dosis única, 39
Tratamientos tópicos, 416
Tretinoína, 110
Trichosporonosis, 787
Trifluridina, 231, 232
Trifluridina/tipiracilo, 72
Trígono retromolar, 164
Trimetoprima-sulfametoxazol, 759
Trióxido de arsénico, 109-110, 589, 596, 597, 668
Triple toma convencional (prueba de Papanicolau), 296
Triple toma en medio líquido, 296
Trombina, 753
Trombocitemia esencial, 567, 570, 571, 575-576
Trombocitopenia, 564, 741-743, 748, 777
Trombocitosis, 336, 734
Tromboemboliasvenosas (TEV), 749
Trombosis, 650, 712, 713, 749-753
 arterial microvascular, 571
 de la vena central de la retina, 713
 venosa profunda (TVP), 375
 idiopática, 239
Tumor de Pancoast, 184, 191
Tumor de Wilms, 438-440
Tumor del estroma gastrointestinal (TEGI), 420, 422, 430, 670
Tumor del seno endodérmico, ovárico, 317
Tumor fibroso solitario, 422
Tumor mesenquimatoso, 448, 820-821
Tumor neuroectodérmico primitivo (TNEP), 441

Tumor neuroectodérmico, 441-442
Tumor neuroendocrino de localización primaria desconocida (TNELPD), 457
Tumor óseo de células gigantes, 173, 428
Tumores asociados, 628, 700, 726
Tumores carcinoides, 377-381
Tumores cardiacos
  benignos, 449-450
  malignos, 449
Tumores cardiovasculares, 449-450
Tumores cerebelosos, 367
Tumores cerebrales, 436. *Ver* Tumores neurológicos
  primarios, 24
Tumores con actividad hormonal, 392-393
Tumores de Bellini, 335
Tumores de cabeza y cuello, 152-179
  administración
    defectos cosméticos, 162
    efectos adversos del tratamiento, 160-161
    quimioterapia, 157-160
    recurrencia local/regional, 161-162
  anatomía patológica, 152
  bucofaringe, 166-167
  carcinomas epidermoides, 156-160
  cavidad bucal, 164-166
  cavidades nasales y senos paranasales, 172-174
  cirugía 153-154
  cuidados complementarios, 161
  diagnóstico 152-153
  epidemiología y etiología, 152
  estadificación, 153
  factores pronóstico 153
  ganglios linfáticos cervicales, 154
  glándulas salivales, 175-176
  hipofaringe, 169-170
  labios, 162-164
  laringe, 170-172
  localizaciones específicas, 162, 163t
  metástasis 156
  nasofaringe, 167-169
  neoplasia primaria, 155-156
  prevención, 153
  radioterapia, 154-155
Tumores de células azules pequeñas, 417, 818-819
Tumores de células de Leydig, 327
Tumores de células de Sertoli, 327
Tumores de células del estroma de la granulosa, 317
Tumores de células germinales, 310t, 315, 317, 326, 327, 330, 332, 367, 372-373, 447, 448, 449, 458, 462, 653, 655, 701, 705, 708, 797, 822

cáncer testicular, 325
mediastínicos, 448
no seminomatosos mediastínicos, 448
seminoma, 448
teratoma benigno (maduro), 447-448
Tumores de células insulares
  diagnóstico 394
  gastrinoma, 395
  GH-RHomas, 394
  glucagonomas, 397
  insulinomas, 395-397
  síndrome del cólera pancreático, 397
  tratamiento, 394-395
Tumores de células lipoideas, 318
Tumores de las células germinales, 317
Tumores de las células insulares pancreáticas, 376
Tumores de las vainas nerviosas, 367
Tumores de Sertoli-Leydig
  neoplasias de ovario, 310t
  tumores del estroma de los cordones sexuales, 317
Tumores de tejidos blandos, 820-821
Tumores del estroma de los cordones sexuales, 317, 822t
Tumores del mediastino anterior, 445
Tumores del saco vitelino, 326
Tumores del sistema nervioso benigno
  adenoma hipofisario, 373
  craneofaringiomas, 373
  meningiomas, 373
  schwannoma vestibular (neurinoma del acústico), 373-374
Tumores del tronco encefálico, 367
Tumores endocrinos, 376-397
  cáncer tiroideo, 381-389, 385
  carcinoma de la corteza suprarrenal, 392-393
  feocromocitoma, 389-392
  hormonas esteroideas, 376
  hormonas peptídicas y catecolaminas, 376
  neoplasias endocrinas múltiples, 376-377
  tumores carcinoides, 377-381
  tumores de células insulares, 394-397
Tumores epiteliales, 310t, 485
Tumores gingivales, 164
Tumores hipotalámicos, 367
Tumores linfoproliferativos, 688
Tumores malignos, 255, 634
Tumores mediastínicos, 469
Tumores mesentéricos, 470
Tumores neurales, 821
Tumores neurógenos, 448
Tumores neurológicos
  astrocitoma pilocítico juvenil (AP), 370-371

Tumores neurológicos (*Continúa*)
  astrocitoma, pilocítico, 370-371
  benigno, 373-374
  convulsiones, 366-367, 374
  diagnóstico, 366-368
  enfermedad de von Hippel-Lindau, 366
  ependimoma, 371
  esclerosis tuberosa, 365
  etiología, 365-366
  glioma del tronco encefálico, 371
  gliomas, 368-370, 368t
  incidencia 365
  inmunodepresión, 366
  linfoma primario del SNC, 371
  meduloblastoma, 371-372, 372t
  melanosis neurocutánea, 366
  neurofibromatosis, 365
  síndrome de carcinoma basocelular nevoide, 365-366
  síndrome de Li-Fraumeni, 366
  síndrome de Turcot, 366
  síndromes neoplásicos hereditarios, 366
  tumores de células germinales, 371-372
Tumores papilares, 382
Tumores renales primarios, 688
Tumores retroperitoneales, 449, 470
Tumores sin actividad hormonal, 393
Tumores sólidos, 685, 688
Tumores supratentoriales, 367
Tumores yuxtaglomerulares, 335

U

Ulceración, 164, 405, 647
Ultrasonido bronquial endoscópico (USBE), 185
Urografía, 343
Uropatía obstructiva, 349, 361
  diagnóstico 684-685
  patogenia, 684
  tratamiento, 685
Urticaria pigmentaria, 641

V

Vacuna BCG. *Ver* Bacillus Calmette-Guérin (Vacuna BCG)
Vacuna con el bacilo Calmette-Guérin (BCG) 118, 346
Vacuna gp-100, 118
Vacunas para pacientes con inmunosupresión, 760
Valaciclovir, 764t, 774
Valor estándar de captación (VEC), cálculo de 25

Valproato, 374
Vancomicina, 765, 772, 776, 777
Vandetanib, 94, 647, 668
Varicoceles, en cáncer testicular, 328
Vasculitis leucocitoclástica necrotizante, 641
Vemurafenib, 82, 83, 371, 388, 410, 648, 668
Venas de cuello aplanadas, 684
Venetoclax, 79
Vertebroplastia percutánea, 726
Vestíbulo nasal, 173
Vías biliares
  adenomas, 255
  bypass, 257
  cánceres, 255
    anatomía patológica, 255
    diagnóstico 255-256
    epidemiología y etiología, 254-255
    estadificación y factores pronóstico, 256
    tratamiento, 256-257
  cistoadenoma, 255
  inmunofenotipos esperados de tumor, 821
  metástasis, 672-674
  obstrucción, extrahepática, 674
Vías de transducción de señales, alteraciones, 402
Vías urinarias
  cánceres
    pene, 361-363
    próstata, 350-361
    renal, 334-341
    uretral, 349-350
    vejiga urinaria, 341-349
  infecciones, 772
Vigilancia activa, 355
Vinblastina, 75-76, 332, 348, 629, 795
Vincristina liposómica, 76, 321, 434, 479, 503, 504, 530, 599, 600, 629, 792, 795
Vincristina, 75, 321
Vindesina, 76
Vinorelbina, 76, 191, 193
VIPoma, 397
Virus de ARN, 486
Virus de inmunodeficiencia humana (VIH). *Ver* Síndrome de inmunodeficiencia adquirida
Virus de la hepatitis B (VHB), 246
Virus de la varicela zóster (VVZ), 602, 775-776
Virus del herpes humano 8 (VHH-8), 514, 794

Virus del herpes simple (VHS), 773-774
Virus del papiloma humano (VPH), 202
  cáncer cervical, 796
  cáncer de cuello uterino, 295
  cáncer de vulvar, 307
  cáncer vaginal, 305
  carcinoma anal, 796
  vacuna, 296, 796
Virus oncolíticos, 120-121
Virus sincitial respiratorio (VSR), 773
Viscosidad sérica, 522
Vismodegib, 90-91
Vitamina D
  déficit, 535
  metabolitos, 620
Vitiligo, 641
Volumen
  diana clínico, 41
  tumoral macroscópico, 41
Voriconazol, 782, 784, 786, 788
Vorinostat, 86, 533

W

Waldenström, macroglobulinemia, 513-527

alteraciones de las proteínas, 518-519, 518

hemólisis inmunitaria por anticuerpos calientes, 740

Whipple, procedimiento de, 242

X

Xerodermia pigmentaria, 413

Y

Yodo radioactivo, 386-387

Z

Ziv-aflibercept, 110, 231-232